Tratado de Psiquiatría Clínica

Tratado de Psiquiatría Clínica

Gabriel Rubio Valladolid
Catedrático de Psiquiatría, Facultad de Medicina, Universidad Complutense, Madrid.
Jefe del Servicio de Psiquiatría, Área de Gestión Clínica de Psiquiatría y Salud Mental,
Hospital Universitario 12 de Octubre, Madrid.

Miguel Gutiérrez Fraile
Catedrático de Psiquiatría, Facultad de Medicina, Universidad del País Vasco,
Vitoria-Gasteiz.

Diego José Palao Vidal
Profesor Titular de Psiquiatría, Universidad Autónoma de Barcelona.
Director de Salud Mental, Hospital Universitario Parc Taulí, Sabadell, Barcelona.

Luis Rojo Moreno
Catedrático de Psiquiatría, Universidad de Valencia.
Jefe de Sección, Servicio de Psiquiatría y Psicología Clínica, Hospital Universitario
y Politécnico La Fe, Valencia.

Julio Bobes García
Catedrático de Psiquiatría, Facultad de Medicina y Ciencias de la Salud, Universidad
de Oviedo, Asturias.

Avalado científicamente por:

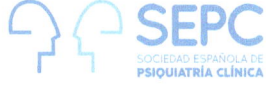

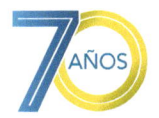
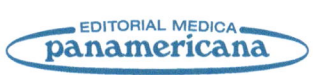

Desde 1953 formando Profesionales de la Salud

Buenos Aires - Bogotá - Madrid - México
www.medicapanamericana.com

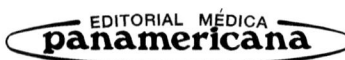

Visite nuestra página web:
http://www.medicapanamericana.com

ARGENTINA
Maipú, 1300, piso 3 (C1006ACT)
Ciudad Autónoma de Buenos Aires, Argentina
Tel.: (54-11) 5031-6919
e-mail: cinfo@medicapanamericana.com

COLOMBIA
Carrera 7a A. N.º 69-19 - Bogotá DC - Colombia
Tel.: (57-1) 235-4068
e-mail: infomp@medicapanamericana.com.co

ESPAÑA
Sauceda, 10 - 5ª planta - 28050 Madrid, España
Tel.: (34-91) 131-78-00 /
e-mail: info@medicapanamericana.es

MÉXICO
Av. Miguel de Cervantes Saavedra, n.º 233, piso 8, oficina 801
Col. Granada, Alcaldía Miguel Hidalgo
CP 11520 Ciudad de México, México
Tel.: (5255) 5250 0664
e-mail: infomp@medicapanamericana.com.mx

ISBN: 978-84-1106-185-8 (Versión impresa + Versión digital)
ISBN: 978-84-1106-186-5 (Versión digital)

© 2025, EDITORIAL MÉDICA PANAMERICANA, S.A.
Sauceda, 10 - 5ª planta - 28050 Madrid - España
Depósito legal: M-21403-2024
Impreso en España

Coordinadores

Sergio Javier Villaseñor Vayardo
Profesor Investigador Titular, Universidad de Guadalajara, México.

Sonia Ortiz Valen
Facultativa Especialista de Área, Servicio de Psiquiatría, Centro de Salud Mental Ciutat Vella, Barcelona.

Roberto Rodríguez Jiménez
Profesor Titular de Psiquiatría, Universidad Complutense, Madrid.
Jefe de Sección, Servicio de Psiquiatría, Hospital Universitario 12 de Octubre, Madrid.

Francisco Arias Horcajadas
Jefe de Sección, Servicio de Psiquiatría, Hospital Universitario 12 de Octubre, Madrid.
Profesor Asociado, Facultad de Medicina, Universidad Complutense, Madrid.

Juan de Dios Molina Martín
Jefe del Centro de Salud Mental de Villaverde, Área de Gestión Clínica en Psiquiatría y Salud Mental, Hospital Universitario 12 de Octubre, Madrid.
Profesor Asociado de Psiquiatría, Facultad de Medicina, Universidad Complutense, Madrid.

Luis Miguel Rojo Bofill
Facultativo Especialista de Área, Servicio de Psiquiatría y Psicología Clínica, Hospital Universitario y Politécnico La Fe, Valencia.

Francisco López Muñoz
Catedrático de Farmacología, Vicerrector de Investigación, Ciencia y Doctorado, Universidad Camilo José Cela, Madrid.

Autores

Aguilar García-Iturrospe, Eduardo Jesús
Profesor Titular, Facultad de Medicina, Universidad de Valencia.
Facultativo Especialista de Área, Servicio de Psiquiatría, Hospital Clínico Universitario de Valencia.

Aguilar Sánchez, María Lourdes
Facultativa Especialista de Área, Servicio de Psiquiatría, Hospital Universitario de Salamanca.
Profesora Asociada, Facultad de Medicina, Universidad de Salamanca.

Álamo González, Cecilio
Catedrático Emérito de Farmacología, Unidad de Ciencias Biomédicas, Facultad de Medicina y Ciencias de la Salud, Universidad de Alcalá, Alcalá de Henares, Madrid.

Alarcón Guzmán, Renato Daniel
Catedrático Emérito, Departamento de Psiquiatría y Psicología, Mayo Clínic School of Medicine, Rochester, Minesota, EE.UU.

Álvarez Navares, Ana Isabel
Jefa de Unidad de Alcoholismo, Servicio de Psiquiatría, Complejo Asistencial Universitario de Salamanca.
Profesora Asociada, Facultad de Medicina, Universidad de Salamanca.

Álvarez Sesmero, Sonia
Facultativa Especialista de Área, Servicio de Psiquiatría, Hospital Universitario 12 de Octubre, Madrid.

Arias Horcajadas, Francisco
Jefe de Sección, Servicio de Psiquiatría, Hospital Universitario 12 de Octubre, Madrid.
Profesor Asociado, Facultad de Medicina, Universidad Complutense, Madrid.

Beato Fernández, Luis
Profesor Titular, Facultad de Medicina, Universidad de Castilla La Mancha, Ciudad Real.
Jefe de Sección, Unidad de Trastornos de Conducta Alimentaria, Servicio de Psiquiatría, Hospital General Universitario de Ciudad Real.

Bobes Bascarán, María Teresa
Facultativa Especialista de Área, Servicio de Salud Mental, Hospital Universitario Central de Asturias, Oviedo, Asturias.
Profesora Asociada, Facultad de Psicología, Universidad de Oviedo, Asturias.

Bravo Ortiz, María Fe
Jefa del Servicio de Psiquiatría y Salud Mental, Hospital Universitario La Paz, Madrid.
Profesora Asociada, Facultad de Medicina, Universidad Autónoma de Madrid.

Burillo Traid, Carolina
Facultativa Especialista de Área, Servicio de Salud Mental, Hospital Universitario Infanta Sofía, San Sebastián de los Reyes, Madrid.

Calcedo Barba, Alfredo
Profesor Titular, Departamento de Medicina Legal, Psiquiatría y Patología, Facultad de Medicina, Universidad Complutense, Madrid.
Facultativo Especialista de Área, Unidad de Hospitalización, Servicio de Psiquiatría, Hospital General Universitario Gregorio Marañón, Madrid.

Camarillo Gutiérrez, Leticia
Facultativa Especialista de Área, Programa Atiende, Servicio de Psiquiatría, Hospital General Universitario Gregorio Marañón, Madrid.
Profesora Asociada, Facultad de Psicología, Universidad Complutense, Madrid.

Campos Ródenas, Ricardo
Jefe de Sección, Unidad de Hospitalización de Adultos, Hospital Clínico Universitario Lozano Blesa, Zaragoza.
Profesor Asociado, Facultad de Medicina, Universidad de Zaragoza.

Campos Sáenz de Santa María, Amelia
Médica Interna Residente, Servicio de Psiquiatría, Hospital Clínico Universitario Lozano Blesa, Zaragoza.
Profesora Asociada, Facultad de Medicina, Universidad de Zaragoza.

Cañada Pérez, Yolanda
Facultativa Especialista de Área, Unidad de Trastornos Afectivos Refractarios, Servicio de Psiquiatría y Psicología Clínica, Hospital Universitario y Politécnico La Fe, Valencia.

Cañellas Dols, Francesca
Facultativa Especialista de Área, Unidad Multidisciplinar de Sueño, Servicio de Psiquiatría, Hospital Universitario Son Espases, Palma, Illes Balears.

Cardoner Álvarez, Narcís
Profesor Titular, Departamento de Psiquiatría y Medicina Legal, Facultad de Medicina, Universidad Autónoma de Barcelona.
Jefe del Servicio de Psiquiatría, Hospital de la Santa Creu i Sant Pau, Barcelona.

Carrasco Picazo, Juan Pablo
Médico Interno Residente, Servicio de Psiquiatría, Hospital Clínico Universitario de Valencia.

Catalán Martínez, Anna
Facultativa Especialista de Área, Servicio de Psiquiatría, Hospital de la Santa Creu i Sant Pau, Barcelona.

Cavero Álvarez, Myriam
Facultativa Especialista de Área, Servicio de Psiquiatría, Área Comunitaria, Hospital Clínic de Barcelona.

Cobo Gómez, Jesús Vicente
Facultativo Especialista de Área, Servicio de Salud Mental, Hospital Parc Taulí, Sabadell, Barcelona.
Profesor Asociado, Departamento de Psiquiatría y Medicina Forense, Facultad de Medicina, Universidad Autónoma de Barcelona.

Collazos Sánchez, Francisco
Coordinador Programa Psiquiatría Transcultural, Servicio de Psiquiatría, Hospital Vall d´Hebron, Barcelona.
Profesor Asociado, Departamento de Psiquiatría y Medicina Legal, Facultad de Medicina, Universidad Autónoma de Barcelona.

Conesa Burguet, María Llanos
Jefa de Sección, Unidad de Hospitalización, Servicio de Psiquiatría, Hospital General Universitario de Valencia.
Profesora Asociada, Facultad de Medicina, Universidad de Valencia.

Dal Santo, Francesco
Facultativo Especialista de Área, Servicio de Salud Mental, Servicio de Salud del Principado de Asturias, Oviedo, Asturias.

De Castro Manglano, Pilar
Facultativa Especialista de Área, Servicio de Psiquiatría y Psicología Clínica, Universidad de Navarra, Madrid.
Profesora Contratada Doctora, Facultad de Medicina, Universidad de Navarra, Madrid.

De Iceta Ibáñez de Gauna, Mariano
Jefe del Servicio de Psiquiatría y Salud Mental, Hospital Universitario Infanta Sofía, San Sebastián de los Reyes, Madrid.
Profesor Asociado, Facultad de Ciencias Biomédicas y de la Salud, Universidad Europea, Villaviciosa de Odón, Madrid.

Del Yerro Álvarez, María Jesús
Facultativa Especialista de Área, Unidad de Interconsulta y Enlace, Servicio de Psiquiatría, Hospital Universitario 12 de Octubre, Madrid.
Colaboradora Docente, Facultad de Medicina, Universidad Complutense, Madrid.

Elizagarate Zabala, Edorta
Jefe del Servicio de Psiquiatría, Centro de Salud Mental de Zaballa, Hospital Psiquiátrico de Araba, Vitoria-Gasteiz, Araba.
Profesor Asociado, Departamento de Neurociencias, Facultad de Ciencias de la Salud, Universidad de Deusto, Bilbao, Bizkaia.

Espejo-Saavedra Roca, Juan Manuel
Facultativo Especialista de Área, Unidad de Transición Hospitalaria, Servicio de Psiquiatría y Salud Mental, Hospital Universitario 12 de Octubre, Madrid.
Profesor Asociado, Departamento de Personalidad, Evaluación y Psicología Clínica, Facultad de Psicología, Universidad Complutense, Madrid.

Espín Jaime, José Carlos
Facultativo Especialista de Área, Unidad de Salud Mental Infanto-Juvenil, Servicio de Psiquiatría, Hospital Universitario 12 de Octubre, Madrid.
Colaborador Docente, Facultad de Medicina, Universidad Complutense, Madrid.

Espluga Frigola, Núria
Facultativa Especialista de Área, Servicio de Salud Mental, Hospital Universitario Parc Taulí, Sabadell, Barcelona,

Fernández Fernández, Jennifer
Facultativa Especialista de Área, Unidad de Hospitalización Psiquiátrica, Servicio de Psiquiatría, Hospital Universitario Central de Asturias, Oviedo, Asturias.

Franco Martín, Manuel Ángel
Jefe de Servicio de Psiquiatría y Salud Mental, Complejo Asistencial de Zamora.
Profesor Contratado Doctor, Departamento de Personalidad, Evaluación y Tratamiento Psicológico, Facultad de Psicología, Universidad de Salamanca.

García Campayo, José Javier
Catedrático, Departamento de Psiquiatría, Facultad de Medicina, Universidad de Zaragoza.
Facultativo Especialista de Área, Servicio de Psiquiatría, Hospital Miguel Servet, Zaragoza.

García Fernández, Lorena
Facultativa Especialista de Área, Unidad de Hospitalización, Servicio de Psiquiatría, Hospital Universitario de San Juan, Alicante.
Profesora Asociada, Departamento de Medicina Clínica, Facultad de Medicina, Universidad Miguel Hernández, Alicante.

García-Portilla González, María Paz
Catedrática, Facultad de Medicina y Ciencias de la Salud, Área de Psiquiatría, Universidad de Oviedo, Asturias.

Giner Jiménez, Lucas
Profesor Titular, Facultad de Medicina, Departamento de Psiquiatría, Universidad de Sevilla.

Gómez García, Marta
Facultativa Especialista de Área, Servicio de Psiquiatría, Centro de Salud Mental Villa de Vallecas, Hospital Universitario Infanta Leonor, Madrid.

González Blanco, Leticia
Facultativa Especialista de Área, Servicio de Psiquiatría, Centro de Salud Mental La Corredoría, Servicio de Salud del Principado de Asturias, Oviedo, Asturias.
Profesora Asociada, Facultad de Medicina y Ciencias de la Salud, Universidad de Oviedo, Asturias.

Gutiérrez López, María Isabel
Facultativa Especialista de Área, Servicio de Salud Mental, Centro de Salud de Lugones, Hospital Universitario Central de Asturias, Oviedo, Asturias.
Profesora Asociada, Facultad de Psicología, Universidad de Oviedo, Asturias.

Hidalgo Borrajo, Rebeca
Facultativa Especialista de Área, Servicio de Psiquiatría, Consulta privada, Pamplona.

Ibáñez Cuadrado, Ángela
Jefa de Servicio de Psiquiatría, Hospital Universitario Ramón y Cajal, Madrid.
Profesora Asociada, Facultad de Medicina y Ciencias de la Salud, Universidad de Alcalá, Alcalá de Henares, Madrid.

Iglesias Alonso, Ana
Facultativa Especialista de Área, Servicio de Obstetricia y Ginecología, Hospital Carmen y Severo Ochoa, Cangas del Narcea, Asturias.

Iglesias García, Celso
Facultativo Especialista de Área, Servicio de Psiquiatría, Hospital Valle del Nalón, Langreo, Asturias.
Profesor Asociado, Facultad de Medicina y Ciencias de la Salud, Universidad de Oviedo, Asturias.

Iranzo Tatay, Carmen
Facultativa Especialista de Área, Servicio de Psiquiatría y Psicología Clínica, Hospital de Día, Hospital Universitario y Politécnico La Fe, Valencia.
Profesora Asociada, Facultad de Medicina, Universidad de Valencia.

Jaén Moreno, María José
Profesora Ayudante Doctora, Facultad de Medicina y Enfermería, Departamento de Ciencias Morfológicas y Sociosanitarias, Universidad de Córdoba.

Jiménez Treviño, Luis
Facultativo Especialista de Área, Servicio de Psiquiatría, Centro de Salud Mental I, Área IV, Oviedo, Asturias.
Profesor Asociado, Facultad de Medicina y Ciencias de la Salud, Universidad de Oviedo, Asturias.

Lahera Forteza, Guillermo
Profesor Titular, Facultad de Medicina, Universidad de Alcalá, Alcalá de Henares, Madrid.
Jefe de Sección, Servicio de Psiquiatría, Hospital Universitario Príncipe de Asturias, Alcalá de Henares, Madrid.

León Quismondo, Leticia
Facultativa Especialista de Área, Servicio de Psiquiatría, Hospital Universitario Ramón y Cajal, Madrid.

López Cerveró, María
Facultativa Especialista de Área, Servicio de Psiquiatría y Psicología Clínica, Hospital Universitario y Politécnico La Fe, Valencia.

Marín Mayor, Marta
Facultativa Especialista de Área, Servicio de Psiquiatría, Centro de Salud Mental de Usera, Hospital Universitario 12 de Octubre, Madrid.
Profesora Asociada, Departamento de Psiquiatría, Facultad de Medicina, Universidad Complutense, Madrid.

Martínez Gras, María Isabel
Facultativa Especialista de Área, Servicio de Psiquiatría, Hospital de Día, Hospital Universitario 12 de Octubre, Madrid.
Profesora Asociada, Facultad de Medicina, Universidad Complutense de Madrid.

Martínez Núñez, Beatriz
Facultativa Especialista de Área, Servicio de Psiquiatría y Psicología Clínica, Hospital de Día Adolescentes, Hospital Infantil Universitario Niño Jesús, Madrid.

Martínez Raga, José
Jefe de Sección, Servicio de Psiquiatría, Hospital Universitario Doctor Peset, Valencia.
Profesor Asociado, Facultad de Medicina, Universidad de Valencia.

Martínez Roebroek, Samuel Luis
Facultativo Especialista de Área, Servicio de Psiquiatría, Centro de Salud Mental Almendrales, Usera, Madrid.

Moleón Ruiz, Álvaro
Facultativo Especialista de Área, Unidad de Hospitalización de Salud Mental, Servicio de Psiquiatría, Hospital Universitario Virgen del Rocío, Sevilla.
Colaborador Docente, Universidad Internacional de Andalucía, Sevilla.

Molina Martín, Juan de Dios
Jefe del Centro de Salud Mental de Villaverde, Área de Gestión Clínica en Psiquiatría y Salud Mental, Hospital Universitario 12 de Octubre, Madrid.
Profesor Asociado, Facultad de Medicina, Universidad Complutense, Madrid.

Montero Mejías, José Manuel
Médico Interno Residente, Servicio de Geriatría, Hospital Universitario de Getafe, Madrid.

Montes Rodríguez, José Manuel
Jefe de Sección, Servicio de Psiquiatría, Hospital Universitario Ramón y Cajal, Madrid.
Profesor Asociado, Facultad de Medicina, Universidad de Alcalá, Alcalá de Henares, Madrid.

Moreno Díaz, María José
Profesora Titular, Departamento de Ciencias Morfológicas y Sociosanitarias, Facultad de Medicina y Enfermería, Universidad de Córdoba.

Moya Lacasa, Carlota
Facultativa Especialista de Área, Equipo de Tratamiento Asertivo Comunitario, Servicio de Psiquiatría, Centro de Salud Mental La Ería, Oviedo, Asturias.

Muñoz San José, Ainoa
Facultativa Especialista de Área, Servicio de Psiquiatría, Hospital de Día de Adultos, Hospital Carlos III, Madrid.

Muñoz Sánchez, Juan Luis
Facultativo Especialista de Área, Servicio de Psiquiatría, Hospital Universitario Río Hortega, Valladolid.
Profesor Asociado, Facultad de Medicina, Universidad de Valladolid.

Navío Acosta, Mercedes
Jefa de Sección, Servicio de Psiquiatría, Hospital Universitario 12 de Octubre, Madrid.

Ortiz Villalobos, Arancha
Facultativa Especialista de Área, Unidad de Psiquiatría, Psicología Clínica y Salud Mental Infantil y de la Adolescencia, Servicio de Psiquiatría, Hospital Universitario La Paz, Madrid.

Ortuño Ramírez, Noèlia
Facultativa Especialista de Área, Servicio de Salud Mental, Associació Salut Mental Horta-Guinardó, Barcelona.

Palao Vidal, Diego José
Profesor Titular, Facultad de Medicina, Universidad Autónoma de Barcelona.
Director Médico, Servicio de Salud Mental, Hospital Universitario Parc Taulí, Sabadell, Barcelona.

Paniagua Calzón, Gonzalo
Facultativo Especialista de Área, Servicio de Psiquiatría, Centro de Salud Mental La Eria, Oviedo, Asturias.
Profesor Asociado, Área de Psiquiatría, Facultad de Medicina y Ciencias de la Salud, Universidad de Oviedo, Asturias.

Parra Uribe, Isabel
Facultativa Especialista de Área, Unidad de Salud Mental, Servicio de Psiquiatría, Hospital Universitario Parc Tauli, Sabadell, Barcelona.
Profesora Asociada, Departamento de Psiquiatría y Medicina Legal, Facultad de Medicina, Universidad Autónoma de Barcelona.

Parra Vidales, Esther
Psicóloga, Zamora.

Pastor Jordá, Carolina
Facultativa Especialista de Área, Unidad de Salud Mental Infanto-Juvenil, Servicio de Psiquiatría, Hospital de Manises, Valencia.

Paz Ruiz, Silvia
Médica Internista Investigadora, Políticas Sanitarias Centradas en el Paciente, SmartWorking4U S.L., Benicasim, Castellón.

Plumed Domingo, José Javier
Facultativo Especialista de Área, Área de Salud Mental, Servicio de Psiquiatría y Psicología Clínica, Hospital Universitario y Politécnico La Fe, Valencia.
Profesor Asociado, Facultad de Medicina, Universidad de Valencia.

Presa García, Marta Esperanza
Jefa del Servicio de Psiquiatría y Salud Mental, Hospital Central de la Defensa Gómez Ulla, Madrid.
Profesora Asociada, Facultad de Medicina, Universidad de Alcalá, Alcalá de Henares, Madrid.

Prieto Vegas, María José
Facultativa Especialista de Área, Servicio de Psiquiatría, Centro de Salud Mental, Hospital Universitario Infanta Sofía, Alcobendas, Madrid.
Profesora Asociada, Departamento de Psicobiología y Metodología en Ciencias del Comportamiento, Facultad de Psicología, Universidad Complutense, Madrid.

Quintero Gutiérrez del Álamo, Francisco Javier
Jefe de Sección, Servicio de Psiquiatría y Salud Mental, Hospital Universitario Infanta Leonor, Madrid.

Rodríguez Jiménez, Roberto
Profesor Titular, Facultad de Medicina, Universidad Complutense, Madrid.
Jefe de Sección, Servicio de Psiquiatría, Unidad de Hospitalización, Hospital Universitario 12 de Octubre, Madrid.

Rodríguez Pereira, Carlamarina
Facultativa Especialista de Área, Servicio de Salud Mental, Hospital de Día Infanto-Juvenil de la Ería, Hospital Universitario Central de Asturias, Oviedo, Asturias.
Profesora Asociada, Facultad de Psicología, Universidad de Oviedo, Asturias.

Rodríguez Revuelta, Julia
Facultativa Especialista de Área, Unidad de Agudos, Servicio de Psiquiatría, Hospital Central de Asturias, Oviedo, Asturias.
Profesora Asociada, Facultad de Medicina y Ciencias de la Salud, Universidad de Oviedo, Asturias.

Rodríguez Torres, Álvaro
Médico Interno Residente, Unidad de Interconsulta, Servicio de Psiquiatría, Hospital Universitario 12 de Octubre, Madrid.

Rojo Bofill, Luis Miguel
Facultativo Especialista de Área, Servicio de Psiquiatría y Psicología Clínica, Hospital Universitario y Politécnico La Fe, Valencia.

Roncero Alonso, Carlos
Profesor Titular, Facultad de Medicina, Universidad de Salamanca.
Jefe del Servicio de Psiquiatría, Complejo Asistencial Universitario de Salamanca.

Rubio Valladolid, Gabriel
Catedrático de Psiquiatría, Facultad de Medina, Universidad Complutense, Madrid.
Jefe del Servicio de Psiquiatría, Área de gestión Clínica de Psiquiatría y Salud Mental, Hospital Universitario 12 de Octubre, Madrid.

Saiz Martínez, Pilar Alejandra
Catedrática de Psiquiatría, Facultad de Medicina y Ciencias de la Salud, Universidad de Oviedo, Asturias.
Facultativa Especialista de Área, Servicio de Psiquiatría, Centro de Salud Mental La Corredoría, Servicio de Salud del Principado de Asturias, Oviedo, Asturias.

Sánchez Morla, Eva María
Facultativa Especialista de Área, Servicio de Psiquiatría, Hospital Universitario 12 de Octubre, Madrid.
Profesora Asociada, Facultad de Medicina, Universidad Complutense, Madrid.

Sánchez-Cabezudo Muñoz, Ángeles
Facultativa Especialista de Área, Área de Gestión Clínica de Psiquiatría, Servicio de Psiquiatría, Centro de Salud Mental de Usera, Hospital Universitario 12 de Octubre, Madrid.

Sanz Giancola, Alejandro
Médico Interno Residente, Servicio de Psiquiatría, Hospital Universitario Príncipe de Asturias, Alcalá de Henares, Madrid.

Sarramea Crespo, Fernando
Facultativo Especialista de Área, Hospitalización de Agudos, Servicio de Psiquiatría, Hospital Universitario Reina Sofía, Córdoba.
Profesor Asociado, Departamento de Ciencias Morfológicas y Sociosanitarias, Facultad de Medicina y Enfermería, Universidad de Córdoba.

Serrano García, Antonio
Facultativo Especialista de Área, Unidad de Psiquiatría de Enlace, Servicio de Psiquiatría, Complejo Asistencial Universitario de León.

Sierra San Miguel, Pilar
Facultativa Especialista de Área, Servicio de Psiquiatría y Psicología Clínica, Hospital Universitario y Politécnico La Fe, Valencia.
Profesora Contratada Doctora, Facultad de Medicina, Universidad de Valencia.

Subirà Coromina, Marta
Facultativa Especialista de Área, Servicio de Psiquiatría, Centro de Salud Mental de Adultos, Hospital Universitario Parc Taulí, Sabadell, Barcelona.

Taracena Cuerda, María
Facultativa Especialista de Área, Servicio de Psiquiatría, Unidad de Interconsulta y Enlace Infanto-Juvenil, Hospital Universitario 12 de Octubre, Valencia.

Torres Cortés, Javier
Médico Interno Residente, Servicio de Psiquiatría, Hospital Universitario Ramón y Cajal, Madrid.

Vaz Leal, Francisco José
Catedrático de Psiquiatría, Facultad de Medicina y Ciencias de la Salud, Universidad de Extremadura, Badajoz.
Jefe de Sección, Servicio de Psiquiatría, Hospital Universitario de Badajoz.

Vega González, Luis Santiago
Facultativo Especialista de Área, Servicio de Psiquiatría y Salud Mental, Hospital Universitario 12 de Octubre, Madrid.
Profesor Asociado, Facultad de Psicología, Universidad Complutense, Madrid.

Vicente Hernández, Begoña
Facultativa Especialista de Área, Unidad de Desintoxicación Hospitalaria y Patología Dual, Servicio de Psiquiatría, Complejo Asistencial Universitario de Salamanca.
Colaboradora Docente, Facultad de Medicina, Universidad de Salamanca.

Prólogo

Practicar la psiquiatría clínica en el siglo XXI requiere de un conocimiento amplio en medicina, psicología y neurociencias clínicas. Y este conjunto de saberes no puede aplicarse sin un profundo sentido humanista y de la empatía humana. El lector tiene el acierto de poder acceder a una obra realizada por profesionales que reúnen todas estas características. El texto, liderado por directores como el Dr. Gabriel Rubio, ofrece una visión actualizada del conocimiento que necesita un profesional sanitario a la hora de enfrentarse a las enfermedades mentales.

Se trata de un tratado con una orientación eminentemente práctica, pero que sabe integrar un enfoque basado en la neurociencia clínica. Esta integración entre psiquiatría y neurociencia clínica permite tener una base más objetiva y precisa para comprender los trastornos, permitiendo avances significativos en la efectividad de los tratamientos y la calidad de vida de los pacientes. Aunque sigue siendo vital la observación detallada de los síntomas y signos clínicos del paciente, la incorporación de biomarcadores neurobiológicos, como patrones de activación cerebral anormales o perfiles biomoleculares específicos, abre una nueva etapa a los psiquiatras para mejorar la precisión diagnóstica y distinguir entre diferentes subtipos de trastornos mentales.

Las próximas décadas serán apasionantes para toda la medicina y las neurociencias en particular. La psiquiatría tendrá que adaptarse a convivir con herramientas de inteligencia artificial, el uso intensivo de la neuroimagen y la incorporación de biomarcadores que faciliten el diagnóstico precoz y fiable. A pesar de todas estas innovaciones, la práctica clínica basada en una entrevista y exploración detallada del paciente seguirá siendo clave en la asistencia. Sin este primer paso, el resto de las intervenciones tendrán riesgo de errar o de caer en el sobrediagnóstico. Este libro es una excelente herramienta para estar preparado para esta revolución sin perder el rumbo que marca la clínica. El texto será de gran utilidad no solo para psiquiatras, sino también para todo tipo de profesionales sanitarios y de campos afines. Animo a los lectores a consultar y leer la obra con detalle. Estoy seguro que disfrutarán del texto.

David Andrés Pérez Martínez
Jefe del Servicio de Neurología
Director del Instituto Clínico de Neurociencias
Hospital Universitario 12 de Octubre, Madrid.

Prefacio

Si el lector cree que se encuentra ante un libro más sobre psiquiatría clínica se equivoca. Los directores no habríamos empezado esta tarea si ese hubiese sido el objetivo. Tras las primeras reuniones, teníamos claro que queríamos hacer algo distinto: una obra realizada por excelentes profesionales que pudiese servir a los clínicos en su práctica habitual. Los autores seleccionados son ese tipo de compañeros curtidos en clínica a quienes les preguntamos qué harían ellos cuando tenemos un caso complejo. Es obvio que «no están todos los que son, pero sí son todos los que están».

El tratado, cuyo germen está en el Máster en Formación Permanente en Psiquiatría Clínica, está dividido en seis secciones. En la primera, se incluyen los aspectos generales de cómo hacer la historia clínica y el diagnóstico, así como qué elementos son esenciales para configurar una «psiquiatría de precisión». En la segunda y tercera sección los lectores tienen acceso a una actualizada información sobre los trastornos psiquiátricos clásicos y a ciertas pautas con el fin de que la «opinión» del profesional experto pueda servir, en muchos casos, para guiar y orientar su diagnóstico y tratamiento. La atención a los pacientes con trastornos mentales asistidos en diferentes ámbitos hospitalarios y las problemáticas surgidas como consecuencia de la orientación sexual, vienen recogidas en la cuarta sección, en la que, además, se han incluido apartados dedicados a la conducta suicida y la psiquiatría infantil. Los autores de ese último apartado lo han confeccionado pensando en las futuras promociones de psiquiatras infantiles, fruto de la nueva especialidad. Los aspectos ético-legales y culturales y el capítulo dedicado a la psiquiatría en América Latina representan una novedad en el contenido de este tipo de tratados. Somos conscientes de la importancia que han tenido y tienen las propuestas de ilustres psiquiatras latinoamericanos y deseábamos que los lectores pudiesen conocerlas. De ahí la importancia de la quinta sección. La última sección recoge las novedades de los tratamientos farmacológicos, psicoterapéuticos y los abordajes biológicos basados en la neuromodulación.

En definitiva, creemos que este no es un tratado más, porque los expertos, además de recoger lo esencial, aportan opiniones y propuestas —en definitiva, su experiencia y una visión propia— en la lengua vehicular de miles de psiquiatras.

No queremos dejar pasar la oportunidad para agradecer a la Sociedad Española de Psiquiatría Clínica (SEPC) su apoyo para identificar a esos profesionales expertos a quienes muchos de nosotros consultamos en caso de duda. No solo los autores han estado a la altura del proyecto, sino que además los coordinadores de las diferentes secciones han tenido que realizar una labor sesuda de lectura, de solicitud de aclaraciones y en algunos casos acortar determinadas partes. Ha sido duro, pero lo han hecho magistralmente.

Por último, queremos agradecer al equipo de Editorial Médica Panamericana su apuesta, desde el principio, por este proyecto, sus ánimos, su paciencia y desde luego su enorme cualificación. A lo largo de estos meses de intenso trabajo editorial la excelente relación establecida ha deparado en afecto por la enorme profesionalidad de todos ellos. Sin vosotros no habríamos podido concluir esta importante obra.

Los autores

Índice

SECCIÓN III. TRASTORNOS PSIQUIÁTRICOS II   295

Coordinador: F. Arias Horcajadas

Introducción a la psiquiatría

Nuevos enfoques en psiquiatría clínica. El uso de marcadores y psiquiatría clínica personalizada

Á. Moleón Ruiz y G. Rubio Valladolid

OBJETIVOS

- Conocer el concepto *psiquiatría clínica personalizada*.
- Profundizar en el concepto y la utilidad de los biomarcadores.
- Distinguir los diversos tipos de biomarcadores.
- Conocer los marcadores específicos de los distintos trastornos mentales.
- Determinar la viabilidad del uso de los biomarcadores en la práctica clínica habitual.

INTRODUCCIÓN

La práctica clínica en psiquiatría, como en otras especialidades médicas, está sujeta a una variabilidad interindividual en la prescripción terapéutica y la respuesta por parte del paciente a un determinado tratamiento farmacológico; hay un porcentaje variable de sujetos resistentes al tratamiento o que presentan reacciones adversas a este. Esta variabilidad interindividual en la respuesta a los fármacos puede relacionarse con determinadas características farmacocinéticas (absorción, distribución, metabolismo y excreción) o con diferencias farmacodinámicas (interacción entre el fármaco y el receptor). Estas diferencias pueden ser causadas por factores propios del paciente (genoma o estados fisiológicos, como el embarazo, la edad, el sexo, etc.), ambientales (dieta, hábitos de vida, clima, etc.), patológicos (hepatopatías, nefropatías, etc.) o derivados de la conducta del paciente (adherencia al tratamiento).

Como sucede en otros campos de la medicina, la psiquiatría avanza hacia la selección de tratamientos personalizados, más eficaces; de hecho, con criterios empíricos o científicos, los psiquiatras los emplean desde hace muchos años. Otra cuestión es su utilidad, pues muchas veces se basan en criterios poco o nada objetivos, ya que la psiquiatría clínica sigue utilizando como instrumento diagnóstico principal la entrevista clínica, y recurre ocasionalmente a pruebas de laboratorio y estudios de neuroimagen en caso de duda diagnóstica o fracaso terapéutico. En comparación con otras especialidades, el diagnóstico en psiquiatría sigue basándose casi por completo en la comunicación verbal y otras medidas subjetivas. Además del avance en tratamientos personalizados, también se está desarrollando, cada vez más, una psiquiatría preventiva ante la evidencia de que en muchos trastornos, como la esquizofrenia, el tratamiento precoz conduce a mejores resultados.

El problema es que estos nuevos enfoques necesitan unas herramientas de predicción sin las cuales fracasa todo el proceso. Actualmente, la práctica clínica, la experiencia, solamente muestra criterios predictivos básicos pero insuficientes cuando aparecen problemas de diagnóstico, pronóstico o tratamiento. El conocimiento de los marcadores apropiados puede ayudar en la elaboración de perfiles que mejoren el manejo del paciente, sobre todo del paciente complejo. Estos marcadores también pueden informar sobre el cumplimiento de una determinada terapia o sobre su efectividad. Es preciso recordar que todas las enfermedades mentales pasan de un estado inicial de riesgo y asintomático a otro con síntomas inespecíficos, seguido de una agravación de estos síntomas y la aparición de otros nuevos, que pueden (o no) ser más o menos específicos de un determinado trastorno; el tránsito de una fase a otra puede evitarse si se conocen los biomarcadores adecuados. Finalmente, el uso de marcadores puede ser una ayuda para el diagnóstico de casos con patologías asociadas, yuxtapuestas o poco específicas.

¿QUÉ ES UN BIOMARCADOR?

Un biomarcador o marcador biológico es una molécula, organismo o secuencia de material genético que actúa como indicador específico de un estado de salud o enfermedad, puesto que es considerado como característico o específico para esa situación concreta. Los biomarcadores son sustancias que se depositan en células y tejidos, donde pueden ser detectadas, y reflejan un cambio en la manifestación o estado de una proteína relacionada con una enfermedad o la respuesta de esta al tratamiento.

Además de los marcadores biológicos, existen otros, como la conducción de la actividad eléctrica cerebral para el electroencefalograma; las imágenes proporcionadas por resonancia magnética nuclear, tomografía axial computarizada y tomografía por emisión de positrones, o la prueba de saliva de metabolitos naturales, como el nitrito de salita, un marcador que sustituye al ácido nítrico. Un marcador puede ser un factor predictivo estadístico de la enfermedad actual (marcador diagnóstico), de la presencia posible de una enfermedad futura (factor de riesgo, marcador predictivo), del comportamiento futuro de una enfermedad (marcador pronóstico) o de la respuesta a un tratamiento (marcador terapéutico). Por lo tanto, un marcador es una sustancia o cualquier evidencia que puede ser utilizada como indicador de un estado biológico.

 Un biomarcador debe ser sensible (tiene que detectar un alto porcentaje de casos), específico (con escasos falsos negativos) y preciso. Además, debe responder a dosis terapéuticas y ambientales (como el trauma o el abuso) y ser de fácil utilización. Un biomarcador validado es aquel que se mide con un sistema analítico cuyo procedimiento está perfectamente definido y cuyo significado científico en el campo biológico, toxicológico, farmacológico o clínico está bien establecido.

TIPOS DE MARCADORES

Los marcadores pueden clasificarse:

- Según la naturaleza de la molécula que se detecte (un metabolito, una proteína, una secuencia de ácido desoxirribonucleico, un organismo vivo, etcétera).
- Según su objetivo; entonces, pueden ser predictivos para el diagnóstico, la evolución, la cumplimentación y la respuesta a diferentes tratamientos.

Se entiende por *endofenotipo* una variedad mensurable y no aparente clínicamente que se asocia a una enfermedad (en el caso de la enfermedad mental, es un *rasgo*, no un indicador de estado) y que es heredable.

Para la descripción de marcadores, se ha utilizado fundamentalmente el trabajo de McGorry *et al.* en 2014, una revisión sobre la cuestión que comprende 174 referencias bibliográficas y cuya consulta se considera imprescindible; con la idea de evitar información redundante y hacer más comprensible el estudio de los marcadores, se resumen sus principales hallazgos sin hacer referencia a la bibliografía existente en dicho texto y se añaden los estudios nuevos consultados por los autores.

Marcadores cognitivos

La investigación de los factores cognitivos en los trastornos psiquiátricos importantes se ha enfocado principalmente en la *neurocognición*, es decir, en las operaciones mentales subyacentes a la conducta dirigida a metas, como atención, memoria operativa, velocidad de procesamiento, aprendizaje y memoria, funciones ejecutivas y funciones intelectuales globales, incluido el coeficiente intelectual. También, cada vez más, la *cognición social* (que implica la percepción, la interpretación y el procesamiento de la información social) es objeto de investigación. Comprende los dominios del reconocimiento

de emociones, la teoría de la mente, la percepción y el conocimiento social y el estilo atribucional.

La neurocognición y la cognición social pueden proporcionar claves sobre la fisiopatología subyacente o la etiología genética (es decir, endofenotipos). Están muy relacionadas con el funcionamiento y la discapacidad en muchos trastornos psiquiátricos (que constituyen un elemento clave de la definición de la etapa de la enfermedad) independientemente de los síntomas, se pueden evaluar con relativa facilidad en el contexto clínico y son susceptibles de intervención.

Hay evidencia considerable de disfunciones neurocognitivas y, cada vez más, sociocognitivas en todas las etapas clínicas putativas de la psicosis en relación con los testigos sanos. Se identifican disfunciones neurocognitivas premórbidas significativas y leves en individuos asintomáticos con riesgo y con riesgo muy elevado. Se observan déficits acentuados específicos en la memoria verbal y visual, la memoria operativa, la identificación olfativa y la cognición social. Los pacientes con un primer episodio psicótico presentan alteraciones en todos los dominios neurocognitivos, incluidos el coeficiente intelectual y la cognición social; se observan déficits más graves en la memoria verbal inmediata y en la velocidad de procesamiento de la información.

Las alteraciones neurocognitivas también aparecen en la fase estable del trastorno bipolar tipo 1; el aprendizaje y la memoria verbal, el funcionamiento ejecutivo, la atención y la velocidad de procesamiento son los que se alteran de manera más constante, con una conservación relativa de las capacidades verbales y la inteligencia. Asimismo, se observan alteraciones más leves similares en el trastorno bipolar tipo 2. Estos déficits neurocognitivos son evidentes en una etapa temprana de la evolución del trastorno bipolar, pero son menos graves que en otras fases más avanzadas de la enfermedad.

En los adolescentes y adultos con depresión, existen datos de disfunción en varios dominios neurocognitivos, con alteraciones muy constantes en las capacidades del funcionamiento ejecutivo, velocidad psicomotriz y memoria explícita verbal y visual. Se observan disfunciones en la depresión leve, moderada y grave, con una aparente relación entre la gravedad de la depresión y la alteración cognitiva. Por otra parte, al parecer, en comparación con la no endógena, la depresión endógena (melancólica) se relaciona con una mayor disfunción neurocognitiva.

Marcadores estructurales del cerebro

Existen múltiples estudios que muestran la existencia de cambios sutiles en la estructura del cerebro en familiares no sintomáticos con riesgo de esquizofrenia. Se ha comunicado una reducción moderada del volumen de la sustancia gris, sobre todo en el hipocampo, que es más acentuada en presencia de síntomas cognitivos o prodrómicos tempranos. La sustancia gris disminuye, sobre todo en la corteza frontal, de una manera más acentuada en la esquizofrenia crónica que en los pacientes con un primer episodio psicótico. Asimismo, se ha observado una reducción del volumen del hipocampo en pacientes con esquizofrenia crónica. La pérdida de volumen cortical prefrontal se asocia con la aparición de síntomas psicóticos en pacientes con esquizofrenia. Diversos metaanálisis han demostrado que las reducciones de la sustancia gris y el crecimiento ventricular pueden ser más frecuentes en la esquizofrenia, en tanto que las reducciones del volumen de la sustancia blanca y el volumen de la amígdala y sus incrementos son más factibles en el trastorno bipolar.

Se ha discutido sobre el papel que desempeña la medicación antipsicótica en estos cambios cerebrales, y se ha demostrado que la duración y la intensidad del tratamiento de la enfermedad pronostican una pérdida de tejido cerebral y que la gravedad de la enfermedad tiene un efecto similar; la duración de las recaídas y la intensidad del tratamiento antipsicótico contribuyen a esta pérdida de tejido, aunque sus efectos son relativamente pequeños. Estos hallazgos tienen importantes repercusiones e indican que, si bien la prevención de la recaída es una estrategia terapéutica clave, se han de utilizar las dosis más bajas de antipsicóticos que sea posible.

Se han investigado ampliamente las anomalías estructurales del cerebro en pacientes con trastornos afectivos unipolares y bipolares. Parece que el grado de pérdida de sustancia gris comunicado se correlaciona con la duración de la enfermedad y la falta de exposición a los tratamientos antidepresivos. Asimismo, se han documentado cambios en la sustancia blanca, sobre todo en las personas que llegan a presentar depresión por primera vez a una edad más avanzada, lo cual parece ser secundario a lesiones microvasculares.

También se observan diferencias estructurales en el cerebro entre el trastorno bipolar con síntomas psicóticos y el trastorno bipolar con síntomas no psicóticos, lo que respalda la distinción categórica entre estas entidades. Se ha observado una disminución del volumen de los ventrículos en sujetos no psicóticos, en contraposición a individuos con trastorno bipolar con síntomas psicóticos.

Los síntomas afectivos, sobre todo de depresión, son frecuentes en las primeras fases de la esquizofrenia; el surgimiento de la psicosis suele ser un precursor de lo que más tarde podría evolucionar a una psicosis no afectiva. Tienen relevancia en este contexto los estudios por imágenes de toda la gama psicótica, que pueden proporcionar información acerca de los pacientes con trastornos afectivos psicóticos frente a los no psicóticos, que podrían tener diferencias cualitativas y cuantitativas en la estructura del cerebro. Hay evidencia de que, en comparación con la depresión psicótica, la no psicótica puede asociarse a la conservación de los volúmenes ventriculares y de la sustancia blanca.

En un estudio realizado en la Universidad de Duke (Estados Unidos), se analizaron las imágenes de resonancia magnética nuclear obtenidas en pacientes sometidos a la contemplación de rostros que manifestaban sensación de peligro; una mayor activación de la amígdala se relaciona con una mayor respuesta al estrés, manifestada como ansiedad o depresión.

En los trastornos de ansiedad, la terapia cognitivo-conductual es un tratamiento de primera línea, pero solo el 50 % muestra una mejoría importante con esta terapia. Picó et al., en un grupo de 442 pacientes, refieren una mayor activación de las áreas frontoinsular y frontolímbica de la corteza cerebral en los pacientes con mejor respuesta a la terapia cognitivo-conductual.

Existen alteraciones morfológicas cerebrales en pacientes con depresión grave o esquizofrenia que presentan ideas suicidas o han intentado suicidarse. Las regiones corticales prefrontales regulan las emociones y desempeñan un papel preponderante en la patogénesis del suicidio. Determinados estudios de neuroimagen han demostrado que existen cambios en la corteza cerebral prefrontal (dorsal y ventral) en los comportamientos suicidas; estos cambios se caracterizan por un menor volumen cortical y la disfunción de la serotonina. Los pacientes con esquizofrenia y comportamiento suicida muestran un adelgazamiento de la corteza cerebral prefrontal dorsolateral derecha, así como de la corteza temporal.

Negatividad desigual como marcador de la función cerebral

Se ha estudiado la utilidad de ciertas características electroencefalográficas en los trastornos psicóticos y afectivos. La negatividad desigual es un cambio en la actividad del cerebro provocado por la presentación de estímulos nuevos que conducen a un cambio de la atención del sujeto. Se considera que la amplitud de la negatividad desigual refleja el funcionamiento de los receptores de N-metil-D-aspártico; la alteración en la generación de negatividad desigual se ha relacionado con un funcionamiento social y general deficiente. Es característico que este potencial relacionado con los sucesos sea desencadenado por un sonido desviante en una corriente de sucesos por lo demás contigua; se puede medir mediante electroencefalografía.

La negatividad desigual provocada por un sonido de duración desviante parece conducirse como un marcador de rasgo de psicosis. De hecho, en cuatro estudios realizados en individuos con riesgo ultraelevado, es decir, aquellos con síntomas psicóticos subumbral o vulnerabilidad genética, se observó una disminución de la amplitud de la negatividad desigual de duración desviante en comparación con los testigos.

Sueño e indicadores cronobiológicos

En el período inicial de la mayoría de los trastornos psiquiátricos, existe una alteración del sueño, que a menudo se acompaña de cambios específicos en el ciclo del sueño y la vigilia. Las alteraciones del sueño son indicativas de psicosis en los casos prodrómicos en pacientes con alto riesgo clínico de esquizofrenia. Existen reducciones congruentes en el sueño de onda lenta en la esquizofrenia, y un acortamiento del movimiento ocular rápido (REM) y su latencia en los incrementos en la densidad de REM en la depresión. Las alteraciones del sueño posiblemente pueden ser específicas de cada etapa y variar con la evolución de la enfermedad, de manera que los síntomas agudos se asocian a la densidad y la latencia del movimiento ocular rápido, en tanto que la cronicidad, el pronóstico desfavorable y las disfunciones cognitivas se asocian a alteraciones del sueño de onda lenta.

Marcadores neuroendocrinos

Se considera que una alteración de la capacidad para hacer frente al estrés, tanto a nivel psicológico como biológico, desempeña un papel clave en la aparición y el mantenimiento de los trastornos psiquiátricos.

El eje hipotálamo-hipófisis-suprarrenal (HPA, por las siglas de *hypothalamic-pituitary-adrenal*) es el principal mediador biológico de la puesta al estrés. Su función se suele alterar en los trastornos psiquiátricos; el estrés cotidiano o el trauma a una edad temprana son factores moderadores importantes que determinan el grado de reactividad al estrés a una edad más avanzada. Ferrera *et al.*, en un estudio sobre 89 pacientes con trastorno depresivo mayor, 51 con trastorno obsesivo-compulsivo y 126 controles sanos, refieren que algunas variantes del gen *FKBP5*, como el polimorfismo de nucleótido único rs9470079-A, producen alteraciones en los mecanismos de regulación funcional del eje HPA y serían un marcador para identificar a personas con mayor vulnerabilidad para presentar trastornos mentales relacionados con el estrés.

Las técnicas empleadas para evaluar los niveles de estrés en relación con el eje HPA se fundamentan en la medida del cortisol en plasma, orina y saliva, medidas variables sometidas a ritmos circadianos. El análisis del cortisol en los cabellos ha sido propugnado como un método más fiable y ha demostrado su utilidad como marcador de estrés en varios estudios. González ha analizado los niveles de cortisol en el pelo de 62 pacientes con depresión mayor, 41 portadores de estrés y 40 controles; el grupo con concentraciones más elevadas de cortisol en el cabello aparece en pacientes con depresión (sobre todo las formas recurrentes) y situaciones de mayor estrés; por esto, los niveles de cortisol en el cabello pueden ser considerados como un método fiable para conocer la respuesta orgánica a las situaciones de estrés y como un marcador de funcionamiento del eje HPA.

La actividad del eje HPA es modulada por varias regiones cerebrales, como el hipocampo y la amígdala. El estrés repetido origina un aumento crónico de los niveles de cortisol, lo que causa efectos dañinos sobre las neuronas del hipocampo, que se atrofia; entonces, aparece una disminución de la neurogénesis y de la síntesis de factores neurotróficos, como el factor neurotrófico derivado del cerebro. Una hiperactividad del eje HPA (caracterizada por el aumento en la secreción de cortisol, un mayor volumen de la glándula hipófisis y la alteración de la retroalimentación negativa del sistema HPA) se ha observado en los trastornos afectivos y psicóticos.

El incremento de la secreción de cortisol se asocia con una mayor gravedad de síntomas positivos y negativos en pacientes con esquizofrenia y un primer episodio psicótico. La dimensión de la sintomatología negativa de la esquizofrenia se ha relacionado positivamente con el estrechamiento ventricular, los niveles en suero de S100B, el colesterol HDL (lipoproteínas de alta densidad) y marcadores de inflamación, y de manera negativa con la dopamina, la serotonina, la noradrenalina, el estradiol y el ácido araquidónico.

Las reducciones del cortisol y del cociente cortisol/sulfato de dehidroepiandrosterona durante los 3 meses iniciales de tratamiento en el primer episodio psicótico estuvieron directamente relacionadas con una mejoría de la depresión y de los síntomas negativos y psicóticos. El cortisol (implicado en la regulación de la velocidad de procesamiento, memoria verbal y trabajo) y la prolactina (velocidad de procesamiento) son factores predictivos del riesgo de psicosis en individuos vulnerables, y contribuyen en la patogénesis y la expresión clínica de los trastornos psicóticos.

La esquizofrenia, el trastorno bipolar y el trastorno depresivo mayor se caracterizan por la importancia del déficit cognitivo. Las hormonas o fármacos que actúan sobre el eje HPA podrían mejorar este aspecto. Soria *et al.*, en una revisión bibliográfica, encuentran resultados positivos con mifepristona en el trastorno bipolar; dehidroepiandrosterona y fludrocortisona en el trastorno depresivo mayor, y dehidroepiandrosterona, raloxifeno y pregnenolona en esquizofrenia.

El aumento del tamaño de la hipófisis pronosticó la transición subsiguiente a la psicosis en individuos con riesgo ultraelevado. Es compatible con esta observación un estudio subsiguiente llevado a cabo en individuos jóvenes con riesgo que reveló que el incremento de la secreción de cortisol pronosticaba la transición subsiguiente a la psicosis.

 El estrés y la actividad del eje HPA pueden ser marcadores biológicos importantes de vulnerabilidad a la presentación de trastornos mentales.

Marcadores inflamatorios, autoinmunitarios y de lesión oxidativa

Los procesos inflamatorios están implicados en la fisiopatología de muchos de los principales trastornos psiquiátricos. Un aumento en las concentraciones de citocinas es un hallazgo constante en la mayor parte de las enfermedades mentales importantes, como la psicosis, la depresión y la manía.

El índice neutrófilo-linfocito, el índice plaquetas-linfocitos y el índice monocitos-linfocitos son marcadores útiles de inflamación por su fácil adquisición y potencial uso en la práctica clínica. Llorca *et al.* han valorado estos marcadores de inflamación en 7.003 pacientes ingresados en una unidad de hospitalización psiquiátrica breve. Los mayores niveles de inflamación aparecen en pacientes afectos de cuadros demenciales y portadores de trastornos afectivos (unipolares y bipolares), así como en pacientes psicóticos. El índice neutrófilo-linfocito y el índice plaquetas-linfocitos se correlacionan débilmente con la duración del ingreso. Algunos de estos pacientes podrían beneficiarse de un tratamiento antiinflamatorio complementario.

La concentración y el tipo de citocina son marcadores de tipo evolutivo en los trastornos afectivos y psicóticos; por ejemplo, las citocinas proinflamatorias interleucina (IL) 16 y factor de necrosis tumoral α (TNF-α) se elevan en las etapas tempranas y en la etapa tardía, en tanto que la citocina antiinflamatoria IL-10 aumenta solo en la etapa inicial de estos trastornos. Asimismo, el TNF-α elevado durante toda la evolución es más alto en las etapas más avanzadas, lo que parece indicar que el estado inflamatorio se perturba más en las etapas más avanzadas del trastorno. El aumento de los niveles plasmáticos de IL-1β, un aumento en la expresión de la proteína de la cicloxigenasa-2, sin cambios en los niveles de TNF-α, así como una hiperactivación de los mecanismos antiinflamatorios aparecen en los trastornos de alimentación y se asocian, de manera directa, con diversos patrones clínicos y de gravedad.

En el estudio de García Álvarez *et al.*, los episodios agudos de esquizofrenia se relacionan positivamente con diversos marcadores de inflamación (IL-1β, IL-6, TNF-α y proteína C-reactiva [PCR]). Existen algunos estudios que indican beneficios tras el uso de un bloqueador selectivo de la cicloxigenasa-2 (celecoxib) en el trastorno bipolar y la esquizofrenia. El empleo de estatinas, que tienen propiedades antiinflamatorias y antioxidantes intrínsecas, parece estar relacionado con menos riesgo de padecimiento de trastornos afectivos en estudios realizados en la población y en cohortes de individuos con trastornos cardíacos. La N-acetilcisteína, que tiene propiedades antioxidantes y antiinflamatorias centrales, muestra eficacia preclínica y clínica en el trastorno bipolar y en la esquizofrenia, y es un posible neuroprotector. El ácido acetilsalicílico, al parecer, redujo los síntomas de esquizofrenia en un estudio controlado con placebo y se vinculó a un menor avance de la enfermedad en pacientes con trastorno bipolar.

Los mecanismos autoinmunitarios pueden ser importantes en el origen de algunas psicosis. El complejo principal de histocompatibilidad y los marcadores de células B, CD19 y CD20 son importantes en todo el genoma de la esquizofrenia. En relación con un posible trastorno linfocítico de base en la esquizofrenia, se han señalado recuentos de linfocitos CD19 periféricos y CD3 reducidos, así como una relación alterada en las proporciones CD4/CD8 en caso de psicosis aguda. También se ha detectado la acumulación de linfocitos CD3 y CD20 en regiones cerebrales, lo que puede relacionarse con la aparición de psicosis.

Por otra parte, existe una relación entre la activación neuroinmunitaria y la personalidad. La microglía son los macrófagos existentes en el sistema nervioso central, los primeros que responden al daño tisular cerebral. La activación de la microglía se asocia con una expresión elevada de la proteína 18kDa (TSPO, proteína translocadora de la porfirina externa), que puede explorarse mediante tomografía por emisión de positrones para cuantificar la activación inmunitaria del cerebro. Guerritsen *et al.* notifican que la expresión de TSPO se asocia al neuroticismo en personas previamente sanas, carece de significado en sujetos con alto riesgo de psicosis y es negativa durante el primer episodio psicótico.

Biomarcadores de ácidos grasos

Los fosfolípidos son los principales elementos estructurales de todas las membranas celulares. Constituyen alrededor del 60 % del peso seco del cerebro. Los *ácidos grasos poliinsaturados* (PUFA) desempeñan papeles centrales en una amplia gama de funciones: por ejemplo, dos PUFA muy importantes son el ácido *eicosapentaenoico* y el *ácido araquidónico*, que son factores clave en la transducción de señales, el transporte de iones y la sensibilidad de receptores (por ejemplo, para la serotonina, la dopamina y los endocannabinoides), así como precursores en la biosíntesis de los eicosanoides (prostaglandinas, leucotrienos, tromboxanos), que median la respuesta inflamatoria. Otro PUFA clave, el *ácido docosahexaenoico*, sirve de precursor para los docosanoides (resolvinas, neuroprotectinas), que tienen un efecto neuroprotector.

Los PUFA son ácidos grasos esenciales que los seres humanos no sintetizan; se obtienen mediante la alimentación. La alimentación occidental típica contiene concentraciones relativamente bajas de ácidos grasos ω-3 antiinflamatorios (por

ejemplo, el ácido eicosapentaenoico) y altas concentraciones de ácidos ω-6 proinflamatorios (por ejemplo, el ácido araquidónico) y ácidos grasos saturados, lo que conduce a una mayor producción de eicosanoides proinflamatorios. Este desequilibrio alimentario tiene múltiples consecuencias patológicas y es un promotor potente de enfermedades crónicas.

Existe una relación entre el consumo de pescado (la fuente alimentaria más rica de PUFA) y la vitamina D y los síntomas psicóticos. También existe evidencia de que las deficiencias de ácidos grasos se pueden presentar durante las etapas iniciales de los trastornos psicóticos. En la depresión mayor, existe una disminución de los PUFA ω-3 y un aumento de los cocientes de PUFA ω-6/ω-3 en el plasma, los eritrocitos, el tejido adiposo y el tejido cerebral *post mortem*. Estas alteraciones no son específicas de la depresión, sino que también se encuentran en los trastornos que se acompañan de un aumento de lesión oxidativa, como la enfermedad de Alzheimer, el trastorno bipolar y la esquizofrenia, así como durante el envejecimiento fisiológico.

Los suplementos de ácidos grasos ω-3 de cadena larga pueden ayudar a mejorar la sintomatología depresiva en la depresión unipolar, además de reducir el riesgo del avance al trastorno psicótico en individuos con riesgo ultraelevado de psicosis. Sin embargo, estos suplementos parecen no estar recomendados en las fases maniformes del trastorno bipolar, y su uso es controvertido en los episodios depresivos bipolares; hay estudios a favor de su uso (como el de Malhi *et al.*), y otros que muestran un bajo nivel de evidencia de su utilidad en la depresión bipolar resistente al tratamiento (como el de Fountoulakis *et al.*).

Parece que el ácido nervónico, un ácido graso ω-9 monoinsaturado que está reducido en las personas con esquizofrenia según algunos estudios, puede servir de biomarcador para diferenciar a las personas verdaderamente prodrómicas que tienen riesgo inmediato de transición a la psicosis de aquellas que no avanzan a la etapa dos.

Finalmente, el aumento de la actividad de fosfolipasa A2 (una familia de enzimas que catalizan el desdoblamiento de los PUFA de la posición sn-2 de los fosfolípidos) es un hallazgo biológico en pacientes con esquizofrenia. En esta patología, la dimensión positiva se ha relacionado directamente con los triglicéridos y de manera negativa con la glucemia y el aumento de peso.

Molina Pérez ha estudiado a un grupo de mujeres con reacciones al estrés grave, intentando encontrar marcadores y valorar el riesgo que tienen de desarrollar una enfermedad cardiovascular. El estudio se basa en la determinación de los valores plasmáticos de Hsp60 y lipoproteína de baja densidad oxidada (LDL-ox, considerada más aterogénica que los colesteroles, pues se relaciona directamente con la formación de placas de ateroma), datos que se correlacionan con la escala de Holmes y Rahe (listado de 43 acontecimientos vitales a los que se otorga una puntuación según el grado de estrés que ocasionan en el sujeto analizado) y con el índice de Castelli (colesterol total / colesterol HDL; un índice bajo [5 para los varones y 4,5 para las mujeres] indica un menor riesgo de enfermedad coronaria). Existe una correlación lineal positiva entre la escala de Holmes y Rahe y el índice de reactividad al estrés global, así como con las dimensiones emocional, conductual y vegetativa; también con el LDL-ox y el índice de Castelli. La proteína anti-Hsp60 se correlaciona con el índice de Castelli; también lo hacen el índice de reactividad al estrés global y su dimensión vegetativa. Estos resultados confirman que existe una relación directa entre los niveles de LDL-ox, anti-HSP60, el índice de reactividad al estrés y el estrés psicosocial. Esto corrobora la hipótesis fundamental de que el estrés crónico da lugar a una oxidación del colesterol de la LDL, lo que a su vez conlleva la progresión de ateromas y la enfermedad coronaria. Es aconsejable que se valore el riesgo cardiovascular a los pacientes portadores de niveles elevados de estrés tanto agudo como crónico.

Marcadores en farmacogenómica

La farmacogenómica, que estudia el genoma de los individuos para identificar aquellos factores que puedan predecir su respuesta terapéutica, tiene el potencial de reducir estas limitaciones, permitiendo la toma de decisiones clínicas óptimas para maximizar los beneficios y minimizar los riesgos.

El polimorfismo genético (variación en la secuencia de ácido desoxirribonucleico que se encuentra en más del 1 % de los individuos de una población) es el fundamento de la variabilidad interindividual en la respuesta a los medicamentos.

Los polimorfismos genéticos pueden consistir en:

- La sustitución de una única base por otra (polimorfismo de nucleótido único).
- La inserción o deleción de una o varias bases (polimorfismos de inserción y deleción).
- La inserción o deleción repetidas veces de una o varias bases constituye los llamados *microsatélites* (*short tandem repeats* o *variable number tandem repeats*).

Los más importantes son los polimorfismos de nucleótido único, ya que suponen el 90 % de la variación genética.

Se han comercializado diversas pruebas farmacogenéticas, la mayoría centradas en el genotipado de *CYP2D6* y *CYP2C19*, como AmpliChip CYP450 Test, DMET Plus Solution, GeneceptTM Assay, GeneSight (Assurex Health), etc. Existen diversos estudios que recomiendan el uso de pruebas farmacogenéticas en la toma de decisiones, decisión clínicamente útil y coste-efectiva.

USO DE MARCADORES EN ALGUNAS PATOLOGÍAS CONCRETAS

Véase un ejemplo de cómo integrar los datos procedentes de diferentes evaluaciones para generar nuevos biotipos y ofrecer así a cada paciente el tratamiento más eficaz de acuerdo a sus características (**Fig. 1-1**).

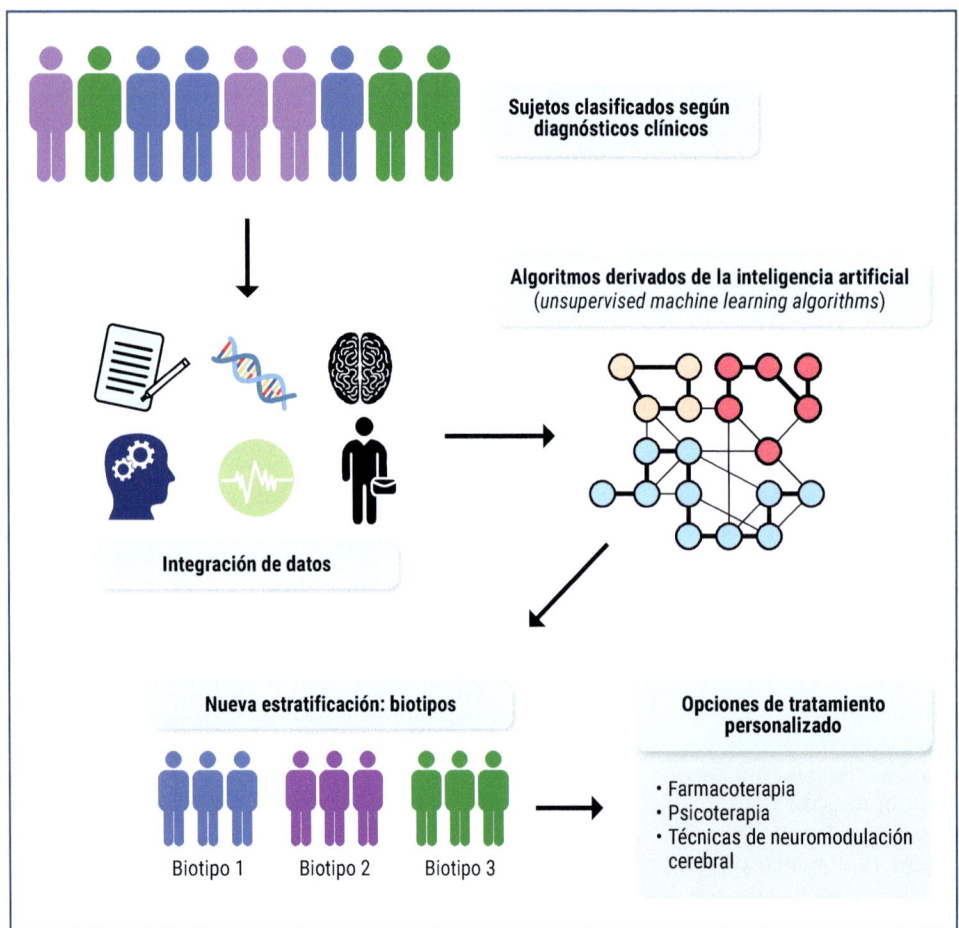

Figura 1-1. Ejemplo de cómo los datos procedentes de diferentes evaluaciones pueden ser utilizados para caracterizar distintos biotipos y elegir las opciones terapéuticas más eficaces.

A continuación, se resumen algunos de los biomarcadores más contrastados en diferentes patologías.

Conducta suicida

En la conducta suicida, se ha investigado la utilidad de diversos marcadores en tres grandes campos: biología molecular, genética y neuroimagen. González Sábado *et al.* han revisado la utilidad de diversos marcadores neurobiológicos en la prevención suicida, como bajos niveles del ácido 5-hidroxiindolacético en el líquido cefalorraquídeo, aumento de la densidad de los receptores $5HT_{1A}$ en la corteza prefrontal, disminución de los sitios de unión del receptor serotoninérgico en la misma región, aumento de los receptores $5HT_{2A}$ en las células piramidales de la capa V, disminución de los receptores serotoninérgicos plaquetarios, modificación del sistema gabaérgico y los receptores benzodiacepínicos, hipoactividad dopaminérgica, hiperactividad del eje HPA o disminución de la actividad catalítica de la proteína cinasa C en el hipocampo, entre otros. Estos marcadores identifican individuos con riesgo potencial de suicidio y permiten establecer medidas de prevención. A pesar de los significativos avances en este campo, estos autores opinan que el indicador más poderoso del riesgo de suicidio es que el individuo en algún momento de la vida haya realizado algún intento previo o mantenga una ideación suicida socializada.

El estudio sobre marcadores de Velasco Morán *et al.* aporta algunas certezas y muchas dudas. Los estudios de genoma completos parecen útiles y se está avanzando mucho en neurorradiología: existe una disminución del volumen cerebral, un aumento del núcleo caudado, una disminución de la sustancia gris y un aumento de la amígdala. La tomografía por emisión de positrones muestra una disminución del metabolismo en la corteza cerebral prefrontal y una hipoperfusión en reposo y durante las tareas cognitivas.

Moleón Ruiz y Moleón Camacho, tras realizar una revisión bibliográfica sobre biomarcadores en la valoración del riesgo suicida, llegan a determinadas conclusiones (**Tabla 1-1**).

Trastornos de ansiedad

En pacientes portadores de trastornos de ansiedad, el valor de la monoaminoxidasa plasmática es superior a la de los sujetos controles, sobre todo en cuadros de ansiedad generalizada. En el electroencefalograma predominan los ritmos mu (descargas alternantes en áreas temporales). En el trastorno obsesivo-compulsivo, también aumentan los niveles de serotonina. El síndrome de hiperlaxitud articular se relaciona de forma positiva con los trastornos de ansiedad en los niños varones y, sobre todo, en las niñas.

Puialto y Segalàs han estudiado el valor como marcadores de diversas funciones biológicas en pacientes con trastorno obsesivo-compulsivo; aunque las variables clínicas mejoran sus puntuaciones con el tiempo, no hubo asociación con un mejor desempeño neurológico: la disfunción cognitiva permaneció sin cambios tras el seguimiento, por lo que los déficits cognitivos podrían considerarse un marcador rasgo del trastorno obsesivo-compulsivo.

Tabla 1-1. Niveles de marcadores biológicos en pacientes con conducta suicida

Vitamina D	Disminuida
Glucosa	Aumentada en sangre de pacientes depresivos con conducta suicida
Proteína C-reactiva	Elevada
Interleucina 1	Elevada
Interleucina 6	Elevada
Factor de necrosis tumoral	Elevado
Recuento de leucocitos	Elevado
Monocitos	Disminuidos
Basófilos	Elevados
Eosinófilos	Elevados
Volumen plaquetario medio	Elevado
Quinurenina	Elevada en sangre
Ácido quinolónico	Elevado en líquido cefalorraquídeo
Ácido 5-hidroxiindolacético	Disminuido en líquido cefalorraquídeo
Biomarcadores del estrés oxidativo	Elevados en sangre
Colesterol total	Disminuido Aumentado en pacientes depresivos con conducta suicida
Lipoproteínas de baja densidad	No existe acuerdo: pueden estar elevadas o bajas
Lipoproteínas de alta densidad	Normal
Triglicéridos	No existe acuerdo: pueden ser normales, bajos o elevados
Triyodotironina y tiroxina	Disminuidas
Hormona estimulante tiroidea	Aumentada
Cortisol	No existe acuerdo: puede estar normal o elevado
Oxitocina	Disminuida

Esquizofrenia

La dimensión depresiva de la esquizofrenia se ha relacionado de manera positiva con el factor neurotrófico derivado del cerebro, el síndrome metabólico y la PCR, y de manera negativa con la concentración cerebral de mioinositol.

El 3-metoxi-4-hidroxifeniletilglicol (metabolito de la noradrenalina), que se detecta en orina, se encuentra disminuido en el 85 % de los pacientes esquizofrénicos. Productos de la dimetilación de la serotonina, como los metilados (bufotenina, O-metilbufotenina y N,N-dimetiltriptamina), se encuentran elevados en orina de 24 horas en el 71 % de estos pacientes.

El gen *NOS1AP* codifica para la proteína adaptadora de óxido nítrico sintasa neuronal 1; posiblemente se encuentra implicada en la etiopatogenia de la esquizofrenia. García Valencia *et al.*, en un estudio de casos y controles con 255 sujetos por grupo, tipificaron marcadores dentro del gen *NOS1AP*, y encontraron una asociación entre el genotipo C/C del marcador rs945713 con esquizofrenia (*odds ratio* = 1,79; intervalo de confianza 95 %: 1,13-2,84), genotipo que se asocia con puntuaciones más altas en la dimensión *aplanamiento afectivo y alogia*; otro genotipo, el A/A del marcador rs4657181, se relacionó con puntuaciones más bajas en esa misma dimensión. Estos autores concluyen que existe una asociación significativa de marcadores dentro de *NOS1AP* con esquizofrenia y algunos de sus aspectos clínicos, por lo que la presencia de este gen influye en la susceptibilidad a padecer esquizofrenia y modifica sus características clínicas.

El deterioro cognitivo se ha relacionado con la actividad serotoninérgica reducida, una mayor actividad en el hipocampo y algunos marcadores de inflamación (IL-6, IL-1 y PCR). Según Stojanovic *et al.*, en pacientes con esquizofrenia y en aquellos con riesgo de desarrollar psicosis, aumentan los niveles de IL-6, sin que este incremento pueda relacionarse con una causa genética u otros motivos aparentes; la IL-6 puede ser un marcador para los síntomas psicóticos tempranos. González-Blanco *et al.* estudiaron los valores de TNF y varias interleucinas en 73 pacientes con esquizofrenia estable, durante los 10 primeros años de enfermedad frente a 73 controles sanos. También refieren elevaciones de la IL-6. En su estudio, la IL-2 es un marcador específico de la gravedad del dominio de la motivación, mientras que la IL-1β no es específica de esta dimensión, ya que también predice la gravedad de la sintomatología general y global.

Vitale *et al.* estudiaron los marcadores bioquímicos en 34 pacientes psicóticos frente a un grupo control. Valoraron los niveles de monoaminoxidasa plaquetaria y aminoxidasa en suero, así como la actividad transmetilante y los niveles de N,N-dimetilindolalquilaminas urinarias: bufotenina y N,N-dimetiltriptamina, y realizaron al mismo tiempo pruebas neuropsicológicas para evaluar los parámetros psicométricos. Se establecieron relaciones entre los valores estadísticamente significativos de bufotenina urinaria y monoaminoxidasa plaquetaria; de N,N-dimetiltriptamina urinaria con monoaminoxidasa plaquetaria y con aminoxidasa sérica. La marcada disminución de monoaminoxidasa plaquetaria mostró concordancia con un aumento de bufotenina y N,N-dimetiltriptamina, así como con la alteración perceptual observada en las pruebas neuropsicológicas. La disminución de aminoxidasa sérica fue moderada, pero acorde con la actividad transmetilante registrada. Los resultados apoyan la teoría de una transmetilación patológica en la esquizofrenia y muestran que estas indolalquilaminas metiladas son marcadores de estado para estas patologías.

Fernández Atucha analizó nueve actividades aminopeptidásicas plasmáticas en pacientes con un primer brote psicótico en diversas fases de evolución de la enfermedad, y relacionó estos datos con los obtenidos mediante escalas clínicas de valoración. Los pacientes experimentaron variaciones en la actividad de la aminopeptidasa B, aminopeptidasa N y dipeptidil peptidasa-4 con respecto a los controles en el momento del brote y en distintas fases de la enfermedad. La elaboración de modelos predictivos mediante regresión lineal sugiere una posible participación de la actividad aminopeptidásica en el desencadenamiento del brote psicótico y en la evolución de los síntomas, lo que permite establecer su utilidad como indicadores del mal pronóstico en esta enfermedad.

En relación con las teorías que asocian la enfermedad autoinmunitaria con algunas psicosis, podría suceder que la inmunoterapia actuase de forma favorable sobre la evolución de las psicosis presentes en pacientes con trastornos inmunitarios.

Dentro de las alteraciones del lenguaje en la esquizofrenia, un marcador clínico que parece importante es la gestión temática. Son predictivos para el primer episodio el mantener la unidad temática, los tópicos desarrollados y la interacción entre vínculos referenciales. En estos tres indicadores, las personas con primer episodio psicótico presentaron dificultades y grandes requerimientos de apoyo, lo que implica que se trata de tareas comunicativas que demandan una elevada atención y que ya no pueden ser satisfechas por los recursos cognitivos de los afectados. El indicador de gestión temática que mostró una mayor predictibilidad para cronicidad corresponde a la presencia de saltos topicales, rasgo que se asocia a un deterioro cognitivo de mayor envergadura (**Tabla 1-2**).

Trastorno bipolar

En el trastorno bipolar, existen numerosos estudios que muestran que los niveles de PCR están más elevados. En este mismo sentido, se ha objetivado que estos niveles son superiores en adolescentes afectos de trastorno bipolar que en un grupo control sano y otro de pacientes con trastorno de ansiedad. Los portadores de trastorno bipolar muestran valores elevados de cicloxigenasa-2, ácido araquidónico, IL-6 y TNF-α, comparados con un grupo similar de personas sanas.

Tabla 1-2. Posibles marcadores en esquizofrenia y psicosis	
Monoaminoxidasa plasmática	Elevada
Monoaminoxidasa plaquetaria	Muy disminuida
Aminoxidasa sérica	Disminuida
Serotonina	Elevada
Metabolito de la noradrenalina	Disminuida
Productos de la dimetilación de la serotonina	Elevados
Genotipo C/C del marcador rs 945713 y A/A del marcador rs 4657181, del gen *NOS1AP*	Asociación positiva
Interleucina 6	Elevada, aumenta el riesgo de psicosis
Electroencefalograma	Predominio de ritmos mu
Componentes en la gestión temática del lenguaje	Relacionados. Los saltos topicales se asocian a mayor deterioro cognitivo

En el metaanálisis de Jiménez Fernández, tanto en el trastorno bipolar como en la depresión, existe un estado oxidativo que se refleja en un aumento de los productos de daño oxidativo de los lípidos y en las alteraciones específicas de los antioxidantes. La fase de manía, sin tratamiento farmacológico, se acompaña de un descenso de la enzima glutatión-peroxidasa y un aumento de la enzima superóxido-dismutasa; hay un aumento del ácido úrico en esta fase, lo que podría ser un marcador suyo.

El litio, uno de los principales psicofármacos empleados en el tratamiento del trastorno bipolar, se propuso ya en la segunda mitad del siglo XIX como una terapia para la gota o *diátesis ácido úrico*, que incluía los síntomas relacionados con el estado de ánimo, que van desde la denominada *manía gotosa* a la depresión. La idea de que el sistema purinérgico podría estar implicado en la fisiopatología de este trastorno se remonta a Kraepelin, quien propuso una asociación entre los síntomas maníacos, la excreción de ácido úrico, la hiperuricemia y la gota. El ácido úrico participa en el control del sueño, la actividad motora, el apetito, la cognición, la memoria y la interacción social. Determinados estudios que muestran la eficacia del alopurinol (agente antigotoso y modulador purinérgico) en la manía resistente al tratamiento asociado con hiperuricemia y como complemento a la terapia con litio, o un aumento en los niveles de ácido úrico en sujetos con trastorno bipolar no tratados con fármacos durante el primer episodio maníaco, sugieren que el aumento de ácido úrico puede ser un marcador específico del estado de manía en lugar de un rasgo. La medición rutinaria de los niveles de ácido úrico puede ayudar a individualizar el tratamiento psicofarmacológico y a supervisar el resultado clínico en la manía bipolar. Mata Sáenz *et al.*, en una revisión sistemática de la literatura médica sobre marcadores genéticos, refieren que la presencia de algunas variantes genéticas (rs 17026651, rs 170266, etc.) y una o varias variantes de baja actividad del gen *5-HTT* pueden ser biomarcadores de respuesta al tratamiento con litio.

Depresión

Para muchos autores, la depresión es un trastorno de base inflamatoria, muy parecido a otras enfermedades que alteran el sistema inmunitario. Según Aróstegui, los pacientes depresivos, comparados con un grupo control, presentan hiperactividad del eje HPA, que se expresa en una elevación de los niveles plasmáticos de cortisol y la hormona adrenocorticotropa, sin mostrar diferencias en los niveles de β-endorfina. También presentan niveles plasmáticos más reducidos de colesterol HDL que los sujetos control; esta alteración cursa de manera independiente a otros indicadores metabólicos, como los valores de colesterol total, los triglicéridos, la glucemia y el índice de masa corporal. Algunos indicadores de actividad inflamatoria, como PCR, la proteína S-100B y la enzima indolamina 2,3-dioxigenasa, están elevados en el plasma de pacientes con episodio depresivo. Otros autores han encontrado niveles elevados de PCR en pacientes con depresión (incluyendo depresión resistente).

En este sentido, Köhler-Forsberg y su equipo han determinado que existe una alta sensibilidad entre los niveles de PCR y la gravedad de la depresión mayor en las mujeres, pero no en los varones. Otros indicadores inflamatorios, como las citocinas IL-1β, IL-6, TNF-α, y de neuroplasticidad, como el factor neurotrópico derivado del cerebro, no presentan alteraciones plasmáticas en estos pacientes. Existe una relación entre el índice de masa corporal, la presencia de enfermedad cardiovascular previa y los niveles de IL-6, lo que sugiere la conveniencia de controlar los factores de riesgo cardiovascular si aparecen alteraciones de los niveles de esta citocina en los pacientes con depresión. Los parámetros que mejor predicen la presencia de depresión son la existencia de enfermedad cardiovascular previa y los niveles de colesterol-HDL, la hormona adrenocorticotropa y la proteína S-100B. Las elevaciones de PCR e indolamina 2,3-dioxigenasa en el plasma de pacientes con depresión guardan relación con el descenso de los valores de colesterol-HDL; esto sugiere que los cambios de este factor metabólico pueden ser indicativos de un exceso de actividad inflamatoria.

En relación con los marcadores clínicos o de utilidad terapéutica, Aróstegui no encuentra asociación entre el grado de afectación clínica (evaluado a través de las puntuaciones en las escalas Hamilton, Montgomery-Åsberg y Beck) con los parámetros inflamatorios o del eje HPA; en un seguimiento longitudinal a 12 meses, la elevación de los niveles plasmáticos de cortisol, la hormona adrenocorticotropa, PCR, S-100B e indolamina 2,3-dioxigenasa no sufre modificaciones, a pesar de la respuesta clínica de los pacientes al tratamiento antidepresivo, pero la disminución de los niveles plasmáticos de colesterol-HDL tiende a desaparecer. Los niveles plasmáticos de actividad del eje HPA, citocinas y marcadores de neuroplasticidad no se relacionan con la respuesta terapéutica. En general, los indicadores de hiperactividad inflamatoria en el plasma de pacientes con depresión parecen mantenerse elevados independientemente del grado de respuesta al tratamiento.

La función inmunológica está alterada en los pacientes adultos con depresión. En el estudio de Schlatter *et al.*, los pacientes deprimidos mostraron un aumento de los monocitos CD16+, recuento de células NK y producción de citocinas de monocitos (IL-1β, IL-6 y TNF-α); también detectaron una disminución en la expresión de la molécula HLA-II (antígenos leucocitarios humanos) y el índice fagocítico. El índice fagocítico de monocitos (con una especificidad del 90 % y valor predictivo negativo del 99 %) y la producción de TNF-α (especificidad del 85 % y valor predictivo negativo del 98,9 %) podrían ser los parámetros inmunológicos más fiables en el diagnóstico clínico de la depresión. El factor neurotrófico derivado del cerebro (BDNF) y diversas citocinas de monocitos son marcadores de respuesta farmacológica a los antidepresivos. En este sentido, Jha expone en 2017 que la presencia de niveles elevados de biomarcadores inflamatorios, incluida la PCR, se asocia con una menor respuesta tanto a los inhibidores selectivos de la recaptación de serotonina como a la psicoterapia.

Un estudio de Targum determinó que la translocación de la proteína G heterotrimérica Gsalpha (Gsα) desde las balsas lipídicas hacia una activación más fácil de la adenilil ciclasa es un biomarcador de la respuesta clínica a los antidepresivos. Esto fue objetivado al observar un aumento significativo en la actividad de la adenilil ciclasa estimulada por prostaglandina E1 en los pacientes depresivos que respondieron al tratamiento con antidepresivos, en comparación con los que no respondieron. La feniletilamina (producto de la degradación de la fenilalanina) y 3-metoxi-4-hidroxifeniletilglicol (metabolito de la noradrenalina) se detectan en orina y se encuentran disminuidos en la mitad de los pacientes con depresión mayor.

Sánchez Ruiz ha estudiado la expresión genética de 16 marcadores: unos, relacionados con la inflamación, como diversas interleucinas, el factor de inhibición de macrófagos y TNF-α; otros, relacionados con la vía de plasticidad sináptica y neurotrofismo, como BDNF, la proteína 10 ligada al calcio (p11), y otros, medidas antropométricas y variables clínicas en un grupo de 50 pacientes frente a un grupo similar sano. El glucógeno sintasa cinasa 3β (*GSK3B*) está aumentado significativamente en el grupo en estudio. El factor de trascripción 7-like-2 (*TCF7L2*) muestra una correlación positiva con la autoestima, y negativa con la vulnerabilidad y las quejas cognitivas. El estudio no muestra diferencias estadísticamente significativas entre los sujetos con depresión y los sanos, aunque el tamaño de la muestra y algunas limitaciones metodológicas podrían influir en los resultados.

Una hipótesis neuroendocrina del trastorno depresivo mayor postula una hiperactividad en el eje HPA. Se ha comunicado la asociación entre varios polimorfismos de los genes *CRHR-1* y *CRHR-2* (codificantes de los principales receptores de la hormona estimulante de la corticotrofina en el sistema nervioso central) y la respuesta antidepresiva. El hallazgo de una mayor fuerza de asociación en los pacientes con depresión ansiosa es especialmente importante. En la línea de la hipótesis patogénica que teoriza una disminución de la expresión de *BDFN* en la depresión, se ha estudiado el polimorfismo 196G/A de dicho gen. Existen evidencias que lo implican en la respuesta antidepresiva, pero no se conoce cuál es el genotipo favorable.

En la depresión mayor tratada con estimulación transcraneal por corriente directa, se ha estudiado la posible existencia de marcadores que definan sus indicaciones y sean factores predictivos de su eficacia. Brunoni *et al.*, en un grupo de 195 pacientes (75 tratados con escitalopram, 45 con placebo y 75 con estimulación transcraneal), han estudiado genes y diversos polimorfismos de nucleótido único, como el *BDNF* (rs6265, cromosoma 11p13), triptófano hidroxilasa 1 (TPH1), familia de portadores de solutos 6 miembro 4 (*SLC6A4*), genes del receptor 2A de 5-hidroxitriptamina (*HTR2A*, rs6313, rs7997012, cromosoma 13q14-q21) y catecol-O-metiltransferasa (*COMT*). Los autores no encuentran evidencias de que los polimorfismos comunes de nucleótido único relacionados con la neuroplasticidad y el metabolismo de la serotonina se asocien con la respuesta antidepresiva de la estimulación transcraneal o el escitalopram, aunque consideran que el tamaño de la muestra es pequeño.

En los cuadros depresivos mayores resistentes abordados mediante estimulación cerebral profunda con *target* en cingulado subcalloso, Sendi ha hallado un biomarcador electrofisiológico para predecir la rapidez de respuesta de esta técnica de neuroestimulación invasiva: una mayor reducción intraoperatoria de la potencia beta del cingulado subcalloso se correlacionó con la mejoría de los síntomas depresivos.

Véase un resumen de los marcadores relacionados en la **tabla 1-3**.

Mujeres con trastornos de la alimentación

En las mujeres con trastornos de la alimentación, Márquez *et al.* han estudiado mediante cromatografía urinaria los valores de feniletilamina y 3-metoxi-4-hidroxifeniletilglicol. Refieren una disminución significativa en la excreción urinaria de 3-metoxi-4-hidroxifeniletilglicol frente a un grupo control. En cuanto a los valores de feniletilamina, también se hallaron diferencias estadísticamente significativas ($p < 0,01$); su excreción urinaria en los pacientes afectos es de 73,4 µg cada 24 horas; y en el grupo control, de 139 µg cada 24 horas. Los autores no detectaron la presencia de compuestos metilados anormales en ninguno de los dos grupos, y afirman que la bioquímica esclarecería el diagnóstico diferencial con las psicosis esquizofrénicas, ya que, según sus observaciones previas, estos marcadores están presentes en el 75 % de las esquizofrenias agudas.

Población infantil

En la población infantil, Yin *et al.* han determinado mediante un metaanálisis que existe un incremento de los niveles periféricos de PCR en sujetos afectos de trastorno del espectro autista.

Población adicta

Pedraz Fernández, tras su estudio sobre biomarcadores en el trastorno por uso de cocaína, concluye que TNF-α y SDF-1 permiten diferenciar entre consumidores y controles; ade-

Tabla 1-3. Posibles marcadores en la depresión

Volumen de sustancia gris	Disminuido
Lesiones microvasculares en la sustancia blanca	Existentes
Volumen de la sustancia blanca	Variable: conservado en la depresión no psicótica y disminuido en las formas psicóticas
Volumen ventricular	Variable: normal en las formas no psicóticas y disminuido en las psicóticas
Eje HPA	Hiperactivo (aumento de niveles plasmáticos de ACTH y cortisol)
Colesterol HDL	Disminuido
Marcadores de inflamación (interleucinas, PCR, TNF, proteína S-100B, etcétera)	Variable: en algunos estudios se encuentran elevados y en otros son normales
Función inmunitaria	Alterada
Feniletilamina	Disminuida
3-metoxi-4-hidroxifeniletilglicol	Disminuida

ACTH: hormona adrenocorticotrópica; HDL: lipoproteínas de alta densidad; HPA: eje hipotálamo-hipófisis-suprarrenal; PCR: proteína C-reactiva; TNF: factor de necrosis tumoral.

más, dentro del grupo de consumidores, IL-1β, fractalquina y SDF-1 se correlacionan con criterios de gravedad y dependencia. La exposición a la cocaína modifica los niveles de marcadores inflamatorios, pero no otros marcadores, como los factores de crecimiento BDNF y el factor de crecimiento similar a la insulina tipo 1. La aciletanolamida POEA (palmitoleiletanolamida) se encuentra específicamente aumentada en las mujeres adictas.

García Marchena, en un estudio clínico sobre pacientes con trastorno por uso de alcohol, ha demostrado que en ellos están significativamente aumentados los niveles de aciletanolamidas; las concentraciones plasmáticas de oleiletanolamida, anandamida y docosatetraenoiletanolamida se relacionan con el tiempo de abstinencia, por lo que pueden ser considerados como marcadores útiles en este aspecto. Las concentraciones de quimioquinas SDF-1 y fractalquina están disminuidas en relación con el grupo control. Por otra parte, el D-etilglucuronido, que es un metabolito estable del etanol, puede ser identificado en la orina después de la ingesta enólica, y podría ser útil para el diagnóstico de un consumo alcohólico reciente, incluso si el paciente ha consumido una pequeña cantidad de alcohol.

DISCUSIÓN

En psiquiatría, desde hace años, se está investigando el desarrollo de marcadores mediante el estudio de genes, moléculas, células, nervios, aspectos fisiológicos diversos, conducta, neuroimagen, autoinformes, etc., con la finalidad de que su conocimiento ayude en el diagnóstico diferencial de ciertas patologías y evite que la elección de un fármaco u otro medio terapéutico sea una cuestión de ensayo y error. Esto resultaría de especial interés en procesos en los cuales el efecto de los fármacos no se manifiesta de manera patente hasta trascurridas varias semanas después del inicio del tratamiento (como ocurre con los antidepresivos), o en patologías en las que un porcentaje importante de pacientes no responde de manera adecuada a diversos tratamientos. Además de la contribución aportada al logro de una fisiopatología más actualizada de las enfermedades mentales, se reconoce que el empleo correcto de los marcadores puede ser muy útil desde el punto de vista coste/beneficio.

A pesar de los avances realizados en el estudio de marcadores en psiquiatría, si se compara esta disciplina con otras, como la oncología, se sigue en una situación de evidente atraso. Las causas son muy diversas. Se considera que las más importantes son el bajo presupuesto dedicado al desarrollo e investigación en esta especialidad y el derroche de los escasos medios, que se emplean bastantes veces en la elaboración de estudios con validez estadística cuestionable o escasa utilidad clínica; también se observa la falta de una terminología común en dichos estudios. Otro problema importante y difícil de solucionar es la falta de preparación de muchos psiquiatras en ciertos campos del conocimiento, muy específicos y tecnificados, que son necesarios para comprender y hacer útiles en la práctica clínica los nuevos hallazgos sobre la fisiopatología del trastorno mental que los marcadores pueden aportar.

Además, el uso de marcadores presenta la dificultad de aceptar un modelo biomédico en la etiopatogenia de las enfermedades mentales, una opción conceptual que no es compartida por todos los psiquiatras. Finalmente, otro problema relacionado con los marcadores, quizá el más importante desde un punto de vista práctico, es su tipificación, su ordenación según patologías, su utilidad y su coste. Actualmente, muchos laboratorios se están dedicando a la fabricación de pruebas que tipifican diversos marcadores, pero su precio y desconocimiento determinan su escasa utilización.

En farmacología psiquiátrica, los biomarcadores pueden ser muy útiles para mejorar la eficacia de los medicamentos y disminuir los efectos secundarios. Podrían identificar posibles dianas terapéuticas e intervenir en la selección y estratificación de los sujetos en los ensayos clínicos, en la identificación precoz y monitorización de la respuesta y en la tolerancia al tratamiento. No obstante, en las diversas guías internacionales del medicamento y otros registros se discute su utilidad, de forma que solo un 20 % de estos documentos incluyen alguna referencia en su texto (en las guías de áreas terapéuticas es algo mayor, un 26,4 %); las recomendaciones para el uso de marcadores se dirigen fundamentalmente a la selección de pacientes y dosis, el mecanismo de acción y la evaluación de la eficacia. En el estudio de Rodríguez Mendizábal, de 71 medicamentos autorizados por procedimiento centralizado con indicación neurológica o psiquiátrica (excluidos genéricos, biosimilares y duplicidades), solo en 13 de ellos (18 %) había alguna referencia a biomarcadores en los desarrollos clínicos descritos en sus informes de evaluación públicos europeos.

En la práctica clínica psiquiátrica, los biomarcadores pueden utilizarse:

- Para el diagnóstico certero de cuadros clínicos abigarrados, de tipo sindrómico.
- Como ayuda diagnóstica en patologías con manifestaciones clínicas discordantes.
- Para elegir el tratamiento más apropiado en patologías con terapias poco efectivas.
- Para elegir otro tratamiento en caso de fracaso.
- Para la detección de casos en fases iniciales.
- En la detección de trastornos psiquiátricos de base hereditaria.
- En la prevención de la conducta suicida.

Algunos marcadores nuevos, como los *biomarcadores digitales*, sirven para el registro de datos del comportamiento, que pueden recopilarse y analizarse con la ayuda de dispositivos inteligentes, como teléfonos, portátiles o implantes somáticos; los implantes cerebrales podrían aportar información sobre el metabolismo y la función cerebrales.

Los marcadores conocidos como *biomarcadores conductuales basados en realidad virtual*, o *virtual reality based behavioral biomarkers*, se obtienen mediante un acoplamiento sinérgico de tres campos científicos: psiquiatría computacional, procesamiento de señales sociales y realidad virtual. La psiquiatría computacional intenta modelizar los procesos cerebrales para luego comprender cómo las percepciones, los pensamientos y los comportamientos «anormales» asociados a la enfermedad mental se relacionan con la función normal y los procesos neurales; formalizando matemáticamente la relación entre síntomas, entornos y neurobiología, espera proporcionar herramientas para identificar las causas de síntomas particulares en pacientes individuales. La realidad virtual ofrece la posibilidad de generar diversas situaciones reales, incluidas situaciones sociales que generan experiencias corporales en las que el cuerpo, el entorno y el cerebro están estrechamente relacionados.

 PUNTOS CLAVE

- Los fundamentos de la psiquiatría como especialidad Muchos de los marcadores estudiados no han demostrado un nivel de precisión suficiente para ser considerados útiles en el logro de una mejoría diagnóstica y/o terapéutica en personas que padecen trastornos mentales.

- Otros marcadores no han demostrado su utilidad clínica, de la que existe escasa evidencia y estudios coste/beneficio. Muchos estudios que parecen de utilidad carecen de validez estadística debido al pequeño número de casos estudiados; otros ofrecen resultados contradictorios.

- Hay evidencias que aconsejan la aplicación de ciertos marcadores en la práctica clínica. El problema, aparentemente, es económico, de conocimiento o de medios, pero no se puede olvidar que, a la larga, los tratamientos inefectivos resultan muy caros desde todos los puntos de vista, posiblemente más que el uso apropiado de marcadores, y que el elevado coste de un tratamiento o procedimiento no justifica por sí solo su rechazo.

- Es preciso mejorar la formación del psiquiatra clínico en biomarcadores, puesto que es él, con sus conocimientos, quien puede extraer beneficios directos para el paciente con los nuevos hallazgos. Esta formación es difícil, pues lo introduce en campos complejos en los que su formación es muy básica, lo que supone un gran esfuerzo que puede no parecerle rentable. Por otra parte, existen escuelas dentro de la psiquiatría que no creen en la importancia ni en la utilidad de los marcadores.

- Se está asistiendo al inicio de una nueva forma de entender la enfermedad mental, más científica y compleja. Esta nueva forma demanda un esfuerzo de conocimiento importante para el psiquiatra, que no está habituado a adentrarse en estos nuevos campos del conocimiento. Por otra parte, el afán desorbitado de notoriedad, el coste que supone hoy la investigación y el escaso presupuesto que a ella se dedica en psiquiatría aconsejan aunar esfuerzos y crear grupos de investigación a nivel nacional que reúnan muestras con valor estadístico y que abaraten costes. Estos grupos deben profundizar en el estudio de lo que ya se conoce con la finalidad de obtener resultados inmediatos que justifiquen este enorme esfuerzo que, de forma aislada, los diversos investigadores están realizando.

- A nivel clínico, casi todo está por hacer. Por el momento, aunque existen muchas dudas, conviene que los más osados apliquen aquellos marcadores más estudiados y con menor coste en su práctica diaria, una actitud que podría dar salida al punto muerto actual.

- El desarrollo de estudios clínicos multicéntricos probablemente resuelva en los próximos años muchas de las incógnitas que aún pesan sobre los marcadores en psiquiatría.

BIBLIOGRAFÍA

Alcañiz Raya ML, Chicchi Giglioli IA, Sirera M, Minissi E, Abad L. Biomarcadores del trastorno del espectro autista basados en bioseñales, realidad virtual e inteligencia artificial. Medicina (Buenos Aires). 2020;80(supl 2):10-17.

Al-Diwani AAJ, Pollak TA, Irani SR, Lennox BR. Psychosis: an autoimmune disease? Immunol. 2017;152(3):388-401.

Aróstegui Uranga S. Marcadores inflamatorios en depresión [tesis doctoral]. Lejona: Universidad del País Vasco; 2018.

Bavaresco DV, Da Rosa MI, Rodrigues Uggioni ML, Ferraz SD, Pacheco TR, Toé HCZD et al. Increased inflammatory biomarkers and changes in biological rhythms in bipolar disorder: a case-control study. J Affect Dis. 2020;271:115-122.

Brunoni AR, Carracedo A, Amigo OM, Pellicer AL, Talib L, Carvalho AF et al. Association of *BDNF*, *HTR2A*, *TPH1*, *SLC6A4*, and *COMT* polymorphisms with tDCS and escitalopram efficacy: ancillary analysis of a double-blind, placebo-controlled trial. Braz J Psychiatry. 2020;42(2):128-135.

Bulbena-Cabré A, Duñó L, Almeda S, Batlle S, Camprodon-Rosanas E, Martín-López LM et al. La hiperlaxitud articular como marcador de ansiedad en niños. Rev Psiquiatr Salud Ment. 2019;12(2):68-76.

Fernandes BS, Steiner J, Molendijk ML, Dodd S, Nardin P, Gonçalves CA et al. C-reactive protein concentrations across the mood spectrum in bipolar disorder: a systematic review and meta-analysis. Lancet Psychiatry. 2016;3(12):1147-1156.

Fernández Atucha A. Peptidasas como marcadores biológicos en brotes psicóticos [tesis doctoral]. Lejona: Universidad del País Vasco; 2014.

Ferrera A, Costas J, Labad J, Salvat-Pujol N, Segalàs C, Urretavizcaya M et al. Biomarcadores de estrés transdiagnósticos en salud mental: polimorfismos genéticos en FKBP5 y regulación del eje hipotálamo-pituitario-adrenal en el trastorno depresivo mayor y en el trastorno obsesivo compulsivo. Psicosomática y Psiquiatría. 2018;7.

Figueroa A, Durán E, Oyarzún S. La gestión temática como marcador de déficit lingüístico primario en personas con diagnóstico de primer episodio de esquizofrenia: un estudio en una muestra chilena. RLA. 2017;55(1):117-147.

Fountoulakis KN, Yatham LN, Grunze H, Vieta E, Young AH, Blier P et al. The CINP Guidelines on the Definition and Evidence-Based Interventions for Treatment-Resistant Bipolar Disorder. Int J Neuropsychopharmacol. 2020;23(4):230-256.

García Álvarez L, García Portilla MP, González Blanco L, Saiz Martínez PA, De la Fuente T. Differential-blood-based biomarkers of psychopathological dimensions of schizophrenia. J Psychiat Ment Health. 2016;9(4):219-227.

García Marchena N. Marcadores biológicos en trastornos por uso de alcohol y comorbilidad psiquiátrica asociada [memoria para optar al grado de doctor]. Madrid: Universidad Complutense de Madrid; 2018.

García Valencia J, Valencia Duarte AV, Páez Vila AL, Kremeyer B, Arbeláez Montoya MP, Ruiz Linares A et al. Asociación de esquizofrenia y sus dimensiones clínicas con el gen NOS1AP en población colombiana. Rev Colomb Psiquiatr. 2012;41(2): 249-272.

González González I. El cortisol en pelo como marcador biológico del estrés crónico y de la depresión [tesis doctoral] . Barcelona: Universidad Autónoma de Barcelona; 2015.

González Sábado R, Martínez Cárdenas A, Domínguez Morales W, Garcia Rodriguez YI. Un acercamiento al conocimiento de la presencia de marcadores neurobiológicos en la génesis del suicidio. Multimed. 2021; 25(2).

González-Blanco L, García-Portilla MP, García Álvarez L, De la Fuente-Tomas L, Iglesias García C. Can interleukin-2 and interleukin 1β be específic biomarkers of negative symptoms in schizophrenia? Rev Psiquiatr Salud Ment (Engl Ed). 2019;12(1):9-16.

Gota Garcés JM. Farmacogenómica en psiquiatría: ¿estamos cerca de su implantación en la práctica clínica? Zaragoza: Universidad de Zaragoza; 2015.

Guerritsen C, Iyengar Y, DaSilva T, Koppel A, Rusjan P, Bagby RM et al. Personality traits in psychosis and psychosis risk linked to TSPO expression: a neuroimmune marker. Personality Neurosc. 2020;3(e14):1-7.

Hack LM, Ball TM, Williams LM. A neural circuit-informed taxonomy for precision psychiatry. En: Williams LM, Hack L M, editores. Precision psychiatry. Using neuroscience insights to inform personally tailored, measurement-based care. Washington: American Psychiatric Association; 2022. p. 3-18.

Jha MK, Minhajuddin A, Gadad BS, Greer T, Grannemann B, Soyombo A et al. Can C-reactive protein inform antidepressant medication selection in depressed outpatients? Findings from the CO-MED trial. Psychoneuroendocrinology. 2017;78:105-113.

Jiménez Fernández S. Identificación de marcadores de estrés oxidativo en la depresión y el trastorno bipolar: estudio de metaanálisis [tesis doctoral]. Granada: Universidad de Granada; 2017.

Köhler-Forsberg O, Buttenschøn HN, Tansey KE, Maier W, Hauser J, Dernovsek MZ et al. Association between C-reactive protein (CRP) with depression symptom severity and specific depressive symptoms in major depression. Brain Behav Immun. 2017;62:344-350.

Labad J. The role of cortisol and prolactin in the pathogenesis and clinical expression of psychotic disorders. Psychoneuroendocrinology. 2019;102:24-36.

Llorca-Bofí V, Arteaga-Henríquez G, Elías A, Buil-Reiné E, Adrados-Pérez M, Sánchez M et al. Índices inflamatorios en una unidad de hospitalización de agudos: estudio descriptivo. Psicosomática y Psiquiatría; 2021.

Malhi GS, Bassett D, Boyce P, Bryant R, Fitzgerald PB, Fritz K et al. Royal Australian and New Zealand College of Psychiatrists clinical practice guidelines for mood disorders. Aust N Z J Psychiatry. 2015;49(12): 1087-206.

Márquez de López Mato A, Boulloja OA, Cetkovich-Bakmas MG, Ciprian-Ollivier JO. Desórdenes de la alimentación: aspectos psiquiátricos y bioquímicos en el diagnóstico diferencial con otras entidades psiquiátricas. Alcmeon 6.

Mata Sáenz B, Nuevo Fernández L, Asensio Aguerri L, López Lavela E, García Lázaro F, Díaz Quero I. Revisión sistemática de la evidencia de existencia de marcadores genéticos en la respuesta al litio en pacientes con trastorno bipolar tipo I. Psiquiatr Biol. 2017;24(3):106-112.

McGorry P, Keshavan M, Goldstone S, Amminger P, Allott K, Berk M et al. Biomarkers and clinical staging in psychiatry. World Psychiatry. 2014; 13(3):211-23.

Moleón Ruiz A, Moleón Camacho M. Suicidio. Una cuestión multidisciplinar. Madrid: Editorial Médica Panamericana; 2021.

Molina Pérez KB. Marcadores bioquímicos del estrés en pacientes femeninas con reacciones al estrés grave y trastornos de adaptación, con referencia a la enfermedad cardiovascular: anti-Hsp-60 y LDL-oxidada [tesis doctoral]. Madrid: Universidad Autónoma de Madrid; 2015.

Pacheco Zuel EM. Asociación entre niveles séricos de ácido úrico e intensidad de los síntomas maníacos (según escala de Young) en pacientes con trastorno bipolar I, hospitalizados en el Servicio de Psiquiatría del Hospital Regional Honorio Delgado [proyecto de investigación]. Arequipa: Universidad Nacional de San Agustín; 2016.

Pedraz Fernández M. Evaluación de marcadores biológicos en adicción a cocaína y comorbilidad psiquiátrica [tesis doctoral]. Madrid: Universidad Complutense de Madrid. 2016.

Piano S, Marchioro L, Gola E, Rosi S, Morando F, Cavallin M et al. Assessment of alcohol consumption in liver transplant candidates and recipients: the best combination of the tools available. Liver Transpl. 2014;20(7): 815-22.

Picó-Pérez M, Fullana MA, Albajes-Eizagirre A, Vega D, Marco-Pallarés J, Vilar A et al. Neural predictors of cognitive-behavior therapy outcome in anxiety-related disorders: a meta-analysis of task-based fMRI studies. Psychol Med. 2023;53(8):3387-3395.

Puialto Amieiro M, Segalàs Cosi J. Funciones neuropsicológicas como marcadores de rasgo en TOC: un seguimiento a largo plazo. Psicosomática y psiquiatría. 2022;23.

Rodríguez Mendizábal M. Análisis del papel de los biomarcadores en el desarrollo y registro de los medicamentos para enfermedades neuropsiquiátricas [tesis doctoral]. Málaga: Universidad de Málaga; 2015.

Rodríguez Quiroga A. Marcadores inflamatorios en los trastornos de la conducta alimentaria en relación a los antecedentes traumáticos y otros parámetros clínicos [tesis doctoral]. Madrid: Universidad Complutense de Madrid; 2017.

Sánchez Ruiz JA. Identificación de biomarcadores genéticos de diagnóstico y respuesta a tratamiento en depresión mayor: expresión genética de factores inflamatorios [tesis doctoral]. Monterrey: Universidad Autónoma de Nuevo León; 2021.

Schlatter J, Ortuño F, Pla J, Cervera-Enguix F. Parámetros de inmunidad natural como marcadores biológicos de la depresión. Psiquiatría Biol. 2006;13(5):158-166.

Sendi MSE, Waters AC, Tiruvadi V, Riva-Posse P, Crowell A, Isbaine F et al. Intraoperative neural signals predict rapid antidepressant effects of deep brain stimulation. Transl Psychiatry. 2021;11(1):551.

Soria V, González-Rodríguez A, Huerta-Ramos E, Usall J, Cobo J, Bioque M et al. Targeting hypothalamic-pituitary-adrenal axis hormones and sex steroids for improving cognition in major mood disorders and schizophrenia: a systematic review and narrative synthesis. Psychoneuroendocrinology. 2018;93:8-19.

Spatz H, Carrión OR, Bustamante G. Marcadores en los trastornos de ansiedad. Bipsiquis. 2002.

Stojanovic A, Martorell L, Montalvo I, Ortega L, Monseny R, Vilella E et al. Increased serum interleukin-6 levels in early stages of psychosis: associations with at-risk mental states and the severity of psychotic symptoms. Psychoneuroendocrinology. 2014;41:23-32.

Sun D, Phillips L, Velakoulis D, Yung A, McGorry PD, Wood SJ et al. Progressive brain structural changes mapped as psychosis develops in 'at risk' individuals. Schizophr Res. 2009;108(1-3):85-92.

Targum SD, Schappi J, Koutsouris A, Bhaumik R, Rapaport MH, Rasgon N et al. A novel peripheral biomarker for depression and antidepressant response. Mol Psychiatry. 2022;27(3):1640-1646.

Velasco Morán MT, García Oliver C, De Portugal Fernández de Rivero E, Olmeda García MS. Nuevas perspectivas en el suicidio, ¿existen biomarcadores? [conferencia 9/7/2021]. Interpsiquis; 2021.

Viera ME, Rubio Domínguez ER. Marcadores biológicos en psiquiatría. Alcmeon. 2016.

Vitale AA, Ciprian-Ollivier J, Vitale MG, Romero E, Pomilio AB. Estudio clínico de marcadores de hipermetilación indólica en las alteraciones de la percepción. Acta Bioquím Clín. 2010;44(4):627-642.

Whitney MS, Scott SL, Perez JA, Barnes S, McVoy MK. Elevation of C-reactive protein in adolescent bipolar disorder vs. anxiety disorders. J Psychiatr Res. 2022;156:308-317.

Yatham LN, Kennedy SH, Parikh SV, Schaffer A, Bond DJ, Frey BN et al. Canadian Network for Mood and Anxiety Treatments (CANMAT) and International Society for Bipolar Disorders (ISBD) 2018 guidelines for the management of patients with bipolar disorder. Bipolar Disord. 2018;20(2):97-170.

Yin F, Wang H, Liu Z, Gao J. Association between peripheral blood levels of C-reactive protein and autism spectrum disorder in children: a systematic review and meta-analysis. Brain Behav Immun. 2020;88:432-441.

Breve historia de la psiquiatría

2

J. J. Plumed Domingo y M. Ll. Conesa Burguet

 OBJETIVOS

- Dar una visión general de los hechos históricos más relevantes de la historia de la psiquiatría en los últimos 200 años.
- Señalar los hitos más importantes en el desarrollo de la especialidad y los aspectos teóricos, socioeconómicos y profesionales que tuvieron que ver con su aparición.
- Plantear los debates y problemáticas de la psiquiatría actual desde su evolución histórica.

INTRODUCCIÓN

La historia de la psiquiatría sigue siendo una rama de la especialidad necesaria para tener una comprensión adecuada de su contenido. Entre las razones de su utilidad, quizá la más relevante sea que ayuda a esclarecer y contextualizar problemas derivados del complejo estatus epistemológico de la psiquiatría, que ocupa un espacio intermedio entre las ciencias duras, entre las que muchos profesionales han intentado encuadrarla, y las ciencias sociales, dado que requiere de una perspectiva cultural, social y filosófica para su estudio. Por ello, en la medida en que el contexto histórico, los conflictos profesionales y los cambios sociales influyen en su cuerpo de conocimientos, es necesario tener una visión temporal de los modelos y conceptos que se utilizan en la práctica clínica.

Junto a ello, el devenir histórico de la psiquiatría se aleja del modelo de otras áreas del saber, que se construyen en un avance constante, y donde los conocimientos más antiguos son abandonados por obsoletos en favor del descubrimiento de datos empíricos novedosos y más representativos que los anteriores. En psiquiatría, el tránsito de unos paradigmas a otros va más allá del esquema convencional de progreso de las ciencias naturales, y su explicación no puede limitarse a la aparición de datos nuevos.

Como se ha dicho, razones de muy diversa índole se imbrican para producir las transiciones entre diferentes modelos explicativos del psiquismo humano. En este sentido, una de las aportaciones más notables de la historia es que se permite integrar, en esquemas de complejidad creciente, las distintas aproximaciones a su objeto de estudio. Este último, siempre problemático, oscila desde perspectivas que han querido limitar la psiquiatría al análisis de la conducta observable o la biología pura hasta los desarrollos más complejos y de difícil operativización, como el inconsciente y sus expresiones o las alteraciones de la experiencia subjetiva. Así, es fundamental en esta disciplina tener una perspectiva diacrónica de su cuerpo de conocimiento y de las raíces en las que se asienta.

A continuación, se intentará dar unas pinceladas básicas sobre los problemas y desarrollos más significativos que ha presentado la psiquiatría en los últimos 200 años, a lo largo de los siglos XIX y XX.

SIGLO XIX

Para estudiar el desarrollo de la psiquiatría en el siglo XIX, hay que detenerse en los siguientes hechos:

- El nacimiento de la psiquiatría.
- La construcción de las enfermedades mentales: el desarrollo de la nosología y la psicopatología.
- La creación de la terapéutica: el tratamiento moral.
- El nacimiento del psicoanálisis.

Nacimiento de una nueva profesión

El comienzo del siglo XIX marcó el inicio de la construcción de la psiquiatría como especialidad médica. El proceso se debió tanto a la creación de un nuevo saber como al hecho de que un grupo de profesionales requerían encontrar un espacio de desarrollo para dar solución a sus necesidades y justificar ante otros colectivos su utilidad. Para comprender los cambios, se ha de recordar el desarrollo del profesionalismo médico a principios de siglo, que transcurrió de modo paralelo a su progresiva especialización, lo que generó una intensa competencia dentro del campo de la medicina.

Goldstein estudia el caso del alienismo francés, y describe no solo las estrategias profesionales desarrolladas por un grupo de médicos mentalistas para favorecer sus condiciones de trabajo, sino cómo se concibió, en relación con este proceso, una perspectiva concreta respecto a su objeto de estudio, la enfermedad mental.

Para esta autora, hubo varios factores esenciales en la configuración de la especialidad:

- En primer lugar, el interés de los regímenes anteriores por la gestión de la locura y las nuevas instituciones manicomiales, que benefició la atención pública hacia las actividades de los médicos mentalistas.
- Desde el punto de vista profesional, la necesidad de especialización en una medicina cada vez más saturada, cuyos miembros requerían de un espacio propio para desarrollar su trabajo.
- Desde el campo de las ideas, el trabajo de los nuevos teóricos de la medicina, que proponían una consideración de esta rama de la ciencia como «corona de las ciencias naturales», donde la medicina mental ocuparía un espacio necesario para completar la doble consideración física y espiritual del hombre.

En este sentido, una figura clave fue la de Pinel y su desarrollo de lo que se puede considerar el programa terapéutico por excelencia del primer alienismo, el tratamiento moral. Basándose en principios teóricos nacidos de la Ilustración, desarrolló un modelo que redefinía al *loco*, el valor del espacio terapéutico manicomial y los medios técnicos necesarios para lograrlo.

Por otra parte, su discípulo más importante, Esquirol, no solo fue fundamental, como se verá, en el desarrollo teórico de la especialidad, sino que además favoreció a un grupo de seguidores que se situaron en puestos estratégicos de las instituciones asistenciales y docentes más importantes, en lo que Goldstein denominó *política de patronazgo*. Con ello, difundió sus modelos teóricos y organizativos, que se convirtieron en los dominantes. Su clasificación de la enfermedad mental y la categoría de *monomanía*, ampliamente debatida y discutida, permitió poner en primer plano un debate público sobre la naturaleza elusiva de la locura, que tan solo los especialistas podían tratar y diagnosticar. Esta última tarea resultaba clave ante los tribunales de justicia, ya que el médico mentalista era el único que podía determinar el carácter punible o no del delito gracias a su condición de experto. Esto permitió poner en un primer plano a la psiquiatría y hacer valer su importancia más allá del campo del tratamiento.

Otra área central en la expansión de la nueva especialidad fue la esfera política. La aparición de un decreto de 1838, inspirado en buena parte por Esquirol, en el que se daba un papel central al especialista en el tratamiento del *loco* y se promocionaba la construcción de nuevos manicomios, dotó de un valioso poder institucional a los psiquiatras, que se vieron así sostenidos por el poder.

Este desarrollo histórico de la especialidad ha sido estudiado para varios países. En España, Huertas lo analiza desde mediados del siglo XIX hasta el primer tercio del siglo XX a través de varios procesos confluyentes. En primer lugar, la popularización de la medicina mental, a través de textos propagandísticos de instituciones o mediante la promoción de proyectos de instituciones privadas, con vistas tanto a generar una visión positiva de la nueva especialidad como a crear una clientela. Por otro lado, la existencia de figuras emblemáticas, como Giné y Partagás, la figura más importante de la psiquiatría española del siglo XIX, que fundó una institución representativa (el manicomio de San Baudilio de Llobregat), publicó el primer tratado español de frenopatía y organizó el primer congreso de medicina mental.

Siguiendo el modelo de Goldstein, Huertas muestra cómo Giné también desarrolló una política de patronazgo y formó discípulos que ocuparon los puestos más importantes de las instituciones del momento. Analiza su incursión en otras áreas profesionales (el derecho, por ejemplo), a través de su actividad como expertos en los tribunales de justicia y su participación política, que culminó en el primer tercio del siglo XX con la ley de 1931 que consagró un nuevo modelo asistencial, colocó la psiquiatría en un puesto relevante respecto al resto de las profesiones médicas y recogió los avances de la medicina mental.

Estos procesos de consolidación profesional situaron la psiquiatría como una especialidad competitiva dentro del campo médico en un proceso de avances y retrocesos cuyas consecuencias llegan hasta hoy.

Construcción de las enfermedades mentales: el desarrollo de la nosología y la psicopatología

El siglo XIX es el punto de partida en la constitución de la nosología psiquiátrica moderna. Philippe Pinel, que ha sido considerado justamente como uno de los fundadores de la medicina mental, fue uno de sus artífices. En su *Traité médico-philosophique sur l'aliénation mentale ou la manie*, definió el concepto de *alienación* basándose en varios presupuestos. En primer lugar, la noción de *locura* como pérdida de razón, causada por el efecto nocivo de las pasiones, de acuerdo con la tradición ilustrada y el orden moral establecido por la nueva sociedad burguesa. Por otro lado, tanto Pinel como su discípulo Esquirol establecieron un *modelo unitario de enfermedad mental*, de acuerdo con el cual la alienación es única, aunque presenta formas diferentes dentro del tronco común que la constituye. Este paradigma se mantuvo de forma pujante en la psiquiatría francesa hasta mediados de siglo.

El modelo unitario fue cuestionado con base en distintos hechos. Lanteri-Laura señala, en primer lugar, el auge del modelo anatomoclínico de enfermedad, que había condicionado el progreso de la medicina interna y que tuvo como paradigma en psiquiatría la descripción por parte de Bayle de la parálisis general progresiva. Por otro lado, la introducción de la dimensión temporal de la enfermedad mental fue un elemento clave. Jean Pierre Falret, crítico con el modelo de delirio parcial o monomanía propuesto por Esquirol, sugirió un método de análisis basado en la observación clínica, una actitud crítica con modelos etiológicos especulativos y un seguimiento temporal prolongado. Este método le llevó a definir en 1854 la *locura circular*, entendida como una enfermedad diferenciable del cuerpo general de la locura.

Por su parte, en la segunda mitad del siglo XIX, Morel introdujo la *teoría de la degeneración*, que postulaba que la enfermedad mental provenía de la degeneración psíquica causada por la herencia enfermiza de los antecesores. Esta teoría aunaba las ideas evolucionistas de Lamarck y los principios filosóficos de Rousseau, que aludían al desfase entre la naturaleza y las instituciones humanas. Dentro del marco conceptual propuesto por esta teoría, un discípulo de Morel, Valentin Magnan, describió una forma clínica nueva: el *delirio crónico de evolución sistemática*. Los alienados que sufrían este trastorno experimentaban un inexorable deterioro en cuatro estadios: en el primero, el paciente sentía una inquietud y un malestar indefinibles y falsas interpretaciones; en el segundo, se presentaban ideas delirantes de persecución y alucinaciones auditivas; en el tercero, ideas delirantes de grandiosidad y alucinaciones de todos los sentidos; en el último, un estado de debilidad mental. Con este esquema, desaparecía el diagnóstico de las formas mentales puramente sintomáticas, ya que no eran sino estadios sucesivos de otros trastornos bien definidos por su curso clínico y el estadio final.

Otros autores aplicaron los principios citados para establecer otros modelos de enfermedad mental. Kahlbaum, uno de los frenópatas alemanes más importantes, cuya influencia fue capital en la obra de Kraepelin, también pensó que las formas tradicionales de locura no eran sino estadios de una determinada vesania. Con estos criterios describió la *catatonía*, que entendió como un trastorno caracterizado por distintas afectaciones motoras, sucesión de fases de manía y melancolía, que finalmente acaba en un estado de demencia.

Un hecho central en la psiquiatría del siglo XIX es la aparición de la *psicopatología descriptiva*, es decir, la formación de un lenguaje que posibilitara describir la locura y crease unidades de análisis que permitiesen estudiarla con mayor profundidad. Surgió, de acuerdo con Berrios, en relación con varios factores. En primer lugar, el desarrollo del espacio asilar y la necesidad de consignar los cambios clínicos de los pacientes internados en los centros. Por otro lado, existió un contexto teórico (la teoría de facultades y el asociacionismo) que permitió definir los síntomas de acuerdo con las coordenadas impuestas por sus doctrinas. Asimismo, se tuvo en cuenta la experiencia subjetiva del paciente como fuente adecuada para obtener datos clínicos, lo que permitió que cuadros como la manía o la melancolía se definiesen de acuerdo con la cualidad de sus estados de ánimo predominantes. En realidad, la psicopatología tomó el modelo de la medicina general, que definía el síntoma desde determinados presupuestos: la existencia implícita de un fenómeno físico en el mundo natural, la posibilidad de establecer relaciones de causalidad definibles matemáticamente y la posibilidad de que la locura fuera descrita de forma objetiva sobre la base de criterios universalmente aceptados.

Este proceso llevó a la construcción de los síntomas mentales desde la segunda década del siglo XIX hasta las primeras décadas del siglo XX, sin que desde entonces hayan tenido una gran variación. Uno de los síntomas más importantes del edificio psicopatológico es la *alucinación*, que ha sido clave en el modelo de comprensión del síntoma psiquiátrico. Corresponde su descripción inicial a Esquirol, con la que algunos autores (como Lanteri-Laura) consideran que se inaugura la psicopatología clásica. Este autor, en cuyo modelo de enfermedad mental subyacía una visión organicista («La locura es una afección cerebral crónica, sin fiebre, caracterizada por los desórdenes de la sensibilidad, la inteligencia y la voluntad»), definía la alucinación como la «convicción de una sensación actualmente percibida, aun cuando ningún objeto hiera sus sentidos». De acuerdo con el modelo anatomopatológico en el que se inscribía la medicina interna del momento, el autor relaciona el síntoma con la lesión («El cerebro actúa por una impresión cualquiera que le conmueve violentamente. [...] El sitio de las alucinaciones, no siendo las extremidades del órgano sensitivo, debe ser el centro de la sensibilidad: no se puede concebir la existencia de este síntoma sino suponiendo al cerebro en acción, ya por una conmoción fuerte, ya de un modo simpático por el estado de algunos órganos más o menos distantes»).

El fundamento teórico subyacente a estos asertos ligaba la medicina mental al modelo anatomopatológico de la medicina general, y sostenía que los síntomas mentales eran especies naturales que representaban lesiones internas específicas. A pesar de los graves problemas epistemológicos que este modelo presenta y de la existencia de perspectivas psicopatológicas alternativas, esta visión ha estado presente hasta la actualidad a través de los modelos biologicistas de la psicosis.

Creación de la terapéutica: el tratamiento moral

Varios historiadores han subrayado el hecho de que la locura se ha tratado por los médicos desde hace siglos. En este sentido, se ha defendido en la historiografía la vocación terapéutica de instituciones clásicas, como el manicomio de Valencia o el de Zaragoza, en lo que se han llamado *mitos fundacionales de la psiquiatría*. Sin embargo, en opinión de los autores, hay que señalar como origen de la medicalización de la locura la instauración del tratamiento moral. Pinel, su fundador, partió de una visión psicologicista del problema de la enfermedad mental, siguiendo un marco conceptual cercano al pensamiento ilustrado. En la medida en que las pasiones descontroladas producían la locura, había que crear un sistema de operaciones sobre el paciente para restablecer su equilibrio, con una visión marcada por el optimismo terapéutico. Pinel partía de una definición del sujeto caracterizada por una escisión entre la parte irracional y un resto racional y accesible al trato del médico. Esta división se hacía evidente en la periodicidad de la locura, en la que alternan fases de enajenación y razón. El médico mentalista debía centrarse en estas últimas, establecer una relación de confianza con el paciente a través de la conversación y un largo seguimiento, así como implicar al sujeto en su cura utilizando sus facultades intactas. Es decir, de esta forma, la medicina mental se separa terapéuticamente del resto de especialidades al diseñar un tratamiento psicológico en el cual los medios físicos estarían en un segundo plano.

A partir de una observación cuidadosa del paciente y de un conocimiento de su caso, fundado en el pensamiento hipocrático tradicional, se establecería un plan terapéutico sostenido por varios aspectos:

- La teatralidad, basada en las prácticas populares, aprovechando la sugestionabilidad del enfermo para orientar su pensamiento en su propio beneficio.

- La figura de autoridad del médico, cuya posición respecto al paciente condicionaba la eficacia de la cura y estaba caracterizada por la amabilidad terapéutica, opuesta a los medios coercitivos, dado que un trato excesivamente duro con el paciente podía tornar su proceso incurable.
- Dada la influencia patógena del entorno, el aspecto más importante era el aislamiento del enfermo en un centro adecuado organizado para favorecer la cura:
  - El manicomio pasaba de ser un espacio custodial a uno curativo.
  - Se abandonaban, al menos teóricamente, las prácticas coercitivas, basándose en la doctrina del *non restraint*, con lo que se liberaba al *loco* de las ataduras.
  - El delirio podía tratarse por dos medios básicos:
    - La distracción, movilizando la atención patológica del enfermo sobre la idea.
    - El estímulo de la imaginación, que movilizaba la posición enfermiza del paciente y reencauzaba las pasiones enfermizas en una dirección favorable.

Este revolucionario sistema vio su decadencia en la segunda mitad del siglo XIX por diversas razones. En primer lugar, la doctrina psicologicista de Pinel perdió vigencia en función de un modelo organicista protagonizado por la teoría de la degeneración, que justificaba la aparición de la locura en función de mecanismos internos ligados a la herencia y que consagraba la tendencia al nihilismo terapéutico. Se popularizó la idea de la incurabilidad de la locura y su tendencia a la cronicidad, apoyada en nuevos diagnósticos, como la demencia y el ya comentado delirio crónico de evolución sistemática. En segundo lugar, hubo razones de orden económico. La viabilidad de las instituciones manicomiales quedó en entredicho, dado el crecimiento de la población de los centros y la escasa financiación pública. Por ello, hubo una deriva de la conceptualización del tratamiento moral, que evolucionó y se consolidó en el nuevo modelo de terapia por el trabajo. Justificada teóricamente por su capacidad de focalizar la atención del paciente en la dirección adecuada y apartarlo de los contenidos mentales patológicos, la realidad es que permitía utilizar mano de obra barata que facilitase el sostenimiento de los centros, que disponían en buen número de un patrimonio territorial significativo para el trabajo agrícola.

En el caso francés, Lanteri-Laura muestra cómo los centros requerían, dada la baja productividad, un número de internos elevado (de los cuales había un porcentaje en condiciones de trabajar), la mayoría de extracción social baja. El modelo asistencial favorecía las largas estancias, con lo que se garantizaba el mantenimiento de la producción. Si la situación descrita ocurría en los centros públicos, los centros privados o de gestión mixta también sufrieron un proceso de deterioro que condujo a consecuencias similares. Así, en el caso de Cataluña, estas instituciones quedaron condenadas al custodialismo, dada la imposibilidad de mantenerse con los enfermos pensionados por la competencia entre instituciones, el escaso aporte del Estado a los pacientes pensionados y porque no era viable que se obligara a trabajar a los enfermos de pago. Este proceso fue, con matices, generalizado en los países del entorno de España.

Nacimiento del psicoanálisis

Durante el siglo XIX, los cuadros neuróticos, formas sintomáticas leves caracterizadas por su expresión polimorfa, principalmente de tipo somático, se mantuvieron fuera del campo de estudio de la psiquiatría y fueron objeto de atención del neurólogo y del médico general. López Piñero estudió la evolución del concepto desde las ideas del siglo XVIII sobre las afecciones histéricas e hipocondríacas, pasando por los desarrollos de la medicina romántica alemana hasta su asimilación por la nueva mentalidad anatomopatológica de la escuela de París. Este autor describió la mentalidad fisiopatológica aplicada a la neurosis, cuyo ejemplo más relevante es la noción de *histeria* promulgada por Charcot. Figura emblemática de la escuela de la Salpêtrière, estudió una neurosis mayor, la histeria, y la consideró una enfermedad neurológica causada por una lesión de tipo dinámico, de carácter cambiante, no asentada en un área concreta del sistema nervioso central y que intentó definir separadamente de las enfermedades neurológicas tradicionales. Utilizó una técnica, la hipnosis, cuyo mecanismo supuesto de acción no tenía que ver con la visión actual, ya que creía que le permitía manipular físicamente el sistema nervioso de los pacientes susceptibles, los histéricos, buscando una cura de su mal. Sus postulados se enfrentaron a la escuela de Nancy, cuyo representante, Bernheim, consideraba la histeria como un síndrome generado por la sugestión, una cualidad no exclusiva de los sujetos histéricos.

Sigmund Freud, inicialmente seguidor de la doctrina de Charcot tras su contacto con la institución que dirigía, se fue distanciando de su perspectiva. Descubrió que la histeria expresaba sus síntomas de acuerdo con la concepción vulgar, popular, de los órganos y del cuerpo en general. Es decir, que se trataba de la expresión física de un conflicto psíquico. Esta afirmación fue para Laín Entralgo el hito inicial de lo que llamó *introducción del sujeto en medicina*, el estudio de la subjetividad del enfermo. Utilizando la hipnosis en colaboración con Breuer, consideró la histeria como un trastorno psicológico consecuencia de un trauma emocional previo. Con este planteamiento, Freud dio el primer paso en su construcción de una visión nueva y revolucionaria de la enfermedad mental.

En realidad, hubo importantes cambios culturales e ideológicos que condujeron a la aparición de la obra de Freud. Ellemberger señala la aparición del Romanticismo, con su voluntad de penetrar en la vida emocional del hombre, su individualismo y su exploración del yo psicológico, ejemplificada por los filósofos románticos alemanes. En lo ideológico, las obras de Schopenhauer y Nietzsche se han reconocido como influencias fundamentales en el autor. La idea de instinto como la fuerza motriz del psiquismo humano, la existencia de motivaciones inconscientes en el lenguaje y el comportamiento de la persona, así como la limitación del desarrollo individual como consecuencia de la internalización represiva de la norma, tuvieron un papel central en la obra del autor austríaco. En su obra inicial también recogió la influencia de Herbart, que definió un modelo energético del psiquismo y una idea genérica del inconsciente, y la obra de Hughlings Jackson y su propuesta de que la palabra es un sustituto adecuado de la acción, de forma que la verbalización de un trauma liberaría la carga energética nociva, causante del síntoma. Desde sus estudios iniciales sobre la histeria, desarrolló el modelo de defensa y cuestionó el modelo etiológico de la medicina mental de su tiempo, basado en la herencia, frente al que postuló la importancia de las influencias ambientales en las primeras etapas del desarrollo.

Su obra es un hito, pues establece una patogenia de la enfermedad mental basada, como se ha visto, en factores psicológicos y comprensibles. Para Freud, el síntoma no se construye de acuerdo con las mentalidades del pensamiento científico-técnico del siglo XIX, sino que tiene una comprensibilidad psicológica y revela una organización psíquica de fondo que le da sentido. Con ello, se entra en la idea de estructura como sustituto del modelo sintomático de enfermedad mental.

Otro aspecto decisivo de la aparición del psicoanálisis, y de la integración de las neurosis en el grupo de enfermedades psiquiátricas, fue la transición de una práctica clínica limitada al manicomio (que a pesar de sus intentos de medicalización sufría un importante deterioro) a una práctica privada de gabinete en la que el psiquiatra retomaba su papel de médico y mejoraba tanto su imagen profesional como sus posibilidades de rentabilización económica.

SIGLO XX

En el siglo XX, se estudiarán los siguientes hechos:

- La nosología de Kraepelin frente a la esquizofrenia de Bleuler.
- El nacimiento de la psicofarmacología moderna.
- La antipsiquiatría.
- La desinstitucionalización psiquiátrica y sus condicionantes.
- La aparición de la nosología psiquiátrica moderna.
- La nueva psiquiatría biológica.

Nosología de Kraepelin frente a la esquizofrenia de Bleuler

En 1899, en la sexta edición de su tratado, Emil Kraepelin publicó su celebérrima distinción entre la *demencia precoz* y la *psicosis maniacodepresiva*. Esta conceptualización supone el apogeo del modelo de enfermedad mental y ha dominado las clasificaciones de la psiquiatría contemporánea, que se han denominado *neokraepelinianas* por sus obvias afinidades con el modelo del maestro de Múnich.

Berrios y Hauser describen las premisas que marcaron el pensamiento del autor. En uno de sus primeros trabajos, *Las direcciones de la investigación psiquiátrica*, Kraepelin planteaba las líneas directrices de su proyecto investigador: encontrar una cohorte de pacientes y, a partir de esta, obtener datos que estableciesen una correlación entre la psicología y la anatomía cerebral, con el fin de establecer una clasificación más precisa de la enfermedad mental. Su aproximación sería desde el objetivismo, postura que llevaría al frenópata a registrar datos de la manera más precisa posible y que relegaría los elementos subjetivos de la observación.

En este sentido, se ha hecho referencia al origen del comienzo de su proyecto de investigación, que tuvo lugar en el manicomio de Dorpat, localizado en la actual Esto-

nia. Allí la población ingresada no hablaba alemán, con lo que el autor encontró un problema de comprensión de lo que los pacientes le decían, como recoge en sus memorias. Sin embargo, esto no le impidió desarrollar su proyecto que, de acuerdo con el modelo propuesto por Kahlbaum, estaba centrado en el estudio diferencial del curso evolutivo, en concreto en el estado progresivo de deterioro, aspecto clínico objetivable que permitía diferenciar las grandes psicosis. Esta perspectiva externalista del estudio de la enfermedad mental implicaba una consideración de la enfermedad no como un constructo, sino como un hecho real existente en el mundo externo. Asimismo, creía en la existencia de un paralelismo entre los hechos neurobiológicos y la expresión clínica de la enfermedad, que era cuantificable y definible por medios científicos. Aunque el mismo autor, años más tarde, en su trabajo *Las manifestaciones de la locura* (1920), cuestionaría la línea divisoria que él mismo había establecido entre la demencia precoz y la psicosis maniacodepresiva, la realidad es que ha sido el pilar nosológico en el que se han apoyado tanto la investigación psiquiátrica como la nosología, no solo en las clasificaciones, sino en los principios teóricos que apoyan la visión de la locura, como se verá.

Frente a la visión descrita, se desarrolló el concepto de *esquizofrenia*, de Bleuler. Este autor, claramente inspirado por el psicoanálisis, expuso un modelo de psicosis diferenciado de la entidad de Kraepelin, de modo que ambos no son superponibles ni en concepto, ni en perspectiva de análisis, ni en la descripción clínica.

Es bien sabido que Freud trató escasamente el problema de las psicosis. En el caso Schreber, planteaba este autor su génesis como un apartamiento masivo de la libido del mundo exterior, una regresión a un punto narcisista inicial del desarrollo en el que la fragilidad del yo ante la frustración exigía una reconstrucción de la realidad mediante la estructura delirante. Con este punto de partida, tomando el apartamiento autístico descrito por Freud, Bleuler definió la esquizofrenia desde una perspectiva subjetiva y estructural. Al contrario que Kraepelin, Bleuler, tras 20 años de experiencia en el asilo de Rheinau y en la clínica del Burghölzli de Zúrich, hizo un esfuerzo por explicar racionalmente la experiencia subjetiva del paciente esquizofrénico. Su trabajo partía de un esfuerzo cuidadoso de escucha. Su hijo recordaba los orígenes humildes de su padre y su vocación de acercarse afectivamente al enfermo, rompiendo la actitud distante y aristocrática de los médicos de su tiempo. En este sentido, Bleuler siempre pensó que las alucinaciones y los delirios iban más allá de ser expresiones sintomáticas sin contenido, dado que podían cobrar sentido y tratarse a partir de un abordaje psicológico y social. La famosa distinción entre síntomas primarios (autismo, ambivalencia, trastorno de las asociaciones y trastorno del afecto) y secundarios (delirios y alucinaciones) implica la existencia de una alteración fundamental, tanto para Bleuler como para Freud, de base orgánica, que crea una organización patológica del psiquismo que, para adaptarse a la realidad, produce unos síntomas que son la expresión de dicha estructura. Esta alteración central sería la escisión del yo, un desequilibrio producido por la falta de integración de las funciones mentales que se expresa en un trastorno del lenguaje. En este sentido,

Gilman plantea que este trastorno es el marcador central del pensamiento esquizofrénico y la base organizativa a partir de la que se producen los síntomas; en otras palabras: con Freud, contribuye a introducir el concepto de *estructura* en la enfermedad mental.

El modelo de esquizofrenia de Bleuler tuvo una gran acogida en Estados Unidos, donde fue preeminente. El *International Pilot Study of Schizophrenia*, que mostraba que en Estados Unidos y Rusia la prevalencia de la enfermedad era mucho mayor, debido al uso del menos restrictivo modelo de Bleuler, junto con la decadencia de la visión subjetiva de la enfermedad mental, hizo que se buscase la unificación de criterios y que la perspectiva de Kraepelin triunfase de modo generalizado.

Junto con el psicoanálisis, otra aproximación fundamental al problema de la locura vino desde la fenomenología. Inspirada por el pensamiento filosófico de autores como Husserl y Heidegger, presentaba la enfermedad mental como una consecuencia del posicionamiento del sujeto en el mundo y los desequilibrios que padece. De acuerdo con esta perspectiva, el psiquiatra podría desentrañar, a partir del encuentro con el paciente, los fenómenos psíquicos aislados y referenciarlos a su esencia global mediante el proceso especulativo. Un gran número de autores esenciales en el desarrollo de esta corriente trabajaron en la primera mitad del siglo XX. Karl Jaspers, autor de la psicopatología general, planteó que la respuesta del sujeto ante la psicosis condicionaba su expresión sintomática y la peculiaridad que diferencia a un sujeto enfermo respecto de otro. Así, la locura estaba determinada tanto por la experiencia fenoménica y la afectación de su organización psíquica más íntima como por la orientación existencial del sujeto ante este cambio interno, es decir, la actitud del yo ante la aparición de los síntomas de la locura y la forma en la que integra en su existencia la enfermedad. Se podría decir que el sujeto hace una apropiación comprensiva de la experiencia psicótica y se posiciona de una manera particular respecto a ella, lo que es un aspecto esencial que tener en cuenta a la hora de comprender la globalidad del enfermo.

Otro importante esfuerzo de comprensión de la psicosis lo planteó Minkowski. Este autor propuso reestructurar la sintomatología clásica de la esquizofrenia sobre la base de lo que entendía que era su problema esencial: la pérdida del contacto vital con la realidad por la que el sujeto esquizofrénico perdía la capacidad de conectar emocionalmente con los demás; a partir de esta experiencia central, se produciría el cuadro clínico típico de la enfermedad.

Otro autor clave fue Binswanger. Desde su perspectiva, entendía los síntomas esquizofrénicos (como la extravagancia, la perseveración y los manierismos) como señales objetivas de un fallo existencial, una incapacidad de desarrollar, de forma grosera, un proyecto de vida: «El flujo vital se ha detenido o congelado». El sujeto que vive esta experiencia, de acuerdo con el autor, no puede realizarse ni madurar, y pierde tanto la individualidad como la capacidad de participar en la vida de los otros. Se ve que, independientemente de la multiplicidad de síntomas, hay un elemento integrador, estructurante, que da sentido a toda la psicopatología desde un determinado nivel de organización mental.

El modelo fenomenológico tuvo su desarrollo principal en el mundo germanoparlante, posiblemente por sus raíces culturales y teóricas. Por otra parte, el psicoanálisis tuvo un enorme desarrollo y fue importante en el progreso de la psiquiatría en países como Argentina, Estados Unidos, Francia y Suiza; además, condicionó la práctica de la especialidad en el mundo occidental. Hubo que esperar a las décadas de los años 60-70 para asistir a su decadencia, así como al fracaso generalizado del modelo estructural para retomar una versión actualizada del modelo anatomopatológico de enfermedad mental.

Nacimiento de la psicofarmacología moderna

Desde el siglo XIX, el tratamiento farmacológico y otros medios físicos habían tenido un papel significativo en el tratamiento del *loco*, aunque estuvieron en un segundo plano respecto al tratamiento moral. Existía un amplio vademécum y se elaboraron protocolos terapéuticos basados en modelos teóricos en boga, muchas veces de fundamento orgánico, que justificaban el funcionamiento de las terapias.

A principios del siglo XX se introdujeron nuevos tratamientos físicos: el absceso de fijación, la malarioterapia (tratamiento que valió a su creador, Von Jauregg, el Premio Nobel de Medicina), el *shock* cardiazólico y el coma insulínico fueron, probablemente, los más relevantes. Su importancia fue muy significativa. Por un lado, permitieron la remedicalización del espacio manicomial, aunque su recepción y apoyo fue muy variable en los distintos países. Por otro lado, además de redefinir al paciente psiquiátrico desde lo somático, posibilitaron diseñar estrategias que identificaban el control del paciente con la mejoría terapéutica.

Braslow, en su estudio sobre la introducción de las terapias físicas en California en la primera mitad del siglo XX, consideró que su supuesta eficacia radicó en la definición de un modelo de enfermedad de naturaleza tratable, centrado en aspectos que se estudiaban con una perspectiva sesgada y subjetiva, con lo que su eficacia no quedaba cuestionada, salvo en algunos debates de alcance limitado que no condicionaban la continuidad en el uso del tratamiento. Para mantener esta visión, hubo que redefinir problemas de tipo social o psicológico dentro de la esfera de lo somático. Habría que esperar a los años 50, con la aparición de los nuevos psicofármacos, para ver la revolución de los tratamientos físicos en psiquiatría, que evolucionó de manera acorde con estos planteamientos ideológicos.

En el año 1949, John Cade publicó en el *Australian Medical Journal* un artículo sobre el efecto de las sales de litio en la excitación psiquiátrica. Al año siguiente, en el Congreso Francés de Psiquiatría de 1951, ya se discutió de forma elogiosa el trabajo de Cade. Finalmente, fue Mogens Schou, psiquiatra danés, quien se dedicó a estudiar de forma sistemática el fármaco y su modo de empleo, así como a difundir su eficacia. Por otra parte, en 1950 se sintetizó en Francia una fenotiazina, la clorpromacina, como coadyuvante en la anestesia. Fue Henri Laborit quien observó que tranquilizaba significativamente a los pacientes psiquiátricos. A partir de esta observación, se hizo un ensayo en el hospital de Sainte-Anne, donde Delay y Deniker mostraron que el fármaco tenía un efecto específico sobre manifestaciones psicóticas, como las alucinaciones y el delirio, aunque presentaba un escaso efecto sobre la actividad catatoniforme o la debilidad intelectual. El hallazgo se difundió por todo el mundo y la clorpromacina fue denominada *neuroléptico*, término que sigue usándose hoy.

Más tarde, en 1957, el psiquiatra suizo Roland Kuhn descubrió los efectos antidepresivos de la imipramina, molécula sintética cercana desde el punto de vista químico a la clorpromacina, pero que no tiene acción antipsicótica. Esta molécula tenía la capacidad de mejorar el humor depresivo, y en ocasiones era capaz de invertir la fase anímica del sujeto, de modo que el paciente pasaba de la depresión melancólica a la excitación maníaca. Con esta sustancia nació el otro gran grupo de fármacos psicótropos, los antidepresivos, con lo que los grandes cuadros mentales disponían por primera vez de un tratamiento efectivo mediante fármacos.

Respecto a la evaluación de los tratamientos descritos y su significación en el cuadro clínico, la introducción del ensayo clínico aleatorizado como medio exclusivo de valoración de la eficacia fue esencial en el cambio conceptual que habría de llegar en la psiquiatría. Como señalan Braslow y Marden, tuvo una importancia capital para establecer la transformación de un modelo dimensional y estructural de la enfermedad mental a un modelo categórico y centrado en síntomas. Con este sistema de evaluación, como describen los autores, se concibió la enfermedad mental como un ente discreto, aislable de su contexto sociocultural y psicológico. Por ello, los resultados clínicos se concibieron como independientes de los significados que dan los pacientes a los tratamientos y de la relación médico-enfermo, lo que facilitaba la visión reduccionista del problema.

Más allá de las evidentes cuestiones prácticas, estos descubrimientos produjeron un giro importante no solo en el manejo terapéutico de la enfermedad mental, sino también en su conceptualización y en las expectativas de los profesionales respecto a su abordaje. Muchos han considerado la aparición de la psicofarmacología moderna como el puntal que impulsó el triunfo del modelo biologicista en psiquiatría, así como el comienzo del cambio asistencial clave del siglo XX: la desinstitucionalización psiquiátrica.

Nueva perspectiva: la antipsiquiatría

La antipsiquiatría, independientemente de sus excesos y radicalismos, aportó una visión novedosa y, cabe decir, revolucionaria sobre la naturaleza de la enfermedad mental, que pasaba de considerarse dentro del modelo médico-psicológico de enfermedad a ser entendida como un epifenómeno consecuencia de la organización social.

Un autor capital en los fundamentos de este movimiento fue Michel Foucault. Con su obra *Historia de la locura en la época clásica*, cambió la perspectiva de la visión de la locura, que pasaba de ser un fenómeno explicable desde parámetros psicológicos o conceptuales a considerarse la consecuencia de hechos históricos y estructuras de poder. Para Foucault, a finales del siglo XVIII se produjo un «gran encierro» de pacientes considerados como enfermos mentales en la medida en que transgredían las normas y comportamientos sociales definidos por el nuevo orden burgués. Aquí el autor despojaba a la locura de su carácter de evidencia científico-natural y remitía, para su comprensión, a las condiciones históricas y culturales de su aparición.

Otro autor clave fue Thomas Szasz. En su obra clásica *El mito de la enfermedad mental*, planteó que la mente no es asimilable a un órgano susceptible de enfermar. Para el autor, la enfermedad mental no sería sino una metáfora generada por un grupo de profesionales que, sobre la base de un conjunto de teorías y diagnósticos de escaso fundamento, esperaban mantener su estatus profesional. Para Szasz, el tratamiento involuntario pretendía evitar el conflicto a los familiares y negar la individualidad del paciente, infantilizándolo. Por su parte, Erving Goffman, con su obra *Asylums*, escrita tras su experiencia en el manicomio de Saint Elizabeth, en el distrito estadounidense de Columbia, postuló que la función terapéutica del manicomio se limitaba al control del individuo, cuyo estado se asemejaba al de un sujeto en prisión. El psiquiatra establecía unas reglas y terapéuticas alejadas de la realidad del paciente, cuyo objetivo central era un control absoluto sobre este. El peso de su obra tuvo una gran influencia tanto en la profesión como en los departamentos de salud, a los que dio argumentos para cerrar instituciones cuyo coste de mantenimiento era cada vez más problemático.

La antipsiquiatría fue el estadio final de un largo proceso de crítica a una institución progresivamente deteriorada que planteaba problemas de coste y justificación social, además del reconocimiento de su limitada capacidad de cura. Aunque muchos de sus argumentos se han mostrado inválidos y alejados de la realidad clínica, permitió desarrollar una definición más amplia de la enfermedad mental y de la psiquiatría, y la relacionó con las estructuras sociales y económicas de una manera menos restrictiva de lo que los modelos previos pretendían otorgarle. Otro factor relevante fue su capacidad de generar una nueva visión del individuo enfermo, al que se le volvía a otorgar la capacidad de decidir, y se valoraba que la perspectiva sobre su trastorno estuviese condicionada por prejuicios que la ciencia psiquiátrica convencional dejaba en un segundo plano.

Desinstitucionalización psiquiátrica y sus condicionantes

Pichot consideraba la aparición de la clorpromacina como el hallazgo fundamental que permitió sacar a los enfermos mentales del manicomio gracias a la eficacia de cura de los nuevos fármacos. Si bien esta afirmación es un lugar común de la historiografía psiquiátrica, hay razones para pensar que este proceso tiene una complejidad mayor y que habría que encuadrarlo dentro de un marco de comprensión más amplio.

En este sentido, Novella plantea una discusión sobre los procesos que dieron lugar a este cambio. En primer lugar, es un hecho que la reducción de la población asilar y el aumento en el número de altas de los hospitales psiquiátricos se habían iniciado en muchos países antes de la introducción de los neurolépticos. Un dato significativo es que, para el caso de Estados Unidos, el porcentaje de población general ingresada en hospitales psiquiátricos se estabilizó 10 años antes de la introducción de los neurolépticos. Además, el proceso de desinstitucionalización no ocurrió exclusivamente con los enfermos mentales: otras instituciones, como orfanatos, prisiones o reformatorios, vivieron procesos similares en la época.

Se han generado diversas hipótesis explicativas desde distintos modelos (antipsiquiatría, estructuralismo), siempre sesgadas por cuestiones ideológicas y que se han visto incapaces de dar una explicación global del fenómeno. Novella plantea que el proceso de transición de la institución a los servicios actuales no puede entenderse sino desde una constelación de factores políticos, profesionales y culturales. En este sentido, considera que un factor fundamental es el ideológico. Como se ha visto, el asilo fue considerado en su formación un espacio revolucionario, en el que el *loco* adquiría ante la sociedad la condición de persona potencialmente recuperable gracias a las cualidades especiales que el aislamiento, cuidadosamente controlado, producía. Frente a esto, desde finales del siglo XIX se produjo una intensa crítica generada por distintos sectores, especialmente profesionales de la psiquiatría, que reconocía la escasa capacidad de cura de las instituciones y las pobres condiciones que tenían lugar en el internamiento del enfermo. De este modo, hubo un amplio reconocimiento (tanto social como profesional y político) de lo obsoleto de los asilos, con lo que se dio la condición básica para que se produjera un cambio de paradigma en la asistencia al enfermo mental.

Simultáneamente, como han señalado algunos historiadores, la reforma psiquiátrica ha de ser considerada dentro del conjunto de cambios que tuvieron lugar en las sociedades occidentales y que asentaron las bases de la modernidad actual. Para el caso de Estados Unidos, Durns también plantea que el clima social y cultural de comienzos de los 60 fue determinante para la desinstitucionalización. La crítica sistemática a las instituciones, unida a la aparición ya comentada del movimiento antipsiquiátrico, ayudó a generar un estado de opinión pública negativo que afectó a la política sanitaria a través de las asociaciones de derechos civiles. Así, se estimuló que el Gobierno impulsase un cambio legislativo respecto a los criterios de internamiento, que pasaba desde la necesidad de tratamiento a un planteamiento más rígido que hablaba del criterio de peligrosidad del enfermo para sí mismo o hacia otros. Un hecho clave fue la aprobación por el Congreso de Estados Unidos del Community Mental Centers Act, que derivaba los fondos federales de las instituciones tradicionales a las nuevas comunidades terapéuticas. Asimismo, las nuevas compañías aseguradoras, Medicaid y Medicare, empezaron a cuestionarse la utilidad del pago a las instituciones manicomiales y del sobrecoste que originaban. Todo esto supuso un impulso poderoso para el cierre progresivo de centros infrafinanciados y la generación de un cambio de modelo asistencial.

Aparición de la nosología psiquiátrica moderna. El *Manual diagnóstico y estadístico de los trastornos mentales,* 3ª edición (DSM-III) y el cambio de paradigma

Hasta la década de los años 60, la psiquiatría americana estuvo dominada por el modelo psicodinámico. A partir de ese momento, este vivió una crisis que lo llevó a su etapa de decadencia actual. Varios son los factores relacionados con este proceso.

Harrington señala, en primer lugar, la pujanza de los nuevos psicofármacos, que prometían una revolución en los tratamientos y lanzaron la esperanza de encontrar un modelo puramente somático de la enfermedad mental. Por otro lado, el problema de la fiabilidad en los diagnósticos era un tema sometido a un debate permanente. En aquella época, la falta de acuerdo entre los examinadores llegaba a un 70 % de los casos, y muchos echaban en falta criterios diagnósticos objetivos que permitiesen diferenciar claramente las distintas enfermedades mentales y, con ello, facilitasen un abordaje de su estudio acorde con el método científico. Por su parte, las compañías aseguradoras, que financiaban la mayoría de los tratamientos psicoterapéuticos, reforzaron el debate sobre su validez y la falta de definición de criterios de eficacia.

El estado de la profesión descrito facilitó el trabajo del llamado grupo de Saint Louis, de la Universidad de Washington, altamente crítico con el modelo psicodinámico. Formado por psiquiatras de base biologicista, los miembros del Departamento de Psiquiatría de esta universidad (George Winokur, Samuel Guze y Eli Robbins) estaban alineados en la búsqueda de una clasificación eficiente, basada en criterios diagnósticos precisos, con el propósito de encontrar en el futuro una base biológica de los distintos cuadros, de acuerdo con el modelo médico, a través de marcadores específicos de enfermedad.

Gerald Klerman, de la Universidad de Yale, se interesó por su programa de investigación y bautizó al grupo de la Universidad de Washington como *neokraepelinianos*. El modelo se publicó en el año 1972. El primer autor que elaboró el borrador de la publicación, Feighner, dio su nombre a estos criterios, que constituirían el fundamento teórico de la psiquiatría mundial durante las siguientes décadas.

Los puntos básicos del proyecto eran los siguientes:

- La psiquiatría es una rama más de la medicina y su fundamento es biológico.
- Existe una clara delimitación entre lo enfermo y lo patológico.
- La enfermedad psiquiátrica está bien definida y ha de tratarse con medios específicos.
- Los criterios diagnósticos han de ser la base del diagnóstico, sobre el que hay que poner énfasis.
- La validez y fiabilidad de los diagnósticos empleados ha de basarse en métodos estadísticos.

Este programa sería la base teórica sobre la que asentaría el *Manual diagnóstico y estadístico de los trastornos mentales,* 3ª edición (DSM-III). El manual diagnóstico, que había tenido dos ediciones previas, vería un cambio drástico en su concepción y peso en la psiquiatría no solo norteamericana, sino mundial. El director del comité, Robert Spitzer, era una figura relevante bien conocida por diversos hechos. Uno de ellos fue el haberse decantado por una decisión que, en su momento, fue controvertida: retirar la homosexualidad como diagnóstico psiquiátrico, lo que ya indicaba su voluntad de romper con los esquemas conceptuales previos.

Para elaborar el manual, eligió como miembros del equipo a personas ligadas al grupo de Saint Louis y a psiquiatras que defendían un modelo positivista de enfermedad mental. El trabajo fue revolucionario por cuanto llevó a la práctica el manifiesto previamente publicado, frente a los usos y esquemas utilizados por la mayoría de los psiquiatras del momento. En él se definían las enfermedades de acuerdo con criterios diagnósticos precisos, y se trataba de representar los cuadros clínicos, considerados como *trastornos*, mediante fenómenos observables o, al menos, descritos con el menor grado de abstracción posible desde una perspectiva neopositivista. Asimismo, desaparecían categorías de uso generalizado. La más relevante fue la práctica eliminación del término *neurosis*, porque hacía referencia al modelo psicodinámico, y la guía propugnaba una caracterización del cuadro clínico sin asociar presupuestos teóricos de ningún tipo.

El éxito del trabajo fue considerable y llevó a un cambio drástico de la conceptualización de la enfermedad mental en Estados Unidos y el resto del mundo. Para Spitzer, este triunfo radicaba en que la psiquiatría volvía a su naturaleza esencial, a su carácter biomédico. En este sentido, Mayes y Hortwitz recuerdan que el DSM-III no surgió de ningún nuevo conocimiento sobre la naturaleza de la enfermedad mental. Su foco de estudio, basado en el síntoma aparente, favoreció indirectamente las demandas de las compañías aseguradoras y del Gobierno, ya que creaba la base para exigir un diagnóstico claro para financiar un tratamiento. Asimismo, defendió el espacio profesional del colectivo psiquiátrico frente a las demandas de otros grupos profesionales que competían por su espacio, como psicoterapeutas, psicólogos y asistentes sociales, y centró la atención en el tratamiento farmacológico, supuestamente específico frente a las patologías definidas con los nuevos criterios. Esto facilitó el que las compañías farmacéuticas ejercieran la propaganda de sus productos sobre la base de un número creciente de entidades nosológicas fundamentadas en criterios sintomáticos y se convirtieran en uno de los puntales de la industria a nivel mundial. Para Healy, la aparición del DSM-III no solo produjo un cambio profundo en la concepción de la psiquiatría. También facilitó el salto a la esfera pública de la especialidad, que alcanzó una notoriedad impropia de épocas previas y definió el ejercicio de todos aquellos especialistas dedicados a la salud mental.

En la medida en que múltiples patologías recogían todas las formas posibles de malestar, la nueva psicofarmacología se erigía en la solución que debían gestionar los psiquiatras, que prometía un crecimiento y desarrollo inusitados. Se había generado no solo un modelo conceptual útil para el trabajo de un grupo de profesionales, sino una forma particular de definir al sujeto contemporáneo y su ajuste a las expectativas públicas: lo que ha venido a llamarse el *yo biomédico*.

Devenir de la nueva psiquiatría biológica y sus avatares

Una de las consecuencias más directas del triunfo de la corriente neurobiológica fue el aumento del peso del tratamiento farmacológico en psiquiatría. Indudablemente, el cambio del modelo teórico ya descrito está íntimamente relacionado con el éxito sin precedentes de la industria del psicofármaco. En este sentido, Harrington señala cómo, al final de la década de los 80, una cantidad impresionante de clínicos e investigadores se había alineado con los intereses comerciales de la industria farmacéutica. Una de las razones en Estados Unidos fue que, a finales de los 80, la legislación, partiendo del principio de la transferencia tecnológica, favorecía la colaboración entre universidades y empresas. Este hecho promovió el que la industria facilitara que los clínicos

e investigadores trabajasen directamente para ellos, de modo que hubo una connivencia con los intereses empresariales por parte de un gran número de profesionales. Como ejemplo, en el año 2008, en el formulario que rellenaron 273 conferenciantes de la American Psychiatry Association, se vio que estos habían firmado 888 contratos de consultoría y 483 como conferenciantes de farmacéuticas. El efecto *marketing* fue tan importante que, a pesar de la falta de descubrimientos significativos durante las últimas décadas, las ventas de psicofármacos pasaron de un monto total de 800 millones de dólares en 1996 a 4,9 billones en 2007. De hecho, los psicofármacos fueron los tratamientos más agresivamente comercializados y su venta aumentó 6 veces más que el resto de medicamentos. Las estrategias comerciales que se llevaron a cabo fueron variadas, pero las más significativas fueron ofrecer nuevas indicaciones para viejos productos y promocionar tratamientos de dudosa eficacia sesgando la información promovida por la propia industria.

La pujanza de nuevos diagnósticos iba aparejada a la supuesta especificidad de un tratamiento farmacológico para muchas de ellas, asociada a un aumento de la literatura médica que justificaba científicamente su eficacia, junto con una propaganda sistemática en distintos medios de difusión (revistas populares, científicas), que sensibilizaba a la población y a los profesionales sobre la necesidad de tratar y diagnosticar precozmente. Un caso especialmente ilustrativo es el trastorno por déficit de atención. Schwarz comenta cómo el tratamiento para este trastorno pasó de 600.000 casos en Estados Unidos en 1990 a 3,5 millones en 2013. A su vez, la compañía Intercontinental Medical Statistics Health (conocida como IMS Health) indicaba que los beneficios pasaron de 1,7 a 9 billones de dólares en 2012. Este éxito se consiguió sobre la base de una potente campaña publicitaria, unida a la defensa de un diagnóstico que había estado en un segundo plano: el déficit de atención del adulto. La campaña se centró en una propaganda intensa en medios de prensa y revistas de información general, apoyada por la colaboración de médicos financiados por las empresas farmacéuticas, que publicaron investigaciones que estimulaban una prescripción más frecuente. La American Psychiatry Association, muy financiada por las compañías, hizo más laxos los criterios diagnósticos, e investigadores de prestigio, como Joseph Biederman, del Departamento de Psiquiatría de Harvard, participaron en la promoción del diagnóstico y su terapia. Este último autor publicó un buen número de trabajos sobre el tema y concluyó que el trastorno estaba infradiagnosticado, que los estimulantes eran efectivos y seguros, y que inframedicar el déficit de atención conllevaba accidentes, fracaso escolar, abuso de drogas y conflictos legales. Junto a esto, se intensificó la intervención en colegios y en asociaciones de pacientes, convenientemente apoyados por la industria.

Simultáneamente, a pesar de la explosión farmacológica, se ha visto un fracaso de las expectativas generadas en el comienzo de la revolución psiquiátrica, ya que se confiaba en encontrar hallazgos biológicos que justificasen el modelo diseñado que no aparecieron. Desde que los años 90 fueran declarados por George Bush como la *década del cerebro*, hubo una fuertemente financiada investigación que no dio los resultados esperados ni en hallazgos que diesen la esperada base biológica ni en una mejoría de los tratamientos, que permanecieron estancados.

Junto a ello, las ediciones sucesivas del DSM-III conllevaron un aumento significativo de las críticas, con lo que el manual perdió su carácter carismático inicial. Una de las más frecuentes fue el *cuestionamiento del polidiagnóstico*, dada la aparición de múltiples entidades nosológicas que no estaban justificadas ni por datos de investigación básica ni por datos del cuadro clínico, lo que llevó a diagnosticar cada vez más casos de cuadros puramente sintomáticos cuya validez es cada vez más cuestionada. Asimismo, el énfasis en la descripción objetiva de la enfermedad mental ha llevado a una pérdida de los modelos teóricos que exploran la subjetividad del paciente, y ha dejado en la marginalidad los intentos de reactivar la perspectiva internalista y los modelos estructurales de compresión del cuadro clínico.

Es esperable que las lecciones aportadas por la evolución histórica de la especialidad y el reconocimiento del estancamiento actual faciliten, como plantean un gran número de autores, una reevaluación de los métodos, conceptos y tratamientos empleados en psiquiatría que haga posible el abordaje de la subjetividad y tenga en cuenta el contexto en el que aparece la enfermedad mental. Solo desde un abordaje verdaderamente integrador, que valore los aspectos esbozados en esta somera descripción de la compleja evolución de la psiquiatría, mejorará la calidad del tratamiento y se favorecerá una adecuada comprensión del sufrimiento de los pacientes.

 PUNTOS CLAVE

- Los fundamentos de la psiquiatría como especialidad (lenguaje psicopatológico, modelos nosológicos y etiológicos) se establecieron en el siglo XIX y siguen vigentes hoy en día en buena medida.
- Se han producido cambios importantes en los modelos conceptuales, mucho más relacionados con los contextos sociales, profesionales y culturales que con la aparición de evidencias clínicas demostrables.

- Las perspectivas y teorías que subyacen a las prácticas clínicas y las definiciones de *enfermedad mental* están sometidas a un debate permanente que nunca ha llegado a ser resuelto. Para el futuro, cabe esperar la aparición de modelos integradores cada vez más sofisticados que no descuiden ninguna de las ramas de conocimiento ligadas a la psiquiatría.

BIBLIOGRAFÍA

Aragona M. Neopositivism and the DSM psychiatric classification. An epistemological history. Part 1: Theoretical comparison. Hist Psychiatry. 2013;24(2):166-79.

Berlim MT, Fleck MP, Shorter E. Notes on antipsychiatry. Eur Arch Psychiatry Clin Neurosci. 2003;253(2):61-7.

Berrios GE. The history of mental symptoms: descriptive psychopathology since the nineteenth century. Cambridge: Cambridge University Press; 1996.

Berrios GE, Hauser R. The early development of Kraepelin's ideas on classification: a conceptual history. Psychol Med. 1988;18(4):813-21.

Binswanger L. Drei formen Missglückten Daseins: Verstiegenheit, Verschrobenheit, manieriertheit. En: Cutting J, Shepherd M, editores. The clinical roots of the schizophrenia concept. Cambridge: Cambridge University Press; 1987. p. 83-88.

Bleuler M. Eugen Bleuler and schizophrenia. Br J Psychiatry. 1984;144:327-8.

Braslow J. Mental ills and bodily cures. Psychiatric treatment in the first half of the twentieth century. Berkeley: University of California Press; 1997.

Braslow JT, Marder SR. History of psychopharmacology. Annu Rev Clin Psychol. 2019;15:25-50.

Comelles JM. La razón de la sinrazón. Asistencia psiquiátrica y desarrollo del estado en la España contemporánea. Barcelona: PPU; 1988.

Comelles JM. De médicos de locos a médicos de cuerdos. La transición del manicomio al gabinete en la psiquiatría de anteguerra (1890-1939). Asclepio. 1992;44(1):347-368.

Durns T. Do no harm in due process – a historical analysis of social determinates of institutionalization in the USA. Hist Psychiatry. 2021;32(4):478-487.

Ellenberger H. The discovery of the unconscious: the history and evolution of dynamic psychiatry. Nueva York: Basic Books; 1970.

Esquirol E. Tratado completo de las enajenaciones mentales, considerado bajo su aspecto médico, higiénico y médico-legal. Madrid: Imprenta del Colegio de Sordomudos; 1847.

Frances A. Whither DSM-V? Br J Psychiatry. 2009;195(5):391-2.

Gilman S. Constructing schizophrenia as a category of mental illness. En: Wallace E, Gach J, editores. History of psychiatry and medical psychology. Nueva York: Springer; 2008. p. 461-484.

Goldstein J. Console and classify. The French psychiatric profession in the nineteenth century. Londres: Chicago University Press; 2001.

Harari E. Whose evidence? Lessons from the philosophy of science and the epistemology of medicine. Aust N Z J Psychiatry. 2001;35(6):724-30.

Harrington A. Mind fixers: psychiatry's troubled search for the biology of mental illness. Nueva York: W. W. Norton & Company; 2019.

Healy D. The creation of psychopharmacology. Cambridge: Harvard University Press; 2002.

Hoff P. Kraepelin. En: Berrios GE, Porter R, editores. A history of clinical psychiatry. The origin and history of psychiatric disorders. Londres: Athlone Press; 1995. p. 261-279.

Huertas García-Alejo R. Organizar y persuadir: estrategias profesionales y retóricas de legitimación de la medicina mental española (1875-1936). Madrid: Frenia; 2002.

Huertas R. Between doctrine and clinical practice: nosography and semiology in the work of Jean-Etienne-Dominique Esquirol (1772-1840). Hist Psychiatry. 2008;19(74 Pt 2):123-40.

Laín Entralgo P. La relación médico-enfermo. Historia y teoría. Madrid: Revista de Occidente; 1964.

Lanteri-Laura G Las alucinaciones. México: Fondo de Cultura Económica; 1995.

Lanteri-Laura G. La chronicité dans la psychiatrie française moderne: Note d'histoire théorique et sociale. Annales. 1972;27(3):548-568.

Lanteri-Laura G. Ensayo sobre los paradigmas de la psiquiatría moderna. Madrid: Editorial Triacastela; 2000.

López Piñero M. Orígenes históricos del concepto de neurosis. Madrid: Alianza Editorial; 1985.

López Piñero JM, Morales Meseguer JM. Neurosis y psicoterapia: un estudio histórico. Madrid: Espasa-Calpe; 1970.

Mayes R, Horwitz AV. DSM-III and the revolution in the classification of mental illness. J Hist Behav Sci. 2005;41(3):249-67.

Marková IS, Berrios GE. Epistemology of psychiatry. Psychopathology. 2012;45(4):220-7.

Minkowski E. The essential disorder underlying schizophrenia and schizophrenic thought. En: Cutting J, Shepherd M, editores. The clinical roots of the schizophrenia concept. Cambridge: Cambridge University Press; 1987. p.188-212.

Novella E. Del asilo a la comunidad: interpretaciones teóricas y modelos explicativos. Frenia. 2008;8(1):9-32.

Novella E. El joven Foucault y la crítica de la razón psicológica: en torno a los orígenes de la historia de la locura. Isegoría. 2009;40:93-113.

Organización Mundial de la Salud. Schizophrenia: an international follow-up study. Nueva York: John Wiley & Sons; 1979.

Parnas J, Sass LA, Zahavi D. Rediscovering psychopathology: the epistemology and phenomenology of the psychiatric object. Schizophr Bull. 2013;39(2):270-7.

Peset JL. Philippe Pinel's hippocratic revolution. En: Fuentenebro F, Huertas R, Valente C, editores. Historia de la psiquiatría en Europa. Temas y tendencias. Madrid: Frenia; 2003. p. 93-106.

Pichot P. The history of psychiatry as a medical specialty. En: Gerdel M, editor. Oxford textbook of psychiatry. Tomo 1. Oxford: Oxford University Press; 2001. p. 17-27.

Plumed JJ, Rey-González A. The treatment of madness in Spain in the second half of the 19th century: conceptual aspects. Hist Psychiatry. 2006; 17(66):139-58.

Schwarz A. ADHD Nation. Children, doctors, big pharma and the making of an American epidemic. Nueva York: Scribner; 2016.

Stanghellini G, Bolton D, Fulford WK. Person-centered psychopathology of schizophrenia: building on Karl Jaspers' understanding of patient's attitude toward his illness. Schizophr Bull. 2013;39(2):287-94.

Swain G. Le sujet de la folie. Naissance de la psychiatrie. Toulouse: Privat; 1977.

Clasificaciones en psiquiatría: DSM-5-TR y CIE-11

3

G. Lahera Forteza, A. Sanz Giancola y G. Rubio Valladolid

OBJETIVOS

- Conocer los principales sistemas de diagnóstico clínico en psiquiatría.
- Valorar las dificultades para diferenciar la normalidad de la anormalidad y construir categorías diagnósticas.
- Diferenciar las formas evolutivas de los trastornos mentales.
- Identificar los cambios introducidos en las clasificaciones más recientes: CIE-11 y DSM-5-TR.

INTRODUCCIÓN

Frente a la enorme complejidad —a veces caótica— de la presentación clínica de los trastornos mentales, la psiquiatría ha tratado históricamente de agrupar los signos y síntomas por analogías, separarlos por diferencias y buscar leyes generales que permitan una cierta organización lógica. La aspiración por conseguir una *taxonomía de los trastornos mentales* ha llevado a desarrollar diversos sistemas de clasificación, que actualmente están en continua revisión, porque el conocimiento psiquiátrico está realmente en fase de construcción.

La clasificación de los trastornos mentales se enfrenta a varios problemas de concepto. Presupone de inicio la existencia misma de estos trastornos como entidades que se pueden identificar y describir. Sin embargo, en psiquiatría, es frecuente, por un lado, la *continuidad* entre fenómenos normales y patológicos (el espectro psicopatológico) y, por otro lado, una marcada *heterogeneidad* en la presentación clínica. No todos los cuadros clínicos tienen la misma evolución ni presentan los mismos síntomas en las diferentes fases del proceso. Algunos cursan en brotes con períodos intermedios más o menos libres de síntomas, otros tienen un curso crónico más dilatado en el tiempo y otros son más agudos, quizá con una etapa prodrómica previa, y pueden cursar con secuelas después de la resolución del cuadro.

Además, por un lado, se encuentran las perturbaciones derivadas del supuesto trastorno, pero, por otro, está la sociedad que las acoge, las rechaza o convive con ellas. De la interacción de esos factores es posible que se deduzca un trastorno o una variante de la normalidad. Por tanto, definir un trastorno puede ser una tarea compleja y sujeta a multitud de matices.

 Los sistemas de clasificación pretenden proporcionar una nomenclatura operativa que facilite la comunicación entre clínicos, tenga una utilidad descriptiva y permita formular los casos.

Dichos sistemas permiten que cualquier médico en las mismas circunstancias y con los mismos medios, llegue a la misma conclusión.

Asimismo, a la hora de establecer un diagnóstico, se pueden alcanzar distintos niveles de precisión. En medicina, no es lo mismo afirmar que «el paciente sufre un abdomen agudo» que decir que «se trata de una oclusión intestinal», aclarar que se está ante un tumor de colon o, más aun, especificar si se puede tipificar el tumor anatomopatológica o histoquímicamente. Sea como fuere, lo que parece importante es que, si se logra establecer un diagnóstico preciso, se estará en disposición de elegir el tratamiento más adecuado.

Las enfermedades mentales no son una excepción, aunque cuentan con la dificultad adicional de que pocas veces existen pruebas complementarias realmente concluyentes, y pocas veces hay también signos o síntomas patognomónicos. Son también escasos los procesos en los que resulta fácil establecer un diagnóstico etiológico con algún factor causal claro. En este sentido, desde el punto de vista médico y también psicológico, hay diversas escuelas que buscan en diferentes campos la razón o razones que expliquen el origen de los trastornos mentales, ya sea desde la biología, la psicología o la sociología. En psiquiatría, la mayor parte de los trastornos mentales suelen tener un origen multifactorial, en el que lo biológico, lo psicológico y lo social desempeñan un determinado papel.

El hecho mismo de vivir tiene ya, en sí mismo, una repercusión emocional, y los trastornos mentales a menudo están relacionados con las emociones. El hecho de enfermar también modifica las emociones del paciente. Esta repercusión emocional de los «malestares de la vida» hace que los límites entre la salud y la enfermedad no sean siempre claros. Por ejemplo, el dolor es un síntoma muy inespecífico que está presente en multitud de dolencias. A pesar de esto, *dolor* no es sinónimo de *enfermedad*. De hecho, sentir dolor protege al individuo sano de quemarse, pincharse o cortarse, y no sentir dolor en estas situaciones no solo puede amenazar la supervivencia, sino que, además, es claramente un indicador de falta de salud. En el caso de la ansiedad ocurre algo similar: forma parte del cortejo sintomático de la mayoría de los trastornos mentales (y frecuentemente también de los físicos), y también de la normalidad; por ejemplo, es la encargada de mantener al sujeto con un nivel adecuado de alerta y atención en situaciones de alarma.

Igual que los límites entre salud y enfermedad no siempre están muy claros, tampoco es fácil distinguir entre una enfermedad y otra. En este sentido, aquellas enfermedades cuyo diagnóstico se confirma o se descarta con un valor determinado en una prueba complementaria son más sencillas de tipificar. Sin embargo, en psiquiatría no es habitual que los diagnósticos se puedan objetivar de forma tan precisa. Es mucho más frecuente que en los diagnósticos, y probablemente también en los tratamientos, la subjetividad desempeñe un importante papel.

> ! La subjetividad del paciente interacciona con la subjetividad del profesional, genera una intersubjetividad y ofrece diversos matices diagnósticos y terapéuticos. Aquí radica, por un lado, la riqueza y, por otro, la debilidad del acto clínico de diagnosticar y tratar. Las clasificaciones tratan de compensar este hecho a través de la simplificación y la homogenización.

De este modo, cuando se especifica, por ejemplo, que un paciente cumple criterios de trastorno obsesivo-compulsivo, significa que el paciente presenta una serie de características comunes que encajarán con mayor o menor precisión en el padecimiento de multitud de personas. Eso no hará que todas esas personas, agrupadas en la misma categoría diagnóstica, padezcan idénticos síntomas, sufran con idéntica intensidad, atribuyan sus malestares a las mismas causas ni respondan de igual manera a las mismas intervenciones terapéuticas. En este caso, como en el del abdomen agudo que se mencionaba en líneas anteriores, se podrán hacer matizaciones y subclasificaciones que permitan ganar en precisión.

A lo largo de este capítulo, se abordarán el papel de las clasificaciones en psiquiatría y las características más relevantes de las dos clasificaciones internacionales más comúnmente utilizadas: la Clasificación Internacional de Enfermedades (CIE-11) y la del *Manual diagnóstico y estadístico de los trastornos mentales*, de la American Psychiatric Association (DSM-5-TR).

CONCEPTOS

La nosología es la parte de la medicina que tiene por objeto describir, diferenciar y clasificar las enfermedades. Engloba varias subdisciplinas, como la *nosonomía*, que se encarga del concepto de enfermedad, la *nosotaxia*, que se encarga de la clasificación de las enfermedades y que es en la que se centrará este capítulo, la *nosografía*, que describe la enfermedad (etiología, patogenia, nosobiótica, semiótica y patocronia), y la *nosognóstica*, más centrada en los juicios clínicos (diagnóstico, pronóstico y terapéutico) y sus fuentes, tipos y procedimientos.

Antes de abordar las diferentes clasificaciones, se repasarán algunos conceptos generales:

- **Enfermedad mental:** proceso morboso en el que existe una alteración orgánica identificada.
- **Trastorno mental:** modificación del estado de salud en el que los síntomas que aparecen están causados por una alteración que no tiene por qué ser necesariamente de naturaleza orgánica.
- **Síndrome:**
  - Cuadro patológico que se manifiesta con los mismos signos y síntomas y que puede deberse a diversas causas.
  - Se distinguen:
    - Diagnóstico sindrómico (por ejemplo, abdomen agudo, trastorno psicótico).
    - Diagnóstico etiológico (como oclusión intestinal por adenocarcinoma de colon, psicosis reactiva breve desencadenada en el puerperio).
  - La distinción anterior tiene su importancia en cuanto al tratamiento, que podrá dirigirse al origen de la dolencia o tendrá que quedarse en lo meramente sintomático.
- **Padecimiento:** alteración de la salud que origina un sufrimiento, dolor o angustia que, en el caso de las enfermedades mentales, no siempre se da; por ejemplo, un individuo que tenga un episodio maníaco que curse con euforia, lejos de padecer, se sentirá en su mejor momento.
- **Discapacidad:** alteración del funcionamiento de un sujeto debido a la enfermedad, caracterizada por disminución o falta de determinadas habilidades para realizar ciertas tareas.

No es fácil definir la salud mental. Aunque sea insuficiente, a veces se ha definido como «ausencia de enfermedad» o como «el bienestar físico, mental y social» (Organización Mundial de la Salud).

Se puede decir que la buena salud mental cuenta con los siguientes indicadores:

- Alta percepción de la realidad.
- Buena aceptación de uno mismo, de los demás y de la naturaleza de la relación con otros.
- Capacidad de espontaneidad.
- Capacidad de discriminación y de enfoque correcto de los problemas.
- Capacidad de independencia y de deseo de intimidad.
- Capacidad de autonomía.
- Frescura de apreciación y riqueza en la reacción emocional.
- Elasticidad y capacidad expresiva en las relaciones interpersonales.
- Estructura caracterológica flexible.
- Cierto grado de creatividad.
- Capacidad de modificar la propia escala de valores, incorporando y valorando experiencias ajenas.

Ciertamente, el ser humano maduro y suficientemente sano disfrutará de estas cualidades, pero, a la vez, la definición de salud mental no permite perfilar de forma nítida cuándo alguien padece o no un determinado trastorno mental.

! La existencia de un trastorno mental puede implicar:

- Ausencia de salud o desviación de la norma ideal (Organización Mundial de la Salud).
- Desviación de la normalidad desde un criterio estadístico.
- Presencia de síntomas o disfunciones psicológicas tanto cognitivas como afectivas, conativas y motivacionales desde un criterio fenomenológico.
- Malestar psicológico, sufrimiento o padecimiento.
- Deterioro en el funcionamiento social o discapacidades.
- Factores etiológicos claros.

Para la CIE-11, el concepto de trastorno mental implica «presencia de un comportamiento o de un grupo de síntomas identificables en la práctica clínica, que en la mayoría de los casos se acompañan de malestar o interfieren con la actividad del individuo». Para el DSM-5-TR, «cada trastorno mental está caracterizado por una *alteración clínicamente significativa* en la cognición, regulación emocional o en la conducta del individuo, que refleja una disfunción en los procesos psicológicos, biológicos o en el desarrollo de estos». Además, aparece asociado a un malestar (por ejemplo, dolor), a una discapacidad (por ejemplo, deterioro en una o más áreas de funcionamiento) o a un riesgo significativamente aumentado de morir o de sufrir dolor, discapacidad o pérdida de libertad. Este síndrome o patrón no debe ser meramente una respuesta culturalmente aceptada a un acontecimiento particular y, cualquiera que sea su causa, debe considerarse como la manifestación individual de una disfunción comportamental, psicológica o biológica. Ni el comportamiento desviado (político, religioso o sexual, por ejemplo) ni los conflictos entre el individuo y la sociedad deben ser considerados como trastornos mentales, a no ser que la desviación o el conflicto sean síntomas de una disfunción.

FORMAS EVOLUTIVAS DE LOS TRASTORNOS MENTALES

Al igual que las enfermedades físicas, los trastornos mentales pueden tener diferentes evoluciones. Por ejemplo, la ansiedad es el síntoma principal de multitud de cuadros clínicos, como son el trastorno por angustia (caracterizado por la presencia de crisis de angustia) o el trastorno de ansiedad generalizada (en el que la ansiedad es más o menos constante, aunque con fluctuaciones). La ansiedad forma parte de la salud y es, además, necesaria para un adecuado desarrollo y para que los seres humanos se desenvuelvan con normalidad en las cuestiones de la vida diaria. Sin embargo, podría darse que se produjera un aumento de la ansiedad por encima de un determinado umbral y se desencadenara una crisis. Este podría ser el caso de una persona con una fobia simple a las arañas: desarrolla una vida normal, con una respuesta normal de ansiedad en todas las situaciones, salvo en presencia de una araña, ante la cual se desencadenaría la crisis. Esta evolución episódica del cuadro clínico, con resolución completa una vez pasada la crisis, es diferente de lo que le ocurre a un paciente con un trastorno de ansiedad generalizada. En este caso, la evolución se asemejaría más a lo que podría ocurrir cuando existe un bajo umbral para la ansiedad. En estas situaciones, la presencia de sintomatología ansiosa es casi una constante. Esta diferencia evolutiva permite clasificar dos categorías diferentes: trastornos en los que la ansiedad aparece de *forma episódica* y trastornos en los cuales la ansiedad se encuentra de *forma permanente*.

En otra forma de clasificar la evolución de los trastornos mentales, se pone el énfasis en la existencia de remisión o no de los síntomas y en si puede entenderse la enfermedad a partir de la biografía del sujeto (**Fig. 3-1**).

Puede ocurrir que, tras el primer episodio, exista una remisión clínica *ad integrum*: el paciente recupera totalmente el

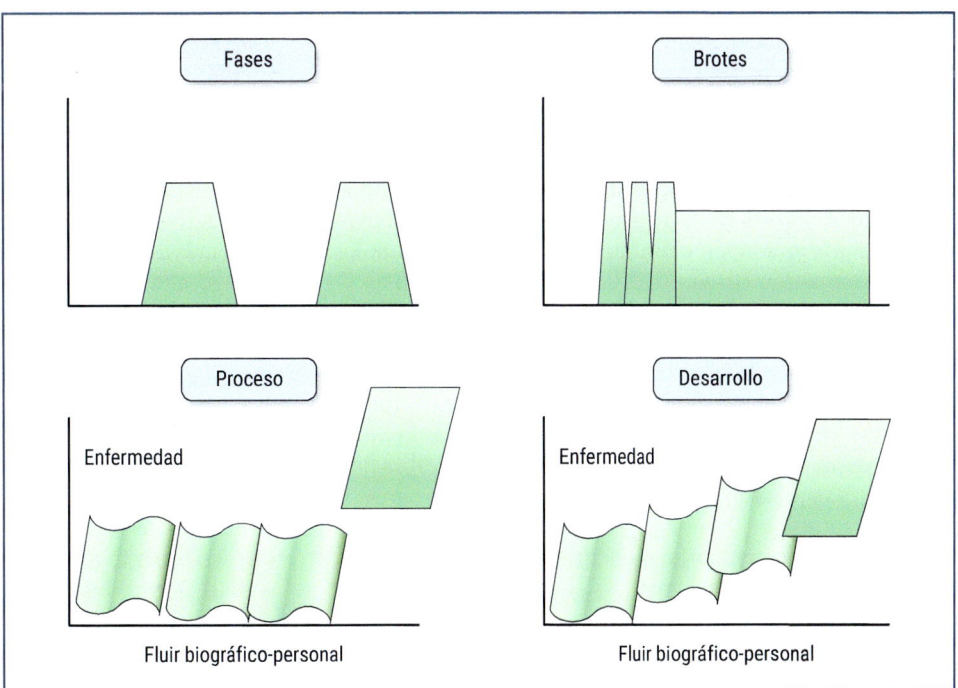

Figura 3-1. Diferentes formas evolutivas de los trastornos mentales.

funcionamiento normal. Esta forma de evolución se denomina *fásica* y es típica del trastorno bipolar, en el que se alternan fases depresivas con fases maníacas y períodos de normalidad o eutimia. En el caso de la esquizofrenia, la evolución típica se da en brotes: existen episodios agudos (o brotes) que no remiten de forma completa, y el sujeto queda afectado crónicamente por síntomas de la enfermedad con reagudizaciones (nuevos brotes) intercaladas.

Por otro lado, existen algunas enfermedades en las que es fácil adivinar la personalidad del sujeto anterior a la enfermedad y en las que, de hecho, aquella ha servido de catalizador de esta. Es el caso de los trastornos delirantes crónicos, como la paranoia. El cuadro paranoide por el que consulta el individuo se instaura, de forma progresiva, sobre una biografía en la que no se aprecia ninguna ruptura biográfica. El paciente no ha experimentado un cambio radical en su forma de ser, sino que en los síntomas se reconocen rasgos amplificados de su personalidad, como si se tratase de un *desarrollo* (patológico) de la biografía/personalidad del enfermo. Por el contrario, en enfermedades como la esquizofrenia, se observa una *evolución procesual* en el sentido de que, cuando irrumpe la enfermedad, se produce una ruptura biográfica y de la personalidad del sujeto, y no se reconoce en la enfermedad nada o casi nada de lo que existía previamente.

Distinta es también la evolución de los trastornos de la personalidad. Por definición, no se pueden diagnosticar antes de la adolescencia al no estar definida la personalidad hasta ese momento. En su evolución, se observa un llamativo inicio durante la adolescencia, después se atenúa en la madurez, para volver a agudizarse años después en la vejez. Una excepción sería el de la personalidad límite: tras un debut explosivo en la adolescencia, suele atenuarse progresivamente, y son relativamente raras sus expresiones a partir de la quinta década de la vida. También suele ser distinto el caso de los trastornos obsesivo-compulsivos y de la personalidad paranoide: característicamente, suelen tener una evolución más constante y crónica a lo largo de toda la vida.

SISTEMATIZACIÓN DE LAS ENFERMEDADES

En líneas generales, la categorización es la agrupación de varios ejemplares particulares en una categoría concreta en función de una o varias características comunes. Es una organización de la información cuya función principal es el ahorro cognitivo y la aplicación de información adicional sobre los nuevos ejemplares. Por tanto, existe en psiquiatría una necesidad de construir un sistema descriptivo para las entidades morbosas que pueda servir de base a la comunicación científica y orientar en la búsqueda de nueva información sobre su etiología y tratamiento. Es, además, una fuente de nuevos conceptos que podrán después ser utilizados en el seno de las propias teorías científicas, y permite también la realización de predicciones sobre la prevención, evolución y respuesta al tratamiento.

Las enfermedades, como todo en la vida, se pueden clasificar de muy diferentes maneras. Las más utilizadas son las diagnósticas; dentro de ellas hay varios tipos. No es lo mismo hacer un diagnóstico sindrómico que uno etiológico. En el primer caso, se disfruta de las ventajas y los inconvenientes de una categoría más general; en el segundo, de las ventajas y los inconvenientes de una categoría más específica. Algo parecido ocurre con los diagnósticos dimensionales y los categoriales. Los signos y síntomas algunas veces son categoriales: las manchas de Koplik del sarampión se tienen o no se tienen. En este caso, además, es patognomónica: si un individuo tiene una mancha de Koplik, con toda probabilidad tiene sarampión y no otra enfermedad, porque es muy específica pero poco sensible (que alguien no tenga mancha de Koplik no garantiza que no tenga sarampión).

> ! Sin embargo, aunque la mayoría de los signos y síntomas en medicina son dimensionales (se pueden tener en distinto grado de intensidad), para que los profesionales puedan mantener una comunicación adecuada entre ellos y entenderse, se tienden a clasificar en forma de categorías.

Así, una glucemia elevada sugiere diabetes. Desde luego, quien tiene 300 mg/dL de glucosa en ayunas tiene también mucha más probabilidad de padecer diabetes que quien tiene 90 mg/dL. Pero, cuando se establece un punto de corte (por ejemplo, en 200 mg/dL), no se suele caer en el error de diagnosticar como diabético a un sujeto con 201 mg/dL y en el de dar por sano a otro con 199 mg/dL. El punto de corte sirve a la comunidad científica para establecer un criterio homogéneo de utilidad para todos los profesionales; este punto, junto con otros criterios (basal mayor o igual que 126 mg/dL, prueba de sobrecarga positiva), también con límites arbitrarios, permite al médico decidir cuándo una persona va a ser tratada como diabético y cuándo no. Estos criterios se revisan periódicamente para irlos adaptando a las nuevas circunstancias con el objetivo de ofrecer mejores tratamientos cada vez. En cuanto a los cambios de categorías, la diabetes *mellitus* vuelve a ser un buen ejemplo. Durante décadas, se clasificó a los pacientes en sujetos con diabetes *mellitus* insulinodependiente o con diabetes *mellitus* no insulinodependiente hasta que se constató que esas categorías eran poco discriminativas y, por tanto, escasamente útiles. A partir de ese momento, se empezó a hablar de diabetes *mellitus* de tipo 1 (debida a la destrucción autoinmunitaria de las células β de los islotes pancreáticos) y diabetes *mellitus* de tipo 2 (hiperglucemia con hiperinsulinemia debida a la resistencia a la insulina, mucho más prevalente). Esto es algo análogo a la reformulación de diagnósticos en categorías diagnósticas en psiquiatría.

> ! La CIE-11 y el DSM-5-TR son las principales clasificaciones utilizadas en psiquiatría: clasifican las enfermedades en función de unos criterios que deben estar presentes para poder llevar a cabo el diagnóstico.

También se utilizan en psiquiatría los diagnósticos dimensionales, sobre todo para las cuestiones que atañen a la personalidad, porque los límites que definirían la normalidad son mucho más imprecisos y variables. Por ejemplo, el Eysenck Personality Inventory evalúa la personalidad de forma dimensional en tres ejes independientes: neuroticismo, extroversión y psicoticismo. Más recientemente, Cloninger ha definido diferentes ejes dimensionales del *temperamento* (evitación del daño, búsqueda de novedad, dependencia de la recompensa y persistencia) y del *carácter* (autodirección, cooperatividad y trascendencia). Cada uno de estos ejes representa un espectro continuo en el que cada individuo alcanzará un valor más o menos elevado.

Uno de los inconvenientes que pueden tener las clasificaciones es que podría darse el caso de que se cumplieran criterios para dos trastornos simultáneamente. Por ello, las clasificaciones actuales establecen criterios que excluyen otros diagnósticos; es decir, se establece una jerarquía en la que se prioriza lo orgánico, lo tóxico y lo más generalizado. Así, si alguien cumple criterios del síndrome de abstinencia alcohólica, por ejemplo, no se le diagnostica de ansiedad, aunque la tenga; o, si alguien sufre crisis de ansiedad cuando se acerca a centros comerciales, se le diagnostica trastorno de angustia con agorafobia y no de fobia a los centros comerciales.

Como puede observarse, el hecho de poder clasificar las enfermedades mentales tiene importantes ventajas de cara a la organización de la información, así como respecto a la conceptualización, el razonamiento y la universalización de los resultados. Sin embargo, no todo son ventajas. Existe el riesgo de convertir la clasificación en exclusivo objeto de estudio, olvidando el enfermar de los pacientes. Siempre hay que recordar que se diagnostican y clasifican enfermedades, no personas. Las clasificaciones pueden inducir a pensar que lo importante es que los pacientes cumplan con los criterios operativos o incluso que la detección de un determinado patrón sintomático es un medio para comprender lo que le ocurre al sujeto, lo que pocas veces es cierto. Una clasificación demasiado cerrada, con los conceptos muy definidos, limita mucho la capacidad de aprender lo nuevo, lo que está fuera de la clasificación, aquello que requiere una cierta dosis de creatividad e innovación. En este sentido, al ir a establecer un plan terapéutico, conviene no perder de vista al paciente y no solo fijarse en la enfermedad que padece.

CLASIFICACIONES BÁSICAS FRENTE A CLASIFICACIONES ACTUALES

Las enfermedades pueden clasificarse de muy diversas formas y con un mayor o menor nivel de precisión, en contraposición a la generalización.

Una clasificación básica de los trastornos mentales podría ser la siguiente:

- **Reacciones adaptativas**:
  - Son las reacciones emocionales que tiene el individuo sano ante los acontecimientos de la vida diaria.
  - Se encuentran a medio camino entre la salud y la enfermedad.
  - El impacto emocional de los acontecimientos de la realidad externa en el individuo viene mediado de alguna forma por:
    - El acontecimiento en sí, que puede ser más o menos impactante.
    - Las características del sujeto.
    - El momento en el que el sujeto se encuentra.

- Así, se hablaría de personas más o menos impresionables y de momentos personales o circunstancias en las que la misma persona es más o menos vulnerable al impacto.
- **Trastornos de la personalidad**:
  - Son patrones de conducta estables en el tiempo que dificultan la adecuada adaptación del individuo a su entorno y le producen malestar a él y/o a los demás.
  - Frecuentemente, predisponen para padecer otros trastornos mentales.
- **Neurosis**:
  - Cuadros clínicos en los que predominan las reacciones de ansiedad en diferentes manifestaciones.
  - Característicamente, el individuo mantiene un adecuado contacto con la realidad, que percibe e interpreta de forma suficientemente apropiada, aunque sufriendo mucho.
  - Incluyen los trastornos de ansiedad, las fobias, el trastorno obsesivo-compulsivo y otros.
- **Psicosis**:
  - Se caracterizan por una pérdida de contacto con la realidad.
  - Pueden aparecer alteraciones de la percepción (alucinaciones) e interpretaciones erróneas de la realidad (delirios), de las que es difícil que el paciente pueda salir por sí mismo.
  - Incluirían las esquizofrenias, los desarrollos paranoides y las psicosis afectivas, como la manía o la depresión delirante.
- **Estados límites**:
  - Se encuentran a medio camino entre lo psicótico y lo neurótico.
  - Algunos autores, como Kernberg, incluyen no solo el trastorno de la personalidad límite, sino también las dependencias, los trastornos de la conducta alimentaria, los trastornos narcisistas y las somatizaciones graves.
- **Deficiencias y deterioros cognitivos**:
  - Disfunciones cognitivas de base orgánica, ya sean congénitas o adquiridas.
  - Corresponderían a insuficiencias cerebrales más que a trastornos mentales propiamente dichos.

Clasificaciones actuales

Como se ha explicado, las clasificaciones actuales más comúnmente utilizadas son la CIE-11 y el DSM-5-TR.

CIE-11

La CIE es la clasificación más utilizada si se considera el conjunto de los sistemas sanitarios. Se usa de forma multidisciplinar. Fue concebida inicialmente para codificar las causas de mortalidad; posteriormente, se amplió para codificar diagnósticos hospitalarios y morbilidad atendida ambulatoriamente. Dado que comprende un extenso abanico de diagnósticos posibles, muchos de ellos poco frecuentes en atención primaria, han ido surgiendo nuevas clasificaciones compatibles con CIE, pero adaptadas al primer nivel asistencial, entre las que destaca la Clasificación Internacional de la Atención Primaria, que permite la integración completa del proceso asistencial (motivo de consulta, diagnóstico del problema de salud, proceso clínico y proceso administrativo).

La primera edición de la clasificación internacional, conocida como Lista Internacional de Causas de Muerte, fue adoptada por el Instituto Internacional de Estadística en 1893. Desde entonces, se han publicado una serie de revisiones para reflejar los avances en la salud y la ciencia médica a lo largo del tiempo. La CIE se utiliza en más de 150 países de todo el mundo y se ha traducido a más de 40 idiomas. Dada la necesidad de registros e informes cada vez más detallados, sus versiones han ido incorporando una serie de modificaciones clínicas o adaptaciones de especialidades.

La CIE-11 fue adoptada por la 72ª Asamblea Mundial de la Salud, de 2019, y entró en vigor el 1 de enero de 2022. En su largo proceso de construcción, de más de 25 años, participaron más de 300 especialistas de 55 países, organizados en 30 grupos de trabajo principales. La CIE-11 fue diseñada para ser utilizada en distintas áreas de la salud y campos anexos, por lo que es fácil de usar, tiene un lenguaje claro y permite la toma de decisiones.

La elaboración del capítulo sobre trastornos mentales y del comportamiento de la CIE-11 estuvo a cargo del Departamento de Salud Mental de la Organización Mundial de la Salud, que supervisó que los cambios de los criterios diagnósticos se realizaran a través de un proceso multidisciplinario, transparente, multilingüe y libre de potenciales conflictos de intereses. Se llevó a cabo un programa exhaustivo y sistemático de estudios de campo en diferentes escenarios clínicos, geográficos y económicos, que evaluaron la fiabilidad de los criterios diagnósticos de los trastornos mentales. Uno de los principales cambios en el diagnóstico de la CIE-11 es que se evitan los umbrales arbitrarios y los requisitos precisos relacionados con los números de síntomas y su duración.

La CIE es la clasificación internacional uniforme de epidemiologías y gestión de los sistemas de salud para analizar la situación general de la salud de los grupos de población, la supervisión de la incidencia y el predominio de enfermedades y otros problemas de salud. El clasificador contiene alrededor de 55.000 códigos. Su estructura se basa en cinco niveles de agregación: capítulos (26), bloques homogéneos, categorías, subcategorías y subclasificaciones complementarias. Entre los capítulos, se incluyen las enfermedades infecciosas, las neoplasias, las enfermedades de la sangre, del sistema inmunitario, endocrinas, mentales, del ciclo vigilia-sueño, del sistema nervioso, del aparato visual, del oído, del sistema circulatorio, del aparato digestivo, de la piel, del sistema musculoesquelético, del aparato genitourinario, de la salud sexual y del embarazo, parto y puerperio, así como anomalías prenatales y perinatales y traumatismos. Finalmente, hay un capítulo llamado «Código Z», dedicado a factores que influyen en el estado de salud y en el contacto con los servicios de salud. Incluye problemas relacionados con el ambiente social (vivir solo, exclusión y rechazo social, etc.), con el grupo de apoyo (ruptura familiar por separación o divorcio, etc.) o con el estilo de vida (jugador, conducta sexual de alto riesgo, etcétera).

Los códigos de la CIE-11 son alfanuméricos; van de 1A00.00 a ZZ9Z.ZZ. Los capítulos se indican mediante el primer carácter. Por ejemplo, 1A00 es un código incluido en el capítulo 1, y BA00 es un código incluido en el capítulo 11. Posteriormente, se va concretando la categoría.

Como ejemplo, en el código ED1E.EE:

- E corresponde a un número base 34 (0-9 y A-Z; excluyendo O, I).
- D corresponde al número base 24 (A-Z; excluyendo O, I).
- 1 corresponde a los enteros de base 10 (0-9).
- La primera E comienza con 1 y se asigna para el capítulo (es decir, 1 es para el primer capítulo; 2 para el segundo, etc.; A es para el capítulo 10, etcétera).

La letra terminal Y está reservada para la categoría residual *otra especificada* y para la categoría residual *sin especificación*, la letra terminal Z.

DSM-5-TR

El American Psychiatric Association Committee on Nomenclature and Statistics desarrolló una variante de la CIE-6, publicada en 1952, como primera edición del *Manual diagnóstico y estadístico de los trastornos mentales*. Esta primera edición nació con un interés más estadístico que clínico, pero poco a poco fue haciéndose un lugar también en la práctica clínica y fue extendiéndose desde Nueva York al resto del mundo. La última edición, denominada DSM-5-TR, incluyó una serie de cambios respecto de otras ediciones previas, aunque mantuvo la estructura diagnóstica basada en criterios operativos. La descripción de los trastornos está muy orientada a la formulación clínica del caso, de forma que se especifican los posibles factores predisponentes, precipitantes, de cronificación o protectores. En cada trastorno, se señala la existencia de subtipos o especificadores de gravedad o de curso.

Teniendo en cuenta las críticas que se habían realizado a la estructura categorial de ciertas clasificaciones, como el DSM-III y el DSM-IV, en esta quinta versión revisada se introdujo una aproximación más dimensional al diagnóstico, de forma que en algunos apartados se introduce el término *espectro* para caracterizar un grupo de trastornos que comparten importantes áreas de solapamiento. El DSM-5-TR se ha organizado sobre las consideraciones de que los trastornos pueden aparecer en edades tempranas del desarrollo o a lo largo de la vida (**Tabla 3-1**). De ahí que el manual comience con la descripción de los que aparecen en los primeros años de vida (trastornos del neurodesarrollo), continúe por los más frecuentes de la adolescencia o del adulto joven, y finalice con la descripción de los trastornos más relevantes del adulto (relacionados con aspectos emocionales —ansiedad y depresión—, con síntomas físicos, con dificultades en el control de la conducta, abuso de sustancias) y del anciano (trastornos caracterizados por alteraciones neurocognitivas). Dentro de cada epígrafe también adopta esa perspectiva de ciclo vital. Así, por ejemplo, cuando se abordan los trastornos de la conducta alimentaria, se incluyen inicialmente los que pueden aparecer en la edad infantojuvenil (por ejemplo, la rumiación) y se va dando paso a los que surgen en edades posteriores (como la anorexia o la bulimia nerviosa).

Esta clasificación presta una especial atención a las diferencias clínicas basadas en el género, así como a la formulación cultural de los casos. En cada apartado, se incluyen dos categorías diagnósticas que recogen presentaciones clínicas

Tabla 3-1. Clasificación de los trastornos mentales en CIE-11 y en DSM-5-TR

CIE-11	DSM-5-TR
• Trastornos del neurodesarrollo	• Trastornos del neurodesarrollo
• Esquizofrenia u otros trastornos psicóticos primarios	• Trastornos del espectro de la esquizofrenia y otros trastornos psicóticos
• Catatonía	• Trastorno bipolar y los relacionados con el trastorno bipolar
• Trastornos del estado de ánimo	• Trastornos depresivos
• Trastornos de ansiedad o relacionados con el miedo	• Trastornos de ansiedad
• Trastornos obsesivo-compulsivos y otros trastornos relacionados	• Trastorno obsesivo-compulsivo
• Trastornos específicamente asociados con el estrés	• Trastornos relacionados con el estrés y el trauma
• Trastornos disociativos	• Trastornos disociativos
• Trastornos del comportamiento alimentario	• Trastornos relacionados con la somatización
• Trastorno de eliminación	• Trastornos de la alimentación
• Trastornos de distrés corporal o de la experiencia corporal	• Trastornos de la eliminación (enuresis, encopresis)
• Trastornos debidos al consumo de sustancias o a comportamientos adictivos	• Trastornos relacionados con el sueño y el despertar
• Trastornos del control de los impulsos	• Disfunciones sexuales
• Trastornos de comportamiento disruptivo y disocial	• Disforia de género
• Trastornos de la personalidad y rasgos relacionados	• Trastornos del control de los impulsos, conducta disruptiva y otras alteraciones de conducta
• Trastornos parafílicos	• Trastornos relacionados con las sustancias y otras adicciones
• Trastornos facticios	• Trastornos neurocognitivos
• Trastornos neurocognitivos	• Trastornos de la personalidad
• Trastornos mentales o del comportamiento asociados con el embarazo, el parto o el puerperio	• Parafilias
• Factores psicológicos o del comportamiento que afectan a enfermedades o trastornos clasificados en otra parte	• Trastornos relacionados con el movimiento inducidos por la medicación y otros efectos secundarios
• Síndromes secundarios mentales o del comportamiento asociados con enfermedades o trastornos clasificados en otra parte	• Otras condiciones que pueden ser objeto de atención clínica
• Trastornos del ciclo del sueño y la vigilia	
• Disfunciones sexuales	
• Discordancia de género	
• Otros trastornos mentales, del comportamiento o del neurodesarrollo especificados	
• Trastornos mentales, del comportamiento o del neurodesarrollo, sin especificación	

Adaptada de: Organización Mundial de la Salud. *Clasificación Internacional de Enfermedades*. 11ª ed. (CIE-11); American Psychiatric Association. *Guía de Consulta de los Criterios Diagnósticos del DSM-5-TR*. 5ª ed. Madrid: Editorial Médica Panamericana; 2023.

el sistema multiaxial de clasificación, subyace un planteamiento que también presta atención a la *influencia de factores psicosociales* (se recomienda utilizar los denominados *códigos Z* incluidos en la CIE-11) y a la *discapacidad* provocada por el trastorno mental (se recomienda utilizar la escala de discapacidad de la Organización Mundial de la Salud).

El DSM-5-TR está destinado a ser la principal referencia en investigación en salud mental, al igual que lo fueron sus antecesores. Su utilización favorece la homogenización de los diagnósticos y, por tanto, la comparación de estudios internacionales.

El DSM-5-TR es la primera revisión publicada del DSM-5 desde su publicación original en 2013. Su objetivo principal, al igual que lo fue el de la revisión del DSM-IV [DSM-IV-TR], es actualizar exhaustivamente el texto descriptivo que se proporciona para cada trastorno en el manual sobre la base de las revisiones de la literatura médica aparecidas desde el lanzamiento de la versión anterior. Existen una serie de cambios y mejoras significativas en esta revisión, que son de interés para los médicos en ejercicio y los investigadores.

Si bien la mayoría de los cambios instituidos desde la publicación del DSM-5 e incluidos en esta revisión del texto involucran modificaciones relativamente menores y sirven para corregir errores, aclarar ambigüedades o resolver inconsistencias entre los criterios de diagnóstico y el texto, algunos son lo suficientemente significativos como para tener un impacto en práctica clínica.

Los principales cambios en el DSM-5-TR, subdivididos en cuatro categorías, son los siguientes:

- Adición de entidades diagnósticas y códigos de síntomas:
  - Trastorno de duelo prolongado.
  - Trastorno del estado de ánimo no especificado.
  - Trastorno neurocognitivo leve inducido por estimulantes.
  - Conducta suicida y/o autolesiones suicidas.
- Cambios en los criterios de diagnóstico o definiciones de especificadores:
  - En el trastorno del espectro autista.
  - Cambios en los especificadores de gravedad para el episodio maníaco.
  - Adición de especificadores de curso para el trastorno adaptativo.
  - Cambios en los criterios para el *delirium*.
- Terminología actualizada (antipsicóticos, trastorno del desarrollo intelectual, síndrome neurológico funcional o género experimentado).
- Actualizaciones completas del texto desde visiones transversales de sexo y género; cultura y suicidio.

DIFICULTAD DEL DIAGNÓSTICO PSIQUIÁTRICO

El proceso diagnóstico en psiquiatría es, en resumen, similar al que se realiza en cualquier otra especialidad médica. Aquellas clásicas preguntas («¿qué le ocurre?», «¿desde cuándo?» y «¿a qué lo atribuye?») siguen conservando su vigencia también en psiquiatría. Y también en psiquiatría, el pilar fundamental es la entrevista clínica, con un nivel de estructuración suficiente pero no excesivo, para lograr validez sin dejar fuera la individualidad. Tras esta primera aproximación al paciente, todo clínico suele barajar algunas alternativas o hipótesis de lo que le puede estar ocurriendo

particulares bajo la denominación *otro trastorno específico* o *trastorno inespecífico*. Será el clínico quien decida la mejor opción clasificatoria. Aunque en esta versión ha desaparecido

a su paciente, por lo que intentará confirmarlas mediante preguntas dirigidas y pruebas complementarias (pruebas neuropsicológicas, determinaciones biológicas, técnicas de neurofisiología o de neuroimagen).

 Una vez que se ha determinado el trastorno mental, puede ser útil establecer las hipótesis explicativas (psicológicas, fenomenológicas, biológicas o ambientales) e incluso tratar de encontrar un diagnóstico etiológico antes de diseñar el plan terapéutico, que, en este caso, puede incluir un tratamiento farmacológico, psicoterapéutico o rehabilitador, en función del diagnóstico realizado y del paciente que lo padece.

El problema de los diagnósticos psiquiátricos, de la manera en que se recogen en las clasificaciones CIE-11 y DSM-5-TR, es que distan bastante del modelo médico habitual (**Tabla 3-2**).

Básicamente, la CIE-11 y el DSM-5-TR utilizan una aproximación descriptiva de los cuadros clínicos en la que no suele haber una jerarquía de síntomas; se utiliza más de una variable para la clasificación (aproximación politética). Incluso, en ocasiones, todos los síntomas tienen el mismo valor. Esto puede relegar al clínico al papel de mero notario, que únicamente debe registrar los síntomas necesarios para cumplir tal o cual diagnóstico. Por el contrario, el modelo médico tiene una base etiopatogénica, jerarquiza los síntomas entre primarios y secundarios, y el clínico es quien determina si la magnitud de los síntomas y sus repercusiones

Tabla 3-2. Diferencias entre el modelo de clasificación asumido en las clasificaciones psiquiátricas (CIE-11 y DSM-5-TR) y el modelo clásico

Modelo CIE-11 y DSM-5-TR	Modelo médico clásico
Aproximación descriptiva a la entidad (lista de síntomas-conductas)	Aproximación etiopatogénica (síndrome)
Diagnóstico basado en el cumplimiento de criterios operativos	Diagnóstico basado en la subjetividad del clínico sobre si el sujeto se acerca o no al ideal tipológico
Falta de ordenación jerárquica de los síntomas	Diferenciación entre síntomas primarios y secundarios
Uso de criterios politéticos con umbrales diagnósticos cuantitativos (ningún síntoma es presentado por todos los de una clase)	Jerarquización de síntomas

Adaptada de: Organización Mundial de la Salud. Clasificación Internacional de Enfermedades. 11ª ed. (CIE-11); American Psychiatric Association. *Guía de Consulta de los Criterios Diagnósticos del DSM-5-TR*. 5ª ed. Madrid: Editorial Médica Panamericana; 2023.

configuran una entidad clínica merecedora de diagnóstico o no.

Finalmente, uno de los principales riesgos de clasificaciones como la del sistema DSM-5-TR es que pueden generar una excesiva medicalización de conductas que no son claramente enfermedades.

PUNTOS CLAVE

- Las clasificaciones en psiquiatría constituyen una herramienta clínica y científica que sirve para ordenar el conocimiento que se tiene de las enfermedades.
- Las clasificaciones utilizadas en la práctica habitual suelen ser categoriales, de forma que, para recibir un determinado diagnóstico, los pacientes tienen que cumplir con una serie de criterios.

- Las clasificaciones internacionales más ampliamente extendidas son la CIE-11, de la Organización Mundial de la Salud, y el DSM-5-TR, de la American Psychiatric Association.
- Los criterios que aparecen tanto en la CIE-11 como en el DSM-5-TR no deben convertirse en la herramienta diagnóstica del médico, ya que la historia clínica sigue siendo imprescindible en el diagnóstico.

BIBLIOGRAFÍA

American Psychiatric Association. Guía de Consulta de los Criterios Diagnósticos del DSM-5-TR. 5ª ed. Madrid: Editorial Médica Panamericana; 2023.

Lledó Sandoval JL. La exploración psicodinámica en salud mental. Alicante: Ed. ECU; 2009.

Martín Zurro A, Cano Pérez JF. Atención primaria: conceptos, organización y práctica clínica. 5ª ed. Madrid: Elsevier; 2003.

Organización Mundial de la Salud. Clasificación Internacional de Enfermedades. 11ª ed. (CIE-11). [Internet]. Ginebra: Organización Mundial de la Salud; 2023 [consulta el 16 de marzo de 2024]. Disponible en: https://icd.who.int/browse11/l-m/es

Regier DA, Narrow WE, First MB, Marshall T. The APA classification of mental disorders: future perspectives. Psychopathology. 2002;35(2-3):166-70.

La entrevista psiquiátrica, la historia clínica y la exploración del estado mental

4

D. J. Palao Vidal y M. Cavero Álvarez

 OBJETIVOS

- Conocer las características específicas de la entrevista clínica psiquiátrica y las diferencias con la entrevista médica general.
- Comprender los componentes de la historia clínica psiquiátrica: la anamnesis y los principales hallazgos psicopatológicos de la exploración del estado mental.
- Aplicar el diagnóstico psiquiátrico sindrómico.
- Conocer algunos ejemplos de entrevistas estructuradas de diagnóstico psiquiátrico.

INTRODUCCIÓN

La entrevista clínica es el instrumento esencial de la práctica psiquiátrica. El principal objetivo de la entrevista es obtener la información precisa para realizar un diagnóstico psiquiátrico válido basado en criterios operativos. A diferencia de la entrevista médica, la entrevista psiquiátrica no es solo el preámbulo de la exploración física o de las pruebas complementarias. El establecimiento de una relación interpersonal adecuada está estrechamente ligado a la obtención de información fiable que permita establecer el diagnóstico y, además, hacer una predicción del curso del trastorno mental y de su pronóstico. Además, hay que destacar el hecho de que todas las intervenciones terapéuticas se realizan en el marco de la entrevista clínica. El desarrollo de la psiquiatría en las últimas décadas y de los sistemas operativos de diagnóstico (DSM-5-TR y CIE-11) ha determinado un cambio en el estilo tradicional de la entrevista, que dejó de estar orientada al *insight* y de basarse en la interpretación subjetiva y en la intuición del entrevistador. La entrevista psiquiátrica actual se sustenta en la descripción e identificación fenomenológica de los síntomas y signos psicopatológicos y en la descripción de su evolución temporal con el objetivo de conseguir mayor objetividad y fiabilidad en el diagnóstico. Este diagnóstico está asociado a un pronóstico determinado y facilita la selección del tratamiento que, experimentalmente, ha demostrado ser más efectivo. Algunos elementos de la entrevista orientada al *insight* pueden resultar muy útiles para la comprensión de la personalidad del paciente y de sus conflictos vitales, pero en el entorno clínico la entrevista orientada a los síntomas es esencialmente pragmática y facilita la aplicación de intervenciones basadas en los resultados de la investigación.

El gran avance de las neurociencias y los espectaculares resultados de las técnicas de neuroimagen, biología molecular y genética hacen posible un conocimiento cada vez más preciso del funcionamiento cerebral y de las alteraciones neurobiológicas subyacentes a los trastornos psiquiátricos. Sin embargo, este conocimiento sigue siendo insuficiente para conocer las causas de la mayoría de los trastornos y, por el momento, no se dispone de biomarcadores robustos con valor diagnóstico o pronóstico. La ausencia de elementos de validación externa (pruebas de laboratorio, neuroimagen, genética, etc.) hace que la calidad del diagnóstico y de todas las intervenciones clínicas que dependen de él se basen en la pericia y en los conocimientos del clínico que realiza la entrevista. Por este motivo, la entrevista clínica del paciente psiquiátrico sigue siendo esencial en la práctica asistencial actual y es imprescindible en la formación clínica: es el instrumento esencial para asegurar la fiabilidad y estabilidad en el diagnóstico. La información obtenida a través de la entrevista clínica psiquiátrica se registra en la *historia clínica,* que tiene dos componentes básicos: la *anamnesis* y la *exploración psicopatológica o del estado mental.*

 La entrevista clínica psiquiátrica es el instrumento esencial en la práctica psiquiátrica y facilita la obtención de un diagnóstico fiable basado en criterios operativos. Conduce a la exploración y registro en la *historia clínica* de la *anamnesis general,* e incluye específicamente la *exploración psicopatológica,* que permite la descripción e identificación fenomenológica y evolutiva de los síntomas y signos psicopatológicos presentes en el momento actual.

HISTORIA CLÍNICA Y ANAMNESIS PSIQUIÁTRICA

La historia clínica psiquiátrica es el registro de la información obtenida a través de la entrevista clínica o de cualquier otra fuente y comparte la misma estructura básica que la médica, aunque con algunas diferencias importantes. Las competencias y habilidades adquiridas para realizar una entrevista médica son aplicables a la entrevista psiquiátrica. La anamnesis psiquiátrica incluye, sin embargo, algunos elementos diferenciales importantes: los rasgos de personalidad del paciente, la exploración del entorno, la competencia funcional actual en aspectos relevantes de su vida, la red de apoyo social y familiar, la identificación de las personas más relevantes y los tipos de relaciones, así como las estrategias de afrontamiento desplegadas en situaciones adversas en el pasado. Toda la información recogida con la anamnesis psiquiátrica debe estar organizada cronológicamente en relación con el motivo de consulta y, además, con la historia personal a lo largo de toda su vida, con el objetivo final de obtener un conocimiento multidimensional y completo del paciente y de sus circunstancias. En definitiva, la entrevista no solo pretende obtener un diagnóstico específico y orientar el tratamiento, sino hacerlo comprendiendo al paciente en el contexto social, familiar y cultural en el que se desenvuelve.

Han de tenerse en cuenta los elementos básicos que debe contener la historia clínica psiquiátrica (**Tabla 4-1**). No es preciso seguir un orden rígido en el desarrollo de la entrevista, pero, en la mayoría de los casos, es mejor comenzar por el motivo principal de consulta para establecer desde el primer momento una relación empática y de confianza y responder a las necesidades que motivan la asistencia. Toda la información y los elementos registrados en la historia clínica deben sustentar el diagnóstico basado en criterios operativos y han de orientar el plan terapéutico.

Una gran parte de los elementos de la historia clínica psiquiátrica obtenidos en la entrevista clínica son coincidentes con los de la médica. Las diferencias fundamentales son:
- El propio marco relacional de la entrevista, que debe facilitar la comunicación de las emociones y los problemas íntimos del paciente.
- La importancia de las relaciones interpersonales del paciente, el conocimiento de su entorno familiar y social.
- La descripción del desempeño funcional en áreas relevantes y su capacidad de adaptación en las diferentes etapas y ante acontecimientos relevantes de su vida.
- La exploración del estado mental o psicopatológica.

Contexto general de la entrevista clínica

La entrevista clínica tiene lugar en un contexto y en unas circunstancias específicas que deben tenerse en cuenta para adaptar la técnica y conseguir los mejores resultados. La entrevista psiquiátrica orientada a los síntomas se realiza generalmente con un formato abierto (sin guion de preguntas); su duración aproximada es de 30 minutos a 1 hora. Requiere que el entrevistador adquiera competencias expertas mediante un entrenamiento supervisado adecuado. Puede apoyarse en la utilización de instrumentos de entrevista estandarizados y validados, que mejoran sustancialmente la fiabilidad del diagnóstico psiquiátrico en la investigación clínica y epidemiológica y, en algunos casos, son de gran utilidad en la formación

Tabla 4-1. Elementos básicos de la historia clínica psiquiátrica	
1	Datos identificatorios y sociodemográficos básicos. Genograma. Relaciones sociales relevantes. Apoyo sociofamiliar
2	Principal motivo de consulta
3	Historia del trastorno actual, ordenada cronológicamente. Factores precipitantes y asociados al problema. Repercusión funcional en áreas familiar, social y laboral
4	Antecedentes psiquiátricos y médico-quirúrgicos. Tratamientos anteriores, hospitalizaciones e intentos de suicidio
5	Antecedentes psiquiátricos familiares
6	Datos biográficos explorados de acuerdo con la edad del paciente
7	Exploración psicopatológica: el estado mental del paciente
8	Exploraciones complementarias: física, neurológica, pruebas analíticas orientadas, exploraciones de neuroimagen, exploraciones neurofisiológicas, exploración neurocognitiva, otras pruebas psicométricas
9	Orientación diagnóstica (CIE-11)
10	Plan terapéutico
11	Evolución
12	Informes

clínica (por ejemplo, la Entrevista Neuropsiquiátrica Internacional Reducida [MINI por las siglas de *Mini-International Neuropsychiatric Interview*]).

Antes de entrar a considerar con más detalle los contenidos de la historia clínica y el proceso de anamnesis psiquiátrica, hay que tener en cuenta los siguientes factores generales para la realización de una entrevista de calidad: *a)* consideraciones del entorno (*setting*); *b)* establecimiento de una relación interpersonal adecuada (*rapport*), y *c)* conducción técnica de la entrevista.

Entorno (setting)

La evaluación psiquiátrica debe distinguir desde el principio, si se realiza en urgencias, en una unidad de hospitalización o en una consulta ambulatoria pública o privada porque son escenarios muy distintos. Los objetivos de la exploración varían en el entorno de urgencias, con menor intimidad, síntomas más agudos e intensos, posible involuntariedad y potenciales riesgos de seguridad. En cambio, en la consulta psiquiátrica ambulatoria se dispone generalmente de un entorno más confortable y de más tiempo de exploración. En todo caso, hay aspectos comunes esenciales que configuran un entorno adecuado: privacidad, seguridad, ausencia de interrupciones, iluminación adecuada, etc. La seguridad no solo se consigue comprobando que no haya objetos potencialmente peligrosos accesibles, sino estableciendo tanto protocolos de alarma que permitan la intervención del personal de seguridad y/o del equipo como vías de escape. Los sistemas de videovigilancia continua se han convertido en un medio de seguridad pasiva muy común en entornos hospitalarios.

Actualmente se ha producido una amplia difusión de las consultas telemáticas (telefónicas o videoconsultas). En este sentido, conviene asegurar:

- Que las condiciones de privacidad y confidencialidad sean homologables a las de la entrevista presencial (por ejemplo, acordando quién está presente y si se puede grabar).
- Que la calidad de la entrevista no se vea comprometida por las limitaciones en la comunicación (especialmente no verbal) o el acceso a información relevante. En este sentido, las videoconsultas son más adecuadas para el seguimiento de pacientes conocidos y no son recomendables para la realización de primeras visitas.

Establecimiento de una relación interpersonal adecuada (rapport)

El primer objetivo de la entrevista debe ser el establecimiento de una relación adecuada y de confianza. El paciente debe alcanzar durante los minutos iniciales un *clima de seguridad y confianza* suficientes como para explicar abiertamente sus problemas más íntimos o los síntomas, de los que puede sentirse incluso avergonzado. La *actitud respetuosa y cálida* del entrevistador debe presidir la relación desde el principio, independientemente de las circunstancias y del estado clínico.

Debe transmitirse un interés sincero y auténtico por los problemas que expresa el paciente, y se ha de responder empáticamente a cualquier expresión emocional de su relato. La impresión de autenticidad puede lograrse manteniendo inicialmente una actitud abierta y espontánea, evitando las preguntas rígidas y permitiendo su expresión libre (por ejemplo, dejándole hablar 5 minutos cuando responda a una pregunta abierta: «¿Cómo se encuentra?», «¿qué motivos le han traído a la consulta?»). Este tipo de preguntas abiertas, que dejan total libertad al entrevistado, proporcionan una información más fiable. Las preguntas cerradas son más eficaces para obtener información precisa y concreta sobre la presencia o ausencia de síntomas esenciales para el diagnóstico psiquiátrico y si dichos síntomas cumplen o no con los criterios operativos.

Es importante delimitar los objetivos de la entrevista en algún momento a solas con el paciente y facilitar que se desenvuelva de forma mutuamente comprensible y satisfactoria. La relación de confianza establecida no puede comprometerse hablando con acompañantes sin el acuerdo del sujeto o imponiendo la presencia de observadores en formación si este lo rechaza.

Conducción técnica de la entrevista

Una de las técnicas más potentes para lograr una buena relación entre el entrevistador y el paciente consiste en explorar con esmero las áreas con connotaciones emocionales de mayor interés y, sobre todo, en contestar adecuadamente a las respuestas emocionales que se producen espontáneamente durante la entrevista (**Tabla 4-2**).

El primer paso consiste en escuchar con atención, observar la conducta no verbal del paciente y establecer, si es posible, un contacto ocular adecuado. Descubrir y reaccionar de forma ágil a sus reacciones emocionales en algún punto de su relato constituye un potente método de empatía (por ejemplo, decir:

Tabla 4-2. Conducción técnica de la entrevista
1   Facilitar un ambiente tranquilo, cómodo y confortable en el que observar la conducta del paciente
2   Asegurar en todo momento que la entrevista se desarrolla en condiciones de seguridad para el paciente y el entrevistador
3   Explorar las emociones del paciente y responder empáticamente
4   Analizar el nivel de comprensión y de conciencia de trastorno del paciente
5   Mostrarse experto: realizar preguntas adecuadas y proporcionar información contextualizada del problema
6   Establecer autoridad: explicitar la responsabilidad y el compromiso con el paciente
7   Adaptación del rol del entrevistador a la situación: • Escucha empática • Actitud experta • Muestra de autoridad • Competencia y compromiso para ayudar
8   Analizar el rol del paciente: • El que espera una atención experta y adecuada de su enfermedad • El *sufridor* que espera una implicación emocional inadecuada • El que espera una atención privilegiada en todo momento
9   Adaptar los límites de la entrevista al rol identificado del paciente, logrando que sea mutuamente satisfactoria y alcance los objetivos esperados por ambas partes

«Parece que este tema le angustia mucho» al observar una expresión emocional con un tema). La toma de notas clínicas no es, en sí misma, una falta de atención si se mantiene un nivel de comunicación adecuado, pero se interrumpirá si se detecta que interfiere en la entrevista.

Algunos tipos de preguntas son especialmente útiles:

- Preguntas abiertas con respuestas extensas que facilitan la expresión de emociones (por ejemplo, «¿qué quiere decir cuando se refiere a que está deprimido?»).
- Preguntas cerradas (por ejemplo, «¿se ha provocado vómitos?»).
- Repetir las últimas palabras de la respuesta propiciando una explicación más extensa (por ejemplo, «así que no pudo dormir en toda la semana»).

Este tipo de preguntas contribuyen a estructurar el discurso del paciente, clarificando la intensidad o extensión de los síntomas con rapidez mediante preguntas cerradas, o permitiendo explorar nuevas áreas y emociones con preguntas abiertas. Se deben evitar las preguntas confusas, dobles o las que inducen las respuestas como un catálogo cerrado. Mostrar asombro ante las respuestas y realizar preguntas extemporáneas, que demuestran falta de atención, puede impedir que se alcancen los objetivos planteados. Los consejos precipitados y los juicios de valor tampoco contribuyen a crear un clima de confianza. Aunque se debe contar con un entorno adecuado de entrevista, cualquier lugar puede serlo si la pericia del entrevistador consigue alcanzar los pensamientos y las emociones del paciente de forma confiable.

Apartados relevantes de la historia clínica y de la anamnesis psiquiátrica

La historia clínica es el documento en el que se registra la información relevante para el diagnóstico y el tratamiento del paciente a lo largo de su vida (v. Tabla 4-1). Actualmente, el formato electrónico permite un registro detallado y legible de toda la información; además, su gran accesibilidad facilita la comunicación entre todos los miembros del equipo multidisciplinar. La información de salud de la historia clínica es muy sensible y tiene la máxima protección legal y garantía de confidencialidad. La gran accesibilidad de la historia clínica determina que todo lo que se incluya en ella sea claro, técnicamente preciso y respetuoso con los valores y la cultura del paciente. La historia clínica debe contener el registro completo de la atención del paciente a lo largo del tiempo: las acciones de exploración y diagnóstico, todas las actuaciones terapéuticas y sus resultados, así como los efectos adversos leves o graves.

Datos de filiación

Es conveniente completarlos al inicio de la entrevista. Se han de recoger de forma explícita el nombre completo, la edad, el sexo y el género, el domicilio de residencia, la lengua materna, el estado civil y el entorno de convivencia (pareja, número de hijos, padres, etc.), el nivel educativo, las creencias religiosas, la profesión y, muy especialmente, la situación laboral actual (activo, incapacidad, jubilación) y el estatus socioeconómico. Estos datos permiten hacerse una idea rápida del entorno del paciente, de sus recursos personales y del apoyo social y familiar con el que cuenta para afrontar el trastorno que se está explorando. Además, permiten planificar la exploración más exhaustiva de otros componentes de anamnesis.

Principal motivo de consulta

Es importante registrarlo expresamente al inicio de la entrevista (incluso puede registrarse con las propias palabras del paciente). Suele corresponderse con la queja principal. En este momento se puede identificar algún indicio del conocimiento del paciente sobre su trastorno, especialmente si ha sido inducido a consultar y no tiene una conciencia explícita del trastorno que padece. En este caso, será un objetivo importante tratar de mejorar el autoconocimiento del sujeto durante toda la entrevista para lograr una cooperación muy deseable en el seguimiento terapéutico y en los autocuidados.

Historia del trastorno actual

Debe ordenarse cronológicamente la historia de los síntomas que manifiesta el paciente: cuándo y cómo aparecieron y la evolución en las últimas semanas hasta alcanzar la situación actual. En este apartado, también se debe interrogar por cualquier circunstancia o acontecimiento relevante que se asocien temporalmente con la aparición, el mantenimiento o la evolución de los síntomas hasta el momento presente. La circunstancia más común entre los pacientes con antecedentes psiquiátricos es el abandono voluntario del tratamiento psicofarmacológico y su asociación con una recurrencia del trastorno. Hay que identificar si se ha iniciado cualquier tratamiento con potenciales efectos psicoactivos o si se ha modificado sustancialmente la dosis de un tratamiento previo.

El consumo de alcohol o sustancias tóxicas con potencial adictivo debe ser explorado de forma detallada, especialmente para conocer si se asocia cronológicamente con la aparición de los síntomas, o bien se ha modificado o iniciado el consumo después del inicio del trastorno mental. Se ha de registrar qué cantidad se ha consumido, con qué frecuencia, si se ha modificado el patrón de consumo y cuándo se tomó la última dosis.

También es muy relevante determinar si la aparición de los síntomas mentales coincide temporalmente con el inicio de otros síntomas físicos, o incluso con el diagnóstico reciente de enfermedades médicas o quirúrgicas, porque podrían tener una relación causal con los síntomas psicopatológicos. Del mismo modo, conviene explorar la presencia de acontecimientos estresantes experimentados por el paciente antes del inicio del cuadro clínico y, en su caso, su repercusión emocional y funcional. Estos factores estresantes pueden ser la causa de algunos trastornos mentales (por ejemplo, trastorno por estrés postraumático) o desencadenar un episodio de enfermedad en personas vulnerables (por ejemplo, un duelo complicado que deriva en episodio depresivo).

Por último, este es el momento de detallar el impacto funcional de los síntomas en la cognición, la afectividad, las relaciones interpersonales y el control de impulsos, así como su repercusión en distintas áreas de la vida del paciente a nivel familiar, social y laboral o académico. Los síntomas que no llegan a tener un impacto relevante en la funcionalidad del paciente no forman parte de un trastorno mental y no podrán sustentar ningún diagnóstico psiquiátrico, pero sí pueden ser síntomas subsindrómicos o pródromos que pueden evolucionar hacia un trastorno en el futuro.

La determinación de una relación causal entre cualquiera de estos factores (enfermedades médicas, consumo de sustancias) y la aparición de los síntomas se demostrará con pruebas médicas complementarias o de laboratorio que permitan realizar el diagnóstico o demostrar el consumo actual de sustancias tóxicas. Pero, al igual que ocurre con los acontecimientos vitales estresantes (generalmente negativos), solo se podrá establecer una relación de causalidad si se comprueba desde el principio que se asocian temporalmente con la aparición de los síntomas, es decir, si estaban presentes antes del inicio del trastorno actual.

Las preguntas sugeridas en algunas entrevistas estructuradas (por ejemplo, la Structured Clinical Interview for DSM-5 Disorders [SCID-5]) para explorar la causalidad pueden ser muy útiles:

- Justo antes de que esto comenzara, ¿tenía usted alguna enfermedad física? ¿Qué le dijo su médico?
- Justo antes de que esto comenzara, ¿tomaba medicamentos? ¿Cambió la cantidad o la dosis que tomaba?
- Justo antes de que esto comenzara, ¿estaba usted bebiendo o consumiendo drogas?

- ¿Comenzó esto poco después de que le ocurriera algún acontecimiento estresante grave, como la muerte de un ser querido? ¿Cree usted que este acontecimiento ha tenido algo que ver con sus síntomas?

 Respecto a los síntomas psicopatológicos que motivan la consulta, hay que:

- Describirlos en orden cronológico riguroso: cuándo y cómo aparecieron, así como su evolución hasta el momento actual.
- Explorar desde el principio si hay alguna asociación temporal con:
  - La interrupción brusca de psicofármacos (por ejemplo, benzodiacepinas, con efectos inmediatos; antidepresivos o antipsicóticos, con efectos a medio o largo plazo).
  - El inicio o la modificación sustancial de fármacos con efectos psicoactivos (por ejemplo, corticoides).
  - El consumo o la abstinencia de sustancias tóxicas.
  - El inicio o exacerbación de una enfermedad (por ejemplo, un hipotiroidismo, tumores, etcétera).
  - Acontecimientos vitales estresantes.
- Explorar el impacto funcional en diversas áreas: cognición, afectividad, relaciones interpersonales y control de impulsos, así como su repercusión a nivel familiar, social y/o laboral o académico.

Antecedentes psiquiátricos y médico-quirúrgicos

Después del motivo de consulta y la historia de los síntomas, se explora de forma natural si el paciente había sufrido anteriormente síntomas similares, así como la intensidad, frecuencia, duración y los factores asociados a su aparición o agravamiento. Los diagnósticos previos, los episodios de enfermedad sufridos, las hospitalizaciones y los tratamientos recibidos y su efectividad deben registrarse por orden cronológico.

En relación con los tratamientos psicofarmacológicos, deben detallarse todos los tipos de fármacos, su dosificación, la adherencia a estos, los resultados terapéuticos y los efectos secundarios. Especialmente importante es conocer los motivos de la interrupción de tratamientos anteriores: si fue por indicación médica o abandono voluntario por ineficacia o por efectos secundarios intolerables.

Las modalidades de las intervenciones psicoterapéuticas recibidas también deben ser registradas y, en su caso, hay que indicar su duración y efectividad. No se puede olvidar la exploración de la opinión del paciente sobre cualquier tratamiento anterior, porque condicionará una nueva indicación si se quiere mantener su confianza cuando se consensúe el plan de intervención. Los antecedentes de éxito terapéutico anterior son probablemente el mejor predictor de respuesta para tratar un episodio similar.

Los detalles clínicos de los episodios más graves o relevantes y su repercusión funcional también pueden ser de gran utilidad. No se pueden olvidar los antecedentes de consumo de sustancias; la duración; las consecuencias personales, familiares y legales del consumo de tóxicos; los posibles síntomas de abstinencia, y, finalmente, los tratamientos recibidos y el grado de efectividad.

Los rasgos de personalidad disfuncional pueden evidenciarse a lo largo de toda la entrevista, pero se requerirá de información longitudinal, y en muchos casos externa, para

confirmarlos. Un dato que tiene especial relevancia en la prevención del suicidio son los antecedentes de tentativas de suicidio. Estas son el principal factor de riesgo de la muerte por suicidio y confieren un nivel de riesgo leve durante toda la vida. El riesgo será máximo si la tentativa suicida es muy reciente, especialmente en el último mes, y habrá que tenerlo en cuenta para personalizar el plan de seguridad y el terapéutico. Debe registrarse siempre que se ha explorado el riesgo de suicidio; si no existen factores de riesgo, ha de indicarse expresamente (por ejemplo, escribiendo que no hay antecedentes de tentativas de suicidio previas).

Los problemas médicos anteriores, las intervenciones quirúrgicas, los tratamientos recibidos (actualmente y en el pasado), su eficacia y los efectos secundarios sufridos son de gran relevancia también para establecer el plan terapéutico. Algunas enfermedades médicas crónicas pueden estar mal controladas o descompensadas y tener una implicación en la aparición o el agravamiento de los síntomas actuales (por ejemplo, el hipotiroidismo y los síntomas depresivos). Hay que recordar que algunos tratamientos psicofarmacológicos se asocian a la aparición o el agravamiento de enfermedades como la obesidad, la diabetes o las enfermedades neurológicas. También se debe explorar aquí cualquier alergia o intolerancia a fármacos que pueda condicionar de forma significativa el tratamiento indicado finalmente. Además, hay que realizar un registro exhaustivo de los medicamentos no psiquiátricos, con prescripción médica o no, que el paciente esté tomado en el momento de la entrevista.

- Los antecedentes psiquiátricos han de estar ordenados cronológicamente. Se han de incluir todos los episodios de trastornos mentales sufridos, su curso evolutivo, cualquier modalidad de tratamiento psiquiátrico (psicofármacos, neuroestimulación) o psicoterapéutico recibida y sus resultados, así como el nivel asistencial en el que se realizó (ambulatorio, hospitalización).
- No se pueden olvidar la exploración y el registro detallado de los antecedentes del consumo de sustancias tóxicas y de las tentativas de suicidio si estas se han producido.

Antecedentes psiquiátricos familiares

Pueden constituir un factor de riesgo relevante por la conocida agregación familiar de trastornos mentales y adicciones y, de forma independiente, del riesgo de suicidio en caso de que familiares de primer grado hayan fallecido por suicidio. Debido al grado de desconocimiento y al estigma que acompaña a estos trastornos, es posible que el paciente no conozca los términos técnicos de los diagnósticos y que haya que explorar de forma más genérica (por ejemplo, preguntando por tratamientos, ingresos o incapacidad psiquiátricos).

Datos biográficos explorados de acuerdo con la edad del paciente

Los antecedentes evolutivos del paciente pueden ser esenciales para contextualizar los síntomas psicopatológicos que se están explorando. Permiten identificar diversos factores de riesgo de enfermedad mental que el paciente pueda haber experimentado a lo largo de su vida. El entorno familiar y social en el que pasó sus primeros años de vida, la calidad del cuidado y, sobre todo, los antecedentes de malos tratos o abusos sufridos en el entorno familiar o escolar pueden ser factores de riesgo relevantes para la aparición de trastornos mentales en la adolescencia o en la edad adulta. Este conocimiento puede ayudar a fortalecer el vínculo terapéutico, a comprender al paciente y a explicarle, con argumentos científicos, los factores de riesgo que han podido contribuir a la aparición del trastorno actual.

Se recomienda una exploración sistemática y ordenada cronológicamente:

- Antecedentes prenatales, nacimiento y primera infancia. Se buscan factores que puedan haber afectado al desarrollo cerebral (por ejemplo, la exposición de la madre a drogas durante el embarazo, complicaciones obstétricas, calidad del cuidado materno).
- Infancia y adolescencia:
  - Se registran trastornos mentales, síntomas comunes relacionados con el neurodesarrollo (por ejemplo, enuresis, encopresis, alteraciones de la psicomotricidad) y con el desarrollo emocional (como ansiedad de separación, rabietas, terrores nocturnos).
  - Es importante explorar el tipo y la calidad de las relaciones familiares con padres y hermanos, la identidad de género y el desarrollo psicosexual.
  - También es muy relevante conocer de forma breve el rendimiento escolar y la adaptación al medio en estas etapas cruciales de la vida, así como la vivencia o no de agresiones o abusos. Las vivencias traumáticas en estas etapas se han asociado a una mayor vulnerabilidad para el desarrollo de diversos trastornos mentales en la vida adulta y con el riesgo de suicidio. Los rasgos de personalidad disfuncionales pueden comenzar a hacerse evidentes a partir de la adolescencia.
- Edad adulta:
  - Se explora la vida relacional y sentimental, especialmente las parejas y posibles separaciones que haya tenido el paciente.
  - También se revisa su situación social actual, el núcleo de convivencia y las relaciones y conflictos actuales.
  - Es muy relevante explorar la vida laboral del paciente e identificar si hay conflictos o dificultades de adaptación relevantes actuales o ha habido vivencias traumáticas en algún momento.
  - Muchas veces se olvida la exploración de factores protectores, como las relaciones familiares o sociales positivas y las actividades o aficiones que constituyen un estilo de vida saludable (por ejemplo, la actividad física, la dieta y el ocio).
  - El impacto funcional de los rasgos de personalidad observados a lo largo de toda la vida es un criterio esencial para configurar un diagnóstico de trastorno de la personalidad.

En muchos casos, el conocimiento de las relaciones sociales y de la capacidad adaptativa del paciente precisa de información complementaria de otras fuentes, ya sea de los propios familiares o de documentos. El objetivo no es solo completar y contrastar la información obtenida directamente de la entrevista con el paciente, sino además ayudar a que los familiares puedan comprender también el trastorno mental y colaborar con el tratamiento y la recuperación funcional del paciente.

Exploración psicopatológica: el estado mental del paciente

Es una parte esencial de la entrevista psiquiátrica en la que se lleva a cabo un examen completo del estado mental *actual* del paciente. Este análisis debe explorar las principales dimensiones o áreas en que se descompone el funcionamiento mental y ha de identificar los fenómenos psicopatológicos anormales que ayudarán a formular la orientación diagnóstica sobre la base del conocimiento de los criterios operativos de las clasificaciones internacionales (DSM-5-TR, CIE-11).

La exploración trata de identificar:

- Signos, que son observables (por ejemplo, alteraciones psicomotoras o conductuales).
- Síntomas, fruto de la exploración y de naturaleza subjetiva, pero objetivables con la exploración experta.
- Ausencia de signos o síntomas anormales (por ejemplo, alteraciones del estado de ánimo, ideas delirantes, alucinaciones, etcétera).

Anamnesis orientada y exploraciones complementarias

En función de la información obtenida en la anamnesis y de la orientación diagnóstica inicial, se realizará un diagnóstico diferencial que tendrá que determinar si existen causas específicas que puedan explicar el síndrome psiquiátrico. Para ello, se realizarán diversas exploraciones complementarias con el objetivo de contrastar o refutar las hipótesis basadas en la exploración psicopatológica y en la anamnesis orientada durante la entrevista. Así, por ejemplo, se realizará una exploración física y neurológica si se ha detectado la presencia de síntomas somáticos o motores significativos. Finalmente, se pueden indicar exploraciones analíticas, pruebas de neuroimagen (por ejemplo, en casos de demencia o de lesiones neurológicas) o neurofisiológicas (por ejemplo, un electroencefalograma si se sospechan crisis epilépticas parciales) con el mismo objetivo. Las exploraciones neurocognitivas pueden ser de gran utilidad para conocer alteraciones cognitivas específicas. Si se detectan alteraciones cognitivas, resulta muy útil objetivarlas y cuantificarlas durante la entrevista con el conocido miniexamen cognoscitivo (MINI-mental) de Folstein. También se puede recurrir a diversas pruebas psicométricas para el diagnóstico específico de trastornos de la personalidad (SCID-5-PD), de trastornos muy específicos como el autismo (Autism Diagnostic Schedule [ADI-R]) o para conocer el nivel de inteligencia del sujeto (Escala Wechsler de Inteligencia para Adultos [WAIS]).

Orientación diagnóstica (codificación CIE-11)

El diagnóstico psiquiátrico se estructura durante el desarrollo de la entrevista con la información obtenida en la anamnesis y la exploración psicopatológica. La validez del diagnóstico depende de la precisión en la descripción clínica (validez de contenido), de las pruebas de laboratorio si hay enfermedades médicas asociadas o consumo de tóxicos (validez concurrente), de la delimitación con otros trastornos aplicando criterios de exclusión (validez discriminante), de la información evolutiva que ayude a determinar la estabilidad diagnóstica (validez predictiva) y de las pruebas de asociación familiar. La formulación del diagnóstico debe codificarse (CIE-11) y se acompañará de la elaboración de un pronóstico evolutivo.

Plan terapéutico

El tratamiento debe recoger las propuestas con más evidencias experimentales de eficacia para el diagnóstico actual y adaptarse a la situación vital del paciente. Todas las intervenciones terapéuticas se desarrollan en el marco de la propia entrevista clínica, ya sean unas simples recomendaciones, una psicoterapia estructurada o una indicación psicofarmacológica o de otro tipo. Esta circunstancia vuelve a subrayar la importancia del desarrollo de una relación interpersonal adecuada con el paciente, así como el conocimiento del *insight*. El registro de las indicaciones terapéuticas debe ser preciso; si se trata de psicofármacos, ha de recoger la dosis y la pauta concreta planeada.

Evolución e informes

En la historia clínica se recogerán necesariamente los cursos evolutivos de todas las actuaciones realizadas, la monitorización de los síntomas, la efectividad del tratamiento indicado, los efectos secundarios y, además, cualquier modificación o adaptación del plan terapéutico.

Los informes clínicos asistenciales responden al objetivo de comunicar al paciente y a otros profesionales la información más relevante de la historia clínica. Por tanto, deben tener unos apartados mínimos y técnicamente correctos, que son los siguientes: motivo de consulta, antecedentes, exploración psicopatológica, evolución, diagnóstico codificado y plan terapéutico.

Adaptación de la técnica de entrevista psiquiátrica en distintas situaciones clínicas

La técnica de la entrevista psiquiátrica se ha de adaptar a diferentes situaciones clínicas: depresión y riesgo de suicidio, paciente delirante y paciente con conductas agresivas.

Depresión y riesgo de suicidio

El paciente deprimido, especialmente en los casos más graves, puede estar enlentecido y sufrir verdaderos problemas cognitivos, así como sentirse desesperanzado o profundamente desmotivado, lo que dificulta la exploración considerablemente. En estos casos, el entrevistador debe dirigir las preguntas hacia el área que desea explorar, repitiéndolas o reformulándolas si es necesario, para facilitar la comprensión por parte del paciente y mejorar la fiabilidad de la información obtenida.

Como el objetivo de la entrevista también es terapéutico, debe aprovecharse para transmitir al paciente desesperanzado

que existe un tratamiento eficaz que requiere un tiempo para observar resultados. El riesgo potencial de suicidio debe explorarse siempre en todo paciente con síntomas depresivos y en cualquier nivel asistencial, incluyendo la atención primaria.

Las preguntas deben formularse de manera directa y clara, una vez establecido un cierto grado de comunicación empática con el paciente y con una graduación progresiva:

- ¿Piensa que en su situación sería mejor desaparecer, estar muerto?
- ¿Ha pensado en suicidarse?
- ¿Ha planeado cómo suicidarse?
- ¿Está pensando en suicidarse en este momento?

La exploración específica del riesgo de suicidio no solo no aumenta el riesgo, sino que contribuye a disminuirlo, al ofrecer al paciente una oportunidad directa para expresar sus ideas y sentimientos, y a establecer un vínculo terapéutico. El principal factor de riesgo de suicidio son las tentativas recientes, en el último mes.

Al mismo nivel de riesgo potencialmente alto que las tentativas se deben situar las ideas estructuradas de suicidio o planes específicos con mayor o menor grado de preparación, o la presencia de notas suicidas. También deben explorarse síntomas como la desesperanza o el dolor psicológico y el nivel de impulsividad. La inminencia del riesgo de un plan suicida depende de muchos factores, pero, de forma simplificada, puede considerarse como el resultado de una ecuación en la que se valora la posibilidad de rescate y la letalidad y accesibilidad del método suicida. En los casos de riesgo alto o moderado, es fundamental la formulación de un plan de seguridad acordado con el paciente y en el que puede ser esencial la participación e implicación de los familiares.

- La exploración psiquiátrica del paciente con depresión grave debe tener en cuenta las dificultades especiales para desarrollar la entrevista por la limitada motivación y los déficits cognitivos.
- En todos los casos con síntomas depresivos, ha de explorarse explícitamente el riesgo de suicidio: ideas pasivas de muerte o de suicidio, planes, letalidad del método, tentativas previas, antecedentes familiares de suicidio y determinados síntomas, como la desesperanza, el dolor psicológico y la impulsividad.

Paciente delirante

El desarrollo de la entrevista con un paciente con un síndrome psicótico que presenta ideas delirantes es muy variable, depende del estado clínico y del tipo de delirio. Es recomendable evitar una exploración directa e intrusiva del delirio, y en ningún caso hay que negar su veracidad o verosimilitud. Una intervención inadecuada puede incrementar la angustia del paciente y su hostilidad, lo que imposibilitará el desarrollo de la propia entrevista o la aceptación del tratamiento o de medidas de seguridad (como un ingreso voluntario). Un método adecuado de explorar el delirio es preguntar sobre las causas atribuidas por el propio paciente (por ejemplo, «¿por qué cree que la gente le observa de esa manera?»).

En el paciente delirante, puede que sea técnicamente muy difícil, si no imposible, establecer una relación empática. Para empezar, hay que valorar si es o no conveniente mantener el contacto ocular continuado. Una vez explorado el contenido del delirio, resulta útil dirigir la atención del paciente hacia la repercusión emocional y explorar el impacto personal y el sufrimiento producidos (por ejemplo, ansiedad, tristeza o insomnio). Aunque el sujeto no acepte ni pueda comprender que padece una enfermedad mental, probablemente se mostrará más receptivo a recibir un tratamiento que alivie estos síntomas más evidentes. Mostrar respeto y comprensión en todo momento, aunque el delirio sea extravagante y bizarro, es una estrategia que resultará útil para establecer un nivel de confianza mínimo que permita intervenir y facilitar el tratamiento indicado. En un medio como la atención primaria, el objetivo de la entrevista es hacer el diagnóstico sindrómico y facilitar el acceso a un servicio psiquiátrico especializado, a ser posible contando con la colaboración de la familia.

Paciente con conductas agresivas

La atención de un paciente con agresividad es, desgraciadamente, una situación relativamente frecuente en urgencias. Es un reto que se debe afrontar partiendo del principio de seguridad razonable, considerando el entorno y adaptando técnicamente la entrevista.

No hay una pauta rígida de conducta para seguir en estos casos, pero sí que se pueden formular unas recomendaciones orientativas que se adaptarán a la situación clínica y a su evolución. El primer pensamiento que se debe tener ante alguien con antecedentes o riesgo actual de presentar conductas violentas debería ser: «¿Me siento seguro?», y después: «¿Qué factores pueden hacer que el paciente se sienta amenazado o pueda responder con violencia?».

Las reglas básicas que hay que tener en cuenta para mantener la propia seguridad comienzan con no acercarse excesivamente al sujeto, manteniendo una distancia prudencial que permita retirarse a tiempo o esquivar agresiones imprevistas. En caso de irritabilidad o inquietud psicomotora marcadas, puede ser conveniente incluso no cerrar la puerta del consultorio y mantener en alerta al personal de seguridad. Hay que intentar mostrarse calmado y seguro en todo momento, con un tono de voz suave y firme a la vez, hablando de forma concreta y neutral. Por ejemplo, es apropiado iniciar la conversación con observaciones como esta: «Parece usted enfadado o disgustado», o bien con una pregunta abierta y neutra: «¿Podría explicarme qué es lo que le preocupa?». No se deben utilizar mandatos o comentarios críticos como los siguientes: «Pórtese como una persona normal» o «qué tonterías está diciendo», ya que pueden inducir reacciones violentas. Cuando el paciente comience a hablar, se debe escuchar de manera empática e interesada, sin emitir juicios de valor sobre ningún aspecto de su relato, es decir, evitando cualquier comentario o reacción directa a sus provocaciones que pueda ser malinterpretado. Si se observa que el paciente comienza a alzar el tono de voz y a irritarse o, incluso, a emitir amenazas o insultos, se tendrá que reconducir la situación rápidamente; si no es posible, habrá que valorar la interrupción de la entrevista para restablecer los límites precisos y las

condiciones de seguridad. Nunca se permitirá que el paciente sea portador de cualquier tipo de arma. Si se descubre que tiene alguna, habrá que pedirle que la deje sobre la mesa, sin intentar arrebatársela. Si esto no es posible, se debe activar el botón de alarma o utilizar la vía de escape. El entrevistador intentará mostrar neutralidad, pero con sensación de control de la situación y de interés y compromiso para ayudar al paciente. Cuando sea posible, hay que realizar una anamnesis completa de los antecedentes de conductas violentas y de su posible asociación con el consumo de alcohol o drogas y corroborarlo con otros informantes. De entrada, se evitará realizar la entrevista de un paciente potencialmente agresivo con familiares o acompañantes si no se tiene la certeza de que estos no provocarán una mayor agitación. Si es necesario cambiar el entorno de la entrevista a un espacio más seguro (por ejemplo, urgencias), es preferible hacerlo antes de perder su colaboración. En cualquier caso, las conductas violentas en un paciente psiquiátrico son un síntoma más del trastorno y no deberían limitar su acceso a una ayuda efectiva, siempre que se pueda desarrollar la entrevista en condiciones seguras para especialista y pacente.

EXPLORACIÓN PSICOPATOLÓGICA O DEL ESTADO MENTAL

El objetivo de la exploración psicopatológica es realizar un análisis del estado mental *actual* de la persona y proporcionar una visión de conjunto sobre su funcionamiento psíquico en el momento de la entrevista. El *examen mental* es la herramienta en psiquiatría que, mediante la identificación y descripción precisa de los signos y síntomas psicopatológicos, conduce a un diagnóstico fiable. Como en otras especialidades médicas, el proceso de exploración precisa de la elaboración de una hipótesis diagnóstica sindrómica inicial que permita desarrollar el diagnóstico diferencial con otras patologías y conducir, finalmente, al diagnóstico específico de un trastorno mental, o bien a descartarlo.

Esta exploración metódica se realiza analizando todas y cada una de las áreas o dimensiones en que se descompone la vida psíquica para identificar y registrar la presencia de cada síntoma o signo que se considere anormal y relevante, o bien para señalar explícitamente su ausencia. Conviene hacerlo de forma técnicamente correcta y esquemática, y no en forma de relato extenso, utilizando una terminología precisa que pueda ser interpretada de forma unívoca por cualquier profesional que consulte la historia en otro momento. De esta forma, la orientación diagnóstica quedará bien documentada y justificada en la historia clínica con la información registrada.

 La exploración psicopatológica es una parte esencial de la entrevista psiquiátrica en la que se explora el estado mental actual del paciente con el objetivo de identificar los signos y síntomas psicopatológicos más relevantes para el diagnóstico psiquiátrico, o bien para determinar la ausencia de estos.

Se deben tener en cuenta no solo la presencia de signos y síntomas aislados unos de otros, sino también las posibles relaciones entre ellos. Además, hay que considerar otros aspectos, como el contexto sociocultural; la edad; el sexo y el género; las capacidades expresivas, de introspección, de análisis, etc., así como la posible relación entre estos aspectos y los diversos signos y síntomas observados. Por tanto, no hay que centrarse solo en la presencia de síntomas, sino en la posición de cada uno de ellos en relación con toda la información disponible del sujeto entrevistado.

Hay que considerar posibles variaciones de la psicopatología a lo largo del tiempo y que, aunque no se trata de una exploración retrospectiva, puede ser necesario explorar si los síntomas actuales se han presentado también en otros momentos o períodos anteriores.

La exploración no se debe limitar a la observación pasiva, sino que requiere la intervención activa del entrevistador, que ha de adaptarse a la situación de la persona entrevistada.

Una completa evaluación del estado psicopatológico de un paciente debe incluir las siguientes dimensiones:

- Observación del aspecto, estado de vigilia, actividad motora o expresión afectiva.
- Conversación para identificar los síntomas valorando el lenguaje, la atención, el pensamiento, etcétera.
- Exploración mediante el análisis de funciones no tan aparentes, como el ánimo, la percepción o el contenido del pensamiento.
- Pruebas complementarias psicométricas para explorar con mayor precisión la memoria, la concentración, la inteligencia, etcétera.

La exploración psicopatológica requiere un conocimiento específico de la psicopatología. Se trata de conocer los síntomas y signos psiquiátricos anormales básicos para poder explorarlos e identificarlos durante la entrevista, así como delimitar cuál es su peso actual en la situación del paciente y la repercusión funcional que puedan tener.

Así, por ejemplo, la expresión de tristeza no equivale a síndrome depresivo. La cualidad, intensidad y duración de ese sentimiento y su relación con las circunstancias que vive el paciente determinan el que pueda considerarse como expresión de un estado de ánimo deprimido patológico, uno de los síntomas nucleares para el diagnóstico de síndrome depresivo. Además, para poder realizar un diagnóstico específico de trastorno depresivo, se requiere la valoración de otros criterios operativos, de acuerdo con los sistemas de diagnóstico actuales (DSM-5-TR o CIE-11). Por ejemplo, la depresión mayor requiere ≥ 5 síntomas de los 9 definidos en el DSM-5-TR.

A continuación, se expone el proceso de exploración de las áreas o dimensiones más relevantes en las que se descompone la vida psíquica y que deben revisarse en todo examen del estado mental, así como los signos y síntomas psicopatológicos más importantes (Tabla 4-3).

Aspecto externo y conducta

Se observa la apariencia general del paciente y cómo se comporta durante la entrevista, considerando el entorno y el comportamiento esperado (ambulatorio, urgencias) (Tabla 4-4).

Tabla 4-3. Áreas o dimensiones de la exploración psicopatológica o del estado mental

1	Aspecto externo y conducta: • Apariencia • Conducta motora • Actitud • Habla
2	Nivel de conciencia
3	Atención y orientación
4	Memoria
5	Afectividad: • Estado de ánimo • Expresión afectiva • Adecuación
6	Lenguaje
7	Pensamiento: • Curso • Flujo • Contenido
8	Percepción: • Alucinaciones • Ilusiones • Seudoalucinación • Alucinosis
9	Inteligencia y pensamiento abstracto
10	Capacidad de juicio e *insight*
11	Fiabilidad

Nivel de conciencia

El concepto de conciencia se refiere a la capacidad del entrevistado de apercibirse de sí mismo y del entorno. Se entiende como la experiencia de autoconocimiento de los propios procesos cognitivos, incluyendo sensaciones, pensamientos y sentimientos que se experimentan en un momento determinado. Es muy importante la exploración del nivel de vigilia, especialmente al inicio de la entrevista, porque influye considerablemente en el resto del examen mental. Se han de observar las principales alteraciones cuantitativas o cualitativas que se pueden encontrar (Tabla 4-5). Si el nivel de conciencia es normal, se debe registrar específicamente para que haya constancia de que ha sido explorado.

Atención y orientación

La atención se puede definir como la capacidad para mantenerse centrado en una actividad o de concentrarse. Actúa a modo de filtro y facilita evaluar y seleccionar tanto los estímulos circundantes como los internos. La orientación es una función compleja que permite determinar la propia posición en el espacio y en el tiempo a partir de las referencias ambientales, así como la propia identidad y qué se hace en dicha posición espaciotemporal. La evaluación de la orientación adecuada debe valorar dos aspectos: la orientación *autopsí-*

Tabla 4-4. Aspecto externo y conducta

Apariencia	Se debe describir el aspecto general del paciente y la impresión física general expresada en postura, porte, vestimenta y aseo, así como los signos físicos de ansiedad (postura tensa, manos húmedas, etcétera)
Comportamiento y conducta motora	• Engloba todos los aspectos no verbales de la conducta • Se han de observar tanto los aspectos cuantitativos como los cualitativos del comportamiento motriz • Se incluyen gestos, tics, movimientos estereotipados, agitación, temblor, rigidez. También se registra si existe retraso psicomotor o lentitud generalizada
Actitud	• Hay que observar y describir la forma que tiene el paciente de relacionarse con el entrevistador • La actitud del paciente se describe en los siguientes términos: colaborador, confiado, indiferente, hostil, pasivo, receloso, desafiante, seductor, empático, frustrado, amable, interesado, franco o cualquier otro adjetivo que pueda ser útil • Hay que consignar el nivel de entendimiento que se consigue establecer y evaluar el contacto ocular que mantiene el paciente, ya que puede orientar en el diagnóstico
Habla	Prestar atención a la espontaneidad, habla rápida o lenta, pautas de entonación, monótona, volumen de la voz, presencia de ecolalia o defectos en las verbalizaciones, como balbuceos o tartamudeos, y la de cualquier afasia

Tabla 4-5. Alteraciones del nivel de conciencia o vigilia

Cuantitativas	• Aumento o exaltación de la conciencia: hipervigilia con vivencia de hiperclaridad y amplitud de la conciencia • Disminución del nivel de conciencia (en grado creciente): somnolencia, obnubilación, sopor y coma
Cualitativas	• Estado crepuscular: disminución de atención exterior y centrada en vivencias interiores, típico de epilepsia, hipoxia, emociones intensas, catástrofes, embriaguez, traumatismo craneoencefálico, etcétera • Síndrome confusional o *delirium*: disminución del nivel de conciencia fluctuante, con distraibilidad y diversas alteraciones neurocognitivas
Alteraciones del yo corporal	• Anosognosia: incapacidad del paciente para reconocer que una parte de su cuerpo está dañada o anulada funcionalmente. Ejemplos: – El síndrome de Anton-Babiński: ceguera cortical bilateral, anosognosia visual, asociado a confabulación – El síndrome de Gerstmann: agnosia digital (de los dedos de la mano), agrafia, acalculia y desorientación derecha-izquierda del cuerpo • Miembro fantasma: falsa percepción de un miembro previamente amputado • Asomatognosia: incapacidad del paciente para reconocer, diferenciar e integrar las distintas partes de su esquema corporal
Otras	Despersonalización: sentimiento de extrañeza e irrealidad con respecto a uno mismo

quica (sobre el yo) y la orientación *alopsíquica* (espacio y tiempo) (Tabla 4-6).

Memoria

La memoria es una función compleja mediante la cual se almacena información proveniente de estímulos externos e internos, que posteriormente puede recordarse (Tabla 4-7). La sospecha de alteraciones cognitivas hace recomendable objetivarlas y cuantificarlas durante la entrevista utilizando el miniexamen cognoscitivo de Folstein.

Afectividad

La psicopatología de la afectividad es esencial para el diagnóstico de los síndromes afectivos (depresión o manía) que se encuentran en la depresión mayor o en el trastorno bipolar. Debido a la gran prevalencia y al enorme impacto sanitario y social que tienen estos trastornos, especialmente la depresión, es esencial que todos los profesionales de la salud estén familiarizados con su exploración y reconocimiento fiable. La dificultad estriba en que los sentimientos y emociones son vivencias comunes de todos los seres humanos y no siempre es fácil identificarlos cuando son anormales y forman parte de un síndrome psiquiátrico. En esta área se evaluarán las alteraciones del estado de ánimo o humor (tono emocional predominante en el período explorado), así como del afecto (reacciones emocionales transitorias y alteraciones cualitativas) (Tabla 4-8).

Lenguaje

El lenguaje es el medio de comunicación y de expresión del pensamiento y de las emociones del sujeto (Tabla 4-9). Por lo tanto, el pensamiento y el lenguaje están estrechamente relacionados; en muchos casos, las alteraciones del lenguaje y de los trastornos formales del pensamiento se solapan. En cambio, en las afasias, que son alteraciones del lenguaje secundarias a lesiones cerebrales del hemisferio dominante (por ejemplo, la afasia motora de Broca), puede existir alteración de la expresión de las ideas sin presencia de alteración del pensamiento. Es fundamental estudiar las características físicas del habla, ya que el tono, la monotonía, el volumen y la claridad de la voz son elementos muy significativos del lenguaje no verbal y pueden revelar datos sustanciales sobre el afecto del paciente. Igual ocurre con la espontaneidad y con el tiempo de reacción. La utilización de neologismos, palabras malsonantes y la aparición de ensalada de palabras (flujo de palabras continuo y sin sentido) e incoherencias orientarán a enfermedades psiquiátricas que cursan con trastornos del lenguaje.

Tabla 4-6. Psicopatología de la atención y orientación

Alteraciones de la atención	• Hiperprosexia: atención excesiva a todos los estímulos, con cambio continuo del foco de atención • Hipoprosexia: inatención o disminución de la atención; incapacidad o dificultad para cambiar voluntariamente el foco de atención frente a estímulos externos • Distraibilidad: incapacidad para mantener la atención, o esta recae en estímulos externos irrelevantes • Trance: atención focalizada con alteración de la conciencia
Alteraciones de la orientación	• Desorientación: pérdida de la capacidad para situarse en espacio y tiempo (*alopsíquica*) o de la propia identidad o el cuerpo (*autopsíquica*) • Falsa orientación u orientación confabulada: se ignoran los parámetros reales y se manejan las propias coordenadas patológicas • Doble orientación u orientación errónea delirante: la persona se orienta simultáneamente o de forma alternativa con los parámetros anormales y con los correctos

Tabla 4-7. Psicopatología de la memoria

Niveles de memoria	• Inmediata: evocación de lo percibido en segundos o minutos • Reciente: recuerdo de lo sucedido en horas o días previos, permite el aprendizaje • Remota: recuerdo de lo sucedido en acontecimientos pasados

Trastornos de memoria	• Amnesia: incapacidad total o parcial para recordar experiencias pasadas:
	  – Anterógrada o de fijación: pérdida de memoria que afecta al período cronológico consecutivo a la aparición del trastorno
	  – Retrógrada o de evocación: pérdida de memoria que abarca el período previo a la aparición del trastorno
	  – Lacunar: pérdida parcial de memoria que abarca un período de tiempo completo
	• Hipermnesia: capacidad de retención y evocación excesiva
	• Paramnesia: falsificación de la memoria por distorsión del recuerdo o reconocimiento
	• Confabulación: existen lagunas en la memoria que se completan inconscientemente con experiencias imaginadas o falsas
	• Falsos reconocimientos: identificación errónea de una persona como conocida cuando se ve por primera vez
	• Vivencia *déjà vu* o *déjà vécu*: el sujeto reconoce algo como ya visto o vivido que en realidad es nuevo para él
	• *Jamais vu* o *jamais vécu*: sucesos comunes resultan novedosos, como si no hubieran sucedido nunca, y no se reconocen como vistos o vividos anteriormente

Tabla 4-8. Psicopatología de la afectividad

Estado de ánimo o humor	• Se define como la emoción dominante y constante que influye en la manera de percibir el mundo. Se obtiene de la exploración del tono emocional que manifiesta el paciente y que el entrevistador tiene que objetivar mediante la observación, preguntas abiertas y cerradas, e incluso pidiendo ejemplos
	• Estados de ánimo:
	  – Ánimo eutímico: estado de ánimo dentro del rango normal
	  – Ánimo deprimido: tristeza patológica (intensa, desproporcionada y persistente)
	  – Eufórico: estado de excesiva alegría y bienestar desproporcionado para las circunstancias de la persona
	  – Anhedonia: capacidad disminuida para buscar y experimentar placer
	  – Ánimo expansivo: desinhibición en la expresión de los sentimientos
	  – Irritable: excesiva sensibilidad o reacción exagerada de enfado con deficiente control de impulsos y manifestaciones de malestar
	  – Alexitimia: incapacidad para expresar con palabras las propias emociones o afectos
	  – Ansioso
	  – Enfadado
	  – Preocupado

Afecto	Es la respuesta emocional observable del paciente en el momento presente, incluida la cantidad y el rango de conducta expresiva (amplitud, intensidad, tono, resonancia): • Afecto restringido: disminuye la amplitud e intensidad de la expresión • Afecto aplanado o embotado: falta de signos de expresión afectiva debido a una pérdida de la capacidad de emocionarse con la intensidad y proporción adecuadas • Reactividad emocional: capacidad de presentar reacciones emocionales adecuadas o no (en intensidad y proporción) a diversas situaciones • Labilidad afectiva: estado emocional rápidamente cambiante que no responde a estímulos externos • Afecto inapropiado o incongruente (paratimia): falta de concordancia entre el tono emocional y la idea, lenguaje o conducta que lo acompaña
Adecuación del afecto	Grado de adecuación de las respuestas emocionales del paciente en el contexto del tema que se esté tratando

Pensamiento

El pensamiento se considera una función psíquica compleja que permite elaborar y organizar ideas enlazando represen-taciones, percepciones y afectos. Se explora a través de su expresión por el lenguaje. Clásicamente, la exploración de la psicopatología del pensamiento se ha diferenciado en dos aspectos separados (Tabla 4-10):

Tabla 4-9. Trastornos del lenguaje

Ausencia de lenguaje	• Mutismo: ausencia total de lenguaje con capacidad verbal intacta
Alteraciones del ritmo	• Taquifemia o taquifasia: producción de palabras aumentadas • Bradifemia o bradifasia: enlentecimiento en la emisión del lenguaje
Alteraciones en la fonación y articulación	• Dislalia: dificultad para la emisión de sonidos claros • Disartria: alteración en la articulación del lenguaje por problemas físicos (por ejemplo, efectos tóxicos o psicofármacos) • Tartamudeo o espasmofemia: repetición frecuente o prolongada de un sonido o una sílaba en la pronunciación de una frase
Trastornos iterativos del lenguaje	• Verbigeración: repetición continuada de la misma palabra o frase • Coprolalia: emisión involuntaria de palabras obscenas (observado en el síndrome de Gilles de la Tourette junto con tics motores y fónicos) • Palilalia o estereotipia verbal: repetición uniforme de palabras o sílabas de forma espasmódica • Ecolalia: repetición de palabras o frases del entrevistador
Alteraciones del modo	• Circunstancialidad: hablar de forma indirecta; el sujeto tarda en ir al tema principal por la inclusión de detalles y explicaciones colaterales • Lenguaje vago: imprecisión en las respuestas sin quedar definida la idea principal • Lenguaje prolijo: sobreabundancia de detalles innecesarios • Tangencialidad: las respuestas no se adaptan a las preguntas realizadas
Alteraciones de la comprensibilidad	• Ensalada de palabras: el descarrilamiento y la pérdida de asociación entre las palabras que apenas tienen relación • Lenguaje disgregado: expresión de la presencia de un pensamiento alógico, sin sentido para el oyente
Afasias	Trastornos de la expresión y comprensión del lenguaje producidos por una lesión cerebral en el hemisferio dominante: • Afasia motora de Broca: imposibilidad para emitir palabras, comprensión relativamente conservada • Afasia sensorial de Wernicke: incapacidad para comprender el significado de las palabras; el lenguaje es fluido, pero sin conexión entre la palabra y su representación mental

- Alteraciones del curso del pensamiento (flujo y forma del pensamiento).
- Trastornos en el *contenido* o patología de la ideación (por ejemplo, la idea delirante).

Percepción

Es una función psíquica por la que se es capaz de captar e identificar el mundo exterior y la propia corporalidad mediante los cinco canales de percepción sensorial (vista, oído, olfato, gusto y tacto) (Tabla 4-11). Se debe registrar cualquier alteración sensoperceptiva, y describir cuál es el sentido afectado y el contenido de la experiencia perceptiva anómala. También son importantes las circunstancias que envuelven la experiencia alucinatoria y el momento preciso en que se producen.

Inteligencia y pensamiento abstracto

La inteligencia es un conjunto de habilidades intelectuales que hace posible la adaptación al entorno y el desarrollo de nuevas creaciones. Es fundamental que se pueda determinar durante la entrevista la capacidad intelectual del paciente, considerando su nivel educativo, cultural y socioeconómico. El estudio de la inteligencia es complejo, pero se puede objetivar por medio de la realización de las pruebas psicométricas que permiten el cálculo del coeficiente intelectual. Este determinará en buena parte la fiabilidad de algunos de los hallazgos de la entrevista; por otra parte, también será decisivo en la evaluación de la capacidad de seguir las pautas terapéuticas y de poder recuperarse del trastorno.

Capacidad de juicio e *insight*

El juicio es la capacidad de comprender las relaciones entre los hechos y extraer conclusiones. Facilita la toma de decisiones adecuadas en distintas situaciones. Un aspecto de máxima relevancia para la gestión clínica del paciente (y que debe explorarse siempre) es la evaluación de la autoconciencia de enfermedad o *insight* en relación con el trastorno mental que se explora. Un adecuado *insight* existe cuando el paciente admite que está enfermo y reconoce que su falta de adaptación se debe en todo o en parte a su propio estado mental. En el caso de que esté comprometida total o parcialmente, deberán realizarse intervenciones orientadas a mejorarla y a potenciar su implicación en el autocuidado a lo largo de todo el proceso.

Fiabilidad

El evaluador debe consignar su impresión sobre la veracidad y la sinceridad del paciente durante la entrevista, lo que puede verse afectado por múltiples factores (la capacidad intelectual, la honestidad, las motivaciones o la tendencia a magnificar o minimizar sus problemas). Ayuda a diagnosticar la simulación o a identificar situaciones en las que los síntomas se magnifican por la búsqueda de un beneficio secundario (por ejemplo, una baja laboral o una subvención económica).

Con la valoración del estado mental o *exploración psicopatológica* se obtiene una imagen precisa del estado emocional, el funcionamiento y la capacidad mental del paciente, lo que, con el resto de la anamnesis, conducirá a una orientación diagnóstica fiable.

Tabla 4-10. Alteraciones del curso y del contenido del pensamiento	

Trastornos del curso del pensamiento	• Trastornos en el flujo. Se registra la cantidad y velocidad de los pensamientos:
	  – Taquipsiquia o aceleración del pensamiento
	  – Bradipsiquia o inhibición del pensamiento
	  – Bloqueo del pensamiento: interrupción brusca del curso del pensamiento
	• Trastornos en la forma. Se evalúa la direccionalidad y la continuidad del pensamiento que se expresa a través del lenguaje:
	  – Fuga de ideas: sucesión de asociaciones múltiples por las que el pensamiento parece saltar de una idea a otra sin que se concluya ninguna
	  – Pensamiento prolijo o circunstancial: falta de dirección en el discurso incorporando detalles excesivos e innecesarios con dificultad para llegar a la idea central
	  – Tangencialidad: falta de relación entre pregunta y respuesta dada, el discurso resulta evasivo y no se llega a la conclusión deseada
	  – Descarrilamiento: asociaciones laxas, ideas bien construidas pero inconexas
	  – Perseveración: dificultad o incapacidad para cambiar de una idea a otra
	  – Neologismo: invención de vocablos o frases
	  – Pararrespuesta: repuesta que no se corresponde con la pregunta realizada
	  – Pensamiento disgregado: frases correctas, pero resultan incomprensibles, por no tener relación con la idea central, pensamiento falto de lógica
	  – Pensamiento incoherente: alteración extrema de la construcción de frases; el lenguaje se vuelve incomprensible, lo que se manifiesta también en una desestructuración de todas sus conductas y actividades cotidianas
	  – Alogia: incapacidad o dificultad para formar conceptos, se produce un empobrecimiento del pensamiento

Trastornos del contenido del pensamiento	• Pobreza del contenido: vago y sin información, contiene frases vacías
	• Preocupaciones: concentración en una idea con gran componente afectivo
	• Idea sobrevalorada: creencia persistente y no razonable que se mantiene con menos intensidad que la idea delirante
	• Idea delirante: creencia falsa e irreducible a la argumentación lógica o al contraste de pruebas objetivas
	  – Las dimensiones para considerar en la exploración del delirio son:
	    ▪ Convicción o grado de creencia y aceptación
	    ▪ Extensión o grado de implicación en distintas áreas
	    ▪ Sistematización o grado de organización
	    ▪ Presión o grado de preocupación y presencia del delirio en el sujeto
	  – Clasificación según el contenido de las ideas delirantes:
	    ▪ Persecutorias
	    ▪ Autorreferenciales
	    ▪ Celotípicas
	    ▪ Erotomaníacas (síndrome de Clérambault)
	    ▪ De grandeza o megalomaníacas
	    ▪ Religiosas o místicas
	    ▪ De culpa o castigo
	    ▪ De pobreza o ruina
	    ▪ Delirio de negación o nihilista: niega existencia de partes del cuerpo, de funciones fisiológicas, incluso del mundo que le rodea (síndrome de Cotard, característico de la depresión melancólica, aunque puede aparecer en la esquizofrenia)
	    ▪ Hipocondríacas o somáticas
	    ▪ Ideas delirantes de alienación del pensamiento: control del pensamiento, lectura del pensamiento, difusión o trasmisión del pensamiento, inserción del pensamiento o robo del pensamiento
	    ▪ Delirios compartidos por dos o más personas (*folie à deux, à trois*, etcétera)
	• Idea obsesiva: persistencia patológica y recurrente de un pensamiento o sentimiento no deseado que no puede ser eliminado de la conciencia con la lógica y que generalmente se vivencia como intruso y absurdo (egodistónico). Puede ser de limpieza, contenidos religiosos, orden o simetría, sexo o agresión, etcétera
	• Fobia: miedo persistente e irracional a un objeto o situación específica
	• Pensamiento mágico: creencia de que las palabras, ideas, impulsos o acciones pueden determinar o impedir un suceso por estar investidos de poder
	• Pensamientos de muerte/suicidio: aparecen cuando el paciente considera su situación como insostenible. Se debe explorar de forma específica la presencia o ausencia de ideas pasivas de muerte, ideas de suicidio y la planificación suicida

PROCESO DE DIAGNÓSTICO PSIQUIÁTRICO SINDRÓMICO

El diagnóstico psiquiátrico específico de los más de 360 trastornos mentales descritos en las clasificaciones internacionales (DSM-5-TR, CIE-11) requiere un alto grado de conocimiento psicopatológico y de experiencia clínica. Una buena parte de los años de formación de los psiquiatras está orientada a conseguir las competencias necesarias para elaborar diagnósticos fiables. Sin embargo, es posible realizar el diagnóstico de los principales síndromes psiquiátricos con un alto grado de fiabilidad y con un nivel mucho menor de conocimientos en psicopatología.

Un síndrome psiquiátrico es un conjunto de síntomas y signos cognitivos, afectivos y conductuales que se pueden identificar de forma simultánea, como un patrón clínico diferenciado, en la entrevista clínica. Este nivel de diagnóstico sindrómico se establece en las fases iniciales del desarrollo de la

Tabla 4-11. Alteraciones de la percepción

Ilusiones. Interpretación errónea de un estímulo externo real:
- Catatímicas o afectivas: un estado afectivo intenso facilita una falsa percepción
- Fantásticas o pareidolias: ver imágenes concretas en el fuego o en el perfil de una montaña
- Por inatención

Alucinaciones. Percepción sin presencia de objeto o estímulo externo que se percibe como real por el sujeto:
- Auditivas
- Visuales
- Táctiles o hápticas: sensaciones cutáneas de presión, térmicas, de deformación; incluyen hormigueo o sensación de insectos reptando bajo la piel. Cenestésicas o somáticas
- Olfativas
- Gustativas
- Hipnagógicas: falsa percepción corporal al pasar de la vigilia al sueño
- Hipnopómpicas: falsa percepción al pasar del sueño a vigilia

Seudoalucinación. También se denominan alucinaciones psíquicas, ya que se experimentan en el espacio psíquico sin relacionarse con ninguna modalidad sensorial y son vividas como reales

Alucinosis. Percepción sin objeto, generalmente muy vívida, pero en la que la persona se da cuenta de que es un fenómeno perceptivo irreal y absurdo

Desrealización. Sensación de extrañeza extrema del entorno (objetos, personas, etc.), impresión de que la realidad externa ha sufrido un cambio que no es real

entrevista psiquiátrica y es aplicable por cualquier profesional de la salud en todos los niveles asistenciales (por ejemplo, medicina familiar y comunitaria, otras especialidades médicas, psicología, enfermería, etc.). Se elabora una hipótesis diagnóstica con la información inicial que orienta el resto de la anamnesis y de la exploración psicopatológica y permite comprobar o refutar la hipótesis sindrómica formulada.

 El diagnóstico psiquiátrico sindrómico constituye el primer escalón en el proceso de diagnóstico específico desarrollado por especialistas. Además, debe considerarse un nivel competencial básico aplicable por todos los profesionales de la salud que atienden a personas con trastornos mentales en cualquier nivel asistencial.

Si se tiene en cuenta que más del 25 % de la población puede presentar anualmente algún trastorno mental, es evidente que el diagnóstico y tratamiento de estos problemas no puede recaer exclusivamente en los especialistas de salud mental. En el entorno de la salud pública, todos los agentes deben ser competentes y capaces de diagnosticar los principales síndromes psiquiátricos, los trastornos debidos al uso de tóxicos y, además, identificar situaciones de especial riesgo (por ejemplo, el suicidio o las conductas violentas). Por último, se deben adquirir las competencias para intervenir de forma adecuada en cada situación y entorno clínico, y se ha de adquirir un nivel de resolución adecuado.

La investigación en neurociencias aplicada al conocimiento de los trastornos mentales todavía no ha permitido incorporar los biomarcadores (laboratorio, neuroimagen, neurofisiológicos) a los criterios de diagnóstico y conferirles validez externa. Así que la fiabilidad del diagnóstico depende de la calidad de la entrevista. El diagnóstico psiquiátrico sindrómico es, por tanto, esencial. No presupone el conocimiento de la etiología del trastorno mental explorado, que suele ser multicausal (por ejemplo, puede pensarse en el síndrome febril de la patología médica o en el abdomen agudo), ni requiere un conoci-

miento amplio y profundo de la psicopatología. Para realizar un diagnóstico psiquiátrico sindrómico que sea fiable y a la vez útil, en la práctica clínica hay que limitarse a los básicos: síndrome confusional, demencial o de deterioro cognitivo crónico, síndrome psicótico, síndromes afectivos (depresivo y maníaco) y síndrome ansioso (**Tabla 4-12**).

El diagnóstico diferencial y la identificación fiable de estos síndromes requieren tener en consideración que:

- No es una lista exhaustiva ni pretende cubrir toda la variedad de patrones clínicos específicos, que son también muy significativos (por ejemplo, el síndrome obsesivo-compulsivo, la conducta psicopática o la anorexia).
- Los síndromes relacionados con el consumo de tóxicos, ya sea por dependencia o abstinencia, tampoco se incluyen en esta lista.
- No se requiere la presencia de todos los síntomas o signos incluidos en cada síndrome, sino constatar la presencia de los más significativos con una coincidencia temporal.
- El diagnóstico sindrómico no constituye, en ningún caso, un diagnóstico formal o específico.
- Hay que conocer y aplicar una jerarquía diagnóstica de los síndromes que ordena el proceso diagnóstico y que debe respetarse para que el diagnóstico sindrómico sea fiable.

Un aspecto fundamental de este nivel diagnóstico es, por tanto, su carácter jerárquico. Los síntomas psiquiátricos pueden estar presentes en varios o incluso en todos los síndromes, pero solo se podrá diagnosticar uno de ellos, el que jerárquicamente esté por encima o prime sobre los demás. Esto es así porque los síntomas más comunes, como la ansiedad o la preocupación, pueden estar presentes en todos, pero hay síntomas o signos que solo se encontrarán en los síndromes que jerárquicamente están por encima. Además, este orden jerárquico también está determinado por la potencial mayor gravedad o la necesidad de intervención urgente. Así, por ejemplo, en el síndrome confusional se encuentra una alteración fluctuante del nivel de vigilia y puede existir riesgo vital.

Tabla 4-12. Relación de síndromes psiquiátricos básicos y síntomas principales

Síndrome confusional o *delirium*	• Disminución del nivel de conciencia (nivel de vigilia fluctuante) • Déficit atencional variable • Alteraciones de funciones cognitivas (memoria, orientación, lenguaje) • Alteraciones perceptivas (alucinaciones, alucinosis) • Inicio brusco y curso fluctuante • Otros síntomas psicopatológicos variables (afectivos, pensamiento, conductuales, etcétera)
Síndrome demencial o déficit cognitivo crónico	• Déficit de memoria inicialmente reciente (en formas avanzadas se verá afectada la inmediata y la remota) • Deterioro de funciones cognitivas superiores (afasia, agnosia, apraxia, funciones ejecutivas) • Nivel de conciencia o vigilia intacto • Inicio gradual y evolución progresiva lenta • Otros síntomas psicopatológicos variables (afectivos, pensamiento, conductuales, etcétera)

Síndrome psicótico	• Síntomas psicóticos positivos:
	  – Ideas delirantes
	  – Alucinaciones
	  – Alteraciones del curso del pensamiento y del lenguaje
	  – Conducta desorganizada o catatónica
	• Síntomas psicóticos negativos:
	  – Aplanamiento afectivo
	  – Abulia
	  – Alogia
	• Nivel de conciencia intacto

Síndrome depresivo*	• Ánimo depresivo • Anhedonia total o parcial • Pérdida o aumento de peso y/o apetito clínicamente significativos • Insomnio o hipersomnia • Agitación o retardo psicomotor • Fatiga o pérdida de energía • Sentimientos de inutilidad o de culpa excesivos o inapropiados • Capacidad disminuida para concentrarse o tomar decisiones • Pensamientos recurrentes de muerte o ideación suicida
Síndrome maníaco	• Ánimo expansivo o irritable • Aumento excesivo de la autoestima • Disminución de la necesidad de sueño • Verborrea • Taquipsiquia • Distraibilidad (hiperprosexia) • Hiperactividad • Compromiso del juicio social (conductas de riesgo)
Síndrome ansioso	• Síntomas emocionales: ansiedad, inseguridad, temor, despersonalización • Síntomas cognitivos: sobrepreocupación, expectación aprensiva, anticipación de peligro, hipervigilancia • Síntomas conductuales: inquietud psicomotora, respuesta de alarma exagerada, conductas de evitación • Síntomas somáticos: apetito, sueño, cardiorrespiratorios, neurovegetativos, musculoesqueléticos, digestivos

* Diagnóstico específico de depresión mayor (DSM-5-TR): presencia persistente durante ⩾ 2 semanas de ⩾ 5 síntomas, siempre que al menos uno sea ánimo depresivo o anhedonia.

El orden jerárquico de diagnóstico psiquiátrico sindrómico que hay que considerar es el siguiente (**Fig. 4-1**):

• Síndrome confusional.
• Síndrome demencial.
• Síndrome psicótico.
• Síndrome afectivo (depresivo o maníaco).
• Síndrome ansioso.

La presencia de alucinaciones o delirio en un caso con un síndrome maníaco determina que se tenga que diagnosticar un síndrome psicótico, que se encuentra en un orden superior. En este caso, el diagnóstico específico final probablemente será el de trastorno bipolar con síntomas psicóticos, pero la presencia de síntomas psicóticos es muy relevante por su mayor gravedad y porque determinará no solo el pronóstico, sino también el tipo de tratamiento indicado en la fase aguda. La formulación de un diagnóstico categorial específico y fiable, considerando los criterios operativos, requiere de un conocimiento más amplio de la psicopatología y de los trastornos.

ENTREVISTAS PSIQUIÁTRICAS ESTRUCTURADAS

Las entrevistas psiquiátricas estructuradas o semiestructuradas se han desarrollado para estandarizar la recogida de la información psicopatológica de forma exhaustiva. Incluyen todas las preguntas relevantes y en un orden establecido para realizar la exploración psicopatológica y el diagnóstico psiquiátrico fiable y estable.

Se trata de herramientas muy valiosas de ayuda al proceso de diagnóstico que han permitido aumentar significativamente la fiabilidad entre evaluadores (dos evaluadores llegarán al mismo diagnóstico en el mismo período) y lo han dotado

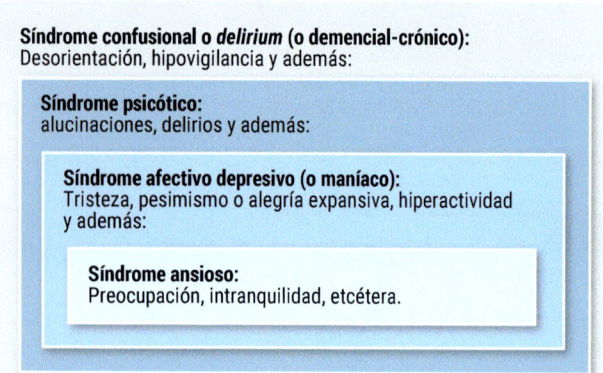

Síndrome confusional o *delirium* (o demencial-crónico):
Desorientación, hipovigilancia y además:

Síndrome psicótico:
alucinaciones, delirios y además:

Síndrome afectivo depresivo (o maníaco):
Tristeza, pesimismo o alegría expansiva, hiperactividad y además:

Síndrome ansioso:
Preocupación, intranquilidad, etcétera.

Figura 4-1. Jerarquía de síndromes psiquiátricos.

de estabilidad temporal (un mismo entrevistador realizará el mismo diagnóstico en dos momentos distintos, aunque se hayan producido cambios en la intensidad de los síntomas).

El desarrollo de estos instrumentos permite evaluar los síntomas y signos psicopatológicos de forma estandarizada y, en algunos casos, realizar el diagnóstico diferencial entre distintos trastornos que pueden compartir síntomas, y analizar las posibles causas estableciendo generalmente una relación temporal (enfermedades médicas, uso de sustancias tóxicas o tratamientos farmacológicos). En la **tabla 4-13** se recogen las principales entrevistas estructuradas de diagnóstico psiquiátrico indicando el nivel de competencia del entrevistador.

La entrevista neuropsiquiátrica internacional reducida es una entrevista psiquiátrica estandarizada aplicable por entrevistadores no expertos con conocimientos básicos en psicopatología. Dispone de diversas versiones (adultos, niños, etc.) traducidas al español. Con un entrenamiento mínimo y en pocos minutos, ayuda al diagnóstico específico de los trastornos psiquiátricos actuales más prevalentes en un medio como el de atención primaria. Este progreso en la fiabilidad del diagnóstico en un medio no especializado puede mejorar la gestión clínica y los resultados en patologías tan prevalentes como la depresión. Este y otros instrumentos de diagnóstico y de evaluación psicopatológica de distintos trastornos puede consultarse más extensamente en el Banco de Instrumentos del Centro de Investigación Biomédica en Red de Salud Mental.

Tabla 4-13. Principales entrevistas estructuradas de diagnóstico psiquiátrico

Structured Clinical Interview for DSM-5 Disorders (SCID-5)	Entrevistador experto. Diversas versiones: clínica, investigación, ensayos clínicos y breve o de trastornos de la personalidad (SCID-5-PD)	• First MB, Williams JBW, Karg RS, Spitzer RL, 2016
Schedules for Clinical Assessment in Neuropsychiatry (SCAN)	Entrevistador experto, derivada de la Present State Examination (PSE-9) de la OMS	• Wing JK, Babor T, Brugha T, Burke J, Cooper JE, Giel R *et al.*, 1990 • Vázquez-Barquero JL, Gaite L, Artal Simón J, Arenal A, Herrera Castaneda S, Díez Manrique JF *et al.* 1994
Composite International Diagnostic Interview (CIDI)	Entrevistador no experto	• Kessler RC, Utsun TB, 2004
Diagnostic Interview Schedule (DIS)	Entrevistador no experto	• Robins LN, Helzer JE, Croughan J, Ratcliff KS, 1981 • Canino GJ, Bird HR, Shrout PE, Rubio-Stipec M, Bravo M, Martínez R *et al.*, 1987
Kiddie Schedule for Affective Disorders and Schizophrenia (K-SADS-PL-5)	Entrevistador experto, versión niños	• Kaufman J, Birmaher B, Brent D, Rao U, Flynn C, Moreci P *et al.*, 1997 • De la Peña FR, Villavicencio LR, Palacio JD, Félix FJ, Larraguibel M, Viola L *et al.*, 2018
Mini-International Neuropsychiatric Interview (MINI)	Entrevistador con conocimientos básicos de psicopatología	• Sheehan DV, Lecrubier Y, Sheehan KH, Amorim P, Janavs J, Weiller E *et al.*, 1998
Autism Diagnostic Schedule (ADI-R)	Entrevistador experto	• Le Couteur A, Rutter M, Lord C, Ríos P, Robertson S, Holdgrafer M *et al.*,1989

OMS: Organización Mundial de la Salud.

PUNTOS CLAVE

- La entrevista psiquiátrica (anamnesis y exploración psicopatológica) es el instrumento esencial para la orientación diagnóstica y pronóstica del paciente con un trastorno mental; además, es imprescindible para elaborar el plan terapéutico.
- En la entrevista se debe establecer una relación interpersonal adecuada. Hay que adaptarse al entorno en el que se realiza, pero siempre con seguridad. También se han de conocer los aspectos técnicos básicos (v. **Tabla 4-2**).
- La exploración psicopatológica o del estado mental requiere el examen metódico de las principales dimensiones de la vida psíquica (v. **Tabla 4-2**) y la identificación de los síntomas y signos psicopatológicos de mayor relevancia clínica (v. **Tablas 4-4** a **4-11**).

(Continúa)

PUNTOS CLAVE *(Cont.)*

- La competencia para aplicar el diagnóstico psiquiátrico de los principales síndromes psiquiátricos y la jerarquía del diagnóstico (v. **Tabla 4-12**; v. **Fig. 4-1**) (confusional/ demencial, psicótico, afectivo [depresivo y maníaco], ansioso) debe ser adquirida por todos los profesionales de la salud (médicos de cualquier especialidad, psicólogos, enfermeros, etcétera).

- Las entrevistas estructuradas facilitan un diagnóstico psiquiátrico fiable en investigación clínica y epidemiológica (v. **Tabla 4-13**). La entrevista neuropsiquiátrica internacional reducida es también recomendable en la formación de los clínicos en entrevista psiquiátrica, porque requiere únicamente un conocimiento básico de psicopatología y de las normas de utilización.

BIBLIOGRAFÍA

Canino GJ, Bird HR, Shrout PE, Rubio-Stipec M, Bravo M, Martínez R et al. The Spanish Diagnostic Interview Schedule. Reliability and concordance with clinical diagnoses in Puerto Rico. Arch Gen Psychiatry. 1987;44(8):720-6.

Centro de Investigación Biomédica en Red de Salud Mental. Banco de Instrumentos y Metodologías en Salud Mental. Madrid: CIBERSAM; 2015.

De la Peña FR, Villavicencio LR, Palacio JD, Félix FJ, Larraguibel M, Viola L et al. Validity and reliability of the kiddie schedule for affective disorders and schizophrenia present and lifetime version DSM-5 (K-SADS-PL-5) Spanish version. BMC Psychiatry. 2018;18(1):193.

First MB, Williams JBW, Karg RS, Spitzer RL. Structured Clinical Interview for DSM-5 – Disorders – Clinician Version (SCID-5-CV). Arlington: American Psychiatric Association; 2016.

Hooker AB, Lemmers M, Thurkow AL, Heymans MW, Opmeer BC, Brölmann HA, et al. Systematic review and metaanalysis of intrauterine adhesions after miscarriage: prevalence, risk factors and long-term reproductive outcome. Hum Reprod Update. 2014;20:262-78.

Kaufman J, Birmaher B, Brent D, Rao U, Flynn C, Moreci P et al. Schedule for Affective Disorders and Schizophrenia for School-Age Children-Present and Lifetime Version (K-SADS-PL): initial reliability and validity data. J Am Acad Child Adolesc Psychiatry. 1997;36(7):980-8.

Kessler RC, Utsun TB. The World Mental Health (WMH) Survey Initiative Version of the World Health Organization (WHO) Composite International Diagnostic Interview (CIDI). Int J Methods Psychiatr Res. 2004;13(2): 93-121.

Le Couteur A, Rutter M, Lord C, Ríos P, Robertson S, Holdgrafer M et al. 1998 y 2003.

Obiols JE, editor. Manual de psicopatología general. Madrid: Biblioteca Nueva; 2013.

Othmer E, Othmer SC. The clinical interview using DSM-IV-TR. Vol. 1, Fundamentals. Washington: American Psychiatric Publishing, Inc. 2002.

Robins LN, Helzer JE, Croughan J, Ratcliff KS. National Institute of Mental Health Diagnostic Interview Schedule. Its history, characteristics, and validity. Arch Gen Psychiatry. 1981;38(4):381-9.

Sadock B, Sadock VA, Ruiz P. Kaplan y Sadock. Manual de psiquiatría clínica, 4ª Ed. Barcelona: Wolters Kluwer; 2018.

Vallejo Ruiloba J. Introducción a la psicopatología y la psiquiatría. 8ª Ed. Barcelona: Elsevier-Masson; 2015.

Sheehan DV, Lecrubier Y, Sheehan KH, Amorim P, Janavs J, Weiller E et al. The Mini-International Neuropsychiatric Interview (M.I.N.I.): the development and validation of a structured diagnostic psychiatric interview for DSM-IV and ICD-10. J Clin Psychiatry. 1998;59(supl 20):22-33.

Vázquez-Barquero JL, Gaite L, Artal Simón J, Arenal A, Herrera Castaneda S, Díez Manrique JF et al. Desarrollo y verificación de la versión española de la entrevista psiquiátrica. «Sistema SCAN» (Cuestionarios para la Evaluación Clínica en Neuropsiquiatría). Aetas Luso-Esp Neurol Psiquiatr. 1994;22(3):109-120.

Wing JK, Babor T, Brugha T, Burke J, Cooper JE, Giel R et al. SCAN. Schedules for Clinical Assessment in Neuropsychiatry. Arch Gen Psychiatry. 1990;47(6):589-93.

Psicometría y otras pruebas complementarias en psiquiatría

5

J. M. Espejo-Saavedra Roca, S. L. Martínez Roebroek y S. Álvarez Sesmero

 OBJETIVOS

- Conocer los fundamentos de la psicometría y su utilidad para medir variables psicológicas.
- Aprender a interpretar los resultados de las pruebas psicométricas en el contexto de una evaluación clínica comprehensiva.
- Conocer la estructura y la función de los diferentes tipos de autoinformes.
- Diferenciar las distorsiones de respuesta que pueden afectar a los autoinformes y conocer diferentes estrategias para controlarlas.
- Comprender el papel de los test en el contexto de una evaluación neuropsicológica.
- Describir las principales propiedades psicométricas de los test y saber interpretarlas para valorar su calidad y utilidad.
- Conocer las pruebas complementarias más empleadas en psiquiatría.
- Saber qué pruebas solicitar en función de la sospecha diagnóstica.

PSICOMETRÍA

La psicometría es la disciplina científica cuya tarea fundamental es la *medición de las variables psicológicas*. Este fin es altamente complejo si se tiene en cuenta que dichas variables cambian a lo largo del tiempo en función de la interacción entre el *contexto intrapersonal* (neurobiológico) de la persona y su *contexto interpersonal* (relaciones significativas, sociedad y cultura). Ambas realidades están sujetas a cambios tanto sincrónicos como diacrónicos o evolutivos.

La psicometría comprende un conjunto de teorías, métodos y técnicas cuyo fin es medir (cuantificar) variables psicológicas, ya sean procesos, capacidades, estados o rasgos. Su objetivo último es la descripción, explicación y predicción de los fenómenos psicológicos.

En general, se puede decir que medir consiste en la asignación de números a entidades, acontecimientos o sucesos con el fin de representar sus propiedades y relaciones. El *escalamiento* es el campo de la psicometría que se ocupa de la construcción de los instrumentos de medida (escalas) para que se puedan realizar mediciones que representen las propiedades de los objetos psicológicos por medio de números, de acuerdo con unas normas o reglas.

El problema fundamental de la psicometría es que, a diferencia de lo que ocurre cuando se miden atributos físicos del ser humano, como la altura o el peso, las variables psicológicas no pueden ser medidas (cuantificadas) directamente.

Sin embargo, esto es algo que se hace de manera no científica e intuitiva en la vida cotidiana. Por ejemplo, la inteligencia es un constructo abstracto e inobservable que, por lo tanto, no puede ser medido directamente. No obstante, todos podemos estar de acuerdo en que una determinada persona es más o menos inteligente. Esto significa que, de manera informal, el ser humano es capaz de evaluar eso que se llama *inteligencia*. Inferimos la inteligencia de una persona analizando su comportamiento y sus productos en determinadas situaciones-contexto.

Es decir, las variables psicológicas (como la inteligencia, la impulsividad, la desesperanza o la atención selectiva) son constructos teóricos, conceptos abstractos cuya medición se infiere de la de una serie de *conductas* (y de los productos de estas) que se consideran *representativas* de dicho constructo. Cuestión aparte es que ese constructo (en el ejemplo, la inteligencia) sea fruto del corpus del *conocimiento* y el *contexto sociocultural* de la época; por lo tanto, puede evolucionar con el paso del tiempo, lo que conllevaría la necesidad de adaptar o cambiar el instrumento de medida. Cuando se utiliza aquí el término *conducta*, se hace en sentido amplio, englobando la conducta observable o manifiesta y la latente o encubierta. Es decir, comprende el comportamiento motor, la respuesta psicofisiológica, las emociones, el pensamiento, la memoria, las motivaciones, etcétera.

Una vez definido el constructo o variable psicológica que se quiere medir, y operativizado para su cuantificación o medición (asignación de números), los modelos psicométricos van a permitir analizar la *precisión* del instrumento (fiabilidad), es decir, el error de medida que se comete al utilizarlo. Los estudios de validación permitirán conocer su *validez* para realizar inferencias acerca del constructo, o sea, su capacidad para predecir o explicar el fenómeno de interés a partir de los datos empíricos obtenidos.

Existen dos formas de interpretar los resultados cuantitativos obtenidos:

- **Referida a la norma**:
  - Es la forma más habitual y adecuada de interpretar los resultados.
  - Estos se comparan con los obtenidos por su grupo normativo, un grupo de referencia de características semejantes a las del sujeto (en cuanto a edad, sexo, nivel educativo, etcétera).
  - La posición del sujeto en relación con su grupo normativo permite interpretar los resultados.
- **Referida al criterio**:
  - Los resultados del sujeto se interpretan en relación con un criterio preestablecido llamado *punto de corte* o *punto crítico*.
  - La superación o no de este criterio dotará de significado las puntuaciones obtenidas.

La psicometría se emplea en diferentes ámbitos, como el clínico-asistencial, el de la investigación, el educativo, el laboral, el forense, etc. Y es utilizada con fines tan diversos como la evaluación, el diagnóstico y tratamiento de los trastornos mentales o de las alteraciones neuropsicológicas, o la evaluación de habilidades, actitudes y capacidades en el contexto educativo y laboral.

Existen diferentes procedimientos para medir la conducta en el sentido comprehensivo en que aquí se utiliza este término. Algunos ejemplos son la observación directa, las técnicas de registro, las técnicas psicofisiológicas, los autoinformes o los test.

AUTOINFORMES

Según Fernández Ballesteros, un autoinforme es un mensaje verbal que un sujeto emite sobre cualquier tipo de manifestación propia tanto si se trata de una conducta observable como de una conducta encubierta. El individuo puede informar, por poner un caso, de su conducta motora (por ejemplo, el número de cervezas que consume en un día), sus respuestas fisiológicas (por ejemplo, la tensión muscular), sus síntomas (por ejemplo, la cefalea), sus pensamientos (por ejemplo, ideas autolíticas), sus experiencias internas (por ejemplo, frustración), sus atribuciones (por ejemplo, qué cree que causa su malestar), sus expectativas (por ejemplo, en relación con su curación), etc. La contrastabilidad de los autoinformes relativos a la conducta motora o a la respuesta fisiológica no es aplicable a los autoinformes referidos a la conducta encubierta. Por esto, los autoinformes son el método prioritario y directo para explorar la conducta encubierta del individuo y, específicamente, los productos o contenidos cognitivos, es decir, aquello de lo que un sujeto es consciente y que puede verbalizar.

A partir de estos productos cognitivos, se pueden inferir:

- Procesos cognitivos: operaciones necesarias para llegar a un determinado producto cognitivo.
- Estructuras cognitivas: organizaciones estables y subyacentes a los fenómenos cognitivos.

Los principales tipos de autoinformes son la entrevista, el autorregistro y los cuestionarios, inventarios y escalas. Los autoinformes no tienen respuestas correctas o incorrectas. Se van a diferenciar en cuanto al tipo de preguntas que emplea el evaluador y el tipo de respuesta que da el informador (evaluado). Pueden ser autoaplicados o heteroaplicados. En este último caso, el evaluador lee los enunciados y anota las respuestas.

Las preguntas (ítems o estímulos) pueden ser de tres tipos:

- **Estructuradas**:
  - Tipo de pregunta empleada en los cuestionarios, inventarios y escalas, así como en algunos tipos de entrevista.
  - Las preguntas están claramente definidas con diferente grado de especificidad en relación con la conducta y la situación a la que se refiere (por ejemplo, «¿con qué frecuencia se distrae con ruidos o actividades a su alrededor?»).
  - La evidencia empírica demuestra que a mayor especificidad de la pregunta, mayor es la capacidad predictiva del autoinforme.
- **Semiestructuradas**:
  - Es el tipo de preguntas empleadas en algunas entrevistas y en los autorregistros.
  - En los autorregistros, el sujeto anota las conductas objeto de estudio en el momento en que se producen y, en ocasiones, también sus antecedentes y consecuencias.
- **No estructuradas**:
  - Autobiografías y pensamiento en voz alta.
  - También es el caso de un tipo particular de entrevista en la que no se formula ninguna pregunta específica, sino que se pide al sujeto que haga una narración sobre sí mismo.

El tipo de respuesta va a determinar el tipo de dato que se obtendrá. Los datos son los valores que toma una variable cuando es medida. En general, estos pueden ser cualitativos o cuantitativos.

Las respuestas pueden ser de dos tipos:

- **Abiertas**. El sujeto responde libre y genuinamente a las preguntas del evaluador. Es lo que ocurre en las entrevistas.
- **Estructuradas**. Las respuestas del sujeto han de ajustarse a una escala de medida que puede ser de cuatro tipos:
  - Escala nominal:
    - Se utiliza para clasificar datos en categorías sin un orden específico (el color de los ojos, la nacionalidad, etcétera).
    - Si solo permite dos categorías, la escala se llama *dicotómica* (por ejemplo, varón/mujer o verdadero/falso).
  - Escala ordinal:
    - Se utiliza para clasificar datos en categorías con un orden específico.
    - El nivel socioeconómico (bajo, medio, alto), el nivel educativo alcanzado (primaria, secundaria, universidad), por ejemplo.
  - Escala de intervalo:
    - Mide la distancia entre dos valores, pero no tiene un cero absoluto.

- Por ejemplo, la escala Celsius de temperatura, donde 0 °C no representa la ausencia de temperatura, sino simplemente un punto de referencia.
  - Escala de razón:
    - Similar a la escala de intervalo, pero tiene un cero absoluto que representa la ausencia total de la variable medida. Por ejemplo, la altura, el peso, la edad, etcétera.

Véanse las relaciones operacionalmente posibles para cada escala (**Tabla 5-1**). El tipo de datos y las escalas de medida son importantes por la precisión implícita y porque determinan qué operaciones, pruebas estadísticas y método de análisis es posible realizar con ellos.

DISTORSIONES DE RESPUESTA

Los autoinformes, además de los errores y los problemas metodológicos propios de la observación, presentan otra fuente de error: las distorsiones de respuesta, que pueden ser de diferente tipo:

- **Distorsiones relacionadas con la persona**:
  - Ignorancia. Puede deberse a:
    - Falta de capacidad de introspección.
    - Bajo nivel cultural, que conlleva que el paciente no entienda los ítems.
  - Falta de motivación. Puede ser:
    - Estructural: no tiene interés en colaborar.
    - Coyuntural: relacionada con otros factores, como la fatiga o la enfermedad.
- **Distorsiones relacionadas con el contenido**:
  - Simulación: existe un deseo deliberado de falsear los resultados.
  - Deseabilidad social:
    - El sujeto, involuntariamente, se describe a sí mismo de forma consonante con una imagen aceptable desde el punto de vista social.
    - Aparte de una fuente de error, es un indicador de adaptación social.
  - Infravaloración:
    - La tendencia a infravalorarse puede ser estructural (rasgo) o coyuntural (estado, por ejemplo, en un episodio depresivo).
    - Algunos autoinformes incorporan escalas de sinceridad para informar al evaluador sobre la imagen distorsionada que de sí mismo puede tener el paciente, sea de modo intencionado o no intencionado (la Escala S

del Inventario de Personalidad de Eysenck o la Escala L [*lie*] del Inventario Multifásico de Personalidad de Minnesota, por ejemplo) (**Tabla 5-2**).
- Distorsiones relacionadas con el formato de respuesta o tendencia de respuesta:
  - Aquiescencia: tendencia a responder *sí* o *verdadero* en los autoinformes con respuestas dicotómicas.
  - Errores escalares (en escalas politómicas). Pueden ser de dos tipos:
    - Tendencia central: tendencia a responder en el centro de la escala.
    - Severidad: tendencia a asignar valores escalares extremos.

TIPOS DE ÍTEMS SEGÚN SU FINALIDAD

Los ítems son preguntas que se utilizan para medir variables específicas. Existen diferentes tipos según su finalidad. Por un lado, es habitual que los cuestionarios y las escalas incluyan tanto ítems directos como inversos. La principal diferencia entre ellos radica en el sentido de la respuesta y la forma en que se utilizan para minimizar los sesgos de respuesta. Ambos son importantes para diseñar cuestionarios y escalas que midan de manera precisa y objetiva las variables de interés.

Los *ítems directos* son preguntas que se formulan de manera que la respuesta afirmativa indica la presencia de la variable que se está midiendo. Por ejemplo, «¿con qué frecuencia te sientes feliz?» o «¿estás satisfecho con tu trabajo?». Las respuestas a los ítems directos son más fáciles de interpretar y se utilizan comúnmente en escalas que miden actitudes o estados emocionales.

Por su parte, los *ítems inversos* son preguntas que se formulan de manera que la respuesta afirmativa indica la ausencia de la variable que se está midiendo. Por ejemplo, «¿con qué frecuencia te sientes triste?» (si estamos evaluando el grado de felicidad de la persona) o «¿estás insatisfecho con tu trabajo?» (si estamos evaluando el grado de satisfacción en el trabajo del individuo). Los ítems inversos se utilizan para minimizar los sesgos de respuesta, ya que los participantes pueden tener tendencia a responder afirmativamente a todas las preguntas o a todas las preguntas negativas. Al incluir ítems inversos, se obliga a los participantes a prestar atención a las preguntas y a evitar respuestas automáticas. La puntuación de estos ítems se obtiene invirtiendo su escala de medida.

Por otra parte, es frecuente que cuestionarios y escalas incluyan también *ítems de validez*, que tienen la función de evaluar la calidad de las respuestas de los participantes. Al incluir estos ítems, se puede aumentar la validez de los resultados obtenidos. Pueden ser de diferente tipo.

Tabla 5-1. Relaciones operacionalmente posibles

	Nominal	Ordinal	Intervalo	Razón
Equivalencia (=)	X			
Orden (< >)	X	X		
Razón entre intervalos	X	X	X	
Razón entre valores	X	X	X	X

Tabla 5-2. Ejemplo de ítems del Inventario de Personalidad de Eysenck

30. ¿Habla algunas veces de cosas que desconoce?	Sí	No
48. ¿Le gusta que alguna vez le alaben algo de lo que ha hecho?	Sí	No
54. ¿Ha comido usted alguna vez algo más de lo que debiera?	Sí	No

Adaptada de: Eysenck HJ, Eysenck SBG. Cuestionario de personalidad EPI. Madrid: TEA; 1990.

Algunos de los ítems de validez más comunes son:

- **Ítems de infrecuencia o aleatoriedad**:
  - Diseñados para medir si los participantes están respondiendo de manera aleatoria o sin prestar atención.
  - Pueden ser formulados de manera que no tengan sentido, que tengan una respuesta obvia o extremadamente infrecuente en la población.
  - Ejemplos: «selecciona *muy de acuerdo* como respuesta a este ítem», «nunca me canso».
- **Ítems de consistencia**:
  - Diseñados para evaluar la consistencia de las respuestas de los participantes.
  - Pueden ser formulados de manera que se espere que los participantes den la misma respuesta a preguntas relacionadas.
  - Ejemplos: «¿estás casado?» y «¿estás actualmente en una relación comprometida?».
- **Ítems de deseabilidad social**:
  - Diseñados para medir la tendencia de los participantes a dar respuestas socialmente aceptables o deseables en lugar de respuestas sinceras.
  - Los participantes pueden sentirse tentados a responder afirmativamente para dar una imagen positiva sobre ellos mismos en lugar de responder honradamente.
  - Ejemplo: «¿te lavas los dientes dos veces al día?».

Cabe señalar que los ítems de validez mencionados no se han de tener en cuenta para medir (cuantificar) las variables específicas objeto del cuestionario o escala.

CUESTIONARIOS, INVENTARIOS Y ESCALAS

Los cuestionarios, inventarios y escalas son autoinformes estructurados (tanto en las preguntas como en las respuestas) que aparecen recopilados e integrados en un listado. Son útiles para recopilar información y datos de manera sistemática y objetiva. Aunque comparten algunas propiedades, también presentan diferencias en cuanto a su diseño, objetivo y uso.

Algunas de las principales diferencias son:

- **Diseño**:
  - Los cuestionarios y los inventarios suelen consistir en una serie de preguntas cerradas que los participantes deben responder.
  - Las escalas suelen constar de una serie de ítems o declaraciones a las que los participantes deben responder utilizando una escala de medición.
- **Objetivo**:
  - Los cuestionarios y los inventarios suelen utilizarse para medir múltiples variables, incluyendo actitudes, comportamientos, creencias, habilidades, etcétera.
  - Las escalas suelen estar diseñadas para medir una sola variable específica, como la ansiedad, el estrés, la depresión, etcétera.
- **Uso**:
  - Los cuestionarios se utilizan para recopilar datos de manera sistemática y objetiva, y pueden ser administrados en persona o en línea.

- Los inventarios suelen ser instrumentos estandarizados y validados que se utilizan para medir rasgos de personalidad, habilidades o rendimiento académico.
  - Las escalas se utilizan para medir la intensidad o magnitud de una variable específica y suelen estar diseñadas para ser sensibles a los cambios en esa variable.
- **Escalas de medición**:
  - Los cuestionarios suelen utilizar escalas de medición nominales.
  - Los inventarios utilizan frecuentemente las nominales u ordinales (el tipo Likert, por ejemplo).
  - Las escalas usan las ordinales o de intervalo.

LOS TEST NEUROPSICOLÓGICOS

Un test neuropsicológico es un instrumento de medición diseñado especialmente para estudiar de un modo objetivo y sistemático el nivel de los sujetos respecto a algún atributo, característica o dominio de conocimientos y, a partir de las puntuaciones obtenidas, poder analizar las diferencias existentes entre ellos.

A diferencia de los autoinformes, en los que no existen respuestas correctas o incorrectas, los test tienen una forma correcta de respuesta; la puntuación total es la suma de las respuestas correctas. Suelen medir variables cognitivas (aptitudes, conocimientos, rendimiento, habilidades, etc.). Aquí se estudiará su uso en el ámbito de la neuropsicología.

La neuropsicología es una parte de la neurociencia que estudia las funciones psíquicas superiores, cognitivas y emocionales en relación con las estructuras y las funciones cerebrales que las sustentan. Parte de la premisa contrastada de que todo proceso mental se debe a la actividad cerebral, y toda actividad cerebral produce procesos mentales. No existen mentes sin cerebros ni cerebros sin mente.

Con relación a la psicopatología, y siguiendo a Kandel, se puede afirmar que:

- Todo trastorno mental tiene un componente cerebral.
- El trastorno mental deriva de la alteración de la función cerebral.
- La alteración neuropsicológica no puede explicar por sí sola el trastorno mental. El ambiente y la experiencia ejercen acciones sobre el cerebro que resaltan unas pautas de actividad neural sobre otras.
- La terapia será eficaz si produce cambios a largo plazo en la conducta, porque entonces la conducta produce cambios en el patrón de funcionamiento mental.

La evaluación neuropsicológica estudia el funcionamiento cerebral superior a través del examen de su expresión conductual. Su objetivo principal es identificar las consecuencias conductuales, emocionales y cognitivas de la disfunción cerebral mediante el análisis de los déficits cognitivos, los procesos cognitivos preservados y la forma en que el sujeto se desenvuelve en su vida cotidiana.

Otros objetivos de la evaluación neuropsicológica son:

- Contribuir a la clarificación diagnóstica tanto de las enfermedades neurológicas como de los trastornos mentales.

- Establecer programas de rehabilitación individualizados que permitan optimizar la funcionalidad y calidad de vida del paciente.
- Valorar y monitorizar los cambios y la eficacia de las intervenciones.
- Identificar factores de pronóstico.
- Realizar valoraciones periciales.
- Contrastar hipótesis sobre las relaciones entre la estructura y funcionamiento del cerebro, las funciones psíquicas superiores, cognitivas y emocionales, y los trastornos mentales.

Para conseguir estos objetivos, se apoya en modelos teóricos y emplea determinadas técnicas y procedimientos, como la observación, la entrevista clínica, cuestionarios y escalas estandarizadas y test neuropsicológicos.

La evaluación neuropsicológica es un proceso dinámico y complejo. A continuación, se describe un modelo de evaluación-intervención en neuropsicología que es aplicable a cualquier otro ámbito clínico, pues se fundamenta en el proceso científico de aproximación al conocimiento. Se ha denominado *modelo de funciones ejecutivas clínicas* y se desarrolla a partir de la siguiente sentencia de Bateson: «Toda información lo es de una diferencia, y toda diferencia es la evidencia de una relación». Son las *diferencias* las que proporcionan la *información* que permite entender la *relación* entre las distintas variables que componen este complejo objeto de estudio. Por lo tanto, la función ejecutiva clínica nuclear es la *comparación*, la cual permite encontrar diferencias. Se compara la información disponible, en la que se apoyan las hipótesis provisionales sobre la relación entre las variables.

Esta información es tanto cualitativa como cuantitativa y procede de dos ámbitos:

- Por un lado, se dispone de la información del caso clínico, que procede de diferentes fuentes, se obtiene utilizando diversos métodos y atiende a múltiples dimensiones en el marco de varios contextos ecológicos:

    - Es multifuente. Tiene su origen en el paciente, los familiares, los profesores, los médicos, etcétera.
    - Es multimétodo. Se obtiene mediante entrevista, observación directa, cuestionarios, test neuropsicológicos, revisión de la historia clínica, etcétera.
    - Es multidimensional. Se atienden aspectos biológicos, cognitivos, conductuales, emocionales, de personalidad, interactivo-relacionales, adaptativos, ambientales, etcétera.
    - Es multicontexto. Desde una perspectiva molar, se estudian las diferentes variables; por ejemplo, la capacidad del paciente para autorregular sus emociones en el contexto familiar, académico, social, etcétera.
- Por otro lado, se dispone de los conocimientos del clínico sobre neurodesarrollo, psicología evolutiva, la condición médica concreta y su fenotipo cognitivo, psicopatología o neuropsicoterapia.

La comparación de la información será intrafunción e interfunción, dominio y perfil, así como transversal y longitudinal. El proceso se inicia con la comparación de la información preliminar del caso y los conocimientos del clínico. Las diferencias resultantes, que se podrían denominar *huellas*, permiten construir las hipótesis preliminares sobre la relación entre las variables. Estas hipótesis guiarán inicialmente el proceso de evaluación, cuyos resultados constituyen nueva información que se compara con la previa, lo que permite el contraste de las hipótesis preliminares y el hallazgo o no de nuevas diferencias. Estas nuevas diferencias soportan nuevas hipótesis, que guiarán subsecuentes procesos de evaluación, cuyos resultados suponen nueva información que vuelve a ser comparada con la precedente y permite identificar nuevas diferencias, y así sucesivamente. Desde una perspectiva procesual, en el modelo de funciones ejecutivas clínicas (**Fig. 5-1**) no existe distinción entre evaluación y tratamiento. Ambos procesos son científicos, progresivos y recursivos.

Como queda claro, la evaluación neuropsicológica va mucho más allá de la aplicación de test y la devolución de los resultados cuantitativos.

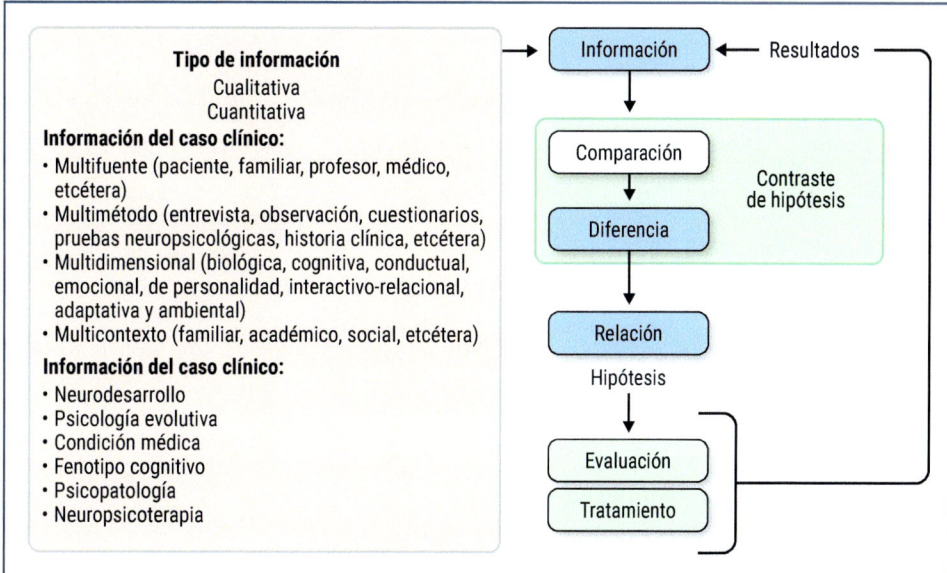

Figura 5-1. Modelo de funciones ejecutivas clínicas.

Tirapu Ustárroz, García Molina, Luna Lario y Periáñez Morales identifican diez asunciones que denominan *errores* derivados de una visión limitada de la psicometría en el ámbito de la neuropsicología:

- Las ejecuciones defectuosas en los test siempre son indicativas de disfunción o daño cerebral.
- Obtener datos cuantitativos es el objetivo principal de una exploración neuropsicológica.
- La utilización de las normas establecidas en los test es primordial para que se puedan interpretar los datos obtenidos.
- La única forma fiable de obtener información sobre cambios en el funcionamiento cognitivo es la aplicación de test.
- Para valorar a un paciente de forma fiable es esencial hacerlo en un ambiente tranquilo y sin distracciones.
- No es imprescindible recoger y observar las estrategias que ha utilizado el paciente para resolver las tareas planteadas en los test.
- La estandarización de los test y de los resultados es fundamental para concluir sobre la presencia o ausencia de daño o disfunción cerebral.
- Las ejecuciones anormales en determinados test son siempre patognomónicas de lesiones en áreas cerebrales específicas.
- La interpretación basada solo en los datos puede predecir el funcionamiento del sujeto en las situaciones de la vida real (escuela, hogar, trabajo, etcétera).
- La ejecución correcta en una batería de pruebas es siempre indicativa de que el cerebro permanece intacto.

Para prevenir estos errores, los autores realizan las siguientes recomendaciones:

- Los resultados de los test y las baterías neuropsicológicas deben considerarse elementos complementarios y se deben interpretar en un marco comprehensivo.
- La selección de los instrumentos de exploración neuropsicológica debe basarse en su capacidad para ofrecer información sobre los mecanismos subyacentes alterados y en su validez ecológica. Asimismo, deben ser sensibles a los avances que se producen.
- La evaluación neuropsicológica deben llevarla a cabo personas especializadas que interpreten los datos en función de un corpus de conocimiento sólido sobre las relaciones entre el cerebro y la conducta.

PROPIEDADES PSICOMÉTRICAS DE LOS TEST

En este apartado, se abordan conceptualmente las propiedades psicométricas de los test, pero no se profundiza en su cálculo estadístico; para ello, se aconseja consultar la bibliografía especializada sobre el tema, como Muñiz (1998) y Slick (2006).

Puntuación estándar y distribución normal

Al igual que ocurre con muchas de las características fisiológicas del ser humano (por ejemplo, la altura o el peso), se asume que la mayoría de las variables psicológicas se distribuyen en la población general según una *distribución normal*. Esta asunción permite situar el rendimiento de un sujeto en un determinado test en relación con la población general. Es decir, permite saber cuánto se aleja su puntuación (ejecución) de la media. Pero esto solo es posible si el test en cuestión está baremado y, por lo tanto, dispone de baremos para la población general.

En una evaluación neuropsicológica, se emplean múltiples test para medir diversas funciones pertenecientes a distintos dominios cognitivos. Estos test, como se dijo antes, utilizan escalas. La *puntuación bruta* en un test (*raw score*) es la suma de las puntuaciones de sus diferentes ítems. Para comparar el rendimiento de un sujeto en ese test con el de la población general, la puntuación bruta se estandariza, es decir, se convierte a una puntuación en una escala común y estandarizada. El problema es que diferentes test utilizan diferentes tipos de puntuaciones estándar con distintas medias (M) y desviaciones típicas (Sx) (**Tabla 5-3**).

Para poder comparar las puntuaciones estándar de los diferentes test empleados en una evaluación neuropsicológica, y poder interpretar el perfil cognitivo resultante, es necesario transformarlas a una puntuación estándar común. La puntuación más fácilmente interpretable es la *puntuación típica* (z), porque tiene M = 0 y Sx = 1. Es decir, la puntuación refleja directamente la distancia en la ejecución del sujeto respecto de la media de la población general. La fórmula para transformar las diferentes puntuaciones estándar (X) a puntuaciones típicas (z) es la siguiente:

$$Z = \left(\frac{X - M}{Sx} \right)$$

Precisión de medida: fiabilidad

La puntuación en un test debe ser entendida como una estimación de una habilidad o función. Esta estimación lleva asociada un determinado error de medida. Cada test difiere en la precisión con la que mide, es decir, en el error de medida que llevan asociadas sus puntuaciones. La precisión de un test se refleja en su *fiabilidad* (rxx'). Si se emplea la analogía de un tirador de precisión, es equivalente a si el disparo da donde apunta el tirador (**Fig. 5-2**).

Tabla 5-3. Diferentes tipos de puntuación estándar		
Puntuación estándar	**M**	**Sx**
CI (IQ)	100	15
T	50	10
Pe (SS)	10	3
Z	0	1

CI: cociente intelectual; M: media; Pe: puntuación escalar; Sx: desviación típica; T: puntuación; Z: puntuación típica.

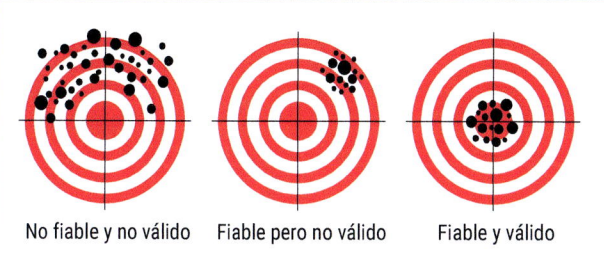

No fiable y no válido   Fiable pero no válido   Fiable y válido

Figura 5-2. Analogía de los test con un tirador de precisión.

Existen diferentes tipos de fiabilidad:

- Consistencia interna. Refleja:
  - En qué medida las puntuaciones obtenidas por un sujeto en diferentes partes del test son consistentes.
  - La homogeneidad de los ítems del test.
- Fiabilidad test-retest, estabilidad temporal o consistencia temporal. Se refiere a si un mismo sujeto obtiene las mismas puntuaciones en distintos momentos temporales.
- Fiabilidad de formas alternativas o paralelas:
  - Hace referencia a si un mismo sujeto obtiene las mismas puntuaciones con formas alternativas o paralelas del test, es decir, aplicando un test con la misma estructura y distintos ítems, pero semejantes a los del original.
  - Las formas paralelas de un test se utilizan para evitar el efecto de práctica (aprendizaje), que se puede producir tras aplicar un test y necesitar volver a aplicarlo, por ejemplo, para valorar la evolución de un paciente.
- Fiabilidad interjueces u objetividad. Muestra si la puntuación de un sujeto en un test no varía en función del evaluador que lo aplique.

Hay que tener en cuenta que, mientras que la objetividad de un test siempre es necesaria, la estabilidad o la consistencia interna pueden no serlo: depende de los objetivos del test. Por ejemplo, no se buscará estabilidad en un test diseñado para valorar el cambio, ni consistencia interna en un listado de síntomas o en los elementos de una entrevista.

En general, cuanto mayor sea la fiabilidad de un test, más precisas serán sus puntuaciones, pero no necesariamente será válida para realizar inferencias útiles. La fiabilidad toma valores entre 0 y 1. Se ha de valorar si la fiabilidad de un test es adecuada (**Tabla 5-4**).

Tabla 5-4. Fiabilidad de las pruebas	
Fiabilidad	**Criterio**
⩾ 0,9	Muy alta
0,80-0,89	Alta
0,70-0,79	Adecuada
0,60-0,69	Límite
⩽ 0,59	Baja

Validez

La *validez* (rxy) refleja el grado en que un test mide lo que realmente quiere medir, es decir, la variable que quiere medir o *criterio*. Indica hasta qué punto son válidas las interpretaciones que se hagan. Lo que se valida son las *inferencias* más que el instrumento en sí.

Siguiendo con la analogía del tirador de precisión, sería equivalente a que el tirador apuntara al centro de la diana: si lo hiciera, pero careciera de precisión, no conseguiría alcanzarlo (v. **Fig. 5-2**).

Por lo tanto, para que un test sea válido, ha de ser fiable, pero un test fiable no es necesariamente válido.

Al igual que ocurre con la fiabilidad, existen diferentes tipos de validez:

- **Validez de contenido**. Refleja si el test comprende una muestra representativa de los contenidos del constructo que quiere evaluar.
- **Validez de criterio**:
  - Muestra el grado de eficacia con que se puede predecir o pronosticar la variable de estudio (criterio) a partir de las puntuaciones del test.
  - Existen diferentes subtipos en función de cuándo se aplica el test y se mide el criterio:
    - Validez concurrente o simultánea. El test y el criterio se miden al mismo tiempo (concurrentemente) utilizando otro test ya validada previamente.
    - Validez predictiva o pronóstico. El criterio se mide pasado un período tras la aplicación del test.
    - Validez retrospectiva. El test se aplica un tiempo después de evaluado el criterio.
- **Validez de constructo, estructural o conceptual**:
  - Refleja el grado en que el test mide un determinado rasgo o constructo.
  - Se puede considerar un concepto unificador que integra la validez del contenido y la del criterio.
- **Validez ecológica**:
  - Capacidad de una investigación o prueba para generalizar los resultados a situaciones y contextos del mundo real.
  - Determina si los resultados tienen relevancia y aplicabilidad en el mundo real.
- **Otros tipos de validez**:
  - Interna frente a externa.
  - Convergente frente a discriminante.
  - Factorial.

Siguiendo a Burlingame, Lambert, Reisinger, Neff y Mosier, se puede considerar que el nivel mínimo aceptable para la validez de criterio es de 0,50.

A continuación, se exponen, a modo de ejemplo, algunas escalas que se usan para evaluar los trastornos del estado de ánimo. Existen cientos de pruebas, tanto para el uso en el ámbito de la salud mental como en el de la neuropsicología. Para un estudio más detallado, se anima al lector a consultar los manuales y compendios de pruebas referenciados en la bibliografía.

EJEMPLOS DE PRUEBAS PSICOMÉTRICAS

Se proporcionan los siguientes ejemplos de pruebas psicométricas:

- Beck Depression Inventory 2nd Edition (BDI-II) (**Tablas 5-5** y **5-6**).
- Hamilton Depression Rating Scale (HDRS) (**Tablas 5-7** y **5-8**).
- Montgomery-Asberg Depression Rating Scale (MADRS) (**Tabla 5-9**).
- Geriatric Depression Scale (GDS) (**Tabla 5-10**).
- Hospital Anxiety and Depression Scale (HADS) (**Tabla 5-11**).
- Young Mania Rating Scale (YMRS) (**Tabla 5-12**).
- Manchester Nurse Rating Scale for Mania (MNRS-M) (**Tabla 5-13**).

Tabla 5-5. Criterios y baremos para interpretar el Beck Depression Inventory 2nd Edition

Grados de depresión	BDI-II original	Adaptación española del BDI-II
	Basados en las curvas ROC (Beck *et al.*, 1996, p.11)	Basados en las curvas ROC (este estudio)
Mínima	0-13	0-13
Leve	14-19	14-18
Moderada	20-28	19-27
Grave	29-63	28-63

BDI-II: Beck Depression Inventory 2nd Edition; ROC: Receiver Operating Characteristic.

Tabla 5-6. Beck Depression Inventory 2nd Edition

Referencia	Beck AT *et al.*, 1996
Utilidad	Gravedad, síntomas clínicos y pensamientos intrusivos en la depresión
Administración	Autoaplicado
Población	≥ 13 años
N.º ítems	21
Formato ítems	Escala de intervalo tipo Likert con cuatro categorías de respuestas ordenadas que se codifican de 0 a 3
Referencia temporal	Última semana
Corrección Interpretación	Cada ítem: 0-3 Puntuación total = Σ puntuación ítems Puntos de corte: gravedad depresión
Consideraciones	Responde a los criterios diagnósticos DSM-IV Adaptación española: Beck *et al.*, 2011 Bibliografía recomendada: Sanz, Navarro y Vázquez, 2003; Sanz, Perdigón y Vázquez, 2003; Sanz, García-Vera, Espinosa, Fortún y Vázquez, 2005; Sanz y García-Vera, 2009, 2013

01. Estado de ánimo
02. Pesimismo
03. Sentimientos de fracaso
04. Insatisfacción
05. Sentimientos de culpa
06. Sentimientos de castigo

Ítem 3
0. No me siento fracasado
1. Creo que he fracasado más que la mayoría de las personas
2. Cuando miro hacia atrás, solo veo fracaso tras fracaso
3. Me siento una persona totalmente fracasada

07. Decepción sobre sí mismo (frente a odio hacia sí mismo)
08. Autoacusación
09. Impulsos suicidas
10. Períodos de llanto
11. Irritabilidad

Ítem 10
0. No lloro más de lo que solía
1. A veces lloro más que antes
2. Lloro continuamente
3. Antes era capaz de llorar, pero ahora no puedo incluso aunque quiera

12. Aislamiento social
13. Indecisión
14. Imagen corporal
15. Capacidad laboral
16. Trastorno del sueño
17. Cansancio

Ítem 16
0. Duermo tan bien como antes
1. No duermo tan bien como antes
2. Me despierto 1 o 2 horas antes de lo habitual y me resulta difícil volver a dormir
3. Me despierto varias horas antes de lo habitual y no puedo volverme a dormir

18. Pérdida de apetito
19. Pérdida de peso
    19 a. Dieta: S/N
20. Hipocondría
21. Libido

Tabla 5-7. Puntuación Hamilton Depression Rating Scale

Puntos de corte (Bech *et al.*, 1996)		Otros puntos de corte utilizados	
0-7	No depresión	0-7	No depresión
8-12	Depresión menor	8-14	Distimia
13-17	Menos que depresión mayor	15	Depresión de moderada a grave
18-19	Depresión mayor		
30-52	Más que depresión mayor		

El criterio de inclusión más utilizado en los ensayos clínicos es una puntuación ⩾ 18.

Tabla 5-8. Hamilton Depression Rating Scale

Referencia	Hamilton M, 1960
Utilidad	Perfil sintomatológico y gravedad de la depresión
Administración	Heteroaplicada
Población	Adultos
N.º ítems	17 (existen versiones de 21 y 24 ítems)
Formato ítems	Escala de intervalo tipo Likert con tres, cuatro y cinco categorías que puntúan de 0-2, 0-3 o 0-4, según el ítem
Referencia temporal	En la actualidad, excepto para algunos ítems, como los de sueño: 2 días previos
Corrección Interpretación	Puntuación total = Σ puntuación ítems. Puntos de corte: gravedad depresión Tres factores (sin puntos de corte): • Melancolía (ítems 1, 2, 7, 8, 10 y 13) • Ansiedad (ítems 9-11) • Sueño (ítems 4-6)
Consideraciones	Crítica: contaminada por síntomas de ansiedad. Alternativa: Escala de Montgomery-Asberg Adaptación española: Ramos-Brieva JA *et al.*, 1986. p. 335-338; p. 324-334

01. Humor deprimido (tristeza, depresión, desamparo, inutilidad)
02. Sensación de culpabilidad
03. Suicidio
04. Insomnio precoz
05. Insomnio medio
06. Insomnio tardío
07. Trabajo y actividades
08. Inhibición (lentitud de pensamiento y de palabra, empeoramiento de la concentración, actividad motora disminuida)
09. Agitación
10. Ansiedad psíquica
11. Ansiedad somática
12. Síntomas somáticos gastrointestinales
13. Síntomas somáticos generales
14. Síntomas genitales
15. Hipocondría
16. Pérdida de peso (completar A o B):
    A. Según manifestaciones del paciente (primera evaluación)
    B. Según pesaje hecho por el psiquiatra (evaluaciones siguientes)
17. *Insight* (conciencia de enfermedad)

Ítem 3. Suicidio
0. Ausente
1. Le parece que la vida no merece la pena ser vivida
2. Desearía estar muerto o tiene pensamientos sobre la posibilidad de morirse
3. Ideas de suicidio o amenazas
4. Intentos de suicidio (cualquier intento serio se califica 4)

Tabla 5-9. Montgomery-Asberg Depression Rating Scale

Referencia	Montgomery SA *et al.*, 1979
Utilidad	Perfil sintomatológico y gravedad de la depresión
Administración	Heteroaplicada
Población	Adultos
N.º ítems	10
Formato ítems	Escala de intervalo tipo Likert con siete categorías que puntúan de 0-6. Criterios operativos para las puntuaciones pares
Referencia temporal	En la actualidad
Corrección Interpretación	Puntuación total = Σ puntuación ítems. Puntos de corte: gravedad depresión No está contaminada por síntomas de ansiedad, aunque mantiene ítems relativos a quejas somáticas o vegetativas que dificultan la administración a pacientes con problemas médicos somáticos
Consideraciones	Adaptación española: Lobo A *et al.*, 2002

01. Tristeza aparente
02. Tristeza expresada
03. Tensión interior
04. Sueño reducido
05. Disminución del apetito
06. Dificultades de concentración
07. Laxitud. Abulia
08. Incapacidad para sentir
09. Pensamientos pesimistas
10. Ideación suicida

Puntos de corte

0-6	No depresión
7-19	Depresión menor
20-34	Depresión moderada
35-60	Depresión grave

Otros puntos de corte utilizados

0-12	No depresión
13-26	Depresión leve
27-36	Depresión moderada
≥ 37	Depresión grave

Ítem 10. Ideación suicida
0. Se alegra de vivir. Toma la vida como viene
1.
2. Cansado de vivir. Ideas suicidas fugaces
3.
4. Manifiesta deseos de muerte, ideas suicidas frecuentes. El suicidio es considerado como una solución, pero no se han elaborado planes o hecho intención
5.
6. Planes explícitos de suicidio cuando exista una oportunidad. Activa preparación para el suicidio

Tabla 5-10. Geriatric Depression Scale

Referencia	Yesavage JA *et al.*, 1982-1983
Utilidad	Cribado de depresión en ancianos
Administración	Autoaplicada, heteroaplicada
Población	Ancianos
N.º ítems	30. Existen versiones de 15 ítems (Sheikh J *et al.*, 1986) y de 5 ítems (Hoyl MT *et al.*, 1999)
Formato ítems	Escalas dicotómicas: Sí/No, que puntúan 0 o 1 20 ítems indican depresión (puntúan 1) al ser respondidos Sí Los 10 ítems restantes (1, 5, 7, 9, 15, 19, 21, 27, 29 y 30) señalan depresión (puntúan 1) al ser respondidos No
Referencia temporal	La semana anterior
Corrección Interpretación	Puntuación total = Σ puntuación ítems. Puntos de corte: gravedad depresión Es una medida específica de la depresión, pero tiene dificultades para detectar depresión leve o ligera

(Continúa)

Tabla 5-10. Geriatric Depression Scale *(cont.)*

Consideraciones	Adaptación española: Ramos Brieva JA *et al.*, 1991 Aguado C *et al.*, 2000 De Dios R *et al.*, 2001

Puntos de corte
0-10	Normal
11-30	Posible depresión

Algunos autores diferencian entre:
11-20	Depresión leve
> 20	Depresión grave

En la versión de 15 ítems, el punto de corte es 4/5

En la versión de 5 ítems, el punto de corte es 1/2, aunque su rendimiento en las mujeres es inferior que en los varones

1. ¿Está usted satisfecho con su vida?	Sí	No
2. ¿Ha abandonado muchos de sus intereses y actividades?	Sí	No
3. ¿Siente que su vida está vacía?	Sí	No
4. ¿Se siente usted frecuentemente aburrido?	Sí	No
5. ¿Tiene usted mucha fe en el futuro?	Sí	No
6. ¿Tiene pensamientos que le molestan?	Sí	No
7. ¿La mayoría del tiempo está de buen humor?	Sí	No
8. ¿Tiene miedo de que algo malo le vaya a pasar?	Sí	No
9. ¿Se siente usted feliz la mayor parte del tiempo?	Sí	No
10. ¿Se siente usted a menudo impotente, desamparado, desvalido?	Sí	No

PRUEBAS COMPLEMENTARIAS

Las pruebas complementarias en psiquiatría son fundamentales tanto para el diagnóstico como para el seguimiento de los pacientes. En muchos casos, también servirán para elegir el tratamiento más adecuado en función de las comorbilidades médicas. Siempre deben interpretarse dentro de los signos y síntomas que presente el paciente. En definitiva, los objetivos de la realización de las pruebas no solo son importantes para el correcto diagnóstico, sino también en el seguimiento de la salud física de los pacientes con tratamiento crónico con psicofármacos y para monitorizar la eficacia y toxicidad de los tratamientos.

Las pruebas complementarias se dividen principalmente en dos grupos: las pruebas de laboratorio y las de neuroimagen.

Pruebas de laboratorio

Las pruebas de laboratorio en psiquiatría se obtienen de la sangre, la orina o el líquido cefalorraquídeo con el objetivo de obtener información sobre la salud física del paciente y su posible relación con los síntomas psiquiátricos presentados.

Las pruebas de laboratorio en psiquiatría se utilizan para:

- Descartar enfermedades somáticas que cursen con síntomas psiquiátricos.
- Monitorizar los tratamientos farmacológicos para asegurar un adecuado cumplimiento y evitar la intoxicación.
- Controlar los efectos secundarios de los fármacos, como el riesgo de síndrome metabólico.

Algunas de las pruebas de laboratorio más comunes utilizadas en psiquiatría y sus utilidades son:

- **Perfil hepático**:
  - Es importante en el control de los pacientes con tratamiento farmacológico prolongado.
  - La medición de la función hepática sirve como marcador de consumo de alcohol crónico (elevación de transaminasas y gamma-glutamiltransferasa).
- **Perfil renal**:
  - Su estudio es importante para la elección de determinados tratamientos, ya que la mayoría se eliminan por los riñones.
  - La determinación del filtrado glomerular sirve para ajustar la dosis de los medicamentos y prevenir efectos secundarios relacionados con la acumulación de algunos tratamientos.
  - La enfermedad renal crónica puede asociarse con trastornos de ansiedad, depresión y problemas cognitivos.
- **Hemograma**. Es indispensable llevar un control hematológico periódico en los pacientes con tratamiento farmacológico; en concreto, con el tratamiento con clozapina por su riesgo de agranulocitosis.
- **Función tiroidea básica**:
  - Es importante descartar una alteración en la función del tiroides en los primeros episodios depresivos, trastornos de ansiedad o psicosis, manía o *delirium*.
  - Es fundamental su monitorización en pacientes en tratamiento con litio.
- **Vitaminas**:
  - Se debe descartar un déficit de vitamina B_{12} ante la aparición de síntomas neuropsiquiátricos.
  - El déficit de B_{12} se asocia con trastornos neurocognitivos.

Tabla 5-11. Hospital Anxiety and Depression Scale

Referencia	Zigmond AS *et al.*, 1983
Utilidad	Detección de trastornos depresivos y ansiosos en el contexto hospitalario no psiquiátrico
Administración	Autoaplicada o heteroaplicada
Población	Pacientes hospitalizados por patología no psiquiátrica
N.º ítems	14 (7 + 7)
Formato ítems	Escala de intervalo tipo Likert con cuatro categorías que puntúan de 0-3 y hacen referencia a intensidad o frecuencia de los síntomas
Referencia temporal	Semana previa
Corrección Interpretación	Puntuación subescala = Σ puntuación ítems de esa subescala. Puntos de corte: Subescala de ansiedad: 7 ítems impares (puntúan 3-0) Subescala de depresión: 7 ítems pares (puntúan 0-3) Ningún ítem hace referencia a síntomas somáticos
Consideraciones	Adaptación española: Herrero MJ *et al.*, 2003 López-Roig S *et al.*, 2000

Puntos corte para ambas subescalas

0-7   Normal
8-10   Caso probable
11-21 Caso de ansiedad o depresión

A.1. Siento tensión o nervios:

3. Casi todo el día
2. Gran parte del día
1. De vez en cuando
0. Nunca

D.1. Sigo disfrutando de las cosas como siempre:

0. Ciertamente, igual que antes
1. No tanto como antes
2. Solamente un poco
3. Ya no disfruto con nada

A.2. Siento una especie de temor como si algo malo fuera a suceder:

3. Sí, y muy intenso
2. Sí, pero no muy intenso
1. Sí, pero no me preocupa
0. No siento nada de eso

D.2. Soy capaz de reírme y ver el lado gracioso de las cosas:

0. Igual que siempre
1. Actualmente, algo menos
2. Actualmente, mucho menos
3. Actualmente, en absoluto

- De rutina, también se deben solicitar la vitamina D y el ácido fólico, ligados en ocasiones a trastornos afectivos.
- **Iones:**
  - La alteración en los iones puede desencadenar un cuadro confusional o de cacatonía.
  - En concreto, el control del sodio es fundamental en los pacientes en tratamiento con antidepresivos por el riesgo de hiponatremia.
- **Prolactina:**
  - En el control de pacientes en tratamiento con neurolépticos.
  - Pueden presentar hiperprolactinemia (por el bloqueo dopaminérgico en la glándula pituitaria).
  - Se asocia a alteraciones menstruales, galactorrea y alteraciones en la libido.

- **Catecolaminas en orina y plasma** para descartar tumores neuroendocrinos (feocromocitoma).
- **Sistemático de orina**. Se utiliza con frecuencia para descartar una infección como causa muy prevalente de síndromes confusionales.
- **Prueba de tóxicos:**
  - Ante la sospecha de un cuadro de intoxicación e incluso para monitorear la abstinencia.
  - Las drogas de abuso que más frecuentemente se analizan en orina son las anfetaminas, las benzodiacepinas, el cannabis, la cocaína, la metadona y la heroína.
- **Serologías:**
  - El análisis en sangre de hepatitis B y C, virus de la inmunodeficiencia humana y sífilis se realiza de rutina cuando

Tabla 5-12. Young Mania Rating Scale

Referencia	Young RC *et al.*, 1978
Utilidad	Intensidad de la manía
Administración	Heteroaplicada
Población	Pacientes con diagnóstico de trastorno bipolar I
N.º ítems	11
Formato ítems	Escala de intervalo tipo Likert con cinco categorías que puntúan de 0-4 o de 0-8 (ítems 5, 6, 8 y 9; permite compensar la pobre cooperación de los pacientes maníacos graves)
Referencia temporal	Últimas 48 horas
Corrección Interpretación	Puntuación total = Σ puntuación ítems. Puntos de corte No apropiada para trastorno bipolar II
Consideraciones	Adaptación española: Colom F *et al.*, 2002

Puntos corte (puntuación total)

≤ 6 Compatible con eutimia
7-20 Compatible con episodio mixto
> 20 Compatible con episodio maníaco (a mayor puntuación, mayor gravedad episodio maníaco)

01. Euforia
02. Hiperactividad
03. Impulso sexual
04. Sueño
05. Irritabilidad
06. Expresión verbal
07. Trastornos del curso del pensamiento
08. Trastornos formales del pensamiento
09. Agresividad
10. Apariencia
11. Conciencia de enfermedad

Ítem 4. Sueño
0. No reducido
1. Disminución en menos de 1 hora
2. Disminución en más de 1 hora
3. Refiere disminución de la necesidad de dormir
4. Niega necesidad de dormir

Ítem 5. Irritabilidad
0. Ausente
2. Subjetivamente aumentada
4. Irritabilidad fluctuante, episodios recientes de rabia o enfado
6. Predominantemente irritable, brusco y cortante
8. Hostil, no colabora, no entrevistable

Ítem 6. Expresión verbal
0. No aumentada
2. Sensación de locuacidad
4. Aumentada de forma fluctuante, prolijidad
6. Claramente aumentada, difícil de interrumpir, intrusiva
8. Verborrea ininterrumpible y continua

Ítem 7. Trastornos del curso del pensamiento
0. Ausentes
1. Circunstancialidad, distracción moderada, aceleración del pensamiento
2. Distracción clara, descarrilamiento, taquipsiquia
3. Fuga de ideas, tangencialidad, rimas, ecolalia
4. Incoherencia, ininteligibilidad

existen síntomas neuropsiquiátricos de inicio agudo en pacientes sin antecedentes.
– También se solicitan en el cribado de los trastornos neurocognitivos mayores.
– Algunos medicamentos utilizados en el tratamiento de trastornos psiquiátricos pueden interactuar con los medicamentos antirretrovirales empleados en el tratamiento del virus de la inmunodeficiencia humana.
• **Control de los niveles en sangre de algunos fármacos**. Los más empleados son clozapina, litio, lamotrigina, carbamacepina y ácido valproico.

Pruebas de neuroimagen

La neuroimagen en la práctica clínica se utiliza principalmente para descartar lesiones o cambios estructurales que justifi-

quen los síntomas psiquiátricos. Se utilizan en el debut de los síntomas. A continuación, se desarrollan las más empleadas.

• **Resonancia magnética**. Utiliza imanes y ondas de radio para crear imágenes detalladas del cerebro. Es una de las pruebas de neuroimagen más comunes utilizadas en psiquiatría debido a su capacidad para mostrar la estructura del cerebro. Los profesionales de la salud mental pueden utilizarla para identificar anomalías estructurales, como tumores o lesiones, que puedan estar causando síntomas psiquiátricos. Es una prueba más lenta y costosa, pero de mayor resolución y sin irradiación. Está contraindicada en pacientes con implantes metálicos o marcapasos. Es una limitación cuando hay claustrofobia (se podría realizar con sedación).
• **Tomografía computarizada**. Se basa en la radiación ionizante con rayos X. Se diferencian las estructuras según la

Tabla 5-13. Manchester Nurse Rating Scale for Mania

Referencia	Brierley CE *et al.*, 1988
Utilidad	Intensidad de la clínica maniforme Corresponde a la subescala de manía de la Manchester Nurse Rating Scale, que mide manía y depresión
Administración	Heteroaplicada
Población	Pacientes con diagnóstico de trastorno bipolar
N.º ítems	9
Formato ítems	Escala de intervalo tipo Likert con cuatro categorías que puntúan de 0-3, según la frecuencia de presentación de los síntomas (frente a intensidad)
Referencia temporal	Últimas 24 horas (turno de enfermería)
Corrección Interpretación	Puntuación total = Σ puntuación ítems. No existen puntos de corte. A mayor puntuación, mayor gravedad Diseñada para ser aplicada por el personal de enfermería en el ámbito hospitalario
Consideraciones	Adaptación española: Livianos L *et al.*, 2002

No se ha establecido punto de corte
Es una escala de cuantificación (frecuencia) de síntomas en pacientes con diagnóstico clínico de trastorno bipolar

	0 Nunca	1 A veces	2 A menudo	3 Continuamente

1. Está muy hablador
2. Cuando habla, salta de un tema a otro
3. Está hiperactivo
4. Tiene ideas de grandeza
5. Está eufórico o exaltado
6. Se muestra mandón o entrometido
7. Está irritable
8. Se distrae con facilidad
9. Está desinhibido o antisocial

absorción de la radiación. Es una prueba rápida, útil principalmente en la patología urgente, para descartar accidentes cerebrovasculares o lesiones ocupantes de espacio. Es de menor resolución e irradia. Se puede utilizar con contraste yodado para observar los vasos sanguíneos con la precaución de su nefrotoxicidad.

- **Tomografía por emisión de positrones**. Utiliza una pequeña cantidad de material radiactivo para mostrar el flujo sanguíneo y la actividad metabólica en el cerebro. Esta prueba es útil en psiquiatría porque puede mostrar la actividad cerebral en tiempo real. Los profesionales de la salud mental pueden emplearla para identificar áreas del cerebro que están hiperactivas o hipofuncionales, lo que puede ayudar a confirmar un diagnóstico o guiar el tratamiento.
- **Tomografía por emisión de fotón único**. La tomografía por emisión de fotón único es una prueba que utiliza un radiofármaco para mostrar la actividad cerebral. Es similar a la tomografía por emisión de positrones, pero usa diferentes trazadores y no proporciona la misma resolución espacial. Sin embargo, sigue siendo útil en la psiquiatría porque puede identificar patrones de actividad cerebral anormales que pueden ayudar a confirmar un diagnóstico o guiar el tratamiento.
- **Resonancia magnética funcional**. Es una técnica de imagen que mide la actividad cerebral mediante la detección de cambios en el flujo sanguíneo. Es útil en psiquiatría porque puede mostrar qué áreas del cerebro se activan cuando se realiza una tarea específica. Los profesionales de la salud mental pueden emplearla para investigar cómo afectan los trastornos psiquiátricos a la actividad cerebral y cómo incide el tratamiento en la función cerebral.

En la práctica clínica, las pruebas de neuroimagen (tomografía por emisión de positrones, tomografía por emisión de fotón único) se utilizan fundamentalmente para el diagnóstico de enfermedades neurodegenerativas.

Otras pruebas complementarias

Para el correcto abordaje de algunos pacientes, es importante conocer otras pruebas médicas menos usadas, que se desarrollan a continuación.

- **Electroencefalograma**. Se utiliza para descartar algunas patologías que pueden cursar con síntomas neuropsiquiátricos de origen agudo, como un estatus no convulsivo o para el *delirium*. En este último, se observa un enlentecimiento generalizado. La interpretación de los resultados puede verse alterada por el uso de psicofármacos. Un trazado normal no descarta patología. Se han descrito alteraciones en distintas patologías psiquiátricas, pero hoy en día no es una prueba utilizada en la práctica diaria.

- **Electrocardiograma**. En psiquiatría, se debe realizar a los pacientes con tratamientos farmacológicos, especialmente con los que tienen riesgo de prolongación del intervalo QT. Se ha de monitorizar también a los pacientes en tratamiento con litio.
- **Punción lumbar**. Una de las enfermedades que se pueden evaluar mediante la punción lumbar en psiquiatría es la neurosífilis, una infección del sistema nervioso central causada por la bacteria *Treponema pallidum*. La neurosífilis puede causar síntomas neuropsiquiátricos, como depresión, psicosis, demencia y trastornos de la conducta. También se puede utilizar para descartar otras enfermedades neurológicas o infecciosas que pueden presentar síntomas psiquiátricos, como la meningitis, la encefalitis o la neurocisticercosis.

 PUNTOS CLAVE

- La psicometría tiene como objetivo medir variables psicológicas para poder describirlas, explicarlas o predecirlas. Se requiere cierto grado de inferencia.
- Los resultados de la aplicación de los autoinformes llevan implícito cierto error de medida que hace que algunos instrumentos sean más precisos que otros. Por otra parte, pueden variar en su validez a la hora de medir la variable criterio. Además de esto, están expuestos a distorsiones de respuesta que es necesario controlar.
- Los resultados de la aplicación de las pruebas psicométricas siempre han interpretarse en el contexto de una evaluación clínica comprehensiva en la que se toma en consideración información relativa a otros ámbitos, obtenida por otros métodos, procedente de otras fuentes y referente a otros contextos.
- Los psiquiatras deben estar familiarizados con la interpretación de las pruebas de laboratorio y neuroimagen.
- Los controles de laboratorio son muy importantes en el diagnóstico diferencial, antes del inicio de tratamiento y durante el mantenimiento de psicofármacos para monitorear los efectos secundarios.
- Las pruebas complementarias deben interpretarse dentro del contexto clínico del paciente. No sustituyen una evaluación clínica completa basada en la entrevista clínica.

BIBLIOGRAFÍA

Aguado C, Martínez J, Onis MC, Dueñas RM, Albert C, Espejo J. Adaptación y validación al castellano de la versión abreviada de la «Geriatric Depression Scale» (GDS) de Yesavage. Aten Primaria. 2000;26(1):328.

Aloezos C, Wai JM, Bluth MH, Forman H. Use of the clinical laboratory in psychiatric practice. Clin Lab Med. 2016(4):777-793. doi: 10.1016/j.cll.2016.07.004. Epub 2016 Aug 27

Álvarez García R. Eficiencia de los test de laboratorio en una unidad de hospitalización de psiquiatría [tesis doctoral]. Madrid: Universidad Autónoma de Madrid; 2016.

Bateson G. (1985). Pasos hacia una ecología de la mente. Buenos Aires: Lohlé-Lumen; 1985.

Bech P. Quality of life measurements in major depression. Eur Psychiatry. 1996;11(3):123-126.

Beck AT, Steer RA, Brown GK, autores; Sanz J, García-Vera MP, Vázquez C, adaptadores. Manual BDI-II: Inventario de depresión de Beck-II. Madrid: Pearson; 2011.

Beck AT, Steer RA, Brown GK. Manual for the Beck Depression Inventory-II. San Antonio: Psychological Corporation; 1996.

Blázquez Alisente JL, González Rodríguez B, Lapedriza PN. Evaluación neuropsicológica. En: Tirapu Ustárroz J, Ríos Lago M, Maestú Unturbe F, editores. Manual de neuropsicología. Barcelona: Viguera Editores; 2008. p. 35-56.

Brierley CE, Szabadi E, Rix KJ, Bradshaw CM. The Manchester Nurse Rating Scales for the daily simultaneous assessment of depressive and manic ward behaviours. J Affect Disord. 1988;15(1):45-54.

Burlingame GM, Lambert MJ, Reisinger CW, Neff WM, Mosier J. Pragmatics of tracking mental health outcomes in a managed care setting. J Ment Health Adm. 1995;22(3):226-36.

Colom F, Vieta E, Martínez-Aran A, García-García M, Reinares M, Torrent C et al. Versión española de una escala de evaluación de la manía: validez y fiabilidad de la Escala Young. Med Clin (Barc). 2002;119(10):366-371.

De Dios R, Hernández AM, Rexach L, Cruz AJ. Validación de una versión de cinco ítems de la Escala de Depresión Geriátrica de Yesavage en población española. Rev Esp Geriatr Geronto. 2001;36:276-280.

Espejo-Saavedra JM, Rodríguez-Jiménez R. Las funciones ejecutivas clínicas. Un modelo didáctico sobre el proceso de evaluación neuropsicológica. Madrid: Paper presented at the IV Reunión Internacional en Psiquiatría y Psicoterapia Centrada en el Paciente, 2021.

Eysenck HJ, Eysenck SBG. Cuestionario de personalidad EPI. Madrid: TEA; 1990.

Fernández-Ballesteros , R. (2000). Los autoinformes. En: Fernández-Ballesteros R, editora. Vol. 1, Introducción a la evaluación psicológica. (Vol. 1., pp. 218-251). Madrid: Pirámide; 2000. p. 218-251.

García RA. Eficiencia de los tests de laboratorio en una unidad de hospitalización de psiquiatría ([tesis doctoral]. Madrid: Universidad Autónoma de Madrid).

García-Portilla MP, Bascarán MT, Sáiz PA, Parellada M, Bousoño M, Bobes J. Banco de instrumentosde instrumentos básicos para la práctica de la psiquiatría clínica, 7ª Ed. Madrid: CYESAN; 2015.

Goldstein G, Hersen M, editores; Elsevier All Access Books. Handbook of psychological assessment. Oxford: Pergamon; 2000.

Goldstein LH, McNeil JE, editoras; Wiley Online Library. Clinical neuropsychology: a practical guide to assessment and management for clinicians. Chichester: Wiley; 2004.

Gracia García P, Cuevas Esteban MJ, Barrera Frances A, Bel Aguado MJ, Quintanilla MA. Neuroimagen en primeros episodios psicóticos: una revisión bibliográfica. 11.º Congreso Virtual de Psiquiatría. Interpsiquis; 2010.

Hamilton M. A rating scale for depression. J Neurol Neurosurg Psychiatry. 1960;23:56-62.

Herrero MJ, Blanch J, Peri JM, De Pablo J, Pintor L, Bulbena A. A validation study of the hospital anxiety and depression scale (HADS) in a Spanish population. Gen Hosp Psychiatry. 2003;25(4):277-83.

Hersen M. Comprehensive handbook of psychological assessment. Hoboken NJ: John Wiley & Sons; 2004.

Hoyl MT, Alessi CA, Harker JO, Josephson KR, Pietruszka FM, Koelfgen M et al. Development and testing of a five-item version of the Geriatric Depression Scale. J Am Geriatr Soc. 1999;47(7):873-8.

Janicak PG, Winans EA. The laboratory in clínical psychiatry. Review of Psychiatry. 1997;16:7-29.

Kandel ER. A new intellectual framework for psychiatry. Am J Psychiatry. 1998;155(4):457-469.

Kaplan HI, Sadock BJ, Grebb JA, editores. Kaplan & Sadock's comprehensive textbook of psychiatry. Baltimore: Wolters Kluwer; 2017.

Livianos L, Rojo L, Teruel V, Andreu C, Abad J, Navarro T. Escala de Manía de Manchester: su adaptación a nuestro medio. Actas Esp Psiquiatr. 2002;30(1):25-29.

Lobo A, Chamorro L, Luque A, Dal-Ré R, Badia X, Baró E. Validación de las versiones en español de la Montgomery-Asberg Depression Rating Scale y la Hamilton Anxiety Rating Scale para la evaluación de la depresión y de la ansiedad [Validation of the Spanish versions of the Montgomery-Asberg depression and Hamilton anxiety rating scales]. Med Clin (Barc). 2002;118(13):493-9.

López-Roig S, Terol MC, Pastor MA, Massutí B, Rodríguez-Marín J, Neipp MC et al. Ansiedad y depresión: validación de la escala HAD en pacientes oncológicos. Revista de Psicología de la Salud. 2000;2:127-157.

Montgomery SA, Asberg M. A new depression scale designed to be sensitive to change. Br J Psychiatry. 1979;134:382-389.

Muñiz J. Teoría clásica de los test. Madrid: Pirámide; 1998.

Muñoz Céspedes JM, Fernández Guinea S. Evaluación neuropsicológica y funcional de los adultos con traumatismo craneoencefálico. En: Pelegrín Valero C, Muñoz Céspedes JM, Quemada Ubis JI, editores. Neuropsiquiatría del daño cerebral traumático: aspectos clínicos y terapéuticos. Barcelona: Prous Science; 1997.

Muñoz Céspedes JM, Tirapu Ustárroz J. Rehabilitación neuropsicológica. Madrid: Síntesis; 2008.

Ramos-Brieva JA, Cordero Villafáfila A. Relación entre calidad y seguridad de la versión castellana de la Escala de Hamilton para la Depresión. Actas Luso-Esp Neurol Psiquiatr Cienc Afines. 1986;14:335-338.

Ramos-Brieva JA, Cordero Villafáfila A. Validación de la versión castellana de la Escala de Hamilton para la Depresión. Actas Luso-Esp Neurol Psiquiatr Cienc Afines. 1986;14:324-334.

Ramos-Brieva JA, Montejo Iglesias ML, Lafuente López R, Ponce de León Hernández C, Moreno Sarmiento A. Validación de la escala-criba geriátrica para la depresión. Actas Luso-Esp Neurol Psiquiatr Cienc Afines. 1991;19(3):174-177.

Sánchez VP, Sánchez-Pedreño FO. Neuroimagen, neurofisiología y pruebas de laboratorio. En: Agüera Ortiz LF, Martín Carrasco M, Sánchez Pérez M, editores. Psiquiatría geriátrica. Barcelona: Elsevier; 2021. p. 141.

Sanz J, García-Vera MP, Espinosa R, Fortún M, Vázquez C. Adaptación española del Inventario para la Depresión de Beck-II (BDI-II): 3. Propiedades psicométricas en pacientes con trastornos psicológicos [Spanish adaptation of the Beck Depression Inventory-II (BDI-II): 3. Psychometric features in patients with psychological disorders]. Clínica y Salud. 2005:16(2);121-142.

Sanz J, García-Vera MP. Rendimiento diagnóstico y estructura factorial del Inventario de Depresión de Beck-II (BDI-II). Anal Psicol. 2013;29(1):66-75.

Sanz J, García-Vera MP. The Beck Depression Inventory-second edition (BDI-II): factor congruence and generalizability of its indexes of internal consistency. En: Řehulka E, director. School and Health 21. General Issues in Health Education. Brno: MSD; 2009. p. 331-342.

Sanz J, Navarro ME, Vázquez C. Adaptación española del Inventario para la Depresión de Beck-II (BDI-II): 1. Propiedades psicométricas en estudiantes universitarios. Análisis y modificación de conducta. 2003;29(124):239-288.

Sanz J, Perdigón A, Vázquez C. Adaptación española del Inventario para la Depresión de Beck-II (BDI-II): 2. Propiedades psicométricas en población general. Clínica y Salud. 2003;14(3):249-280.

Schiller MJ, Shumway M, Batki SL. Utility of routine drug screening in a psychiatric emergency setting. Psychiatr Serv. 2000;51(4):474-8.

Sheikh J, Yesavage JA. Geriatric Depression Scale (GDS): Recent evidence and development of a shorter version. En: Brink Tl, editor. Clinical gerontology: a guide to assessment and intervention. Nueva York: Haworth Press; 1986.

Slick DJ. Psychometrics in neuropsychological assessment. En: Strauss E, Sherman EMS, Spreen O, editores. A compendium of neuropsychological tests: administration, norms, and commentary., 1ª Ed. Oxford, Oxford University Press; 2006. p. 3-43.

Tirapu Ustárroz J, García Molina A, Luna Lario P, Periáñez Morales J. Evaluación de las funciones ejecutivas. En: Tirapu Ustárroz J, García Molina A, Ríos Lago M, Ardila Ardila A, editores. Neuropsicología de la corteza prefrontal y las funciones ejecutivas. Barcelona: Viguera; 2012. p. 199-22.

Yesavage JA, Brink TL, Rose TL, Lum O, Huang V, Adey M et al. Development and validation of a geriatric depression screening scale: a preliminary report. J Psychiatr Res. 1982-1983;17(1):37-49.

Young RC, Biggs JT, Ziegler VE, Meyer DA. A rating scale for mania: reliability, validity and sensitivity. Br J Psychiatry. 1978;133:429-35.

Zigmond AS, Snaith RP. The hospital anxiety and depression scale. Acta Psychiatr Scand. 1983;67(6):361-370.

Trastornos psiquiátricos I

II

Trastornos del espectro de la esquizofrenia y otros trastornos psicóticos

6

6.1   Esquizofrenias

R. Rodríguez Jiménez y L. García Fernández

OBJETIVOS

- Conocer el desarrollo histórico del concepto actual de esquizofrenia.
- Reconocer los distintos factores etiopatogénicos implicados en el desarrollo del trastorno.
- Identificar las posibles formas de inicio del trastorno y las principales manifestaciones clínicas.
- Diseñar abordajes terapéuticos en función de las fases o estadios del trastorno.
- Conocer estrategias de prevención y seleccionar e implementar un tratamiento individualizado.

INTRODUCCIÓN

El término *esquizofrenia* agrupa un conjunto de trastornos de etiología heterogénea y manifestaciones clínicas, respuesta terapéutica, curso evolutivo y pronóstico que pueden diferir de unos pacientes a otros, e incluso en un mismo paciente a lo largo de la evolución del trastorno. Por ello, aunque se habla de *esquizofrenia* como una entidad única, sería más correcto hablar de *esquizofrenias*, pues el plural es más acorde con la heterogeneidad de síntomas clínicos que pueden aparecer. Estos síntomas incluyen, entre otros, cambios en las emociones, la percepción, el pensamiento, el funcionamiento cognitivo y la conducta.

La esquizofrenia afecta a todas las clases sociales y culturas. Aparece característicamente al inicio de la vida adulta y, generalmente, acompaña al paciente a lo largo de su vida ocasionando sufrimiento a las personas que la padecen y a sus familias, así como un importante deterioro en la calidad de vida. Además, acorta la esperanza de vida de las personas afectas en casi 15 años, y se acompaña de una tasa de suicidio que ronda el 5-15 %.

Las repercusiones de la esquizofrenia van más allá de la mera expresión sintomática: genera importantes costes sanitarios, sociales y laborales, con tasas de desempleo que alcanzan en Europa y Estados Unidos el 70-90 % de los pacientes y colocan este trastorno entre las principales causas de discapacidad. Se considera el más grave de los trastornos mentales.

DESARROLLO HISTÓRICO DEL CONCEPTO DE ESQUIZOFRENIA

La de la esquizofrenia es una historia de términos y conceptos diferentes que se han forjado gracias a varias formas distintas de entender el funcionamiento del cerebro, el significado de los síntomas mentales y la enfermedad mental. Su desarrollo histórico se ha fundamentado en una serie de aproximaciones paralelas que han hecho hincapié en diferentes aspectos clínicos de una misma entidad nosológica que no es más que la expresión fenotípica de una amalgama de desórdenes mentales con etiologías diversas, manifestaciones clínicas heterogéneas y cambiantes y un curso y un pronóstico variables, que se agrupan en lo que hoy se conoce como *esquizofrenia*.

En 1858, Bénédict Morel acuña por primera vez el término *démence précoce* para referirse a un estado de incompetencia psicosocial relacionado con un trastorno mental del comportamiento observado en adolescentes, sin hacer mención alguna al criterio de irreversibilidad.

Durante la segunda mitad del siglo XIX, Karl Kahlbaum describe la *katatonia*, un trastorno con manifestaciones motoras que incluyen el mutismo, el negativismo, la presencia de estereotipias, la catalepsia y la verbigeración (pone el acento en la mayor importancia de los *signos neuromotores*). Poco después, Ewald Hecker aporta la primera descripción de la *hebefrenia*, un trastorno de inicio en la adolescencia caracterizado por la progresiva desorganización del lenguaje y del comportamiento y, sobre todo, por el afecto embotado, insulso y pueril (pone el acento en los *síntomas*). Pero no es hasta finales de siglo XIX cuando Emil Kraepelin, probablemente ajeno a la definición de Morel, advierte que ambos trastornos, junto con la demencia paranoide que él mismo había descubierto, son manifestaciones de una única enfermedad a la que denominó *dementia praecox*, término que englobaba una serie de trastornos psicóticos caracterizados por el comienzo temprano en la juventud, la existencia de un núcleo sintomático compartido (alucinaciones y delirios) y una misma evolución, caracterizada por el deterioro cognitivo progresivo e inevitable (así, este autor aporta una *visión longitudinal* del trastorno).

A principios del siglo XX, Eugen Bleuler acuña el término *esquizofrenia* (cuya traducción literal a partir de las raíces griegas es «mente dividida») para referirse al mismo trastorno, pero desde una perspectiva más transversal: hace hincapié en la pérdida de la unidad de la personalidad y en la división de las funciones psíquicas; describe un grupo de trastornos, las esquizofrenias, cuya sintomatología nuclear se caracteriza por la presencia de autismo, ambivalencia, asociaciones laxas y afecto inadecuado, y considera los delirios y las alucinaciones como síntomas secundarios de la enfermedad (**Tabla 6.1-1**).

Durante la década de 1930, Kurt Schneider, considerado por algunos el tercer gran alienista en la historia de la esquizofrenia (junto con Emil Kraepelin y Eugen Bleuler), describió los síntomas de primer rango (como las voces comentadoras de la propia actividad, la sonoridad del pensamiento, las vivencias de influencia corporal, las percepciones delirantes), que consideró patognomónicos de la esquizofrenia en ausencia de un trastorno orgánico cerebral. La propuesta de Schneider, también transversal, no consideraba el criterio temporal para el diagnóstico (v. **Tabla 6.1-1**).

De manera coetánea, Karl Jaspers incorpora el método comprensivo en el diagnóstico y en el tratamiento de los enfermos mentales, introduce los conceptos de *proceso* y *desarrollo* como base para una posible clasificación de los cuadros psicóticos y toma en cuenta la forma de enfermar por encima de las características de los síntomas. Define el proceso que caracteriza la esquizofrenia como algo nuevo, que supone una interrupción del curso biológico natural y da lugar a una ruptura de la unidad de la persona, ruptura no relacionada con desencadenantes externos y capaz de generar una transformación de la personalidad hacia un nuevo estado de forma permanente, según contenidos psíquicos nuevos inexplicables e incomprensibles. Distingue las enfermedades procesuales del concepto de desarrollo, característico del trastorno por ideas delirantes persistentes, que describe una forma de enfermar que supone una continuidad con la biografía, relacionada con las vivencias previas y los factores ambientales.

En 1980, tras la publicación del DSM-III, el concepto de esquizofrenia se dibuja como la distorsión de la realidad, es decir, la dificultad para distinguir las propias experiencias internas de la realidad externa. Surgen entonces perspectivas dicotómicas que proponen clasificar a las personas afectadas por este trastorno en función de la preponderancia de los síntomas llamados *positivos* (delirios, alucinaciones y desorganización) o de la de los llamados *negativos* (aplanamiento afectivo, alogia o empobrecimiento del pensamiento y del lenguaje, escaso autocuidado, abulia y retraimiento social). En el primer caso, se planteó la existencia de la *esquizofrenia tipo 1* (definida por Timothy Crow) o *esquizofrenia positiva* (propuesta por Nancy Andreasen). En el caso de predominio de síntomas negativos, se planteó la *esquizofrenia tipo 2* o *esquizofrenia negativa*, caracterizadas por la presencia de mayores alteraciones estructurales en las pruebas de neuroimagen y peor respuesta terapéutica a los fármacos antipsicóticos. Posteriormente, con el objetivo de mejorar la precisión diagnóstica, el DSM-IV, publicado en 1994, aportó una visión sintomática que proporcionó la definición oficial de la esquizofrenia basada en la existencia de falsas creencias, alucinaciones, ideas desorganizadas, asociaciones laxas, ensalada de palabras, ecolalia y trastorno motores.

Las actuales clasificaciones internacionales (CIE-11 y DSM-5-TR) han conseguido establecer una serie de criterios clasificatorios consensuados que han contribuido a mejorar la comunicación entre los profesionales de diferentes países y culturas con el objetivo aún no logrado de poder identificar marcadores biológicos para la detección precoz, el diagnóstico y el seguimiento evolutivo de la esquizofrenia (**Tabla 6.1-2**).

La CIE-11 incluye todos los trastornos psicóticos dentro del apartado de «Esquizofrenia u otros trastornos psicóticos primarios», e incorpora el trastorno esquizotípico y el trastorno de ideas delirantes. En el DSM-5-TR, el apartado «Espectro de la esquizofrenia y otros trastornos psicóticos» incluye una serie de trastornos caracterizados por la presencia de sintomatología psicótica, entre los que también se incluyen el trastorno de personalidad esquizotípico y el trastorno de ideas delirantes. En todos estos trastornos existen alteraciones en al menos una de las siguientes áreas: síntomas positivos en forma de ideas delirantes, alucinaciones, desorganización de la conducta (incluyendo la catatonía) y síntomas negativos (expresión emocional disminuida, abulia, alogia, anhedonia y disminución de la sociabilidad). Queda la catatonía como síntoma no exclusivo de las esquizofrenias, ubicada en un epígrafe independiente. El DSM-5-TR, además, describe los trastornos psicóticos como síndromes más que como enfermedades. Así, deja a un lado la visión categorial de las

Tabla 6.1-1. Síntomas característicos de la esquizofrenia según Kurt Schneider y Eugen Bleuler

Síntomas de primer y segundo rango de Kurt Schneider		Síntomas nucleares de Eugen Bleuler
Síntomas de primer rango	Síntomas de segundo rango	Las cuatro aes
• Sonoridad del pensamiento • Voces dialogadas • Voces comentadoras de la propia actividad • Vivencias de influencia corporal • Percepción delirante • Intervención del pensamiento • Divulgación del pensamiento • Sentimientos/acciones inferidos o interferidos	• Ocurrencia e intuición delirante • Perplejidad • Empobrecimiento afectivo • Distimia • Engaños sensoriales	• Autismo en pensamiento y conducta • Ambivalencia afectiva • Pérdida de asociaciones • Afectividad inadecuada

Tabla 6.1-2. Criterios diagnósticos de la esquizofrenia según las clasificaciones internacionales		
	CIE-11	**DSM-5-TR**
Ideas delirantes	Incluye ideas delirantes y desorganización en la forma del pensamiento	No distingue entre diferentes tipos de ideas delirantes
Alucinaciones	No distingue entre diferentes tipos de alteraciones de la percepción	No distingue entre diferentes tipos de alteraciones de la percepción
Alteraciones del lenguaje	Incluye el lenguaje desorganizado	Incluye el lenguaje desorganizado
Alteraciones psicomotoras	Incluye la catatonía	Incluye la catatonía
Síntomas negativos	Incluye apatía, empobrecimiento del lenguaje y bloqueo o incongruencia emocional	Incluye aplanamiento afectivo, alogia, abulia, aislamiento social y anhedonia
Duración de los síntomas	Mayor de 1 mes	Mayor de 6 meses

enfermedades mentales e incorpora nuevas dimensiones psicopatológicas para describir la esquizofrenia (distorsión de la realidad, desorganización, síntomas afectivos, síntomas negativos, síntomas motores y deterioro cognitivo).

 En la actualidad, la esquizofrenia se ha reformulado y parece haberse extravasado de los límites del sistema nervioso central para pasar a considerarse una enfermedad multisistémica relacionada con procesos inflamatorios generalizados y manifestaciones somáticas que van más allá de las experiencias psicóticas y del deterioro cognitivo, que incluyen alteraciones fisiológicas de tipo metabólico, cardiovascular, endocrinológico y otras relacionadas con la disrupción de los ritmos circadianos, la osteoporosis y la enfermedad renal; cuya relación con la esquizofrenia ya forma parte de las nuevas líneas de investigación en psiquiatría.

CONCEPTO Y CLASIFICACIÓN

Las esquizofrenias constituyen un grupo de trastornos complejos, comprensibles desde una perspectiva biopsicosocial.

Tienen los siguientes componentes:

• Un componente biológico, que incluye factores de riesgo genéticos, alteraciones de la estructura encefálica y cambios neuroquímicos y neurofisiológicos.
• Un componente psíquico, que hace referencia a la base temperamental y a las estrategias y habilidades de afrontamiento del estrés.
• Un componente ambiental, que engloba los acontecimientos vitales, el estilo de comunicación familiar y otros factores ambientales de riesgo y protección.

Los síntomas del trastorno se suelen iniciar entre la segunda y la tercera década de la vida, y cursan de manera habitual en forma de episodios psicóticos espaciados en el tiempo, que se acompañan de déficit cognitivo, pérdida de funcionalidad y deterioro sociolaboral.

Clínicamente, la esquizofrenia se caracteriza por la presencia de ideas delirantes, alucinaciones, desorganización del lenguaje y alteraciones de la conducta. En general, está conservada la claridad de la conciencia. El paciente puede llegar a creer que sus pensamientos, sentimientos y conductas son conocidos,

compartidos o manipulados por fuerzas externas, naturales o sobrenaturales. Puede presentar ideas delirantes de perjuicio, persecución, posesión, celos o de tipo hipocondríaco, entre otras. Se puede sentir el centro de todo lo que sucede. Son muy frecuentes las alucinaciones, sobre todo las auditivas, aunque también pueden darse las visuales, las cenestésicas, las olfativas y las gustativas. Este tipo de síntomas son más frecuentes en los momentos iniciales y pierden protagonismo conforme el trastorno avanza; después, predominan la falta de espontaneidad e impulso vital, el empobrecimiento ideoafectivo y el deterioro personal, cognitivo, ocupacional y social.

Los diferentes síndromes clínicos que componen la esquizofrenia y los trastornos relacionados se diferencian entre ellos fundamentalmente por la duración de los síntomas positivos. Según el DSM-5-TR, cuando estos remiten en un plazo de tiempo inferior a 1 mes, se considera un trastorno psicótico breve; cuando persisten entre 1 y 6 meses, el trastorno se denomina *esquizofreniforme*; y cuando se prolongan durante más de 6 meses, se diagnóstica esquizofrenia al paciente.

También hay otras diferencias entre la esquizofrenia y los trastornos relacionados teniendo en cuenta distintos factores:

• El perfil sintomático:
  – Presencia de múltiples síntomas que afectan a diferentes áreas psicopatológicas para la esquizofrenia.
  – Únicamente delirios estructurados en el caso del trastorno por ideas delirantes persistentes.
• Su relación con episodios de tristeza o euforia, que pueden acompañar a los delirios y las alucinaciones (constituye lo que se denomina *trastorno esquizoafectivo*).
• Su etiología: puede ser idiopática en la esquizofrenia o deberse al consumo de sustancias, fármacos o condiciones médicas no psiquiátricas.
• El curso y el pronóstico: cronicidad en el caso de la esquizofrenia y remisión en el caso de un trastorno psicótico breve.

Además, hasta las versiones del DSM-IV-TR y CIE-10, se había categorizado la esquizofrenia en función de la expresión sintomática predominante, por lo que se habían establecido diferentes subtipos clínicos de esquizofrenia, con más interés teórico que funcional, que han demostrado contar con una baja estabilidad diagnóstica, un pobre interés pronóstico y la ausencia de respuesta diferencial a tratamientos específicos.

Por eso, han quedado progresivamente en un desuso, a pesar de su pervivencia en el medio clínico.

EPIDEMIOLOGÍA

Tradicionalmente, se ha estimado que la tasa de prevalencia de la esquizofrenia se sitúa en el 0,7-1 % en la población general, y que presenta una ratio similar en mujeres y varones, sin diferencias de prevalencia. Las revisiones más recientes continúan apoyando esta cifra de prevalencia global, a pesar de las mejoras en los cuidados de salud perinatales, los avances en el tratamiento y el mayor conocimiento del trastorno. Sin embargo, la similar prevalencia entre mujeres y varones se empieza a poner en duda con metaanálisis recientes que reportan tasas más elevadas en los varones (riesgo relativo 1,70; 95 % intervalo de confianza 1,46-1,97). Si, desde una perspectiva dimensional, se incluye el resto de los trastornos relacionados con la esquizofrenia, la prevalencia de este grupo de patologías llega a alcanzar tasas del 2,3-3,5 % de la población general.

El trastorno suele aparecer entre la adolescencia tardía y el inicio de la vida adulta, con un pico de máxima incidencia a los 20 años, que desciende de manera progresiva conforme avanza la edad. Existen diferencias en relación con la edad de inicio, que es casi una década más temprana en los varones (edad media de aparición a los 15-25 años frente a los 25-35 años en las mujeres), y en lo que se refiere a la curva de incidencia en función de la edad, con una distribución bimodal en las mujeres, que presentan un primer pico menos marcado en la veintena y un segundo pico que ocurre en la mediana edad (se estima que un 3-10 % de las mujeres presentan un inicio del trastorno posterior a los 40 años), a partir de la cual la incidencia comienza a ser mayor en mujeres. El inicio de la esquizofrenia antes de los 10 años o después de los 60 es poco frecuente, y no hay diferencias entre varones y mujeres.

Clásicamente, se han identificado factores relacionados con la estacionalidad del nacimiento de forma que, entre las personas que desarrollan esquizofrenia, hay una mayor prevalencia de nacimientos durante los meses de invierno o a principios de la primavera en el hemisferio norte, mientras que en el hemisferio sur las personas con esquizofrenia nacen más a menudo entre julio y septiembre. Esto se ha puesto en relación con la llamada *hipótesis vírica de la esquizofrenia*.

También se han identificado factores maternofiliales como posibles predisponentes de la esquizofrenia. La desnutrición materna durante el embarazo, los procesos infecciosos durante la gestación o el parto, las complicaciones obstétricas, así como otras enfermedades, parecen ser factores de riesgo para la esquizofrenia. La edad avanzada del padre al nacimiento del hijo, probablemente en relación con el daño epigenético que ocasiona la edad sobre la espermatogénesis, también se ha considerado un factor de riesgo en comparación con los padres jóvenes.

Las experiencias de vida temprana traumáticas, la negligencia, el acoso y otros tipos de privación durante la infancia se han postulado como potenciales factores de riesgo para el desarrollo de la esquizofrenia. La crianza en entornos urbanos también ha sido referida en varios países como un factor favorecedor de la aparición de este trastorno. La relación parece tener más concordancia con la crianza que con

el nacimiento, y el riesgo aumenta conforme se incrementa la densidad poblacional y el tamaño del núcleo poblacional.

De igual modo, se ha señalado un aumento en la incidencia de la esquizofrenia asociado a la migración, aunque este hecho puede estar relacionado con otros factores estresantes derivados de la adaptación cultural a los que hacen frente estos colectivos. Por otra parte, existen datos que demuestran que, en las culturas en las que este tipo de patología mental no está estigmatizada, el pronóstico de las personas que la padecen es mejor, lo que pone de relieve una vez más la influencia de los factores sociales en el pronóstico del trastorno.

La esquizofrenia se ha descrito con mayor frecuencia entre las personas solteras y en aquellas que pertenecen a estratos socioculturales más bajos, aunque estos datos se deben interpretar con precaución, puesto que pueden ser consecuencia del trastorno, en lugar de factores de riesgo. Por otro lado, existe una asociación entre el consumo de cannabis y la psicosis, de manera que el consumo de la sustancia puede aumentar el riesgo de esquizofrenia hasta en un 40 %, particularmente en usuarios regulares, consumidores de cannabis de alta potencia, y también en aquellos que inician el consumo de manera temprana. Por último, los déficits cognitivos también se han considerado un marcador de riesgo para el desarrollo de la esquizofrenia. Investigaciones recientes identifican las alteraciones en el aprendizaje verbal, la memoria y la velocidad de procesamiento como posibles variables predictivas del desarrollo del trastorno.

Las tasas de mortalidad entre las personas diagnosticadas de esquizofrenia son mayores que en la población general: se llega a tener un riesgo de muerte prematura casi 3 veces superior y una esperanza de vida 15 años menor que la población general. Los problemas metabólicos y cardiovasculares, el consumo de sustancias, la pérdida de hábitos de vida saludables, el sedentarismo y el suicidio se postulan como las causas principales de este acortamiento de la esperanza de vida en personas con esquizofrenia.

Además de tratar los síntomas propios de la esquizofrenia, es muy importante monitorizar el estado de salud física de los pacientes, así como la posible ideación autolítica.

ETIOPATOGENIA

Aunque sus causas y sus mecanismos específicos son todavía desconocidos, la esquizofrenia se considera un trastorno de etiología poligénica y multifactorial que responde al modelo diátesis y estrés, según el cual su desarrollo es facilitado por un estado de vulnerabilidad o predisposición biológica específica (diátesis), sobre el cual determinados factores de estrés de tipo personal, familiar y social van a precipitar la eclosión de los síntomas (**Fig. 6.1-1**).

Factores genéticos

La esquizofrenia es un trastorno de herencia poligénica y penetrancia incompleta que presenta una gran variabilidad y aparece

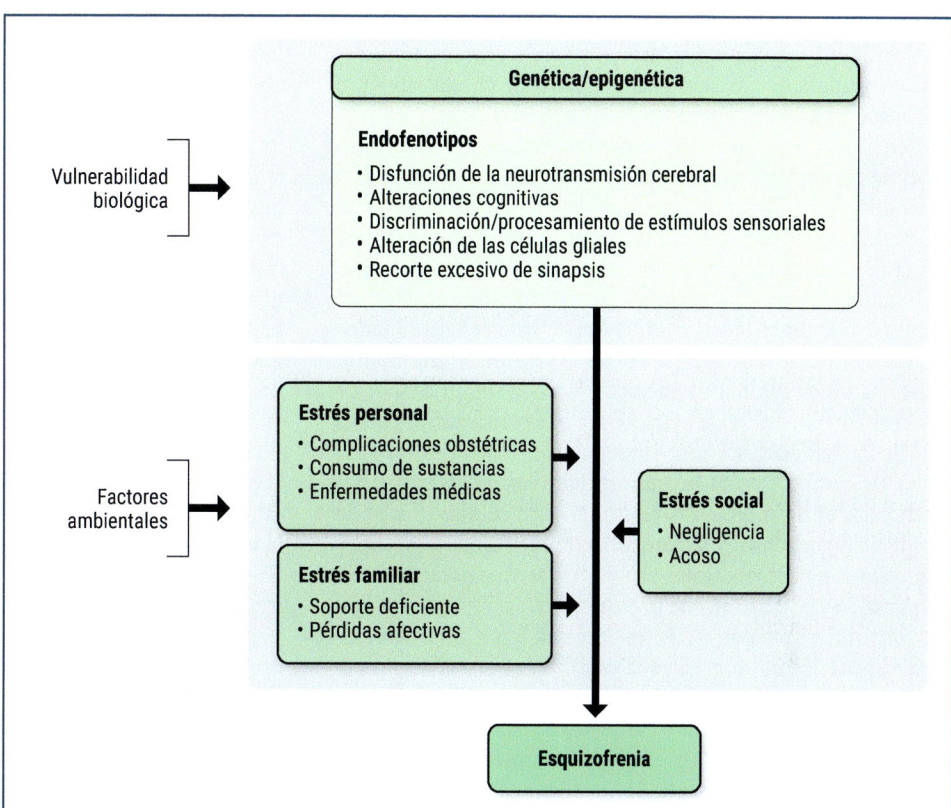

Figura 6.1-1. Modelo diátesis estrés.

también en personas con padres sanos. Aquellos con formas más graves del trastorno cuentan con un número superior de familiares afectos. Del mismo modo, el riesgo de desarrollar esquizofrenia disminuye en la misma proporción en que se reduce el número de genes compartidos con familiares afectos.

La vía de transmisión sigue un modelo poligénico multifactorial, de forma que múltiples variantes genéticas pueden conferir cierta predisposición para el desarrollo del trastorno, y será la interacción de estos rasgos genéticos con los factores ambientales la que lleve al inicio o no de la esquizofrenia. De hecho, algunos autores consideran que esta interacción gen-ambiente es determinante, de forma que diferentes estresores ambientales (acoso escolar, pérdidas afectivas, estrés laboral o consumo de sustancias, por ejemplo) van a facilitar la expresión de determinados genes asociados al trastorno.

Los estudios de agregación familiar llevados a cabo en gemelos y los estudios de adopción apoyan el papel relevante de la transmisión genética, y constatan que existe una correlación entre la cercanía con un pariente afecto y el desarrollo del trastorno. Las tasas de concordancia en gemelos monocigóticos se acercan al 50 %, cifra claramente mayor que la tasa de ocurrencia hallada en gemelos dicigóticos u otros descendientes, que se sitúa en torno al 8-12 % (**Tabla 6.1-3**).

En la misma línea, el hallazgo de una tasa más alta de esquizofrenia entre los parientes biológicos de una persona adoptada que desarrolla el trastorno, en comparación con la de parientes adoptivos no biológicos, constata el peso de la contribución genética en la etiología de la esquizofrenia. Sin embargo, los mismos datos de prevalencia observada en gemelos monocigóticos demuestran que la mitad de las personas genéticamente vulnerables no van a desarrollar la esquizofrenia, por lo que

existen otros factores no genéticos de tipo biológico o de tipo ambiental que participan en el desarrollo de la esquizofrenia modificando el riesgo y actuando como elementos favorecedores o protectores en personas genéticamente vulnerables, lo que hace hincapié en la importancia de la epigenética.

El desarrollo científico actual ha revolucionado la investigación genética de la esquizofrenia. El número de variantes genéticas asociadas con el trastorno sigue aumentando de manera importante. Probablemente, algunos sean hallazgos fortuitos, si bien los estudios genéticos de ligamiento y asociación han proporcionado una fuerte evidencia en relación con varios genes candidatos específicos que contribuyen al desarrollo de la esquizofrenia. Estos genes están involucrados en la transmisión sináptica de diferentes receptores de monoa-

Tabla 6.1-3. Prevalencia del diagnóstico de esquizofrenia según grado de parentesco	
Población y parentesco	**Prevalencia de diagnóstico de esquizofrenia**
Población general	1 %
Hermano no gemelo	8 %
Gemelo dicigótico de un paciente con esquizofrenia	12 %
Hijo de progenitor con esquizofrenia	12 %
Hijo de dos progenitores con esquizofrenia	40 %
Gemelo monocigótico	47 %

minas, fundamentalmente aquellos implicados en la neurotransmisión dopaminérgica, así como en la glutamatérgica.

Los estudios de variación del número de copias sugieren que hasta un 5 % de la heredabilidad se puede deber a variantes genéticas raras pero altamente penetrantes que incluyen genes involucrados en la regulación de la función sináptica y el neurodesarrollo. Sin embargo, la mayor parte del riesgo genético para desarrollar esquizofrenia parece explicarse por la existencia de variantes genéticas comunes con un efecto pequeño pero acumulativo. Los estudios de asociación del genoma completo han identificado varios *loci* de interés relacionados con la codificación de receptores de dopamina y glutamato, la formación de espinas dendríticas, la poda sináptica y otros aspectos considerados esenciales para el neurodesarrollo. Los estudios genéticos, además, evidencian mutaciones responsables de cambios en la expresión habitual de las proteínas implicadas en la migración neuronal y de células gliales, la proliferación celular, el crecimiento axonal, la sinaptogénesis y la apoptosis o muerte celular programadas, que parecen tener un papel en el desarrollo de la esquizofrenia.

Por último, trabajos recientes apuntan hacia una vulnerabilidad genética común entre la esquizofrenia y el trastorno afectivo bipolar, así como entre la esquizofrenia y el trastorno generalizado del desarrollo. Partiendo de esta base de vulnerabilidad genética común, la presencia de factores de vulnerabilidad genética específicos de cada trastorno, así como la interacción con los diferentes estresores y factores de protección ambientales, facilitarán el desarrollo de cada trastorno en concreto.

Factores neurobiológicos

Hay que diferenciar las alteraciones relacionadas con los sistemas de neurotransmisión neuronal, de las alteraciones anatómicas.

Alteraciones relacionadas con los sistemas de neurotransmisión neuronal

Dentro de las alteraciones relacionadas con los sistemas de neurotransmisión neuronal, se encuentran la neurotransmisión dopaminérgica, la serotoninérgica, la gabaérgica, la glutamatérgica y la noradrenérgica.

Neurotransmisión dopaminérgica

La hipótesis dopaminérgica de la esquizofrenia apoya la existencia de una disregulación dopaminérgica cerebral, basada en una hipodopaminergia en las regiones prefrontales y una hiperdopaminergia en las regiones límbicas y subcorticales. La hipodopaminergia en la zona prefrontal se ha relacionado con el déficit cognitivo y la presencia de síntomas negativos. La hiperdopaminergia en regiones subcorticales y límbicas, por el contrario, se ha considerado la principal implicada en la aparición de los síntomas positivos del trastorno.

En la misma línea, los estudios de necropsias y tomografía por emisión de positrones han demostrado que las personas con esquizofrenia presentan una mayor densidad de receptores de dopamina D_2 a nivel subcortical, hecho que sugiere

un aumento en la capacidad de síntesis de dopamina. Estos hallazgos aparecen localizados en el área del cuerpo estriado asociativo, y se han correlacionado con una mayor presencia de síntomas positivos y una mejor respuesta al tratamiento en personas con esquizofrenia.

Diferentes hechos apoyan la disfunción dopaminérgica como un factor etiopatogénico importante en la esquizofrenia. El más evidente es la eficacia de los fármacos antipsicóticos, que bloquean los receptores dopaminérgicos, para el manejo de los síntomas positivos. En esta línea, también supone un apoyo la relación hallada entre la buena respuesta clínica tras la administración de antipsicóticos y el descenso de las concentraciones plasmáticas de ácido homovanílico (principal metabolito de la dopamina). La aparición de síntomas psicóticos positivos tras la administración de sustancias que activan el sistema dopaminérgico (como la cocaína o las anfetaminas) pone también de relieve la importancia de la transmisión dopaminérgica en la etiopatogenia de la esquizofrenia. Finalmente, el hecho de que algunas funciones reguladas por la dopamina, como la inhibición prepulso, se muestren alteradas en personas con esquizofrenia termina de poner evidencia el papel central del sistema de neurotransmisión dopaminérgico en este trastorno. Parte de las anomalías en el sistema dopaminérgico reflejan una disfunción biológica basal predisponente, pues buena parte de ellas preceden a la aparición del trastorno; algunas se han identificado en personas consideradas de alto riesgo para el desarrollo de esquizofrenia.

Neurotransmisión serotoninérgica

Las hipótesis actuales relacionan la disregulación de la activación serotoninérgica tanto con los síntomas positivos como con los negativos. La implicación de este neurotransmisor procede, fundamentalmente, de los estudios en los que se han utilizado con éxito los antipsicóticos de segunda generación con un componente de actividad antagonista de receptores de la serotonina subtipo $5HT_{2A}$ en el tratamiento de pacientes con esquizofrenia.

Respecto a si existe una hiperactividad o una hipoactividad serotoninérgica cerebral en pacientes con esquizofrenia, los distintos trabajos realizados en esta área no son taxativos, aunque, como en el caso del sistema dopaminérgico, lo más probable es que puedan coexistir ambas situaciones en diferentes regiones o circuitos cerebrales.

Neurotransmisión gabaérgica

Este neurotransmisor inhibitorio también se ha implicado en la fisiopatología de la esquizofrenia. Los hallazgos coinciden en que algunos pacientes podrían presentar una pérdida de neuronas gabaérgicas con la consiguiente disminución de los niveles de ácido gamma-aminobutírico en el hipocampo. Esta pérdida podría provocar una hiperactividad indirecta de las neuronas tanto dopaminérgicas como noradrenérgicas implicadas en la fisiopatología del trastorno.

Neurotransmisión glutamatérgica

La hipofunción de un tipo de receptor del glutamato (el N-metil-D-aspartato [NMDA]) se ha propuesto como causa posible para explicar tanto los síntomas positivos de la esquizofrenia como los negativos, ya que los antagonistas de receptores NMDA, como la ketamina o la fenciclidina, mimetizan estos síntomas, mientras que los agonistas de estos receptores, como la glicina y la D-cicloserina, los pueden atenuar. Esta hipofunción altera el balance inhibitorio-excitatorio del sistema nervioso central mediado por el glutamato y la dopamina, además de inducir un efecto neurotóxico directo.

Es más, existen otros mecanismos moleculares que regulan la síntesis y el metabolismo del glutamato que pueden contribuir a su aumento a nivel sináptico y, como consecuencia, a la aparición de los síntomas del trastorno. Se están realizando actualmente numerosos ensayos clínicos con nuevas moléculas para el tratamiento de la esquizofrenia, cuyo mecanismo de acción principal actúa sobre el sistema glutamatérgico. La mayor parte de estos psicofármacos glutamatérgicos se proponen como tratamiento coadyuvante al tratamiento antipsicótico convencional (que actúa sobre el sistema dopaminérgico) para intentar la mejora de síntomas negativos y cognitivos.

Neurotransmisión noradrenérgica

Ha sido el sistema de neurotransmisión menos implicado en la fisiopatología de la esquizofrenia, aunque podría desempeñar un importante papel a través de su relación con el estrés. Los estudios *post mortem* en personas con esquizofrenia han demostrado una disminución de receptores muscarínicos y nicotínicos en las áreas de los núcleos caudado y putamen, en el hipocampo y en áreas concretas de la corteza prefrontal. Estos receptores desempeñan un papel en la regulación de sistemas neurotransmisores involucrados en la cognición, que podrían explicar parte de las alteraciones cognitivas observadas en las personas con esquizofrenia.

Alteraciones anatómicas

Hoy en día son muchos los hallazgos anatómicos descritos con mayor frecuencia en personas afectadas, si bien todavía no se ha encontrado una base neuropatológica específica capaz de explicar todos los síntomas y el curso del trastorno (**Tabla 6.1-4**).

Los hallazgos apuntan a que las alteraciones encontradas en personas con esquizofrenia se adecúan más a un trastorno del neurodesarrollo que a un problema neurodegenerativo, si bien ambas hipótesis pueden coexistir. Las alteraciones del neurodesarrollo podrían activar procesos neurobiológicos relacionados con la toxicidad neuronal susceptibles de favorecer la activación de procesos neurodegenerativos en el sistema nervioso central.

Los estudios de tomografías computarizadas llevadas a cabo en personas con esquizofrenia han mostrado un aumento considerable del tamaño de los ventrículos laterales y el tercer ventrículo, además de una disminución en el volumen cortical global. Esta disminución de la materia gris cortical de predominio prefrontal se ha objetivado ya en las etapas iniciales de la esquizofrenia, y se ha propuesto como un posible marcador de riesgo en personas que todavía no han desarrollado el trastorno.

Tabla 6.1-4. Neuropatología de la esquizofrenia

Hallazgos macroscópicos
Aumento de los ventrículos laterales y el tercer ventrículo
Disminución del volumen cortical
Disminución del volumen del lóbulo temporal
Aumento del volumen de los ganglios basales tras la introducción del tratamiento antipsicótico
Reducción del tamaño de los núcleos talámicos pulvinar y mediodorsal
Reducción del volumen de la amígdala
Anomalías del cuerpo calloso
Reducción del volumen de la sustancia gris de la circunvolución temporal superior
Hallazgos histológicos
Ausencia de gliosis como característica intrínseca
Disminución del tamaño neuronal en corteza e hipocampo
Reducción del número de neuronas en el tálamo dorsal
Otros hallazgos
No existe una mayor prevalencia de enfermedad de Alzheimer en personas diagnosticadas de esquizofrenia

Estas alteraciones anatómicas están en consonancia con los resultados arrojados por los estudios de neuroimagen funcional que apoyan la existencia de una hipofrontalidad, con datos que indican una disminución del flujo sanguíneo cerebral frontal y un descenso de consumo de glucosa en esas regiones. Además, estas alteraciones son apoyadas por la constatación de un aumento de los niveles de dopamina en el cuerpo estriado ventral y de una disminución en la corteza frontal, así como de un aumento de los niveles de glutamato, particularmente en las áreas prefrontal y temporal medial.

Se ha objetivado, además, una reducción de la simetría en varias áreas del cerebro (incluidos los lóbulos temporal, frontal y occipital), que podría haberse instaurado durante el desarrollo fetal y ser indicativa de una interrupción en la lateralización del cerebro durante el neurodesarrollo.

Los estudios *post mortem* también han identificado una reducción de la densidad neuronal de la amígdala, el hipocampo y el giro parahipocampal, datos que están secundados por recientes estudios funcionales que indican que no solo hay una reducción del tamaño, sino también del funcionamiento, como sugiere la alteración de la transmisión de glutamato, que apoya la implicación del sistema límbico y las emociones en la génesis del trastorno.

A nivel talámico también se ha objetivado una reducción del volumen del núcleo dorsal medial del tálamo y, como consecuencia, una alteración de las conexiones recíprocas entre este y la corteza prefrontal, así como una reducción del número total de neuronas, oligodendrocitos y astrocitos no atribuible al uso de fármacos.

Los trastornos de la marcha y del movimiento asociados a la esquizofrenia, que se han descrito incluso en pacientes sin tratamiento antipsicótico, han apoyado la probable implicación del cerebelo y los ganglios basales en la patogénesis del trastorno, con estudios que sugieren la existencia de una reducción del volumen del globo pálido y la sustancia negra.

Por último, los datos que indican si se trata de alteraciones anatómicas estáticas o progresivas son todavía no concluyentes, aunque, dado el elevado número de alteraciones descritas, parece lógico pensar que ambos tipos de situaciones puedan coexistir en diferentes áreas o estructuras encefálicas.

Alteraciones neurofisiológicas

Los estudios electroencefalográficos indican que las personas con esquizofrenia presentan registros anormales, en los que destaca la disminución de la actividad α, el aumento de la actividad θ y δ, una mayor actividad epileptiforme cuando se compara con personas sanas y, posiblemente, más anomalías electrofisiológicas en el hemisferio izquierdo que varían en función de la predominancia de síntomas positivos o negativos.

Además, en el estudio de los potenciales evocados en personas con esquizofrenia, destaca la existencia de alteraciones en varios de ellos (P50, P300, N100 y potencial de disparidad). Las alteraciones en la onda P50 reflejan una sobrecarga sensorial que dificulta discriminar la información importante de la irrelevante. Se ha planteado que este hallazgo podría relacionarse con la aparición de las alucinaciones auditivas. La onda P300 presenta característicamente una disminución de su amplitud. Esta última alteración se ha postulado como marcador de riesgo para el desarrollo de la esquizofrenia, debido a la elevada heredabilidad que presenta (que se sitúa en torno al 70-80 %). Estos datos neurofisiológicos probablemente indican que, aunque los pacientes con esquizofrenia son inusualmente sensibles a los estímulos ambientales (potenciales evocados tempranos más grandes), compensan esa hipersensibilidad interfiriendo con el procesamiento de la información en los niveles corticales superiores (potenciales evocados tardíos más pequeños).

Los déficits de inhibición prepulso indican la existencia de una disfunción de activación sensoriomotora. Por lo general, un prepulso o estímulo débil tiende a disminuir la reacción de sobresalto a un estímulo posterior más potente. Esta característica fisiológica está alterada en personas diagnosticadas de esquizofrenia, así como en familiares de primer grado, así que se postula como un posible marcador de riesgo para el desarrollo del trastorno. Del mismo modo, la presencia de movimientos sacádicos (desplazamientos rápidos de la fijación de la mirada), registrados en el 50-85 % de las personas afectadas, se ha propuesto como un marcador de rasgo de esquizofrenia independiente del estado sintomático y del tratamiento farmacológico, hecho que se ha demostrado también en familiares de primer grado sanos.

La coincidencia de estos hallazgos en diferentes trastornos psicóticos (no solo en esquizofrenia) sugiere que diferentes trastornos de la esfera psicótica podrían compartir una base etiopatogénica común; en función de las interacciones genético-ambientales, desarrollarán una determinada expresión sintomática compatible con una esquizofrenia, con un trastorno esquizoafectivo, con un trastorno bipolar, o bien con otros trastornos pertenecientes al grupo de las esquizofrenias y trastornos relacionados.

Alteraciones de neuroimagen

La introducción de las técnicas de neuroimagen en el ámbito de la esquizofrenia ha confirmado la implicación de la vía dopaminérgica en el trastorno, así como la existencia de disfunciones cognitivas y de alteraciones estructurales y en la sustancia blanca. Las técnicas de neuroimagen estructural comenzaron a aplicarse en la esquizofrenia con el propósito de encontrar regiones de interés para la observación de alteraciones estructurales. Así, la tomografía computarizada y la resonancia magnética, objetivan una disminución del volumen cerebral en un 20-30 % de los pacientes con esquizofrenia y una serie hallazgos estructurales que aparecen replicados en los estudios de imagen (v. **Tabla 6.1-4**).

Estudios más exhaustivos mediante técnicas de parcelación del lóbulo frontal con resonancia magnética objetivan alteraciones en el área frontal ventral, la corteza orbitofrontal y la circunvolución recta tanto en pacientes con primeros episodios psicóticos como en aquellos de evolución crónica. Estos estudios relacionan la disminución del volumen de la sustancia blanca de la corteza prefrontal con la presencia de síntomas negativos.

Los estudios de resonancia magnética también han hallado asociaciones entre los síntomas psicóticos positivos y el tamaño del hipocampo, la circunvolución temporal superior y el lóbulo temporal, así como entre la disfunción ejecutiva, los síntomas negativos y el tamaño de la corteza prefrontal.

La imagen mediante tensor de difusión permite cuantificar la difusión del agua en el tejido cerebral, de manera que sus alteraciones indican una reducción en el grado del orden tisular. Estudios realizados en personas con esquizofrenia muestran un incremento en la difusión en el interior de los lóbulos prefrontal y temporal, además de anormalidades en los haces de fibras que conectan estas regiones. Algunos estudios han descrito cambios en el cuerpo calloso y anormalidades en la difusión de la cápsula interna que se han relacionado con la presencia de alucinaciones auditivas; otros estudios han encontrado alteraciones de la sustancia blanca prefrontal que se han correlacionado con los síntomas negativos, las alteraciones de conducta y la impulsividad.

Las técnicas de neuroimagen funcional proporcionan un mapa de las áreas de activación o de desactivación neuronal en el cerebro asociadas a una tarea cognitiva determinada y aportan información sobre la fisiopatología del trastorno *in vivo*.

Tanto la tomografía por emisión de positrones como la tomografía computarizada por emisión de fotón único proporcionan información sobre la actividad neuronal: a través del metabolismo, en el caso de la primera, o de la perfusión cerebral regional en el de la tomografía computarizada por emisión de fotón único. La investigación llevada a cabo con estas técnicas identificó un patrón de hipofrontalidad y de aumento de la actividad del lóbulo temporal.

La resonancia magnética funcional permite localizar las áreas del cerebro que se activan como respuesta a un estímulo o función cognitiva, ya que obtiene información sobre el nivel relativo de oxigenación del tejido sin la utilización de un trazador radioactivo. Su aplicación ha permitido identificar una menor activación de las áreas corticales sensitivomotoras al realizar tareas motoras, una menor activación de la circunvolución temporal superior en respuesta a los estímulos auditivos durante las alucinaciones auditivas, una menor activación de la corteza prefrontal ante tareas cognitivas complejas y una reducción de la activación de la amígdala ante estímulos emocionales, que se exacerba en presencia de sintomatología psicótica positiva. Finalmente, existen otras técnicas, como la espectroscopia por resonancia magnética, que se han empleado para identificar los cambios o alteraciones neuroquímicas en determinadas regiones del cerebro de pacientes con esquizofrenia.

Alteraciones neuroendocrinas

El hallazgo más contrastado es el de la existencia de un estado de hipercortisolemia, con la consiguiente alteración de la prueba de supresión de la dexametasona. Este hallazgo puede ser causa o efecto del trastorno, puesto que el estrés se ha relacionado con el inicio y las recaídas de los pacientes, con esquizofrenia, pero las consecuencias propias del trastorno también pueden generar estrés en el paciente.

Algunos datos más específicos sugieren concentraciones reducidas de la hormona luteinizante y la hormona estimulante del folículo; estas concentraciones se relacionan con la edad de inicio y la duración del trastorno. También se han identificado anomalías en la liberación de prolactina y otros neuropéptidos, que correlacionan con la presencia de síntomas negativos.

Alteraciones neuroinmunitarias

La existencia de enfermedades autoinmunitarias y procesos inflamatorios capaces de causar psicosis (como la encefalitis antirreceptor de NMDA), unida a los datos publicados que reportan una disminución de producción de la interleucina-2, una reducción del número y la capacidad de respuesta de los linfocitos periféricos, una disminución de la reactividad celular y humoral de las neuronas, junto con la presencia de autoanticuerpos en personas con esquizofrenia, apoyan la existencia de un componente autoinmune.

Factores ambientales

Algunos estudios han señalado la influencia de las relaciones familiares y el estilo de comunicación familiar, los acontecimientos vitales estresantes y los procesos ambientales como factores de riesgo para el desarrollo de la esquizofrenia.

La teoría del doble vínculo de Gregory Bateson focalizó, al comienzo de los años 1950, el origen de la esquizofrenia en el estilo de relación y la interdependencia entre los miembros de una familia. El planteamiento de una visión sistémica, según la cual causas y efectos se interrelacionan de manera circular, resultó innovador respecto a las propuestas causales unidireccionales propias de la medicina tradicional (y asumidas por las corrientes psicodinámicas y las conductistas

propias de la época). La teoría del doble vínculo y de los sistemas familiares de comunicación alterados surgieron con el objetivo de explicar las causas de la esquizofrenia, que Bateson asociaba con patrones de comunicación familiar inadecuados, concretamente con dilemas comunicativos fruto de la contradicción entre dos mensajes o dos peticiones simultáneas imposibles.

El autor centraba el foco del problema en que, ante la situación de doble vínculo (dos mensajes contradictorios), la imposibilidad de cumplir una demanda sin desobedecer otra sumerge al paciente en un estado de angustia respecto a la relación y de inseguridad sobre su propia realidad que le lleva a escapar a través del delirio y las alteraciones de conducta, pues solo una comunicación y un comportamiento anómalos pueden dar respuesta a una forma comunicacional familiar ambigua. Aunque esta teoría quedó obsoleta con el paso de los años, dio paso a planteamientos que ponen el foco en el estilo comunicacional de las familias con personas afectas de esquizofrenia, pero ya no desde una perspectiva etiológica.

Así, desde una perspectiva puramente descriptiva, el desacuerdo entre los mensajes verbales de afecto y los no verbales de rechazo se encuadra, de manera amplia, dentro del concepto de emoción expresada. Una alta emoción expresada caracterizada por altos niveles de criticismo, hostilidad o sobreimplicación emocional hacia el paciente supone un estado de estrés que se ha asociado con una mayor tasa de recaídas durante la evolución y un peor pronóstico.

Estudios centrados en la identificación de procesos infecciosos o neurotoxicidad vírica han arrojado resultados no concluyentes, si bien es cierto que, desde una perspectiva epidemiológica, continúa existiendo una relación entre las infecciones por el virus de la gripe influenza durante la gestación y en el momento del nacimiento y la mayor prevalencia de la esquizofrenia. Lo anterior puede estar relacionado con los cambios inflamatorios e inmunitarios ocasionados a nivel cerebral que, años después, dificultan que el cerebro responda de manera óptima a las demandas de la vida adulta.

Los déficits nutricionales, la escasez de vitamina D y ácido fólico, el consumo de sustancias durante la gestación, los problemas obstétricos y la patología perinatal se han considerado factores de riesgo tempranos. En la misma dirección, el aislamiento social, el acoso escolar, el trauma infantil, las pérdidas afectivas y la negligencia parental aparecen como posibles favorecedores del desarrollo del trastorno. En la vida adulta, los cambios académicos u ocupacionales, las pérdidas afectivas, el desempleo, la pobreza y la migración se recogen como posibles factores precipitantes.

En el marco de la hipótesis de vulnerabilidad-estrés, estos estresores ambientales pueden actuar interfiriendo en el desarrollo cerebral normal que tiene lugar durante la poda sináptica, o también favoreciendo cambios epigenéticos que van a influir en la transcripción de genes precipitando el inicio del trastorno. Asimismo, podrían actuar los estresores ambientales a través de la elevación de los niveles de cortisol, desencadenando procesos inflamatorios o mediante la interacción de otros procesos fisiológicos complejos que afectan al sistema nervioso central en personas vulnerables.

Además, la investigación establece una relación directa entre el consumo de sustancias y el desarrollo de la esquizofrenia, de forma que los tóxicos actúan como un factor de riesgo adicional en el modelo de diátesis-estrés, y contribuyen al desarrollo del trastorno en personas vulnerables. Así, el cannabis, de manera específica, duplica el riesgo de desarrollar esquizofrenia, sobre todo si el consumo comienza durante la adolescencia, si se mantiene de forma regular y si la sustancia consumida es de alta potencia, es decir, con elevados niveles de Δ9- tetrahidrocannabinol.

Factores psicológicos

Algunas personas diagnosticadas de esquizofrenia, y también algunos de sus familiares, han sido descritas como suspicaces, introvertidas, retraídas y, en ocasiones, excéntricas. Estas características de personalidad han sido incluidas dentro del concepto *esquizotipia*, que se considera que podría ser un factor de vulnerabilidad para el desarrollo del trastorno. De hecho, las actuales clasificaciones internacionales CIE-11 y DSM-5-TR incluyen el trastorno esquizotípico de la personalidad dentro de los trastornos esquizofrénicos.

Desde la psiquiatría evolucionista, se han propuesto varias hipótesis para explicar la esquizofrenia. En algunas de ellas, se señala que este trastorno podría ser una consecuencia del desarrollo cerebral de la especie humana, que incluye las funciones del lenguaje. También se ha planteado el papel adaptativo que los rasgos esquizotípicos han podido desempeñar en la evolución de la especie: la aparición de líderes carismáticos con nuevas ideas, que podían llevar a la escisión del grupo inicial, con lo que se crearían nuevos grupos y habría mayor posibilidad de crecimiento poblacional y cultural.

Modelos integradores para explicar la esquizofrenia

La diversidad de datos etiopatogénicos encontrados en los distintos estudios ha generado tres importantes modelos integrativos que permiten comprender la patogenia de este trastorno: el modelo bidireccional, el modelo de vulnerabilidad al estrés y la hipótesis de los dos impactos.

A continuación, se desarrollan estos tres modelos.

Modelo bidireccional. Postula que la alteración inicial consistiría en una hipofunción dopaminérgica cortical prefrontal, que sería la responsable de los síntomas negativos. La disfunción de esta área provocaría, por la falta de inhibición, una hiperactivación de estructuras subcorticales y límbicas, que serían las responsables de los síntomas positivos. Se considera que una de las principales funciones de la corteza prefrontal es la del filtrado de los diferentes estímulos sensoriales que recibe una persona. El circuito mesolímbico, representado por el área tegmental ventral y el núcleo *accumbens*, está relacionado con la atribución de relevancia motivacional a aquellos estímulos que tienen valor de supervivencia. Por último, el hipocampo compara la información recibida con la almacenada, y establece una predicción del significado de esta información. Se considera que estos tres elementos presentan un funcionamiento disfuncional en los pacientes con esquizofrenia. De esta forma, un deficiente filtrado (corteza prefrontal) provoca una inundación de estímulos sensoriales, lo que posibilita la formación de asociaciones aberrantes que no pueden ser ignoradas por la persona, ya que han adquirido una importante relevancia motivacional, y se transforman en alucinaciones. La persona intenta comparar esta experiencia con las previas y, dada la dificultad de hacerlo, puesto que inicialmente no existía una experiencia similar, comienza a configurar una nueva realidad que intente explicar lo que está vivenciando. Este proceso es el inicio de las ideas delirantes (**Fig. 6.1-2**).

Modelo de vulnerabilidad al estrés. Es un marco general compatible con lo anterior e integra aspectos biológicos, psicosociales y ambientales. Según este modelo, las alteraciones genéticas y los factores biológicos determinan una vulnerabilidad premórbida (diátesis) específica, que facilita la descompensación por factores estresantes ambientales. Los episodios psicóticos se precipitarán por situaciones de sobreexigencia en personas predispuestas (v. **Fig. 6.1-1**).

Hipótesis de los dos impactos. Parte también de una vulnerabilidad biológica que ocasiona una disfunción cortical (primer impacto) caracterizada por una excesiva poda

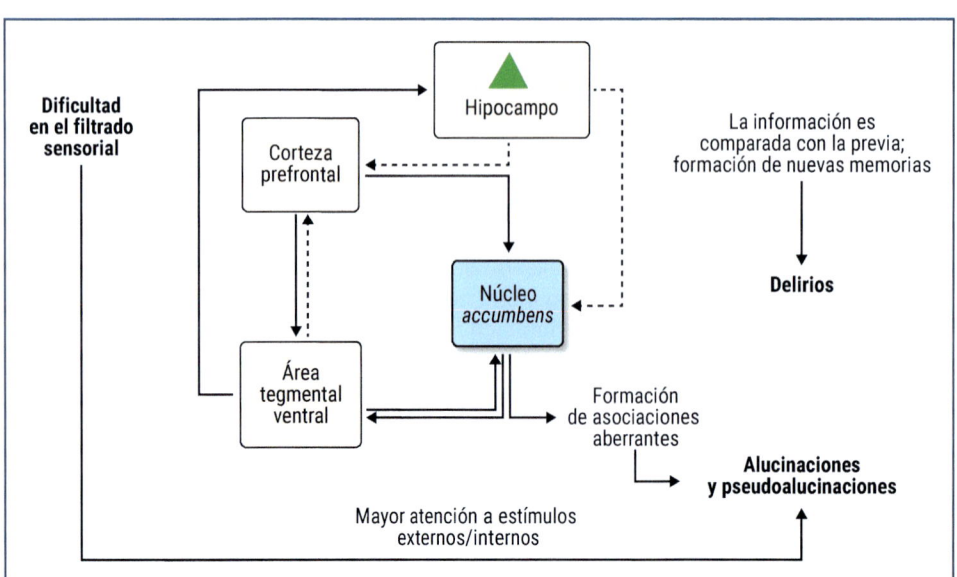

Figura 6.1-2. Modelo bidireccional de etiopatogenia en la esquizofrenia.

neuronal producida durante el neurodesarrollo. Dichas alteraciones conllevan disfunciones en la neurotransmisión glutamatérgica (que es excitatoria), por lo que este deficiente control se traduce, ante situaciones de estrés acontecidas durante la adolescencia (segundo impacto), en una sobreactivación de las estructuras subcorticales y límbicas, con el consiguiente estado de hiperdopaminergia que marca el inicio del trastorno. El exceso de dopamina que se produce favorece la sensibilización (sensibilización endógena) de los propios circuitos mesolímbicos, que contribuyen a los procesos de excitotoxicidad y estrés oxidativo, lo que favorece la progresión del trastorno.

MANIFESTACIONES CLÍNICAS

Las manifestaciones clínicas presentes en los pacientes con esquizofrenia pueden ser muy variadas, pero, al igual que en la mayoría de las patologías médicas, el clínico debe tener en cuenta que no existe ningún signo o síntoma patognomónico del trastorno. La expresión clínica, además, puede cambiar a lo largo del curso de la esquizofrenia. Es habitual que los síntomas positivos iniciales vayan dejando paso a manifestaciones propias de síndromes deficitarios, donde predominan los déficits cognitivos y los síntomas negativos. Para evitar un error diagnóstico y terapéutico, así como la estigmatización del paciente, se deberá tener en cuenta la presencia de otras enfermedades o el uso de sustancias de abuso que pudieran explicar los síntomas psicóticos, el nivel intelectual del paciente y las creencias propias de su cultura.

De forma general, los síntomas de esquizofrenia se han dividido en tres grandes grupos: positivos, negativos y cognitivos. Los síntomas positivos son comportamientos anormales, síntomas no esperados que están presentes; caracterizan el episodio psicótico agudo y son fácilmente identificables por el entorno sociofamiliar e incluso por el propio paciente. Los trastornos de la percepción (alucinaciones), los trastornos del curso y del contenido del pensamiento (delirios) y los trastornos de la conducta (desorganización) constituyen los principales síntomas positivos.

Los síntomas negativos representan una pérdida del funcionamiento normal del cerebro. Durante mucho tiempo han sido reconocidos como los más devastadores entre todas las manifestaciones de la esquizofrenia. Sin embargo, actualmente no se consideran un constructo unitario y deben abordarse desde la existencia de, al menos, dos subdominios diferentes: la expresión disminuida (que incluye la alogia y el afecto embotado) y la motivación-apatía (que se refiere a déficits experienciales, e incluyen la asociabilidad, la abulia y la anhedonia) (**Tabla 6.1-5**).

Los síntomas negativos están presentes en las etapas prodrómica e inicial de la esquizofrenia, son persistentes, se acentúan con la edad, se comportan independientemente de la cognición o la afectividad, presentan escasa respuesta al tratamiento farmacológico y, lo que es más importante, son los principales determinantes del deterioro de la funcionalidad y la calidad de vida, que en la actualidad se han convertido en las principales dianas terapéuticas en personas con esquizofrenia.

Tabla 6.1-5. Síntomas negativos de la esquizofrenia

Subdominio	Síntoma	Consecuencia
Expresión disminuida	Alogia	Alteración de la comunicación
	Afecto aplanado	Disfunción del afecto
Motivación-apatía	Asociabilidad	Disfunción social
	Anhedonia	Pérdida de la capacidad de sentir o anticipar placer
	Abulia	Ausencia de motivación

Los síntomas cognitivos de la esquizofrenia incluyen:

- La neurocognición:
  - Hace referencia a los procesos atencionales y de procesamiento de la información.
  - Se ha considerado un síntoma central de la esquizofrenia.
- La cognición social:
  - Se refiere a las operaciones mentales que subyacen en las interacciones sociales y que incluyen la habilidad humana de percibir las intenciones y las inclinaciones de los demás.

Tanto la neurocognición como la cognición social están compuestas por diferentes dominios. La iniciativa Measurement and Treatment Research to Improve Cognition in Schizophrenia (conocida como MATRICS), del National Institute of Mental Health (Estados Unidos), identificó siete dominios cognitivos alterados en personas con esquizo. frenia: la velocidad de procesamiento, la atención/vigilancia, la memoria de trabajo, el aprendizaje y la memoria verbales, la memoria y el aprendizaje visuales, el razonamiento y la resolución de problemas, la cognición social. La cognición social, a su vez, está compuesta por cuatro subdominios descritos de manera más reciente: la percepción emocional, la teoría de la mente, el estilo atribucional y el conocimiento social.

Las personas con esquizofrenia presentan déficit en todos estos dominios cognitivos, tanto en el área de la neurocognición como en la cognición social. Estos déficits cognitivos van a determinar el nivel de discapacidad funcional de las personas afectadas, quizá en mayor medida que los síntomas positivos propios del trastorno. Los déficits cognitivos se han descrito en pacientes con esquizofrenia crónica y en aquellos con un primer episodio de esquizofrenia, así como en personas de alto riesgo e incluso en familiares de primer grado sanos. Se detectan antes del primer episodio psicótico, presentan un patrón difuso y heterogéneo que incluye todos los dominios cognitivos, y se mantiene estable hasta la sexta década de la vida, cuando progresa, probablemente, en relación con el envejecimiento. Se estima que las personas con esquizofrenia presentan un rendimiento cognitivo entre una y dos desviaciones estándar por debajo de la media cuando se compara con población sana. Esto se ha comprobado tanto en pacientes de larga evolución, como en aquellos con un primer episodio psicótico.

!   No existe ningún signo o síntoma patognomónico de la esquizofrenia. El diagnóstico se realiza sobre la base de la presencia de criterios clínicos.

Alteraciones sensoperceptivas

Cualquiera de los sentidos puede verse afectado por experiencias alucinatorias en pacientes con esquizofrenia, si bien las alucinaciones auditivas son las más comunes. Estas se suelen presentar como voces amenazantes, obscenas, acusatorias o insultantes. Otras veces son de tipo imperativo (ordenan conductas al paciente). Las clásicamente más referidas aparecen como voces dialogantes que conversan entre sí o con el propio paciente, o como voces comentadoras de su vida y comportamiento. En ocasiones, su propio pensamiento es percibido como audible para él. Las alucinaciones auditivas en la esquizofrenia, además, pueden ser percibidas en el espacio exterior, las llamadas *alucinaciones verdaderas*, o bien en el espacio interno, esto es, dentro de la cabeza, las *pseudoalucinaciones*. Incluso pueden aparecer ambas en un mismo paciente.

Las alucinaciones olfativas y gustativas son más infrecuentes. Como sucede con las auditivas, suelen aparecer acompañando a un delirio. Las alucinaciones cenestésicas o alucinaciones somáticas o viscerales generan la sensación de que existe una alteración en el interior del cuerpo que provoca hormigueo, quemazón o dolor. Las alucinaciones táctiles o hápticas traducen la presencia de sensaciones cutáneas pasivas (el paciente es acariciado, sujetado o quemado) o activas (el propio paciente toca objetos inexistentes). Las alucinaciones visuales son menos frecuentes que las auditivas; su presencia puede apuntar a considerar la posibilidad de un trastorno médico no psiquiátrico o neurológico subyacente.

Alteraciones del pensamiento y del lenguaje

En la esquizofrenia, los trastornos del pensamiento pueden afectar a su forma, a su contenido o a ambos. Los trastornos formales del pensamiento reflejan la forma en que los pacientes formulan sus ideas a través del lenguaje. Entre los trastornos formales de tipo positivo, se incluyen la incoherencia, el descarrilamiento (o asociaciones laxas), la tangencialidad, la perseverancia y la circunstancialidad. Los trastornos formales de tipo negativo se refieren a la pobreza tanto en la fluidez verbal como en el contenido del habla (alogia). En la esquizofrenia, pueden aparecer también neologismos y bloqueos del pensamiento.

Los delirios, la manifestación más evidente de los trastornos del contenido del pensamiento, son variados en la esquizofrenia. Pueden cambiar a lo largo de la evolución del trastorno e incorporar diversas temáticas. La más frecuente es la paranoide, con delirios de temática persecutoria.

Otros fenómenos afectan a los límites del yo e incluyen la sensación de que el paciente se ha fusionado físicamente con un objeto externo (un elemento de la naturaleza u otra persona) o que se ha desintegrado y fusionado con todo el universo (identidad cósmica). En ocasiones, hay pensamientos de confusión en relación con el género o a la identidad sexual. En general, se ha descrito que los delirios suelen tener contenidos bastante inusuales o abigarrados, al contrario que los más propios de los trastornos delirantes crónicos, aunque esta diferenciación clínica no siempre se produce.

Alteraciones de la afectividad

La expresión emocional en las personas con esquizofrenia es también heterogénea y cambiante. En los estadios prodrómicos, ya se pueden observar síntomas ansiosos y depresivos inespecíficos que generan malestar.

Tras la aparición del primer episodio psicótico, son frecuentes las reacciones adaptativas de miedo, preocupación, incertidumbre y perplejidad. Durante las descompensaciones agudas, las emociones pueden traducir estados extremos de afectividad excesivamente activa e inapropiada en forma de ira, pánico, felicidad extática, angustia paralizante, etc. Por el contrario, durante las fases de estabilización y, sobre todo, conforme avanza el trastorno, el afecto se torna ambivalente, indiferente, insulso, plano o embotado, lo que representa estadios avanzados de la esquizofrenia.

Alteraciones de la conducta

Algunos pacientes pueden presentar un comportamiento extravagante, que suele estar relacionado con el contenido de su actividad delirante. También puede ser frecuente que se lleguen a la consulta con un aspecto descuidado debido a la falta de interés por su aseo, propio de las fases intermedias y avanzadas del trastorno, o porque la actividad delirante los tiene tan absortos que desatienden los cuidados básicos (propio de los episodios psicóticos).

Asimismo, las alteraciones motoras son múltiples, y abarcan desde la agitación psicomotora hasta el estupor catatónico. Este, a menudo denominado simplemente *catatonía*, es un estado en el que los pacientes se muestran quietos, inhibidos, mutistas, negativistas y en ocasiones con actitudes de obediencia automática. La torpeza, la rigidez en los movimientos corporales, la bradicinesia, la ecopraxia, las estereotipias, los manierismos y la flexibilidad cérea son otras posibles manifestaciones motoras de la esquizofrenia.

Signos neurológicos y cognitivos

Hasta un 50-60 % de las personas diagnosticadas de esquizofrenia presentan signos neurológicos menores que, son la expresión de sutiles alteraciones del sistema nervioso, cuya manifestación es mayor durante la infancia. Incluyen la disdiadococinesia, la astereognosia, la presencia de reflejos primitivos y la disminución de la destreza, la coordinación motora o el equilibrio. Otros signos neurológicos anormales incluyen tics, estereotipias, muecas, deterioro de las habilidades motoras finas y alteraciones en el parpadeo y en el movimiento del seguimiento ocular.

Además, como se ha señalado, las personas con esquizofrenia presentan déficits en diferentes dominios neurocognitivos y en la cognición social. Estos déficits van a interferir en la funcionalidad psicosocial y en la calidad de vida.

Conciencia de enfermedad

Actualmente, la conciencia de enfermedad se entiende desde una perspectiva multidimensional y continua, más que desde un modelo categórico (existe o no existe conciencia de enfermedad). Incluye la conciencia de padecer síntomas psicopatológicos y un trastorno mental, la conciencia de las consecuencias sociales de la enfermedad mental y la conciencia sobre la necesidad, aceptación y adherencia al tratamiento.

Muchos pacientes con esquizofrenia presentan una adecuada conciencia de enfermedad. Algunos tienen solo conciencia parcial, y en otros casos esta es escasa. En los episodios agudos, suele existir una ausencia o evidente disminución de conciencia de enfermedad; pero, entre episodios, las personas con esquizofrenia pueden presentar un conocimiento adecuado de los síntomas y sus implicaciones.

Dimensiones psicopatológicas en pacientes con esquizofrenia

La gran variedad de síntomas de la esquizofrenia no se presenta por azar: los síntomas se agrupan de forma natural en dimensiones clínicas que constituyen los síndromes básicos postulados por el DSM-5-TR (Tabla 6.1-6).

Estos síndromes clínicos básicos se dividen en seis dominios diferentes: psicótico, desorganizado, psicomotor, afectivo, negativo y cognitivo. Y en cada uno de estos dominios pueden aparecer síntomas, que constituyen la expresión de alteraciones en diferentes áreas psicopatológicas.

Prácticamente todos los pacientes presentan una combinación de más de uno de estos síndromes, que se manifiestan en diferentes grados de expresividad. La existencia de casos puros es excepcional, lo que suele comprobarse cuando se toma en consideración la evolución longitudinal de los pacientes.

Subtipos clínicos

La tradición clínica ha hecho que hasta la CIE-10 y el DSM-IV se mantuvieran los llamados *subtipos de esquizofrenia*. Estos han demostrado tener una baja estabilidad diagnóstica, un dudoso interés pronóstico y una ausencia de respuesta diferencial a un tratamiento específico. En consecuencia, las clasificaciones actuales (DSM-5-TR y CIE-11) no consideran su existencia, aunque se siguen utilizando en el ámbito clínico.

Dado su aún extendido uso en este ámbito, se procede a su descripción en las siguientes líneas.

Esquizofrenia paranoide. Es el subtipo de esquizofrenia más frecuente. Se caracteriza por la presencia de los síntomas positivos de tipo alucinatorio y delirante, generalmente con carácter estructurado. El paciente presenta ideas delirantes de persecución, celos, referencia, o de tener una misión especial que debe cumplir. Las alucinaciones auditivas suelen presentarse en forma de «voces que insultan», «dan órdenes» al paciente, o bien comentan entre ellas la conducta de este. A veces, son solo ruidos, risas, murmullos. Las áreas cognitivas y emocionales suelen estar más preservadas que en otros subtipos, sin que predominen los síntomas negativos. Se observa cierta incongruencia afectiva, ira, suspicacia y temor; los trastornos formales del pensamiento no suelen ser los síntomas

Tabla 6.1-6. Síndromes clínicos básicos de la esquizofrenia	
Síndromes clínicos básicos	**Síntomas psicopatológicos**
Psicótico	Alucinaciones
	Distorsión de la realidad
Desorganizado	Trastornos formales del pensamiento
	Afectividad inapropiada
	Trastornos de la conducta
Motor	Hipercinesia/hipocinesia
	Paracinesia
Afectivo	Depresión
	Manía
	Disforia
Negativo	Alogia
	Afecto aplanado
	Asociabilidad
	Anhedonia
	Abulia
Cognitivo	Trastornos de la neurocognición
	Trastornos de la cognición social

más llamativos. El subtipo paranoide es más frecuente en los varones, el inicio es posterior al resto de subtipos clínicos (excepto el residual) y el pronóstico mejora fundamentalmente por la mejor respuesta terapéutica de los síntomas positivos a los antipsicóticos.

Esquizofrenia hebefrénica o desorganizada. Es un subtipo de aparición temprana en el que existe un predominio de ideas delirantes extravagantes y fragmentadas. Las alteraciones formales del pensamiento son la norma (se observa un lenguaje incoherente, con tendencia a la divagación). La afectividad es inapropiada, pueril, con risas inmotivadas y una grave alteración de la voluntad, con una pérdida marcada de objetivos. Las alucinaciones y las ideas delirantes pueden no ser predominantes. Suele aparecer en adolescentes con rasgos de personalidad caracterizados por la timidez y el retraimiento. Cursan con un gran deterioro global de todas las áreas de la personalidad y en la funcionalidad de la persona afectada.

Esquizofrenia catatónica. La característica esencial y destacada de este tipo de esquizofrenia es la presencia de trastornos psicomotores graves, que pueden ir desde la agitación al estupor, o del negativismo a la flexibilidad cérea y la catalepsia (posturas rígidas, extravagantes e inadecuadas mantenidas durante largos períodos). En la actualidad, este tipo es poco frecuente (esta disminución en la frecuencia se pone en relación con el uso de fármacos antipsicóticos).

Esquizofrenia indiferenciada. Se trata de una categoría residual para aquellos cuadros que no cumplen criterios para los subtipos anteriores. En este grupo, la CIE-10 incluía todas las formas atípicas de la esquizofrenia.

Esquizofrenia simple. Se trata de un tipo infrecuente que se caracteriza por un predominio de síntomas negativos desde el inicio del cuadro, sin evidencia de los síntomas positivos en la fase activa. Dada la escasa respuesta al tratamiento antipsicótico, presenta un peor pronóstico, con grave deterioro social y mal funcionamiento en diferentes áreas sociolaborales.

Esquizofrenia residual. Se trata de un cuadro en estado avanzado en el que hay una importante disminución de los síntomas psicóticos positivos, pero persisten los síntomas negativos: aplanamiento afectivo, alogia, falta de iniciativa, empobrecimiento del lenguaje y deterioro del funcionamiento global. Cualquiera de los subtipos previamente expuestos, con el paso del tiempo, puede acabar convirtiéndose en una esquizofrenia residual.

Depresión posesquizofrénica. No se trata realmente de un subtipo de esquizofrenia, sino más bien de una situación clínica caracterizada por un estado depresivo que aparece después de haber sufrido un episodio psicótico. Así, no se puede considerar un subtipo, sino más bien una fase de síntomas depresivos y de retraimiento social que se da al remitir los síntomas psicóticos floridos que caracterizan la fase aguda. En estos casos, aunque pueden coexistir síntomas psicóticos, no son los predominantes. Algunos autores consideran que este cuadro no es más que una reacción psicológica adaptativa tras el diagnóstico de esquizofrenia, mientras que otros lo han considerado como parte intrínseca del trastorno, que se produce como consecuencia de las alteraciones propias de la esquizofrenia en los sistemas de neurotransmisión.

! Las clasificaciones actuales (DSM-5-TR y CIE-11) no consideran la existencia de los clásicos subtipos de esquizofrenia, aunque a nivel clínico se siguen utilizando.

CURSO Y EVOLUCIÓN

En la mayor parte de los pacientes con esquizofrenia, se suelen identificar tres fases o períodos: el prodrómico, el de actividad clínica y el residual, con diferente grado de funcionalidad (**Fig. 6.1-3**).

Como se ha señalado, la esquizofrenia es un trastorno de inicio en la adolescencia tardía o al comienzo de la vida adulta. Su forma de presentación en forma de síndrome delirante y alucinatorio de instauración brusca no es frecuente, aunque sí característica. El inicio insidioso con síntomas inespecíficos, que en ocasiones pasan desapercibidos, suele marcar el inicio del trastorno, incluso meses antes de la aparición del episodio psicótico.

Estudios descriptivos llevados a cabo en pacientes en fases iniciales evidencian la existencia de síntomas premórbidos previos al inicio de la esquizofrenia. Estos existen antes de que el trastorno sea evidente y aparezca el primer episodio psicótico. Incluyen personalidades tranquilas, reservadas, introvertidas, con una escasa red social y, en ocasiones, aficiones peculiares.

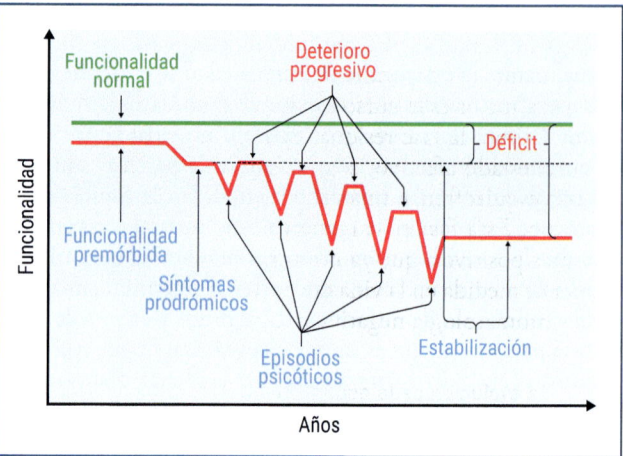

Figura 6.1-3. Curso natural de la esquizofrenia. En verde, se observa una funcionalidad en personas sanas, y en rojo, la funcionalidad en personas con esquizofrenia. Como se aprecia, ya antes del primer episodio psicótico puede haber un funcionamiento algo por debajo de lo normal, que empeora cuando aparecen los síntomas prodrómicos, y más aún con el primer episodio. Tras este, puede haber una estabilización clínica con una funcionalidad estable (aunque por debajo de lo normal), o bien nuevos episodios psicóticos y un progresivo deterioro en la funcionalidad hasta llegar a una fase de estabilidad residual.

El inicio habitual o fase prodrómica se caracteriza por la aparición insidiosa de cambios sutiles en el comportamiento, como el aislamiento social, los problemas de rendimiento académico o laboral, la inadecuación afectiva, las explosiones de ira, la tristeza sin motivo y, en ocasiones, la aparición de preocupaciones o intereses nuevos de tipo filosófico, religioso, metafísico o simplemente inusual. Este período de cambios inespecíficos se acompaña en ocasiones de emociones inadecuadas y descontroladas, cambios en la manera de evocar el lenguaje y experiencias perceptivas o ideas extrañas. Su duración puede preceder en meses al inicio de los síntomas psicóticos manifiestos o primer episodio psicótico. Este estado prodrómico es lo que en la actualidad se denomina *estado mental de alto riesgo para el desarrollo de psicosis*, que se ha considerado un período idóneo para la puesta en marcha de acciones de prevención para evitar o disminuir la probabilidad de transición a la siguiente fase de episodio psicótico, como más adelante se explicará.

Tras el período prodrómico, aparece el primer episodio psicótico, fácilmente identificable, pues durante esta fase (fase activa) se desarrollan los síntomas psicóticos positivos propios de la esquizofrenia, como alucinaciones, delirios, discurso inapropiado y conductas desorganizadas. Estos síntomas suelen ceder tras la instauración del tratamiento antipsicótico y pueden reaparecer a lo largo de la evolución del trastorno como nuevos episodios psicóticos (especialmente en pacientes no tratados con antipsicóticos).

El período transcurrido entre la aparición de los primeros síntomas inespecíficos del trastorno y la instauración del primer tratamiento antipsicótico se conoce como *duración de la enfermedad no tratada* (*duration of untreated illness*) y puede durar meses o incluso años. Por otro lado, el período transcurrido entre la aparición de los primeros síntomas psicóticos y la instauración del primer tratamiento antipsicótico se conoce como *duración de la psicosis no tratada* (*duration of untreated psychosis*) y puede durar semanas o meses. La duración de la psicosis no tratada se ha considerado un factor pronóstico determinante e independiente, de forma que, cuanto menos dure esta, mejor es el curso evolutivo esperable.

Por último, la fase residual de la esquizofrenia hace referencia al estado afectivo, cognitivo y funcional de las personas con esquizofrenia, una vez pasados los primeros años del trastorno. Esta fase se caracteriza por la atenuación de los síntomas positivos, que ya no son prominentes e interfieren en menor medida en la vida del paciente: hay un predominio de la sintomatología negativa y cognitiva.

 La evolución de la esquizofrenia es variable y difícil de predecir, ya que depende tanto de factores intrínsecos (por ejemplo, la carga genética del paciente, la adherencia al tratamiento o el consumo de sustancias) como extrínsecos al trastorno (cantidad y calidad de la red social de apoyo, accesibilidad al sistema sanitario, accesibilidad y flexibilidad en el ámbito académico o laboral).

El curso evolutivo está caracterizado por la presencia de exacerbaciones y remisiones de los episodios psicóticos. Se ha señalado que hasta un 25 % de los afectados van a presentar una recuperación completa y duradera, y casi la mitad (40-50 %) van a presentar anomalías residuales leves tras el primer episodio que les permitirán funcionar a nivel personal, social y familiar. Tras el primer episodio psicótico, lo habitual es alcanzar la recuperación de manera gradual y continuar con un funcionamiento subóptimo. Las recaídas son frecuentes, especialmente en pacientes sin tratamiento antipsicótico de mantenimiento. Sin una buena adherencia farmacológica, se ha llegado a describir hasta un 80 % de pacientes con nuevas recaídas, con tan solo un 20 % sin nuevos episodios 5 años después del inicio del trastorno.

Los principales patrones evolutivos descritos son:

- Episodio único con remisión total.
- Episodios repetidos con remisión total interepisódica.
- Episodios recurrentes con síntomas residuales estables.
- Episodios recurrentes con síntomas residuales progresivos.
- Curso crónico.

La prevalencia de estos patrones está en función de los criterios diagnósticos de esquizofrenia o de sistemas nosológicos específicos, aunque se estima que un 10-20 % de los pacientes tienen un único episodio; otro 10-20 %, un curso crónico, y un 40-60 %, un patrón recurrente con nuevos episodios intercalados con períodos libres de síntomas. El patrón evolutivo durante los primeros 5 años después del diagnóstico es un buen indicador de la posterior evolución.

PRONÓSTICO

Tradicionalmente, se ha mantenido que el pronóstico de los pacientes con esquizofrenia sigue la regla de los tercios: un tercio de los pacientes solo tendrá un episodio o escasos episodios psicóticos a lo largo de su vida y presentará un razonable funcionamiento psicosocial; otro tercio presentará un curso caracterizado por varios episodios psicóticos, que remitirán

con ligero deterioro del funcionamiento y repercusión psicosocial, y otro tercio presentará frecuentes episodios o, incluso, un cuadro clínico psicótico positivo de manera continua, con importante deterioro cognitivo y grandes limitaciones en la funcionalidad psicosocial.

El suicidio es la principal causa de muerte prematura entre las personas con esquizofrenia. Hasta un 20-50 % de personas diagnosticadas de esquizofrenia va a realizar un gesto suicida. De estas, un 5-15 % fallecerán por suicidio. La presencia de un episodio depresivo comórbido se ha considerado un importante factor de riesgo de suicidio. La investigación ha identificado factores de riesgo de suicidio en personas con esquizofrenia, entre los que se encuentran la ausencia de síntomas negativos, la ausencia de deterioro cognitivo y la recuperación tras un primer episodio. Los varones jóvenes, aquellos con elevadas expectativas y elevado nivel académico previo al inicio del trastorno presentan mayor riesgo de suicidio. Estos factores, aunque *a priori* pueden parecer contradictorios, se explican por la existencia de una personalidad sana, un conocimiento adecuado del trastorno y sus consecuencias y por las dificultades de adaptación a su situación psicosocial previa. La presencia de episodios de características paranoides y de alucinaciones durante la descompensación, el abuso de sustancias y la existencia de una hospitalización o descompensación recientes (en los últimos 6 meses) también se han asociado a un mayor riesgo suicida.

En relación con el pronóstico, ha de señalarse que el abuso o la dependencia de sustancias, las situaciones de abuso y victimización, así como la estigmatización social y, en ocasiones, la indigencia, son complicaciones que también pueden acompañar a las personas con esquizofrenia e interferir negativamente en la evolución del cuadro.

Se han identificado una serie de variables que actúan como factores de buen y mal pronóstico en personas con esquizofrenia (Tabla 6.1-7). Algunos tienen relación con la edad, la forma de inicio y la existencia de factores precipitantes, con mejor pronóstico para inicios tardíos del trastorno, con estresores identificables y formas de inicio bruscas, y con pronóstico más desfavorable para aquellos pacientes que comienzan temprano con la esquizofrenia, sin factores de estrés identificables, y en los que los síntomas aparecen de manera insidiosa. El buen ajuste premórbido, la presencia de un cociente intelectual alto, la pertenencia a una minoría étnica y el apoyo familiar y social se encuentran también entre los factores que mejoran el pronóstico. El predomino de síntomas positivos y de sintomatología confusional, así como la existencia de síntomas concomitantes de tipo afectivo, permiten también predecir un mejor pronóstico. El inicio rápido del tratamiento antipsicótico y la existencia de antecedentes familiares de trastornos afectivos también se incluyen entre los factores de buen pronóstico.

DIAGNÓSTICO

Hoy en día, no existen exploraciones complementarias suficientemente sensibles o específicas para diagnosticar la esquizofrenia. Por ello, el diagnóstico continúa siendo clínico y se basa en la existencia de los criterios diagnósticos que exigen las clasificaciones internacionales vigentes. Además, la rea-

Tabla 6.1-7. Factores pronósticos en la esquizofrenia

Factores de buen pronóstico	Factores de mal pronóstico
Comienzo agudo	Comienzo insidioso
Comienzo a edad tardía	Inicio a edad temprana
Existencia de factores precipitantes	Ausencia de factores precipitantes
Buen ajuste premórbido	Mal ajuste premórbido
Coeficiente intelectual elevado	Deterioro cognitivo
Estado civil: casado	Estado civil: soltero, separado
Buen apoyo social	Escaso apoyo social
Pertenencia a una minoría étnica	Traumatismo perinatal
Antecedentes familiares de trastornos afectivos	Antecedentes familiares de esquizofrenia
Factores precipitantes identificables	Ausencia de precipitantes
Instauración rápida del tratamiento	Sin remisión tras 3 años
Presencia de síntomas afectivos	Múltiples recaídas
Presencia de síntomas confusionales	Signos neurológicos acompañantes
Presencia de síntomas positivos	Presencia de síntomas negativos
	Comportamiento retraído
	Antecedentes de abuso y maltrato

lización de una correcta anamnesis que recoja antecedentes de tipo médico, personal y familiar, datos patobiográficos y un registro longitudinal de la historia del trastorno ayudan a orientarlo. También la valoración de la capacidad intelectual y el estudio de los rasgos de personalidad previos al inicio del trastorno pueden.

La mayoría de las pruebas complementarias se utilizan principalmente para descartar otras causas que pudieran justificar los síntomas clínicos, como el consumo de sustancias o la concurrencia de procesos infecciosos, inflamatorios, nutricionales, metabólicos, tumorales o de cualquier otra índole con repercusión en el funcionamiento cerebral. También se realizan pruebas complementarias para conocer el estado basal del paciente y comprobar si los tratamientos farmacológicos producen alteraciones en los niveles de prolactina, modificaciones del ritmo cardíaco, cambios en el hemograma, etc. Se ha demostrado que el 50 % de las personas con esquizofrenia presentan al menos una patología física o psiquiátrica comórbida. Entre las enfermedades no psiquiátricas más frecuentes destacan las cardiovasculares, metabólicas, endocrinas, neurológicas, infecciosas y los trastornos por abuso o dependencia de sustancias. Por ello, el cuidado de la salud física en las personas con esquizofrenia es un pilar fundamental del abordaje terapéutico integral de estos pacientes.

Existen varias entrevistas diagnósticas y escalas o instrumentos psicométricos capaces de evaluar el peso de los diferentes síntomas y de medir la gravedad y la repercusión de la esquizofrenia. De hecho, las escalas psicométricas se han convertido en instrumentos esenciales de uso clínico frecuente en cualquier ensayo clínico para el tratamiento de la esquizofrenia.

Entre los instrumentos más utilizados, la Escala del Síndrome Positivo y Negativo para la Esquizofrenia y la Escala Breve de Valoración Psiquiátrica son las más ampliamente difundidas para evaluar la presencia e intensidad de los síntomas. Existen, además, instrumentos capaces de medir aspectos como el rendimiento cognitivo (la MATRICS Consensus Cognitive Battery o la Evaluación Breve de Cognición en Esquizofrenia), el funcionamiento psicosocial (Escala de Funcionamiento Global), la gravedad de la enfermedad y el grado de mejora (Impresión Clínica Global), la actitud hacia la medicación (Inventario de Actitudes hacia la Medicación), la conciencia de enfermedad (Escala de Valoración de la No Conciencia de Trastorno Mental) y la calidad de vida (Escala de Calidad de Vida en la Esquizofrenia).

Existen además escalas aplicadas para monitorizar los efectos secundarios de la medicación (Escala de Efectos Secundarios), los síntomas extrapiramidales (la Escala Simpson Angus), la Escala de Movimiento Involuntario Anormal y la Escala de Acatisia de Barnes.

DIAGNÓSTICO DIFERENCIAL

Al diagnóstico de esquizofrenia se llega tras haber excluido otras patologías que pudieran justificar los síntomas psicóticos observados en el paciente, como los que a continuación se desarrollan.

Trastornos psicóticos secundarios a enfermedad médica no psiquiátrica o inducidos por sustancias. Las patologías médicas que pueden cursar con síntomas psicóticos son, entre otras, la epilepsia de lóbulo temporal, neoplasias cerebrales, accidentes cerebrovasculares, traumatismos craneoencefálicos, deterioro cognitivo en pacientes con infección por virus de la inmunodeficiencia humana, déficit de vitamina B_{12}, lupus eritematoso sistémico, síndrome de Wernicke-Korsakoff y enfermedad de Wilson (Tabla 6.1-8). Las sustancias de abuso también pueden provocar síntomas psicóticos, ya sea durante la intoxicación, como en el caso de la cocaína o el cannabis, o durante el síndrome de abstinencia, como en el caso del alcohol. En estos supuestos, los antecedentes de consumo de sustancias, la presencia de intensas alucinaciones visuales y una rápida respuesta tras iniciar el tratamiento pueden ser de utilidad en el diagnóstico diferencial. Cuando se trata de personas sin diagnóstico previo que debutan con síntomas psicóticos en el contexto de estar consumiendo cantidades importantes de sustancias, el diagnóstico de trastorno psicótico inducido frente a esquizofrenia se podrá hacer según persistan o no esos síntomas una vez que haya cesado el consumo de dichas sustancias.

Trastornos del estado del ánimo. Cuando los episodios depresivos o maníacos cursan con ideas delirantes congruentes con el estado de ánimo (delirios de culpa, ruina o nihilistas en el caso de los cuadros depresivos, y delirios megalomaníacos en el caso de los maníacos), el diagnóstico de un

Tabla 6.1-8. Enfermedades médicas no psiquiátricas que se pueden manifestar con síntomas psicóticos

Trastornos neurodegenerativos	Enfermedad de Alzheimer, enfermedad de Pick, enfermedad de Huntington, calcificación de los ganglios basales, esclerosis múltiple, leucodistrofia metacromática
Otros trastornos del SNC	Tumores cerebrales, especialmente del lóbulo temporal y tumores hemisféricos; epilepsia, TCE, anoxia
Enfermedades infecciosas	VIH/sida, encefalitis letárgica, enfermedad de Creutzfeldt-Jakob, sífilis, paludismo, encefalitis
Patología vascular	Enfermedad ateroesclerótica vascular (especialmente cuando se asocia con lesiones difusas temporoparietales o subcorticales), encefalopatía hipertensiva, hemorragia subaracnoidea, arteritis temporal
Metabolopatías	Hipercalcemia, hiponatremia, hipoglucemia, uremia, encefalopatía hepática, porfiria
Endocrinopatías	Enfermedad de Cushing, enfermedad de Addison, hipertiroidismo/hipotiroidismo, panhipopituitarismo
Déficits vitamínicos	Déficit de ácido fólico, B_{12}, tiamina, niacina
Fármacos	Corticoides, antibióticos, anticolinérgicos
Sustancias	Cocaína, alucinógenos, anfetaminas, alcohol, cannabis
Toxinas	Mercurio, arsénico, manganeso, talio

SNC: sistema nervioso central; TCE: traumatismo craneoencefálico; VIH: virus de la inmunodeficiencia humana.

trastorno afectivo bipolar con síntomas psicóticos suele ser más adecuado. Sin embargo, los episodios afectivos unipolares o bipolares con síntomas psicóticos incongruentes con el estado de ánimo constituyen una de las mayores dificultades en el diagnóstico diferencial de la esquizofrenia. En cualquier caso, la respuesta terapéutica y el curso del trastorno pueden ayudar a distinguir estos trastornos del estado de ánimo de la esquizofrenia.

Trastorno esquizoafectivo. Se diferencia de la esquizofrenia por la coexistencia de síntomas afectivos (ya sean depresivos o de manía) y de tipo esquizofrénico, sin que pueda establecerse una secuencia jerárquica en su aparición. No obstante, el curso del trastorno y la respuesta al tratamiento ayudarán a dilucidar si se trata de uno u otro trastorno.

Trastornos psicóticos agudos y trastorno esquizofreniforme. Se diferencian por su curso temporal, su pronóstico y la duración de los síntomas: en el trastorno psicótico agudo o breve, la duración de los síntomas es superior a 1 día e inferior a 1 mes, y en el trastorno esquizofreniforme, mayor de 1 mes y menor de 6 meses, según el DSM-5-TR.

Trastornos crónicos por ideas delirantes. Antes llamados *paranoia*. A diferencia de la esquizofrenia, las personas con un trastorno de ideas delirantes presentan únicamente uno o varios delirios de al menos 1 mes o más de duración, que suelen presentarse de forma estructurada y sistematizada. Se suele señalar que el contenido de sus delirios no resulta tan extraño como el de los pacientes con esquizofrenia, aunque en la práctica clínica real no siempre es así. Estos pacientes no sufren alucinaciones auditivas, desorganización ni otros de los síntomas típicos de la esquizofrenia. Además, ni la personalidad ni el comportamiento previos suelen sufrir cambios relevantes con la aparición del cuadro clínico psicótico.

Trastornos de la personalidad (paranoide, esquizoide, esquizotípico, trastorno límite). La diferencia fundamental es que los trastornos de la personalidad son patrones de comportamiento estables y permanentes, en los que la aparición de síntomas psicóticos es esporádica; cuando se manifiestan, lo hacen de forma pasajera. Además, no se objetivará la presencia de síntomas negativos o cognitivos, y, si se detectan, su intensidad será pequeña.

Simulación o trastorno facticio. Se producen estas situaciones cuando se simulan voluntariamente síntomas psicóticos para conseguir algún tipo de ganancia (de tipo material en la simulación, y de tipo psíquica en el trastorno facticio). Suelen darse en personas que o han padecido este tipo de síntomas o los han visto en pacientes con los que han convivido.

COMORBILIDAD

Durante el curso del trastorno, las personas con esquizofrenia pueden presentar otras patologías médicas tanto psiquiátricas como no psiquiátricas, así como problemas sociales que aumentan la morbimortalidad y deterioran su calidad de vida. Los pacientes con esquizofrenia tienen tasas más elevadas de complicaciones médicas en comparación con la población general. El síndrome metabólico, las enfermedades cardiovasculares, las arritmias, la resistencia a la insulina, la diabetes, la hipertensión arterial y la obesidad son patologías más prevalentes en estas personas que en el resto de la población.

A lo largo del curso de la esquizofrenia, estos pacientes también presentan una mayor prevalencia de otros trastornos psiquiátricos, entre los que destacan el abuso o dependencia de sustancias (que alcanza, sin incluir la nicotina, al 40-50 % de los pacientes), los trastornos depresivos, las tentativas de suicidio y algunas conductas disruptivas (que influyen en la estigmatización de estos enfermos). Desde el punto de vista social, el aislamiento, el desempleo, la estigmatización y la marginación son situaciones frecuentes que también deterioran de manera sustancial la calidad de vida de los pacientes.

PREVENCIÓN

La prevención en la esquizofrenia plantea un reto, puesto que, en la actualidad, no existen marcadores biológicos capaces de identificar claramente a las personas vulnerables. Por ello, la prevención primaria se centra en la promoción de la salud, eliminando en lo posible los factores de riesgo asociados a la esquizofrenia.

Desde hace un par de décadas, se ha desarrollado un gran interés en la detección de personas en las denominadas *situaciones de alto riesgo para desarrollar un trastorno psicótico*, y en intentar prevenir el paso o transición a una psicosis. Se han definido diferentes agrupaciones sintomáticas que se consideran situaciones o estados de alto riesgo para el desarrollo de psicosis (que van más allá del estado clásicamente llamado *prodrómico*), como el síndrome psicótico atenuado, el síndrome psicótico breve limitado e intermitente o la vulnerabilidad genética unida al deterioro en la funcionalidad psicosocial.

Se han desarrollado algunas escalas y entrevistas semiestructuradas para la detección clínica de estas situaciones, aunque estas se detectan esencialmente sobre la base de entrevistas y la observación de la persona en estudio, y gracias a la información que puedan aportar los familiares de los pacientes. Además de los síntomas clínicos, en las personas en situación de alto riesgo se han descrito alteraciones cognitivas, neurofisiológicas y en la neuroimagen estructural y funcional. Algunas de estas alteraciones se han propuesto como posibles biomarcadores de la transición a psicosis, aunque hoy en día no existe ningún marcador biológico claramente establecido.

Un 20-30 % de las personas en situación de alto riesgo realizan la transición a un episodio psicótico a los 2-3 años de seguimiento. El objetivo clínico primario de la investigación en este ámbito es el desarrollo de abordajes que disminuyan al máximo la probabilidad de transición a la psicosis; como objetivo secundario, se persigue que disminuyan los síntomas y mejore la funcionalidad en caso de producirse esta transición a psicosis. Los metaanálisis con diferentes tipos de estrategias (tanto farmacológicas como psicoterapéuticas, o mediante la combinación de ambas) han demostrado una reducción en la probabilidad de transición a psicosis a los 12 y 18 meses posteriores. Lo que no ha podido evidenciarse es si alguno de los abordajes es mejor que el resto de las intervenciones. Esta ausencia de diferencias en la eficacia entre los abordajes farmacológico y no farmacológico ha llevado al consenso actual, que consiste en que el tratamiento antipsicótico no sea el de primera elección para las personas en situación de alto riesgo, sino las estrategias no farmacológicas, y, en concreto, la terapia cognitivo-conductual. Son escasos los estudios sobre el coste-efectividad de las intervenciones de prevención en personas en situación de alto riesgo de desarrollar una psicosis, aunque parece que los resultados publicados son favorables.

La prevención secundaria y terciaria de la esquizofrenia se realiza cuando ya se ha presentado clínicamente el trastorno. Sus objetivos son la resolución precoz del episodio psicótico; la prevención de nuevos episodios, de complicaciones médicas, de comorbilidad y del suicidio, y la rehabilitación y el apoyo académico y sociolaboral.

Las situaciones de alto riesgo para el desarrollo de psicosis han de estar en el diagnóstico diferencial de cualquier evaluación psiquiátrica a una joven. La detección de estas situaciones y su adecuado abordaje pueden prevenir el desarrollo de un trastorno psicótico como la esquizofrenia.

TRATAMIENTO

A finales del siglo pasado, probablemente de forma paralela al desarrollo de la investigación en las fases iniciales de las psicosis, se produce un cambio en la forma de entender el abordaje terapéutico en las personas con esquizofrenia. Por un lado, aparecen nuevos fármacos antipsicóticos con eficacia comparable a los iniciales (antipsicóticos de primera generación) y un mejor perfil de tolerabilidad. Por otro, intervenciones psicoterapéuticas dirigidas clásicamente a personas con trastornos no psicóticos comienzan a aplicarse con resultados alentadores en pacientes con esquizofrenia. Para terminar, se produce un cambio en las dianas terapéuticas, que pasan del mero control de los síntomas positivos y sus consecuencias inmediatas (recaída y hospitalización) a perseguir la mejora global del paciente y su integración completa en la comunidad, con objetivos terapéuticos como la autonomía, la independencia económica, las relaciones interpersonales plenas, la recuperación funcional y la calidad de vida. Además, se incluye a la familia en la intervención y se aporta una visión más esperanzadora al pronóstico.

Objetivos del tratamiento

A finales del siglo pasado, aparecen tres objetivos terapéuticos operativos y perfectamente definidos (**Tablas 6.1-9** y **6.1-10**):

- La *respuesta terapéutica* hace referencia a un cierto grado de mejoría clínico-psicopatológica y funcional en un paciente con esquizofrenia que sigue un tratamiento.

Tabla 6.1-9. Criterios de remisión sintomática	
Escala del síndrome positivo y negativo para la esquizofrenia	
Criterio	**Ítem**
Delirios	P1
Contenidos inusuales del pensamiento	G9
Conducta alucinatoria	P3
Desorganización conceptual	P2
Manierismos, alteración postural	G5
Aplanamiento afectivo	N1
Retraimiento social	N4
Ausencia de espontaneidad	N6

Presencia de síntomas leves o moderados (> 0 = 3) durante al menos 6 meses.

Tabla 6.1-10. Criterios UCLA de recuperación funcional

Cierto nivel de remisión sintomática

Autonomía personal

Funcionamiento ocupacional

Participación en actividades sociales, familiares o recreativas placenteras, al menos 1 vez por semana, que incluyen la capacidad para manejar la salud propia y/o las finanzas sin supervisión regular

Todos estos criterios han de mantenerse durante un período no inferior a 2 años

UCLA: Universidad de California, Los Ángeles.

- Cuando esa respuesta se mantiene en el tiempo de forma prolongada, se puede hablar de *remisión clínica*, concepto que se ha operativizado basándose en el uso de instrumentos de medida, criterios temporales y reducción de síntomas, sin exigir la ausencia total de estos, pero con una disminución suficiente para no interferir de manera significativa en la conducta de la persona afectada.
- Por último, la *recuperación funcional* supone el objetivo final y describe a una persona que alcanza el estándar óptimo de autonomía funcional y social mantenida en el tiempo y que no depende necesariamente de su estado psicopatológico.

Abordajes terapéuticos en la esquizofrenia

Los tratamientos que se han asociado a la mejora del funcionamiento psicosocial y a la prevención de recaídas son diversos. Los psicofármacos, los programas de control de abuso de sustancias, la psicoeducación, el entrenamiento en habilidades sociales, la terapia cognitivo-conductual, la psicoeducación familiar, la rehabilitación cognitiva, el entrenamiento metacognitivo, el tratamiento comunitario y el empleo con apoyo se sitúan entre los abordajes con mayor evidencia científica. No obstante, el tratamiento farmacológico continúa siendo la piedra angular de un abordaje integral de la esquizofrenia: sin él, la mayoría de los abordajes psicosociales no son posibles. De hecho, los abordajes farmacológicos y psicosociales son complementarios, y su eficacia se refuerza mutuamente.

Bases fisiopatológicas del tratamiento farmacológico antipsicótico

La vía mesolímbica nace en las neuronas dopaminérgicas del área tegmental ventral del mesencéfalo, se proyecta hacia el sistema límbico y forma parte del circuito cerebral de la recompensa. La hiperactividad dopaminérgica mesolímbica se ha considerado responsable de la aparición de los síntomas positivos en personas con esquizofrenia. El bloqueo farmacológico de los receptores dopaminérgicos D_2 a nivel mesolímbico es el responsable del control de los síntomas positivos, pero la administración de antipsicóticos no actúa de manera específica para esta área cerebral, sino que afecta a otras áreas y circuitos de forma generalizada, lo que ocasiona la aparición de efectos adversos.

La segunda vía implicada, la mesocortical, surge en los cuerpos celulares que proyectan desde el área tegmental ventral hasta diversas zonas de la corteza cerebral, especialmente la corteza prefrontal. Se ha hipotetizado que los síntomas negativos y, posiblemente, ciertos síntomas cognitivos se pueden explicar por una hipoactividad dopaminérgica a nivel mesocortical. Por lo tanto, el fármaco antipsicótico ideal buscaría disminuir el hiperfuncionamiento dopaminérgico en la vía mesolímbica y, al mismo tiempo, aumentar el funcionamiento dopaminérgico deficitario en la vía mesocortical.

También existe una tercera vía dopaminérgica, la vía tuberoinfundibular, que conecta el hipotálamo y la hipófisis anterior. En esta vía, la dopamina inhibe la secreción de prolactina. Por lo tanto, si la actividad dopaminérgica se disminuye con un fármaco antipsicótico, los niveles de prolactina aumentan; de esta forma, se pueden ocasionar efectos indeseables, como galactorrea, ginecomastia, amenorrea y disfunciones sexuales, así como osteoporosis.

Por último, la vía nigroestriada conecta los cuerpos celulares de la sustancia negra del mesencéfalo con los ganglios basales y el estriado, y colabora en el control del movimiento. Como efectos adversos, el bloqueo dopaminérgico en esta vía puede ocasionar distonías, discinesias, acatisia, rigidez, acinesia, bradicinesia y temblores.

Los fármacos antipsicóticos

Los fármacos antipsicóticos, también llamados *neurolépticos* o *tranquilizantes mayores*, son los medicamentos utilizados en el tratamiento de la esquizofrenia. Su mecanismo de acción se centra básicamente en el antagonismo (o también en el agonismo parcial) de los receptores de dopamina D_2 (o D_3, D_4), aunque algunos de ellos muestran afinidad por otros receptores, especialmente los receptores serotoninérgicos $5HT_{2A}$.

Estos fármacos se han mostrado eficaces en el manejo de los síntomas positivos, si bien su eficacia es menor para los síntomas negativos y cognitivos. Además, los antipsicóticos también se han mostrado eficaces en la prevención de recaídas y de nuevos ingresos hospitalarios. De hecho, el tratamiento antipsicótico de mantenimiento, en ocasiones durante toda la vida, es necesario para prevenir recaídas y preservar la calidad de vida de los pacientes.

La llegada de los primeros antipsicóticos supuso una transformación en la vida de las personas con esquizofrenia. Su introducción en los hospitales psiquiátricos a partir de la segunda mitad del siglo pasado produjo un cambio significativo para estos pacientes al facilitar su integración en la comunidad y atenuar el estigma asociado a la esquizofrenia. A grandes rasgos, se pueden clasificar en dos grandes grupos: antipsicóticos de primera generación (también llamados *típicos*) y antipsicóticos de segunda generación (también llamados *atípicos*).

Los de primera generación son más antiguos, con acción fundamentalmente antagonista D_2, y eficaces en el control de síntomas psicóticos positivos, aunque tienen escasa eficacia sobre los síntomas negativos. Sus principales efectos adversos son de tipo extrapiramidal (distonías agudas, discinesias, acatisia o rigidez) y endocrinológico (hiperprolactinemia). Se dividen en aquellos de baja potencia, con acción sedante y escasos efectos de tipo extrapiramidal (como la clorpromacina), y los de alta potencia, que producen una menor sedación y mayores síntomas extrapiramidales (como el haloperidol).

El término *antipsicótico atípico*,(segunda generación), en general se ha utilizado para describir aquellos antipsicóticos desarrollados tras los de primera generación (o típicos) y que tienen menor capacidad para producir efectos adversos de tipo extrapiramidal. Además, se describe una menor afectación de los niveles de prolactina y una posible mayor eficacia para aliviar los síntomas negativos de la esquizofrenia. La clozapina se ha considerado el antipsicótico atípico por excelencia. Los antipsicóticos de segunda generación se caracterizan por bloquear simultáneamente los receptores D_2 y $5HT_{2A}$ (aunque no todos comparten este mecanismo de acción; por ejemplo, el amisulpride). Globalmente, se asocian con menos síntomas secundarios extrapiramidales y más efectos adversos de tipo metabólico (aumento de niveles de colesterol, glucemia, etc.). Para explicar la menor incidencia de efectos adversos, sobre todo de tipo extrapiramidal, además del bloqueo $5HT_{2A}$, se ha hipotetizado que los antipsicóticos de segunda generación poseen índices de disociación más altos que los de primera generación, así como una mayor probabilidad de actuar a nivel cortical y límbico que a nivel nigroestriado.

Desde una perspectiva farmacológica, existe un tercer grupo de antipsicóticos (a veces, llamados *antipsicóticos de tercera generación*) en el que están incluidos fármacos como el aripiprazol, el brexpiprazol y la cariprazina. Estos fármacos son agonistas parciales de los receptores D_2 (y también D_3 en el caso de la cariprazina). Esto facilita que en circuitos donde hay hiperdopaminergia actúen como antagonistas y, por el contrario, en los circuitos donde hay hipoactividad actúen como agonistas. Es un mecanismo más fisiológico y teóricamente ideal en un trastorno que combina hiperdopaminergia e hipodopaminergia, como se señaló.

Finalmente, los antipsicóticos pueden bloquear a nivel central otros subtipos de receptores, como los noradrenérgicos, los colinérgicos o los histaminérgicos, lo que produce otras acciones farmacológicas, así como diferentes efectos adversos (hipotensión, alteraciones en la conducción cardíaca [como alargamiento del intervalo QT], somnolencia, etcétera).

Elección del antipsicótico

La elección del antipsicótico debe ser realizada juntamente con el paciente y ha de adecuarse a sus características individuales. El fármaco ideal es aquel que presente un mejor balance beneficio/riesgo, es decir, aquel que permita alcanzar la remisión de los síntomas, que además no presente problemas de tolerabilidad y que facilite el funcionamiento psicosocial óptimo.

Respecto a la elección y el uso de fármacos antipsicóticos, las guías clínicas internacionales señalan las siguientes recomendaciones:

- Los antipsicóticos de segunda generación son considerados de primera elección por su eficacia y por su mejor perfil de efectos secundarios.
- Se consideran pacientes resistentes o refractarios al tratamiento aquellos que no responden a dos fármacos antipsi-

cóticos en dosis adecuadas durante al menos 6 semanas en cada ensayo. Deben iniciar un tratamiento con clozapina.
- Los fármacos antipsicóticos de liberación prolongada se utilizaban clásicamente en pacientes en los que existía un escaso cumplimiento terapéutico. No obstante, tras la aparición de antipsicóticos de segunda generación de liberación prolongada, las recomendaciones clínicas actuales proponen valorar su uso en cualquier fase del trastorno, incluyendo los estadios iniciales, en los que asegurar la adecuada cumplimentación terapéutica se asocia a una reducción en el número de recaídas y hospitalizaciones, y, como consecuencia, a un mejor pronóstico a largo plazo.
- Se recomienda evitar en lo posible la polifarmacia y las combinaciones entre fármacos con similar perfil receptorial.
- Es recomendable monitorizar regularmente la aparición de efectos secundarios extrapiramidales y metabólicos.
- El tratamiento farmacológico debe realizarse en el marco de un abordaje terapéutico integral.
- Las intervenciones psicoterapéuticas deben complementar y enriquecer el tratamiento farmacológico.
- Una vez alcanzada la mejoría clínica con el tratamiento farmacológico empleado, se debe buscar la dosis mínima eficaz para, manteniendo el control sintomático, conseguir la reducción del mayor número de efectos secundarios presentes y mejorar la adherencia terapéutica.
- Los pacientes en estadios iniciales del trastorno suelen requerir dosis bajas de medicación antipsicótica. Por el contrario, las personas con años de evolución requieren dosis más elevadas y, en ocasiones, combinación de fármacos antipsicóticos.

La elección del tratamiento se basa en una cuidadosa anamnesis; el examen del estado mental actual y de los factores personales, familiares y sociales que pueden influir en el seguimiento y en el propio tratamiento. Asimismo, debe evaluarse el riesgo de autólisis y heterólisis, ya que esto puede condicionar el lugar de tratamiento (hospitalario frente a ambulatorio) y el tipo de fármaco utilizado.

 La formulación del plan de tratamiento requiere, en primer lugar, establecer una alianza terapéutica con el paciente, de forma que este participe de manera informada de los distintos procedimientos, según su estado psicopatológico permita. El plan terapéutico ha de tener en consideración la fase del trastorno (aguda, en estabilización, estabilizada), las situaciones clínicas específicas (primer episodio, comorbilidad, embarazo, riesgo autolítico o heterolítico, resistencia al tratamiento) y el lugar donde llevarlo a cabo (unidades hospitalarias, hospitales de día, centros ambulatorios de salud mental, centros residenciales).

Duración del tratamiento antipsicótico

Los estudios publicados hasta la fecha recomiendan ser muy cautelosos a la hora de valorar la retirada del tratamiento antipsicótico en personas con esquizofrenia y adecuar las recomendaciones terapéuticas a las características individuales de cada caso.

De manera general, la literatura científica ha objetivado un beneficio clínico y funcional para el tratamiento de mantenimiento cuando se compara con pautas que incluyen la discontinuación farmacológica tanto en la reducción de recaídas y nuevas hospitalizaciones como en la adaptación funcional. Por ello, se recomienda prudencia en la valoración de la retirada del tratamiento antipsicótico. En este sentido, se ha señalado que los pacientes con esquizofrenia que abandonan el tratamiento farmacológico tienen recaídas de su trastorno en un porcentaje superior al 70 %, frente al 20-40 % en los pacientes que mantienen una adecuada adherencia.

En pacientes que solo han presentado un episodio psicótico, se recomienda mantener el tratamiento farmacológico un período mínimo de entre 2 y 5 años. No obstante, hasta un tercio de las personas van a alcanzar la recuperación tras el primer episodio: es en estos casos en los que se puede plantear con el paciente la valoración de la retirada del tratamiento farmacológico, sabiendo que la probabilidad de recaída aumenta sin el tratamiento de mantenimiento. Es fundamental tener en cuenta la existencia de otros factores clínicos y pronósticos (antecedentes familiares, ajuste premórbido, características del episodio psicótico, respuesta a la medicación) antes de plantear una posible retirada del antipsicótico. La disminución del fármaco se debe llevar a cabo de manera lenta y progresiva, garantizando un seguimiento clínico intensivo del paciente que permita ajustar la dosis al alza en el caso de que se inicie una reactivación de síntomas psicóticos. El paciente y los familiares han de estar prevenidos ante la posible reactivación psicótica con el fin de actuar de manera precoz si se produjera. Si no es posible realizar un seguimiento clínico intensivo, no parece prudente la retirada de antipsicóticos.

Otros tratamientos biológicos

La terapia electroconvulsiva se ha utilizado en pacientes con episodios psicóticos refractarios al tratamiento farmacológico o en los que la mala tolerabilidad no permite alcanzar dosis clínicamente útiles de antipsicótico. Estudios recientes apuntan que la estimulación cerebral puede mejorar los síntomas negativos y cognitivos de la esquizofrenia. Concretamente, algunas técnicas de neuromodulación, como la estimulación magnética transcraneal y la estimulación transcraneal por corriente directa, han mostrado cierta eficacia en el abordaje de las alucinaciones y de los síntomas negativos y cognitivos.

Tratamientos psicosociales

Los objetivos de estos abordajes son mejorar diferentes aspectos de la esquizofrenia (como la adherencia al tratamiento, el manejo de los síntomas, la identificación y prevención de recaídas, el afrontamiento del estrés, la mejora de las funciones cognitivas, etc.) y potenciar el funcionamiento personal, familiar, académico-laboral y social. El tipo de abordaje psicosocial estará en función del estado clínico, de las características y necesidades individuales y del grado de cronicidad de los pacientes. A veces es necesaria la realización de más de un abordaje, bien de forma simultánea o consecutiva.

Las principales intervenciones no farmacológicas que se han mostrado eficaces en personas con esquizofrenia incluyen:

- Psicoeducación:
  - Se puede realizar tanto en formato individual como grupal.
  - Existen grupos específicos para pacientes, para familiares e intervenciones conjuntas.
  - Su finalidad es que los pacientes aumenten su conocimiento y comprensión de:
    - Los síntomas del trastorno.
    - Su vulnerabilidad a presentar nuevos episodios psicóticos.
    - Los posibles desencadenantes.
    - La detección precoz.
    - La necesidad y los efectos del tratamiento psicofarmacológico y psicoterapéutico.
- Terapia cognitivo-conductual, que ayuda a:
  - Tomar conciencia de la existencia del trastorno.
  - Normalizar los patrones de pensamiento.
  - Mejorar las distorsiones cognitivas.
  - Corregir los errores de interpretación.
  - Potenciar estrategias para manejar los síntomas.
- Terapia familiar. Su objetivo es mejorar el estilo de comunicación intrafamiliar y aportar estrategias para enfrentarse a la esquizofrenia, como identificar síntomas de recaída.
- Entrenamiento en habilidades sociales. Su finalidad es adquirir técnicas para mejorar la comunicación social (mejora del contacto visual, de la forma del lenguaje, de la empatía, etc.) y las interacciones sociales.
- Entrevista motivacional. Se suele orientar a atenuar o prevenir el consumo de sustancias.
- Rehabilitación cognitiva. Su objetivo es mejorar el funcionamiento cognitivo tanto neurocognitivo como de la cognición social y la metacognición, mediante ejercicios para entrenar y fortalecer estas capacidades. Se pretende que dicha mejora cognitiva se acompañe de una mejora funcional.
- Rehabilitación vocacional, apoyo ocupacional y empleo protegido. Estas intervenciones van dirigidas a preparar a las personas con esquizofrenia a conseguir y mantener una ocupación laboral.
- Tratamiento asertivo comunitario. Se trata de un abordaje orientado a pacientes con esquizofrenia que focaliza el tratamiento en el paciente y en su entorno social más próximo.
- Prevención de complicaciones médicas y fomento de hábitos de vida saludables. Su objetivo es evitar las complicaciones médicas comórbidas frecuentes en las personas con esquizofrenia.

! Aunque el tratamiento farmacológico es la piedra angular de un abordaje integral de la esquizofrenia, sin el cual la mayoría de los abordajes psicosociales no son posibles, los abordajes farmacológicos y psicosociales son complementarios, y su eficacia se refuerza mutuamente.

PUNTOS CLAVE

- La esquizofrenia es uno de los trastornos principales de la psiquiatría como especialidad médica.
- Afecta en torno al 0,7-1 % de la población general, y se considera que es la patología psiquiátrica más grave, asociada a un gran coste y sufrimiento personales, familiares y sociales.
- Los diferentes conocimientos científicos actuales han acercado mucho una explicación fisiopatológica del desarrollo de la esquizofrenia, lo que ha abierto puertas a nuevas dianas e intervenciones terapéuticas y de prevención.
- No existe ningún signo o síntoma patognomónico del trastorno ni marcadores biológicos que permitan el diagnóstico de la esquizofrenia. Este diagnóstico es clínico y se basa en la presencia de una serie de criterios definidos en el DSM-5-TR o la CIE-11.

- El pronóstico de la esquizofrenia se aleja mucho de las primeras descripciones pesimistas del trastorno. Los actuales tratamientos antipsicóticos, así como las intervenciones psicoterapéuticas complementarias, han hecho de la esquizofrenia un trastorno tratable y con el que muchas personas pueden llegar a recuperar su funcionalidad premórbida. El tratamiento precoz de los primeros síntomas e incluso su prevención primaria son parte fundamental de esta visión actual más optimista.
- Aunque el tratamiento farmacológico antipsicótico es la base de todo tratamiento integral de la esquizofrenia, los diferentes abordajes psicosociales desarrollados, y de eficacia demostrada, potencian y complementan la eficacia de los fármacos.

BIBLIOGRAFÍA

American Psychiatric Association. Guía de Consulta de los Criterios Diagnósticos del DSM-5-TR. 5ª ed. Madrid: Editorial Médica Panamericana; 2023.

Bınbay T, Ergül C, Van Os J. Symptomatic remission along the clinical psychosis spectrum: a historical and conceptual review. Noro Psikiyatr Ars. 2021;58(supl 1):S3-S6.

Correll CU, Citrome L, Haddad PM, Lauriello J, Olfson M, Calloway SM et al. The use of long-acting injectable antipsychotics in schizophrenia: evaluating the evidence. J Clin Psychiatry. 2016;77(supl 3):1-24.

Di Forti M, Quattrone D, Freeman TP, Tripoli G, Gayer-Anderson C, Quigley H et al. The contribution of cannabis use to variation in the incidence of psychotic disorder across Europe (EU-GEI): a multicentre case-control study. Lancet Psychiatry. 2019;6(5):427-436.

Guloksuz S, Van Os J. Renaming schizophrenia: 5 × 5. Epidemiol Psychiatr Sci. 2019;28(3):254-257.

Mesholam-Gately RI, Giuliano AJ, Goff KP, Faraone SV, Seidman LJ. Neurocognition in first-episode schizophrenia: a meta-analytic review. Neuropsychology. 2009;23(3):315-36.

Organización Mundial de la Salud. Clasificación Internacional de Enfermedades. CIE-11 [Internet]. Ginebra: Organización Mundial de la Salud; 2023 [consulta el 22 de marzo de 2024]. Disponible en: https://icd.who.int/browse/2024-01/mms/es

Remington G, Hahn MK, Agarwal SM, Chintoh A, Agid O. Schizophrenia: antipsychotics and drug development. Behav Brain Res. 2021;414:113507.

Sáiz Ruiz J, Bobes García J, Vallejo Ruiloba J, Giner Ubago J, García-Portilla González MP; Grupo de Trabajo sobre la Salud Física del Paciente con Esquizofrenia. Consenso sobre la salud física del paciente con esquizofrenia de las Sociedades Españolas de Psiquiatría y de Psiquiatría Biológica. Actas Esp Psiquiatr. 2008;36(5):251-264.

Vita A, Barlati S. Recovery from schizophrenia: is it possible? Curr Opin Psychiatry. 2018;31(3):246-255.

6.2   *Trastorno esquizoafectivo*

J. Torres Cortés y J. M. Montes Rodríguez

OBJETIVOS

- Conocer el desarrollo del concepto *trastorno esquizoafectivo* (TEA) en función del contexto histórico de la psiquiatría del momento.
- Definir los criterios diagnósticos del TEA en las diferentes clasificaciones diagnósticas.
- Comprender la epidemiología del TEA. Analizar la prevalencia, la edad de inicio o la distribución por sexos.
- Descubrir las bases neurobiológicas del TEA. Estudiar las teorías acerca de la genética, neuroquímica, neuroimagen, neurofisiología o neuropsicología.
- Exponer la fenomenología del TEA. Diferenciar las características psicopatológicas de las de otros trastornos psiquiátricos relacionados.
- Reconocer el curso evolutivo del TEA.
- Exponer los trastornos médicos y psiquiátricos comórbidos más habituales en los pacientes con diagnóstico de TEA.
- Realizar un diagnóstico diferencial profundo del TEA con las enfermedades médicas psiquiátricas y no psiquiátricas relacionadas.
- Discutir el tratamiento farmacológico y no farmacológico del TEA.

INTRODUCCIÓN

El TEA es un trastorno psicótico crónico que a menudo se ha utilizado como diagnóstico para aquellos pacientes que tienen una mezcla de síntomas psicóticos y del estado de ánimo, sin que se pueda determinar con certeza si pertenecen a una de las dos grandes entidades diagnósticas: o la esquizofrenia o el trastorno bipolar. Su sello distintivo es la presencia de síntomas de un episodio del estado de ánimo (ya sea este depresivo o maníaco) concurrente con síntomas característicos de la esquizofrenia, como delirios, alucinaciones o desorganización, los cuales se mantienen en el tiempo.

El propio concepto de TEA ha suscitado un debate que se mantiene en la actualidad: algunos autores lo consideran como un trastorno independiente, mientras que otros creen que se trata de una forma de esquizofrenia o de trastorno del estado de ánimo. En cualquiera de los casos, se puede decir que el TEA se ubica entre ambos tipos de trastornos si se consideran las distintas formas de las psicosis como un *continuum* de manifestaciones clínicas. Independientemente de esta controversia nosológica, es un trastorno relativamente frecuente si se tiene en cuenta que tiene una prevalencia estimada de en torno al 0,3 %, así que es relativamente prevalente en la práctica clínica. Según un estudio realizado sobre una gran muestra clínica, el TEA fue diagnosticado con casi la mitad de la frecuencia que la esquizofrenia, que está en torno al 1 %. Pese a ello, existe una baja fiabilidad en su diagnóstico, lo que dificulta el avance sobre el conocimiento de este trastorno en todos los ámbitos de investigación.

A continuación, se realizará una puesta al día del TEA, incluyendo una revisión sobre su propio concepto y ubicación nosológica.

DESARROLLO HISTÓRICO DEL CONCEPTO DE TRASTORNOS ESQUIZOAFECTIVOS

El TEA supone una entidad nosológica muy compleja. A lo largo del tiempo, ha generado bastante controversia entre los diferentes autores acerca de su encuadre nosológico. El debate se mantiene hasta el día de hoy.

Para entender los diferentes cambios que se han ido sucediendo con respecto al concepto de TEA, hay que remontarse a las primeras descripciones fenomenológicas de la psiquiatría europea. Kraepelin, a finales del siglo XIX, describe de forma dicotómica las psicosis funcionales mediante sus dos grandes trastornos psiquiátricos: la demencia precoz y la locura maniacodepresiva.

> **!** Históricamente, se ha asociado la demencia precoz a un trastorno del pensamiento y la locura maniacodepresiva, a un trastorno de las emociones. Según Kraepelin, la demencia precoz se caracterizaba por un deterioro progresivo y un pronóstico pobre, mientras que la locura maniacodepresiva se distinguía por un curso remitente y un pronóstico más favorable.

Posteriormente, el pensamiento dicotómico de Kraepelin sirvió de base para unos autores y fue refrendado por otros. Bleuler, en primer lugar, redefinió la demencia precoz. Describió, en su lugar, lo que desde entonces se conoce como *esquizofrenia*. Schneider, más adelante, contribuyó al desarrollo del concepto de la esquizofrenia con la descripción de sus síntomas de primer rango y aportó un mayor grado de especificidad. Estos autores minimizaron la importancia diagnóstica de los síntomas afectivos en la esquizofrenia y focalizaron el diagnóstico principalmente en los síntomas psicóticos. Jaspers impulsó esta corriente de pensamiento y concluyó que los síntomas esquizofrénicos eliminaban la validez de los síntomas afectivos. La influencia de Jaspers y Schneider en la psiquiatría de la época llevó consigo el hecho de que se obviara el concepto de la mezcla de dos condiciones (esquizofrenia y afectiva), que Kraepelin llegó a aceptar como un dominio no clasificable. Ni siquiera se llegó a contemplar lo que el mismo Schneider, paradójicamente, denominó *casos en el medio*, origen del concepto que actualmente se conoce como TEA.

Las primeras dudas acerca del concepto dicotómico de Kraepelin fueron recogidas por Zending, discípulo de Kraepelin. En 1909, Zending estableció que en torno a un 30 % de los pacientes diagnosticados de demencia precoz tenían una evolución y un pronóstico que no se correspondía con la descripción inicial de dicho cuadro diagnóstico. Posteriormente, Kraepelin reconocería que «los casos que no son clasificables son, por desgracia, muy frecuentes».

El primer autor en introducir el concepto de TEA fue Kasanin en el año 1933. Describió el seguimiento de una cohorte de 39 pacientes que presentaron simultáneamente síntomas esquizofrénicos y síntomas afectivos. Utilizó el término *psicosis esquizoafectiva aguda* para describir a estos pacientes, que se caracterizaron por presentar alucinaciones y/o delirios tras la aparición de un factor estresante externo junto con sintomatología maníaca y/o depresiva prominente. Por lo general, se trataba de individuos jóvenes, con buen ajuste premórbido. La duración de la sintomatología psicótica era breve, desde semanas a pocos meses, con una recuperación exitosa y completa.

Pocos años más tarde, en 1937, Langfeldt introduciría su concepto de *psicosis esquizofreniforme* para describir a un subgrupo de pacientes que presentaban sintomatología psicótica atípica, con presencia de síntomas afectivos y un inicio más agudo, relacionado con episodios traumáticos y mejores ajustes premórbidos y pronóstico.

Con el paso de algunos años, más autores se sumaron al estudio de los síntomas afectivos en la esquizofrenia. En 1963, Vaillant relaciona por primera vez los síntomas afectivos con el buen pronóstico para la remisión en la esquizofrenia. Lo hizo mediante el estudio de los antecedentes familiares de pacientes con diagnóstico de esquizofrenia que tuvieron buena recuperación y remisión; se encontró un mayor número de antecedentes familiares de tipo afectivo en estos individuos. En 1966, Astrup y Noreik comenzaron a publicar varios estudios longitudinales, en los que concluyeron que los sujetos diagnosticados de esquizofrenia que alcanzaban la remisión eran individuos que presentaban, además, sintomatología del espectro afectivo.

En la década de los años 70, Spitzer *et al.* describieron los primeros criterios operativos (criterios diagnósticos de investigación, *research diagnosis criteria*) para el TEA. Consistían en la definición completa del síndrome maníaco o depresivo junto con al menos un síntoma de la esfera psicótica (síntomas muy relacionados con los síntomas de primer rango de Schneider). En este momento, Spitzer diferenció dos subtipos en los TEA: maníacos o depresivos.

A partir de este momento, el TEA se convirtió en un tema de gran interés en la psiquiatría de la época, y diferentes autores trataron de proponer criterios diagnósticos. Algunos ejemplos pueden ser los equipos de trabajo de Wellner, Kendell, Tsuang, Stephens o Mendlewicz, entre otros, quienes buscan generar definiciones ajustadas para el diagnóstico de los TEA.

Cada uno de los equipos de trabajo propuso definiciones distintas; algunos aspectos se solapaban, pero también había diferencias evidentes. Fue en 1979 cuando Brockington *et al.* decidieron realizar un estudio comparativo sobre ocho de los diferentes criterios expuestos hasta el momento para el diagnóstico de los TEA. Los autores concluyeron que había un muy bajo nivel de concordancia respecto a las descripciones diagnósticas propuestas por los diferentes autores. Este estudio provocó que se devaluara el concepto de TEA como una categoría diferente a la esquizofrenia o a los trastornos bipolares, y Brockington *et al.* invitaron a considerar la posibilidad de un modelo continuo de enfermedad psiquiátrica.

Queda patente, por tanto, la confusión en la época respecto a los criterios diagnósticos de los TEA. Además, también surgieron dudas respecto a las equivalencias entre los trastornos afectivos y otros grupos de psicosis (psicosis cicloides, psicosis atípicas, *bouffée délirante*), que después serían encuadradas como trastorno psicótico agudo y transitorio en la CIE-10. Algunos autores exponen que las primeras descripciones de Kasanin se asemejarían a los conceptos clásicos de este grupo de psicosis mencionadas.

> **!** En 1991, Marneros *et al.* publicaron el Estudio Colonia, uno de los más importantes en relación con los TEA. Se trata de un estudio observacional en el que participaron 402 pacientes con diagnóstico de más de 25 años de TEA, trastornos afectivos o esquizofrenia. Los autores concluyeron que el TEA se coloca en un lugar intermedio entre la esquizofrenia y los trastornos afectivos en cuanto a varias categorías (personalidad, evolución longitudinal, funcionamiento premórbido y social). Además, insistieron en la diferenciación de episodios esquizoafectivos desde un punto de vista transversal y TEA desde un punto de vista longitudinal.

Como se ha visto, el concepto de TEA en la psiquiatría europea se ha ido actualizando con las contribuciones de los distintos autores. En la psiquiatría americana, la historia del TEA ha ido muy ligada a la historia del DSM. Más adelante, se hará un análisis de este asunto de forma más amplia.

En las últimas dos décadas se ha producido un auge en cuanto a las publicaciones sobre el TEA. Véase el número creciente de publicaciones en PubMed al respecto del mencionado concepto a lo largo de las últimas décadas (**Fig. 6.2-1**).

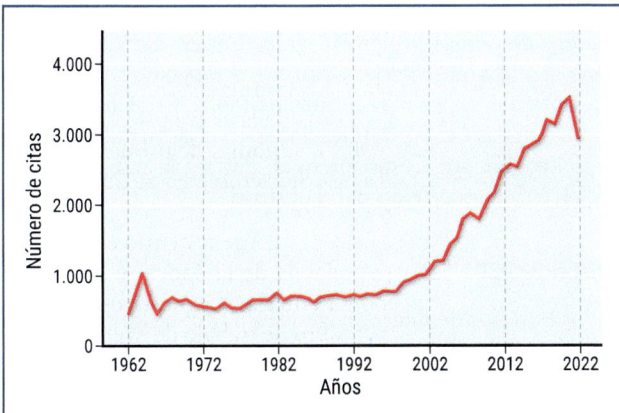

Figura 6.2-1. Número de citas de trastorno esquizoafectivo en Pub-Med entre 1962-2020. Número total en ese período: 68.529. Adaptada de: PubMed [Internet]. Bethesda: National Library of Medicine; 2023 .

Se puede decir que el concepto de TEA ha generado históricamente controversia. Como posteriormente se verá, las discrepancias de los diferentes sistemas de clasificación diagnóstica y el solapamiento neurobiológico con la esquizofrenia o los trastornos afectivos han contribuido a su cuestionamiento como trastorno independiente.

Como defiende Marneros, el diagnóstico de TEA sería de utilidad en términos de investigación, así como para los clínicos y los pacientes. El TEA muestra diferencias entre su cuadro clínico y su curso evolutivo y los de la esquizofrenia y los trastornos afectivos, y también en cuanto a la adaptación social y el pronóstico.

> La controversia persiste acerca de en qué lugar posicionar el TEA en las clasificaciones diagnósticas actuales. Hasta el momento, se han desarrollado varias corrientes de pensamiento:
>
> - El TEA sería una forma atípica de esquizofrenia con predominio de sintomatología afectiva.
> - El TEA se encuadraría dentro del espectro bipolar con presencia de sintomatología psicótica.
> - El TEA sería el resultado de la comorbilidad en un mismo paciente de la esquizofrenia y un trastorno afectivo.
> - El TEA sería una entidad nosológica diferenciada de la esquizofrenia o los trastornos afectivos.
> - El TEA realmente estaría formado por un grupo heterogéneo de pacientes con diagnósticos de esquizofrenia y trastornos afectivos. No existiría, por tanto, el TEA como entidad nosológica, sino que se trataría de individuos con otros trastornos psiquiátricos que estarían mal clasificados.
> - El TEA sería la posición intermedia de un *continuum* en cuyos extremos se posicionarían la esquizofrenia y los trastornos afectivos.

> El TEA es un diagnóstico controvertido tanto por el solapamiento en la sintomatología como por las discrepancias en las descripciones de los diferentes autores. Sin embargo, en el cuadro clínico y la evolución se muestra como una entidad diagnóstica diferenciada.

EPIDEMIOLOGÍA

Se han realizado distintos estudios epidemiológicos acerca del TEA. El DSM-5-TR establece una prevalencia a lo largo de la vida del 0,3 %, lo que correspondería a un tercio de la frecuencia de esquizofrenia. En estudios más pequeños, en diferentes poblaciones, se obtienen datos similares. Scully *et al.* realizaron un estudio sobre una población rural de Irlanda de 29.542 habitantes; se mostró una prevalencia del 0,11 %, en torno a la tercera parte de la prevalencia de esquizofrenia en la muestra. Otro ejemplo sería el estudio de Perälä *et al.*, quienes describen una prevalencia de 0,32 % de TEA sobre una población finlandesa de 8.028 habitantes mayores de 30 años. Estos autores también coinciden en que, en su muestra, el TEA es la tercera parte de la prevalencia de la esquizofrenia.

En cuanto a los diagnósticos en el ámbito hospitalario psiquiátrico, Levinson establece una prevalencia del diagnóstico en el 19 % de los pacientes ingresados en unidades de psiquiatría sobre una muestra de 6.000 individuos en el estado de Nueva York.

> El TEA se presenta más en las mujeres, en torno al doble que en los varones, al igual que sucede en los trastornos afectivos. La proporción de pacientes diagnosticados de subtipo bipolar es similar entre ambos sexos; se establecen las diferencias en el subtipo depresivo, con mayor proporción de mujeres.

Se han publicado múltiples estudios respecto a la edad de inicio del TEA, con resultados controvertidos. Se puede destacar el trabajo de Cheniaux *et al.*, quienes realizaron una revisión sistemática al respecto. Concluyeron que el TEA se posicionaba en un lugar intermedio entre la esquizofrenia y los trastornos afectivos en cuanto a la edad de inicio. Por tanto, la edad de inicio del TEA sería más temprana que la de los trastornos afectivos, pero más tardía que la de la esquizofrenia. En un estudio dirigido por Marneros *et al.*, se estableció que la edad de inicio en un tercio de los pacientes se sitúa por debajo de los 25 años (dato similar a la edad de inicio de la esquizofrenia en dicho estudio). En otro tercio de los sujetos, la edad de inicio se encuentra entre los 25 y los 35 años. En el último tercio de pacientes, la edad de inicio se sitúa pasados los 35 años (dato similar a la edad de inicio de los trastornos afectivos en dicho estudio).

De forma similar a lo que ocurre en la esquizofrenia, el TEA se desarrolla de forma más temprana en los varones que en las mujeres, mientras que el subtipo bipolar también aparecería de forma más temprana en individuos más jóvenes que el subtipo depresivo.

> El TEA tiene una prevalencia del 0,3 % a lo largo de la vida. Es más frecuente en las mujeres, en especial en el subtipo depresivo.

ETIOLOGÍA. BASES NEUROBIOLÓGICAS

A continuación, se estudiarán los aspectos etiológicos del TEA relacionados con la genética, la neuroimagen, la neuroquímica, la neuropsicología y la electrofisiología.

Genética

Se han realizado múltiples estudios genéticos sobre esquizofrenia y trastornos afectivos a lo largo de las últimas décadas. Como se sabe, existe solapamiento entre algunos síntomas de ambas entidades. La búsqueda de variantes genéticas y variantes cromosómicas ha permitido conocer algunas asociaciones genéticas de riesgo, así como también un cierto solapamiento de algunos genes de predisposición al desarrollo tanto de la esquizofrenia como de trastornos afectivos.

Se han realizado menos estudios genéticos sobre los TEA que sobre la esquizofrenia o el trastorno bipolar, si bien resulta de gran interés el conocimiento de las bases genéticas de este trastorno. Es conocida la controversia respecto a su diagnóstico debido a la baja fiabilidad y concordancia diagnóstica interobservador. Los estudios en genética sobre TEA pueden ayudar a diferenciar el trastorno de otras categorías diagnósticas con las que existe cierto solapamiento en cuanto al cuadro clínico.

En múltiples estudios llevados a cabo en el siglo XX, se demuestra la agregación familiar para la esquizofrenia y el trastorno bipolar tanto en estudios en familias de origen como tras la separación de estas y la adopción posterior. Se manejan cifras de heredabilidad de ambos trastornos del 60-80 %. En un estudio dirigido por Lichtenstein *et al.*, se establece un riesgo relativo de 9,9 en esquizofrenia en descendientes de pacientes con diagnóstico de esta enfermedad, mientras que el riesgo relativo de trastorno bipolar en descendientes de sujetos con diagnóstico de trastorno bipolar es de 6,4. También demuestran resultados significativos en cuanto a riesgo relativo de esquizofrenia en descendientes de pacientes con diagnóstico de trastorno bipolar (2,4) y de trastorno bipolar en descendientes de sujetos con diagnóstico de esquizofrenia (5,2).

Se ha demostrado, además, evidencia de solapamiento en la agregación familiar tanto para la esquizofrenia como el para trastorno bipolar. También se ha demostrado que el TEA comparte la mayoría de los factores de riesgo genéticos con la esquizofrenia y el trastorno bipolar. Como ejemplo, el cromosoma 1q42 tiene influencia en el desarrollo de esquizofrenia y trastorno bipolar. Alteraciones en dicha región cromosómica (*DISC1*) condicionan mayor riesgo de desarrollo de TEA. Diferenciando por subtipos, el TEA subtipo bipolar se ha asociado a esquizofrenia y trastorno bipolar. El TEA subtipo depresivo se ha asociado a esquizofrenia, trastornos depresivos y trastorno bipolar, pero en este último caso con menor grado de asociación que en el subtipo bipolar.

Con el desarrollo de las técnicas de estudio genético, como los estudios de asociación del genoma completo, se han encontrado gran cantidad de marcadores genéticos, generalmente polimorfismos de nucleótido único relacionados con un mayor riesgo de desarrollo de esquizofrenia y trastorno bipolar. Se han encontrado polimorfismos de nucleótido único de riesgo específicos no solo para la esquizofrenia y el trastorno bipolar por separado, sino también para el desarrollo de ambos trastornos combinados (*ANK3, CACNA1C, ITIH3-4*).

Con el uso de este tipo de técnicas, se han localizado regiones genéticas con mayor relación con el desarrollo de TEA, como las regiones codificadoras de los receptores ácido gamma-aminobutírico A subunidades β_1, β_3, β_4 y β_5.

Otros estudios genéticos, como los de variación en el número de copias, muestran gran número de alteraciones cromosómicas que correlacionan con el riesgo de desarrollo de esquizofrenia, no así para trastorno bipolar. Estas alteraciones cromosómicas tienen implicaciones en el desarrollo cerebral y en la cognición. Como ejemplo, destaca la microdeleción 22q11.2 y su asociación con la psicosis.

Neuroimagen

En los estudios de neuroimagen realizados en pacientes con diagnóstico de TEA, se han demostrado cambios en la estructura cerebral. Destaca la reducción significativa del volumen de materia gris en muchas zonas del cerebro. Dicha disminución predomina en la corteza prefrontal medial, el lóbulo temporal, el opérculo de Rolando y la corteza cingulada anterior y media. Además, se ha observado una reducción significativa en el volumen del hipocampo y del rodete del cuerpo calloso.

En comparación con los hallazgos en la neuroimagen de la esquizofrenia, se ha observado que existen áreas de solapamiento con el TEA en la reducción de volumen cerebral. No se ha observado ese solapamiento entre la neuroimagen del TEA y la del trastorno bipolar. Por tanto, desde el punto de vista de la neuroimagen estructural, el TEA se encontraría más próximo a la esquizofrenia que al trastorno bipolar.

En cuanto a la neuroimagen funcional, pese a que no se dispone de demasiada bibliografía en TEA, existen estudios que reportan una disminución de la actividad neuronal en las regiones prefrontales, parietales y temporales durante la realización de tareas de memoria de trabajo a pacientes con diagnóstico de TEA. Además, los individuos no eran capaces de desactivar la corteza frontal medial, lo que sugiere una disfunción de la red neuronal por defecto.

En los estudios de neuroimagen funcional, existe bastante correlación con las áreas cerebrales alteradas en la neuroimagen estructural. Algunos ejemplos son los siguientes: corteza prefrontal superior; áreas prefrontales dorsolaterales y orbitofrontales; corteza cingulada anterior y posterior; hipocampo; corteza parietal, temporal y occipital; ínsula, cerebelo o núcleos talámicos.

Al comparar mediante técnicas de neuroimagen funcional grupos de pacientes con diagnósticos de TEA (subtipos bipolar y depresivo), esquizofrenia y trastorno bipolar junto a controles sanos, se observó que los grupos con más semejanzas en dichas técnicas fueron los pacientes con diagnóstico de TEA subtipo bipolar y TEA subtipo depresivo; se mostró mayor grado de semejanza con los sujetos con diagnóstico de esquizofrenia. Los pacientes con diagnóstico de trastorno bipolar, por su parte, guardaron mayor semejanza con los controles sanos.

Neuroquímica

Los estudios de la función neuroquímica en pacientes con diagnóstico de TEA son escasos. Generalmente, se realizan con líquido cefalorraquídeo o analizan metabolitos de neurotransmisores en sangre. Al igual que sucede en la esquizofrenia, los síntomas psicóticos que se presentan en el TEA se han tratado de explicar como derivados de alteraciones en sistemas de neurotransmisión y de circuitos neuronales.

Destaca, lógicamente, la teoría dopaminérgica, que sugiere la existencia de hiperactividad en la región mesolímbica como causa de la sintomatología psicótica positiva. Estudios de neuroimagen posteriores localizan el cuerpo estriado dorsal como una región clave en el desarrollo de los síntomas. Otros neurotransmisores implicados en la aparición de sintomatología psicótica son los siguientes: la serotonina, cuyo exceso provocaría síntomas psicóticos; el ácido gamma-aminobutírico, cuyo déficit daría lugar a una pérdida en la inhibición dopaminérgica y, con ello, a un aumento de sintomatología productiva; o el glutamato, cuya desregulación provoca desadaptación del sistema dopaminérgico. Existen estudios que correlacionan inversamente las concentraciones de glutamato en el líquido cefalorraquídeo con la aparición de sintomatología positiva.

Se han realizado estudios neuroquímicos que tratan de establecer semejanzas y diferencias entre el TEA, la esquizofrenia y los trastornos afectivos. Se han determinado semejanzas entre el TEA y la esquizofrenia respecto a los niveles de noradrenalina en el líquido cefalorraquídeo, serotonina en plaquetas y prostaglandina E1. Se han encontrado semejanzas entre el TEA y los trastornos afectivos respecto a los perfiles de serotonina en las plaquetas (alteraciones en el consumo de serotonina por las plaquetas) o en los niveles de triptófano en el líquido cefalorraquídeo. Por otra parte, existen semejanzas neuroquímicas entre el TEA, la esquizofrenia y los trastornos afectivos, como la elevación de ácido gamma-aminobutírico en el líquido cefalorraquídeo o el aumento en la actividad plasmática de la creatina-cinasa. Asimismo, existen características neuroquímicas propias del TEA y diferentes de la esquizofrenia y los trastornos afectivos, como las alteraciones en el número de receptores α_2-adrenérgicos en plaquetas o la normalidad en los niveles plasmáticos de noradrenalina.

En estudios posteriores, se ha sugerido que las alteraciones neuroquímicas o de los neurotransmisores en los pacientes no se correlacionan tanto con una entidad nosológica en concreto, sino más bien con la intensidad de los síntomas (en especial los síntomas psicóticos) o con el empeoramiento en medidas pronósticas, como el tiempo de hospitalización de los pacientes.

> ! Respecto a los circuitos neuronales, se ha demostrado la asociación de sintomatología psicótica con una alteración en el circuito talamocortical cingular anterior de los ganglios basales. Es muy importante la correcta conexión de las áreas frontales con las áreas límbicas para el funcionamiento correcto de este sistema. En estudios funcionales, se ha demostrado una disminución de la conectividad en las cortezas frontales y un aumento en el tálamo y las cortezas temporales.

Por otra parte, tanto la esquizofrenia como el TEA comparten la hipótesis de presentar alteraciones en el neurodesarrollo. Se han demostrado alteraciones en el crecimiento y desarrollo neuronal, en la sinaptogénesis o en la poda sináptica. Estas alteraciones darían lugar a desequilibrios en cuanto a los neurotransmisores y el desarrollo de los circuitos neuronales. Además, como se ha visto, muchas de las alteraciones genéticas se relacionan con un daño en los genes implicados en el desarrollo de las neuronas y los circuitos neuronales.

NEUROPSICOLOGÍA

De forma similar a lo que sucede en la esquizofrenia, se ha encontrado asociación del TEA con déficits cognitivos mediados por el lóbulo frontal (memoria de trabajo, atención alternante, abstracción, planificación motora). Se han llevado a cabo varios estudios en este campo sobre la base de la realización de pruebas neuropsicológicas y baterías cognitivas; algunos ejemplos son los siguientes: Escala de Inteligencia de Wechsler para Adultos (Wechsler Adult Intelligence Scale [WAIS]), Prueba de Clasificación de Tarjetas de Wisconsin (Wisconsin Card Sorting Test [WCST]), Prueba de Aprendizaje Verbal de Rey (Rey Auditory Verbal Learning Test [RAVLT]), Prueba de Ejecución Continua (Continuous Performance Test [CPT]) o Prueba de Aprendizaje Verbal de California (California Verbal Learning Test [CVLT]). La mayoría de los estudios coinciden en las semejanzas en las alteraciones cognitivas entre el TEA y la esquizofrenia. No obstante, en algunos estudios, se propone que podrían existir pequeñas diferencias en el resultado de las pruebas neuropsicológicas entre el TEA y la esquizofrenia, con peor rendimiento en el caso de los pacientes con diagnóstico de esquizofrenia, en especial quienes tienen mayor grado de sintomatología de tipo residual. Se plantea que se podrían encontrar mayores diferencias al estudiar la cognición en los diferentes subtipos de esquizofrenia.

Estos resultados se obtienen de estudios realizados mayoritariamente en la fase aguda. Al realizar estudios neuropsicológicos sobre pacientes con diagnóstico de TEA y esquizofrenia que no se hallan en una fase de descompensación, sino en una fase de estabilidad clínica, se encuentran mayores diferencias en los resultados obtenidos, con mejores resultados en los pacientes con diagnóstico de TEA (por ejemplo, se obtienen mejores resultados en teoría de la mente o en tareas visomotoras). De esto se deduce que la cognición se puede afectar más en la fase aguda en los pacientes con diagnóstico de TEA, con mayor grado de recuperación en las fases de estabilidad clínica.

Electrofisiología

En los estudios electrofisiológicos realizados a pacientes con diagnóstico de TEA, se ha demostrado una asociación con alteraciones en los potenciales relacionados con episodios (algunos ejemplos son P50, N100 y N400). No se han realizado demasiados estudios en esta área, pero las conclusiones obtenidas muestran que los sujetos con diagnóstico de TEA presentan un mayor grado de semejanza con los pacientes con diagnóstico de trastorno bipolar con características psicóticas que con la esquizofrenia. Los estudios en electrofisiología sugieren que las alteraciones en los registros electrofisiológicos se asocian con la presencia de sintomatología psicótica, independientemente de la entidad diagnóstica subyacente.

CUADRO CLÍNICO Y DIAGNÓSTICO

En las siguientes líneas se estudiará la psicopatología del TEA, así como la evolución de este trastorno en las clasificaciones diagnósticas.

Psicopatología

El diagnóstico de TEA se define por la combinación de alteraciones del pensamiento y del estado de ánimo.

> ! En cuanto a las alteraciones del pensamiento, en las principales clasificaciones diagnósticas se incluyen los síntomas relacionados con la esquizofrenia. Entre ellos, se puede encontrar la presencia de delirios de contenidos diversos, fenómenos de eco, inserción, robo o difusión del pensamiento; fenómenos de influencia o pasividad, alucinaciones de cualquier modalidad, congruentes o incongruentes con el estado de ánimo; discurso desorganizado, alteraciones en el curso del pensamiento, conductas catatónicas o sintomatología negativa.

Respecto a las alteraciones del estado de ánimo, se hallaría sintomatología relacionada con episodios depresivos mayores o maníacos.

> ! En relación con los síntomas de depresión mayor, destacarían sentimientos de desesperanza, tristeza, vacío; disminución significativa de interés o sensación placentera; alteraciones cronobiológicas; alteraciones psicomotoras en forma de retraso psicomotor o irritabilidad, incluso agitación psicomotora; sentimientos de culpa e inutilidad; dificultades cognitivas del tipo atención, concentración, toma de decisiones, o pensamientos de muerte. Respecto a los síntomas de un episodio maníaco, destacarían sentimientos de grandeza, aumento de la autoestima, disminución de la necesidad de sueño, aumento de la presión del habla, verborrea, fuga de ideas, distraibilidad aumentada, agitación psicomotora, aumento de conductas de riesgo (gastos excesivos, inversiones económicas, conductas sexuales de riesgo, etcétera).

Existe un elevado grado de solapamiento en la aparición de estos síntomas en las diferentes entidades nosológicas, como se discutirá posteriormente. Se han realizado estudios para tratar de asociar la presencia de algunos de estos síntomas a entidades nosológicas diferenciadas. La mayoría concluye en la ausencia de diferencias respecto a la aparición de síntomas específicos entre cuadros como la esquizofrenia, TEA o episodios maníacos con características psicóticas. Sin embargo, algunos establecen ciertas diferencias, como el estudio de Whaley, que concluye que la aparición de delirios como primera presentación de la enfermedad se asocia más a la esquizofrenia o al TEA que a trastornos del espectro bipolar, mientras que la aparición de alucinaciones se asociaría más a esquizofrenia que a TEA o a trastorno del espectro bipolar.

Por su parte, Shenton *et al.* establecen también algunas diferencias entre el TEA y el trastorno bipolar. Según estos autores, los pacientes con diagnóstico de TEA no llegan al estado de ánimo lúdico, de excesiva alegría, con elevada capacidad de combinación de ideas, presente en los sujetos con diagnóstico de trastorno bipolar. En cambio, equipararían las características del pensamiento de los pacientes con diagnóstico de TEA a las de los diagnosticados con esquizofrenia, en cuanto a las respuestas incoherentes, extravagantes, verbalizaciones idiosincrásicas, dificultad para encontrar palabras, pensamiento desorganizado o propensión al estado de confusión.

Trastorno esquizoafectivo en las clasificaciones diagnósticas

En este apartado, se tratará de analizar la evolución del concepto del TEA en los dos sistemas de clasificación diagnósticos más reconocidos del mundo: el DSM y el CIE.

La historia de la evolución del concepto del TEA en la psiquiatría americana se encuentra muy relacionada con el desarrollo del DSM. En las primeras clasificaciones DSM, el TEA se incluye dentro de la esquizofrenia. El DSM-I lo incluiría entre las *reacciones esquizofrénicas*, en el *tipo esquizoafectivo*. El DSM-II lo incluiría en la *esquizofrenia, tipo esquizoafectivo*. Es en 1987, en el DSM-III-R, cuando los TEA aparecen como entidad nosológica independiente, dentro de la categoría *trastornos psicóticos no clasificados en otra parte*; se diferenciaban además dos subtipos: el tipo bipolar y el tipo depresivo. El DSM-IV sitúa los TEA en la categoría *otros trastornos psicóticos*. En la última actualización, el DSM-5-TR los sitúa como uno de los diagnósticos de la categoría de *esquizofrenia y otros trastornos psicóticos*.

> En la reciente CIE-11, los TEA se consolidan como una categoría propia, encuadrada dentro del grupo *esquizofrenia u otros trastornos psicóticos primarios*. En la CIE-10, ya habían aparecido como una categoría propia, si bien la actualización de la CIE-11 establece unos criterios más estrictos para aumentar su precisión diagnóstica. Además, se establecen especificadores respecto al número de episodios o su duración para tratar de diferenciar el concepto de episodio esquizoafectivo o de TEA. En la CIE-11, se diferencia el TEA con episodios múltiples (cuando existe remisión entre los episodios) del TEA continuo (cuando los criterios se mantienen durante casi todo el curso de la enfermedad por un período mínimo de 1 año).

> ! Comparando las descripciones del TEA en ambos sistemas de clasificación diagnóstica, surgen algunas discrepancias (Tablas 6.2-1, 6.2-2 y 6.2-3). En primer lugar, respecto a la simultaneidad de los síntomas, el DSM-5-TR exige una disociación temporal («ideas delirantes o alucinaciones durante al menos 2 semanas en ausencia de síntomas afectivos acusados»). En cambio, la CIE-11 no obliga a ello, y permite la concomitancia de síntomas psicóticos y afectivos para el diagnóstico durante los episodios («trastornos episódicos en los cuales tanto los síntomas afectivos como los esquizofrénicos son destacados y se presentan durante el mismo episodio de la enfermedad, preferiblemente de forma simultánea»).

En consecuencia, un mismo paciente podría ser diagnosticado de forma diferente, dependiendo de sistema de clasifi-

Tabla 6.2-1. Características del trastorno esquizoafectivo en CIE-11 y DSM-5-TR

CIE-11	DSM-5-TR
Se encuadra en esquizofrenia u otros trastornos psicóticos primarios	Se encuadra en esquizofrenia y otros trastornos psicóticos
Visión transversal del episodio	Visión longitudinal del trastorno
Permite simultaneidad sintomática psicótica y afectiva durante todo el episodio	Requiere 2 semanas de sintomatología psicótica sin episodio mayor de trastorno de ánimo
No exige sintomatología afectiva durante la evolución del cuadro	La sintomatología afectiva debe ocupar la mayor parte de la duración de las fases activa y residual de la enfermedad
Exige que el episodio afectivo sea moderado o grave	No establece criterios de gravedad para el episodio afectivo. Solo establece la presencia de un episodio mayor del estado de ánimo
Diferencia el trastorno afectivo en tipo maníaco, depresivo o mixto	Diferencia el trastorno afectivo en tipo bipolar o depresivo
Mayor especificidad respecto a los síntomas psicóticos. Exige cumplir los criterios diagnósticos de esquizofrenia	Menor rigidez respecto a los síntomas psicóticos. Solo exige cumplir criterio A de esquizofrenia

Tabla 6.2-2. Criterios diagnósticos del trastorno esquizoafectivo en DSM-5-TR

A. Un período ininterrumpido de enfermedad durante el cual existe un episodio mayor del estado de ánimo (maníaco o depresivo mayor) concurrente con el Criterio A de esquizofrenia

   Nota: el episodio depresivo mayor ha de incluir el Criterio A1: depresión del estado de ánimo.

B. Delirios o alucinaciones durante 2 o más semanas en ausencia de un episodio mayor del estado de ánimo (maníaco o depresivo) durante todo el curso de la enfermedad

C. Los síntomas que cumplen los criterios de un episodio mayor del estado de ánimo están presentes durante la mayor parte de la duración total de las fases activa y residual de la enfermedad

D. El trastorno no se puede atribuir a los efectos de una sustancia (p. ej., una droga o medicamento) o a otra afección médica

Especificar si:
   F25.0 Tipo bipolar: este subtipo se aplica si un episodio maníaco forma parte de la presentación. También se pueden producir episodios depresivos mayores
   F25.1 Tipo depresivo: este subtipo solo se aplica si episodios depresivos mayores forman parte de la presentación

Especificar si:
   Con catatonía
   Nota de codificación: utilizar el código adicional F06.1 catatonía asociada para indicar la presencia de catatonía concurrente

Especificar si:
Los siguientes especificadores del curso de la enfermedad solo se utilizarán después de 1 año de duración del trastorno y si no están en contradicción con los criterios de evolución diagnósticos

   Primer episodio, actualmente en episodio agudo: la primera manifestación del trastorno cumple los criterios requeridos para el diagnóstico en cuanto a síntomas y tiempo. Un episodio agudo es un período en que se cumplen los criterios sintomáticos
   Primer episodio, actualmente en remisión parcial: *remisión parcial* es el período durante el cual se mantiene una mejoría después de un episodio anterior y en el que los criterios que definen el trastorno solo se cumplen parcialmente
   Primer episodio, actualmente en remisión total: *remisión total* es el período después de un episodio anterior durante el cual los síntomas específicos del trastorno no están presentes
   Episodios múltiples, actualmente en episodio agudo: los episodios múltiples se pueden determinar después de un mínimo de dos episodios (es decir, después de un primer episodio, una remisión y un mínimo de una recidiva)
   Episodios múltiples, actualmente en remisión parcial
   Episodios múltiples, actualmente en remisión total
   Continuo: los síntomas que cumplen los criterios de diagnóstico del trastorno están presentes durante la mayor parte del curso de la enfermedad, con períodos sintomáticos por debajo del umbral, muy breves en comparación con el curso global
   No especificado

Especificar la gravedad actual:
   La gravedad se clasifica mediante una evaluación cuantitativa de los síntomas primarios de psicosis, que incluyen: delirios, alucinaciones, discurso desorganizado, comportamiento psicomotor anormal y síntomas negativos. Cada uno de estos síntomas se puede clasificar por su gravedad actual (máxima gravedad en los últimos 7 días) sobre una escala de 5 puntos de 0 (ausente) a 4 (presente y grave). (Véase la escala clínica Gravedad de los síntomas de las dimensiones de psicosis, en el capítulo «Medidas de evaluación» en la Sección III del DSM-5-TR)
   Nota: el diagnóstico de trastorno esquizoafectivo se puede hacer sin utilizar este especificador de gravedad

Tabla 6.2-3. Resumen de los criterios diagnósticos del trastorno esquizoafectivo según CIE-11

- Se cumplen los criterios de diagnóstico de la esquizofrenia y un episodio depresivo, maníaco o mixto, moderado o grave, de forma simultánea o con unos días de diferencia
- Los síntomas de ambos cuadros pueden aparecer de forma simultánea o con unos días de diferencia, pero deben haber persistido por lo menos 1 mes
- Pueden presentarse alteraciones psicomotoras, incluida la catatonía
- Los síntomas no son una manifestación de otra afección médica y no se deben al efecto de una sustancia o medicamento en el sistema nervioso central, incluida la abstinencia

Adaptada de: Organización Mundial de la Salud. Clasificación Internacional de Enfermedades. 11ª ed. (CIE-11).

cación diagnóstica que se utilice. Como ejemplo, un paciente que presentara un cuadro clínico psicótico y afectivo únicamente durante el episodio de enfermedad sería diagnosticado como TEA por la CIE-11, mientras que sería diagnosticado como trastorno depresivo o bipolar con características psicóticas por el DSM-5-TR.

Por otro lado, en cuanto a la temporalidad, el DSM-5-TR se ajusta a criterios longitudinales. Exige la necesidad de un seguimiento, puesto que «los síntomas del estado de ánimo que cumplen los criterios de un episodio mayor del estado de ánimo deben estar presentes durante la mayor parte de las fases activas y residual de la enfermedad». Por tanto, existe la posibilidad de redefinir el trastorno y clasificarlo con un diagnóstico diferente en función del seguimiento evolutivo de la enfermedad. Como ejemplo, si los síntomas del estado de ánimo se presentan únicamente durante un período recortado, habría que diagnosticar el cuadro clínico como esquizofrenia.

Por el contrario, la CIE-11 adopta criterios transversales. Es más exigente y específica en cuanto a la presencia de síntomas psicóticos, ya que exige cumplir con los criterios completos de esquizofrenia, pero no establece su continuidad a largo plazo. Tan solo requiere 4 semanas de sintomatología concomitante para llegar al diagnóstico.

 Las discrepancias en cuanto a los criterios diagnósticos, su rigidez o laxitud dependiendo del sistema de clasificación diagnóstica y la poca estabilidad temporal provocan que el TEA sea uno de los trastornos psiquiátricos con menor fiabilidad. Esto se demuestra con los bajos valores de concordancia diagnóstica interobservador que aparecen en todos los estudios.

Hay discrepancias en cuanto a la descripción del TEA en las clasificaciones diagnósticas más importantes. Esto contribuye a la baja fiabilidad diagnóstica de este trastorno en comparación con otras entidades diagnósticas en psiquiatría.

Curso y evolución

El TEA sigue un curso intermedio entre la esquizofrenia y los trastornos del estado de ánimo. Se han realizado varios estudios longitudinales que comparan el curso evolutivo del TEA con el curso evolutivo de la esquizofrenia y los trastornos del estado de ánimo. Los pacientes con TEA tendrían un mejor funcionamiento y nivel de autonomía que los diagnosticados de esquizofrenia, pero peor que los

pacientes con diagnóstico de trastorno bipolar; son significativamente peores si se comparan con sujetos con diagnóstico de depresión unipolar. El TEA se aproximaría a la esquizofrenia respecto a la sintomatología clínica, mientras que se asemejaría más al trastorno bipolar en cuanto al curso del trastorno. Se ha demostrado, además, que la presencia de sintomatología psicótica incongruente con el estado de ánimo confiere un peor pronóstico en la evolución de los pacientes con diagnóstico de TEA.

Se han realizado estudios sobre la influencia de los acontecimientos vitales en el desarrollo de TEA. Parece que los acontecimientos vitales en las primeras etapas de la vida desempeñan un papel mayor en el desarrollo de sintomatología psicótica. La influencia de los acontecimientos vitales sería mayor en las mujeres. Además, la ausencia de acontecimientos vitales se correlaciona con un mayor deterioro y un peor pronóstico en la evolución de la enfermedad.

Comorbilidades

La comorbilidad es bastante habitual en los pacientes con diagnóstico de TEA tanto en lo relativo a otros trastornos psiquiátricos como en lo que se refiere a enfermedades de otras especialidades médicas. En relación con la comorbilidad psiquiátrica, es habitual la presencia acompañante de sintomatología ansiosa y consumo de sustancias en más de la mitad de los pacientes a lo largo de la vida. Además, se ha observado la presencia de síntomas obsesivo-compulsivos hasta en un tercio de los pacientes (estereotipias, conductas ritualizadas). Hay estudios que muestran sintomatología compatible con trastorno por estrés postraumático hasta en la mitad de los pacientes, con aumento del riesgo de suicidio en este grupo.

En cuanto a la comorbilidad no psiquiátrica, se trata de pacientes con un riesgo incrementado para enfermedades médicas debido a susceptibilidad genética, efectos adversos de los tratamientos prescritos y estilos de vida poco saludables. Habitualmente, los pacientes diagnosticados con trastorno mental grave realizan un seguimiento inadecuado de sus patologías médicas no psiquiátricas y llegan a perder 25-30 años de vida potencial en comparación con la media poblacional. Especialmente, los pacientes con diagnóstico de TEA son más propensos a padecer enfermedades cardiovasculares y cerebrovasculares. Asimismo, se hallan datos de obesidad y diabetes *mellitus* elevados respecto a los del resto de la población, lo que confiere mayor riesgo para el desarrollo de enfermedad cardiovascular y otras enfermedades crónicas.

Diagnóstico diferencial

Como se ha visto hasta ahora, el TEA supone un reto diagnóstico. En muchas ocasiones, resulta difícil diferenciar los síntomas que aparecen en dicho trastorno de los síntomas que pueden aparecer tanto en otros trastornos psiquiátricos como en enfermedades médicas fuera del campo de la psiquiatría.

Respecto a las enfermedades médicas no psiquiátricas, se podrán encontrar síntomas psicóticos y del estado del ánimo similares a los que se encuentran en el TEA en numerosos cuadros. Se destacarán los cuadros de *delirium*; las enfermedades neurológicas, como trastornos extrapiramidales, trastorno neurocognitivo mayor, tumores cerebrales, enfermedades desmielinizantes, traumatismos craneales, infecciones del sistema nervioso central, epilepsia o enfermedades cerebrovasculares; infecciones sistémicas, como el virus de la inmunodeficiencia humana o la sífilis; enfermedades inflamatorias, como el lupus eritematoso sistémico, la vasculitis o la artritis reumatoide, y enfermedades endocrinas, como trastornos tiroideos, paratiroideos o suprarrenales. Asimismo, habrá que descartar los cuadros psicóticos y afectivos derivados del consumo de sustancias tóxicas (cannabis, opiáceos, estimulantes, sedantes, alucinógenos, etc.) o tratamientos farmacológicos.

En cuanto a los trastornos psiquiátricos, los trastornos de personalidad, en especial el trastorno de la personalidad límite o los trastornos de personalidad del grupo A, comparten síntomas con el TEA. No obstante, la presencia de síntomas psicóticos o del estado de ánimo en los trastornos de personalidad ocurriría durante un período recortado, no de forma persistente, como ocurriría en el TEA.

A continuación, se discutirán las diferencias con los trastornos psiquiátricos con sintomatología y curso clínico más relacionado.

Esquizofrenia

Según establecen los criterios del DSM-5-TR, para el diagnóstico de TEA se necesitarían al menos 2 semanas en las que solo apareciera cuadro clínico psicótico, sin síntomas del estado de ánimo durante ese período. Los episodios afectivos predominarían durante la mayoría del curso evolutivo del trastorno. En el caso de que, en este curso evolutivo, lo que predominara fuera la sintomatología psicótica, se podría cambiar el diagnóstico a esquizofrenia. Por otra parte, el diagnóstico de esquizofrenia exige al menos 6 meses con sintomatología (prodrómica o residual), a diferencia del diagnóstico de TEA.

En cuanto a la CIE-11, para el diagnóstico de TEA se requiere que el paciente cumpla criterios para la esquizofrenia, pero, además, tiene que estar presente de forma concomitante un trastorno del estado de ánimo de grado moderado o grave.

Episodio depresivo mayor con características psicóticas

En este caso, los pacientes solo presentan sintomatología psicótica durante los episodios afectivos. No cumplirían, por tanto, las 2 semanas de sintomatología psicótica libre de cuadro clínico afectivo exigidas por el DSM-5-TR para poder diagnosticar el TEA.

En cuanto a los criterios de la CIE-11, puede existir una mayor dificultad para diferenciar este trastorno del TEA. No obstante, para diagnosticar a un paciente de TEA, los síntomas psicóticos y del estado de ánimo deben manifestarse con una intensidad similar. Si la sintomatología fuera predominantemente depresiva, con una mayor relevancia frente a la sintomatología psicótica, el diagnóstico más adecuado sería el de episodio depresivo mayor con características psicóticas.

Trastorno bipolar con características psicóticas

Al igual que en el caso de los episodios depresivos mayores con sintomatología psicótica, en este caso los pacientes solo presentarían sintomatología psicótica en los episodios de descompensación del estado de ánimo. No cumplirían, por tanto, las 2 semanas de sintomatología psicótica libre de cuadro clínico afectivo exigidas por el DSM-5-TR para poder diagnosticar de TEA.

En cuanto a los criterios de la CIE-11, igual que en el caso anterior, pueden aparecer dificultades y confusión con el diagnóstico. De la misma forma, para diagnosticar a un paciente de TEA, las descompensaciones del estado de ánimo deberán acompañarse de sintomatología psicótica en un grado de intensidad similar. En el caso de que la sintomatología fuera predominantemente afectiva y siguiera un curso compatible con el trastorno bipolar, habría que decantarse en el diagnóstico por trastorno bipolar con características psicóticas.

 Es imprescindible el seguimiento de la evolución clínica en los pacientes con diagnóstico de TEA. Según dicha evolución, se puede actualizar el diagnóstico a otras entidades diagnósticas siempre que se adapten los criterios diagnósticos a dichos cuadros.

Evaluación diagnóstica

En la evaluación diagnóstica, hay que tener en cuenta la entrevista clínica, las pruebas complementarias y las evaluaciones psicométricas.

Entrevista clínica

La anamnesis será fundamental para proceder al diagnóstico del TEA. Como en otros trastornos psiquiátricos, la entrevista debe ser exhaustiva. Se debe complementar con una exploración física por sistemas y aparatos, priorizando la exploración neurológica.

Pruebas complementarias

Las pruebas complementarias permiten descartar que la sintomatología que presenta el paciente se deba a causas médicas. Además, sirven para estudiar procesos comórbidos o monitorizar los posibles efectos adversos derivados de la medicación que tome el sujeto. La solicitud de estas pruebas irá enfocada a la situación específica de cada individuo, en función de la sintomatología que presente, los antecedentes o los tratamientos prescritos.

Sin embargo, de forma general, se suelen solicitar las siguientes pruebas complementarias:

- Analítica de sangre, que incluye hemograma, bioquímica, con perfiles hepático, renal, lipídico, ionograma, glucemia, hormonas tiroideas, vitamina B_{12}, ácido fólico, serologías, anticuerpos (antineuronales, onconeuronales, antitiroideos, etc.), niveles de fármacos utilizados en el tratamiento del TEA o procesos comórbidos (como ejemplo, niveles en sangre de litio o ácido valproico).
- Analítica de orina, incluyendo tóxicos en orina.
- Pruebas de neuroimagen, que se solicitarían en los primeros episodios del trastorno, así como ante cambios en la presentación clínica o ante la sospecha de patología orgánica subyacente.
- Electrocardiograma.

Evaluaciones psicométricas

La administración de escalas puede servir de ayuda para cuantificar determinados síntomas. El uso aislado no permite el diagnóstico, por lo que no eximen de la realización de una entrevista clínica completa y pruebas complementarias.

Para el diagnóstico psiquiátrico general, la entrevista semiestructurada Structured Clinical Interview for DSM (SCID) permite la evaluación de diferentes grupos diagnósticos. Es útil para completar la evaluación clínica. Otra entrevista estructurada bien reconocida que explora los principales diagnósticos psiquiátricos es la Entrevista Neuropsiquiátrica Internacional Reducida [MINI, por las siglas de Mini-International Neuropsychiatric Interview]).

Para la evaluación de síntomas psicóticos, algunas de las escalas más reconocidas son las siguientes:

- Positive and Negative Syndrome Scale (PANSS). Escala estándar para evaluar los trastornos psicóticos. Estudia síntomas psicóticos positivos y negativos y permite el seguimiento de la gravedad en práctica clínica.
- Scale for the Assessment of Positive Symptoms (SAPS). Evalúa de forma detallada los síntomas psicóticos positivos. Se utiliza principalmente en investigación.
- Scale for the Assessment of Negative Symptoms (SANS). Evalúa de forma detallada los síntomas psicóticos negativos. Se utiliza principalmente en investigación.
- Brief Psychiatric Rating Scale (BPRS). Escala breve que evalúa la gravedad de los síntomas psicóticos. Requiere un alto grado de formación en la escala para obtener resultados fiables.

Para la evaluación de síntomas del estado de ánimo, algunas de las escalas más reconocidas son:

- Hamilton Depression Rating Scale (HAM-D). Valora la gravedad en depresión mayor. Es muy utilizada para evaluar la respuesta a los distintos tratamientos.
- Montgomery-Asberg Depression Rating Scale (MADRS). También valora la gravedad de la depresión.
- Beck's Depression Inventory (BDI). Evalúa la gravedad de la depresión centrándose en las dimensiones conductual y cognitiva.

- Young Mania Rating Scale (YMRS). Evalúa la gravedad del episodio maníaco.

 El uso de instrumentos psicométricos sirve de ayuda para el diagnóstico, pero en ningún caso sustituye a la anamnesis y la exploración psicopatológica como principales herramientas diagnósticas.

TRATAMIENTO

La utilización de psicofármacos es el pilar fundamental del tratamiento del TEA. No existen guías de práctica clínica para el tratamiento de este trastorno, por lo que la mayoría de la información se fundamenta en estudios indirectos sobre el tratamiento de pacientes con esquizofrenia o trastorno bipolar. No se han realizado muchos ensayos clínicos en el tratamiento específico de pacientes con diagnóstico de TEA. Por ello, la gran mayoría de psicofármacos, pese a haber demostrado eficacia en algunos estudios, no tienen indicación en la ficha técnica para el tratamiento de esta enfermedad. El primer antipsicótico con indicación en la ficha técnica para el tratamiento del TEA fue la paliperidona.

El objetivo del tratamiento del TEA es reducir la intensidad de los síntomas en la fase aguda, así como servir de mantenimiento a largo plazo y permitir al paciente recuperar funcionalidad. De esta forma, el tratamiento farmacológico del TEA se fundamenta en el uso de antipsicóticos, estabilizadores del ánimo y antidepresivos.

Antipsicóticos

Los antipsicóticos, tanto típicos como atípicos, han demostrado la reducción de la intensidad y la frecuencia de síntomas psicóticos en los pacientes con TEA. Los antipsicóticos de segunda generación son mejor tolerados y, pese a que se necesitarían más estudios confirmatorios, parece que serían más efectivos que los antipsicóticos de primera generación para el tratamiento de los pacientes con diagnóstico de TEA debido a la mejoría que ejercen también sobre los síntomas afectivos.

Aunque la mayor parte de los estudios realizados en pacientes con esquizofrenia incluían a sujetos con TEA, se analizarán a continuación algunos ejemplos de antipsicóticos que presentan estudios que analizan de forma diferencial a los sujetos con TEA.

Paliperidona

Se han realizado ensayos clínicos que respaldan la eficacia de la paliperidona tanto en su forma oral como en su formulación de liberación retardada. Se ha demostrado eficacia en la reducción de síntomas psicóticos y afectivos (maníacos y depresivos), y mejoría en la funcionalidad de los pacientes, tanto en monoterapia como en combinación con antidepresivos o estabilizadores del ánimo. Para la formulación inyectable, se ha demostrado que los pacientes con placebo tenían un riesgo de recaída 3 veces mayor que los pacientes con paliperidona en monoterapia y del doble en caso del uso de paliperidona como tratamiento adyuvante.

Respecto a los efectos adversos observados, destaca la ganancia ponderal y la hiperprolactinemia en quienes fueron tratados con paliperidona. Este ha sido el primer antipsicótico con indicación autorizada por la Administración de Alimentos y Medicamentos de Estados Unidos para el tratamiento de TEA tanto en la fase aguda como en la de mantenimiento.

Risperidona

Se ha demostrado la efectividad de la risperidona en los síntomas psicóticos y afectivos. En un estudio de comparación entre la risperidona y la toma conjunta de haloperidol y sertralina en pacientes con diagnóstico de TEA, subtipo depresivo, la risperidona fue superior en la reducción de los síntomas, con menor necesidad de toma de medicación concomitante para la ansiedad o el insomnio. Los resultados se han replicado con el uso de risperidona de liberación retardada.

Olanzapina

Se ha comparado este fármaco con el haloperidol en el tratamiento de pacientes con diagnóstico de TEA. Se ha demostrado una mayor efectividad de la olanzapina en la reducción de síntomas psicóticos y depresivos, con menos síntomas extrapiramidales y efectos adversos que los pacientes tratados con haloperidol.

Ziprasidona

Se ha realizado un ensayo clínico que demuestra mejoría clínica dosis-dependiente en los pacientes tratados con ziprasidona. Presentaron pocos efectos adversos, que no se relacionaron con el incremento de dosis.

Aripiprazol

Se ha realizado un ensayo clínico en el que se demuestra mejoría clínica sin aparición de efectos adversos significativos. En un estudio comparativo con ziprasidona, se demostró que no era inferior al aripiprazol.

Quetiapina

Se ha realizado un estudio que sostiene la mejoría del cuadro clínico depresivo en pacientes con TEA, subtipo depresivo, con el uso de quetiapina. En el tratamiento a largo plazo, se ha llevado a cabo un estudio comparativo entre olanzapina y quetiapina, con mejores resultados a favor de la primera. También se ha efectuado un estudio comparativo entre risperidona de liberación retardada y quetiapina, también con resultados favorables a la risperidona inyectable.

Clozapina

Se han realizado estudios principalmente observacionales, así como algún ensayo clínico con muestras pequeñas, fundamentalmente en pacientes con TEA refractario a otros antipsicóticos. Los resultados muestran una mejor respuesta en los pacientes con el uso de clozapina, incluyendo los dominios cognitivos y la sintomatología negativa, junto con menores tasas de discontinuación.

Estabilizadores del ánimo

Está justificado el uso de estabilizadores del ánimo en el tratamiento de mantenimiento del TEA.

Litio

Se han realizado ensayos clínicos que avalan la eficacia del litio como tratamiento de mantenimiento. No obstante, casi la mitad de los pacientes sufren efectos adversos de carácter leve-moderado (temblor, aumento de apetito, boca seca, fatiga, polidipsia, aumento de peso, insomnio).

Carbamacepina

Se han realizado ensayos clínicos que justifican la efectividad del uso de carbamacepina en el tratamiento de mantenimiento. En comparación con el litio, se produce un mayor número de abandonos del tratamiento con este fármaco en los primeros meses por efectos adversos cutáneos. No obstante, a largo plazo se han demostrado menores tasas de efectos adversos con carbamacepina, así como mejor tolerancia a largo plazo y satisfacción subjetiva por parte de los pacientes. Además, se ha demostrado una mejor respuesta con este fármaco en lo referente a hospitalizaciones y recurrencias de la enfermedad. Se ha visto mayor efectividad en los subtipos de TEA depresivo y no especificado con carbamacepina respecto al litio, sin diferencias en el subtipo maníaco.

Ácido valproico

No se han realizado ensayos clínicos con ácido valproico en pacientes con diagnóstico de TEA. Consta un estudio observacional con una muestra pequeña de individuos (n = 20) en el que se muestra efectividad de este fármaco en el subtipo maníaco.

Topiramato

Se ha realizado un ensayo clínico que no demostró eficacia del topiramato en el tratamiento del TEA.

Lamotrigina

No se han realizado ensayos clínicos con lamotrigina en pacientes con diagnóstico de TEA. Constan series de casos que parecen asociar mejoría de síntomas obsesivos, afectivos y paranoides con el uso de este fármaco en sujetos con TEA.

Antidepresivos

Se ha realizado un ensayo clínico que comparó el uso de risperidona con la asociación de haloperidol y sertralina. No se pudo demostrar la superioridad de la adición de antidepresivos respecto al tratamiento en monoterapia.

Al igual que en el tratamiento del trastorno bipolar, se deberían usar los antidepresivos que impliquen un menor riesgo de viraje. Hay poca evidencia en la utilización de este tipo de fármacos. Podrían estar indicados para tratar síntomas depresivos agudos, sin que sea clara la recomendación de su utilización como tratamiento de mantenimiento.

 El tratamiento del TEA se suele basar en el uso aislado o en combinación de antipsicóticos y estabilizadores del ánimo. El primer antipsicótico con aprobación en la ficha técnica para el tratamiento del TEA ha sido la paliperidona

Otros tratamientos

Otros tratamientos incluyen la terapia electroconvulsiva, la estimulación magnética transcraneal y las intervenciones psicoterapéuticas.

Terapia electroconvulsiva

Se considera una opción útil para los pacientes refractarios al tratamiento farmacológico, con disminución de la mortalidad y del riesgo suicida. Las respuestas son más rápidas con el uso de terapia electroconvulsiva bilateral. Se puede plantear el uso de terapia electroconvulsiva de mantenimiento para prevenir las recaídas.

Estimulación magnética transcraneal

Es otro procedimiento que se utiliza en pacientes con refractariedad al tratamiento farmacológico. Se aplica sobre la corteza temporoparietal dominante y ha demostrado la disminución de las alucinaciones auditivas resistentes a tratamiento farmacológico. Es una técnica con escasos efectos adversos.

Intervenciones psicoterapéuticas

No existen demasiados estudios respecto a las intervenciones psicoterapéuticas en pacientes con diagnóstico de TEA. La terapia cognitivo-conductual sería útil para el tratamiento de los síntomas depresivos refractarios a tratamiento farmacológico. La terapia de potenciación neurocognitiva ha demostrado mejoría de las funciones ejecutivas, memoria de trabajo y reconocimiento emocional.

Cabe destacar la importancia de la psicoeducación en estos pacientes, que permite la mejoría en la adherencia a los tratamientos y la prevención de recaídas. La psicoeducación resultaría más beneficiosa si se adaptara a los síntomas psicóticos persistentes y en pacientes con discapacidad cognitiva más grave. La psicoeducación tiene una mayor utilidad en sujetos que se encuentren en una fase estable, en ausencia de descompensación.

Por otra parte, existen estudios que avalan intervenciones de rehabilitación cognitiva en pacientes con diagnóstico de TEA. Podrían mejorar la neurocognición y la cognición social en ellos, con beneficio para su funcionamiento y su calidad de vida.

 PUNTOS CLAVE

- El concepto de TEA se ha ido actualizando a lo largo de la historia. Es un diagnóstico controvertido por las dificultades para definirlo con claridad.
- El TEA se diagnostica más en las mujeres, con mayores diferencias de sexo principalmente en el subtipo depresivo.
- Según el DSM-5-TR, se requieren al menos 2 semanas de sintomatología psicótica sin presencia de síntomas que indiquen un trastorno mayor del ánimo.
- Los criterios de la CIE-11 se basan en la definición de los episodios transversales, mientras que los del DSM-5-TR tienen una visión más longitudinal.
- El TEA sigue un curso evolutivo intermedio entre la esquizofrenia y los trastornos del estado de ánimo.

- Es fundamental que el tratamiento del TEA sirva tanto para el manejo de los episodios agudos como para el mantenimiento a largo plazo, con intención de preservar la funcionalidad de los pacientes.
- Los fármacos más utilizados para el manejo del TEA son los antipsicóticos de segunda generación y los estabilizadores del ánimo.
- La paliperidona es uno de los tratamientos antipsicóticos más utilizados en el tratamiento del TEA al haber sido el primer antipsicótico con aprobación en ficha técnica para el tratamiento de este trastorno por la Administración de Alimentos y Medicamentos de Estados Unidos.

BIBLIOGRAFÍA

Abrams DJ, Rojas DC, Arciniegas DB. Is schizoaffective disorder a distinct categorical diagnosis? A critical review of the literature. Neuropsychiatr Dis Treat. 2008;4(6):1089-109.

American Psychiatric Association. Guía de Consulta de los Criterios Diagnósticos del DSM-5-TR. 5ª ed. Madrid: Editorial Médica Panamericana; 2023.

Astrup C, Noreik K, Elkes J. Functional psychoses; diagnostic and prognostic models. Illinois: Charles C. Thomas; 1966.

Benabarre A, Vieta E, Colom F, Martínez-Arán A, Reinares M, Gastó C. Bipolar disorder, schizoaffective disorder and schizophrenia: epidemiologic, clinical and prognostic differences. Eur Psychiatry. 2001;16(3):167-72.

Benabarre A. Trastornos esquizoafectivos. Abordaje multidisciplinar. Madrid: Editorial Médica Panamericana; 2014.

Bogan AM, Brown ES, Suppes T. Efficacy of divalproex therapy for schizoaffective disorder. J Clin Psychopharmacol. 2000;20(5):520-2.

Boland R, Verduin ML. Espectro de la esquizofrenia y otros trastornos psicóticos. En: Ruiz P, editor consultor. Kaplan y Sadock. Sinopsis de psiquiatría. 12ª ed. Barcelona: Wolters Kluwer; 2021. p. 337-364.

Brockington IF, Leff JP. Schizo-affective psychosis: definitions and incidence. Psychol Med. 1979;9(1):91-9.

Canuso CM, Schooler N, Carothers J, Turkoz I, Kosik-Gonzalez C, Bossie CA et al. Paliperidone extended-release in schizoaffective disorder: a randomized, controlled study comparing a flexible dose with placebo in patients treated with and without antidepressants and/or mood stabilizers. J Clin Psychopharmacol. 2010;30(5):487-95.

Cardno AG, Owen MJ. Genetic relationships between schizophrenia, bipolar disorder, and schizoaffective disorder. Schizophr Bull. 2014;40(3):504-15.

Cheniaux E, Landeira-Fernandez J, Lessa Telles L, Lessa JL, Dias A, Duncan T et al. Does schizoaffective disorder really exist? A systematic review of the studies that compared schizoaffective disorder with schizophrenia or mood disorders. J Affect Disord. 2008;106(3):209-17.

Craddock N, Jones L, Jones IR, Kirov G, Green EK, Grozeva D et al. Strong genetic evidence for a selective influence of GABAA receptors on a component of the bipolar disorder phenotype. Mol Psychiatry. 2010;15(2): 146-53.

Di Fiorino M, Montagnani G, Trespi G, Kasper S. Extended-release quetiapine fumarate (quetiapine XR) versus risperidone in the treatment of depressive symptoms in patients with schizoaffective disorder or schizophrenia: a randomized, open-label, parallel-group, flexible-dose study. Int Clin Psychopharmacol. 2014;29(3):166-76.

Fagiolini A, Goracci A. The effects of undertreated chronic medical illnesses in patients with severe mental disorders. J Clin Psychiatry. 2009;70 (supl 3):22-9.

Fu DJ, Turkoz I, Simonson RB, Walling D, Schooler N, Lindenmayer JP et al. Paliperidone palmitate once-monthly injectable treatment for acute exacerbations of schizoaffective disorder. J Clin Psychopharmacol. 2016;36(4):372-6.

Greil W, Ludwig-Mayerhofer W, Erazo N, Engel RR, Czernik A, Giedke H et al. Lithium vs carbamazepine in the maintenance treatment of schizoaffective disorder: a randomised study. Eur Arch Psychiatry Clin Neurosci. 1997;247(1):42-50.

Grossman LS, Harrow M, Goldberg JF, Fichtner CG. Outcome of schizoaffective disorder at two long-term follow-ups: comparisons with outcome of schizophrenia and affective disorders. Am J Psychiatry. 1991;148(10):1359-65.

Lake CR, Hurwitz N. Schizoaffective disorders are psychotic mood disorders; there are no schizoaffective disorders. Psychiatry Res. 2006;143(2-3):255-87.

Lema S, Almada R. Trastorno esquizoafectivo: un diagnóstico controversial. Revista de Psiquiatría del Uruguay. 2019;83:20-32.

Levinson DF, Umapathy C, Musthaq M. Treatment of schizoaffective disorder and schizophrenia with mood symptoms. Am J Psychiatry. 1999;156(8):1138-48.

Lichtenstein P, Yip BH, Björk C, Pawitan Y, Cannon TD, Sullivan PF et al. Common genetic determinants of schizophrenia and bipolar disorder in Swedish families: a population-based study. Lancet. 2009;373(9659):234-9.

Lindenmayer JP, Kaur A. Antipsychotic management of schizoaffective disorder: a review. Drugs. 2016;76(5):589-604.

Lopez-Fernandez E, Sole B, Jimenez E, Salagre E, Gimenez A, Murru A et al. Cognitive remediation interventions in schizoaffective disorder: a systematic review. Front Psychiatry. 2018;9:470.

Madre M, Canales-Rodríguez EJ, Ortiz-Gil J, Murru A, Torrent C, Bramon E et al. Neuropsychological and neuroimaging underpinnings of schizoaffective disorder: a systematic review. Acta Psychiatr Scand. 2016;134(1): 16-30.

Marneros A, Deister A, Rohde A. Affektive, schizoaffektive und schizophrene psychosen: eine vergleichende langzeitstudie. Berlín, Heidelberg, Nueva York: Springer; 1991.

Marneros A, Deister A, Rohde A. Psychopathological and social status of patients with affective, schizophrenic and schizoaffective disorders after long-term course. Acta Psychiatr Scand. 1990;82(5):352-8.

Marneros A, Tsuang M, editores. Schyzoaffective psychoses. Berlín: Springer; 1986.

Marneros A. Do schizoaffective disorders exist at all? Acta Psychiatr Scand. 2007;115(2):162.

Marneros A. Trastorno esquizoafectivo: una realidad clínica y una controversia teórica. El desarrollo de un concepto. En: Benabarre A. Trastornos esquizoafectivos. Abordaje multidisciplinar. Madrid: Editorial Médica Panamericana; 2014.

Meltzer HY, Arora RC, Metz J. Biological studies of schizoaffective disorders. Schizophr Bull. 1984;10(1):49-70.

Miller J, Black D. Schizoaffective disorder: a challenging diagnosis. Paying close attention to the temporal relationship of psychotic and mood symptoms is key. Current Psychiatry. 2020;19(8):31-37.

Muñoz-Negro JE, Cuadrado L, Cervilla JA. Current evidences on psychopharmacology of schizoaffective disorder. Actas Esp Psiquiatr. 2019;47(5): 190-201.

Olfson M, Marcus SC, Wan GJ. Treatment patterns for schizoaffective disorder and schizophrenia among Medicaid patients. Psychiatr Serv. 2009;60(2):210-6.

Organización Mundial de la Salud. Clasificación Internacional de Enfermedades. CIE-11 [Internet]. Ginebra: Organización Mundial de la Salud; 2023 [consulta el 22 de marzo de 2024]. Disponible en: https://icd.who. int/browse11/l-m/ess

Paudel S, Brown H, Freudenreich O. The neurobiology of schizoaffective disorder. Psychiatric Annals. 2020;50(5):190-194.

Perälä J, Suvisaari J, Saarni SI, Kuoppasalmi K, Isometsä E, Pirkola S et al. Lifetime prevalence of psychotic and bipolar I disorders in a general population. Arch Gen Psychiatry. 2007;64(1):19-28.

Peralta V, Cuesta MJ, Zandio M. Cycloid psychosis: an examination of the validity of the concept. Curr Psychiatry Rep. 2007;9(3):184-92.

Perris C. The case for the independence of cycloid psychotic disorder from the schizoaffective disorders. En: Marneros A, Tsuang M, editores. Schizoaffective psychoses. Berlín: Springer; 1986.

Poyurovsky M, Glick I, Koran LM. Lamotrigine augmentation in schizophrenia and schizoaffective patients with obsessive-compulsive symptoms. J Psychopharmacol. 2010;24(6):861-6.

Roy Chengappa K, Kupfer DJ, Parepally H, John V, Basu R, Buttenfield J et al. A placebo-controlled, random-assignment, parallel-group pilot study of adjunctive topiramate for patients with schizoaffective disorder, bipolar type. Bipolar Disord. 2007;9(6):609-17.

Scully PJ, Owens JM, Kinsella A, Waddington JL. Schizophrenia, schizoaffective and bipolar disorder within an epidemiologically complete, homogeneous population in rural Ireland: small area variation in rate. Schizophr Res. 2004;67(2-3):143-55.

Shenton ME, Solovay MR, Holzman P. Comparative studies of thought disorders. II. Schizoaffective disorder. Arch Gen Psychiatry. 1987;44(1): 21-30.

Spitzer RL, Endicott J, Robins E. Research diagnostic criteria: rationale and reliability. Arch Gen Psychiatry. 1978;35(6):773-82.

Stephens JH, Astrup C, Mangrum JC. Prognostic factors in recovered and deteriorated schizophrenics. Am J Psychiatry. 1966;122(10):1116-21.

Vaillant GE. Manic-depressive heredity and remission in schizophrenia. Br J Psychiatry. 196;109:746-9.

Vardaxi CC, Gonda X, Fountoulakis KN. Life events in schizoaffective disorder: a systematic review. J Affect Disord. 2018;227:563-570.

Whaley AL. Symptom clusters in the diagnosis of affective disorder, schizoaffective disorder, and schizophrenia in African Americans. J Natl Med Assoc. 2002;94(5):313-9.

Zimbroff D, Warrington L, Loebel A, Yang R, Siu C. Comparison of ziprasidone and aripiprazole in acutely ill patients with schizophrenia or schizoaffective disorder: a randomized, double-blind, 4-week study. Int Clin Psychopharmacol. 2007;22(6):363-70.

6.3   Otros trastornos psicóticos

M. I. Martínez Gras

 OBJETIVOS

- Conocer los principales trastornos psicóticos diferentes a la esquizofrenia y a los trastornos afectivos.
- Conocer sus principales manifestaciones clínicas.
- Profundizar en las herramientas para su diagnóstico diferencial y tratamiento.

TRASTORNO DE IDEAS DELIRANTES

El término *paranoia* deriva de las palabras griegas *para* («de lado», «paralelo») y *nous* («espíritu», «pensamiento»). De esta manera, podría traducirse como «pensamiento paralelo» o «espíritu no centrado».

Revisión histórica

El primer uso del término *paranoia* data de las culturas clásicas, en el contexto hipocrático, en el que se empleaba de modo coherente con su significado etimológico. Para Hipócrates, dicho término implicaba un deterioro mental extremo, y lo generalizaba a todo trastorno mental. La escuela hipocrática la identificaba con un *delirio febril*, que se aproxima bastante a la idea que se tenían de *locura* en general; de hecho, hasta el siglo XVIII, se la consideró como el paradigma de la locura.

Escuela alemana

El idioma alemán fue el primero en adquirir el término *paranoia*. Su aplicación en el sentido de «delirio», se atribuye a Sigbert Ganser Vogel en 1772, quien lo propuso para referirse a todos los delirios, fueran estos de instauración crónica o aguda, estuvieran o no acompañados de alteraciones de la sensopercepción.

La historia occidental contemporánea de la paranoia se inicia a finales del siglo XIX y principios del XX, y recorre el mismo camino que el resto de la psicopatología: una fase francesa, una alemana y la actual anglosajona. Pero a la hora de delimitar nosológica y fenomenológicamente la paranoia, son la escuela alemana y la francesa las que toman mayor protagonismo.

Este concepto o cuadro psicopatológico se va desarrollando en las distintas escuelas con otras terminologías. En 1863, Karl Ludwig Kahlbaum retoma el término griego, y *paranoia* únicamente designa aquellos delirios crónicos más o menos sistematizados cuyo trastorno es puramente intelectual.

En 1879, Richard Krafft-Ebing trata de especificarlo y alude al término *paranoia* para designar una alienación mental que concierne sobre todo al juicio y al razonamiento. Basa el concepto en la existencia de ideas delirantes sistematizadas fruto de conclusiones juiciosas. Destaca así que los delirios puedan desarrollarse a partir de errores interpretativos.

Entre 1881 y 1883, Gerard Mendel contrapuso dos términos: la *paranoia combinatoria* y la *paranoia alucinatoria*. La primera designaba a los delirios crónicos muy sistematizados, desprovistos de evolución hacia la demencia y alucinaciones. Es así como el término *paranoia* comienza a utilizarse en los siguientes términos: falta de fenómenos psicosensoriales, evolución diferente a la demencia, integridad intelectual y funcionamiento parcial de la crítica.

En 1989, con Emil Kraepelin, surge el concepto moderno de paranoia. Atribuye su origen a un fenómeno endógeno. La conceptualiza como un delirio de instauración insidiosa, generalmente desarrollado en personalidades psicopáticas con rasgos sensitivos, bien sistematizado y que surge por un mecanismo interpretativo, de evolución crónica, sin alucinaciones y con una conservación de la personalidad y de la función volitiva.

Karl Jaspers (1910) introduce el término *desarrollo*, distinguiendo el origen endógeno predominante hasta la fecha y que se mantiene hasta la actualidad. Añade la base de una personalidad propensa (paranoide) que reacciona a acontecimientos ambientales estresantes y que no sufre deterioro con la cronicidad de su evolución, a diferencia de la reacción paranoide.

Pocos años después, Ernst Kretschmer añade en 1927 el concepto de delirio sensitivo de referencia desencadenado sobre una personalidad sensitiva (individuos hipersensibles, inseguros, autoculpabilizadores, pasivos y sumisos). Según este autor, se trataría de reacciones paranoides al medio vividas en cierta manera egodistónicamente.

Es por último destacable la aportación realizada al término por Kurt Schneider, quien describe la congruencia afectiva de los delirios o, lo que es lo mismo, la coincidencia con el estado de ánimo del sujeto.

Escuela francesa

Divide las psicosis delirantes crónicas en dos grupos: deficitarias y no deficitarias, y sitúa las psicosis delirantes sistematizadas en el primero. Esta escuela destaca por la exhaustiva división de los cuadros delirantes, que adquieren un nombre en lo sucesivo.

En este sentido, esta escuela distingue, por ejemplo:

- Delirios de interpretación y reivindicación de Capgras y Sérieux:
  - Los de interpretación hacen alusión a los rasgos del carácter patológicos, fruto de interpretaciones suspicaces y de la desconfianza en el medio.
  - Los reivindicativos se caracterizan por el fanatismo y pueden ser pleitistas o querellantes, idealistas, profetas, etcétera.
- Delirios imaginativos de Dupré, en las que predomina una gran riqueza imaginativa, una pobreza alucinatoria y tendencia megalomaníaca.
- Delirios pasionales de Clérambault, que a su vez se subdividen en tipo celotípico o erotomaníaco.
- Delirios de grandeza de Foville.
- Delirios de los perseguidores razonantes de Falret.
- Síndrome de Frégoli.

Hay que destacar dentro de esta escuela a Henri Ey, quien señala la cronicidad y el carácter constitucional del delirio en sí en su obra *Estudios sobre los delirios*. Es la clásica locura razonante o sistema delirante desarrollado de una manera lógica.

Teorías psicoanalíticas

En el campo psicoanalítico también se retoma el término, y se utiliza intentando más explicar los mecanismos que delimitar el concepto. Sigmund Freud habla de *paranoia* y *demencia paranoide* como mecanismo defensivo de la proyección, y así lo explica en el célebre caso Schreber, en el cual la aparición de los síntomas paranoides es explicada desde el rechazo de este a sus fantasías homosexuales inconscientes.

Melani Klein y varios posfreudianos utilizan los términos *posición paranoide* y *posición esquizoparanoide*, pero el uso de estos últimos siguiendo a los psiquiatras anglosajones tiene sobre todo el carácter de adjetivación. Finalmente, con Jacques Lacan, el concepto se estructura y adopta definitivamente una posición en el campo analítico, que es tratada en su célebre tesis doctoral. Relaciona la paranoia con el concepto de autopunición o autocastigo en el famoso caso Aimée.

Clasificaciones modernas

Ya en las clasificaciones modernas de la psiquiatría, como la CIE-9, dentro de las psicosis y también en los trastornos de la personalidad, se usan nombres como *paranoia, estado paranoide simple, reacción paranoide aguda, psicosis paranoide psicógena* o *trastorno paranoide de la personalidad*. Posteriormente,

en la CIE-10, el trastorno de ideas delirantes se incluye dentro del capítulo de las *ideas delirantes persistentes*, junto con *otros trastornos de ideas persistentes* y el *trastorno de ideas delirantes sin especificación*. Para aumentar la claridad, la simplicidad y la utilidad clínica, la CIE-11 agrupa el *trastorno delirante persistente, el trastorno delirante inducido* y el *otro trastorno predominantemente delirante agudo* en una sola categoría de diagnóstico: *trastorno delirante*, para simplificar el sistema de clasificación.

Por su parte, el DSM-II separaba la esquizofrenia de los estados paranoides. El DSM-III-R cambió la denominación de *trastornos paranoides* por *trastorno delirante*, aduciendo que las ideas delirantes son el síndrome primario y que el término *paranoide* puede tener otros significados (por ejemplo, «esquizofrenia paranoide»). EL DSM-IV, con el epígrafe genérico de *esquizofrenia y otros trastornos psicóticos*, mantuvo la clasificación en tres trastornos básicos, además de los esquizofrénicos y esquizoafectivos: trastorno delirante, trastorno psicótico breve y trastorno psicótico compartido, que se mantuvo también en el DSM-IV-TR.

Finalmente, el DSM-5 y el DSM-5-TR, bajo la denominación genérica *espectro de la esquizofrenia y otros trastornos psicóticos*, diferencian el trastorno delirante con sus diversos subtipos, el trastorno psicótico breve y el trastorno psicótico inducido por sustancias/medicamentos; descarta el trastorno psicótico compartido y los mantiene claramente diferenciados de los trastornos del espectro esquizofrénico.

Epidemiología

Las estadísticas sobre los trastornos paranoides son escasas, presentan discrepancias y en la mayoría de los casos se refieren únicamente al trastorno delirante. Esto no solo se debe a las diferencias en los criterios diagnósticos, sino también a la probabilidad de que, en ocasiones, algunos casos de paranoia queden enmascarados por otros epígrafes, como las psicosis psicógenas en el norte de Europa y la esquizofrenia en otros países. Por otra parte, muchos pacientes con trastornos paranoides no son diagnosticados nunca, ya que consiguen alcanzar un cierto equilibrio vital que les permite continuar con su vida cotidiana, aunque son considerados como personas extrañas.

En el caso del trastorno delirante, se calcula que la incidencia es de 1-3 por cada 100.000 habitantes, y la prevalencia se sitúa entre 24-30 por cada 100.000 habitantes, según los estudios. El DSM-5-TR reporta una prevalencia del trastorno delirante del 0,2 %; siendo el más frecuente el subtipo persecutorio. Este trastorno suele aparecer en la edad media de la vida, con un pico máximo a los 35-55 años, aunque puede presentarse a lo largo de toda la vida adulta; la edad de inicio de la enfermedad es menor en los varones que en las mujeres.

La prevalencia es mayor en las mujeres que en los varones, con una ratio de 1,6:1. Se han descrito algunas diferencias en las características clínicas según el sexo del paciente. Así pues, las mujeres tendrían más frecuentemente delirios de contenido sexual; la erotomanía es lo más frecuente, seguida del delirio de haber padecido una agresión sexual, de haber contraído una enfermedad venérea o de estar embarazada. Además, en las mujeres se ha descrito una mayor frecuencia de síntomas afectivos, lo que puede dificultar el diagnóstico a favor de otros trastornos, como el trastorno esquizoafectivo o la depresión psicótica.

En relación con el estado civil, este trastorno es más frecuente en personas casadas, si bien existe una alta tasa de rupturas matrimoniales y un bajo índice de fertilidad, lo que, para algunos autores, podría estar relacionado con una personalidad premórbida paranoide.

La presencia de factores precipitantes interpersonales y la inclusión de personas cercanas en el contenido del delirio son más frecuentes en el sexo femenino. En cambio, los varones suelen incluir en su delirio a personas menos cercanas, y con más frecuencia este suele versar sobre la homosexualidad y la autorreferencialidad. Por último, este trastorno afecta más a los estratos socioeconómicos y educativos más desfavorecidos, y se presenta en todas las etnias y nacionalidades.

Etiopatogenia

Se distinguen los factores predisponentes, los precipitantes y los de mantenimiento.

Factores predisponentes

Hay que diferenciar los factores biológicos, los psicológicos y los sociales.

Factores biológicos

A continuación, se desarrollan los factores biológicos del trastorno de ideas delirantes.

Factores genéticos. El trastorno de ideas delirantes presenta menor carga hereditaria que otros trastornos psicóticos. No parece existir una relación genética con la esquizofrenia ni con los trastornos afectivos. Los estudios familiares han puesto de manifiesto que los pacientes con trastorno de ideas delirantes no presentan una mayor prevalencia de antecedentes familiares de esquizofrenia, aunque sí existe una agregación de rasgos de personalidad, como la desconfianza, la suspicacia y los sentimientos de inferioridad, así como de trastorno paranoide de la personalidad y de trastornos delirantes. Hasta un 50 % de los pacientes con trastorno de ideas delirantes desarrollan síntomas depresivos; en estos casos, también se ha constatado que es más frecuente la presencia de antecedentes familiares de trastornos afectivos. Existen pocos datos de estudios de genética molecular en este trastorno. Se ha descrito que estos pacientes presentan altos niveles plasmáticos de ácido homovanílico y que algunos polimorfismos de los genes *DR2* y *DR3* y la tiroxina hidroxilasa constituirían parte de la base genética que generaría un estado hiperdopaminérgico cuyo resultado sería la presencia de ideas delirantes. También se ha sugerido que, en casos primarios y secundarios de parasitosis delirantes, podría existir una alteración del transportador de dopamina estriatal.

Estudios de neuroimagen. Desde un punto de vista de neuroimagen, hallazgos recientes (procedentes de estudios con tomografía de emisión de positrones y de resonancia magnética funcional realizados en pacientes con trastorno delirante o esquizofrenia) han sugerido la implicación de regiones frontotemporales en la neurobiología de los delirios. Los hallazgos más replicados han sido la hipoactividad de la corteza prefrontal dorsolateral izquierda, de la circunvolución parahipocampal izquierda y de la corteza cingulada anterior derecha, así como una hiperactividad de la corteza cingulada posterior, el giro temporal superior bilateral, el giro fusiforme y el giro temporal medio inferior izquierdo. También la aparición de ideas delirantes en pacientes con lesiones cerebrales en las áreas del lóbulo temporal y el sistema límbico han puesto en relación el papel de estas estructuras en los trastornos delirantes.

Estudios neurofisiológicos. Estudios basados en los movimientos oculares han encontrado que los pacientes con trastorno de ideas delirantes presentan alteraciones en los movimientos de persecución lenta y en los movimientos sacádicos voluntarios, lo que indicaría la presencia de una disfunción frontal, al igual que ocurre en la esquizofrenia.

Factores cognitivos. En cuanto al funcionamiento cognitivo, la literatura médica actual ofrece pocos datos sólidos respecto a los pacientes con trastorno de ideas delirantes. En las descripciones clásicas de este trastorno (Emil Kraepelin o Ernst Kretschmer), se planteaba la inexistencia de alteraciones del funcionamiento cognitivo en estos pacientes, en los que se considera únicamente alterada la función mental en lo que a su delirio se refiere. En esta línea, en un estudio realizado en una pequeña muestra de pacientes, en el que se evaluaron diversas capacidades sensoriales, el estilo de toma de decisiones y el razonamiento complejo, no se encontraron diferencias significativas en el rendimiento de los pacientes con trastorno de ideas delirantes frente a los sujetos controles. Sin embargo, otros estudios han referido que estos pacientes presentan un funcionamiento significativamente inferior al de los sujetos normales de la misma edad. En concreto, se ha descrito que los pacientes con trastorno de ideas delirantes presentan alteraciones de la memoria episódica, específicamente en el recuerdo libre. Igualmente, se ha reportado un bajo rendimiento en el Wisconsin Card Sorting Test (WCST), una prueba que evalúa la flexibilidad cognitiva, lo cual podría sugerir un déficit cognitivo de funcionamiento frontal. Del mismo modo, en pruebas que requieren habilidad visoespacial, estos pacientes muestran un rendimiento intermedio, que estaría entre el de los sujetos con esquizofrenia y los controles sanos. En otro estudio en el que se comparó a pacientes con trastorno de ideas delirantes con pacientes con esquizofrenia, no se observaron diferencias estadísticamente significativas en una serie de variables neuropsicológicas (atención, habilidad verbal y motora, psicomotricidad, memoria, abstracción y flexibilidad cognitiva). Los resultados de dos estudios que compararon sujetos con trastorno de ideas delirantes, esquizofrenia paranoide y esquizofrenia no paranoide con controles tampoco encontraron ninguna diferencia entre los pacientes delirantes y aquellos con esquizofrenia de ambos tipos en lo referente a las áreas verbal y de atención sostenida. Sin embargo, todos los pacientes mostraron déficits atencionales en comparación con sujetos controles. Por otro lado, tampoco encontraron diferencias en la memoria entre los pacientes con trastorno de ideas delirantes y con esquizofrenia paranoide, pero ambos grupos mostraron mayor alteración que los controles y menor alteración que las personas con esquizofrenia no paranoide. Finalmente, en un estudio realizado en pacientes delirantes frente a controles sanos, se encontró que los pacientes delirantes presentaron mayor déficit que los controles sanos en flexibilidad e impulsividad, así como en funciones ejecutivas y procesos mnémicos.

Factores psicológicos

Respecto a la *personalidad premórbida*, los pacientes con trastorno de ideas delirantes presentan a menudo rasgos paranoides y esquizoides de personalidad, y, en ocasiones, un claro trastorno paranoide de la personalidad. El delirio puede ser desencadenado por acontecimientos vitales; se consideran en él tres factores precipitantes: *a)* carácter sensitivo (personas inteligentes, sensibles, escrupulosas, introvertidas y autocríticas); *b)* vivencia (humillación, incapacidad), y *c)* medio social (aislamiento). Encuentran carencia de cuidados parentales y protección en la infancia, así como malas relaciones con los padres en la adolescencia.

Por otra parte, se ha propuesto un *modelo cognitivo* de los delirios, en el que, sobre una predisposición de origen biopsicosocial, un acontecimiento desencadenante con sus cambios emocionales (ansiedad, depresión) podría provocar una disrupción de los procesos cognitivos, lo que hace que los procesos de evaluación estén influidos por distorsiones del razonamiento, esquemas disfuncionales o emociones.

En la patogenia de la ideación delirante, se han implicado los siguientes sesgos en los procesos cognitivos:

- Hiperatención hacia el estímulo amenazante (sesgo atencional).
- Errores en el razonamiento probabilístico que conducen a decisiones precipitadas a partir de información insuficiente (sesgo de salto a las conclusiones).
- Excesiva atribución externalizadora de los acontecimientos negativos (sesgo atributivo).
- Dificultad para inferir estados mentales propios y ajenos (ideas, emociones, intenciones), que limita la capacidad para comprender información social (sesgo o déficit de la teoría de la mente).
- Aumento de la necesidad de clausura o de conclusión en el razonamiento ante situaciones de incertidumbre (sesgo de necesidad de conclusión).

Además, también se han identificado alteraciones en la percepción de experiencias anómalas y anomalías emocionales (depresión, ansiedad, baja autoestima, estrés percibido y discrepancias del yo). Una revisión sistemática de la literatura médica de todos los procesos de razonamiento y afectivos relacionados con los delirios ha concluido que los únicos procesos implicados en la patogenia con una sólida evidencia empírica son los sesgos en el razonamiento, la percepción de amenaza, la fatiga y la angustia emocional. No obstante, en el trastorno de ideas delirantes, solo existe una firme evidencia para el sesgo de salto a las conclusiones y el déficit en la teoría de la mente, el cual es dependiente de la función ejecutiva.

Respecto a los *factores psicodinámicos*, las observaciones clínicas indican que algunos pacientes paranoides experimentan una pérdida de confianza en las relaciones interpersonales. Se ha sugerido que esta desconfianza pudiera estar relacionada con una infancia en un ambiente familiar hostil, a menudo con una madre controladora y un padre sádico distante. Según Erikson, en este entorno, el niño no establecería una confianza básica, y percibiría siempre el ambiente como hostil y potencialmente peligroso.

La mayoría de las teorías psicodinámicas aceptan que los pacientes con trastorno de ideas delirantes utilizan los siguientes mecanismos de defensa:

- Negación: consiste en el no reconocimiento de algún aspecto doloroso de la realidad mediante la negación de los datos aportados por los sentidos.
- Formación reactiva: mecanismo por el cual un impulso inaceptable se transforma en su contrario y se utiliza como defensa contra la agresión, la necesidad de dependencia y los sentimientos de afecto, de tal manera que transforma la necesidad de dependencia en una firme independencia.
- Proyección: un sujeto atribuye sus propios sentimientos y deseos a otra persona porque los considera intolerables en sí mismos o porque le resultan dolorosos.

En las últimas décadas, parece existir cierto consenso entre las distintas corrientes psicológicas en considerar el mecanismo de proyección como el factor esencial en la formación de los síntomas paranoides.

Factores sociales

Las situaciones de aislamiento han sido consideradas uno de los principales factores de riesgo para la aparición de trastornos delirantes. El fenómeno de la inmigración reciente también se ha descrito como un posible factor de riesgo. Los inmigrantes, al llegar al país de acogida, se encuentran con comportamientos y normas sociales diferentes a los de su país de origen, una lengua incomprensible y otros factores que pueden favorecer la formación de delirios persecutorios. A este factor puede sumarse un rechazo real por parte de la comunidad autóctona.

Otros factores de riesgo los constituyen las situaciones de deprivación sensorial, especialmente la sordera, que aíslan al paciente de su entorno. También son grupos de riesgo los prisioneros, sobre todo los sometidos a situaciones de aislamiento y deprivación sensorial; es decir, todas las personas que no disponen una adecuada comunicación social.

Factores precipitantes

La presencia de algún factor precipitante se ha descrito en torno al tercio de los pacientes, y es más frecuente en las mujeres. En ellas, son muy comunes los precipitantes de índole sexual, como las agresiones, las primeras relaciones y las relaciones extramatrimoniales. El estrés marital también ha sido identificado como posible factor precipitante.

Otros precipitantes son el aislamiento social, los accidentes, el incremento de intimidad en las relaciones interpersonales, el aumento de la responsabilidad sociolaboral y, en definitiva, cualquier situación de estrés que conlleve una mayor dificultad para interpretar el entorno. También se ha señalado la importancia de algunos factores orgánicos, como el haber sufrido un daño cerebral, el abuso de algunas sustancias tóxicas o el envejecimiento; estos factores podrían estar implicados en el inicio del trastorno.

Factores de mantenimiento

Se ha descrito como factor de mantenimiento la presencia de una personalidad premórbida patológica, especialmente la paranoide, que es la que se presenta con mayor frecuencia en estos trastornos. Otros factores de mantenimiento que se han relacionado son las situaciones de aislamiento y de continuidad de un estresor crónico.

Características clínicas

Hay que tener en cuenta las características específicas de la idea delirante, así como otros síntomas de este trastorno.

Ideas delirantes

La idea delirante presenta las siguientes características específicas, que son importantes a la hora de establecer el diagnóstico:

- Carácter no extraño. El sintagma *no extraño* implica que la idea delirante hace referencia a situaciones que pueden producirse en la vida real, como ser perseguido, tener un cónyuge infiel o estar infectado por un parásito.
- Sistematización y estructuración. El término *sistematizado* se usa para indicar que la idea delirante y sus ramificaciones se ajustan a un esquema estructurado y complejo que tiene sentido para el paciente.
- Propagación social. Que el paciente exprese el delirio con una apariencia de lógica irrefutable y que lo defienda con un fuerte componente emocional y de un modo repetitivo y constante hace que sea muy persuasivo respecto a la aceptabilidad de sus creencias y que muchas personas crean sus argumentaciones delirantes.
- Alternancia entre el pensamiento normal y el pensamiento delirante:
  - Cuando el paciente se encuentra preocupado por el sistema delirante, se produce un incremento de la activación emocional y fisiológica; sin embargo, cuando trata temas normales o neutros, la activación disminuye y puede mantener una conversación normal y un tono emocional calmado.
  - Estos cambios se pueden producir espontáneamente o como resultado de una provocación externa.
- Encapsulamiento. El paciente delirante presenta un sistema delirante estable y persistente que está relativamente encapsulado, por lo que las creencias y sus síntomas acompañantes están considerablemente separados del resto de su conducta, que mantiene buena parte de su función normal.

Otros síntomas

Los pacientes con este trastorno experimentan un marcado sentido de autorreferencia dentro del contexto delirante, de forma que sucesos, objetos u otras personas del ambiente inmediato toman una significación particular y poco habitual.

Algunos pacientes pueden presentar un lenguaje circunstancial, artificioso e idiosincrásico. Por lo general, suele existir un trastorno formal del pensamiento que no es lo suficientemente importante para afectar a la comunicación. El estado de ánimo acostumbra a ser congruente con el contenido de la idea delirante.

Es inusual que existan alucinaciones prominentes, salvo si son táctiles y olfatorias, y en todo caso son congruentes con el contenido de la idea delirante. En ocasiones, esto constituye un aspecto delicado respecto al diagnóstico de esquizofrenia.

Desde el punto de vista del impacto en el proceder del paciente, este trastorno se ha asociado con conductas violentas, sobre todo con el suicidio y el homicidio. Sin embargo, las agresiones verbales o físicas son más frecuentes en estos sujetos que las acciones extremas. Estas conductas son más frecuentes en los subtipos persecutorio y celotípico, en el varón, y cuando se asocia al consumo de alcohol u otras sustancias psicoactivas.

Por lo general, estos individuos no tienen conciencia de su enfermedad, por lo que casi siempre se resisten a recibir asistencia psiquiátrica, y resulta habitual que sean llevados al hospital por la familia o la policía.

Véanse los criterios que contemplan las clasificaciones internacionales DSM-5-TR y CIE-11 para este trastorno (**Tabla 6.3-1**).

El DSM-5-TR especifica siete subtipos de trastorno delirante sobre la base de su contenido predominante. Los subtipos son los siguientes: persecutorio, celotípico, somático, de grandeza y erotomaníaco. Los dos subtipos adicionales son el mixto, para pacientes con ideas delirantes que contienen más de un tema, y el no especificado, para aquellos con ideas delirantes que no cumplen los criterios de ninguno de los anteriores. Esta clasificación también permite especificar el trastorno delirante con contenido extravagante y el tipo de curso, así como la gravedad actual.

Evaluación

Una parte clave de la evaluación del trastorno de ideas delirantes debe dirigirse a explorar la realidad de las preocupaciones delirantes. Este aspecto constituye un aspecto muy importante pero difícil, dado que los pacientes con trastorno de ideas delirantes pueden parecer funcionalmente intactos y describir creencias con contenido plausible. Las preguntas deben abordarse con diplomacia y sensibilidad ante la reacción del paciente.

Se necesita realizar además una anamnesis detallada, y resulta de gran ayuda contar con la colaboración de informantes clave para contrastar la información. Para realizar un adecuado diagnóstico diferencial, deben descartarse posibles causas médicas no psiquiátricas, relacionadas con sustancias y otras causas de delirios, mediante un examen físico y pruebas complementarias pertinentes.

Hay que llevar a cabo un examen completo y sistemático del estado mental, incluida una evaluación cuidadosa y exhaustiva del supuesto pensamiento delirante. La evaluación cognitiva puede ser necesaria en algunos de los casos. Los pensamientos suicidas y heteroagresivos, así como la impulsividad, deben evaluarse de manera rigurosa.

Tabla 6.3-1. Criterios diagnósticos DSM-5-TR y CIE-11 para el trastorno de ideas delirantes

DSM-5-TR	CIE-11
Trastorno delirante 297.1	**6A24 Trastorno delirante**

El trastorno delirante se caracteriza por el desarrollo de un delirio o un conjunto de delirios relacionados, que por lo general persisten durante al menos 3 meses y, a menudo, mucho más tiempo, en ausencia de un episodio depresivo, maníaco o mixto. Los delirios varían en contenido entre individuos, pero son típicamente estables dentro de los individuos, aunque pueden evolucionar con el tiempo. Otros síntomas característicos de la esquizofrenia (por ej., alucinaciones claras y persistentes, síntomas negativos, pensamiento desorganizado o experiencias de influencia, pasividad o control) no están presentes, aunque varias formas de alteraciones de la percepción (por ej., alucinaciones, ilusiones, identificaciones erróneas de personas) están relacionadas temáticamente con el delirio y siguen siendo consistentes con el diagnóstico. Aparte de las acciones y actitudes directamente relacionadas con el delirio o el sistema delirante, el afecto, el habla y el comportamiento normalmente no se ven afectados. Los síntomas no son una manifestación de otra afección médica (por ejemplo, un tumor cerebral) y no se deben al efecto de una sustancia o medicamento en el sistema nervioso central (por ejemplo, corticosteroides), incluidos los efectos de abstinencia (por ejemplo, abstinencia de alcohol)

	6A24.0 Trastorno delirante, actualmente sintomático	**6A24.1 Trastorno delirante, en remisión parcial**	**6A24.2 Trastorno delirante, en remisión completa**	**6A24.Z Trastorno delirante, sin especificación**
A. La presencia de uno (o más) delirios que persisten durante al menos 1 mes B. Nunca se ha cumplido el criterio A para la esquizofrenia C. Aparte del impacto de los delirios y sus ramificaciones, el funcionamiento no está muy alterado y no es manifiestamente extravagante o extraño D. Si se han producido episodios de ánimo depresivo o maníaco, han sido breves en comparación con la duración total del cuadro delirante E. El trastorno no se puede atribuir a los efectos fisiológicos de una sustancia o a otra afección médica y no se explica mejor por otro trastorno mental, como el trastorno dismórfico corporal o el trastorno obsesivo-compulsivo	Todos los requisitos de la definición para el trastorno delirante en términos de síntomas y duración se cumplen actualmente o se han cumplido en el último mes	Se cumplieron previamente todos los requisitos de la definición para el trastorno delirante en términos de síntomas y duración. Los síntomas han mejorado de manera tal que los requisitos de diagnóstico para el trastorno no se han cumplido durante al menos 1 mes, pero algunos de los síntomas clínicamente significativos permanecen, lo que puede o no estar asociado con un deterioro funcional. La remisión parcial puede haber ocurrido en respuesta a la medicación u otro tratamiento	Se cumplieron previamente todos los requisitos de la definición para el trastorno delirante en términos de síntomas y duración. Los síntomas han mejorado de manera tal que no hay síntomas clínicamente significativos. La remisión puede haber ocurrido en respuesta a la medicación u otro tratamiento	–

Diagnóstico CIE-11: la Clasificación Internacional y Estadística de Enfermedades y Problemas Relacionados con la Salud de la Organización Mundial de la Salud, 11ª, revisión (CIE-11) es principalmente un texto fuente de codificación y no un manual de diagnóstico (es decir, hay una guía mínima para hacer un diagnóstico). Las enfermedades psiquiátricas se enumeran con una breve descripción prototípica. Organización Mundial de la Salud. Clasificación Internacional de Enfermedades. 11ª ed. (CIE-11).

Diagnóstico diferencial

El diagnóstico diferencial debe realizarse con:

- Trastornos médicos no psiquiátricos que pueden dar lugar a la aparición de trastornos delirantes secundarios:
  - Enfermedades neurológicas (demencia de Alzheimer y Pick, enfermedad de Parkinson, esclerosis múltiple, epilepsia, tumores cerebrales y enfermedades vasculares).
  - Enfermedades endocrinas (patologías tiroideas y paratiroideas, enfermedades de Cushing y Addison).
  - Alteraciones metabólicas (hipoglucemia, uremia, estados vitamínicos deficitarios, insuficiencia hepática).
  - Enfermedades infecciosas del sistema nervioso central (SIDA).
  - Trastornos inducidos por drogas y fármacos (anfetaminas, alcohol, cocaína, marihuana, alucinógenos; esteroides, levodopa, cimetidina, antituberculosos y antihipertensivos).

- Trastornos psiquiátricos:
  - Esquizofrenia:
    - Es característica la presencia de conducta desorganizada, deterioro funcional, ideas delirantes extravagantes o mal sistematizadas y alucinaciones.
    - El inicio suele producirse a edades más tempranas.
  - Trastornos afectivos. Se deberá pensar en un trastorno afectivo siempre que el contenido del delirio sea depresivo o expansivo, existan antecedentes familiares o personales de enfermedad afectiva y presencia de otros signos de trastorno afectivo.
  - Trastorno esquizoafectivo:
    - Puede diferenciarse, dado que el trastorno esquizoafectivo se caracteriza por episodios de características similares a los episodios depresivos y a los episodios de hipomanía/manía del trastorno bipolar.
    - Sin embargo, a diferencia de este, algunos de estos episodios vienen precedidos de períodos de días o

escasas semanas con presencia de síntomas psicóticos en ausencia de síntomas afectivos.
- Trastornos por somatización e hipocondría. Deben diferenciarse del trastorno delirante somático, en el que la convicción de padecer una grave enfermedad es firme.
- Trastorno obsesivo-compulsivo:
  - Se plantea el diagnóstico diferencial en los casos en los que existe escasa conciencia de enfermedad o incluso creencias delirantes.
  - Presentan obsesiones y compulsiones.
- Trastorno de personalidad paranoide. Se caracteriza por la persistencia de los rasgos paranoides característicos, pero no elabora auténticas ideas delirantes.

Curso y pronóstico

El curso es relativamente crónico y estable. Un 50 % de los casos tiene un curso continuo, sin remisiones; alrededor de un tercio presentan remisiones, y en torno a un 20-30 % tienen un carácter único y episódico.

Es preciso distinguir los criterios de remisión. Hay pacientes en los que el delirio pierde toda vigencia, pero nunca desaparece la convicción de que fue cierto y no aparece crítica alguna, y hay otros en los que no solo han desaparecido las ideas delirantes, sino que el sujeto las recuerda como patológicas y realiza una ajustada crítica de lo que fueron.

Las repercusiones del trastorno son muy variables: a veces queda comprometida toda la actividad del individuo y su funcionamiento psicosocial; en otras ocasiones, el sujeto es bastante estable, siempre que los contenidos delirantes lo permitan. Algunas alteraciones de conducta pueden conducir a graves problemas legales.

Los factores de buen pronóstico son el sexo femenino, un buen ajuste social y laboral, el inicio antes de los 30 años, un comienzo agudo, la presencia de factores precipitantes y estresores psicosociales y la breve duración del episodio. El subtipo persecutorio parece el de mejor pronóstico.

Tratamiento

Es importante intentar mantener una buena relación médico-paciente, y evitar entrar en confrontación directa con el tema del delirio. Hay que manifestar comprensión y ofrecer ayuda farmacológica para abordar los síntomas no específicos, como la ansiedad o el insomnio. Este abordaje permitirá establecer una alianza terapéutica con el sujeto desde la que puede irse tratando y controlando la evolución del trastorno.

! No es aconsejable discutir ni enfrentarse a los delirios de los pacientes con trastorno de ideas delirantes, pues esta actitud puede provocar un abandono del tratamiento y del seguimiento psiquiátrico.

El tratamiento suele ser difícil, ya que se trata de pacientes que rara vez acuden espontáneamente en busca de ayuda profesional para sus delirios, aunque sí pueden hacerlo para síntomas concomitantes, como la ansiedad, los síntomas depresivos o el insomnio. Además, los sujetos muestran recelo y suspicacia, lo que los conduce al incumplimiento de las indicaciones terapéuticas.

En el tratamiento se contempla la combinación de diferentes estrategias:

- Farmacológicas:
  - La mayoría de los autores consideran que los antipsicóticos son el tratamiento de elección, fundamentalmente los de segunda generación.
  - La pimocida fue utilizada con buena respuesta clínica en el tratamiento de algunos subtipos de trastorno de ideas delirantes, como el somático, el celotípico y el erotomaníaco. Sin embargo, a pesar de que su uso es frecuente en dichos trastornos, su superioridad frente al resto de antipsicóticos carece de una base científica.
- Psicofarmacológicas:
  - Es probable que estos pacientes rechacen la medicación debido a que rápidamente incorporan su administración a su sistema delirante.
  - El médico no debería insistir en prescribir medicación inmediatamente después de iniciar la atención. Es aconsejable emplear varias visitas hasta establecer una relación de confianza con el sujeto.
  - Los antecedentes de la respuesta a la medicación del paciente son la mejor guía para la elección del fármaco.
  - Se deben explicar cuidadosamente los efectos adversos potenciales de la medicación para que el sujeto no sospeche más tarde que el médico lo engañó.
  - Se debe usar un agente antipsicótico con el menor número posible de efectos secundarios.
  - Hay que iniciar el antipsicótico en dosis bajas y, de manera gradual, ir aumentando la dosis durante varios días o semanas para asegurar la tolerabilidad.
  - Si un paciente no responde a una dosis razonable del fármaco en el plazo de 6 semanas, se debería cambiar de antipsicótico.
  - En los pacientes que sí responden, algunos datos indican que las dosis de mantenimiento pueden ser bajas.
  - Se debe evaluar cuidadosamente la posibilidad de incumplimiento de la toma de la medicación cuando se produce un fracaso terapéutico.
  - El tratamiento debe suspenderse si el sujeto no experimenta ninguna mejoría con la medicación antipsicótica.
  - En urgencias, deben administrarse antipsicóticos por vía intramuscular a los pacientes gravemente agitados.
  - La falta de conciencia de enfermedad y la posible falta de adherencia de este tipo de pacientes también plantean el papel de las formas *depot* o de liberación retardada.

Aunque los antidepresivos, el litio o los anticonvulsivos (por ejemplo, la carbamacepina o el valproato) no suelen utilizarse en el tratamiento de este trastorno, podrían probarse en pacientes que no responden a los antipsicóticos. Estos fármacos deben considerarse cuando el paciente presenta síntomas de trastorno del ánimo o cuando existen antecedentes familiares de estos trastornos.

El elemento esencial de toda psicoterapia se dirige a establecer una relación que favorezca la confianza entre el paciente y el terapeuta. La terapia individual parece ser más eficaz que la de grupo. La psicoterapia cognitivo-conductual puede resultar de utilidad al paciente para reducir su preocupación por las falsas creencias, disminuir el retraimiento social y reorientarse hacia la realidad. Sin embargo, no existen evidencias de que la psicoterapia por sí sola pueda eliminar completamente las ideas delirantes.

La terapia cognitivo-conductual tiene como objetivo identificar y tratar aquellas características del paciente que podrían estar asociadas a la formación del delirio. La discusión y la crítica de las explicaciones del sujeto para las ideas delirantes son técnicas prácticas dirigidas a romper la certidumbre y los fundamentos emocionales que mantienen la idea.

No se recomienda la terapia de grupo porque los pacientes tienden a ser suspicaces e hipervigilantes, y son propensos a malinterpretar algunas de las situaciones que pueden darse en sus sesiones. Suelen utilizarse abordajes basados en las técnicas de apoyo y cognitivo-conductuales.

> ! No se puede hacer creer al paciente que el delirio es verdadero: más bien hay que atender las preocupaciones por sus delirios.

La mayoría de los pacientes delirantes pueden ser tratados de forma ambulatoria. Sin embargo, la hospitalización puede plantearse a veces de forma involuntaria.

Estos casos en los que puede plantearse de manera involuntaria son los siguientes:

- Si es necesario efectuar una evaluación médica y neurológica minuciosa.
- Si el paciente no es capaz de controlar su ideación autolítica o heterolítica.
- Si la conducta del paciente respecto a la idea delirante puede afectar gravemente al funcionamiento familiar, social o laboral.

TRASTORNO ESQUIZOFRENIFORME

El término *trastorno esquizofreniforme* fue introducido por primera vez por el psiquiatra noruego Gabriel Langfeldt en el año 1937 para referirse a un grupo de pacientes con un trastorno psicótico parecido a la esquizofrenia, pero con mejor pronóstico que esta, mejor adaptación premórbida y un inicio más agudo y relacionado con acontecimientos traumáticos.

El diagnóstico de trastorno esquizofreniforme se incorpora oficialmente en las clasificaciones diagnósticas internacionales en 1980, con la edición del DSM-III. Se diferenciaba de la esquizofrenia por exigirse para su diagnóstico una duración inferior a 6 meses. En el DSM-III-R se introduce el calificativo *provisional*, que permite el diagnóstico de trastorno esquizofreniforme sin tener que esperar los 6 meses. En el DSM-IV, se acota la duración temporal entre 1-6 meses para distinguirlo así del trastorno psicótico breve, criterio que se mantiene en el DSM-IV-TR.

El actual DSM-5-TR considera que las características esenciales del trastorno esquizofreniforme son idénticas a las de la esquizofrenia, excepto por dos diferencias: la duración total de la enfermedad (incluyendo sus fases prodrómicas, activa y residual) es de al menos 1 mes, pero menos de 6 meses, y no

es un criterio el que exista discapacidad social u ocupacional durante parte de la enfermedad.

Por su parte, en la CIE-10 no se encuentra el término equivalente al *trastorno esquizofreniforme* del DSM-5-TR. En esa clasificación aparece el *trastorno psicótico agudo de tipo esquizofrénico*, que hace referencia a un trastorno psicótico agudo, en el cual los síntomas psicóticos son comparativamente estables y satisfacen las pautas de la esquizofrenia, pero su duración ha sido inferior a 1 mes. Puede estar presente hasta cierto punto una inestabilidad o variabilidad emocional, pero no con la extensión descrita en el trastorno psicótico agudo polimorfo. En la CIE-11 no aparece el título *trastorno esquizofreniforme*. Esta categoría diagnóstica pasa a considerarse bajo la consideración de *otros trastornos psicóticos primarios*.

Características clínicas

Los síntomas de este trastorno pueden ser idénticos a los de la esquizofrenia. Dentro de las características clínicas, se puede especificar si el trastorno tiene o no características de buen o mal pronóstico.

Son consideradas variables de buen pronóstico las siguientes:

- Inicio de los síntomas psicóticos dentro de las cuatro primeras semanas desde el primer cambio de conducta.
- Confusión o perplejidad durante la fase aguda.
- Buena adaptación psicosocial premórbida.
- Ausencia de aplanamiento o embotamiento afectivo.

Este diagnóstico presenta poco apoyo empírico como diferenciado de la esquizofrenia. De hecho, no se han encontrado diferencias en estudios de neuroimagen cerebral entre los pacientes con esquizofrenia y los diagnosticados de trastorno esquizofreniforme. Su principal utilidad sería la de evitar diagnósticos prematuros de esquizofrenia.

Curso y pronóstico

La evolución de los pacientes con trastorno esquizofreniforme es muy variable. En los que los síntomas persisten, su evolución es como la de la esquizofrenia; es mejor el pronóstico en aquellos pacientes cuyos síntomas remiten antes de los 6 meses del inicio del cuadro.

Tratamiento

Para el tratamiento de estos cuadros, se suelen utilizar las mismas pautas farmacológicas que para la esquizofrenia. Los antipsicóticos de segunda generación constituyen el tratamiento de elección. Su objetivo es alcanzar el control sintomático de la sintomatología psicótica. Dado que algunos estudios de seguimiento de pacientes han mostrado una tasa de evolución de este trastorno hacia la esquizofrenia, se ha cuestionado la conveniencia de retirar el tratamiento a los 6 meses. Actualmente, algunos autores recomiendan mantener el tratamiento con antipsicóticos al menos durante 2 años, y solo entonces valorar la retirada lenta del fármaco.

! Muchos clínicos utilizan, con buen criterio, el diagnóstico de trastorno esquizofreniforme en las fases iniciales de los primeros episodios de esquizofrenia.

TRASTORNO PSICÓTICO BREVE

La definición actual de estos trastornos ha variado según los diferentes sistemas internacionales de clasificación. En el DSM-III, se conceptualizan como *psicosis reactiva breve*. La característica esencial la constituía la aparición repentina de un trastorno psicótico de al menos unas pocas horas, pero no más de 2 semanas de duración, con el eventual retorno al nivel de funcionamiento premórbido. Los síntomas psicóticos aparecerían inmediatamente después de un estresante psicosocial reconocible que evocaría síntomas significativos de angustia en casi cualquier persona. Contemplaba como episodio precipitante cualquier factor estresante, como la pérdida de un ser querido o el trauma psíquico.

Por su parte, en el DSM-IV y el DSM-IV-TR, se cambia el término por *trastorno psicótico breve*, y se define como un trastorno psicótico que dura más de 1 día pero menos de 1 mes. Los síntomas pueden cumplir o no los criterios de esquizofrenia, y puede tener un factor desencadenante ambiental grave o no.

En el DSM-5-TR, se mantiene la misma terminología y se define como un trastorno psicótico de corta duración cuyos criterios diagnósticos especifican la presencia de al menos un síntoma claramente psicótico (delirios, alucinaciones, discurso desorganizado o comportamiento muy desorganizado o catatónico) que dure al menos 1 día pero menos de 1 mes, con una vuelta completa al funcionamiento normal al finalizar el episodio. El trastorno no se explica mejor por un trastorno depresivo mayor o bipolar con características psicóticas u otro trastorno psicótico, como esquizofrenia o catatonía, y no se puede atribuir a los efectos fisiológicos de una sustancia (por ejemplo, una droga o un medicamento) o a otra afección médica. Se permite especificar determinadas características, como «con factor(es) de estrés notable(s), sin factores de estrés notable(s), con inicio en el posparto o con catatonía».

En la CIE-10, vienen conceptualizados como *trastornos psicóticos agudos y transitorios*. En esta clasificación, se definen como un grupo heterogéneo de trastornos caracterizados por el comienzo agudo (dentro de las 2 semanas) de síntomas psicóticos, como delirios, alucinaciones y perturbaciones de la percepción, y por una grave alteración del comportamiento habitual del paciente. No existen evidencias de una causalidad orgánica en estos trastornos. A menudo hay desconcierto y perplejidad, pero la desorientación en tiempo, espacio y persona no es lo suficientemente persistente o intensa para justificar el diagnóstico de delirio de causa orgánica. Habitualmente, hay recuperación completa en el lapso de unos pocos meses, a menudo en el término de pocas semanas o incluso de pocos días. Pueden o no estar asociados a estrés agudo, definido como acontecimientos generalmente estresantes que preceden el comienzo de la enfermedad en 1-2 semanas.

En la revisión de la CIE-11, se cambia el término por *trastorno psicótico polimórfico agudo*, y se define como «la aparición aguda de síntomas psicóticos que surgen sin un pródromo y alcanzan su máxima gravedad en 2 semanas». Los síntomas pueden incluir delirios, alucinaciones, desorganización de los procesos de pensamiento, perplejidad o confusión y alteraciones del afecto y del estado de ánimo. Pueden presentarse alteraciones psicomotoras similares a la catatonía. Los síntomas suelen cambiar rápidamente, tanto en naturaleza como en intensidad, de un día a otro o incluso en un solo día. La duración del episodio no supera los 3 meses, y lo más común es que dure desde unos pocos días hasta 1 mes.

Epidemiología

No existe evidencia sólida sobre la prevalencia del trastorno psicótico breve. Alrededor de un tercio de los primeros episodios de psicosis no están precedidos por síntomas psicóticos atenuados y pueden tener un inicio repentino.

Según los criterios CIE-10, el 19 % de los pacientes con un primer episodio de psicosis cumplirían criterios para un trastorno psicótico agudo y transitorio. Se ha estimado que los episodios psicóticos breves son más comunes en los países de ingresos bajos y medios. La mayoría de los estudios han encontrado una mayor incidencia de estos episodios en las mujeres que en los varones.

Etiopatogenia

A pesar de las especulaciones históricas sobre la causalidad, mencionadas anteriormente, no se ha establecido una neurobiología específica o una etiología de los episodios psicóticos breves, como ocurre con muchos otros trastornos psicóticos. Todos los factores de riesgo y protección investigados se superponen en gran medida con los ya establecidos para los trastornos psicóticos. De manera similar, los trastornos psicóticos breves comparten una patogenia multifactorial en la que tanto los factores ambientales, como la herencia poligénica desempeñan un papel importante.

Los factores socioculturales que influyen en el inicio de episodios psicóticos breves incluyen conflictos entre la cultura tradicional y la moderna, la migración, la búsqueda de refugio en el país de origen debido a la persecución, cambios sociales rápidos y acontecimientos vitales, como el matrimonio o las experiencias religiosas.

Curso y pronóstico

Presentan un mejor pronóstico que la esquizofrenia. Se ha estimado que los pacientes con un primer episodio de esquizofrenia que han remitido de sus síntomas iniciales presentan un mayor riesgo de recurrencia que los pacientes que han presentado un episodio psicótico breve.

Existe evidencia de que más de la mitad de los pacientes con episodios psicóticos breves solo presentarán un único episodio. Estos episodios no son entidades nosológicas estáticas, sino que tienen un carácter intrínsecamente dinámico. Por lo tanto, son de esperar cambios diagnósticos que reflejen la trayectoria natural de los trastornos.

Más allá de las recurrencias psicóticas, los episodios psicóticos breves se asocian con altas tasas de mortalidad tanto por causas naturales como no naturales, que son comparables a las observadas en la esquizofrenia. El suicidio se considera la principal causa de muerte prematura, y el inicio tardío se puede asociar con un mayor riesgo de demencia. Por último, no existe ningún factor pronóstico que haya sido consistentemente validado para los episodios psicóticos breves.

Diagnóstico diferencial

En el diagnóstico diferencial de este trastorno, se incluyen el trastorno esquizofreniforme, la esquizofrenia, los trastornos del estado de ánimo con síntomas psicóticos, la simulación y los trastornos inducidos por enfermedad médica no psiquiátrica o por sustancias (**Tabla 6.3-2**).

Tratamiento

No existen pautas basadas en la evidencia para el manejo clínico de personas con episodios psicóticos breves. Por lo tanto, los pacientes con estos episodios pueden entrar en el ámbito de las guías de tratamiento para un primer episodio de psicosis. Como en cualquier psicosis aguda, puede que el ingreso hospitalario sea necesario para preservar la seguridad del paciente o de terceras personas. Se utilizan fármacos antipsicóticos al menos al principio del cuadro, especialmente cuando el paciente está muy agitado o tiene una importante confusión emocional. Como la mitad de los pacientes con trastornos psicóticos breves no desarrollarían ninguna recurrencia psicótica a largo plazo, existe la controversia sobre el mantenimiento del tratamiento antipsicótico, dado que ello supondría una exposición innecesaria y la producción de efectos secundarios evitables. Una vez que el paciente se ha recuperado, el clínico puede ayudarle a explorar el significado de la reacción psicótica o del estresor desencadenante. La psicoterapia de apoyo puede ser de utilidad.

> **!** Si transcurridos los primeros días de tratamiento farmacológico se observa una mejoría notable de las manifestaciones clínicas a la vez que aparecen efectos secundarios de estar sobremedicado, se aconseja iniciar la disminución paulatina del fármaco.

TRASTONO PSICÓTICO COMPARTIDO

El trastorno psicótico compartido (*folie à deux*) es un trastorno raro que se caracteriza por que dos o más personas comparten un delirio en una relación cercana. El inductor (primario), que tiene un trastorno psicótico con delirios, influye en otro individuo no psicótico o más (inducido, secundario) sobre la base de una creencia delirante. Se ve comúnmente entre dos individuos, pero en casos raros puede incluir grupos más grandes. Por ejemplo, puede ocurrir en una familia, en cuyo caso se denomina *folie à famille*.

Jules Baillarger fue el primero en describir este trastorno en 1860. Durante el siglo XIX, los psiquiatras en Europa sugirieron diferentes nombres. En Francia, fue llamado *folie communiquée* («psicosis comunicada») por Baillarger. En la psiquiatría alemana, Lehman y Scharfetter lo llamaron *induziertes irresein*. En 1877, Lasègue y Falret acuñaron el término *folie à deux* («locura compartida por dos»).

A principios de la década de 1940, Gralnick describió cuatro tipos de este trastorno:

- Psicosis impuesta:
  - Descrita por Lasègue y Falret en 1877.
  - Los delirios se transfieren de un individuo con psicosis a otro sin ella en una relación íntima.
  - Los delirios en el individuo inducido pronto desaparecen una vez que los dos se separan.
- Psicosis simultánea:
  - Descrita por Regis en 1880.
  - Ambos individuos comparten la psicosis simultáneamente.
  - Ambos tienen factores de riesgo a través de largas interacciones sociales que los predisponen a desarrollar esta enfermedad.
- Psicosis comunicada:
  - Descrita por Marandon de Montyel en 1881.
  - Es similar a la psicosis impuesta; sin embargo, el delirio en el individuo secundario ocurre después de un largo período de resistencia.
  - El individuo mantendrá la ilusión incluso después de la separación de su pareja.

Tabla 6.3-2. Diagnóstico diferencial del trastorno psicótico breve según criterios DSM-5-TR

	Duración de los síntomas psicóticos	Presencia de depresión o manía
Trastorno psicótico breve	Días	No
Trastorno esquizofreniforme	1-6 meses	No
Esquizofrenia	> 6 meses	No es frecuente (cuando existe depresión, los síntomas psicóticos son más prolongados que los depresivos)
Trastornos afectivos con síntomas psicóticos	Variable (pero siempre más de 1 día)	Siempre
Simulación	Variable	No (los síntomas se producen voluntariamente como respuesta a una motivación externa clara, como evitar algún tipo de obligación laboral o familiar)
Trastornos psicóticos inducidos por sustancias o por enfermedad no psiquiátrica	Variable (dependiendo de la entidad clínica subyacente)	No (hay datos en la historia, en las pruebas complementarias o en la exploración física que indiquen que una enfermedad médica no psiquiátrica o una sustancia han desencadenado y mantenido el cuadro clínico)

- Psicosis inducida:
  - Descrita por Lehmann en 1885.
  - Un individuo con psicosis asume nuevos delirios que están siendo influidos por otro individuo con psicosis.

Este trastorno se incluyó por primera vez en el DSM-III como *trastorno paranoide compartido*. En el DSM-IV/DSM-IV-TR, el término cambió a *trastorno psicótico compartido*. En la última edición (DSM-5-TR), se eliminó como una entidad separada, y se incluyó en la sección «Otro trastorno del espectro de la esquizofrenia especificado y otro trastorno psicótico». La CIE-10 lo cataloga como *trastorno delirante inducido*.

Epidemiología

La incidencia y la prevalencia del trastorno psicótico compartido son difíciles de estimar. Sin embargo, algunos estudios informan que corresponde al 1,7-2,6 % de los ingresos hospitalarios psiquiátricos. No obstante, esta cifra puede subestimarse, ya que este trastorno se subdiagnostica y, a menudo, se pasa por alto en la práctica clínica. Los psiquiatras pueden tratar al primario sin ser conscientes de que los delirios existen en otro u otros sujetos del entorno del individuo.

Etiología

La causa exacta del trastorno psicótico compartido aún se desconoce.

Se ha asociado a diferentes factores de riesgo:

- Duración de la relación:
  - Numerosos estudios destacan el papel de la larga duración de la relación como factor esencial para el desarrollo de esta enfermedad.
  - Es crucial entender que el apego al inductor desempeña un papel clave en la adopción del delirio.
- Naturaleza de la relación:
  - La mayoría de los casos notificados se dan entre miembros de la familia.
  - La relación más común es entre parejas casadas o de hecho, y la segunda más común es entre hermanas.
- Aislamiento social:
  - La mayoría de los casos notificados indican una interacción deficiente con la sociedad.
  - Un individuo confundido puede sufrir la influencia en condiciones aterradoras en ausencia de comparación social.
  - La información recibida por el individuo secundario está en armonía con lo que sintió el individuo primario.
  - La convicción de ciertas ideas terminará prevaleciendo como la única solución para mantener una relación mutua.
- Trastorno de personalidad:
  - Los individuos suelen mostrar rasgos de un trastorno de personalidad.
  - La descripción habitual para ellos es neurótica, introvertida y emocionalmente inmadura.
  - Algunos informes de casos reflejan características de trastornos de personalidad premórbidos, especialmente dependiente (pasivo), esquizoide y esquizotípica.

- Trastorno mental no tratado en el primario:
  - Un individuo con condiciones mentales crónicas no tratadas puede ser un factor de riesgo social de influencia para la otra persona o la familia.
  - El diagnóstico más frecuente en el primario es un trastorno delirante seguido de esquizofrenia y trastorno afectivo.
- Deterioro cognitivo. Se ha observado que los secundarios carecen de buen juicio y nivel de inteligencia.
- Comorbilidad del secundario. Un individuo diagnosticado con un trastorno mental (incluyendo esquizofrenia, trastorno afectivo bipolar, depresión, demencia o discapacidad intelectual) corre el riesgo de ser influido por otro enfermo mental.
- Acontecimientos de la vida. Los acontecimientos estresantes de la vida que afectan a la relación pueden influir en el comportamiento del individuo para aceptar ciertos delirios o disminuir su capacidad para resistir sus sentimientos o emociones.
- Dificultades de comunicación:
  - Tener dificultades para compartir ideas puede ser un motivo para preferir el aislamiento.
  - Se sugiere que mejorar la comunicación entre las relaciones de díada a través de la psicoterapia conjunta múltiple puede ayudar a los dos miembros de la pareja a comprender los diferentes puntos de vista, que colapsarán en presencia de un pensamiento rígido y sin sentido.
- Sexo. El trastorno es más común entre las mujeres, como individuo primario y como secundario.

El trastorno psicótico compartido suele ser crónico. Tanto el individuo primario como el secundario comparten los delirios originales. Los delirios compartidos ocurren en circunstancias únicas y pueden ser de cualquier tipo. El tipo más común de delirio es el persecutorio, seguido del de grandeza. Existen variaciones culturales. Por ejemplo, en las comunidades japonesas, los delirios persecutorios son los más comunes, seguidos de los religiosos. Por lo general, la funcionalidad se conserva en comparación con otros trastornos. Puede haber un deterioro significativo en un aspecto particular de la vida, especialmente cuando no se confrontan los delirios.

El concepto de relación dominante-sumiso se deriva de la teoría psicodinámica. El papel del primario es rígido y poseedor (dominante), mientras que el sumiso es menos inteligente, pasivo, menos resistente a las sugestiones; además, se encuentra aislado y/o discapacitado físicamente.

Evaluación

Al igual que con cualquier otro trastorno psiquiátrico, no se necesitan pruebas específicas de laboratorio para el diagnóstico de trastorno psicótico compartido. La mayoría de las pruebas complementarias, ya sean de imagen o de laboratorio, deben tenerse en cuenta para descartar cualquier causa orgánica. Un análisis de tóxicos en orina es fundamental para descartar cualquier trastorno inducido por sustancias. Si se han descartado trastornos orgánicos o inducidos por sustancias, a continuación se debe realizar una evaluación psiquiátrica completa. La recopilación de más detalles de otros miembros de la familia o amigos debería ayudar a evaluar al paciente.

El individuo principal puede estar a la defensiva y engañar para encapsular el delirio, así que podría ocultar los síntomas durante años.

Tratamiento

El tratamiento debe adaptarse a cada paciente. Si hay un paciente infratratado, se tienen que hacer esfuerzos para fomentar una mayor adherencia al plan de tratamiento. Se ha sugerido que la separación del primario mejora significativamente la respuesta al tratamiento. Después de la separación, la influencia de la pareja principal desaparece gradualmente. Sin embargo, la separación por sí sola puede ser insuficiente o puede agravar el trastorno. El tratamiento de ambos miembros con fármacos, ya sea solos (antipsicóticos) o en combinación (estabilizadores del estado de ánimo y antipsicóticos o antidepresivos y antipsicóticos), puede ayudar a mejorar la sintomatología. Es fundamental hacer un seguimiento de los pacientes debido a un posible diagnóstico alternativo. La psicoterapia se puede ofrecer a los miembros de la pareja, ya sea individualmente o de manera conjunta.

Diagnóstico diferencial

La formulación de un diagnóstico diferencial debe incluir los antecedentes de la asociación entre ambos individuos. El diagnóstico de trastorno psicótico compartido debe realizarse siempre tras descartar cualquier causa orgánica o trastorno inducido por sustancias. Si las ideas delirantes no desaparecen cuando se separan las parejas y se realiza un tratamiento farmacológico, es importante reevaluar y considerar un diagnóstico alternativo.

Curso y pronóstico

El pronóstico del trastorno psicótico compartido es difícil de estimar, ya que depende de múltiples factores de riesgo, incluido el trastorno mental primario y los factores predisponentes biopsicosociales del secundario. En teoría, es más probable que los niños se beneficien de la separación que los adultos. Una evaluación de la naturaleza y la duración de la exposición al delirio pueden orientar sobre su evolución. Tener rasgos de personalidad premórbidos o factores de riesgo predisponentes puede complicar el pronóstico, lo que lleva a considerar un diagnóstico alternativo.

TRASTORNO PSICÓTICO NO ESPECIFICADO

El trastorno psicótico no especificado es una categoría residual reservada a los pacientes con síntomas psicóticos (como alucinaciones, delirios o conducta gravemente desorganizada) que no encajan claramente en ninguna categoría mejor definida, o a aquellos sobre los cuales la información disponible es inadecuada para hacer un diagnóstico más específico. En el DSM-5-TR viene categorizado como «Trastorno del espectro de la esquizofrenia y otro trastorno psicótico no especificado»; en la CIE-10, como «Otros trastornos psicóticos no orgánicos», y en la CIE-11, como «Esquizofrenia u otros trastornos psicóticos primarios, sin especificación».

SÍNDROMES DELIRANTES DE IDENTIFICACIÓN ERRÓNEA

Los síndromes delirantes de identificación errónea son fenómenos psicopatológicos raros que pueden ocurrir tanto en el contexto de enfermedades psiquiátricas como de enfermedades neurológicas. Este término hace referencia a una condición en la cual existe una creencia fija y falsa sobre la identidad de una persona, lugar u objeto. Incluyen el síndrome de Capgras, el síndrome de Fregoli, el síndrome de intermetamorfosis, el síndrome de los dobles subjetivos, el síndrome de dobles subjetivos y el trastorno de autoidentificación.

Epidemiología

Estos síndromes son más frecuentes entre el sexo femenino, con una ratio de 2:1. Pueden ocurrir de forma aislada o estar asociados a patologías psiquiátricas, trastornos orgánicos o inducidos por sustancias.

Se estima que la prevalencia de este tipo de trastornos entre los pacientes psiquiátricos es inferior al 1 %; en pacientes en hospitales psiquiátricos, se encuentra alrededor del 3 % y entre los pacientes psicóticos hospitalizados, en torno al 4 %.

Los trastornos psiquiátricos que se asocian con estos síndromes de manera más frecuente son el trastorno esquizofreniforme, el trastorno psicótico breve, el episodio depresivo mayor, el trastorno delirante, la esquizofrenia y el trastorno obsesivo-compulsivo.

Etiopatogenia

La mayoría de los investigadores han ligado los síndromes de falsa identificación con algún tipo de disfunción cerebral orgánica (hemisferio derecho). Se ha hablado de atrofia temporal bilateral de desconexión interhemisférica (delirio de dobles). Según Christodoulos, pueden guardar relación con la prosopagnosia (imposibilidad de reconocer la cara de los familiares), en la que existe una afectación temporooccipitoparietal, sobre todo derecha.

Se han interpretado las falsas identificaciones como un trastorno del procesamiento facial. En el síndrome de Capgras, se daría una imagen especular de la prosopagnosia. Los enfermos con este síndrome tendrían una afectación de una de las vías implicadas en el procesamiento facial, la dorsal (corteza visual, lóbulo parietal, sistema límbico), responsable del tono emocional durante el reconocimiento, pero no de la vía ventral (corteza visual, lóbulos temporales), responsable del reconocimiento consciente. El enfermo identifica correctamente, pero no siente la familiaridad emocional, por lo que llega a la conclusión de que esa persona es un doble.

Síndrome de Capgras

El síndrome de Capgras es el subtipo más prevalente y mejor estudiado de todos los síndromes de falsa identificación delirantes. Fue descrito en 1923 por el psiquiatra Joseph Capgras en su libro *L'illusion des sosies dans un délire systématisé chronique*, en colaboración con Jean Rebould-Lachaux. Estos autores describieron un trastorno a causa del cual existe una fuerte convicción de que un amigo, pareja, familiar o cualquier persona del entorno ha sido sustituida por un impostor. El impostor es físicamente similar pero psicológicamente diferente; por ello, los pacientes son capaces de reconocer físicamente a la persona, pero no conectan psicológicamente con ella. Este trastorno no se encuentra únicamente limitado a personas, sino que también se puede extender a animales u objetos.

Los dobles más frecuentes suelen ser la pareja (en caso de que la persona esté en una relación amorosa o lo haya estado, como en situaciones de divorcio o separación) o los hermanos (en caso de que la persona se encuentre soltera). Se ha estimado una prevalencia del 1-4 % en los pacientes psiquiátricos, más frecuente en las mujeres, en edades avanzadas y casi siempre en el contexto de una enfermedad orgánica cerebral.

Este síndrome puede darse en el contexto, entre otros, de una esquizofrenia, un trastorno delirante crónico o una depresión delirante. Sus síntomas responden al tratamiento con antipsicóticos.

Síndrome de Frégoli

En 1927, Courbon y Fail describen el síndrome de Frégoli, nombre tomado del actor italiano Leopoldo Frégoli, quien era reconocido por su habilidad para hacer rápidos cambios en su apariencia durante sus actuaciones. Se caracteriza por la creencia de que algunas personas han cambiado su apariencia para asemejarse a familiares o conocidos con intenciones malignas. Se trata de una hiperidentificación en la que existe una fuerte convicción de que varias personas diferentes son en realidad el mismo individuo, que se encuentra disfrazado. A diferencia del síndrome de Capgras, en este el paciente pasa por alto diferencias físicas obvias, mientras que en el de Capgras las diferencias físicas son imaginadas.

Síndrome de intermetamorfosis

Fue descrito por Courbon y Tusques en 1932. En este síndrome existe una fuerte convicción de que personas conocidas o desconocidas por el paciente tienen la capacidad de intercambiar sus identidades tanto en el plano físico como psicológico. Hay una gran falta de estudios sobre este síndrome; la mayoría de las publicaciones se basan en casos individuales. Ocurre de forma esporádica, y muchas veces coexiste en pacientes con esquizofrenia. Existe otro tipo de intermetamorfosis, llamada *intermetamorfosis reversa*, en la que los síntomas se centran específicamente en el propio paciente y no en su entorno.

Síndrome de dobles subjetivos

En 1978, Christodoulou se refiere a este síndrome cuando un extraño es transformado físicamente pero no psicológicamente en el propio paciente; es decir, cuando el paciente cree que hay un doble de sí mismo actuando independientemente de él.

En este síndrome, las personas afectadas creen que existen individuos que son físicamente idénticos a ellas. Se trata de una hiperidentificación, al igual que en el síndrome de Frégoli y en el de intermetamorfosis.

Síndrome de paramnesia reduplicativa

Fue descrito en 1903 por el neurólogo Arnold Pick. Se trata de la creencia delirante por parte del paciente de que un sitio o lugar ha sido duplicado, de manera que existen ambos espacios de forma simultánea o trasladados a otra localización.

Síndrome de pluralización clonal

Este síndrome se basa en la creencia de que alguien conocido tiene múltiples copias, a las que denomina *clones*.

Trastorno de autoidentificación

Fue descrito por Ramachandran en 1997. Se conoce también como *signo del espejo* o *trastorno delirante de identificación de la imagen del espejo*. Es común en pacientes con demencia. No obstante, existen casos de sujetos con un deterioro cognitivo leve que sufren un trastorno de autoidentificación grave que se encuentra limitado a la imposibilidad de autoidentificación. Estos pacientes no son capaces de reconocerse a sí mismos en el espejo, pero sí tienen conservada la capacidad de reconocer a otras personas en este, por lo que no tienen ningún impedimento para el reconocimiento de caras familiares. Es un trastorno que se vincula de manera habitual a la demencia y de forma particular, a la enfermedad de Alzheimer.

OTROS TRASTORNOS

Otros trastornos son el síndrome de Cotard, la psicosis autoscópica y los síndromes dependientes de la cultura.

Síndrome de Cotard

Fue presentado en 1880 por Jules Cotard como un delirio hipocondríaco en pacientes con melancolía ansiosa para luego referirse al mismo cuadro clínico como *delirio de negación*. Este delirio puede expresarse desde la negación de la existencia de diversas partes del cuerpo del paciente hasta la de la propia existencia, incluso la del mundo entero. Además, puede culminar en una forma de delirio seudomegalomaníaco o *delirio de enormidad*, caracterizado por ideas de inmortalidad e inmensidad. Se trata de un síndrome poco frecuente, grave, que representa alto riesgo de autoagresión y suicidio por parte del sujeto. Su presencia se asocia a diversos cuadros, principalmente neuropsiquiátricos, como trastorno bipolar, trastorno depresivo, esquizofrenia, enfermedad de Parkinson, enfermedad cerebrovascular isquémica, epilepsia, hemorragia subdural, atrofia de la corteza insular y catatonía, entre otras. Responde al tratamiento básico de la enfermedad a la que va asociado, y suele tener mayor persistencia y peor pronóstico en los cuadros asociados a demencia.

Psicosis autoscópica

El síntoma característico de este fenómeno es sufrir una alucinación visual de parte o de todo el cuerpo de la propia persona. El sujeto se percibe como si apareciese en un espejo, de color transparente, imitando los propios movimientos. Se trata de una despersonalización, aunque algunos autores la consideran una alteración del esquema corporal. Es un fenómeno raro, del cual se desconoce la causa. Algunas hipótesis se centran en la alteración episódica de los lóbulos temporoparietales, que alteraría la vivencia del yo, junto con una alteración de ciertas zonas de la corteza visual. Los síntomas tienen poco significado clínico; en general, el paciente que los sufre suele mantener una considerable distancia emocional respecto al fenómeno, que, por otra parte, tampoco implica riesgo de enfermedad psicótica. No es solamente una alucinación visual, ya que las sensaciones somáticas y cinestésicas deben estar presentes para darle al sujeto la impresión de que la alucinación es él.

Se conocen varios tipos: la autoscopia simple o doble, la autoscopia interna y la autoscopia negativa. En la forma *típica*, parte del cuerpo, generalmente la cara o el busto, aparece como en un espejo. El espectro, aunque nítido, es incoloro y transparente. Aparece súbitamente, sobre todo al anochecer, e imita los movimientos, maneras, conversación, expresión facial y vestimenta del paciente. La aparición dura unos pocos segundos, durante los cuales hay otras percepciones alucinatorias simultáneas. El paciente se da cuenta de la irrealidad de la experiencia y reacciona emocionalmente. Algunos enfermos la tienen una vez en la vida, mientras que otros la sufren de manera repetida. Cuando se debe a una lesión orgánica, la imagen aparece en el campo visual contralateral. En la *autoscopia interna*, los sujetos alucinan sus propios órganos internos. La descripción de estos últimos es similar a la esperada de un lego que ha visto vísceras de animales. Algunos pacientes, cuando se ven ante un espejo, no perciben su imagen: esta es la *autoscopia negativa*. El síntoma puede ocurrir ocasionalmente en personas sin patología bajo situaciones de estrés emocional intenso. Sin embargo, en estos individuos siempre hay alteración del estado de la conciencia. Puede observarse como síntoma conversivo en el síndrome de Briquet.

Las alucinaciones autoscópicas se pueden dar con más frecuencia en los cuadros agudos con alteraciones del sensorio causados por la epilepsia, lesiones focales de los lóbulos temporoparietales u occipitoparietales y estados infecciosos, tóxicos, traumáticos o vasculares que afecten dichas regiones. En estos casos, el mecanismo patogénico más frecuente es una irritación de las áreas temporoparietales con proyección contralateral de trazos de la memoria visual y estimulación somestésica concomitante. Los diferentes trastornos de la imagen corporal son comunes en los pacientes psiquiátricos. También son frecuentes en algunos trastornos psiquiátricos, como en la esquizofrenia. En todos los pacientes con autoscopia debe valorarse la hospitalización. El tratamiento está dirigido al manejo del trastorno neurológico o psiquiátrico causal.

Síndromes dependientes de la cultura

Existe una cantidad importante de trastornos delirantes que se presentan en grupos étnicos y culturales específicos y que adquieren formas clínicas específicas.

Koro

Se trata de una patología descrita en China y en otros lugares del Lejano Oriente. El paciente desarrolla la creencia de que sus genitales se están retrayendo dentro del cuerpo. Lo típico es que un varón crea que su pene se está retrayendo, mientras que las mujeres creen que son sus pechos los que se retraen. Las personas que presentan esta patología no suelen tener antecedentes de enfermedad mental, y el trastorno remite de forma espontánea. Uno de los remedios tradicionales consiste en que los familiares tiren de los genitales de la persona (o de los pechos) para evitar que se retraigan. Se ha documentado la aparición de epidemias de koro en regiones remotas de China.

Piblokto

Aparece en la población esquimal y también se llama *histeria ártica*. Se trata de mujeres que presentan ataques de 1-2 horas por los que gritan, lloran, se rasgan la ropa, se tiran al suelo y pueden imitar gritos de animales. Tras el episodio, se recuperan completamente y no recuerdan lo ocurrido. Los esquimales son muy reacios a tocar a estas personas durante el episodio por la creencia de que los espíritus malignos son los que lo provocan. Las descripciones parecen encajar con un estado disociativo.

Amok

Los pacientes tienen un estado de violencia repentino y no provocado, con ira incontrolada, durante el cual las personas afectadas corren sin rumbo atacando y dañando indiscriminadamente a quien se pone en su camino. Tras el ataque, el sujeto no recuerda el episodio y, a menudo, acaba suicidándose. El único tratamiento inmediato consiste en el control físico del paciente. El ataque suele durar unas horas; después, el sujeto puede necesitar tratamiento por un trastorno psicótico crónico, que puede haber sido la causa subyacente de este episodio. Se ha descrito en Malasia.

Wihtigo

Es un trastorno descrito en los indios norteamericanos. Las personas afectadas creen que han sido transformadas en un monstruo gigante que come carne humana. Se inicia con trastornos intestinales, como anorexia o náuseas. El paciente está caviloso, teme convertirse en un wihtigo, se retrae, está triste, insomne y angustiado. Finalmente, los temores se convierten en la creencia delirante de una posesión completa y el sujeto manifiesta una conducta antropofágica.

Ataque de nervios

Es un cuadro clínico descrito en personas de origen puertorriqueño y caracterizado por manifestaciones bruscas durante las cuales los síntomas de ansiedad y disociativos aparecen de forma conjunta. Realizan atribuciones a la «pérdida del alma» inducida por un susto intenso, a menudo sobrenatural. Remite con sedantes.

PUNTOS CLAVE

- Los pacientes con trastornos por ideas delirantes constituyen un grupo de difícil manejo. Establecer una buena relación entre el médico y el paciente e intentar que este pueda relacionar sus síntomas con determinadas experiencias constituirán la base del tratamiento.
- El trastorno esquizofreniforme y el trastorno psicótico breve representan dos entidades para cuyo diagnóstico el criterio temporal es determinante, aunque el abordaje farmacológico no difiera sustancialmente del utilizado en la esquizofrenia.
- El trastorno psicótico compartido representa un claro

ejemplo del «contagio» de la ideación delirante a personas que conviven estrechamente junto a otras que deliran primariamente. De ahí, el recurso terapéutico de la separación.
- Existen otros síndromes delirantes, no contemplados en las clasificaciones actuales, como son los síndromes de identificación errónea, el síndrome de Cotard, la psicosis autoscópica y los síndromes dependientes de la cultura, que representan un grupo muy heterogéneo de cuadros clínicos que pueden aparecer en sujetos con diferentes enfermedades psiquiátricas o neurológicas.

BIBLIOGRAFÍA

Abdel-Hamid M, Brüne M. Neuropsychological aspects of delusional disorder. Curr Psychiatry Rep. 2008;10(3):229-34.

Agüera Ortiz LF. Psiquiatría geriátrica. 3ª ed. Barcelona: Elsevier. España; 2021.

American Psychiatric Association. Diagnostic and statistical manual of mental disorders (DSM-II). 2ª ed. Washington D. C.: American Psychiatric Association; 1968.

American Psychiatric Association. Diagnostic and statistical manual of mental disorders (DSM-III). 3ª ed. Washington D. C.: American Psychiatric Association; 1980.

American Psychiatric Association. Diagnostic and statistical manual of mental disorders (DSM-IV). 4ª ed. Washington D. C.: American Psychiatric Association; 1994.

American Psychiatric Association. Diagnostic and statistical manual of mental disorders (DSM-IV-TR). 4ª ed. revisada. Washington D. C.: American Psychiatric Association; 2000.

American Psychiatric Association. Diagnostic and statistical manual of mental disorders (DSM-5). 5ª ed. Washington D. C.: American Psychiatric Association; 2013.

American Psychiatric Association. Guía de Consulta de los Criterios Diagnósticos del DSM-5-TR. 5ª ed. Madrid: Editorial Médica Panamericana; 2023.

Arjmand S, Kohlmeier KA, Behzadi M, Ilaghi M, Mazhari S, Shabani M. Looking into a deluded brain through a neuroimaging lens. Neuroscientist. 2021;27(1):73-87.

Barrelle A, Luauté JP. Capgras syndrome and other delusional misidentification syndromes. Front Neurol Neurosci. 2017;42:35-43.

Bell V, Halligan PW, Ellis HD. Explaining delusions: a cognitive perspective. Trends Cogn Sci. 2006;10(5):219-26.

Berrios GE. The history of mental symptoms: descriptive psychopathology since the nineteenth century. Cambridge: Cambridge University Press; 1996.

Campana A, Gambini O, Scarone S. Delusional disorder and eye tracking dysfunction: preliminary evidence of biological and clinical heterogeneity. Schizophr Res. 1998;30(1):51-8.

Cardno AG, McGuffin P. Genetics and delusional disorder. Behav Sci Law. 2006;24(3):257-76.

Conway CR, Bollini AM, Graham BG, Keefe RS, Schiffman SS, McEvoy JP. Sensory acuity and reasoning in delusional disorder. Compr Psychiatry. 2002;43(3):175-8.

Enoch D, Trethowan. Uncommon psychiatric syndromes. Oxford: Butterworth Heinemann; 1991.

Fusar-Poli P, Salazar de Pablo G, Rajkumar RP, López-Díaz Á, Malhotra S, Heckers S et al. Diagnosis, prognosis, and treatment of brief psychotic episodes: a review and research agenda. Lancet Psychiatr. 2022;9(1):72-83.

Gaebel W, Kerst A, Stricker J. Classification and diagnosis of schizophrenia or other primary psychotic disorders: changes from ICD-10 to ICD-11 and implementation in clinical practice. Psychiatr Danub. 2020;32(3-4):320-24.

Garety PA, Freeman D. The past and future of delusions research: from the inexplicable to the treatable. Br J Psychiatry. 2013;203(5):327-33.

González Castro NC. Trastorno delirante: ¿es realmente diferente de la esquizofrenia? [tesis doctoral]. Barcelona: Universidad Autónoma de Barcelona; 2014.

González-Rodríguez A, Guardia Delgado A, Álvarez Pedrero A, Fucho-Rius G, Martí JM, Betriu M et al. Delusional disorder. Psicosom Psiquiatr. 2021;16:56-67.

González-Rodríguez A, Seeman MV. Differences between delusional disorder and schizophrenia: A mini narrative review. World J Psychiatry. 2022;12(5):683-692.

Guàrdia A, González-Rodríguez A, Betriu M, Monreal JA, Palao DJ, Labad J. Culture-bound syndromes. Psicosom Psiquiatr. 2020;12:55-69.

Huber M, Kirchler E, Karner M, Pycha R. Delusional parasitosis and the dopamine transporter. A new insight of etiology? Med Hypotheses. 2007;68(6):1351-8.

Ibáñez Casas I. Neuropsicología del fenotipo paranoide [tesis doctoral]. Granada: Universidad de Granada; 2011.

Klein CA, Hirachan S. The masks of identities: who's who? Delusional misidentification syndromes. J Am Acad Psychiatry Law. 2014;42(3):369-78.

Leal Cercós C, Gisbert Calabuig JA, Sánchez Blanque A. Psicosis endógenas (I): psicosis esquizofrénicas y paranoia. En: Gisbert Calabuig JA, editor. Medicina legal y toxicológica. 7ª ed. Barcelona: Elsevier; 2018. p. 1221-1239.

Morimoto K, Miyatake R, Nakamura M, Watanabe T, Hirao T, Suwaki H. Delusional disorder: molecular genetic evidence for dopamine psychosis. Neuropsychopharmacology. 2002;26(6):794-801.

Muñoz-Negro JE, Cervilla JA. The comprehensive treatment of delusional disorder. Rev Psiquiatr Salud Ment. 2017;10(4):221-23.

Politis M, Loane C. Reduplicative paramnesia: a review. Psychopathology. 2012;45:337-43.

Prakash S, Mandal P. Culture-bound syndromes: nosological and management issues. Indian J Psychiatry. 2014;56(1):99.

Roane DM, Feinberg TE, Liberta TA. Delusional misidentification of the mirror image. Curr Neurol Neurosci Rep. 2019;19(8):55.

Salavert J, Berrospi M, Miralles ML, Dueñas RM, Tiffon ML, San Molina L. El trastorno delirante. Revisando los aspectos de la paranoia. Rev Psiquiatr Fac Med Barc. 2003;30(6):304-13.

Vallejo Ruiloba J. Introducción a la psicopatología y la psiquiatría. 8ª ed. Barcelona: Masson; 2015.

Vicens V, Radua J, Salvador R, Anguera-Camós M, Canales-Rodríguez EJ, Sarró S et al. Structural and functional brain changes in delusional disorder. Br J Psychiatry. 2016;208(2):153-9.

Organización Mundial de la Salud. Clasificación de los Trastornos Mentales y del Comportamiento: descripción clínica y guía diagnóstica. 10ª ed. (CIE-10). Ginebra: Organización Mundial de la Salud; 1992.

Organización Mundial de la Salud. CIE-11. Guía de referencia. 11ª ed. Ginebra: Organización Mundial de la Salud; 2022.

Organización Mundial de la Salud. Clasificación Internacional de Enfermedades. 11ª ed. (CIE-11). Ginebra: Organización Mundial de la Salud; 2023.

Organización Mundial de la Salud. Clasificación Estadística Internacional de Enfermedades y Problemas Relacionados con la Salud. 9ª ed. (CIE-9). Ginebra: Organización Mundial de la Salud; 1978.

Zielasek J, Gaebel W. Schizophrenie und andere primäre psychotische Störungen in ICD-11 [Schizophrenia and other primary psychotic disorders in ICD-11]. Fortschr Neurol Psychiatr. 2018;86(3):178-183.

Trastornos afectivos

7

7.1   *Trastornos depresivos*

N. Cardoner Álvarez

 OBJETIVOS

- Comprender exhaustivamente los trastornos depresivos y abarcar los criterios diagnósticos y las clasificaciones más recientes.
- Profundizar en la etiopatogenia, los signos y síntomas típicos y los subtipos de depresión.
- Discutir ampliamente las modalidades de tratamiento basadas en la evidencia, incluidas las psicoterapias, las farmacoterapias y otros tratamientos físicos.
- Ser conscientes de la importancia de la detección precoz y de las intervenciones adecuadas, que conducen a un mejor pronóstico y a una mejor calidad de vida de las personas afectadas por la depresión.
- Abordar cada caso con detenimiento para establecer un diagnóstico diferencial preciso y desarrollar un plan terapéutico a medida, teniendo en cuenta las características únicas de cada paciente.

INTRODUCCIÓN

La depresión es un problema de salud prevalente y debilitante que afecta aproximadamente al 6 % de la población, con una prevalencia media a lo largo de la vida del 18-20 %. Su compleja etiología implica intrincadas interacciones de factores sociales, psicológicos y biológicos, lo que da lugar a una expresión clínica heterogénea que puede plantear dificultades de detección y tratamiento. La naturaleza multifactorial de la depresión tiene importantes implicaciones para su curso y respuesta terapéutica.

El término *depresión* abarca hasta tres definiciones distintas: como síntoma, como síndrome y como enfermedad. Como síntoma, puede manifestarse junto con otros trastornos psicológicos, como los trastornos de ansiedad. Como síndrome, agrupa síntomas característicos en un trastorno distinto. Desde la perspectiva del modelo médico, la depresión se considera una enfermedad de etiología compleja, con una presentación clínica, un curso, un pronóstico y unas opciones de tratamiento específicos.

Este capítulo se centra en las depresiones unipolares (y sus diferencias con las depresiones bipolares) caracterizadas por la ausencia de episodios maníacos o hipomaníacos en el curso de la enfermedad. El término más utilizado actualmente en psiquiatría para esta forma de enfermedad depresiva es *trastorno depresivo mayor* o *depresión mayor*. Centrarse en las depresiones unipolares implica que se pueden dilucidar mejor los aspectos específicos de este tipo de depresión y

mejorar la comprensión de sus mecanismos subyacentes y opciones terapéuticas.

La depresión mayor o la depresión unipolar se presenta con una serie de síntomas, que incluyen un bajo estado de ánimo persistente, pérdida de interés o placer (anhedonia), cambios en el apetito y los patrones de sueño, fatiga, sentimientos de inutilidad y pensamientos suicidas. La gravedad y duración de estos síntomas varían de una persona a otra, lo que a veces dificulta el diagnóstico.

Los factores psicosociales (como los acontecimientos vitales adversos, el estrés crónico y los traumas en los primeros años de la vida) desempeñan un papel importante en el desarrollo de la depresión. Además, la vulnerabilidad genética puede aumentar el riesgo de desarrollar el trastorno, lo que pone de relieve la interacción entre la naturaleza y el entorno o crianza en la etiología de la depresión.

Los mecanismos neurobiológicos subyacentes a la depresión implican una desregulación de los sistemas neurotransmisores: en particular, la serotonina, la noradrenalina y la dopamina. También se han observado cambios estructurales y funcionales en regiones cerebrales asociadas al procesamiento de las emociones, como la amígdala y la corteza prefrontal. Los cambios inflamatorios y neuroendocrinos también desempeñan un papel relevante.

El tratamiento de la depresión unipolar incluye diversas modalidades, como la psicoterapia, la farmacoterapia y, en casos graves, la terapia electroconvulsiva y otras formas de neuromodulación. La terapia cognitivo-conductual y la terapia interpersonal han demostrado su eficacia para controlar los síntomas depresivos y prevenir las recaídas. Los fármacos antidepresivos, como los inhibidores selectivos de la recaptación de serotonina (ISRS) y los inhibidores de la recaptación de serotonina y noradrenalina (IRSN), se prescriben habitualmente para aliviar los síntomas y restablecer la estabilidad del estado de ánimo.

A pesar de la disponibilidad de tratamientos eficaces, una proporción significativa de personas con depresión no logra la remisión, lo que pone de relieve la necesidad de seguir investigando para mejorar las intervenciones terapéuticas. Un enfoque personalizado del tratamiento que tenga en cuenta los factores únicos que contribuyen a la depresión de cada individuo es esencial para optimizar los resultados.

> ! La depresión unipolar es un trastorno complejo y polimorfo, con diversos factores etiológicos y presentaciones clínicas. Comprender la interacción entre los determinantes biológicos, psicológicos y sociales es crucial para un diagnóstico preciso y un tratamiento eficaz. Mediante la investigación continuada y los avances en el tratamiento, es posible esforzarse por aliviar la carga de la depresión y mejorar la calidad de vida de los afectados.

EPIDEMIOLOGÍA

La prevalencia del trastorno depresivo mayor varía significativamente de un país a otro, pero se calcula que afecta, por término medio, al 6 % aproximadamente de la población mundial en un período de 12 meses. Sin embargo, a lo largo de la vida, el riesgo de depresión aumenta considerablemente, casi triplicándose, hasta alcanzar una prevalencia estimada del 18-20 %. Esta elevada cifra evidencia que el trastorno depresivo mayor es una de las enfermedades mentales más prevalentes, ya que puede afectar a casi una de cada cinco personas en algún momento de su vida.

Cabe destacar que, cuando se examina la prevalencia en 12 meses del trastorno depresivo mayor, no hay diferencias sustanciales entre los países de ingresos altos (5,5 %) y los países de ingresos bajos o medios (5,9 %). Esta observación sugiere que la aparición del trastorno depresivo mayor no puede atribuirse únicamente a factores relacionados con el estilo de vida en los países desarrollados o a las condiciones de pobreza en los países menos favorecidos económicamente.

En términos de sexo, la prevalencia de la depresión a lo largo de la vida es casi el doble en las mujeres que en los varones. Se cree que esta discrepancia, a menudo denominada *brecha de sexo* o *género* en la depresión, se debe a una combinación de factores biológicos, psicológicos y ambientales. La mayor susceptibilidad de las mujeres a la depresión puede estar influida por factores hormonales, neurobiológicos y genéticos, así como por diferencias en la forma de expresar y regular las emociones. Además, hay factores ambientales específicos que contribuyen a la brecha de género en la depresión, como los papeles sociales desempeñados por la mujer, la exposición a la discriminación y a la violencia de género, las responsabilidades familiares y laborales y las expectativas culturales asociadas al sexo femenino.

El Global Burden of Disease Consortium ha llevado a cabo una amplia investigación para examinar el impacto del trastorno depresivo mayor en varios países de renta alta y media-baja mediante la medición de los años de vida ajustados en función de la discapacidad. A pesar de las críticas a la ponderación de la discapacidad, múltiples estudios revelan sistemáticamente que la depresión es uno de los trastornos con mayor impacto en la salud, junto con los trastornos musculoesqueléticos y el dolor crónico. De hecho, las encuestas comunitarias asocian sistemáticamente la depresión con los mayores niveles de discapacidad entre los trastornos comunes. Las investigaciones recientes también demuestran que las consecuencias negativas del trastorno depresivo mayor van más allá del bienestar mental y afectan a una variedad de condiciones de salud física.

Los estudios longitudinales han establecido un vínculo claro entre el trastorno depresivo mayor y un riesgo elevado de varias patologías físicas, como la obesidad, las enfermedades cardíacas, el cáncer, la hipertensión, la diabetes *mellitus*, el deterioro cognitivo, los trastornos del movimiento y la enfermedad de Alzheimer. Estos hallazgos ponen de relieve la compleja interacción entre la salud mental y la física.

El impacto del trastorno depresivo mayor en las tasas de mortalidad también es significativo, ya que las personas afectadas se enfrentan a un riesgo de mortalidad de un 60-80 % superior, lo que contribuye al 10 % de la mortalidad por cualquier causa. Esto subraya las graves implicaciones de este trastorno para la salud pública.

ETIOPATOGENIA

La depresión es un trastorno complejo con una etiología multifactorial o poligénica, lo que significa que su desarrollo y su manifestación son el resultado de la interacción de múltiples factores genéticos y ambientales. Como trastorno complejo, la depresión exhibe una herencia no mendeliana, donde varios genes, cada uno con un efecto modesto, contribuyen al riesgo de desarrollar la enfermedad en presencia de factores ambientales específicos. Los genes involucrados en este trastorno provocan cambios y alteraciones que forman parte de su base biológica subyacente.

Factores genéticos

Estudios de gemelos y de adopción han proporcionado evidencia de que el trastorno depresivo mayor tiene un componente genético moderado, ya que los familiares de primer grado de pacientes con depresión enfrentan un riesgo hasta 3 veces mayor de desarrollar la enfermedad. Se estima que aproximadamente el 35 % de la predisposición a la depresión se debe a factores hereditarios. Además, se ha encontrado una superposición genética entre la depresión y otros trastornos psiquiátricos, como la esquizofrenia y el trastorno bipolar. Aunque identificar los genes responsables ha sido un desafío, los estudios de asociación de genoma completo han detectado varios genes con efectos relativamente pequeños en el desarrollo de la depresión.

La falta de hallazgos consistentes y replicables en los estudios de asociación de genoma completo puede explicarse, en parte, por el hecho de que las variantes genéticas relevantes confieren un mayor riesgo solo en presencia de exposición a estresores y otras circunstancias adversas del entorno, lo que se conoce como *interacción gen-ambiente*. Aunque se han identificado varios genes candidatos (como *SLC6A4, CRHR1* y *FKBP5*), las diferentes circunstancias ambientales adversas y los distintos períodos de la vida en que tienen lugar han dificultado la replicación de estudios de genes individuales. Curiosamente, los estudios que investigan los mecanismos moleculares subyacentes a las interacciones gen-ambiente han demostrado que podrían involucrar a la regulación epigenética. Por ejemplo, se ha observado una desmetilación del ácido desoxirribonucleico específica del alelo y dependiente del estrés en los elementos de respuesta glucocorticoidea de un polimorfismo en *FKBP5*. Esta interacción conduce a un aumento en la expresión de *FKBP5* en respuesta al estrés, lo que a su vez provoca resistencia al receptor glucocorticoide. Además, varios estudios han mostrado cambios epigenéticos de manera consistente en los cerebros de modelos animales de depresión, así como en muestras de cerebro *post mortem* de pacientes con depresión, especialmente en aquellos expuestos a adversidades tempranas en la vida.

Otros factores biológicos

A continuación, se desarrollan otros factores biológicos: la hipótesis monoaminérgica, los factores neuroendocrinos y la inflamación.

Hipótesis monoaminérgica de la depresión. Surgió en la década de 1950, después de observar que la reserpina, un fármaco antihipertensivo, podía desencadenar síntomas depresivos al reducir los niveles de neurotransmisores monoaminérgicos, como la serotonina, la noradrenalina y la dopamina. El descubrimiento de los primeros antidepresivos (los tricíclicos y los inhibidores de la monoaminoxidasa) respaldó esta hipótesis al demostrar su efecto sobre la neurotransmisión monoaminérgica. Aunque esta teoría ha sido fundamental en la psicofarmacología y ha guiado el desarrollo de nuevos antidepresivos, no explica completamente la variabilidad en la presentación clínica de la depresión ni la respuesta diferencial a los fármacos. Varios estudios que han evaluado los metabolitos de noradrenalina y serotonina en pacientes con depresión han arrojado resultados inconsistentes, lo que sugiere que el mecanismo subyacente podría ser más complejo. Se ha propuesto que los efectos terapéuticos de los fármacos monoaminérgicos podrían estar relacionados con cambios en la expresión génica cerebral después de un tratamiento continuado. Además, el descubrimiento de nuevos fármacos, como los antidepresivos glutamatérgicos (ketamina, esketamina), con mecanismos de acción distintos a las monoaminas, ha planteado nuevas dudas sobre la explicación monoaminérgica de la depresión. Por lo tanto, aunque la hipótesis monoaminérgica ha sido valiosa en la comprensión y tratamiento de esta enfermedad, es necesario explorar otros posibles modelos explicativos complementarios o alternativos.

Factores neuroendocrinos. El eje hipotálamo-hipófisis-suprarrenal ha sido objeto de investigación durante mucho tiempo en relación con la depresión. Un hallazgo constante en el trastorno depresivo mayor con subtipo melancólico es la presencia de elevados niveles plasmáticos de cortisol, que resultan de una combinación de liberación excesiva de cortisol inducida por el estrés y una inhibición de la retroalimentación mediada por receptores de glucocorticoides. Las alteraciones del eje hipotálamo-hipófisis-suprarrenal también están relacionadas con el deterioro del funcionamiento cognitivo, y el hecho de que no se normalicen se correlaciona con malos resultados clínicos y mayores tasas de recaída. Numerosos estudios han demostrado que el aumento de los niveles de cortisol es un factor de riesgo para futuros episodios depresivos en poblaciones vulnerables. Además, el tratamiento con glucocorticoides sintéticos se correlaciona con un mayor riesgo de suicidio, depresión y otros trastornos neuropsiquiátricos graves. Aunque el tratamiento con antidepresivos ha demostrado reducir los niveles de cortisol en pacientes con depresión, los resultados de los estudios clínicos basados en terapias dirigidas al eje hipotálamo-hipófisis-suprarrenal no han demostrado eficacia.

Inflamación. Investigaciones en modelos animales y estudios clínicos han sugerido que los mecanismos inflamatorios pueden ser cruciales para el desarrollo de la depresión. Se ha observado que las infecciones graves previas y las enfermedades autoinmunitarias aumentan el riesgo de esta enfermedad. Además, los pacientes que reciben tratamientos con citocinas también tienden a desarrollar síntomas depresivos. En pacientes con depresión, se han detectado niveles elevados de citocinas, como el factor de necrosis tumoral y la interleucina-6, y estudios prospectivos a gran escala han indicado que los niveles elevados de interleucina-6 durante la infancia aumentan significativamente el riesgo de desarrollar depresión en la edad adulta. También se ha identificado la inflamación de bajo grado, que se caracteriza por niveles crónicamente elevados de mediadores inflamatorios, como un factor de riesgo potencial para el desarrollo de depresión. Esta inflamación sistémica de baja intensidad puede afectar al sistema nervioso central, lo que contribuye a la neuroinflamación, la activación microglial y los cambios en la función neuronal. En el tejido cerebral de pacientes con depresión, los análisis *post mortem* y las técnicas de neuroimagen han mostrado la presencia de neuroinflamación y activación microglial. Los resultados iniciales del uso de fármacos antiinflamatorios en el tratamiento de la depresión respaldan aún más el papel de la inflamación como factor causal y exacerbante de esta.

Alteraciones de la estructura y la función cerebral

En las siguientes líneas, se desarrollan las alteraciones de la estructura y la función cerebral, para lo que se estudian las bases neuroestructurales, las bases neurofuncionales y la neuroplasticidad.

Bases neuroestructurales. Los estudios de neuroimagen, especialmente la resonancia magnética estructural, han sido fundamentales para comprender las modificaciones en la estructura cerebral relacionadas con la depresión. Estos cambios cerebrales parecen surgir de una combinación de mecanismos moleculares y celulares relacionados con la fisiopatología del trastorno. Diversos estudios han investigado los volúmenes cerebrales en pacientes con depresión y, aunque se han observado volúmenes menores en varias áreas cerebrales, la reducción del volumen del hipocampo es un hallazgo repetido en personas con este trastorno. Además, se han detectado volúmenes más pequeños y adelgazamiento cortical en determinadas áreas, como la corteza orbitofrontal, el cíngulo anterior y el posterior, la ínsula y los lóbulos temporales. Si bien gran parte de las pruebas sugieren que la reducción de estos volúmenes es resultado del curso evolutivo del trastorno, algunos estudios indican que el volumen menor del hipocampo puede estar presente desde el primer episodio depresivo.

Bases neurofuncionales. Las investigaciones en neuroimagen han identificado anomalías en la activación o conectividad de varios circuitos cerebrales. Un hallazgo frecuente es el aumento anormal de la conectividad y la activación en el sistema límbico, particularmente en la amígdala. Además, tanto el cíngulo anterior dorsal como la ínsula anterior muestran un aumento de la actividad asociado con un sesgo dirigido hacia la información negativa y los pensamientos rumiativos. Por otro lado, se ha detectado una menor actividad y conectividad del estriado ventral y otras áreas relacionadas con la gratificación y la recompensa, lo que conduce a una menor activación de áreas de procesamiento de este tipo de estímulos relevantes, como el cíngulo dorsal y la ínsula anterior, que están implicados en la regulación emocional y la toma de decisiones. La red de modo por defecto, que muestra una mayor actividad durante los estados de «reposo», también ha sido objeto de investigación en la depresión. Se ha observado que la conectividad en esta red aumenta en la depresión aguda, y que se correlaciona positivamente con medidas de rumiación. Por otro lado, la interacción dinámica entre la activación frontoparietal y la desactivación de la red en modo por defecto está alterada en la depresión, lo que podría contribuir a los déficits cognitivos en pacientes con esta patología. Además, se ha observado que la conectividad frontoparietal disminuye tanto en reposo como en respuesta a estímulos negativos, lo que puede contribuir a evaluaciones cognitivas inadecuadas de acontecimientos negativos.

Neuroplasticidad. Se ha demostrado que la disfunción del eje hipotálamo-hipófisis-suprarrenal y los mecanismos inflamatorios pueden provocar síntomas depresivos al alterar la neuroplasticidad y la neurogénesis en el cerebro adulto, un proceso en el que se generan nuevas neuronas a partir de células madre pluripotentes. El factor neurotrófico derivado del cerebro, una proteína reguladora de la neurogénesis, se ha observado en niveles reducidos en pacientes con depresión, y se ha demostrado que puede restablecerse mediante tratamientos antidepresivos farmacológicos y no farmacológicos. Aunque el papel exacto de la neurogénesis en la depresión aún se debate, se ha sugerido que podría fomentar la capacidad de resistir el estrés, lo que subyace a los efectos clínicos de los antidepresivos en humanos.

Factores psicosociales

Los factores psicosociales también son fundamentales en la etiología de la depresión, ya que interactúan con los factores biológicos y genéticos. Entre estos factores, se encuentran los acontecimientos vitales estresantes, como la pérdida de seres queridos, el divorcio, el desempleo o los traumas. Asimismo, el apoyo social insuficiente, las relaciones interpersonales conflictivas y el aislamiento social y la soledad pueden contribuir al desarrollo del trastorno.

Las condiciones socioeconómicas adversas, como la pobreza y la desigualdad, también se asocian a un mayor riesgo de depresión. Crecer en un entorno familiar disfuncional, con antecedentes de abusos físicos, sexuales o emocionales, así como de negligencia o abandono, aumenta la vulnerabilidad a la depresión en la edad adulta. Además, los factores de personalidad (como el neuroticismo y la baja autoestima) y ciertos sesgos cognitivos negativos (como la atención, la memoria y la interpretación sesgadas hacia lo negativo), así como un estilo de respuesta rumiativa caracterizado por un análisis excesivo de los problemas, pueden predisponer al trastorno depresivo mayor.

> **!** La etiopatogenia de la depresión es compleja y multifactorial. Involucra una interacción de factores genéticos, biológicos, neuroendocrinos, inflamatorios, de estructura y función cerebral, así como factores psicosociales. Comprender esta complejidad es fundamental para desarrollar enfoques terapéuticos más efectivos y personalizados para el tratamiento de la esta enfermedad.

CARACTERÍSTICAS CLÍNICAS DE LA DEPRESIÓN

La descripción de un síndrome depresivo viene determinada por la detección e intensidad de una serie de síntomas y signos característicos que pueden agruparse en cinco áreas: afectividad, pensamiento-cognición, conducta-psicomotricidad, ritmos biológicos y trastornos somáticos.

Afectividad

Los ejes nucleares de la depresión son la tristeza y la anhedonia. La tristeza depresiva afecta a todas las esferas de las relaciones intrapersonales e interpersonales del individuo. Las personas que sufren depresión pueden expresar una tristeza diferente a la sufrida en otros momentos de sus vidas (especialmente en relación con las pérdidas afectivas). Describen una tristeza más global, más intensa, inexplicable (respecto a su experiencia emocional), y, en numerosas ocasiones, la describen como corporal, refiriéndola a una localización física concreta, básicamente la zona precordial o epigástrica. Esta experiencia diferencial de la tristeza se ha denominado *tristeza vital*; la diferencia destaca no solo cuantitativamente (mayor intensidad), sino también cualitativamente respecto a otras formas de tristeza. La expresión verbal de este sentimiento varía según la intensidad y el nivel cultural: *falta de ilusión, vacío, pena, aflicción, desesperación* y *dolor* son los términos más utilizados, junto con *tristeza*. En ocasiones, esta tristeza patológica puede quedar oculta por el resto de la sintomatología. En casos extremos, se puede hablar de una anestesia afectiva que expresa un sentimiento de «vacío interior» o «falta de sentimientos», que se asocia a una incapacidad para sufrir o preocuparse por otros sentimientos que no sean su propia tristeza patológica; no pueden sentir pena ni, por supuesto, alegría o placer, compasión o dolor por acontecimientos desafortunados que hacen sufrir a los suyos y por los que en otros momentos de su vida se sintieron profundamente conmovidos.

La anhedonia se refiere a una experiencia profunda y angustiosa de pérdida o disminución de la capacidad de experimentar placer o interés por actividades anteriormente placenteras o gratificantes. Este fenómeno puede manifestarse de dos formas distintas: anhedonia parcial y anhedonia total. La parcial implica la incapacidad de anticipar o buscar placer en actividades previamente placenteras o gratificantes, lo que puede conducir a una falta de motivación o interés por participar en aficiones, interacciones sociales o incluso actividades cotidianas básicas. Quienes la padecen pueden tener dificultades para emocionarse o entusiasmarse con acontecimientos o experiencias que antes esperaban con ilusión, lo que les deja una sensación de vacío emocional y desapego. La anhedonia total, por otra parte, es un estado más grave en el que se pierde por completo la capacidad de disfrutar o sentir placer por cualquier aspecto de la vida. En esta forma profunda de anhedonia, las personas pueden describirse a sí mismas como emocionalmente insensibles, indiferentes o ajenas a lo que les rodea.

Además de la tristeza y la anhedonia, pueden aparecer otros estados emocionales, como sintomatología ansiosa de expresión tanto psíquica como somática, irritabilidad u hostilidad.

Pensamiento-cognición

El pensamiento, en la mayoría de los casos, está enlentecido y los contenidos son monotemáticos, pesimistas y de tono y valencia negativos, centrados en vivencias de desánimo e incapacidad. El sentimiento de culpa es frecuente, así como las preocupaciones económicas y somáticas. Estos pensamientos pueden llegar a ser repetitivos, rumiativos y obsesivos, y en ciertos casos pueden adquirir un carácter delirante. Por otro lado, se describen trastornos cognitivos que afectan a la atención, la concentración, la memoria y las funciones ejecutivas, que pueden ser reversibles y remitir al alcanzar la eutimia o, en algunos casos, persistir en el tiempo.

Síntomas psicomotores-conductuales

Puede observarse una disminución de la expresión verbal, enlentecimiento global, pocas asociaciones, aumento de las pausas y de la latencia de respuesta o verbalización monótona. A menudo, se acompaña de una facies amímica, con disminución de los movimientos espontáneos y de los movimientos de la mirada. Simultáneamente o en determinados momentos, puede observarse temblor, inquietud, agitación y movimientos repetitivos (frotarse las manos; tocarse repetidamente distintas zonas del cuerpo, como la cabeza, el pelo y la cara; abrir y cerrar los dedos; balancear el tronco).

La relación entre la presencia de inhibición y el estado de ánimo es evidente, pero compleja de explicar. Algunas depresiones inhibidas no expresan tristeza o esta no es aparente; por el contrario, las depresiones con tristeza intensa no siempre muestran inhibición. En muchos casos, por otra parte, la agitación parece estar relacionada con la edad y con la presencia de delirio; los pacientes mayores tienden a estar más agitados que los jóvenes, y la presencia de ideas delirantes puede condicionar una marcada inquietud o agitación motora.

El comportamiento suicida es el acontecimiento más grave de la depresión y se produce en el 10-15 % de los casos. Pueden detectarse conductas autodestructivas encubiertas (como el abuso de sustancias), conductas de riesgo (como la conducción temeraria), trastornos alimentarios (como los atracones o la restricción de la ingesta de alimentos) o el abandono del autocuidado.

Ritmos biológicos

El empeoramiento matutino del cuadro clínico y el despertar precoz (3-4 horas antes por la mañana), así como la aparición, recurrencia o empeoramiento estacional del cuadro (primavera y otoño), se consideran habituales en algunos episodios depresivos. Determinadas circunstancias clínicas (como la edad, la gravedad y la persistencia clínica) pueden atenuar la expresión de las alteraciones cronobiológicas. Por ello, es más difícil detectarlas en personas jóvenes y ancianas, en episodios graves (y/o con síntomas psicóticos) o en procesos de larga duración con persistencia de sintomatología depresiva. Además, en muchos pacientes, esta variación diurna se observa más allá del estado de ánimo; las alteraciones motoras, el componente cognitivo de la depresión y el comportamiento relacional varían de un momento a otro del día, especialmente cuando se comparan las primeras horas de la mañana y las últimas de la tarde.

Síntomas somáticos

El insomnio y la hipersomnia son los trastornos del sueño más frecuentes. Los pacientes que sufren depresión suelen referir insomnio, que en muchos casos se traduce en dificultad para mantener el sueño más que para conciliarlo, es decir, insomnio de mantenimiento o segunda fase, más que insomnio de conciliación o primera fase, lo que en muchos casos se asocia a un despertar precoz.

En general, hay una disminución del deseo sexual. También es común, en la mayoría de los casos, la pérdida de apetito y de peso, aunque en determinados pacientes se puede producir hiperfagia y un aumento ponderal.

Además de la astenia, que a veces aparece como síntoma principal, también son frecuentes otros síntomas, como cefaleas, amenorrea, sequedad de boca, estreñimiento y palpitaciones. La desregulación vegetativa es bastante constante y, a veces, es tan importante que constituye el aspecto clínico más relevante, en ocasiones en forma de crisis de sudoración. Es importante señalar que muchos de estos síntomas son inespecíficos y pueden estar presentes en otros trastornos psiquiátricos o incluso ser, algunos de ellos, secundarios al tratamiento antidepresivo (como la sequedad de boca o el estreñimiento), lo que justifica una cuidadosa evaluación y diferenciación para emitir el diagnóstico con precisión.

DIAGNÓSTICO

El enfoque diagnóstico actual de la depresión, de la manera como se describe en la CIE-11 o como propone el DSM desde su tercera edición, conceptualiza la depresión como un síndrome que comprende un conjunto clínicamente reconocible de experiencias relatadas (síntomas) y comportamientos observados (signos) asociados a angustia e interferencia con el funcionamiento personal.

Para establecer un diagnóstico de depresión, un individuo debe tener al menos cinco de nueve o diez síntomas o signos de una lista específica, presentes la mayor parte del día, casi todos los días, durante un mínimo de 2 semanas. El primer o segundo síntoma o signo de la lista es obligatorio para el diagnóstico. La alteración del estado de ánimo debe conducir a un deterioro funcional significativo, en el que el individuo solo pueda mantener su funcionamiento mediante un esfuerzo adicional considerable. Es importante excluir otras posibles causas de los síntomas y signos, como otra afección médica (por ejemplo, un tumor cerebral), los efectos de sustancias o medicamentos, o síntomas que se expliquen mejor por el duelo.

La lista de síntomas y signos utilizada en la CIE-11 es similar a la propuesta del DSM desde su tercera edición (**Tabla 7.1-1**).

Esta lista se basa en las mejores pruebas disponibles y ha mostrado valores predictivos positivos de más del 75 % para distinguir a los individuos con depresión de los que no la padecen. El síntoma *desesperanza sobre futuro*, exclusivo de la CIE-11, demostró ser muy eficaz para diferenciar a las personas con depresión. Otro síntoma, la *disminución de la motivación*, superó a muchos de los síntomas y signos actualmente incluidos en la lista; podría considerarse su inclusión en los criterios diagnósticos futuros.

Otros síntomas y signos no incluidos en estas definiciones, como la falta de respuesta del estado de ánimo, la ira, la irritabilidad, la ansiedad psíquica y los concomitantes somáticos de la ansiedad (por ejemplo, cefaleas y tensión muscular), también discriminaban entre individuos con y sin depresión, pero en menor medida que los síntomas y signos enumerados en el DSM-5-TR y la CIE-11.

Se debe tener en cuenta que, si bien ambas clasificaciones comparten varios síntomas comunes para el diagnóstico de la depresión, existen ligeras diferencias en los síntomas específicos incluidos en sus respectivas listas. La CIE-11 incluye

desesperanza sobre el futuro como un síntoma específico, pero no está listado en el DSM-5-TR. Por otro lado, el DSM-5-TR incluye *pensamientos/intentos suicidas* como un síntoma específico, mientras que la CIE-11 no lo enumera como un síntoma separado, sino que lo incluye dentro de la categoría más amplia de *comportamiento suicida*.

Cabe destacar la importancia de los criterios de dominio de investigación (*research domain criteria*), que son un enfoque desarrollado por el Instituto Nacional de Salud Mental de Estados Unidos para complementar el DSM-5-TR y la CIE-11, y que proporcionan un marco diferente para organizar la investigación en salud mental. A diferencia del DSM-5-TR, los criterios de dominio de investigación no pretenden ser un sistema de diagnóstico, sino un marco para investigar.

El enfoque de los criterios de dominio de investigación implica una matriz en la que las filas representan constructos funcionales específicos relacionados con diversos aspectos del funcionamiento mental. Estos constructos se caracterizan por sus componentes biológicos y psicológicos subyacentes, incluidos genes, moléculas, células, circuitos, fisiología, autoinformes y paradigmas conductuales utilizados para medirlos.

Los constructos se agrupan a su vez en cinco dominios de funcionamiento de nivel superior:

- Dominio de sistemas de valencia negativa:
  - Abarca la investigación relacionada con el miedo, la ansiedad y la pérdida.
  - Se centra en la comprensión de los mecanismos biológicos y psicológicos subyacentes asociados a las emociones negativas y la angustia.
- Dominio de sistemas de valencia positiva:
  - Abarca el estudio de la búsqueda de recompensas y las conductas consumatorias.
  - Su objetivo es comprender las bases biológicas y psicológicas de las emociones positivas y la motivación.
- Dominio de sistemas cognitivos. Se centra en la comprensión de diversos procesos cognitivos, como la percepción, la atención, la memoria y la toma de decisiones, y sus fundamentos neuronales.
- Dominio de sistemas para procesos sociales:
  - Incluye la investigación relacionada con la cognición social, las interacciones interpersonales y el comportamiento social.
  - Su objetivo es comprender los mecanismos neuronales que subyacen al funcionamiento social.
- Dominio de sistemas de excitación y regulación. Se ocupa de generar la activación de los sistemas neuronales apropiada para diversas acciones y el control homeostático, incluido el equilibrio energético y el sueño.

El objetivo último de los criterios de dominio de investigación es desarrollar una comprensión más profunda y exhaustiva de las bases biológicas y psicosociales de los trastornos psiquiátricos. Al estudiar los constructos de la salud mental en estos diferentes ámbitos y explorar sus mecanismos biológicos subyacentes, los investigadores esperan mejorar la comprensión de las enfermedades mentales y conducir potencialmente a tratamientos más precisos y personalizados.

Tabla 7.1-1. Criterios diagnósticos de depresión según las clasificaciones actuales

Síntomas de depresión	CIE-11	DSM-5-TR
Estado de ánimo deprimido	✓	✓
Pérdida de interés/placer	✓	✓
Fatiga o pérdida de energía	✓	✓
Disminución de la concentración	✓	✓
Cambios en el apetito	✓	✓
Cambios en el sueño	✓	✓
Cambios en el comportamiento psicomotor	✓	✓
Sentimientos de inutilidad/culpa	✓	✓
Pensamientos/intentos suicidas	✓	✓
Desesperanza sobre el futuro	✓	✗
Disminución de la motivación	✗	✗

El marco de los criterios de dominio de investigación fomenta un enfoque traslacional de la investigación en salud mental al tender un puente entre la neurociencia básica y la psiquiatría clínica. Subraya la importancia de estudiar los fenómenos de la salud mental en múltiples niveles de análisis, desde los genes y las moléculas hasta el comportamiento y los autoinformes, para obtener una comprensión holística de los trastornos psiquiátricos. Con este planteamiento, se espera que el campo de la psiquiatría avance hacia un sistema de clasificación de los trastornos mentales más basado en pruebas y fundamentado biológicamente.

SUBTIPOS CLÍNICOS Y ESPECIFICADORES

Una vez establecido el diagnóstico de trastorno depresivo mayor, este puede caracterizarse aún más utilizando diversos especificadores o modificadores. Estos especificadores proporcionan detalles adicionales sobre la naturaleza y la presentación clínica del episodio depresivo.

Los distintos especificadores utilizados para describir el trastorno depresivo mayor son:

- **Gravedad del episodio**:
  - Califica la gravedad del episodio depresivo como leve, moderada o grave.
  - Los síntomas graves afectan significativamente al funcionamiento del individuo.
- **Con rasgos melancólicos**:
  - Se refiere a la presencia de lo que comúnmente se conoce como *rasgos endógenos*.
  - Los criterios incluyen anhedonia, cualidad distintiva del estado de ánimo depresivo (tristeza vital), depresión que empeora por la mañana, despertar precoz, alteraciones psicomotoras, pérdida de peso y sentimientos excesivos de culpa.
- **Con rasgos atípicos**:
  - Describe un conjunto de síntomas comunes en el trastorno depresivo mayor.
  - Los criterios incluyen reactividad del estado de ánimo (mejoría en respuesta a acontecimientos positivos), aumento del apetito o del peso, hipersomnia, sensación de parálisis plúmbea y sensibilidad interpersonal.
  - Este subtipo se ha asociado en investigaciones recientes con un patrón de alteraciones metabólicas e inflamatorias; se ha denominado *depresión inmunometabólica*.
- **Con angustia ansiosa**:
  - Se aplica cuando un paciente con trastorno depresivo mayor experimenta una ansiedad concurrente muy relevante.
  - Los individuos con este especificador pueden ser más propensos a pensamientos suicidas y responder menos a los tratamientos antidepresivos tradicionales.
  - Los síntomas incluyen sensación de tensión, inquietud, dificultad para concentrarse debido a la preocupación, miedo a sucesos terribles y preocupación por perder el autocontrol.
- **Con rasgos mixtos**:
  - Sugiere que el trastorno depresivo mayor se encuentra en un continuo con el trastorno bipolar, y que los pacientes con cualquiera de los dos diagnósticos pueden mostrar características del otro durante un episodio depresivo.
  - Los síntomas incluyen estado de ánimo elevado o expansivo, aumento de la autoestima o grandiosidad, aumento del habla, pensamientos acelerados, aumento de la energía, actividad excesiva con posibles consecuencias negativas y menor necesidad de dormir.
- **Con rasgos psicóticos**:
  - Indica la presencia de síntomas psicóticos o delirantes durante un episodio depresivo.
  - Estos rasgos son típicamente congruentes con el estado de ánimo, lo que significa que el contenido de los delirios o alucinaciones se alinea con temas típicamente depresivos, como la culpa, la ruina o delirios somáticos.
  - También pueden aparecer rasgos psicóticos incongruentes con el estado de ánimo, como delirios paranoides.
- **Con rasgos catatónicos**:
  - Se aplica cuando están presentes alteraciones psicomotoras marcadas, que pueden implicar una actividad motora disminuida o excesiva y movimientos peculiares.
  - Los pacientes con rasgos catatónicos también pueden presentar signos de psicosis.

El uso de estos especificadores ayuda a los clínicos a adaptar los enfoques de tratamiento y a comprender las características únicas del episodio depresivo de cada individuo.

OTROS TRASTORNOS DEPRESIVOS

Otros trastornos depresivos son el trastorno depresivo persistente (distimia), el trastorno de desregulación disruptiva del estado de ánimo y el trastorno disfórico premenstrual.

Trastorno depresivo persistente (distimia)

El trastorno depresivo persistente, anteriormente denominado *distimia*, es una forma crónica de depresión caracterizada por una duración prolongada de los síntomas depresivos. Según los criterios del DSM-5-TR, los síntomas deben persistir durante al menos 2 años en los adultos (o 1 año en niños y adolescentes).

Las personas que padecen este trastorno experimentan un estado de ánimo persistentemente bajo y pueden tener dificultades para experimentar alegría o placer en las actividades cotidianas. Otros síntomas pueden ser cambios en el apetito o el peso, trastornos del sueño, falta de energía, sentimientos de desesperanza, falta de concentración y baja autoestima. Aunque los síntomas del trastorno depresivo persistente pueden no ser tan graves como los del trastorno depresivo mayor, son duraderos y pueden afectar significativamente al funcionamiento diario y a la calidad de vida.

Algunas personas con este trastorno pueden experimentar un empeoramiento episódico de los síntomas, lo que se conoce como *depresión doble*, en la que los episodios depresivos graves se suman a los síntomas distímicos crónicos. El tratamiento del trastorno depresivo persistente suele consistir en psicoterapia (como la terapia cognitivo-conductual) y, en algunos casos, antidepresivos. Es esencial abordar este trastorno crónico de forma precoz para evitar complicaciones posteriores y mejorar el bienestar general.

Trastorno de desregulación disruptiva del estado de ánimo

Es una categoría diagnóstica relativamente nueva incluida en el DSM-5-TR. Se diagnostica principalmente en niños y adolescentes. Se introdujo para proporcionar un diagnóstico más preciso a los niños que anteriormente eran diagnosticados con trastorno bipolar pediátrico, pero que no cumplían los criterios del trastorno bipolar clásico.

Este trastorno se caracteriza por arrebatos de mal genio desproporcionados respecto a la situación, que pueden incluir agresiones verbales o físicas. El niño o adolescente que lo padece también muestra un estado de ánimo constantemente irritable o colérico la mayor parte del día, casi todos los días. Los síntomas deben estar presentes durante al menos 12 meses, con no más de 3 meses consecutivos sin síntomas.

Es esencial diferenciar el trastorno de desregulación disruptiva del estado de ánimo de los cambios de humor normales y de las rabietas ocasionales que son típicas en los niños. La terapia conductual y las intervenciones parentales se recomiendan a menudo como parte del plan de tratamiento para este trastorno.

Trastorno disfórico premenstrual

Es una forma grave del síndrome premenstrual que afecta a algunas mujeres durante la semana anterior a la menstruación. A diferencia del síndrome premenstrual, que es una afección más común con síntomas emocionales y físicos leves, este trastorno implica cambios de humor drásticos, irritabilidad y síntomas físicos que afectan significativamente al funcionamiento diario.

Los síntomas del trastorno disfórico premenstrual pueden incluir tristeza intensa, sentimientos de desesperanza, ansiedad, irritabilidad, dificultad para concentrarse, fatiga, cambios en el sueño y el apetito, así como síntomas físicos, como sensibilidad mamaria e hinchazón. Estos síntomas son más graves que los típicos del síndrome premenstrual y pueden interferir en el trabajo, los estudios y las relaciones personales.

La causa exacta del trastorno disfórico premenstrual no se conoce del todo, pero se cree que las fluctuaciones hormonales durante el ciclo menstrual desempeñan un papel en su desarrollo. Las opciones de tratamiento incluyen cambios en el estilo de vida (como ejercicio regular y técnicas de reducción del estrés) y medicamentos (como antidepresivos, anticonceptivos hormonales y diuréticos). Es esencial que las personas que experimenten síntomas premenstruales graves busquen evaluación y apoyo profesional para determinar si padecen trastorno disfórico premenstrual y explorar las opciones de tratamiento adecuadas adaptadas a sus necesidades específicas.

DEPRESIÓN EN POBLACIONES ESPECIALES

La depresión en la población infantil y adolescente es un problema crítico de salud mental que requiere una cuidadosa atención y comprensión. Es una afección prevalente con un impacto significativo en el desarrollo emocional, cognitivo y social durante esta etapa crucial de la vida.

Por otra parte, la depresión es un problema de salud mental común entre los adultos mayores, con tasas de prevalencia que oscilan entre el 7 y el 15 % en los adultos mayores que viven en la comunidad, y tasas mucho más altas en entornos institucionalizados. Por desgracia, a menudo, la depresión en este grupo de edad no se diagnostica ni se trata, lo que provoca resultados adversos en términos de salud física, función cognitiva y calidad de vida en general.

Depresión en el niño y el adolescente

Los estudios epidemiológicos han mostrado una tendencia creciente en la prevalencia de la depresión entre los niños y los adolescentes en los últimos años. Sin embargo, en este grupo de edad, suele estar infradiagnosticada e infratratada, lo que puede tener consecuencias a largo plazo en la edad adulta.

La etiología de la depresión en niños y adolescentes es multifactorial e implica factores genéticos, neurobiológicos, psicológicos y ambientales. Los antecedentes familiares de depresión, la predisposición genética, las experiencias adversas en la infancia y los factores estresantes en los primeros años de vida contribuyen al desarrollo de la depresión en esta población. Reconocerla en niños y adolescentes puede ser un reto, ya que los síntomas pueden diferir de los observados en adultos. Los signos comunes incluyen cambios de humor, trastornos del sueño, cambios en el apetito, retraimiento social y declive académico. Diferenciar estos síntomas de las fluctuaciones normales del estado de ánimo es esencial para un diagnóstico preciso.

La depresión durante la infancia y la adolescencia puede tener un profundo impacto en el desarrollo. El rendimiento académico, las relaciones sociales y la calidad de vida en general pueden verse afectados. La depresión no tratada puede provocar trastornos a largo plazo en la edad adulta, lo que subraya la importancia de una intervención precoz. Su tratamiento en niños y adolescentes debe incluir un enfoque multidimensional. Se utilizan comúnmente las modalidades basadas en la evidencia, incluidas la psicoterapia (por ejemplo, la terapia cognitivo-conductual y la terapia interpersonal), la farmacoterapia y las intervenciones basadas en la familia. Las terapias tecnológicas y emergentes también ofrecen vías prometedoras para el tratamiento.

Depresión en el anciano

Las causas de la depresión en los pacientes mayores son complejas y multifactoriales. Los factores biológicos, como los cambios neurobiológicos y la predisposición genética, interactúan con factores psicológicos y sociales. Las condiciones de salud física, las limitaciones funcionales, el deterioro cognitivo y la pérdida de sistemas de apoyo social también pueden exacerbar los síntomas depresivos.

Los síntomas de la depresión en los pacientes ancianos pueden manifestarse de forma diferente a los de los adultos más jóvenes, lo que puede complicar el reconocimiento y el diagnóstico. Los más comunes son tristeza persistente, anhedonia, pérdida de interés por las actividades, cambios en el apetito o el peso, trastornos del sueño, fatiga y sentimientos de inutilidad. Sin embargo, a veces predominan las manifestaciones somáticas (por ejemplo, depresión enmascarada), o los síntomas afectivos pueden solaparse con otras manifestaciones médicas o cognitivas, lo que dificulta un diagnóstico preciso.

El tratamiento de la depresión en pacientes ancianos puede ser complejo y requiere un enfoque integral que tenga en cuenta aspectos médicos, psicológicos y sociales. La colaboración entre geriatras, psiquiatras, psicólogos y otros profesionales sanitarios es esencial para garantizar un plan de tratamiento holístico.

Los tratamientos basados en la evidencia para la depresión en esta población incluyen psicoterapia y farmacoterapia. La terapia cognitivo-conductual, la terapia de resolución de problemas y la terapia de reminiscencia son algunas de las modalidades psicoterapéuticas más utilizadas. Los fármacos antidepresivos, como los ISRS y los IRSN, se prescriben con precaución, teniendo en cuenta la farmacocinética única de la población anciana y las posibles interacciones farmacológicas. Además, puede recurrirse a otros tratamientos, como la terapia electroconvulsiva, cuando los casos se agravan.

Entre los retos que plantea el tratamiento de la depresión en pacientes de edad avanzada se encuentran la adherencia al tratamiento, la estigmatización y el acceso limitado a los servicios de salud mental. La concienciación de los profesionales sanitarios, las familias y los cuidadores es crucial para la detección y la intervención tempranas.

CRIBADO Y DETECCIÓN PRECOZ

La detección y el cribado de la depresión pueden resultar difíciles debido a su amplio abanico de manifestaciones y al posible solapamiento de los síntomas con los de otras enfermedades, lo que da lugar a casos no identificados o mal diagnosticados, sobre todo en atención primaria. Los intentos de establecer un cribado poblacional de la enfermedad depresiva han sido controvertidos y no hay pruebas suficientes que respalden su implantación global. Es probable que una proporción significativa de la depresión siga sin detectarse ni diagnosticarse, y la verdadera carga de la enfermedad puede estar infravalorada.

Las razones de la infradetección de la depresión son muy complejas y pueden variar según las culturas y los sistemas sanitarios. Un factor relevante viene determinado por el estigma que rodea a la salud mental en general, y a la depresión en particular; este puede ser un claro obstáculo para la detección y el diagnóstico, aunque su impacto es difícil de cuantificar.

Para ayudar en la identificación de la depresión, se dispone de herramientas de búsqueda de casos, como el Cuestionario de Salud del Paciente (PHQ-9), de nueve preguntas. Estos breves cuestionarios, de los que existen múltiples versiones, pueden orientar en el cribado y la evaluación de la gravedad de la depresión en diferentes entornos clínicos y poblaciones de pacientes (**Tabla 7.1-2**).

Sin embargo, un examen clínico exhaustivo y la consideración de factores contextuales y de funcionamiento general son esenciales para realizar un diagnóstico de depresión tras un cribado positivo. En los entornos de atención primaria, es esencial preguntar de forma rutinaria sobre el estado de ánimo, el interés y la anhedonia de los pacientes desde su última visita, ya que la depresión es prevalente en estos entornos. El cribado de la población en riesgo de ideación y conductas suicidas también debería establecerse entre las rutinas clínicas.

Existen numerosas pruebas que apoyan los programas educativos como una forma vital de mejorar el diagnóstico y el tratamiento de la depresión mayor, y pueden tener un impacto significativo en los métodos de prevención del suicidio. Sin embargo, para mantener los cambios en la práctica clínica, es necesaria una formación continuada, ya que los conocimientos pueden disminuir una vez que los profesionales sanitarios dejan de participar en los programas educativos. Además, la excesiva carga de trabajo y la rotación del personal sanitario pueden requerir programas de actualización o perfeccionamiento sobre el tratamiento de la depresión para garantizar la mejora continua de las prácticas de diagnóstico y tratamiento.

DIAGNÓSTICO DIFERENCIAL

Un aspecto esencial del diagnóstico diferencial en la depresión es la detección de trastornos por consumo de sustancias. Es importante que los pacientes con sospecha de depresión sean sometidos a un cribado exhaustivo para detectar el abuso de sustancias, incluido el alcohol, la marihuana y los medicamentos de prescripción (por ejemplo, benzodiacepinas u opiáceos). El abuso de sustancias es muy común entre las personas con depresión y puede exacerbar o incluso inducir los síntomas depresivos. También es un importante factor de riesgo de suicidio, lo que subraya la importancia de una detección precoz y una intervención adecuada.

La presencia de afecciones médicas generales también puede complicar la identificación de la depresión. Muchas enfermedades médicas pueden producir síntomas similares a esta, como fatiga, cambios en los patrones de alimentación y sueño e hiperactividad/hipoactividad. Sin embargo, en estas afecciones médicas, es menos probable que se observen las distorsiones cognitivas típicamente asociadas a la depresión mayor, como el bajo estado de ánimo, la anhedonia y los sentimientos de culpa. Por lo tanto, una anamnesis cuidadosa, el uso de herramientas de cribado (**Tabla 7.1-3**) y un examen médico adecuado son elementos indispensables para diferenciar estas afecciones del trastorno depresivo primario.

No obstante, es esencial saber que la depresión puede coexistir con algunas afecciones médicas. Un *trastorno depresivo somático*, también conocido como *depresión inducida por una enfermedad médica o física*, se refiere a un tipo de depresión desencadenada o causada por una afección médica subyacente. Diversas afecciones médicas pueden hacer que las personas desarrollen síntomas depresivos, ya sea debido a los efectos fisiológicos de la enfermedad en el cerebro, a nivel sis-

Tabla 7.1-2. Herramientas de detección y cribado de la depresión

Herramienta de evaluación	Autores o desarrolladores	Descripción	Número de ítems	Rango de puntuación	Popularidad	Versión en español
Cuestionario de Salud del Paciente-9 (PHQ-9)	Spitze RL, Kroenke K, Williams JBW	Cuestionario de autoevaluación de 9 ítems	9	0-27	Muy popular	Sí
Inventario de Depresión de Beck-II (BDI-II)	Beck AT, Steer RA, Brown GK	Inventario de autoevaluación de síntomas depresivos	21	0-63	Ampliamente utilizado	Sí
Escala de Ansiedad y Depresión Hospitalaria (HADS)	Zigmond AS, Snaith RP	Medida de autoevaluación de 14 ítems de ansiedad y depresión	14	0-42 (para la subescala de depresión)	Comúnmente utilizado	Sí
Escala de Depresión del Centro de Estudios Epidemiológicos (CES-D)	Radloff LS	Escala de autoevaluación para evaluar síntomas depresivos	20	0-60	Ampliamente utilizado	Sí
Escala de Depresión Geriátrica (GDS)	Yesavage JA, Brink TL, Rose TL, Lum O, Huang V, Adey M et al.	Diseñada específicamente para adultos mayores	30	0-30	Ampliamente utilizado	Sí
Cuestionario de Salud del Pacientee-2 (PHQ-2)	Kroenke K, Spitzer RL, Williams JB	Herramienta de evaluación de 2 ítems	2	0-6	Evaluación rápida	Sí
Escala de Detección Rápida de la Depresión de Beck (BDI-FS)	Beck AT, Steer RA, Brown GK	Versión corta del BDI-II	7	0-21	Evaluación rápida	Sí
Escala de Depresión Posnatal de Edimburgo (EPDS)	Cox JL, Holden JM, Sagovsky R	Diseñada específicamente para depresión posnatal	10	0-30	Para depresión posnatal	Sí
Escala de Ansiedad Generalizadaa-7 (GAD-7)	Spitzer RL, Kroenke K, Williams JB, Löwe B	Principalmente una herramienta de evaluación para la ansiedad	7	0-21	Para ansiedad y depresión	Sí
Escala de Autoevaluación de Depresión de Zung (SDS)	Zung WW	Medida de autoevaluación de síntomas depresivos	20	25-100	Históricamente utilizado	Sí

témico, o al impacto psicológico de hacer frente a una afección médica crónica o grave (v. Tabla 7.1-3). Es importante detectar síntomas o signos específicos de la enfermedad médica de base para realizar un adecuado diagnóstico diferencial.

En contraposición, la *depresión enmascarada*, también conocida como *equivalente somático* o *equivalente depresivo*, se refiere a un subtipo de depresión en el que los síntomas emocionales típicos están ocultos y, en su lugar, el individuo presenta principalmente quejas físicas y síntomas somáticos. En esta forma de depresión, el malestar psicológico se expresa a través de molestias corporales, lo que dificulta el reconocimiento del trastorno depresivo subyacente. Las personas con depresión enmascarada pueden experimentar dolor crónico, fatiga, problemas gastrointestinales, dolores de cabeza y otros síntomas físicos, sin reconocer necesariamente sentimientos de tristeza o desesperanza. Esta presentación somática a menudo conduce a un diagnóstico erróneo, ya que la atención se centra en el tratamiento de los síntomas físicos, en lugar de abordar el malestar emocional subyacente. Es frecuente en pacientes de edad avanzada y son cuadros clínicos frecuentes en atención primaria o atendidos por otras especialidades.

El equivalente somático puede darse en una variedad de afecciones médicas, por lo que es esencial estar alerta para considerar la depresión como una posible causa subyacente cuando los pacientes se presentan con quejas físicas inexplicables o persistentes. La identificación y el tratamiento adecuados de la depresión enmascarada son cruciales para proporcionar una atención apropiada, mejorar el bienestar general de la persona y reducir ciertos riesgos, como la conducta suicida.

No es raro que se haga un diagnóstico diferencial entre un síndrome de demencia incipiente y una depresión de inicio tardío; las depresiones de inicio tardío pueden constituir las primeras etapas de la demencia. Sin embargo, algunas depresiones se manifiestan con graves alteraciones de la atención, la concentración, la memoria, fallos de orientación, pararrespuestas y comportamientos extraños que recuerdan al síndrome de Ganser.

Algunos autores han utilizado el término *seudodemencia* para este grupo de depresiones. La incidencia de estos comportamientos está probablemente relacionada con una disminución de la actividad cortical, una incapacidad para integrar la vida psíquica y la aparición de comportamientos más primitivos. El inicio rápido, las fluctuaciones clínicas que pueden alcanzar transitoriamente la remisión completa, el predominio de quejas mnésicas subjetivas y la combinación de síntomas depresivos y déficits cognitivos, así como la respuesta favorable a la terapia antidepresiva y la terapia electroconvulsiva, apuntan a la depresión.

Los medicamentos prescritos también pueden estar asociados a síntomas depresivos. Algunos, como los esteroides, los anticonvulsivantes, las benzodiacepinas, los antiinflamatorios no esteroideos, la dopamina y la clonidina (v. Tabla 7.1-3) se han asociado con el trastorno depresivo mayor. Además, la

Tabla 7.1-3. Diagnóstico diferencial de depresión. Relación de sustancias y patologías asociadas a la inducción de depresión

Factores etiológicos	Ejemplos
Efectos secundarios de medicamentos	• α-metildopa • Amantadina • Anfetaminas • Esteroides anabolizantes • Inhibidores de la enzima convertidora de la angiotensina • Antiepilépticos • Betabloqueantes • γ-interferones • Bromocriptina • Clonidina • Corticosteroides • Digoxina • Diltiacem • Estrógenos • Hidralacina • Isotretinoína • Levodopa • Metoclopramida • Progestágenos • Reserpina • Sedantes/hipnóticos • Estatinas • Tiacidas
Abuso o dependencia de sustancias	• Alcohol • Cannabis • Opioides • Estimulantes • Alucinógenos
Deficiencias nutricionales	• Vitamina D • Ácidos grasos ω-3 • Vitamina B_{12} • Ácido fólico (vitamina B_9) • Hierro
Trastornos metabólicos	• Diabetes • Hipotiroidismo • Hipertiroidismo • Enfermedad de Addison • Síndrome de Cushing • Diabetes *mellitus* • Enfermedad de Graves • Tiroiditis de Hashimoto • Hipertiroidismo/hipotiroidismo • Hipoglucemia • Hiperparatiroidismo • Tumores hipofisarios
Trastornos neurológicos	• Tumores cerebrales • Síndrome de fatiga crónica • Encefalitis límbica y otras • Encefalitis autoinmunitarias • Esclerosis múltiple • Trastornos neurodegenerativos • Enfermedad de Alzheimer • Demencia con cuerpos de Lewy • Demencia frontotemporal • Enfermedad de Parkinson • Hidrocefalia normotensiva • Síndrome posconmocional • Afectación seudobulbar • Trastorno convulsivo • Accidente cerebrovascular/ataque isquémico transitorio • Hematoma subdural

(Continúa)

Tabla 7.1-3. Diagnóstico diferencial de depresión. Relación de sustancias y patologías asociadas a la inducción de depresión *(cont.)*

Factores etiológicos	Ejemplos
Trastornos cardiovasculares	• Arritmias • Insuficiencia cardíaca • Miocardiopatía • Cardiopatía isquémica
Trastornos del sueño	• Trastornos del ritmo circadiano del sueño • Insomnio • Apnea obstructiva del sueño • Síndrome de las piernas inquietas
Trastornos respiratorios	• Enfermedad pulmonar obstructiva crónica • Asma • Hipercapnia • Hipoxia
Trastornos gastrointestinales	• Trastornos hepáticos crónicos • Malabsorción de la fructosa • Síndrome del intestino irritable • Intolerancia a la lactosa
Carcinomas	• Cáncer de mama • Cáncer de páncreas • Cáncer de pulmón • Tumores del sistema nervioso central • Síndromes paraneoplásicos
Infecciones	• Encefalitis • Sida/virus de la inmunodeficiencia humana • Meningitis • Neurosífilis
Trastornos inflamatorios	• Trastornos autoinmunitarios del tejido conectivo (artritis reumatoide, lupus eritematoso sistémico, esclerodermia) • Trastornos hereditarios, conectivos hereditarios (p. ej., osteogénesis imperfecta, síndrome de Ehlers-Danlos)
Trastornos sanguíneos	• Anemia ferropénica • Anemia perniciosa • Anemia falciforme
Toxinas	• Contaminantes ambientales • Metales pesados • Pesticidas
Embarazo	• Depresión posparto • Cambios hormonales durante el embarazo

polifarmacia, es decir, el uso simultáneo de varios medicamentos, puede contribuir al desarrollo de síntomas del espectro depresivo. Por lo tanto, los médicos deben ser cautelosos a la hora de prescribir medicamentos que puedan tener vínculos potenciales con la depresión, y han de considerar alternativas de tratamiento cuando sea necesario.

La patología depresiva se difumina en el terreno comprometido de la tristeza normal; a veces es difícil delinear y diferenciar la patología de un fenómeno tan profundamente humano como la tristeza. Los antecedentes familiares, el patrón de personalidad, la ausencia o presencia de factores desencadenantes y, sobre todo, las manifestaciones clínicas son los puntos básicos en los que se basa el diagnóstico tanto en el nivel sindrómico como en el de subtipos depresivos. Los trastornos de adaptación y la desmoralización pueden parecerse a los síntomas depresivos, pero tienen características diferentes. Los trastornos de adaptación se producen cuando los pacientes experimentan un malestar significativo debido a un factor estresante identificable, pero no cumplen todos los criterios diagnósticos de la depresión mayor. Del mismo modo, la desmoralización puede observarse en pacientes con enfermedades médicas que luchan con sentimientos de desesperanza, impotencia e incompetencia. Distinguir estos trastornos del trastorno depresivo mayor es crucial para planificar adecuadamente el tratamiento. Los pacientes que inicialmente presentan un trastorno de adaptación o desmoralización pueden evolucionar hacia una depresión, lo que pone de relieve la necesidad de un seguimiento continuo y una intervención rápida cuando sea necesario.

Los trastornos del sueño, como el insomnio o la hipersomnia, pueden presentarse con síntomas cardinales de depresión mayor, como dificultad para concentrarse, alteraciones del estado de ánimo y cambios en los niveles de energía. Sin embargo, los trastornos primarios del sueño pueden carecer de las distorsiones cognitivas específicas asociadas a la depresión, por lo que el diagnóstico diferencial es esencial. Abordar los trastornos del sueño es vital, ya que pueden subyacer a muchos síntomas de la depresión, y la eficacia del tratamiento de esta última puede mejorar con el tratamiento satisfactorio del insominio.

El trastorno por estrés postraumático es otra afección que comparte síntomas con la depresión mayor, como la dificultad para establecer relaciones estrechas, las alteraciones del sueño y la anhedonia. Sin embargo, los pacientes con este trastorno también manifiestan reexperimentar acontecimientos traumáticos y síntomas de hipervigilancia, que no suelen observarse en la depresión mayor. Es esencial diferenciar entre el trastorno por estrés postraumático y la depresión mayor para aplicar estrategias adecuadas de tratamiento, ya que requieren enfoques farmacoterapéuticos y psicoterapéuticos diferentes.

El duelo es una respuesta emocional natural a la pérdida de un ser querido, y experimentar tristeza, culpa y pensamientos de unirse al fallecido son reacciones normales durante este proceso. Sin embargo, el duelo prolongado o complicado puede parecerse a una depresión mayor. Se requiere un juicio clínico para distinguir entre el duelo normal y el trastorno depresivo mayor. Los clínicos deben estar atentos a los signos de duelo complicado, como el empeoramiento de los sentimientos de tristeza, el deterioro del funcionamiento, las experiencias psicóticas no relacionadas con el fallecido o los sentimientos prominentes de inutilidad y anhedonia. Aunque los criterios diagnósticos anteriores especificaban que el duelo no debía durar más de 2 meses, las nuevas clasificaciones reconocen que se trata de un proceso complejo y que es necesario el juicio clínico para distinguir entre el duelo normal y la depresión mayor. Las personas en duelo tienen un mayor riesgo de desarrollar una depresión, trastornos por consumo de sustancias e incluso ideación suicida, y necesitan una evaluación cuidadosa y una intervención adecuada cuando sea necesario.

La depresión leve y los cuadros depresivos persistentes (distimia) son trastornos que pueden presentar síntomas depresivos duraderos, pero que no cumplen todos los criterios del trastorno depresivo mayor. Estos trastornos, la depresión leve o subsindrómica y el trastorno depresivo persistente incluidos, pueden causar un deterioro significativo y no deben pasarse por alto. La distimia crónica, una forma de trastorno depresivo persistente, puede asociarse a un deterioro funcional significativo y suele ser comórbida con los episodios depresivos mayores. Es esencial tratar estos trastornos adecuadamente y remitir a los pacientes a psicoterapia cuando sea necesario.

Las características de personalidad también pueden subyacer a los síntomas depresivos. Algunos pacientes pueden manifestar un patrón depresivo en respuesta a las circunstancias de la vida, pero carecen de la anhedonia o el afecto embotado característicos de la depresión mayor. Los trastornos de personalidad, especialmente los incluidos en los grupos B y C, tienen un mayor riesgo de desarrollar un cuadro clínico depresivo.

Otros diagnósticos diferenciales comunes con la depresión mayor son el trastorno bipolar, los trastornos psicóticos, el trastorno por déficit de atención, los trastornos de ansiedad y los trastornos de la conducta alimentaria. Con la excepción del trastorno bipolar, en el que las depresiones forman parte del diagnóstico, en el resto de las patologías pueden desarrollarse depresiones comórbidas o secundarias. En la sospecha del trastorno bipolar, es esencial la identificación de episodios maníacos o hipomaníacos que deben ser explorados detalladamente.

Los trastornos psicóticos, como la esquizofrenia, con inhibición, inercia y tristeza aparente, pueden inducir a error, sobre todo si aún no ha aparecido una sintomatología claramente esquizofrénica. El distanciamiento frío del contexto, el negativismo, el rostro distante y poco sintónico, la falta de inhibición motora, los actos impulsivos, la heteroagresividad, el aislamiento sin inhibición motora y el inicio precoz sugieren el diagnóstico de esquizofrenia.

Los diagnósticos diferenciales más complicados surgen con los trastornos de ansiedad, que, especialmente en su fase crónica, se acompañan de síntomas depresivos y, a su vez, de depresión debida a síntomas de ansiedad.

Los clínicos astutos reconocen que muchos de los diagnósticos anteriores pueden coexistir con el trastorno depresivo mayor, ya que más de la mitad de los pacientes con depresión mayor presentan afecciones psiquiátricas comórbidas; la mayoría de las veces, trastornos de ansiedad o de personalidad. Por lo tanto, es esencial evaluar y tratar a fondo la depresión mayor, abordando al mismo tiempo cualquier afección comórbida que pueda afectar a los resultados del tratamiento y al deterioro funcional. La comorbilidad puede complicar la resistencia al tratamiento y manifestarse como nuevos síntomas psiquiátricos en pacientes cuyo estado de ánimo depresivo está mejorando. En los casos de múltiples diagnósticos comórbidos, actualmente no existen pruebas que orienten sobre qué afección debe tratarse en primer lugar, lo que subraya la importancia de un enfoque terapéutico individualizado e integral para cada paciente.

SUICIDIO Y DEPRESIÓN

La depresión es el trastorno psiquiátrico más frecuentemente detectado en las personas que mueren por suicidio. Los resultados de las autopsias psicológicas estiman que la depresión representa la mayor proporción de la carga de morbilidad atribuida al suicidio, con aproximadamente el 46 % de los años de vida ajustados en función de la discapacidad.

El comportamiento suicida es un importante problema de salud pública en todo el mundo. Según diferentes estudios, el suicidio representa la primera o segunda causa de muerte entre las personas de 15 a 29 años, y se ha clasificado como la decimoquinta causa de muerte entre todas las edades. Las personas que sufren depresión están expuestas a un riesgo especialmente elevado de muerte por suicidio: se ha calculado que el riesgo de suicidio es casi 20 veces mayor, es decir, hay una tasa de mortalidad estandarizada cercana al 20 %.

Cabe señalar que la contribución relativa de la depresión al suicidio varía en función de las diferencias entre países y niveles de renta. En los países de ingresos bajos y medios, se identificó una menor contribución de los trastornos del estado de ánimo al suicidio, con un 25 % de personas con suicidio consumado, lo que indica que otros determinantes pueden desempeñar un papel más relevante en estas zonas.

Las muertes por suicidio en individuos con un episodio depresivo actual son más frecuentes durante el primer episodio, con un 75 %, seguido de un 19 % durante el segundo episodio y un 7 % en individuos que experimentan más de dos episodios depresivos.

Los intentos de suicidio también son frecuentes entre las personas con depresión en todo el mundo. Varios estudios han estimado que, en personas con este trastorno, tienen una prevalencia a lo largo de la vida del 31 %.

Se han identificado diferentes factores de riesgo asociados a la conducta suicida en personas con depresión, como intentos de suicidio previos, mayor gravedad de la depresión, presencia de una marcada sintomatología ansiosa, sentimientos de desesperanza, antecedentes familiares de trastorno psiquiátrico, trastorno comórbido por abuso de sustancias, trastorno de la personalidad y trastornos del sueño (en particular, pesadillas e insomnio).

CURSO Y PRONÓSTICO

El curso de la depresión es muy variable. Aunque su inicio suele ser progresivo, en algunos casos puede presentarse de forma aguda. La mayoría de los pacientes experimentan un curso episódico, con una recuperación completa entre los episodios depresivos agudos. Sin embargo, la enfermedad es altamente impredecible, y la duración, la frecuencia y el patrón de los episodios pueden variar significativamente de un sujeto a otro.

Con un tratamiento adecuado, los episodios duran aproximadamente 3-6 meses, y el 70-90 % de los pacientes se recuperan en el plazo de 1 año. Sin embargo, la tasa de recuperación disminuye significativamente a largo plazo (2-6 años), con solo un 60 % de recuperación después de 2 años, un 40 % después de 4 años y un 30 % después de 6 años. Casi el 80 % de los pacientes experimentan al menos un episodio adicional a lo largo de su vida. La probabilidad de recurrencia aumenta con cada episodio; por ejemplo, el riesgo de un segundo episodio es aproximadamente del 50 % después del primero, del 70 % para un tercero después del segundo y del 90 % para un cuarto después del tercer episodio.

La depresión mayor puede aparecer en cualquier etapa de la vida, aunque es más frecuente en la adolescencia y en los primeros años de la edad adulta. La adolescencia es un período crítico, con una edad media de aparición de 14-15 años debido a los cambios hormonales y cerebrales y a los conflictos emocionales. La incidencia alcanza un primer pico en torno a los 18 años y un segundo pico a los 30 años. La incidencia disminuye con la edad, pero puede manifestarse al final de la edad adulta debido a factores como la jubilación, el aislamiento social y el deterioro de la salud. Es importante señalar que la prevalencia en la vejez puede subestimarse debido a la confusión con signos de envejecimiento o enfermedades médicas. La edad de inicio tiene implicaciones para el curso y el pronóstico de la enfermedad, ya que un inicio más temprano se asocia a un curso más grave y prolongado, mientras que un inicio más tardío implica una mayor comorbilidad médica y mayores dificultades en el tratamiento.

Una proporción significativa de pacientes, cercana al 30 %, puede desarrollar una enfermedad depresiva crónica y no recuperarse completamente. Otra consideración crucial es la depresión resistente al tratamiento, que se refiere a la depresión que no responde adecuadamente al menos a dos terapias antidepresivas apropiadas. En la práctica clínica, hasta un 50-60 % de los pacientes no consiguen una respuesta adecuada tras el primer tratamiento antidepresivo. En estos casos, es esencial realizar una reevaluación diagnóstica exhaustiva, analizando factores contribuyentes, como las comorbilidades médicas y psiquiátricas. Las variables relacionadas con la resistencia al tratamiento incluyen la edad avanzada, el estado civil, la duración prolongada del episodio depresivo, el riesgo suicida de moderado a alto, la comorbilidad ansiosa, el elevado número de hospitalizaciones y los trastornos de personalidad comórbidos.

La depresión es una enfermedad grave que puede aumentar significativamente la probabilidad de causas externas de muerte. El suicidio es una causa de muerte especialmente frecuente entre las personas con depresión, ya que hasta la mitad de los suicidios anuales en todo el mundo se producen durante un episodio depresivo. Los pacientes con depresión tienen muchas más probabilidades de morir por suicidio que la población general, con casi 20 veces más riesgo.

Por desgracia, las consecuencias de la depresión van más allá de la salud mental y pueden afectar negativamente también a la salud física. Numerosos estudios longitudinales han demostrado que la depresión aumenta el riesgo de padecer otras patologías, como diabetes *mellitus*, cardiopatías, accidentes cerebrovasculares, hipertensión, obesidad, cáncer, deterioro cognitivo y enfermedad de Alzheimer. Tanto la población general como las personas con enfermedades específicas tienen un mayor riesgo de mortalidad debido a la depresión, con un aumento del riesgo del 60-80 %.

De hecho, la depresión es responsable del 10 % de la mortalidad por cualquier causa, y es el segundo factor que más contribuye a la carga mundial de morbilidad, expresada en años de vida ajustados en función de la discapacidad, tanto en los países desarrollados como en los que están en vías de desarrollo.

 Es crucial que quienes sufren depresión busquen ayuda y apoyo para controlar sus síntomas y mejorar su salud y bienestar general.

PREVENCIÓN

Dada la elevada prevalencia de la depresión, la aplicación de estrategias de prevención eficaces, como reforzar los factores de protección (por ejemplo, aumentar el apoyo social o las habilidades para resolver problemas) o abordar los signos tempranos de la enfermedad (por ejemplo, reducir los síntomas depresivos antes de que cumplan los criterios de diagnóstico clínico), podría tener un impacto significativo en la salud pública al reducir la carga de la enfermedad.

Las estrategias de prevención de la depresión pueden clasificarse en intervenciones universales (dirigidas a toda la población), intervenciones selectivas (dirigidas a individuos o grupos con mayor riesgo de depresión) e intervenciones indicadas (dirigidas a individuos con síntomas depresivos por debajo del umbral). Para ser eficaces, las intervenciones deben adaptarse, en colaboración con expertos y comunidades locales, a entornos específicos en el nivel del entorno ecológico correspondiente. Las medidas preventivas no solo representan una modesta inversión en el sistema sanitario, sino que también ahorran costes en otros ámbitos de este sistema y de la economía en general.

Prevención de la depresión en las distintas etapas de la vida

En las líneas siguientes, se aborda la forma adecuada de prevenir la depresión según la etapa de la vida en que el paciente se encuentre.

Período perinatal. Las mujeres embarazadas o puérperas con mayor riesgo de depresión pueden beneficiarse de intervenciones de asesoramiento, como la terapia cognitivo-conductual o la psicoterapia interpersonal adaptada a este período. Las intervenciones parentales en el período perinatal, dirigidas a promover una crianza sana y el vínculo familiar, han demostrado su rentabilidad y resultados positivos.

Infancia y adolescencia. Las intervenciones escolares desempeñan un papel crucial en la prevención de la depresión. Se centran en el acoso escolar como factor de riesgo. Las intervenciones psicológicas en las escuelas han demostrado reducciones significativas de los síntomas depresivos. Las instituciones educativas ofrecen oportunidades únicas para las medidas preventivas.

Edad adulta. Las intervenciones en el lugar de trabajo que aumentan el control de los empleados y promueven la actividad física han demostrado beneficios para la salud mental. Las intervenciones psicológicas en diversos formatos entre adultos han demostrado una probabilidad un 21 % menor de desarrollar un trastorno depresivo en comparación con los grupos de control. Los factores relacionados con el estilo de vida, como dejar de fumar y la actividad física, también desempeñan un papel en la prevención de la depresión.

Edad adulta tardía. Prevenir la depresión en los últimos años de la vida puede reducir el riesgo de suicidio, demencia y discapacidad relacionada con la edad. Abordar la soledad y el aislamiento social mediante servicios de asesoramiento y otras estrategias ha demostrado ser eficaz y rentable.

Abordaje de los determinantes estructurales de la salud

Los determinantes estructurales de la salud (como la pobreza, la desigualdad de ingresos, la desigualdad de género y la marginación histórica) también influyen en el riesgo de depresión. Las intervenciones basadas en políticas públicas pueden tener un impacto significativo en la prevención de la depresión si se abordan estos factores estructurales. Por ejemplo, las políticas fiscales progresivas y los programas de renta básica universal pueden reducir la desigualdad de ingresos y aliviar el riesgo de depresión.

En la edad adulta tardía, la prevención de la depresión puede reducir el riesgo de otros problemas de salud, como el suicidio, la demencia y la discapacidad relacionada con la edad. Las intervenciones centradas en reducir la soledad y el aislamiento social mediante servicios de orientación e iniciativas basadas en la tecnología han demostrado su eficacia.

Para prevenir eficazmente la depresión, es necesario un planteamiento que abarque a toda la sociedad. La colaboración entre los profesionales de la salud, los Gobiernos, la sociedad civil y las comunidades es esencial para aplicar políticas e intervenciones basadas en la evidencia que se dirijan tanto a los factores individuales como a los de la población que influyen en el riesgo de depresión. Con la adopción de este enfoque, es posible mejorar la salud mental y el bienestar de las poblaciones a lo largo de toda la vida.

Además de los determinantes próximos, es necesario prestar atención a factores estructurales más distales que influyen en la distribución desigual de los determinantes próximos, como la pobreza, la desigualdad de ingresos, la desigualdad de género y la marginación histórica. Abordar los factores estructurales mediante intervenciones basadas en políticas que lleguen a todos los segmentos de la población tiene el mayor impacto potencial en la prevención de la depresión. Las políticas que promueven una distribución justa de los ingresos, la cobertura sanitaria universal y la igualdad de género pueden servir como poderosas estrategias preventivas.

 Un enfoque social de la prevención de la depresión que implique la colaboración entre los profesionales de la salud, el Gobierno, la sociedad civil y las comunidades es esencial para promover políticas e inversiones en intervenciones basadas en la evidencia.

Para combatir los efectos perjudiciales de las desigualdades sociales en la salud mental es crucial reforzar la base de pruebas mediante intervenciones perfeccionadas y la evaluación de los programas de salud pública. Se justifica un enfoque preventivo integral de la depresión, en línea con las medidas que han tenido éxito para reducir la prevalencia de otras enfermedades.

TRATAMIENTO

El tratamiento de la depresión debe ser altamente personalizado, teniendo en cuenta una serie de factores, como la gravedad de los síntomas, el historial clínico del paciente, la presencia de comorbilidades, las preferencias individuales y las respuestas previas al tratamiento. Un enfoque global e integrado que incluya apoyo psicológico, farmacológico y social es crucial para abordar eficazmente la naturaleza de esta enfermedad.

Para iniciar el proceso de tratamiento, es primordial realizar una evaluación exhaustiva y precisa del paciente, que debe abarcar un examen clínico detallado, una revisión meticulosa de los síntomas y los posibles desencadenantes, así como una evaluación de cualquier comorbilidad médica o psiquiátrica que pueda estar influyendo en el cuadro depresivo. En los casos en que se sospechen causas orgánicas de los síntomas depresivos, deben considerarse exámenes complementarios para descartar cualquier afección médica subyacente, como pruebas de laboratorio y estudios de neuroimagen.

Al tener en cuenta las características únicas de cada paciente, los clínicos pueden adaptar planes de tratamiento que se ajusten a sus necesidades y circunstancias específicas. Algunos individuos pueden beneficiarse más de la psicoterapia, mientras que otros pueden requerir intervenciones farmacológicas. En muchos casos, una combinación de ambos enfoques puede dar los mejores resultados.

Las intervenciones psicológicas, como la terapia cognitivo-conductual y la terapia interpersonal, han demostrado su eficacia en el tratamiento de la depresión al ayudar a los pacientes a identificar y modificar patrones de pensamiento negativos, así como a mejorar las habilidades de afrontamiento y las relaciones interpersonales. Estas terapias pueden ayudar a los pacientes a recuperar el control de sus vidas y promover su bienestar a largo plazo.

Los tratamientos farmacológicos, en particular los antidepresivos, desempeñan un papel fundamental en el tratamiento de la depresión. Suelen indicarse ISRS, IRSN y otras clases de antidepresivos. La elección de la medicación debe basarse en los síntomas específicos del paciente y en sus antecedentes médicos, teniendo en cuenta los posibles efectos secundarios y las interacciones farmacológicas.

El apoyo social es un componente fundamental del tratamiento de la depresión. Participar en una red de apoyo que incluya familiares, amigos o grupos de apoyo puede proporcionar un valioso refuerzo emocional y fomentar un sentimiento de pertenencia, lo que contribuye a la recuperación general del paciente.

A lo largo del proceso de tratamiento, es esencial supervisar de cerca los progresos del sujeto y su respuesta a las intervenciones. Los seguimientos periódicos permiten ajustar el plan de tratamiento en caso necesario, garantizando que el paciente reciba una atención óptima. En última instancia, el éxito del tratamiento de la depresión requiere un esfuerzo de colaboración en el que participen profesionales sanitarios de diversas disciplinas, como psiquiatras, psicólogos, médicos de atención primaria y trabajadores sociales. Este enfoque multidisciplinar garantiza una evaluación exhaustiva de las necesidades del enfermo y adapta el tratamiento para lograr los mejores resultados posibles.

Tratamiento agudo

El objetivo principal del tratamiento agudo de la depresión es lograr la remisión de los síntomas y restablecer el funcionamiento normal del paciente. En esta fase intervienen diversas modalidades terapéuticas, como la farmacoterapia, la psicoterapia y, en casos graves o resistentes al tratamiento, intervenciones más complejas, como combinaciones de medicamentos, terapia electroconvulsiva y otros enfoques neuromoduladores. Las directrices clínicas suelen recomendar el tratamiento farmacológico o una combinación de medicación antidepresiva y psicoterapia para los episodios moderados a graves de depresión, mientras que los episodios leves pueden tratarse inicialmente solo con psicoterapia.

Psicoterapia

La psicoterapia abarca varias modalidades. La terapia cognitivo-conductual y la terapia interpersonal son los enfoques más basados en la evidencia para el tratamiento agudo de la depresión mayor. Estas terapias se centran en abordar los patrones de pensamiento negativos y disfuncionales, mejorar las habilidades de afrontamiento y fortalecer las relaciones interpersonales. Además, otras modalidades de psicoterapia eficaces para la depresión mayor son la terapia de aceptación y compromiso, la terapia cognitivo-conductual basada en la atención plena, la terapia centrada en la compasión y la terapia familiar y de pareja. La elección de la psicoterapia depende de las necesidades individuales del paciente, la gravedad de la depresión y la disponibilidad de terapeutas expertos en cada enfoque.

Antidepresivos

En la práctica clínica habitual, existe un amplio espectro de fármacos antidepresivos disponibles (**Tabla 7.1-4**).

Sin embargo, en la actualidad se carece de criterios suficientes para determinar de forma definitiva la elección más adecuada para cada paciente individual. Aunque se han realizado ensayos controlados para comparar la eficacia de diversos antidepresivos entre sí, y se han examinado estos estudios mediante metaanálisis, es importante señalar que cualquier diferencia observada en la eficacia suele ser modesta y marginal. Además, estas comparaciones tienen una aplicabilidad limitada en el ámbito clínico, ya que no abarcan todos los fármacos antidepresivos disponibles.

La selección de un antidepresivo para un paciente concreto debe basarse en una evaluación exhaustiva de su perfil clínico específico, lo que incluye la gravedad de los síntomas, los antecedentes médicos, las comorbilidades, las posibles interacciones farmacológicas y las preferencias individuales. Los profesionales clínicos deben considerar cuidadosamente determinados factores, como la edad del paciente, el sexo, las respuestas previas al tratamiento y cualquier efecto secundario relevante experimentado con antidepresivos anteriores.

Tabla 7.1-4. Fármacos antidepresivos

Clase	Fármaco	Dosis mg/día	Transp. 5HT	NA	DA	Presin. 5HT₁A	5HT₁B	5HT₁D	α2	5HT₁A	Postsin. 5HT₂	α1	α2	H₁	M₁	Otras dianas	Metabolismo CYP[a]	Efecto inhibitorio CYP[b]
ISRS	Citalopram	20-40	◆														**2C19**, 3A4, 2D6	2D6
	Escitalopram	10-20	◆														**2C19**, 3A4, 2D6	
	Fluoxetina	20-60	◆														**2D6**, 2C9, 2C19, 3A4	**2D6**, 2C9, 2C19, 3A4
	Fluvoxamina	100-300	◆														**1A2**, **2D6**	**1A2**, **2C19**, 2C9, 3A4
	Paroxetina	20-60	◆														**2D6**, 3A4	**2D6**
	Sertralina	50-200	◆														**2B6**, C19, 2C9, 3A4, 2D6	2D6
IRSN	Desvenlafaxina	50-200	◆	●													Glucuronidación	
	Duloxetina	60-120	◆	●													**1A2**, 2D6	2D6
	Venlafaxina	75-375	◆	●													**2D6**, 3A4	
IRND	Bupropión	150-300		●													**2B6**	**2D6**
IRN	Reboxetina	8-12		●													3A4	
NaSSa	Mirtazapina	30-60							●		○	*	●				**2D6**, 3A4, 1A2	
	Mianserina	60-120							●		○	*	●				**2D6**	
SaRI	Trazodona	150-300									○	*	●				**3A4**	
Melatoninérgico	Agomelatina	25-50									○					Melatoninérgico	**1A2**, 2C9, 2C19	
Multimodal	Vortioxetina	10-20	◆				□	□		■		*		●		5HT₃, 5HT₇	**2D6**, 3A4, 2C19, 2C9, 2A6, 2C8, 2B6	
Tricíclicos	Amitriptilina	150-300	◆	●								*		●	✕		**2C19**, 3A4, 2D6, 1A2, 2C9	**2C19**, 1A2
	Clomipramina	150-225	◆	●											✕		**2C19**, 1A2, 3A4	**2C19**
	Doxepina	150-300	◆	●								*		●	✕		**2C19**, 2D6, 1A2, 2C9	**2C19**, 1A2
	Imipramina	150-300	◆	●								*		●	✕		**2C19**, 1A2,3A4, 2D6	**2C19**, 1A2
PSRS	Tianeptina	25-37,5	◇													Sistema glutamatérgico	Conjugación	
IMAO	Fenelcina	45-90														Inhibición MAO	Hidrólisis	
RIMA	Moclobemida	300-600														Inhibición reversible MAO isoforma A	**2C19**, **2D6**	1A2, 2C19, 2D6
Glutamatérgico	Esketamina	56-84[c]														Antagonismo receptor NMDA	**2B6**, 3A4, 2C9, 2C19	

[a] Principal en negrita. [b] Efecto alto en negrita. [c] Administración intranasal, inicialmente bisemanal durante 1 mes, con ajuste de la dosis según evolución.

5HT: serotonina; CYP: citocromo P450; DA: dopamina; H₁: histamina; IMAO: inhibidor de la monoaminooxidasa; IRN: inhibidor de la recaptación de noradrenalina; IRND: inhibidor de la recaptación de noradrenalina y dopamina; IRSN: inhibidor de la recaptación de serotonina y noradrenalina; ISRS: inhibidor selectivo de la recaptación de serotonina; M₁: muscarínicos; NA: noradrenalina; NaSSa: antidepresivos serotoninérgicos y noradrenérgicos específicos; MAO: monoaminooxidasa; NMDA: receptor ácido N-metil-D-aspártico; PSRS: potenciadores selectivos de recaptación de serotonina; RIMA: inhibidores selectivos y reversibles de la monoaminooxidasa; SaRi: antagonista de la serotonina e inhibidor de la recaptación.

Además, algunos antidepresivos pueden ser más adecuados para subtipos específicos de depresión o enfermedades comórbidas. Por ejemplo, en casos de depresión con síntomas importantes de ansiedad, puede ser preferible un antidepresivo con propiedades ansiolíticas, como un ISRS o un IRSN. Por el contrario, en situaciones en las que es necesario tratar tanto los síntomas depresivos como el dolor coexistente, puede considerarse un medicamento con propiedades antidepresivas y analgésicas duales, como un IRSN o un antidepresivo tricíclico.

Además, deben tenerse en cuenta las preferencias del paciente y los factores relacionados con su estilo de vida. Algunos antidepresivos requieren una dosis diaria, mientras que otros pueden requerir múltiples dosis diarias. Estos aspectos pueden influir en la adherencia a la medicación y en los resultados del tratamiento. Es fundamental que los clínicos mantengan un diálogo abierto y sincero con los pacientes sobre sus opciones de tratamiento, incluidos los posibles beneficios y riesgos asociados a los antidepresivos específicos.

A medida que el paciente se adapta a la medicación, la dosis puede aumentarse gradualmente, en función de la eficacia observada en el alivio de los síntomas depresivos y de la tolerabilidad del sujeto. Es esencial subrayar que puede llevar 3-4 semanas observar la respuesta completa a los antidepresivos. Durante este período, se debe aconsejar a los pacientes que sigan el régimen de medicación prescrito.

Tratamiento de mantenimiento

El tratamiento de mantenimiento es un aspecto crítico en el manejo de la depresión debido a su alta tendencia a recurrir y cronificarse. Muchos casos requieren un tratamiento prolongado o incluso de por vida para mantener un estado de eutimia o la mejoría conseguida durante la fase aguda. Los psicofármacos y las psicoterapias son los principales tratamientos utilizados en la terapia de mantenimiento, mientras que la terapia electroconvulsiva se considera en casos específicos.

Las estrategias psicofarmacológicas para el mantenimiento implican decisiones clave:

- Elegir el mismo psicofármaco o combinación de psicofármacos que produjo la máxima respuesta y remisión en la fase aguda.
- Determinar las dosis de mantenimiento, normalmente similares a las utilizadas en el tratamiento agudo; se pueden realizar ajustes si aparecen efectos secundarios o problemas médicos.
- Establecer la duración del tratamiento:
  - Suelen recomendarse 6-12 meses después del primer episodio depresivo.
  - Los sucesivos episodios se tratan en función del intervalo entre ellos:
    - Por ejemplo, tras un segundo episodio separado por más de 3 años, se sigue la misma duración que en el primer episodio.
    - Si el intervalo es inferior a 3 años, puede elegirse un mínimo de 2 años.
    - Tras un tercer episodio, separado por más de 3 años del segundo, se aconseja mantener el tratamiento durante 2 años.

- Si el intervalo es inferior a 3 años, puede considerarse un mínimo de 3 años o incluso un tratamiento indefinido.
    - Para los que experimentan un cuarto episodio depresivo o más, se recomienda un tratamiento indefinido.
  - La edad y la gravedad de los episodios son factores adicionales que se han de tener en cuenta para determinar la duración del tratamiento.
- Durante el tratamiento, es aconsejable un seguimiento somático regular que incluya pruebas hematológicas, hepáticas, renales y, opcionalmente, electrocardiograma, en función del tipo de psicofármaco utilizado. Las pruebas de función tiroidea son necesarias para los pacientes que toman eutimizantes, como el litio.
- Es crucial asegurar la adherencia a la estrategia, lo que se consigue mediante la educación del paciente, la información y la participación en el proceso terapéutico para fomentar una sólida alianza terapéutica.
- Si es posible, la suspensión y la retirada del tratamiento deben acordarse con el sujeto y realizarse gradualmente a lo largo del tiempo. Es necesario realizar un seguimiento del riesgo de recurrencia durante los 6 meses posteriores a la interrupción.
- Reconocer la posibilidad de fracaso y recurrencia del tratamiento es esencial: si se produce una recurrencia sintomática, especialmente de un episodio clínico, y no se ha modificado ni el fármaco ni la dosis, se considera un fracaso del tratamiento de mantenimiento.

Las psicoterapias son cruciales para abordar las disfunciones psicológicas, sociales y laborales de los pacientes deprimidos. Cuando los factores psicosociales desempeñan un papel destacado en la depresión, las psicoterapias se convierten en el tratamiento de elección tanto en la fase aguda como en la de mantenimiento. Aunque los estudios que comparan la eficacia frente a placebo de diversos tipos de psicoterapia (interpersonal, cognitiva, conductual, psicodinámica breve y de pareja) son limitados, las pruebas apoyan la eficacia de las intervenciones psicológicas para prevenir las recaídas y mejorar la adherencia a los tratamientos psicofarmacológicos. Así pues, un enfoque combinado que incorpore psicofármacos y psicoterapia puede ser muy eficaz para lograr una mejoría sostenida y prevenir las recaídas depresivas durante la fase de mantenimiento.

Depresión resistente al tratamiento

Se calcula que el 20-30 % de los pacientes no responden a más de dos ensayos de un fármaco antidepresivo, considerando que han estado en tratamiento con la dosis y durante el tiempo adecuados. Sin embargo, hay pruebas convincentes de que muchos pacientes reciben dosis subterapéuticas y/o una duración inadecuada del tratamiento, y de que alrededor del 20 % pueden tener una adherencia terapéutica deficiente. Por ello, en primera instancia, ante la falta de respuesta, hay que intentar descartar la seudorresistencia, es decir, que el fracaso terapéutico sea consecuencia de un ensayo farmacológico con dosis o duración insuficientes del antidepresivo, o de una falta de adherencia al tratamiento.

También se considera seudorresistencia la posibilidad de un diagnóstico erróneo. Por último, algunos factores farmacocinéticos pueden contribuir a la seudorresistencia, como las interacciones farmacológicas o las variantes genéticas (metabolizadores rápidos o ultrarrápidos), que pueden reducir los niveles plasmáticos de los antidepresivos y provocar una falta de respuesta.

Una vez descartada la seudorresistencia, se han establecido las diferentes estrategias para hacer frente a la falta de respuesta: estrategias de optimización, sustitución y tratamientos complementarios de potenciación y combinación.

Optimización

La optimización o maximización de la dosis de antidepresivos es una práctica habitual. Sin embargo, la evidencia disponible no apoya que aumentar las dosis por encima de las aprobadas suponga una ventaja frente a continuar con las dosis habituales. Esta estrategia se ha estudiado especialmente con los ISRS, sin que se haya demostrado sólidamente ninguna ventaja en la optimización de la dosis de esta clase de antidepresivos. Sin embargo, no se dispone de datos sobre el aumento de dosis de antidepresivos distintos de los ISRS (por ejemplo, antidepresivos tricíclicos o IRSN). Cabe señalar que las diferencias genéticas en el metabolismo de los fármacos hacen que determinados pacientes con un perfil de metabolismo rápido o ultrarrápido puedan beneficiarse de dosis más elevadas. Por estos motivos se considera razonable aumentar la dosis del antidepresivo, incluso por encima de la dosis más alta recomendada, en casos en los que se haya producido una respuesta parcial y los efectos secundarios no constituyan un problema.

Sustitución

La práctica de cambiar o sustituir antidepresivos no se ha estudiado en profundidad, por lo que la evidencia sobre este tema es limitada. En la práctica clínica, a menudo se prefiere cambiar entre diferentes clases de antidepresivos, como pasar de un ISRS a un IRSN. Sin embargo, hay pocas pruebas sobre la eficacia diferencial del cambio dentro de la misma clase, como de un ISRS a otro ISRS, o entre clases de antidepresivos. En términos prácticos, en general se considera más apropiado considerar el cambio entre diferentes clases de antidepresivos, aunque las ventajas sean modestas.

Tratamientos complementarios

Las estrategias o tratamientos complementarios se refieren a la adición de un segundo fármaco a una medicación antidepresiva inicial. Se distingue entre la combinación (adición de un segundo fármaco antidepresivo al primero) y la potenciación (adición de otro fármaco que no es intrínsecamente antidepresivo).

Potenciación con fármacos antidepresivos (combinación)

En este supuesto, se usan antidepresivos monoaminérgicos o glutamatérgicos, casos que se desarrollan a continuación.

Antidepresivos monoaminérgicos. La adición de otro antidepresivo a un antidepresivo existente (combinación) se ha examinado en varios estudios y parece ser superior a la monoterapia. En esta estrategia, es muy importante utilizar combinaciones que busquen la complementariedad de los mecanismos de acción, especialmente la combinación de un inhibidor de la recaptación (ISRS, IRSN o tricíclico) con un antagonista del autorreceptor α_2 presináptico (mianserina o mirtazapina), ya que son más eficaces que otras estrategias de combinación. También se ha destacado que la combinación de antidepresivos se asocia a un perfil de efectos secundarios más elevado en comparación con la monoterapia y a una mayor tendencia al abandono.

Antidepresivos glutamatérgicos. Es importante destacar el papel de estos fármacos. El desarrollo experimental de la ketamina, un anestésico disociativo, demostró una eficacia antidepresiva de aparición rápida en pacientes resistentes al tratamiento. Estos resultados han llevado al desarrollo y aprobación de su enantiómero S, la esketamina, como tratamiento antidepresivo intranasal de acción rápida para la depresión resistente al tratamiento.

Potenciación con fármacos no antidepresivos (potenciación)

En esta situación, se usan antidepresivos atípicos, el carbonato de litio u otros fármacos, casos que se desarrollan en las líneas siguientes.

Antipsicóticos atípicos. El tratamiento adyuvante con antipsicóticos atípicos es una estrategia consistentemente respaldada en el tratamiento de la depresión. Un gran número de estudios ha demostrado su eficacia superior en comparación con el placebo en el tratamiento de esta enfermedad. No se ha identificado una superioridad marcada entre los diferentes fármacos; en este medio, el único con indicación aprobada es la quetiapina, pero otros antipsicóticos también han mostrado eficacia como tratamiento potenciador en pacientes con depresión, como el aripiprazol.

Carbonato de litio. Su uso como potenciador está ampliamente considerado como una de las estrategias más consolidadas y eficaces en el manejo de la depresión resistente al tratamiento. Principalmente conocido como *estabilizador del estado de ánimo* utilizado en el trastorno bipolar, el litio ha demostrado su capacidad para potenciar la respuesta terapéutica a los antidepresivos. La evidencia empírica sugiere que ciertos subtipos de depresión pueden beneficiarse más de la potenciación con litio, especialmente, los pacientes con depresión recurrente, con subtipo melancólico, o aquellos que muestran un claro patrón de ritmicidad en sus síntomas.

Otros fármacos. Una estrategia clásica para el tratamiento de la depresión resistente es el tratamiento complementario con hormona tiroidea. La hormona utilizada en los ensayos es la triyodotironina, que no está disponible en España, donde solo se dispone de levotiroxina. El número de estudios con esta estrategia es muy reducido. Se han identificado otros fármacos como potenciales estrategias de potenciación en pacientes con depresión resistente. Entre ellos, se encuentran psicoestimulantes, como el modafinilo, o fármacos eutimizantes, como la lamotrigina.

Tratamientos físicos

La terapia electroconvulsiva se considera un tratamiento de segunda línea para pacientes con depresión que no han respondido a otros tratamientos, aunque en algunas situaciones clínicas puede establecerse como tratamiento de primera línea. La estimulación magnética transcraneal repetitiva ha demostrado eficacia suficiente para ser considerada una técnica de elección en pacientes que no responden al tratamiento antidepresivo convencional; sin embargo, en este medio clínico no es aún un tratamiento fácilmente accesible.

Por último, cabe destacar la existencia de otras estrategias de neuroestimulación:

- La estimulación transcraneal por corriente directa y la estimulación del nervio vago, ambas aprobadas en Europa para el tratamiento de la depresión.
- La estimulación cerebral profunda, una estrategia prometedora para el tratamiento de la depresión altamente resistente al tratamiento, que todavía se encuentra en investigación.

Las principales estrategias de neuromodulación se encuentran recogidas en la **tabla 7.1-5**.

Tabla 7.1-5. Estrategias terapéuticas de neuromodulación

Tratamiento	Indicaciones	Tratamiento agudo	Tratamiento de mantenimiento/continuación	Seguridad/tolerabilidad
TEC	Tratamiento de segunda elección tras el fracaso de tratamiento farmacológico, aunque en las siguientes situaciones puede considerarse de primera elección: • Características psicóticas • Depresión resistente al tratamiento • Ideación suicida aguda • Intolerancia repetida a los medicamentos • Características catatónicas • Respuesta favorable previa a la TEC • Estado físico que se deteriora rápidamente • Durante el embarazo, para cualquiera de las indicaciones anteriores • Preferencia del paciente	+++	+++	+++
ETMr	Depresión con fracaso de una estrategia de tratamiento, aprobación por FDA y EMA	+++	+	+++
ENV	Tratamiento de depresión resistente con aprobación por FDA y EMA	+	++	++
ETCD	Tratamiento de la depresión con aprobación EMA	++	+	++
ECP	Tratamiento para la depresión resistente, no aprobada para uso clínico en investigación	+	+	+

+: bajo nivel de evidencia; ++: moderado nivel de evidencia; +++: alto nivel de evidencia; ECP: estimulación cerebral profunda; EMA: Agencia Europea de Medicamentos; ENV: estimulación del nervio vago; ETCD: estimulación transcraneal de corriente directa; ETMr: estimulación magnética transcraneal repetitiva; FDA: Administración de Alimentos y Medicamentos de Estados Unidos; TEC: terapia electroconvulsiva.

PUNTOS CLAVE

- La depresión es un problema de salud mental común y extremadamente incapacitante. Se estima una alta incidencia que afecta al 6 % de la población, con una prevalencia media a lo largo de la vida del 16 %.
- La depresión es un trastorno complejo, en el que influye una conjunción de factores genéticos, biológicos, ambientales y psicológicos. Este origen complejo significa que sus causas y manifestaciones pueden variar mucho de una persona a otra, lo que exige una comprensión holística.
- En el núcleo de la depresión se encuentra una profunda tristeza tan intensa que invade todas las facetas de las interacciones personales e interpersonales del individuo. Las manifestaciones de la depresión pueden clasificarse en cinco dominios clave: respuestas emocionales, procesos cognitivos, patrones conductuales, ritmos biológicos y síntomas somáticos.
- El diagnóstico de la depresión se centra en la entrevista clínica y la exploración psicopatológica. Requiere una evaluación exhaustiva de los síntomas y la consideración de factores biológicos, psicológicos y sociales para garantizar una identificación precisa y una planificación adecuada del tratamiento.
- El tratamiento de la depresión es polifacético y suele combinar psicoterapia, intervenciones farmacológicas y físicas y ajustes del estilo de vida para abordar de forma holística tanto los síntomas como las causas subyacentes.

BIBLIOGRAFÍA

Gallego Rodríguez JM, Valmisa Gómez de Lara E. Principales cambios diagnósticos de la CIE-11 en los trastornos afectivos. Psiquiatria.com. 2021;25.

Herrman H, Patel V, Kieling C, Berk M, Buchweitz C, Cuijpers P et al. Time for united action on depression: a Lancet-World Psychiatric Association Commission. Lancet. 2022;399(10328):957-1022.

Hickie I. Issues in classification: III. Utilising behavioural constructs in melancholia research. En: Parker G, Hadzi-Pavlovic D, editores. Melancholia: a disorder of movements and mood. Cambridge: Cambridge University Press; 1996. p. 38-56.

Malhi GS, Mann JJ. Depression. Lancet. 2018;392(10161):2299-2312.

Navío Acosta M, Pérez Sola V. Depresión y Suicidio 2020. Documento Estratégico para la Promoción de la Salud Mental. Madrid: Wecare-u. Healthcare Communication Group; 2020.

Otte C, Gold SM, Penninx BW, Pariante CM, Etkin A, Fava M et al. Major depressive disorder. Nat Rev Dis Primers. 2016;2:16065.

Parker G, Hadzi-Pavlovic D, editores. Melancholia: a disorder of movement and mood. Cambridge: Cambridge University Press; 1996.

Parker G, Manicavasagar V. Modelling and managing the depressive disorders. A clinical guide. Cambridge: Cambridge University Press; 2005.

Vallejo Ruiloba J. Melancolía. Un tipo básico de depresión. Madrid: Editorial Médica Panamericana; 2012.

Vieta Pascual E, Pérez Sala V. Depresiones bipolares y unipolares. Qué hacer en los pacientes que no responden suficientemente a los tratamientos habituales. 2ª ed. Madrid: Editorial Médica Panamericana; 2019.

7.2 Trastorno bipolar

J. V. Cobo Gómez y N. Ortuño Ramírez

OBJETIVOS

- Conocer las características básicas del trastorno bipolar y sus principales características, incluyendo las diferentes fases y estados.
- Conocer los tratamientos empleados.
- Comprender las consecuencias de la enfermedad y sus principales complicaciones.
- Aprender los conocimientos en su proceso formativo para posteriormente aplicarlo en su práctica clínica.
- Analizar los datos, plantear preguntas y buscar la información accesoria.
- Crear conocimiento a partir de la información proporcionada por las fuentes aportadas.

DEFINICIONES

El trastorno bipolar es un trastorno afectivo, de curso intermitente, caracterizado por la alternancia de episodios de depresión (melancolía) y de manía/hipomanía (excitación/disforia), con períodos de estado de ánimo normal entre estos. Dicho trastorno se ha identificado en todas las sociedades y etnias, con variaciones patoplásticas en función de la cultura y la personalidad individual, aunque con unas características comunes invariables.

Según la mayoría de las clasificaciones, se pueden distinguir hasta cinco subtipos. En este capítulo, se utilizarán las definiciones basadas en el DSM-5-TR, que incluye los contenidos actualizados de la American Psychiatric Association a septiembre 2022. Estos subtipos son: el *trastorno bipolar I*, el tipo *II*, el trastorno bipolar *no especificado*, la *ciclotimia* y, finalmente, los trastornos bipolares *debidos a enfermedades* o *causas tóxico-metabólicas*.

Para un diagnóstico del subtipo de *trastorno bipolar I*, es necesario que se cumplan estrictamente los criterios que posteriormente se estudiarán para un episodio maníaco. El paciente puede cumplir estos criterios en el primer episodio de enfermedad (primer episodio maníaco), pero es posible también que antes o después de este primer episodio existan episodios hipomaníacos o episodios de depresión mayor.

Para el diagnóstico de *trastorno bipolar II*, se deben cumplir los criterios de un episodio hipomaníaco (actual o pasado) al menos en una ocasión y al menos para un episodio de depresión mayor (actual o pasado). Además, el sujeto nunca ha debido tener un episodio maníaco en su evolución.

La *ciclotimia* es aquel trastorno en el que se han detectado numerosos períodos con síntomas hipomaníacos que no llegan a cumplir los criterios para un episodio hipomaníaco, e igualmente numerosos períodos con síntomas depresivos que

tampoco cumplen los criterios para un episodio de depresión mayor. Se ha de cumplir también un período de 2 años como mínimo (al menos 1 año en niños y adolescentes). La ciclotimia no es una forma menor de trastorno bipolar, aunque clásicamente se le había dado poca importancia. En realidad, como todos los trastornos bipolares, también tiene consecuencias sociales y funcionales, así como sobre el bienestar de los pacientes.

Los *trastornos bipolares no especificados* son todos aquellos en los que se observan síntomas de esfera maníaca o hipomaníaca, pero que no cumplen todos los criterios de episodio. Siempre tiene que haber una afectación funcional y/o emocional del paciente. Esta falta de todos los criterios puede deberse a que no se cumple algún período o a que faltan datos sobre episodios depresivos o subdepresivos previos.

Finalmente, los *trastornos bipolares debidos a (o secundarios a) enfermedades médicas no psiquiátricas, medicamentos o tóxicos de múltiples tipos* son aquellos en los que esta alteración de características fenotípicamente bipolares (maníacas o hipomaníacas) se deben a sustancias/medicamentos o a enfermedades médicas de diverso tipo, todas ellas evidenciables a través de la exploración, la historia clínica o los antecedentes y las pruebas diagnósticas. Sus síntomas pueden semejar en todo a los de una enfermedad bipolar «clásica» (de causa neuropsiquiátrica), pero su origen y su tratamiento o abordaje se han de evaluar de manera diferencial.

Los casos especiales de los pacientes con trastorno depresivo mayor que presentan síntomas hipomaníacos tras los tratamientos antidepresivos o de los pacientes que presentan síntomas hipomaníacos restringidos al contexto de consumo de sustancias adictivas (drogas) exigirían muy probablemente un diagnóstico muy preciso y desde el punto de vista evolutivo.

El caso del trastorno esquizoafectivo bipolar es también un caso especial. En general, se incluye dentro del grupo de la esquizofrenia y otros trastornos de la esfera psicótica, pero desde una perspectiva evolutiva y sintomática, existen muchas similitudes y puntos en común con los trastornos bipolares «clásicos». Se trata de un trastorno cuyo diagnóstico se realiza a nivel evolutivo (luego se verá más en detalle); se aplica a aquellas personas en las que hay un período ininterrumpido de enfermedad durante el cual existe un episodio mayor del estado de ánimo (maníaco o depresivo mayor) que además también cumple los criterios de esquizofrenia. Además, a lo largo de su enfermedad, el sujeto ha de presentar un período de delirios o alucinaciones durante 2 o más semanas en ausencia de un episodio mayor del estado de ánimo (maníaco o depresivo). El tipo bipolar se aplica si un episodio maníaco forma parte de la presentación (sin excluir la posibilidad de episodios depresivos mayores previos o posteriores).

PREVALENCIA

Las tasas de prevalencia interculturales para este trastorno son bastante similares. La razón mujeres/varones oscila entre 1,3:1 y 2:1, y la prevalencia a lo largo de la vida se sitúa cerca del 1,6 %, aunque hay trabajos que aumentan dicha cifra al 2-2,5 % de la población.

Los datos de la mayor parte de los estudios se refieren exclusivamente al trastorno bipolar I; si se incluyeran otros trastornos del espectro bipolar, como el trastorno bipolar II, el trastorno esquizoafectivo bipolar o los no especificados, estas cifras se incrementarían de forma considerable. Se calcula que la prevalencia a lo largo de la vida de todos los trastornos del espectro bipolar podría oscilar entre el 3-6,5 % de la población mundial.

Un fenómeno inquietante, que parece confirmarse a la vista de los datos epidemiológicos expuestos hasta ahora, es que la incidencia de los trastornos bipolares parece crecer en los últimos años, fenómeno que admite tres posibles explicaciones, que no se excluyen mutuamente: podría tratarse de un incremento real de casos por razones genotípicas (genéticas), o bien debido a razones fenotípicas (manifestaciones bipolares), como la inducción de hipomanía o de manía en pacientes previamente unipolares por generalización del uso de antidepresivos, aunque también se podría estar ante un incremento aparente debido a cambios en los sistemas diagnósticos, con importación de casos anteriormente clasificados en otras categorías. El fenómeno de anticipación genética explicaría también el aumento de gravedad de la enfermedad en los descendientes de pacientes bipolares.

ETIOLOGÍA

El trastorno bipolar se considera actualmente como una patología de etiología multifactorial, en la cual los factores genéticos o incluso los epigenéticos podrían explicar una gran parte de la aparición de la enfermedad, y su relación con factores ambientales concretos podría explicar el momento de aparición o algunas características del curso o la respuesta al tratamiento.

Las personas con familiares con trastorno bipolar I o II tienen un riesgo 10 veces superior de sufrir la enfermedad. La magnitud del riesgo aumenta con el grado de relación familiar (más riesgo para familiares del tipo I). La esquizofrenia y el trastorno bipolar comparten parte de la genética; así, se observa una agregación familiar de ambas enfermedades.

Hay una importante cantidad de resultados genéticos concretos diversos, muchos de ellos no replicados y sin evidencia concreta sobre los genes implicados. Por ejemplo, entre los genes hallados como sugestivos de asociación genética con el trastorno bipolar se encuentra el locus 8q24, asociado a su vez a la aparición de trastornos autoinmunitarios en el tiroides y, en concreto, con los aumentos de la tasa de anticuerpos antitiroglobulina en plasma. Sin embargo, se han encontrado muchas otras asociaciones genéticas, algunas de las cuales pueden ser comunes con otros trastornos afectivos (como la depresión) o con la esquizofrenia, y que no se describirán aquí. De hecho, en las familias de personas con esquizofrenia no es extraño encontrar personas diagnosticadas de trastorno bipolar, y viceversa.

Como se ha citado, también existe un mayor riesgo de desarrollar trastornos del estado de ánimo entre los familiares biológicos de los pacientes con trastorno bipolar, lo que indica un fuerte componente genético con altas tasas de heredabilidad (59-93 %). Las tasas de concordancia diagnóstica para el trastorno bipolar aumentan del 6 % en gemelos dicigóticos (variabilidad del 5-25 %, según los estudios) al 43 % en gemelos monocigóticos (variabilidad del 33-90 %, según los estudios).

También las personas con un familiar de primer grado que es caso índice (primer sujeto identificado en una familia con trastorno bipolar I) tienen ya un riesgo entre 8 y 18 veces superior de sufrir trastorno bipolar que el resto de la población. Alrededor de un 50 % de las personas afectas de trastorno bipolar tienen al menos un progenitor con un trastorno del estado de ánimo (un trastorno depresivo mayor o un trastorno bipolar). La probabilidad de que un hijo tenga un trastorno del estado de ánimo es del 25 % si uno de los progenitores sufre un trastorno bipolar I, y del 50-75 % si ambos lo sufren.

Por otro lado, se encuentran disponibles diferentes pruebas de que la disfunción del sistema inmunitario innato puede desempeñar un papel en la fisiopatología del trastorno bipolar. Se han identificado niveles elevados de citocinas proinflamatorias, e incluso el sistema inmunitario innato es una nueva diana terapéutica en el trastorno bipolar. Por ejemplo, se ha demostrado que el litio (el *gold standard* en el tratamiento de mantenimiento del trastorno bipolar) puede tener ciertas propiedades antiinflamatorias.

Los factores psicosociales pueden ser también muy relevantes. Por ejemplo, se diagnostica más en países ricos que en pobres (1,4 % frente a 0,7 %). Hay una mayor tasa de trastorno bipolar entre personas separadas, divorciadas y viudas, pero no se sabe todavía exactamente a qué se debe esta asociación. Finalmente, algunos estudios epidemiológicos encuentran diferencias de prevalencia según las culturas, pero es muy posible que esto se deba a los instrumentos que se utilizan para el diagnóstico clínico. Igualmente, se han detectado alteraciones en los sistemas de neurotransmisión en lo que se refiere a determinados aspectos neurofisiológicos y en la neuroimagen estructural y funcional.

EVOLUCIÓN E IMPACTO FUNCIONAL

El inicio del trastorno bipolar se presenta, en la mayoría de los pacientes, con un episodio depresivo mayor. Entre el 30 % y el 50 % de estos pacientes son a menudo diagnosticados erróneamente con una depresión unipolar, y se tardan varios años en tener el diagnóstico correcto para ellos, lo que da lugar a un mayor riesgo de episodios maníacos inducidos por antidepresivos, ciclos rápidos, hospitalización, desadaptación social e incluso suicidio. Por lo tanto, la identificación más temprana del trastorno bipolar emergente debería ser una prioridad clave de la investigación.

En la literatura médica se publican cifras de hasta un 60 % de pacientes con trastorno bipolar con incapacidad para reincorporarse a una vida normal y funcionar como lo haría cualquier otro adulto en la esfera laboral, social y/o afectiva, incluso en momentos de estabilidad clínica. Los estudios sobre la carga mundial de morbilidad atribuyeron 9,9 millones de años vividos con discapacidad al trastorno bipolar entre 1990 y 2010, lo que lo convierte en la decimosexta causa de años vividos con discapacidad en todo el mundo.

Aunque no existe una definición consistente de resultado funcional, ni un instrumento globalmente consensuado para su evaluación, la evidencia de un pobre resultado funcional de los pacientes con trastorno bipolar es sustancial. Sin embargo, los estudios sobre la naturaleza de este déficit suelen ser escasos. Tradicionalmente, se han señalado variables clínicas como posibles factores predictivos del deterioro funcional. Más recientemente, diferentes autores han propuesto la eficiencia cognitiva como un factor relevante que contribuye al funcionamiento cotidiano de los pacientes, y algunas evidencias sugieren que la discapacidad cognitiva puede ser un mejor factor predictivo del resultado funcional que las características clínicas.

Otra de las grandes complicaciones encontradas en el trastorno bipolar es el abuso de tóxicos. La patología dual, por tanto, entendida como comorbilidad entre psicopatología y abuso o dependencia de sustancias psicótropas, se diagnostica cada vez con mayor frecuencia en la práctica cotidiana. Se ha propuesto que esto pudiera deberse a un aumento en la prevalencia secundaria de este tipo de trastorno dual por un mayor consumo de sustancias tóxicas, o bien, lo más probable, podría ser el resultado de una mayor capacidad de detección de estos trastornos.

El trastorno bipolar se asocia a una mortalidad significativa por suicidio y comorbilidades médicas. De hecho, la mortalidad por suicidio es una de las causas (o la causa) más importante de mortalidad en este trastorno. Sin embargo, esta mortalidad se refiere sobre todo a los pacientes sin tratamiento, ya que los tratamientos eutimizantes, como el litio, han demostrado también un poder antisuicida potente en el trastorno bipolar. Otras causas de mortalidad precoz pueden ser las asociadas a problemas endocrino-metabólicos y a riesgos cardiovasculares.

DIAGNÓSTICO DEL TRASTORNO BIPOLAR

Para realizar un adecuado diagnóstico del trastorno bipolar, siempre se deberán utilizar criterios diagnósticos estandarizados. La experiencia clínica siempre supone una ventaja a la hora de realizar el diagnóstico de una persona afecta de una alteración conductual o trastorno mental, pero las exigencias de una práctica de calidad y centrada en el paciente exigen la adecuación de los métodos. Además, la práctica clínica también está implicada de muchas maneras en aspectos de registro administrativo y médico-legales, donde la precisión en el diagnóstico permitirá una mejor trazabilidad y adecuación de las decisiones clínicas.

Diagnóstico DSM-5-TR de episodio maníaco

Se trata de un período bien definido de estado de ánimo anormal y persistentemente elevado, expansivo o irritable, junto con un aumento también anormal y persistente de la actividad o la energía dirigida a un objetivo. Ha de durar como mínimo 1 semana y estar presente la mayor parte del día, casi todos los días, o con cualquier duración si se necesita hospitalización (normalmente la hospitalización implica gravedad de los síntomas). Aunque la euforia es muy conocida por todos los clínicos, el aspecto de la irritabilidad como criterio A es muy relevante también, ya que algunos pacientes tienen predominio de irritabilidad y esta no siempre es tan fácil de identificarse como síntoma maníaco.

El criterio B prescribe que, durante este período de alteración del estado de ánimo y aumento de la energía o actividad, deben existir tres (o más) determinados síntomas (o cuatro si el estado de ánimo es solo irritable) (**Tabla 7.2-1**). Este criterio implica que estos síntomas se den «en un grado significativo» y representen «un cambio notorio del comportamiento habitual» de los pacientes.

Los síntomas incluyen un aumento de la autoestima o sentimientos de grandeza, una disminución de la necesidad de dormir (por ejemplo, el sujeto se siente descansado después de solo 3 horas de sueño), estar más hablador de lo habitual o con presión para mantener la conversación. También incluyen la fuga de ideas o la experiencia subjetiva de que los pensamientos fluyen a gran velocidad y la facilidad de distracción (es decir, la atención cambia demasiado fácilmente ante estímulos externos poco importantes o irrelevantes, según se informa o se observa).

También se puede presentar el aumento de la actividad dirigida a un objetivo (social, en el trabajo o la escuela, o sexual), o bien de agitación psicomotora, que es definida como una actividad sin ningún propósito no dirigida a un objetivo. Se ha de distinguir *agitación* (en español) de *agitation* (en inglés). En inglés, el concepto *agitation* se acerca más al de *inquietud* en español, o casi al de *desorganización leve*, y no necesariamente al más extremo de *agitación*, como aquellas conductas agresivas o violentas (que, por otra parte, también se pueden presentar en algunos casos de trastorno bipolar).

Finalmente, otro síntoma importante es la participación excesiva en actividades que tienen muchas posibilidades de consecuencias dolorosas (por ejemplo, dedicarse de forma desenfrenada a compras, juergas, indiscreciones sexuales o inversiones de dinero imprudentes). Sin embargo, se ha de destacar que estas actividades no son vividas en el mismo momento como inadecuadas o dolorosas, sino que pueden representar una actividad lúdica y de disfrute, e incluso vivirse como una actividad lucrativa (por ejemplo, de negocios), ya que existe una falta de conciencia y ponderación sobre sus consecuencias.

Tabla 7.2-1. Criterios diagnósticos del episodio maníaco en el DSM-5-TR

Trastorno bipolar I

Para un diagnóstico de trastorno bipolar I, es necesario que se cumplan los criterios siguientes para un episodio maníaco. Antes o después del episodio maníaco pueden haber existido episodios hipomaníacos o episodios de depresión mayor

Episodio maníaco

A. Un período bien definido de estado de ánimo anormal y persistentemente elevado, expansivo o irritable, y un aumento anormal y persistente de la actividad o la energía, que dura como mínimo 1 semana y está presente la mayor parte del día, casi todos los días (o cualquier duración si se necesita hospitalización)

B. Durante el período de alteración del estado de ánimo y aumento de la energía o actividad, existen tres (o más) de los síntomas siguientes (cuatro si el estado de ánimo es solo irritable) en un grado significativo y representan un cambio notorio del comportamiento habitual:

1. Aumento de la autoestima o sentimiento de grandeza
2. Disminución de la necesidad de dormir (p. ej., se siente descansado después de solo 3 horas de sueño)
3. Más hablador de lo habitual o presión para mantener la conversación
4. Fuga de ideas o experiencia subjetiva de que los pensamientos van a gran velocidad
5. Facilidad de distracción (es decir, la atención cambia demasiado fácilmente a estímulos externos poco importantes o irrelevantes), según se informa o se observa
6. Aumento de la actividad dirigida a un objetivo (social, en el trabajo o la escuela, o sexual) o agitación psicomotora (es decir, actividad sin ningún propósito no dirigida a un objetivo)
7. Participación excesiva en actividades que tienen muchas posibilidades de consecuencias dolorosas (p. ej., dedicarse de forma desenfrenada a compras, juergas, indiscreciones sexuales o inversiones de dinero imprudentes)

C. La alteración del estado del ánimo es suficientemente grave para causar un deterioro importante en el funcionamiento social o laboral, para necesitar hospitalización con el fin de evitar el daño a sí mismo o a otros, o porque existen características psicóticas

D. El episodio no se puede atribuir a los efectos fisiológicos de una sustancia (p. ej., una droga, un medicamento, otro tratamiento) o a otra afección médica

Nota: un episodio maníaco completo que aparece durante el tratamiento antidepresivo (p. ej., medicación, terapia electroconvulsiva), pero persiste en un grado totalmente sindrómico más allá del efecto fisiológico de ese tratamiento, es prueba suficiente de un episodio maníaco y, en consecuencia, un diagnóstico de trastorno bipolar I

Nota: los criterios A–D constituyen un episodio maníaco. Se necesita al menos un episodio maníaco a lo largo de la vida para el diagnóstico de trastorno bipolar I

Episodio hipomaníaco

A. Un período bien definido de estado de ánimo anormal y persistentemente elevado, expansivo o irritable, y un aumento anormal y persistente de la actividad o la energía, que dura como mínimo 4 días consecutivos y está presente la mayor parte del día, casi todos los días

B. Durante el período de alteración del estado de ánimo y aumento de la energía y actividad, han persistido tres (o más) de los síntomas siguientes (cuatro si el estado de ánimo es solo irritable), representan un cambio notorio del comportamiento habitual y han estado presentes en un grado significativo:

1. Aumento de la autoestima o sentimiento de grandeza
2. Disminución de la necesidad de dormir (p. ej., se siente descansado después de solo 3 horas de sueño)
3. Más hablador de lo habitual o presión para mantener la conversación
4. Fuga de ideas o experiencia subjetiva de que los pensamientos van a gran velocidad
5. Facilidad de distracción (es decir, la atención cambia demasiado fácilmente a estímulos externos poco importantes o irrelevantes), según se informa o se observa
6. Aumento de la actividad dirigida a un objetivo (social, en el trabajo o la escuela, o sexual) o agitación psicomotora
7. Participación excesiva en actividades que tienen muchas posibilidades de consecuencias dolorosas (p. ej., dedicarse de forma desenfrenada a compras, juergas, indiscreciones sexuales o inversiones de dinero imprudentes)

C. El episodio se asocia a un cambio inequívoco del funcionamiento que no es característico del individuo cuando no presenta síntomas

D. La alteración del estado de ánimo y el cambio en el funcionamiento son observables por parte de otras personas

E. El episodio no es suficientemente grave para causar una alteración importante del funcionamiento social o laboral, o necesitar hospitalización. Si existen características psicóticas, el episodio es, por definición, maníaco

F. El episodio no se puede atribuir a los efectos fisiológicos de una sustancia (p. ej. una droga, un medicamento u otro tratamiento) de otra afección médica

Nota: un episodio hipomaníaco completo que aparece durante el tratamiento antidepresivo (p. ej., medicación, terapia electroconvulsiva), pero persiste en un grado totalmente sindrómico más allá del efecto fisiológico de ese tratamiento, es prueba suficiente de un episodio hipomaníaco. Sin embargo, se recomienda precaución porque uno o dos síntomas (particularmente el aumento de la irritabilidad, nerviosismo o agitación después del uso de antidepresivos) no se consideran suficientes para el diagnóstico de un episodio hipomaníaco, ni indica necesariamente una diátesis bipolar

Nota: los criterios A–F constituyen un episodio hipomaníaco. Los episodios hipomaníacos son frecuentes en el trastorno bipolar I, pero no son necesarios para el diagnóstico de trastorno bipolar I

Se incluye una salvaguarda diagnóstica, ya que la alteración del estado del ánimo maníaco ha de ser suficientemente grave para causar un deterioro importante en el funcionamiento social o laboral, para necesitar hospitalización con el fin de evitar el daño a sí mismo o a otros o porque existan síntomas psicóticos. Igualmente, el episodio no ha de poderse atribuir a los efectos fisiológicos de una sustancia (una droga, un medicamento u otro tratamiento, por ejemplo) o a otra afección médica.

Entre los criterios diagnósticos del DSM-5-TR, se incluye una nota relevante. Los episodios maníacos completos inducidos (tanto por medicaciones como por otros tratamientos biológicos, como la terapia electroconvulsiva) que persisten en un grado totalmente sindrómico más allá del efecto fisiológico de estos tratamientos son prueba suficiente de un episodio maníaco y, en consecuencia, de un diagnóstico de trastorno bipolar I. Este aspecto tiene mucha relevancia, por ejemplo, en los tratamientos de pacientes complejos, con varias comorbilidades.

Diagnóstico DSM-5-TR de episodio depresivo

Para el diagnóstico de un episodio depresivo en el trastorno bipolar, se precisa de al menos cinco (o más) de una serie de síntomas presentes durante el mismo período de 2 semanas y que representen un cambio del funcionamiento anterior (Tabla 7.2-2). Hay una primacía de síntomas, ya que al menos uno de estos ha de ser o un estado de ánimo deprimido (tristeza, hipotimia), o bien la pérdida de interés o de placer (anhedonia).

El estado de ánimo deprimido ha de suceder la mayor parte del día y casi todos los días durante estas 2 semanas, según se desprende de la información subjetiva (por ejemplo, sentimientos de tristeza, vacío o desesperanza) o bien por la observación por parte de otras personas (que ven llorar al sujeto, por ejemplo), incluyendo, por supuesto, la observación clínica. Se hace una apreciación específica para niños y adolescentes, en los cuales el estado de ánimo puede ser más bien irritable y no tanto triste. La disminución del interés o el placer ha de ser importante y para todas o casi todas las actividades durante la mayor parte del día, casi todos los días (como se desprende de la información subjetiva o de la observación).

Puede haber una pérdida importante de peso sin hacer dieta, o bien un aumento de peso (por ejemplo, modificación de más del 5 % del peso corporal en 1 mes), o bien disminución (anorexia) o aumento del apetito (hiperorexia) casi todos los días. La pérdida de peso puede no ser muy importante, pero es esencial considerar los cambios del apetito. En los niños, se considera también el fracaso en el aumento del peso esperado para su edad. El insomnio (o hipersomnia) es

---

Tabla 7.2-2. Criterios diagnósticos del episodio depresivo y depresivo con síntomas de duelo en el DSM-5-TR

Episodio de depresión mayor

A. Cinco (o más) de los síntomas siguientes han estado presentes durante el mismo período de 2 semanas y representan un cambio del funcionamiento anterior; al menos uno de los síntomas es (1) estado de ánimo deprimido o (2) pérdida de interés o de placer
   Nota: no incluye síntomas que se puedan atribuir claramente a otra afección médica
   1. Estado de ánimo deprimido la mayor parte del día, casi todos los días, según se desprende de la información subjetiva (p. ej., se siente triste, vacío o sin esperanza) o de la observación por parte de otras personas (p. ej., se le ve lloroso)
      Nota: en niños y adolescentes, el estado de ánimo puede ser irritable
   2. Disminución importante del interés o el placer por todas o casi todas las actividades la mayor parte del día, casi todos los días (como se desprende de la información subjetiva o de la observación)
   3. Pérdida importante de peso sin hacer dieta o aumento de peso (p. ej., modificación de más del 5 % del peso corporal en 1 mes), o disminución o aumento del apetito casi todos los días
      Nota: en los niños, considerar el fracaso en el aumento del peso esperado
   4. Insomnio o hipersomnia casi todos los días
   5. Agitación o retraso psicomotor casi todos los días (observable por parte de otros; no simplemente la sensación subjetiva de inquietud o enlentecimiento)
   6. Fatiga o pérdida de la energía casi todos los días
   7. Sentimientos de inutilidad o de culpabilidad excesiva o inapropiada (que puede ser delirante) casi todos los días (no simplemente el autorreproche o culpa por estar enfermo)
   8. Disminución de la capacidad para pensar, concentrarse o tomar decisiones, casi todos los días (a partir del relato subjetivo o de la observación por parte de otras personas)
   9. Pensamientos de muerte recurrentes (no solo miedo a morir), ideas suicidas recurrentes sin un plan determinado, un plan específico de suicidio o un intento de suicidio

B. Los síntomas causan malestar clínicamente significativo o deterioro en lo social, laboral u otras áreas importantes del funcionamiento
C. El episodio no se puede atribuir a los efectos fisiológicos de una sustancia o de otra afección médica

Nota: los criterios A–C constituyen un episodio de depresión mayor. Los episodios de depresión mayor son frecuentes en el trastorno bipolar I, pero no son necesarios para su diagnóstico

Nota: las respuestas a una pérdida significativa (p. ej., duelo, ruina económica, pérdidas debidas a una catástrofe natural, una enfermedad o una discapacidad grave) pueden incluir el sentimiento de tristeza intensa, rumiación acerca de la pérdida, insomnio, falta del apetito y pérdida de peso descritos en el criterio A, que pueden simular un episodio depresivo. Aunque estos síntomas pueden ser comprensibles o considerarse apropiados a la pérdida, también se debería observar atentamente la presencia de un episodio de depresión mayor, además de la respuesta normal a una pérdida significativa. Esta decisión requiere inevitablemente el criterio clínico basado en la historia del individuo y en las normas culturales para la expresión del malestar en el contexto de la pérdida[1]

(Continúa)

Tabla 7.2-2. Criterios diagnósticos del episodio depresivo y depresivo con síntomas de duelo en el DSM-5-TR *(cont.)*

Trastorno bipolar I

A. Se han cumplido los criterios al menos para un episodio maníaco (criterios A–D en «Episodio maníaco» antes citados)
B. Al menos un episodio maníaco no se explica mejor por un trastorno esquizoafectivo, y no se superpone a una esquizofrenia, un trastorno esquizofreniforme, un trastorno delirante u otro trastorno del espectro de la esquizofrenia y otros trastornos psicóticos especificados o no especificados

Procedimientos de codificación y registro

El código diagnóstico del trastorno bipolar I se basa en el tipo de episodio actual o más reciente, así como en la gravedad actual, la presencia de características psicóticas y el estado de remisión. La gravedad actual y las características psicóticas solo están indicadas si se cumplen actualmente todos los criterios para un episodio maníaco o de depresión mayor. Los especificadores de remisión solo se indican si actualmente no se cumplen todos los criterios para un episodio maníaco, hipomaníaco o de depresión mayor

[1] Para distinguir el duelo de un episodio de depresión mayor (EDM), es útil tener en cuenta que en el duelo el afecto predominante es el sentimiento de vacío y pérdida, mientras que en un EDM es el estado de ánimo deprimido persistente y la incapacidad de esperar felicidad o placer. La disforia en el duelo probablemente disminuye de intensidad en días o semanas y se produce en oleadas, las denominadas *punzadas de culpa*. Estas oleadas tienden a asociarse a pensamientos o recuerdos del difunto. El estado de ánimo deprimido de un EDM es más persistente y no se asocia a pensamientos o preocupaciones específicos. El dolor del duelo puede ir acompañado de humor y emociones positivas que no son característicos de la intensa infelicidad y miseria que caracteriza a un EDM. El contenido de los pensamientos asociados al duelo generalmente presenta preocupación vinculada a pensamientos y recuerdos del difunto, y no la autocrítica o la rumiación pesimista que se observa en un EDM. En el duelo, la autoestima por lo general se conserva, mientras que en un EDM son frecuentes los sentimientos de inutilidad y de desprecio por uno mismo. Si en el duelo existen ideas de autoanulación, implican típicamente la percepción de haber fallado al difunto (p. ej., no haberlo visitado con más frecuencia, no decirle lo mucho que le quería). Si un individuo en duelo piensa en la muerte y en el hecho de morir, estos pensamientos se centran por lo general en el difunto y posiblemente en «reunirse» con él, mientras que en un EDM estos pensamientos se centran en poner fin a la propia vida debido al sentimiento de inutilidad, de no ser digno de vivir o de ser incapaz de hacer frente al dolor de la depresión.

---

también un síntoma importante: para considerarlo, ha de aparecer casi todos los días en este período.

La agitación/inquietud o retraso psicomotor aparecerá casi todos los días, y ha de ser observable por parte de otros, no simplemente la sensación subjetiva de inquietud o enlentecimiento. Se observa, pues, que estos tres síntomas (pérdida o aumento de peso/apetito frente a aumento de peso/apetito, insomnio frente a hipersomnia y la inquietud/enlentecimiento psicomotor), tanto si son cambios positivos como negativos, pueden formar parte del síndrome depresivo. Otro síntoma clave es la fatiga o pérdida de la energía casi todos los días. Se han de excluir estos síntomas si se deben a otra afección médica.

También pueden aparecer sentimientos de inutilidad o de culpabilidad excesiva o inapropiada (que puede ser delirante) casi todos los días y no simplemente el autorreproche o culpa por estar enfermo. Otro síntoma puede ser la disminución de la capacidad para pensar o concentrarse, o de tomar decisiones, casi todos los días, dato obtenido a partir del relato subjetivo o de la observación por parte de otras personas.

Más síntomas clave son los pensamientos de muerte recurrentes (no solo el miedo a morir), o bien ideas suicidas recurrentes sin un plan determinado. Pueden aparecer también intentos de suicidio o un plan específico para llevarlo a cabo. Estos serían los síntomas más graves, ya que ponen directamente en riesgo la vida del paciente.

Todos los síntomas mencionados, por definición, han de causan un malestar clínicamente significativo o un deterioro en los ámbitos social, laboral u otras áreas importantes del funcionamiento. Se excluyen específicamente los síntomas que se puedan atribuir claramente a otra afección médica, o cuando el mismo episodio no se puede atribuir a los efectos fisiológicos de una sustancia o de otra afección médica.

Uno de los diagnósticos diferenciales más importantes de un episodio depresivo se ha de realizar con un duelo cuando coexiste con pérdidas significativas. En el DSM-5-TR, hay una serie de criterios o recomendaciones para ayudar a diferenciar ambos procesos (v. **Tabla 7.2-2**). Sin embargo, se ha de destacar también que ambos procesos (duelo y episodio depresivo) pueden coexistir y precisar un abordaje diferencial.

Diagnóstico DSM-5-TR de episodio hipomaníaco

El episodio hipomaníaco se describe como un período bien definido de estado de ánimo anormal y persistentemente elevado, expansivo o irritable, y un aumento anormal y persistente de la actividad o la energía, que dura como mínimo 4 días consecutivos y está presente la mayor parte del día, casi todos los días.

Al igual que sucede con los criterios de episodio maníaco, durante el mismo período de alteración del estado de ánimo y aumento de la energía y actividad, han de persistir tres (o más) de los síntomas descritos para el episodio hipomaníaco (cuatro si el estado de ánimo es solo irritable). Deben representar un cambio notorio del comportamiento habitual y tienen que haber estado presentes en un grado significativo.

El episodio hipomaníaco se debe asociar a un cambio inequívoco del funcionamiento que no es característico del individuo cuando no presenta síntomas. Además, la alteración del estado de ánimo y el cambio en el funcionamiento han de ser observables por parte de otras personas. Sin embargo, al contrario que los episodios maníacos, los episodios hipomaníacos no han de ser tan graves como para causar una alteración importante del funcionamiento social o laboral, o necesitar hospitalización. Cuando existen características psicóticas (síntomas), el episodio es, por definición, maníaco.

Al igual que en el episodio maníaco, se incluye la salvaguarda que el episodio hipomaníaco no se pueda atribuir a los efectos fisiológicos de una sustancia (por ejemplo, una droga, un medicamento u otros tratamientos). Los episodios hipomaníacos completos que aparecen durante el tratamiento antidepresivo (medicación o terapia electroconvulsiva, por ejemplo), pero que persisten en un grado totalmente sindrómico más allá del efecto fisiológico de ese tratamiento, son también diagnósticos de episodio hipomaníaco. Sin embargo, el DSM-5-TR (y la prudencia clínica) recomienda precaución, porque uno o dos síntomas aislados (particularmente el aumento de la irritabilidad, nerviosismo o la agitación/inquietud) después del uso de antidepresivos no se consideran suficientes para el diagnóstico de un episodio hipomaníaco, ni indican necesariamente la presencia de una evolución/diagnóstico bipolar (v. Tabla 7.2-1).

Diagnóstico DSM-5-TR de trastorno bipolar tipo I

El diagnóstico de trastorno bipolar I en el DSM-5-TR se realiza cuando se han cumplido los criterios al menos para un episodio maníaco (criterios A-D en el episodio maníaco antes citados) y la aparición del (los) episodio(s) maníaco(s) y de depresión mayor no se explica mejor por un trastorno de la esfera de la esquizofrenia (trastorno esquizoafectivo, esquizofrenia, trastorno esquizofreniforme, trastorno delirante u otro trastorno psicótico).

En los criterios del DSM-5-TR, se incluyen especificadores sobre el tipo de episodio actual o más reciente, así como la gravedad actual, la presencia de características psicóticas y el estado de remisión. La gravedad actual y las características psicóticas solo están indicadas si se cumplen actualmente todos los criterios para un episodio maníaco o de depresión mayor. Los especificadores de remisión solo se indican si actualmente no se cumplen todos los criterios para un episodio maníaco, hipomaníaco o de depresión mayor.

Los otros especificadores de curso de interés en el trastorno bipolar I incluyen los siguientes: con ansiedad, con características mixtas, con ciclos rápidos, con características melancólicas, con características atípicas, con características psicóticas congruentes con el estado de ánimo, con características psicóticas no congruentes con el estado de ánimo, con catatonía, con inicio en el periparto o con patrón estacional. Todos ellos son aspectos relevantes en la evolución del trastorno bipolar en general, que se intentarán describir más adelante (v. Tabla 7.2-1).

Diagnóstico DSM-5-TR de trastorno bipolar tipo II

Para un diagnóstico de trastorno bipolar II, es necesario que se cumplan los criterios descritos para un episodio hipomaníaco actual o pasado y los criterios para un episodio de depresión mayor actual o pasado.

Para el tipo II se ha de excluir siempre la presencia de un episodio maníaco (entonces sería ya un tipo I). Igualmente, se ha de excluir que la aparición del (los) episodio(s) hipomaníaco(s) y de depresión mayor no se explique mejor por un trastorno de la esfera de la esquizofrenia. Asimismo, los síntomas de depresión o de incertidumbre causados por la alternancia frecuente de períodos de depresión e hipomanía han de provocar malestar clínicamente significativo o deterioro en los ámbitos social o laboral, o en otras áreas importantes del funcionamiento.

Los especificadores son similares a los del trastorno bipolar I: episodio actual o más reciente hipomaníaco o depresivo, con ansiedad, con características mixtas, con ciclos rápidos, con características psicóticas congruentes con el estado de ánimo, con características psicóticas no congruentes con el estado de ánimo, con catatonía, con inicio en el periparto o con patrón estacional (en el caso de los episodios de depresión mayor). Igualmente, los episodios se pueden especificar en remisión parcial o total. La gravedad también se incluye como leve, moderada o grave (Tabla 7.2-3).

Diagnóstico DSM-5-TR de ciclotimia

Para cumplir los criterios diagnósticos de ciclotimia (Tabla 7.2-4), se han de padecer durante 2 años como mínimo (o al menos 1 año en niños y adolescentes) numerosos períodos con síntomas hipomaníacos que nunca cumplen los criterios para un episodio hipomaníaco, e igualmente numerosos períodos con síntomas depresivos que tampoco cumplen los criterios para un episodio de depresión mayor. Los síntomas han de estar presentes al menos la mitad del tiempo, y el individuo no ha tenido síntomas durante más de 2 meses seguidos.

Igualmente, nunca se han cumplido los criterios para un episodio de depresión mayor, maníaco o hipomaníaco, y los síntomas no se explican mejor por un trastorno de la esfera de la esquizofrenia. Los síntomas no se pueden atribuir tampoco a los efectos fisiológicos de una sustancia (por ejemplo, una droga, un medicamento) o a otra afección médica (hipertiroidismo, por ejemplo).

Sin embargo, los síntomas han de causar un malestar clínicamente significativo o deterioro en lo social, laboral u otras áreas importantes del funcionamiento. Es un diagnóstico de exclusión, a veces muy difícil de realizar, y que se puede confundir con otros (con el trastorno de personalidad, por ejemplo) si no se analiza cuidadosamente.

Diagnóstico DSM-5-TR del trastorno bipolar no especificado

Esta categoría se aplica a presentaciones en las que predominan los síntomas característicos de un trastorno bipolar y que causan malestar clínicamente significativo o deterioro en los ámbitos social, laboral o en otras áreas importantes del funcionamiento (se mantiene el criterio funcional), pero que no cumplen todos los criterios de ninguno de los trastornos de la categoría diagnóstica del trastorno bipolar (v. Tabla 7.2-3).

Diagnóstico DSM-5-TR del trastorno esquizoafectivo bipolar

Para realizar un diagnóstico de trastorno esquizoafectivo (Tabla 7.2-5), se ha de manifestar un período ininterrumpido de enfermedad durante el cual exista un episodio mayor del estado de ánimo (maníaco o depresivo mayor) concurrente con el criterio A de esquizofrenia. Los delirios o alucinaciones han de estar presentes durante 2 o más semanas en ausencia de un episodio mayor del estado de ánimo (maníaco o depresivo) durante todo el curso de la enfermedad. Igualmente, los síntomas que cumplen los criterios de un episodio mayor del estado

Tabla 7.2-3. Criterios diagnósticos del trastorno bipolar II en el DSM-5-TR

F31.81

Para un diagnóstico de trastorno bipolar II, es necesario que se cumplan los criterios siguientes para un episodio hipomaníaco actual o pasado y los criterios siguientes para un episodio de depresión mayor actual o pasado

Trastorno bipolar II

A. Se han cumplido los criterios al menos para un episodio maníaco (criterios A–F en «Episodio maníaco» antes) y al menos para un episodio de depresión mayor (criterios A–C en «Episodio de depresión mayor» antes citado)
B. Nunca ha habido un episodio maníaco
C. Al menos un episodio hipomaníaco y al menos un episodio depresivo mayor no se explican mejor por un trastorno esquizoafectivo y no se superponen a una esquizofrenia, un trastorno esquizofreniforme, un trastorno de ideas delirantes, u otro trastorno del espectro de la esquizofrenia y otros trastornos psicóticos especificados o no especificados
D. Los síntomas de depresión o de incertidumbre causados por la alternancia frecuente de períodos de depresión e hipomanía provocan malestar clínicamente significativo o deterioro en lo social, laboral u otras áreas importantes del funcionamiento

Procedimientos de codificación y registro

El trastorno bipolar II tiene un código diagnóstico: F31.81. Su gravedad actual, la presencia de características psicóticas, el curso y otros especificadores no se pueden codificar, pero deberían indicarse por escrito (p. ej., F31.81 trastorno bipolar II, episodio depresivo actual, gravedad moderada, con características mixtas; F31.81)

Especificar el episodio actual o más reciente:
   Hipomaníaco
   Depresivo

Tabla 7.2-4. Criterios diagnósticos de ciclotimia en el DSM-5-TR

F34.0

A. Durante 2 años como mínimo (al menos 1 año en niños y adolescentes) han existido numerosos períodos con síntomas hipomaníacos que no cumplen los criterios para un episodio hipomaníaco y numerosos períodos con síntomas depresivos que no cumplen los criterios para un episodio de depresión mayor
B. Durante el período de 2 años citado anteriormente (1 año en niños y adolescentes), los síntomas del criterio A han estado presentes al menos la mitad del tiempo y el individuo no ha presentado síntomas durante más de 2 meses seguidos
C. Nunca se han cumplido los criterios para un episodio de depresión mayor, maníaco o hipomaníaco
D. Los síntomas del criterio A no se explican mejor por un trastorno esquizoafectivo, esquizofrenia, un trastorno esquizofreniforme, un trastorno de ideas delirantes, u otro trastorno del espectro de la esquizofrenia y otros trastornos psicóticos especificados o no especificados
E. Los síntomas no se pueden atribuir a los efectos fisiológicos de una sustancia (p. ej., una droga, un medicamento) o a otra afección médica (p. ej., hipertiroidismo)
F. Los síntomas causan malestar clínicamente significativo o deterioro en lo social, laboral u otras áreas importantes del funcionamiento

Especificar si:
   Con ansiedad

de ánimo deben estar presentes durante la mayor parte de la duración total de las fases activa y residual de la enfermedad.

El trastorno no se puede atribuir a los efectos de una sustancia (por ejemplo, una droga o medicamento) u otra afección médica. El trastorno esquizoafectivo tipo bipolar se aplica si un episodio maníaco forma parte de la presentación, aunque, además de este episodio maníaco, también se pueden producir episodios depresivos mayores.

Diagnóstico diferencial de los trastornos de la esfera bipolar

El principal diagnóstico diferencial ha de hacerse respecto de otras enfermedades orgánicas. Para descartar estas otras causas, puede ser necesario realizar diversas pruebas complementarias básicas o específicas, en función de la prevalencia asociada a cada una de las patologías que se deben descartar, de la exploración física y de la entrevista clínica con la persona afecta y su familia. En otras ocasiones, los síntomas pueden estar provocados por el efecto de algún fármaco, como los corticoides, como luego se destacará.

También es necesario diferenciarlo de otros trastornos mentales, en particular, de la depresión mayor recurrente y la esquizofrenia. De hecho, si un trastorno bipolar debuta con una fase depresiva, no puede diagnosticarse un trastorno bipolar hasta que haga una crisis maníaca, hipomaníaca o mixta, que es, precisamente, lo que lo diferencia de un trastorno depresivo unipolar. Algunos episodios psicóticos pue-

Tabla 7.2-5. Criterios diagnósticos del trastorno esquizoafectivo bipolar en el DSM-5-TR

A. Un período ininterrumpido de enfermedad durante el cual existe un episodio mayor del estado de ánimo (maníaco o depresivo mayor) concurrente con el criterio A de esquizofrenia.
   Nota: el episodio depresivo mayor ha de incluir el criterio A1: depresión del estado de ánimo

B. Delirios o alucinaciones durante 2 o más semanas en ausencia de un episodio mayor del estado de ánimo (maníaco o depresivo) durante todo el curso de la enfermedad

C. Los síntomas que cumplen los criterios de un episodio mayor del estado de ánimo están presentes durante la mayor parte de la duración total de las fases activa y residual de la enfermedad

D. El trastorno no se puede atribuir a los efectos de una sustancia (p. ej., una droga o medicamento) o a otra afección médica

Especificar si:
   F25.0 Tipo bipolar: este subtipo se aplica si un episodio maníaco forma parte de la presentación. También se pueden producir episodios depresivos mayores
   F25.1 Tipo depresivo: este subtipo solo se aplica si episodios depresivos mayores forman parte de la presentación

Especificar si:
   Con catatonía (para la definición véanse los criterios de catatonía asociada a otro trastorno mental)
   Nota de codificación: utilizar el código adicional F06.1 catatonía asociada a trastorno esquizoafectivo para indicar la presencia de catatonía concurrente

Especificar si:
   Los siguientes especificadores del curso de la enfermedad solo se utilizarán después de 1 año de duración del trastorno y si no están en contradicción con los criterios de evolución diagnósticos

   Primer episodio, actualmente en episodio agudo: la primera manifestación del trastorno cumple los criterios requeridos para el diagnóstico en cuanto a síntomas y tiempo. Un episodio agudo es un período en el que se cumplen los criterios sintomáticos
   Primer episodio, actualmente en remisión parcial: *remisión parcial* es el período durante el cual se mantiene una mejoría después de un episodio anterior y en el que los criterios que definen el trastorno solo se cumplen parcialmente
   Primer episodio, actualmente en remisión total: *remisión total* es el período después de un episodio anterior durante el cual los síntomas específicos del trastorno no están presentes
   Episodios múltiples, actualmente en episodio agudo: los episodios múltiples se pueden determinar después de un mínimo de dos episodios (es decir, después de un primer episodio, una remisión y un mínimo de una recidiva)
   Episodios múltiples, actualmente en remisión parcial
   Episodios múltiples, actualmente en remisión total
   Continuo: los síntomas que cumplen los criterios de diagnóstico del trastorno están presentes durante la mayor parte del curso de la enfermedad, con períodos sintomáticos por debajo del umbral muy breves en comparación con el curso global
   No especificado

Especificar la gravedad actual:
   La gravedad se clasifica mediante una evaluación cuantitativa de los síntomas primarios de psicosis, que incluyen: delirios, alucinaciones, discurso desorganizado, comportamiento psicomotor anormal y síntomas negativos. Cada uno de estos síntomas se puede clasificar por su gravedad actual (máxima gravedad en los últimos 7 días) sobre una escala de 5 puntos de 0 (ausente) a 4 (presente y grave). (Véase la escala clínica Gravedad de los síntomas de las dimensiones de psicosis en el capítulo «Medidas de evaluación» en la Sección III del DSM-5-TR)
   Nota: el diagnóstico de trastorno esquizoafectivo se puede hacer sin utilizar este especificador de gravedad

den confundirse con crisis maníacas, y determinados estados de inhibición, propios de ciertas formas de esquizofrenia, pueden tener algún parecido con la sintomatología depresiva. El diagnóstico diferencial es una de las técnicas básicas en la evaluación de un paciente y es absolutamente relevante, ya que tiene implicaciones terapéuticas y evolutivas.

ASPECTOS EVOLUTIVOS Y POBLACIONES ESPECIALES DE INTERÉS

En relación con el trastorno bipolar, han de estudiarse las diferencias según el sexo del sujeto; el impacto de los procesos reproductivos en la evolución de esta enfermedad; sus características en la infancia, la adolescencia y la edad avanzada; los factores metabólicos en su evolución; la influencia del eje hormonal tiroideo y la autoinmunidad; la importancia de la patología dual; las alteraciones cognitivas; los trastornos bipolares secundarios; las fases mixtas; la ciclación rápida; los síntomas psicóticos; las fases depresivas melancólicas y atípicas y la variabilidad estacional; la ansiedad y los trastornos de ansiedad; la suicidabilidad; la polaridad predominante y la de inicio, y los trastornos de personalidad.

Diferencias de género

La relación mujeres/varones oscila entre 1,3:1 y 2:1, y la prevalencia de la enfermedad a lo largo de la vida se sitúa en torno al 1,6-2,5 %, pero los distintos subgrupos de pacientes bipolares podrían tener proporciones diferentes. Las mujeres sufren más a menudo ciclos rápidos y estados mixtos y, además, tienen tasas más altas de trastornos de la conducta alimentaria a lo largo de la vida. Las mujeres con trastorno bipolar, ya sea tipo I o tipo II, tienen episodios depresivos más a menudo que los varones a lo largo de la vida.

Algunas revisiones y estudios realizados en muestras de individuos con trastorno bipolar mostraron interesantes diferencias de sexo en el curso, la suicidabilidad, los trastornos comórbidos (como el trastorno por uso de sustancias [más probabilidad de asociar un trastorno por consumo de alcohol que las de la población general]), los subtipos de trastornos bipolares y los resultados, especialmente la influencia de los aspectos reproductivos en las mujeres.

Impacto de los procesos reproductivos en la evolución del trastorno bipolar

El período reproductivo es uno de los de mayor riesgo para las madres afectas de trastorno bipolar. Se dispone, hoy en día, de notable evidencia de esta influencia. Los principales factores de descompensación pueden variar en función del período del embarazo, y el posparto (sobre todo, el período del posparto inmediato) es el momento de más riesgo.

Durante el primer trimestre de gestación, el principal factor de riesgo suele ser el abandono de la medicación, que puede ser voluntario, por el miedo de las madres o de su entorno ante posibles riesgos para el bebé (a veces, tras leer informaciones alarmantes o no ponderadas en internet), o puede ser por prescripción médica. Todavía hoy, muchos especialistas en psiquiatría, obstetras o médicos de familia no están suficientemente formados en farmacología reproductiva y pueden disponer de información anticuada o falsa sobre los efectos de los psicofármacos sobre el feto. Los riesgos de no tratar adecuadamente a una persona con trastorno bipolar durante el embarazo son mayores aun que dejar de tratar a esta misma persona durante otros períodos de riesgo. Además, hay que tener en cuenta que la posibilidad de daño al feto no depende solo de unos posibles efectos farmacológicos, sino de todas las consecuencias que puede tener una falta de autocuidado o del consumo de sustancias. Por todo ello, es recomendable no ofrecer ningún consejo sobre abandono o mantenimiento de un psicofármaco si no se dispone de información actualizada y ponderada al respecto.

En el primer trimestre, otros factores de estrés pueden venir relacionados con síntomas físicos (en casos de hiperémesis, por ejemplo) o con factores psicosociales, en especial si el embarazo no es deseado, no hay un adecuado soporte de la pareja o las dificultades psicosociales hacen prever a la futura madre que el cuidado del embarazo o del bebé va a ser dificultoso.

En el segundo trimestre, el principal factor de estrés en el trastorno bipolar vendrá relacionado con los cambios físicos del embarazo y las dificultades del sueño. Entre los principales factores de descompensación del trastorno bipolar en cualquier período de la vida se encuentran las dificultades del sueño, que irán aumentando a lo largo del embarazo y serán máximas en el período posparto, en especial, si no hay una correcta ayuda en el cuidado del bebé. El período del tercer trimestre será similar al del segundo.

El período posparto es el de mayor riesgo de descompensación en el trastorno bipolar, especialmente si la paciente se encuentra sin tratamiento o sin un tratamiento eficaz. Las causas del mayor riesgo son tanto de tipo biológico como psicosocial. Por un lado, el descenso brusco de los estrógenos y progestágenos, que genera un proceso de inestabilidad neuroquímica, sobre todo del sistema serotoninérgico y también de otros sistemas. El estrés inherente al parto (y sus posibles complicaciones) también supone un factor emocional desestabilizante. La falta de sueño y descanso es un factor que, en sí mismo, es de alto riesgo y por sí solo podría descompensar a una madre con un trastorno bipolar previamente estabilizado. Finalmente, los factores psicosociales y, en especial, la falta de apoyo de la pareja y/o de apoyo social son también relevantes. De hecho, todos estos factores de riesgo son comunes tanto para el trastorno bipolar como para otros trastornos afectivos del posparto. Sobre los factores biológicos es posible incidir de diversas maneras, en especial mediante un adecuado tratamiento de mantenimiento y el control del descanso y horas de sueño, mientras que los factores psicosociales de riesgo son los mismos que en el período del embarazo, por lo que lo ideal sería una labor preventiva.

En un metaanálisis que incluyó 37 artículos que describían 5.700 partos en 4.023 pacientes, el riesgo global de recaída posparto fue del 35 %. En las mujeres con trastorno bipolar, las tasas de recaída posparto fueron significativamente mayores entre las que no tomaron medicación durante el embarazo (66 %) que entre las que tomaron medicación profiláctica (23 %). Como conclusiones del estudio, en las mujeres con trastorno bipolar, la continuación de la medicación profiláctica durante el embarazo parecía altamente protectora para mantener la estabilidad del estado de ánimo después del parto. En las mujeres con antecedentes de psicosis posparto aislada, el inicio de la profilaxis inmediatamente después del parto ofrecía la oportunidad de minimizar el riesgo de recaída, evitando al mismo tiempo la exposición a la medicación en el útero.

Entre los criterios DSM-5-TR del trastorno bipolar, se incluye un especificador concreto de inicio en el periparto (durante el embarazo o las 4 semanas posparto) (Tabla 7.2-6). Al igual que los otros especificadores citados, tiene implicaciones pronósticas (mayor riesgo) y terapéuticas. Así, se ha de tener en cuenta que un porcentaje de las descompensaciones posparto del trastorno bipolar tienen características psicóticas (psicosis posparto), con un elevado riesgo que puede precisar ingreso hospitalario, si es posible en unidades madre-bebé específicas para mantener la seguridad del bebé y permitir el establecimiento de un adecuado vínculo.

El período del climaterio en la mujer también supone una fase de cierto riesgo de descompensación. Por un lado, se está ante la posible inestabilidad emocional asociada a los cambios hormonales. Por otro, los cambios sociales y de la autoimagen corporal pueden ser motivos de estrés. La relación de las descompensaciones bipolares con el período menstrual es controvertida. Todavía no se dispone de suficiente evidencia al respecto.

Trastorno bipolar en edades tempranas (infancia y adolescencia)

El trastorno bipolar es un proceso patológico que normalmente comienza en edades jóvenes (sobre los 20-25 años), pero en casos excepcionales puede comenzar en edades muy tempranas de la infancia o la adolescencia.

Algunos estudios encuentran una prevalencia clínica de hasta un 6,9 % para el trastorno bipolar de inicio temprano y un 1,5 % para aquellos de inicio muy temprano. Cuando el trastorno bipolar se inicia en estas etapas tempranas, en comparación con los inicios posteriores, se han encontrado

Tabla 7.2-6. Criterios diagnósticos del especificador de inicio en el periparto en el DSM-5-TR

Este especificador se aplica al episodio maníaco, hipomaníaco o depresivo mayor actual en el trastorno bipolar I (o al episodio maníaco, hipomaníaco o depresivo mayor más reciente si el trastorno bipolar I se encuentra actualmente en remisión parcial o completa) o al episodio hipomaníaco o depresivo mayor actual en el trastorno bipolar II (o al episodio hipomaníaco o depresivo mayor más reciente si el trastorno bipolar II se encuentra actualmente en remisión parcial o completa), si el inicio de los síntomas del estado de ánimo se produce durante el embarazo o en las 4 semanas inmediatamente después del parto

Nota: los episodios del estado de ánimo se pueden iniciar durante el embarazo o en el posparto. Alrededor del 50 % de los episodios de depresión mayor posparto comienzan antes del parto. Así pues, estos episodios se denominan colectivamente *episodios del periparto*

- Entre la concepción y el parto, alrededor del 9 % de las mujeres experimentan un episodio depresivo mayor. La mejor estimación de la prevalencia del episodio depresivo mayor entre el parto y los 12 meses posparto se sitúa justo por debajo del 7 %
- Los episodios del estado de ánimo que se inician en el periparto pueden presentar o no características psicóticas. El infanticidio (muy raro) se asocia la mayoría de las veces a episodios psicóticos posparto que se caracterizan por alucinaciones que ordenan matar al niño o delirios de que el niño está poseído, pero los síntomas psicóticos también pueden aparecer en episodios graves del estado de ánimo posparto sin estas ideas delirantes o alucinaciones específicas
- Los episodios del estado de ánimo (de depresión mayor o maníacos) en el posparto con características psicóticas se producen en un número de partos que oscila entre 1 de cada 500 y 1 de cada 1.000, y pueden ser más frecuentes en primíparas. El riesgo de episodios posparto con características psicóticas es especialmente mayor en mujeres con episodios del estado de ánimo psicóticos posparto anteriores, y también es elevado en pacientes con antecedentes de un trastorno depresivo o bipolar (en especial trastorno bipolar I) y en las que tienen antecedentes familiares de trastornos bipolares
- Cuando una mujer ha tenido un episodio posparto con características psicóticas, el riesgo de recurrencia con cada parto posterior es de entre un 30 y un 50 %. Los episodios posparto se han de diferenciar del *delirium* que sucede en el período posparto, que se distingue por un grado de conciencia o atención fluctuante
- Los trastornos depresivos de inicio en el periparto deben distinguirse de «la tristeza posparto» o los «días azules», como se conocen vulgarmente, que es mucho más frecuente. La tristeza posparto no se considera un trastorno mental y se caracteriza por cambios repentinos del estado de ánimo (p.ej., aparición brusca de llanto en ausencia de depresión) que no producen deterioro funcional y que están probablemente causados por las alteraciones fisiológicas que tienen lugar tras el parto. Es temporal y autolimitada y normalmente mejora con rapidez (en el plazo de 1 semana) sin necesidad de tratamiento. Otros síntomas de la tristeza posparto son la perturbación del sueño e incluso la confusión, que pueden aparecer poco después de dar a luz
- Durante el periodo perinatal, las mujeres podrían presentar un mayor riesgo de trastornos depresivos debido a anomalías tiroideas y otras afecciones médicas capaces de producir síntomas depresivos. Si se considera que los síntomas depresivos se deben a otra afección médica relacionada con el periodo perinatal, el diagnóstico debe hacerse de trastorno depresivo debido a otra afección médica y no de episodio depresivo mayor, con inicio en el periparto

mayores tasas de comorbilidad, mayor gravedad sintomática, mayor estrés parental y más comportamientos de riesgo. Además, los sujetos tienen mayores tasas de comportamientos agresivos, así como de una mayor utilización de los servicios sanitarios a lo largo de su vida.

Un metaanálisis reciente con casi 23.000 participantes encuentra un patrón tripartito de inicio, con tres momentos de aparición del trastorno bipolar: un inicio temprano (*early-onset*, el 45 % de todas las muestras, a los 15-20 años), un inicio mediano o intermedio (*mid-onset*, el 35 % de todos los casos, hacia los 20-30 años) y aquellos trastornos bipolares de inicio tardío (*late-onset*, hasta el 20 % de los casos). En otros estudios, con casi 1.500 participantes, se encuentra una distribución bimodal del inicio del trastorno bipolar: un *early-onset* a los 15-25 años (66 % de los pacientes) y un *late-onset* a partir de 25 años (el 34 %).

Trastorno bipolar en edad avanzada

El trastorno bipolar evidentemente persiste (o continúa) en edades avanzadas. Los pacientes bipolares en la tercera edad muestran evidentemente los cambios fisiológicos y cognitivos relacionados con la edad. Estos aspectos son de especial interés a la hora del tratamiento psicofarmacológico, ya que hay una serie de cambios progresivos que afectan a la tolerabilidad de los eutimizantes, y, en general, son ya bien conocidos. Por ejemplo, las dosis de litio que han podido ser eficaces y bien toleradas durante las etapas jóvenes de la vida ahora causan efectos secundarios (por ejemplo, a nivel tiroideo). También se ha de tener en cuenta el posible deterioro cognitivo asociado a la edad o dentro de un proceso neurodegenerativo. Se considera que los pacientes con trastorno bipolar pueden tener un riesgo añadido de presentar demencia, aunque, evidentemente, esto no es así en todos los casos. La comorbilidad con abuso de sustancias (sobre todo el alcohol) y la presencia de factores de riesgo cerebrovascular o enfermedad de pequeños vasos pueden aumentar este riesgo. Un caso especial es el trastorno bipolar de inicio en la edad avanzada, por ejemplo, a partir de los 65 años. En algunos casos, se trata de fenocopias, pacientes con manifestaciones similares, pero con otro origen (por deterioro cognitivo, por otras causas neuropsiquiátricas, o tóxico-metabólicas).

En la revisión sistemática de Arnold *et al.* de 2021, se resumen los datos actuales de la evidencia relativos al trastorno bipolar en la tercera edad. Los autores clasifican a los pacientes en dos grandes grupos: aquellos con primera aparición de manía en la vejez y aquellos mayores con una historia clínica de larga duración. Desde el punto de vista terapéutico, se recomienda seguir las pautas ya descritas para el trastorno bipolar en edades más jóvenes, simplemente teniendo en cuenta los aspectos específicos de efectos secundarios, comorbilidades somáticas y riesgos añadidos de estas edades. Además, estos autores recomiendan una monitorización constante y tener conocimientos de las posibles interacciones tóxicas. En realidad, estas precauciones de la tercera edad son las mismas que se han de que seguir en cualquier paciente afecto de trastorno bipolar.

Asimismo, estos autores destacan cómo el litio es un fármaco seguro para los pacientes ancianos tanto en manía como en mantenimiento. La lamotrigina y la lurasidona podrían considerarse en la depresión bipolar (aunque la evidencia es débil). Los estabilizadores del estado de ánimo, más que los antipsicóticos de segunda generación, serían el tratamiento de elección para el mantenimiento. Si fracasa la medicación, se recomienda la terapia electroconvulsiva para la manía, los estados mixtos y la depresión, y también puede ofrecerse para el tratamiento de continuación y mantenimiento. Además, los resultados preliminares muestran que la psicoterapia y las intervenciones psicosociales también son eficaces en la ancianidad. De hecho, los tratamientos psicosociales y farmacológicos combinados serían el tratamiento de elección en esta etapa.

Factores metabólicos en la evolución del trastorno bipolar

Las personas con trastorno bipolar, por diferentes motivos, se ven abocadas a un mayor riesgo que la población general para el desarrollo de problemas del metabolismo y obesidad. Diferentes factores (algunos modificables fácilmente y otros no tanto) se ven implicados en el desarrollo de estos problemas metabólicos o de obesidad. De hecho, cualquier abordaje integral terapéutico moderno ha de incluir estos aspectos generales de control de dieta y hábitos saludables en el trastorno bipolar.

Influencia del eje hormonal tiroideo y la autoinmunidad en el trastorno bipolar

La presencia de una tasa elevada de autoanticuerpos tiroideos ha sido detectada desde hace décadas en diversas enfermedades psiquiátricas, principalmente en la depresión mayor, en el trastorno bipolar o en otros trastornos afectivos. En otros trastornos psiquiátricos graves, como la esquizofrenia, los resultados iniciales no mostraban la misma intensidad de la asociación, pero estudios recientes encuentran también una asociación significativa de la esquizofrenia con diferentes enfermedades autoinmunitarias. La modulación de la función tiroidea en los trastornos afectivos está afectada e incluso puede ser una función en dos sentidos, de forma que los pacientes con trastornos afectivos no responden de igual forma a las dosis suprafisiológicas de triyodotironina como lo harían los controles normales. Los pacientes bipolares también tendrían un riesgo mayor de desarrollo de hipertiroidismo. En general, la influencia del eje tiroideo en los trastornos del humor ya es considerada determinante desde hace al menos dos o tres décadas, y forma una respuesta coherente inmunitaria-neuroendocrina. Incluso la presencia significativa de otras enfermedades autoinmunitarias, como la celíaca, se ha asociado también con patología afectiva, por lo que podría existir algún tipo de relación o *background* común que se ha de determinar.

Las cifras de anticuerpos positivos en el trastorno bipolar en la bibliografía oscilan entre el 13 %, el 19 % o incluso un 28 %, especialmente en el caso de los pacientes con ciclos rápidos de descompensación. En general, la presencia de anticuerpos antitiroideos se ve influida también por el sexo, la edad, el embarazo o el estado nutricional, y, en este último caso, fundamentalmente por la presencia relativa de yodo en la dieta. En el caso del trastorno bipolar, también es más frecuente entre las mujeres bipolares que entre los varones, de forma que, en cualquier caso, la tasa relativa de positivización con autoanticuerpos se ha de referir a una población concreta.

Importancia de la patología dual en el trastorno bipolar

Los trastornos por uso de sustancias comórbidos son muy frecuentes en pacientes con trastorno bipolar. El abuso y la dependencia del alcohol son la comorbilidad más frecuente en los pacientes con psicosis maniacodepresiva. Ya en 1921, Emil Kraepelin detectó una prevalencia del 25 % de abuso de alcohol en pacientes maniacodepresivos. Kraepelin descubrió que el abuso y la dependencia del alcohol eran una consecuencia de la excitación, no la causa. En las últimas décadas, cada vez más artículos detectaron la relevancia del curso del abuso y la dependencia del alcohol en los trastornos bipolares.

La prevalencia mostraba diferencias importantes cuando se consideraba la prevalencia global de trastorno por uso de sustancias más trastorno bipolar en población general, la prevalencia de trastorno por uso de sustancias en muestras de pacientes bipolares, o la prevalencia de trastorno bipolar entre pacientes que padecían trastorno por uso de sustancias. Los primeros estudios dedicados al uso y abuso de alcohol mostraron un mayor riesgo de consumo de drogas y/o alcohol en los trastornos bipolares que en las muestras de población general; estudios posteriores con alcohol y otras drogas confirmaron los datos. La comorbilidad global de abuso de sustancias y trastornos bipolares oscila entre el 17 y el 61 %. La National Comorbidity Survey informó de una alta prevalencia de trastornos bipolares entre los consumidores de sustancias. Chengappa *et al.* evaluaron en el año 2000 la prevalencia a lo largo de la vida del abuso y la dependencia de sustancias o alcohol entre sujetos con trastornos bipolares I y II en un registro voluntario; el 57,8 % de los sujetos con trastorno bipolar I abusaban o eran dependientes de una o más sustancias o alcohol. Casi el 39 % de los sujetos con trastorno bipolar II abusaban o eran dependientes de una o más sustancias. El alcohol era la droga de la que más abusaban los individuos con trastornos bipolares I o II.

La mayoría de los estudios relacionaron el consumo de sustancias con un mayor número de hospitalizaciones, una mayor prevalencia de manía disfórica, un inicio más temprano de la enfermedad, una mayor comorbilidad con otros trastornos psiquiátricos, un mayor riesgo de suicidio o una menor adherencia al tratamiento.

El alcohol ha sido la sustancia más estudiada en los últimos años. Una de las sustancias de abuso relativamente olvidadas en el trastorno bipolar ha sido el cannabis, a pesar de su relevancia en el desenlace de la enfermedad bipolar. Solo recientemente, diferentes autores han tenido en cuenta la prevalencia del uso y abuso de cannabis en dicho trastorno y sus efectos insidiosos en los resultados a medio y largo plazo. La cocaína y otras drogas de abuso también tienen un gran impacto en los resultados evolutivos del trastorno bipolar, especialmente en la suicidabilidad. El consumo de sustancias tanto legales como ilegales está relacionado con una mala recuperación y un peor pronóstico.

Alteraciones cognitivas en el trastorno bipolar

Los hallazgos en la literatura científica señalan que entre el 40 y el 60 % de los pacientes con trastorno bipolar tienen déficits neurocognitivos, presentes no solo durante los episodios afectivos, sino también durante las fases de remisión de la sintomatología afectiva. Estas tasas son muy similares a las de las dificultades funcionales. Se estima que solo un tercio de los pacientes logran una recuperación completa social y laboral y alcanzan sus niveles premórbidos. Asimismo, existe evidencia en cuanto a que los déficits neurocognitivos, junto con otras variables clínicas y sociodemográficas, contribuyen al deterioro funcional en el trastorno bipolar de manera similar a los hallazgos en esquizofrenia.

Independientemente de las diferencias metodológicas entre estudios, el funcionamiento neurocognitivo del trastorno bipolar afecta a múltiples funciones con un perfil neurocognitivo distinto de otros trastornos mentales. Y también está afectada la cognición social.

Durante los últimos años, el funcionamiento psicosocial global de los pacientes se ha convertido en una cuestión de gran relevancia no solo desde el punto de vista clínico, sino también por el hecho de representar una importante carga social y económica. Dado el impacto que ejerce el deterioro neurocognitivo en el funcionamiento diario, existe una necesidad imperante de desarrollar terapias complementarias dirigidas a trabajar las dificultades neurocognitivas presentes en dicho trastorno con el fin de mejorar el funcionamiento cotidiano.

Como se ha explicado, diferentes estudios previos han informado de una asociación entre los déficits de memoria y el mal estado funcional; a su vez, el funcionamiento social y ocupacional global se correlacionó positiva y moderadamente con las capacidades de aprendizaje e inhibición de la atención en pacientes eutímicos. En el Hospital Clínic de Barcelona, Anabel Martínez-Arán y su grupo hallaron que el funcionamiento global estaba relacionado con el rendimiento de la fluidez verbal, y que las medidas globales de funcionamiento estaban relacionadas con algunas medidas del funcionamiento ejecutivo frontal y varios procesos de memoria. La sintomatología subdepresiva, junto con las alteraciones neurocognitivas relacionadas con la memoria verbal y las funciones ejecutivas o la velocidad de procesamiento y los déficits de aprendizaje verbal, fueron variables predictivas del resultado funcional a largo plazo.

Sin embargo, la relación entre los factores cognitivos y la funcionalidad en el trastorno bipolar es multidimensional y compleja. Se ha de tener en cuenta durante los períodos de eutimia y durante las fases agudas o con síntomas (más complejos de evaluar).

Se sabe que la disfunción cognitiva en el trastorno bipolar es más grave en pacientes con síntomas depresivos, especialmente en lo que respecta a la velocidad de proceso y atención, pero la interpretación del funcionamiento cognitivo en pacientes con síntomas depresivos debe ser cautelosa. Los antecedentes de psicosis en pacientes bipolares también pueden explicar parte de la varianza neurocognitiva. Quizá, a mayor duración y número de episodios psicóticos (maníacos y/o depresivos), la presencia de alteraciones neurocognitivas sea más grave y extensa.

En cuanto a la eutimia, las revisiones sobre el estado cognitivo han informado de un menor rendimiento en atención, aprendizaje y memoria verbal, velocidad psicomotora, habilidades visuoespaciales y funciones ejecutivas. Muchos estudios aportan pruebas de un rendimiento deficiente en flexibilidad mental, abstracción, cambio de conjuntos, memoria de trabajo, inhibición y fluidez verbal. Además, las capacidades de planificación, toma de decisiones y resolución de problemas parecen estar relativamente preservadas, aunque los pacientes bipolares necesitan más tiempo para completar tareas que impliquen esas funciones. Las anomalías de la sustancia blanca pueden predecir un mal pronóstico.

Trastornos bipolares secundarios

Determinadas enfermedades médicas no psiquiátricas o determinadas sustancias (fármacos o drogas) pueden simular o causar un trastorno bipolar clínicamente indistinguible de uno espontáneo o de origen neuropsiquiátrico (**Tablas 7.2-7 y 7.2-8**). Los criterios diagnósticos DSM-5-TR pueden ayudar con el diagnóstico diferencial, que puede ser muy difícil.

Diagnóstico DSM-5-TR de trastorno bipolar y trastorno relacionado inducido por sustancias/medicamentos

Se trata de una alteración importante y persistente del estado de ánimo que predomina en el cuadro clínico, y que se caracteriza por un estado de ánimo elevado, expansivo o irritable, con o sin estado de ánimo deprimido, o disminución notable del interés o placer por todas o casi todas las actividades. Además, y esto es lo característico, existen evidencias a partir de la historia clínica, la exploración física o los análisis de laboratorio de que los síntomas han sido desarrollados durante la intoxicación o abstinencia de una sustancia o poco después de ella, o después de la exposición a un medicamento. Además, se ha calificado que la sustancia o el medicamento implicados pueden producir los síntomas.

En este caso, el trastorno no se explica mejor por un trastorno bipolar o un trastorno relacionado no inducido por sustancias/medicamentos.

La evidencia de un trastorno bipolar independiente, según el DSM-5-TR, puede incluir lo siguiente:

- Los síntomas fueron anteriores al inicio del uso de la sustancia/medicamento.
- Los síntomas persisten durante un período importante (por ejemplo, aproximadamente 1 mes) después del cese de la abstinencia aguda o intoxicación grave.
- Existen otras pruebas de la existencia de un trastorno bipolar o un trastorno relacionado independiente no inducido por sustancias/medicamentos (por ejemplo, antecedentes de episodios recurrentes no relacionados con sustancias/medicamentos).

Tabla 7.2-7. Criterios diagnósticos del trastorno bipolar y trastorno relacionado inducido por sustancias/medicamentos en el DSM-5-TR

A. Una alteración importante y persistente del estado de ánimo que predomina en el cuadro clínico y que se caracteriza por un estado de ánimo anormalmente elevado, expansivo o irritable, y un aumento anormal de la actividad o la energía

B. Existen evidencias a partir de la historia clínica, la exploración física los análisis de laboratorio de (1) y (2):

1. Síntomas del criterio A desarrollados durante o poco después de la intoxicación o abstinencia de una sustancia o después de la exposición a o la retirada de un medicamento
2. La sustancia/medicamento implicado puede producir los síntomas del criterio A

C. El trastorno no se explica mejor por un trastorno bipolar o un trastorno relacionado no inducido por sustancias/medicamentos. La evidencia de un trastorno bipolar independiente puede incluir lo siguiente:

Los síntomas fueron anteriores al inicio del uso de la sustancia/medicamento; los síntomas persisten durante un período importante (p. ej., aproximadamente 1 mes) después del cese de la abstinencia aguda o intoxicación grave, o existen otras pruebas de la existencia de un trastorno bipolar o un trastorno relacionado independiente no inducido por sustancias/medicamentos (p. ej., antecedentes de episodios recurrentes no relacionados con sustancias/ medicamentos)

D. El trastorno no se produce exclusivamente durante el curso de un *delirium*

E. El trastorno causa malestar clínicamente significativo o deterioro en lo social, laboral u otras áreas importantes del funcionamiento

Nota: este diagnóstico debe hacerse, en lugar de los de intoxicación por sustancias o abstinencia de sustancias, únicamente si los síntomas del criterio A predominan en el cuadro clínico y son lo bastante graves como para merecer atención clínica

Nota de codificación: los códigos CIE-10-MC están destinados al trastorno bipolar y trastorno relacionado inducido por una sustancia o un medicamento específico. Obsérvese que el código CIE-10-MC depende de si existe o no algún trastorno concomitante por uso de sustancias de la misma clase. En cualquier caso, no se hace ningún diagnóstico adicional aparte de trastorno por consumo de sustancias. Si un trastorno leve por consumo de sustancias coincide con el trastorno bipolar y relacionado inducido por sustancias, el carácter en 4ª posición es «1», y el clínico hará constar «trastorno leve por consumo de [sustancia]» antes del trastorno bipolar y relacionado inducido por sustancias (p. ej., «trastorno leve por consumo de cocaína con trastorno bipolar y trastornos relacionados inducidos por cocaína»). Si un trastorno moderado o grave por consumo de sustancias coincide con el trastorno bipolar y relacionado inducido por sustancias, el carácter en 4ª posición es «2», y el clínico hará constar «trastorno moderado por consumo de [sustancia]» o «trastorno grave por consumo de [sustancia]», según la gravedad del trastorno concurrente por consumo de sustancias. Si no existe un trastorno concurrente por consumo de sustancias (p. ej., después de un consumo importante puntual de la sustancia), el carácter en 4ª posición es «9», y el clínico solo hará constar el trastorno bipolar y el trastorno relacionado inducido por sustancia

Tabla 7.2-8. Criterios diagnósticos de trastorno bipolar y trastorno relacionado debido a otra afección médica en el DSM-5-TR

A. Perturbación prominente y persistente del estado de ánimo que predomina en el cuadro clínico y se caracteriza por humor anormalmente elevado, expansivo o irritable y aumento anormal de la actividad o la energía

B. Existen evidencias a partir de la historia clínica, la exploración física o los análisis de laboratorio de que el trastorno es la consecuencia fisiopatológica directa de otra afección médica

C. El trastorno no se explica mejor por otro trastorno mental

D. El trastorno no se produce exclusivamente durante el curso de un *delirium*

E. El trastorno causa malestar clínicamente significativo o deterioro en lo social, laboral u otras áreas importantes del funcionamiento, o necesita hospitalización para evitar que el individuo se lesione a sí mismo o a otros, o existen características psicóticas

Nota de codificación: el código CIE10-MC depende del especificador

Especificar si:
F06.33 Con características maníacas: no se cumplen todos los criterios para un episodio maníaco o hipomaníaco
F06.33 Con episodio de tipo maníaco o hipomaníaco: se cumplen todos los criterios excepto el criterio D para un episodio maníaco o excepto el criterio F para un episodio hipomaníaco
F06.34 Con características mixtas: también existen síntomas de depresión, pero no predominan en el cuadro clínico

Nota de codificación: incluir el nombre de la otra afección médica en el nombre del trastorno mental (p. ej., F06.33 trastorno bipolar debido a hipertiroidismo, con características maníacas). La otra afección médica también se codificará y se hará constar por separado inmediatamente antes del trastorno bipolar y trastorno relacionado debido a la afección médica (p. ej., E05.90 hipertiroidismo; F06.33 trastorno bipolar debido a hipertiroidismo, con características maníacas)

Además, el trastorno no se produce exclusivamente durante el curso de un síndrome confusional y el trastorno causa malestar clínicamente significativo o deterioro en lo social, laboral u otras áreas importantes del funcionamiento.

Este trastorno puede aparecer durante la intoxicación (si se cumplen los criterios de intoxicación con la sustancia y los síntomas aparecen durante la intoxicación), o bien con inicio durante la abstinencia (si se cumplen los criterios de abstinencia de la sustancia y los síntomas aparecen durante la retirada o poco después de esta) (v. **Tabla 7.2-7**).

Diagnóstico DSM-5-TR de trastorno bipolar y trastorno relacionado debido a otra afección médica

Se define como un período importante y persistente de estado de ánimo anormalmente elevado, expansivo o irritable y un aumento anormal de la actividad o la energía que predomina en el cuadro clínico de la enfermedad médica. Además, a partir de la historia clínica, la exploración física o los análisis de laboratorio, existen evidencias de que el trastorno es la consecuencia fisiopatológica directa de otra afección médica.

El trastorno no se explica mejor por otro trastorno mental y no se produce exclusivamente durante el curso de un síndrome confusional. Igualmente, ha de causar malestar clínicamente significativo o deterioro en los ámbitos social, laboral o en otras áreas importantes del funcionamiento, o bien el sujeto necesita hospitalización para evitar que se lesione a sí mismo o que lesione a otros, o existen características psicóticas (v. **Tablas 7.2-8** y **7.2-9**).

Fases mixtas en el trastorno bipolar

En el trastorno bipolar, aparte de las fases depresivas y maníacas clásicas, pueden existir otras en las que los síntomas estén mezclados o sean «mixtos». Los criterios diagnósticos DSM-5-TR pueden ayudar con el diagnóstico diferencial, que puede ser también difícil pero relevante, ya que tiene implicaciones pronósticas (mayor riesgo) y terapéuticas. El especificador de características mixtas se puede aplicar al episodio maníaco, hipomaníaco o depresivo actual en el trastorno bipolar I o tipo II. Véanse las especificaciones diagnósticas (**Tabla 7.2-10**).

Ciclación rápida en el trastorno bipolar

En el curso del trastorno bipolar, uno de los períodos de mayor riesgo son los períodos de ciclos rápidos o *ciclación rápida*. Consisten en la presencia de al menos cuatro episodios de alteración significativa del estado de ánimo en los 12 meses anteriores que cumplen los criterios para episodio maníaco, hipomaníaco o de depresión mayor. Puede aparecer en todos los tipos de trastorno bipolar. Los episodios de manía, hipomanía o depresión mayor pueden aparecer en diferente orden, cumpliendo cada uno de ellos con sus criterios diagnósticos particulares. Deben excluirse dentro de los criterios diagnósticos aquellos episodios que ocurran en relación con el consumo de alguna sustancia o medicamento o con relación a otra patología concomitante.

Las ciclaciones pueden durar meses o semanas; se tendrá en cuenta el concepto *ultraciclación rápida*, en el que los ciclos duran menos de 24 horas, aunque hay controversia respecto a este. Finalmente, el concepto *aceleración* se refiere a la progresiva disminución de intervalos sin síntomas que aparece en algunos casos de ciclación rápida.

La mayoría de los estudios encuentran que esta condición es más frecuente en las mujeres (70-90 %, según las series) y en pacientes bipolares tipo II; también hay una relación entre la presentación de fases mixtas y la ciclación rápida. La

Tabla 7.2-9. Principales causas médicas (no psiquiátricas) y tóxico-metabólicas que pueden cursar con síntomas de manía o depresión	
Enfermedades neurológicas	• Corea de Huntington • Enfermedad de Wilson • Neoplasias cerebrales • Talamotomía • Esclerosis múltiple • Traumatismos cerebrales • Accidentes cerebrovasculares • Epilepsia del lóbulo temporal
Otros procesos médicos	• Enfermedad de Addison • Enfermedad de Cushing • Hipertiroidismo o hipotiroidismo • Síndrome de Klinefelter • Uremia, demencia dialítica y hemodiálisis en general • Síndrome carcinoide • Pelagra (deficiencia grave de vitamina B_3) • Deficiencia de vitamina B_{12} • Lupus eritematoso sistémico
Sustancias de abuso (drogas)	• Cocaína • Alcohol • Alucinógenos • Anfetamínicos (como droga «de la calle») • Drogas de síntesis (?)
Fármacos (de diferentes grupos terapéuticos)	• Anfetamínicos (como medicamentos recetados) • Opiáceos • Metilfenidato • Salicilatos • Antidepresivos • Digital • Anticolinérgicos • Teofilina • Estimulantes β-adrenérgicos • Levodopa • Baclofeno • Isoniacida • Bromocriptina • Hidralacina • Cimetidina • Disulfiram • Corticoides

estimación de prevalencia es variable, descrita en un 10-20 % de los pacientes; según algunos autores, llega incluso hasta un 43 % de los casos. Esta condición, sin embargo, no tiene por qué ser permanente: en la mayoría de los estudios prospectivos, se observa que, del grupo de pacientes que presentan ciclación rápida al inicio del seguimiento, en un seguimiento de 2 años, la mitad ya no la presentan. La ciclación rápida se ha relacionado con diferentes factores de riesgo, peor evolución y pronóstico, mayor dificultad en el manejo terapéutico, mayor riesgo de suicidio y, en general, mayor demanda de servicios sanitarios.

Como principales factores de riesgo, destacan los estudios que relacionan la futura aparición de ciclación rápida con un inicio más precoz del trastorno bipolar, con la comorbilidad con el trastorno de la personalidad límite y con el consumo de sustancias. Entre los factores biológicos favorecedores estarían las alteraciones tiroideas, la obesidad, las

Tabla 7.2-10. Criterios diagnósticos fases mixtas o especificador maníaca mixta y depresiva mixta en el DSM-5-TR

El especificador de características mixtas se puede aplicar al episodio maníaco, hipomaníaco o depresivo mayor actual en el trastorno bipolar I (o el episodio más reciente si el trastorno bipolar I está en remisión parcial o completa) o al episodio de hipomanía o depresión mayor actual en el trastorno bipolar II (o el episodio más reciente si el trastorno bipolar II está en remisión parcial o completa):

Episodio maníaco o hipomaníaco, con características mixtas:

A. Se cumplen todos los criterios para un episodio maníaco o hipomaníaco, y al menos tres de los síntomas siguientes están presentes la mayoría de los días del episodio maníaco o hipomaníaco actual o más reciente:

1. Disforia destacada o estado de ánimo deprimido según se desprende de la información subjetiva (p. ej., se siente triste o vacío) o de la observación por parte de otras personas (p. ej., se le ve lloroso)
2. Disminución del interés o el placer por todas o casi todas las actividades (como se desprende de la información subjetiva o de la observación por parte de otras personas)
3. Agitación o retraso psicomotor casi todos los días (observable por parte de otros; no simplemente la sensación subjetiva de inquietud o de enlentecimiento)
4. Fatiga o pérdida de la energía
5. Sentimiento de inutilidad o culpabilidad excesiva o inapropiada (no simplemente autorreproche o culpa por estar enfermo)
6. Pensamientos de muerte recurrentes (no solo miedo a morir), ideas suicidas recurrentes sin un plan determinado, un plan específico de suicidio o un intento de suicidio

B. Los síntomas mixtos son observables por parte de otras personas y representan un cambio del comportamiento habitual del individuo
C. En individuos cuyos síntomas cumplen simultáneamente todos los criterios de un episodio de manía y depresión, el diagnóstico será de episodio maníaco, con características mixtas, debido a la alteración notable y la gravedad clínica de manía total
D. Los síntomas mixtos no se pueden atribuir a los efectos fisiológicos de una sustancia (p. ej., una droga, un medicamento u otro tratamiento)

Episodio depresivo, con características mixtas:

A. Se cumplen todos los criterios para un episodio depresivo mayor, y al menos tres de los síntomas maníacos/hipomaníacos siguientes están presentes la mayoría de los días del episodio depresivo actual o más reciente:

1. Estado de ánimo elevado, expansivo
2. Aumento de la autoestima o sentimiento de grandeza
3. Más hablador de lo habitual o presión para mantener la conversación
4. Fuga de ideas o experiencia subjetiva de que los pensamientos van a gran velocidad
5. Aumento de la energía dirigida a un objetivo (social, en el trabajo o la escuela, o sexual)
6. Participación aumentada o excesiva en actividades que tienen muchas posibilidades de consecuencias dolorosas (p. ej., dedicarse de forma desenfrenada a compras, juergas, indiscreciones sexuales o inversiones de dinero imprudentes)
7. Disminución de la necesidad de sueño (se siente descansado a pesar de dormir menos de lo habitual, en contraste con el insomnio)

B. Los síntomas mixtos son observables por parte de otras personas y representan un cambio del comportamiento habitual del individuo
C. En individuos cuyos síntomas cumplen simultáneamente todos los criterios de un episodio de manía y depresión, el diagnóstico será de episodio maníaco con características mixtas
D. Los síntomas mixtos no se pueden atribuir a los efectos fisiológicos de una sustancia (p. ej., una droga, un medicamento u otro tratamiento)

Nota: las características mixtas asociadas a un episodio de depresión mayor son un factor de riesgo significativo para el desarrollo de trastorno bipolar I o bipolar II. Por lo tanto, para planificar el tratamiento y controlar la respuesta terapéutica es clínicamente útil apreciar la presencia de este especificador

alteraciones de los ritmos circadianos, la migraña y otros factores inflamatorios y (quizá) los tratamientos antidepresivos continuados.

Los criterios diagnósticos del DSM-5-TR (Tabla 7.2-11) pueden ayudar con el diagnóstico diferencial, que puede ser también difícil, pero que, al igual que los otros especificadores citados, tiene implicaciones pronósticas (mayor riesgo) y terapéuticas.

Síntomas psicóticos en el trastorno bipolar

Los síntomas de la esfera psicótica son muy frecuentes en el curso del trastorno bipolar. Pueden aparecer también en todos los tipos, así como en los episodios de manía o de depresión mayor (nunca en hipomanía). En el trastorno esquizoafectivo bipolar, son constitutivos del diagnóstico.

Los síntomas psicóticos pueden ser congruentes o no con el estado de ánimo, y pueden aparecer como ideas delirantes y/o alucinaciones. Los delirios congruentes en el caso de manía incluyen clásicamente aquellos de grandeza, los místico-religiosos y de invulnerabilidad, o los de grandes méritos, entre otros. Puede haber también delirios de perjuicio por la creencia de que la gente tiene envidia al sujeto y se torna en su contra. Los incongruentes serían los de persecución u otros no relacionados aparentemente con los estados elevados de ánimo. Las alucinaciones congruentes con el estado maníaco podrían ser positivas, aduladoras, insinuantes, etcétera.

En las fases depresivas, las ideas delirantes depresivas serían de culpa, autodespreciativas, hipocondríacas e incluso cotardianas. Los delirios incongruentes serían también los de persecución u otros no relacionados aparentemente con los

Tabla 7.2-11. Criterios diagnósticos del especificador de ciclación rápida en el DSM-5-TR

Presencia de al menos cuatro episodios del estado de ánimo en los 12 meses anteriores que cumplen los criterios para episodio maníaco, hipomaníaco o de depresión mayor en el trastorno bipolar I o que cumplen los criterios del episodio hipomaníaco o depresivo mayor en el trastorno bipolar II

Nota: los episodios están separados por remisiones parciales o totales de un mínimo de 2 meses o por un cambio a un episodio de la polaridad opuesta (p. ej., de episodio de depresión mayor a episodio maníaco)
Nota: la característica esencial de un trastorno bipolar con ciclos rápidos es la aparición de al menos cuatro episodios del estado de ánimo durante los 12 meses anteriores. Estos episodios pueden suceder en cualquier combinación y orden, tienen que cumplir los criterios de duración y número de síntomas para un episodio de depresión mayor, maníaco o hipomaníaco y han de estar separados por un período de remisión total o un cambio a un episodio de la polaridad opuesta. Los episodios maníacos e hipomaníacos se consideran de la misma polaridad. A excepción del hecho de que suceden con más frecuencia, los episodios que siguen un patrón de ciclos rápidos no difieren de los que se producen en un modelo que no sigue ciclos rápidos. Los episodios del estado de ánimo que cuentan para definir un patrón de ciclos rápidos excluyen los episodios causados por una sustancia (p. ej., cocaína, corticosteroides) u otra afección médica

estados hipotímicos de ánimo. Las alucinaciones congruentes con el estado depresivo podrían ser negativas, insultantes, amenazantes, cenestésicas, cotardianas, etcétera.

Véanse los criterios diagnósticos DSM-5-TR del especificador de síntomas psicóticos (**Tabla 7.2-12**). Al igual que los otros especificadores citados, tiene implicaciones pronósticas (mayor riesgo) y terapéuticas.

Fases depresivas melancólicas, atípicas y variabilidad estacional en el trastorno bipolar

Los síntomas depresivos en el trastorno bipolar pueden adquirir determinados rasgos endogenomórficos, que se han caracterizado como melancólicos, o bien como atípicos. Ambos descriptores se corresponden con criterios clásicos que pueden ayudar en el diagnóstico y abordaje de determinados casos. De hecho, durante mucho tiempo, se propuso que las depresiones bipolares eran un ejemplo excelente de depresión endógena, lo cual es cierto en sí mismo, pero no necesariamente de depresión melancólica. El cuadro clínico depresivo en los episodios depresivos bipolares, aunque cumpla evidentemente los criterios diagnósticos, no es típicamente melancólico o atípico, sino que muchas veces es más bien una depresión ansiosa.

El especificador de patrón estacional se aplica al patrón de episodios del estado de ánimo a lo largo de toda la vida del paciente. La característica esencial es un patrón estacional regular de al menos un tipo de episodio (es decir, manía, hipomanía o depresión). Los otros tipos de episodios pueden no seguir este patrón. Por ejemplo, un individuo puede tener manías estacionales, pero sus depresiones no se producen en general en un momento específico del año. En ocasiones, en la práctica clínica, este patrón se da solo durante períodos concretos de la vida del paciente, y también se puede (y se debe) ver influido por los aspectos terapéuticos. Cuanto más efectivo sea el tratamiento de mantenimiento, menos perceptible será el patrón estacional, si lo tenía previamente.

Véanse los criterios diagnósticos DSM-5-TR de estos especificadores (**Tablas 7.2-13**, **7.2-14** y **7.2-15**). A diferencia de

Tabla 7.2-12. Criterios diagnósticos del especificador de síntomas psicóticos congruentes y no congruentes en el DSM-5-TR

Con características psicóticas: los delirios o alucinaciones están presentes en cualquier momento del episodio maníaco o depresivo mayor actual en el trastorno bipolar I (o el episodio maníaco o depresivo mayor más reciente si el trastorno bipolar I está actualmente en remisión parcial o completa) o en el episodio depresivo mayor actual en el trastorno bipolar II (o el episodio depresivo mayor más reciente si el trastorno bipolar II está actualmente en remisión parcial o completa). Si existen características psicóticas, especificar si son congruentes o no con el estado de ánimo:

Cuando se aplica al episodio maníaco actual o más reciente (en el trastorno bipolar I):

Con características psicóticas congruentes con el estado de ánimo: el contenido de todos los delirios y alucinaciones concuerda con los temas maníacos típicos de grandeza, invulnerabilidad, etc., y también puede incluir temas de sospecha o paranoia, especialmente respecto a las dudas de otros acerca de las capacidades, los logros, etc., del individuo.
Con características psicóticas no congruentes con el estado de ánimo: el contenido de los delirios y las alucinaciones no comprende temas típicamente maníacos, como se ha descrito antes, o el contenido es una mezcla de temas incongruentes y congruentes con el estado de ánimo

Cuando se aplica al episodio depresivo mayor actual o más reciente (en el trastorno bipolar I o el trastorno bipolar II):

Con características psicóticas congruentes con el estado de ánimo: el contenido de todos los delirios y las alucinaciones comprende los temas típicamente depresivos de ineptitud personal, culpa, enfermedad, muerte, nihilismo o castigo merecido
Con características psicóticas no congruentes con el estado de ánimo: el contenido de los delirios y las alucinaciones no comprende los temas típicamente depresivos de ineptitud personal, culpa, enfermedad, muerte, nihilismo o castigo merecido, o el contenido es una mezcla de temas incongruentes y congruentes con el estado de ánimo

Tabla 7.2-13. Criterios diagnósticos del especificador de fase depresiva melancólica en el DSM-5-TR

A. Una de las características siguientes está presente durante el período más grave del episodio depresivo mayor actual (o el episodio depresivo mayor más reciente si el trastorno bipolar I o bipolar II está actualmente en remisión parcial o completa):

1. Pérdida de placer por todas o casi todas las actividades
2. Falta de reactividad a estímulos generalmente placenteros (no se siente mucho mejor, ni siquiera temporalmente, cuando sucede algo bueno)

B. Tres (o más) de las características siguientes:

1. Una cualidad bien definida del estado de ánimo depresivo es un desaliento profundo, desesperación y/o mal humor, o lo que se conoce como *estado de ánimo vacío*
2. Depresión que acostumbra a ser peor por la mañana
3. Despertar pronto por la mañana (es decir, al menos 2 horas antes de lo habitual)
4. Notable agitación o retraso psicomotor
5. Anorexia o pérdida de peso importante
6. Culpa excesiva o inapropiada

Nota: el especificador «con características melancólicas» se aplica si estas características están presentes en la fase más grave del episodio. Hay una ausencia casi completa de la capacidad de placer, no simplemente una disminución. Una norma para evaluar la falta de reactividad del estado de ánimo es que ni siquiera los acontecimientos muy deseados se asocian a una elevación notable del estado de ánimo. El estado de ánimo no aumenta en absoluto o solo aumenta parcialmente (p. ej., hasta un 20-40 % de lo normal durante solo unos minutos seguidos). La «cualidad bien definida» del estado de ánimo característico del especificador «con características melancólicas» se experimenta como cualitativamente diferente del que se produce durante un episodio depresivo no melancólico. Un estado de ánimo deprimido que se describe simplemente como más grave, más prolongado o presente sin ningún motivo no se considera de cualidad bien definida. Casi siempre existen cambios psicomotores y son observables por parte de otras personas
Las características melancólicas solo muestran una tendencia ligera a repetirse en los episodios del mismo individuo. Son más frecuentes en los pacientes hospitalizados, en contraposición a los ambulatorios; es menos probable que aparezcan en episodios más leves de depresión mayor que en episodios más graves, y es más probable que se produzcan en individuos con características psicóticas

Tabla 7.2-14. Criterios diagnósticos del especificador de fase depresiva atípica en el DSM-5-TR

Este especificador se aplica cuando estas características predominan durante la mayoría de los días del episodio de depresión mayor actual (o del episodio depresivo mayor más reciente si el trastorno bipolar I o bipolar II está actualmente en remisión parcial o completa)

A. Reactividad del estado de ánimo (es decir, aumento del estado de ánimo en respuesta a sucesos positivos reales o potenciales)
B. Dos (o más) de los siguientes:

1. Notable aumento de peso o del apetito
2. Hipersomnia
3. Parálisis plúmbea (es decir, sensación de pesadez plúmbea en brazos o piernas)
4. Patrón prolongado de sensibilidad de rechazo interpersonal (no limitado a los episodios de alteración del estado de ánimo) que causa deterioro social o laboral importantes

C. No se cumplen los criterios para «con características melancólicas» o «con catatonía» durante el mismo episodio

Nota: «depresión atípica» tiene un significado histórico (es decir, atípica en contraposición con las presentaciones más clásicas de depresión agitada, «endógena», que era la norma cuando la depresión se diagnosticaba raramente en pacientes ambulatorios y casi nunca en adolescentes o adultos jóvenes) y actualmente no connota una presentación clínica inhabitual o inusual como el término podría implicar
Reactividad del estado de ánimo es la capacidad de animarse cuando se presentan acontecimientos positivos (p. ej., una visita de los hijos, alabanzas por parte de otras personas). El estado de ánimo se puede volver eutímico (no triste) incluso durante períodos prolongados si las circunstancias externas se mantienen favorables. El aumento del apetito se puede manifestar por un aumento claro de la ingestión de alimentos o por un aumento de peso.
La hipersomnia puede incluir un período prolongado de sueño nocturno o siestas diurnas que totalizan un mínimo de 10 horas de sueño diarias (o al menos 2 horas más que cuando el individuo no está deprimido). La parálisis plúmbea se define como una sensación de pesadez plúmbea o de lastre, generalmente en los brazos o las piernas. Esta sensación está presente por lo general durante al menos una 1 diaria, pero con frecuencia dura muchas horas seguidas. A diferencia de las demás características atípicas, la sensibilidad patológica de rechazo interpersonal percibido es un rasgo que tiene un inicio temprano y que persiste durante la mayor parte de la vida adulta. La sensibilidad de rechazo se produce tanto cuando la persona está deprimida como cuando no lo está, aunque se puede exacerbar durante los períodos depresivos

los otros especificadores citados (ciclación rápida, síntomas mixtos y síntomas psicóticos), no hay tanta evidencia de las implicaciones pronósticas y terapéuticas de estos descriptores.

Esto no quiere decir que, en pacientes bipolares concretos, estos aspectos sean decisivos a la hora de la planificación y el abordaje terapéutico.

Tabla 7.2-15. Criterios diagnósticos del especificador de variabilidad estacional en el DSM-5-TR

Este especificador se aplica al patrón de episodios del estado de ánimo a lo largo de toda la vida. La característica esencial es un patrón estacional regular de al menos un tipo de episodio (es decir, manía, hipomanía o depresión). Los otros tipos de episodios pueden no seguir este patrón. Por ejemplo, un individuo puede tener manías estacionales, pero sus depresiones no se producen en general en un momento del año específico

A. En el trastorno bipolar I o bipolar II ha habido una relación temporal regular entre el inicio de los episodios maníacos, hipomaníacos o de depresión mayor y un momento del año particular (p. ej., en otoño o invierno)
Nota: no incluir casos en los que existe un efecto claro de factores de estrés psicosocial relacionados con las estaciones (p. ej., desempleo regularmente cada invierno)
B. Las remisiones totales (o una evolución de depresión mayor a manía o hipomanía, o viceversa) también se producen en un momento del año característico (p. ej., la depresión desaparece en primavera)
C. En los últimos 2 años, los episodios maníacos, hipomaníacos o de depresión mayor del individuo han mostrado una relación temporal estacional, como se ha definido antes, y durante este período de 2 años se han producido episodios no estacionales de esa polaridad
D. Las manías, hipomanías o depresiones estacionales (como se ha descrito antes) superan notablemente las manías, hipomanías o depresiones no estacionales que se pueden haber producido a lo largo de la vida del individuo
Nota: el especificador «con patrón estacional» se puede aplicar al patrón de episodios de depresión mayor en el trastorno bipolar I y el trastorno bipolar II, al patrón de episodios maníacos y episodios hipomaníacos del trastorno bipolar I y al patrón de episodios hipomaníacos del trastorno bipolar II. La característica esencial es el comienzo y la remisión de los episodios depresivos mayores, maníacos o hipomaníacos en momentos característicos del año. En la mayoría de los casos, los episodios depresivos mayores estacionales comienzan en otoño o invierno y remiten en primavera. Con menos frecuencia, pueden registrarse episodios depresivos recurrentes en verano. Este patrón de aparición y remisión de los episodios tiene que haber sucedido durante un período de al menos 2 años, sin episodios no estacionales durante este período. Además, los episodios depresivos, maníacos o hipomaníacos estacionales han de superar notablemente a los episodios depresivos, maníacos o hipomaníacos no estacionales a lo largo de toda la vida del individuo
Este especificador no se aplica a las situaciones en que el patrón se explica mejor por factores de estrés psicosocial estacionales p. ej., desempleo estacional o calendario escolar). No está claro si el patrón estacional de los episodios depresivos mayores es más probable en el trastorno depresivo mayor recurrente o en los trastornos bipolares. Sin embargo, dentro del grupo de los trastornos bipolares, el patrón estacional de los episodios depresivos mayores parece más probable en el trastorno bipolar II que en el trastorno bipolar I. En algunos individuos, el inicio de los episodios maníacos o hipomaníacos también se puede asociar a una estación en particular, y así, desde la primavera hasta el fin del verano la estacionalidad de la manía o la hipomanía es máxima
La prevalencia de patrón estacional de invierno varía aparentemente con la latitud, la edad y el sexo. La prevalencia aumenta con la latitud. La edad también es un factor de predicción importante de la estacionalidad, ya que las personas más jóvenes tienen mayor riesgo de presentar episodios depresivos en invierno

Especificar si:
En remisión parcial: los síntomas del episodio maníaco, hipomaníaco o depresivo mayor inmediatamente anterior están presentes, pero no se cumplen todos los criterios o, cuando acaba un episodio de este tipo, existe un período que dura menos de 2 meses sin ningún síntoma significativo de un episodio maníaco, hipomaníaco o de depresión mayor.
En remisión total: durante los últimos 2 meses no ha habido signos o síntomas significativos del trastorno

Especificar gravedad actual del episodio maníaco (la gravedad se basa en el número de síntomas del criterio, en la gravedad de los mismos y en el grado de discapacidad funcional):
Leve: el episodio maníaco cumple un número mínimo de síntomas del criterio
Moderada: aumento muy notable de actividad o alteración del juicio
Grave: es necesaria una supervisión casi continua con el fin de evitar lesiones físicas a él mismo o a terceros

Especificar la gravedad actual del episodio depresivo mayor (la gravedad se basa en el número de síntomas del criterio, en la gravedad de los mismos y en el grado de discapacidad funcional):
Leve: pocos o ningún síntoma más que los necesarios para hacer el diagnóstico están presentes. La intensidad de los síntomas causa malestar, pero es manejable, y dichos síntomas producen poco deterioro en el funcionamiento social o laboral
Moderado: el número de síntomas, su intensidad y/o el deterioro funcional están entre los especificados para «leve» y «grave»
Grave: el número de síntomas supera notablemente al necesario para hacer el diagnóstico, su intensidad causa gran malestar y no es manejable, y dichos síntomas interfieren notablemente en el funcionamiento social y laboral.

Ansiedad y trastornos de ansiedad en el trastorno bipolar

En general, los trastornos de ansiedad y los síntomas ansiosos son muy frecuentes en el trastorno bipolar. La comorbilidad es muy elevada. Muchos de los episodios depresivos cursan también con un predominio de ansiedad, que puede ser la principal causa de malestar y discapacidad en la vida cotidiana. Véanse los criterios diagnósticos DSM-5-TR de este especificador (**Tabla 7.2-16**).

Suicidabilidad en el trastorno bipolar

En todo el mundo, aproximadamente el 43 % de las personas con trastorno bipolar declaran tener ideas suicidas, el 21 % tienen un plan de suicidio y el 16 % realizan un intento autolítico. De hecho, el trastorno bipolar tiene la tasa más alta de suicidio de todas las afecciones psiquiátricas: es aproximadamente de 20 a 30 veces mayor que la de la población general. Por lo tanto, es un problema grave y frecuente.

Tabla 7.2-16. Criterios diagnósticos del especificador de ansiedad en el DSM-5-TR

La presencia de dos o más de los síntomas siguientes durante la mayoría de los días del episodio de manía, hipomanía o depresión mayor actual en el trastorno bipolar I (o el episodio más reciente si el trastorno bipolar I está en remisión parcial o completa) o del episodio de hipomanía o depresión mayor actual en el trastorno bipolar II (o el episodio más reciente si el trastorno bipolar II está en remisión parcial o completa) o durante la mayoría de los días con síntomas en el trastorno ciclotímico:

1. Se siente nervioso o tenso
2. Se siente inhabitualmente inquieto
3. Dificultad para concentrarse debido a las preocupaciones
4. Miedo a que pueda suceder algo terrible
5. El individuo siente que podría perder el control de sí mismo

Especificar la gravedad actual:
  Leve: dos síntomas
  Moderado: tres síntomas
  Moderado-grave: cuatro o cinco síntomas
  Grave: cuatro o cinco síntomas con agitación motora

Nota: ansiedad que se aprecia como característica destacada tanto del trastorno bipolar como del trastorno de depresión mayor en la asistencia primaria y en los servicios especializados en salud mental. Los altos grados de ansiedad se han asociado a un riesgo mayor de suicidio, duración más prolongada de la enfermedad y mayor probabilidad de falta de respuesta al tratamiento. Por lo tanto, para planificar el tratamiento y controlar la respuesta terapéutica es clínicamente útil especificar con precisión la presencia y la gravedad de la ansiedad

Los factores de riesgo en el trastorno bipolar incluyen el sexo masculino, vivir solo, estar divorciado, no tener hijos, ser de raza caucásica, ser de edad joven (< 35 años), o bien de edad avanzada (> 75 años), estar en desempleo y tener antecedentes personales de intento de suicidio y antecedentes familiares de intento de suicidio o suicidio consumado, así como la polaridad depresiva predominante y el porcentaje de días con depresión a lo largo de la enfermedad. El suicidio (o las tentativas) se asocian a los subtipos depresivo o mixto, pero no a la manía.

El tipo II de trastorno bipolar es incluso de más riesgo: hasta un 24 % de los sujetos tendrán intentos de suicidio a lo largo de su vida, frente a un 17 % en el caso del tipo I. Pero ambos son peligrosos, ya que se considera que una cuarta parte de todos los suicidios consumados se deben a alguna forma de trastorno bipolar. En todo el espectro bipolar hay un 0,4 % anual de muertes por suicidio.

Hasta el momento, el único tratamiento asociado a una reducción de las tasas de suicidio en el trastorno bipolar es el carbonato de litio. Los efectos antisuicidas específicos del litio se podrían explicar por su acción específica sobre el sistema serotoninérgico a través de la modulación de la impulsividad y la agresividad. Además, las variantes genéticas de la glucógeno-sintasa-cinasa 3α/β (GSK3α y GSK3β; proteínas inhibidas por el litio) parecen estar asociadas con una mayor impulsividad en las poblaciones de trastorno bipolar. Para prevenir la conducta suicida se necesitan, por tanto, tratamientos precoces junto con una observación y un seguimiento estrechos.

Polaridad predominante y polaridad de inicio en el trastorno bipolar

La polaridad predominante es un especificador de curso propuesto para el trastorno bipolar que no fue incorporado en el DSM-5-TR como descriptor, pero que tiene una considerable bibliografía de apoyo en la literatura médica.

Existen dos polaridades: maníaca o depresiva, según la preponderancia de cada uno de estos episodios en el curso del trastorno.

En el metaanálisis de Carvalho *et al.* de 2014, aunque todavía se carece de una definición y conceptualización unificadora para la polaridad predominante, se encuentra en aproximadamente la mitad de los pacientes con trastorno bipolar. La mayoría de los estudios que incluyeron pacientes con trastorno bipolar I encontraron que la polaridad predominante maníaca era más prevalente, mientras que los estudios que incluyeron participantes con trastorno bipolar II encontraron una mayor prevalencia de polaridad predominante depresiva. La polaridad depresiva se ha asociado sistemáticamente con un inicio depresivo de la enfermedad, un diagnóstico más tardío del trastorno bipolar, el trastorno bipolar II y tasas más elevadas de actos suicidas. La polaridad predominante maníaca se asocia con un inicio más joven de la enfermedad, un primer episodio maníaco/psicótico y una mayor tasa de abuso de sustancias. Las evidencias sugieren que la polaridad predominante puede influir en las respuestas al tratamiento agudo de la depresión bipolar. Además, las evidencias indican que la polaridad predominante debería tenerse en cuenta para la selección de tratamientos de mantenimiento para el trastorno bipolar. Sin embargo, no todos los estudios son claros al respecto, y hay voces críticas respecto de su utilidad o especificidad, como Pal en 2019.

A lo largo de la evolución, la persona con trastorno bipolar puede tener un curso variable. En general, lo más frecuente no es comenzar la enfermedad con un episodio maniforme, sino depresivo. El primer episodio de polaridad positiva puede ser tanto maníaco como hipomaníaco o mixto. El inicio más clásico con un episodio maníaco es más frecuente en los varones. No está claro que el tipo de episodio de inicio tenga tanta relevancia a la hora de la evolución de la enfermedad, pero sí se sabe que el inicio con episodios depresivos puede retrasar el diagnóstico (y, por tanto, el tratamiento adecuado) del trastorno bipolar. Aproximadamente, el 60 % de todos los episodios maníacos se preceden de un episodio depresivo, pero no siempre.

Trastornos de personalidad en el trastorno bipolar

Los trastornos de personalidad comórbidos son frecuentes en el trastorno bipolar y pueden complicar el curso de la enfermedad bipolar. De hecho, se dispone de mucha información sobre el tratamiento de los pacientes con trastorno bipolar no complicado, pero mucho menos sobre las posibilidades de tratamiento de los pacientes con comorbilidad de trastorno bipolar y trastorno de la personalidad. Latalova *et al.* realizaron en 2013 una revisión bibliográfica muy extensa y encontraron que los pacientes con trastorno bipolar eutímicos mostraban mayoritariamente rasgos de personalidad más altos en evitación del daño, dependencia de la recompensa y búsqueda de novedad que los controles. Los pacientes con trastorno bipolar con más aumento del rasgo *búsqueda de sensaciones* se asociaron con una mayor comorbilidad de abuso de sustancias.

En general, como señalan Latalova *et al.*, la comorbilidad con trastornos de personalidad en pacientes con trastorno bipolar se asocia con un curso más complicado de la enfermedad (por ejemplo, episodios más largos, menor tiempo eutímico y edad más temprana al inicio) y un aumento en el abuso de sustancias comórbidas, la suicidabilidad y la agresividad. Estos problemas son especialmente pronunciados en la comorbilidad con el trastorno de la personalidad límite. La comorbilidad con el trastorno de la personalidad antisocial suscita un espectro similar de dificultades. Parte del comportamiento antisocial exhibido por los pacientes con trastorno bipolar con comorbilidad antisocial está mediado por una mayor impulsividad.

Zimmerman y Morgan revisaron cómo es clínicamente importante reconocer tanto el trastorno bipolar como el trastorno de la personalidad límite entre los pacientes que buscan tratamiento para la depresión, y distinguir entre ambos. Son relevantes las investigaciones sobre si el trastorno de la personalidad límite debe considerarse parte del espectro bipolar o es una comorbilidad muy frecuente, pero son difíciles de concordar y llegan a conclusiones muy variadas. La concordancia diagnóstica es importante, ya que, en todos los estudios que revisaron aproximadamente el 10 % de los pacientes con trastorno de la personalidad límite tenían trastorno bipolar I y otro 10 % añadido trastorno bipolar II. Del mismo modo, aproximadamente, el 20 % de los pacientes con trastorno bipolar II fueron diagnosticados de trastorno de la personalidad límite, aunque solo el 10 % de los pacientes bipolares tipo I fueron diagnosticados de dicho trastorno de la personalidad. Aunque las tasas de comorbilidad son considerables, se ha de destacar que, cuando se analizan los diferentes trastornos de la personalidad en general en el trastorno bipolar, el trastorno de la personalidad límite no es el que se diagnostica con más frecuencia. Al mismo tiempo, cuando se analizan los trastornos psiquiátricos comórbidos con el trastorno de la personalidad límite, el trastorno bipolar no es el más frecuente tampoco. Por lo tanto, en opinión de los autores de este capítulo, al igual que en la de Zimmerman y Morgan, el trastorno de la personalidad

límite no forma parte del espectro bipolar, sino que es una comorbilidad posible más.

En la revisión de Carbone *et al.* de 2021, se muestra cómo los pacientes de trastorno bipolar con comorbilidad con trastorno de la personalidad antisocial parecen tener un inicio precoz; un mayor número y más graves de episodios afectivos; mayores niveles de conductas agresivas, impulsivas y de suicidabilidad, y malos resultados clínicos. Los síntomas del trastorno de la personalidad antisocial en el trastorno bipolar parecen estar asociados con una frecuente comorbilidad con trastornos adictivos (cocaína y alcohol) y conductas delictivas, probablemente debido a una característica central de impulsividad compartida. Por lo tanto, puede ser útil reconocer la coocurrencia de ambos trastornos y caracterizar mejor al paciente, evaluando todos los aspectos disfuncionales y su influencia en los síntomas centrales.

TRATAMIENTOS

Respecto a los tratamientos, se han de observar las medidas generales sobre los hábitos de salud y de promoción del bienestar, los tratamientos psicofarmacológicos, otros tratamientos biológicos, la psicoeducación y los tratamientos psicoterápicos.

Medidas generales sobre los hábitos de salud y de promoción del bienestar

En el abordaje integral de los tratamientos modernos en el trastorno bipolar, es fundamental tener en cuenta el cuidado de las medidas generales de salud.

La promoción del bienestar incluye especialmente cinco aspectos:

- El cuidado dietético.
- La promoción del ejercicio físico.
- El control del estrés.
- La regulación de los hábitos del sueño.
- El control de los hábitos inadecuados.

El cuidado dietético se refiere sobre todo a velar por una alimentación sana y equilibrada. Los autores proponen la dieta mediterránea como un estándar de calidad. En todo caso, se han de evitar dietas hipocalóricas o hipercalóricas, el consumo excesivo de grasas y el exceso de proteínas. Por supuesto, en el caso del trastorno bipolar se ha de evitar el consumo moderado de alcohol, que se recomienda en algunas dietas, por el riesgo de adicción e interacción con los psicofármacos. Los ayunos y las dietas excesivas o especiales (por ejemplo, cetogénicas) están contraindicadas, ya que los riesgos no son todavía bien conocidos, o bien son perjudiciales para la persona.

La promoción del ejercicio físico es clave para el bienestar y la buena salud tanto física como mental de las personas con trastorno bipolar. Si se consigue iniciar desde la juventud, tendrá un beneficio a largo plazo para evitar complicaciones físicas (por ejemplo, obesidad o enfermedades cardiovasculares). Si se inicia en la edad adulta, es recomendable realizar una evaluación física de su estado con el médico de familia o un especialista de medicina deportiva. Es recomendable realizar al menos un electrocardiograma, una analítica general y una radiografía de tórax antes de comenzar a realizar ejercicio de forma regular (especialmente en edades avanzadas o en personas no acostumbradas o con alguna enfermedad preexistente). Tras la valoración médica, la ayuda de un monitor de gimnasia puede ser motivadora para iniciar el ejercicio en pacientes poco habituados. Se ha de evitar siempre el consumo de anabolizantes. En algunos dispositivos asistenciales, se dispone ya de grupos de paseo terapéutico o de marcha nórdica, que aúnan el efecto positivo del ejercicio con el efecto positivo emocional (y de refuerzo) de la interacción social con diversas personas.

El control y manejo del estrés es una medida muy útil para ayudar en la evolución del trastorno y contribuye a mejorar el bienestar de la persona. Puede ser recomendable hacer un entrenamiento en técnicas de relajación y de resolución de problemas.

La regulación de los hábitos del sueño incluye no solo el control del sueño sobre la base de regular los horarios (hora de acostarse, tiempo en la cama, evitar distractores), sino también de evitar las siestas y las sustancias excitantes antes de acostarse. También incluye aspectos laborales (evitar los turnos nocturnos, rotatorios o demasiado largos). Las medidas de higiene ambiental son también importantes (habitaciones a oscuras y no demasiado caldeadas para dormir, residencias con luz natural); hay que evitar tanto el estrés lumínico y auditivo como utilizar las horas nocturnas para actividades lúdicas (por ejemplo, jugar al ordenador o ver series de televisión), salvo casos excepcionales.

La mejora de los hábitos de salud incluye el abandono o reducción del consumo de sustancias tóxicas, como el café, el tabaco o las drogas de abuso. El abandono del consumo, sobre todo si hay adicción, puede ser más difícil para una persona con trastorno bipolar, especialmente si está en fase depresiva. En el caso de la adicción al tabaco, estaría contraindicado el uso de bupropión por el riesgo teórico de viraje maniforme.

Sin embargo, y para acabar este apartado, se ha de destacar que las medidas generales, aunque son muy positivas y ayudan al bienestar de la persona, no impiden por sí solas la evolución de la enfermedad bipolar.

Tratamientos psicofarmacológicos

El tratamiento farmacológico es la clave del tratamiento en el trastorno bipolar, por lo que el resto de las intervenciones deben pivotar en torno a este. Sin embargo, en la mayoría de los casos se ha de completar o asociar con diversas intervenciones biológicas, y fundamentalmente con intervenciones psicológicas y sociolaborales. Entre los tratamientos utilizados en el trastorno bipolar, se encuentran los empleados durante el período de descompensación (depresivo o maníaco) y los destinados al tratamiento de mantenimiento o en fase de estabilidad sintomática (eutimizantes).

En general, todos los tratamientos psicofarmacológicos presentan problemas de tolerancia por efectos secundarios, y las tasas de resistencia (o respuesta insuficiente) todavía son inaceptablemente elevadas.

Principales tratamientos psicofarmacológicos en el trastorno bipolar

Este es un campo en constante desarrollo en el que las guías clínicas fácilmente quedan desfasadas por los avances en ensayos clínicos, la nueva evidencia científica y los consensos de expertos.

En general, se pueden diferenciar los grandes grupos de fármacos que se desarrollan a continuación.

Antimaníacos. Son fármacos que ayudan a pasar o eliminar los síntomas de la manía. Se trata de medicamentos del grupo de los neurolépticos o antipsicóticos. Se suelen recomendar en monoterapia, pero en determinados casos son necesarios dos o más fármacos combinados. Pueden ser de dos clases: típicos (cada vez menos utilizados en el trastorno bipolar, pero muy útiles en determinados casos graves) o atípicos (de elección). Existen otros tipos de antimaníacos en investigación. Algunos estudios indican que determinados neurolépticos atípicos podrían ser útiles también como mantenimiento preventivo. De hecho, en las personas con trastorno esquizoafectivo bipolar es conveniente mantener los antimaníacos/antipsicóticos de forma continuada para prevenir recaídas. Los principales antimaníacos son la olanzapina, la risperidona, la clozapina, la quetiapina, la ziprasidona, el amisulpiride, la asenapina, el haloperidol y el aripiprazol. Evidentemente, hay otros neurolépticos menos utilizados, pero también útiles.

Antidepresivos. Son fármacos que ayudan a reducir o eliminar los síntomas de la depresión. La mayoría de los fármacos antidepresivos también son útiles en la ansiedad, en las crisis de pánico o en los síntomas obsesivos o postraumáticos que pueden aparecer de forma comórbida. Normalmente, se suele utilizar en monoterapia, y solo en casos excepcionales son necesarias terapias combinadas. Pueden ser de cinco grandes clases: antidepresivos tricíclicos (cada vez menos utilizados), inhibidores de la recaptación de serotonina, antidepresivos duales (cada vez más utilizados), antidepresivos dopaminérgicos y noradrenérgicos. Existen otros tipos de antidepresivos en investigación o introducidos recientemente, cuya utilidad o seguridad en el trastorno bipolar aún está por dilucidar. Algunos tipos de antidepresivos son muy poco usados en el trastorno bipolar, como los inhibidores de la monoaminoxidasa. Son fármacos muy útiles en las fases agudas depresivas, pero no son útiles como mantenimiento preventivo e incluso puede estar contraindicado su uso crónico en el trastorno bipolar. Los principales antidepresivos utilizados en la práctica clínica en el trastorno bipolar son la clomipramina, la imipramina, la fluoxetina, la paroxetina, la venlafaxina, la mirtazapina, la duloxetina, la sertralina, la fluvoxamina, el citalopram, el escitalopram, el bupropión y la reboxetina. Se ha de destacar que hay una ausencia muy importante de evidencia científica consistente al respecto.

Eutimizantes. Son fármacos que, por sus propias características, ayudan a mantener una estabilización sintomática (eutimia). Normalmente se utilizan monoterapia, pero en algunos casos son necesarias terapias combinadas de dos o más eutimizantes. Son muy útiles tanto en las fases agudas como en el mantenimiento preventivo. Los principales eutimizantes son los iónicos (carbonato de litio) y los anticonvulsivantes, como el valproato (o ácido valproico), la carbamacepina y la lamotrigina. La oxcarbacepina o el topiramato no han demostrado una acción eutimizante robusta, pero pueden ser muy útiles en el control de la impulsividad y para ayudar con el exceso de peso en determinadas personas bipolares. La gabapentina y la pregabalina no son eutimizantes, pero han demostrado su utilidad en el manejo de la ansiedad. Determinados antipsicóticos atípicos, en especial la olanzapina, la quetiapina, la ziprasidona y el aripiprazol, han sido propuestos como fármacos eutimizantes. Los estudios son prometedores, pero, de momento, en opinión de los autores, su uso solo está indicado para las fases agudas maníacas de la enfermedad y como tratamiento de mantenimiento coadyuvante (asociado) al litio y/o valproato.

Otros fármacos en el trastorno bipolar. Hay una gran serie de psicofármacos de diversos grupos terapéuticos ampliamente utilizados en el trastorno bipolar que pueden ayudar con determinados síntomas asociados. Por ejemplo, las benzodiacepinas (diacepam, loracepam, alprazolam, clonacepam, cloracepato) pueden ayudar con la ansiedad y el insomnio. Para el insomnio también son muy útiles el zolpidem o el lormetacepam. Sin embargo, todos ellos son fármacos con potencial adictivo o de abuso, por lo que deben tomarse siempre con precaución, en la menor dosis necesaria y durante períodos cortos. Se deben vigilar los antecedentes de abuso o dependencia a la hora de prescribir estos medicamentos. Otros fármacos pueden utilizarse en la impulsividad (topiramato) o para la desintoxicación del alcohol o las drogas (v. guías específicas) (**Fig. 7.2-1**).

Más adelante se resumen los principales fármacos útiles en el trastorno bipolar. Sin embargo, como regla general, se deben revisar siempre las guías terapéuticas *más actualizadas* para orientar el tratamiento, y se tiene que recordar que la decisión de utilización de un fármaco concreto u otro se debe individualizar. Por ello, las dosis recomendadas han de individualizarse también. La monitorización de efectos secundarios e interacciones sobrepasa los límites de este capítulo. Se debe tener siempre en cuenta la *ficha técnica* y sus especificaciones, así como el estado del arte obtenido por las actualizaciones, metaanálisis e informes basados en la evidencia.

Ante cualquier prescripción, en especial de un fármaco nuevo o con potencialidad terapéutica en el trastorno bipolar, pero que todavía no tiene suficiente evidencia, se han de recordar las posibles implicaciones médico-legales de la falta de estudios contrastados, así como las implicaciones fármaco-económicas y su impacto en la sostenibilidad del sistema sanitario.

Resumen de pautas en la fase aguda de la enfermedad bipolar

Existen diversas guías y consensos y múltiples ensayos clínicos para el tratamiento de las fases agudas del trastorno bipolar, la mayoría, de acceso libre y disponibles fácilmente en internet. Entre las lecturas recomendadas para este capítulo, se ha propuesto la guía de la Canadian Network for Mood and Anxiety Treatments y la International Society for Bipolar Disorders y la del National Institute of Health Care Excellence del Reino Unido, pero hay otras que se van actualizando. Por lo tanto, en estos apartados, como en los otros de terapéutica del trastorno bipolar, hay que ser cuidadosos y confirmar estas propuestas con la evidencia actual, así como con nuevas evidencias disponibles.

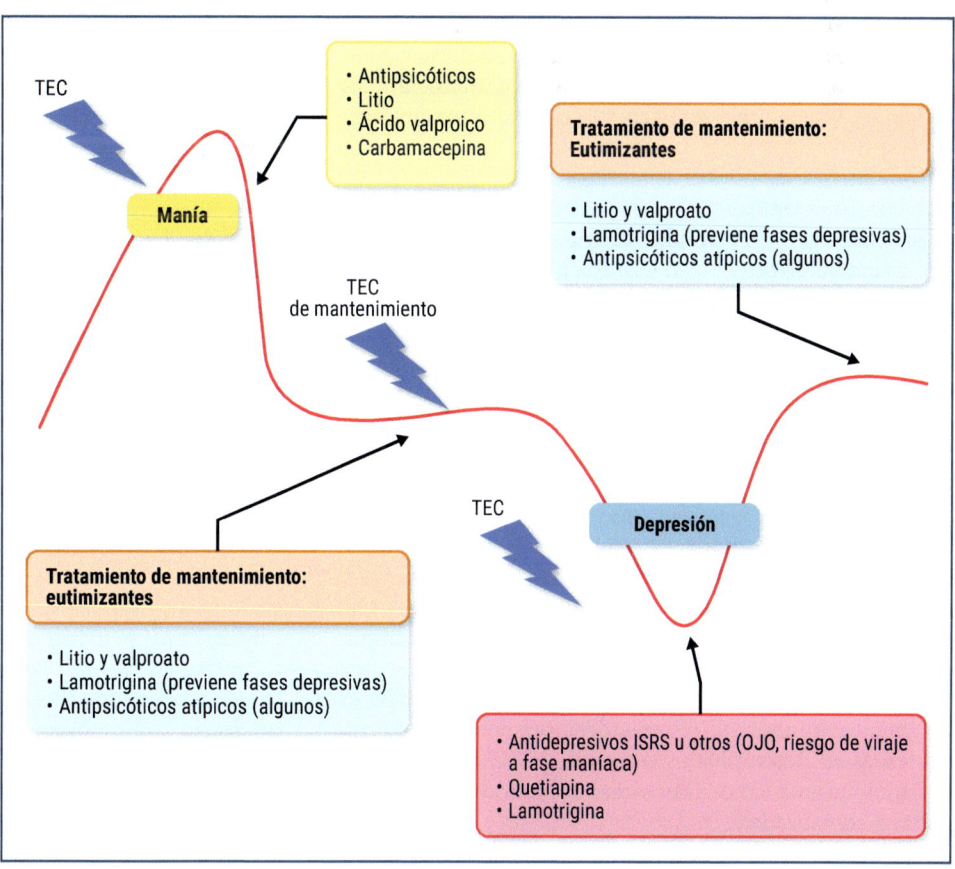

Figura 7.2-1. Esquema general de tratamiento.

Como normas generales, se considerarían las siguientes:

- Si es posible, utilizar siempre el tratamiento de acción más rápida posible para minimizar el impacto de la fase y las posibles complicaciones.
- Si es posible, utilizar siempre el tratamiento que ha demostrado eficacia en episodios previos similares de la misma persona.
- Aunque no hay suficiente evidencia, en los casos de trastorno bipolar familiar, se ha de recomendar aquel tratamiento que fue eficaz en la resolución de episodios similares en un familiar cercano.
- En todas las mujeres y adolescentes en edad fértil o embarazadas, evitar *siempre* el valproato.
- En las personas ancianas bipolares y/o con enfermedades crónicas o descompensadas (en especial hepáticas y/o renales), se han de ajustar sistemáticamente las pautas y dosis de la mayoría de los fármacos utilizados.
- El ámbito adecuado de tratamiento de las fases maníacas, mixtas y depresivas graves, en especial si aparecen síntomas psicóticos o suicidas, es *siempre* la hospitalización.
- Las mujeres bipolares embarazadas y en descompensación aguda requieren *siempre* tratamiento hospitalario.
- Cuando se utilicen antipsicóticos antimaníacos, elegir antipsicóticos atípicos como primera opción y retirarlos siempre lo más rápido y progresivamente posible con el fin de evitar virajes depresivos; por ejemplo, tras 6-8 semanas después de la remisión (preferentemente 3).
- Utilizar siempre antipsicóticos atípicos si aparecen síntomas psicóticos.
- Si aparecen síntomas maníacos o mixtos, retirar siempre los antidepresivos.
- Evitar antidepresivos, pero cuando han de ser utilizados, retirarlos siempre lo más rápido y progresivamente posible con el fin de evitar virajes maníacos, por ejemplo, tras 6-8 semanas después de la remisión.
- No utilizar antidepresivos en personas bipolares con episodios mixtos o en cicladores rápidos.
- La terapia electroconvulsiva es de primera elección en determinados casos.
- Se han de combinar las diversas intervenciones terapéuticas (psicológicas y/o psicosociales) si están indicadas.
- El grupo infantojuvenil tiene características terapéuticas específicas.

Guías clínicas de actuación

Hay dos guías clínicas que se han considerado de alto interés, como se ha mencionado: la guía clínica de 2018 conjunta de la Canadian Network for Mood and Anxiety Treatments y la International Society for Bipolar Disorders, de acceso libre y en inglés, y la del National Institute for Health and Care Excellence del Reino Unido. Ambas se actualizan periódicamente. Aunque sus recomendaciones pueden estar más centradas en determinados entornos sanitarios, en general son muy útiles a la hora de ayudar a tomar decisiones concretas y actualizadas.

Otros tratamientos biológicos en el trastorno bipolar

La principal terapia biológica no farmacológica es la terapia electroconvulsiva, útil en determinados casos tanto en las fases agudas como en las de mantenimiento (v. indicaciones en las guías específicas).

De momento, otras terapias biológicas, como la estimulación magnética transcraneal, la terapia lumínica u otras no han demostrado todavía suficiente evidencia, aunque hay resultados prometedores como tratamiento coadyuvante o en determinados casos específicos.

Psicoeducación

Existe considerable evidencia hoy en día de que la psicoeducación es un tratamiento complementario altamente eficaz en el trastorno bipolar. Está manualizado y es ampliamente utilizado en todo el mundo.

La psicoeducación incluye aspectos generales de información al paciente y/o a su familia sobre la naturaleza de la enfermedad, sus tratamientos y las estrategias clave de afrontamiento. Varias revisiones sistemáticas han llegado a la conclusión de que la psicoeducación es una forma eficaz de psicoterapia para el trastorno bipolar. De hecho, es la intervención psicológica más eficaz en este trastorno. Un reciente metaanálisis en red de la psicoterapia complementaria en el trastorno bipolar demostró que la psicoeducación era superior a la atención estándar por sí sola en la prevención de la recurrencia de la enfermedad.

La psicoeducación grupal redujo significativamente el número de pacientes con recaídas y el número de recurrencias por paciente, y aumentó el tiempo hasta las recurrencias depresivas, maníacas, hipomaníacas y mixtas. El número y la duración de las hospitalizaciones por paciente también fueron menores en los pacientes que recibieron psicoeducación. La psicoeducación es igualmente eficaz en pacientes con trastorno bipolar y trastorno de personalidad comórbido.

También se ha demostrado eficaz cuando se aplica a los familiares. La intervención grupal de psicoeducación centrada en los cuidadores de pacientes bipolares conllevó una reducción del porcentaje de pacientes con alguna recurrencia del estado de ánimo e intervalos libres de recaída más prolongados. Cuando se analizaron por separado los distintos tipos de episodios, el efecto fue significativo tanto para el número de pacientes que experimentaron una recurrencia hipomaníaca/maníaca como para el tiempo transcurrido hasta dicho episodio, pero no para la prevención de episodios depresivos y mixtos.

Tratamientos psicoterápicos

El tratamiento del trastorno bipolar se basa fundamentalmente en la medicación eutimizante de mantenimiento y los tratamientos antimaníacos y antidepresivos para reducir la gravedad de los síntomas, estabilizar el humor y prevenir recaídas. No obstante, actualmente están ya disponibles diversas intervenciones psicológicas y psicosociales de forma complementaria que pueden generar un impacto significativo en la mejoría clínica y en la evolución de este trastorno.

PUNTOS CLAVE

- El trastorno bipolar es una patología mental prevalente, con un curso característico pero todavía sin causa conocida.
- Existen criterios diagnósticos aceptados y reconocidos y guías clínicas de tratamiento altamente útiles.

- La investigación en el área está en constante desarrollo, por lo que los alumnos deberán tomar estos datos y conocimientos como un aspecto inicial en su comprensión de la enfermedad y su significado para la medicina y para las personas que lo padecen.

BIBLIOGRAFÍA

Akiskal HS, Bourgeois ML, Angst J, Post R, Möller H, Hirschfeld R. Re-evaluating the prevalence of and diagnostic composition within the broad clinical spectrum of bipolar disorders. J Affect Disord. 2000; 59(supl 1):S5-S30.

Albanese MJ, Pies R. The bipolar patient with comorbid substance use disorder: recognition and management. CNS Drugs. 2004;18(9):585-96.

Arnold LM. Gender differences in bipolar disorder. Psychiatr Clin North Am. 2003;26(3):598-620.

Arnold I, Dehning J, Grunze A, Hausmann A. Old age bipolar disorder – epidemiology, aetiology and treatment. Medicina. 2021;57(6):587.

Ashton CH, Moore PB, Gallagher P, Young AH. Cannabinoids in bipolar affective disorder: a review and discussion of their therapeutic potential. J Psychopharmacol. 2005;19(3):293-300.

Baethge C, Blumentritt H, Berghofer A, Bschor T, Glenn T, Adli M et al. Long-term lithium treatment and thyroid antibodies: a controlled study. J Psychiatry Neurosci. 2005;30(6):423-7.

Baldassano CF. Illness course, comorbidity, gender, and suicidality in patients with bipolar disorder. J Clin Psychiatry. 2006;67(supl 11):8-11.

Barnes C, Mitchell P. Considerations in the management of bipolar disorder in women. Aust N Z J Psychiatry. 2005;39(8):662-73.

Benard V, Vaiva G, Masson M, Geoffroy PA. Lithium and suicide prevention in bipolar disorder. Encephale. 2016;42(3):234-41.

Carbone EA, de Filippis R, Caroleo M, Calabrò G, Staltari FA, Destefano L et al. Antisocial personality disorder in bipolar disorder: A systematic review. Medicina (Kaunas). 2021;57(2):183.

Carvalho AF, McIntyre RS, Dimelis D, Gonda X, Berk M, Nunes-Neto PR et al. Predominant polarity as a course specifier for bipolar disorder: A systematic review. J Affect Disord. 2014;163:56-64.

Cassidy F. Risk factors of attempted suicide in bipolar disorder. Suicide Life Threat Behav. 2011;41(1):6-11.

Cassidy F, Ahearn EP, Carroll BJ. Substance abuse in bipolar disorder. Bipolar Disord. 2001;3(4):181-8.

Chengappa KN, Levine J, Gershon S, Kupfer DJ. Lifetime prevalence of substance or alcohol abuse and dependence among subjects with bipolar I and II disorders in a voluntary registry. Bipolar Disord. 2000;2(3 pt 1):191-5.

Cobo J, Giménez-Palop O, Patró E, Pérez M, Bleda F, Barbero JD et al. Lack of confirmation of thyroid endophenotype in bipolar disorder type I and their first-degree relatives. Psychoneuroendocrinology. 2015;51:351-64.

Colom F, Lam D. Psychoeducation: improving outcomes in bipolar disorder. European Psychiatry. 2005;20(5-6):359-64.

Colom F, Vieta E, Sánchez-Moreno J, Martínez-Arán A, Torrent C, Reinares M et al. Psychoeducation in bipolar patients with comorbid personality disorders. Bipolar Disord. 2004;6(4):294-8.

Contreras J, Hare E, Chavarría G, Raventós H. Quantitative genetic analysis of anxiety trait in bipolar disorder. J Affect Disord. 2018;225:395-398.

Dell'Osso B, Buoli M, Bortolussi S, Camuri G, Vecchi V, Altamura AC. Patterns of Axis I comorbidity in relation to age in patients with bipolar disorder: a cross-sectional analysis. J Affect Disord. 2011;130(1-2):318-22.

Diflorio A, Jones I. Is sex important? Gender differences in bipolar disorder. Int Rev Psychiatry. 2010;22(5):437-52.

Evans L, Akiskal HS, Keck PE Jr, McElroy SL, Sadovnick AD, Remick RA. Familiarity of temperament in bipolar disorder: support for a genetic spectrum. J Affect Disord. 2005;85(1-2):153-68.

Farren CK, McElroy S. Predictive factors for relapse after an integrated inpatient treatment programme for unipolar depressed and bipolar alcoholics. Alcohol Alcohol. 2010;45(6):527-33.

Farren CK, Snee L, McElroy S. Gender differences in outcome at 2-year follow-up of treated bipolar and depressed alcoholics. J Stud Alcohol Drugs. 2011;72(5):872-80.

Freeman MP, Smith KW, Freeman SA, McElroy SL, Kmetz GE, Wright R et al. The impact of reproductive events on the course of bipolar disorder in women. J Clin Psychiatry. 2002;63(4):284-7.

Goldstein BI, Bukstein OG. Comorbid substance use disorders among youth with bipolar disorder: opportunities for early identification and prevention. J Clin Psychiatry. 2010;71(3):348-58.

Gottesman I, Gould, T. The endophenotype concept in psychiatry: etymology and strategic intentions. Am J Psychiatry. 2003;160(4):636-45.

Hendrick V, Altshuler LL, Gitlin MJ, Delrahim S, Hammen C. Gender and bipolar illness. J Clin Psychiatry. 2000;61(5):393-6.

Henquet C, Krabbendam L, De Graaf R, Ten Have M, Van Os J. Cannabis use and expression of mania in the general population. J Affect Disord. 2006;95(1-3):103-10.

Jaworski F, Dubertret C, Adès J, Gorwood P. Presence of co-morbid substance use disorder in bipolar patients worsens their social functioning to the level observed in patients with schizophrenia. Psychiatry Res. 2011; 185(1-2):129-34.

Kawa I, Carter JD, Joyce PR, Doughty CJ, Frampton CM, Wells AE et al. Gender differences in bipolar disorder: age of onset, course, comorbidity and symptom presentation. Bipolar Disord. 2005;7(2):119-25.

Keck PE Jr, Kessler RC. Clinical and economic effects of unrecognized or inadequately treated bipolar disorder. J Psychiatr Pract. 2008;14(supl 2):31-8.

Kieseppä T, Partonen T, Haukka J, Kaprio J. High concordance of bipolar I disorder in a nationwide sample of twins. Am J Psychiatry. 2004;161(19):1814-21.

Krishnan KR. Psychiatric and medical comorbidities of bipolar disorder. Psychosom Med. 2005;67(1):1-8.

Lagerberg TV, Sundet K, Aminoff SR, Berg AO, Ringen PA, Andreassen OA et al. Excessive cannabis use is associated with earlier age at onset in bipolar disorder. Eur Arch Psychiatry Clin Neurosci. 2011;261(6):397-405.

Lam DH, Hayward P, Watkins ER, Wright K, Sham P. Relapse prevention in patients with bipolar disorder: cognitive therapy outcome after 2 years. Am J Psychiatry. 2005;162(2):324-9.

Latalova K, Prasko J, Kamaradova D, Sedlackova J, Ociskova M. Comorbidity bipolar disorder and personality disorders. Neuro Endocrinol Lett. 2013;34(1):1-8.

Lichtenstein P, Yip BH, Björk C, Pawitan Y, Cannon TD, Sullivan PF. Common genetic determinants of schizophrenia and bipolar disorder in Swedish families: a population-based study. Lancet. 2009;373(9659):234-9.

McIntyre RS, McElroy SL, Konarski JZ, Soczynska JK, Bottas A, Castel S et al. Substance use disorders and overweight/obesity in bipolar I disorder: preliminary evidence for competing addictions. J Clin Psychiatry. 2007;68(9):1352-7.

McInnis MG, Lan TH, Willour VL, McMahon FJ, Simpson SG, Addington AM et al. Genome-wide scan of bipolar disorder in 65 pedigrees: supportive evidence for linkage at 8q24, 18q22, 4q32, 2p12, and 13q12. Mol Psychiatry. 2003;8(3):288-98.

Meade CS, McDonald LJ, Graff FS, Fitzmaurice GM, Griffin ML, Weiss RD. A prospective study examining the effects of gender and sexual/physical abuse on mood outcomes in patients with co-occurring bipolar I and substance use disorders. Bipolar Disord. 2009;11(4):425-33.

Miquel L, Usall J, Reed C, Bertsch J, Vieta E, González-Pinto A et al. Gender differences in outcomes of acute mania: a 12-month follow-up study. Arch Womens Ment Health. 2011;14(2):107-13.

Miller JN, Black DW. Bipolar disorder and suicide: a review. Curr Psychiatry Rep. 2020;18;22(2):6.

National Institute for Health and Care Excellence. Bipolar Disorder Guidelines. Londres: National Institute for Health and Care Excellence; 2020.

Nery FG, Matsuo K, Nicoletti MA, Monkul ES, Zunta-Soares GB, Hatch JP et al. Association between prior alcohol use disorders and decreased prefrontal gray matter volumes in bipolar I disorder patients. Neurosci Lett. 2011;503(2):136-40.

Nivoli AM, Pacchiarotti I, Rosa AR, Popovic D, Murru A, Valenti M et al. Gender differences in a cohort study of 604 bipolar patients: the role of predominant polarity. J Affect Disord. 2011;133(3):443-9.

Padmos RC, Bekris L, Knijff EM, Tiemeier H, Kupka RW, Cohen D et al. A high prevalence of organ-specific autoimmunity in patients with bipolar disorder. Biol Psychiatry. 2004;56(7):476-8.

Pal A. Predominant polarity in bipolar affective disorder: a scoping review of its relationship with clinical variables and its implications. Indian J Psychol Med. 2019;41(1):9-17.

Reinares M, Vieta E, Colom F, Martínez-Arán A, Torrent C, Comes M et al. Impact of a psychoeducational family intervention on caregivers of stabilized bipolar patients. Psychother Psychosom. 2004;73(5):312-9.

Sagar R, Pattanayak R. Potential biomarkers for bipolar disorder: where do we stand? Indian J Med Res. 2017;145(1):7-16.

Suominen K, Mantere O, Valtonen H, Arvilommi P, Leppämäki S, Isometsä E. Gender differences in bipolar disorder type I and II. Acta Psychiatr Scand. 2009;120(6):464-73.

Suppes T, Dennehy EB, Gibbons EW. The longitudinal course of bipolar disorder. J Clin Psychiatry. 2000;61(supl 9):23-30.

Vieta E, Colom F. Psychological interventions in bipolar disorder: from wishful thinking to an evidence-based approach. Acta Psychiatr Scand Suppl. 2004;(422):34-8.

Vieta E, Gastó C, editores. Trastornos bipolares. Barcelona: Springer-Verlag Ibérica; 1997.

Viguera A, Baldessarini R, Tondo L. Response to lithium maintenance treatment in bipolar disorders: comparison of women and men. Bipolar Disord. 2001;3(5):245-252.

Viguera AC, Whitfield T, Baldessarini RJ, Newport DJ, Stowe Z, Reminick A et al. Risk of recurrence in women with bipolar disorders during pregnancy: prospective study of mood stabilizer discontinuation. Am J Psychiatry. 2007;164(12):1817-24.

Webb RT, Lichtenstein P, Larsson H, Geddes JR, Fazel S. Suicide, hospital-presenting suicide attempts, and criminality in bipolar disorder: examination of risk for multiple adverse outcomes. J Clin Psychiatry. 2014;75:e809-16.

Wesseloo R, Kamperman AM, Munk-Olsen T, Pop VJM, Kushner SA, Bergink V. Risk of postpartum relapse in bipolar disorder and postpartum psychosis: a systematic review and meta-analysis. Am J Psychiatry. 2016;173(2):117-27.

Wilens TE, Biederman J, Adamson J, Monuteaux M, Henin A, Sgambati S et al. Association of bipolar and substance use disorders in parents of adolescents with bipolar disorder. Biol Psychiatry. 2007;62(2):129-34.

Yatham LN, Kennedy SH, Parikh SV, Schaffer A, Bond DJ, Frey BN et al. Canadian Network for Mood and Anxiety Treatments (CANMAT) and International Society for Bipolar Disorders (ISBD) 2018 guidelines for the management of patients with bipolar disorder. Bipolar Disord. 2018;20(2):97-170.

Trastornos de ansiedad

8

8.1   *Fobias*

G. Paniagua Calzón y L. González Blanco

 OBJETIVOS

- Conocer la definición clínica de *fobia* y sus diferentes subtipos.
- Conocer los aspectos epidemiológicos y etiopatogénicos de las fobias.
- Realizar correctos diagnósticos diferenciales de cada subtipo de fobia.
- Identificar los criterios clínicos de las diferentes fobias según el DSM-5-TR y la CIE-11.
- Conocer las alternativas terapéuticas recomendadas.
- Adquirir conocimientos teóricos con aplicación práctica en el desempeño clínico.

INTRODUCCIÓN GENERAL

El dios griego de la guerra, Ares, tuvo dos hijos gemelos con Afrodita: Fobos y Deimos. Fobos representaba el miedo y Deimos, el pánico. En el campo de batalla, Fobos inducía el miedo en sus oponentes y Deimos, el pánico y la huida. El planeta Marte (nombre del dios romano de la guerra) tiene dos satélites irregulares llamados Fobos y Deimos.

 Las fobias se definen como un miedo o un malestar ilógico, intenso y desproporcionado frente a un elemento concreto. Se acompañan de una respuesta ansiosa intensa y de una tendencia incluso más intensa a la evitación.

De manera clásica, se ha encontrado que el elemento común a todas las fobias es el desplazamiento de la angustia hacia un objeto, una actividad o una situación, y que a las características previas de exageración, irracionalidad y anormalidad se une la persistencia en el tiempo.

Dentro del campo de la psiquiatría, los términos *ansiedad* y *angustia* se emplean de manera casi sinónima. La angustia es un afecto que se identifica ante una percepción interna o externa que el sujeto vive como amenazante. El término *anxietas* hace referencia a una vivencia más prolongada y permanente en el tiempo y con un inicio más larvado, mientras que el término *angor* indica mayor intensidad y localiza el malestar en la esfera somática.

La angustia o ansiedad no patológica forma parte del funcionamiento habitual del ser humano en contacto con estímulos, incertidumbres y problemas. Se puede explicar y entender de manera cualitativa y cuantitativa según el factor con el que se relacione.

La angustia patológica tiene tres características clásicas que la definen: el anacronismo (evoca situaciones pasadas), la calidad fantasmagórica (puede tener su origen en el mundo imaginario o subconsciente) y la repetición (mantiene un patrón estereotípico en el sujeto y también en la población general).

La idea de fobia se encuentra en la literatura médica desde los textos de Hipócrates; sin embargo, no se llega a emplear la nomenclatura actual hasta siglos después. Quinientos años más tarde, en el 30 d. C., Aulo Cornelio Celso hace la primera descripción de la *hidrofobia*, pero en el contexto de las primeras descripciones clásicas de la rabia. Se hace referencia al miedo o la dificultad de los pacientes a beber agua por los espasmos que se producían en la musculatura orofaríngea. Hidrofobia y rabia se empleaban de manera casi sinónima, pero realmente la hidrofobia era un síntoma de infección por el virus de la rabia.

En español, la palabra *hidrofobia* aparece documentada en textos desde 1495 y como vocablo, en el diccionario de Esteban Terreros y Pando en 1707, que la definía como «mal de rabia, furiosa sed y horror al agua».

Isaac Marks, en 1969, es quien establece una definición más actual y una clasificación moderna, y en su libro *Fobias y miedos* delimita el concepto con las siguientes características:

- Desproporción.
- Ilógica.
- Se encuentra fuera del control voluntario.
- Evitación.

Además, establece una clasificación que se ha mantenido hasta ahora:

- Estímulos externos: fobias a animales, agorafobia, fobia social y otras fobias específicas (equivalente al concepto de *neurosis fóbica*).
- Estímulos internos: nosofobia (a medio camino entre hipocondría y otras fobias específicas) y fobias obsesivas (en relación con el trastorno obsesivo-compulsivo).

En 1980, en el DSM-III, las fobias se incorporan a la clasificación de trastornos mentales, y se amplían y clarifican en las siguientes ediciones: DSM-IV y DSM-5.

 Las diferencias y similitudes en etiología, curso clínico, pronóstico y tratamiento han establecido una clasificación de las fobias en tres grupos:

- Fobia social o trastorno de ansiedad social (TAS).
- Fobias específicas (o fobias simples).
- Agorafobia.

Las fobias se han clasificado, también, en *no experienciales* o *no asociativas* (mediante información en relatos, noticias, películas, etc.) y *experienciales* o *asociadas a un episodio* (relacionadas con episodio de tipo traumático en la infancia, la observación o la vivencia de un acontecimiento traumático).

 Las fobias, en general, pueden conformar el grupo diagnóstico más frecuente de la psiquiatría, pero no el más relevante desde el punto de vista clínico. En muchas ocasiones, se han podido ver infradiagnosticadas o no han sido consideradas relevantes por el propio sujeto al no suponer una limitación importante en su vida diaria.

Un 5-10 % de la población podría presentar un trastorno fóbico potencial y ocasionalmente incapacitante con afectación funcional laboral, social y familiar. Se considera que las fobias son el trastorno mental más frecuente en las mujeres y el segundo en los varones.

Según el estudio National Comorbidity Survey, que es uno de los estudios epidemiológicos más importantes de Estados Unidos, la prevalencia a lo largo de la vida de las fobias específicas es de un 6,7 % en los varones, 15,7 % en las mujeres y 11,3 % en total. De manera muy concreta para la fobia sangre-inyección-herida (SIH), la proporción varones/mujeres se iguala.

Para el observador clínico, la presencia de un miedo irracional, egodistónico ante un estímulo y que genera una crítica por parte del sujeto (que puede ser una actividad, una circunstancia o un objeto concreto) debe suponer un diagnóstico diferencial de fobia. La aparición de una fobia es el resultado de emparejar una situación o un objeto específicos con las emociones de miedo o ansiedad.

 De manera general, se puede establecer que en la génesis de las fobias están implicados factores genéticos, que condicionan una susceptibilidad biológica, y factores ambientales.

Modelos biológicos

La etiopatogenia biológica de las fobias, como en otros procesos mentales fisiológicos y patológicos, no está totalmente esclarecida. Existen datos de neuroimagen funcional que implican varias áreas cerebrales: corteza cingulada anterior, amígdala y corteza prefrontal y orbitofrontal y varios circuitos de neurotransmisión: dopamina, serotonina y noradrenalina.

Se ha establecido la activación de la amígdala bilateral en respuesta de estímulos sociales emocionales, o la implicación de la corteza prefrontal en la regulación de los procesos ejecutivos emocionales.

El componente genético se ha relacionado con la importante presencia familiar de las fobias específicas, sobre todo en el subtipo SIH, y con el hecho de que el 75 % de los pacientes con una fobia específica presenta un familiar en primer grado que también tiene una fobia.

Modelos psicológicos

Se han propuesto varios modelos psicológicos para explicar el mecanismo de adquisición de fobias.

Modelos conductistas

En 1920, John B. Watson escribió un artículo titulado *Conditioned emotional reactions*, en el que proponía una hipótesis de modelo de aprendizaje condicionado clásico estímulo-respuesta, en el cual el reflejo condicionado explicaba la creación de la fobia: la ansiedad se genera por un estímulo que atemoriza de manera natural y que se produce de forma contigua a un segundo estímulo inherentemente neutro.

Modelos psicoanalíticos

Freud formuló su marco teórico de la formación de la fobia con la descripción del caso del pequeño Hans. La ansiedad tenía como función indicar al Yo que un impulso inconsciente reprimido estaba intentando expresarse conscientemente y alertar para que reforzara y recondujera sus defensas frente a la fuerza instintiva amenazadora. Las fobias, denominadas *histerias de ansiedad*, eran el resultado de conflictos no resueltos en la fase edípica y empleaban el *desplazamiento* como primer mecanismo de defensa.

El objeto o la situación fóbicos podían tener, inicialmente, una conexión asociativa directa con el origen primario del conflicto y, por tanto, lo simbolizan. De esta manera, se establecía el segundo mecanismo de defensa: la *simbolización*. El tercer mecanismo de defensa era la *evitación*, que permitía escapar del sufrimiento de una ansiedad intensa. El empleo de estos tres mecanismos de defensa reducía o eliminaba la ansiedad, pero generaba la neurosis fóbica.

Modelos cognitivo-conductuales

Se han estudiado especialmente para la fobia social. Destaca el modelo de las creencias disfuncionales de Beck, Emery y Greenberg: el sujeto presenta creencias disfuncionales sobre sí mismo y la manera en que se debería comportar en situaciones sociales. También sobresale el modelo de Rapee y Heimberg, en el que los sujetos generan una representación mental de su apariencia y su comportamiento ante situaciones de exposición social. Esta representación se constituye con varios elementos (experiencias pasadas, sensaciones somáticas y elementos externos propios de la interacción con otras personas). Posteriormente, aparecen discrepancias entre la representación mental que tiene el sujeto de sí mismo, la manera como supuestamente lo han visto los demás y lo que los demás esperarían del sujeto.

El TAS se ha relacionado con un patrón de inhibición conductual presente en la infancia: cautela, aprensión, retraimiento y respuestas de evitación hacia objetos, situaciones y personas novedosas o poco conocidas, con progenitores más tendentes al rechazo, menos afectuosos y más sobreprotectores.

Merece la pena destacar el concepto de *actitud contrafóbica*, descrito inicialmente por Otto Fenichel en 1939, que se puede definir como un patrón de actitud y conducta que consiste en negar el miedo y no evitar las situaciones o los objetos fóbicos como una forma activa de dominarlos. Por ejemplo, sujetos que practican deportes de riesgo o niños que juegan con muñecos que reciben una inyección.

FOBIA SOCIAL O TRASTORNO DE ANSIEDAD SOCIAL

Existen referencias históricas a conceptos como *ansiedad del habla, timidez*, o incluso al concepto japonés de *taijin kyofusho* (miedo a enfrentarse a los rostros de otras personas). El término *fobia social* (posteriormente, TAS) aparece por primera vez en 1980 en el DSM-III. Estudios epidemiológicos la sitúan como el segundo trastorno mental más frecuente en Estados Unidos.

La definición del DSM-5-TR y la de la CIE-10 (recientemente, versión CIE-11) son muy similares: la CIE se centra en el miedo marcado a ser el foco de atención o a comportarse de manera embarazosa o humillante, lo que deriva en conductas de evitación; y el DSM-5-TR define este trastorno como el miedo persistente y acusado a situaciones sociales o a actuaciones en público por temor de que se resulten embarazosas.

A su vez, la fobia social se puede dividir en *fobia social de ejecución* (para realizar tareas) o *de interacción* (ante la relación o contacto con otra persona), y en *generalizada* o *no generalizada* (para situaciones específicas). Estos subtipos, que resultan muy operativos para entender y clasificar, no están exentos de crítica, ya que algunos autores proponen un modelo tipo *continuum*, según el cual varían la intensidad y la gravedad, en vez subtipos cerrados.

Históricamente, existía un debate conceptual a la hora de dar nombre al cuadro clínico: se consideraba que *fobia* infravaloraba y restaba importancia al cuadro al ser considerado un término más trivial, y que *ansiedad social* añadía la referencia a la reacción secundaria física y mental de la ansiedad. Para complicar más esta discusión, existen sujetos que manifiestan un intenso malestar en situaciones sociales, pero que son capaces de aguantar y otros que no lo son. Así, establecería la diferencia entre *ansiedad social con conducta evitativa* y *sin conducta evitativa*.

Hoy en día, tanto el DSM-5-TR como la CIE-11 emplean el sintagma *trastorno de ansiedad social*.

Epidemiología

Los datos epidemiológicos son dispares según las series consultadas, pero existe un consenso sobre la frecuencia elevada y, sin embargo, infradiagnosticada. Se ha encontrado en una prevalencia a lo largo de la vida de entre el 10 y 16 % y una prevalencia año de entre el 2 y el 5 %.

Se considera que es más frecuente en las mujeres que en los varones, y hay tasas mayores en los países desarrollados frente a los que están en vía de desarrollo (6,1 % frente al 2,1 %).

Se puede establecer un inicio en la adolescencia o incluso en la infancia (se considera la edad de 12 años como media de inicio), y suele tender hacia la cronicidad.

Algunos factores concretos se han asociado con mayor intensidad con la presencia de TAS: bajo rendimiento académico, nivel socioeconómico precario, condición de separado o soltero y diagnóstico de trastornos afectivos de tipo depresivo.

Investigaciones epidemiológicas posteriores determinaron que el trastorno es muy frecuente en una amplia gama de entornos, que se caracteriza por una importante cronicidad y comorbilidad, y que está asociado con un deterioro funcional marcado que incluye disfunción académica, laboral, familiar, social y de impacto en la calidad de vida general. Además, es sumamente relevante la carga económica personal y social por la pérdida de productividad y el tener que afrontar los gastos sanitarios.

Diagnóstico

Se han de observar los criterios diagnósticos del DSM-5-TR y las CIE-10 y CIE-11 (**Tablas 8.1-1**, **8.1-2**, **8.1-3** y **8.1-4**). Es esperable encontrar cierto grado de inseguridad social o ansiedad leve que no llega a patológica en la población general. Esta inseguridad puede aumentar en algunos momentos del desarrollo (por ejemplo, la adolescencia) o ante cambios que exijan una mayor demanda de interacción social.

El TAS se caracteriza por un temor persistente a que, en las situaciones sociales y de interacción, el individuo diga o haga algo que lo lleve a la vergüenza, la sensación de humillación o la evaluación negativa por parte de los demás. Las situaciones sociales se evitan activamente o se soportan con angustia. Los miedos son reconocidos como excesivos o irracionales. La exposición a una situación fóbica precipitará una respuesta ansiosa, que con frecuencia llega a cumplir criterios de crisis de pánico. Se han de tener en cuenta las actividades o situaciones que habitualmente se relacionan con TAS (v. **Tabla 8.1-4**). Otros síntomas descritos son la timidez, la rubefacción facial, la evitación de la mirada y el temor o la necesidad urgente de miccionar o defecar.

Las conductas de evitación secundarias pueden ser muy variadas, pero en casos extremos pueden llevar al paciente a situaciones graves de restricción social o incluso al aislamiento, lo que provoca una angustia y un deterioro funcional significativos.

Algunos rasgos de personalidad se han asociado clásicamente a TAS: susceptibilidad a la crítica y a la valoración negativa, temor al rechazo, autoestima baja, sentimientos de inferioridad y dificultades en la autoafirmación.

Tabla 8.1-1. Criterios DSM-5-TR para el trastorno de ansiedad social (fobia social) 300.23

A. Miedo o ansiedad intensos en una o más situaciones sociales en las que el individuo está expuesto a un posible examen por parte de otras personas. Algunos ejemplos son las interacciones sociales (p. ej., mantener una conversación, reunirse con personas extrañas), ser observado (p. ej., comiendo o bebiendo) y actuar delante de otras personas (p. ej., dar una charla)
   Nota: en los niños, la ansiedad se puede producir en las reuniones con individuos de su misma edad y no solamente en la interacción con los adultos

B. El individuo tiene miedo de actuar de cierta manera o de mostrar síntomas de ansiedad que se valoren negativamente (es decir, que lo humillen o avergüencen; que se traduzca en rechazo o que ofenda a otras personas)

C. Las situaciones sociales casi siempre provocan miedo o ansiedad
   Nota: en los niños, el miedo o la ansiedad se puede expresar con llanto, rabietas, quedarse paralizados, aferrarse, encogerse o el fracaso de hablar en situaciones sociales

D. Las situaciones sociales se evitan o resisten con miedo o ansiedad intensa

E. El miedo o la ansiedad son desproporcionados a la amenaza real planteada por la situación social y el contexto sociocultural

F. El miedo, la ansiedad o la evitación son persistentes y duran típicamente 6 o más meses

G. El miedo, la ansiedad o la evitación causan malestar clínicamente significativo o deterioro en lo social, laboral u otras áreas importantes del funcionamiento

H. El miedo, la ansiedad o la evitación no se pueden atribuir a los efectos fisiológicos de una sustancia (p. ej., una droga, un medicamento) ni a otra afección médica

I. El miedo, la ansiedad o la evitación no se explican mejor por los síntomas de otro trastorno mental, como el trastorno de pánico, el trastorno dismórfico corporal o un trastorno del espectro autista

J. Si existe otra afección médica (p. ej., enfermedad de Parkinson, obesidad, desfiguración debida a quemaduras o lesiones), el miedo, la ansiedad o la evitación deben estar claramente no relacionados con esta o ser excesivos

Especificar si:
   Solo actuación: si el miedo se limita a hablar o actuar en público

Tabla 8.1-2. CIE-10. Fobia social F40.10

A. Miedo a ser enjuiciado por otras personas en el seno de un grupo comparativamente pequeño

B. Algunas de las fobias sociales son restringidas
   1. A comer en público
   2. A hablar en público
   3. Encuentros con el sexo contrario

C. Las fobias sociales suelen comenzar en la adolescencia
   La ansiedad se limita o predomina en situaciones sociales concretas y determinadas

D. A veces la persona está convencida de que el problema primario puede ser alguna de estas manifestaciones secundarias de su ansiedad
   La situación fóbica es evitada cuando esto es posible

E. La conducta de evitación suele ser intensa y en los casos extremos puede llevar a un aislamiento social casi absoluto
   Los síntomas psicológicos, comportamentales o vegetativos son manifestaciones primarias de la ansiedad y no secundarias a otros síntomas, como, por ejemplo, ideas delirantes u obsesivas

F. Si la distinción entre fobia social y agorafobia fuera muy difícil, debe darse preferencia al diagnóstico de agorafobia

Tabla 8.1-3. CIE-11. Trastorno de ansiedad social 6B04

El trastorno de ansiedad social se caracteriza por miedo o ansiedad marcados y excesivos que ocurren constantemente en una o más situaciones sociales, como interacciones sociales (por ejemplo, tener una conversación), hacer algo mientras se siente observado (por ejemplo, comer o beber en presencia de otros), o actuar frente a otros (por ejemplo, dar un discurso). Al individuo le preocupa que actuará de una manera o mostrará síntomas de ansiedad que serán evaluados negativamente por otros. Las situaciones sociales relevantes se evitan constantemente o se soportan con miedo o ansiedad intensos. Los síntomas persisten durante al menos varios meses y son lo suficientemente graves como para provocar una angustia significativa o un deterioro significativo en las áreas de funcionamiento personal, familiar, social, educativo, ocupacional u otras áreas importantes.

Es interesante recordar que los criterios DSM-5 tienen un especificador de *solo actuación*, que hace referencia al miedo de quien se limita a hablar o actuar en público. Este especificador sustituye al que se recogía en el DSM-IV-TR, denominado *generalizado*, al no existir una evidencia suficiente para mantener este subtipo de especificador.

Tabla 8.1-4. Lista de situaciones fóbicas sociales	
• Usar el teléfono • Ser presentado a otra persona • Comer en compañía de otras personas • Saludar a alguien famoso o autoridad	• Hablar en público • Escribir delante de otros • Ser observado si hace algo • Ser objeto de comentario o broma

Diagnóstico diferencial

En primer lugar, se deben tener en cuenta el temor adaptativo y congruente ante situaciones sociales nuevas o más exigentes y la timidez no patológica, sobre todo, en aquellos casos en los que la sintomatología sea más leve y con menos distorsión funcional. Se debe realizar diagnóstico diferencial con el resto del cuadro del espectro de la ansiedad, con la agorafobia y el trastorno de pánico, y con los cuadros afectivos depresivos y los patrones de personalidad evitativos y esquizoides. En último lugar, se han de tener en consideración las formas leves de autismo o el cuadro clínico relacionado con el síndrome de Asperger.

Comorbilidad

El TAS se asocia de manera frecuente a otros trastornos psiquiátricos. Más del 70 % de los pacientes que cumplen criterios para TAS tendrán otro diagnóstico psiquiátrico. Los más habituales serán trastornos depresivos (trastorno depresivo mayor y distimia) y del espectro de la ansiedad (otras fobias, trastorno de ansiedad generalizada, trastorno de pánico). Otros diagnósticos comórbidos que se han de considerar son el trastorno de personalidad evitativa, el trastorno por abuso de sustancias (alcohol, en primer lugar), el trastorno por déficit de atención e hiperactividad, el trastorno dismórfico corporal e incluso la esquizofrenia.

La frecuente comorbilidad puede dificultar el diagnóstico. En muchas ocasiones, el motivo de consulta (o la petición de ayuda) no será por la ansiedad o la fobia social, sino por el cuadro clínico comórbido. En la mayoría de los casos, el TAS aparecerá en primer lugar. Los cuadros comórbidos se asociarán a mayor gravedad, mayor disfuncionalidad y mayor riesgo de ideación autolítica (hasta el 5-10 % de los pacientes con TAS presentarán ideación autolítica).

Evolución y pronóstico

El inicio se produce en el final de la infancia/adolescencia, aunque puede comenzar más tarde. Se establece una horquilla amplia entre los 5 y los35 años. La evolución tiende a la cronicidad, aunque los casos que consigan la remisión del cuadro clínico pueden mantenerse estables o con ligeras interferencias funcionales.

En los casos más graves, la situación puede suponer un impacto en la funcionalidad que llegue a afectar al rendimiento académico y laboral y al desarrollo social.

Tratamiento

Se considera que las intervenciones cognitivo-conductuales son el tratamiento no farmacológico de referencia en el TAS.

Por su parte, las recomendaciones farmacológicas se ordenarán según niveles de evidencia.

Tratamiento psicológico

Las técnicas cognitivas se centran en la reestructuración y el cambio de los pensamientos desadaptativos, y el componente conductual se realiza en forma de terapia de exposición.

Datos obtenidos de metaanálisis indican una similar eficacia entre la intervención cognitivo-conductual y la farmacoterapia. La terapia cognitivo-conductual tiene a su favor la duración más prolongada de las mejoras adquiridas.

Las intervenciones individuales o grupales tienen una eficacia similar. Otros tipos de recomendaciones con un nivel de eficacia inferior pero óptimas son la terapia interpersonal, las técnicas de *mindfulness* y los programas de intervención cognitivo-conductual de acceso *online*.

Tratamiento farmacológico

Las recomendaciones farmacológicas se pueden ordenar según niveles de evidencia, que se desarrollan a continuación.

Primera línea de tratamiento. Según algunos metaanálisis, los fármacos recomendados en primera línea son escitalopram, paroxetina, fluvoxamina, sertralina y venlafaxina. También en primera línea se encuentra la pregabalina. Es importante hacer constar que los antidepresivos pueden tener una ventaja en el tratamiento al tener un efecto terapéutico en las potenciales comorbilidades del TAS.

Segunda línea de tratamiento. Los ansiolíticos benzodiacepínicos han demostrado una eficacia similar a los antidepresivos, pero se colocan en segunda línea por los potenciales efectos secundarios y de adicción. Citalopram tiene eficacia en TAS, pero se sitúa también en segunda línea si se compara con el resto de los fármacos antidepresivos. La fenelcina, inhibidor de la monoaminoxidasa irreversible, cuenta con eficacia, pero con un uso restringido por las potenciales interacciones, las restricciones de dieta y el riesgo de crisis hipertensivas, así como la disponibilidad del fármaco en los diferentes países. La gabapentina se encuentra también en esta segunda línea.

Tercera línea de tratamiento. La fluoxetina ha demostrado eficacia, pero en menor medida que el resto de los antidepresivos. La moclobemida, inhibidor de la monoaminoxidasa reversible, cuenta con limitaciones similares a la fenelcina, pero con una menor eficacia. Otros fármacos que se sitúan en esta tercera línea también son duloxetina, bupropión, clomipramina, ácido valproico, topiramato, tiagabina y olanzapina. Esta tercera línea podría tener utilidad en casos que no respondieran a las dos primeras.

En casos de combinación, hay resultados positivos añadiendo risperidona, aripiprazol, buspirona o paroxetina si no se habían elegido en la primera línea.

Los fármacos betabloqueantes (atenolol y propranolol) son popularmente recomendados, pero sin una evidencia de eficacia en los ensayos. Otros fármacos que también han tenido una valoración negativa en eficacia son la quetiapina, el levetiracetam y la imipramina.

Los tratamientos combinados psicoterapéuticos y farmacológicos no aportan más ventajas sustanciales que su aplicación por separado. Por otra parte, a largo plazo, el efecto de las intervenciones cognitivo-conductuales es más duradero que el de los tratamientos farmacológicos (hasta 5 años las intervenciones psicoterapéuticas y hasta 6-12 meses las farmacológicas).

FOBIAS ESPECÍFICAS

La fobia específica es una entidad poco estudiada, a pesar del consenso sobre su alta prevalencia. Como se ha descrito, Isaac Mark, en sus trabajos de conceptualización y clasificación de las fobias, las dividió en las que respondían a estímulos externos (fobias a animales y fobias a estímulos concretos) y las que lo hacían frente a estímulos internos (nosofobia y fobias obsesivas).

Si se atiende al estímulo que puede desencadenar la fobia, la lista de fobias puede ser muy extensa. Para operativizar, ya desde el DSM-IV y en el DSM-5-TR, se dividen en cinco tipos:

- Animal: animales, insectos, etcétera.
- Ambiental: fenómenos atmosféricos u otras situaciones relacionadas con la naturaleza (alturas, tormentas, agua).
- Sangre-inyección-herida (SIH).
- Situacional: situaciones específicas y concretas (ascensores, espacios reducidos, transporte público).
- Otros tipos: situaciones que pueden derivar en vómitos, asfixia; en niños, personas disfrazadas, sonidos fuertes, etcétera.

Entre las fobias más habituales, por orden de frecuencia, se encuentran las siguientes: a animales, tormentas, alturas, enfermedades, lesiones y muerte. La lista de fobias específicas descritas llega casi a las 500. Algunas tienen relevancia clínica y otras están descritas a título anecdótico. La formación de estos vocablos emplea de manera habitual una palabra clásica, en latín o griego, seguida de la terminación o sufijo -*fobia* o -*fóbico*, según se refiera al nombre o al adjetivo (**Tabla 8.1-5**).

Las fobias específicas se asocian a una angustia significativa, pero de manera independiente al número de miedos. Es decir, una única fobia específica puede implicar una reducción drástica de la funcionalidad social y laboral; del mismo modo, esta reducción de la funcionalidad se puede asociar a la aparición progresiva de otros miedos y, por ende, de otras fobias específicas.

Epidemiología

A pesar de ser una patología con poca demanda de atención clínica, los datos de los estudios epidemiológicos sitúan las

Tabla 8.1-5. Etimología y definición de las fobias

Del griego o del latín	Fobia	Definición
Ákros: «lo más alto, lo más extremo» (griego)	Acrofobia	Miedo a las alturas o a permanecer en sitios elevados
Aíluros: «gato» (griego)	Elurofobia	Miedo a los gatos
Skótos: «tinieblas» (griego)	Escotofobia	Miedo a la oscuridad
Thánatos: «muerte» (griego)	Tanatofobia	Temor a la muerte
Vermis: «gusano» (latín)	Vermifobia	Temor a los gusanos

fobias específicas entre los trastornos mentales más frecuentes. La prevalencia es del 4,5-11,8 %. Se considera el trastorno mental más frecuente en las mujeres y el segundo en los varones (por detrás de los trastornos por uso de sustancias).

La fobia específica es más frecuente en el sexo femenino que en los varones, en proporción 2:1, pero en la fobia SIH las proporciones se igualan. El carácter ligeramente diferente de esta fobia se puede deber al mayor componente de heredabilidad que tiene con respecto al resto de fobias específicas; además, es la única que cursa con una reacción vasovagal y no con respuesta de tipo ansioso.

Las fobias a animales y la tríada SIH se inician en la infancia (5-9 años); el resto de las fobias empiezan algo más tarde, en el final de la adolescencia y al principio de la edad adulta. La fobia situacional es la que aparece de manera más tardía, al final de la tercera década, que coincide con la aparición de la agorafobia.

Dentro de las fobias específicas, las más frecuentes son las que se tienen a los animales y a las alturas; las menos frecuentes, a las tormentas, al agua o a estar solo.

Diagnóstico

Se han de estudiar los criterios diagnósticos de DSM-5-TR, CIE-10 y CIE-11 (**Tablas 8.1-6**, **8.1-7** y **8.1-8**).

La característica principal de la fobia específica es la respuesta de tipo ansioso ante la exposición al elemento fóbico o a la circunstancia concreta que genera el miedo. Incluso se podría provocar la respuesta de ansiedad solo con la evocación y en ausencia del elemento fóbico. De manera secundaria, se produce una tendencia a la evitación del estímulo que, en sí misma, puede generar también una respuesta ansiosa (**Fig. 8.1-1**).

La fobia específica SIH produce una respuesta diferente de bradicardia, hipotensión e incluso síncope, mediada por respuesta de tipo vasovagal. Tanto el DSM-5-TR como la CIE-11 incluyen un criterio que hace referencia al reconocimiento por parte del sujeto de lo irracional y excesivo que es este miedo: así se descarta que las ideas tengan un origen delirante u obsesivo. En la exploración psicopatológica, el paciente puede referir el miedo de tipo irracional y egodistónico al elemento fóbico o puede describir las estrategias de evitación.

Diagnóstico diferencial

Entre los diagnósticos diferenciales posibles, se deben considerar los siguientes: esquizofrenia, trastorno de pánico,

Tabla 8.1-6. Criterios DSM-5-TR para fobia específica

A. Miedo o ansiedad intensa por un objeto o situación específica (p. ej., volar, alturas, animales, administración de una inyección, ver sangre).
   Nota: en los niños, el miedo o la ansiedad se puede expresar con llanto, rabietas, quedarse paralizados o aferrar

B. El objeto o la situación fóbica casi siempre provoca miedo o ansiedad inmediata

C. El objeto o la situación fóbica se evita o resiste activamente con miedo o ansiedad intensa

D. El miedo o la ansiedad son desproporcionados al peligro real que plantea el objeto o situación específica y al contexto sociocultural

E. El miedo, la ansiedad o la evitación son persistentes y duran típicamente 6 o más meses.

F. El miedo, la ansiedad o la evitación causan malestar clínicamente significativo o deterioro en lo social, laboral u otras áreas importantes del funcionamiento

G. La alteración no se explica mejor por los síntomas de otro trastorno mental, como el miedo, la ansiedad y la evitación de situaciones asociadas a síntomas tipo pánico u otros síntomas incapacitantes (como en la agorafobia); objetos o situaciones relacionados con obsesiones (como en el trastorno obsesivo-compulsivo); recuerdo de sucesos traumáticos (como en el trastorno por estrés postraumático); dejar el hogar o separación de las figuras de apego (como en el trastorno de ansiedad por separación), o situaciones sociales (como en el trastorno de ansiedad social)

Especificar si:
   Codificar basándose en el estímulo fóbico:
   F40.218 Animal (p. ej., arañas, insectos, perros)
   F40.228 Entorno natural (p. ej., alturas, tormentas, agua)
   F40.23x Sangre-inyección-herida (p. ej., agujas, procedimientos médicos invasivos)
        Nota de codificación: seleccionar el código CIE-10-MC específico como sigue: **F40.230** miedo a la sangre;
        F40.231 miedo a las inyecciones y transfusiones; **F40.232** miedo a otra atención médica, o **F40.233** miedo a una lesión
   F40.248 Situacional (p. ej., avión, ascensor, sitios cerrados)
   F40.298 Otra (p. ej., situaciones que pueden derivar en ahogo o vómitos; en niños, p. ej., sonidos ruidosos o personajes disfrazados)
   Nota de codificación: cuando está presente más de un estímulo fóbico, se deben hacer constar todos los códigos CIE-10-MC aplicables (p. ej., miedo a las arañas y a viajar en avión, F40.218 fobia específica, animal y F40.248 fobia específica, situacional)

Tabla 8.1-7. Criterios CIE-10 para el diagnóstico de fobia específica F40.2

A. Debe darse alguno de los siguientes síntomas:

   1. Miedo acentuado ante un objeto o situación específica no incluidos en agorafobia o en fobia social
   2. Evitación acusada ante el objeto o situación específica no incluidos en agorafobia o en fobia social

B. Síntomas de ansiedad ante la situación temida en algún momento desde el inicio del trastorno, tal y como se define en el criterio B de agorafobia

C. Malestar emocional significativo secundario a la evitación o a los síntomas, pero reconociendo el sujeto que es excesivo o carece de sentido

D. Los síntomas se limitan o predominan en las situaciones temidas o al pensar en ellas

Adaptada de: Organización Mundial de la Salud. Clasificación de los Trastornos Mentales y del Comportamiento: descripción clínica y guía diagnóstica. 10ª ed. (CIE-10).

Tabla 8.1-8. Criterios CIE-11. Fobia específica 6B03

Descripción
Fobia específica que se caracteriza por un miedo o ansiedad marcados y excesivos que ocurren constantemente al exponerse o anticiparse a la exposición a uno o más objetos o situaciones específicas (por ejemplo, proximidad a ciertos animales, vuelo, alturas, espacios cerrados, visión de sangre o lesiones) que está fuera de proporción con el peligro real. El objeto o la situación fóbica son evitados o sobrellevados con intenso miedo o ansiedad. Los síntomas persisten al menos durante varios meses y son lo suficientemente graves como para ocasionar un malestar o deterioro significativos en las relaciones personales, familiares, sociales, educativas, laborales o en otras áreas importantes del funcionamiento

Inclusiones:

• Fobia simple

Exclusiones:

• Trastorno dismórfico corporal (6B21)
• Hipocondriasis (6B23)

Adaptada de: Organización Mundial de la Salud. Clasificación Internacional de Enfermedades. 11ª ed. (CIE-11).

agorafobia, trastorno de personalidad evitativa, trastorno de personalidad paranoide, trastorno obsesivo-compulsivo, hipocondría, consumo de algunas sustancias (alucinógenos, simpaticomiméticos) y cuadros somáticos, como algunos tumores del sistema nervioso central y patología vascular cerebral.

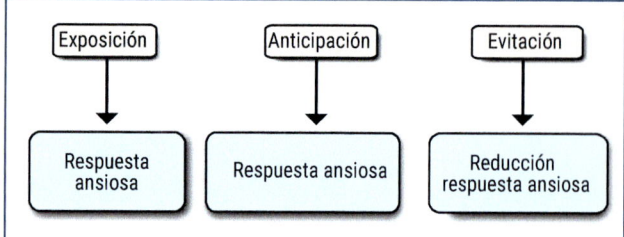

Figura 8.1-1. Relación de exposición y evitación con respuesta ansiosa.

Comorbilidad

Solo el 10 % de los sujetos presentan una sola fobia específica. Lo habitual es presentar miedo a varios elementos fóbicos. Los trastornos mentales comórbidos son muy frecuentes y, como se ha descrito para TAS, los trastornos depresivos, los del espectro de la ansiedad, los trastornos por uso de sustancias, así como trastornos de personalidad de tipo evitativo y dependiente.

Evolución y pronóstico

Los datos sobre la evolución de las fobias específicas, al igual que los datos epidemiológicos, son limitados, pero existe consenso sobre varios puntos. Se ha establecido que, de manera general, las fobias específicas tienen una tendencia a persistir en el tiempo, y se suele mantener estable la intensidad del cuadro clínico. Las fobias que se inician en la infancia (las más frecuentes son las que se tienen a los animales, el entorno natural y SIH) tienden a persistir en la edad adulta. El resto suele tener un debut en el inicio de la edad adulta y pueden agregarse nuevos elementos fóbicos con el paso del tiempo. La fobia específica está considerada un factor de riesgo para el episodio depresivo y para el consumo de alcohol.

En los casos en los que la fobia tenga un carácter anecdótico o escaso impacto, no suele llegar a realizarse el diagnóstico y tampoco se plantea una intervención terapéutica, pero en los casos más graves puede llegar a alterar tanto la funcionalidad que genere serios problemas en el desarrollo laboral o en las relaciones sociales.

Tratamiento

El tratamiento más estudiado y eficaz de las fobias específicas se centra en intervenciones de tipo psicoterapéutico, en las que el compromiso del paciente, los objetivos terapéuticos claros y las estrategias alternativas para afrontar los síntomas son claves para su eficacia (**Tabla 8.1-9**).

Terapia conductual

La más habitual es la desensibilización sistemática. Joseph Wolpe fue teórico y pionero en este tipo de intervención. Se propone al paciente una exposición progresiva, seriada y jerarquizada de elementos fóbicos, al mismo tiempo que el sujeto emplea técnicas de relajación muscular con el objetivo de encontrar un estado de relajación mental y física. Este tipo de intervención se realiza de manera secuencial y progresiva.

Tabla 8.1-9. Intervenciones más recomendadas para fobias específicas

Tipo de intervención	Subtipo de fobia
Basada en exposición	En general, a todas las fobias específicas
Realidad virtual	Alturas, volar, arañas, espacios cerrados
Programas/aplicaciones autoaplicados	Arañas, volar, pequeños animales
Técnicas de tensión muscular combinada con exposición	SIH
Terapia cognitiva y exposición	Volar, dentistas

SIH: sangre-inyección-herida.

Otra técnica es el *imaginal flooding* (exposiciones por inundación), proceso de inundación de imágenes fóbicas hasta que el sujeto pueda tolerarlas y alcance un punto en el que no experimente la respuesta fóbica.

Las técnicas de exposición son las que han demostrado una mayor eficacia en el tratamiento de las fobias específicas. Para conseguir un mayor grado de remisión, se recomienda:

- Sesiones agrupadas en el tiempo.
- Tiempos de exposición prolongados.
- Exposición real mejor que imaginaria o mediante realidad virtual, aunque ambas son eficaces.
- Exposición en escenarios diferentes.
- Respuesta a sesiones únicas, pero, cuantas más sesiones haya, mejores serán los resultados.
- Implicación intermedia del terapeuta, mejor que intervenciones totalmente dirigidas.
- La exposición gradual se tolera mejor y en resultados es similar a las exposiciones por inundación (**Tabla 8.1-10**).

Terapia virtual

Las técnicas basadas en realidad virtual han tenido un gran desarrollo en las dos últimas décadas, sobre todo por el avance tecnológico y los buenos resultados en el campo de las fobias, lo que ha llevado a su implementación en el tratamiento de otras patologías mentales. El uso de estrategias de realidad virtual ha mejorado las intervenciones clásicas *in vitro* y, sobre todo, ha añadido un valor operativo para aquellas situaciones en las que no siempre es posible una exposición *in vivo*.

Para los pacientes con fobias SIH, se ha demostrado que la terapia de exposición combinada con ejercicios de tensión

Tabla 8.1-10. Ejemplo de técnica de exposición en intervención en aracnofobia

1. Mirar imágenes de arañas
2. Sostener una araña de goma
3. Mirar una araña viva en un frasco o en un terrario
4. Sujetar el frasco con las manos
5. Situarse cerca de una araña sin barreras de separación
6. Finalmente, sujetar la araña en la mano

muscular (tensión aplicada) diseñados para prevenir los desmayos es eficaz. Asimismo, el uso de dispositivos de extracción, como jeringas y agujas de mariposa decoradas, reduce significativamente la fobia a las agujas y el estrés tanto en pacientes pediátricos como adultos.

El miedo a volar se ha tratado eficazmente con terapia cognitivo-conductual grupal y las técnicas de realidad virtual. Estas últimas también han demostrado ser eficaces para los pacientes con miedo a las alturas y aquellos con claustrofobia. Este enfoque también puede ser útil para tratar miedos en los que la exposición *in vivo* puede no ser práctica (por ejemplo, el miedo a las tormentas). La aracnofobia se ha tratado con éxito con exposición *in vivo* y con realidad virtual.

El tratamiento a largo plazo de la fobia específica es raro. Como se ha explicado, las terapias cognitivo-conductuales y las terapias de exposición han demostrado beneficios sostenidos en las evaluaciones de seguimiento a largo plazo.

Tratamiento farmacológico

El papel de la farmacoterapia en el tratamiento de las fobias específicas es limitado, fundamentalmente, debido a la falta de investigación sobre fármacos y al éxito de las terapias basadas en la exposición. Entre los antidepresivos estudiados con resultados positivos se encuentra la paroxetina, el escitalopram, la fluoxetina y la fluvoxamina. Los datos se obtienen de ensayos con tamaños muestrales pequeños o de casos reportados. Podrían tener una utilidad en aquellos casos con más dificultad o limitación para recibir una intervención de tipo psicoterapéutica, pero no obligatoriamente en aquellos casos más graves.

Generalmente, las benzodiacepinas se han evaluado como complementos de la terapia de exposición, y no se ha encontrado ningún beneficio adicional. Podrían tener una utilidad en la práctica clínica para aliviar los síntomas agudos cuando es necesario que un paciente con una fobia específica se enfrente a una situación temida (por ejemplo, un procedimiento dental, una prueba tipo resonancia magnética, un vuelo).

Sobre otras alternativas de tratamiento, se ha especulado con que la D-cicloserina, un agonista parcial del receptor ácido N-metil-D-aspártico (NMDA), pueda mejorar la extinción del miedo en pacientes con fobias sometidos a terapia de exposición conductual. El uso de cortisol adyuvante también se ha valorado y existen datos de mejorías significativas asociadas a la terapia de exposición en pacientes con acrofobia y aracnofobia, lo que sugiere que el cortisol puede facilitar la extinción del miedo fóbico en el seguimiento. La memoria emocional mejorada puede estimularse a través de niveles elevados de noradrenalina, y los datos sugieren que el clorhidrato de yohimbina, un agonista de la noradrenalina, puede facilitar la extinción del miedo.

AGORAFOBIA

El término *agorafobia* fue acuñado en 1872 por el psiquiatra alemán Karl Friedrich Otto Westphal en su libro *Archiv für psychiatrie und nervenkrankheiten*. Se trata de un compuesto formado por palabra griega *agora* («plaza o lugar de reunión»)

y por el elemento compositivo *-fobia* («aversión o rechazo»; en griego, «temor»). Se puede considerar la agorafobia como un miedo desproporcionando a los lugares amplios, desprotegidos, de los cuales es difícil salir o escapar. También se puede considerar de una manera más amplia como un conjunto de fobias relacionadas y casi siempre todas presentes: miedo o temor a salir solo de casa, a usar el transporte público, a entrar en tiendas o a encontrarse en espacios con grandes multitudes. Se puede considerar la fobia más discapacitante por el impacto funcional que podría llegar a suponer.

Epidemiología

La agorafobia presenta una prevalencia de vida del 2-6 %, aunque podría llegar al 8,6 %, según algunos estudios. Esta variabilidad se ha explicado por diferentes matices de concepto, por los criterios empleados y por la metodología de los estudios. La frecuencia es mayor en el sexo femenino que en el masculino, casi el doble. En los varones es más frecuente el uso/abuso de alcohol concomitante.

El inicio de la agorafobia se sitúa en la adolescencia o al principio de la edad adulta. El inicio precoz se asocia a un peor pronóstico y posiblemente a una mayor carga genética. Otros factores que empeoran el pronóstico son la agorafobia sin trastorno de pánico y el consumo de alcohol concomitante.

La agorafobia y las crisis de pánico han tenido una relación clínica de largo recorrido, y su clasificación y estudio no han estado exentos de controversia. La psiquiatría americana, siguiendo un modelo médico neokraepeliniano, ha sido partidaria de entenderla como una parte de las crisis de pánico, como un epifenómeno que difícilmente se podría dar sin la presencia de las crisis. Por el contrario, la psiquiatría europea, basada en un modelo cognitivo-conductual, considera que la crisis de pánico es una consecuencia inespecífica de la agorafobia.

Diagnóstico

La característica diagnóstica principal es presentar un miedo patológico, que es desproporcionado, irracional y está fuera de control (**Tablas 8.1-11**, **8.1-12** y **8.1-13**).

Para ser operativos, los criterios diagnósticos consideran que se debe presentar ese miedo a, al menos, dos de los cinco grupos siguientes:

- Transportes públicos.
- Espacios cerrados. Por ejemplo, ascensores, tiendas, teatros, cines, etcétera.
- Espacios abiertos. Por ejemplo, centros comerciales, aparcamientos, recintos recreativos.
- Multitudes, aglomeraciones, colas.
- Encontrarse solo fuera de casa.

El cuadro clínico debe ser persistente y tiene el criterio temporal de al menos 6 meses.

Tabla 8.1-11. Criterios DSM-5-TR para agorafobia 300.22 (F40.00)

A. Miedo o ansiedad intensa acerca de dos (o más) de las cinco situaciones siguientes:

1. Uso del transporte público (p. ej., automóviles, autobuses, trenes, barcos, aviones)
2. Estar en espacios abiertos (p. ej., zonas de estacionamiento, mercados, puentes)
3. Estar en sitios cerrados (p. ej., tiendas, teatros, cines)
4. Hacer cola o estar en medio de una multitud
5. Estar fuera de casa solo

B. El individuo teme o evita estas situaciones debido a la idea de que escapar podría ser difícil o podría no disponer de ayuda si aparecen síntomas tipo pánico u otros síntomas incapacitantes o embarazosos (p. ej., miedo a caerse en las personas de edad avanzada; miedo a la incontinencia)

C. Las situaciones agorafóbicas casi siempre provocan miedo o ansiedad

D. Las situaciones agorafóbicas se evitan activamente, requieren la presencia de un acompañante o se resisten con miedo o ansiedad intensa

E. El miedo o la ansiedad son desproporcionados al peligro real que plantean las situaciones agorafóbicas y al contexto sociocultural

F. El miedo, la ansiedad o la evitación son continuos y duran típicamente 6 o más meses

H. Si existe otra afección médica (p. ej., enfermedad intestinal inflamatoria, enfermedad de Parkinson), el miedo, la ansiedad o la evitación son claramente excesivos

I. El miedo, la ansiedad o la evitación no se explican mejor por los síntomas de otro trastorno mental (por ejemplo, los síntomas no se limitan a la fobia específica, tipo situacional); no implican únicamente situaciones sociales (como en el trastorno de ansiedad social), y no están exclusivamente relacionados con las obsesiones (como en el trastorno obsesivo-compulsivo), defectos o imperfecciones percibidos en el aspecto físico (como en el trastorno dismórfico corporal), recuerdo de sucesos traumáticos (como en el trastorno por estrés postraumático) o miedo a la separación (como en el trastorno de ansiedad por separación)

Nota: la agorafobia se diagnostica independientemente de la presencia de trastorno de pánico. Si la presentación en un individuo cumple los criterios para el trastorno de pánico y agorafobia, se asignarán ambos diagnósticos

Los pacientes hacen esfuerzos por evitar las situaciones y los lugares que consideran de riesgo o en los que les costaría pedir ayuda. Suelen solicitar la compañía de amigos o familiares de confianza. Acostumbran a limitar o restringir el tiempo que pasan en determinados lugares de peligro o condicionar su comportamiento (por ejemplo, usar escaleras en vez del ascensor, sentarse cerca de las puertas de salida en los medios de transporte, acudir a las tiendas en los horarios de menos afluencia).

Diagnóstico diferencial

Para realizar el diagnóstico diferencial, se deben tener en cuenta los cuadros de la esfera de la ansiedad, en especial, los casos de trastorno de pánico con agorafobia de la agorafobia primaria, los cuadros depresivos, la esquizofrenia y, dentro de los trastornos de personalidad, el paranoide, el evitativo y el dependiente.

Comorbilidad

Con frecuencia, los sujetos que padecen agorafobia pueden tener otros diagnósticos comórbidos. Los más frecuentes son los de la esfera de la ansiedad, como el trastorno de pánico, el trastorno de ansiedad generalizada, el trastorno por estrés postraumático y otras fobias. Dentro del grupo de los trastornos afectivos, predominan los cuadros depresivos; en el del trastorno por uso de sustancias, el consumo de alcohol (este es más frecuente en los varones). Como dato que se ha de considerar en la exploración, los trastornos afectivos y los relacionados con el consumo de alcohol suelen aparecer de manera secundaria a la agorafobia, mientras que los cuadros relacionados con la ansiedad lo suelen hacer antes o de manera simultánea.

Evolución y pronóstico

Aunque muchos pacientes son capaces de conservar una calidad de vida satisfactoria con algunas modificaciones de tipo evitativo o soportando las situaciones fóbicas durante un tiempo limitado, en algunos casos, este trastorno se puede convertir en uno seriamente incapacitante, con un alto impacto académico/laboral, familiar y social.

La agorafobia sin el trastorno de pánico suele ser más incapacitante y con tendencia a prolongarse en el tiempo. Si se asocia a comorbilidad depresiva o a abuso de alcohol, el pronóstico también empeora. En los casos en los que la agorafobia se relaciona con el trastorno de pánico, el pronóstico es mejor, y puede llegar a desaparecer cuando se resuelve el trastorno de pánico.

Tratamiento

En el planteamiento del tratamiento, se debe diferenciar si la agorafobia se presenta asociada a trastorno de pánico, ya que el pronóstico es mejor y se asocia a la mejora de las crisis de pánico.

Tabla 8.1-12. Criterios CIE-10 para el diagnóstico de agorafobia (F40.0)

A. Miedo manifiesto o conducta de evitación ante por lo menos dos de las siguientes situaciones:
1. Multitudes
2. Lugares públicos
3. Viajar solo
4. Viajar lejos de casa

B. Al menos dos síntomas de ansiedad ante la situación temida tienen que presentarse conjuntamente en una ocasión por lo menos desde el comienzo de los trastornos, y uno de los síntomas ha de ser alguno de los listados entre 1 y 4
- Síntomas autonómicos:
    1. Palpitaciones o latidos, o ritmo cardíaco acelerado
    2. Sudación
    3. Temblor o sacudidas de los miembros
    4. Sequedad de boca (no debida a la medicación o deshidratación)
- Síntomas en tórax y abdomen:
    5. Dificultad para respirar
    6. Sensación de ahogo
    7. Dolor o malestar en el pecho
    8. Náuseas o malestar abdominal (p. ej., estómago revuelto)
- Síntomas relacionados con el estado mental:
    9. Sensación de mareo, inestabilidad o desvanecimiento
    10. Sensación de que los objetos son irreales (desrealización), o de sentirse lejos de la situación o «fuera» de ella (despersonalización)
    11. Sensación de perder el control, «volverse loco» o de muerte inminente
    12. Miedo a morir
- Síntomas generales:
    13. Sofocos o escalofríos
    14. Sensación de entumecimiento u hormigueo

C. Malestar emocional significativo, secundario a la conducta de evitación o a los síntomas de ansiedad, pero reconociendo el sujeto que es excesivo o carece de sentido

D. Los síntomas se limitan o predominan en las situaciones temidas o al pensar en ellas

E. Criterio de exclusión más frecuentemente usado: el criterio A no es debido a ideas delirantes, alucinaciones u otros síntomas de trastornos tales como la esquizofrenia o trastornos relacionados, trastornos del humor (afectivos) o trastorno obsesivo-compulsivo, y tampoco es secundario a creencias de la propia cultura

La presencia o ausencia de trastorno de pánico puede especificarse como agorafobia sin trastorno de pánico (F40.00) o como agorafobia con trastorno de pánico (F40.01)

Adaptada de: Organización Mundial de la Salud. Clasificación de los Trastornos Mentales y del Comportamiento: descripción clínica y guía diagnóstica. 10ª ed. (CIE-10).

Tabla 8.1-13. Criterios CIE-11 para agorafobia 6B02

La agorafobia se caracteriza por miedo o ansiedad marcados o excesivos que se producen en respuesta a múltiples situaciones en las que escapar podría ser difícil o podría no haber ayuda disponible, como usar transporte público, estar en multitudes, estar fuera de casa solo (por ejemplo, en tiendas, teatros, formado en fila). El individuo está constantemente preocupado por estas situaciones debido al temor de resultados negativos específicos (por ejemplo, ataques de pánico, otros síntomas físicos incapacitantes o embarazosos). Las situaciones se evitan activamente, se experimentan solamente bajo circunstancias específicas, como en presencia de un compañero de confianza, o se viven con miedo o ansiedad intensos. Los síntomas persisten por lo menos varios meses, y son lo suficientemente graves como para provocar malestar o deterioro significativos en las relaciones personales, familiares, sociales, educativas, ocupacionales o en otras áreas importantes del funcionamiento

Adaptada de: Organización Mundial de la Salud. Clasificación Internacional de Enfermedades. 11ª ed. (CIE-11).

En los casos de agorafobia y trastorno de pánico, las recomendaciones son la intervención psicoterapéutica: la terapia cognitivo-conductual es que la ha mostrado mejores resultados.

A continuación, se desarrollan los niveles de la intervención psicofarmacológica.

Primera línea. Los metaanálisis y los ensayos clínicos aportan datos de efectividad con inhibidores selectivos de la recaptación de serotonina (citalopram, fluoxetina, fluvoxamina, paroxetina, sertralina y escitalopram) y antidepresivos duales (venlafaxina y duloxetina).

Segunda línea. Antidepresivos tricíclicos (imipramina y clomipramina). La eficacia de los tricíclicos es muy similar a la de los inhibidores selectivos de la recaptación de serotonina, pero la tolerancia y los efectos secundarios los colocan en segundo lugar. La mirtazapina y la reboxetina también se colocan en esta segunda línea. El alprazolam, el clonacepam, el loracepam y el diacepam han demostrado eficacia en el trastorno de pánico, sobre todo para situaciones agudas y a corto plazo. También son útiles de manera combinada en el inicio de tratamiento con inhibidores selectivos de la recaptación de serotonina.

Tercera línea. Inhibidores de la monoaminoxidasa, antipsicóticos atípicos, ácido valproico, gabapentina.

La combinación de tratamiento cognitivo-conductual y el farmacológico antidepresivo ha resultado más eficaz que cualquiera de las dos opciones por separado. Sin embargo, la combinación con ansiolíticos benzodiacepínicos no ha supuesto una mejora. De hecho, de manera clásica, se ha hipotetizado con el efecto negativo de los ansiolíticos sobre el desarrollo de las intervenciones psicoterapéuticas.

PUNTOS CLAVE

- Las fobias son trastornos psiquiátricos muy frecuentes, pero en muchas ocasiones infradiagnosticados.
- Se clasifican en TAS (anteriormente, fobia social), agorafobia y fobias simples.
- El tratamiento fundamentalmente es de tipo psicoterapéutico. Se recomiendan intervenciones de tipo cognitivo-conductual con estrategias de exposición progresiva.
- Los tratamientos psicofarmacológicos también pueden tener su utilidad, sobre todo los antidepresivos inhibidores selectivos de la recaptación de serotonina y los de acción dual.
- Las fobias pueden ser cuadros banales con poca relevancia clínica y sin consulta profesional, pero en otros casos pueden tener tal intensidad que generen un impacto muy grave en la funcionalidad de los sujetos de manera mantenida en el tiempo.

BIBLIOGRAFÍA

Abado E, Aue T, Okon-Singer H. Cognitive biases in blood-injection-injury phobia: a review. Front Psychiatry. 2021;12:678891.

Alomari NA, Bedaiwi SK, Ghasib AM, Kabbarah AJ, Alnefaie SA, Hariri N et al. Social anxiety disorder: associated conditions and therapeutic approaches. Cureus. 2022;14(12):e32687.

American Psychiatric Association. Diagnostic and statistical manual of mental disorders (DSM-5). 5ª ed. Arlington: American Psychiatric Association; 2015.

American Psychiatric Association. Guía de Consulta de los Criterios Diagnósticos del DSM-5-TR. 5ª ed. Madrid: Editorial Médica Panamericana; 2023.

Asher M, Asnaani A, Aderka IM. Gender differences in social anxiety disorder: a review. Clin Psychol Rev. 2017;56:1-12.

Asmundson GJ, Taylor S, Smits JA. Panic disorder and agoraphobia: an overview and commentary on DSM-5 changes. Depress Anxiety. 2014;31(6):480-6.

Balon R, Starcevic V. Role of benzodiazepines in anxiety disorders. Adv Exp Med Biol. 2020;1191:367-388.

Bandelow B, Broocks A, Pekrun G, George A, Meyer T, Pralle L et al. The use of the panic and agoraphobia scale (P & A) in a controlled clinical trial. Pharmacopsychiatry. 2000;33:174-81.

Bandelow B, Michaelis S, Wedekind D. Treatment of anxiety disorders. Dialogues Clin Neurosci. 2017;19(2):93-107.

Bandelow B, Reitt M, Röver C, Michaelis S, Görlich Y, Wedekind D. Efficacy of treatments for anxiety disorders: a meta-analysis. Int Clin Psychopharmacol. 2015;30(4):183-92.

Bandelow B. Current and novel psychopharmacological drugs for anxiety disorders. Adv Exp Med Biol. 2020; 1191:347-365.

Beck AT, Emery G, Greenberg R. Anxiety disorders and phobias: a cognitive perspective. Nueva York: Basic Books; 1985.

Benjamin J, Ben-Zion IZ, Karbofsky E, Dannon P. Double-blind placebo-controlled pilot study of paroxetine for specific phobia. Psychopharmacology (Berl). 2000;149(2):194-6.

Caldiroli A, Capuzzi E, Afaticati LM, Surace T, Di Forti CL, Dakanalis A et al. Candidate biological markers for social anxiety disorder: a systematic review. Int J Mol Sci. 2023;24(1):835.

Cremers HR, Roelofs K. Social anxiety disorder: a critical overview of neurocognitive research. Wiley Interdiscip Rev Cogn Sci. 2016;7(4):218-32.

Eaton WW, Bienvenu OJ, Miloyan B. Specific phobias. Lancet Psychiatry. 2018;5(8):678-686.

Emmelkamp PMG, Meyerbröker K, Morina N. Virtual reality therapy in social anxiety disorder. Curr Psychiatry Rep. 2020;22(7):32.

Fehm L, Pelissolo A, Furmark T, Wittchen HU. Size and burden of social phobia in Europe. Eur Neuropsychopharmacol. 2005;15(4):453-62.

Gaebel W, Stricker J, Kerst A. Changes from ICD-10 to ICD-11 and future directions in psychiatric classification. Dialogues Clin Neurosci. 2020;22(1):7-15.

Garakani A, Murrough JW, Freire RC, Thom RP, Larkin K, Buono FD et al. Pharmacotherapy of anxiety disorders: current and emerging treatment options. Front Psychiatry. 2020;11:595584.

García R. Neurobiology of fear and specific phobias. Learn Mem. 2017;24(9):462-471.

Granado LC, Ranvaud R, Peláez JR. A spiderless arachnophobia therapy: comparison between placebo and treatment groups and six-month follow-up study. Neural Plast. 2007;2007:10241.

Hyett MP, McEvoy PM. Social anxiety disorder: looking back and moving forward. Psychol Med. 2018;48(12):1937-1944.

Katzman MA, Bleau P, Blier P, Chokka P, Kjernisted K, Van Ameringen M et al. Canadian clinical practice guidelines for the management of anxiety, posttraumatic stress and obsessive-compulsive disorders. BMC Psychiatry. 2014;14(supl 1):S1.

Kessler RC, Berglund P, Demler O, Jin R, Merikangas KR, Walters EE. Lifetime prevalence and age-of-onset distributions of DSM-IV disorders in the National Comorbidity Survey Replication. Arch Gen Psychiatry. 2005;62(6):593-602.

Kessler RC, Ruscio AM, Shear K, Wittchen HU. Epidemiology of anxiety disorders. Curr Top Behav Neurosci. 2010;2:21-35.

Kogan CS, Stein DJ, Maj M, First MB, Emmelkamp PM, Reed GM. The Classification of Anxiety and Fear-Related Disorders in the ICD-11. Depress Anxiety. 2016;33(12):1141-1154.

Lange I, Goossens L, Bakker J, Michielse S, Marcelis M, Wichers M et al. Functional neuroimaging of associative learning and generalization in specific phobia. Prog Neuropsychopharmacol Biol Psychiatry. 2019;89:275-285.

Leichsenring F, Leweke F. Social anxiety disorder. N Engl J Med. 2017;376(23):2255-2264.

Lépine JP, Lellouch J. Classification and epidemiology of social phobia. Eur Arch Psychiatry Clin Neurosci. 1995;244(6):290-6.

Lijster JM, Dierckx B, Utens EM, Verhulst FC, Zieldorff C, Dieleman GC et al. The age of onset of anxiety disorders. Can J Psychiatry. 2017;62(4):237-246.

Marks IM, Mathews AM. Brief standard self-rating for phobic patients. Behav Res Ther. 1979;17(3):263-7.

Marks IM. The classification of phobic disorders. Br J Psychiatry. 1970;116(533):377-86.

Mitsui N, Fujii Y, Asakura S, Imai H, Yamada H, Yoshinaga N et al. Antidepressants for social anxiety disorder: a systematic review and meta-analysis. Neuropsychopharmacol Rep. 2022;42(4):398-409.

Organización Mundial de la Salud. Clasificación Internacional de Enfermedades. 11ª ed. (CIE-11). Ginebra: Organización Mundial de la Salud; 2023.

Ori R, Amos T, Bergman H, Soares-Weiser K, Ipser JC, Stein DJ. Augmentation of cognitive and behavioural therapies (CBT) with d-cycloserine for anxiety and related disorders. Cochrane Database Syst Rev. 2015;2015(5):CD007803.

Ost LG. The Agoraphobia Scale: an evaluation of its reliability and validity. Behav Res Ther. 1990;28(4):323-9.

Parsons TD, Rizzo AA. Affective outcomes of virtual reality exposure therapy for anxiety and specific phobias: a meta-analysis. J Behav Ther Exp Psychiatry. 2008;39(3):250-61.

Pelissolo A, Abou Kassm S, Delhay L. Therapeutic strategies for social anxiety disorder: where are we now? Expert Rev Neurother. 2019;19(12):1179-1189.

Rapee RM, Heimberg RG. A cognitive-behavioral model of anxiety in social phobia. Behav Res Ther. 1997;35(8):741-56.

Ruiz P, editor consultor. Kaplan y Sadock. Sinopsis de psiquiatría. 11ª ed. Barcelona: Lippincott Williams & Wilkins; 2015.

Schiele MA, Bandelow B, Baldwin DS, Pini S, Domschke K. A neurobiological framework of separation anxiety and related phenotypes. Eur Neuropsychopharmacol. 2020;33:45-57.

Shields M. Social anxiety disorder – beyond shyness. Health Rep. 2004; 15(supl):45-61.

Spence SH, Rapee RM. The etiology of social anxiety disorder: an evidence-based model. Behav Res Ther. 2016;86:50-67.

Steenen SA, Van Wijk AJ, Van Der Heijden GJ, Van Westrhenen R, De Lange J, De Jongh A. Propranolol for the treatment of anxiety disorders: systematic review and meta-analysis. J Psychopharmacol. 2016;30(2):128-39.

Stein DJ, Ipser JC, Balkom AJ. Pharmacotherapy for social phobia. Cochrane Database Syst Rev. 2004;(4):CD001206.

Stein DJ, Ruscio AM, Lee S, Petukhova M, Alonso J, Andrade LH et al. Subtyping social anxiety disorder in developed and developing countries. Depress Anxiety. 2010;27(4):390-403.

Swee MB, Hudson CC, Heimberg RG. Examining the relationship between shame and social anxiety disorder: a systematic review. Clin Psychol Rev. 2021;90:102088.

Szuhany KL, Simon NM. Anxiety disorders: a review. JAMA. 2022;328(24): 2431-2445.

Van Hout WJ, Emmelkamp PM, Koopmans PC, Bogels SM, Bouman TK. Assessment of self-statements in agoraphobic situations construction and psychometric evaluation of the Agoraphobic Self-Statements Questionnaire (ASQ). J Anxiety Disord. 2001;15:183-201.

Walker JR. Canadian clinical practice guidelines for the management of anxiety, posttraumatic stress and obsessive-compulsive disorders. BMC Psychiatry. 2014;14(supl 1):S1.

Williams T, Hattingh CJ, Kariuki CM, Tromp SA, Van Balkom AJ, Ipser JC et al. Pharmacotherapy for social anxiety disorder (SAnD). Cochrane Database Syst Rev. 2017;10(10):CD001206.

Wolitzky-Taylor KB, Horowitz JD, Powers MB, Telch MJ. Psychological approaches in the treatment of specific phobias: a meta-analysis. Clin Psychol Rev. 2008;28(6):1021-37.

Yoon S, Kim YK. The role of the oxytocin system in anxiety disorders. Adv Exp Med Biol. 2020;1191:103-120.

Yu X, Ruan Y, Zhang Y, Wang J, Liu Y, Zhang J et al. Cognitive neural mechanism of social anxiety disorder: a meta-analysis based on fMRI studies. Int J Environ Res Public Health. 2021;18(11):5556.

Zhang Q, Yi P, Song G, Xu K, Wang Y, Liu J et al. The efficacy of psychodynamic therapy for social anxiety disorder – A comprehensive meta-analysis. Psychiatry Res. 2022;309:114403.

8.2 Trastorno de pánico

F. Dal Santo y P. A. Saiz Martínez

OBJETIVOS

- Conocer la magnitud epidemiológica del trastorno de pánico.
- Identificar los factores etiopatogénicos implicados en el trastorno de pánico.
- Reconocer las características clínicas del trastorno de pánico.
- Plantear un adecuado diagnóstico diferencial del trastorno de pánico.
- Conocer los instrumentos psicométricos de ayuda diagnóstica para el trastorno de pánico.
- Identificar las posibles comorbilidades somáticas y psiquiátricas del trastorno de pánico.
- Aplicar las estrategias terapéuticas adecuadas para el trastorno de pánico.
- Conocer la evolución y pronóstico del trastorno de pánico.

INTRODUCCIÓN

Los ataques de pánico o angustia se definen como episodios súbitos de miedo y malestar intensos, que pueden llegar hasta la sensación de muerte inminente, cuya intensidad alcanza su valor máximo en un lapso muy corto (minutos) y que tienen una duración breve (generalmente se resuelven en menos de 30 minutos y raramente persisten durante más de 1 hora). Suelen acompañarse por síntomas neurovegetativos, como palpitaciones, opresión torácica, disnea intensa, sudoración, temblor y mareo.

El trastorno de pánico se caracteriza por la aparición brusca de ataques de pánico, habitualmente inesperados y recurrentes. El término *inesperados* hace referencia a que suelen ocurrir espontáneamente, en ausencia de un estímulo fóbico desencadenante, incluso en situaciones en las que la persona se encuentra relajada o durante el sueño. En el trastorno de pánico, la frecuencia, la presentación y la gravedad de los ataques de pánico varían ampliamente entre los individuos y pueden considerarse como un factor pronóstico de la gravedad del trastorno.

EPIDEMIOLOGÍA

En la población general, se estima que la prevalencia del trastorno de pánico, a lo largo de la vida, oscila entre el 0,5 y el 4,0 %. Este dato, no obstante, está sujeto a cierta variabilidad debido a múltiples razones. En primer lugar, hay que considerar la discrepancia entre los criterios diagnósticos descritos en los principales sistemas de clasificación, así como los cambios que se han realizado en los últimos años, que podrían modificar los datos de prevalencia e incidencia de la enfermedad. En este sentido, resulta importante destacar que en las últi-

mas versiones del DSM (DSM-5 y DSM-5-TR) y de la CIE (CIE-11) el diagnóstico de trastorno de pánico ha dejado de estar vinculado a la presencia o ausencia de agorafobia. Otro de los motivos es que podría existir un sesgo de selección en las muestras analizadas debido a que la mayoría de los datos epidemiológicos disponibles proceden de estudios realizados en Estados Unidos y Europa, en países con un nivel socioeconómico similar y un trasfondo cultural común. Finalmente, la presencia de síntomas comunes con otras entidades nosológicas y la frecuente comorbilidad, tanto somática como psiquiátrica, podrían dificultar el diagnóstico y conducir a una subestimación de los casos.

En cuanto a edad, el trastorno de pánico puede aparecer en cualquier momento desde la infancia hasta el final de la vida, aunque su prevalencia es baja antes de los 14 años. Una de las posibles razones para explicar esta baja prevalencia en la infancia es que los procesos cognitivos que llevan a catastrofizar las repercusiones de los síntomas de los ataques de pánico aún no están completamente desarrollados. A partir de la adolescencia, los índices epidemiológicos crecen progresivamente hasta alcanzar el pico de incidencia, que se sitúa alrededor de los 25 años. A partir de la edad adulta, según sugieren los datos existentes, esta incidencia vuelve a disminuir progresivamente; se estima entre el 0,4 y 2,8 % entre las personas mayores. Es posible que esta reducción progresiva en las edades más avanzadas se deba a cambios fisiológicos y a una mayor resiliencia ante determinadas situaciones de estrés (por ejemplo, debido a los acontecimientos culturales o vitales experimentados en el pasado), aunque no se puede descartar que la prevalencia disminuya con la edad porque los participantes de más edad con antecedentes de trastorno de pánico tengan menos probabilidades de estar en las muestras procedentes de la población general, ya sea por institucionalización o mortalidad prematura. También es posible que las diferentes presentaciones de los síntomas entre los ancianos no se capten con precisión por los criterios diagnósticos estándar.

El sexo femenino es otro factor de riesgo para la aparición del trastorno de pánico: se observa una proporción de aproximadamente 2:1 en la edad adulta frente a los hombres, lo que sugiere que puede existir una vulnerabilidad específica para las mujeres en la etiología y/o el mantenimiento de este trastorno, aunque hay autores que apuntan a que existe un infradiagnóstico del trastorno en los varones. Otros factores de riesgo descritos en la literatura médica son el estar divorciados, separados o viudos, el nivel socioeconómico y educativo bajo, y el temperamento ansioso en la infancia.

ETIOLOGÍA

En la literatura médica se ha descrito un considerable número de evidencias que sugieren la existencia de unas bases neurobiológicas del trastorno de pánico. Además, a lo largo de las últimas décadas, los expertos han propuesto diferentes modelos psicológicos de este trastorno.

Teorías biológicas y factores genéticos

Las evidencias que sugieren la existencia de unas bases neurobiológicas del trastorno de pánico incluyen, entre otras, la presencia de síntomas de hiperactividad autonómica durante los ataques de pánico, la capacidad de algunos agentes biológicos para inducirlos, la respuesta a fármacos que actúan sobre vías específicas de neurotransmisión (noradrenérgica, serotoninérgica y gabaérgica) o las pruebas de un componente hereditario significativo del trastorno. La mayor parte de las hipótesis generadas a partir de estos hallazgos apunta a una desregulación de los mecanismos fisiológicos de respuesta al miedo y la alarma, que se caracterizarían por una sensibilidad anormal ante estímulos de menor entidad.

Los principales neurotransmisores que se han propuesto para explicar la etiopatogenia del trastorno de pánico son la serotonina, la noradrenalina y el ácido gamma-aminobutírico, aunque recientemente se han evidenciado pruebas a favor de la importancia de otros, como el glutamato y la dopamina. Estas hipótesis se apoyan además en la respuesta que se observa con el tratamiento con antidepresivos tipo inhibidores selectivos de recaptación de serotonina (ISRS) o ansiolíticos. El sistema serotoninérgico ha sido objeto de varios estudios, en los que se ha demostrado un incremento de los síntomas ansiosos a través del uso de moléculas agonistas serotoninérgicas. Según los autores de estos estudios, los individuos con trastorno de pánico se caracterizarían por una hipersensibilidad postsináptica a la serotonina, y los medicamentos serotoninérgicos podrían actuar a través de mecanismos de desensibilización. Otros hallazgos, en parte provenientes de estudios preclínicos, señalan que los síntomas también se deberían a una disminución de la actividad del sistema gabaérgico (y de su función inhibitoria sobre el sistema nervioso central) en las estructuras clave en las respuestas de tipo ansioso, como la amígdala, el mesencéfalo y el hipotálamo.

En cuanto a las estructuras neuroanatómicas, existen varios estudios, tanto en modelos animales como con técnicas de neuroimagen, focalizados en las regiones cerebrales implicadas en la fisiología de las respuestas de miedo. En estos trabajos, se han observado alteraciones de los lóbulos temporales (por ejemplo, la presencia de atrofia cortical en el lóbulo temporal derecho), así como la hiperactivación funcional de la amígdala y el hipocampo, reportada en estudios realizados con tomografía por emisión de positrones y resonancia magnética funcional. También se ha asociado el trastorno de pánico a una hipoactivación de la corteza prefrontal. El hipotálamo es otra región anatómica de interés; en modelos animales, se ha demostrado que una desregulación de la transmisión gabaérgica en el hipotálamo dorsomedial incrementaría la susceptibilidad a sufrir ataques de pánico.

Otra prueba a favor de las teorías biológicas del trastorno de pánico es la posibilidad de inducir artificialmente los ataques de pánico mediante el uso de determinadas sustancias (conocidas como sustancias inductoras de pánico o ansiógenas). Algunas de ellas, denominadas *ansiógenas respiratorias*, podrían actuar generando un desbalance en el equilibrio ácido-básico y determinando una respuesta de hiperventilación. Estas sustancias incluyen el dióxido de carbono (en mezclas del 5 % al 35 %), el lactato sódico y el bicarbonato sódico. Conviene señalar que estos generan dióxido de carbono como producto metabólico común, que parece, por lo tanto, el agente principal de la base de las respuestas de pánico inducidas. Para explicar su capacidad de provocar ataques de pánico, Klein propuso en 1993 la teoría de la falsa alarma de asfixia mediante la que postuló que los individuos que padecen trastorno de pánico se caracterizarían por una hipersensibilidad del sistema de alarma a la asfixia. Según estos modelos, el organismo respondería ante un umbral de dióxido de carbono significativamente más bajo que en individuos sanos (el incremento de dióxido de carbono representa, fisiológicamente, un signo de alarma de hipoxemia inminente) provocando hiperventilación compensatoria. Se considera que la sustancia gris periacueductal, los núcleos del rafe y el locus cerúleo serían las principales estructuras anatómicas involucradas en la hipersensibilidad frente al dióxido de carbono, e inducirían los síntomas de pánico a través de varios mecanismos. La activación del locus cerúleo, por ejemplo, se traduciría en la liberación de noradrenalina a la altura de la amígdala y del hipocampo, mientras que los núcleos del rafe responderían con un incremento de la producción de serotonina. Estas teorías podrían también explicar la relación bidireccional que se observa entre el trastorno de pánico y algunas patologías respiratorias, como el asma o la enfermedad pulmonar obstructiva crónica.

En cuanto a los factores genéticos, diversos estudios familiares y de gemelos han observado un importante componente hereditario del trastorno (según algunos trabajos, de hasta el 40 %), y se estima que la probabilidad de padecer la enfermedad en los gemelos monocigóticos podría ser hasta 5 veces mayor en comparación con los gemelos dicigóticos. Es probable que múltiples genes, cada uno con efectos individuales menores, contribuyan a conferir una mayor vulnerabilidad al trastorno de pánico. Debido a esta naturaleza poligénica, aunque los estudios previos han implicado una serie de regiones cromosómicas (incluyendo 13q, 14q, 4q31-q34, 22q y 9q31), los genes (y productos génicos) responsables del trastorno de pánico no se han podido determinar de forma exacta. Varios trabajos han intentado analizar, por ejemplo, los genes relacionados con los sistemas de neurotransmisión que se consideran implicados en la génesis del trastorno (por ejemplo, serotonina, noradrenalina o ácido gamma-amino-butírico) con resultados negativos o, si positivos, difíciles de replicar. Una excepción se encuentra en una variante del gen responsable de codificar la enzima catecol-O-metiltransferasa, que cataliza la inactivación de los neurotransmisores monoaminérgicos. Más específicamente, varios autores apuntan a la importancia del polimorfismo de nucleótido único rs4680, en el que se observa la sustitución de valina por metionina en el codón 158, hallazgo replicado en distintos estudios sobre trastorno de pánico. Este alelo se asocia a una menor actividad de la enzima catecol-O-metiltransferasa y, como consecuencia, determinaría un incremento de la neurotransmisión cortical de la dopamina. En un reciente trabajo, además, se ha postulado un papel del genotipo valina/metionina o metionina/metionina del rs4680 para explicar el incremento de riesgo de padecer la enfermedad en aquellas personas, especialmente mujeres, que han sufrido acontecimientos traumáticos en la infancia.

Teorías psicológicas

Algunas de las primeras teorías psicológicas adoptaron como marco de referencia los conceptos del condicionamiento clásico y explicaban la aparición de los ataques de pánico (estímulos incondicionados) como respuesta a la presencia de determinadas situaciones ambientales (estímulos condicionados) que el sujeto asocia a estos ataques y tiende a evitar.

Inicialmente, se describieron los mecanismos de condicionamiento a situaciones ambientales (por ejemplo, un viaje en autobús durante el cual la persona ha experimentado un primer ataque de pánico, que facilitaría la aparición de otros episodios una vez que se entra en contacto con el mismo estímulo). El refuerzo negativo que deriva de la experiencia del paciente favorecería, así, el desarrollo de las conductas de evitación como estrategia de protección para prevenir nuevos ataques. En un segundo momento, algunos autores introdujeron el concepto de *condicionamiento interoceptivo*, según el cual el estímulo condicionado estaría representado por sensaciones somáticas, incluso de baja intensidad, que el sujeto asocia a la ansiedad (por ejemplo, la presencia de palpitaciones), que podrían desencadenar una respuesta de elevada intensidad, como el ataque de pánico. A estos modelos se siguieron otras hipótesis basadas en las teorías cognitivas, inicialmente propuestas por autores como Clark y Beck, que subrayan el papel de las cogniciones catastróficas de los síntomas asociados a los ataques de pánico (sobre todo los somáticos) en el desarrollo y mantenimiento del trastorno. Estos pensamientos catastróficos (por ejemplo, «Me está dando un infarto») perpetúan un círculo vicioso en el que el incremento de la ansiedad secundario a estas ideas produce ulteriores síntomas somáticos, que a su vez refuerzan las cogniciones distorsionadas, lo cual retroalimenta y potencia los síntomas y conduce finalmente al ataque de pánico.

Otro elemento añadido que puede contribuir al mantenimiento de este mecanismo es la creencia que tiene la persona afectada de no poseer las habilidades necesarias para enfrentarse eficazmente a estas vivencias, percibidas como amenazantes; en estos casos, el sujeto infravalora sus habilidades e incrementa su vulnerabilidad. Por otra parte, las perspectivas inspiradas en las teorías psicodinámicas han enfatizado la importancia de los trastornos del apego en la génesis del trastorno de pánico, respaldadas por los antecedentes de ansiedad de separación patológica en la infancia que se han observado en varias muestras clínicas. Asimismo, hay estudios que mostraron una mayor cantidad y gravedad de episodios vitales estresantes y/o traumáticos (y en particular, de pérdidas) en las personas que acabaron desarrollando el trastorno.

CARACTERÍSTICAS CLÍNICAS

Un ataque de pánico se define como un episodio de pánico o malestar intenso (puede llegar hasta la sensación de muerte inminente) que aparece de forma brusca y alcanza su intensidad máxima en unos minutos. Los ataques de pánico recurrentes representan la manifestación esencial del trastorno de pánico.

Ataque de pánico

Su duración suele ser de 20 a 30 minutos (raramente más de 1 hora), y puede desaparecer tanto rápidamente como de forma más gradual. Estos episodios pueden aparecer en el contexto de distintos trastornos mentales; destaca la categoría de los trastornos de ansiedad.

Se pueden diferenciar dos tipos de ataques de pánico, en función del contexto de su aparición. Los *ataques de pánico esperados* son aquellos cuya sintomatología se manifiesta en respuesta a la exposición a desencadenantes concretos, que se corresponden habitualmente con situaciones en las que han ocurrido previamente. Esta tipología suele acompañar a ciertas patologías, como las fobias específicas y la fobia social. Los *ataques de pánico inesperados*, por su parte, se diferencian de los anteriores por presentarse sin que haya evidencia de exposición a un estímulo fóbico específico. Suelen surgir mientras el individuo realiza alguna actividad cotidiana o se encuentra en reposo. En ocasiones, pueden desencadenarse durante la noche e interrumpir el sueño de manera abrupta.

Existe un amplio rango de síntomas que la persona puede llegar a experimentar durante un ataque de pánico. Generalmente, los síntomas son percibidos subjetivamente como graves, y por ello la persona suele buscar ayuda rápidamente. Véanse los signos y síntomas más frecuentes del ataque de pánico en la tabla 8.2-1.

Algunos pacientes pueden seguir presentando sensación de agitación o fatiga durante varias horas tras la remisión del ataque. Como se señala en el DSM-5-TR, los ataques pueden surgir desde un estado de calma o de ansiedad y los pacientes pueden regresar nuevamente, tras su resolución, tanto a un estado de calma como a un estado de ansiedad.

Trastorno de pánico

En el trastorno de pánico, los ataques de pánico recurrentes se caracterizan por ser impredecibles e inesperados, y por

Tabla 8.2-1. Signos y síntomas más frecuentes el ataque de pánico

Cardiológicos:
- Palpitaciones
- Taquicardia
- Dolor torácico

Respiratorios:
- Disnea
- Taquipnea

Autonómicos:
- Sudoración
- Temblor
- Escalofríos
- Sequedad de boca

Abdominales:
- Náusea
- Malestar gástrico

Neurológicos:
- Inestabilidad de la marcha
- Parestesias

Psiquiátricos:
- Desrealización
- Despersonalización
- Temor intenso a perder el control o a morir

surgir en ausencia de un estímulo fóbico concreto. Aunque la presencia de los ataques de pánico inesperados es imprescindible para el diagnóstico, cabe señalar que la aparición de otros episodios de ansiedad esperados no descarta el diagnóstico, ya que estos dos tipos de ataques pueden coexistir en el trastorno de pánico.

La presentación sintomatológica puede variar entre un episodio y el sucesivo; incluso para la misma persona, es posible que se modifiquen el número y el tipo de signos y síntomas presentados. La frecuencia de los ataques también presenta una notable variabilidad interindividual, desde casos en los que se repiten de forma persistente durante un período largo (por ejemplo, uno o dos episodios semanales durante varios meses) a otros en los que se experimentan brotes episódicos de síntomas con largos períodos de remisión (semanas o meses).

Los síntomas cognitivos, como la preocupación por la posible aparición de nuevas crisis, constituyen otro aspecto típico del trastorno; es de especial importancia la aparición de temores específicos acerca de las posibles consecuencias sociales de estos episodios (por ejemplo, miedo al juicio de los demás si el ataque de pánico se produce en presencia de otras personas).

> **!** La mayoría de los individuos con trastorno de pánico presentan cierto grado de ansiedad anticipatoria, cuyas secuelas pueden incluir el desarrollo de conductas desadaptativas de evitación o situaciones de dependencia de otras personas para poder enfrentarse a situaciones en las que temen que puedan padecer un ataque de pánico.

Como resultado, el funcionamiento personal, social y ocupacional habitual del individuo puede verse profundamente alterado.

DIAGNÓSTICO

En lo referente al DSM, cabe destacar que, a partir del DSM-5, el trastorno de pánico se ha separado de la agorafobia. Por su parte, la CIE-11 no ha introducido cambios conceptuales relevantes en la definición de este trastorno en comparación con la edición previa.

Por su parte, el diagnóstico diferencial del trastorno de pánico incluye un amplio espectro de enfermedades, tanto somáticas como psiquiátricas, capaces de producir síntomas superponibles a los que caracterizan este trastorno.

Criterios diagnósticos

Véanse los criterios diagnósticos del trastorno de pánico según el DSM-5-TR (**Tabla 8.2-2**) y la CIE-10 (F41.0) (**Tabla 8.2-3**), y las características esenciales (requeridas) de la CIE-11 (6B01) (**Tabla 8.2-4**).

Como se ha dicho, cabe destacar que, a partir del DSM-5, el trastorno de pánico se ha separado de la agorafobia. Además, se han añadido los ataques de pánico como un especificador independiente para su uso en la descripción de otros trastornos psiquiátricos (en el caso del trastorno de pánico no se utiliza como tal por encontrarse ya incluido en los criterios diagnósticos). Otro cambio ha sido eliminar la aclaración de que los ataques de pánico solo se desarrollan en ausencia de peligro real. En su lugar ahora se considera que pueden ocurrir tanto en estados de calma como en estados ansiosos, y que su aparición está determinada por el cambio brusco en el nivel de ansiedad previo al ataque. Finalmente, se subraya la importancia de influencias culturales específicas en determinar diferentes presentaciones clínicas del trastorno.

La CIE-11 no ha introducido cambios conceptuales relevantes en la definición del ataque de pánico respecto a la edición anterior. No obstante, en esta nueva edición, se hace hincapié en que debe existir una inquietud o preocupación persistente acerca de la recurrencia de los ataques para realizar el diagnóstico de trastorno de pánico, que puede manifestarse a través de comportamientos destinados a evitar su repetición. Esta nueva clasificación también revisa la relación diagnóstica entre agorafobia y trastorno de pánico, y separa estas dos entidades diagnósticas sobre la base de estudios epidemiológicos y clínicos que sugieren que estos trastornos pueden existir por separado. El trastorno de pánico puede, por lo tanto, manifestarse de forma independiente o coexistir con la agorafobia. Se señala que, cuando los ataques de pánico forman parte del cuadro clínico de la agorafobia, pero se manifiestan exclusivamente en el contexto de situaciones agorafóbicas específicas, deberá emplearse el sintagma *con ataques de pánico*, en vez de realizar el diagnóstico adicional de trastorno de pánico. Asimismo, de manera similar al DSM-5-TR, en la descripción de las líneas guía de la CIE-11, en su versión extendida, también se incluye la referencia a las características de cuadros sintomatológicos específicos que tienen relación con el entorno cultural de la persona y las atribuciones específicas de determinados grupos culturales sobre su etiología, que el clínico debería tener en cuenta a la hora de establecer el diagnóstico de trastorno de pánico.

Tabla 8.2-2. Criterios diagnósticos del trastorno de pánico en el DSM-5-TR (F41.0)

A. Ataques de pánico imprevistos recurrentes. Un ataque de pánico es la aparición súbita de miedo intenso o de malestar intenso que alcanza su máxima expresión en minutos, y durante este tiempo se producen cuatro (o más) de los siguientes síntomas:
Nota: la aparición súbita se puede producir desde un estado de calma o desde un estado de ansiedad

  1. Palpitaciones, golpeteo del corazón o aceleración de la frecuencia cardíaca
  2. Sudoración
  3. Temblor o sacudidas
  4. Sensación de dificultad para respirar o asfixia
  5. Sensación de ahogo
  6. Dolor o molestias en el tórax
  7. Náuseas o malestar abdominal
  8. Sensación de mareo, inestabilidad, aturdimiento o desmayo
  9. Escalofríos o sensación de calor
  10. Parestesias (sensación de entumecimiento o de hormigueo)
  11. Desrealización (sensación de irrealidad) o despersonalización (separarse de uno mismo)
  12. Miedo a perder el control o «volverse loco»
  13. Miedo a morir

Nota: se pueden observar síntomas específicos de la cultura (p. ej., acúfenos, dolor de cuello, dolor de cabeza, gritos o llanto inconsolable). No cuentan como uno de los cuatro síntomas requeridos

B. Al menos uno de los ataques ha sido seguido durante 1 mes (o más) por uno de los hechos siguientes:

  1. Inquietud o preocupación continua acerca de otros ataques de pánico o de sus consecuencias (p. ej., pérdida de control, tener un ataque al corazón, «volverse loco»)
  2. Un cambio significativo de mala adaptación en el comportamiento relacionado con los ataques (p. ej., comportamientos destinados a evitar los ataques de pánico, como evitación del ejercicio o de las situaciones no familiares)

C. La alteración no se puede atribuir a los efectos fisiológicos de una sustancia (p. ej., una droga, un medicamento) ni a otra afección médica (p. ej., hipertiroidismo, trastornos cardiopulmonares)

D. La alteración no se explica mejor por otro trastorno mental (p. ej., los ataques de pánico no se producen únicamente en respuesta a situaciones sociales temidas, como en el trastorno de ansiedad social; en respuesta a objetos o situaciones fóbicas concretos, como en la fobia específica; en respuesta a obsesiones, como en el trastorno obsesivo-compulsivo; en respuesta a recuerdos traumáticos, como en el trastorno por estrés postraumático ni en respuesta a la separación de figuras de apego, como en el trastorno de ansiedad por separación)

Tabla 8.2-3. Criterios diagnósticos del trastorno de pánico (ansiedad paroxística episódica) en la CIE-10 (F41.0)

A. El sujeto experimenta ataques de pánico que no se asocian de forma consistente con una situación u objeto específicos, y que se producen espontáneamente (es decir, los episodios son impredecibles). Los ataques de pánico no se asocian con un ejercicio físico intenso o con la exposición a situaciones peligrosas o amenazantes para la vida

B. Un ataque de pánico se caracteriza por todo lo siguiente:

  1. Es un episodio diferenciado de intenso miedo o de malestar
  2. Se inicia abruptamente
  3. Alcanza su máxima intensidad en pocos minutos y dura, por lo menos, algunos minutos
  4. Se presentan al menos cuatro de los síntomas enumerados a continuación, de los cuales uno debe ser del grupo a-d:
  Síntomas autonómicos:
    a) Palpitaciones o golpeo del corazón, o ritmo cardíaco acelerado
    b) Sudoración
    c) Temblores o sacudidas
    d) Sequedad de boca (no debida a medicación o deshidratación)
  Síntomas relacionados con el tórax y abdomen:
    e) Dificultad para respirar
    f) Sensación de ahogo
    g) Dolor o malestar en el pecho
    h) Náuseas o malestar abdominal (p. ej., estómago revuelto)
  Síntomas relacionados con el estado mental:
    i) Sensación de mareo, inestabilidad o desvanecimiento
    j) Sensación de que los objetos son irreales (desrealización) o de que uno mismo está distante o «no realmente aquí» (despersonalización)
    k) Miedo a perder el control, a volverse loco o a perder el conocimiento
    l) Miedo a morir
  Síntomas generales:
    m) Sofocos de calor o escalofríos
    n) Aturdimiento o sensaciones de hormigueo

C. Criterio de exclusión usado con más frecuencia. Los ataques de pánico no se deben a una enfermedad orgánica, trastorno mental orgánico (F00-F09) u otros trastornos mentales, como esquizofrenia y trastornos relacionados (F20-F29), trastornos del humor (afectivos) (F30-F39) o trastornos somatomorfos (F45)

El grado de variación individual, tanto en el contenido como en la severidad, es tan grande que, si se desea, puede especificarse en dos grados, moderado y grave, mediante un quinto carácter:
- F41.00 Trastorno de pánico moderado (por lo menos cuatro ataques de pánico en un período de 4 semanas)
- F41.01 Trastorno de pánico grave (al menos cuatro ataques de pánico por semana en un período de unas 4 semanas)

A pesar de que la conceptualización del trastorno de pánico en el DSM-5-TR y la CIE-11 comparte un alto grado de similitud, parece oportuno matizar algunas diferencias:

- En el DSM-5-TR, los ataques de pánico que se producen en el trastorno de pánico deben incluir al menos cuatro de una lista de 13 síntomas específicos, mientras que en la CIE-11 no se menciona un número mínimo de síntomas y se hace referencia a que pueden aparecer otros síntomas no incluidos en el listado.

- Tanto en el DSM-5-TR como en la CIE-11 se incluye como criterio la preocupación (y las conductas derivadas

Tabla 8.2-4. Características esenciales (requeridas) para el diagnóstico del trastorno de pánico en la CIE-11 (6B01)

- Ataques de pánico recurrentes, que son episodios discretos de miedo o aprensión intensos caracterizados por la aparición rápida y simultánea de varios síntomas característicos

- Estos síntomas pueden incluir los siguientes, pero no se limitan a ellos:
  - Palpitaciones o aumento del ritmo cardíaco
  - Sudoración o temblor
  - Sensaciones de falta de aliento
  - Sensaciones de asfixia
  - Dolor en el pecho
  - Náuseas o molestias abdominales
  - Sensaciones de mareo o aturdimiento
  - Escalofríos o sofocos
  - Hormigueo o falta de sensibilidad en las extremidades (es decir, parestesias)
  - Despersonalización o desrealización
  - Temor a perder el control o volverse loco
  - Temor a la muerte inminente

- Al menos algunos de los ataques de pánico son inesperados, es decir, no se limitan a estímulos o situaciones particulares, sino que parecen surgir «de la nada»

- Los ataques de pánico están seguidos por inquietud persistente o preocupación (p. ej., durante varias semanas) acerca de su recurrencia o su significado negativo percibido (p. ej., de que los síntomas fisiológicos pueden ser los de un infarto de miocardio) o comportamientos destinados a evitar su repetición (p. ej., salir de casa únicamente acompañado de alguien de confianza)

- Los ataques de pánico no se limitan a situaciones que provocan ansiedad en el contexto de otro trastorno mental

- Los síntomas no son una manifestación de una enfermedad médica (p. ej., feocromocitoma) y no se deben al efecto directo de alguna sustancia o medicamento sobre el sistema nervioso central (p. ej., café, cocaína), incluyendo los efectos de un síndrome de abstinencia (p. ej., alcohol, benzodiacepinas)

- Los síntomas son lo suficientemente graves como para ocasionar deterioro significativo en el ámbito personal, familiar, social, educativo, ocupacional, o de otras áreas importantes de funcionamiento, o si el funcionamiento se mantiene es debido a un esfuerzo adicional significativo

Nota: los ataques de pánico pueden ocurrir en otros trastornos de ansiedad o relacionados con el miedo, así como en otros trastornos mentales y, por lo tanto, la presencia de ataques de pánico no es por sí misma suficiente para asignar un diagnóstico de trastorno de pánico

Adaptada de: Organización Mundial de la Salud. Clasificación Internacional de Enfermedades. 11ª ed. (CIE-11).

Enfermedades somáticas

En primer lugar, se debería descartar mediante las exploraciones pertinentes la existencia de afecciones somáticas, sobre todo teniendo en cuenta el carácter urgente de algunos de estos cuadros (**Tabla 8.2-5**). Asimismo, se ha de descartar el origen tóxico de los síntomas (**Tabla 8.2-6**).

La realización de pruebas complementarias se valorará de forma individualizada en función de la historia evolutiva y las características del caso y de los antecedentes personales y familiares recogidos en la anamnesis. Entre las pruebas que podrían resultar útiles para descartar el origen orgánico, se podrían citar el electrocardiograma, la pulsioximetría, el hemograma, el ionograma, las pruebas de función tiroidea, los marcadores de inflamación y la detección de tóxicos en orina. En cuanto a los fármacos, se tienen que descartar tanto los cuadros de abstinencia como las intoxicaciones. Se recomienda, por lo tanto, investigar la instauración reciente de nuevos tratamientos, así como la modificación o suspensión de la medicación habitual.

Trastornos psiquiátricos

En cuanto a las patologías psiquiátricas, el diagnóstico diferencial se establecerá principalmente con otros trastornos de ansiedad. El elemento clave para diagnosticar correctamente el trastorno de pánico es la presencia de ataques inesperados y recurrentes; resulta fundamental una atenta exploración psicopatológica encaminada a discernir sus características específicas (por ejemplo, la existencia de un desencadenante

Tabla 8.2-5. Diagnóstico diferencial del trastorno de pánico: enfermedades somáticas

Patologías neurológicas:
- Neoplasias cerebrales
- Migraña
- Epilepsia
- Secuelas de traumatismo cerebral
- Accidente cerebrovascular

Patologías cardiovasculares:
- Angina de pecho/infarto
- Insuficiencia cardíaca
- Hipertensión
- Arritmias

Patologías pulmonares:
- Crisis de asma
- Tromboembolismo pulmonar
- Insuficiencia pulmonar
- Neumonía
- Enfermedad pulmonar obstructiva crónica

Patologías endocrinas:
- Hipertiroidismo
- Feocromocitoma
- Síndrome de Cushing
- Síndrome de Addison
- Hipoglucemia

Otras:
- Anemia
- Lupus eritematoso
- Enfermedad vestibular
- Cuadros infecciosos

como consecuencia) por la posible repetición de los ataques de pánico, pero en la CIE-11 se proporciona un marco temporal de varias semanas como ejemplo, en lugar de definir un requisito de duración exacto.

Diagnóstico diferencial

Resulta imprescindible, por lo tanto, la realización de una anamnesis rigurosa, en la que se debería prestar especial atención a los antecedentes somáticos y psiquiátricos (personales y familiares), los tratamientos farmacológicos en curso y el uso de sustancias.

Tabla 8.2-6. Diagnóstico diferencial del trastorno de pánico: cuadros tóxicos y farmacológicos

Sustancias estimulantes:
- Cafeína
- Cocaína
- Anfetaminas
- Alucinógenos

Cuadros de abstinencia:
- Alcohol
- Opiáceos
- Benzodiacepinas
- Antihipertensivos

Intoxicación por otras sustancias:
- Dióxido de carbono
- Metales pesados
- Pesticidas

Fármacos:
- Corticoides
- Simpaticomiméticos
- Broncodilatadores
- Insulina
- Hormona tiroidea

Tabla 8.2-7. Diagnóstico diferencial del trastorno de pánico: trastornos de ansiedad

Trastorno	Característica diferencial
Trastorno de ansiedad generalizada	• En el trastorno de ansiedad, los síntomas ansiosos suelen aparecer y desaparecer de forma progresiva, ser menos intensos y tener mayor duración que en el trastorno de pánico
Fobias específicas	• Existe un desencadenante fóbico específico de los síntomas, presente de forma consistente y persistente (p. ej., alturas, arañas, agujas, etcétera) • En el trastorno de pánico, los ataques suelen ocurrir sin que se verifique la exposición a una situación fóbica específica
Fobia social	• Los síntomas ansiosos se manifiestan como respuesta al miedo irracional a las situaciones públicas (p. ej., hablar en público) • En el trastorno de pánico, la evitación de la situación pública se debe más a la preocupación por sufrir un ataque de pánico que, por ejemplo, al propio hecho de hablar en público
Trastorno por estrés postraumático	• La aparición de los síntomas está precedida por la exposición a un episodio vital traumático
Trastorno obsesivo-compulsivo	• Los síntomas de ansiedad se verifican en respuesta a una obsesión recurrente e intrusiva o al resistirse a realizar una compulsión
Agorafobia	• Temor por estar en lugares abiertos, fuera del hogar o en la multitud • Es una comorbilidad frecuente en el trastorno de pánico

fóbico específico, la recurrencia y la duración de los síntomas y la existencia de exposición previa a situaciones estresantes). Hay que tener en cuenta que el trastorno de pánico se observa raramente en ausencia de otra psicopatología y que se estima que hasta el 90 % de los sujetos presenta a lo largo de su vida otra patología psiquiátrica, lo que puede dificultar el diagnóstico temprano del trastorno. Se recomienda, por ejemplo, no realizar el diagnóstico de trastorno de pánico si los síntomas se inician en el contexto de un trastorno depresivo; se considera que, en estas circunstancias, los ataques de pánico son probablemente secundarios al cuadro afectivo.

Véanse los puntos clave que pueden ayudar a diferenciar el trastorno de pánico de otros trastornos de ansiedad que pueden cursar con ataques de pánico (generalmente esperados) (**Tabla 8.2-7**).

COMORBILIDAD

La presencia de comorbilidad con otras enfermedades es un hecho frecuente en el trastorno de pánico y representa un factor para tener en cuenta por su impacto negativo sobre el pronóstico de la enfermedad. A continuación, se exponen las principales condiciones comórbidas que suelen asociarse a este trastorno.

Enfermedades somáticas

La literatura médica evidencia que la presencia de trastorno de pánico predice un peor estado de salud general, a largo plazo, y una mayor utilización de los recursos sanitarios. Existen indicios, por ejemplo, de que los pacientes con trastorno de pánico tendrían más riesgo de sufrir episodios cerebrovasculares y cardiovasculares. Los posibles mecanismos podrían incluir de forma directa ciertas alteraciones fisiológicas; por ejemplo, una menor variabilidad de la frecuencia cardíaca, el aumento de la rigidez arterial o el aumento de la variabilidad del intervalo QT, sobre todo durante los episodios de hiper-

ventilación. No obstante, hay que recordar que los hábitos de vida poco saludables (como el sedentarismo asociado al temor a realizar ejercicio o a salir del domicilio) también podrían desempeñar un papel relevante en incrementar el riesgo cardiovascular.

Otro grupo de enfermedades relevantes por su comorbilidad son las patologías respiratorias. Por ejemplo, se ha observado una prevalencia del trastorno de pánico de hasta 10 veces mayor en pacientes con enfermedad pulmonar obstructiva crónica respecto a la población general. El asma es otra enfermedad que se ha asociado al trastorno de pánico, que, según algunos autores, representa el trastorno de ansiedad más frecuente en este subgrupo de pacientes. Además, hay estudios que han observado que padecer asma en la infancia representaría un factor de riesgo para la futura aparición de trastorno de pánico. Existen diversas hipótesis sobre la asociación bidireccional entre el trastorno de pánico y las patologías respiratorias, que incluyen, entre otras, la presencia de una hiperactividad simpática basal, los efectos secundarios del hábito tabáquico, la percepción catastrofista de algunos síntomas respiratorios (por ejemplo, la sensación de riesgo de muerte en una crisis de asma) o los efectos secundarios de algunos tratamientos (corticoides, broncodilatadores β2). Los estudios realizados evidencian al mismo tiempo que la presencia de los ataques de pánico disminuye considerablemente la calidad de vida de los pacientes con patología neumológica.

Otra patología que se asocia al trastorno de pánico y cuya presencia puede empeorar el pronóstico es la diabetes, dado que las similitudes entre los síntomas de hipoglucemia y los de los ataques de pánico pueden empeorar la sensación de ansiedad anticipatoria y generar la percepción de peligro inminente.

Además del incremento de la carga asistencial de los servicios sanitarios, existen datos que sugieren que los pacientes con trastorno de pánico se encuentran significativamente más insatisfechos con su tratamiento médico, lo que dificulta aún más el tratamiento de sus patologías. Finalmente, sufrir más de una enfermedad crónica, a su vez, puede incrementar la vulnerabilidad a padecer los ataques de pánico en situaciones de estrés (por ejemplo, la necesidad de realizar pruebas médicas invasivas o tratamientos agresivos), lo que empeora el pronóstico a largo plazo.

Trastornos psiquiátricos

La comorbilidad del trastorno de pánico con otros trastornos mentales es muy elevada: se considera que se presentan otras patologías psiquiátricas en hasta el 90 % de las personas que lo padecen.

La relación bidireccional entre el trastorno de pánico y la agorafobia ha sido durante muchos años objeto de debate debido a la elevada comorbilidad entre estos dos trastornos y cierto grado de solapamiento en su presentación clínica. Hoy en día, como demuestran las últimas ediciones de las clasificaciones nosológicas (DSM-5, DSM-5-TR y CIE-11), existe un consenso internacional sobre la existencia de la agorafobia como entidad independiente del trastorno de pánico. Los datos epidemiológicos varían según los estudios (y los criterios clínicos aplicados), aunque se estima que al menos un 25 % de los pacientes con trastorno de pánico presenta cuadro clínico de agorafobia comórbida.

Las personas con trastorno de pánico y agorafobia concurrentes presentan mayor gravedad de los síntomas de pánico, índices de remisión más bajos, peor funcionalidad y un mayor riesgo de desarrollar otros trastornos mentales comórbidos. La tendencia de los individuos con trastorno de pánico a establecer una relación causal entre los ataques de pánico y las situaciones concretas en las que han tenido lugar (por ejemplo, durante un viaje en autobús) es uno de los mecanismos de la base de esta comorbilidad. Estas situaciones se temen porque la persona cree que, si presenta un ataque de pánico, la huida puede ser difícil o la ayuda médica puede no estar disponible. Como consecuencia de estas creencias distorsionadas, desarrolla conductas evitativas, en ocasiones limitantes, para no exponerse a estas situaciones. La evitación puede ser conductual (no volver a utilizar determinados medios de transporte o evitar encontrarse en medio de multitudes o en lugares cerrados, por ejemplo) o cognitiva (pensar en elementos de distracción cuando la persona se encuentra en una situación temida, por ejemplo). En los casos más graves, el paciente puede llegar a encontrarse completamente confinado en su domicilio o consigue salir de su hogar solo en presencia de un acompañante de confianza;

también puede llegar a depender de los demás incluso para las necesidades más básicas.

En cuanto a los otros trastornos de ansiedad, se estima que hasta un tercio de los pacientes con trastorno de pánico puede presentar de forma concurrente una fobia social, un trastorno de ansiedad generalizada o un trastorno obsesivo-compulsivo. En el caso de la fobia específica y el trastorno por estrés postraumático, estas cifras serían levemente inferiores: entre aproximadamente el 2-20 % y el 2-10 %, respectivamente.

La depresión es otra comorbilidad frecuente en el trastorno de pánico. Se estima su presencia en un rango entre el 10 y el 60 % de los casos, según la muestra considerada. De estos pacientes, aproximadamente un tercio padece el cuadro depresivo antes del inicio del trastorno de pánico, mientras que los restantes dos tercios experimentan primero el trastorno de pánico. La comorbilidad de este trastorno y la depresión se refleja en una mayor gravedad de los síntomas, mayores tasas de recurrencia y cronicidad y un mayor deterioro funcional. Asimismo, este subgrupo se caracteriza por un uso más frecuente de los recursos sanitarios y presenta un incremento en el riesgo de conductas suicidas.

En cuanto al consumo de tóxicos, los individuos con trastorno de pánico presentan una mayor prevalencia de tabaquismo (aproximadamente un 40 %, según algunos autores) tanto en comparación con la población general como respecto a otros trastornos de ansiedad. Este consumo puede agravar a largo plazo los síntomas respiratorios de los ataques de pánico. De manera similar, presentan una mayor prevalencia de trastornos asociados con el consumo de alcohol, que en algunas muestras clínicas alcanzan hasta el 25 % de los pacientes. En la gran mayoría de los casos, la aparición del trastorno de pánico precede temporalmente al consumo de alcohol, que puede explicarse como respuesta desadaptativa en el intento de aliviar los síntomas agudos de los ataques de pánico. A su vez, el consumo crónico de alcohol podría inducir cambios biológicos, especialmente en cuanto a la neurotransmisión, que favorecerían la repetición de los ataques. Asimismo, se ha observado un incremento en el consumo de otras sustancias ilegales, con importantes consecuencias clínicas, ya que el consumo de drogas puede desencadenar los ataques de pánico (por ejemplo, el consumo de cocaína u otros estimulantes) y repercute negativamente sobre la gravedad de los síntomas y el pronóstico de la enfermedad.

EVALUACIÓN PSICOMÉTRICA

Existen diferentes instrumentos, en su versión adaptada al español, que pueden resultar de interés para el clínico a la hora de abordar un posible caso de trastorno de pánico. Algunos de ellos resultan más específicos para este trastorno, mientras otros se proponen como herramienta para valorar los trastornos de ansiedad en general y pueden ayudar para realizar el diagnóstico diferencial. Para elegir el instrumento más adecuado, conviene tener en cuenta varios factores: el contexto asistencial (por ejemplo, en atención primaria frente a consulta especializada de psiquiatría), el objetivo planteado (cribado, valoración de la gravedad o seguimiento evolutivo y diagnóstico diferencial, por ejemplo) o el tiempo disponible para su realización en la consulta.

Véanse algunas escalas y sus características principales (**Tabla 8.2-8**).

Cuestionario de Screening de Ansiedad

Se trata de un instrumento desarrollado por Wittchen *et al.* sobre la base del Composite International Diagnostic Interview con el objetivo de realizar un cribado de los trastornos de ansiedad. La versión española ha sido traducida por Bobes *et al.* Utiliza los criterios DSM-IV y CIE-10.

Consta de tres secciones, que incluyen un total de 15 ítems:

- **Sección I**. Motivo de acudir a la consulta. Ítem 1. Recoge información acerca de la razón principal para acudir a la consulta.
- **Sección II**. Diagnósticos. Ítems 2-7. Explora la presencia de síntomas clave de los diagnósticos de trastorno depresivo mayor, trastorno y síndrome de pánico, trastorno de ansiedad social, agorafobia, trastorno por estrés postraumático y estrés agudo y trastorno de ansiedad generalizada.
- **Sección III**. Trastorno de ansiedad generalizada. Ítems 8 a 15. Evalúa los criterios de ansiedad generalizada.

El cuestionario es autoadministrado, fácil y rápido de utilizar. La sensibilidad y especificidad para el trastorno de pánico es del 95 % y 62 %, respectivamente. Está enfocado especialmente para su uso en atención primaria.

Inventario de Ansiedad de Beck

Desarrollado por Beck a finales de los años 80, tiene como objetivo principal la valoración de la gravedad de los síntomas de ansiedad. Se compone de 21 ítems, que exploran diversos síntomas de los trastornos ansiosos, relacionados con los criterios diagnósticos del DSM-IV. Tiene especial interés en el trastorno de pánico porque incluye múltiples preguntas sobre los síntomas somáticos relacionados con la ansiedad.

Los ítems se puntúan de 1 a 3 según una escala tipo Likert, en la que 0 se interpreta como «en absoluto» y 3 corresponde a «severamente, casi no podía soportarlo». Por lo tanto, la puntuación total máxima alcanzable es de 63 puntos. Su autor

describió cuatro factores principales: subjetivo, neurofisiológico, autonómico y pánico.

El marco temporal son la última semana y el momento actual. No existen puntos de corte validados, aunque algunos autores han propuesto una puntuación de 26 como punto de corte para distinguir el trastorno de pánico. Es autoadministrado y de rápida cumplimentación; se puede utilizar como herramienta de cribado o de seguimiento (por ejemplo, para valorar cambios tras el tratamiento).

Escala de Pánico y Agorafobia de Bandelow

Se trata de una escala cuyo objetivo principal es valorar la gravedad del trastorno de pánico a través de cinco subescalas que reflejan los elementos principales del trastorno:

1. Ataques de pánico.
2. Agorafobia.
3. Ansiedad anticipatoria.
4. Discapacidad.
5. Preocupación por la salud.

La puntuación de cada ítem se establece según una escala Likert de 0 a 4 puntos. La puntuación total de cada subescala es del siguiente modo:

- Entre 0 y 12 puntos para las subescalas de ataques de pánico, agorafobia y discapacidad.
- Entre 0 y 8 puntos para las subescalas de ansiedad anticipatoria y preocupación por la salud.

La puntuación total de la escala se obtiene sumando todos los ítems, con un valor máximo de 52 puntos. No se han establecido puntos de corte. Existe tanto en versión autoaplicada como heteroaplicada; ambas incluyen los mismos ítems. El marco temporal es la semana anterior a su administración.

Cuestionario de Pánico y Agorafobia

Este cuestionario se compone de seis secciones con un total de 40 ítems:

Tabla 8.2-8. Características principales de los instrumentos psicométricos

Nombre	Tipo de administración	Patología	Objetivo	Número de ítems
Cuestionario de Screening de Ansiedad	Autoaplicada	Trastornos de ansiedad	Cribado de los trastornos de ansiedad	15
Inventario de Ansiedad de Beck	Autoaplicada	Trastornos de ansiedad	Cribado y seguimiento de los trastornos de ansiedad	21
Escala de Pánico y Agorafobia de Bandelow	Versiones autoaplicada y heteroaplicada	Trastorno de pánico	Evaluación de la gravedad de los síntomas del trastorno de pánico	13
Cuestionario de Pánico y Agorafobia	Autoaplicada	Trastorno de pánico	Evaluación de las características clínicas y la gravedad del trastorno de pánico	40
Cuestionario Abreviado de Trastorno de Pánico	Autoaplicada	Trastorno de pánico	Evaluación de las características clínicas y la gravedad del trastorno de pánico	13

- **Primera sección**. Tiene 21 ítems. Se centra en las características de los ataques de pánico y valora distintos aspectos, entre ellos, la frecuencia, la duración, los síntomas y la edad de comienzo.
- **Segunda sección**. Tres ítems. Incluye los ítems acerca del miedo a otros ataques o a sus consecuencias, basados en los criterios DSM-IV.
- **Tercera sección**. Tres ítems. Evalúa el impacto sobre el funcionamiento del sujeto en lo laboral, social y familiar.
- **Cuarta sección**. Dos ítems. Valora el grado de evitación de distintas actividades.
- **Quinta sección**. Tres ítems. Pregunta sobre los síntomas de agorafobia y sus consecuencias.
- **Sexta sección**. Ocho ítems. Incluye ítems acerca de los antecedentes familiares de trastorno de pánico o los antecedentes vitales estresantes de la persona.

La puntuación total se calcula sumando las puntuaciones de cada subescala. Es posible asimismo calcular las puntuaciones ajustadas al rango 0-4 dividiendo la puntuación de cada subescala por el número de ítems que la componen. La administración completa puede precisar más tiempo en comparación con otros instrumentos, por lo que se ha elaborado una versión abreviada.

Cuestionario Abreviado de Trastorno de Pánico

Este cuestionario se ha construido como forma abreviada del Cuestionario de Pánico y Agorafobia. Se compone de cuatro ítems, más uno adicional (ítem 1 del Cuestionario Abreviado de Trastorno de Pánico) para registrar la prevalencia anual del ataque de pánico. Los ítems se ajustan a los criterios DSM-5.

Los ítems se organizan en tres subescalas:

- Escala de Interpretaciones Catastrofistas al Pánico (rango 0-48).
- Escala de Autoeficacia ante el Pánico (rango 0-16).
- Escala de Gravedad del Pánico (rango 0-32).

TRATAMIENTO

Existen varios tratamientos farmacológicos que han demostrado su eficacia para el trastorno de pánico. Además, en los últimos años se han realizado varios estudios, especialmente metaanálisis, para analizar los efectos de los tratamientos psicoterapéuticos en este trastorno.

Farmacológico

Entre los tratamientos farmacológicos que han demostrado su eficacia para el trastorno de pánico se incluyen los antidepresivos tricíclicos, los ISRS, los inhibidores de la recaptación de serotonina y noradrenalina (IRSN), las benzodiacepinas y los inhibidores de la monoaminoxidasa. Hay evidencias de que todas estas clases de medicamentos son eficaces para reducir los síntomas de pánico, aunque los antidepresivos tricíclicos y las benzodiacepinas constituyen las categorías relacionadas con el mayor riesgo de efectos adversos. Por lo tanto, la mayor parte de las guías clínicas recomienda el uso de los ISRS como fármaco de primera elección.

A continuación, se exponen brevemente las principales características de los fármacos más utilizados en el trastorno de pánico. Debido a la frecuente comorbilidad que acompaña el trastorno de pánico, no sorprende que exista cierta superposición entre las pautas farmacológicas recomendadas para este trastorno y aquellas utilizadas en otras patologías, como los otros trastornos de ansiedad o la depresión, cuya presencia deberá considerarse para elegir el tratamiento farmacológico más indicado.

Otros factores que se han de tener en cuenta a la hora de decidir qué medicación ofrecer, aparte de las preferencias personales del paciente, son los siguientes: la edad de la persona, los antecedentes de respuesta a tratamientos previos, la probabilidad de sobredosis accidental o de autolesión deliberada por autointoxicación, la posibilidad de interacciones con la medicación concomitante y el perfil de efectos secundarios.

Antidepresivos serotoninérgicos/noradrenérgicos

Debido a su eficacia y al balance positivo en cuanto a beneficios/riesgos, los antidepresivos ISRS e IRSN se recomiendan como fármacos de primera línea para el tratamiento del trastorno de pánico en las principales líneas de las guías internacionales. Además, representan el tratamiento de primera línea de algunas de las patologías habitualmente comórbidas, como la depresión, el trastorno de ansiedad generalizada o la fobia social.

Conviene recordar que el inicio del efecto ansiolítico (y antidepresivo) de los ISRS y los IRSN tiene una latencia aproximada de 2-4 semanas (llegan incluso hasta 6 semanas). Además, durante las primeras semanas de tratamiento, los efectos adversos pueden ser más pronunciados e incluir un aumento transitorio de los síntomas de ansiedad. Para evitar que estas características conlleven el riesgo de una disminución de la adherencia terapéutica, las personas que empiezan a tomar antidepresivos deben ser adecuadamente informadas del tiempo de latencia en la aparición del efecto terapéutico, así como de los posibles efectos secundarios del tratamiento. Aunque estos fármacos han demostrado su eficacia terapéutica en monoterapia, la prescripción concomitante de benzodiacepinas durante las primeras semanas puede resultar útil para aquellos pacientes con ansiedad más grave.

En cuanto a la duración óptima del tratamiento, no existe consenso, si bien se sugiere que no sea inferior a los 6 meses. No obstante, considerando el curso habitualmente crónico del trastorno y el importante riesgo de recaída tras la retirada del tratamiento (hasta el 50 % en los primeros 6 meses), este suele mantenerse a largo plazo para muchos pacientes. Al interrumpir el tratamiento con un ISRS también puede producirse un síndrome de retirada, lo que es más frecuente con la paroxetina que con los otros ISRS. Estas reacciones son, sin embargo, mucho menos frecuentes y graves que los síndromes de retirada observados tras la interrupción abrupta del tratamiento con benzodiacepinas. Por lo tanto, las bajadas de dosis deberían ser paulatinas y condicionadas al mantenimiento de la mejoría clínica con la finalidad de alcanzar la dosis mínima en la que el individuo se encuentre relativamente libre de síntomas.

En Estados Unidos, la Administración de Alimentos y Medicamentos ha aprobado para el trastorno de pánico los ISRS fluoxetina, sertralina y paroxetina, así como el IRSN venlafaxina; en Europa, a los anteriores se suman los ISRS citalopram y escitalopram. No obstante, en la práctica clínica no es infrecuente el uso *off-label* de otros fármacos ISRS/ISRN (desvenlafaxina y duloxetina, entre otros), sobre todo si el trastorno de pánico se manifiesta en asociación con otras patologías comórbidas para las cuales estén indicados estos fármacos. Según los resultados de un reciente *network* metaanálisis, la sertralina y el escitalopram serían los ISRS más eficaces y mejor tolerados, mientras que fluvoxamina, la paroxetina y la fluoxetina, a pesar de mostrar una eficacia favorable, se asociarían a un mayor riesgo de efectos adversos. Véanse las dosis habituales de los antidepresivos más utilizados en el trastorno de pánico (Tabla 8.2-9).

Antidepresivos tricíclicos

Los antidepresivos tricíclicos fueron una de las primeras familias de medicamentos utilizados para el tratamiento de los trastornos de ansiedad. Poseen una eficacia comparable a la de los ISRS/IRSN, aunque su prescripción ha ido reduciéndose progresivamente a favor de estos últimos, principalmente debido a sus efectos secundarios. Entre las reacciones adversas, se encuentran el aumento de peso, la sequedad de boca, la visión borrosa y la somnolencia, así como otros efectos de mayor gravedad, como la retención urinaria o el riesgo de arritmias. Hoy en día se consideran como un tratamiento de segunda línea en caso de falta de respuesta ante otros fármacos. La clomipramina y la imipramina son los dos antidepresivos tricíclicos recomendados para el tratamiento del trastorno de pánico (v. Tabla 8.2-9). Para mejorar la tolerabilidad del tratamiento, se recomienda iniciarlo con dosis bajas y ajustarlas progresivamente en función de la respuesta y de la posible aparición de efectos secundarios. Los antidepresivos tricíclicos deben utilizarse con precaución en pacientes con riesgo de conducta suicidas debido a su toxicidad potencialmente mortal en caso de sobredosis.

Benzodiacepinas

Durante mucho tiempo, las benzodiacepinas han sido fármacos de referencia para el tratamiento de los trastornos de ansiedad. Aún, hoy en día, siguen siendo de las moléculas más prescritas a nivel global, a pesar de no considerarse en los protocolos clínicos como un tratamiento de primera línea para estas patologías: su uso en combinación con los antidepresivos representa la norma y no la excepción; en algunos estudios, se estima que más de la mitad de los pacientes con trastornos de ansiedad en Estados Unidos (incluyendo el trastorno de pánico) reciben dicho tratamiento.

Su efecto es rápido, pero poco duradero, con recaídas a corto plazo después de la retirada. En algunos estudios se ha evidenciado, de hecho, que la evolución clínica a largo plazo tras la retirada sería similar a la de los pacientes tratados con placebo. Al mismo tiempo, recientes metaanálisis señalan que este grupo de fármacos es el que se asocia al mayor riesgo de efectos adversos. Entre ellos, se encuentran la sedación, el incremento del tiempo de reacción y empeoramiento de los reflejos, la pérdida de equilibrio o el impacto negativo sobre las funciones cognitivas, además de los fenómenos de tolerancia y dependencia que caracterizan a estas moléculas. Por estas razones, debería prestarse especial atención en la población pediátrica y en la geriátrica, en pacientes con comorbilidades médicas (por ejemplo, patología respiratoria) y en pacientes con trastornos por consumo de sustancias. Cabe señalar que, una vez instaurado el tratamiento, su interrupción debe llevarse a cabo de forma progresiva para evitar el riesgo de un síndrome de retirada y, paralelamente, la reagudización de la sintomatología ansiosa.

Debido a estas características, su principal indicación en el trastorno de pánico es en el manejo de las crisis de pánico como ansiolítico de acción inmediata. Otra situación en la que podría resultar útil su uso es para los pacientes que necesitan un alivio sintomático de inicio rápido (por ejemplo, por la gravedad de la sintomatología o el impacto sobre el funcionamiento básico del individuo), mientras que se inician otros fármacos de acción más lenta, como los ISRS.

Otros

El antidepresivo *mirtazapina* actúa como fármaco serotoninérgico y noradrenérgico con un mecanismo de acción distinto a los ISRS/ISRN, mediado principalmente a través del antagonismo de los receptores α_2-adrenérgicos. Tiene un notable efecto ansiolítico e hipnótico, aunque puede causar mareos, excesiva somnolencia o aumento de apetito con ganancia ponderal, entre otros. Su indicación terapéutica es el tratamiento de la depresión, aunque puede resultar útil para el tratamiento del trastorno de pánico como fármaco de segunda línea para el control de la ansiedad, sobre todo

Tabla 8.2-9. Dosis recomendadas de los principales antidepresivos utilizados en el trastorno de pánico

Clase	Fármaco	Rango de dosis (mg/día)
ISRS	Fluoxetina	20-60
	Sertralina	50-200
	Paroxetina	20-60
	Citalopram	20-40
	Escitalopram	10-20
IRSN	Venlafaxina	75-300
	Duloxetina	30-60
	Desvenlafaxina	50-100
ATC	Clomipramina	100-250
	Imipramina	100-300
Otros	Mirtazapina	15-45

ATC: antidepresivos tricíclicos; IRSN: inhibidores de la recaptación de serotonina y noradrenalina; ISRS: inhibidores selectivos de recaptación de serotonina.

en aquellos pacientes que presentan insomnio y pueden beneficiarse de su efecto hipnótico. Es posible asociarla a otros antidepresivos ISRS/ISRN como coadyuvante para controlar el incremento de los síntomas ansiosos que puede darse en las fases iniciales del tratamiento. Algunos ensayos, aunque con muestras pequeñas y ciertas limitaciones metodológicas, han observado tasas de respuesta similares a determinados fármacos de primera línea, como la fluoxetina o la paroxetina.

La *pregabalina* es otro fármaco que puede utilizarse en los trastornos de ansiedad, aunque carece de la aprobación específica para el trastorno de pánico. A nivel farmacológico funciona como un modulador del calcio actuando sobre la subunidad alfa-2-delta del canal de calcio dependiente de voltaje y tiene un efecto ansiolítico y favorecedor del sueño. A pesar de la aparición de somnolencia y mareos como principales efectos secundarios, la pregabalina suele tolerarse bien y es eficaz como monoterapia o como complemento al tratamiento con antidepresivos. El inicio de acción es más rápido que con los antidepresivos y no está sometida a metabolismo hepático, lo que reduce el riesgo de interacciones.

Psicoterapéutico

Los estudios que analizan los efectos de los tratamientos psicoterapéuticos en el trastorno de pánico han demostrado con evidencias la utilidad de los tratamientos psicológicos para reducir la sintomatología y mejorar la calidad de vida de las personas afectadas por este trastorno. En general, los objetivos de la psicoterapia para el trastorno de pánico incluyen el proporcionar a los pacientes herramientas y técnicas para controlar los síntomas de los ataques de pánico, superar el miedo y la evitación asociados a estos desarrollando estrategias de afrontamiento eficaces, favorecer una mejor comprensión de los mecanismos cognitivos subyacentes y mejorar las relaciones interpersonales.

Existen varios tipos de psicoterapia que han demostrado su utilidad para el trastorno de pánico, cada uno con su propio enfoque teórico y práctico. En cuanto a las diferencias entre los distintos tipos de terapia, los resultados publicados en la literatura médica parecen menos concluyentes, si bien los metaanálisis más recientes apuntan a que la terapia cognitivo-conductual y la terapia psicodinámica breve ofrecen los mejores resultados y representarían, por lo tanto, las opciones de primera línea en la fase aguda del trastorno de pánico, con o sin agorafobia. La elección del tipo de psicoterapia dependerá de varios factores, y los clínicos deberían tener en cuenta las características del caso y las preferencias personales del paciente, así como la presencia de otros trastornos mentales o los rasgos de personalidad comórbidos. En general, los individuos con una edad de inicio más temprana, mayor duración del trastorno, mayor evitación agorafóbica y mayor discapacidad funcional suelen responder peor, independientemente del tipo de psicoterapia aplicada.

Terapia cognitivo-conductual

Este enfoque psicoterapéutico se considera como el tratamiento psicológico con más evidencia para los trastornos de ansiedad, sobre todo en adolescentes y adultos jóvenes. Ha sido ampliamente estudiado en el trastorno de pánico, y ha demostrado su eficacia tanto en formato grupal como en formato individual. La terapia cognitivo-conductual es una terapia limitada en el tiempo (se establece una cantidad limitada de sesiones) y orientada a objetivos, que se centra en la relación entre pensamientos, cogniciones y conductas. Se basa en los modelos cognitivo-conductuales del trastorno de pánico, que enfatizan el papel de los pensamientos y creencias negativos (por ejemplo, creer que un ataque de pánico significa que la persona va a morir o que está perdiendo el control) en el desarrollo y mantenimiento de los síntomas del trastorno.

Entre las técnicas cognitivo-conductuales más relevantes, se encuentran las siguientes:

- Reestructuración cognitiva. Implica identificar y comprender las creencias negativas del paciente sobre sus estados emocionales y otros síntomas asociados a los ataques de pánico para que pueda llevar a cabo una interpretación más benigna y racional de estas (por ejemplo, la evaluación disfuncional y catastrófica de ciertos síntomas) proporcionando una interpretación más benigna y racional de estas.
- Reeducación respiratoria y técnicas de relajación. Enseña a las personas a calmarse cuando experimentan determinados síntomas, como la hiperventilación. Reduce los síntomas físicos del pánico y evita que se intensifiquen. Además, estas técnicas permiten mejorar la percepción de control del paciente durante las crisis.
- Exposición interoceptiva. Consiste en inducir en el sujeto las sensaciones corporales de las crisis de pánico (por ejemplo, taquicardia y disnea) con el objetivo de desarrollar la tolerancia y reducir la angustia asociada a estos síntomas.
- Exposición en vivo. Se expone progresivamente al paciente a situaciones generadoras de ansiedad, que suelen ser temidas y evitadas, como viajar en tren o coger el ascensor.

Aparte de la mejoría en cuanto a los síntomas de los ataques de pánico y la calidad de vida del paciente, la terapia cognitivo-conductual puede resultar de especial interés a la hora de abordar otras enfermedades comórbidas (por ejemplo, otros trastornos de ansiedad o trastornos afectivos).

Terapia psicodinámica

Las terapias de orientación psicodinámica representan otro tipo de enfoque psicoterapéutico para el trastorno de pánico. En los últimos años, los estudios se han centrado principalmente en el modelo de la psicoterapia psicodinámica centrada en el pánico (*panic-focused psychodynamic psychotherapy*). Este modelo de tratamiento se basa en conceptos psicoanalíticos clásicos, como la existencia y la centralidad del inconsciente, la relación de los mecanismos de defensa y los deseos conflictivos con la formación de los síntomas y la importancia de los fenómenos de transferencia. En el caso del trastorno de pánico, se fundamenta en la teoría de que estos ataques surgen de conflictos intrapsíquicos e interpersonales subyacentes, que conllevan para la persona un significado emocional específico, así como de las dificultades para separarse de figuras de apego importantes.

Se trata de una intervención manualizada que se desarrolla en 24 sesiones (dos por semana) repartidas en tres fases:

- **Primera fase**:
  - El trabajo se centra en explorar las características de los síntomas de pánico y en identificar su significado.
  - Teniendo en cuenta la historia evolutiva del caso, se intenta determinar, por ejemplo, el papel de las experiencias vitales tempranas en la génesis del trastorno.
  - Su principal objetivo es el alivio de los síntomas de pánico.
- **Segunda fase**:
  - Se trabajan los conflictos subyacentes al trastorno de pánico, abordando los mecanismos de defensa que el paciente desarrollaría como estrategias para evitar enfrentarse a ellos.
  - Su finalidad es reducir la vulnerabilidad a los ataques y su recurrencia.
- **Tercera fase**:
  - Llamada *fase de terminación*.
  - Se abordan las emociones atemorizantes, como la ira y el miedo a la separación, que emergen al finalizar la relación terapéutica, y que se aprovechan para adquirir y entrenar nuevas habilidades y estrategias de afrontamiento.

A pesar de que la literatura médica disponible sobre la psicoterapia psicodinámica centrada en el pánico es aún limitada, este tipo de abordaje psicoterapéutico ha demostrado, en algunos ensayos controlados aleatorizados, resultados comparables en eficacia a diversas formas de psicoterapia cognitivo-conductual.

EVOLUCIÓN Y PRONÓSTICO

Debido a la semejanza entre este trastorno y diversas patologías somáticas, con frecuencia, los pacientes acuden inicialmente a los servicios de urgencias u otras consultas médicas, tanto en el ámbito de la atención primaria como en el hospitalario, y solo en un segundo tiempo consultan al psiquiatra, lo que retrasa el diagnóstico y la instauración del tratamiento más adecuado. No sorprende, por lo tanto, que inicialmente la mayor parte de los casos de trastorno de pánico no se diagnostique correctamente (hasta el 80 % de las veces, según algunos estudios realizados en atención primaria), sobre todo cuando la manifestación principal de la enfermedad es el dolor torácico.

Algunos autores señalan que esta dificultad se debería a:

- La existencia de muy pocas diferencias en la sintomatología.
- Factores de riesgo de enfermedad arterial coronaria.
- Antecedentes cardíacos en pacientes con y sin trastorno de pánico que acuden a los servicios de urgencias por dolor torácico.

En ocasiones, se precisan incluso pruebas invasivas para descartar el diagnóstico de algunas enfermedades somáti-

cas, lo que somete al paciente a los riesgos asociados con estos procedimientos e incrementa los gastos sanitarios. No obstante, debido a la búsqueda de ayuda médica por parte de los pacientes con trastorno de pánico, se estima que la duración de la enfermedad no tratada es significativamente más breve respecto a otros trastornos de ansiedad (por ejemplo, el trastorno obsesivo-compulsivo). Según los hallazgos reportados por algunos autores, la gravedad de los ataques de pánico no se correlacionaría con el tiempo transcurrido entre el debut del cuadro y la realización del diagnóstico.

> **!** El trastorno de pánico suele ser crónico, aunque la evolución de la patología es muy variable. Generalmente, presenta un curso episódico, con remisiones parciales o completas de los síntomas, entre los períodos de reagudización, que pueden durar meses o años. Pueden darse casos de resolución espontánea, aunque también son posibles situaciones de sintomatología crónica con importante limitación funcional. Si el tratamiento se comienza en las fases tempranas de la enfermedad, las probabilidades de conseguir la remisión sintomatológica son más elevadas que si se aborda más adelante.

En general, se estima que cerca de un 30 % de los pacientes logra una remisión estable a largo plazo; alrededor del 50 % presenta síntomas de menor intensidad y mantiene un discreto nivel de funcionalidad, y el restante 20 % se caracterizaría por un curso continuo con síntomas significativos. Sin embargo, aproximadamente la mitad de los pacientes que responden al tratamiento farmacológico presenta recaídas en los primeros 6 meses tras la interrupción de dicho tratamiento.

Igualmente, merece la pena recordar que la remisión de los ataques de pánico no siempre conlleva una recuperación funcional plena, que resulta más difícil de alcanzar a medida que se retrasa la instauración de un tratamiento adecuado. Independientemente de la duración de la enfermedad, el tratamiento puede conducir a la desaparición de los ataques. Eso sí, en los casos de larga evolución se observa una mayor persistencia y gravedad de las conductas de evitación fóbica desarrolladas en respuesta a la exposición repetida a los síntomas de pánico. Este grupo de pacientes muestra, por lo tanto, un mayor riesgo de presentar alteraciones significativas en su funcionamiento social y ocupacional. Entre los factores que predicen una peor evolución del trastorno, se encuentran, además, la presencia de ataques de pánico de mayor intensidad y frecuencia, la comorbilidad con otros trastornos mentales (sobre todo los episodios depresivos y la agorafobia) y la existencia de un contexto social y familiar precario.

Además, el trastorno de pánico se ha relacionado con mayores tasas de conductas suicidas. Un reciente metaanálisis estima que la prevalencia de intentos de suicidio a lo largo de la vida entre los pacientes con trastorno de pánico sería aproximadamente del 17 %, dato significativamente superior al de la población general. Las conductas suicidas podrían explicarse tanto por la angustia en sí misma que experimentan los pacientes durante los ataques de pánico como por las consecuencias del trastorno a largo plazo. En cuanto a los factores sociodemográficos, se han encontrado tasas más elevadas entre las personas mayores y en las mujeres, con valores ligeramente superiores en comparación con los pacientes varones. No obstante, el factor de riesgo más

importante parece ser la comorbilidad con otros trastornos mentales, cuya presencia podría suponer un incremento de hasta el 50 % de las tasas de intentos de suicidio respecto a aquellas personas con trastorno de pánico sin otro diagnóstico concomitante.

 PUNTOS CLAVE

- El trastorno de pánico es un trastorno prevalente cuyo pico de incidencia se alcanza en torno a los 20-30 años. Es más prevalente en el sexo femenino. Debido a la semejanza entre este trastorno y diversas patologías somáticas, con frecuencia, los pacientes acuden inicialmente a los servicios de urgencias o a otras consultas médicas, lo que retrasa el diagnóstico y la instauración del tratamiento más adecuado.
- Existen múltiples evidencias que ponen de manifiesto la existencia, en el trastorno de pánico, de un componente hereditario y de unas bases neurobiológicas que implican sistemas específicos de neurotransmisión (noradrenérgico, serotoninérgico y gabaérgico). De igual modo, el condicionamiento clásico, las cogniciones catastróficas de los síntomas asociados al trastorno, la creencia de no poseer habilidades adecuadas de afrontamiento, los trastornos del apego en la infancia y la existencia de episodios vitales estresantes (pérdidas) han sido vinculados con este trastorno.
- Los ataques de pánico recurrentes representan la manifestación esencial del trastorno de pánico. En este, los ataques se caracterizan por ser impredecibles e inesperados, y surgen en ausencia de un estímulo fóbico concreto. Aunque la presencia de los ataques de pánico inesperados es imprescindible para el diagnóstico, cabe señalar que la aparición de otros episodios de ansiedad esperados no descarta el diagnóstico, ya que estos dos tipos de ataques pueden coexistir en el trastorno de pánico.
- El diagnóstico diferencial del trastorno de pánico incluye un amplio espectro de enfermedades, tanto somáticas como

psiquiátricas, capaces de producir síntomas superponibles a los que caracterizan este trastorno. Resulta imprescindible, por lo tanto, la realización de una anamnesis rigurosa y las correspondientes exploraciones complementarias. Hay que prestar especial atención a los antecedentes somáticos y psiquiátricos (personales y familiares), los tratamientos farmacológicos en curso y el uso de sustancias.
- La presencia de comorbilidad con otros trastornos psiquiátricos y enfermedades somáticas es un hecho frecuente en el trastorno de pánico y representa un factor que se ha de tener en cuenta por su impacto negativo sobre el pronóstico de la enfermedad.
- Aunque existen varios tratamientos farmacológicos que han demostrado su eficacia para el trastorno de pánico por su perfil de eficacia y seguridad, la mayor parte de las guías clínicas recomienda el uso de los ISRS como fármaco de primera elección.
- La terapia cognitivo-conductual y la terapia psicodinámica breve ofrecen los mejores resultados en el tratamiento del trastorno de pánico y representarían, por lo tanto, las opciones de primera línea en la fase aguda de este trastorno, con o sin agorafobia.
- En general, el trastorno de pánico suele ser crónico, aunque la evolución de la patología es muy variable. Generalmente, presenta un curso episódico con remisiones parciales o completas de los síntomas entre los períodos de reagudización, que pueden durar meses o años. Si el tratamiento se comienza en las fases tempranas de la enfermedad, las probabilidades de conseguir la remisión sintomatológica son más elevadas que si se pospone.

BIBLIOGRAFÍA

American Psychiatric Association. DSM-5. Manual diagnóstico y estadístico de los trastornos mentales. Madrid: Editorial Médica Panamericana; 2014.

American Psychiatric Association. Guía de Consulta de los Criterios Diagnósticos del DSM-5-TR. 5ª ed. Madrid: Editorial Médica Panamericana; 2023.

Asselmann E, Hertel J, Beesdo-Baum K, Schmidt CO, Homuth G, Nauck M et al. Interplay between COMT Val158Met, childhood adversities and sex in predicting panic pathology: findings from a general population sample. J Affect Disord. 2018;234:290-296.

Bandelow B, Brunner E, Broocks A, Beinroth D, Hajak G, Pralle L et al. The use of the Panic and Agoraphobia Scale in a clinical trial. Psychiatry Res. 1998;77(1):43-9.

Bandelow B. Current and novel psychopharmacological drugs for anxiety disorders. Adv Exp Med Biol. 2020;1191:347-365.

Beck AT, Epstein N, Brown G, Steer RA. An inventory for measuring clinical anxiety: psychometric properties. J Consult Clin Psychol. 1988;56(6):893-7.

Benke C, Alius MG, Hamm AO, Pané-Farré CA. Decreased defensive reactivity to interoceptive threat after successful exposure-based psychotherapy in patients with panic disorder. Transl Psychiatry. 2021;11(1):177.

Beutel ME, Scheurich V, Knebel A, Michal M, Wiltink J, Graf-Morgenstern M et al. Implementing panic-focused psychodynamic psychotherapy into clinical practice. Can J Psychiatry. 2013;58(6):326-34.

Bighelli I, Castellazzi M, Cipriani A, Girlanda F, Guaiana G, Koesters M et al. Antidepressants versus placebo for panic disorder in adults. Cochrane Database Syst Rev. 2018;4(4):CD010676.

Bouton ME, Mineka S, Barlow DH. A modern learning theory perspective on the etiology of panic disorder. Psychol Rev. 2001;108(1):4-32.

Caldirola D, Alciati A, Cuniberti F, Perna G. Experimental drugs for panic disorder: an updated systematic review. J Exp Pharmacol. 2021;13:441-459.

Chawla N, Anothaisintawee T, Charoenrungrueangchai K, Thaipisuttikul P, McKay GJ, Attia J et al. Drug treatment for panic disorder with or without agoraphobia: systematic review and network meta-analysis of randomised controlled trials. BMJ. 2022;376:e066084.

Cooper JE, World Health Organization. Pocket guide to ICD-10 Classification of Mental and Behavioural Disorders: with glossary and diagnostic criteria for research DCR-10. Londres: Churchill Livingstone; 1994.

De Jonge P, Roest AM, Lim CCW, Florescu SE, Bromet EJ, Stein DJ et al. Cross-national epidemiology of panic disorder and panic attacks in the world mental health surveys. Depress Anxiety. 2016;33(12):1155-77.

Deacon B, Lickel J, Abramowitz JS. Medical utilization across the anxiety disorders. J Anxiety Disord. 2008;22(2):344-50.

García-Portilla MP, Bascarán Fernández MT, Saiz P, Bobes Bascarán MT, Bousoño García M, Bobes J. Banco de Instrumentos Básicos para la Práctica de la Psiquiatría Clínica. Villanueva de la Cañada: Comunicación y Ediciones Sanitarias; 2022.

Greenslade JH, Hawkins T, Parsonage W, Cullen L. Panic disorder in patients presenting to the emergency department with chest pain: prevalence and presenting symptoms. Heart Lung Circ. 2017;26(12):1310-1316.

Imai H, Tajika A, Chen P, Pompoli A, Furukawa TA. Psychological therapies versus pharmacological interventions for panic disorder with or without agoraphobia in adults. Cochrane Database Syst Rev. 2016;10(10):CD011170.

Keefe JR, Solomonov N, Derubeis RJ, Phillips AC, Busch FN, Barber JP et al. Focus is key: Panic-focused interpretations are associated with symptomatic improvement in panic-focused psychodynamic psychotherapy. Psychother Res. 2019;29(8):1033-1044.

Klein DF. False suffocation alarms, spontaneous panics, and related conditions. An integrative hypothesis. Arch Gen Psychiatry. 1993;50(4):306-17.

Kogan CS, Stein DJ, Maj M, First MB, Emmelkamp PMG, Reed GM. The Classification of Anxiety and Fear-Related Disorders in the ICD-11. Depress Anxiety. 2016;33(12):1141-54.

Kyriakoulis P, Kyrios M. Biological and cognitive theories explaining panic disorder: a narrative review. Front Psychiatry. 2023;14:957515.

Manjunatha N, Ram D. Panic disorder in general medical practice – a narrative review. J Family Med Prim Care. 2022;11(3):861-9.

McLean CP, Asnaani A, Litz BT, Hofmann SG. Gender differences in anxiety disorders: prevalence, course of illness, comorbidity and burden of illness. J Psychiatr Res. 2011;45(8):1027-35.

Meuret AE, Kroll J, Ritz T. Panic disorder comorbidity with medical conditions and treatment implications. Annu Rev Clin Psychol. 2017;13(1):209-40.

Milrod B, Leon AC, Busch F, Rudden M, Schwalberg M, Clarkin J et al. A randomized controlled clinical trial of psychoanalytic psychotherapy for panic disorder. Am J Psychiatry. 2007;164(2):265-72.

Nillni YI, Toufexis DJ, Rohan KJ. Anxiety sensitivity, the menstrual cycle, and panic disorder: a putative neuroendocrine and psychological interaction. Clin Psychol Rev. 2011;31(7):1183-91.

Olaya B, Moneta MV, Miret M, Ayuso-Mateos JL, Haro JM. Epidemiology of panic attacks, panic disorder and the moderating role of age: results from a population-based study. J Affect Disord. 2018;241:627-33.

Organización Mundial de la Salud. Clasificación Internacional de Enfermedades. 11ª ed. (CIE-11). Ginebra: Organización Mundial de la Salud; 2022. [consulta el 30 de marzo de 2024]. Disponible en: https://www.who.int/standards/classifications/classification-of-diseases

Organización Mundial de la Salud. Clasificación de los Trastornos Mentales y del Comportamiento: descripción clínica y guía diagnóstica. 10ª ed. (CIE-10). Ginebra: Organización Mundial de la Salud; 1992.

Park SC, Kim YK. Anxiety disorders in the DSM-5: changes, controversies, and future directions. Adv Exp Med Biol. 2020;1191:187-96.

Sánchez-Arribas C, Chorot P, Valiente RM, Sandín B. Evaluación de factores cognitivos positivos y negativos relacionados con el trastorno de pánico: validación del CATP. Rev Psicopatol Psicol Clín. 2015;20(2):85-100.

Sandín B, Chorot P, Valiente RM, Sánchez-Arribas C, Santed Germán MA. Cuestionario de pánico y agorafobia (CPA): características de los ataques de pánico no clínicos. Rev Psicopatol Psicol Clín. 2004;9(2):139-161.

Svensson M, Nilsson T, Perrin S, Johansson H, Viborg G, Sandell R. Preferences for panic control treatment and panic focused psychodynamic psychotherapy for panic disorder – who chooses which and why? Psychother Res. 2021;31(5):644-55.

Vigne P, Fortes P, Dias RV, Laurito LD, Loureiro CP, De Menezes GB et al. Duration of untreated illness in a cross-diagnostic sample of obsessive-compulsive disorder, panic disorder, and social anxiety disorder. CNS Spectr. 2019;24(5):526-32.

Wittchen HU, Boyer P. Screening for anxiety disorders. Sensitivity and specificity of the Anxiety Screening Questionnaire (ASQ-15). Br J Psychiatry Suppl. 1998;(34):10-7.

Zhang Y, Wang J, Xiong X, Jian Q, Zhang L, Xiang M et al. Suicidality in patients with primary diagnosis of panic disorder: a single-rate meta-analysis and systematic review. J Affect Disord. 2022;300:27-33.

8.3 Trastorno de ansiedad generalizada

L. González Blanco y G. Paniagua Calzón

OBJETIVOS

- Conocer los aspectos epidemiológicos y etiopatogénicos del trastorno de ansiedad generalizada.
- Ser capaz de realizar un correcto diagnóstico del paciente con trastorno de ansiedad generalizada, conociendo los aspectos clínicos relevantes e identificando los criterios diagnósticos de los principales manuales de diagnóstico.
- Realizar una adecuada aproximación diagnóstica del paciente con trastorno de ansiedad generalizada, ser capaz de descartar otras posibles causas somáticas y psiquiátricas de los síntomas de presentación y hacer un adecuado diagnóstico diferencial.
- Conocer y utilizar de forma correcta las principales pruebas psicométricas disponibles para la evaluación del paciente con trastorno de ansiedad generalizada.
- Conocer el adecuado abordaje terapéutico de un paciente con trastorno de ansiedad generalizada tanto desde el punto de vista psicofarmacológico como psicoterapéutico mediante la revisión de las principales guías clínicas.

INTRODUCCIÓN

El trastorno de ansiedad generalizada (TAG) es un trastorno mental muy común, especialmente en el ámbito de la atención primaria. Pertenece al grupo de los trastornos de ansiedad, junto con el trastorno de pánico, la agorafobia, la fobia social y la fobia específica, entre otros.

Se caracteriza por una preocupación crónica que se manifiesta durante la mayor parte de los días y que al menos persiste durante varios meses. Esta preocupación y ansiedad subjetivas pueden tener relación con diferentes temáticas, generalmente sobre múltiples episodios cotidianos relacionados con la familia, la salud, el futuro, el trabajo o la economía, pero se caracteriza por ser excesiva y de difícil control. Habitualmente se acompaña de otros síntomas somáticos e inespecíficos, como tensión muscular, irritabilidad, dificultad para mantener la concentración, trastornos del sueño e inquietud motora. Suele tener un curso crónico, y, si no se aborda adecuadamente, puede complicarse con la comorbilidad con otros trastornos mentales (como el trastorno depresivo mayor) y asociar un alto grado de discapacidad en la persona que lo padece, lo que tiene un importante impacto en el sistema sanitario.

La ansiedad es una conducta compleja de activación y una señal de alarma del organismo que cumple una función adaptativa al preparar al individuo para afrontar situaciones de peligro. No obstante, puede ser normal o patológica. Mientras que un nivel de ansiedad normal cumple esa función adaptativa al mantener alerta al individuo y mejorar el rendimiento, la ansiedad patológica es más profunda y persistente, dificulta la adaptación y provoca una alteración en la funcionalidad.

La preocupación excesiva o no realista (expectación aprensiva o ansiedad psíquica) es un aspecto nuclear que define el TAG. Para su diagnóstico, los síntomas deben causar un malestar importante o un deterioro significativo en las áreas personales, familiares, sociales, educativas, ocupacionales u otras áreas importantes del funcionamiento. Además, estos síntomas no deben ser una manifestación de otra condición de salud, y no han de obedecer a los efectos de una sustancia o medicación en el sistema nervioso central.

 La preocupación excesiva y de difícil control es un aspecto nuclear del TAG. Suele acompañarse de síntomas somáticos e inespecíficos, como tensión muscular, irritabilidad, dificultad para mantener la concentración, trastornos del sueño e inquietud motora.

EPIDEMIOLOGÍA

El TAG es uno de los trastornos de ansiedad más frecuentes en el ámbito de la atención primaria: supone el 25 % de todos los trastornos de ansiedad. Su prevalencia al año oscila entre el 3 y el 8 %, y a lo largo de la vida alcanza el 9 %.

 El TAG se diagnostica más frecuentemente en las mujeres que en los varones en una proporción 2:1.

En los estudios epidemiológicos, aproximadamente dos tercios de los pacientes con TAG son mujeres. Los varones con TAG tienen síntomas similares, pero mayor comorbilidad con los trastornos por uso de sustancias. La edad media de presentación es a los 30 años, aunque hay un rango amplio de edad. Puede comenzar en la infancia y la adolescencia, pero lo más frecuente es que aparezca en las etapas iniciales de la vida adulta, con otro pico de incidencia en la vejez, a menudo en el contexto de enfermedades físicas crónicas. En general, la edad de aparición es más tardía que la de otros trastornos de ansiedad. El inicio más temprano del trastorno se asocia a una progresión más grave. También se ha descrito una mayor prevalencia en los países con ingresos altos.

 El TAG es uno de los trastornos de ansiedad más frecuentes en el ámbito de la atención primaria. Alcanza una prevalencia a lo largo de la vida del 9 %. Es más frecuente en las mujeres y lo más común es que aparezca en la etapa adulta temprana.

ETIOPATOGENIA

La etiología exacta del TAG es desconocida, aunque se describen factores genéticos, neurofisiológicos y psicológicos que actúan de forma conjunta y contribuyen a su desarrollo.

 Entre los factores de riesgo del TAG descritos en diferentes estudios, se encuentran el sexo femenino, un bajo nivel socioeconómico, el estrés y/o la exposición a acontecimientos adversos durante la infancia (abuso sexual o físico, negligencia, determinados problemas parentales —como violencia intrafamiliar—, alcoholismo o uso de tóxicos).

Sin embargo, estos factores de riesgo no son específicos, ya que también incrementan el riesgo de otros trastornos de ansiedad o de trastornos afectivos.

Factores genéticos

Un tercio del riesgo de sufrir TAG es genético, aunque los factores genéticos son compartidos con otros trastornos de ansiedad y del estado de ánimo, sobre todo con el trastorno depresivo mayor y con los rasgos de personalidad neuróticos. Concretamente, en un estudio se observó que podía existir una relación genética entre el TAG y el trastorno depresivo mayor en las mujeres. Esta superposición puede explicarse parcialmente por las contribuciones genéticas hacia el neuroticismo. No obstante, también se ha descrito un componente genético diferenciado en el TAG.

Existen evidencias de la existencia de genes de susceptibilidad para TAG dentro de los sistemas serotoninérgico y catecolaminérgico (*5-HTT, 5HT$_{1A}$, MAO-A*), así como para el gen *BDNF*. Por otro lado, se ha señalado la importancia del trauma en etapas tempranas y los episodios estresantes recientes en interacción con determinados marcadores para el TAG, la ansiedad de rasgo y la sensibilidad a la ansiedad, concretamente *5-HTT, NPSR1, COMT, MAO-A, CRHR1, RGS2*.

Aproximadamente, el 25 % de los familiares de primer grado de los pacientes con este trastorno también están afectados. Los estudios en gemelos establecen una concordancia del 50 % en los gemelos monocigotos, y del 15 % en los dicigóticos.

 Se establece para el TAG un riesgo genético moderado, y se estima la heredabilidad en aproximadamente el 30 %.

Factores neuroquímicos, neurofisiológicos y neuroanatómicos

Se ha estudiado la implicación de diferentes sistemas de neurotransmisores, como el del ácido gamma-aminobutírico, la serotonina, la noradrenalina, y los sistemas del glutamato y de la colecistoquinina.

Las benzodiacepinas actúan aumentando la afinidad del ácido gamma-aminobutírico por su receptor, estimulando su función inhibitoria en diversas zonas cerebrales y contribuyendo al descenso de la ansiedad. En este sentido, se postula que existe una regulación a la baja de los receptores de benzodiacepinas en pacientes con TAG, especialmente en el lóbulo occipital, que contiene las concentraciones más elevadas de estos receptores, aunque también en los ganglios basales, el sistema límbico y la corteza frontal. También se ha descrito una desregulación de la densidad de los receptores periféricos de benzodiacepinas en plaquetas.

Es probable que exista una alteración en el sistema serotoninérgico, dado que la buspirona (agonista de los receptores 5HT$_{1A}$) resulta eficaz en el tratamiento de este trastorno. Por otra parte, algunas evidencias sugieren que los pacientes con TAG pueden presentar una subsensibilidad de los receptores α_2-adrenérgicos al observar un aplanamiento en la liberación de la hormona del crecimiento tras la infusión de clonidina. Esta regulación a la baja es compatible con la hiperactivación del sistema noradrenérgico, aunque no está claro si es la causa o el resultado del trastorno. Por otro lado, los estudios de neuroimagen cerebral en pacientes con TAG sí muestran resultados significativos.

 Determinados estudios de neuroimagen funcional muestran una activación incrementada del sistema límbico, concretamente de la amígdala, y una reducción de la activación de la corteza prefrontal, así como una reducción en la conectividad entre ambas regiones.

Esta activación parece atenuarse en estudios con resonancia magnética funcional con la terapia cognitiva conductual. En un estudio con tomografía por emisión de positrones, se describió un descenso del metabolismo de los ganglios basales y en la sustancia blanca en comparación con controles sanos. Otros han mostrado un aumento relativo del metabolismo de glucosa en las áreas occipital, temporal posterior derecha, giro inferior, cerebelo y giro frontal derecho.

 Se han descrito diversas alteraciones del sueño mediante electroencefalografía, como un aumento de las interrupciones del sueño total, una reducción del sueño δ, del sueño de fase 1 y fase de movimiento rápido del ojo (REM, del inglés *rapid eye movement*).

También se han objetivado alteraciones en el ritmo α y en los potenciales evocados. Estos cambios de la arquitectura del sueño son distintos a los identificados en pacientes con trastornos depresivos.

Factores psicosociales

Entre los factores psicosociales, se han descrito como inductores los acontecimientos vitales estresantes y, posiblemente, la educación infantil recibida (por ejemplo, la sobreprotección de los padres). Sin embargo, no se han identificado factores ambientales más específicos. Los factores de riesgo descritos para los trastornos de ansiedad, como el bajo nivel socioeconómico o la exposición a acontecimientos vitales durante la infancia (abuso sexual o físico, negligencia, problemas parentales con violencia intrafamiliar o alcoholismo) no son específicos de este trastorno, ya que también incrementan el riesgo de los trastornos afectivos.

De acuerdo con la escuela cognitivo-conductual, los pacientes con TAG responden a unos peligros incorrectamente percibidos. Este fenómeno se produciría por la atención selectiva a los detalles negativos del entorno y por distorsiones del procesamiento de la información. Las teorías psicodinámicas, por otro lado, proponen que el síntoma de ansiedad resulta de conflictos inconscientes no resueltos. Los rasgos de personalidad neuróticos se asocian tanto a TAG como al trastorno depresivo mayor.

 Los factores de riesgo descritos para los trastornos de ansiedad no son específicos de este trastorno, ya que también incrementan el riesgo de los trastornos afectivos.

CUADRO CLÍNICO

Las principales características del TAG son la ansiedad y la preocupación excesiva de forma mantenida junto con síntomas de tensión e inquietud motora. Asociados a la tensión muscular pueden aparecer temblores, inestabilidad, molestias musculares o dolor. Los pacientes con TAG también pueden experimentar sudoración, náuseas y diarrea.

Como se trata de un trastorno crónico, los pacientes habitualmente llevan años de evolución cuando consultan por primera vez. Además, el primer contacto suele ser con profesionales de atención primaria.

 Los síntomas de presentación del TAG rara vez son la preocupación: los pacientes consultan por síntomas físicos, como cefaleas o malestar gastrointestinal. En los niños, a menudo se manifiesta con dolor abdominal recurrente.

Es uno de los trastornos que presenta mayor comorbilidad con otros trastornos mentales (entre el 50 y el 90 %), entre ellos la fobia social, la fobia específica, el trastorno de pánico o los trastornos depresivos. Hasta un 25 % de los pacientes con TAG llega a presentar un trastorno de pánico a lo largo de la evolución.

La comorbilidad con depresión es frecuente y puede ser difícil el diagnóstico diferencial por los síntomas que se superponen (por ejemplo, fatiga e insomnio). Para diferenciarlos,

la anhedonia persistente es una característica del trastorno depresivo mayor pero no presente en TAG. No obstante, sí es frecuente que los pacientes con TAG se sientan desesperanzados y presenten un riesgo incrementado de conductas autolesivas, incluyendo los intentos autolíticos. También es frecuente que presenten episodios depresivos en su evolución, particularmente ante situaciones estresantes. A veces se presentan ambos cuadros de forma comórbida, es una presentación clínica habitual como depresión ansiosa. Entre otras comorbilidades, se encuentran aquellos trastornos relacionados con el consumo de sustancias, especialmente en los varones.

En los niños y adolescentes, las preocupaciones se centran en la calidad de su rendimiento académico o deportivo, aunque también puede haber excesivas preocupaciones por la puntualidad o por sucesos catastróficos. Estos pacientes pueden ser perfeccionistas e inseguros, propensos a buscar aprobación.

 La principal diferencia en la expresión clínica según los grupos de edad es el contenido de las preocupaciones. Los niños y adolescentes tienden a preocuparse más por la escuela y rendimiento deportivo, y las personas mayores, más preocupación por su familia y su propia salud física.

 El TAG presenta una elevada comorbilidad (entre el 50 y el 90 %) con otros trastornos mentales, especialmente con otros trastornos de ansiedad y con los trastornos depresivos.

DIAGNÓSTICO

En primer lugar, se debe diferenciar el TAG de la ansiedad no patológica. Se distinguen porque las preocupaciones asociadas al TAG son excesivas e interfieren en el funcionamiento psicosocial, mientras que las preocupaciones de la vida cotidiana no son excesivas y tienden a ser manejables. Con frecuencia, las preocupaciones asociadas al TAG no tienen desencadenantes y es más habitual que se acompañen de síntomas físicos. Los pacientes con este trastorno pueden representar un desafío diagnóstico, ya que los síntomas somáticos son más comunes que los síntomas psicológicos. Entre estos últimos, los pacientes pueden describir ansiedad y preocupación excesivas e inespecíficas, labilidad emocional, dificultad para concentrarse e insomnio.

La mayoría de los pacientes presentan quejas somáticas vagas o inespecíficas, que incluyen, entre otras, dificultad para respirar, palpitaciones, fatigabilidad, dolor de cabeza, mareos e inquietud.

La American Psychiatric Association introdujo por primera vez el diagnóstico de TAG en el DSM-III hace tres décadas. Antes, el TAG se conceptualizaba como uno de los dos componentes principales de la neurosis de ansiedad (término acuñado por Freud en 1895), junto con el trastorno de pánico. Posteriormente, la CIE-10 definió como característica esencial el padecimiento de una ansiedad generalizada y persistente que no se limita y no predomina en ninguna circunstancia ambiental en particular («angustia libre flotante»). No obstante, continúa agrupando a un número muy heterogéneo de pacientes.

Las nuevas clasificaciones diagnósticas presentan algunas diferencias en los criterios diagnósticos del TAG (**Tablas 8.3-1, 8.3-2** y **8.3-3**).

Tabla 8.3-1. Criterios diagnósticos del trastorno de ansiedad generalizada según el DSM-5-TR

- Ansiedad y preocupación excesivas (anticipación aprensiva) durante al menos 6 meses

- Dificultad para controlar la preocupación

- La ansiedad se asocia con tres (o más) de los siguientes síntomas durante los últimos 6 meses (en los niños solo se requiere 1 ítem):
  – Inquietud o sensación de estar atrapado
  – Estar fácilmente fatigado
  – Dificultad para concentrarse o quedarse con la mente en blanco
  – Tensión muscular
  – Problemas de sueño
  – Irritabilidad

- La ansiedad resulta en un malestar clínicamente significativo o deterioro en lo social, laboral u otras áreas importantes del funcionamiento

- La ansiedad no es atribuible a los efectos de una sustancia (droga o medicamento) ni a otra afección médica

- No se explica mejor por otro trastorno mental

Adaptada de: Editorial Médica Panamericana S.A. en nombre de la American Psychiatric Association. *Guía de Consulta de los Criterios Diagnósticos del DSM-5 TR,* 5ª edición. © 2023, American Psychiatric Association. Todos los derechos reservados.

Tabla 8.3-2. Criterios diagnósticos del trastorno de ansiedad generalizada según la CIE-10 (criterios de investigación) (F41.1)

- Un período de al menos 6 meses de persistente ansiedad, preocupación y aprensión sobre los acontecimientos y problemas de la vida

- Han de estar presentes por lo menos cuatro síntomas de un listado de 22 (al menos uno de ellos ha de ser del grupo de síntomas autonómicos, síntomas en el pecho y abdomen, síntomas relacionados con el estado mental o síntomas generales):
  – Síntomas autonómicos:
    ▪ Palpitaciones o ritmo cardíaco acelerado
    ▪ Sudoración
    ▪ Temblor o sacudidas
    ▪ Sequedad de boca (no debida a medicación o deshidratación)
  – Síntomas relacionados con el pecho y el abdomen :
    ▪ Dificultad para respirar
    ▪ Sensación de ahogo
    ▪ Dolor o malestar en el pecho
    ▪ Náuseas o malestar abdominal
  – Síntomas relacionados con el estado menta : l
    ▪ Sensación de mareo, inestabilidad o desvanecimiento
    ▪ Desrealización o despersonalización
    ▪ Miedo a perder el control
    ▪ Miedo a morir
  – Síntomas generales :
    ▪ Sofocos o escalofríos
    ▪ Aturdimiento o sensaciones de hormigueo
    ▪ Tensión, dolores o molestias musculares
    ▪ Inquietud e incapacidad para relajarse
    ▪ Sentimiento de estar al límite o bajo presión
    ▪ Sensación de nudo en la garganta o dificultad para tragar
  – Otros síntomas no específicos :
    ▪ Respuesta exagerada a pequeñas sorpresas o sobresaltos
    ▪ Dificultad para concentrarse a causa de la preocupación o ansiedad
    ▪ Irritabilidad persistente
    ▪ Dificultad para conciliar el sueño debido a las preocupaciones

- No se satisfacen los criterios para el diagnóstico de trastorno de pánico, ansiedad fóbica, trastorno obsesivo-compulsivo o trastorno hipocondríaco

- Criterio de exclusión: no se debe a un trastorno orgánico específico

Adaptada de: Organización Mundial de la Salud. Clasificación de los Trastornos Mentales y del Comportamiento. Guía de bolsillo de la clasificación CIE-10. Madrid: Editorial Médica Panamericana; 2000.

Tabla 8.3-3. Criterios diagnósticos del trastorno de ansiedad generalizada según CIE-11

- Se caracteriza por síntomas marcados de ansiedad que persisten durante al menos varios meses, durante más días que los que no se manifiestan, ya sea por:
  - Aprehensión general (es decir, «ansiedad de flotación libre»)
  - O preocupación excesiva centrada en múltiples acontecimientos cotidianos, con mayor frecuencia relacionados con la familia, la salud, las finanzas y la escuela o el trabajo
- Junto con síntomas adicionales: tensión muscular o inquietud motora, actividad simpática autónoma, experiencia subjetiva de nerviosismo, dificultad para mantener la concentración, irritabilidad o trastornos del sueño
- Los síntomas causan una angustia o un deterioro significativos en las áreas personales, familiares, sociales, educativas, ocupacionales u otras áreas importantes del funcionamiento
- Los síntomas no son una manifestación de otra condición de salud y no se deben a los efectos de una sustancia o medicamento en el sistema nervioso central

Adaptada de: Organización Mundial de la Salud. Clasificación Internacional de Enfermedades. 11ª ed. (CIE-11).

Existen diferencias entre las clasificaciones tanto en el número de ítems diagnósticos como en los criterios de duración del trastorno. Mientras que el DSM-5-TR plantea seis criterios, la CIE-10 plantea 22. Además, la duración es de 6 meses en el DSM-5-TR y en los criterios de investigación para la CIE-10, pero los criterios de duración en la CIE-10 para la práctica clínica son más flexibles («casi todos los días durante al menos varias semanas y generalmente varios meses»).

 La CIE-11 incluye el TAG en una nueva agrupación denominada *trastornos de ansiedad o relacionados con el miedo*, y también el trastorno de ansiedad por separación y el mutismo selectivo (como diferencia con la CIE-10).

Se caracteriza cada trastorno de ansiedad y miedo en función del foco de aprehensión, es decir, del estímulo informado por el individuo como desencadenante de su ansiedad, excitación fisiológica excesiva y respuestas de comportamiento inadaptadas. En este sentido, el TAG se caracterizaría por un temor general o preocupación que no se limita a ningún estímulo en particular. Además, tiene un conjunto más elaborado de características esenciales: la preocupación se agrega a la aprehensión general como característica fundamental del trastorno. Puede coexistir con trastornos depresivos, siempre que los síntomas estén presentes independientemente de los episodios del estado de ánimo.

Evaluación clínica y psicométrica

En la evaluación clínica inicial del paciente con TAG, se explorarían tanto los síntomas psicopatológicos como los somáticos. Se debe valorar el estrés psicosocial y los posibles desencadenantes. Al realizar la anamnesis, se debería incluir la evaluación de los antecedentes médicos y traumáticos, de los trastornos psiquiátricos previos y los antecedentes de abuso de sustancias. También se debe preguntar por el uso actual de tóxicos o alcohol para reducir la ansiedad y se ha de descartar la depresión y el riesgo suicida.

 Es importante descartar causas orgánicas del cuadro clínico ansioso mediante pruebas complementarias, como un análisis sanguíneo que incluya hormonas tiroideas, glucemia, tóxicos en orina y electrocardiograma.

Respecto a la exploración psicométrica, se han desarrollado varias escalas para evaluar la gravedad y el diagnóstico de TAG.

 La Escala del Trastorno de Ansiedad Generalizada (conocida como GAD-7 por sus siglas del inglés, *Generalized Anxiety Disorder*) ha sido validada como herramienta de diagnóstico y escala de valoración de la gravedad. Se trata de un cuestionario breve autoaplicado de siete ítems que permite realizar un cribado, así como evaluar la gravedad de los síntomas y la respuesta al tratamiento (**Tabla 8.3-4**).

Para puntuar los ítems, el paciente utiliza una escala tipo Likert de frecuencia de cuatro grados, y proporciona una puntuación que oscila entre 0 y 21 puntos. El punto de corte óptimo para diagnóstico de TAG según los autores originales es de ≥10.

Otros instrumentos de evaluación psicométrica que pueden ser utilizados para evaluar los síntomas de ansiedad incluyen la Escala de Hamilton para la Ansiedad, la Escala Breve de Ansiedad de Tyrer o la Escala de Ansiedad Clínica. De forma más específica para evaluar el TAG, se pueden utilizar la Escala de Detección del Trastorno de Ansiedad Generalizada de Carroll y Davidson, el Cuestionario de Screening de Ansiedad y el Inventario de Evaluación del TAG, ambos autoaplicados.

Biomarcadores

En las últimas décadas, la investigación se ha centrado en la identificación de biomarcadores que pudieran mejorar el diagnóstico y las estrategias de prevención en los trastornos mentales. Recientemente, el TAG ha sido objeto de grandes esfuerzos de investigación mediante la aplicación de neuroimagen, estudios genéticos y exámenes sanguíneos enfocados

Tabla 8.3-4. Escala del Trastorno de Ansiedad Generalizada (GAD-7)

Señale con qué frecuencia ha sufrido los siguientes problemas en los últimos 15 días	Nunca	Menos de la mitad de los días	Más de la mitad de los días	Casi todos los días
Se ha sentido nervioso, ansioso o muy alterado	0	1	2	3
Se ha preocupado excesivamente por diferentes cosas	0	1	2	3
No ha podido dejar de preocuparse	0	1	2	3
Ha tenido dificultad para relajarse	0	1	2	3
Se ha sentido tan intranquilo que no podía estarse quieto	0	1	2	3
Se ha irritado o enfadado con facilidad	0	1	2	3
Ha sentido miedo, como si fuera a suceder algo terrible	0	1	2	3

Adaptada de: García-Portilla MP, Bascarán MT, Saiz P, Parallada M, Bousoño M, Bobes J. Banco de instrumentos básicos para la práctica de la psiquiatría clínica. 8ª ed. Madrid: CYESAN; 2022.

en el descubrimiento de biomarcadores relacionados con la etiopatogenia y el tratamiento.

 Se han descrito algunos hallazgos en el apartado de etiopatogenia del TAG. Sin embargo, aún no se han identificado biomarcadores específicos y de utilidad para la práctica clínica.

DIAGNÓSTICO DIFERENCIAL

El diagnóstico diferencial es amplio, e incluye el trastorno de ansiedad por enfermedad (hipocondría), el trastorno obsesivo-compulsivo, el trastorno de ansiedad social (fobia social), el trastorno de pánico y/o el trastorno `pr estrés postraumático. Además, estos pacientes tienen un incremento de riesgo de otras patologías mentales (como el trastorno depresivo mayor) y de patologías físicas (asma, síndromes de dolor crónico, enfermedad pulmonar obstructiva crónica, síndrome de intestino irritable).

En los pacientes con trastorno obsesivo-compulsivo, pueden aparecer pensamientos recurrentes e imágenes que crean ansiedad y preocupación, pero se experimentan como intrusivas a irracionales. Por su parte, el trastorno de ansiedad por enfermedad o hipocondría se caracteriza por ansiedad y preocupación en relación con temas de salud sin causa médica que justifique dicha preocupación; sin embargo, la preocupación de los pacientes con TAG no estaría limitada exclusivamente a este ámbito. El trastorno de ansiedad social puede tener similitudes con el TAG, pero en los pacientes que lo sufren, la preocupación y la ansiedad se centran en la anticipación y en la experimentación de las relaciones sociales.

 El TAG comparte con la depresión mayor la preocupación, la fatiga, la rumiación del pensamiento y las alteraciones del sueño y la concentración. Sin embargo, la anhedonia persistente es característica y propia del trastorno depresivo mayor.

Por otro lado, deben descartarse causas médicas específicas que pueden causar ansiedad como efecto fisiológico (por ejemplo, a causa de un feocromocitoma), y ha de considerarse el efecto que puede estar inducido por sustancias o medicamentos (por ejemplo, el consumo elevado de cafeína). Por eso, una historia clínica y un examen físico completos se deben realizar para descartar cualquier patología médica, incluyendo el abuso de sustancias.

Cabe mencionar que existe una alta prevalencia de síntomas de TAG en pacientes con síndrome de Sjögren y en pacientes con enfermedad de Graves (hipertiroidismo): se cumplen hasta en dos terceras partes los criterios de TAG. Otras causas médicas de ansiedad con las que debe realizarse el diagnóstico diferencial son la intoxicación por cannabis, el accidente cerebrovascular, la epilepsia, etcétera (**Tabla 8.3-5**).

 Hay que tener en cuenta que aproximadamente el 35 % de los pacientes con TAG utilizan alcohol u otras drogas para reducir los síntomas de la ansiedad, lo que conlleva un incremento del riesgo de trastornos por uso de sustancias.

EVOLUCIÓN Y PRONÓSTICO

Solo un tercio de los pacientes con TAG busca tratamiento psiquiátrico, habitualmente con un retraso de 10 años desde el inicio de los síntomas. Generalmente, los pacientes consultan a otros médicos o especialistas antes. De hecho, este es uno de los trastornos de ansiedad más comunes en el ámbito de la atención primaria. Debido al retraso en la búsqueda de atención psiquiátrica y a su elevada comorbilidad, es difícil predecir su evolución clínica; no obstante,

Tabla 8.3-5. Causas médicas de ansiedad

Hipertiroidismo	Intoxicación por cafeína
Feocromocitoma	Anfetaminas y otros estimulantes
Enfermedad pulmonar obstructiva crónica	Fármacos simpaticomiméticos o vasopresores
Enfermedad cerebrovascular, accidente cerebrovascular	Abstinencia al alcohol y drogas
Epilepsia	Intoxicación por cannabis

se trata de un trastorno crónico que puede durar toda la vida.

 El TAG suele ser persistente, fluctuante, con frecuentes exacerbaciones en relación con épocas de estrés.

Los síntomas varían con el tiempo, y es habitual que la sintomatología mejore con la edad. No obstante, las tasas de remisión son muy bajas, y aproximadamente la mitad de los que consiguen la remisión sufrirán una recaída. Se calcula que un 25 % de los pacientes sufrirán un trastorno de pánico y otro porcentaje elevado, un trastorno depresivo mayor.

Entre las complicaciones más frecuentes en pacientes con TAG no tratados, destacan las siguientes:

- Consumo de alcohol y otras drogas, incluyendo el abuso de benzodiacepinas.
- Trastornos depresivos, incluso conducta suicida.
- Enfermedades psicosomáticas, como úlcera duodenal.
- Consumo de recursos sanitarios por síntomas somáticos y actitudes hipocondríacas.

TRATAMIENTO

Al igual que sucede con otros trastornos psiquiátricos, el tratamiento del TAG implica dos objetivos: una reducción de los síntomas agudos y la prevención de recaídas a largo plazo. El tratamiento de los pacientes con TAG comprende un enfoque psicofarmacológico y psicoterapéutico. Los ensayos controlados aleatorizados proporcionan una fuerte evidencia de los beneficios de ciertos tipos de farmacoterapia y/o psicoterapia.

 • Actualmente, los tratamientos de primera línea para el TAG son:
  - La terapia cognitivo-conductual (TCC).
  - La farmacoterapia con un inhibidor selectivo de la recaptación de serotonina (ISRS) o un inhibidor de la recaptación de serotonina y noradrenalina (ISRN).
  - La TCC en combinación con un ISRS o un ISRN.
• La pregabalina y la buspirona son otros fármacos con eficacia demostrada para el TAG.
• Las benzodiacepinas se consideran de segunda línea, si bien se recomienda su uso solo a corto plazo, dado el riesgo de tolerancia y dependencia.

La mayoría de las guías clínicas no recomiendan iniciar farmacoterapia y psicoterapia en combinación de forma rutinaria, ya que no existe suficiente evidencia científica que justifique su combinación. Se recomienda elegir una u otra teniendo en cuenta la gravedad y/o preferencia del paciente.

! Aunque existe controversia sobre el uso a largo plazo de las benzodiacepinas debido al potencial de mal uso y las preocupaciones sobre los efectos cognitivos adversos, estos agentes pueden utilizarse con cuidado y monitorización a largo plazo solo en pacientes seleccionados con enfermedad generalizada resistente al tratamiento.

Tratamiento psicofarmacológico

Los fármacos de elección como primera línea terapéutica para pacientes con TAG son los ISRS y los ISRN, debido a su eficacia y perfil de seguridad, y, según la guía terapéutica consultada, la pregabalina (que puede ser de primera o de segunda línea). Las benzodiacepinas deben ser opciones de segunda línea por el riesgo de tolerancia, dependencia y abuso. En pacientes pediátricos con TAG, los ISRS deben considerarse la farmacoterapia de primera línea.

 La Agencia Española de Medicamentos y Productos Sanitarios ha aprobado para su uso en pacientes con TAG el escitalopram, la paroxetina, la duloxetina, la venlafaxina y la pregabalina.

La duración del tratamiento farmacológico en este trastorno es de 6-12 meses, aunque es probable que deba mantenerse a más largo plazo por el alto riesgo de recaída tras la suspensión del tratamiento (25 % al mes de su retirada, y el 80 % al año).

Los fármacos con utilidad clínica para el TAG son los siguientes:

- **Benzodiacepinas**:
  - Alprazolam, bromacepam, diacepam y loracepam han demostrado su eficacia en el tratamiento del TAG.
  - Aproximadamente un 20-30 % de los pacientes que consumen benzodiacepinas pueden sufrir una dependencia, además de experimentar una disminución del nivel de alerta.
  - En los trastornos de ansiedad, en general, la indicación es utilizar una benzodiacepina de acción intermedia durante 2-6 semanas más un período de 1-2 semanas para reducir la dosis.
  - No deberían prescribirse indefinidamente.
  - Las benzodiacepinas de acción rápida también pueden prescribirse bajo demanda durante un período limitado, mientras otras estrategias terapéuticas vayan siendo efectivas.
- **Buspirona**:
  - Se trata de un agonista parcial de los receptores $5HT_{1A}$.
  - Existen evidencias de la eficacia de este fármaco en el 60-80 % de los pacientes con TAG, especialmente para los síntomas cognitivos.
  - A diferencia de las benzodiacepinas, no causa dependencia y es menos sedativo. Su acción terapéutica comienza tras al menos 2-3 semanas de tratamiento.
- **Pregabalina**:
  - Es un anticonvulsivante que ha demostrado eficacia en el TAG.
  - Es tan efectivo como las benzodiacepinas.
- **ISRS**:
  - Son efectivos, especialmente, en pacientes con depresión comórbida.
  - La sertralina, el escitalopram o la paroxetina son opciones más adecuadas que la fluoxetina por el riesgo de incrementar la ansiedad transitoriamente al inicio del tratamiento.

– Deben mantenerse al menos 4 semanas para determinar su eficacia.
– Una opción más razonable es comenzar el tratamiento con un ISRS más una benzodiacepina, y reducir la dosis de benzodiacepina tras 2-3 semanas.
- **ISRN**. La venlafaxina y la duloxetina se encuentran entre los fármacos de primera línea para el TAG.
- **Antidepresivos tricíclicos**. La imipramina, si bien ha demostrado eficacia en ensayos clínicos aleatorizados, se recomienda como fármaco de segunda línea por el perfil de efectos adversos y su potencial toxicidad.
- **Otros antidepresivos**. Se han realizado algunos ensayos clínicos con resultados favorables para la agomelatina y la vortioxetina.
- **Otros fármacos de utilidad terapéutica**:
  – La monoterapia con quetiapina parece eficaz para reducir los síntomas con resultados equivalentes a los antidepresivos, si bien su menor tolerabilidad hace que se considere de segunda línea o para casos resistentes.
  – Otros antipsicóticos atípicos han mostrado alguna utilidad en combinación con un tratamiento de primera línea, pero solo se recomiendan para casos refractarios.

Respecto a futuros tratamientos, aunque hay algunos ensayos controlados aleatorios recientes para nuevos agentes que incluyen neuropéptidos, kava, PH94B o fasedienol (un esteroide inhalado), agentes glutamatérgicos (como la ketamina y D-cicloserina) y cannabinoides (incluido el cannabidiol), la mayoría han mostrado resultados negativos.

Por otra parte, y en relación con otras terapias biológicas, los resultados de una reciente revisión sistemática sugieren la eficacia de la estimulación magnética transcraneal repetitiva tanto en monoterapia como en combinación con un ISRS, aunque los estudios son limitados y heterogéneos.

Tratamiento psicoterapéutico

Los ensayos controlados aleatorios han evaluado un número de técnicas psicoterapéuticas para el TAG. Entre ellas se encuentran la TCC, las terapias psicodinámicas (que abordan los conflictos subyacentes que pueden ser la fuente de la ansiedad), las terapias basadas en la atención plena (incluida la terapia de aceptación y el compromiso, que fomenta un enfoque en el presente y en valores fundamentales que trascienden los síntomas y la enfermedad) y la terapia de relajación aplicada (que enseña enfoques para inducir una relajación). Entre ellas, la que dispone de mayor evidencia es la TCC, que se considera de primera línea.

El marco de la TCC postula que los pacientes con TAG sobrestiman el nivel de peligro en su ambiente, tienen dificultad para tolerar la incertidumbre y subestiman su capacidad para hacer frente a los acontecimientos. La TCC implica una reestructuración cognitiva para ayudar a que los pacientes entiendan que su preocupación es contraproducente, una terapia de exposición para abordar las conductas de evitación y un entrenamiento de relajación.

Dado que la TCC enseña habilidades para manejar la ansiedad, sería esperable que tuviese unos efectos más duraderos que los psicofármacos (que no funcionan cuando el paciente deja de tomarlos). No obstante, faltan evidencias robustas que evalúen su superioridad frente a la farmacoterapia en un seguimiento a largo plazo.

 La psicoterapia con mayor evidencia de eficacia en TAG es la TCC, que constituye uno de los tratamientos de primera línea.

Modificaciones del estilo de vida

La experiencia clínica y los ensayos controlados aleatorizados sugieren el beneficio de la prescripción de ejercicio para la ansiedad, aunque sus efectos son modestos. Dado que el insomnio es un síntoma prominente del TAG, hay que alentar al paciente para que practique una higiene del sueño adecuada (es decir, para que mantenga un horario regular de sueño, evite la nicotina durante la noche y el consumo de alcohol, así como el uso prolongado de dispositivos o pantallas antes de la hora de dormir).

Recomendaciones de guías clínicas

La mayoría de las guías clínicas proponen iniciar TCC o psicofármacos como tratamiento de primera línea, en función de la preferencia del paciente. No existe suficiente evidencia que apoye el uso rutinario de psicoterapia y psicofármacos de forma combinada, sino que debe utilizarse esta combinación en casos de respuesta parcial o no respuesta.

Los pacientes con TAG varían en gravedad y complejidad, lo que tiene implicaciones para la respuesta al tratamiento. Por lo tanto, al realizar una evaluación diagnóstica, es importante considerar la gravedad de los síntomas, la duración, el grado de angustia, el deterioro funcional, los antecedentes personales y las comorbilidades.

La guía del National Institute for Health and Care Excellence (conocida como NICE) recomienda como paso inicial realizar psicoeducación, continuar con las intervenciones de baja intensidad (grupos psicoterapéuticos, guías de autoayuda), y, si no se produce ninguna mejoría o existe marcada afectación funcional, optar por un tratamiento farmacológico o intervenciones como TCC o terapia de relajación, en función de la preferencia del paciente. Respecto al tratamiento psicofarmacológico, se recomienda ofrecer un ISRS como primera línea (por ejemplo, sertralina), y, si este no es efectivo, otro ISRS o un ISRN. Si ninguno es bien tolerado, se puede ofrecer pregabalina. No se pueden utilizar benzodiacepinas, excepto como medida a corto plazo durante las crisis. Si el medicamento es efectivo, hay que aconsejar al paciente que continúe tomándolo al menos 1 año, ya que la probabilidad de recaída es alta. Si la respuesta es parcial, se han de combinar ambas intervenciones.

La guía de práctica clínica del Royal Australian and New Zealand College of Psychiatrists para el tratamiento de los trastornos de ansiedad recomienda seguir un enfoque pragmático y colaborativo, para lo que indica comenzar con psicoeducación y asesoramiento sobre los factores de estilo de vida (alimentación saludable, ejercicio regular y reducción del consumo de cafeína, tabaco y alcohol). Tras monitorizar la respuesta a estas intervenciones, se pueden plantear medidas más específicas, como la TCC (presencial o digital guiada mediante una aplicación o el ordenador) o un tratamiento farmacológico con ISRS (o IRSN), teniendo en cuenta la gravedad, la preferencia del paciente, la accesibilidad y el coste. Las benzodiacepinas deben evitarse como tratamiento a largo plazo.

Las guías de práctica clínica canadienses para el manejo de los trastornos de ansiedad recomiendan la TCC como primera línea de tratamiento (tradicional o guiada por ordenador), y la utilización de ISRS o IRSN para aquellos pacientes que no se han beneficiado de la TCC.

Por otro lado, la guía del Ministerio de Sanidad recomienda la TCC como uno de los tratamientos de elección por su efectividad en la reducción de los síntomas de ansiedad, preocupación y tristeza tanto a corto como a largo plazo. Estas técnicas incluyen ciertas intervenciones, como la reestructuración cognitiva y la exposición, y la relajación y desensibilización sistemática, aplicada durante 6 meses de manera individual o en grupo. Como alternativa, el tratamiento psicofarmacológico recomendado para el TAG son los antidepresivos: los ISRS de primera elección (paroxetina, sertralina o escitalopram), y los IRSN (venlafaxina de liberación prolongada) y/o antidepresivos tricíclicos (imipramina) si no hay ninguna mejoría tras 8-12 semanas de tratamiento con dos ISRS distintos. Se recomienda la utilización a corto plazo de las benzodiacepinas (bromacepam, loracepam y diacepam), no más allá de 4 semanas, y cuando sea crucial para el control rápido de los síntomas o mientras se espera la respuesta del tratamiento con antidepresivos o TCC.

Hay que tener en cuenta que una proporción significativa de los pacientes con TAG no obtienen una respuesta suficiente a la primera línea de tratamiento o continúan con síntomas residuales, con riesgo de experimentar cronicidad y reducción de la calidad de vida.

 PUNTOS CLAVE

- El TAG es un trastorno caracterizado por una preocupación de difícil control y una ansiedad persistente durante al menos 6 meses.
- Presenta una comorbilidad muy frecuente con otros trastornos de ansiedad, el trastorno depresivo mayor, el abuso de sustancias y algunas enfermedades físicas.
- Los pacientes con TAG suelen acudir inicialmente a los profesionales de atención primaria por determinados síntomas físicos, como la cefalea, la tensión muscular, los síntomas gastrointestinales, el dolor lumbar o el insomnio.
- La Escala del Trastorno de Ansiedad Generalizada es un instrumento breve de cribado, validado, que permite evaluar la gravedad de los síntomas y la respuesta al tratamiento.
- Los tratamientos de primera línea del TAG son la TCC o la farmacoterapia con un ISRS o ISRN.

BIBLIOGRAFÍA

American Psychiatric Association. Diagnostic and statistical manual of mental disorders (DSM-5). 5ª ed. Arlington: American Psychiatric Association; 2013.

Andrews G, Bell C, Boyce P, Gale C, Lampe L, Marwat O et al. Royal Australian and New Zealand College of Psychiatrists clinical practice guidelines for the treatment of panic disorder, social anxiety disorder and generalised anxiety disorder. Australian and New Zealand Journal of Psychiatry. 2018;52(12):1109-1172.

Asmundson GJ, Fetzner MG, Deboer LB, Powers MB, Otto MW, Smits JA. Let's get physical: a contemporary review of the anxiolytic effects of exercise for anxiety and its disorders. Depress Anxiety. 2013;30(4):362-73.

Baldwin DS, Waldman S, Allgulander C. Evidence-based pharmacological treatment of generalized anxiety disorder. Int J Neuropsychopharmacol. 2011;14(5):697-710.

Bandelow B, Allgulander C, Baldwin DS, Costa DLDC, Denys D, Dilbaz N et al. World Federation of Societies of Biological Psychiatry (WFSBP) guidelines for treatment of anxiety, obsessive-compulsive and posttraumatic stress disorders – Version 3. Part I: Anxiety disorders. World J Biol Psychiatry. 2022;28:1-39.

Bandelow B, Werner AM, Kopp I, Rudolf S, Wiltink J, Beutel ME. The German Guidelines for the treatment of anxiety disorders: first revision. Eur Arch Psychiatry Clin Neurosci. 2022;272(4):571-582.

Bandelow B, Zohar J, Hollander E, Kasper S, Möller HJ, Zohar J et al. World Federation of Societies of Biological Psychiatry (WFSBP) guidelines for the pharmacological treatment of anxiety, obsessive-compulsive and post-traumatic stress disorders – first revision. World J Biol Psychiatry. 2008;9(4):248-312.

Bereza BG, Machado M, Ravindran AV, Einarson TR. Evidence-based review of clinical outcomes of guideline-recommended pharmacotherapies for generalized anxiety disorder. Can J Psychiatry. 2012;57(8):470-8.

Chartrand H, Sareen J, Toews M, Bolton JM. Suicide attempts versus nonsuicidal self-injury among individuals with anxiety disorders in a nationally representative sample. Depress Anxiety. 2012;29(3):172-9.

Chen TR, Huang HC, Hsu JH, Ouyang WC, Lin KC. Pharmacological and psychological interventions for generalized anxiety disorder in adults: A network meta-analysis. J Psychiatr Res. 2019;118:73-83.

Depping AM, Komossa K, Kissling W, Leucht S. Second-generation antipsychotics for anxiety disorders. Cochrane Database Syst Rev. 2010;(12):CD008120.

Fonzo GA, Ramsawh HJ, Flagan TM, Sullivan SG, Simmons AN, Paulus MP et al. Cognitive-behavioral therapy for generalized anxiety disorder is associated with attenuation of limbic activation to threat-related facial emotions. J Affect Disord. 2014;169:76-85.

Garakani A, Murrough JW, Freire RC, Thom RP, Larkin K, Buono FD et al. Pharmacotherapy of anxiety disorders: current and emerging treatment options. Front Psychiatry. 2020;11:595584.

García-Campayo J, Zamorano E, Ruiz MA, Pardo A, Pérez-Páramo M, López-Gómez V et al. Cultural adaptation into Spanish of the generalized anxiety disorder-7 (GAD-7) scale as a screening tool. Health Qual Life Outcomes. 2010;8:8.

García-Portilla MP, Bascarán MT, Saiz P, Parallada M, Bousoño M, Bobes J. Banco de instrumentos básicos para la práctica de la psiquiatría clínica. 8ª ed. Madrid: CYESAN; 2022.

Gottschalk MG, Domschke K. Genetics of generalized anxiety disorder and related traits. Dialogues Clin Neurosci. 2017;19(2):159-168.

Grupo de Trabajo formado por profesionales sanitarios del Sistema Nacional de Salud y la Unidad de Evaluación de Tecnologías Sanitarias de la Agencia Laín Entralgo. Guía de práctica clínica para el manejo de pacientes con trastornos de ansiedad en atención primaria. Madrid: Agencia Laín

Entralgo (Unidad de Evaluación de Tecnologías Sanitarias), Ministerio de Sanidad y Consumo, Consejería de Sanidad y Consumo de la Comunidad de Madrid; 2008.

Hettema JM, Prescott CA, Myers JM, Neale MC, Kendler KS. The structure of genetic and environmental risk factors for anxiety disorders in men and women. Arch Gen Psychiatry. 2005;62(2):182-9.

Katzman MA, Bleau P, Blier P, Chokka P, Kjernisted K, Van Ameringen M et al. Canadian clinical practice guidelines for the management of anxiety, posttraumatic stress and obsessive-compulsive disorders. BMC Psychiatry. 2014;14 supl 1(supl 1):S1.

Mackenzie CS, Reynolds K, Chou KL, Pagura J, Sareen J. Prevalence and correlates of generalized anxiety disorder in a national sample of older adults. Am J Geriatr Psychiatry. 2011;19(4):305-15.

Maron E, Nutt D. Biological markers of generalized anxiety disorder. Dialogues Clin Neurosci. 2017;19(2):147-158.

Organización Mundial de la Salud. Clasificación Internacional de Enfermedades. 11ª ed. (CIE-11) [Internet]. Ginebra: Organización Mundial de la Salud; 2023 [consulta el 7 de abril de 2024]. Disponible en: https://icd.who.int/browse11/l-m/es

Organización Mundial de la Salud. Clasificación de los Trastornos Mentales y del Comportamiento. Guía de bolsillo de la clasificación CIE-10. Madrid: Editorial Médica Panamericana; 2020.

Parikh TK, Strawn JR, Walkup JT, Croarkin PE. Repetitive transcranial magnetic stimulation for generalized anxiety disorder: a systematic literature review and meta-analysis. Int J Neuropsychopharmacol. 2022;25(2):144-146.

Ramsawh HJ, Chavira DA, Stein MB. Burden of anxiety disorders in pediatric medical settings: prevalence, phenomenology, and a research agenda. Arch Pediatr Adolesc Med. 2010;164(10):965-72.

Robinson OJ, Krimsky M, Lieberman L, Allen P, Vytal K, Grillon C. Towards a mechanistic understanding of pathological anxiety: the dorsal medial prefrontal-amygdala 'aversive amplification' circuit in unmedicated generalized and social anxiety disorders. Lancet Psychiatry. 2014;1(4):294-302.

Ruiz P, editor consultor. Kaplan y Sadock. Sinopsis de psiquiatría. 11ª ed. Barcelona: Lippincott Williams & Wilkins; 2015.

Ruscio AM, Chiu WT, Roy-Byrne P, Stang PE, Stein DJ, Wittchen HU et al. Broadening the definition of generalized anxiety disorder: effects on prevalence and associations with other disorders in the National Comorbidity Survey Replication. J Anxiety Disord. 2007;21(5):662-76.

Stein DJ, Westenberg HG, Liebowitz MR. Social anxiety disorder and generalized anxiety disorder: serotonergic and dopaminergic neurocircuitry. J Clin Psychiatry. 2002;63(supl 6):12-9.

Vallejo Ruiloba J. Introducción a la psicopatología y la psiquiatría. 8ª ed. Barcelona: Elsevier; 2015.

Van der Heiden C, Methorst G, Muris P, Van Der Molen HT. Generalized anxiety disorder: clinical presentation, diagnostic features, and guidelines for clinical practice. J Clin Psychol. 2011;67(1):58-73.

Zbozinek TD, Rose RD, Wolitzky-Taylor KB, Sherbourne C, Sullivan G, Stein MB et al. Diagnostic overlap of generalized anxiety disorder and major depressive disorder in a primary care sample. Depress Anxiety. 2012;29(12):1065-71.

Trastorno obsesivo-compulsivo y otros trastornos relacionados

9

M. Subirà Coromina

OBJETIVOS

- Identificar las características clínicas del trastorno obsesivo-compulsivo (TOC) a través de la historia clínica y la exploración psicopatológica.
- Conocer las principales hipótesis neurobiológicas y mecanismos etiopatogénicos relacionados con el TOC, y analizarlos desde una perspectiva crítica.
- Conocer los tratamientos de primera elección para el TOC y plantear un algoritmo de tratamiento ante el diagnóstico de un paciente.
- Conocer las características clínicas de otros trastornos relacionados con el TOC y establecer su diagnóstico.

TRASTORNO OBSESIVO-COMPULSIVO

El significado técnico de términos como *obsesión* o *compulsión* no adquirió su verdadero desarrollo hasta el último período del siglo XIX. Anteriormente, estos términos habían sido utilizados en el lenguaje corriente para denominar actos mentales en relación con la voluntad. Krafft-Ebing acuñó, en 1867, el término *Zwangsvorstellung* para hacer referencia a los pensamientos irresistibles. A su vez, en la lengua francesa se estaban utilizando diversos términos para denominar los estados obsesivos: *manie sans délire, maladie du doute* o *folie du doute avec délire de toucher*. Como resume Berrios, a lo largo de la historia, las obsesiones atravesaron por tres estadios nosológicos: como forma de locura (monomanía), un período de transición después de la caída del concepto de monomanía, y como neurosis después de la transformación de los conceptos de psicosis y neurosis a lo largo de la segunda mitad del siglo XIX. Esta reclasificación requirió dos cambios conceptuales importantes: desde el punto de vista descriptivo, las obsesiones debieron ser definidas como no delirantes; desde el punto de vista etiológico, debieron ser consideradas como funcionales. A lo largo de la segunda mitad del siglo XX, las aproximaciones neurobiológicas a la etiología del TOC se han ido imponiendo.

Epidemiología

El TOC es uno de los trastornos mentales más frecuentes, con una prevalencia estimada a lo largo de la vida del 1-3 % en la población general. Aunque el trastorno presenta una distribución epidemiológica homogénea entre varios países y culturas, se ha descrito un efecto cultural en el contenido de los síntomas obsesivo-compulsivos.

La edad de inicio presenta una distribución bimodal, con un primer pico alrededor de los 10 años y un segundo pico durante los primeros años de la edad adulta (19-21 años). En poblaciones pediátricas, se describe de forma sólida una mayor prevalencia del trastorno en el sexo masculino, hecho que coincide con la menor edad de inicio del trastorno referida por los pacientes varones, que se iguala a la de las mujeres una vez llegados a la edad adulta. Por otro lado, el TOC se encuentra entre las 10 primeras causas de incapacidad médica a nivel mundial, por lo que supone un alto coste económico para la sanidad pública y un impacto significativo en la calidad de vida tanto de los pacientes como de sus cuidadores.

Cabe destacar que los síntomas obsesivo-compulsivos no son específicos del TOC: se observan en otras patologías psiquiátricas, e incluso en la población general, sin llegar a constituir una enfermedad. En este sentido, se ha descrito una prevalencia del 21-25 % de síntomas obsesivos en la población general.

Curso y pronóstico

El curso del trastorno en las formas de inicio infantojuvenil parece bastante positivo. Hay trabajos que han descrito una remisión prácticamente completa de los síntomas al llegar a la vida adulta en cerca de la mitad de los pacientes. De hecho, se sugiere que estas formas de la enfermedad podrían considerarse una patología del neurodesarrollo de curso relativamente benigno.

En el caso de los pacientes adultos, el curso tiende a ser crónico, con fluctuaciones en la intensidad de los síntomas. Existen también formas con un curso hacia el agravamiento progresivo. En pocas ocasiones el trastorno se presenta con un curso episódico, en cuyo caso debería tenerse en cuenta el diagnóstico diferencial con las depresiones anancásticas. Diferentes datos en muestras internacionales y nacionales han descrito tasas de remisión completa de los síntomas de alrededor del 20 %. A pesar de que aproximadamente la mitad de los pacientes presentan una mejoría de los síntomas, la tasa de resistencia al tratamiento se situaría alrededor del 30 %. Aunque la respuesta inicial a los inhibidores selectivos de la recaptación de serotonina (ISRS) ha parecido asociarse a una mejor evolución a largo plazo, y pese a que se han considerado numerosas variables epidemiológicas, perinatales, clínicas y familiares, los índices predictivos de pronóstico no resultan concluyentes.

Características clínicas

El TOC se caracteriza por la presencia de obsesiones y compulsiones. Se definen las *obsesiones* como imágenes o pensamientos intrusivos, no deseados, de contenido principalmente negativo y de carácter egodistónico. Las obsesiones causan un elevado grado de ansiedad y malestar, e interfieren en la funcionalidad global del paciente, que típicamente intenta resistirse a ellas (aunque el grado de resistencia puede variar en función de la gravedad o la evolución del trastorno). En las *fobias de impulsión*, los síntomas obsesivos adoptan forma de impulso obsesivo de contenido principalmente agresivo (miedo a causar daño a seres queridos o a uno mismo). Como ya se ha destacado antes, tampoco las fobias de impulsión son exclusivas del TOC, y pueden aparecer en trastornos depresivos o trastornos de ansiedad, por ejemplo.

Las *compulsiones* son conductas (observables o actos mentales) de carácter repetitivo que el individuo se siente impulsado a realizar en respuesta a una obsesión o de acuerdo con unas normas que deben aplicarse de manera rígida. Las compulsiones se realizan típicamente en respuesta a una obsesión con el objetivo de reducir la angustia que provoca esta o prevenir un acontecimiento temido. Sin embargo, estas compulsiones o bien no están conectadas de forma realista con el suceso temido o son claramente excesivas. En cualquier caso, las compulsiones no se hacen por placer, aunque algunos individuos experimentan un alivio de la ansiedad o la angustia.

En la mayoría de los casos, los pacientes con TOC manifiestan obsesiones y compulsiones. Solo un 20-30 % de los pacientes presentan obsesiones puras sin compulsiones. Una mención especial merecen aquellos pacientes con enlentecimiento obsesivo, en los que la lentitud puede ser consecuencia de las obsesiones y los rituales, pero podría volverse el síntoma primario.

En cualquier caso, para configurar el diagnóstico de TOC, es necesario que sus manifestaciones clínicas ocupen un tiempo significativo (habitualmente se considera > 1 hora al día) y causen un malestar significativo al paciente en varios ámbitos (**Tabla 9-1**).

Aunque la descripción habitual de los síntomas obsesivo-compulsivos incluye típicamente la presencia de obsesiones y compulsiones, estas últimas no siempre aparecen como respuesta a pensamientos o imágenes intrusas: hasta en un 65-72 % de casos aparecen precedidas o acompañadas de sensaciones o experiencias subjetivas desagradables llamadas de forma genérica *fenómenos sensoriales*. Estos fenómenos, inicialmente descritos en pacientes con síndrome de Gilles de la Tourette, incluyen sensaciones físicas de *just-right* (es decir, la necesidad de sentir que una determinada situación es suficientemente correcta o «como debe ser») y sensaciones de sentirse incompleto o de urgencia, que en el caso del TOC llevan a la realización de acciones de forma repetida (compulsiones) hasta la desaparición de esta sensación desagradable.

Tabla 9-1. Criterios diagnósticos del trastorno obsesivo-compulsivo según el sistema de clasificación DSM-5-TR

A. Presencia de obsesiones, compulsiones o ambas:
Las obsesiones se definen por:

1. Pensamientos, impulsos o imágenes recurrentes y persistentes, experimentados como intrusos o no deseados, y que en la mayoría de los sujetos causan ansiedad o malestar importante
2. El sujeto intenta ignorarlos, suprimirlos o neutralizarlos con algún otro pensamiento o acto (realizando una compulsión)

Las compulsiones se definen por:

1. Comportamientos o actos mentales repetitivos en respuesta a una obsesión o de acuerdo con reglas que ha de aplicar de manera rígida
2. Tienen el objetivo de disminuir la ansiedad o el malestar, o evitar alguna situación temida; sin embargo, no están conectados de una manera realista con los hechos destinados a neutralizar o prevenir, o bien resultan claramente excesivos

B. Las obsesiones y compulsiones requieren mucho tiempo (> 1 hora diaria) o causan malestar clínicamente significativo o deterioro en la faceta social, en la laboral o en otras áreas importantes del funcionamiento

C. Los síntomas obsesivo-compulsivos no se pueden atribuir a los efectos fisiológicos de una sustancia o a otra afección médica

D. La alteración no se explica mejor por los síntomas de otro trastorno mental

Especificar si:
• Con introspección buena o aceptable, con poca introspección o con ausencia de introspección/con creencias delirantes

Adaptada de: Editorial Médica Panamericana S.A. en nombre de la American Psychiatric Association. *Guía de Consulta de los Criterios Diagnósticos del DSM-5-TR*, 5ª edición. © 2023, American Psychiatric Association. Todos los derechos reservados.

En los pacientes con TOC, la presencia de fenómenos sensoriales se ha relacionado con la de otras características clínicas (como los síntomas de orden/simetría, el inicio precoz de los síntomas obsesivo-compulsivos, un menor *insight*, una mayor comorbilidad con tics y síndrome de Gilles de la Tourette) y se ha descrito como factor predictivo de buena respuesta al tratamiento farmacológico y conductual. De todos modos, cabe destacar que, por el momento, los fenómenos sensoriales son estudiados por un número reducido de grupos de investigación en el TOC.

La ubicación nosológica del TOC en los sistemas de clasificación diagnóstica ha sido motivo de controversia durante los últimos años. Hasta el DSM-IV-TR (año 2000), el TOC se incluía dentro del capítulo de los trastornos de ansiedad, de acuerdo con las características compartidas entre ellos. Entre los argumentos que defienden la ubicación del TOC dentro de este grupo de trastornos se encuentra la consideración de la ansiedad provocada por las obsesiones como síntoma nuclear del trastorno (a diferencia de las compulsiones, que actuarían como conducta de escape similar a las conductas evitativas y de búsqueda de seguridad que se observan en los trastornos de ansiedad), la elevada comorbilidad descrita entre el TOC y otros trastornos de ansiedad, la existencia de un patrón de agregación familiar para los dos trastornos y, finalmente, la respuesta a abordajes psicológicos similares basados principalmente en la exposición a estímulos ansiógenos. Sin embargo, en el DSM-5 (año 2013), el TOC ocupa un capítulo propio, independiente de los trastornos de ansiedad, llamado «Trastorno obsesivo-compulsivo y trastornos relacionados», que incluye, aparte del TOC, el trastorno dismórfico corporal (TDC), la tricotilomanía, el trastorno de excoriación y el trastorno de acumulación (este último como nueva categoría diagnóstica, independiente de los síntomas de acumulación asociados al TOC). Esta última propuesta de clasificación surge del modelo propuesto por Hollander y Wong en 1995, que describe el espectro obsesivo-compulsivo basándose en el continuo fenotípico de compulsividad-impulsividad. De acuerdo con este modelo, los trastornos incluidos en el espectro obsesivo-compulsivo compartirían más similitudes clínicas (de respuesta al tratamiento, neurobiológicas y genéticas) entre ellos que con los trastornos de ansiedad, a pesar de que estudios genéticos recientes ponen de manifiesto la dificultad para establecer una clara diferenciación entre estas dos aproximaciones, en parte asociada a la propia heterogeneidad del TOC.

Esta heterogeneidad sintomática del TOC es un rasgo característico del trastorno. Ya en 1869, Falret distinguía entre la *folie du doute* (locura de la duda) y el *délire du toucher* (delirio de tocar). En la práctica clínica diaria, resulta habitual ver que dos pacientes con el mismo diagnóstico de TOC refieren una sintomatología completamente diferente. Asimismo, a pesar de que se ha descrito cierta estabilidad clínica intrapaciente a lo largo del tiempo, pueden aparecer fluctuaciones tanto en la intensidad como en el contenido de las obsesiones y compulsiones a lo largo de la evolución del trastorno.

Esta heterogeneidad clínica tiene un impacto significativo en el planteamiento de la investigación en el TOC, de modo que se ha sugerido que diferentes expresiones del trastorno podrían reflejar diferencias también a nivel etiopatogénico. Así, durante los últimos años, se ha puesto en relieve el papel de esta variabilidad clínica en la inconsistencia de algunos de los correlatos neurobiológicos descritos para el trastorno y la necesidad de definir subgrupos de pacientes más homogéneos a nivel clínico y neurobiológico.

El modelo multidimensional propuesto por Mataix-Cols *et al.*, que clasifica los pacientes y sus síntomas en diferentes dimensiones clínicas en función del contenido de las obsesiones y las compulsiones, es el más extendido en la práctica diaria tanto a nivel clínico como en la investigación. Sin embargo, se ha sugerido también la posibilidad de identificar varios subtipos dentro del TOC basados en otras características clínicas y epidemiológicas. Entre estos, el TOC asociado a tics y el TOC de inicio pediátrico o precoz son los más sólidamente descritos y, juntamente con el trastorno pediátrico neuropsiquiátrico autoinmunitario asociado a estreptococo (conocido como PANDAS, por las siglas de *pediatric autoimmune neuropsychiatric disorders associated with streptococcus* [trastorno neuropsiquiátrico en niños, de etiología autoinmunitaria, asociado a infecciones por estreptococo betahemolítico del grupo A]), fueron propuestos para su inclusión en el DSM-5 como *especificadores* del diagnóstico de TOC, aunque finalmente solo el primero fue incluido junto al nivel de *insight* en la versión definitiva.

Además, otras características clínicas, como la existencia de fenómenos sensoriales asociados a las compulsiones, la presencia de antecedentes familiares o de acontecimientos vitales estresantes asociados al inicio del trastorno, o la clasificación de las obsesiones en autógenas y reactivas según la propuesta de Lee y Kwon, han contribuido a definir patrones clínicos más o menos homogéneos, aunque el estudio de sus correlatos neurobiológicos ha recibido una menor atención.

Se considera un **modelo multidimensional**. Desde la primera propuesta planteada por Baer en la que se describían tres factores para clasificar los síntomas obsesivo-compulsivos (orden/simetría, contaminación/limpieza, obsesiones puras), se han publicado varios análisis factoriales que han sugerido, mayoritariamente, entre tres y cinco factores o dimensiones clínicas que explicarían hasta el 70 % de la variancia clínica. El metaanálisis posterior presentado por Bloch *et al.* en 2008, que incluyó 21 análisis factoriales y 5.124 participantes (de los cuales cuatro estudios se formaron con 679 participantes niños), identificó cuatro dimensiones sintomáticas (pensamientos prohibidos, acumulación, orden/simetría, contaminación/limpieza). La diferencia entre las propuestas de cuatro y las de cinco factores se encuentra principalmente en la clasificación de los síntomas correspondientes al factor o dimensión *pensamientos prohibidos u obsesiones puras*. Esta dimensión incluiría las obsesiones de contenido agresivo, pensamiento mágico, de temática sexual, religiosa o moral, y las somáticas, así como las compulsiones relacionadas, ya sean comprobaciones o conductas de evitación. En las propuestas de cinco factores, estos síntomas se repartirían en un *factor de agresividad/*

comprobación (formado por los pensamientos e imágenes intrusas de contenido agresivo y de pensamiento mágico con las compulsiones asociadas) y un *factor sexual/religioso* (con obsesiones de contenido sexual, religioso o moral y las compulsiones asociadas) (**Tabla 9-2**).

A pesar de las diferencias metodológicas existentes entre los estudios realizados (en términos de instrumentos utilizados, sistema de puntuación otorgado a cada dimensión clínica, consideración de los síntomas a lo largo de la vida o de forma transversal en el momento de la exploración, utilización de categorías definidas previamente o análisis por ítems, así como la realización de análisis factoriales exploratorios o confirmatorios), los estudios muestran resultados similares: las soluciones factoriales más consistentes son aquellas que obtienen cuatro o cinco dimensiones. De forma interesante, los estudios con muestras pediátricas y mixtas han obtenido una estructura de clasificación similar.

Por otro lado, Rosario-Campos *et al.* han postulado la necesidad de enfatizar la naturaleza dimensional del modelo basándose en la experiencia previa en estudios genéticos. Dichos estudios mostraron una mayor potencia utilizando un rango de puntuación para cada factor o dimensión clínica, desde la ausencia hasta una puntuación máxima de gravedad establecida, de modo que no sería posible fijar un punto de corte absoluto entre la puntuación en pacientes y en población general. En su propuesta, Rosario-Campos *et al.* obtienen seis factores a partir del análisis factorial de los síntomas obsesivo-compulsivos, en el que, aparte de las cinco dimensiones ya descritas previamente, se añade una dimensión denominada *miscelánea*, que incluye aquellos síntomas de contenido principalmente somático y supersticioso que no corresponden a ninguna de las dimensiones ya existentes. Igualmente, es importante remarcar que, en cualquiera de las propuestas, las dimensiones clínicas se caracterizan por no ser mutuamente excluyentes y que se han descrito como temporalmente estables, aunque los estudios de seguimiento se han realizado a un máximo de 7 años.

Se han descrito asociaciones entre las diferentes dimensiones clínicas y otras variables sociodemográficas, clínicas y genéticas, a pesar de que estas pueden considerarse, en general, poco consistentes. Por ejemplo, el sexo masculino se ha relacionado con una mayor frecuencia de síntomas de orden/simetría y sexual/religiosos; y, entre las pacientes mujeres, se ha descrito un predominio de síntomas de las dimensiones de agresividad/comprobación, acumulación y contaminación/limpieza. La dimensión clínica de contaminación/limpieza se ha relacionado con una mayor probabilidad de inicio del trastorno durante el embarazo o el posparto, lo que sugiere un componente hormonal asociado a este tipo de síntomas. Los síntomas de acumulación se han relacionado con un estilo educativo paterno caracterizado por una baja amabilidad emocional, y una mayor puntuación en la dimensión contaminación/limpieza podría predecir una mayor puntuación en varios dominios de acomodación familiar al trastorno.

Pocos estudios han evaluado la existencia de asociaciones específicas entre las diferentes dimensiones clínicas del TOC y la comorbilidad con otros trastornos psiquiátricos, y los los resultados se pueden considerar poco concluyentes. En general, la relación más aceptada es la observada entre los síntomas de orden/simetría y los tics, ya descrita en estudios de muestras de pacientes con TOC y síndrome de Gilles de la Tourette. Sin embargo, más allá de la idea general de la existencia de una mayor comorbilidad del TOC con trastornos de ansiedad y trastornos depresivos, los datos de comorbilidad entre las diferentes dimensiones clínicas y otros trastornos psiquiátricos no han resultado consistentes. Se ha sugerido también la comorbilidad del TOC con otros trastornos del espectro obsesivo-compulsivo; sin embargo, las limitaciones metodológicas derivadas, sobre todo del tamaño muestral de la mayoría de los estudios, así como la falta de generalización entre los profesionales en cuanto a la exploración de estos trastornos, probablemente dificultan la obtención de resultados más concluyentes.

Entre los factores de riesgo potenciales para el diagnóstico de TOC, los insultos perinatales se asociaron a un incremento del riesgo para la aparición de síntomas de orden/simetría y agresivos/morales, mientras que la presencia de habilidades motoras disminuidas durante la infancia o la aparición de síntomas relacionados con dudas/comprobación. Por otro lado, los pacientes con síntomas de la dimensión contaminación/limpieza se encuentran entre aquellos que más frecuentemente refirieron la presencia de algún acontecimiento vital estresante coincidiendo con el inicio del trastorno, aunque estudios posteriores no han replicado esta asociación.

El nivel de *insight*, o conciencia de trastorno, también ha mostrado diferencias entre las distintas dimensiones clínicas: es menor para los síntomas de acumulación y de contaminación/limpieza y más elevado para los de agresividad/comprobación. Sin embargo, de forma general, se ha reportado una correlación significativa entre la intensidad de los síntomas y el nivel de *insight* para cada dimensión clínica. Probablemente, en relación con este aspecto, por lo menos en parte, los síntomas de acumulación se han asociado a una peor evolución y a una mayor duración del trastorno, con una peor respuesta al tratamiento farmacológico y conduc-

Tabla 9-2. Dimensiones sintomáticas del trastorno obsesivo-compulsivo según el modelo multidimensional

Dimensión clínica	Obsesiones	Compulsiones más frecuentemente asociadas
Agresiva/daño	Preocupaciones sobre posibles daños	Comprobación
Pensamientos prohibidos	Pensamientos intrusivos sexuales o religiosos	Rituales mentales, rezos
Simetría	Preocupaciones sobre simetría	Orden, enderezo, repetición, conteo
Contaminación	Preocupaciones sobre suciedad y gérmenes	Lavado, limpieza
Acumulación	Preocupaciones sobre acumulación	Acumulación

tual. Una menor respuesta a la terapia cognitivo-conductual (TCC) se ha descrito también para los síntomas de contenido sexual/religioso y somático, mientras que los síntomas de agresividad/comprobación se han asociado a una mejor respuesta en pacientes en edad pediátrica. Contrariamente, se ha descrito una mejor respuesta al tratamiento con fármacos inhibidores de la recaptación de serotonina para los síntomas de las dimensiones de agresividad/comprobación y sexual/religiosa.

Desde el punto de vista cognitivo, se ha estudiado la relación entre las dimensiones clínicas y las creencias disfuncionales específicas. Así, los síntomas de orden/simetría se han asociado a niveles elevados de perfeccionismo e intolerancia a la incertidumbre, así como a una marcada sensación de «encontrarse incompleto», mientras que los síntomas de contenido agresivo, sexual o moral se han relacionado con puntuaciones más elevadas en la necesidad de control y la importancia de los pensamientos. Por otro lado, los síntomas relacionados con dudas/comprobaciones presentarían una asociación más marcada con las creencias disfuncionales consistentes en la sobreestimación del peligro y la hiperresponsabilidad, también presentes conjuntamente con puntuaciones elevadas en *thought-action fusion* en las creencias disfuncionales asociadas a los síntomas de contenido supersticioso o relacionados con el pensamiento mágico. Por lo tanto, es importante tener en cuenta que una misma compulsión, consistente, por ejemplo, en la realización de comprobaciones de forma repetida, puede estar inducida por motivaciones diferentes.

La dimensión de acumulación parece compartir la menor carga genética con el resto de las dimensiones clínicas. No existen datos concluyentes que asocien de forma más significativa una dimensión clínica u otra con una mayor carga familiar del trastorno, pero estudios de asociación han relacionado varios alelos con determinadas dimensiones clínicas del TOC. Por ejemplo, el alelo 2R del polimorfismo VNTR (número variable de repeticiones en tándem) del receptor D_4 de la dopamina se ha asociado con la presencia de síntomas de orden/simetría; determinados polimorfismos de nucleótido único del gen *GRIN2B*, que codifica por la subunidad NR_2 del receptor ácido N-metil-D-aspártico del glutamato y del gen *ESR1*, que codifica para el receptor estrogénico alfa, se han relacionado con los síntomas de contaminación/limpieza, y variantes en la región polimórfica del *SERTPR* se han asociado con síntomas de contenido sexual/religioso y somático. Además, variaciones genéticas en el *BDNF*, que ha mostrado niveles plasmáticos disminuidos en pacientes con TOC respecto a controles, se han asociado con la respuesta al tratamiento cognitivo-conductual en pacientes con síntomas de la dimensión de contaminación/limpieza.

En general, teniendo en cuenta los datos expuestos anteriormente, la asociación entre las dimensiones sintomáticas del TOC y otras variables sociodemográficas, clínicas, psicológicas y genéticas es relativamente poco sólida. El número variable de dimensiones clínicas en el que clasificar los síntomas obsesivo-compulsivos (derivado de las diferencias en los análisis factoriales realizados) y las diferencias en los instrumentos utilizados para valorar la gravedad de los síntomas (son pocos los que lo hacen desde una perspectiva estrictamente dimensional) contribuirían a la dificultad para establecer relaciones más consistentes. Además, la mayoría de los estudios están formados por muestras que contienen un predominio de pacientes con síntomas de las dimensiones agresividad/comprobación y contaminación/limpieza, lo que dificulta la posibilidad de describir características específicas para las dimensiones clínicas menos frecuentes. Finalmente, la aproximación dimensional a cada uno de los síntomas permite tener en cuenta toda la sintomatología presentada por los pacientes, a diferencia de los estudios que utilizan aproximaciones más categóricas para la evaluación de los síntomas (de forma dicotómica, según la presencia o ausencia de cada una de las dimensiones clínicas, o bien considerando la dimensión clínica principal), que inevitablemente menosprecian el efecto de la sintomatología no contemplada sobre los resultados obtenidos.

Etiopatogenia

A lo largo de las últimas décadas, los factores neurobiológicos y el modelo de interacción gen-ambiente, ya propuesto para la mayoría de los trastornos mentales, han ido adquiriendo una mayor relevancia en los modelos etiopatogénicos del TOC. Desde un punto de vista clínico, sin embargo, la integración de los modelos neurobiológico y cognitivo-conductual, los dos con amplio soporte empírico, permite una comprensión más amplia del trastorno.

Modelos basados en el aprendizaje y la educación

A pesar de que la base biológica del trastorno obsesivo-compulsivo resulta ampliamente sustentada desde aspectos clínicos, genéticos, inmunológicos, neurobiológicos, neuropsicológicos, de neuroimagen y de respuesta al tratamiento, no se pueden obviar variables relacionadas con la educación recibida y percibida por parte de los pacientes. Por ejemplo, desde 1976, Rachman ya relacionaba los rituales de limpieza con la presencia de un estilo educativo sobreprotector y las conductas de comprobación con padres exigentes y críticos. Asimismo, posteriormente se observó que los pacientes con TOC percibían un mayor rechazo por parte de los padres en comparación con el percibido por controles sanos. A su vez, la presencia de síntomas de acumulación se asociaba a una baja calidez emocional.

Teorías cognitivas y conductistas

Según las teorías cognitivas, serían los sesgos cognitivos presentes en los pacientes con TOC los responsables de perpetuar los síntomas obsesivos y el malestar asociado. Así, la intolerancia a la incertidumbre, la sobreestimación del riesgo, el perfeccionismo, la responsabilidad excesiva, la sobreimportancia atribuida a los pensamientos y la necesidad de controlarlos, y la fusión pensamiento-acción llevarían a una malinterpretación de los pensamientos intrusivos, que se encuentran presentes también en la población general.

Así pues, de acuerdo con una aproximación cognitivo-conductual, un pensamiento intrusivo alcanza características obsesivas cuando el individuo le confiere una elevada importancia o significado de amenaza que lo lleva a experimentar un intenso malestar y a intentar suprimir o reemplazar el pensamiento o imagen intrusa por otro más agradable, así como a llevar a cabo acciones para prevenir cualquier daño asociado al peligro experimentado. Desde esta perspectiva, las compulsiones y rituales aparecerían con el objetivo de eliminar los pensamientos obsesivos y prevenir cualquier consecuencia negativa de estos. La disminución de la ansiedad y el malestar asociados a los pensamientos obsesivos o su desaparición temporal inmediatamente después de las compulsiones actuarían como factor mantenedor tanto de las compulsiones como de las creencias desadaptativas asociadas a los pensamientos obsesivos.

Por tanto, aunque el modelo conductista no logra explicar la etiología de las obsesiones, sí parece que puede aportar una explicación sobre su mantenimiento y generalización. De hecho, la terapia de base conductista ha demostrado ser capaz de modificar los rituales, pero no los pensamientos obsesivos de forma más específica.

Modelos neurobiológicos

A continuación, se estudiarán los modelos genéticos, neuroquímicos, neuroinmunológicos y de neuroimagen.

Genética

Existe una clara evidencia de que el TOC tiene una base genética, con cifras de concordancia del 63-87 % en gemelos monocigotos. Asimismo, existe un aumento del 10-22,5 % en la ratio de TOC entre los familiares de primer grado de pacientes, en comparación con el riego existente en la población general. Sin embargo, los estudios de asociación genética (conocidos como estudios GWAS por las siglas de *genome wide association studies*) han reportado resultados poco consistentes. En general, los resultados presentados sugieren una asociación del trastorno con múltiples genes que tendrían un efecto aditivo en la probabilidad de desarrollar un TOC. En el metaanálisis realizado por Taylor en 2013, que incluyó 113 estudios, se examinaron 20 polimorfismos relacionados con la regulación de la serotonina, la dopamina, el glutamato, las catecolaminas y las neurotrofinas como el factor neurotrófico derivado del cerebro, BDNF. De estos, dos polimorfismos relacionados con la modulación de la serotonina (el transportador y el receptor *HTR2A* de la serotonina) y variantes relacionadas con la regulación catecolaminérgica (*COMT* y *MAOA*), específicamente en los varones, mostraron una asociación significativa con el trastorno. También se describió una tendencia no significativa para dos polimorfismos relacionados con la dopamina (el transportador y el receptor *DRD3* de la dopamina) y un polimorfismo relacionado con el gen que codifica para el transportador *SLC1A1* del glutamato. Contrariamente, el estudio GWAS llevado a cabo por la OCD Foundation Genetic Collaborative (IOCDF-GC), formada por más de 20 grupos de investigación en TOC, no identificó ningún polimorfismo de nucleótido único asociado al TOC con un nivel de significación *genome-wide*.

En general, los resultados obtenidos de los estudios genéticos contribuyen a la idea del TOC como trastorno etiológicamente heterogéneo, asociado al efecto aditivo de varios genes con un efecto menor. En la aproximación a la investigación en el TOC, esta perspectiva etiológica tendría repercusión, por ejemplo, en la consideración de que los estudios de asociación genética podrían no tener un poder estadístico suficiente como para detectar efectos menores, o bien en la cuestión sobre la forma más adecuada de estudiar el efecto de variables moderadoras, como los subtipos de TOC en los resultados de los estudios genéticos (por ejemplo, el TOC de inicio precoz, más prevalente en niños, o el perfil de síntomas obsesivo-compulsivos).

Neuroquímica

La hipótesis serotoninérgica fue la primera en proponerse como explicación neurobiológica a la aparición del TOC en los años 1980-1990. La respuesta clínica al tratamiento con fármacos antidepresivos de acción serotoninérgica y el agravamiento sintomático después de la administración de antagonistas serotoninérgicos en pacientes en remisión clínica fueron los principales fundamentos de esta teoría. Asimismo, la identificación de marcadores periféricos de la función serotoninérgica y la normalización de parámetros bioquímicos y neuroendocrinos después de la administración de antidepresivos serotoninérgicos apoyaron el papel de la serotonina como principal neurotransmisor implicado en el trastorno.

De todas formas, existen datos controvertidos respecto a la teoría serotoninérgica. Por ejemplo, la depleción de triptófano (que reduciría temporalmente los niveles cerebrales de serotonina) no ha parecido inducir la aparición de síntomas obsesivo-compulsivos en pacientes respondedores a ISRS, a diferencia de los síntomas depresivos, que sí empeoran. Tampoco se han descrito diferencias entre pacientes con TOC y sujetos control en los estudios de tomografía por emisión de positrones con radioligandos que se unen al transportador 5-HT o al receptor $5HT_{2A}$.

Por lo tanto, hasta la fecha, la evidencia directa de anormalidades serotoninérgicas en el TOC sigue siendo difícil de alcanzar. De hecho, existe controversia sobre si la acción serotoninérgica sería directa, o bien se produciría de forma indirecta a través de compensaciones de las alteraciones primarias en otros sistemas de neurotransmisión. En este sentido, existen diferentes propuestas sobre la relevancia de otros neurotransmisores (como la dopamina, el ácido gamma-aminobutírico y el glutamato), hormonas (como la vasopresina y la somatostatina) y aminoácidos (como la arginina en los mecanismos etiológicos del TOC).

Se ha postulado que una posible alteración en el sistema dopaminérgico mesolímbico podría dar lugar a un incremento de la dopamina que afectaría negativamente a la capacidad de supresión de la amígdala desde la corteza prefrontal, lo que favorecería la persistencia de los pensamientos intrusivos y la ansiedad. La eficacia de la potenciación del tratamiento antidepresivo con fármacos antipsicóticos podría respaldar este modelo amigdalocéntrico en la etiopatogenia del TOC.

La hipótesis glutamatérgica ha ido adquiriendo un peso específico en los últimos años, fundamentada en la relación de este neurotransmisor con mecanismos de plasticidad neuronal, y apoyada por resultados obtenidos en estudios de neuroimagen, genética y bioquímica, así como en ensayos clínicos y modelos animales. Ya en el año 2002 Nordstrom y Burton sugirieron un papel importante de la hiperactivación glutamatérgica corticolímbica en pacientes con TOC.

Neuroinmunología

La hipótesis neuroinmunológica tiene una especial relevancia etiopatogénica en un subgrupo de pacientes en los que el TOC se inicia en edad infantil. En 1998, Swedo *et al.* propusieron el término PANDAS para designar aquellos casos en los que pacientes en edad infantil o infantojuvenil presentaban un episodio o exacerbación brusca de síntomas obsesivo-compulsivos después de una infección por estreptococo betahemolítico del grupo A. Los síntomas de estos enfermos eran secundarios al daño en los ganglios basales provocado por autoanticuerpos; por lo tanto, los sujetos podían beneficiarse de tratamientos inmunológicos, como inmunoglobulinas o plasmaféresis.

Neuroimagen

Los estudios de neuroimagen estructural y funcional han apoyado la existencia de una disfunción en el sistema corticoestriatal-talamocortical (CSTC) como modelo neuroanatómico del TOC, con implicación principalmente de los ganglios basales, el tálamo y las cortezas orbitofrontal y cingulada anterior. Específicamente, el circuito CSTC consta de un bucle directo y uno indirecto. El primero, el bucle directo, se proyecta desde la corteza al estriado a través de una conexión glutamatérgica activadora, y de aquí al globo pálido interno

y la *pars reticulata* de la sustancia negra con dos proyecciones inhibitorias a través de ácido gamma-aminobutírico, de forma que el balance del bucle directo es de activación del tálamo a través de un circuito de retroalimentación positiva. Y el segundo, el bucle indirecto, activa el estriado desde la corteza, que a su vez ejerce una función inhibitoria sobre el pálido externo, de forma similar a la vía directa, pero desde aquí el circuito continúa hacia el núcleo subtalámico de forma inhibitoria, para activar después el pálido interno y confluir con la vía directa hacia la proyección inhibitoria al tálamo, y desde este de nuevo hasta la corteza. De esta forma, la existencia de tres conexiones inhibitorias en el circuito indirecto da lugar a un efecto inhibitorio neto sobre el tálamo, por lo tanto, a un circuito de retroalimentación negativa. Saxena y Rauch propusieron una hiperactivación de la vía directa en los pacientes con TOC, a diferencia de los sujetos sanos, en los que las vías directa e indirecta se equilibrarían y compensarían entre ellas. Esta hiperactivación de la vía directa daría lugar a un efecto de excitación o desinhibición del tálamo y a la aparición de conductas estereotipadas, en respuesta a estímulos interpretados como peligrosos de forma errónea, con dificultad para poderlas inhibir o sustituir por conductas más adaptativas (**Fig. 9-1**).

Los estudios de neuroimagen, así como los datos cognitivos, han apoyado la implicación de circuitos CSTC paralelos, parcialmente segregados e involucrados en procesos sensoriomotores, cognitivos, afectivos y motivacionales en el TOC. A la vez, los resultados de estos estudios sugieren el papel de otras regiones cerebrales en la etiopatogenia y las manifestaciones clínicas del TOC. Así, por ejemplo, la amígdala, como región nuclear de la ansiedad y el miedo, se ha asociado a la sintomatología obsesivo-compulsiva, aunque existe la controversia sobre si la relación entre la amígdala y

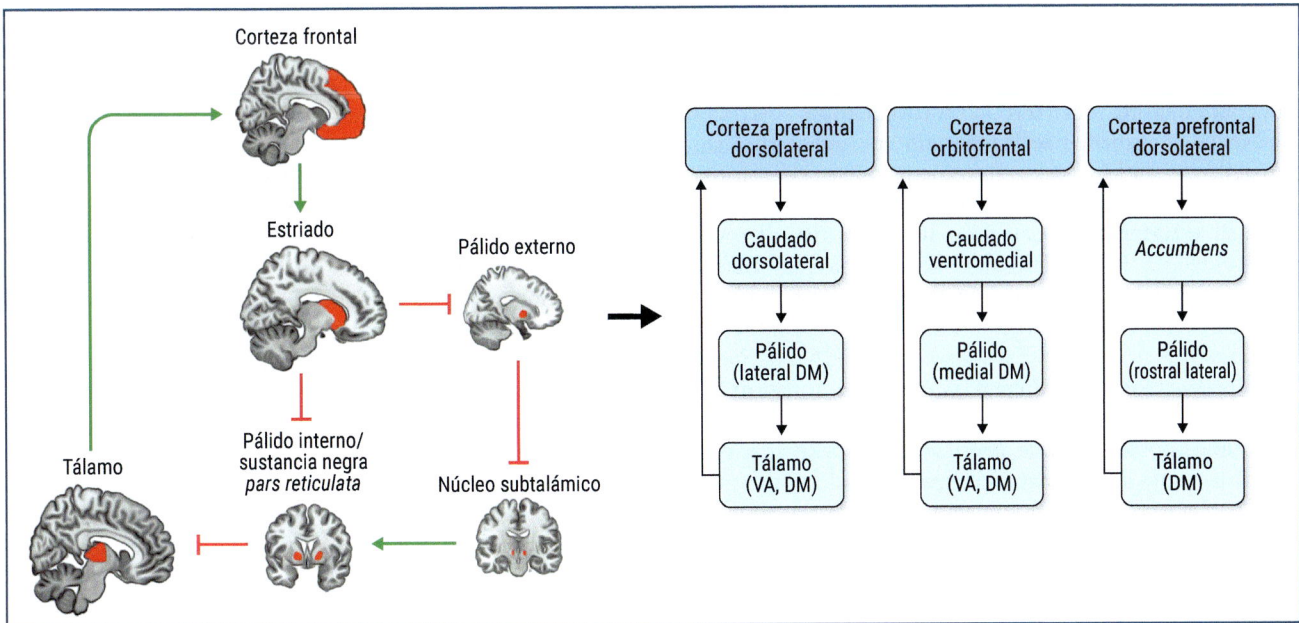

Figura 9-1. Esquema del funcionamiento del circuito corticoestriatal-talamocortical involucrado en la neurobiología del trastorno obsesivo-compulsivo. Los colores verde y rojo indican conexiones activadoras e inhibidoras, respectivamente. El circuito está formado por diferentes circuitos paralelos y parcialmente segregados, que están involucrados en procesos sensoriomotores, cognitivos, afectivos y motivacionales. DM: dorsomedial; VA: ventral anterior.

el TOC se pondría de manifiesto ante síntomas específicos del trastorno o ansiogénicos más inespecíficos. Como se ha descrito, se ha hipotetizado que un mal funcionamiento de la inhibición fisiológica sobre la amígdala en pacientes con TOC podría relacionarse con la aparición de pensamientos intrusivos y ansiedad crónica.

Estudios estructurales

Las alteraciones neuroanatómicas asociadas al TOC han sido extensamente estudiadas durante las tres últimas décadas, aunque con algunos resultados todavía contradictorios, explicados en parte por las diferencias metodológicas entre los diversos estudios. Durante los últimos años, varios trabajos de revisión y metaanálisis han intentado discernir aquellos resultados con una mayor evidencia.

Los primeros estudios de neuroimagen estructural consistieron en la comparación, entre grupos de pacientes con TOC y sujetos control, de los volúmenes de regiones de interés previamente definidas. La reducción del volumen de sustancia gris en la corteza cingulada anterior (CCA) izquierda y la corteza orbitofrontal (COF) derecha e izquierda, y el mayor volumen de sustancia gris en el tálamo bilateral en los pacientes en relación con los controles, este último asociado positivamente a la intensidad/gravedad de las obsesiones, fueron los hallazgos más consistentes. A lo largo de los últimos años, se ha impuesto el uso de la *voxel-based-morphometry* como técnica de análisis en los estudios de neuroimagen estructural. Esta técnica permite el análisis de las diferencias en el volumen de sustancia gris a lo largo de todo el cerebro y a la altura de cada vóxel de forma automática y sin necesidad de definir previamente una región de interés. Su fácil disponibilidad y relativa sencillez han favorecido la expansión de su uso. El primer metaanálisis de las alteraciones estructurales cerebrales en el TOC mostró una disminución del volumen de sustancia gris en la corteza prefrontal dorsomedial y un incremento de volumen de sustancia gris en el núcleo lenticular bilateral. El aumento de volumen en el núcleo lenticular, especialmente en el putamen, ha mostrado una correlación positiva con la gravedad del trastorno y se ha reportado como específico para los pacientes con TOC respecto a sujetos con otros trastornos de ansiedad. Contrariamente, la disminución de volumen de sustancia gris en la corteza prefrontal dorsomedial demostró no ser específica para el TOC, ya que se observó también en otros trastornos de ansiedad. Los resultados obtenidos resultaron coherentes con el modelo frontoestriatal sugerido en la neurobiología del TOC, y se descartó el efecto del tratamiento antidepresivo sobre las diferencias de volumen regional de sustancia gris observadas entre pacientes y controles.

Estudios posteriores han confirmado parcialmente estos datos. El metaanálisis multicéntrico llevado a cabo por De Wit *et al.* en 2014 reportó un menor volumen de sustancia gris en la corteza prefrontal dorsomedial y la región opercular insular bilateral, y un mayor volumen de sustancia gris en el cerebelo en pacientes con TOC respecto a sujetos control. Además, se observó una mayor preservación del volumen de sustancia gris en el putamen y una mayor disminución del volumen de sustancia gris en la corteza temporal inferior y media con la edad. Otros aumentos de volumen de sustancia

gris se han descrito en la corteza somatosensorial, en la región frontal media, en la corteza cingulada media, el culmen, el cerebelo y en la región parahipocampal. Otras regiones que han mostrado una disminución de volumen de sustancia gris en pacientes con TOC respecto a controles han sido la corteza temporal, la corteza prefrontal dorsolateral y la ínsula anterior, con extensión a la región frontal inferior.

Otros métodos basados en el *software* FreeSurfer han permitido analizar otras variables relacionadas con las características cerebrales estructurales, como el grosor cortical y la volumetría subcortical. Por ejemplo, Fuche *et al.* reportaron en 2016 una disminución significativa del grosor cortical en los pacientes con TOC en comparación con sujetos control en las cortezas frontal inferior, precentral, cingulada posterior, temporal media y parietal inferior, y una disminución del volumen del hipocampo. Por contra, no observaron aumentos ni del grosor cortical ni del volumen subcortical en los pacientes respecto a los sujetos control.

En cuanto a la sustancia blanca, una revisión sistemática reciente ha descrito alteraciones microestructurales en los circuitos frontoestriatales (sobre todo en la COF y CCA), en los tratos entre regiones frontales laterales y regiones parietales, así como anomalías microestructurales en el cuerpo calloso, con una disminución de la conectividad en el *rostrum* y una hiperconectividad en el *genu*.

Estudios funcionales

Los primeros estudios de neuroimagen funcional fueron desarrollados a partir de los años 80 del siglo XX utilizando la tomografía por emisión de positrones. Sin embargo, aproximadamente en los años 90, a partir del desarrollo de la resonancia magnética funcional (menos invasiva y con una mayor resolución temporal y espacial), se ha generalizado su uso para el estudio de la activación cerebral durante tareas experimentales concretas. Los estudios de resonancia magnética funcional se basan en el análisis de la señal BOLD (llamada así por las siglas de *blood-oxygenation level dependent signal*), que representa los cambios en el nivel de oxigenación de la sangre a lo largo del tiempo como señal indirecta de la actividad de las neuronas en una determinada región cerebral.

Uno de los primeros paradigmas utilizados en los análisis de resonancia magnética funcional es el de provocación de síntomas. A través de estímulos visuales y táctiles, se pretenden inducir los cambios en lo que se refiere a activación cerebral regional asociada a la experimentación de los síntomas obsesivo-compulsivos. Ya en el primer metaanálisis realizado con ocho estudios se observó la hiperactivación de regiones frontoestriatales ventrales y temporales, incluido el hipocampo, en pacientes con TOC respecto a controles.

Se ha reportado la hiperactivación de la amígdala durante tareas de procesamiento emocional, por ejemplo, durante una tarea de caras con contenido emocional, durante un protocolo Stroop emocional con palabras relacionadas con el TOC y durante la presentación de imágenes negativas relacionadas o no con el TOC. Además, en uno de los estudios, la hiperactividad de la amígdala correlacionó con la gravedad/intensidad de dos dimensiones clínicas específicas (agresiva/comprobación y sexual/religiosa). Dos metaanálisis recientes han resumido los resultados de estudios durante tareas de procesamiento emocional. En los dos casos, se ha reportado un incremento de actividad en la amígdala bilateral y el putamen derecho. Con menos consistencia, también se ha descrito una hiperactivación de la COF extendida hacia la CCA y la corteza prefrontal ventromedial, la corteza temporal media y la corteza occipital inferior izquierda. Contrariamente, ninguno de los dos metaanálisis reportó disminuciones significativas de la activación cerebral durante las tareas de procesamiento emocional en los pacientes con TOC.

Otros estudios de neuroimagen funcional han analizado la activación cerebral durante tareas relacionadas con funciones ejecutivas, como la memoria de trabajo, la inhibición de respuesta, el aprendizaje inverso y la planificación. La disminución de la actividad en regiones estriatales y talámicas dorsales y ventromediales ha sido la alteración funcional más relacionada con los paradigmas de inhibición de respuesta. Sin embargo, estos resultados deben ser interpretados con precaución porque los estudios existentes incluyen una gran diversidad tanto en las características clínicas de las muestras como en los protocolos de inhibición utilizados.

La flexibilidad cognitiva también ha sido estudiada con tareas de aprendizaje inverso y se ha reportado una disminución de las hipoactivaciones en la COF lateral y la corteza parietal inferior. En combinación con las alteraciones en la inhibición de respuesta y la capacidad de cambio durante una tarea, varios estudios han reportado también una alteración en la monitorización y procesamiento del error. Se ha observado un incremento en la monitorización del error (evidenciado por una mayor negatividad relacionada con el error después de respuestas incorrectas) en tareas de respuesta a conflictos, lo que corresponde a un incremento de activación en regiones dorsales de la pared medial, que se extiende desde la CCA dorsal hasta el área motora presuplementaria. Otros estudios han reportado también un incremento de la actividad en la CCA durante la monitorización del error en tareas que implican cambios, así como una hiperactivación del área motora suplementaria durante un protocolo de inhibición de respuesta. En esta línea, durante paradigmas de procesamiento de la recompensa, el procesamiento de errores de predicción de recompensas negativas hiperactiva el CCA.

Estudios recientes se han centrado en el análisis del equilibrio entre el comportamiento habitual y el dirigido a objetivos, y han demostrado un incremento en la formación de hábitos en pacientes con TOC en comparación con controles sanos, lo que se asocia con la hiperactivación del núcleo caudado.

Las redes neuronales en estado de reposo representan la actividad coordinada de regiones cerebrales distantes que supuestamente sustentan procesos cognitivos y conductuales específicos. A diferencia de las estimaciones correlacionales de la conectividad funcional, la conectividad efectiva permite describir influencias causales directas en regiones cerebrales distantes. Las relaciones causales pueden evaluarse durante el estado de reposo o en relación con el desempeño de la tarea. Los estudios de conectividad funcional en pacientes con TOC han mostrado una hiperconectividad entre el estriado ventral y la corteza prefrontal ventromedial, y entre los núcleos estriatales del circuito CSTC, aunque algunos autores sugieren que dichas alteraciones estarían mediadas por la medicación. Por otro lado, la conectividad funcional de la corteza prefrontal lateral parece hallarse disminuida en los pacientes con TOC, mientras que la COF ha mostrado un aumento de la conectividad funcional con las regiones vecinas.

Se han descrito alteraciones en la conectividad en las tres redes cerebrales principales (red por defecto, ejecutiva, atencional), y los núcleos estriatales de los circuitos CSTC parecen atraer la actividad neuronal de los circuitos cerebrales distantes.

Una aproximación complementaria a la neurobiología de los trastornos mentales es la que ofrece la espectroscopia por resonancia magnética, que permite la cuantificación *in vivo* de metabolitos específicos en regiones cerebrales determinadas. A pesar de la heterogeneidad de las muestras, el poco poder estadístico que en ocasiones muestran los estudios incluidos y las diferencias metodológicas en la técnica, se han realizado varios metaanálisis que describen una disminución de N-acetil aspartato total en la CCA, la corteza frontal (correlacionada con la gravedad/intensidad del trastorno) y el caudado, que sugiere una pérdida neuronal permanente o reversible, ya que se ha descrito la normalización de los niveles después del tratamiento con citalopram o TCC.

A pesar de disponer de datos sólidos respecto de las alteraciones estructurales y funcionales en el circuito CSTC y otras redes corticales, hasta el momento no ha sido posible integrar los resultados de las distintas técnicas de estudio en un único marco teórico. Se han sugerido diferentes factores que podrían contribuir a estas dificultades: por un lado, la propia complejidad de las funciones neuropsicológicas estudiadas o las limitaciones en la sensibilidad de detección de algunas pruebas neuropsicológicas; por otro lado, las limitaciones metodológicas asociadas a la evaluación del trastorno, como el efecto de posibles comorbilidades, un posible efecto del tratamiento psicofarmacológico o la propia heterogeneidad clínica del TOC. En este contexto, pues, la traslación de los resultados de los estudios de investigación a la práctica clínica es limitada por ahora. Ejemplos de esta limitación son la dificultad para describir de forma sólida los correlatos neurobiológicos de la heterogeneidad clínica del TOC y la falta de biomarcadores de neuroimagen de la respuesta al tratamiento.

Tratamiento

Los únicos tratamientos de primera línea establecidos para el TOC son la TCC con exposición y prevención de respuesta y los fármacos inhibidores de la recaptación de serotonina. La falta de comprensión completa sobre la neurobiología del TOC ha dificultado el desarrollo de nuevos tratamientos o la mejora de los existentes. Sin embargo, el avance en el estudio de nuevas hipótesis ha llevado a proponer varios fármacos alternativos que, aunque con resultados inicialmente prometedores, no se han incorporado todavía en las recomendaciones de tratamiento recogidas en las guías clínicas.

Fármacos antidepresivos

La observación por serendipia de que la *clomipramina* era efectiva en el tratamiento del TOC provocó el interés en el papel de la serotonina en este trastorno. La clomipramina, a diferencia de otros antidepresivos tricíclicos, es un potente inhibidor del transportador de la serotonina, mientras que la desipramina es un inhibidor predominantemente noradrenérgico, sin eficacia sobre los síntomas del TOC. Más tarde, los ISRS mostraron también mayor eficacia que la desipramina y que el placebo en la reducción de la intensidad de los síntomas obsesivos. Otros antidepresivos con menor acción serotoninérgica han demostrado ser, en general, ineficaces en el TOC. Estos datos de respuesta farmacológica contribuyeron a la hipótesis de la disfunción serotoninérgica en la fisiopatología del TOC.

Los estudios de comparación directa entre los fármacos y los metaanálisis muestran que los ISRS son igual de eficaces que la clomipramina en el TOC, por lo que, teniendo en cuenta su mejor perfil de tolerabilidad, se han establecido como el tratamiento farmacológico de elección. Sin embargo, algunos estudios comparativos globales sí sugieren que la clomipramina podría ser levemente más eficaz que los ISRS, y algunos datos muestran que la clomipramina intravenosa podría ser eficaz en aquellos casos de TOC refractario. Los ISRS son fármacos generalmente bien tolerados, aunque algunos pacientes pueden presentar inquietud, excitación, aumento de los síntomas ansiosos, insomnio o cefalea, sobre todo los primeros días del tratamiento. La instauración gradual del tratamiento acostumbra a facilitar su tolerabilidad. El bloqueo de los receptores muscarínicos, histamínicos y adrenérgicos por parte de la clomipramina es responsable de la mayoría de los efectos adversos asociados a su uso, como visión borrosa, sequedad de boca, retención urinaria, estreñimiento, hipotensión ortostática, sedación y los trastornos de la conducción cardíaca, con riesgo de arritmias graves en casos de sobredosis del fármaco. Este último es su efecto adverso más grave.

Clásicamente, se ha considerado que el efecto antiobsesivo de estos fármacos tarda 4-6 semanas en instaurarse, y que su eficacia no puede evaluarse de forma completa hasta que se han mantenido las dosis máximas tolerables durante un período no inferior a 12-16 semanas. Sin embargo, algunos estudios recientes han mostrado un beneficio significativo del tratamiento con ISRS en comparación con placebo después de 2 semanas desde el inicio de aquel. El tratamiento a largo plazo (24-52 semanas) con un ISRS, en comparación con el placebo, se ha asociado a una probabilidad significativamente menor de recaída, por lo que la recomendación es mantener la dosis máxima efectiva del fármaco por lo menos durante 12 meses. Por otro lado, la reacción al tratamiento se ha relacionado con la dosis, con mejores respuestas clínicas asociadas a dosis más altas. El trabajo de Bloch *et al.*, en 2010, puso de manifiesto que son las dosis máximas de estos fármacos serotoninérgicos las que muestran una clara acción antiobsesiva, por lo menos en adultos (fluoxetina, 60-80 mg/día; sertralina, 200 mg/día; paroxetina, 60 mg/día; fluvoxamina, 300-350 mg/día; citalopram, 60-80 mg/día; escitalopram, 30-40 mg/día, y clomipramina, 300 mg/día). Sin embargo, dosis más bajas (por ejemplo, en el caso de escitalopram) podrían ser efectivas en la prevención de recaídas. En general, no se han reportado diferencias significativas de eficacia entre diferentes fármacos ISRS con acción antiobsesiva. En el caso del escitalopram, existen algunos datos

que describen una mayor respuesta y tolerabilidad respecto a dosis bajas y medias de paroxetina.

Se ha asociado una mayor probabilidad de respuesta a ISRS con la presencia de algunas variables, como los antecedentes familiares de TOC, las obsesiones de contenido agresivo, sexual y religioso, el hipometabolismo de la COF, y el hipermetabolismo del núcleo caudado derecho. En cambio, las compulsiones de acumulación, el bajo *insight*, la comorbilidad con un episodio depresivo grave y niveles altos de discapacidad se han correlacionado con una respuesta más limitada al tratamiento con ISRS.

 La eficacia de la clomipramina en el TOC es similar o levemente superior a la de los fármacos ISRS, pero su perfil de efectos secundarios es menos favorable.

A pesar de la eficacia descrita para la clomipramina y los ISRS, aproximadamente el 25-40 % de los pacientes no responden a ninguna de estas dos modalidades de tratamiento, entendiendo como respuesta una reducción de por lo menos el 25-35 % de la puntuación de la Escala Yale-Brown para trastorno obsesivo-compulsivo (Yale-Brown Obsessive-Compulsive Scale [Y-BOCS]), y pocos pacientes experimentan una resolución completa de los síntomas, lo que ha llevado a buscar otras formas de tratamiento tanto con el objetivo de continuar incidiendo sobre la hipótesis serotoninérgica como siguiendo otras hipótesis fisiopatológicas.

Se han realizado múltiples ensayos con *agentes moduladores de la serotonina* (buspirona [agonista parcial 5HT$_{1A}$], triptófano [precursor 5-HT], ondansetrón [antagonista 5HT$_3$]), mayoritariamente en adición a los fármacos ISRS en pacientes no respondedores o con respuesta parcial, algunos con resultados iniciales alentadores, pero sin poder llegar a confirmar la eficacia de esta estrategia de potenciación en ensayos clínicos controlados posteriores. En el caso del ondansetrón, además, su discontinuación se ha asociado a un nuevo empeoramiento de los síntomas. El rango de dosis reportadas ha sido de 0,5-8 mg/día, y no se han consignado efectos adversos clínicamente significativos. Se ha sugerido que ondansetrón sería un potencial agente potenciador en pacientes para los que la toma de antipsicóticos puede resultar problemática. Sin embargo, son necesarios estudios más amplios para confirmar estos hallazgos, establecer tanto su eficacia como su seguridad a largo plazo e identificar las dosis y la duración apropiadas del tratamiento.

Los fármacos antidepresivos con acción inhibidora de la recaptación de serotonina y de noradrenalina tienen poco efecto sobre la actividad adrenérgica α_1, muscarínica histaminérgica, por lo que se toleran mejor que la clomipramina. Algunos datos han mostrado la eficacia de la venlafaxina a corto plazo para el TOC, con tasas de respuesta del 30-60 % a dosis entre 150-375 mg/día y respuestas similares en la comparación directa con paroxetina. La evidencia para duloxetina es todavía menor, basada en estudios de casos clínicos. Algunos datos se han publicado respecto a milnaciprán (un fármaco inhibidor dual con indicación para el tratamiento de la fibromialgia en Francia, Canadá y Japón). Sin embargo, en general, los resultados no han sido por ahora lo suficientemente concluyentes como para considerar estos fármacos como útiles en las primeras líneas de tratamiento para el TOC.

Se ha descrito que la *agomelatina* podría tener un efecto positivo en el control de la ansiedad y restauración del ritmo circadiano en pacientes con TOC, mediados por el efecto antagonista $5HT_{2C}$ y MT_1 y MT_2, respectivamente. También de forma puntual, un estudio doble ciego mostró una respuesta significativamente mejor para la mirtazapina respecto del placebo en las puntuaciones de Y-BOCS. Sin embargo, en general, otros antidepresivos mostraron cierta utilidad como complemento de un tratamiento previamente establecido con el intento de mejorar los síntomas resistentes en casos puntuales, pero ninguno ha mostrado eficacia en estudios doble ciego.

Por otro lado, una estrategia de gestión para el TOC resistente al tratamiento puede consistir en agregar ISRS a otros medicamentos que mejoran aún más la transmisión serotoninérgica. Algunos estudios abiertos sugirieron el tratamiento combinado con clomipramina y un ISRS, como citalopram, fluoxetina o sertralina. En cualquier caso, el tratamiento como complemento añadido a la clomipramina requiere un control clínico cuidadoso. El tratamiento con altas dosis de inhibidores de la recaptación de serotonina es otra estrategia para considerar (incluidos 250-400 mg/día de sertralina y 30-50 mg/día de escitalopram). Finalmente, no hay evidencia de que cambiar de un medicamento de primera línea a otro pueda producir beneficios. Además, se informaron tasas de respuesta más bajas después de cambiar de un ISRS a otro, en comparación con el cambio de un ISRS a clomipramina. Sin embargo, en la práctica clínica es frecuente observar diferencias manifiestas de tolerabilidad entre fármacos ISRS diferentes, y no resulta raro ensayar varios de ellos antes de que el paciente pueda tolerar las dosis recomendadas del fármaco.

> **!** Aparte de los fármacos inhibidores de la recaptación de serotonina y la clomipramina en monoterapia, el único abordaje farmacológico para el TOC con suficiente soporte empírico es la potenciación con antipsicóticos, particularmente en pacientes con tics comórbidos.

Fármacos antipsicóticos

Se ha descrito una evidencia consistente de la eficacia de risperidona, haloperidol y aripiprazol como tratamiento de potenciación en pacientes con TOC resistente. Estudios controlados con grupo placebo han mostrado que la adición de risperidona reduce en un 20 % la puntuación de la Y-BOCS y se asocia también a una mejora de los síntomas depresivos. Además, ha mostrado una mejor tolerabilidad que el haloperidol. Los estudios han mostrado las mejorías descritas con dosis bajas y medias del fármaco (0,5-3 mg/día).

También la potenciación con aripiprazol ha mostrado resultados alentadores en pacientes con TOC resistente. Asimismo, el aripiprazol también ha mostrado ser eficaz en el tratamiento de síntomas obsesivos en pacientes con trastorno bipolar, esquizofrenia o en niños con tics. La eficacia y tolerabilidad de aripiprazol en dosis de 5-20 mg/día añadidas al tratamiento con ISRS o clomipramina a corto y medio plazo ha sido replicada en varios ensayos clínicos aleatorizados. Por otro lado, en comparación con otros antipsicóticos, el aripiprazol ha mostrado un menor riesgo de aumento de peso, sedación y aumento de la prolactina. Sin embargo, son necesarios trabajos a largo plazo para evaluar la eficacia y seguridad del aripiprazol añadido a los ISRS en pacientes con TOC refractario.

La literatura médica no resulta coherente en cuanto a la eficacia del uso coadyuvante de quetiapina, olanzapina, paliperidona o ziprasidona para el TOC resistente. En general, el tratamiento de potenciación con antipsicóticos añadidos a ISRS o clomipramina ha mostrado superioridad estadística en términos de mejora clínica respecto a placebo. Alrededor de un tercio de los pacientes se podrían beneficiar de una estrategia de potenciación con risperidona o aripiprazol (o haloperidol, aunque con peor tolerabilidad) en dosis media, especialmente aquellos con trastorno de tics comórbido. Sin embargo, serán necesarios más estudios para evaluar la eficacia y tolerabilidad a largo plazo, así como para establecer de forma más precisa las dosis eficaces para cada antipsicótico.

Otros fármacos

En el contexto de los recientes datos que apoyan el papel del neurotransmisor glutamato en la neurobiología del TOC, se ha hipotetizado que aquellos fármacos con acción antagonista sobre la actividad glutamatérgica podrían ser útiles en la reducción de los síntomas del TOC.

Uno de los primeros fármacos moduladores de glutamato ensayado ha sido el *riluzol*, una medicación aprobada para la atrofia lateral amiotrófica. Tiene acción glutamatérgica a varios niveles, incluida la inhibición de la liberación presináptica de glutamato, efectos directos sobre los receptores ionotrópicos y el aumento de la expresión y función de EAAT2, lo que podría aumentar la eliminación de glutamato. Se han reportado varios estudios positivos abiertos sobre el tratamiento de potenciación con riluzol en pacientes con TOC refractario, y algunos ensayos controlados con este fármaco frente a placebo en adultos y niños con respuesta parcial a ISRS en monoterapia, en este caso sin encontrar diferencias grupales significativas.

La *memantina*, un bloqueador no competitivo del ácido N-metil-D-aspártico de baja afinidad, tiene indicación para el tratamiento de la enfermedad de Alzheimer. Varios estudios han demostrado su beneficio como tratamiento en monoterapia o complementario en pacientes con TOC respecto a placebo. Sin embargo, algunas limitaciones metodológicas importantes, como la inclusión de pocos pacientes refractarios al tratamiento con ISRS en los estudios realizados, así como unas elevadas tasas de abandono y la necesidad de realizar algunos análisis más rigurosos, hacen que sean necesarios más ensayos controlados en grupos independientes para seguir evaluando la posible eficacia de este fármaco como tratamiento para el TOC.

Existen estudios con resultados positivos muy preliminares con *ketamina*, un antagonista no competitivo de los receptores de ácido N-metil-D-aspártico con acción antidepresiva rápida. Un estudio abierto con ketamina en una muestra pequeña de pacientes con TOC resistente mostró una mejoría significativa de los síntomas obsesivos y depresivos a los 3 días después de la infusión, aunque ninguno llegó a presentar criterios de respuesta (definidos como una reducción del 35 % en la puntuación Y-BOCS).

La *N-acetilcisteína*, un profármaco del aminoácido cisteína, modula el glutamato a través del intercambio glial de cistina/glutamato y aumenta la producción celular del glutatión antioxidante. Hasta el momento actual, los datos del uso de N-acetilcisteína como tratamiento adicional en pacientes con TOC refractario no han presentado una eficacia superior a placebo. Algún dato puntual ha mostrado una reducción de la ansiedad.

Existen también datos puntuales de efectos positivos para la adición de *topiramato* (hasta 400 mg/día), *pregabalina* (unos 225-675 mg/día), *lamotrigina* (150 mg/día), *gabapentina* o *valproato* al tratamiento con ISRS/clomipramina/antipsicóticos atípicos. Sin embargo, estos resultados no han sido replicados de forma consistente.

Otro grupo de fármacos de los que se ha sugerido una posible eficacia sobre el TOC refractario son los fármacos *opioides*, aunque la evidencia sobre su eficacia es todavía muy débil, y el sustrato neurobiológico de su posible acción antiobsesiva se está debatiendo. La *buprenorfina*, con un efecto agonista parcial del receptor mu opioide, promueve la liberación de serotonina y dopamina en el sistema nervioso central (a diferencia de la naloxona, un opioide antagonista puro de los tres tipos de receptores opioides, que ha demostrado empeorar los síntomas del TOC). Su uso en dosis de 400-600 mg/día (menores que las utilizadas en el tratamiento del dolor crónico), en adición a ISRS o clomipramina, ha demostrado mejorar los síntomas en pacientes con TOC grave refractario, especialmente en aquellos con una respuesta previa parcial a ISRS. Sin embargo, son necesarios más estudios para entender mejor el papel del sistema opioide en el TOC.

Otro enfoque terapéutico emergente para los trastornos en los que la ansiedad desempeña un papel nuclear es el uso de la *D-cicloserina* complementaria a la TCC. Aunque no ha demostrado eficacia en el tratamiento de los trastornos de ansiedad, se ha sugerido que podría contribuir a una mejora del aprendizaje asociativo que facilitaría un alivio de los síntomas de ansiedad. Estudios animales y, posteriormente, un metaanálisis que incluyó a pacientes con TOC, trastorno por estrés postraumático y trastornos de ansiedad graves, mostraron que la D-cicloserina mejoraba el aprendizaje de extinción de miedo condicionado, un mecanismo central en la terapia de exposición con prevención de respuesta. Los datos actuales sugieren que la D-cicloserina podría ser una prometedora estrategia potenciadora de la TCC que posibilitaría una reducción del número de sesiones y, por lo tanto, una mejor adherencia al tratamiento. Sin embargo, a pesar de los datos inicialmente prometedores, son necesarias más investigaciones clínicas para establecer protocolos adecuados de administración, que incluirían el número de sesiones, la dosis de D-cicloserina o su posible interacción con fármacos antidepresivos.

Terapia magnética transcraneal

La estimulación magnética transcraneal de la corteza prefrontal dorsolateral se ensayó sin éxito, o con resultados no sostenidos en el tiempo, en pacientes con TOC. Recientemente, la Administración de Alimentos y Medicamentos de Estados Unidos aprobó una forma de estimulación magnética transcraneal repetitiva llamada *estimulación magnética profunda* para el tratamiento del TOC basada en los resultados de un ensayo clínico aleatorizado, con 99 pacientes adultos que habían mostrado una respuesta limitada a los tratamientos previos. El 38 % respondió al dispositivo, en comparación con el 11 % que recibió una intervención placebo. Este dispositivo utiliza una bobina en forma de *H* que fue diseñada para llegar a estructuras más profundas, de 3-5 cm de penetración, en comparación con la profundidad de estimulación electromagnética de unos 2 cm conseguida con las bobinas convencionales en forma de 8. Las regiones cerebrales diana con la estimulación magnética profunda fueron las estructuras de línea media; la corteza prefrontal medial y la CCA, dos áreas que se han descrito como hiperactivadas en el TOC. En cambio, la terapia electroconvulsiva no ha demostrado poseer eficacia antiobsesiva.

Neurocirugía

A mediados del siglo pasado, se empezó a plantear el abordaje neuroquirúrgico para aquellos pacientes con síntomas muy intensos y resistentes a todos los tratamientos farmacológicos y psicoterapéuticos utilizados previamente. La cirugía estereotáctica permite focalizar la lesión realizada sobre una región específica, pero con la hipótesis de que su influencia se extiende hacia una red neuronal disfuncional mayor. En este sentido, los resultados de estos procedimientos brindan también la oportunidad de informar sobre la neurobiología de los circuitos sobre los que intervienen. Por ejemplo, se ha descrito una disminución de la conectividad funcional entre el estriado ventral y la CCA dorsal proporcional a la mejora clínica en pacientes sometidos a capsulotomía.

Los procedimientos de ablación más comúnmente utilizados son la cingulotomía anterior dorsal (una lesión en el haz del cíngulo interrumpe la comunicación entre la CCA y la orbitofrontal dorsal, el cuerpo estriado ventral y otras estructuras límbicas) y la capsulotomía anterior (se cree que una lesión en el brazo anterior de la cápsula interna desconecta la COF y la cingulada anterior dorsal del estriado ventral y el tálamo). Ambos procedimientos interrumpen vías en circuitos CSTS y han mostrado tasas de respuesta de alrededor del 40-50 %. Sin embargo, el riesgo de complicaciones y la aparición de cambios cognitivos y conductuales que conllevan han impulsado el uso de la estimulación cerebral profunda (ECP), una técnica reversible y menos invasiva, en los pacientes resistentes a todos los abordajes no invasivos.

Estimulación cerebral profunda

A través de la ECP se implantan electrodos que emiten impulsos eléctricos en regiones cerebrales específicas. A diferencia de los procedimientos de ablación, la ECP es reversible y ajustable. Sin embargo, a pesar de estas ventajas, el uso de la ECP en pacientes con TOC no está todavía tan extendido como en los pacientes con trastornos del movimiento, como la enfermedad de Parkinson o el temblor esencial. En 1999, se empezaron a describir casos de buena respuesta a la ECP sobre la región del brazo anterior de la cápsula interna o regiones vecinas (como el estriado ventral o el núcleo *accumbens* y el *bed nucleus* de la estría terminal), y en 2002 la Unión Europea certificó la Conformidad Europea para su uso, basándose en su seguridad y beneficios contrastados. La respuesta a la ECP en pacientes con TOC refractario al tratamiento se ha situado en un 40-70 %, pero varios factores (como el coste, las dificultades de accesibilidad al procedimiento y la experiencia requerida para su administración) han limitado su uso más generalizado.

La colocación exacta de los electrodos en la ECP ha sido tema de discusión durante los últimos años. Por un lado, algunos estudios se han centrado en estructuras de sustancia gris, como el estriado ventral/núcleo *accumbens*, el núcleo subtalámico o el *bed nucleus* de la estría terminal. Por otro lado, otros estudios han sugerido la importancia de las fibras de sustancia blanca que conectan la corteza prefrontal y el tálamo, y que discurren a través del brazo anterior de la cápsula interna ventral suprayacente a estos núcleos, ya que permitirían la transmisión de la neuromodulación realizada hacia una red neuronal más amplia. Se ha descrito una eficacia y tolerabilidad comparables para la ECP de diversos núcleos subcorticales dentro del circuito CSTC. Sin embargo, parece haber una mayor mejora en la depresión comórbida con la ECP del caudado ventral/estriado ventral y una mayor mejora en la flexibilidad cognitiva con la ECP del núcleo subtalámico.

La hipótesis original de que la ECP de alta frecuencia (por ejemplo, 130 Hz) actuaría como una «ablación funcional» ha sido cuestionada por ciertas investigaciones neurocientíficas, que muestran que los mecanismos terapéuticos de la ECP son mucho más complejos. Los efectos de la ECP en el caudado ventral/estriado ventral pueden estar mediados en parte por la activación antidrómica de las fibras corticoestriatales descendentes. El resultado final parece ser la modulación de la COF, CCA y la actividad talámica, componentes del circuito CSTC vinculados al TOC. Un estudio de resonancia magnética funcional en estado de reposo ha mostrado una normalización (aumento) de la actividad del núcleo *accumbens* y una reducción de su conectividad excesiva con la corteza prefrontal, que se ha correlacionado con la mejora en la Y-BOCS.

Actualmente, se están planteando ajustes en el procedimiento para mejorar los resultados clínicos y mitigar los efectos secundarios inducidos por la ECP, incluida la inducción de hipomanía. Se sugiere que, a partir de estudios del conectoma, podría plantearse la individualización de la orientación de la ECP en función de medidas clínicas o neurobiológicas, y utilizar dispositivos de ECP de última generación, que pueden registrar potenciales de campo locales y administrar la neuroestimulación. Estos dispositivos permitirían registrar datos neuronales de pacientes en su entorno natural, sincronizados con el comportamiento y la fisiología, y ofrecer a su vez una oportunidad de investigación única para probar hipótesis sobre los neurocircuitos relacionados con el TOC.

Terapia psicológica

La TCC es la forma de psicoterapia con mayor evidencia científica para el tratamiento del TOC. Los metaanálisis publicados hasta la fecha han demostrado de forma consistente que la TCC mejora los síntomas del TOC tanto en adultos como en niños, en sesiones individuales y grupales administradas en persona o en formato *online*. La TCC puede ser el tratamiento de primera elección para el TOC, especialmente en aquellos casos de intensidad leve-moderada, sin comorbilidades que requieran intervención farmacológica específica o si se trata del tratamiento de elección del paciente. De hecho, metaanálisis de ensayos controlados han indicado que la TCC tiene tamaños de efecto mayores que el abordaje farmacológico en el tratamiento del TOC. Sin embargo, estos resultados no tienen en cuenta la presencia de comorbilidades (que podrían conducir a la exclusión de pacientes más graves en los estudios incluidos) o la gravedad basal del TOC (condicionada, por ejemplo, por una baja conciencia de enfermedad, una funcionalidad disminuida o rasgos de personalidad relacionados con la capacidad de cambio).

Para aquellos pacientes más graves y resistentes al tratamiento, la TCC continúa desempeñando un papel muy relevante, con protocolos intensivos que comprenden sesiones múltiples durante unos días y, a menudo, en un entorno hospitalario. Este protocolo intensivo de TCC se ha probado también como formato de primera elección en pacientes menos graves, aunque parece que este tipo de abordaje necesita una mayor definición.

La TCC comprende dos componentes: la reevaluación cognitiva y la intervención conductual. Específicamente, la intervención conductual basada en la exposición con prevención de respuesta es el tratamiento psicológico de elección para el TOC. La exposición y prevención de respuesta comprende la exposición gradual y prolongada a estímulos que provocan miedo, con instrucciones para evitar el comportamiento compulsivo.

Para aquellos pacientes con mayor dificultad para enfrentarse a la exposición y prevención de respuesta, la integración de exposición y prevención de respuesta con componentes cognitivos puede ser de utilidad. El trabajo alrededor de las creencias disfuncionales o las consecuencias temidas pueden hacer que la práctica de la ER sea menos aversiva y así mejorar su efectividad. Es importante recalcar que el factor predictivo de respuesta más robusto a corto y largo plazo para la TCC es la adherencia del paciente a las tareas propuestas entre sesiones, especialmente aquellos ejercicios de exposición y prevención de respuesta que se lleven a cabo en el entorno del hogar.

Es de vital importancia, especialmente en niños y adolescentes, incluir al entorno familiar del paciente en el abordaje terapéutico tanto para disminuir los prejuicios y el estigma alrededor del trastorno y del tratamiento como para evitar conductas de acomodación familiar ante los síntomas del TOC. En aquellos pacientes con una baja conciencia de enfermedad, la adherencia al tratamiento es especialmente complicada. En estos casos, se ha sugerido que las técnicas de entrevista motivacional (centradas en empatizar con la experiencia del paciente, así como en discutir los beneficios y costes de los síntomas y de la reducción de estos) podrían ser útiles. Véase el algoritmo terapéutico para el TOC (**Fig. 9-2**).

TRASTORNO DISMÓRFICO CORPORAL

El TDC se caracteriza por una preocupación excesiva y persistente por defectos percibidos en la apariencia, que son imperceptibles o considerados leves por los demás, pero

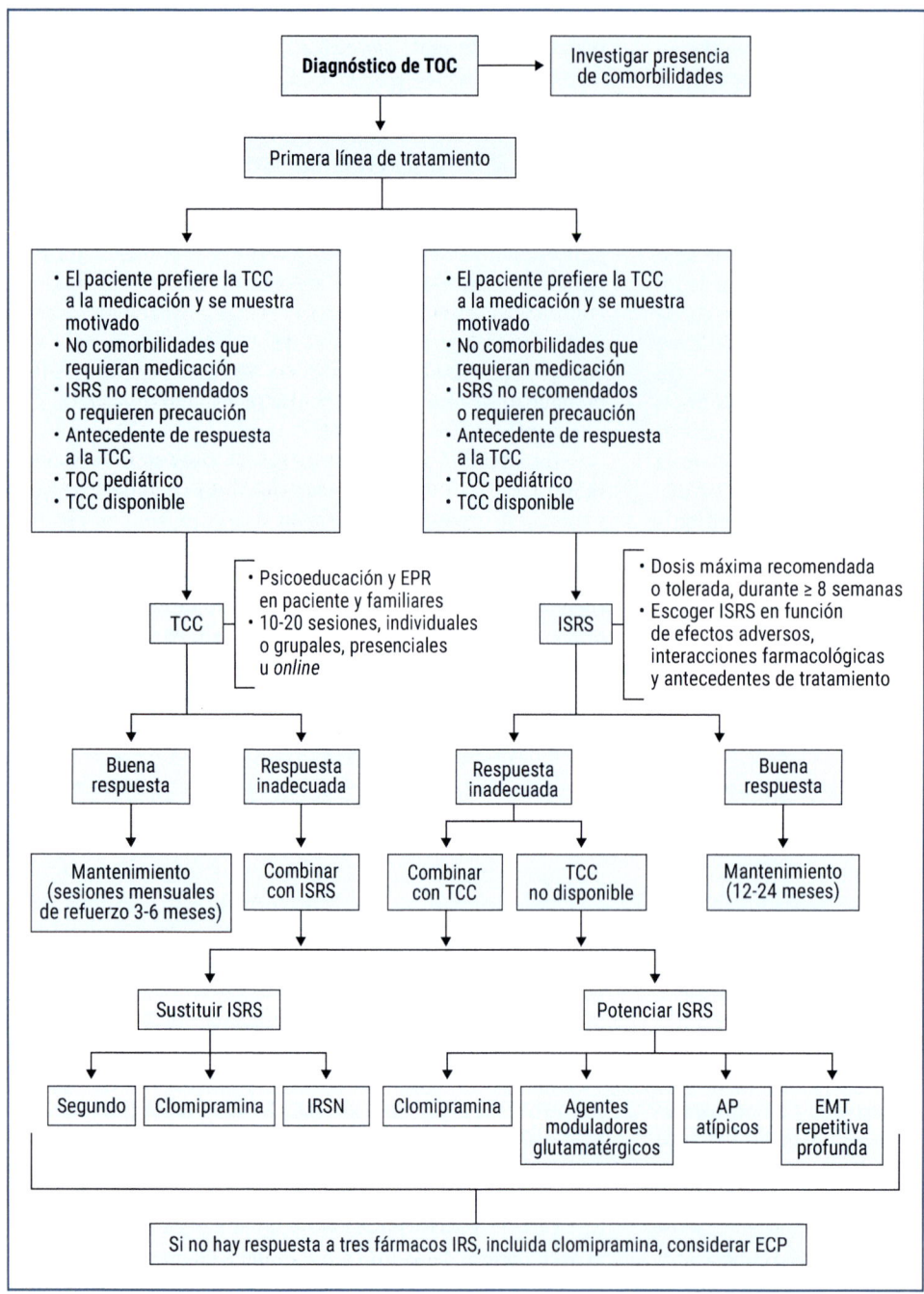

Figura 9-2. Algoritmo de tratamiento en el trastorno obsesivo-compulsivo.
Adaptada de: Stein DJ, Costa DL, Lochner C, Miguel EC, Janardhan Reddy YC, Shavitt RG *et al.* Obsessive-compulsive disorder. Nat Rev Dis Primers. 2020;5(1):52.
AP: antipsicóticos; ECP: estimulación cerebral profunda; EMT: estimulación magnética transcraneal; EPR: exposición con prevención de respuesta; IRS: inhibidores de la recaptación de serotonina; IRSN: inhibidores de la recaptación de serotonina y noradrenalina; ISRS: inhibidores selectivos de la recaptación de serotonina; TCC: terapia cognitivo-conductual; TOC: trastorno obsesivo-compulsivo.

que dan lugar a una ansiedad y un impacto significativos en el paciente. En algún momento del curso del trastorno, el sujeto desarrolla conductas repetitivas o actos mentales en respuesta a las preocupaciones por la apariencia, que se centran sobre todo en la cara (nariz, ojos, piel y cabello). Además, los varones se preocupan más por los genitales y el grosor del pelo, mientras que las mujeres muestran una mayor preocupación por los muslos, los pechos, las piernas y el vello corporal excesivo.

Se ha estimado una prevalencia del 1,9 % para el TDC en la población general y del 5,8-7,4 % en muestras de pacientes psiquiátricos. Sin embargo, se considera un trastorno infradiagnosticado, ya que los sujetos se muestran con frecuencia reacios a buscar ayuda en la red de salud mental, ya sea por

vergüenza, falta de conciencia de enfermedad o la priorización de tratamientos de tipo cosmético/estético.

Se ha reportado una edad media de inicio de alrededor de los 16 años, con una prevalencia similar para ambos sexos, aunque parece que en las mujeres los síntomas subclínicos podrían ser más frecuentes. Habitualmente, el TDC sigue un curso crónico, y se ha descrito una elevada comorbilidad con el trastorno depresivo mayor, el trastorno de ansiedad social y el TOC con tasas de suicidio del 3-63 %.

Antes de su clasificación actual dentro del capítulo «Trastorno obsesivo-compulsivo y trastornos relacionados» en el DSM-5-TR, el TDC se ubicaba dentro de los trastornos somatomorfos. La reclasificación a partir del DSM-5 supone también otros cambios diagnósticos significativos: por un lado, la inclusión como criterio diagnóstico de la presencia de conductas repetitivas o actos mentales como una manifestación nuclear del trastorno; por otro, la consideración de dos especificadores de diagnóstico: el de conciencia de enfermedad para identificar a los pacientes con creencias dismórficas delirantes sin asignarse un diagnóstico separado de trastorno delirante (que podría dar lugar a un tratamiento inadecuado con antipsicóticos), y el especificador de dismorfia muscular, que describe a los pacientes preocupados por tener una estructura corporal demasiado pequeña o una masa muscular insuficiente, y se ha asociado a una peor calidad de vida, mayores tasas de suicidio y de abuso de sustancias, incluidos productos anabolizantes.

En cuanto a la etiología, los estudios de gemelos han sugerido que los factores genéticos podrían explicar un 42-46 % de la varianza en el TDC, aunque no se han identificado hasta el momento genes específicos involucrados en su etiopatogenia. Se ha reportado en varios estudios la presencia de antecedentes de abuso o maltrato durante la infancia. Sin embargo, se trata de estudios transversales que no permiten establecer relaciones causales. Los escasos estudios de neuroimagen disponibles hasta el momento sugieren la implicación del circuito orbitofrontal-estriatal en la etiopatogenia del trastorno de forma similar a los datos disponibles en el TOC, aunque estos resultados deben considerarse como preliminares debido al escaso número de estudios publicados y el limitado tamaño de las muestras.

La TCC y los ISRS son considerados los tratamientos de primera línea para el TDC. En los ensayos clínicos realizados, la TCC se extiende hasta 12-22 sesiones de periodicidad semanal. La exposición con prevención de respuesta es la técnica nuclear dentro de la TCC, pero incluye también aspectos de psicoeducación, técnicas motivacionales, reestructuración cognitiva, exposición al espejo y entrenamiento de la atención. De forma equivalente al TOC, en el TDC, la exposición y prevención de respuesta supone la exposición gradual a aquellas situaciones temidas (luces brillantes, espejos, situaciones sociales) y la resistencia a realizar las conductas de seguridad (utilizar maquillaje excesivo, focalizar la atención internamente, camuflarse entre la gente) con el objetivo de alcanzar la habituación a la ansiedad. Aunque los beneficios de la TCC ante el TDC están bien demostrados, alrededor de la mitad de los pacientes no obtienen una respuesta clínica significativa, o aquellos que la han obtenido no consiguen mantenerla a lo largo del tiempo. Se ha sugerido que tal vez tandas más largas de tratamiento podrían ser beneficiosas, aunque no existen estudios concluyentes en este sentido. Entre los fármacos inhibidores de la serotonina, la fluoxetina, la fluvoxamina, el citalopram, el escitalopram y la clomipramina han demostrado tasas de eficacia del 50-70 %. Los datos disponibles sobre sus beneficios son escasos, provenientes de estudios únicos, pero parecen indicar, junto con la experiencia clínica, que se requerirían dosis mayores de los fármacos que las necesarias en el tratamiento de la depresión y similares a las indicadas para el tratamiento del TOC. De todos modos, la titulación progresiva para cada fármaco y paciente parece recomendada según la gravedad del trastorno y la tolerabilidad y preferencia del paciente. Queda por dilucidar todavía si la potenciación con antipsicóticos podría ser de utilidad, como la experiencia clínica parece sugerir, aunque hasta el momento los estudios controlados no han conseguido demostrar efectos positivos.

TRICOTILOMANÍA

En la tricotilomanía, la persona afectada se arranca el pelo de forma recurrente. Típicamente existe un intento de resistirse a realizar esta conducta, pero finalmente condiciona una pérdida significativa de pelo y una afectación importante en el plano social, ocupacional y en otras áreas de funcionalidad. En la el DSM-5-TR, la tricotilomanía ha sido incluida en el capítulo «Trastorno obsesivo-compulsivo y trastornos relacionados», mientras que en ediciones anteriores se clasificaba como un trastorno del control de impulsos no especificado.

La prevalencia del trastorno se sitúa en el 0,5-2 %, con una ratio de 4:1 para las mujeres, aunque la distribución entre sexos no presenta diferencias durante la infancia. La edad típica de inicio es alrededor de los 10-13 años. El área más comúnmente afectada por la tricotilomanía es el cuero cabelludo, seguido de las cejas y la región púbica. Los desencadenantes pueden ser sensoriales (sensaciones físicas, grosor, longitud y localización del pelo), cognitivos (por ejemplo, pensamientos alrededor de la apariencia del pelo, acerca de que no está bien o de que está fuera de sitio) y emocionales. Se ha sugerido que las conductas de tricotilomanía podrían actuar como mecanismo de regulación emocional o del estrés. El mecanismo de tirar del pelo podría significar una forma de evitar o escapar de una experiencia aversiva, y el alivio momentáneo de las emociones negativas podría actuar como factor mantenedor de la conducta mediante un mecanismo de refuerzo negativo. En muchos casos, sin embargo, no existe ningún pensamiento concreto que preceda la tricotilomanía, sino que se trata de una acción automática.

Son pocos los datos existentes sobre la etiopatogenia del trastorno. Se ha observado un componente de agregación familiar, con mayores tasas de tricotilomanía en los familiares de primer grado de los pacientes. Algunos modelos animales han intentado imitar las manifestaciones del trastorno, y se han obtenido algunos resultados iniciales prometedores en modelos con ratones genéticamente modificados para SAPAP3, HoxB8 y SliTrk5. En lo que se refiere a neuroimagen, se han descrito alteraciones en el volumen de sustancia gris y en la organización de la sustancia blanca de estructuras pertenecientes a los circuitos relacionados con la generación y supresión de hábitos motores y con la regulación afectiva. También se ha reportado una menor activación del núcleo *accumbens* en la anticipación a la recompensa en comparación con los controles. De nuevo, estudios controlados con muestras mayores son imprescindibles para obtener resultados más concluyentes.

Si la tricotilomanía perdura en el tiempo, puede dar lugar a áreas de alopecia o a daños derivados del uso de instrumentos cortantes. Asimismo, se asocia frecuentemente a trastornos depresivos, ansiedad o trastornos por consumo de sustancias; la tricotilomanía es el primer trastorno en manifestarse en la mayoría de los casos. Las tasas de TOC comórbido en pacientes con tricotilomanía son mayores que las descritas en la comunidad, llegan al 13-27 %. Por otro lado, el 4,9-6,9 % de los pacientes con TOC cumplen también criterios para el diagnóstico de tricotilomanía, una prevalencia mayor que en la comunidad. En el 20 % de los casos, los pacientes con tricotilomanía presentan también tricofagia, que puede dar lugar a la formación de bolas intestinales de pelo (tricobezoar) y obstrucciones secundarias a estas, que pueden requerir de intervención quirúrgica en los casos más extremos.

Se trata de un trastorno con una evolución generalmente crónica, con oscilaciones en la intensidad de los síntomas a lo largo del tiempo. Sin embargo, pocos pacientes buscan ayuda en los profesionales de la salud mental, probablemente por vergüenza de las posibles reacciones de los profesionales, la falta de conocimiento sobre el hecho de que estas conductas constituyan un trastorno o la escasa confianza en que los profesionales tengan conocimientos sobre el tema.

La terapia conductual basada en reversión de hábitos está considerada el tratamiento de primera línea en este trastorno. Diferentes estudios han demostrado su eficacia respecto a la condición control. Otras aproximaciones psicoterapéuticas, como la terapia basada en la aceptación y compromiso con el objetivo de incrementar la flexibilidad cognitiva, así como el entrenamiento computarizado para evitar las conductas de tirar/arrancar el pelo han mostrado beneficio, aunque en estudios puntuales y muestras pequeñas. En cambio, el entrenamiento computarizado para la inhibición de respuesta, la terapia conductual grupal (con el objetivo de desarrollar conductas alternativas para restringir las de estirar los pelos y para gestionar escenarios emocionales y sociales) y las herramientas para la automonitorización de las conductas no han demostrado hasta el momento ningún beneficio para los pacientes con tricotilomanía. Entre los tratamientos psicofarmacológicos, la clomipramina, la olanzapina y la N-acetilcisteína han demostrado mejorar la tricotilomanía en comparación con placebo. Los fármacos ISRS, la naltrexona y el cardo mariano han sido evaluados en muestras pequeñas sin que se hayan demostrado resultados positivos.

TRASTORNO DE EXCORIACIÓN

El trastorno de excoriación, también llamado *dermatilomanía*, se caracteriza por la realización recurrente de pellizcos en la propia piel, lo que da lugar a lesiones, un malestar y una repercusión funcional significativos. La prevalencia del trastorno se sitúa en el 1-5 % aproximadamente, con un inicio de los síntomas más habitual alrededor del comienzo de la pubertad. A pesar de que se ha documentado la existencia de síntomas similares desde el siglo XIX, ha sido con su reciente inclusión en las últimas ediciones de los sistemas de clasificación diagnóstica cuando se ha considerado como una entidad nosológica propia, dentro del grupo del TOC y los trastornos relacionados.

Las conductas de excoriación pueden aparecer en cualquier parte del cuerpo. La cara, seguida de las manos, los dedos, los brazos y las piernas son las zonas más comúnmente afectadas. A pesar de que algunas lesiones existentes previas podrían actuar como desencadenantes del trastorno, estas conductas pueden tener lugar también sobre la piel sana.

A menudo, las personas afectadas por el trastorno de excoriación no buscan ayuda, probablemente por la creencia de que se trata tan solo de un mal hábito que no tiene tratamiento e, incluso, simplemente por vergüenza. Se estima que tan solo el 5 % de las personas afectadas buscan ayuda especializada, y la mayoría lo hacen primero en profesionales de la dermatología antes que en psiquiatras o psicólogos.

La persistencia de los síntomas del trastorno de excoriación a lo largo del tiempo tiene consecuencias a diferentes niveles. Las lesiones cutáneas derivadas de los pellizcos continuados sobre la piel pueden derivar hacia infecciones, cicatrices e incluso deformidades. Además, los pacientes le dedican una gran cantidad de tiempo, ya sea en los pellizcos repetitivos o en conductas para camuflar las lesiones derivadas de estos, lo que llega a repercutir en su funcionalidad diaria. La incapacidad de controlar el trastorno y la vergüenza asociada puede llevar a la aparición de síntomas de ansiedad y depresión.

Respecto al tratamiento, los pocos estudios disponibles han mostrado un efecto positivo significativo del tratamiento farmacológico, la TCC y la terapia de inversión de hábitos, aunque, de nuevo, las muestras incluidas son pequeñas y no existen estudios a largo plazo.

Los fármacos ISRS han demostrado eficacia en la reducción de síntomas. Las dosis utilizadas en los diferentes estudios han sido de 60-80 mg/día de fluoxetina, 20 mg/día de citalopram, 30 mg/día de escitalopram, hasta 300 mg/día de fluvoxamina y 100-200 mg/día de sertralina. Se han descrito algunos casos en los que el tratamiento con N-acetilcisteína, con efecto modulador glutamatérgico, ha mejorado los síntomas de este trastorno, aunque, posteriormente, en un ensayo aleatorizado doble ciego, en comparación con placebo, no demostró eficacia sobre el funcionamiento psicosocial, a pesar de disminuir los síntomas del trastorno de excoriación. El riluzol, la lamotrigina, así como los antagonistas opioides, como la naltrexona y el inositol, han mostrado eficacia en algunos casos reportados, sin que se hayan confirmado estos resultados en estudios controlados. Por otro lado, la eficacia de estrategias de potenciación con aripiprazol, olanzapina, paliperidona y haloperidol ha sido reportada en casos puntuales.

La TCC para este trastorno incluye aspectos de psicoeducación, reestructuración cognitiva, trabajo de prevención de recaídas a través de mejorar la autoeficacia y definir de forma clara medidas de prevención o respuesta a recaídas. Se han descrito buenos resultados en formatos de terapia a cuya información preparada el paciente accede libremente, a través de internet. La intervención con objetivo de revertir hábitos incluye el trabajo sobre la conciencia a través del autocontrol y la capacidad para desarrollar respuestas competitivas a la conducta repetitiva (por ejemplo, sustituyendo los pellizcos por otras acciones incompatibles al mismo tiempo). La intervención para revertir hábitos ha sido comparada con una intervención basada en el desacoplamiento, gracias a la cual el paciente «desaprende» a pellizcarse reemplazando los pellizcos por un comportamiento inofensivo que imite los movimientos centrales del comportamiento problemático, pero desviándose finalmente hacia otra parte del cuerpo donde habitualmente la persona no se pellizque (por ejemplo, la mano se acerca a la cara, donde habitualmente se producen las conductas de pellizcarse, pero finalmente se desvía hacia la oreja, donde no se realizan habitualmente). Algunos datos iniciales dan soporte al uso de las terapias de aceptación y compromiso en monoterapia o en combinación con la terapia de inversión de hábitos.

TRASTORNO DE ACUMULACIÓN

En los últimos años, existe un interés creciente en diferenciar los síntomas de acumulación presentes en el contexto de un diagnóstico de TOC de aquellos síntomas propios de un trastorno de acumulación *per se*, es decir, aquellas conductas de acumulación que no responden a ningún pensamiento de tipo obsesivo, sino a la percepción de utilidad, estética o vínculo sentimental que los pacientes tienen sobre los objetos. De acuerdo con esta distinción clínica, de interés a la hora de interpretar los resultados de algunos de los estudios publicados, el trastorno de acumulación ha sido incluido en el DSM-5-TR como trastorno independiente del TOC dentro del mismo capítulo («Trastorno obsesivo-compulsivo y trastornos relacionados»).

El vínculo relacional intenso con los objetos acumulados es una característica nuclear del trastorno de acumulación. Esto lo diferencia de los síntomas de acumulación como dimensión clínica del TOC, en el cual las compulsiones de acumulación tienen la finalidad de disminuir la ansiedad o el malestar derivados de los pensamientos obsesivos.

En comparación con pacientes con TOC y síntomas de acumulación, se ha descrito una mayor frecuencia de varones, una menor edad de inicio, una mayor gravedad y comorbilidad con otros trastornos psiquiátricos y una menor conciencia de enfermedad en los pacientes con trastorno de acumulación.

Característicamente, los objetos acumulados invaden el espacio donde el paciente vive y llegan a impedir usar los espacios para su función principal (situación llamada *cluttering*). Sin embargo, resulta muy infrecuente que los pacientes busquen ayuda por iniciativa propia o acepten una intervención antes de llegar a una afectación muy grave de su vida diaria.

La prevalencia de este trastorno en la población general se estima en aproximadamente el 20 %. Se ha sugerido una distribución bimodal, con un primer pico en individuos jóvenes y un segundo pico después de los 65 años.

En la evaluación de los síntomas de acumulación, se recomienda también descartar el diagnóstico diferencial o la comorbilidad con el trastorno del espectro autista, el trastorno por déficit de atención e hiperactividad y otras afecciones médicas que puedan causar conductas secundarias de acumulación, como lesiones cerebrales o el síndrome de Prader-Willi.

Los mecanismos neurobiológicos subyacentes al trastorno de acumulación no han sido todavía dilucidados. En la comparación entre pacientes diagnosticados de este trastorno según criterios diagnósticos DSM-5-TR y controles, los pacientes mostraron una mayor activación en la CCA y la corteza prefrontal dorsolateral derecha durante las condiciones de monitorización del conflicto e inhibición de la respuesta en un paradigma *go/no go*. Desde el punto de vista estructural, una muestra de pacientes con trastorno de acumulación mostró un mayor volumen de sustancia gris respecto a pacientes con TOC y controles en la COF, aunque estos resultados son muy preliminares: parece necesario realizar futuros estudios que clasifiquen nosológicamente los síntomas de acumulación de forma precisa y homogénea para evaluar los posibles correlatos neurobiológicos específicos del trastorno de acumulación.

Hasta el momento, la mayoría de los estudios han reportado una escasa respuesta al tratamiento para los síntomas de acumulación. Sin embargo, los datos disponibles hacen referencia a conductas de acumulación como síntoma del TOC, y no como trastorno independiente. Se ha sugerido que una edad temprana de inicio, un vínculo intenso con las posesiones acumuladas, una baja conciencia de enfermedad, la comorbilidad con trastornos de ansiedad y depresivos, la afectación cognitiva y la presencia de anomalías en la corteza prefrontal ventral podrían tener relación con una baja respuesta al tratamiento en los pacientes con este trastorno. En la actualidad, la utilización de técnicas de TCC ha demostrado algún efecto. Toli *et al.* desarrollaron un programa de TCC enfocado a aspectos motivacionales, de toma de decisiones y de entrenamiento en habilidades para la organización de las posesiones. En cuanto a los psicofármacos, se ha sugerido que, aunque hay algunos datos puntuales positivos para paroxetina y venlafaxina, el efecto de los fármacos antidepresivos sería insuficiente en el tratamiento del trastorno de acumulación. Así pues, parece necesario seguir estudiando otras estrategias; entre las sugeridas, se encuentran los antipsicóticos atípicos, la D-cicloserina, el metilfenidato y la atomoxetina. La eficacia de tales estrategias se encuentra pendiente de dilucidar todavía.

 PUNTOS CLAVE

- Los síntomas obsesivo-compulsivos no son específicos del TOC: pueden aparecer en otras patologías psiquiátricas y también en la población general. En el TOC, suponen un coste de tiempo y un malestar muy significativos en el paciente, y repercuten no solo en su calidad de vida, sino también en la de las personas de su alrededor.
- La hipótesis serotoninérgica fue la primera en proponerse como explicación neurobiológica a la aparición del TOC. Sin embargo, en los últimos años se han desarrollado diferentes propuestas sobre la relevancia de otros neurotransmisores (como la dopamina, el ácido gamma-aminobutírico y el glutamato), hormonas (como la vasopresina y la somatostatina) y aminoácidos (como la arginina en los mecanismos etiológicos del TOC).

- En el DSM-5, publicado en 2013, se cambió la ubicación del TOC en la clasificación de las enfermedades mentales: pasó a ocupar un capítulo propio, independiente de los trastornos de ansiedad, llamado «Trastorno obsesivo-compulsivo y trastornos relacionados». Este nuevo capítulo incluyó, aparte del TOC, el TDC, la tricotilomanía, el trastorno de excoriación y el trastorno de acumulación (este último como nueva categoría diagnóstica, independiente de los síntomas de acumulación asociados al TOC).
- Los tratamientos de primera línea para el TOC son la TCC con exposición y prevención de respuesta y los fármacos inhibidores de la recaptación de serotonina. Las dosis y el tiempo de tratamiento deben ser superiores a los utilizados, por ejemplo, para la depresión o los trastornos de ansiedad.

BIBLIOGRAFÍA

American Psychiatric Association. Guía de Consulta de los Criterios Diagnósticos del DSM-5-TR. 5ª ed. Madrid: Editorial Médica Panamericana; 2023.

Andlin-Sobocki P, Wittchen HU. Cost of anxiety disorders in Europe. Eur J Neurol. 2005;12 (supl 1):39-44.

Baer L. Factor analysis of symptom subtypes of obsessive compulsive disorder and their relation to personality and tic disorders. J Clin Psychiatry. 1994;55(supl):18-23.

Bloch MH, Landeros-Weisenberger A, Kelmendi B, Coric V, Bracken MB, Leckman JF. A systematic review: antipsychotic augmentation with treatment refractory obsessive-compulsive disorder. Mol Psychiatry. 2006;11(7):622-32.

Del Casale A, Alessio Padovano SS, Simmaco M, Ferracuti S, Lamis DA, Rapinesi C et al. Psychopharmacological treatment of obsessive-compulsive disorder (OCD). Curr Neuropharmacol. 2019;17(8):710-736.

Farhat LC, Olfson E, Nasir M, Levine J, Li F, Miguel EC et al. Pharmacological and behavioral treatment for trichotillomania: an updated systematic review with meta-analysis. Depress Anxiety. 2020;37(8):715-727.

Ferrão YA, Shavitt RG, Prado H, Fontenelle LF, Malavazzi DM, De Mathis MA et al. Sensory phenomena associated with repetitive behaviors in obsessive-compulsive disorder: an exploratory study of 1001 patients. Psychiatry Res. 2012;197(3):253-8.

Fontenelle LF, Mendlowicz MV, Versiani M. The descriptive epidemiology of obsessive-compulsive disorder. Prog Neuropsychopharmacol Biol Psychiatry. 2006;30(3):327-37.

Fullana MA, Mataix-Cols D, Caspi A, Harrington H, Grisham JR, Moffitt TE et al. Obsessions and compulsions in the community: prevalence, interference, help-seeking, developmental stability, and co-occurring psychiatric conditions. Am J Psychiatry. 2009;166(3):329-36.

Goodman WK, Storch EA, Sheth SA. Harmonizing the neurobiology and treatment of obsessive-compulsive disorder. Am J Psychiatry. 2021;178(1):17-29.

Grant JE, Chamberlain SR. Trichotillomania. Am J Psychiatry. 2016;173(9): 868-874.

Greenberg BD, Rauch SL, Haber SN. Invasive circuitry-based neurotherapeutics: stereotactic ablation and deep brain stimulation for OCD. Neuropsychopharmacology. 2010;35:317-336.

Hollander E, Wong CM. Obsessive-compulsive spectrum disorders. J Clin Psychiatry. 1995;56(supl 4):3-6; discussion 53-5.

Iervolino AC, Rijsdijk FV, Cherkas L, Fullana MA, Mataix-Cols D. A multivariate twin study of obsessive-compulsive symptom dimensions. Arch Gen Psychiatry. 2011;68(6):637-44.

Krebs G, Fernández de la Cruz L, Mataix-Cols D. Recent advances in understanding and managing body dysmorphic disorder. Evid Based Mental Health. 2017;20(3):71-75.

Labad J, Alonso P, Segalas C, Real E, Jiménez S, Bueno B et al. Distinct correlates of hoarding and cleaning symptom dimensions in relation to onset of obsessive-compulsive disorder at menarche or the perinatal period. Arch Womens Ment Health. 2010;13(1):75-81.

Labad J, Menchon JM, Alonso P, Segalas C, Jiménez S, Jaurrieta N et al. Gender differences in obsessive-compulsive symptom dimensions. Depress Anxiety. 2008;25(10):832-8.

Landeros-Weisenberger A, Bloch MH, Kelmendi B, Wegner R, Nudel J, Dombrowski P et al. Dimensional predictors of response to SRI pharmacotherapy in obsessive-compulsive disorder. J Affect Disord. 2010;121(1-2): 175-9.

Leckman JF, Denys D, Simpson HB, Mataix-Cols D, Hollander E, Saxena S et al. Obsessive-compulsive disorder: a review of the diagnostic criteria and possible subtypes and dimensional specifiers for DSM-V. Depress Anxiety. 2010;27(6):507-27.

Lee HJ, Kwon SM. Two different types of obsession: autogenous obsessions and reactive obsessions. Behav Res Ther. 2003;41(1):11-29.

Lochner C, Roos A, Stein D. Excoriation (skin-picking) disorder: a systematic review of treatment options. Neuropsychiatr Dis Treat. 2017;14(13):1867-1872.

López-Solà C, Fontenelle LF, Bui M, Hopper JL, Pantelis C, Yücel M et al. Aetiological overlap between obsessive-compulsive related and anxiety disorder symptoms: multivariate twin study. Br J Psychiatry. 2016;208(1):26-33.

Mataix-Cols D, Rosario-Campos MC, Leckman JF. A multidimensional model of obsessive-compulsive disorder. Am J Psychiatry. 2005;162(2):228-38.

Menzies L, Chamberlain SR, Laird AR, Thelen SM, Sahakian BJ, Bullmore ET. Integrating evidence from neuroimaging and neuropsychological studies of obsessive-compulsive disorder: the orbitofrontostriatal model revisited. Neurosci Biobehav Rev. 2008;32(3):525-49.

Miguel EC, Leckman JF, Rauch S, Rosario-Campos MC, Hounie AG, Mercadante MT et al. Obsessive-compulsive disorder phenotypes: implications for genetic studies. Mol Psychiatry. 2005;10(3):258-75.

Milad MR, Rauch SL. Obsessive-compulsive disorder: beyond segregated cortico-striatal pathways. Trends Cogn Sci. 2012;16(1):43-51.

Murphy DL, Timpano KR, Wheaton MG, Greenberg BD, Miguel EC. Obsessive-compulsive disorder and its related disorders: a reappraisal of obsessive-compulsive spectrum concepts. Dialogues Clin Neurosci. 2010;12(2):131-48.

Nakao T, Kanba S. Pathophysiology and treatment of hoarding disorder. Psychiatry Clin Neurosci. 2019;73:370-375.

Phillips KA, Stein DJ, Rauch SL, Hollander E, Fallon BA, Barsky A et al. Should an obsessive-compulsive spectrum grouping of disorders be included in DSM-V. Depress Anxiety. 2010;27(6):528-55.

Pittenger C, Bloch MH, Williams K. Glutamate abnormalities in obsessive compulsive disorder: neurobiology, pathophysiology, and treatment. Pharmacol Ther. 2011;132(3):314-32.

Radua J, Van den Heuvel OA, Surguladze S, Mataix-Cols D. Meta-analytical comparison of voxel-based morphometry studies in obsessive-compulsive disorder vs other anxiety disorders. Arch Gen Psychiatry. 2010;67(7):701-11.

Rapinesi C, Kotzalidis GD, Ferracuti S, Sani G, Girardi P, Del Casale A. Brain stimulation in obsessive-compulsive disorder (OCD): a systematic review. Curr Neuropharmacol. 2019;17(8):787-807.

Real E, Labad J, Alonso P, Segalàs C, Jiménez-Murcia S, Bueno B et al. Stressful life events at onset of obsessive-compulsive disorder are associated with a distinct clinical pattern. Depress Anxiety. 2011;28(5):367-76.

Rosario-Campos MC, Leckman JF, Curi M, Quatrano S, Katsovitch L, Miguel EC et al. A family study of early-onset obsessive-compulsive disorder. Am J Med Genet B Neuropsychiatr Genet. 2005;136B(1):92-7.

Rosario-Campos MC, Miguel EC, Quatrano S, Chacon P, Ferrao Y, Findley D et al. The Dimensional Yale-Brown Obsessive-Compulsive Scale (DY-BOCS): an instrument for assessing obsessive-compulsive symptom dimensions. Mol Psychiatry. 2006;11(5):495-504.

Rosso G, Albert U, Asinari GF, Bogetto F, Maina G. Stressful life events and obsessive-compulsive disorder: clinical features and symptom dimensions. Psychiatry Res. 2012;197(3):259-64.

Rotge JY, Guehl D, Dilharreguy B, Tignol J, Bioulac B, Allard M et al. Meta-analysis of brain volume changes in obsessive-compulsive disorder. Biol Psychiatry. 2009;65(1):75-83.

Rufer M, Grothusen A, Mass R, Peter H, Hand I. Temporal stability of symptom dimensions in adult patients with obsessive-compulsive disorder. J Affect Disord. 2005;88(1):99-102.

Ruscio AM, Stein DJ, Chiu WT, Kessler RC. The epidemiology of obsessive-compulsive disorder in the National Comorbidity Survey Replication. Mol Psychiatry. 2010;15(1):53-63.

Shavitt RG, Belotto C, Curi M, Hounie AG, Rosario-Campos MC, Diniz JB et al. Clinical features associated with treatment response in obsessive-compulsive disorder. Compr Psychiatry. 2006;47(4):276-81.

Soriano-Mas C. Functional brain imaging and OCD. Curr Top Behav Neurosci. 2021;49:269-300.

Stein DJ, Costa DL, Lochner C, Miguel EC, Janardhan Reddy YC, Shavitt RG et al. Obsessive-compulsive disorder. Nat Rev Dis Primers. 2020;5(1):52.

Stein DJ, Fineberg NA, Bienvenu OJ, Denys D, Lochner C, Nestadt G et al. Should OCD be classified as an anxiety disorder in DSM-V? Depress Anxiety. 2010;27(6):495-506.

Swedo SE, Leonard HL, Garvey M, Mittleman B, Allen AJ, Perlmutter S et al. Pediatric autoimmune neuropsychiatric disorders associated with streptococcal infections: clinical description of the first 50 cases. Am J Psychiatry. 1998;155(2):264-71.

Taylor S. Early versus late onset obsessive-compulsive disorder: evidence for distinct subtypes. Clin Psychol Rev. 2011;31(7):1083-100.

Taylor S. Molecular genetics of obsessive-compulsive disorder: a comprehensive meta-analysis of genetic association studies. Mol Psychiatry. 2013;18(7):799-805.

Thorsen AL, Kvale G, Hansen B, Van den Heuvel OA. Symptom dimensions in obsessive-compulsive disorder as predictors of neurobiology and treatment response. Curr Treat Options Psychiatry. 2018;5(1):182-194.

Ting JT, Feng G. Glutamatergic synaptic dysfunction and obsessive-compulsive disorder. Curr Chem Genomics. 2008;2:62-75.

Vallejo Ruiloba J. Introducción a la psicopatología y la psiquiatría. 8ª ed. Barcelona: Elsevier Masson; 2015.

Vallejo Ruiloba J, Berrios GE. Estados obsesivos. 3ª ed. Barcelona: Elsevier Masson; 2006.

Wheaton MG, Abramowitz JS, Berman NC, Riemann BC, Hale LR. The relationship between obsessive beliefs and symptom dimensions in obsessive-compulsive disorder. Behav Res Ther. 2010;48(10):949-54.

Trastornos relacionados con experiencias traumáticas y factores de estrés   10

10.1   Trastornos por estrés agudo

C. Moya Lacasa y J. Rodríguez Revuelta

OBJETIVOS

- Identificar los criterios clínicos para el correcto diagnóstico del trastorno por estrés agudo (TEA), y conocer las diferencias entre la CIE-10 y el DSM-5 y las modificaciones en las últimas ediciones (CIE-11 y DSM-5-TR).
- Conocer la neurobiología del estrés y la fisiopatología del TEA.
- Realizar un diagnóstico diferencial adecuado que permita la identificación temprana de esta entidad diagnóstica.
- Conocer el tratamiento tanto farmacológico como psicoterapéutico del TEA.
- Favorecer la aplicación del conocimiento adquirido en la práctica clínica habitual.

INTRODUCCIÓN

El TEA es un cuadro agudo de inicio tras un episodio traumático que tiene una duración, por definición, de hasta 1 mes.

Concepto

El TEA se diferencia del trastorno por estrés postraumático (TEPT) fundamentalmente en el criterio temporal, así como por la mayor presencia de síntomas disociativos, como la despersonalización y la desrealización.

El cuadro clínico se podría resumir en la presencia de las siguientes características:

- Recuerdos vividos recurrentes de la situación traumática (*flashbacks*).
- Tendencia a evitar estímulos externos y pensamientos que produzcan su rememoración.
- Síntomas disociativos y un estado de miedo y alerta.

Un *episodio traumático* se define como aquella situación excepcionalmente amenazante o dramática que provoca un malestar intenso a la mayoría de las personas que están expuestas a ella, ya sean víctimas directas, cercanas a la víctima o testigos de lo sucedido. Puede haber episodios traumáticos naturales (terremotos, inundaciones, tornados, etc.), accidentales (incendios, accidentes de tráfico, etc.), provocados por los humanos (maltrato, violaciones, ataques, etc.), entre otros.

Historia

La mayor parte de descripciones del TEA y el TEPT se realizan durante el siglo XX. Sobre todo, se centran en los soldados que participaron en la Primera Guerra Mundial y en la Segunda Guerra Mundial. Sin embargo, ya en textos griegos clásicos, Hipócrates describió síntomas postraumáticos en hombres que habían luchado en conflictos bélicos.

Estos cuadros toman especial importancia durante la Primera Guerra Mundial, en la que se describe el *shell shock*. Este término hace referencia a la explosión que causaban determinados proyectiles (en inglés llamados *shells*) y el impacto que generaba en los soldados (*shock*). Pero es a partir de la Segunda Guerra Mundial cuando se comienza a prestar mayor importancia al estrés grave que sufrían los combatientes y cuando se empieza a plantear como un cuadro clínico con necesidad de tratamiento. Entonces, se describió como un cuadro en el que eran frecuentes síntomas físicos como el temblor, la cefalea y la sudoración, y también otros de tipo conversivo, como la sordera, el mutismo, las dificultades en la marcha, etc., que no se correspondían con un daño orgánico agudo.

Si bien ya se hablaba de reacción a estrés intenso en anteriores ediciones, el TEA aparece como entidad diagnóstica por primera vez en 1992 en la CIE-10 y en 1994 en el DSM-IV. Ambos se incluyeron en los trastornos de ansiedad. El principal motivo de delimitar un cuadro agudo reactivo a estrés en el caso del DSM-IV fue fundamentalmente que su tratamiento fuese incluido en los seguros médicos estadounidenses, puesto que estos no proporcionaban cobertura para su tratamiento, al tratarse de un cuadro de aparición inmediatamente posterior al episodio traumático.

Por otra parte, también se creó con la intención de que una detección precoz facilitase la predicción de la aparición del TEPT y así realizar un abordaje rápido que evitase la complicación y la aparición de TEPT. Posteriormente, sin embargo, se detectó que el TEA no era un factor predictivo potente del desarrollo posterior de TEPT. Por ello, en el DSM-5 se hizo más hincapié en el TEA como entidad diagnóstica aislada y en la importancia del tratamiento del cuadro de cara a disminuir el intenso malestar reactivo al trauma.

En la actualidad, con la publicación de la quinta edición del DSM-5-TR, el TEA aparece dentro de una nueva categoría diagnóstica: «Trastornos relacionados con traumas y factores de estrés». Por su parte, en la última edición de la CIE-11, la reacción al estrés agudo aparece excluida de los trastornos específicamente asociados con el estrés.

EPIDEMIOLOGÍA

La exposición al trauma varía según el entorno cultural de cada país. Así, hoy en día, no se encuentra el mismo porcentaje de exposición a situaciones violentas en Alemania, por ejemplo, que en México, donde los episodios de violencia provocada por los humanos son más habituales.

La prevalencia de TEA es difícil de valorar debido al criterio diagnóstico temporal breve, por lo que los estudios que la analizan son escasos y se centran fundamentalmente en la prevalencia del TEPT.

Según una revisión sistemática realizada en 2018, la prevalencia de TEA en personas atendidas en urgencias hospitalarias tras una agresión física era de en torno a un 14 % durante la primera semana y del 11-40 % durante 1-2 semanas tras la agresión.

También existen estudios que han analizado la prevalencia de TEA en grupos poblacionales específicos, como mujeres que habían dado a luz a neonatos prematuros, niños de 7-17 años expuestos a algún episodio traumático y personas que habían sufrido accidentes de tráfico. En todos ellos, la prevalencia de TEA se encontraba en torno al 15 %.

Dependiendo del tipo de episodio traumático, la prevalencia de TEA variará. De esta forma, aquellas personas que hayan estado expuestas a un episodio traumático ocasionado intencionalmente por terceros tendrán una mayor probabilidad de desarrollar un cuadro de estrés reactivo al trauma que quienes lo hayan estado en casos ocasionados por fenómenos naturales o accidentales.

Varios estudios, a pesar de arrojar resultados heterogéneos, señalan que un porcentaje no desdeñable de personas con TEA acaban por desarrollar un TEPT (30-83 %).

ETIOPATOGENIA

Para comprender mejor la fisiopatología del TEA, se ofrecerá primero un repaso a la neurobiología del *miedo* y la *preocupación*, síntomas básicos de la ansiedad. En este apartado, también se estudiarán los factores de mayor riesgo para desarrollar TEA.

Etiología

En este proceso es fundamental el protagonismo de la *amígdala*, una estructura límbica con conexiones recíprocas con diversas regiones cerebrales.

La respuesta emocional al miedo la regula la conexión entre la amígdala, la corteza orbitofrontal y la corteza cingulada anterior (ambas forman parte de la corteza prefrontal).

Al existir un estímulo de miedo, se activarán las siguientes conexiones:

- Amígdala y *locus coeruleus*. Regula la activación del sistema autónomo y provoca así un incremento de la presión arterial y la frecuencia cardíaca («preparación para la huida»).
- Amígdala e hipotálamo:
  - Regula la liberación de glucocorticoides, como el cortisol. Ante un estímulo de miedo, este se liberará de forma inmediata y breve.
  - La liberación de cortisol en la glándula suprarrenal está regulada de la siguiente manera:
    - Al activarse el hipotálamo, se impulsa el factor de liberación de corticotropina, que estimula la liberación de hormona adrenocorticotrópica en la glándula pituitaria.
    - La hormona adrenocorticotrópica provoca la liberación de glucocorticoide (cortisol) en la glándula suprarrenal, que a su vez inhibe la liberación de corticotropina, lo que autorregula su producción.
    - Si el estímulo se mantiene en el tiempo (por ejemplo, en el caso de un trauma infantil), se producirá una disregulación del eje hipotálamo-hipófisis-suprarrenal, de tal manera que, al liberarse gran cantidad de cortisol en un primer momento, se inhibiría la autorregulación mencionada, y se liberaría de forma crónica la hormona adrenocorticotrópica.
    - Esto, finalmente, provocaría una desensibilización de la glándula suprarrenal y, por tanto, una liberación reducida de cortisol.
- Amígdala y núcleo parabraquial. Provocaría un incremento de la frecuencia respiratoria.
- Amígdala y sustancia gris periacueductal. Condiciona el inicio de la acción ante el estímulo amenazante o de miedo: lucha, huida o inmovilidad.

Otra estructura esencial en la aparición del temor es el *hipocampo*, estructura que puede activar la amígdala mediante recuerdos traumáticos (lo que da lugar a los síntomas de reexperimentación del trauma).

Al existir un estímulo amenazante, la amígdala recibe información de varias estructuras para que la respuesta al miedo sea más eficaz. El condicionamiento del miedo o respuesta «aprendida» de la amígdala ante el miedo se consolidaría de la siguiente manera:

- La corteza sensorial y el tálamo «recuerdan» a la amígdala estímulos previos amenazantes.
- El hipocampo aporta recuerdos de experiencias traumáticas previas.

- La corteza prefrontal ventromedial aporta una respuesta de alivio para eliminar la respuesta al miedo.

Por su parte, la *preocupación* se regula a través de circuitos estriatales talamocorticales.

Las hipótesis acerca de la fisiopatología del TEA son las siguientes:

- Alteraciones neuroendocrinas:
  - Algunos estudios apuntan a una hiperreactividad del eje hipotálamo-hipófisis-suprarrenal ante un estrés crónico; se detecta una menor producción de cortisol y una mayor de catecolaminas.
  - Esto tendría consecuencias fundamentales:
    - Por un lado, afectaría a la consolidación de la memoria mediante conexiones con el sistema límbico (amígdala como elemento principal en este proceso) y frontal.
    - Por otro, afectaría a las respuestas condicionadas e incondicionadas al miedo frente a una amenaza por parte de la amígdala.
  - La hormona tiroidea triyodotironina también se ha visto afectada, con mayor sensibilidad a las catecolaminas y otras hormonas de estrés.
- Alteraciones en los neurotransmisores:
  - Se apunta a la presencia de niveles crónicamente reducidos de serotonina como factor de vulnerabilidad, lo cual explicaría el cuadro clínico ansioso, la irritabilidad, las rumiaciones o la impulsividad.
  - También se apunta a la presencia de niveles crónicamente reducidos de dopamina, responsable de la aparición de apatía, anhedonia o de las dificultades de atención.
  - La noradrenalina provoca la respuesta autónoma al miedo como preparación a la huida (incremento de la presión arterial, taquicardia). Al mantenerse en el tiempo, se producirían el cuadro clínico de ansiedad, la sudoración, la hiperactivación, y las pesadillas, que suelen aparecer en el TEA.
  - El neurotransmisor inhibidor por excelencia, el ácido gamma-aminobutírico, estaría implicado en la expresión del cuadro clínico asociado con la ansiedad en el TEA.
  - El glutamato (neurotransmisor excitatorio) regula las conexiones entre la corteza prefrontal y otras regiones cerebrales, especialmente en los circuitos encargados de los síntomas relacionados con la preocupación.
- Alteraciones neuroanatómicas:
  - Se ha detectado una actividad cerebral disminuida en las cortezas cinguladas anteriores dorsal y ventral, así como en las áreas relacionadas con la regulación emocional de la corteza prefrontal ventromedial.
  - Se ha observado una activación anormal de la amígdala, lo que, sumado a un insuficiente control por parte de la corteza y el hipocampo, provocaría una deficiente extinción de la activación producida por situaciones de amenaza o miedo.
- Factores psicológicos:
  - No todas las personas expuestas a un episodio traumático desarrollan TEA o TEPT, pero sí es habitual presen-

tar reacciones normales a un estresor anormal. De esta forma, se han descrito cuatro tipos de respuestas emocionales y trayectorias después de un trauma:
  - Resiliente (35-65 %). Las personas son capaces de continuar su funcionamiento habitual con mínimas perturbaciones.
  - De recuperación (15-25 %). Tras un período de importante perturbación inicial, recuperan su funcionamiento al cabo de unos meses.
  - Retardada (0-15 %). Tras meses de funcionamiento habitual, se perciben cambios clínicos con aparición de síntomas compatibles con TEPT.
  - Crónica (5-30 %). El cuadro clínico se instaura de forma rápida tras el trauma y persiste a lo largo del tiempo, con mínima recuperación funcional.
  - Desde el punto de vista cognitivo-conductual, se propone que los individuos que desarrollan síntomas de TEA presentan una capacidad parcial para procesar a nivel cognitivo el episodio traumático. Como consecuencia, se desarrolla la respuesta al trauma en dos fases:
    - Fase 1. El episodio traumático (estímulo incondicionado) produce reacción de miedo y se asocia con un estímulo condicionado (recordatorios del trauma).
    - Fase 2. A través del aprendizaje instrumental, se produce la respuesta de miedo, a pesar de que ya no hay estímulo incondicionado original, lo que perpetúa la aparición de los síntomas de TEA y TEPT.
- Factores sociales. Se ha detectado que un menor apoyo sociofamiliar, una menor disponibilidad económica o el hecho de pertenecer a una minoría étnica son circunstancias que favorecen la aparición de TEA.

!
- Los factores biológicos del TEA son los siguientes:
  - Alteraciones neuroendocrinas.
  - Alteraciones en los neurotransmisores.
  - Factores neuroanatómicos.
- Los factores psicológicos son los siguientes:
  - Cuatro vías de respuesta al trauma: resiliente, de recuperación, retardada y crónica.
  - Propuesta cognitivo-conductual: estímulo incondicionado (trauma), miedo, estímulo condicionado (recordatorios del trauma), aprendizaje instrumental, miedo a pesar de haber finalizado el episodio traumático.
- Los factores sociales son un bajo nivel económico y educativo y el riesgo de exclusión social.

Factores de mayor riesgo para desarrollar trastorno por estrés agudo

Los factores de mayor riesgo son los de TEPT, pero podrían ser utilizados también para el TEA debido a su gran parecido clínico:

- Factores previos al trauma: mujer, joven, discapacidad intelectual, bajo nivel sociocultural, antecedentes de episodios traumáticos, comorbilidad de trastornos mentales, trastorno de personalidad incluido, perfil genético receptorial (se ha descrito que determinadas alteraciones en el transportador de serotonina pueden estar relacionadas con una mayor vulnerabilidad al TEA y el TEPT).

- Factores referentes al trauma: elevada percepción de riesgo vital, gravedad del trauma, provocación de este por terceros.
- Factores postraumáticos: baja percepción de apoyo social, secuelas físicas importantes con dolor mal controlado o disfunción grave, elevado estrés psicosocial.

Los tipos de trauma más relacionados con el desarrollo de TEA son los siguientes:

- Muerte inesperada de un familiar de forma violenta.
- Daño provocado por terceros: agresión, violación.
- Maltrato por parte de la pareja.
- Combate militar.

CARACTERÍSTICAS CLÍNICAS, CRITERIOS DIAGNÓSTICOS Y DIAGNÓSTICO DIFERENCIAL

Dentro de las características clínicas, se estudiarán los síntomas de reexperimentación o intrusión, los de hiperalerta, las cogniciones o el ánimo negativo, los síntomas disociativos y los síntomas de evitación. Respecto a los criterios diagnósticos, se analizará lo establecido en el DSM-5-TR, la CIE-10 y la CIE-11.

Características clínicas

Ante una situación traumática grave, se producen las más variadas reacciones. Lo más frecuente es que el sujeto en un primer momento tenga una respuesta para esforzarse por sobrevivir y protegerse. En ese primer momento puede huir, presentar insensibilidad, quedar paralizado por el miedo, o incluso puede aparecer una cierta confusión al encontrarse en estado de *shock*.

A continuación, habrá un intento de adaptación a través de alguna acción coherente con la situación, lo que le permitirá recuperar su condición previa al hecho traumático para posteriormente realizar una elaboración adecuada de lo sucedido.

En otros casos, los menos, la persona puede desarrollar una reacción de estrés agudo, que consiste en la aparición de síntomas transitorios de tipo emocional, somático, cognitivo o del comportamiento, como resultado de la exposición a esa situación traumática o amenazante grave. La temporalidad marca el diagnóstico, ya que debe durar menos de 1 mes tras la exposición al episodio traumático. Más allá de las 4 semanas, se establecerá el diagnóstico de TEPT.

La presentación clínica puede ser muy variada según cada persona, pero, para una mayor comprensión didáctica, se agruparán en cinco dimensiones: síntomas de reexperimentación, de hiperalerta, de ánimo negativo, disociativos y de evitación (**Tabla 10.1-1**).

Reexperimentación o intrusión

En algunas personas, pueden predominar los síntomas de intrusión, es decir, el acontecimiento traumático es reexperimentado o revivido de diferentes maneras. Estos individuos presentan recuerdos intrusivos egodistónicos del episodio y fenómenos de *flashback* con reviviscencia del episodio con un componente sensorial en forma de imágenes, ruidos o sensaciones, y visualizan incluso fragmentos o secuencias completas de imágenes que reproducen el hecho traumático. Estos fenómenos pueden ser espontáneos o provocados en respuesta a un estímulo, que es una reminiscencia de la experiencia traumática (por ejemplo, un ruido fuerte puede recordar el choque del automóvil tras un accidente). Por otro lado, son típicas las pesadillas y los sueños repetitivos angustiosos, que pueden originar miedo a conciliar el sueño o incluso su evitación activa. Estos recuerdos intrusivos, los *flashbacks* y las pesadillas pueden desencadenar un importante cuadro clínico ansioso y un malestar intenso al exponerse a factores internos o externos que simbolizan o recuerdan lo vivido.

Hiperalerta

En los pacientes con reacción a estrés agudo, se produce una hiperactivación del *arousal*, que corresponde al nivel de activación cortical regulado por el sistema de activación reticular

Tabla 10.1-1. Características clínicas del trastorno por estrés agudo

Síntomas intrusivos	Síntomas de hiperalerta	Síntomas de ánimo negativo	Síntomas disociativos	Síntomas de evitación
Recuerdo intrusivo del hecho traumático	Alteraciones del sueño	Dificultad para experimentar felicidad o satisfacción	Desrealización/ despersonalización	Esfuerzos para evitar recuerdos, pensamientos o sentimientos angustiosos del episodio
Sueños recurrentes con el episodio traumático	Irritabilidad		Dificultad o imposibilidad para recordar aspectos importantes del episodio traumático	Esfuerzos para evitar cosas que recuerden el episodio traumático
Actuar como si el hecho estuviera sucediendo en este momento	Hipervigilancia y reacción de sobresalto			
Reacción emocional intensa: situaciones que recuerden el trauma	Problemas de concentración			

ascendente, que se manifiesta por medio de una gran actividad por parte del sistema nervioso simpático en su división simpática. Cuando el nivel de excitación y de activación es muy alto, pueden aparecer hiperactivación, ansiedad, hipervigilancia, reacción de sobresalto, dificultades de concentración y alteraciones del sueño.

Es posible que las alteraciones de la alerta incluyan irritabilidad y arrebatos de ira o descontrol de impulsos, que pueden desencadenar comportamientos imprudentes, autodestructivos y de abuso de tóxicos o alcohol. Según la ley de Yerkes y Dodson, el rendimiento tiende a mejorar cuando las personas poseen un nivel óptimo de *arousal* o activación; en cambio, cuando el nivel se sobrepasa, como sucede en estos pacientes, se produce una disminución de la efectividad en su desempeño funcional.

Cogniciones o ánimo negativo

Es frecuente que las personas con este trastorno presenten pensamientos negativos y catastróficos con ideas de culpa con respecto al episodio traumático. A menudo, también desarrollan la sensación de que es probable que puedan sufrir un daño en un futuro, por ejemplo, la sensación de que van a morir jóvenes o en un breve período de tiempo. Suelen sentirse excesivamente culpables o avergonzadas por no haber prevenido la situación vivida o no haber reaccionado de una forma diferente ante ella. Por otro lado, surge un embotamiento afectivo con dificultad para sentir emociones placenteras o positivas y una disminución importante del interés o la participación en actividades significativas, así como sentimientos de desapego o fenómenos de extrañeza del entorno.

Síntomas disociativos

Los síntomas disociativos suponen una desconexión y una falta de continuidad entre los pensamientos, los recuerdos, las percepciones, la identidad y la conciencia. El trauma resulta abrumador para la persona afectada, por lo que la mente trata de alejar del pensamiento consciente la información traumática y los sentimientos inconciliables, inaceptables o dolorosos. Los signos y síntomas pueden comprender desde una pérdida de memoria (amnesia) de ciertos períodos, sucesos, personas e información sobre el episodio estresante con incapacidad para recuperar esos recuerdos hasta un sentido de la realidad alterado del entorno y de uno mismo. Aparece en ocasiones la sensación de verse a uno mismo desde la perspectiva de otro, así como la desconexión de uno mismo, la lentitud del paso del tiempo, la despersonalización o la desrealización.

Evitación

Suelen aparecer conductas de evitación de estímulos relacionados con el suceso traumático; se realizan esfuerzos para evitar recuerdos, pensamientos, sentimientos o recordatorios externos (personas, lugares, conversaciones, actividades, objetos, situaciones) del trauma o estrechamente asociados a este. Es posible que el sujeto evite conducir tras un accidente grave, salir a la calle tras un asalto o puede que no acuda a exploraciones médicas tras un abuso o violación. Incluso es posible

que el paciente evite el contacto social, tenga dificultades para realizar tareas fuera del domicilio y que no se relacione con personas que no sean sus allegados.

Criterios diagnósticos

Los criterios diagnósticos en psiquiatría están recogidos en dos clasificaciones: el DSM y la CIE. En la cuarta versión del DSM (1994) se incluyó el diagnóstico de TEA (308.3), que ya estaba reconocido en la CIE-10 (1992); en los recientes DSM-5-TR y CIE-11, se actualizan algunos de los criterios y se modifican conceptos importantes.

La CIE-10 describe la reacción de estrés agudo como las reacciones emocionales, cognitivas y conductuales que desaparecen pocos días después de un episodio excepcionalmente estresante, pero la etiqueta implícitamente como *patológica* al colocarla en el capítulo de los trastornos mentales. La CIE-11, en cambio, considera que estas reacciones se encuentran dentro del rango normal, a pesar de que puedan ser de interés clínico, y ha recomendado que la reacción de estrés agudo se traslade al capítulo de categorías que incluyen factores influyentes en el estado de salud que no son en sí mismos trastornos o enfermedades (el capítulo Z en la CIE-10). Esta controvertida propuesta tiene por objeto facilitar el apoyo a corto plazo sin patologizar las reacciones de estrés agudo.

A continuación, se exponen los criterios diagnósticos DSM-5-TR y CIE-10 (no existen criterios diagnósticos en la CIE-11 al no considerarlo un trastorno como tal).

Criterios DSM-5-TR

En el DSM-5-TR se disponen cinco criterios diagnósticos de TEA (**Tabla 10.1-2**):

- Exposición a la muerte, lesión grave o violencia sexual.
- Presencia de nueve (o más) de ciertos síntomas de alguna de las categorías de intrusión, estado de ánimo, disociativo, evitación y alerta, que comienza o empeora después del suceso traumático.
- La duración del trastorno es de 3 días a 1 mes después de la exposición al trauma.
- La alteración causa malestar clínicamente significativo o deterioro en lo social, lo laboral o en otras áreas importantes del funcionamiento.
- La alteración no se puede atribuir a los efectos fisiológicos de una sustancia (por ejemplo, medicamento o alcohol) ni a una afección médica (por ejemplo, traumatismo cerebral leve) y no se explica mejor por un trastorno psicótico breve.

Criterios CIE-10

En la CIE-10, hay cinco criterios para la reacción a estrés agudo (**Tabla 10.1-3**).

Clasificación CIE-11: QE84. Reacción al estrés agudo

Para este manual, se trata del desarrollo de síntomas transitorios de tipo emocional, somático, cognitivo o del comportamiento como resultado de la exposición a una situación

Tabla 10.1-2. Criterios diagnósticos de trastorno por estrés agudo según el DSM-5-TR

F43.0

A. Exposición a la muerte, lesión grave o violencia sexual, ya sea real o amenaza, en una (o más) de las formas siguientes:

1. Experiencia directa de un suceso traumático
2. Presencia directa de un suceso ocurrido a otros
3. Conocimiento de que un suceso traumático le ha ocurrido a un familiar próximo o a un amigo íntimo

   Nota: en los casos de amenaza o realidad de muerte de un familiar o amigo, el suceso ha de haber sido violento o accidental

4. Exposición repetida o extrema a detalles repulsivos de un suceso traumático (p. ej., socorristas que recogen restos humanos; policías repetidamente expuestos a detalles del maltrato infantil)

Nota: esto no se aplica a la exposición a través de medios electrónicos, televisión, películas o fotografías, a menos que esta exposición esté relacionada con el trabajo

B. Presencia de nueve (o más) de los síntomas siguientes de alguna de las categorías de intrusión, estado de ánimo negativo, disociación, evitación y alerta, que comienza o empeora después del suceso traumático:
Síntomas de intrusión

1. Recuerdos angustiosos recurrentes, involuntarios e intrusivos del/de los suceso(s) traumático(s)

   Nota: en los niños, se pueden producir juegos repetitivos en los que se expresen temas o aspectos del/de los suceso(s) traumático(s)

2. Sueños angustiosos recurrentes en los que el contenido y/o el afecto del sueño están relacionados con el/los suceso(s)

   Nota: en los niños, pueden existir sueños aterradores sin contenido reconocible

3. Reacciones disociativas (p. ej., escenas retrospectivas) en las que el individuo siente o actúa como si se repitiera el suceso traumático (estas reacciones se pueden producir de forma continua, y la expresión más extrema es una pérdida completa de conciencia del entorno presente)

   Nota: en los niños, la representación específica del trauma puede tener lugar en el juego

4. Malestar psicológico intenso o prolongado, o reacciones fisiológicas importantes en respuesta a factores internos o externos que simbolizan o se parecen a un aspecto del/de los suceso(s) traumático(s)

Estado de ánimo negativo

5. Incapacidad persistente de experimentar emociones positivas (p. ej. felicidad, satisfacción o sentimientos amorosos)

Síntomas disociativos

6. Sentido de la realidad alterado del entorno o de uno mismo (p. ej., verse uno mismo desde la perspectiva de otro, estar pasmado, lentitud del tiempo)
7. Incapacidad de recordar un aspecto importante del/de los suceso(s) traumático(s) (debido típicamente a amnesia disociativa y no a otros factores, como una lesión cerebral, alcohol o drogas)

Síntomas de evitación

8. Esfuerzos para evitar recuerdos, pensamientos o sentimientos angustiosos acerca o estrechamente asociados al/a los suceso(s) traumático(s)
9. Esfuerzos para evitar recordatorios externos (personas, lugares, conversaciones, actividades, objetos, situaciones) que despiertan recuerdos, pensamientos o sentimientos angustiosos acerca del suceso traumático o estrechamente asociado a él

Síntomas de alerta

10. Alteración del sueño (p. ej., dificultad para conciliar o continuar el sueño, o sueño inquieto)
11. Comportamiento irritable y arrebatos de furia (con poca o ninguna provocación) que se expresan típicamente como agresión verbal o física contra personas u objetos
12. Hipervigilancia
13. Problemas con la concentración
14. Respuesta de sobresalto exagerada

C. La duración del trastorno (síntomas del criterio B) es de 3 días a 1 mes después de la exposición al trauma

   Nota: los síntomas comienzan en general inmediatamente después del trauma, pero es necesario que persistan al menos durante 3 días y hasta 1 mes para cumplir los criterios del trastorno

D. La alteración causa malestar clínicamente significativo o deterioro en lo social, laboral u otras áreas importantes del funcionamiento

E. La alteración no se puede atribuir a los efectos fisiológicos de una sustancia (p. ej., medicamento o alcohol) ni a una afección médica (p. ej., traumatismo cerebral leve) y no se explica mejor por un trastorno psicótico breve

Tabla 10.1-3. Criterios diagnósticos para reacción a estrés agudo según CIE-10

A. El paciente tiene que haber estado expuesto a un estresante excepcional físico o psicológico

B. La exposición al estresante desde el inicio inmediato de los síntomas (en 1 hora)

C. Hay dos grupos de síntomas; la reacción a estrés agudo se califica como:

F43.00 Leve: solo se cumple el criterio 1
F43.01 Moderado: se cumplen el criterio 1 y dos cualesquiera de los síntomas del criterio 2
F43.02 Grave: se cumplen el criterio 1 y cuatro síntomas del Criterio 2 o estupor disociativo (F44.2)

Criterio 1. Se cumplen los criterios B, C y D del trastorno de ansiedad generalizada (F41.1)

Criterio 2

a) Abandono de la interacción social
b) Estrechamiento de la atención
c) Aparente desorientación
d) Ira o agresividad verbal
e) Desesperanza o desesperación
f) Hiperactividad inapropiada o sin propósito
g) Duelo incontrolable y excesivo (juzgado a tenor del patrón cultural local)

D. Si el estresante es transitorio o puede aliviarse, los síntomas deben empezar a disminuir en no más de 8 horas. Si la exposición al estresante continúa, los síntomas deben empezar a disminuir en no más de 48 horas

E. Criterio de exclusión usado con más frecuencia. La reacción debe producirse en ausencia de cualquier otro trastorno mental y del comportamiento concurrente de la CIE-l0 (excepto F41.1 [trastorno de ansiedad generalizada] y F60 [trastornos de la personalidad]), y no dentro de los 3 meses tras la finalización de un episodio de cualquier otro trastorno mental y del comportamiento

Adaptada de: Organización Mundial de la Salud. Clasificación de los Trastornos Mentales y del Comportamiento: descripción clínica y guía diagnóstica. 10ª ed. (CIE-10).

(ya sea de corta o de larga duración) de una naturaleza extremadamente amenazante o terrible (por ejemplo, desastres naturales o provocados por el hombre, combate, accidentes graves, violencia sexual, agresión). Los síntomas pueden incluir signos autonómicos de ansiedad (por ejemplo, taquicardia, sudoración, rubor), aturdimiento, confusión, tristeza, ansiedad, enojo, desesperación, hiperactividad, inactividad, aislamiento social o estupor. La respuesta al factor estresante es considerada como normal, dada la gravedad de este factor. Por lo general, esta respuesta comienza a disminuir pocos días después de la situación o después de la eliminación de la situación de amenaza.

Diagnóstico diferencial

En ocasiones, los pacientes pueden presentar reacciones complejas frente al trauma; por tanto, el clínico debe descartar cuidadosamente otros síndromes al evaluar a quienes consultan tras la situación estresante. Es particularmente importante reconocer los *factores orgánicos* potencialmente tratables que contribuyen a la sintomatología postraumática o que pueden confundirse con ella. Resulta imprescindible una cuidadosa anamnesis, una exploración física y la realización de pruebas complementarias si fuera necesario.

Por un lado, pueden aparecer síntomas de estupor, desconexión del medio por el daño físico directo originado por el hecho traumático en sí (por ejemplo, un traumatismo craneoencefálico en un accidente de tráfico); por otro lado, existen otras consideraciones orgánicas que pueden causar o exacerbar el cuadro clínico sugestivo, aparecer comórbidas o confundirse con TEA (por ejemplo, epilepsia,

síndrome de *tako-tsubo*, intoxicación aguda o abstinencia de tóxicos).

 El síndrome de *tako-tsubo* o síndrome del corazón roto se identifica como una disfunción sistólica ventricular aguda grave que se caracteriza por acinesia reversible y transitoria de las paredes del ventrículo en ausencia de una enfermedad arterial coronaria obstructiva; se genera por una reacción a estrés agudo tras un trauma por liberación excesiva de catecolaminas.

No es infrecuente que un síndrome posconmocional origine síntomas neurocognitivos (como el estupor, la confusión, la cefalea, la sensibilidad a la luz, la irritabilidad o el déficit de concentración), que se pueda confundir con TEA o incluso que ambos cuadros se puedan superponer. Se podría hacer un diagnóstico diferencial fijándose en los síntomas que son más específicos de cada trastorno: por un lado, la reexperimentación y la evitación son más típicos de TEA; por otro, la desorientación persistente y la confusión son más específicos de la lesión cerebral traumática.

Con respecto al resto de los trastornos mentales, la abundante comorbilidad y la escasa especificidad de alguno de los síntomas hacen del diagnóstico diferencial una tarea no siempre fácil. Los diagnósticos diferenciales más frecuentes que se plantean son con los trastornos adaptativos, las reacciones de duelo, los trastornos disociativos o los episodios psicóticos agudos, ya que en todos ellos puede estar presente un acontecimiento traumático como desencadenante. Las claves para el diagnóstico correcto de TEA implican una revisión cuidadosa de la evolución cronológica de los síntomas respecto al acontecimiento traumático, así como la evaluación de determinados síntomas, como la reexperimentación o la evitación del trauma, que no están presentes en las otras entidades citadas (Tabla 10.1-4).

EVOLUCIÓN Y PRONÓSTICO

Muchas personas están expuestas a episodios traumáticos en algún momento de sus vidas. La mayoría de ellas se restablecen para recuperar niveles pretraumáticos de funcionamiento psicológico. Es decir, la mayoría tiene altos grados de resiliencia.

La presencia de determinados elementos, como la ansiedad, las pesadillas, la irritabilidad o incluso los recuerdos intrusivos puede ser frecuente, aunque no siempre estos constituyen un trastorno establecido si no interfieren en el funcionamiento de la persona, o son autolimitados o aislados. Se pueden considerar de alguna manera reacciones normales frente a una situación anormal. Algunas personas, por el contrario, padecerán una reacción clínica con muy diferentes posibilidades de evolución, entre las que se incluye el desarrollo de un TEPT crónico. Desgraciadamente, no es posible predecir durante los primeros días y semanas después de un trauma si la persona tendrá una respuesta resiliente, una recuperación completa tras los síntomas agudos o si desarrollará TEPT.

El trastorno por estrés agudo se describió y se introdujo en principio en los manuales diagnósticos, en parte, para predecir y prevenir el TEPT posterior. No obstante, los estudios longitudinales indican que el TEA no es un factor predictivo preciso del TEPT. En algunas revisiones, se habla de que el número de personas diagnosticadas de TEA que posteriormente desarrollan un TEPT franco es del 30-83 %. No obstante, las cifras de pacientes diagnosticados de TEPT que previamente habían sido diagnosticados de TEA son mucho más bajas (10-20 %), lo que da una aproximación sobre lo infradiagnosticado que puede estar el TEA en la práctica clínica diaria y/o el escaso valor predictivo de este trastorno.

En el momento actual, no se dispone de marcadores biológicos o clínicos que predigan con certeza qué pacientes con reacciones agudas padecerán un TEPT, aunque se han señalado como posibles factores de transición una mayor gravedad de los síntomas en la fase aguda (en particular, la presencia de síntomas disociativos), el género femenino, la educación inferior a la secundaria y la exposición a traumas interpersonales.

Cabe señalar con respecto al pronóstico que los pacientes con TEA tienen 24 veces más probabilidades de morir por suicidio que aquellos sin TEA. Además, un estudio encontró que la mortalidad por todas las causas para los pacientes con

un diagnóstico de trastorno de estrés es 2 veces mayor que para aquellos que no lo tienen.

INSTRUMENTOS DE EVALUACIÓN

Es recomendable aplicar durante las primeras semanas después del trauma alguna escala de evaluación de síntomas que pueda ayudar en la evaluación de TEA. No obstante, es importante señalar que el diagnóstico debe ser clínico y los instrumentos psicométricos han de ser un apoyo complementario.

Con frecuencia se utilizan escalas de evaluación del TEPT atendiendo al criterio temporal menor de 1 mes (v. Cap. 10.2), ya que existen en la actualidad menos instrumentos específicos para la evaluación del trauma agudo.

A continuación, se enumeran los instrumentos específicos más utilizados para medir el TEA.

- Escala de Trastorno por Estrés Agudo (Acute Stress Disorder Scale).
- Entrevista Estructurada para Trastorno por Estrés Agudo (Acute Stress Disorder Interview).
- Cuestionario de Reacción Aguda al Estrés de Stanford (The Stanford Acute Stress Reaction Questionnaire).

TRATAMIENTO

Tras un acontecimiento traumático, la elección de la intervención en el momento agudo debe basarse en intentar que se reduzca al mínimo el riesgo de trauma adicional y el desarrollo de TEA o la prolongación del cuadro clínico, lo que originaría un TEPT.

Los estudios no avalan la intervención universal mediante técnicas psicológicas estructuradas o farmacológicas para la prevención en todas aquellas personas que hayan sufrido un trauma, pues no han demostrado eficacia en la reducción de incidencia de TEPT o TEA, no disminuyen la intensidad de sus síntomas e incluso pueden resultar contraproducentes en algunos pacientes. Lo que sí ha demostrado eficacia es la necesidad de iniciar el tratamiento cuanto antes en caso de aparición del trastorno TEA/TEPT para evitar el desarrollo de TEPT crónico.

Cuando se atiende a un paciente que ha sufrido un trauma significativo, los enfoques en la intervención aguda son garantizar la seguridad y el apoyo familiar o social, animar al paciente a hablar del episodio si lo desea y educar sobre los mecanismos de afrontamiento posibles.

Cuando un paciente ha experimentado un episodio traumático y ha acabado desarrollando TEA, el énfasis debe ponerse en la psicoeducación sobre el trastorno y su tratamiento (farmacológico, psicoterapéutico o incluso combinado).

Intervención aguda

En un primer momento, se deben priorizar las intervenciones orientadas a conseguir la adecuada seguridad, la asistencia de necesidades básicas (comida, vestido), la localización de los allegados y la paliación de las repercusiones físicas del trauma, como el dolor, las lesiones o el traumatismo.

Tabla 10.1-4. Diagnóstico diferencial del trastorno por estrés agudo

- Lesión cerebral traumática S00-09
- Trastorno de adaptación F43.1
- Trastorno de pánico F41.0
- Trastornos disociativos F44
- Reacción de duelo Z63.4
- Trastornos psicóticos F23, F20

Posteriormente, se procedería a la intervención de apoyo, una especie de primeros auxilios, que corresponden a una respuesta humana de apoyo a otro ser humano que está sufriendo y que puede necesitar ayuda. Se trata de una estrategia de ayuda humanitaria y no necesita ser aplicada por un profesional de la salud mental.

Además, se intentan promover factores que favorezcan la resiliencia (seguridad, calma y autoeficacia) y se ofrece un tiempo de escucha activa, que puede ser definida como poner toda la atención de uno en la otra persona y comunicarle que se está interesado y preocupado por su situación a través de un lenguaje corporal atento y un seguimiento adecuado de lo que el paciente dice, sin forzarlo en ese momento a hablar si este no lo desea.

Al animar a un sujeto a hablar sobre el episodio traumático, es necesario que se le permita avanzar a su propio ritmo. Presionar a una persona que se muestra reticente a hablar sobre un trauma para que lo haga puede aumentar el riesgo de desarrollar TEA/TEPT en lugar de disminuirlo. Por tanto, no conviene insistir en la narrativa explícita o detallada de la situación traumática reciente en ese momento.

Se puede ofrecer apoyo en la sistematización y priorización de necesidades inmediatas, como el contacto con familiares, información, asistencia legal, abrigo, etc., y la activación de las redes de apoyo y de seguridad social disponibles. Es importante evaluar las estrategias de afrontamiento de la persona y potenciar sus actitudes resilientes, así como buscar el apoyo de sus personas significativas, que son quienes prioritariamente deben aportar el consuelo y el soporte iniciales.

Por último, en este primer momento, se puede ofrecer psicoeducación respecto a las reacciones normales frente al trauma: cómo ayudarse, cuáles son los signos de alarma y dónde y cuándo se debe buscar ayuda. Cada una de estas acciones es una oferta que solo será implementada si el paciente la acepta voluntariamente y la solicita.

! En la intervención aguda deben atenderse los siguientes aspectos:

- Seguridad del paciente. Asegurarse de que el paciente esté seguro después del episodio traumático y sepa dónde buscar ayuda en caso de una emergencia (alimentos y refugio).
- Apoyo práctico. El proceso después de un hecho traumático puede ser abrumador. La persona precisará ayuda en la priorización y toma de decisiones sobre las necesidades originadas por el acontecimiento.
- Escucha activa si el paciente lo desea.
- Apoyo emocional. Los pacientes pueden recibir consuelo emocional de amigos cercanos o familiares. En ausencia de estos, los proveedores de atención urgente pueden brindar apoyo explicando el pronóstico, el curso y las habilidades de afrontamiento para el TEA.
- Psicoeducación: cuándo, cómo y dónde se puede pedir ayuda profesional si es necesario.

A continuación, se señalan distintas intervenciones psicoterapéuticas y/o farmacológicas que se pueden implementar en los momentos posteriores a un acontecimiento traumático, una vez establecido el TEA, y que pueden favorecer una recuperación sintomática y evitar si es posible el desarrollo posterior del TEPT.

Tratamiento psicológico

En la literatura médica, la psicoterapia cognitivo-conductual focalizada en el trauma es la herramienta terapéutica más frecuentemente recomendada. Estas intervenciones solo han demostrado eficacia en los casos en los que se objetiva un diagnóstico establecido de TEA; por tanto, solo se deberían llevar a cabo en esos casos (dentro del primer mes tras la exposición al trauma). No está recomendado realizar las intervenciones preventivas de forma generalizada. El tratamiento psicológico incluye la terapia cognitivo-conductual centrada en el trauma, la terapia de procesamiento cognitivo y la terapia de exposición prolongada.

A continuación, se desarrollan estas intervenciones.

Psicoterapias de orientación cognitivo-conductual centrada en el trauma. Se centran en las relaciones entre los pensamientos, las emociones y las conductas. Están orientadas a cambiar los patrones de relación de los elementos que originen dificultades en el funcionamiento del individuo. Deben basarse en un manual validado y en un número limitado de sesiones, y tienen que aplicarse de forma gradual por profesionales entrenados bajo supervisión. Han de incluir mecanismos que ayuden a vencer la negación respecto al episodio, el manejo de recuerdos y situaciones asociadas al trauma y la identificación de los recuerdos diana (a menudo imágenes visuales). Se trabaja, asimismo, en el procesamiento y elaboración de los recuerdos traumáticos y de las emociones relacionadas (incluida la vergüenza, la ira, la culpa y el duelo) y en la promoción de creencias positivas alternativas. Se debe incluir un entrenamiento en estrategias para afrontar las conductas de evitación.

Terapia de procesamiento cognitivo. Es un tipo específico de terapia cognitivo-conductual que ayuda a los pacientes a aprender cómo modificar y afrontar los pensamientos negativos creados por el trauma. Se aplica durante 8-12 sesiones y ayuda a que las personas reconozcan cómo el trauma ha cambiado su visión de sí mismos, de los demás y del mundo.

Terapia de exposición prolongada. Se basa también en principios cognitivo-conductuales. Enseña a los pacientes a aproximarse de forma gradual a emociones, situaciones y recuerdos relacionados con el trauma. El afrontamiento ayudará a minimizar las conductas de evitación.

Otras terapias. Existen otras intervenciones menos específicas pero útiles para apoyar a estos pacientes. La psicoeducación es una herramienta ampliamente disponible y de utilidad para disminuir la sintomatología. Explicar a los pacientes sus síntomas, normalizar la vivencia y la respuesta al episodio traumático y elaborar un plan de seguridad son intervenciones que redundan en un alivio para estas personas. En general, la terapia de desensibilización y reprocesamiento por movimientos oculares está indicada en pacientes con TEPT entre el primer y el tercer mes tras el acontecimiento traumático. Más allá del tercer mes, por tanto, no ha demostrado su eficacia en la reacción a estrés agudo.

Tratamiento farmacológico

En la actualidad, no existe suficiente evidencia sobre el tratamiento eficaz para el TEA que logre la prevención de un desarrollo posterior de TEPT. Se suelen utilizar en la práctica clínica habitual tratamientos sintomáticos de apoyo con algún fármaco con perfil sedante para aumentar la calidad del sueño, colocar la angustia en niveles tolerables y frenar la aparición de síntomas disociativos o conversivos. No obstante, cabe señalar que las guías actuales no recomiendan el uso sistemático de la intervención farmacológica para la prevención universal del TEPT, ya que, como es conocido, para la inclusión en las guías de recomendaciones se necesitan estudios de calidad que avalen esa indicación.

Existen estudios aleatorizados frente a placebo, pero son de una calidad insuficiente, ya que hay grandes problemas para el reclutamiento de pacientes en los servicios de urgencias por la reticencia de estos a participar y por las características propias de los servicios de emergencias, que dificultan el aspecto más centrado en la investigación y menos en lo clínico agudo. En resumen, no es conveniente ofertar un tratamiento preventivo a todas las personas que sufren un trauma, pero sí lo es el tratamiento de los pacientes que presenten síntomas sugestivos de TEA establecido o TEPT para evitar la progresión a TEPT crónico y/o grave.

No obstante, existen distintos fármacos que se han utilizado para el manejo de estos pacientes, pensando tanto en el alivio sintomático como en la disminución de la progresión del cuadro a un TEPT. Se ha propuesto que el uso muy precoz (antes de 24 horas e, idealmente, antes de las primeras 6 horas desde el episodio traumático) de algunos medicamentos (como la hidrocortisona) tiene resultados halagüeños en la posible disminución de la progresión del cuadro a un TEPT.

Se analizan estos fármacos a continuación.

Benzodiacepinas. Este grupo de fármacos ha sido frecuentemente utilizado de forma sintomática en la fase aguda de la exposición tras un trauma por su capacidad ansiolítica e hipnótica. Sin embargo, no se ha probado su eficacia en la prevención del TEPT. Incluso algunos autores desaconsejan su uso, ya que podrían empeorar los resultados de la psicoterapia, así como aumentar la agresividad y la sintomatología depresiva. Un pequeño ensayo ha investigado un uso agudo de temacepam, pero, paradójicamente, encontró un aumento de la aparición de TEPT en lugar de una disminución. Esto podría explicarse por un mecanismo de bloqueo de procesamiento de las experiencias traumáticas y de la extinción del recuerdo traumático, que impediría la adecuada elaboración del episodio.

Antipsicóticos. Dado su efecto sedante y su rápido inicio de acción de los antipsicóticos en dosis bajas (como la quetiapina, la olanzapina o la risperidona), podrían contribuir al manejo de la ansiedad y de las alteraciones del sueño. El uso de estos fármacos no tiene utilidad en disminuir la progresión a TEPT, pero tampoco ha mostrado empeorar el curso del cuadro.

Propranolol. Puede ser de utilidad en el manejo sintomático al disminuir la activación neurovegetativa asociada, lo que podría generar alivio en estas personas. Específicamente, podría contribuir a manejar el temblor, la sudoración y la taquicardia. Puede utilizarse en dosis de 10-20 mg cada 12 horas, y titularse en relación con la respuesta y la tolerancia del paciente. Se ha hipotetizado que el propranolol podría inhibir la consolidación de memorias recientes de alta carga emocional actuando en la amígdala. Por esto, se ha usado experimentalmente en personas expuestas a episodios traumáticos, especialmente en el contexto de las guerras, y se ha evaluado su efecto en disminuir la progresión a TEPT con resultados no concluyentes.

Inhibidores selectivos de la serotonina /noradrenalina (ISS-N). Podrían ser de utilidad en el manejo de los síntomas evitativos y ansiosos. Sin embargo, en el período agudo estos fármacos se deberían complementar con otros de acción sedante (benzodiacepinas o antipsicóticos), para controlar esos síntomas, hasta que los antidepresivos hagan su efecto. En cambio los ISRS sí han demostrado buenos resultados en el tratamiento del TEPT, pero hay incertidumbre acerca de si son eficaces en la reducción de la incidencia de TEPT en aquellos pacientes con TEA.

Gabapentina. Se ha pensado que algunos estabilizadores del estado de ánimo/anticonvulsivantes podrían tener un papel en la prevención del TEPT, considerando su empleo como tratamiento adyuvante o de segunda línea para los trastornos de ansiedad. En un ensayo con gabapentina de la prevención del TEPT, su administración aumenta la liberación de ácido gamma-aminobutírico de las células gliales del cerebro neurotransmisor, que está implicado en la génesis y mantenimiento de algunos de los síntomas típicos de TEA.

Opioides. Se ha propuesto su uso. Por ejemplo, un gran estudio retrospectivo sobre soldados estadounidenses con lesiones de combate encontró una asociación entre la administración de morfina y una menor incidencia de TEPT. No obstante, los metaanálisis y las revisiones sistemáticas no son concluyentes.

Oxitocina. Un posible papel de la oxitocina en la prevención del TEPT es un enfoque bastante reciente que se ha propuesto en una teoría de doble suposición: una reducción en la activación de la amígdala y un aumento en la activación de las áreas cerebrales de recompensa social. Aún está pendiente de una mayor investigación.

Hidrocortisona. Algunos estudios han demostrado resultados muy prometedores de que la administración precoz de hidrocortisona (en especial antes de 6 horas de ocurrido el episodio traumático) podría disminuir el riesgo de desarrollar TEPT. La mayoría de estos estudios corresponden a pacientes con comorbilidad con cuadros médicos graves en servicios de cuidados intensivos o urgencias y utilizan un bolo intravenoso seguido de una infusión intravenosa por un tiempo variable. Parece la intervención que más evidencia ha logrado, sin olvidar que aún es un tratamiento experimental que se limita a los pacientes gravemente enfermos que han precisado corticoides por otra causa, por lo que no se recomienda su uso universal de carácter rutinario.

En definitiva, en las guías clínicas existen escasas evidencias y no hay recomendaciones claras para el tratamiento de un trastorno cuya investigación controlada resulta difícil, por lo que el tratamiento de cada paciente debe ser individualizado y ha de atender a sus síntomas específicos y a sus propias necesidades.

PUNTOS CLAVE

- El TEA dura hasta 1 mes desde el episodio traumático. Consiste fundamentalmente en la aparición de recuerdos recurrentes del trauma (*flashbacks*), la evitación tanto de estímulos externos como de pensamientos que lo rememoren, la aparición de síntomas disociativos y un estado de miedo y alerta.
- Un episodio traumático se define como una situación excepcionalmente amenazante o dramática que provocará un malestar intenso a la mayoría de las personas expuestas. Los episodios traumáticos con mayor probabilidad de que se desarrolle un TEA son aquellos provocados por terceras personas.
- Durante la Primera Guerra Mundial se acuñó el término *shell shock* para referirse al TEA y al TEPT. Hasta 1992 no se incluyó en las clasificaciones diagnósticas, primero en la CIE-10 y posteriormente en el DSM-IV en 1994.
- La prevalencia del TEA variará en función de las zonas geográficas, el origen del episodio traumático y factores de riesgo individuales.
- En relación con la neurobiología del miedo, las estructuras clave son la amígdala, responsable de la regulación de la respuesta a aquel, y el hipocampo.
- En la fisiopatología del TEA, están implicadas alteraciones neuroendocrinas (desregulación del eje hipotálamo-hipofisis-suprarrenal, alteración de la hormona triyodotironina), alteraciones en los neurotransmisores (serotonina, noradrenalina, dopamina, ácido gamma-aminobutírico y glutamato), alteraciones neuroanatómicas (cortezas cinguladas anteriores dorsal y ventral, corteza prefrontal ventromedial, amígdala) y factores psicológicos de respuesta al trauma.
- Según cada persona, la presentación clínica puede ser muy variada. Puede incluir cinco dimensiones: síntomas de reexperimentación, hiperalerta, afecto negativo, síntomas disociativos y síntomas de evitación.
- Es importante el conocimiento de los criterios diagnósticos de este trastorno recogidos en el DSM-5-TR y en la CIE-10. La CIE-11, en cambio, considera que estas reacciones se encuentran dentro del rango normal, a pesar de que puedan ser de interés clínico.
- No es posible predecir durante los primeros días y semanas después de un trauma si la persona tendrá una respuesta resiliente, una recuperación completa tras los síntomas agudos o si desarrollará TEPT.
- Los factores de transición que se asociaron con una probabilidad mayor de desarrollar TEPT son una mayor gravedad de los síntomas en la fase aguda (en particular, la presencia de síntomas disociativos), el género femenino, la educación inferior a la secundaria y la exposición a traumas interpersonales pasados.
- Ni los estudios ni las guías clínicas avalan la intervención universal mediante técnicas psicológicas estructuradas o farmacológicas para la prevención en todas aquellas personas que han sufrido un trauma, pues no han demostrado eficacia en la reducción de incidencia de TEPT o TEA.
- Para evitar el desarrollo de TEPT crónico, se ha demostrado la eficacia de iniciar el tratamiento cuanto antes en caso de aparición de TEA/TEPT.
- En la literatura médica, la psicoterapia cognitivo-conductual focalizada en el trauma es la herramienta terapéutica más frecuentemente recomendada.
- Las evidencias actuales no han encontrado resultados concluyentes respecto a la farmacoterapia. Las moléculas más estudiadas son la hidrocortisona (uso en las primeras horas), el propranolol, la oxitocina, los opiáceos, los ISRS, los antipsicóticos atípicos y la gabapentina.

BIBLIOGRAFÍA

American Psychiatric Association. Guía de Consulta de los Criterios diagnósticos del DSM-5-TR. 5ª ed. Madrid: Editorial Médica Panamericana; 2023.

Astill Wright L, Sijbrandij M, Sinnerton R, Lewis C, Roberts NP, Bisson JI. Pharmacological prevention and early treatment of post-traumatic stress disorder and acute stress disorder: a systematic review and meta-analysis. Transl Psychiatry. 2019;9(1):334.

Bryant RA. The current evidence for acute stress disorder. Curr Psychiatry Rep. 2018;20(12):111.

Carvajal C. Trastorno por estrés postraumático: aspectos clínicos. Rev Chil Neuro-psiquiatr. 2002;40(supl 2):20-34.

Crespo-Generelo T, Camarillo-Gutiérrez L, De Diego-Ruiz H. Trastorno por estrés agudo y postraumático. Medicine. 2019;12(84):4918-28.

Fanai M, Khan MA. Acute stress disorder. Treasure Island (FL): StatPearls Publishing; 2022.

Fan X, Yang G, Kowitz J, Akin I, Zhou X, El-Battrawy I. Takotsubo syndrome: translational implications and pathomechanisms. Int J Mol Sci. 2022;23(4):1951.

Figueroa RA, Cortés PF, Accatino L, Sorensen R. Trauma psicológico en la atención primaria: orientaciones de manejo. Rev Med Chile. 2016;144(5):643-55.

Kavan MG, Elsasser GN, Barone EJ. The physician's role in managing acute stress disorder. Am Fam Physician. 2012;86(7):643-9.

Koopman C, Classen C, Cardeña E, Spiegel D. When disaster strikes, acute stress disorder may follow. J Trauma Stress. 1995;8(1):29-46.

Organización Mundial de la Salud. Clasificación Internacional de Enfermedades. CIE-11 [Internet]. Ginebra: Organización Mundial de la Salud; 2022 [consultado el 8 de abril de 2024]. Disponible en: https://icd.who.int/browse11/l-m/es

Organización Mundial de la Salud. Clasificación de los Trastornos Mentales y del Comportamiento: descripción clínica y guía diagnóstica. 10ª ed. (CIE-10). Ginebra: Organización Mundial de la Salud; 1992.

Perrin M, Vandeleur CL, Castelao E, Rothen S, Glaus J, Vollenweider P et al. Determinants of the development of post-traumatic stress disorder, in the general population. Soc Psychiatry Psychiatr Epidemiol. 2014;49(3):447-57.

Presley JW. Neurasthenia and the cure of literature: Robert Graves, Siegfried Sassoon, Andy Collins. JAC. 2010;30(1/2):269-313.

Stahl SM, Grady MM. Ansiedad, estrés y PTSD. 1ª ed. Madrid: Grupo Aula Médica; 2012.

10.2 Trastornos por estrés postraumático

J. Fernández Fernández y L. Jiménez Treviño

 OBJETIVOS

- Conocer las características clínicas del trastorno por estrés postraumático (TEPT) y ser capaces de detectar este cuadro clínico en la práctica habitual.
- Conocer sus principales criterios diagnósticos, evaluar la gravedad y el pronóstico del cuadro y saber cómo plantear una estrategia de tratamiento general.

INTRODUCCIÓN

El TEPT surge como respuesta tardía a un acontecimiento (breve o mantenido) excepcionalmente amenazante o catastrófico. El episodio traumático implicado debe ser anterior a la aparición de los síntomas, cuyo tiempo de latencia varía desde unas pocas semanas hasta meses.

Concepto

Como se ha explicado, para hablar de TEPT es necesario que haya acontecido un episodio traumático anterior a los síntomas. Es característico que sea especialmente violento, amenazador o estresante. Entre los más habituales se encuentran haber sido víctima de tortura o violencia sexual, así como haber estado involucrado en guerras, accidentes violentos o situaciones con amenaza de muerte. La exposición puede haber sido en primera persona o el sujeto puede haber sido testigo de la violencia o amenaza sobre terceros.

Entre los síntomas observados con más frecuencia, se encuentran la reviviscencia del episodio con recuerdos vívidos angustiosos, un estado permanente de alerta e hipervigilancia, pesadillas cuyo contenido está relacionado con el episodio traumático, evitación de situaciones que rememoran el episodio, malestar psicológico intenso, reacciones fisiológicas intensas o reacciones disociativas. Estos síntomas han de producir un deterioro funcional significativo del paciente a nivel social, escolar, laboral o personal.

Historia

El concepto actual de TEPT aparece como tal por primera vez en el año 1980, recogido en el DSM-III. Esta primera definición surge como necesidad de englobar en una entidad semiológica una serie de síntomas observados en los soldados que retornaban de la guerra de Vietnam en Estados Unidos en la década de los 60 y los 70.

A pesar de que el concepto actual de TEPT se presenta en 1980, existen multitud de textos que recogen ya desde la Antigüedad cuadros de alteraciones psíquicas y comportamentales en personas expuestas a traumas psicológicos, sobre todo relacionados con la exposición y participación en guerras. Los escritos más antiguos datan del año 400 a. C. y describen alteraciones compatibles con TEPT en excombatientes de la batalla de Maratón.

A lo largo de los siglos, varios han sido los autores que han recogido el concepto con diferente terminología. Entre ellos destacan Pinel, Hermann Oppenheim (que en 1884 describió la *neurosis traumática*) o Honigman con su *neurosis de guerra*, descrita en 1907.

Ya a principios del siglo XX aparecen las primeras unidades de tratamiento específicas para estos cuadros, sobre todo dentro de las unidades militares de guerra. Con respecto a los autores españoles, la Guerra Civil fue nicho para el estudio de este trastorno, con diversas publicaciones de algunos autores, como Vallejo-Nájera.

A pesar de que las referencias previas al TEPT en la literatura médica son extensas, es con la guerra de Vietnam con la que el cuadro cobra relevancia política y social. Se estima que una cuarta parte de los soldados que retornaron entre 1964 y 1973 (aproximadamente 700.000) padecieron cuadros psiquiátricos de evolución crónica que requirieron tratamiento. La mayor parte de ellos eran compatibles con TEPT. Es por ello por lo que, en estas décadas, esta entidad nosológica toma relevancia y es incluida en el DSM-III.

En la actualidad, los ámbitos y los pacientes en los que se puede identificar este problema han traspasado ampliamente el campo bélico. Hoy en día es frecuente realizar el diagnóstico en cuadros de violencia doméstica, accidentes de tráfico, accidentes laborales o incluso situaciones de enfermedad o fallecimiento de un familiar.

EPIDEMIOLOGÍA

A la hora de analizar la prevalencia del TEPT, es preciso tener en cuenta un factor fundamental: la exposición a un acontecimiento traumático. Así, al revisar la literatura médica, se encuentran estudios realizados en la población general y otros en la población expuesta a algún tipo de acontecimiento traumático, especialmente los conflictos bélicos, y también en determinados colectivos, como los bomberos, los policías o las víctimas de grandes catástrofes.

Las diferencias son tales que, en un país como Estados Unidos, la prevalencia a lo largo de la vida en la población general se sitúa en el 6 %, mientras que en veteranos de la guerra del Golfo llegaba hasta el 24 %.

Población general

Dado que la exposición a acontecimientos traumáticos es muy heterogénea en los diferentes países, la prevalencia en la población general deberá ser asimismo diferente entre unos países y otros. Por ejemplo, en un estudio realizado en el año 2000 en Estados Unidos, un país que ha participado en la mayoría de los conflictos bélicos de las últimas décadas y con un alto índice de criminalidad por arma de fuego, más del 80 % de su población aseguraba haber estado expuesta a algún acontecimiento traumático a lo largo de su vida; por el contrario, en países europeos como España o Italia, esta cifra se reduce a menos del 60 %. Por otro lado, en los grandes estudios epidemiológicos, la prevalencia se ve afectada por los criterios diagnósticos y las herramientas de cribado utilizadas, de modo que muchos de los datos son difícilmente comparables. Esta dificultad se ha conseguido solventar en la serie de estudios incluidos en los World Mental Health Surveys al utilizar la misma metodología e instrumentos diagnósticos en diferentes países del mundo.

En el último estudio realizado a gran escala en Estados Unidos (National Epidemiologic Survey on Alcohol and Related Conditions, conocido como NESARC, 2015), la prevalencia a lo largo de la vida en la población general se situaba en un 6 %, el doble en las mujeres que en los varones (8 % frente al 4 %). La prevalencia en el último año era del 5 %, y de nuevo el doble en las mujeres (6 % frente al 3 %). Por su parte, en los países europeos, el rango es muy variable, desde el 3 % de Alemania hasta el 9 % de Irlanda.

Una constante en la mayoría de los estudios es la mayor prevalencia en las mujeres, con una ratio 2:1 frente a los varones, a pesar de que estos presentan más exposición a acontecimientos traumáticos, lo cual sugiere una mayor vulnerabilidad de las mujeres para desarrollar el trastorno.

Ha de tenerse en cuenta cuáles son los estudios epidemiológicos más relevantes de las últimas décadas (**Tabla 10.2-1**).

Población expuesta a acontecimientos traumáticos

La exposición a un acontecimiento traumático es un imprescindible requisito para el posterior desarrollo del TEPT, de modo que la prevalencia en los colectivos expuestos será considerablemente mayor que en la población general. A pesar de la heterogeneidad de las situaciones traumáticas y las poblaciones estudiadas, el riesgo de padecer un TEPT suele oscilar entre un 25 y un 50 % en la población directamente expuesta al acontecimiento traumático (**Tabla 10.2-2**).

De nuevo, cuando se analiza por separado, las mujeres tienen un mayor riesgo de desarrollar TEPT ante la exposición a un mismo acontecimiento traumático en la mayor parte de los casos; no obstante, ante cada situación, la magnitud de la diferencia varía: incluso hay determinadas situaciones (por ejemplo, ser víctima de una violación) en las que el riesgo de TEPT es mayor en los varones, como se puede observar en

Tabla 10.2-1. Tasa de prevalencia-vida del trastorno por estrés postraumático en estudios epidemiológicos en población general

Autor	Lugar	Año	Criterios	Prevalencia-vida
Kessler *et al.*	EE.UU. (NCS)	1995	CIDI/DSM-III-R	7,8 % (mujeres, 10,4 %; varones, 5,0 %)
Frans *et al.*	Suecia	2005	PCL/DSM-IV	5,6 % (mujeres, 7,4 %; varones, 3,7 %)
Van Ameringen *et al.*	Canadá	2008	CIDI/DSM-IV	9,2 % (mujeres, 12,8 %; varones, 5,3 %)
De Vries *et al.*	Países Bajos	2009	CIDI/DSM-IV	7,4 % (mujeres, 8,8 %; varones, 4,3 %)
Bunting *et al.*	Irlanda del Norte (WMH)	2011	CIDI/DSM-IV	8,8 %
Hauffa *et al.*	Alemania	2011	PTSD/DSM-IV	2,9 % (mujeres 3,4 %; varones, 2,4 %)
Pietrzak *et al.*	EE.UU. (NESARC)	2011	AUDADIS/DSM-IV	6,1 % (mujeres, 8,0 %; varones, 4,1 %)
Atwoli *et al.*	Sudáfrica (WMH)	2013	CIDI/DSM-IV	2,3 %
Carmassi *et al.*	Italia (WMH)	2014	CIDI/DSM-IV	2,4 %
Kawakami *et al.*	Japón (WMH)	2014	CIDI/DSM-IV	1,3 %
Olaya *et al.*	España (WMH)	2014	CIDI/DSM-IV	2,2 %

AUDADIS: Alcohol Use Disorder and Associated Disabilities Interview Schedule; CIDI: Compositive International Diagnostic Interview; NCS: National Comorbidity Survey; NESARC: National Epidemiologic Survey on Alcohol and Related Conditions; PCL: Psychopathy Checklist; PTSD: Post-Traumatic Stress Disorder; WMH: World Mental Health.

Tabla 10.2-2. Prevalencia de trastorno por estrés postraumático en poblaciones expuestas a acontecimientos traumáticos

Grupo de población	Autor	Lugar	Año	Prevalencia TEPT
Veteranos de guerra	Kulka *et al.*	EE.UU.	1988	52 %
Prisioneros de guerra	Engdahl *et al.*	EE.UU.	1997	53 %
Bomberos	Wagner *et al.*	Alemania	1998	24,5 %
Víctimas de accidentes de tráfico	Koren *et al.* Ursano *et al.*	Israel EE.UU.	1999 1999	32 % 34,4 %
Supervivientes a un tiroteo	North *et al.*	EE.UU.	1994	27,2 % (mujeres, 36 %; varones, 20 %)
Supervivientes a un terremoto	Basoglu *et al.*	Turquía	2002	43 %
Supervivientes a un accidente de avión	Sloan	EE.UU.	1988	54 %
Supervivientes a un huracán	Norris	EE.UU.	1999	25,7 %
Habitantes de Nueva York después de los atentados del 11-S	Schlenger *et al.*	EE.UU.	2002	11,2 %

TEPT: trastorno por estrés postraumático.

los datos procedentes de la National Comorbidity Survey de Estados Unidos (**Tabla 10.2-3**).

Comorbilidad

El TEPT tiene una alta frecuencia de comorbilidad con otros trastornos psiquiátricos, especialmente con los trastornos afectivos, las conductas suicidas y el uso de sustancias. Se podría decir que la presencia de comorbilidad en el TEPT es la norma, puesto que, en los estudios epidemiológicos, el 59 % de los varones y el 44 % de las mujeres con TEPT presentaban más de un trastorno mental comórbido. La presencia de un trastorno comórbido tiene un impacto negativo en el pronóstico del TEPT, dificulta el tratamiento y debe ser evaluada siempre que se presente un caso de TEPT.

Tabla 10.2-3. Probabilidad de desarrollar trastorno por estrés postraumático tras la exposición a un acontecimiento traumático

Acontecimiento traumático	Varones	Mujeres
Violación	65,0 %	45,9 %
Acoso sexual*	12,2 %	26,5 %
Agresión física*	1,8 %	21,3 %
Combatir en una guerra*	38,8 %	–
Enterarse de una desgracia*	4,4 %	10,4 %
Amenaza con arma*	1,9 %	32,6 %
Accidente de tráfico	6,3 %	8,8 %
Presenciar agresión/asesinato	6,4 %	7,5 %
Desatención infancia	23,9 %	19,7 %
Abusos físicos infancia*	22,3 %	48,5 %

* Diferencia entre sexos p < 0,05.

El abuso del alcohol y las drogas es una de las comorbilidades más habituales en el TEPT. Una revisión sistemática reciente la situaba entre el 10 y el 60 % de los pacientes con este trastorno. Esta variabilidad depende de las poblaciones estudiadas: es más frecuente en los varones y, especialmente, en los colectivos expuestos a conflictos bélicos. Algunos autores han sustentado la alta prevalencia de estos dos trastornos en la teoría de la automedicación, de forma que el uso de sustancias serviría para paliar los síntomas del TEPT.

La depresión también acompaña al TEPT con gran frecuencia, entre el 43 y el 56 % en los estudios más recientes. Si bien la relación entre ambos trastornos está clara, no hay consenso en cuanto a su direccionalidad: hay autores que defienden que el TEPT es el trastorno primario que conduce a la depresión, mientras que otra hipótesis sitúa a la depresión como factor de riesgo para desarrollar el TEPT tras el trauma. Se ha señalado además que la depresión podría ser el factor mediador entre el TEPT y el riesgo de suicidio.

En los pacientes con TEPT, las conductas suicidas se presentan con una frecuencia muy superior a la de la población general. Este trastorno es uno de los pocos que predice la transición entre la ideación y el intento de suicidio: más del 50 % de los pacientes con TEPT presentan conductas suicidas. En los pacientes con TEPT, el riesgo de morir por suicidio comparado con el de la población general se multiplica por 7 en las mujeres y por cuatro en los varones.

ETIOPATOGENIA Y FACTORES DE RIESGO

Como se ha explicado, la causa del TEPT está implícita en su diagnóstico y es el propio episodio traumático el responsable del cuadro sintomático. Aunque el episodio en sí mismo es necesario, no es suficiente para hablar de TEPT. En este punto, cabe detenerse a contemplar los mecanismos por los cuales se desarrollan los síntomas. La génesis, como en muchos cuadros psicopatológicos, no es simple: se combinan factores psicológicos, biológicos y sociales. De forma general, se puede decir que, frente al estrés producido por el episodio traumático, los mecanismos adaptativos no son suficientes, y que hay factores personales predisponentes tanto biológicos como psicológicos o sociales.

Factores psicológicos

Desde una perspectiva cognitivo-conductual, el trastorno derivaría de la incapacidad del sujeto para el procesamiento o la racionalización del trauma. Estos intentos de afrontar cognitivamente el episodio tendrían como consecuencia el cuadro clínico observado, en ocasiones con reconocimiento y en otros con bloqueos. En una primera fase, se experimentaría miedo frente al trauma (estímulo no condicionado) asociado a estímulos condicionados, como pueden ser olores, sonidos o lugares. En una segunda fase, los estímulos condicionados podrían desencadenar la reacción de miedo sin la existencia del estímulo no condicionado; de ese modo, se crean conductas evitativas para ambos estímulos (condicionado y no condicionado).

Factores sociales

Existen diversos factores personales y sociales que pueden contribuir a la aparición de TEPT en el sujeto tras la exposición al trauma. Entre los más destacables se encuentran la existencia de una experiencia traumática previa, la edad en el momento del episodio (las edades extremas de la vida tienen más riesgo), la educación, el estatus socioeconómico previo y la gravedad de la reacción inicial. El sexo también es un factor modulador en el desarrollo de TEPT, ya que es más vulnerable la población femenina.

Asimismo, existen factores dependientes del propio episodio que van a aumentar la probabilidad de desarrollo de TEPT. Su naturaleza, gravedad y consecuencias pueden tener un papel relevante. Son más perjudiciales para el sujeto aquellas agresiones deliberadas cuyo agente causal es otra persona (frente a aquellas cuyo agente causal es, por ejemplo, una catástrofe natural). En especial, la guerra, las agresiones sexuales y la tortura tienen mayores índices de riesgo de desarrollo de TEPT. Esa probabilidad también es directamente proporcional a la gravedad o violencia del episodio, sobre todo cuando la persona percibe una sensación subjetiva de peligro de muerte.

Factores biológicos

Los estudios con respecto a las bases biológicas del TEPT son amplios y se centran en factores neuroendocrinos, circuitos de neurotransmisión y neuroimagen.

Factores neuroendocrinos

Desde el punto de vista endocrino, en el TEPT se puede encontrar una disregulación del eje hipotálamo-hipófisis-suprarrenal, pero diferente de la que se puede hallar en otras patologías (como la depresión). En el TEPT, el factor de liberación de corticotropina se encuentra elevado, mientras que los niveles de cortisol libre están bajos (tanto en sangre, como en orina). Al contrario que en otras patologías relacionadas con el estrés, en las que los niveles de cortisol se encuentran elevados, en el TEPT el comportamiento neuroendocrino es particular y característico, lo que indica diferencias (incluso biológicas) con otros problemas relacionados con el estrés. La respuesta del eje hipotálamo-hipófisis-suprarrenal de los pacientes con TEPT frente a la de los que han experimentado trauma sin llegar a desarrollar TEPT es también distinta, lo que lleva a pensar que este perfil de disregulación es característico de este cuadro clínico.

Además, existe un estado de hiperactivación noradrenérgica. La hiperestimulación del sistema simpático se ha objetivado a través de la medición de niveles plasmáticos, los cuales se encuentran elevados (tanto en estado basal como tras estimulación). Además, existe una sensibilidad anormal tras la administración del antagonista α_2-adrenérgico yohimbina, que actúa estimulando el sistema noradrenérgico.

Neurotransmisión

Existen distintas publicaciones en las que se relaciona el TEPT con alteraciones en la señalización de la dopamina, en concreto en el área tegmental ventral. Se han encontrado alteraciones en la expresión génica relacionada con la síntesis y la transmisión de dopamina en regiones vinculadas al área tegmental ventral, incluidos la amígdala, el hipocampo y la corteza prefrontal, que son regiones críticas para la consolidación, recuperación y extinción de los recuerdos del miedo. Asimismo, también se ha encontrado hiperregulación del sistema opioide endógeno similar a la hallada en el eje hipotálamo-hipófisis-suprarrenal.

Neuroimagen

Los hallazgos en neuroimagen más sólidamente asociados a TEPT incluyen la hiperactivación de la amígdala y la corteza cingulada anterior dorsal, así como la hipoactivación de la corteza prefrontal ventromedial y la atrofia del hipocampo.

Se cree que la interrupción funcional de estas regiones del cerebro afecta los circuitos involucrados en el aprendizaje del miedo, la detección de amenazas, el procesamiento contextual, la función ejecutiva y la regulación emocional en el TEPT.

También se cree que la hiperactivación de ciertas áreas se encuentra en relación con una detección de amenazas hipersensible, así como con un estado de alerta elevado.

CARACTERÍSTICAS CLÍNICAS, CRITERIOS DIAGNÓSTICOS Y DIAGNÓSTICO DIFERENCIAL

Respecto a las características clínicas, los síntomas predominantes en el TEPT van a girar en torno a tres áreas clínicas específicas: fenómenos intrusivos, conductas evitativas y un estado de hiperalerta. Por otra parte, para dictar un diagnóstico clínico del TEPT, se cuenta principalmente con dos clasificaciones extensamente utilizadas en psiquiatría clínica: el DSM y la CIE. La falta de especificidad de ciertos síntomas y la elevada comorbilidad hacen que, en ocasiones, el diagnóstico presente cierta dificultad.

Características clínicas

Dentro de los *fenómenos intrusivos*, es característico que la persona experimente *flashbacks* del acontecimiento, con revivencia de este en forma de imágenes, ruidos o sensaciones. Estos fenómenos pueden aparecer tanto de forma espontánea como vinculados a desencadenantes que rememoren el trauma. Es frecuente que se experimenten durante el sueño a través de pesadillas. Normalmente, estas experiencias van acompañadas de determinadas reacciones fisiológicas, como taquicardia, sudoración, malestar, piloerección o ansiedad manifiesta.

Frente a esta serie de síntomas, es frecuente que los pacientes comiencen a presentar conductas de evitación encaminadas a intentar no recibir estímulos que puedan desencadenar los *flashbacks*: pueden evitar tanto pasar por sitios que recuerden el episodio como someterse a exámenes físicos (víctimas de violencia sexual); ver noticias, películas o imágenes sugestivas, o incluso llegar a presentar aislamiento social con dificultades para salir del domicilio y relacionarse con personas fuera del entorno. Todo esto va acompañado de un estado de hiperalerta con ansiedad, hipervigilancia, insomnio e irritabilidad. En otras ocasiones, las manifestaciones emocionales pueden derivar hacia el embotamiento afectivo y fenómenos disociativos como mecanismos compensatorios.

Criterios diagnósticos

Como se ha dicho, se emplean el DSM-5-TR y la CIE-11 como instrumentos principales para diagnosticar TEPT.

Clasificación DSM-5-TR

En el DSM-5-TR publicado por la American Psychiatric Association, los distintos criterios que se presentan para el diagnóstico de los pacientes adultos, los adolescentes y los niños mayores de 6 años son diferentes de los que se presentan para los menores de 6 años (**Tablas 10.2-4** y **10.2-5**).

Clasificación CIE-11

Esta clasificación es la versión en español de la Clasificación Internacional y Estadística de Enfermedades y Problemas Relacionados con la Salud desarrollada por la Organización Mundial de la Salud. Su versión más actualizada es la undécima, que es la recomendada en la actualidad. Los trastornos mentales, del comportamiento y del desarrollo ocupan el sexto capítulo, y el TEPT (código 6B40) está contenido en el grupo de «Trastornos específicamente asociados con el estrés» (**Tabla 10.2-6**). En él también se incluye en un apartado diferenciado el TEPT complejo (código 6B41).

Diagnóstico diferencial

La falta de especificidad de ciertos síntomas y la elevada comorbilidad hacen que, en ocasiones, el diagnóstico presente cierta dificultad. La aparición de fenómenos de reexperimentación y las conductas evitativas deben servir de alarma para la detección.

Entre los cuadros clínicos que se han de tener en cuenta para el diagnóstico diferencial, se cuenta principalmente con

Tabla 10.2-4. Criterios diagnósticos del trastorno por estrés postraumático según DSM-5-TR para individuos mayores de 6 años

F43.10

A. Exposición a la muerte, lesión grave o violencia sexual, ya sea real o amenaza, en una (o más) de las formas siguientes:

1. Experiencia directa del/de los suceso(s) traumático(s)
2. Presencia directa del/de los suceso(s) ocurrido(s) a otros
3. Conocimiento de que el/los suceso(s) traumático(s) ha/han ocurrido a un familiar próximo o a un amigo íntimo. En los casos de amenaza o realidad de muerte de un familiar o amigo, el suceso ha de haber sido violento o accidental
4. Exposición repetida o extrema a detalles repulsivos del/de los suceso(s) traumático(s) (p. ej., socorristas que recogen restos humanos; policías repetidamente expuestos a detalles del maltrato infantil).
Nota: el criterio A4 no se aplica a la exposición a través de medios electrónicos, televisión, películas o fotografías, a menos que esta exposición esté relacionada con el trabajo

B. Presencia de uno (o más) de los síntomas de intrusión siguientes asociados al/a los suceso(s) traumático(s), que comienza después del/de los suceso(s) traumático(s):

1. Recuerdos angustiosos recurrentes, involuntarios e intrusivos del suceso traumático
Nota: en los niños mayores de 6 años, se pueden producir juegos repetitivos en los que se expresen temas o aspectos del/de los suceso(s) traumático(s)
2. Sueños angustiosos recurrentes en los que el contenido y/o el afecto del sueño están relacionados con el/los suceso(s) traumático(s)
Nota: en los niños, pueden existir sueños aterradores sin contenido reconocible
3. Reacciones disociativas (p. ej., escenas retrospectivas) en las que el sujeto siente o actúa como si se repitiera el suceso traumático. Estas reacciones se pueden producir de forma continua, y la expresión más extrema es una pérdida completa de conciencia del entorno presente
Nota: en los niños, la representación específica del trauma puede tener lugar en el juego
4. Malestar psicológico intenso o prolongado al exponerse a factores internos o externos que simbolizan o se parecen a un aspecto del/de los suceso(s) traumático(s)
5. Reacciones fisiológicas intensas a factores internos o externos que simbolizan o se parecen a un aspecto del/de los suceso(s) traumático(s)

(Continúa)

Tabla 10.2-4. Criterios diagnósticos del trastorno por estrés postraumático según DSM-5-TR para individuos mayores de 6 años *(cont.)*

F43.10

C. Evitación persistente de estímulos asociados al suceso traumático, que comienza tras el suceso traumático, como se pone de manifiesto por una o las dos características siguientes:

1. Evitación o esfuerzos para evitar recuerdos, pensamientos o sentimientos angustiosos acerca o estrechamente asociados al suceso traumático
2. Evitación o esfuerzos para evitar recordatorios externos (personas, lugares, conversaciones, actividades, objetos, situaciones) que despiertan recuerdos, pensamientos o sentimientos angustiosos acerca o estrechamente asociados al/a los suceso(s) traumático(s)

D. Alteraciones negativas cognitivas y del estado de ánimo asociadas al/a los suceso(s) traumático(s), que comienzan o empeoran después del suceso traumático, como se pone de manifiesto por dos (o más) de las características siguientes:

1. Incapacidad de recordar un aspecto importante del/de los suceso(s) traumático(s) (debido típicamente a amnesia disociativa y no a otros factores, como una lesión cerebral, alcohol o drogas)
2. Creencias o expectativas negativas persistentes y exageradas sobre uno mismo, los demás o el mundo (p. ej., «Estoy mal», «No puedo confiar en nadie», «El mundo es muy peligroso», «Tengo los nervios destrozados»)
3. Percepción distorsionada persistente de la causa o las consecuencias del suceso traumático que hace que el individuo se acuse a sí mismo o a los demás
4. Estado emocional negativo persistente (p. ej., miedo, terror, enfado, culpa o vergüenza)
5. Disminución importante del interés o la participación en actividades significativas
6. Sentimiento de desapego o extrañamiento de los demás
7. Incapacidad persistente de experimentar emociones positivas (p. ej., felicidad, satisfacción o sentimientos amorosos)

E. Alteración importante de la alerta y reactividad asociada al suceso traumático que comienza o empeora después del suceso traumático, como se pone de manifiesto por dos (o más) de las características siguientes:

1. Comportamiento irritable y arrebatos de furia (con poca o ninguna provocación) que se expresan típicamente como agresión verbal o física contra personas u objetos
2. Comportamiento imprudente o autodestructivo
3. Hipervigilancia
4. Respuesta de sobresalto exagerada
5. Problemas de concentración
6. Alteración del sueño (p. ej., dificultad para conciliar o continuar el sueño, o sueño inquieto)

F. La duración de la alteración (criterios B, C, D y E) es superior a 1 mes

G. La alteración causa malestar clínicamente significativo o deterioro en lo social, laboral u otras áreas importantes del funcionamiento

H. La alteración no se puede atribuir a los efectos fisiológicos de una sustancia (p. ej., medicamento, alcohol) o a otra afección médica

Especificar si:
Con síntomas disociativos: los síntomas cumplen los criterios para el trastorno por estrés postraumático y, además, en respuesta al factor de estrés, el individuo experimenta síntomas persistentes o recurrentes de una de las características siguientes:

1. **Despersonalización**: experiencia persistente o recurrente de un sentimiento de desapego y como si uno mismo fuera un observador externo del propio proceso mental o corporal (p. ej., como si se soñara, sentido de irrealidad de uno mismo o del propio cuerpo, o de que el tiempo pasa despacio)
2. **Desrealización**: experiencia persistente o recurrente de irrealidad del entorno (p. ej., el mundo alrededor del individuo se experimenta como irreal, como en un sueño, distante o distorsionado)

Nota: para utilizar este subtipo, los síntomas disociativos no se han de poder atribuir a los efectos fisiológicos de una sustancia (p. ej., desvanecimiento, comportamiento durante la intoxicación alcohólica) ni a una afección médica (p. ej., epilepsia parcial compleja)

Especificar si:
Con expresión retardada: si la totalidad de los criterios diagnósticos no se cumplen hasta al menos 6 meses después del acontecimiento (aunque el inicio y la expresión de algunos síntomas puedan ser inmediatos)

las reacciones agudas al estrés, los trastornos disociativos, los trastornos adaptativos o las reacciones de duelo. En todos ellos puede existir un episodio traumático como desencadenante. Una buena anamnesis y una adecuada exploración son la clave para el diagnóstico diferencial.

CURSO, EVOLUCIÓN Y PRONÓSTICO

Desde que la persona experimenta la exposición al trauma, la latencia en la aparición de la sintomatología puede ser muy variable (desde semanas hasta años). Esta sintomatología es tendente a la fluctuación y empeora en épocas de mayor estrés para el sujeto. De forma general, la tasa de recuperación al año es del 50 %.

Entre los factores que van a predecir un buen pronóstico se encuentran la ausencia de problemas psiquiátricos previos, un buen ajuste premórbido, un buen apoyo sociofamiliar y el desarrollo rápido y breve de los síntomas.

La edad del individuo es también un factor de peso. En edades muy tempranas o en ancianos, el pronóstico es peor.

Tabla 10.2-5. Criterios diagnósticos de trastorno por estrés postraumático según DSM-5-TR para menores de 6 años

A. En niños menores de 6 años, exposición a la muerte, lesión grave o violencia sexual, ya sea real o amenaza, en una (o más) de las formas siguientes:

1. Experiencia directa del/de los suceso(s) traumático(s)
2. Presencia directa del/de los suceso(s) ocurrido(s) a otros, especialmente a los cuidadores primarios
3. Conocimiento de que un suceso traumático le ha ocurrido a uno de los padres o cuidadores

B. Presencia de uno (o más) de los síntomas de intrusión siguientes asociados al suceso traumático y que comienzan después del suceso traumático:

1. Recuerdos angustiosos recurrentes, involuntarios e intrusivos del/de los suceso(s) traumático(s)
   Nota: los recuerdos espontáneos e intrusivos pueden no ser necesariamente angustiosos y se pueden expresar como recreación en el juego
2. Sueños angustiosos recurrentes en los que el contenido y/o el afecto del sueño están relacionados con el/los suceso(s) traumático(s)
   Nota: puede resultar imposible determinar que el contenido aterrador esté relacionado con el suceso traumático
3. Reacciones disociativas (p. ej., escenas retrospectivas) en las que el niño siente o actúa como si se repitiera el suceso traumático. (Estas reacciones se pueden producir de forma continua, y la expresión más extrema es una pérdida completa de conciencia del entorno presente). La representación específica del trauma puede tener lugar en el juego
4. Malestar psicológico intenso o prolongado al exponerse a factores internos o externos que simbolizan o se parecen a un aspecto del/de los suceso(s) traumático(s)
5. Reacciones fisiológicas importantes a los recordatorios del/de los suceso(s) traumático(s)

C. Ha de estar presente uno (o más) de los síntomas siguientes, que representan evitación persistente de los estímulos asociados al/a los suceso(s) traumático(s) o alteración cognitiva y del estado de ánimo asociada al/a los suceso(s) traumático(s), que comienza o empeora después del/de los suceso(s):
   Evitación persistente de los estímulos

1. Evitación o esfuerzos para evitar actividades, lugares o recordatorios físicos que despiertan el recuerdo del/de los suceso(s) traumático(s)
2. Evitación o esfuerzos para evitar personas, conversaciones o situaciones interpersonales que despiertan el recuerdo del/de los suceso(s) traumático(s)

   Alteración cognitiva

3. Aumento importante de la frecuencia de estados emocionales negativos (p. ej., miedo, culpa, tristeza, vergüenza, confusión)
4. Disminución importante del interés o la participación en actividades significativas, que incluye disminución del juego
5. Comportamiento socialmente retraído
6. Reducción persistente de la expresión de emociones positivas

D. Alteración importante de la alerta y reactividad asociada al suceso traumático, que comienza o empeora después del suceso traumático, como se pone de manifiesto por dos (o más) de las características siguientes:

1. Comportamiento irritable y arrebatos de furia (con poca o ninguna provocación) que se expresan típicamente como agresión verbal o física contra personas u objetos (incluidas pataletas extremas)
2. Hipervigilancia
3. Respuesta de sobresalto exagerada
4. Problemas con concentración
5. Alteración del sueño (p. ej., dificultad para conciliar o continuar el sueño, o sueño inquieto)

E. La duración de la alteración es superior a 1 mes

F. La alteración causa malestar clínicamente significativo o problemas en la relación con los padres, hermanos, compañeros u otros cuidadores, o en el comportamiento en la escuela

G. La alteración no se puede atribuir a los efectos fisiológicos de una sustancia (p. ej., medicamento o alcohol) ni a una afección médica

Especificar si:
   Con síntomas disociativos: los síntomas cumplen los criterios para el trastorno por estrés postraumático y el individuo experimenta síntomas persistentes o recurrentes de uno de los cuadros siguientes:

1. **Despersonalización**: experiencia persistente o recurrente de un sentimiento de desapego y como si uno mismo fuera un observador externo del propio proceso mental o corporal (p. ej., como si se soñara, sentido de irrealidad de uno mismo o del propio cuerpo, o de que el tiempo pasa despacio)
2. **Desrealización**: experiencia persistente o recurrente de irrealidad del entorno (p. ej., el mundo alrededor del individuo se experimenta como irreal, como en un sueño, distante o distorsionado)

   Nota: para utilizar este subtipo, los síntomas disociativos no se han de poder atribuir a los efectos fisiológicos de una sustancia (p. ej., desvanecimiento) ni a una afección médica (p. ej., epilepsia parcial compleja)

Especificar si:
   Con expresión retardada: si la totalidad de los criterios diagnósticos no se cumplen hasta al menos 6 meses después del acontecimiento (aunque el inicio y la expresión de algunos síntomas puedan ser inmediatos)

Tabla 10.2-6. Criterios diagnósticos para el trastorno por estrés postraumático según CIE-11

1. Volver a experimentar el episodio o episodios traumáticos en el presente en forma de vívidos recuerdos intrusivos, *flashbacks* o pesadillas. La revivencia puede ocurrir a través de una o múltiples modalidades sensoriales y típicamente va acompañada de emociones fuertes o abrumadoras, particularmente miedo u horror, y fuertes sensaciones físicas

2. Evitar pensamientos y recuerdos del episodio o episodios, o evitar actividades, situaciones o personas que recuerden el/los episodio(s)

3. Percepciones persistentes de una amenaza actual acentuada, por ejemplo, como lo indica la hipervigilancia o una reacción de sobresalto aumentada ante estímulos, como ruidos inesperados

Los síntomas persisten durante al menos varias semanas y causan un deterioro significativo en el funcionamiento personal, familiar, social, educativo, ocupacional u otras áreas importantes.
- Inclusiones:
  - Neurosis traumática
- Exclusiones:
  - Reacción al estrés agudo (QE84)
  - Trastorno por estrés postraumático complejo (6B41)

Adaptada de: Organización Mundial de la Salud. Clasificación Internacional de Enfermedades. 11ª ed. (CIE-11).

Los niños tienen menos capacidad de afrontamiento porque sus mecanismos de adaptación y regulación frente al trauma aún no se han desarrollado. Por otro lado, en los pacientes ancianos puede existir cierta rigidez que reste eficacia a la hora de adaptarse.

En general, si el TEPT no recibe tratamiento, en el 30 % de las personas el cuadro clínico va a remitir de forma completa; en el 40 % van a persistir síntomas leves; en el 20 %, moderados, y un 10 % puede empeorar.

INSTRUMENTOS DE EVALUACIÓN

Las pruebas o instrumentos utilizados específicamente para el TEPT pueden desempeñar distintas funciones dentro de la evaluación. Por un lado, se encuentra disponible la prueba de cribado, que es aquella que va a ayudar a detectar problemas relacionados con el trauma y síntomas de forma precoz. Se usa en sujetos sanos o en aquellos cuya sospecha diagnóstica no es elevada *a priori*.

Si la sospecha diagnóstica es importante, hay que contar con pruebas que sirvan como apoyo al diagnóstico. Existen pruebas específicas para el TEPT, además de módulos concretos en entrevistas más amplias. A esto se añade que, cuando ya se cuenta con un diagnóstico de TEPT, existen instrumentos que valoran la gravedad o intensidad de los síntomas, y otros que pueden evaluar el resultado de los tratamientos realizados.

Prueba de cribado

Los instrumentos de cribado sirven para la detección precoz de síntomas y para realizar cribados en poblaciones amplias. Suelen ser de aplicación sencilla y rápida para que puedan cumplir con dicha función. En el caso de que resulten positivos, siempre se requiere una evaluación más exhaustiva de la persona para que se pueda realizar un diagnóstico o descartarlo.

El Cuestionario para Experiencias Traumáticas (conocido como TQ) evalúa la existencia de experiencias traumáticas, así como la presencia o ausencia de síntomas incluidos en la clasificación DSM. Puede ser autoadministrado y existe validación en lengua castellana. Es de fácil administración (dura aproximadamente 15 minutos) y existen diferencias estadísticamente significativas entre pacientes y controles sanos. No cuenta con puntos de corte: a más puntuación, mayor gravedad.

Instrumentos de ayuda diagnóstica

Para dar apoyo en el diagnóstico, es adecuado que los cuestionarios indaguen en los principales factores del TEPT: la existencia del episodio traumático y su impacto en el paciente, la presencia de síntomas (sobre todo aquellos que son clave para el diagnóstico) y su duración. A pesar de que estas pruebas son más consistentes que los instrumentos de cribado, nunca es recomendable realizar un diagnóstico clínico únicamente sobre la base de instrumentos de evaluación, que han de ser siempre complementarios.

Escala para el Trastorno por Estrés Postraumático Administrada por el Clínico

Se considera que la Escala para el Trastorno por Estrés Postraumático Administrada por el Clínico (Clinician Administered Post-Traumatic Stress Disorder Scale) es el *gold standard* de la evaluación del TEPT y el instrumento más utilizado a nivel mundial. Existen versiones anteriores, y cuenta desde 2015 con una versión traducida al castellano adaptada a criterios diagnósticos del DSM-5-TR. Esta prueba tiene en cuenta la presencia de los síntomas, así como la frecuencia y la gravedad de estos. Es recomendable que sea administrada por personal entrenado. La duración de la entrevista oscila entre 30 y 60 minutos. Consta de 30 ítems.

Post-Traumatic Stress Disorder Symptom Scale

Entrevista estructurada que consta de 24 ítems basados en criterios diagnósticos del DSM-5-TR y evalúa los síntomas y su gravedad durante el último mes. Abarca los principales núcleos sintomáticos, el grado de interferencia, el malestar general, la duración de los síntomas y el inicio demorado.

Escalas de gravedad o intensidad clínica

La Escala de Gravedad de Síntomas Revisada del TEPT es una escala de origen español orientada hacia el diagnóstico y la evaluación de la gravedad de los síntomas acorde con los criterios diagnósticos del DSM-5-TR. Existe una versión previa a la revisada que corresponde a criterios de la versión anterior del manual de la American Psychiatric Association (DSM-IV). Consta de 21 ítems y es heteroaplicada. Cabe destacar que existe una versión forense que además incluye una valoración de la simulación y de la exageración de los síntomas.

Escalas de evaluación del tratamiento

A pesar de que existen ítems incluidos en otras escalas cuya función es evaluar el resultado del tratamiento administrado, la recomendación es utilizar un instrumento específico para este fin. Para ello, determinadas escalas incluyen solo ítems muy concretos que evalúan síntomas susceptibles de mejorar. Por eso, no se recomienda el uso para diagnóstico o evaluación ni utilizarlas de forma aislada sin otras valoraciones complementarias.

Escala de Ocho Ítems para los Resultados del Tratamiento del Trastorno por Estrés Postraumático

La Escala de Ocho Ítems para los Resultados del Tratamiento del TEPT (The Eight-Item Treatment-Outcome Post-Traumatic Stress Disorder Scale) es una escala heteroaplicada de fácil administración (dura 5-10 minutos) que proviene de una adaptación de la Escala de Gravedad del TEPT SI-PTSD (Structured Interview PTSD). Consta de ocho ítems, de los que procede una puntuación de 0 a 32. Una reducción del 40 % en la puntuación se considera una respuesta al tratamiento. Está validada en español.

Cabe destacar que esta escala está realizada sobre la base de los criterios diagnósticos del DSM-IV; por lo tanto, no sería adecuada como escala diagnóstica, si bien para uso orientativo de respuesta al tratamiento puede ser de utilidad.

Índice Global de Duke de Mejoría del Trastorno por Estrés Postraumático

Es una prueba heteroaplicada validada en español en la que la experiencia del clínico desempeña un papel importante. Evalúa tanto la gravedad del cuadro como la mejoría sintomática. Por un lado, valora cada *cluster* de forma independiente; por otro, hace una valoración global de la mejoría. Al igual que la prueba anterior, está realizada sobre la base del DSM-IV. Aún no dispone en español de una forma validada que se ajuste a los criterios del DSM-5-TR.

TRATAMIENTO

El tratamiento del TEPT resulta complejo y puede precisar de una combinación de medidas farmacológicas y psicológicas. El objetivo es mejorar la calidad de vida de las personas con TEPT mediante la reducción de los síntomas asociados (especialmente la ansiedad, los problemas de sueño y las dificultades de concentración), así como recuperar la autoestima y la capacidad de retomar una vida social efectiva.

La mayoría de las guías clínicas recomiendan un abordaje psicológico como tratamiento de elección, y se deja el tratamiento farmacológico como complemento o alternativa, especialmente si lo solicita el paciente.

Antes de comenzar un tratamiento, hay que tener en cuenta los principios que deben guiar la atención a las personas con TEPT:

- Proporcionar información comprensible, tanto de manera verbal como escrita, sobre las reacciones habituales a acontecimientos traumáticos, incluyendo los síntomas del TEPT y su evolución, las opciones de tratamiento y apoyo, así como el lugar en el que se prestará la atención.
- Ofrecer a estas personas el acceso a grupos de apoyo que estén supervisados por personal especializado en salud mental, así como información específica para acceder a dichos servicios (apoyo entre iguales).
- Garantizar ambientes seguros que no supongan una nueva exposición a situaciones traumáticas. Por ejemplo, evitar la evaluación en ambientes ruidosos o sin privacidad.
- Involucrar y apoyar a los familiares y cuidadores en el tratamiento y manejo de los problemas psicológicos y de conducta asociados al TEPT (incluido el posible riesgo de suicidio) para que sepan cómo abordar el impacto de cuidar a una persona con TEPT, cómo ayudar al paciente a acceder al tratamiento, cómo identificar sus propias necesidades como cuidadores, etcétera.

A la hora de ofrecer las opciones del tratamiento, el paciente y su familia deben ser informados sobre su objetivo, contenido, duración y forma de aplicación, así como de las probabilidades de mejoría y recuperación. Se les debe explicar que hay posibilidad de un empeoramiento inicial temporal de la sintomatología, y que hay que comprometerse con el tratamiento para aumentar la probabilidad de recuperación.

Las personas con TEPT pueden presentar dificultades para involucrarse en el tratamiento, por miedo, ansiedad o vergüenza, debido a la evitación de los recuerdos asociados a la experiencia traumática, a la falsa creencia de que su trastorno es incurable o por la pérdida de confianza hacia los demás. Por tanto, es importante permitir cierta flexibilidad en las políticas de asistencia a las citas, así como investigar los motivos de inasistencia.

En el caso de que se identifique un riesgo significativo de daño para el paciente o para otros, es necesario establecer un plan de seguridad como parte de la planificación del tratamiento, contando con la participación de los miembros de la familia y los cuidadores.

Tratamiento preventivo

Las guías clínicas señalan una serie de intervenciones que se pueden implementar en los momentos posteriores a un acontecimiento traumático y que han demostrado eficacia para prevenir el desarrollo posterior del TEPT. Se trata de intervenciones basadas en la terapia cognitivo-conductual centrada en el trauma. Estas intervenciones solo han demostrado eficacia en los casos en los que se objetiva un trastorno por estrés agudo dentro del primer mes tras la exposición al trauma, o si existen síntomas de relevancia clínica de TEPT en ese período; por tanto, solo se deberían llevar a cabo en estos casos. Es decir, no está recomendado realizarlas de forma generalizada.

Las intervenciones preventivas incluyen:

- Terapia cognitiva para el TEPT.
- Terapia de procesamiento cognitivo.
- Terapia de exposición narrativa.
- Terapia de exposición prolongada.

Para los niños, también se puede optar por intervenciones cognitivo-conductuales en formato grupal en casos de acontecimientos traumáticos compartidos a gran escala.

Tratamiento psicológico

Una vez diagnosticado el TEPT, la mayoría de las guías clínicas recomiendan como psicoterapia de primera línea las siguientes intervenciones:

- Psicoterapia cognitivo-conductual centrada en el trauma.
- Terapia de procesamiento cognitivo.
- Terapia de exposición prolongada.
- Terapia de desensibilización y reprocesamiento por movimientos oculares.

Psicoterapias de orientación cognitivo-conductual

La psicoterapia cognitivo-conductual se centra en las relaciones entre pensamientos, emociones y conducta. Está orientada a cambiar los patrones de relación de estos elementos que supongan dificultades en el funcionamiento del individuo.

De forma general, estas intervenciones deben cumplir los siguientes requisitos:

- Basarse en un manual validado.
- Ofrecer en torno a 8-12 sesiones (ampliables según la evolución clínica, especialmente si hay múltiples traumas).
- Ser dirigidas por profesionales entrenados y bajo supervisión continua.

Los contenidos de las sesiones deben incluir:

- Psicoeducación sobre las reacciones traumáticas.
- Estrategias para controlar la hiperactivación y los *flashbacks*.
- Planificación de ambientes seguros.
- Procesamiento y elaboración de los recuerdos traumáticos y de las emociones relacionadas con el trauma (incluidos la vergüenza, la ira, la culpa y el duelo).
- Reestructuración de los significados relacionados con el trauma vivido por el individuo.
- Entrenamiento en estrategias para afrontar las conductas de evitación.

El enfoque de estas psicoterapias debe estar orientado a restablecer el funcionamiento adaptativo y contemplar la posibilidad de sesiones de refuerzo en caso necesario, especialmente ante fechas significativas.

Terapia de procesamiento cognitivo

Es un tipo específico de terapia cognitivo-conductual que ayuda a los pacientes a aprender cómo modificar y afrontar los pensamientos negativos creados por el trauma. Se aplica durante 8-12 sesiones y ayuda a que las personas reconozcan cómo el trauma ha cambiado su visión de sí mismas, de los demás y del mundo.

Terapia de exposición prolongada

La terapia de exposición prolongada es otro tipo específico de terapia cognitivo-conductual que enseña a los pacientes a aproximarse de forma gradual a recuerdos, emociones y situaciones relacionados con el trauma que han estado evitando. El afrontamiento supervisado y controlado conduce a la desaparición de la sensación de peligro asociada y de las conductas de evitación. La terapia se desarrolla durante 3 meses en sesiones individuales semanales.

Terapia de desensibilización y reprocesamiento por movimientos oculares

Esta terapia es una técnica de tratamiento psicológico en la que el paciente evoca el trauma mientras es sometido a una estimulación bilateral mediante los movimientos oculares, lo que dará lugar a una reducción de la respuesta emocional asociada a los recuerdos traumáticos. Está indicada en pacientes con TEPT entre el primer y el tercer mes tras el acontecimiento traumático, y consta de 8 a 12 sesiones. Se debe aplicar de forma gradual. Ha de incluir, además, psicoeducación en las reacciones al trauma, el manejo de los recuerdos y situaciones asociadas a este, la identificación de los recuerdos diana (a menudo imágenes visuales) y la promoción de las creencias positivas alternativas.

Tratamiento farmacológico

La Organización Mundial de la Salud y la mayor parte de las guías clínicas recomiendan el uso de fármacos para el tratamiento del TEPT como opción de segunda línea, una vez que hayan fracasado las intervenciones psicológicas, o cuando el paciente se decante específicamente por esta opción.

El tratamiento psicofarmacológico se debe considerar solo en los casos de TEPT instaurado, ya que el uso de psicofármacos no ha demostrado capacidad preventiva tras experimentar el sujeto un acontecimiento traumático. Los objetivos de este tratamiento son la reducción de los síntomas intrusivos, mejorar el embotamiento emocional y el estado de ánimo, y disminuir la hiperactivación, la impulsividad y los síntomas disociativos y los de la esfera psicótica.

En el momento actual, para el tratamiento del TEPT, solo los antidepresivos sertralina y paroxetina tienen la indicación de la Administración de Alimentos y Medicamentos de Estados Unidos y de la Agencia Europea del Medicamento, si bien las guías clínicas más importantes también incluyen la posibilidad de utilizar otros antidepresivos (como fluoxetina y venlafaxina) o antipsicóticos (como risperidona) en caso de aparición de síntomas psicóticos y/o disociativos. En recientes metaanálisis sobre ensayos clínicos doble ciego aleatorizados, solo la paroxetina, la fluoxetina, la venlafaxina y la quetiapina han demostrado una eficacia estadísticamente significativa para el control de los síntomas del TEPT, si bien el tamaño del efecto es menor que el conseguido con las intervenciones psicológicas (Tabla 10.2-7).

La Organización Mundial de la Salud y la mayoría de las guías clínicas coinciden en desaconsejar el uso de benzodiacepinas para reducir los síntomas de estrés agudo tras el acontecimiento traumático tanto en adultos como en niños.

Antidepresivos

Los inhibidores de la recaptación de serotonina son los fármacos de primera elección en el tratamiento farmacológico del TEPT. De ellos, la *paroxetina* es probablemente el fármaco con más datos que avalan su utilización en TEPT en ensayos clínicos, metaanálisis y guías de práctica clínica; se considera fármaco de primera línea. Cuenta con la aprobación de la Administración de Alimentos y Medicamentos de Estados Unidos y de la Agencia Europea del Medicamento. La paroxetina ha demostrado eficacia para reducir los síntomas nucleares del TEPT (reviviscencias, aplanamiento afectivo, hiperactivación y evitación) en dosis de 20 mg y 40 mg/día.

La *sertralina* también goza de la aprobación de las agencias reguladoras. Es considerado un fármaco de primera línea por las guías de práctica clínica. Ha demostrado eficacia en ensayos clínicos y metaanálisis en dosis variable de 50-200 mg/día.

La *fluoxetina* es el otro inhibidor de la recaptación de serotonina recomendado en las guías clínicas. Tiene eficacia demostrada en los ensayos clínicos y metaanálisis en dosis variable de 20-60 mg/día, aunque no cuenta con la aprobación por parte de las agencias reguladoras.

La *venlafaxina* es un inhibidor de la recaptación de serotonina y noradrenalina que, aunque no tiene la indicación para el TEPT por parte de las agencias reguladoras, está recomendado como tratamiento de primera línea por determinadas guías clínicas, como la del National Institute for Health and Care Excellence, que especifica que se trata de un uso fuera de indicación. Ha demostrado eficacia en ensayos clínicos en dosis variable de 75-300 mg/día.

Antipsicóticos

La presencia de síntomas disociativos y psicóticos en el TEPT ha conducido al uso de fármacos antipsicóticos en estos pacientes. Las guías clínicas solo recomiendan su utilización como tratamiento complementario sintomático. Los dos que han demostrado mayor eficacia en ensayos clínicos y metaanálisis son *risperidona* y *quetiapina*, que además han manifestado eficacia como monoterapia en recientes estudios. Ninguno de ellos cuenta con la indicación de las agencias reguladoras como tratamiento específico para el TEPT.

La *risperidona* cuenta con la recomendación de la guía del National Institute for Health and Care Excellence. Ha demostrado eficacia contra los síntomas psicóticos en dosis de 1-6 mg/día, así como en la reducción de pesadillas relacionadas con el trauma con la administración de dosis bajas (de 0,5-1 mg/día).

La *quetiapina* ha sido utilizada con éxito como tratamiento adyuvante para síntomas psicóticos y el insomnio; también en monoterapia específica para el TEPT. El rango de dosis es muy variable: entre los 25-50 mg/día como tratamiento para insomnio o pesadillas y los 200-400 mg/día como monoterapia o en caso de síntomas psicóticos.

Tabla 10.2-7. Psicofármacos recomendados para el trastorno por estrés postraumático

	Dosis	Nivel de recomendación
Tratamiento monoterapia		
Paroxetina*	20-40 mg/día	MT, EC, GC
Sertralina*	50-200 mg/día	MT, EC, GC
Fluoxetina	20-60 mg/día	MT, EC
Venlafaxina	75-300 mg/día	MT, EC, GC
Quetiapina	200-400 mg/día	MT, EC
Tratamiento sintomático		
Risperidona	Síntomas psicóticos: 1-6 mg/día Pesadillas: 0,5-1 mg/día	MT, EC, GC EC
Quetiapina	Insomnio: 25-50 mg/día	EC
Prazosina	Pesadillas (hasta 20 mg/día en varones; 12 mg/día en mujeres)	EC, MT, GC

* Tiene indicación por las agencias reguladoras de medicamentos (Administración de Alimentos y Medicamentos de Estados Unidos, Agencia Europea del Medicamento).
EC: ensayos clínicos; GC: guías clínicas; MT: metaanálisis.

Otros fármacos

La *prazosina*, un antagonista adrenérgico específico de los receptores α_1, ha demostrado gran eficacia en ensayos clínicos y metaanálisis como tratamiento de las pesadillas en el TEPT. Tiene además la recomendación de la guía de la Academia Americana de Medicina del Sueño. Los resultados de los ensayos, en cambio, no avalan su uso para el resto de los síntomas del TEPT. Las dosis utilizadas son diferentes según el sexo, con un rango variable de hasta un máximo de 20 mg/día (5 mg a media mañana y 15 mg por la noche) en los varones y 12,5 mg/día (5 mg a media mañana y 7,5 mg por la noche) en las mujeres.

Otros fármacos que se han ensayado con un cierto éxito, pero que deberían considerarse como opciones de última línea o como tratamiento adyuvante, son el topiramato y la ketamina; más recientemente, se está ensayando una psicoterapia asistida por metilendioximetanfetamina con resultados prometedores.

PUNTOS CLAVE

- El TEPT surge como respuesta tardía a un acontecimiento (breve o mantenido) excepcionalmente amenazante o catastrófico.
- El episodio traumático debe de ser previo a la aparición de los síntomas, cuyo tiempo de latencia varía desde unas pocas semanas a varios meses.
- Los síntomas han de producir un deterioro funcional significativo del paciente en su vida social, escolar, laboral o personal. Entre los observados con más frecuencia se encuentran los siguientes:
  - Reviviscencia del episodio con recuerdos vívidos angustiosos o pesadillas cuyo contenido está relacionado con el episodio traumático.
  - Estado permanente de alerta e hipervigilancia.
  - Evitación de situaciones que rememoran el episodio.
  - Malestar psicológico intenso, reacciones fisiológicas intensas o reacciones disociativas.
- Existe mayor prevalencia en las mujeres, con una ratio 2:1 frente a los varones. Además, se observa comorbilidad con otra patología psiquiátrica en el 50 % de los pacientes aproximadamente.
- Existen factores personales predisponentes (biológicos, psicológicos y sociales) que impiden la adaptación frente al estrés, lo que conduce a un desarrollo secundario de los síntomas.
- Sin tratamiento, el cuadro clínico va a remitir de forma completa en el 30 % de las personas; en el 40 %, van a persistir síntomas leves; en el 20 %, moderados; y un 10 % puede empeorar.
- Como tratamiento de elección, la mayoría de las guías clínicas recomiendan un abordaje psicológico, y optan por el tratamiento farmacológico como complemento o alternativa.
- El tratamiento psicoterapéutico de elección sería uno de los siguientes:
  - Psicoterapia cognitivo-conductual centrada en el trauma.
  - Terapia de procesamiento cognitivo.
  - Terapia de exposición prolongada.
  - Terapia de desensibilización y reprocesamiento por movimientos oculares.
- Con respecto al tratamiento farmacológico, los inhibidores de la recaptación de serotonina son de primera elección. De ellos, la paroxetina es probablemente el fármaco más avalado por los datos para su utilización en TEPT, seguida por la sertralina, ambos con indicación de la Agencia Europea del Medicamento.

BIBLIOGRAFÍA

Abdallah CG, Averill LA, Akiki TJ, Raza M, Averill CL, Gomaa H et al. The neurobiology and pharmacotherapy of posttraumatic stress disorder. Annu Rev Pharmacol Toxicol. 2019;59:171-189.

American Psychiatric Association. Guía de Consulta de los Criterios Diagnósticos del DSM-5-TR. 5ª ed. Madrid: Editorial Médica Panamericana; 2023.

Atwoli L, Stein DJ, Koenen KC, McLaughlin KA. Epidemiology of posttraumatic stress disorder: prevalence, correlates and consequences. Curr Opin Psychiatry. 2015;28(4):307-11.

Atwoli L, Stein DJ, Williams DR, Mclaughlin KA, Petukhova M, Kessler RC et al. Trauma and posttraumatic stress disorder in South Africa: analysis from the South African Stress and Health Study. BMC Psychiatry. 2013;13:182.

Başoğlu M, Kiliç C, Salcioğlu E, Livanou M. Prevalence of posttraumatic stress disorder and comorbid depression in earthquake survivors in Turkey: an epidemiological study. J Trauma Stress. 2004;17(2):133-41.

Bobes J, Bousoño M, Calcedo A, García-Portilla M. Trastorno de estrés postraumático. 1ª ed. Barcelona: Elsevier España, Masson; 2000.

Brady KT, Killeen TK, Brewerton T, Lucerini S. Comorbidity of psychiatric disorders and posttraumatic stress disorder. J Clin Psychiatry. 2000;61(supl 7): 22-32.

Bunting BP, Murphy SD, O'Neill SM, Ferry FR. Lifetime prevalence of mental health disorders and delay in treatment following initial onset: evidence from the Northern Ireland Study of Health and Stress. Psychol Med. 2012;42(8):1727-39.

Carmassi C, Dell'Osso L, Manni C, Candini V, Dagani J, Iozzino L et al. Frequency of trauma exposure and post-traumatic stress disorder in Italy: analysis from the World Mental Health Survey Initiative. J Psychiatr Res. 2014;59:77-84.

Darves-Bornoz JM, Alonso J, De Girolamo G, De Graaf R, Haro JM, Kovess-Masfety V et al. Main traumatic events in Europe: PTSD in the European study of the epidemiology of mental disorders survey. J Trauma Stress. 2008;21(5):455-62.

De Vries GJ, Olff M. The lifetime prevalence of traumatic events and posttraumatic stress disorder in the Netherlands. J Trauma Stress. 2009;22(4):259-67.

Engdahl B, Dikel TN, Eberly R, Blank A Jr. Posttraumatic stress disorder in a community group of former prisoners of war: a normative response to severe trauma. Am J Psychiatry. 1997;154(11):1576-81.

Frans O, Rimmö PA, Aberg L, Fredrikson M. Trauma exposure and post-traumatic stress disorder in the general population. Acta Psychiatr Scand. 2005;111(4):291-9.

Galea S, Nandi A, Vlahov D. The epidemiology of post-traumatic stress disorder after disasters. Epidemiol Rev. 2005;27:78-91.

García-Portilla MP, Bascarán MT, Saiz P, Parallada M, Bousoño M, Bobes J. Banco de instrumentos básicos para la práctica de la psiquiatría clínica. Vol. 1. 8ª ed. Madrid: CYESAN; 2022.

Hauffa R, Rief W, Brähler E, Martin A, Mewes R, Glaesmer H. Lifetime traumatic experiences and posttraumatic stress disorder in the German population: results of a representative population survey. J Nerv Ment Dis. 2011;199(12):934-9.

Hoskins M, Pearce J, Bethell A, Dankova L, Barbui C, Tol WA et al Pharmacotherapy for post-traumatic stress disorder: systematic review and meta-analysis. Br J Psychiatry. 2015;206(2):93-100.

Hoskins MD, Bridges J, Sinnerton R, Nakamura A, Underwood JFG, Slater A et al. Pharmacological therapy for post-traumatic stress disorder: a systematic review and meta-analysis of monotherapy, augmentation and head-to-head approaches. Eur J Psychotraumatol. 2021;12(1):1802920.

Kamiya K, Abe O. Imaging of posttraumatic stress disorder. Neuroimaging Clin N Am. 2020;30(1):115-123.

Kawakami N, Tsuchiya M, Umeda M, Koenen KC, Kessler RC; World Mental Health Survey Japan. Trauma and posttraumatic stress disorder in Japan: results from the World Mental Health Japan Survey. J Psychiatr Res. 2014;53:157-65.

Kessler RC, Sonnega A, Bromet E, Hughes M, Nelson CB. Posttraumatic stress disorder in the National Comorbidity Survey. Arch Gen Psychiatry. 1995;52(12):1048-60.

Koren D, Arnon I, Klein E. Acute stress response and posttraumatic stress disorder in traffic accident victims: a one-year prospective, follow-up study. Am J Psychiatry. 1999;156(3):367-73.

Kulka RA, Schlenger WE, Fairbank JA, Hough RL, Jordan BK, Marmar CR et al. Trauma and the Vietnam War generation: report of findings from the National Vietnam Veterans Readjustment study. Nueva York: Bruner/Mazel; 1990.

Maercker A, Cloitre M, Bachem R, Schlumpf YR, Khoury B, Hitchcock C et al. Complex post-traumatic stress disorder. Lancet. 2022;400(10345):60-72.

Miao XR, Chen QB, Wei K, Tao KM, Lu ZJ. Posttraumatic stress disorder: from diagnosis to prevention. Mil Med Res. 2018;5(1):32.

National Institute for Health and Care Excellence. Post-traumatic stress disorder. Londres: National Institute for Health and Care Excellence; 2018.

Norris FH, Murphy AD, Baker CK, Perilla JL. Postdisaster PTSD over four waves of a panel study of Mexico's 1999 flood. J Trauma Stress. 2004;17(4):283-92.

North CS, Smith EM, Spitznagel EL. Posttraumatic stress disorder in survivors of a mass shooting. Am J Psychiatry. 1994;151(1):82-8.

Olaya B, Alonso J, Atwoli L, Kessler RC, Vilagut G, Haro JM. Association between traumatic events and post-traumatic stress disorder: results from the ESEMeD-Spain study. Epidemiol Psychiatr Sci. 2015;24(2):172-83.

Pietrzak RH, Goldstein RB, Southwick SM, Grant BF. Prevalence and Axis I comorbidity of full and partial posttraumatic stress disorder in the United States: results from Wave 2 of the National Epidemiologic Survey on Alcohol and Related Conditions. J Anxiety Disord. 2011;25(3):456-65.

Polimanti R, Wendt FR. Posttraumatic stress disorder: from gene discovery to disease biology. Psychol Med. 2021;51(13):2178-2188.

Ruiz P, editor consultor. Kaplan y Sadock. Sinopsis de psiquiatría. Vol. 1. 12ª ed. Barcelona: Lippincott Williams & Wilkins; 2022.

Schlenger WE, Caddell JM, Ebert L, Jordan BK, Rourke KM, Wilson D et al. Psychological reactions to terrorist attacks: findings from the National Study of Americans' Reactions to September 11. JAMA. 2002;288(5):581-8.

Sloan P. Post-traumatic stress in survivors of an airplane crash-landing: a clinical and exploratory research intervention. J Trauma Stress. 1998;1:211-229.

Ursano RJ, Fullerton CS, Epstein RS, Crowley B, Kao TC, Vance K et al. Acute and chronic posttraumatic stress disorder in motor vehicle accident victims. Am J Psychiatry. 1999;156(4):589-95.

Vallejo Ruiloba J. Introducción a la psicopatología y la psiquiatría. Vol. 1. 8ª ed. Barcelona: Elsevier Masson; 2015.

Van Ameringen M, Mancini C, Patterson B, Boyle MH. Post-traumatic stress disorder in Canada. CNS Neurosci Ther. 2008;14(3):171-81.

Wagner D, Heinrichs M, Ehlert U. Prevalence of symptoms of posttraumatic stress disorder in German professional firefighters. Am J Psychiatry. 1998;155(12):1727-32.

Zhou P, Deng M, Wu J, Lan Q, Yang H, Zhang C. Ventral tegmental area dysfunction and disruption of dopaminergic homeostasis: implications for post-traumatic stress disorder. Mol Neurobiol. 2021;58(5):2423-34.

Trastornos disociativos

11

J. J. Plumed Domingo y M. Ll. Conesa Burguet

OBJETIVOS

- Plantear los problemas conceptuales debatidos hoy sobre la naturaleza y los factores condicionantes de los trastornos disociativos.
- Describir los cuadros clínicos que caracterizan estos trastornos y los problemas que suscitan de acuerdo con las clasificaciones actuales de enfermedades mentales.
- Revisar los conocimientos actuales sobre las bases biológicas de los trastornos.
- Mostrar los tratamientos biológicos y psicoterapéuticos disponibles y exponer datos sobre su utilidad y eficacia.

DEFINICIÓN

Los trastornos disociativos, de acuerdo con el DSM-5-TR, se caracterizan por una disrupción o discontinuidad en el proceso normal de integración de la conciencia, la memoria, la identidad, la emoción, la percepción, la representación corporal y la conducta.

Desde su concepción original, han sufrido una importante modificación conceptual y siguen estando sometidos a un intenso debate. Loewenstein y Putnam lo justifican porque estos trastornos cuestionan muchos aspectos clave de tipo individual, político, filosófico e incluso religioso, entre los que cabría citar como ejemplos representativos la naturaleza de la memoria, la voluntad y la consciencia, así como el problema del libre albedrío y la constitución del yo. Además, se plantea un problema subyacente: el papel del trauma en la sociedad y cómo se ha gestionado desde el punto de vista político y social. A continuación, se intentarán presentar los aspectos más relevantes que afectan a estas cuestiones.

HISTORIA

La conceptualización del trastorno disociativo comienza a finales del siglo XIX a través del trabajo de Freud y Janet.

Este último autor estableció los siguientes aspectos nucleares del trastorno:

- La existencia de una experiencia traumática previa.
- Una tendencia al automatismo, entendida como la forma elemental del comportamiento humano actuada de modo no consciente.
- Un estrechamiento del campo de conciencia, definido como una limitación del número de fenómenos psicológicos que pueden integrarse simultáneamente.

- Amnesia para los hechos traumáticos y una marcada tendencia a la sugestionabilidad.

Por su parte Freud, en sus *Estudios sobre la histeria*, consideró que los mecanismos de defensa básicos del yo que configuraban el síntoma histérico eran la represión y la disociación. Ambas defensas, en su primer modelo sobre la histeria, tenían como función básica apartar de la conciencia las memorias traumáticas, postura que posteriormente evolucionó al considerar estas defensas como fisiológicas y necesarias para el manejo de la vida instintiva.

En escritos posteriores, Freud desarrolló el concepto de disociación ligado a otros cuadros clínicos, como la perversión. En este trastorno, la defensa divide la mente en dos partes, lo que permite al sujeto actuar y sentir de una manera determinada, ignorando aspectos de la realidad de los que puede ser consciente en otras circunstancias distintas. Este mecanismo fue estudiado en profundidad por otros autores de orientación psicodinámica, como Melanie Klein y Ronald Fairbairn. Ambos entendieron la disociación como el principio básico de organización de la mente sana y postularon que, mediante esta defensa, inicialmente, el niño es capaz de mantener apartados contenidos mentales de intensa carga afectiva, que puede ser contraria y problemática. En un desarrollo sano, se produciría una integración de los aspectos fragmentados de la mente hasta conseguir una coherencia cognitiva y afectiva.

El interés nosológico inicial por los cuadros disociativos decayó en la primera mitad del siglo XX, aunque desde el psicoanálisis se desarrollasen distintos modelos de comprensión de la experiencia disociativa, como se ha visto. Para Ross, existen varias causas que lo justifican. En primer lugar, el éxito del psicoanálisis freudiano respecto al modelo de Janet y su repudio de la teoría de la seducción traumática en favor de la fantaseada. Por otro lado, la creación del concepto de esquizofrenia de Bleuler tuvo un papel relevante, ya que consideró la disociación como parte central de la psicogenia de las psicosis y, por tanto, ocupó un nivel central en la discusión teórica que excluyó otros cuadros psiquiátricos. Finalmente, este autor señala el auge del conductismo, que con su modelo descriptivo obviaba el estudio de la experiencia subjetiva del paciente.

Los años 80 vivieron una explosión en el interés por los trastornos disociativos. El protagonista de este entusiasmo fue la personalidad múltiple. Existen varios factores que tiene que ver con su auge. En primer lugar, el reconocimiento de la frecuencia del abuso sexual infantil, que se consideró el primer factor causal del cuadro. En segundo lugar, la guerra de Vietnam llevó a un primer plano el trastorno por estrés postraumático, que había pasado casi desapercibido en las dos guerras anteriores. Con ello, la idea de que un trauma grave podía tener consecuencias psicopatológicas de gravedad a largo plazo cogió fuerza. Además, empezó a producirse un contexto cultural que difundió este modelo de enfermedad entre las clases populares. Se puede recordar, en este sentido, la aparición de los libros *Las dos caras de Eva y Sybil*, así como sus adaptaciones al cine, que favorecieron una rápida difusión de esta enfermedad mental, que se hizo del dominio público. Por su parte, el DSM-III trajo entre sus novedades la inclusión por primera vez de los trastornos disociativos como un grupo diagnóstico aparte, lo que arrastró un interés renovado por el estudio de estos cuadros.

ASPECTOS CONCEPTUALES DE LOS TRASTORNOS DISOCIATIVOS

Hay psiquiatras que entienden la disociación como un continuo, mientras otros sostienen que existe una variación cualitativa entre la disociación normal y la patológica. Otro modelo considera que el trastorno de identidad disociativo y la amnesia disociativa no son verdaderas entidades nosológicas, sino la consecuencia de influencias culturales y profesionales sobre personas susceptibles. Sin embargo, el modelo causal más extendido y aceptado es el modelo del trauma.

Modelos taxonómico y continuo de la disociación

Muchos psiquiatras conciben la disociación como un continuo. La escala comenzaría en los fenómenos considerados normales, como el ensoñamiento diurno o la absorción excesiva en un proceso atencional como la lectura; pasaría por los fenómenos amnésicos que pueden darse en una exploración sofisticada en gente sin patología psiquiátrica, y llegaría finalmente a formas más complejas y definidas, como la disociación estructural que presenta el trastorno de identidad disociativo.

Por el contrario, otros autores consideran que existe una variación cualitativa entre la disociación normal y la patológica en lo que se ha llamado el *modelo taxonómico*. A partir de datos empíricos, encuentran que hay un grupo de individuos que presentan un trastorno disociativo diagnosticable, mientras que los individuos que presentan un cuadro clínico disociativo leve se situarían como un grupo aparte y no sufrirían riesgo de cambiar de categoría a un cuadro patológico.

Dalenberg y Pauson refieren varios argumentos a favor de este último modelo. En primer lugar, propugnan un cri-

terio temporal. Es un hecho bien conocido que son comunes los fenómenos disociativos en relación con una vivencia traumática (fenómenos de autoscopia, obnubilación). Sin embargo, lo que caracterizaría al trastorno disociativo sería su persistencia a lo largo del tiempo, más allá de los sucesos que lo iniciaron. Por otro lado, estas dos formas de aparición del cuadro clínico tendrían una patogenia diferente. En los fenómenos disociativos normales se marginaría de la conciencia un aspecto de la experiencia, que quedaría difuminado y pobremente integrado en la vida cotidiana. Por el contrario, la patología disociativa implica una organización más compleja y estructurada del material apartado de la conciencia, que queda bloqueado por la necesidad defensiva del sujeto de mantenerlo fuera de su capacidad de acceso. Por último, un aspecto clave sería la función del síntoma. La disociación funcional sería aquella cuya utilidad es obvia en una situación traumática. Así, un ejemplo bien conocido es el herido de guerra que ha de desconectarse del dolor para salvarse en una situación extrema. Por el contrario, la disociación patológica tendría un beneficio primario, y la disfuncionalidad en el sujeto como consecuencia del cuadro clínico sería una constante.

Este modelo ha tenido apoyo en distintas investigaciones, que mostraron una distribución no continua de los fenómenos disociativos. También Steele, Dorahy, Van der Hart y Nijenhuis afirman que solo las personas que padecen un trastorno disociativo estructural son verdaderamente portadoras de una patología, mientras que el resto de los sujetos que padecen síntomas aislados, que no les limitan de forma significativa, serían considerados simplemente como afectados por *alteraciones de la conciencia*. Sin embargo, no se puede decir que exista una unanimidad de criterio entre los investigadores, ya que hay trabajos que no sostienen esta postura. Así, Watson *et al.*, en una muestra de 465 estudiantes, encontraron una estabilidad muy baja en el diagnóstico dicotómico, lo que ofrecía dudas sobre la validez del modelo, y apostaron por una conceptualización del trastorno disociativo como un fenómeno único con distintos niveles de gravedad e intensidad del cuadro clínico.

Modelo sociocognitivo del trastorno disociativo

El modelo sociocognitivo postula que el trastorno de identidad disociativo y la amnesia disociativa no serían verdaderas entidades nosológicas, sino la consecuencia de una batería de influencias culturales y profesionales sobre personas susceptibles que tienen una dificultad para definirse a consecuencia de problemas intrapsíquicos. En este sentido, determinadas teorías concebidas desde el constructivismo social han tenido un notable desarrollo a la hora de explicar este fenómeno.

Uno de los autores fundamentales en la construcción de este modelo es Ian Hacking. En su libro *Mad travelers*, planteó el problema teórico de las entidades nosológicas que aparecen y desaparecen de la psiquiatría, utilizando como modelo lo que se denominó en el siglo XIX *automatismo ambulatorio*, trastorno que ha tenido su continuidad en el siglo XX con el diagnóstico de *fuga disociativa*. En su obra, este autor postula que la enfermedad mental es consecuencia de la suma de una serie de fenómenos de conducta en un contexto cultural e ideológico, con un cuerpo teórico existente que permite adscribirlas dentro de un esquema. Para él, las personas y los modelos clasificatorios que se establecen sobre ellas son interactivos, por lo que los diagnósticos influyen en cómo los sujetos se definen a sí mismos. En este sentido, en su estudio sobre el trastorno de identidad disociativo, plantea que el cuadro fue definido por primera vez en el siglo XIX bajo el cajón de sastre de la *histeria*, y prácticamente cayó en el olvido hasta el comienzo de los años 80 del siglo XX, momento en el que adquirió una pujanza inusitada.

En aquel momento, en Estados Unidos se produjo un contexto vehiculizado por películas, series de televisión y libros sobre los trastornos disociativos que impregnó de este modelo la cultura popular. Esta perspectiva influyó a los profesionales de la psiquiatría, que buscaron en los pacientes estos patrones de conducta y experiencia, poco visibles en un contacto superficial. Por ello, se definió el modelo de *personalidad múltiple* como un trastorno que, debido a su carácter elusivo y cambiante, era de difícil diagnóstico y requería que los expertos investigaran síntomas que podían atribuirse previamente a otros trastornos, como los cuadros psicóticos. A partir de ahí, los psiquiatras tendieron a buscar la enfermedad y a diagnosticarla. Por su parte, los pacientes, claramente influidos por el contexto, tendieron a interpretar sus experiencias subjetivas como consecuencia de esta patología. De hecho, buena parte de ellos describían su cuadro clínico de forma acorde con los criterios diagnósticos establecidos tras haber tenido una experiencia psicoterapéutica. Esto generó un fenómeno bidireccional, que hizo que el trastorno aumentase su prevalencia espectacularmente y que se le concediese una gran importancia como un nuevo problema de salud pública.

Desde planteamientos cercanos al modelo, Otgaar *et al.* proponen el problema de la *memoria reprimida*. Para estos autores, hay diversos argumentos que justifican la falta de veracidad de las experiencias traumáticas descritas por gran número de pacientes disociativos, con los consiguientes problemas legales y personales que ello implica. Recordando el modelo freudiano de la teoría de la seducción, subrayan que, en la década de los 90, fue extremadamente popular pensar que los cuadros disociativos estaban causados por memorias reprimidas que los pacientes no podían hacer conscientes. Utilizando técnicas sugestivas, los pacientes empezaron a recordar antecedentes de abuso sexual que sufrieron en su infancia, lo que tuvo consecuencias legales que conllevaron situaciones dramáticas. Esta situación llegó a crear un debate público que pervive intensamente hoy en día en esta especialidad. A modo de ejemplo, señalan los autores que, entre 2010 y 2019, se publicaron 71 trabajos sobre amnesia disociativa que validan este modelo, lo que consideran un importante estímulo para que los terapeutas intenten exhumar recuerdos traumáticos, de acuerdo con el método abreactivo propuesto por Breuer y Freud.

En esta línea, Patihis y Pendergrast publicaron un trabajo sobre una muestra de 2.326 pacientes en Estados Unidos acerca de las memorias que aparecen en el curso de una psicoterapia. Señalan que un 9 % de la muestra dijo que su terapeuta había sugerido la posibilidad de que su cliente hubiese tenido memorias reprimidas de contenido dañino. Este dato, para los autores del trabajo, promueve

que el paciente cree recuerdos irracionalmente. En el trabajo se evidenciaba que los sujetos sugestionados tenían 20 veces más posibilidades de recobrar memorias reprimidas de abuso que aquellos que no habían escuchado referencias a este tema. También se recogía información de varias asociaciones europeas de víctimas de falsos recuerdos (Reino Unido, Alemania, Países Bajos), en la que se refleja que un porcentaje abrumador de personas que habían acusado de abusos sexuales a los miembros de dicha asociación lo hicieron a partir de recuerdos que aparecieron en el contexto de un tratamiento psicoterapéutico y que antes de someterse a él no los tenían presentes.

Gauld *et al.*, al estudiar las nuevas presentaciones atípicas del trastorno de identidad disociativo en adolescentes, sugieren que el trastorno se produciría en adolescentes predispuestos por una identidad pobremente integrada y plantean que adoptarían, para sostener una coherencia narrativa sobre sí mismos, el modelo de enfermedad publicitado en la cultura popular como personalidad múltiple, con lo que prácticamente tomarían el modelo sociocognitivo del trastorno.

Independientemente del interés de los modelos teóricos que subyacen a esta perspectiva y su apoyo empírico, esta ha recibido duras críticas por la mayor parte de especialistas en el tema. Así, Lynn *et al.* consideran que el modelo sociocultural no elude la posibilidad de la existencia de un cuadro en el que el elemento traumático sea clave. Asimismo, las débiles correlaciones entre la disociación y el trauma que han encontrado algunos investigadores pueden deberse a que haya niveles bajos tanto de hechos traumáticos como de síntomas disociativos en la población general. También consideran que la evidencia de la correlación entre la sugestionabilidad, la tendencia a crear falsas memorias y los síntomas disociativos es débil; es decir, que la asociación entre disociación y tendencia a la fantasía podría ser espuria.

Un hecho que cuestionaría el modelo sociocognitivo es que, en culturas en las que la exposición a los factores culturales antes citados es pequeña (Turquía, Taiwán), se diagnostican con notable frecuencia trastornos de identidad disociativa. De acuerdo con esta orientación, Brand *et al.* cuestionan la mayoría de las opiniones críticas ligadas al trastorno de identidad disociativo. Niegan que sea un trastorno cultural ligado a Estados Unidos, dado que se ha detectado de forma objetiva en al menos en 16 países. También rechazan la idea de que el trastorno sea consecuencia de una yatrogenia diagnóstica. Consideran que no existe ningún estudio empírico que justifique de manera irrefutable que los pacientes con trastorno de la identidad disociativo pueden haber sido sugestionados y cuestionan los escasos trabajos que se han propuesto como justificación de esta idea.

Modelo traumático del trastorno disociativo

El modelo causal más extendido y aceptado sería el del trauma. Postula que la disociación sería un mecanismo de protección del sujeto frente a las consecuencias de una experiencia considerada traumática para el yo a través de la activación de estados alterados de conciencia, que conseguirían evitar que el sujeto tuviese una conciencia parcial o plena del suceso o sus implicaciones. Este es el modelo causal tradicional de los trastornos disociativos que, como se vio, fue central en el modelo de Janet y en los presupuestos iniciales de Freud. Recientemente, Dalenberg *et al.* lo definieron de acuerdo con un modelo organicista: una respuesta filogenéticamente condicionada en respuesta a la amenaza y el peligro, que permite la automatización de la conducta, facilita anestesiar al paciente ante el dolor y genera un aislamiento emocional de experiencias catastróficas con la finalidad de posibilitar la supervivencia después de que aquellas se produzcan.

En esta línea, Lyons-Ruth *et al.* conceptualizaron el trastorno de identidad disociativo como un trastorno del desarrollo consecuencia de una infancia traumática, de forma que el niño victimizado no sería capaz de consolidar un sentido coherente de la identidad. Así, traumatismos repetidos en el contexto de una parentalidad y apego patológicos afectan los procesos metacognitivos que condicionan un sentido unificado del yo, con lo que se consolidan estados psíquicos aislados entre sí que proporcionan un alivio de las experiencias traumáticas.

Si bien ha venido siendo el modelo causal más aceptado, las críticas no han sido escasas. Lynn *et al.* reflejan los siguientes aspectos conflictivos:

- Las correlaciones entre los acontecimientos traumáticos y los síntomas disociativos en población normal y patológica tienen un tamaño de efecto relativamente bajo.
- Un porcentaje significativo de los pacientes que sufren un trastorno disociativo no refieren haber sufrido experiencias traumáticas.
- Metodológicamente, la gran mayoría de estudios son retrospectivos, con lo que están sometidos a los sesgos de deseabilidad y del recuerdo, ya definidos ampliamente en la literatura médica.
- Muchos estudios que ligan trauma y disociación también refieren un notable solapamiento entre experiencias disociativas, síndromes disociativos y otros trastornos psiquiátricos, como la depresión mayor, la personalidad límite y el abuso de sustancias.
- Muchos estudios que relacionan la disociación y el trauma no ofrecen datos objetivos de abuso infantil, y se limitan a recabar recuerdos aislados.

Un modelo intermedio sería el llamado *autohipnótico*. Inicialmente conceptualizado por Breuer y Freud, plantea que, bajo circunstancias extremadamente dolorosas, individuos con un alto nivel de hipnotizabilidad podrían usar sus habilidades para escaparse de su realidad mediante la autohipnosis. Ejemplos clínicos serían la vivencia de autoscopia, el escape a un espacio ideal donde el sujeto se libera de la angustia, el olvido de circunstancias traumáticas, la creación de una personalidad alternativa y otros ejemplos similares que son, en realidad, los síntomas clásicos de un trastorno disociativo. Es decir, que este solo se presentaría en individuos que tuvieran simultáneamente tanto una alta hipnotizabilidad, como antecedentes de haber sufrido repetidos episodios traumáticos. Esta descripción sugiere la existencia de *un taxón disociativo* que estaría presente en sujetos en los que se dieran simultáneamente ambas características.

SINTOMATOLOGÍA

Hay una cierta confusión a la hora de definir qué experiencias cognitivas y afectivas son características del trastorno disociativo.

Dalenberg y Paulson esquematizan así la sintomatología de estos cuadros:

- En primer lugar, los sujetos que los padecen tienen una pérdida de continuidad en su experiencia subjetiva, con vivencias intrusivas que aparecen en su conciencia y en su conducta.
- En segundo lugar, sufren una incapacidad para acceder a recuerdos o experimentan una pérdida de la capacidad de controlar su conducta o funciones mentales, que se expresa a través de ciertos síntomas, como la discontinuidad en la memoria o una identificación confusa de uno mismo.
- Por último, experimentan una vivencia de desconexión emocional que puede incluir distorsiones perceptivas sobre el yo o el ambiente.

Cardeña y Carlson identificaban tres factores básicos en los trastornos disociativos: despersonalización y desrealización, fallos de continuidad en la memoria y la conciencia y, finalmente, fenómenos de reexperimentación de vivencias previas. Recientemente, en el desarrollo y validación de la Escala de Síntomas Disociativos, Carlson *et al.* coinciden con la agrupación descrita y añaden un nuevo factor: distorsiones sensoriales relacionadas con la disociación.

Otros autores han establecido que todos los síntomas disociativos se agruparían en torno a dos categorías básicas: desapego y compartimentalización. La *compartimentalización* se refiere a la incapacidad temporal o permanente de acceder a determinados contenidos de conciencia, como ocurre en la amnesia. Está directamente relacionada con el mecanismo de defensa disociativo, en el que se establece una barrera que impide, en un determinado estado de conciencia, acceder a otro, con lo que forma un compartimento estanco en la mente. El *desapego* representa los síntomas relacionados con una desconexión emocional del cuerpo, del yo o del entorno, y estaría íntimamente ligado a la despersonalización y la desrealización. De hecho, hay autores que consideran que sería el síntoma esencial del trastorno. En este sentido, Allen *et al.* plantearon que, en los trastornos disociativos, se daría un tipo de desapego diferente del que puede aparecer en otros cuadros psiquiátricos y que denominan *extremo*. Estaría caracterizado por la ausencia de contenido mental consciente y una tendencia al automatismo. Este estado permite desarrollar acciones complejas, como vestirse y conducir, sin que quede un recuerdo consciente del acto. Se puede asociar a situaciones traumáticas, pero después el sujeto olvida cualquier relación con el trauma original. Plantean los autores que es muchas veces difícil distinguirlo de los síntomas amnésicos y de la desrealización, dada la dificultad de expresar estas experiencias subjetivas por parte de los sujetos.

Un problema importante en la literatura médica es la difícil diferenciación conceptual entre los síntomas propios de la psicosis y los del trastorno disociativo. Así, desde patrones descriptivos, no se ha hecho una distinción clara entre las experiencias propias de la psicosis (alucinaciones, delirios) y las de la disociación. Como ejemplo, en un trabajo, Ellason y Ross establecieron la diferenciación entre esquizofrenia y trastorno de identidad disociativo basándose en que, en este último diagnóstico, los pacientes presentaban más síntomas positivos que en el primero, y en que los sujetos diagnosticados de esquizofrenia presentaban más sintomatología negativa. Llama la atención que en el trabajo no haya ningún esfuerzo por establecer la diferenciación fenomenológica entre los síntomas de ambos cuadros, con lo que la diferenciación psicopatológica resulta claramente confusa.

Quizá la distinción más problemática entre los síntomas disociativos y los psicóticos sería la establecida entre los *síntomas de primer rango de esquizofrenia* y las *alucinaciones auditivas*. En el primer caso, Ross y Browning señalan que estos síntomas son más frecuentes en el trastorno de identidad disociativo que en la esquizofrenia, con lo cual perderían el carácter específico que Schneider les atribuía. En este sentido, Ross, al hablar de las alucinaciones en los cuadros disociativos, plantea diversas cuestiones que tienen una importancia fundamental a la hora de diferenciar y establecer las bases conceptuales de la disociación respecto a la psicosis.

En primer lugar, señala la tendencia a establecer una valoración tautológica del síntoma: las alucinaciones serían disociativas si tienen lugar en un trastorno disociativo, y psicóticas si ocurren en la esquizofrenia, con la confusión respecto a las diferencias fundamentales en los cuadros clínicos que esto plantea. De hecho, el autor señala que la etiqueta con que se diagnostiquen las voces condiciona el modelo etiológico con el que se definen. Así, hay una tendencia a conceptualizar las voces de origen psicótico como consecuencia de una disfunción cerebral y a tratarlas biológicamente, mientras que las voces de origen disociativo tendrían un origen traumático comprensible psicológicamente y serían tratables a partir de un abordaje psicoterapéutico. Para el autor, independientemente del diagnóstico, las voces disociativas tendrían que entenderse como un síntoma comprensible psicológicamente y tratarse como tal.

Sus características semiológicas, a diferencia de otras alucinaciones auditivas, serían las siguientes:

- Las voces hablan con frases complejas o párrafos.
- Comentan entre ellas y se dirigen a la persona nuclear.
- Tienen actitudes y opiniones independientes del sujeto y controlan al paciente y al mundo externo desde una perspectiva propia.
- Piden que la persona adopte una posición concreta respecto al entorno.
- Provienen de sujetos diferenciados en género, edad y características de personalidad.

Como se ve, estas características hablan de un trastorno del yo que Schneider consideraba central a la esquizofrenia: una ruptura profunda de la unidad del ser psicológico. Con estos ejemplos, resulta evidente que la diferenciación conceptual entre los distintos modelos nosológicos y el tipo concreto de trastorno del yo que subyace bajo ellos todavía no se ha definido con claridad.

BASES BIOLÓGICAS DE LA DISOCIACIÓN

En los últimos años, se ha prestado un especial interés a este tema. De los distintos cuadros clínicos y síntomas que han recibido atención, quizá el más estudiado ha sido la amnesia disociativa.

En una revisión reciente, Cuesta *et al.* señalan que todas las alteraciones funcionales que presentan los pacientes que sufren este trastorno se pueden resumir de la siguiente manera:

- Alteraciones en los sistemas de procesamiento de la memoria y su integración con las emociones.
- Disfunciones en distintas áreas del sistema nervioso central, principalmente la corteza (prefrontal, frontotemporal), el hipocampo y la amígdala.

Estos autores resaltan la imposibilidad de establecer la organicidad de un cuadro de amnesia, salvo por el cuadro evolutivo y el perfil cognitivo. Respecto a este último factor, las amnesias disociativas presentan una afectación grave de la memoria episódica, con amnesia retrógrada y, en menor medida, anterógrada. Asimismo, se encuentran con menos frecuencia alteraciones en la memoria semántica y déficits en las habilidades procedurales. Por el contrario, en la amnesia orgánica se halla gravemente comprometida la memoria episódica, con tendencia a la amnesia anterógrada y, en menor medida, retrógrada, aunque el paciente tiene un buen estado de conservación de los sistemas de memoria restantes, tanto en lo que respecta a la identidad como a las habilidades intelectuales.

Bidzan-Wiącek considera que el cuadro parte de una defensa psicológica para mantener la identidad frente a un trauma. Al tratar de especificar su sustrato orgánico, esta autora sugiere que la resonancia magnética funcional ha proporcionado algunos hallazgos significativos, principalmente una hiperactivación de la corteza prefrontal, la amígdala y el hipocampo. Esta alteración funcional sería la consecuencia del fracaso de la corteza prefrontal en la tarea de integrar adecuadamente los estímulos internos y externos que recibe el sujeto.

Por otra parte, el hipocampo puede dañarse por la presencia de niveles altos de glucocorticoides y una liberación excesiva de citocinas inflamatorias y moléculas inmunomoduladoras producidas por la glía como consecuencia del estrés. Esta reacción hormonal produciría una hiperexcitación del área, que llevaría a un fallo de la capacidad de integración de la memoria del hipocampo. Es decir, la respuesta adaptativa que se produce frente a un estrés de intensidad moderada se convierte en bloqueo ante un trauma inabordable que produce una disfunción grave del funcionamiento neurológico normal. Recuerda la autora la evidencia existente sobre el daño neurológico que situaciones extremas de tipo traumático pueden producir en el desarrollo infantil: principalmente, una disfunción en el hipocampo y la corteza prefrontal relacionada con una disminución del factor neurotrófico derivado del cerebro, como se ha comprobado en la experimentación animal. La falta de este factor dificultaría la reparación neuronal y haría a los sujetos más vulnerables a situaciones traumáticas futuras.

Es importante recordar que los niveles altos de corticoides no siempre se correlacionan con una bajada en el factor neurotrófico derivado del cerebro. Así, en animales de laboratorio a los que se les enseñó a manejar el estrés, aunque se producía un aumento de corticoesteroides en el tejido cerebral ante experiencias traumáticas, el factor neurotrófico derivado del cerebro no se modificaba. Estos hallazgos, para la autora, serían compatibles con la experiencia clínica respecto a la utilidad de los medios psicoterapéuticos en el manejo del trauma.

Otros trabajos han reconocido la posible importancia del hipocampo en la producción de la amnesia disociativa. Dimitrova *et al.*, en una muestra de pacientes que sufrían trastorno de identidad disociativo, encontraron que solo aquellos con marcada amnesia disociativa como síntoma principal, y no aquellos que presentaban otro cuadro clínico (como fenómenos de despersonalización/desrealización o hiperabsorción atencional), presentaban atrofia del hipocampo en la resonancia magnética nuclear, principalmente en el área CA1. Esta zona se ha considerado como central en las memorias autobiográficas, que, según los autores, serían los bloques elementales de formación de la identidad. En el trabajo, también encontraron una correlación entre la negligencia emocional por parte de los cuidadores y la disminución del volumen de esta área del hipocampo, lo que podría considerarse un factor biológico indicador de vulnerabilidad. En este sentido, estos autores piensan que podría tratarse del sustrato anatómico de un sentido fragmentario del yo.

Otras áreas cerebrales también se han considerado importantes en relación con la predisposición neurológica para sufrir amnesia disociativa. A partir del caso clínico de un hombre que sufre una amnesia masiva tras una situación traumática, Mitsui *et al.* encuentran una hipoperfusión con IMP-SPECT (tomografía computarizada por emisión de fotón único) en la cara ventral derecha del lóbulo temporal, que desapareció cuando el paciente se recuperó del episodio. Postulan los autores la importancia de esta área para estimular la recuperación de la memoria episódica. La explicación dada por los autores es que, al bloquearse el área, se dañarían los mecanismos de recuperación, y quedarían bloqueadas las zonas de almacenamiento de la memoria.

Muchos autores han prestado atención a las posibles bases neurobiológicas del trastorno de identidad múltiple. En lo que corresponde a las pruebas de imagen, el hallazgo más frecuentemente repetido en el cuadro es la atrofia hipocámpica relacionada, como antes se indicó, con el trauma infantil, que se ha invocado como el factor causal más importante del cuadro. La justificación de la existencia de patrones de personalidad diferenciables neurológicamente vino a través del estudio de la respuesta cerebral de las distintas personalidades en un sujeto con trastorno de identidad disociativo. En un trabajo de Reinders *et al.*, se evaluó mediante tomografía por emisión de positrones la reacción en sujetos con trastorno de personalidad disociativo capaces de cambiar de identidad en una situación experimental con mínimo apoyo de su psicoterapeuta. Debían tener al menos un estado de identidad traumático, en el que se detectase la hiperactivación

cuando se activara el recuerdo del trauma, y otro estado de identidad neutro, con el que podían alternar si se les demandaba. Los resultados de neuroimagen mostraron que aquellos pacientes que presentaban un estado de identidad neutro, al escuchar un guion evocador del trauma, experimentaban la estimulación de la corteza prefrontal, el cíngulo posterior, las áreas asociativas y el giro parahipocámpico, cambios que producían una intensa modulación de la expresión emocional. Por contra, en los pacientes que presentaban un estado de identidad traumático, el recuerdo de la experiencia activaba la amígdala y la ínsula, así como el estriado dorsal, señal de una baja modulación de la regulación emocional. Sin embargo, los controles que simulaban una personalidad disociativa no coincidían con este patrón. El trabajo justifica, supuestamente, desde la objetividad de los datos, la validez del diagnóstico de este trastorno.

CUADROS CLÍNICOS

El trastorno de identidad disociativo es el trastorno disociativo más representativo y el que ha sido objeto de mayor debate en la literatura médica, como se ha explicado; la amnesia disociativa se define como la imposibilidad de recordar información personal importante, principalmente de naturaleza traumática o estresante; por su parte, la despersonalización/desrealización consiste en un estado persistente o en episodios recurrentes de despersonalización, desrealización o ambos.

Trastorno de identidad disociativo

Su prevalencia, de acuerdo con los trabajos publicados, es muy variable. Oscila desde aquellos que cuestionan su realidad misma hasta los que consideran que está infradiagnosticado y que su prevalencia es alta. Así, Foote *et al.*, en una muestra de 82 pacientes atendidos en consultas externas sobre una población inicial de 231 sujetos, identificaron un 29 % de pacientes que respondían a criterios para un trastorno disociativo, de los que un 6 % fueron diagnosticados de trastorno de identidad disociativo. De la misma forma, en estudios de prevalencia en la comunidad, se ha encontrado que el 1,5 % de los pacientes evaluados en una muestra representativa del estado de Nueva York presentaban un trastorno de identidad disociativo.

En un gran número de países (por ejemplo, España), se considera un cuadro extremadamente raro. Así, en España no se han difundido casuísticas y tan solo se han publicado casos clínicos aislados. Sin embargo, en otros lugares, el diagnóstico es frecuente: en Australia, en una muestra de 250 profesionales de la salud mental, el 52 % había diagnosticado un caso de trastorno de identidad disociativo.

Sin embargo, algunos autores creen que los datos publicados están sesgados. En esta línea, Brand *et al.* han publicado que la capacidad de diagnosticar un cuadro de trastorno de la identidad disociativa depende de dos factores: el haber diagnosticado antes a otro paciente de este trastorno y la falta de crítica del profesional respecto a la existencia real del cuadro. Esta perspectiva sesgaría los resultados en la medida en que se postula una predisposición favorable al diagnóstico como condición necesaria para formularlo.

Respecto a la patogenia, la hipótesis traumática antes descrita es la más aceptada hoy en día. Según señalan Dorahy *et al.*, prácticamente todos los estudios sobre la etiología del trastorno encuentran antecedentes traumáticos crónicos y graves en la mayoría de los pacientes diagnosticados de trastorno de identidad disociativo. Este dato se ha replicado en todos los países y culturas. También existe evidencia de que distintos tipos de experiencia traumática pueden producir este cuadro. Así, en una población turca se ha encontrado que formas más leves del trastorno pueden estar causadas por traumas más sutiles, como fallos graves en la comunicación o el vínculo con los padres.

En este sentido, la literatura médica ha subrayado la importancia de la calidad del apego respecto a los padres en el efecto sobre el yo del trauma. En un trabajo reciente, Paetzold y Rholes encontraron que el apego desorganizado es un factor mediador importante entre la experiencia del trauma en la infancia y la aparición de síntomas disociativos. Los resultados también indican, como sugiere la experiencia clínica, que la falta de un yo integrado exacerba el papel del apego desorganizado a la hora de producir el trastorno disociativo. En este sentido, la existencia en el sujeto de un yo adecuadamente estructurado sería el factor protector más significativo frente a la disociación.

Ha de observarse la sintomatología del trastorno de identidad disociativo y los criterios diagnósticos del DSM-5-TR y de la CIE-11 (**Tabla 11-1**). Los dos sistemas de clasificación muestran una convergencia mayor en los criterios diagnósticos que en sus ediciones anteriores. Quizá la diferencia más llamativa con respecto al DSM-5-TR es que, en estos criterios posteriores, se amplía el espectro de funciones mentales afectadas en el psiquismo de los pacientes, se enfatiza el efecto disruptivo de dichas alteraciones en la conciencia y se incluyen elementos culturales que no se habían considerado en otras ediciones, como la posesión. Asimismo, se aclara que las alteraciones de la identidad no tienen que ser directamente vistas por un observador, sino que pueden ser referidas por el paciente. También se especifica, al describir la amnesia, que pueden olvidarse tanto las situaciones traumáticas como los recuerdos cotidianos.

Respecto a la expresión clínica del cuadro, si bien en la literatura y en el cine se han subrayado los cambios bruscos en la aparición de las personalidades, que se expresan de forma dramática, así como la clara distinción entre los distintos tipos de personalidad, otros trabajos sugieren que los síntomas son mucho más sutiles y menos evidentes. Se caracterizan por estados de conciencia que se imbrican y se manifiestan como voces internas o como fenómenos de influencia. Un hecho llamativo es que estos estados no están organizados y elaborados de tal forma que rompan la idea de identidad personal del sujeto; de este modo, los pacientes tienen una representación mental (aunque alterada) de su yo, un conjunto de experiencias autobiográficas estado-dependientes, un sentido de propiedad de la propia experiencia y la capacidad de controlar su comportamiento directamente o por la influencia de unas personalidades sobre otras.

En este sentido, Loewenstein plantea que el clínico no debe esperar que las personalidades aparezcan de forma espontánea en la entrevista, sino que ha de hacer esfuerzos activos para suscitar el síntoma. Asimismo, las características clínicas más aparatosas y difundidas, como la existencia de nombres, formas de vestir y acentos distintos, no son esenciales para el diagnóstico.

Un tema debatido ha sido la relación entre la personalidad límite y el citado trastorno. Un buen número de autores han subrayado las diferencias entre ambos diagnósticos. Se sabe que el trastorno de la personalidad límite tiene como núcleo diagnóstico tanto la disregulación emocional como el tras-

Tabla 11-1. Criterios diagnósticos del trastorno de identidad disociativo en CIE-11 y DSM-5-TR	
CIE-11	**DSM-5-TR**
• Está caracterizado por una disrupción de la identidad en la que hay dos o más personalidades distintas (identidades disociadas) asociadas con una significativa discontinuidad tanto de la identidad como del autocontrol • Cada personalidad incluye un patrón individual de experimentar, percibir y asimilar su relación consigo mismo, con su cuerpo y con su entorno • Al menos dos personalidades distintas toman recurrentemente el control ejecutivo de la conciencia y de la función de interactuar con otros y con el entorno, en el desempeño de aspectos específicos de la vida diaria, como la paternidad, el trabajo o en respuesta a situaciones específicas • Los cambios del estado de personalidad vienen acompañados por alteraciones en la sensación, la percepción, el afecto, la cognición, la memoria, el control motor y la conducta • Típicamente, existen episodios de amnesia, que pueden ser graves • Los síntomas no se explican mejor por la presencia de otro trastorno, no están relacionados con el consumo de sustancias y no son derivados de una enfermedad del sistema nervioso o trastorno sueño-vigilia	• Trastorno de la identidad caracterizado por la presencia de dos o más estados diferenciados de personalidad, que pueden describirse en algunas culturas como experiencia de posesión. La disrupción en la identidad incluye una marcada discontinuidad en la identidad y en el sentido de agencia del yo, acompañada de alteraciones relacionadas del afecto, la conducta, la memoria, la percepción, la cognición y/o el funcionamiento sensoriomotor. Estos signos y síntomas pueden ser observados por otros o referidos por el sujeto • Lagunas recurrentes en el recuerdo de acontecimientos cotidianos, información personal importante y/o acontecimientos traumáticos que no corresponden con olvidos ordinarios • Los síntomas causan un estrés significativo o el deterioro en el funcionamiento social, ocupacional o en otras áreas importantes • El trastorno no es parte de prácticas culturales o religiosas ampliamente aceptadas; en los niños, los síntomas no se explican mejor por amigos imaginarios u otras fantasías • Los síntomas no son atribuibles a los efectos fisiológicos de una droga (lagunas mentales o conductas desorganizadas durante la intoxicación alcohólica) u otra afección médica (por ejemplo, crisis parciales complejas)

Adaptada de: Organización Mundial de la Salud. Clasificación Internacional de Enfermedades. 11ª ed. (CIE-11). American Psychiatric Association. *Guía de Consulta de los Criterios Diagnósticos del DSM-5-TR*. 5ª ed. Madrid: Editorial Médica Panamericana; 2023.

torno de la identidad. En este sentido, los pacientes que lo sufren tienden a experimentar emociones desbordantes, que se inclinan a ser más intensas cuando están ligadas a un cuadro clínico disociativo significativo. Asimismo, los trastornos de identidad de estos sujetos hacen que experimenten bruscos cambios en su autoimagen y perciban su yo como incoherente, inconsistente, vago o fragmentado. Estos cambios están íntimamente ligados al cuadro clínico disociativo, y pueden ser difícilmente distinguibles de este.

Muchos autores han considerado que el trastorno de personalidad múltiple no sería sino una forma extrema de la personalidad límite en la que los síntomas disociativos y la falta de integración del yo serían especialmente graves. Sin embargo, otros han defendido la autonomía de ambos cuadros clínicos. Entre ellos, Brand *et al.* establecen, de acuerdo con su criterio, diferencias clínicas: los individuos con un trastorno de la personalidad límite muestran emociones cambiantes ante circunstancia externas, menos moduladas que en el trastorno de identidad disociativo. Además, los pacientes con trastorno de la personalidad límite pueden, generalmente, recordar las acciones experimentadas bajo distintos estados emocionales y no sienten que son ajenas a sí mismos. Por el contrario, los sujetos con trastorno de identidad disociativo tienen amnesia para algunas de las experiencias que tienen lugar cuando experimentan estados de personalidad disociados y, por ello, sienten una marcada discontinuidad en su sentido del yo.

Por otro lado, la amnesia y el trastorno de identidad en muchos trabajos se diferenciarían por una cuestión de grado. Estos argumentos, para muchos profesionales, resultan excesivamente débiles como para poder discernir una diferencia clara entre ambos cuadros y, por ello, el debate sigue abierto.

Como se ha dicho, una novedad ya incluida desde el DSM-5 es el mayor peso del factor cultural y la inclusión de la posesión como una forma del trastorno de identidad disociativo. Dorahy *et al.* señalan que el trastorno de identidad disociativo está estrechamente ligado a la idea de sujeto. Es importante recordar la particularidad de la definición del yo en función de los patrones culturales de la sociedad de referencia. Se ha enfatizado en la cultura occidental un modelo de yo autónomo, contenido e independiente de los otros, lo que no coincide con otros modelos de contextos diferentes: en el resto del mundo, predomina un modelo de sujeto interdependiente, que vive en una sociedad que potencia la experiencia de uno mismo ligada a las necesidades y expectativas de los otros.

En este sentido, sería lógico que el trastorno de identidad disociativo fuera experimentado de forma distinta fuera de Occidente. Así, en África y Asia, donde la construcción social del yo es relativamente permeable a las influencias externas, el trastorno de identidad disociativo toma la forma de experiencia de posesión. Como ejemplo, Van Duijl *et al.* estudiaron un grupo de 119 personas poseídas, de acuerdo con los criterios locales, frente a 71 controles. Encontraron que el grupo de los sujetos poseídos referían más síntomas somatomorfos y disociativos. Asimismo, estos pacientes habían experimentado un mayor número de acontecimientos traumáticos que no relacionaban con su cuadro. Los autores consideraron que la posesión podía conceptualizarse como una forma culturalmente aceptada de expresar el sufrimiento emocional, con una expresión clínica similar a los cuadros disociativos que aparecen en sujetos occidentales.

Amnesia disociativa

Como se ha explicado, la amnesia disociativa es un trastorno funcional que se define como la imposibilidad de recordar información personal importante, principalmente de naturaleza traumática o estresante. Este fallo de memoria es demasiado amplio como para ser justificado por el olvido ordinario, y es de naturaleza funcional, es decir, no está justificado por ningún tipo de lesión orgánica. La prevalencia de estos trastornos es significativa, entre el 1,8 y el 7,3 %.

Respecto a los tipos clínicos de amnesia, se establecen en el DSM-5-TR las siguientes formas:

- Localizada. Incapacidad para recordar un período limitado de tiempo.
- Selectiva. Incapacidad para recordar algunos acontecimientos, pero no todos los producidos en un período limitado de tiempo.
- Sistematizada. Incapacidad para recordar algunos aspectos de la experiencia o cuestiones concretas referidas a una situación cargada afectivamente.
- Continua. Incapacidad para recordar situaciones que se dan de forma continuada a partir de un punto determinado en el tiempo (es la forma más rara).
- Generalizada. Se olvidan todos los aspectos de la identidad personal.

Se han de tener en cuenta los criterios diagnósticos del trastorno proporcionados por las clasificaciones internacionales (Tabla 11-2).

Uno de los cambios más significativos en la clasificación del DSM-5 fue la inclusión de la fuga disociativa dentro de la amnesia psicógena. Esto se hizo así debido a la prominencia de la amnesia dentro del cuadro clínico de la fuga, mientras que otros elementos (como la confusión respecto a la propia identidad, la asunción de una identidad diferente y el vagabundeo) raramente ocurren.

Respecto a la etiología, buena parte de la literatura médica considera el trauma psicológico como el factor causal más importante. Convergen en la importancia etiológica del trauma en este cuadro clínico más de 70 estudios en población clínica y no clínica, de tipo retrospectivo y prospectivo, así como estudios sobre soldados traumatizados después del combate o víctimas de tortura y genocidio, y otros que describen casos de adultos victimizados incapaces de recordar períodos amplios de su infancia.

En esta línea, el estudio Adverse Childhood Experiences realizado con una muestra de 9.000 casos participantes encontró que el trastorno de la memoria autobiográfica de los sujetos afectados (definido como la incapacidad de recordar aspectos significativos de la infancia después de los 4 años) estaba directamente correlacionado con la acumulación de adversidades en la infancia, sobre todo el abuso físico y sexual. Sin embargo, la intensidad del trauma que puede causar la amnesia es variable y depende de las características psicológicas del sujeto y de sus factores de vulnerabilidad. Así, en un

Tabla 11-2. Criterios diagnósticos de la amnesia disociativa en CIE-11 y DSM-5-TR

CIE-11	DSM-5-TR
• Amnesia, parcial o completa, de acontecimientos o problemas recientes que fueron o siguen siendo traumáticos o estresantes • La amnesia es demasiado importante y persistente para ser explicada como un olvido intencional • No se presenta ninguna patología orgánica que justifique los síntomas, y existe evidencia de una génesis psicológica de los síntomas en asociación temporal estrecha con acontecimientos o problemas estresantes	• Incapacidad para recordar información autobiográfica importante, generalmente de naturaleza estresante o traumática, que no es congruente con el olvido ordinario • La amnesia disociativa generalmente es una amnesia selectiva o focalizada sobre acontecimientos específicos; o amnesia generalizada de la identidad o de la historia personal • Los síntomas causan malestar significativo o disfunción en las áreas importantes de funcionamiento • No es resultado de efectos fisiológicos directos de alguna sustancia o de alguna afección médica • La alteración no se explica por un trastorno de identidad disociativo, un trastorno por estrés postraumático, un trastorno por estrés agudo, un trastorno por síntomas somáticos o un trastorno neurocognitivo mayor

Adaptada de: Organización Mundial de la Salud. Clasificación Internacional de Enfermedades. 11ª ed. (CIE-11). American Psychiatric Association. *Guía de Consulta de los Criterios Diagnósticos del DSM-5-TR*. 5ª ed. Madrid: Editorial Médica Panamericana; 2023.

estudio sistemático de 28 casos, Staniloiu *et al.* encontraron evidencia de situaciones traumáticas previas al cuadro en 25 de 28 pacientes. Aunque en un número significativo de casos la situación traumática se consideraba leve, las consecuencias sobre la memoria eran significativas y abarcaban un espacio temporal amplio.

La psicogenia del cuadro no está exenta de polémica. La bibliografía psicoanalítica, desde las primeras descripciones de Freud, ha destacado el mecanismo de la represión (la desaparición de la conciencia de un determinado hecho por el efecto emocional traumático sobre el sujeto) como central en la producción de la amnesia psicógena. Como antes se ha referido, desde los años 90, este mecanismo ha sido ampliamente discutido en relación con la abundante publicidad y casos descritos de pacientes cuyos terapeutas hacían aflorar recuerdos traumáticos que proporcionaban una perspectiva diferente de la propia biografía.

De hecho, muchos autores han considerado que la recuperación de dichos recuerdos podía ser un hecho artificial causado por la sugestión y los prejuicios motivados por el sesgo producido por los modelos conceptuales que maneja el terapeuta. Incluso se ha cuestionado la propia existencia de la represión como defensa, y algunos autores plantean que el aparente olvido puede deberse a múltiples razones, entre las que encuentran olvidos funcionales sin base psicológica, casos de amnesia orgánica confundidos con un cuadro funcional o problemas para recordar hechos traumáticos debidos a una dificultad en la codificación por el bloqueo emocional del momento. También aluden a una ocultación voluntaria de los sujetos por vergüenza de exponerse a otros, y tratan de distinguir la supresión del recuerdo que aparece mediante imágenes intrusivas de la represión/disociación.

En este sentido, Mangiulli *et al.*, sobre una muestra de 1.017 individuos tomada de la población general, encuentran que un 10 % de ellos había sufrido amnesia psicógena. Encontraban los autores una correlación clara entre la creencia en la posibilidad de que se produjera dicho cuadro y el haberlo sufrido en realidad. Asimismo, el 16,9 % de los sujetos reconocieron haber simulado un episodio de amnesia al menos una vez en la vida.

Sin embargo, la mayoría de los autores consideran que existe una evidencia abrumadora sobre la existencia clínica de este fenómeno. En esta línea, Spiegel *et al.* consideran que el sentido de continuidad de la experiencia ligado a la memoria es clave en el mantenimiento de la identidad, y que su fallo es uno de los fenómenos clínicos más reconocidos. Señalan los autores que, a pesar de que los pacientes expliciten errores de memoria, los recuerdos aparecen en la experiencia de forma implícita, de modo que, aunque la disociación es un fenómeno real y hace imposible el acceso del recuerdo a la experiencia consciente, condiciona de alguna manera las reacciones y emociones de la persona. Este hecho hace que algunos confundan la amnesia disociativa con la simulación. Además, la información reprimida puede acceder temporalmente a la conciencia y luego reprimirse de nuevo, generalmente con amnesia acompañante del momento en que la información se recuperó. En este sentido, puede considerarse como una forma de inhibición psicológica de intensidad variable, dependiendo del estrés que pueda afrontar el sujeto.

El curso y el pronóstico de la amnesia psicógena son poco conocidos. Según Loewenstein y Putnan, hay casos que se resuelven espontáneamente una vez que la persona es apartada de las circunstancias traumáticas. Por el contrario, hay sujetos que desarrollan formas crónicas y limitantes, tanto generalizadas como localizadas, que suponen una disfunción importante. Algunos casos presentan una recuperación espontánea ante acontecimientos significativos que estimulan la aparición de los recuerdos reprimidos.

Despersonalización/desrealización

Este trastorno consiste en un estado persistente o en episodios recurrentes de despersonalización, de desrealización o de ambos. Los episodios de despersonalización se caracterizan por un sentimiento de irrealidad, desconexión o extrañeza respecto al propio yo o aspectos de este (sentimientos, pensamientos o sensaciones). Puede haber simultáneamente una falta de sentido de agencia del yo, que lleva al sentimiento de actuar como un autómata o a la pérdida del control de los propios actos. A veces, la despersonalización se expresa como un desdoblamiento (en el que una parte del yo observa a la otra) cuyo caso extremo sería la sensación de abandono del cuerpo.

Los episodios de desrealización se caracterizan por un sentimiento de irrealidad o apartamiento del mundo. El sujeto puede describirlo como la sensación de verse en una neblina, sueño o burbuja. Otras metáforas incluyen el verse mirando el mundo a través de un velo o cristal, situación en la que los alrededores pueden verse desvitalizados o apagados. Muchas veces, los episodios se acompañan de distorsiones auditivas o visuales (visión borrosa, hipersensorialidad, distorsiones en la visión de la forma y las dimensiones de los objetos). Los criterios en la CIE-11 y el DSM-5-TR presentan una clara similitud (Tabla 11-3). En esta edición del CIE, este trastorno aparece en el grupo de los trastornos disociativos, mientras que estaba excluido en las ediciones anteriores.

Respecto a la prevalencia, Yang *et al.* encuentran unas tasas en torno al 1 % en la población general; 5-20 % en los pacientes vistos en consultas externas, y entre el 17,5 y el 41,9 % en los pacientes ingresados. En lo que corresponde a la comorbilidad, hallan tasas del 1,8-5,9 % en los pacientes que sufren drogadicción; del 3,3-20 % en los pacientes con trastornos de ansiedad; entre el 3,7-20,4 % en otros trastornos disociativos; del 16,3 % en los sujetos que padecen esquizofrenia; del 17 % en sujetos que padecen trastorno de la personalidad límite, y casi de un 50 % en los pacientes deprimidos. Las tasas más altas de aparición del cuadro tuvieron lugar en sujetos que habían sufrido abusos físicos o sexuales (25-53,8 %).

Se han considerado dos factores clave que distinguen este cuadro de otros trastornos disociativos. En primer lugar, el énfasis en los trastornos perceptivos en lugar de la afectación de la identidad y la memoria. En segundo lugar, su relación cronológica con el trauma. En este sentido, hay una evidencia considerable que relaciona la aparición de este cuadro con el período peritraumático, mientras que los otros cuadros están más relacionados con factores traumáticos en el desarrollo temprano. Tendría que ver con que esta reacción sería una forma inmediata de modular una experiencia angustiosa, pero, si persistiera en el tiempo, se convertiría en una patología perturbadora y disfuncional.

El trastorno, como se ha dicho, puede tener un carácter crónico o episódico, aunque es más frecuente la tendencia a la cronicidad. Esta última fase evolutiva suele ir asociada a un deterioro funcional importante y se diagnostica de forma tardía, cuando se han descartado otros diagnósticos y ya resulta evidente su naturaleza primaria. El cuadro clínico empeora en relación con la vivencia por parte del sujeto de afectos negativos o experiencias traumáticas.

TRATAMIENTO DE LOS TRASTORNOS DISOCIATIVOS

Según la bibliografía, la especificidad de los tratamientos farmacológicos es muy limitada. Por su parte, el tratamiento psicoterapéutico es útil, según se ha evidenciado clínicamente.

Tratamiento farmacológico

Como se ha dicho, de acuerdo con la literatura médica publicada, a pesar de que se han utilizado todo tipo de fármacos en estos cuadros, la especificidad de los tratamientos es muy limitada. En un metaanálisis reciente sobre farmacoterapia en los trastornos disociativos, Sutar y Sahu han realizado un estudio de la literatura médica publicada sobre el tema entre 1967 y 2019. Tras una búsqueda exhaustiva, seleccionaron los cinco ensayos clínicos aleatorizados que cumplían criterios de calidad, en los que se incluyeron 214 pacientes.

Tabla 11-3. Criterios de despersonalización/desrealización en CIE-11 y DSM-5-TR	
CIE-11	**DSM-5-TR**

• Se caracteriza por experiencias persistentes o recurrentes de despersonalización, desrealización o ambas:
  – Despersonalización:
    ■ Experimentar el yo como extraño, irreal o sentirse desconectado de él
    ■ O ver desde fuera, como un observador, los propios pensamientos, emociones, sensaciones, cuerpo o acciones
  – Desrealización:
    ■ Experimentar a otras personas, objetos o el mundo como extraños o irreales (como un sueño, distante, visto desde una niebla, sin color o visualmente distorsionado)
    ■ O sentirse desconectado respecto al entorno
• Durante estas experiencias, las pruebas de realidad permanecen intactas
• Las experiencias de despersonalización o desrealización no ocurren durante otro trastorno disociativo y no son mejor explicadas por otro trastorno ni por el consumo de sustancias o enfermedades del sistema nervioso o por traumatismo craneal
	• Presencia de experiencias recurrentes o persistentes de despersonalización, desrealización o ambas:
	  – Despersonalización:
	    ■ Experiencias de irrealidad, apartamiento
	    ■ O verse como un observador externo con respecto a los propios pensamientos, sentimientos, sensaciones, cuerpo o acciones (por ejemplo, alteraciones perceptivas, sentido distorsionado del tiempo, yo irreal o ausente, embotamiento emocional y/o físico)
	  – Desrealización: experiencias de irrealidad o apartamiento con respecto a los alrededores (por ejemplo, los individuos u objetos son experimentados como irreales, oniroides, brumosos, desvitalizados o visualmente distorsionados)
	• Durante la despersonalización o desrealización, el juicio de realidad permanece intacto
	• Los síntomas causan un estrés significativo o deterioro en el plano social, en el ocupacional o en otras áreas importantes de funcionamiento
	• El trastorno no es atribuible a los efectos fisiológicos de una sustancia (droga, medicación) o a una enfermedad física (por ejemplo, epilepsia)
	• El trastorno no se justifica mejor por otra enfermedad mental, como la esquizofrenia, el trastorno de pánico, el trastorno depresivo mayor, el trastorno por estrés agudo, el trastorno por estrés postraumático u otro trastorno disociativo

Adaptada de: Organización Mundial de la Salud. Clasificación Internacional de Enfermedades. 11ª ed. (CIE-11). American Psychiatric Association. *Guía de Consulta de los Criterios Diagnósticos del DSM-5-TR*. 5ª ed. Madrid: Editorial Médica Panamericana; 2023.

Las conclusiones fueron las siguientes:

- La tasa de respuesta en los pacientes con un cuadro disociativo es del 68,42 % frente al 39,49 % del grupo placebo, con un riesgo relativo de 1,59. Esto sugiere la utilidad del abordaje farmacológico.
- De los fármacos utilizados, solo la paroxetina y la naloxona resultaron eficaces para el tratamiento de la despersonalización y los síntomas disociativos que aparecen en el trastorno por estrés postraumático y el trastorno de la personalidad límite.
- En general, para el resto de los trastornos disociativos no hay tratamiento farmacológico específico, aunque en la práctica clínica se han usado todo tipo de psicofármacos para controlar los síntomas. Así, es de uso común el manejo de ansiolíticos, antidepresivos y antipsicóticos para controlar los síntomas afectivos reactivos ligados al trastorno.

Tratamiento psicoterapéutico

Respecto a la psicoterapia, hay evidencia clínica de su utilidad. En el Study Treatment of Patients with Dissociative Disorders, un estudio prospectivo que valoró la evolución de 280 pacientes con trastorno de identidad disociativo o trastorno disociativo no especificado que fueron tratados por 292 terapeutas de 19 países, se vio que, en un seguimiento de 30 meses, los sujetos presentaban niveles más bajos de disociación, menor tensión general, menos síntomas de estrés postraumático y menor número de intentos suicidas, conductas autolesivas, niveles de depresión y abuso de drogas. Asimismo, sufrieron menos hospitalizaciones y tuvieron un mejor funcionamiento general. Además, los individuos que progresaron en la terapia fueron más que quienes regresaron al estado inicial, e incluso los pacientes más graves mejoraron significativamente. Este estudio reevaluó a los pacientes, que continuaron en seguimiento a los 6 años del inicio, mediante la valoración de 61 terapeutas que continuaron tratándolos. Se concluyó finalmente que los sujetos tratados de forma continuada presentaban menor número de acontecimientos vitales estresantes, menos situaciones en las que volvieron a sufrir abusos sexuales y un menor número de hospitalizaciones psiquiátricas que en la valoración inicial que se ofreció a los 30 meses. Al mismo tiempo, el funcionamiento global era significativamente mejor que en la evaluación anterior. El estudio sugiere tanto la eficacia de la terapia como sus efectos positivos cuando se mantiene a largo plazo, incluso en los casos graves.

A continuación, se desarrollan los criterios para el manejo psicoterapéutico del trastorno disociativo que fueron establecidos por un grupo de expertos en 2013.

Provisión de seguridad y estabilización el cuadro. Apoyo a las necesidades inmediatas de sostén emocional del paciente y desarrollo de una alianza terapéutica. Asimismo, los autores consideran importante la instrucción en habilidades para el manejo de los síntomas. Creen necesario el trato directo con cada una de las personalidades disociadas, así como ayudar al paciente a hacerse cargo de todas sus conductas e interpretar los comportamientos de cada personalidad como una estrategia más o menos exitosa de adaptarse a las experiencias vividas.

Elaboración de una narrativa detallada e intensa de los hechos traumáticos. Se integrarán estos hechos en sus vidas y se proporcionará apoyo en el duelo por las pérdidas biográficas. Esta parte del trabajo terapéutico no funciona en todos los pacientes, ya que en algunos genera reacciones afectivas demasiado intensas que no pueden manejar. Para aquellos con capacidad para trabajar estos aspectos, el terapeuta explora con el paciente creencias, recuerdos y actuaciones relacionadas con el trauma. Se ayuda al sujeto a construir una narrativa coherente de su biografía, tanto de los aspectos traumáticos como de los no traumáticos.

Integración, fusión y reconexión de las partes disociadas del yo. Para ello, es necesario facilitar la comunicación, la continuidad del recuerdo y la colaboración entre los distintos aspectos del yo, buscando el cambio de un yo múltiple a otro yo integrado mediante el cual el paciente aprende a funcionar sin los elementos fragmentarios autónomos de la personalidad. Finalmente, se trabaja el *aquí y ahora* del sujeto para que consiga una adaptación satisfactoria sin el uso sistemático de defensas patológicas.

Una aproximación excelente al tratamiento psicoterapéutico del trastorno de identidad múltiple fue propuesta por Barach y Comstock. Plantearon una aproximación al tratamiento desde un modelo psicodinámico, y tomaron algunos puntos interesantes de partida. En primer lugar, sugerían evitar técnicas específicas, en la medida en que impiden abordar la totalidad psíquica y la especificidad del paciente. La terapia se basaría en romper las defensas disociativas con el fin de que el sujeto llegase a desarrollar una visión integrada de sí mismo y, con ello, pudiera conectar aspectos del yo no ligados. Para estos autores, las distintas personalidades actuarían como formaciones de compromiso entre la represión de contenidos traumáticos y su emergencia a la conciencia. Por ello, habría que trabajarlas como conflictos internos que pudieran ser integrados progresivamente en la totalidad del yo.

En estos pacientes, más allá de la disociación, existen unos déficits básicos que la psicoterapia tendría como objetivo resolver. En primer lugar, sería necesario establecer una base de apego seguro, dado que la mayoría refieren una relación vincular patológica con sus cuidadores y muestran dificultades importantes a la hora de establecer vínculos significativos (paso del desapego a una intensa ansiedad de separación). A través de una relación estable con el terapeuta, el paciente podría resolver las experiencias vinculares con figuras inconsistentes y abusivas. Otro aspecto sería la intolerancia a afectos extremos que el terapeuta debe contener; y también ha de ayudar al paciente a neutralizarlos adecuadamente. Esto permitiría que el sujeto tolerara emociones intensamente conflictivas y desarrollara la capacidad de contenerlas y responder a ellas de forma apropiada. Por último, la terapia debería trabajar con el paciente la fragmentación yoica y la falta de integración de las figuras de relación. Es decir, la persona debería conseguir mantener una imagen interna unificada de las personas significativas de su biografía y de aquellas con las que se vincula: así podría ver de forma total tanto los aspectos destructivos como los positivos. Para ello, es necesario trabajar intensamente las relaciones transferenciales intensas y hostiles con el terapeuta e interpretar y elaborar las defensas disociativas a medida que vayan surgiendo en el tratamiento.

Asimismo, en momentos clave, será importante ayudar al paciente a diferenciar la fantasía de la realidad e interpretar y manejar las actuaciones, auxiliándolo para que identifique los afectos intolerables que se provocan en la terapia y los relacione con conflictos biográficos. Este desarrollo, aunque planteado de forma específica para el trastorno de identidad disociativo, es aplicable a cualquier problema psiquiátrico en el que la disociación tenga un aspecto preponderante.

Respecto al trastorno por desrealización/despersonalización, se han propuesto varios modelos terapéuticos, desde el cognitivo-conductual hasta el psicodinámico. De acuerdo con este último, había que conceptualizar la desrealización como la vivencia de una amenaza a la cohesión o estabilidad del yo como consecuencia de cambios intolerables en la experiencia de uno mismo. Estos cambios pueden ocurrir en todos los niveles estructurales de organización del psiquismo, desde la desorganización yoica del paciente psicótico hasta las fluctuaciones yoicas del paciente límite. En la terapia, Simeon plantea que la baja emocionalidad, el embotamiento y la alexitimia nacen de la necesidad de disociar los afectos de las cogniciones en pacientes que sufren una falta de integración en la conciencia de las emociones y las situaciones inaceptables para el yo que las generaron. El objetivo de la terapia sería descubrir, reexperienciar y nombrar los afectos intolerables y procesarlos en relación con los aspectos yoicos rechazados, lo que bajaría la presión del paciente de experimentar la despersonalización. En un tratamiento exitoso, esos estados conflictivos del yo y las emociones desbordantes asociadas se integrarían gradualmente, lo que favorecería la instauración de una coherencia interna en el sujeto.

En la misma dirección de lo descrito para los otros trastornos, hay un consenso clínico para el tratamiento de la fase aguda de la amnesia disociativa. En primer lugar, tendría que producirse un proceso inicial, donde se consiguiera estabilizar al paciente y controlar sus conductas destructivas. En segundo lugar, se daría una fase en la que se procesarían y revivirían las memorias traumáticas. En relación con esto, el paciente haría el duelo por el impacto, las implicaciones vitales y las pérdidas afectivas que implican estos recuerdos. Por último, se daría una fase en la que se trabajaría preferentemente la integración del yo y se buscaría una vida libre de rumiaciones y síntomas postraumáticos.

Estas fases se superponen, dado que muchas veces hay que acceder al material mnésico de forma precoz, aunque superficial, antes de que se consiga estabilizar al paciente. Además, hay que recordar la dificultad para acceder de forma constante y progresiva a todos los recuerdos en pacientes victimizados. Por ello, se suele hacer de forma saltatoria a medida que se dan las condiciones psíquicas para llegar a la mente del sujeto. Además, hay que tener en cuenta que una adaptación y un funcionamiento satisfactorios han de ser prioritarios en todos los estadios del tratamiento.

En el desarrollo de estas fases, la relación terapéutica es esencial. Facilitar que el paciente ponga en palabras su historia requiere un vínculo adecuado con un terapeuta no crítico, atento y cuidador, que ha de reestructurar el significado dado a las experiencias del paciente y transformar recuerdos traumáticos y desbordantes emocionalmente en recuerdos desagradables, aunque tolerables.

PUNTOS CLAVE

- La naturaleza de los trastornos disociativos sigue siendo un tema debatido en la literatura médica actual.
- Quizá los temas más relevantes que considerar serían el carácter cualitativamente diferente de la disociación frente a la hipótesis continuista y el papel de la presión social y la ideología de los profesionales a la hora de diagnosticar el trastorno. Asimismo, sigue siendo problemática la distinción del cuadro clínico psicótico y disociativo.
- En general, a pesar de algunas críticas, se reconoce el papel central del trauma en la génesis de estos cuadros clínicos.
- Los síntomas que caracterizarían a estos trastornos son la pérdida de la continuidad de la experiencia biográfica, la incapacidad para recordar aspectos esenciales de la vida de los sujetos y la desconexión emocional. Existen diversos modelos que los han definido con distintas variantes y, en general, se reconoce la dificultad de su diagnóstico.
- Los datos epidemiológicos son muy variables y dependen, en buena medida, de la cultura psiquiátrica de los países y de la actitud de los profesionales respecto a los modelos que definen estos cuadros.
- En general, el abordaje farmacológico tiene una utilidad limitada. Se ha demostrado la eficacia de los abordajes psicoterapéuticos. Las terapias utilizadas han de tener como papel central el abordaje del trauma emocional y la integración de la experiencia biográfica y personal. Se ha de prestar especial atención a los aspectos disociados de la conciencia por su carga emocional.

BIBLIOGRAFÍA

Allen J, Fultz J, Huntoon J, Brethour JR. Pathological dissociative taxon membership, absorption, and reported childhood trauma in women with trauma-related disorders. J Trauma Dissociation. 2002;3(1):89-110.

American Psychiatric Association. Diagnostic and statistical manual of mental disorders (DSM-5). 5ª ed. Arlington: American Psychiatric Association; 2013.

Barach P, Comstock C. Psychodynamic psychotherapy of DID. En: Michelson LK, Ray WJ, editores. Handbook of dissociation. Nueva York: Plenum Press; 1996. p. 413-429.

Bidzan M. Biological bases of dissociative amnesia. Acta Neuropsychol. 2017;15(1):1-11.

Brand BL, Loewenstein RJ, Lanius RA. Dissociative identity disorder. En: Gabbard GO, editor. Gabbard's Treatments of Psychiatric Disorders. 5ª ed. Washington D. C.: American Psychiatric Association Publishing; 2014. p. 439-458.

Brand BL, Sar V, Stavropoulos P, Krüger C, Korzekwa M, Martínez-Taboas A et al. Separating fact from fiction: an empirical examination of six myths about dissociative identity disorder. Harv Rev Psychiatry. 2016;24(4): 257-70.

Brown DW, Anda RF, Edwards VJ, Felitti VJ, Dube SR, Giles WH. Adverse childhood experiences and childhood autobiographical memory disturbance. Child Abuse and Negl. 2007;31(9):961-969.

Cardeña E, Carlson E. Acute stress disorder revisited. Annu Rev Clin Psychol. 2011;7:245-67.

Carlson EB, Waelde LC, Palmieri PA, Macia KS, Smith SR, McDade-Montez E. Development and validation of the dissociative symptoms scale. Assessment. 2018;25(1):84-98.

Chalavi S, Vissia EM, Giesen ME, Nijenhuis ER, Draijer N, Cole JH et al. Abnormal hippocampal morphology in dissociative identity disorder and post-traumatic stress disorder correlates with childhood trauma and dissociative symptoms. Hum Brain Mapp. 2015;36(5):1692-704.

Chiu CD, Meg Tseng MC, Chien YL, Liao SC, Liu CM, Yeh YY et al. Dissociative disorders in acute psychiatric inpatients in Taiwan. Psychiatry Res. 2017;250:285-290.

Cuesta C, Cossini FC, Politis DG. Las bases neurales de la amnesia disociativa (AD): una revisión sistemática de la bibliografía. Vertex Rev Arg Psiquiatr. 2021;32(152):11-16.

Dalenberg CJ, Brand BL, Loewenstein RJ, Gleaves DH, Dorahy MJ, Cardeña E et al. Reality versus fantasy: reply to Lynn et al. Psychol Bull. 2014;140(3):911-920.

Dalenberg DC, Paulson K. The case for the study of normal dissociation processes. En: Dell PF, O'Neil JA, editores. Dissociation and the dissociative processes. DSM-5 and beyond. Nueva York: Routledge; 2009. p. 146-152.

Dell PF. Reconsidering the autohypnotic model of the dissociative disorders. J Trauma Dissociation. 2019;20(1):48-78.

Dimitrova LI, Dean SL, Schlumpf YR, Vissia EM, Nijenhuis ERS, Chatzi V et al. A neurostructural biomarker of dissociative amnesia: a hippocampal study in dissociative identity disorder. Psychol Med. 2023;53(3):805-813.

Dorahy MJ, Brand BL, Sar V, Krüger C, Stavropoulos P, Martínez-Taboas A et al. Dissociative identity disorder: an empirical overview. Aust N Z J Psychiatry. 2014;48(5):402-17.

Ellason JW, Ross CA. Positive and negative symptoms in dissociative identity disorder and schizophrenia: a comparative analysis. J Nerv Ment Dis. 1995;183(4):236-41.

Foote B, Smolin Y, Kaplan M, Legatt ME, Lipschitz D. Prevalence of dissociative disorders in psychiatric outpatients. Am J Psychiatry. 2006;163(4): 623-9.

Gauld C, Espi P, Revol O, Fourneret P. Explanatory hypotheses of the ecology of new clinical presentations of dissociative identity disorders in youth. Front Psychiatry. 2022;13:965593.

Hacking I. Mad travelers. Reflections on the reality of transient mental illnesses. Charlottesville & London: University Press of Virginia; 1998.

Hacking I. Rewriting the soul: multiple personality and the sciences of memory. Princeton: Princeton University Press; 1995.

Holmes EA, Brown RJ, Mansell W, Fearon RP, Hunter EC, Frasquilho F et al. Are there two qualitatively distinct forms of dissociation? A review and some clinical implications. Clin Psychol Rev. 2005;25(1):1-23.

Johnson JG, Cohen P, Kasen S, Brook JS. Dissociative disorders among adults in the community, impaired functioning, and axis I and II comorbidity. J Psychiatr Res. 2006;40(2):131-40.

Krause-Utz A. Dissociation, trauma, and borderline personality disorder. Borderline Personal Disord Emotion Dysregul. 2022;9(1):14.

Lauer J, Black DW, Keen P. Multiple personality disorder and borderline personality disorder. Distinct entities or variations on a common theme? Ann Clin Psychiatry. 1993;5(2):129-34.

Leonard D, Brann S, Tiller J. Dissociative disorders: pathways to diagnosis, clinician attitudes and their impact. Aust N Z J Psychiatry. 2005;39(10): 940-6.

Loewenstein RJ. Dissociative amnesia. En: Gabbard GO, editor. Gabbard's Treatments of Psychiatric Disorders. 5ª ed. Washington D. C.: American Psychiatric Association Publishing; 2014. p. 471-478.

Loewenstein RJ. Dissociation debates: everything you know is wrong. Dialogues Clin Neurosci. 2018;20(3):229-242.

Loewenstein RJ, Putnam FW. Dissociative disorders. En: Sadock BJ, Sadock VA. Kaplan & Sadock's comprehensive textbook of psychiatry. 8ª ed. Filadelfia: Lippincott Williams & Wilkin; 2005. p. 1844-1901.

Lynn SJ, Maxwell R, Merckelbach H, Lilienfeld SO, Kloet DVH, Miskovic V. Dissociation and its disorders: competing models, future directions, and a way forward. Clin Psychol Rev. 2019;73:101755.

Lyons-Ruth K, Dutra L, Schuder MR, Bianchi I. From infant attachment disorganization to adult dissociation: relational adaptations or traumatic experiences? Psychiatr Clin North Am. 2006;29(1):63-86.

Mangiulli I, Jelicic M, Patihis L, Otgaar H. Believing in dissociative amnesia relates to claiming it: a survey of people's experiences and beliefs about dissociative amnesia. Memory. 2021;29(10):1362-1374.

Mitsui N, Oyanagi Y, Kako Y, Kusumi I. Natural recovery from long-lasting generalised dissociative amnesia and of cerebral blood flow. BMJ Case Rep. 2019;12(12):e231270.

Myrick AC, Brand BL, McNary SW, Classen CC, Lanius R, Loewenstein RJ et al. An exploration of young adults' progress in treatment for dissociative disorder. J Trauma Dissociation. 2012;13(5):582-95.

Myrick AC, Webermann AR, Loewenstein RJ, Lanius R, Putnam FW, Brand BL. Six-year follow-up of the treatment of patients with dissociative disorders study. Eur J Psychotraumatol. 2017;8(1):1344080.

Organización Mundial de la Salud. Clasificación Internacional de Enfermedades. 11ª ed. (CIE-11) [Internet]. Ginebra: Organización Mundial de la Salud; 2023 [consulta el 12 de abril de 2024]. Disponible en: https://icd.who.int/browse11/l-m/es

Otgaar H, Howe ML, Patihis L, Merckelbach H, Lynn SJ, Lilienfeld SO et al. The return of the repressed: the persistent and problematic claims of long-forgotten trauma. Perspect Psychol Sci. 2019;14(6):1072-1095.

Öztürk E, Şar V. Apparently normal family: a contemporary agent of transgenerational trauma and dissociation. J Aggress Maltreat Trauma. 2005;4: 287-303.

Paetzold RL, Rholes WS. The link from child abuse to dissociation: the roles of adult disorganized attachment, self-concept clarity, and reflective functioning. J Trauma Dissociation. 2021;22(5):615-635.

Patihis, L, Pendergrast M. Reports of recovered memories of abuse in therapy in a large age-representative U. S. national sample: therapy type and decade comparisons. Clin Psychol Sci. 2019;7(1):3-21.

Reinders AA, Willemsen AT, Den Boer JA, Vos HP, Veltman DJ, Loewenstein RJ. Opposite brain emotion-regulation patterns in identity states of dissociative identity disorder: a PET study and neurobiological model. Psychiatry Res. 2014;223(3):236-43.

Ross CA. History, phenomenology and epidemiology of dissociation. En: Michelson LK, Ray WJ, editores. Handbook of dissociation. Nueva York: Plenum Press; 1996. p. 3-25.

Ross CA. Voices: are they dissociative or psychotic? J Nerv Ment Dis. 2020; 208(9):658-662.

Ross CA, Browning E. The relationship between catatonia and dissociation: a preliminary investigation. J Trauma Dissociation. 2016;17(4):426-34.

Simeon D. Depersonalization/derealization disorder. En: Gabbard GO, editor. Gabbard's Treatments of Psychiatric Disorders. 5ª ed. Washington D. C.: American Psychiatric Association Publishing; 2014. p. 459-469.

Spiegel D, Lewis-Fernández R, Lanius R, Vermetten E, Simeon D, Friedman M. Dissociative disorders in DSM-5. Annu Rev Clin Psychol. 2013;9:299-326.

Spiegel D, Loewenstein RJ, Lewis-Fernández R, Sar V, Simeon D, Vermetten E et al. Dissociative disorders in DSM-5. Depress Anxiety. 2011;28(9): 824-52.

Staniloiu A, Markowitsch HJ, Kordon A. Psychological causes of autobiographical amnesia: a study of 28 cases. Neuropsychologia. 2018;110:134-147.

Steele KS, Dorahy MJ, Van der Hart O, Nijenhuis ERS. Dissociation versus alterations in consciousness: real but different concepts. En: Dell PF, O'Neil JA, editores. Dissociation and the dissociative disorders: DSM-5 and beyond. Nueva York: Routledge; 2009. p. 155-169.

Sutar R, Sahu S. Pharmacotherapy for dissociative disorders: a systematic review. Psychiatry Res. 2019;281:112529.

Tarnopolsky A. The concept of dissociation in early psychoanalytic writers. J Trauma Dissociation. 2003;4(3):7-25.

Van der Hart O, Hor R. The dissociation theory of Pierre Janet. J Trauma Stress. 1989;2(4):1-11.

Van Duijl M, Nijenhuis E, Komproe IH, Gernaat HB, De Jong JT. Dissociative symptoms and reported trauma among patients with spirit possession and matched healthy controls in Uganda. Cult Med Psychiatry. 2010;34(2):380-400.

Waller NG, Putnam FW, Carlson EB. Types of dissociation and dissociative types: a taxometric analysis of dissociative experiences. Psychol Methods. 1996;1(3):320-321.

Watson D. Investigating the construct validity of the dissociative taxon: stability analyses of normal and pathological dissociation. J Abnorm Psychol. 2003;112(2):298-305.

Yang J, Millman LSM, David AS, Hunter ECM. The prevalence of depersonalization-derealization disorder: a systematic review. J Trauma Dissociation. 2023;24(1):8-41.

Yayla S, Bakım B, Tankaya O, Ozer OA, Karamustafalioglu O, Ertekin H et al. Psychiatric comorbidity in patients with conversion disorder and prevalence of dissociative symptoms. J Trauma Dissociation. 2015;16(1):29-38.

Trastornos relacionados con los síntomas somáticos

12

12.1 Trastornos de síntomas somáticos, trastornos de ansiedad por enfermedad y otros trastornos relacionados con síntomas somáticos

R. Campos Ródenas, A. Campos Sáenz de Santa María y J. J. García Campayo

OBJETIVOS

- Identificar los principales elementos de la complejidad conceptual, del abordaje y las implicaciones asistenciales que conllevan los pacientes con trastorno de síntomas somáticos (TSS), trastorno de ansiedad por la salud y otros trastornos relacionados.
- Conocer los principales cambios en los criterios (DSM-5-TR y CIE-11) de este grupo de diagnósticos, con las nuevas categorías incorporadas, que han sido calificados como revolucionarios ante la propuesta de combatir el dualismo entre la mente y el cuerpo.
- Aprender las presentaciones clínicas, los factores de riesgo, los diversos factores etiológicos, las dificultades diagnósticas (diagnósticos diferenciales), las comorbilidades, los principios generales de entrevista, las técnicas terapéuticas con evidencia científica y las mejores prácticas clínicas para los pacientes con TSS y trastorno de ansiedad por enfermedad (TAE).
- Identificar los indicadores de complejidad para la valoración clínica (banderas rojas) y psicosocial (banderas amarillas), y cambiar el paradigma del abordaje (apoyo no confrontativo) de uno de los grupos de pacientes más difíciles, como son los que presentan trastornos facticios en sus diferentes tipologías.
- Saber emplear estrategias de colaboración (propias de la psiquiatría de enlace) y asistencia compartida con equipos médico-quirúrgicos, yendo más allá de las propias actividades de interconsulta.

CONCEPTO

Los pacientes con trastorno de síntomas somáticos (TSS) y trastornos relacionados, englobados en el código 300 del DSM-5-TR, se caracterizan por que agrupan a pacientes que experimentan síntomas somáticos junto con pensamientos, sentimientos y conductas anómalas que causan malestar significativo y que tienen repercusión en el funcionamiento de determinadas áreas de su vida durante un tiempo de al menos 6 meses. Estas personas pueden emprender «viajes de enfermedad», al consultar a profesionales sanitarios de otras especialidades, fundamentalmente en atención primaria y en consultorios médicos o en el hospital general. Son personas que no se encuentran bien, que consideran que algo no funciona («Mi cuerpo ha dicho basta») o que tienen un trastorno médico (a pesar de que no aparecen alteraciones, las pruebas solicitadas, si las hay, no explican la naturaleza e intensidad de los síntomas, ni el malestar, ni la preocupación que manifiesta el paciente). Es característico, en el caso de los trastornos relacionados con TSS, como los trastornos facticios, que los pacientes fabriquen el cuadro clínico de forma engañosa para obtener atención médica.

Todo ello tiene implicaciones asistenciales: importante gasto de recursos sanitarios («pacientes del millón de dólares», con un gasto estimado en 256.000 mil millones de dólares anuales), cronicidad y frecuentación de asistencia de salud. Aquellos pacientes con TSS de mayor gravedad y larga duración ocupan el tercer puesto en el *ranking* de causas de absentismo laboral por bajas e invalidez prematuras, dados los múltiples problemas de salud que se encuentran asociados. Son pacientes impopulares, clásicamente no son bien recibidos, ni siquiera por los equipos de salud mental y psiquiatría, ya que no presentan trastorno mental grave. Se quedan en tierra de nadie, y son marginados tanto desde la psiquiatría como desde la asistencia médica.

Sharpe y Walker, desde la Asociación Europea de Medicina Psicosomática, alertan de la simplificación del dualismo cartesiano mente-cuerpo, y describen un cambio de paradigma teórico y asistencial. Destacan los cambios de criterios diagnósticos DSM-5-TR de los actuales TSS y los relacionados con ellos, e invocan un abordaje holístico con intensificación del enlace e integración de los profesionales de salud mental y psiquiatría de enlace en los equipos médico-quirúrgicos del hospital y de la medicina familiar y comunitaria. En este contexto, se precisa proactividad, y es crucial una pronta detección y abordaje en la que los profesionales sanitarios estén familiarizados con las mejores prácticas asistenciales.

En este capítulo, se detallarán los cambios de la «revolución» en los sistemas nosológicos actuales, y posteriormente se revisarán los diferentes TSS. Los pacientes con trastornos facticios son el ejemplo de complejidad máxima, y por ello se les ha dedicado una consideración especial.

> **!** Cuatro ideas fundamentales de los TSS y trastornos relacionados son las siguientes:
>
> - Los TSS se estudiaban dentro del cajón de sastre de los trastornos psicosomáticos.
> - Ninguna especialidad o síntomas/signos escapan a la posibilidad de cuadro clínico por TSS y/o facticio.
> - Actualmente, se engloban dentro del amplio espectro de los pacientes complejos, de los que se definían como intratables.
> - Su asistencia es actualmente uno de los factores de riesgo para el síndrome de desgaste de los profesionales sanitarios.

DSM-5-TR CON RESPECTO AL TRASTORNO DE SÍNTOMAS SOMÁTICOS Y LOS TRASTORNOS RELACIONADOS

Los estudios internacionales realizados durante más de cuatro décadas han demostrado que en todo este amplio grupo diagnóstico es frecuente la comorbilidad de trastornos tanto psíquicos como médicos. En este contexto, el grado de comprensión sobre los síntomas, ya sean somáticos o psicológicos, es con frecuencia insuficiente y frustrante tanto para el paciente como para el médico, ya que son caras de la misma moneda. Con el epígrafe de trastornos somatomorfos del DSM-IV, y también en la CIE-10, los profesionales infradiagnosticaban estos trastornos porque tenía que haber una falta de explicación médica para los síntomas somáticos, lo que conllevaba asumir el dilema del dualismo mente-cuerpo, con la resultante de una diferenciación poco fiable. Hay trastornos (como la fibromialgia y la fatiga crónica) que son médicamente inexplicables, lo que no significa que sean psicógenos en su origen. Es posible tener uno o varios trastornos médicos y que los síntomas puedan ser vivenciados o interpretados de un modo particularmente desadaptativo en virtud de una compleja, peculiar e intensa respuesta psicológica. Términos como *somatización* o *síntomas médicamente inexplicados* son muy amplios y refuerzan el dualismo mente-cuerpo.

Por todo ello, la propuesta del DSM-5 (2013) es que el peso y la regla de oro en la valoración se basen en la presencia nuclear de los pensamientos, sentimientos y conductas acerca de la salud que denotan intenso malestar (criterio B del TSS). Se desaconseja la completa y exhaustiva realización de estudios médicos que excluyan una base fisiológica de los síntomas somáticos, manteniendo como excepción la valoración del trastorno conversivo y la seudociesis.

Para ello, se han eliminado como criterio diagnóstico la necesidad de tener un número de síntomas necesarios (cuatro síntomas dolorosos en zonas diferentes [como cabeza, abdomen, espalda, articulaciones, genitales, menstruación, coito, micción]; dos síntomas gastrointestinales; un síntoma sexual [desinhibición del deseo sexual, disfunción eréctil, menstruación irregular, vómitos durante el embarazo, etc.]; un síntoma seudoneurológico distinto al dolor [por ejemplo, afonía, pérdida de visión, parálisis, mareo]). Todo ello era particularmente importante para el trastorno por somatización (también llamado *síndrome de Briquet*, y que sustituyó a la controvertida histeria), sin que necesariamente haya una correspondencia con el diagnóstico DSM-5 de TSS.

Asimismo, se ha reducido el número de categorías y subcategorías diagnósticas. Ya no se mantiene el diagnóstico DSM-IV o CIE-10 de disfunción vegetativa somatomorfa con sus correspondientes subtipos del sistema cardiovascular (clásica neurosis cardíaca o síndrome de Da Costa, corazón herético, corazón de soldado), del aparato digestivo (bolo esofágico, neurosis gástrica, aerofagia psicógena, dispepsia psicógena, flatulencia psicógena, colon irritable y diarrea psicógena), del aparato respiratorio (hiperventilación psicógena o tos psicógena), del aparato urogenital (disuria psicógena, polaquiuria psicógena, congestión prostática o vejiga nerviosa, así como un buen número de quejas referidas a la función sexual). Tampoco permanece el diagnóstico de trastorno por dolor. Muchos pacientes con dolor crónico podrán recibir el diagnóstico de TSS (con predominio de dolor), y para otros será más apropiado el de factores psicológicos asociados a otros trastornos médicos o el de trastorno adaptativo. La CIE-11 ha propuesto sustituir la denominación *trastorno somatomorfo* por *trastorno por distrés corporal*, e incorpora en su descripción características similares a las del TSS del DSM-5.

En el DSM-5 no solo se cambia el nombre al trastorno hipocondríaco, que pasa a denominarse *trastorno de ansiedad por enfermedad* (TAE), sino que los criterios diagnósticos del DSM-5 para este nuevo epígrafe conllevan que no hay una correspondencia entre ellos. Se enfatiza, de hecho, que la mayoría de los pacientes con hipocondriasis según el DSM-IV (en un porcentaje cercano al 75 %) pasarían a ser diagnosticados de TSS en el DSM-5, excepto aquellos que presenten altos niveles de ansiedad por la salud sin síntomas somáticos. En este caso, serán diagnosticados de trastorno de ansiedad por salud, excepto que la ansiedad por la enfermedad sea explicada mejor por la presencia de un trastorno de ansiedad generalizada.

> Ha habido tres nuevos movimientos de cambio de grupo diagnóstico, para que haya una mayor precisión diagnóstica dentro de los profesionales de las diversas especialidades médicas y quirúrgicas:
>
> - Los trastornos facticios dejan de estar aislados como grupo diagnóstico y se incorporan al grupo de los trastornos relacionados con el TSS, ya que su presentación clínica mayoritaria es en forma de síntomas somáticos y no exclusivamente psicológicos.
> - El trastorno dismórfico corporal deja de estar incluido en el grupo de trastornos somatomorfos y pasa a englobarse dentro del trastorno obsesivo-compulsivo y los trastornos relacionados debido a la presencia de una fisiopatología común que conlleva implicaciones terapéuticas considerables.
> - Los factores psicológicos que afectan a trastornos médicos, antes incluidos en otros trastornos que pueden ser objeto de atención clínica, pasan a ser considerados dentro del grupo de trastornos relacionados con TSS.

TRASTORNO DE SÍNTOMAS SOMÁTICOS

La característica principal de este trastorno es la presentación reiterada de síntomas somáticos acompañados de demandas persistentes de exploraciones clínicas, a pesar de repetidos resultados negativos de exploraciones clínicas y de continuas garantías de los médicos de que los síntomas no tienen una justificación somática.

Cuadro clínico

Los síntomas pueden afectar a cualquier parte o sistema corporal y los más frecuentes son:

- **Síntomas dolorosos**:
  - Pueden ser:
    - Según localización (cabeza, abdomen, dorso, articulaciones, extremidades, tórax, recto).
    - Según función (menstruación, relaciones sexuales o micción).
    - Según características (dolores que van de un sitio a otro).
  - Hay que tener presente la expresividad dermatológica en forma de prurito, quemazón, hormigueo, entumecimiento, comezón, dolorimiento, enrojecimiento, etcétera.
  - Las características semiológicas del dolor en los pacientes con TSS (y en los de trastorno por dolor del DSM-IV) son diferentes a los del dolor agudo:
    - No es delimitado ni concreto.
    - No suelen seguir la distribución anatómica o fisiológica.
    - No hay reacción simpaticomimética propia del dolor agudo.
- **Síntomas gastrointestinales**: náuseas, regurgitaciones/vómitos (excepto en el embarazo), diarrea, meteorismo o distensión abdominal, intolerancia a diferentes alimentos.
- **Síntomas sexuales**: diminución del deseo, disfunción eréctil, alteraciones en la eyaculación, menstruaciones irregulares o excesivas, emesis gravídica.
- **Síntomas seudoneurológicos**:
  - Problemas en coordinación o equilibrio.
  - Paresia o debilidad muscular localizada.
  - Disfagia.
  - Sensación de nudo en la garganta.
  - Afonía.
  - Retención urinaria.
  - Sensación desagradable de no sentirse las extremidades o de notarse hormigueo.
  - Diplopía.
  - Ceguera, sordera.
  - Convulsiones.
  - Pérdida de conciencia.
  - Problemas de memoria y concentración.

Se han descrito algunos factores de riesgo para presentar síntomas persistentes:

- Características del síntoma:
  - Número de síntomas (carga del síntoma, afectación de múltiples sistemas/aparatos, duración, intensidad, no recuperación en 3 meses).
  - Se valoran con el Patient Health Questionnaire, 15 ítems (puntos de corte de 5, 10 o 15; baja, media o alta carga).
- Salud general:
  - Repercusión funcional (incapacidad), comorbilidad o multimorbilidad (médica o psiquiátrica).
  - Número de visitas a ambulatorios de especialidades (los pacientes con TSS más grave y duraderos están en el 5 % de los pacientes que más frecuentan consultas).
  - Número de pruebas con resultados negativos en los últimos 2 años.
  - Presencia de síndromes funcionales (fibromialgia, colon irritable, dolor pélvico, latigazo crónico, etc.) que están ligados a los TSS a través de un fenotipo polisindrómico.
- Factores psicológicos prototípicos, como preocupación por la salud, percepción de la enfermedad, catastrofización, autoconcepto de vulnerabilidad somática, conductas de evitación de actividad, conducta anómala de enfermedad (silla de ruedas, etc.), tendencia a la atribución somática (aunque no sean un criterio tan cardinal como se propuso inicialmente; son más variados).
- Coexistencia de trastorno de la personalidad: presente en el 75 % de los pacientes con TSS.
- Conductas litigantes para obtener recompensa económica con el objetivo de compensar el dolor o las secuelas físicas tras un accidente de tráfico.

Incluso en los casos en los que realmente estuviera presente una comorbilidad en forma de trastornos somáticos asociados, los pacientes desarrollan una preocupación, un malestar psicológico y una conducta de enfermedad que es excesiva y perjudicial, lo que conlleva un alto grado de sufrimiento psicológico. Incluso cuando el comienzo y la evolución de los síntomas guarden una estrecha relación con acontecimientos biográficos desagradables o con dificultades o conflictos, el paciente suele resistirse a los intentos de someter a discusión la posibilidad de que las molestias tengan un origen psicológico, lo que puede suceder aun estando presentes síntomas depresivos y ansiosos que son asociados al cuadro clínico nuclear, centrado en los síntomas corporales.

Epidemiología

La prevalencia de los TSS no está bien establecida. En los estudios realizados en atención primaria (como el de la Organización Mundial de la Salud en 1994 o el de Zaragoza en 1993), se encuentra que los síntomas somáticos eran frecuentes, bien en su forma somatizada, bien como coexistentes a patología médica (multimorbilidad). Ambas presentaciones son causas frecuentes de infradetección de morbilidad psíquica en atención primaria dentro de los factores que tienen que ver con los pacientes (hay otros que dependen de los profesionales o del propio sistema) (**Fig. 12.1-1**).

Por otro lado, los síntomas inexplicables médicamente conllevan un espectro que va desde experiencias normales (International Classification of Primary Care, World Organization of Family Doctors) hasta trastornos de moderada gravedad que sufren de TSS con cronicidad y discapacidad asociada. La mayor parte de los pacientes consultan al médico de atención primaria, lo que supone una prevalencia de un 10-24 %. En un tercio de los pacientes que consultan especialidades médi-

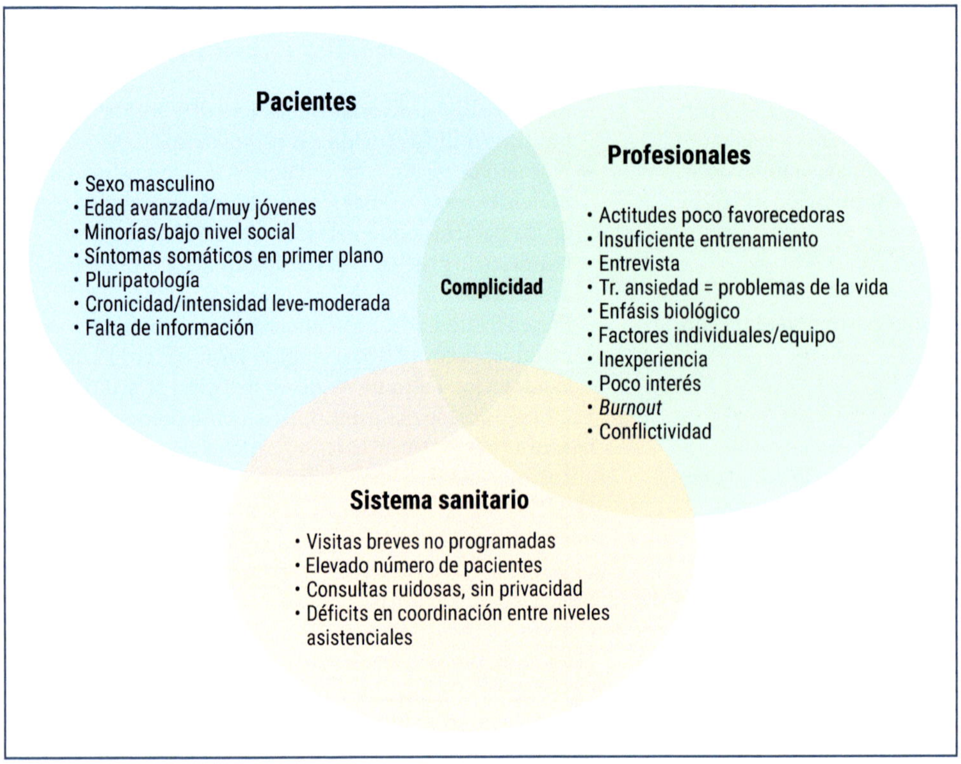

Pacientes

- Sexo masculino
- Edad avanzada/muy jóvenes
- Minorías/bajo nivel social
- Síntomas somáticos en primer plano
- Pluripatología
- Cronicidad/intensidad leve-moderada
- Falta de información

Complicidad

Profesionales

- Actitudes poco favorecedoras
- Insuficiente entrenamiento
- Entrevista
- Tr. ansiedad = problemas de la vida
- Énfasis biológico
- Factores individuales/equipo
- Inexperiencia
- Poco interés
- *Burnout*
- Conflictividad

Sistema sanitario

- Visitas breves no programadas
- Elevado número de pacientes
- Consultas ruidosas, sin privacidad
- Déficits en coordinación entre niveles asistenciales

Figura 12.1-1. Epidemiología del trastorno de síntomas somáticos. Tomada de: Lobo A, Campos R, García-Campayo J, Pérez-Echeverría MJ, Montón C, Sánchez-Calavera MA *et al*. Los trastornos de ansiedad en atención primaria. Madrid: Emisa; 1997.

cas, no se puede llegar a un diagnóstico específico (se denominan *funcionales*), y se mantiene su consideración a lo largo del tiempo. La prevalencia es mayor en unidades como las del dolor, fatiga crónica y fibromialgia (el 40 % cumplen criterios para el diagnóstico de TSS). En estos pacientes, identificados inicialmente *con síntomas inexplicables médicamente*, cuando se realiza una valoración médica rigurosa, solo en un 6-8 % se encuentra patología médica en forma de trastorno psicofisiológico (trastorno funcional concreto); este es un criterio no excluyente con las clasificaciones actuales.

> Respecto a la epidemiología del TSS, se han de tener presentes los siguientes datos:
>
> - Hay TSS en un 5-7 % de la población general. Las mujeres consultan con más frecuencia y los síntomas iniciales suelen comenzar a cualquier edad, pero, generalmente, aparecen al inicio de la edad adulta.
> - Los factores asociados a mayor gravedad son el sexo femenino y la edad (adultos mayores). En estos pacientes hay mayor tasa de no detección, ya que suele haber comorbilidad de trastornos médicos, o porque las quejas sobre síntomas somáticos se atribuyen al proceso de envejecimiento o se comprenden por las enfermedades de base.
> - El TSS ocurre con más frecuencia en personas con niveles educativos y estatus socioeconómicos más bajos.

Diagnóstico: valoración, diagnósticos diferenciales y comorbilidad

El paciente debe presentar una o más quejas somáticas, que conllevan preocupación y ansiedad sobre su presentación y

potencial gravedad o que causan interferencia, a través de energía o tiempo dedicados, con su funcionamiento habitual en determinadas áreas (criterio A del DSM-5-TR). Es importante recordar que no hay criterios de exclusión (ya no se tiene que justificar evidencia de un trastorno médico). El criterio B conlleva la existencia de pensamientos, sentimientos y conductas acerca de la salud que denotan intenso malestar, bien con altos niveles de ansiedad por la salud, bien por la preocupación desproporcionada y persistente sobre su estado físico o por el excesivo tiempo y energía que se le dedica a la preocupación por los síntomas y su estado de salud. En el criterio C, se precisa que los síntomas lleven al menos 6 meses (a diferencia de los 2 años necesarios para el diagnóstico DSM-IV o CIE-10 del trastorno por somatización múltiple), aunque se contempla que puede haber exacerbaciones transitorias cuando haya estresores, como el fallecimiento de un allegado o la enfermedad grave de una persona significativa, o incluso de uno mismo, tras su recuperación. La duración en estos episodios reactivos a acontecimientos está muy influida por la respuesta que los profesionales sanitarios o la familia den. Si es inadecuada, puede conllevar el refuerzo y cronificación de los síntomas. En caso de que la duración sea menor de 6 meses, o la seudociesis, se puede utilizar el diagnóstico *otros síntomas somáticos especificados y trastornos relacionados*. Si hay algunos síntomas característicos del TSS, pero no cumplen criterios completos, se pueden incluir como TSS no especificados.

Para el diagnóstico, el DSM-5-TR contempla la existencia de tres especificadores: los sintomáticos (cuando hay predominio de dolor), los de gravedad (leve: un síntoma; moderado: dos o más síntomas; grave: dos o más síntomas con múltiples quejas sintomáticas o que al menos una sea grave) y los de curso evolutivo (persistente cuando la duración sea igual o mayor de 6 meses de síntomas graves y que conlleven deterioro). En la valoración, se puede contar con instrumentos de cribado, como el Patient Health Questionnaire-15 para la carga de síntomas somáticos, el Schedule for Evaluating Persistent Symptoms o el Índice de Whiteley para la ansiedad por la salud (Whiteley Index of Hypochondriasis). También hay cuestionarios autoadministrados para la valoración de los síntomas psicológicos y conductuales asociados a síntomas somáticos.

Los pacientes con TSS pueden ser seductores y exigentes o incluso hostiles con el médico. En los casos más graves, la enfermedad se convierte en su estilo de vida. A mayor gravedad y duración, aumenta la probabilidad de que el paciente acuda a las visitas médicas con cierto pesimismo y desconfianza por las experiencias negativas de las visitas en las que se le ha desdeñado con expresiones como «usted no tiene nada, solo son nervios, no me haga perder mi tiempo». Sus registros clínicos electrónicos son densos, y las antiguas historias clínicas en papel eran muy pesadas por las múltiples pruebas complementarias y hospitalizaciones. Entran dentro del grupo de pacientes difíciles, «odiosos», como describió Groves, y que, si el médico se los encuentra en el listado de visitas de ese día, se le «hunde el corazón» (*heartsink patients*). Por eso, las estrategias de asistencia compartida en psiquiatría de enlace conllevan una escucha tanto al paciente como a los profesionales que están implicados en la asistencia.

La entrevista es *difícil* (por las descripciones ambiguas e imprecisas de los síntomas) y *crucial* (porque sienta las bases de la alianza terapéutica). Hay dificultades para describir la cronología de los síntomas: se mezclan síntomas pasados con los actuales. Puede haber discrepancia entre las quejas del paciente y su comportamiento, y suele haber una historia clínica ambigua y complicada con falta inexplicable de respuesta a los tratamientos. La actitud de los profesionales sanitarios va a ser crucial. Por un lado, los profesionales con alto grado de alexitimia van a entrar en complicidad con los pacientes y habrá posibilidad de yatrogenia a través de intensificación de pruebas que llevan a hallazgos no etiológicamente relevantes, cirugía innecesaria (yatrogenia de mayor gravedad), prescripción de opioides y un diagnóstico incorrecto, lo que genera aún mayor confusión.

Hay una serie de recomendaciones para la entrevista del paciente con somatización aguda o crónica que se reflejarán en las guías de mejores prácticas.

Los siguientes principios generales de la evaluación son terapéuticos *per se*:

- Considerar los factores psicológicos desde el principio y no prejuzgarlos como simulación.
- Evitar el dualismo etiológico del síntoma (o es mental o es físico).
- Utilizar una exploración física apropiada.
- Recoger aspectos psicológicos y sociales, además de los físicos.
- Llevar siempre una valoración longitudinal de todos los problemas de salud que ha tenido el sujeto a lo largo de su vida, incluidas pruebas y cirugías, así como alergias. Y apoyarse en registros médicos electrónicos.
- Aclarar los aspectos de la personalidad previa y las preocupaciones.

- Comprender las creencias y expectativas del paciente: especialmente las relacionadas con experiencias, funcionamiento y conducta de la enfermedad, así como la tendencia a la catastrofización, las comprobaciones somáticas y la evitación y consumo de recursos sanitarios.
- Identificar ansiedad, depresión, ideación suicida, consumo de medicamentos, abuso de alcohol u otros trastornos psiquiátricos (incluido el de trastorno de la personalidad) y médicos.
- Identificar problemas psicosociales.

 La alianza terapéutica se basa en mantener el respeto por el paciente y sus síntomas y en validar su sufrimiento. Se recomienda mantenerse abierto y realizar una valoración independiente, sin dejarse influir por diagnósticos previos. Los profesionales suelen confiarse y no tener presente el cuento de «Pedro y el lobo». Un sujeto puede tener un TSS sin que ello le proteja de tener otros problemas de salud, como una apendicitis o un infarto.

En el diagnostico diferencial, se considerarán las enfermedades que se desarrollan a continuación.

Enfermedades médicas. La causa de malinterpretación de los síntomas corporales puede ser que el paciente tenga una patología médica cuyo diagnóstico sea difícil de establecer, como puede ser el sida, endocrinopatías, miastenia grave, porfiria aguda intermitente, lupus sistémico eritematoso, enfermedades neurodegenerativas (por ejemplo, esclerosis múltiple), artritis reumatoide, cáncer y sus posibilidades paraneoplásicas. También cabe la posibilidad de tener una patología menor posvírica, como gripe/enfermedad por COVID no muy sintomática (que cursa con un quebrantamiento general o mialgias, que pueden ser malinterpretadas, y que constituyen el llamado *síndrome conducta de enfermedad de las citocinas*). Hay enfermedades raras que tienen una alta asociación con síndromes funcionales, así como la pauta de opioides, y que hay que identificar porque comparten características comunes con los TSS: disfunción de esfínter de Oddi, colon de tránsito lento idiopático, síndrome de hematuria y dolor pubálgico, síndrome de dolor regional complejo tipo 1 y síndrome de Fowler, que asocia la retención urinaria no neurológica con ovario poliquístico y endometriosis.

Trastornos somatizados. Anteriormente llamados *equivalentes depresivos*. Hay presentación de síntomas somáticos en el contexto de un episodio depresivo, o bien de un trastorno por ansiedad. A diferencia de ellos, el paciente con TSS presenta malestar emocional, que surge de la preocupación por los síntomas físicos.

Trastornos psicóticos. Tanto en la esquizofrenia como en los trastornos delirantes el paciente puede presentar quejas sobre síntomas somáticos («embrollos del cuerpo») que estén relacionadas con un cuadro clínico psicótico, como sintomatología positiva o como negativa en todos los períodos de su enfermedad (incluyendo los previos al diagnóstico).

TAE. Los afectados por TAE suelen presentar menos síntomas somáticos que el paciente con TSS y centran su preocupación en el miedo a tener una enfermedad grave concreta.

Trastorno conversivo. Suele ser agudo y transitorio, con una expresividad en forma de un síntoma más que en una enfermedad. Puede haber algunos rasgos característicos, pero no patognomónicos (como la *belle indifférence*).

Trastorno facticios y simulación. La presentación de sus síntomas son intencionados, deliberados y conscientes, a diferencia de los síntomas propios de las personas con TSS. Los pacientes con trastornos facticios y simulación fingen, causan, inducen o simulan estar enfermos, o agravan sus enfermedades; para ello, pueden hacerse daño a sí mismos, a sus hijos o a otras personas dependientes. Aun así, mantienen en secreto la simulación o inducción de la enfermedad, y hay una ganancia secundaria de conseguir el papel de enfermo a través del placer por el engaño, o una ganancia terciaria (intencionada y consciente) con incentivos externos más concretos en el caso de la simulación.

En cuanto a la comorbilidad, es frecuente la coexistencia con trastornos médicos, lo que hace más difícil el diagnóstico del TSS. También hay mayor probabilidad de generar yatrogenia a través de procedimientos diagnósticos y/o terapéuticos (por ejemplo, consumo perjudicial de sustancias, con especial atención a los opioides). Los pacientes con TSS tienen una mayor probabilidad de presentar a lo largo del tiempo trastornos depresivos y trastorno por ansiedad, especialmente en pacientes adultos mayores con TSS. En relación con los trastornos de la personalidad, los tipos más frecuentes, con un 25 % cada uno de ellos, son el antisocial, el límite, el dependiente y el histriónico.

> **!** Los pacientes con trastorno de la personalidad límite son más propensos a experimentar dolor y con mayor intensidad que los afectados por otros trastornos de personalidad. Su valoración se debe realizar con entrevistas semiestructuradas, como el Structured Clinical Interview for Axis II del DSM-IV o con la International Personality Disorder Examination para la CIE-10. En el subgrupo de TSS de mayor gravedad, hay solapamiento con trastornos facticios (un 20 % había tenido al menos uno de los ingresos con presentación facticia).

Etiología

Los estudios epidemiológicos clásicos indicaron una asociación familiar entre el trastorno de somatización múltiple (20 % de familiares femeninos de primer grado) y el trastorno disocial de la personalidad y abuso de alcohol (15 % de familiares varones). También se informó de una mayor concordancia en gemelos monocigóticos (29 % frente a 10 %). Los estudios de menores adoptados con crianza fuera del medio familiar original reseñaron que había antecedentes de alcoholismo y violencia en los padres de las pacientes con trastorno de somatización múltiple. Actualmente, se estima que hay factores genéticos que predisponen a padecer TSS (también dolor crónico), lo que explica un 30 % de la varianza.

También hay factores psicosociales, como los antecedentes de trauma en la infancia, los trastornos del vínculo en la infancia, determinados factores culturales, etc., que se desarrollarán más adelante.

Factores biológicos

Se señala una propensión genética (temperamental) para tener una sensibilidad incrementada (teoría de la amplificación somatosensorial de Barsky) tanto para el dolor como para otras modalidades sensitivas (disconfort físico) en el contexto de mecanismos psiconeuroinmunológicos propios de la amplificación de los síntomas somáticos. Las citocinas proinflamatorias (interleucinas, factor de necrosis tumoral e interferones) se activan por patógenos o por señales corporales indicativas de peligro y con mediadores como el cortisol, la vasopresina y la α-melanotropina. Hay activación de las citocinas a nivel periférico, del sistema nervioso central, de la activación hipotalámica, o bien en los macrófagos del sistema paraventricular. Se produce modificación en la regulación de sustancias mensajeras, con la consiguiente conducta anómala de enfermedad (letargia, depresión, anorexia, anergia, fiebre, anhedonia, deterioro cognitivo, hiperalgesia e hiposociabilidad). Una activación crónica (sensibilización) de las citocinas (por causas locales [proinflamatorios producidos por células gliales de la columna vertebral] o por inflamación crónica sistémica, como en procesos neurodegenerativos, obesidad o envejecimiento) da lugar a la presentación de síntomas somáticos mal definidos, así como a una situación de dolor crónico. Hay estudios que sustentan una activación inmunológica tras infecciones que actúan como puntos gatillo para el desarrollo de TSS y trastornos relacionados.

Se describe una disfunción neuropsicológica en el proceso de atención que genera información y evaluación errónea de la información somatosensorial. Lo que unas personas perciben como una sensación de presión o tensión abdominal, los pacientes con TSS lo experimentan como dolor abdominal. Se ha demostrado que los pacientes con TSS realizan peor las pruebas en las que está implicado el hemisferio izquierdo.

Hay estudios que señalan un mejor flujo sanguíneo en áreas posteriores del cerebro. Se señalan diferentes factores:

- Filtro insuficiente de estímulos corporales no relevantes:
  - En condiciones normales, existe un filtro de las sensaciones que continuamente recibe el sistema nervioso central del resto del organismo de manera que solo una mínima información se hace consciente.
  - Si este filtro está alterado, se hacen conscientes sensaciones irrelevantes que el paciente puede interpretar como patológicas.
- Sensibilidad extraordinaria para la autoexploración física:
  - El cuerpo está haciendo continuamente una valoración del estado general de manera que, si no percibe nada extraño, lo interpreta como un estado de salud.
  - Si el paciente se autoexplora, puede haber una hipersensibilidad a ciertos estímulos que hacen que el paciente se preocupe.
- Hay modelos teóricos recientes sobre las alteraciones en la percepción cerebral de expectativas y predicciones del entorno (incluyendo sensaciones corporales) sobre cómo se va a responder ante aferencias sensoriales.

Factores psicosociales

Los factores psicosociales son los siguientes:

- Antecedentes de trauma en la infancia (de índole físico, sexual o emocional en su forma de abuso o negligencia). Estos pacientes tienen 4 veces más riesgo de padecer TSS.
- Trastorno del vínculo en la infancia:
  - Se ha relacionado la insensibilidad materna en los primeros años de vida con TSS en la infancia, así como trastorno por vínculo inseguro.
  - También se relaciona con la incapacidad para leer y nombrar los estados emocionales (alexitimia) que han dado lugar a intentos de intervención psicoterapéutica.
- Factores culturales, que pueden actuar como predisponentes para la presentación clínica, y otros que pueden ser determinantes para patrones de interpretación de los síntomas y que pueden llevar a explicar diferencias entre tasas de incapacidad o consumo de servicios sanitarios.
- Personalidad o patrón de personalidad con afectividad negativa tipo D (neuroticismo, ansiedad, pesimismo). También se han señalado algunos rasgos, como el ser ambicioso y el pretender afrontar todo tipo de dificultades con la consiguiente frustración al tener expectativas poco realistas.
- Factores precipitantes:
  - Acontecimientos vitales relacionados con la salud y el trabajo, entre otros; si persisten y se asocian a factores predisponentes, pueden contribuir a que se mantenga el cuadro clínico.
  - Entre los mantenedores, se enfatizan las interacciones difíciles con el sistema sanitario y sus profesionales, que suponen barreras importantes para mejorar tanto la valoración diagnóstica como las estrategias terapéuticas.
- Aprendizaje social de experiencias de enfermedad:
  - Se trata de experiencias en la infancia propia o de un familiar, sobre todo si se ha tenido que cuidar del familiar; consultas reiteradas en la infancia que además han provocado un absentismo escolar; antecedentes de consultas médicas previas con resultados insatisfactorios.
  - Con mecanismos de refuerzo del papel de enfermedad a través de síntomas somáticos y no de otros indicadores emocionales de malestar.
  - A través de la enfermedad aparece una forma en la que al paciente se le permite la exención de obligaciones engorrosas, posponer retos que no resultan deseados y evadirse de obligaciones y deberes.

> ! Hay presentaciones clínicas específicas ligadas a la cultura, como son el *brain fag*, el *dhat*, el *pibloktoq* (o histeria del ártico) o el síndrome *Hapa na Hapa* (dolores aquí y allá) de África del Este, como en Kenia.

Curso evolutivo

El curso suele ser episódico, aunque dura entre 6 meses y años, pero puede haber períodos quiescentes. Se menciona la influencia de estresores psicosociales. Se estima que mejorarán significativamente entre un tercio y la mitad de los pacientes con TSS. Se citan como factores de pronóstico más favorable un mejor estatus socioeconómico, ansiedad o depresión que responda al tratamiento, inicio agudo de síntomas somáticos, ausencia de adversidad psicosocial, ausencia de desarrollo anómalo de la personalidad y que no haya trastorno médico asociado. La mayoría de los niños mejorarán en la adolescencia tardía o al comienzo de la edad adulta. Un 10-30 % de los pacientes presentan TSS complicado (**Tabla 12.1-1**).

Mejores prácticas asistenciales

Véase una propuesta de consenso acerca de la secuencia asistencial según el nivel de gravedad para el abordaje de personas con TSS y también con síntomas somáticos mal definidos (**Tabla 12.1-2**).

Hay unos principios generales del tratamiento y de la entrevista que nunca se deben olvidar:

- Tomar en serio las quejas físicas y comprender el sufrimiento psicológico asociado (desvalimiento, decepción, enfado):
  - Escuchar la narrativa del paciente, explorar sus creencias y atribuciones, cómo se ha sentido en la relación con los profesionales.
  - Identificar las claves del malestar psicosocial.
  - No confrontar, no interpretar inicialmente.
  - Proporcionar información sin ambigüedades sobre lo objetivado.
  - Poner límites a pruebas diagnósticas.
  - Evitar diagnósticos imprecisos y contradictorios.
  - No tratar lo que el paciente no tiene (ser consistentes).
  - Evitar el dualismo mente-cuerpo.
  - Ser lo más honestos que sea posible y mantener la curiosidad empática.
  - Instilar esperanza sobre alivios de los síntomas, pero no prometer curaciones, aunque los pacientes las soliciten.
  - Establecer como objetivos la limitación del daño y la contención.

Tabla 12.1-1. Indicadores de trastorno de síntomas somáticos

• Curso polisintomático y duración frecuente o persistente de las quejas somáticas	• La atribución es muy disfuncional, con miedo sobre la gravedad de su estado y pensamiento catastrofista
• Conducta de enfermedad muy inadecuada en forma de búsqueda de seguridad, con necesidad de frecuentes reaseguraciones y alto consumo de servicios/pruebas médicas	• Escasa recuperación funcional: baja laboral, evitación del contacto social, repercusión sobre la condición física • Alta carga de estrés vital y de sufrimiento psicobiográfico (traumatización)
• Hay comorbilidad con otros trastornos psíquicos (depresión, ansiedad, trastorno de personalidad, trastorno de consumo de sustancias, trastorno por estrés postraumático)	
• Experiencias negativas en la relación con el sistema y los profesionales sanitarios, frecuentes cambios	

Tabla 12.1-2. Abordaje de personas con síntomas físicos de enfermedad inexplicable y trastorno de síntomas somáticos. *Stepped wised*		
Casos más leves	**Casos moderados**	**Casos más graves**

• Escucha terapéutica
• Reconocer el sufrimiento del paciente
• Sentimientos de alianza terapéutica
• Explicaciones tangibles
• Evitar comunicación yatrogénica (no culpabilizar ni estigmatizar)
• Empoderamiento (*self-management*)
	• Intervenciones psicosociales y cognitivas
	• Modelo de reatribución:
	  – Que el sujeto se sienta comprendido, seguridad en la relación médico-paciente, conocer las expectativas y la atribución que realiza el paciente
	  – Exploración (anamnesis y exploración rigurosa, reconocer la realidad del síntoma)
	  – Negociar un modelo de atribución diferente
		• Colaboración multidisciplinar y manejo de contención (amortiguar/apaciguar presión y sufrimiento, reducir daños, prevenir complicaciones de situación de invalidez crónica, incluida la dependencia de sustancias)
		• Equipos generalmente en contexto de programas de enlace en atención primaria y/o en otras especialidades (dolor, medicina interna, neurología, etcétera)

Adaptada de: Van der Feltz-Cornelis C, Swinkels J. Presentation of the multidisciplinary Guideline Medically Unexplained Physical Symptoms (MUPS) and somatoform disorder in the Netherlands: disease management according to risk profiles. J Psychosom Research. 2012;72:168-9.

- Comentar y explicar la etiología:
  - Reconocer la realidad de los síntomas del paciente.
  - Entender el empeoramiento o la aparición de nuevos síntomas como una comunicación emocional, más que como la manifestación de una nueva enfermedad.
- Tratar cualquier problema físico subyacente y reducir medicamentos innecesarios que, con frecuencia, provocan reacciones adversas en estos pacientes.
- Establecer una agenda basada en el acompañamiento y la prudencia (*watchful waiting*): recomendar una asistencia continuada (visitas breves y regulares) del paciente para garantizarle que no se van a escapar complicaciones o enfermedades graves y favorecer la vuelta progresiva a sus actividades habituales.
- Fomentar la participación del sujeto en programas de autoayuda; por ejemplo, hay algunos para pacientes con el síndrome de intestino irritable o con el síndrome de fatiga crónica.
- Solicitar la colaboración de los familiares y explicar el tratamiento:
  - En general, la familia es muy colaboradora, pues está harta de soportar las continuas quejas del paciente.
  - Hay que explicarles en qué consiste la enfermedad y que el paciente no intenta manipularlos.
- Estos pacientes no van a acudir fácilmente a unidades de salud mental, salvo que haya una comorbilidad asociada:
  - Se necesitará una preparación y que haya profesionales de salud mental dentro del equipo multidisciplinar.
  - Hay que negociar y acordar un plan de tratamiento conjunto con diferentes profesionales en el que haya coordinadores del caso.
- Además de programas especiales de enlace en atención primaria, puede haber otros en unidades específicas, como las del dolor. Se basan en la multidisciplinariedad. Los profesionales de salud mental están en los dispositivos asistenciales habituales para los pacientes. Se realizan consultas conjuntas.

! Nunca hay que decirle al paciente que no tiene nada, pues lo tomará como un insulto: hay que explicarle que lo que tiene es un malestar genuino y que va a ser abordado con un conjunto de intervenciones sin limitarse exclusivamente a medicamentos.

Hay varias revisiones Cochrane sobre la eficacia (en grado bajo-medio) de intervenciones no farmacológicas para los pacientes con TSS. El abordaje psicoterapéutico es el más indicado, y hay estudios controlados que demuestran eficacia tanto para las psicoterapias de nueva generación como para las más clásicas, de índole psicodinámica o de tipo cognitivo conductual. Estas se centran en la valoración de la cognición, la conducta y el medio ambiente; proporcionan información al paciente e intentan modificar las distorsiones cognitivas, las emociones negativas y las conductas maladaptativas. También hay estudios diseñados para la exposición gradual de terapia cognitivo-conductual a través de internet. Otras psicoterapias, como la psicoterapia analítica breve y focalizada, se utilizan con éxito en estos trastornos. La psicoterapia de la mentalización está indicada para pacientes con trastorno de la personalidad límite.

El abordaje psicofarmacológico puede ser de utilidad como parte de un tratamiento más integral, especialmente cuando hay trastornos depresivos o por ansiedad de forma comórbida. Para el tratamiento del paciente con TSS, se utilizan especialmente antidepresivos (porque aumentan el umbral del dolor) serotoninérgicos o duales, de nueva generación o en forma de tricíclicos. Hay que tener presente que los pacientes tienen una amplificación somatosensorial que puede explicar las dificultades para la tolerabilidad en forma de efectos adversos a las medicaciones. Hay que ser bastante cauto con la recomendación de benzodiacepinas, anticonvulsivantes y analgésicos (especialmente con los opioides); con frecuencia, se ha de iniciar una deprescripción gradual.

- Es un hecho frecuente que el paciente con TSS no consulta con facilidad al profesional de salud mental y que desconfía del origen funcional de sus molestias.
- En el abordaje terapéutico, es crucial la colaboración entre el equipo de atención primaria y el de salud mental.
- Se requiere establecer una firme alianza terapéutica, señalar al paciente la naturaleza del trastorno y proporcionar garantías sólidas del diagnóstico y la posibilidad de recibir un tratamiento eficaz.
- Es importante que haya fidelidad terapéutica con el equipo sanitario de referencia y que las consultas pasen por la aquiescencia de este para evitar la hiperfrecuentación, con los niveles de frustración e incapacidad que conllevan.

TRASTORNO DE ANSIEDAD POR ENFERMEDAD

Los pacientes con TAE muestran su preocupación mórbida y un sentimiento de vulnerabilidad por padecer o estar desarrollando una grave enfermedad no diagnosticada (cáncer, infarto, enfermedad degenerativa, etc.), a pesar de los resultados negativos en los estudios realizados, el curso favorable a lo largo del tiempo o las explicaciones tranquilizadoras que le proporcionan los profesionales. Se trata de pensamientos y preocupaciones recurrentes e intrusivas, o bien ideas sobrevaloradas que se mantienen con fuerza a pesar de la falta de pruebas, pero que tienen cierto sentido en la experiencia del sujeto. También hay una hipervigilancia sobre las funciones corporales (latidos cardíacos, respiración, etc.), alteraciones sin importancia (bultos, tos, etc.) o sensaciones difusas, como el cansancio o las dificultades de concentración o memoria (hipocondría mnésica). Los sujetos revisan repetidamente diferentes partes de su cuerpo en busca de signos de enfermedad (pulso), comprueban su apariencia (coloración facial) o el desempeño de una función (por ejemplo, tragar). En la psicopatología clásica, se señala que es una patología de la sensación (cenestopatía de Dupré).

El miedo se centra en tener una enfermedad concreta que sea de gravedad, aunque, con el tiempo, el sujeto puede centrarse en otra, pero de igual gravedad. Todo ello produce malestar psicológico (ansiedad), aunque el paciente no necesariamente reconoce que está ansioso por los síntomas, sino por su significado, trascendencia o causa. La ansiedad se basa en una profunda preocupación corporal, con un temor persistente a estar enfermo y con una convicción que no llega a ser delirante de tener una enfermedad. Su discurso se centra de forma perseverante en la causa (suele ser determinada en forma de grave enfermedad), significado o la importancia de la preocupación más que con los propios síntomas somáticos (cuando los hay, suelen ser de tipo digestivo o cardiovascular). Por el contrario, en el paciente con TSS, la vivencia está más relacionada con el sufrimiento o la incapacidad. En el paciente con TAE, es el miedo a la enfermedad lo que forma parte de su identidad.

Todo ello interfiere en determinadas áreas de la vida del sujeto, como la interacción con la familia, los amigos o los compañeros de trabajo. Hay una conducta anómala de búsqueda de información de la enfermedad temida y de sus síntomas a través de internet (cibercondría) y esta es inferida de forma catastrófica: el paciente solicita ser visitado por profesionales sanitarios para comprobar su salud y reasegurarse sobre esta. Al igual que sucede con los pacientes con TSS, todo ello se convierte en un peregrinaje de profesionales sanitarios (*doctor shopping*). Otras veces se desarrollan conductas de evitación de dichos profesionales. Suele haber temor al envejecimiento y a la muerte; a pesar del mayor valor que estos pacientes dan a la salud física, no suelen tener hábitos más saludables y tienen riesgo de desarrollar dependencia de fármacos. Frecuentemente, reaccionan con enfado cuando se les dice que no tienen nada y exigen exploraciones adicionales. Son pacientes que suelen empeorar cuando se intenta su tratamiento sintomático inespecífico. Muestran descontento con la asistencia recibida y consultas médicas numerosas.

- El profesional sanitario se convierte en el *alter ego* del paciente hipocondríaco (la relación a menudo se basa en el desafío o la desconfianza).
- Los arquetipos literarios universales de esta enfermedad imaginaria apuntan a Molière y Cervantes (*El licenciado Vidriera*).

A diferencia de los pacientes con TSS, los pacientes con TAE no suelen tener quejas o síntomas somáticos significativos. Predomina la ansiedad y el temor acerca del significado sobre su salud, que son desproporcionados respecto de su estado actual o los problemas médicos que ya se tengan.

Epidemiología

Su estimación es incierta, ya que los estudios epidemiológicos realizados están basados fundamentalmente en los criterios de DSM-IV o CIE-10. En la población general, se estima una prevalencia de 1-10 %, mientras que, en atención primaria o en ambulatorios médicos, la prevalencia ronda el 3-8 %. No hay diferencia entre varones y mujeres, y no se acompaña de características familiares especiales (en contraste con el TSS). Frecuentemente, los sujetos no aceptan ser remitidos a salud mental.

El grado de incapacidad es variable; así, mientras unos enfermos dominan o interactúan con hostilidad con su familia y su entorno social a través de sus síntomas, una minoría mantiene un comportamiento más adecuado. Es un trastorno que tiene un curso crónico con exacerbaciones y que suele presentarse en la edad adulta. En la población general, los niveles de ansiedad relacionada con la salud suelen incrementarse con la edad.

Diagnóstico: valoración, diagnósticos diferenciales y comorbilidad

El diagnóstico DSM-5-TR de TAE precisa de una duración de 6 meses y ha de descartarse que no se pueda explicar por la existencia de otro trastorno psíquico. El encuadre clásico del TAE estaría dentro de las neurosis verdaderas, aunque hay que recordar que la hipocondría clásica es una entidad transnosográfica, un gran síndrome. El diagnóstico diferencial fundamental es con el trastorno por ansiedad generalizada (la preocupación excesiva y la ansiedad engloba otras temáticas), las complicaciones de trastorno por ansiedad paroxística episódica y los trastornos delirantes de tipo somático. En este sentido, no deben estar presentes ideas delirantes persistentes sobre la función o la forma del cuerpo como en el delirio parasitario o el olfatorio de referencia, o las ideas deliroides propias del cuadro clínico melancólico, cuya máxima expresión en forma de gravedad es el delirio de Cotard. La preocupación y el temor por la salud están presentes en pacientes con trastornos depresivos; su diagnóstico diferencial se basará en la valoración de la psicopatología depresiva nuclear.

Hay dos tipos o especificadores sintomáticos: los que buscan atención médica y los que la evitan. En la CIE-10, la denominación es *trastorno hipocondríaco*, y hay alusiones a las preocupaciones persistentes sobre el aspecto físico, ya que el trastorno dismórfico corporal está incluido en él. Salvo este subtipo, la mayoría de los pacientes con diagnóstico DSM-IV de hipocondriasis se englobarían en el nuevo diagnóstico de TAE. En la CIE-10, se incluyen referencias a síntomas somáticos que no están presentes en el DSM-5: «Con frecuencia, el sujeto valora sensaciones y fenómenos normales o frecuentes como excepcionales y molestos, centrando su atención casi siempre solo sobre uno o dos órganos o sistemas del cuerpo».

Dentro del razonamiento clínico, está la fobia a la enfermedad (nosofobia), que consiste en miedo a contraer una enfermedad que todavía no se padece (como el paciente con TAE), generalmente infecciosa (la coronafobia es el ejemplo más reciente).

En el diagnóstico diferencial, se debe descartar un trastorno médico que se esté pasando por alto (especialmente esos que son raros y, con frecuencia, difíciles de valorar, como lupus, esclerosis múltiple, autoinmunitaria, miastenia, porfiria, lúes, enfermedad de Lyme, virus de la inmunodeficiencia humana, hipertiroidismo, hiperparatiroidismo, paraneoplásicos, etc.), y que, debido a la conducta de enfermedad del sujeto, se deje de realizar una exploración física cuidadosa. Hay que recordar que los pacientes con TAE no solo están en riesgo de yatrogenia, sino también de negligencia, ya que el TAS no les confiere una protección ante la aparición de otras enfermedades.

En cuanto a la comorbilidad, en los estudios de pacientes diagnosticados con trastorno hipocondríaco, dos tercios presentaban otro diagnóstico: con frecuencia, trastornos depresivos y ansiosos. Puede haber solapamiento con el diagnóstico de TSS, y también hay que valorar el diagnóstico comórbido con el trastorno obsesivo-compulsivo (5-10 %) como parte de su espectro y con el de trastorno de la personalidad (generalmente, *cluster* C).

> ❗ La hipocondría *minor* es una reacción psicológica de preocupación sobre la salud cuando una persona recibe un diagnóstico de un trastorno médico, y es una parte de la experiencia humana. Para considerarse patológica, esta respuesta psicológica de ansiedad o miedo debe ser desproporcionada respecto al diagnóstico realizado, y además continuada en el tiempo (mínimo 6 meses). En el epígrafe de la transitoriedad, también se encuadra la hipocondría del estudiante de primeros cursos de las ciencias de la salud.

Etiología

Se han encontrado factores biológicos y psicosociales en el desarrollo del TAE. Los factores de riesgo son comunes con los descritos para el TSS en forma de antecedentes de trauma (abuso o negligencia) o de enfermedad en la infancia. Hay estresores psicosociales que pueden precipitar el desarrollo de TAE.

Curso y pronóstico

Al ser un nuevo diagnóstico, no se dispone de información fiable sobre el pronóstico. Se puede extrapolar que, al igual que el TSS, puede tener un curso episódico pero mantenido en el tiempo (de 6 meses a años), aunque con períodos quiescentes de estabilidad. El 30-50 % de los pacientes presentan formas clínicas más leves, con menos comorbilidad y menos gravedad. Se citan factores de mejor pronóstico cuando hay un estatus socioeconómico alto, respuesta al tratamiento para la ansiedad o depresión, inicio brusco, ausencia de trastorno de personalidad y ausencia de trastornos médicos asociados, o cuando estos son poco significativos.

Mejores prácticas asistenciales

Son eficaces las terapias individuales y de grupo tanto clásicas (terapia cognitivo-conductual y psicoterapias dinámicas) como de últimas generaciones (*mindfulness*, aceptación y compromiso, etc.). De forma establecida y controlada, hay estudios con técnicas cognitivo-conductuales que se consideran de primera línea, ya que pueden ser particularmente efectivas (57 % de mejoría tras 12 meses de tratamiento). Hay revisiones sistematizadas y metaanálisis en favor de ellas. También hay estudios controlados y aleatorizados de intervención psicofarmacológica con antidepresivos serotoninérgicos (por ejemplo, con fluoxetina), aunque se precisen dosis más altas que para el tratamiento de los trastornos depresivos o el trastorno por ansiedad.

Hay una serie de recomendaciones que son generales para los pacientes con conducta excesiva de enfermedad y que se han desarrollado al describir el abordaje de los pacientes con TSS. Es crucial mantener una alianza terapéutica con el paciente, cuyo objetivo no es tanto eliminar los síntomas como ayudar al paciente a hacerles frente y a mejorar su funcionamiento, así como su percepción de control y su estima. Se considera que la coordinación en la atención o la asistencia proactiva y compartida con los profesionales de salud mental (y en concreto, con los servicios de psiquiatría de enlace) mejorará el pronóstico.

> ❗ Es muy relevante programar visitas regulares para los pacientes con TAE, pero en ellas no hay que responder a las demandas de tranquilización para evitar el ritual de búsqueda de alivio para la ansiedad. Se ha de acordar la frecuencia con el paciente, independientemente del incremento o no de los síntomas. Con ello, se reduce la recompensa a los empeoramientos o nuevos síntomas.

TRASTORNOS FACTICIOS

Los trastornos facticios se definen como el fingimiento, la falsificación o la presentación y/o *producción intencionada* y voluntaria de síntomas o signos físicos o psicológicos sin otro objetivo aparente que la asunción del papel de enfermedad, y de formar parte del sistema sanitario, generalmente, a través de ingresos con estancias prolongadas (*producción* proviene de *hacer/autoprovocar, artefactar,* aunque en la CIE se denominen *ficticios,* lo que supondrían una falsa presentación; *intencionada* se refiere a una deliberación con el propósito de engaño, aunque los síntomas no sean controlables). Todo ello se produce en ausencia de incentivos externos (ganancia secundaria en forma de compensación económica o mejores condiciones de vida, búsqueda de alojamiento y/o medicaciones con potencial adictivo o evitación de responsabilidades legales o laborales o reclutamientos militares) y sin que pueda explicarse por otro trastorno mental (por ejemplo, trastorno delirante u otro trastorno psicótico).

La presentación de los síntomas es intencionada, deliberada y consciente, a diferencia de los síntomas propios de las personas con trastornos somatomorfos, conversivos/disociativos. Aun así, mantienen en secreto la simulación o inducción de la enfermedad. Sin embargo, lo que diferencia a estos sujetos es que no son conscientes de los motivos que les impulsan a tal simulación o inducción. Su motivación es inconsciente, con una conducta consciente y una dinámica mental ligadas a la ganancia primaria, a diferencia de lo que ocurre en pacientes simuladores.

En los trastornos facticios hay una naturaleza diferente de los incentivos (asistencia médica, papel de paciente). Con los nuevos criterios DSM, se enfatiza el «placer por el engaño a otros» (con la sonrisa descrita por Paul Ekman en su libro *Cómo detectar mentiras*) y no tanto en el papel de enfermedad (que ya no está en los criterios diagnósticos operativos).

Manifestaciones clínicas

El 90 % de las presentaciones conllevan la fabricación de síntomas con autolesión. Su presentación predomina entre pacientes con dolor (sobre todo, abdominal, torácico, etc.), graves autointoxicaciones o lesiones, fiebre de origen desconocida, problemas endocrinológicos (diabetes, hipertiroidismo, hipoglucemias, síndrome de Cushing, feocromocitoma, etc.), lesiones cutáneas autoinfligidas o heridas infectadas, etc. Asimismo, se han descrito presentaciones autoinmunitarias (por ejemplo, lupus), hematológicas (anemias, aplasias, coagulopatías), obstétrico-ginecológicas (parto prematuro, placenta previa, embarazo ectópico, sangrados vaginales, etc.) y urinarias (bacteriurias, hematurias, proteinurias, cálculos, etcétera).

Sea como fuere, los pacientes más graves con trastorno facticio son los más conocidos (pacientes estrella y que no dejan indiferentes a los profesionales). En revisiones recientes, se cita el tabú hacia los trastornos facticios, que impide una temprana detección por parte de los profesionales sanitarios. Los médicos suelen preferir utilizar el diagnóstico de trastorno conversivo en vez de trastorno somatomorfo o facticio, dada la complejidad de su entendimiento y manejo. Se cita la cualidad inicialmente atractiva para los profesionales y el riesgo adictivo que pueden tener en los pacientes en sistemas sanitarios en donde hay alta y gratuita accesibilidad. No se han descrito presentaciones específicas según procedencias culturales.

Las personas con trastornos facticios pueden producir signos y síntomas recogidos en cualquier tratado de medicina y cirugía (no hay enfermedad o herida que no pueda ser inducida o falsificada, se han descrito hasta el cáncer y el sida como presentaciones de trastornos facticios, incluyendo la fabricación de un trastorno facticio en sí mismo); predomina la presentación de síntomas físicos sobre los psicológicos. Es frecuente que sean presentaciones en hospitales generales, bien en urgencias o en pacientes ya ingresados. Se describen diferentes niveles de producción, no excluyentes, desde la presentación de quejas y dolores vagos hasta la autoprovo-

cación de la enfermedad (autoinyecciones, toma subrepticia de medicaciones, autolesiones, autoinfecciones, ingesta de cuerpos extraños, etc.), pasando por la simulación de signos (por ejemplo, calentar el termómetro).

 Respecto a los aspectos dermatológicos de los trastornos facticios, se ha de tener en cuenta que:

- En psicodermatología hay diferentes patrones de presentación de trastornos facticios; las principales son las dermatitis artefactas.
- En las dermatitis simuladas no hay lesión, sino procedimientos ingeniosos, como colorantes o maquillajes, para que parezca que hay lesiones cutáneas.
- Las patomimias dermatológicas agravan intencionalmente una dermatosis ya existente.
- La dermatitis passivata es la acumulación de costras de queratina y detritus en personas con déficits graves de autocuidado, como aquellas con síndrome de Diógenes.
- Para la descripción y terminología de las lesiones cutáneas en forma de autolesiones, los autores remiten a la reciente clasificación de la European Society of Dermatology and Psychiatry.

Tipologías del trastorno facticio

Los tipos de trastornos facticios son los siguientes:

- Trastornos facticios con el espectro de síntomas psicológicos: psicosis, duelos, deterioro cognoscitivo, depresión, estrés postraumático, trastornos de la conducta alimentaria, trastorno por consumo de sustancias, trastorno de identidad disociativo, parafilias, transexualidad, hipersomnia, incluso ideación homicida.
- Trastornos facticios con síntomas físicos:
  - Síndrome de Munchausen, como prototipo de trastornos facticios de mayor gravedad:
    - Síntomas físicos polimorfos (afectan a múltiples órganos), esotéricos (llamativos, cambiantes, etc.) y dramáticamente presentados, con hostilidad y que vagan por hospitales o dispositivos de urgencias.
    - Supone el 10 % de los casos; con frecuencia, los pacientes son varones.
    - Puede haber enfermedades simuladas (por ejemplo, añadir sangre a la orina) o automedicación a escondidas (por ejemplo, autoinyección de insulina).
    - Son clásicas estas formas de presentación:
      - Dolor abdominal agudo (*laparatophilia migrans* y el signo del abdomen en reja o en parrilla por múltiples cicatrices de intervenciones).
      - Hemorragias (*haemorrhagica* histriónica, negociantes de hemoptisis).
      - Síntomas neurológicos (neurológica diabólica, que engloba cefaleas, convulsiones o pérdidas de conciencia).
      - Posteriormente, también se describieron dermatitis autogénica, hiperpirexia *figmentatica* (imaginaria) o *cardiophatia phantastica*.
  - Infecciones autoinducidas, principalmente crónicas.

- Interferencia voluntaria en manipular heridas crónicas y úlceras cutáneas.
- Aquellas que incluyen el brazo y la mano (distonías, edemas facticios, síndromes regionales complejos de dolor, heridas autoproducidas y manipuladas).
- Trastornos facticios combinados (son frecuentes y han sido la razón por la que estas tipologías no se han incluido en el DSM-5).
- Trastornos facticios no especificados:
  - Síndrome de Polle o síndrome de Munchausen por poderes o trastorno facticio impuesto a niños o a otros adultos (DSM-5).
  - Es la producción deliberada o fingida de signos o síntomas físicos o psicológicos en otra persona (generalmente el hijo, también puede ser un anciano, un adulto con discapacidad física o psíquica e incluso una mascota) que está bajo el cuidado de ese sujeto (la madre en el 76 % en caso de pacientes pediátricos o cuidadores con experiencia en puestos sanitarios en caso de adultos).
  - Puede considerarse una forma de maltrato infantil, pero con el objetivo de que se considere que el niño está gravemente enfermo y, por tanto, tenga el papel de paciente.
  - Se da tanto en niños varones como en niñas.
  - La edad media en población infantil diagnosticada suele ser 40 meses (se tarda unos 15 meses en llegar al diagnóstico).
  - Los síntomas más frecuentes son:
    - Sangrado y patrones típicos de equimosis (40 %, sobre todo en piernas y brazos, en sitios determinados, como las zonas de castigo en los glúteos o en la cara).
    - Nivel de conciencia bajo (19 %).
    - Apnea (19 %).
    - Diarrea (11 %).
    - Vómitos (10 %).
    - Fiebre (10 %).
    - Exantema cutáneo (9 %).
  - Con frecuencia, el niño ha tenido problemas físicos genuinos previos o ha habido otras circunstancias de gravedad de la salud o fallecimiento en otros hermanos.
  - Se pueden proporcionar antecedentes falsos, envenenar al niño o convencer al médico de que lleve a cabo procedimientos invasivos.
  - Es muy frecuente que el progenitor haya tenido un trastorno somatomorfo o facticio (50 % de los casos); en el 75 % de las ocasiones hay coexistencia de trastorno de personalidad *cluster* B (sociopático, límite o histriónico).

! Los indicadores de sospecha del trastorno facticio impuesto a niños son:

- Falta de respuesta a tratamientos convencionales.
- Mejoría cuando la otra persona (familiar cuidador) no tiene acceso al sujeto.
- Incremento de ansiedad en el cuidador cuando el menor mejora.
- El familiar es quien indica a los profesionales que se hagan pruebas invasivas.

Respecto al trastorno impuesto a niños, se recomienda una intervención precoz activa e interdisciplinar para la protección del menor, y de enlace entre los servicios de pediatría y psiquiatría infantojuvenil. Tras establecer el diagnóstico, es crucial proteger a la víctima, ya que la tasa de mortalidad es más elevada que en el propio trastorno facticio (tanto en la víctima como en sus hermanos). En ocasiones, hay complicaciones de tipo legal (en relación con suspender la custodia de los hijos); en este sentido, en Estados Unidos se han creado grupos de presión de madres contra la denuncia del síndrome de Munchausen por poderes.

En el trastorno facticio impuesto, son cruciales las estrategias para un abordaje precoz, que se basa en la implicación de los clínicos (asistencia compartida de profesionales de salud mental y pediatras), y no solo de los agentes sociales o jurídicos.

En el caso de los perpetradores de trastorno facticio en adultos, hay que tener en cuenta otra situación cercana: el *síndrome de los ángeles de la muerte*, que se ha descrito de forma epidémica en hospitales o residencias con muertes inusuales en forma de episodios cardíacos o pulmonares, perpetradas por auxiliares o personal de enfermería. Se trata de conductas de personas con motivaciones excesivas en participar en códigos de resucitación, y son muy cercanas a los asesinatos en serie.

Epidemiología

Es relativamente poco frecuente (0,3-3 % de los pacientes ingresados en hospitales generales), pero no extremadamente raro. Se considera que habrá un paciente por cada 10.000 ingresos en hospitales generales y que habrá una interconsulta al año para las unidades de psiquiatría de enlace. Se menciona que el diagnóstico de trastornos facticios puede llegar a ser sospechado en un 7,5 % de los pacientes que son visitados por una unidad de psiquiatría psicosomática. Las revisiones sistemáticas de los casos publicados documentan tasas del 19 % en los diferentes dispositivos de psiquiatría y del 12 % en urgencias. Entre los servicios médico-quirúrgicos, destacan endocrinología (13 %), neurología-neurocirugía (10 %), cardiología (10 %), infecciosas y dermatología (9 %). También son frecuentes entre los pacientes que acuden a rehabilitación (hasta un 8 % de una serie de 400 pacientes). En las unidades de hospitalización psiquiátrica, son infrecuentes: 0,5 % como tasa anual, aunque la cifra puede llegar al 8 % si se emplean criterios más laxos.

Se suele iniciar antes de los 30 años (el rango varía desde 8 a 85 años). Los sujetos son personas en edades medias (35-40 años), aunque pueden haber empezado en la adolescencia. Hay predominio de mujeres que aparentemente provienen de medios sociales estables. Existen antecedentes de sevicias en la infancia, de carencias afectivas, también de identificación con alguna persona que presentó el trastorno o estuvo crónicamente enfermo. Además, el sujeto suele haber vivenciado personalmente experiencias tempranas de enfermedad crónica u hospitalización y de relación significativa con un médico en el pasado. Se citan experiencias de errores médicos que conllevaron rencor al colectivo médico. También hay variables de contexto, como las que se pueden dar en personas supervivientes de episodios traumáticos, como guerras, violencia, terrorismo, etc. Con frecuencia, se menciona a los profesionales sanitarios o a los relacionados con la paramedicina o la industria sanitaria como factores de riesgo.

Se tiene que hacer mención especial a la comorbilidad tanto física como psiquiátrica. Entre la primera, se reseñan prevalencias del 20-68 % de enfermedades somáticas preexistentes. A ello hay que añadir las complicaciones derivadas de la manipulación física del propio paciente. Hay, además, comorbilidad con el trastorno somatomorfo (el 20 % de los pacientes con múltiples síntomas somáticos cumplían criterios de trastorno facticio). También hay tasas elevadas de abuso de sustancias, trastorno de conducta alimentaria, trastorno dismórfico corporal (riesgo de amputarse la parte supuestamente deformada), trastorno por déficit de atención e hiperactividad, trastorno de control de impulsos, trastornos del humor y, sobre todo, con trastornos de la personalidad del *cluster* B (límite, histriónico, antisocial). Se menciona la existencia de pensamientos suicidas en el 14 % de los pacientes.

El pronóstico está determinado por el modo de tratar al paciente cuando se descubre el trastorno, y que debe guiarse por el principio *primum non nocere*, y de garantizar la dignidad en el trato mientras se extrema la coordinación de la asistencia. Es frecuente que los pacientes discontinúen la asistencia cuando se les ha informado de la posibilidad de este diagnóstico (a pesar de ello, solo uno de cada seis reconoce que han fabricado síntomas). El curso se cree que es variable: existen formas con presentaciones menos abigarradas (el 10-30 % de las presentaciones facticias se realizan sin riesgos y sin comunicarlo), con producción de síntomas menos peligrosa, con un estilo de vida menos afectado e incluso con cursos episódicos. Sin embargo, habitualmente se incluyen referencias a cursos complicados.

Las complicaciones evolutivas en personas con trastornos facticios son la cronicidad, la incapacidad, la mortalidad y la querulancia (los cirujanos plásticos o dermatólogos que visiten pacientes con trastorno facticio, al igual que sucede en otros trastornos somáticos, son población de riesgo). Los pacientes pueden presentar conductas tanatofílicas de riesgo tanto heterolesivas (en sus diferentes modalidades, incluida el acoso) como autoagresivas.

Valoración y abordaje general: indicadores de buenas prácticas

Los objetivos y principios básicos del abordaje son:

- Descartar organicidad/trastorno psiquiátrico secundario (especialmente de enfermedades raras): objetivar síntomas/signos (realizando estudio somático protocolizado).
- Constatar la presencia de factores psicológicos actuales y pasados (se requieren entrevistas individuales y con allegados). Hay diagnóstico en positivo, lo idiopático no es equivalente a causalidad única psicosomática.
- Establecer una pronta y fluida coordinación y un planteamiento conjunto con los equipos médicos (incluyendo los de atención primaria).
- Conocer los 10 indicadores de sospecha en la valoración médica, banderas rojas (**Tabla 12.1-3**).
- Conocer los 10 indicadores de sospecha en valoración psicosocial, banderas amarillas (**Tabla 12.1-4**).

Para evitar innecesarios dramatismos asistenciales, se propone una valoración de amplio consenso dentro del equipo asistencial, basada en la documentación semiestructurada de tres áreas: hallazgos clínicos, significación clínica y plan de tratamiento (**Tabla 12.1-5**).

El abordaje de los pacientes con trastornos facticios es todo un reto que pone a prueba a los profesionales de todas las disciplinas. Con frecuencia, se alude a la intratabilidad o a la extrema dificultad del abordaje de los casos más graves, o al menos a la extrema complejidad terapéutica. Cobra especial importancia la asistencia coordinada, estable y programada a través de los equipos conocidos por el paciente. Dada la complejidad de estas situaciones, la colaboración con un equipo de psiquiatría de enlace es tan esencial como la provisión de un planteamiento común dentro del equipo asistencial, incluidos los profesionales de atención primaria. La colaboración con profesionales de psiquiatría de enlace debe ser proactiva y temprana en el tiempo. Se requieren habilidades profesionales, como un equipo que entienda la naturaleza psicológica de estas conductas. Esto solo es posible en los programas en los que haya integración (enlace proactivo) con los equipos médicos y no en los modelos de interconsulta (de apagafue-

Tabla 12.1-3. Indicadores de sospecha en la valoración médica

• Atipicidades en la patofisiología y curso clínico de la presunta enfermedad; por ejemplo, una herida que no responde a antibióticos apropiados	• Magnitud excesiva de los síntomas: predominio de lo subjetivo sobre lo objetivo
• Antecedentes de pruebas, consultas o tratamientos médicos y quirúrgicos infructuosos	• Exceso de consumo de servicios: historiales clínicos de gran grosor, diferentes números de historia clínica, diferentes centros sanitarios, diferentes comunidades o países
• Conducta anómala de enfermedad: dificultades en la adhesión a tratamientos o en haber presentado conductas disruptivas en su hospitalización actual o previa, petición de altas voluntarias	• Pruebas de laboratorio (o diagnósticas de otro tipo) que desacreditan la información que proporciona el paciente
• Peticiones, búsqueda y acuerdo por parte del paciente en que se sigan realizando procedimientos médicos invasivos o cirugía	• Descubrimiento de que hay una causa fabricada para generar síntomas; por ejemplo, un catéter que se ha introducido, una ligadura de un miembro para inducir edema
	• Empeoramientos en los períodos previos en los que se ha anticipado el alta
	• Hay peticiones de tratamientos con opioides cuando no estaban indicadas

Adaptada de: Eisendrath SJ. Factitious disorders and malingering. En: Gabbard GO, editor. Gabbard's Treatment of Psychiatric Disorders. Vol. 2. 3ª ed. Washington D. C.: American Psychiatric Press; 2001. p. 1825-42; Bass C, Halligan P. Factitious disorders and malingering: challenges for clinical challenges and management. Lancet. 2014; 383:1422-32.

Tabla 12.1-4. Indicadores de sospecha en valoración psicosocial

- Resistencias a dar información personal (y cuando se hace, esta es inconsistente, selectiva o confusa)
- Dominio de la jerga médica y del funcionamiento sanitario; sujetos demandantes de atención, relaciones intensas con profesionales sanitarios o con otros pacientes
- Antecedentes de haber trabajado como profesional de la salud o haber tenido relación con el sector médico o paramédico
- Antecedentes de enfermedad crónica, incluyendo conductas de riesgo para la salud (consumo de sustancias, deportes de riesgo, cicatrices, tatuajes, antecedente forense de encarcelamiento)
- Ganancia primaria: modelos de conducta anómala en su familia o en personas próximas; no hay ganancia secundaria/externa/tangible diferente a la del papel de enfermo

- Relatos falsos y poco verosímiles que realzan la biografía del paciente en forma de seudología fantástica (biografías falsas, conocimientos médicos, explicación extensa pero carente de antecedentes, actitud prepotente y de prestigio, etc.) y de la suplantación o impostura (asumir la identidad de una persona con prestigio o al menos tener vinculación con personajes de renombre)
- Relaciones interpersonales escasas o ausentes. No tienen visitas
- Al menos un profesional ha valorado presentaciones previas de trastorno facticio
- A pesar de su deseo de que le hagan pruebas o tratamientos, el paciente rechaza consultas con profesionales de salud mental
- Antecedentes personales de abuso o negligencia de cuidados en su infancia

Adaptada de: Eisendrath SJ. Factitious disorders and malingering. En: Gabbard GO, editor. Gabbard's Treatment of Psychiatric Disorders. Vol. 2. 3ª ed. Washington D. C: American Psychiatric Press; 2001. p. 1825-42; Bass C, Halligan P. Factitious disorders and malingering: challenges for clinical challenges and management. Lancet. 2014; 383:1422-32.

Tabla 12.1-5. Hallazgos clínicos, significación clínica y plan de tratamiento

Hallazgos clínicos	Significación clínica	Plan de tratamiento
• Cuadro clínico anómalo (descripción de su naturaleza, localización, curso, etcétera)	• Tipificación de conductas autodestructivas: explícitas, en secreto, únicas, repetidas, sospechadas/confirmadas	• Reunión y análisis de la situación con el equipo médico y también con el de psiquiatría de enlace
• Valoración del patrón de conducta de enfermedad tanto del paciente como del equipo	• Valoración de riesgo lesivo agudo desde leve/ moderado o riesgo vital con posibilidad de necesidad de resucitación	• Documentación del plan y objetivos terapéuticos • Mantenimiento de la observación, así como de procedimientos diagnósticos
• Documentación de información patobiográfica y social, con énfasis en consumo de servicios, hospitalizaciones y presentaciones previas, etcétera	• Valoración de las motivaciones, conductas disfuncionales y factores contextuales • Considerar objetivos funcionales alternativos según los recursos del paciente	• Prevención de procedimientos diagnóstico-terapéuticos invasivos • Planteamiento de información o confrontación • Ofrecimiento de apoyo e intento de que el paciente colabore • Ofrecimiento de continuidad asistencial

Adaptada de: Hausteiner-Wiehle C, Hungerer S. Factitious disorders in everyday practice. Dtsch Arztebl Int. 2020;117:452-9.

gos). En estos, la petición suele llegar tarde cuando hay un clima de alta tensión, ya que el paciente considera que ha sido impugnado y hay expectativas de que los profesionales de psiquiatría psicosomática tomen medidas «expeditivas» (vividas con humillación por el paciente) y, con frecuencia, antiterapéuticas (judicialización del caso, llamada a la policía, etc.). En la última década, se han desarrollado estrategias de intervención constructivas y de apoyo.

 PUNTOS CLAVE

- En los trastornos facticios, la presentación de los síntomas es intencionada, deliberada y consciente, a diferencia de la de los síntomas propios de las personas con trastornos somatomorfos, conversivos/disociativos.
- Se trata de presentaciones en hospitales generales, en urgencias o en pacientes ya ingresados, como quejas y dolores vagos, autoprovocación de la enfermedad (autoinyecciones, toma subrepticia de medicaciones, autolesiones, autoinfecciones, ingesta de cuerpos extraños, etc.) y/o la simulación de signos (por ejemplo, cuando el sujeto calienta el termómetro).
- En sus tipologías, destacan los de presentación de síntomas físicos (entre ellos, el más grave, pero el más infrecuente, es el síndrome de Munchausen) y también el trastorno facticio impuesto a otros (especialmente a niños).
- Son situaciones poco frecuentes, pero no son raras. Hay perfiles clínico-epidemiológicos orientativos con indicadores de alta sospecha tanto en la valoración clínica como en la psicosocial.

- Se encuentra una frecuente comorbilidad médica y psiquiátrica.
- Hay propuestas recientes de valoración semiestructurada por áreas clínicas que permiten planes terapéuticos en los que basar las mejores prácticas.
- Es crucial cuidar el modo de tratar al paciente cuando se descubre el trastorno; hay que guiarse por el principio *primum non nocere*, y garantizar la dignidad en el trato mientras se extrema la coordinación de la asistencia.
- Habrá mayores posibilidades de efectividad terapéutica cuanto más temprana sea la detección y menor sea el refuerzo de las conductas anómalas de enfermedad.
- La colaboración con profesionales de psiquiatría de enlace debe ser proactiva y temprana en el tiempo. Se requieren habilidades profesionales para que el equipo entienda la naturaleza psicológica de estas conductas y sepa intervenir según las mejores prácticas asistenciales.

BIBLIOGRAFÍA

American Psychiatric Association. Guía de Consulta de los Criterios Diagnósticos del DSM-5 TR. 5ª ed. Madrid: Editorial Médica Panamericana; 2023.

American Psychiatric Association. DSM-5. Manual diagnóstico y estadístico de los trastornos mentales. Madrid: Editorial Panamericana; 2014.

Bass C, Benjamin S. The management of chronic somatization. Br J Psychiatry. 1993;162:472-480.

Bass C, Glaser D. Early recognition and management of fabricated or induced illness in children. Lancet. 2014;383:1412-21.

Bass C, Halligan P. Factitious disorders and malingering: challenges for clinical challenges and management. Lancet. 2014; 383:1422-32.

Bass C, Pearce S. Severe and enduring somatoform disorders: recognition and management. Br J Advances. 2016;22(2):87-96.

Bass C, Peveler R, House A. Somatoform disorders: sever psychiatric illnesses neglected by psychiatrists. Br J Psychiatry. 2001;179:11-14.

Bewley A, Lepping P, Taylor RE, editores. Psychodermatology in clinical practice. Cham: Springer Nature Switzerland; 2021.

Boland RJ, Verduin ML. Somatic symptoms and related disorders. En: Boland R, Verduin M, editores. Kaplan & Sadock. Synopsis of psychiatry. Filadelfia: Wolters Kluwer; 2022. p. 451-468.

Caselli I, Poloni N, Ielmini M, Diurni M, Callegari C. Epidemiology and evolution of the diagnostic classification of factitiuous disorders in DSM-5. Psychol Res Behav Manag. 2017;10:387-94.

Coffman K. Management of somatoform disorders. En: Amos J, Robinson R, editores. Psychosomatic medicine: an introduction to consultation-liaison psychiatry. Cambridge: Cambridge University Press; 2010. p. 73-81.

Creed F, Guthrie E. Techniques for interviewing the somatising patients. Br J Psychiatry. 1993;162:467-471.

Creed F, Henningsen P, Fink P. Medically unexplained symptoms, somatization and bodily distress. Cambridge: Cambridge University Press; 2011.

Dickerman AL, Muskin PR. Somatic symptom and related disorders. En: Summergrad P, Silbersweig DA, Muskin PR, Querques J, editores. Textbook of medical psychiatry. Washington D. C.: American Psychiatric Association Publishing; 2020. p. 667-695.

Eisendrath SJ. Factitious disorders and malingering. En: Gabbard GO, editor. Gabbard's Treatment of Psychiatric Disorders. Vol. 2. 3ª ed. Washington D. C.: American Psychiatric Press; 2001. p. 1825-42.

Fink P, Rosendal M, Toft T. Assessment and treatment of functional disorders in general practice: the extended reattribution and management model: an advanced educational program for non-psychiatric doctors. Psychosomatics. 2002;43:93-131.

Ford CV, Sonnier L, McCullumsmith C. Deception syndromes: factitious disorders and malingering. En: Levenson JL, editor. Textbook of psychosomatic medicine and consultation liaison psychiatry. 3ª ed. Washington D. C.: American Psychiatric Association Publishing; 2019. p. 323-40.

García-Campayo J, Alda M, Sobradiel N, Olivan B, Pascual A. Personality disorders in somatization disorder patients: a controlled study in Spain. J Psychosomatic Res. 2007;62:675-80.

García-Campayo J, Campos R, Marcos G, Pérez-Echeverria MJ, Lobo A. Somatisation in primary care in Spain: II. Differences between somatisers and psychologisers. Working Group for the Study of the Psychiatric and Psychosomatic Morbidity in Zaragoza. Br J Psychiatry. 1996;168(3):348-53.

García-Campayo J, Larrubia J, Lobo A, Pérez-Echeverría MJ, Campos R. Attribution in somatizers: stability and relationship to outcome at 1-year follow-up. Grupo Morbilidad Psiquica y Psicosomática de Zaragoza (GMPPZ). Acta Psychiatr Scand. 1997;95(5):433-8.

García-Campayo J, Lobo A, Pérez-Echeverría MJ, Campos R. Three forms of somatization presenting in primary care settings in Spain. J Nerv Ment Dis. 1998;186(9):554-60.

García-Campayo J, Sanz-Carrillo C, Pérez-Echeverría MJ, Campos R, Lobo A. Screening of somatization disorder: validation of the Spanish version of the Othmer and DeSouza Test. Acta Psychiatr Scand. 1996;94:411-415.

Gask L. The challenge of developing person-centered services to manage comorbid mental and physical illness. En: Sartorius N, Holt RIG, Maj M. Comorbidity of mental and physical disorders. Key issues men health. Basel: Karger; 2015. p. 157-164.

Gask L, Dowrick C, Salmon P, Peters S, Morriss R. Reattribution reconsidered: narrative review and reflections on an educational intervention for medically unexplained symptoms in primary care settings. J Psychosom Res. 2011;71(5):325-34.

Gieler U, Consoli SG, Tomás-Aragonés L, Linder DM, Jemec GB, Poot F et al. Self-inflicted lesions in dermatology: terminology and classification-a position paper from the European Society for Dermatology and Psychiatry (ESDaP). Acta Derm Venerol. 2013;93(1):4-12.

Gómez E, Valdés M. Trastorno facticio, un diagnóstico a tener en cuenta. Med Clin (Barc). 1997;109:764-767.

Groves JE. Taking care of hateful patient. NEJM. 1978;298:883-887.

Guthrie E. Psychotherapy for patients with complex disorders and chronic symptoms. The need for a new research paradigm. Br J Psychiatry. 2000;177:131-7.

Hamilton J, Campos R, Creed F. Anxiety, depression and management of medically unexplained symptoms in medical clinics. J R Coll Physicians Lond. 1996;30(1):18-20.

Hamilton J, Hedge KA, Feldman MC. Excessive illness behavior. En: Fogel B, Greenberg DB. Psychiatric care of the medical patient. 3ª ed. Nueva York: Oxford University; 2015. p. 743-53.

Hausteiner-Wiehle C, Hungerer S. Factitious disorders in everyday practice. Dtsch Arztebl Int. 2020;117:452-9.

Henningsen P. Somatic symptom disorder and illness anxiety disorder. En: Levenson JL, editor. Textbook of psychosomatic medicine and consultation liaison psychiatry. 3ª ed. Washington D. C.: American Psychiatric Association Publishing; 2019. p. 305-322.

Lobo A, Campos R, García-Campayo J, Pérez-Echeverría MJ, Montón C, Sánchez-Calavera MA et al. Los trastornos de ansiedad en atención primaria. Madrid: Emisa; 1997.

Lobo A, Campos R, Marcos G, García-Campayo J, Campayo A, López-Antón R et al. Somatic and psychiatric co-morbidity in Primary Care patients in Spain. Eur J Psychiatry. 2007;20(1):71-78.

Lobo A, Farré JM, Gómez-Reino I, Parramon G, Artal J, Blanch J et al. Psiquiatría psicosomática y de enlace. La aportación desde la psiquiatría al resto de la medicina. Barcelona: Siglantana; 2022.

Lobo A, García-Campayo J, Campos R, Marcos G, Perez-Echeverria MJ. Somatisation in primary care in Spain: I. Estimates of prevalence and clinical characteristics. Working Group for the Study of the Psychiatric and Psychosomatic Morbidity in Zaragoza. Br J Psychiatry. 1996;168(3): 344-8.

Lobo A, Montón C, Campos R, García-Campayo JJ, Pérez Echeverría MJ. Detección de morbilidad psíquica en la práctica médica: el nuevo instrumento EADG. Zaragoza: Luzán; 1994.

Merten T, Merckelbach H. Factitious disorder and malingering. En: Geddes JR, Andreassen NC, Goodwin G, editores. New Oxford textbook of psychiatry. 3ª ed. Nueva York: Oxford University; 2020. p. 1343-49.

Mohandas P, Bewley A, Taylor R. Dermatitis artefacta and artefactual skin disease: the need for a psychodermatology multidisciplinary team to treat a difficult condition. Br J Dermatol. 2013;169(3):600-6.

Organización Mundial de la Salud. Clasificación Internacional de Enfermedades. 1ª ed. (CIE-11) [Internet]. Ginebra: Organización Mundial de la Salud; 2023 [consulta el 13 de abril de 2024]. Disponible en: https://icd.who.int/browse11/l-m/es

Pintor L, Rodríguez-Urrutia A. La psiquiatría de interconsulta y enlace. En: Vallejo J, Bulbena A, Blanch J, editores. Introducción a la psicopatología y la psiquiatría. 8ª ed. Barcelona: Masson; 2015. p. 557-70.

Rodríguez-Pichardo A. Dermatosis psicógenas. En: Conejo-Mir J, Moreno JC, Camacho FM. Manual de dermatología. 2ª ed. Aula Médica: 1018. p. 596-607.

Rosendal M, Blankenstein AH, Morriss R, Fink P, Sharpe M, Burton C. Enhanced care by generalists for functional somatic symptoms and disorders in primary care. Cochrane Database Syst Rev. 2018;(10):CD008142.

Rubio G, Lahera G, Villaseñor SJ, Rodríguez-Jiménez R. Fundamentos de psiquiatría. Bases científicas para el manejo clínico. 2ª ed. Madrid: Editorial Médica Panamericana; 2023.

Sharpe M, Walker J. Deconstructing dualism: the interface between physical and mental illness. En: Geddes JR, Andreassen NC, Goodwin G, editores. New Oxford textbook of psychiatry. 3ª ed. Nueva York: Oxford University; 2020. p. 1317-19.

Ustün BT, Sartorius N. Mental illness in general health practice: an international study. Chichester: Wiley; 1995.

Van der Feltz-Cornelis C, Swinkels J. Presentation of the multidisciplinary Guideline Medically Unexplained Physical Symptoms (MUPS) and somatoform disorder in the Netherlands: disease management according to risk profiles. J Psychosom Research. 2012;72:168-9.

Wessely S, Nimnuan C, Sharpe M. Functional syndromes: one or too many. Lancet. 1999;354(9182):936-939.

12.2 Trastornos conversivos y factores psicológicos que afectan a otras enfermedades

R. Campos Ródenas, A. Campos Saénz de Santa María y J. J. García Campayo

 OBJETIVOS

- Conocer los cambios en los criterios actuales de diagnóstico de los pacientes con trastornos conversivos funcionales y los modelos neurobiológicos que los sustentan para que su diagnóstico deje de ser de exclusión.
- Aprender los principales patrones sintomáticos característicos de los trastornos neurológicos funcionales y sus manifestaciones.
- Reconocer las señales de alerta general y en la exploración física para la identificación de los trastornos neurológicos funcionales, tomando como referencia la guía de consenso de la Sociedad Española de Neurología sobre los trastornos motores funcionales.
- Aprender la existencia del solapamiento funcional y la comorbilidad psiquiátrica que se da en los pacientes con trastornos conversivos.
- Tener presente el modelo de formulación del diagnóstico etiológico de los trastornos conversivos, teniendo en cuenta factores neurobiológicos y psicológicos, como los predisponentes, los precipitantes y los mantenedores.
- Conocer la epidemiología y los factores pronósticos de los trastornos conversivos.
- Identificar los indicadores de mejores prácticas asistenciales en el tratamiento de los trastornos conversivos.
- Aprender las principales intervenciones específicas psicoterapéuticas diseñadas para los pacientes más graves y recogidas en el abordaje integrador diseñado por Del Río y González.
- Conocer los criterios de valoración de los factores psicológicos que afectan a las afecciones médicas, así como conceptos relacionados con estresores universales, estilos de apego, factores de vulnerabilidad (locus externo de control y alexitimia), afrontamiento del estrés y patrones de conducta (especialmente el D y el C).
- Identificar las diferentes posibilidades de adaptación psicológica y, en concreto, las desadaptativas en forma de falta de adhesión al tratamiento y petición de alta voluntaria.
- Conocer la definición e implicaciones de los trastornos facticios y su diferenciación con la neurosis de compensación, el síndrome de Ganser y la simulación.
- Aprender las estrategias de confrontación constructiva de Bass y Halligan para el abordaje de los pacientes con trastorno facticio.

TRASTORNO DE CONVERSIÓN O CONVERSIVO (TRASTORNO DE SÍNTOMAS NEUROLÓGICOS FUNCIONALES)

Las personas con trastorno de conversión o conversivo (trastorno de síntomas neurológicos funcionales en el DSM-5-TR) presentan diversos y heterogéneos síntomas (déficits o cambios, a veces por exceso) que afectan a las funciones motoras o sensoriales y que sugieren inicialmente la existencia de una enfermedad neurológica (o médica) para las que los resultados de las exploraciones no resultan alterados y que se identifican como incompatibles o incongruentes con un diagnóstico neurológico. Además, deben producir intenso malestar, ser de cierta duración (agudo, o crónico si es mayor de 6 meses) y tener repercusión funcional. Los síntomas no están bajo control voluntario (aunque con frecuencia el paciente pueda modular su gravedad) ni son producidos intencionalmente. En los nuevos criterios diagnósticos se enfatiza que no hay que demostrar específicamente que no existe simulación (dada la

dificultad para demostrarlo) y que no se deba a un comportamiento culturalmente aceptado.

El cuadro clínico es proteiforme, ya que puede haber manifestaciones en forma de parálisis, ataxia, movimientos anómalos o convulsiones (crisis no epilépticas), y otras que conllevan afectación sensorial, como la ceguera, visión en túnel, sordera, afonía o anestesia. Asimismo, puede haber repercusión visceral con vómitos, dificultades para tragar e incluso afectarse la consciencia en forma de episodios de desmayo o de amnesia. No se incluyen determinados síntomas, como dolor, fatiga, mareo o síntomas mnésicos, salvo la amnesia episódica, ya que los síntomas cognitivos funcionales constituyen un gran grupo de ellos (junto con los motores y los ataques no epilépticos). La patoplastia ha cambiado con la variación de los conocimientos médicos, y los síntomas conversivos contemporáneos son más inespecíficos, difusos y con signos menos objetivos.

Se han empleado a lo largo del tiempo diferentes términos que conllevan perpetuar la dicotomía entre lo psíquico y lo somático (*histeria, conversión psicógena, trastorno psicosomático o trastornos médicamente no explicables*). Los pacientes con trastorno conversivo han pasado de ser los pacientes estrella al inicio del siglo XX a convertirse en peregrinos sanitarios, rebotados, incómodos, cuestionados y mal comprendidos por los profesionales (incluso por los especialistas de psiquiatría y salud mental), con énfasis en el modelo biomédico. Desde los años 90, ha renacido el interés en ellos gracias a nuevas y variadas teorías sobre el vínculo y las relaciones objetales, el trauma, la disociación, la regulación emocional y la configuración de la identidad, entre otras. Actualmente, la ausencia de factores psicológicos no es motivo para excluir el diagnóstico de trastorno conversivo, por un lado; por otro, se ha constatado que no es infrecuente que haya un solapamiento entre el cuadro clínico conversivo y la existencia de un trastorno neurológico con una fisiopatología más definida.

> **!**
> - La etapa actual en el estudio de los trastornos conversivos es innovadora. Se encuentra marcada por modelos neurobiológicos emergentes y en un inicio de precisión de criterios positivos para los trastornos conversivos, comprobables tanto en la exploración como en los antecedentes neurológicos (incluidos los estudios neurofisiológicos y los de neuroimagen).
> - Los autores recomiendan las guías de consenso de las sociedades de neurología, como en la editada en España sobre el trastorno del movimiento funcional, y la actualización recogida en los tratados de neuropsiquiatría actuales.

Manifestaciones clínicas

Estos trastornos conllevan una pérdida o alteración de las funciones motoras o sensitivas, que suele ser aguda y temporal y que, en ocasiones (no siempre), se ha precipitado por un acontecimiento físico, traumático o emocional. Al inicio de los síntomas también puede haber asociación con síntomas disociativos, como despersonalización, desrealización o amnesia. En la historia clínica y en la exploración se pueden reconocer ciertos aspectos específicos, como la incongruencia (patrón no compatible con trastornos conocidos) e inconsistencia (patrón cambiante, que mejora con la distracción y empeora con la atención) con respecto a los definidos de enfermedades ya conocidas y la explicación anatomofisiológica.

Hay riesgo de sobrediagnóstico de trastorno conversivo sobre la base de la atipicidad o el desconocimiento del cuadro clínico neurológico, así como de etiquetar lo desconocido como *conversivo* (léase *enfermedades raras*). En este sentido se pone como ejemplo de la pericia en el diagnóstico que la distonía no funcional puede tener un inicio brusco y fluctuante que empeora con factores estresantes y que la distonía funcional puede no mejorar con la distraibilidad, e incluso mejorar con trucos sensitivos (como ocurre en la distonía no funcional).

Como posteriormente se explicará, el diagnóstico no debe basarse en la ganancia secundaria, en el valor simbólico del síntoma (representación y solución parcial del conflicto inconsciente, que gira alrededor de la feminidad o la masculinidad en la histeria del varón), en la actitud de *belle indifférence* (aceptación plácida de sufrimiento) o en la distribución

no anatómica, ya que estos síntomas pueden aparecer también en pacientes con trastornos neurológicos no funcionales. Clásicamente, se distinguen algunos patrones sintomáticos característicos: síntomas sensoriales, motores, convulsivos no epilépticos y otras manifestaciones relacionadas.

Síntomas sensoriales

Es frecuente la anestesia o hipoestesia en forma de pérdida de sensibilidad periférica del hemicuerpo o de las extremidades (en guante o calcetín). Traspasan la línea media, ya que no corresponden a la inervación sensitiva (a no ser que el sujeto sepa anatomía), sino a representaciones mentales de ese miembro; por ello, se provocan frecuentes confusiones en la evaluación. Se pueden dar alteraciones en todas las modalidades sensoriales, unilaterales o bilaterales, y también en relación con los sentidos, aquejando ceguera o diplopías monoculares (visión borrosa o dificultad para leer ante exámenes; visión en escotoma, en túnel con campos visuales espirales o tubulares, que no producen colisiones o autolesiones, con conservación de reflejos pupilares y ausencia de alteraciones en potenciales evocados), sordera, anosmia o ageusia (alteraciones gustativas). Así, los pacientes perciben el déficit sensorial, a pesar de la integridad anatómica cerebral, y se atribuyen alteraciones en el procesamiento de la información moduladas por experiencias emocionales.

Por otro lado, pueden existir hiperestesias en forma de parestesias que se describen como hormigueos, pinchazos, sensaciones de calor, picor o dinias, que motivan consultas al médico y/o derivaciones a especialistas diversos, como dermatología o anestesiología (clínicas del dolor). Sin embargo, en el DSM-5-TR se ha excluido deliberadamente el dolor de la definición de los trastornos neurológicos funcionales.

Síntomas motores

Pueden cursar con cualquier trastorno del movimiento, frecuentemente con temblor, distonía, lentitud del movimiento o alteración de la marcha. Dos de las presentaciones más clásicas son la astasia (dificultades para mantenerse en pie) y la abasia (dificultades para caminar), con marcha inestable, piernas rígidas con arrastre en tijeras y movimientos groseros, especialmente troncales y con implicaciones de extremidades superiores, con el andar tipo funambulista, anserino o de caminar sobre hielo. Las caídas no son características y no conllevan lesiones.

Hay otras manifestaciones, como las paresias o parálisis de uno o más miembros o de un lado de la cara. Son fláccidas o con contractura y no siguen patrones neuroanatómicos. Hay conservación de reflejos y no hay fasciculaciones o atrofias, salvo que haya un curso crónico. También pueden aparecen las afonías o disfonías, las disfagias (dificultades para tragar), las crisis tónicas de inmovilidad (rigidez corporal y contracción muscular), las catatonías (inhibición motora con catalepsias, mutismo, ecolalias, oposición del sujeto cuando se le intenta movilizar, estereotipias y manierismos) y las respuestas de inmovilidad atónicas (el sujeto pierde el tono hasta quedarse como muerto). Por último, en este apartado pueden incluirse los trastornos faciales (espasmos faciales unilaterales, blefaroespasmos funcionales) y oculomotores (espasmo de convergencia, parálisis de convergencia, limitación de la mirada, crisis oculogiras, nistagmo funcional).

Síntomas convulsivos no epilépticos (crisis neuropáticas o epileptiformes: ataques disociativos según CIE-11)

Su inicio y su patrón son variables, incluso en el mismo sujeto. Predominan las manifestaciones paroxísticas en forma de contracciones y torsiones muy aparatosas.

Las crisis histéricas mayores de Charcot y Richer, actualmente raras en su presentación florida debido a la influencia de una cultura más desarrollada, se caracterizan por una evolución en forma de:

- Pródromos (aura histérica):
  - Síntomas funcionales que anuncian la crisis, que se inician bruscamente, con caída al suelo no brutal, sin hacerse daño ni herirse (a diferencia de la crisis epiléptica).
  - Hay formas menores, que van desde la lipotimia al síncope, que aparecen frente a situaciones de alto contenido emocional, y que son recordadas por el paciente, en donde no hay alteraciones cardiovasculares (a lo sumo, bradicardia e hipotensión discretas).
- Período epileptoide en forma de sacudidas musculares generalizadas de características seudoconvulsivas y que, a pesar del estrechamiento del campo de la conciencia, cursa con indicadores de que se preserva la capacidad de darse cuenta (por ejemplo, la resistencia a los intentos de abrir los ojos al sujeto, con frecuencia hay cierre palpebral).
- Período de contorsiones (clownismo): movimientos variados, opistótonos, emisión de sonidos, gritos, que asemejan una imaginaria lucha.
- Período de trance o de actitudes pasionales en el que el paciente puede escenificar actitudes eróticas o de lucha y que suelen ser similares en cada crisis.
- Período terminal o verbal en el que el paciente, en medio de fenómenos onironides y/o alucinatorios, se recupera lentamente, y en el que, tras una crisis de llanto, verbaliza palabras o frases relacionadas con lo vivido en su crisis.

Las crisis suelen estar precipitadas por un suceso penoso para el sujeto, se producen en presencia de alguien y tienen una duración prolongada (generalmente más de 2 minutos); su curso es fluctuante, los movimientos son asincrónicos, el sujeto mueve la cabeza de lado a lado y los ojos permanecen habitualmente cerrados; puede haber movimientos pélvicos (también pueden aparecer en crisis de epilepsia frontal), crisis de llanto y crisis de hiperventilación; tras su cese, el paciente puede recordar lo que le ocurrió en las crisis, con énfasis en las circunstancias y el contexto, lo cual no sucede en pacientes con crisis epilépticas. Aunque no es lo más habitual, en las crisis no epilépticas puede haber mordedura de la lengua (aunque suele ser en la cara anterior de la lengua y no en la parte lateral, como en las convulsiones epilépticas), incontinencia o lesiones. Sin embargo, los reflejos pupilares/corneales y nauseosos están conservados y no hay elevación de prolactina tras el ataque (prueba con altos falsos positivos y bajo valor predictivo negativo).

La Liga Internacional Contra la Epilepsia ha editado un documento en el que propone niveles de certeza en el diagnóstico del trastorno por crisis no epilépticas. El *gold standard* es la videodocumentación con registro de electroencefalograma sincrónico en donde no hay correlato de actividad epiléptica.

Otras manifestaciones relacionadas

Otras manifestaciones relacionadas son las siguientes:

- Ataques catalépticos con crisis de pérdida de la actividad motora voluntaria:
  - El paciente, aparentemente dormido e inconsciente, permanece inmóvil y silente.
  - No se presentan los fenómenos típicos del dormir (miosis, estrabismo divergente, contracción de musculatura orbicular de los párpados) ni los registros electroencefalográficos del sueño.
- Crisis tetánicas cardiorrespiratorias:
  - Predomina la taquipnea, que conlleva alcalosis y espasmos, especialmente en las manos.
  - Su presentación dramática y el carácter egosintónico de la ansiedad las diferencia de los episodios de ansiedad paroxística.
- Crisis de risa o llanto incoercible, que también puede darse en forma de accesos de hipo, bostezos, estornudos.
- Alteraciones viscerales:
  - Espasmos cólicos, vómitos, estreñimiento, seudociesis (embarazo psicológico), trastornos tróficos, retención urinaria, diarreas y algias.
  - Entre las primeras, destaca la descripción clásica del *globus histericus* o faríngeo: dificultad para deglutir que desaparece con la ingesta.
  - En relación con el dolor (incluida también la alodinia y la hiperalgesia):
    - Están con frecuencia asociadas a los trastorno motores funcionales, especialmente los de duración, y que se explican por mecanismos de sensibilización central (cambios en la excitabilidad del sistema nervioso central) o por el concepto de dolor nociplástico (en ausencia de enfermedad o lesión del sistema somatosensorial).
    - El solapamiento entre el dolor y los trastornos funcionales motores es muy patente en los síndromes de dolor regional complejo.

Epidemiología

Las estimaciones de prevalencia son muy variables. Sus fuentes principales son de pacientes atendidos y no de población general. Como trastorno, hay una baja incidencia, con 2-5 casos por cada 100.000 habitantes, aunque los síntomas conversivos transitorios («normativos») son frecuentes (se estima que un tercio de la población general puede tener algún síntoma conversivo en su vida, pero la frecuencia es especialmente relevante en la población infantojuvenil de 7-15 años). En niveles asistenciales, los trastornos funcionales suponen un 15-30 % de los pacientes remitidos a las consultas de neurología (se convierten para ellos en el segundo motivo más frecuente de derivación tras la cefalea), que pueden estar más representadas en unidades asistenciales más específicas, como las dedicadas al trastorno del movimiento. Son más frecuentes en adultos jóvenes, pero no son infrecuentes en adultos mayores o en niños. Son 2-3 veces más frecuentes en las mujeres. Los factores clásicos de riesgo, como vivir en zonas rurales y tener bajo estatus socioeconómico y formativo, no se han replicado en estudios más recientes. En relación con las seudocrisis epilépticas, suponen 3-5 casos cada 100.000 habitantes. Hasta un 20 % de los pacientes que acuden a urgencias con un estatus epiléptico aparente tienen una crisis disociativa-conversiva no epiléptica; la cifra es de un 50 % cuando el estatus es refractario.

Diagnóstico: valoración, diagnósticos diferenciales y comorbilidad

El diagnóstico de los trastornos neurológicos funcionales no es fácil de realizar. Se requiere una suficiente experiencia y formación de los profesionales implicados. La valoración es similar a la descrita para los pacientes con trastornos de síntomas somáticos, con énfasis en la exploración clínica, que incluye también factores psicológicos y sociales. Para llevar a cabo el diagnóstico del trastorno conversivo, es preceptiva la realización de la historia clínica y una exploración neurológica completa.

> **!** El diagnóstico de los trastornos neurológicos funcionales sigue siendo primariamente clínico. Es incorrecto considerarlo como un diagnóstico de exclusión. Con frecuencia, se requieren estudios neurofisiológicos y pruebas de neuroimagen cerebral (es frecuente la comorbilidad neurológica y física coexistente), pero siempre se ha de recordar que deben ser pruebas necesarias y no realizadas previamente.

En los criterios DSM-5-TR, se enfatiza la importancia de no basar el diagnóstico en la exclusión de otras etiologías ni en la rareza sintomática, sino en la presencia de síntomas positivos exploratorios y en la incompatibilidad entre el síntoma y otras entidades neurológicas o cuadros clínicos reconocidos. Se ha eliminado la necesidad de encontrar factores psicológicos o estresantes asociados al síntoma. Se conserva el criterio de repercusión psicosocial (en forma de intenso distrés o de déficits funcionales), así como el de exclusión por la presencia de otro trastorno psíquico o médico que pueda explicar mejor el cuadro clínico. Hay dos tipos de especificadores: sintomáticos y de curso (episodio agudo hasta 6 meses o crónico si dura más de 6 meses). Los sintomáticos son los siguientes: con debilidad o parálisis, con trastorno del movimiento, con dificultades al tragar, con afectación del habla, con ataques o convulsiones, con anestesia o pérdidas sensitivas, con síntomas sensoriales específicos visuales, olfatorios o auditivos, con síntomas mixtos, con o sin estresores psicológicos.

> **!** Que, en cada caso, indefectiblemente, haya un episodio psíquico traumático causal y que el tratamiento tenga que dirigirse únicamente a identificarlo no solo es incierto, sino que puede resultar perjudicial en la relación terapéutica con los pacientes.

En la guía de consenso de la Sociedad Española de Neurología sobre trastornos motores funcionales se proponen claves generales basadas en incongruencias e inconsistencias que indican alto nivel de sospecha (**Tabla 12.2-1**).

Se especifican criterios diagnósticos basados en fenotipos clínicos funcionales específicos, como son el temblor (que es el trastorno funcional motor más frecuente y supone un 50 % de este tipo), la distonía, las mioclonías, los tics, el parkinsonismo y los trastornos de la marcha.

En los capítulos de los tratados contemporáneos de neuropsiquiatría, se mencionan hallazgos distintivos de trastornos neurológicos funcionales en la exploración física de los diferentes síntomas, aunque no pueden ser interpretados de forma aislada (**Tabla 12.2-2**).

Tabla 12.2-1. Señales de alerta general de probable trastorno neurológico funcional

- Historia clínica:
  - Inicio brusco
  - Remisiones y curaciones espontáneas
  - Curso estático
  - Naturaleza paroxística
  - Comorbilidad psiquiátrica
  - Incluye múltiples síntomas somáticos, ganancia secundaria, antecedentes de abuso psicológico/físico, antecedentes familiares de trastorno neurológico

- Exploración física con:
  - Variabilidades a lo largo del tiempo en frecuencia, amplitud y dirección/distribución del síntoma
  - Inconsistencias motoras, incongruencias en forma de posturas distónicas fijas con inversión del tobillo y flexión plantar (por ejemplo, marcha extraña o boca torcida hacia un lado, cocontracciones de músculos agonistas y antagonistas, discurso telegráfico o manteniendo un acento extranjero)

- Otros:
  - Sugestionabilidad (general o inducida a través de hipnosis o de inyección de amobarbital o loracepam)
  - Producción de movimiento con gran esfuerzo o lentitud intencionada
  - Lesiones autoinfligidas
  - Respuestas de sobresalto retardadas o excesivas a estímulos, ráfagas de farfulleo o tartamudeo
  - Falsa debilidad motora
  - Pérdida sensitiva o propagación del síntoma no anatómico, como la anestesia unilateral en forma de calcetín o de guante
  - Limitación funcional desproporcionada en relación con los hallazgos de la exploración

Adaptada de: Stone J, Sharpe M. Functional neurological symptom disorder (conversion disorder). En: Geddes JR, Andreassen NC, Goodwin G, editores. New Oxford textbook of psychiatry. 3ª ed. Nueva York: Oxford University; 2020. p. 1350-59; Baslet G, O'Neal MA, Dworetzky BA. Functional neurological symptom disorder. En: Silbersweig DA, Safar LT, Daffner KR. Neuropsychiatry and behavioral neurology. Nueva York: McGraw Hill; 2021. p. 361-377.

Tabla 12.2-2. Indicadores de trastorno neurológico funcional en la exploración física

Patrón generalizado de debilidad que afecta a músculos extensores y flexores	La mano nunca cae sobre la cara al explorar al paciente con parálisis	Prueba de propiocepción de dedo índice y nariz que se puede realizar por personas ciegas, pero no la realizan personas con ceguera conversiva
Sugestión para bailar del paciente abásico	Pruebas de provocación de nistagmo optocinético y que están ausentes en ceguera de causa no conversiva	Signo de *huffing and puffing*, que conlleva un sobresfuerzo claro y desproporcionado tras la exploración de la marcha en el paciente con TFM
Signo de Hoover: la debilidad de la extensión de la cadera se normaliza al explorar simultáneamente la flexión proximal de la cadera contralateral y que es signo positivo cuando se pide que levante la extremidad hemiparética inferior contralateral a la presumiblemente parética y no hace esfuerzo para empujar hacia abajo		Signo de Marcus Gunn: ausencia de defecto pupilar aferente cuando se explora con *flash* oscilante en paciente con ceguera monocular

TFM: trastorno funcional motor.

Los síntomas funcionales neurológicos:

- Representan una función anómala en un sistema nervioso en el cual es posible demostrar que hay capacidad para realizar una función normal.
  - Por ejemplo, un paciente con temblor funcional no puede parar el temblor de forma voluntaria, pero, cuando se le pide que realice un movimiento distractorio con la otra extremidad, el temblor cesa.
  - Otro ejemplo: un paciente con hemianestesia funcional, a pesar de no tener potenciales evocados sensitivos anómalos y, por tanto, existencia una adecuada conductancia sensitiva desde el miembro afecto al cerebro.
- Desafían las reglas básicas de la neuroanatomía, la fisiología y la física:
  - Por ejemplo, defectos tubulares en la visión con el mismo tamaño independientemente de la distancia con que se evalúe desafían las nociones básicas de la óptica.
  - Por ejemplo, el paciente tiene movimientos oculares sacádicos durante la anamnesis de la consulta, excepto cuando se procede a su exploración.

Hay algunas características clásicas asociadas a los trastornos conversivos, como el beneficio primario (derivados de excluir el conflicto fuera del plano consciente; en ese sentido, los síntomas tienen un valor simbólico que reflejan la naturaleza del conflicto), la ganancia secundaria (beneficios objetivos que se obtienen del síntoma en forma de adscripción al papel de enfermo, de ser excusado de obligaciones o de afrontar situaciones difíciles y de la recepción de ayuda y atención por los demás [profesionales y allegados]) y la *belle indifférence* (actitud asombrosa del sujeto caracterizada por la falta de preocupación por la gravedad de sus síntomas, dejando que las manifestaciones clínicas hablen por sí solas). Esta última no es patognomónica de los pacientes con trastorno conversivo, ya que puede aparecer como un indicador de negligencia propia de pacientes con enfermedades neurológicas diversas (especialmente cuando se afecta el lóbulo frontal). Las actitudes estoicas son, de hecho, poco frecuentes en pacientes con trastorno de conversión, que expresan su interés e inquietud por los síntomas que padecen.

Forman parte del diagnóstico diferencial las enfermedades neurodegenerativas, los tumores cerebrales y las patologías de los ganglios de la base. La debilidad motora puede ser sintomática de miastenia, polimiositis, miopatías adquiridas o esclerosis múltiple. La neuritis óptica puede recordar a la ceguera conversiva, y otras enfermedades, como el síndrome de Guillain-Barré, la enfermedad de Creutzfeldt-Jakob, la encefalitis autoinmunitaria, la parálisis periódica o el inicio de manifestaciones neurológicas del virus de la inmunodeficiencia humana, pueden dar lugar a retos diagnósticos.

La diferenciación del trastorno de crisis no epiléptica se realiza con el síncope convulsivo y con la crisis epiléptica. Dentro de ellas, las que conllevan actividad epiléptica frontal son las más complicadas de distinguir. Entre los rasgos presentes en la epilepsia frontal, se encuentran las duraciones cortas de la crisis (menos de 30 segundos), la desviación versiva de los ojos, el no cambiar de posición supina o prono, que no hay opistótonos ni movimientos de pedaleo o de patadas, los reflejos de prensión durante la crisis.

Los estudios clásicos (como el de Slatere en 1965) sobre el ominoso pronóstico de la histeria con un diagnóstico erróneo y precursor de una enfermedad «orgánica» grave son inexactos, según estudios actuales. Por contra, se enfatizan las consecuencias adversas en forma de complicaciones yatrogénicas y de la incapacidad para el paciente al que se ha tardado en realizar el diagnóstico de trastornos neurológicos funcionales.

! Los estudios actuales han demostrado que la probabilidad de que se realice un diagnóstico inadecuado de trastornos neurológicos funcionales y de que posteriormente se descubra un trastorno grave neurológico o médico es escasa (el 4 %).

El diagnóstico diferencial se hace con el trastorno por síntomas somáticos, los trastornos afectivos, el trastorno por ansiedad y los trastornos psicóticos, entre otros en cuya presentación pueda haber de forma asociada síntomas conversivos, pero sin que sea la afectación psicopatológica fundamental. La distinción con presentaciones facticias y con la simulación se basa en el control voluntario y consciente, con los consiguientes beneficios en forma de papel de enfermedad o ganancias terciarias.

En relación con la comorbilidad, hay que destacar que en los trastornos neurológicos funcionales hay una prevalencia de un 12 % de coexistencia con otras enfermedades neurológicas previas. Este fenómeno es denominado *solapamiento funcional* (clásicamente se conoce como *extensión paralógica*).

El solapamiento funcional se ha estudiado sobre todo en pacientes con enfermedad de Parkinson, así como en pacientes epilépticos. Los síntomas funcionales suelen aparecer en cualquier momento, pero son más frecuentes en los meses siguientes al diagnóstico de enfermedad neurológica y empeoran la calidad de vida si no son detectados ni abordados.

Los pacientes con trastorno de conversión también pueden presentar otras comorbilidades (**Tabla 12.2-3**).

 Los trastornos conversivos pueden aparecer sin que haya necesariamente trastornos médicos o psiquiátricos predisponentes, aunque no sea lo más frecuente.

Factores etiológicos

A continuación, se estudiarán los factores neurobiológicos y psicológicos de estos trastornos.

Factores neurobiológicos

Se ha postulado un control atencional anómalo dirigido a monitorizar el síntoma neurológico funcional, como se ha demostrado en el mayor control visual de los pacientes con temblor funcional. Las respuestas de potenciales evocados de los pacientes con trastornos funcionales conversivos son diferentes de los controles, especialmente en el parámetro *atenuación sensorial*, que indica la capacidad que tiene una persona para predecir sus propias acciones. En estudios de neuroimagen con tomografía por emisión de positrones, los pacientes con distonía funcional presentaban una reducción del flujo cerebral en la corteza motora primaria con un incremento de este en zonas subcorticales (ganglios de la base y cerebelo). El control atencional explícito anómalo también se infiere de un mantenimiento (y no una supresión, como suele ser lo habitual) de la potencia espectral de la banda BETA del electroencefalograma en la corteza sensitivo-motora cuando a los sujetos con trastornos motores funcionales se les pide que realicen una tarea motora en la que el movimiento que se fuera realizar podía predecirse.

Hay expectativas o creencias erróneas sobre los síntomas corporales. Estos sesgos cognitivos influyen en la capacidad de procesar información sensitiva nueva que se produce en ciertos contextos de episodios físicos o emocionales. El estudio de pacientes con temblor funcional monitorizado con acelerómetro de la muñeca reveló que estos sobreestimaron en un 80-90 % el tiempo que habían estado con temblor. Se han demostrado cambios morfológicos (volumétricos) de regiones corticales y subcorticales en pacientes con trastornos neurológicos funcionales con respecto a controles. Entre ellos, destacan el incremento del grosor en la corteza premotora y la disminución volumétrica de núcleos subcorticales en pacientes con trastornos motores funcionales y la atrofia cortical en regiones motoras y premotoras del hemisferio derecho con atrofia bilateral cerebelar en pacientes con trastorno de síntomas convulsivos no epilépticos.

Hay alteraciones en la actividad y conectividad de áreas cerebrales relacionadas con la toma de conciencia corporal y el procesamiento emocional (ínsula y amígdala), automonitorización (corteza prefrontal ventromedial), control cognitivo en detección de errores o control de conflictos (corteza prefrontal dorsolateral, corteza cingulado anterodorsal, giro frontal inferior), procesamiento autorreferencial (unión temporoparietal y giro supramarginal) y la intención motora con iniciación e inhibición (área motora suplementaria). Todo ello supone un papel destacado de los procesos de nivel de activación, interocepción subjetiva y automonitorización.

En estudios de resonancia magnética funcional de pacientes con trastornos motores funcionales, se indica que hay una falta de activación de la unión parietotemporal derecha, que forma parte de la red que diferencia las sensaciones generadas por uno mismo de las generadas desde el exterior. Ello conduce a que, en estos pacientes, haya una alteración del sentido de pertenencia del movimiento propio (*self-agency sense*): a pesar de que se activan circuitos voluntarios para generar movimientos anómalos, los afectados perciben estos movimientos como involuntarios.

También con estudios de resonancia magnética funcional se ha comprobado que el área suplementaria motora de la corteza cerebral (región prefrontal) está hipoactiva (los sujetos no pueden parar o inhibir una acción) y que existe un incremento de la conectividad con estructuras límbicas, como la amígdala, lo que origina una respuesta anómala a los estímulos emocionales. Ante estos últimos, se activan representaciones motoras conversivas y se experimentan como involuntarios. Una de las teorías más actuales es la defendida por Edwards en 2017: indica la predicción errónea acerca de un síntoma que está precipitado por un episodio inicial y facilitado por la tendencia excesiva a focalizar la atención en el cuerpo y específicamente en los síntomas. Esta inferencia activa depende de áreas intermedias, como el área motora suplementaria.

Factores psicológicos

En una perspectiva actual e integradora del trastorno conversivo, los principales factores psicológicos recogidos por Del Río y González en su reciente manual y guía sobre el trastorno conversivo son los siguientes:

- Los relacionados con experiencias estresantes y traumáticas como factor necesario (pero no suficiente) y de riesgo para un espectro de reacciones de adaptación al trauma:
  - Las manifestaciones pueden expresarse como sintomatología conversiva, disociativa, por síntomas somáticos,

Tabla 12.2-3. Comorbilidad psiquiátrica del trastorno neurológico funcional	
Trastornos depresivos	Trastornos por ansiedad
Trastorno de síntomas somáticos	Trastornos de personalidad (trastorno de personalidad límite, también histriónica, dependiente, antisocial)
Trastornos asociados a trauma (disociativo, trastorno por estrés postraumático)	
Conductas anómalas de enfermedad: estrategias pasivo-agresivas	

trastornos por estrés postraumático o en forma de desarrollo vulnerable de la personalidad (trastorno de personalidad límite).

- La exposición repetida a estresores traumáticos conllevaría una hiperactivación temprana de circuitos frontocorticales ante estímulos emocionales (especialmente los negativos), que provocaría la detección de amenazas incluso cuando no las haya.

• Los traumas ocultos en las interacciones entre el niño y sus cuidadores:
  - Dan lugar a estilos de apegos inseguros (evitativos o ansiosos/ambivalentes) y que pueden tornarse en desorganizados (muy relacionado con la disociación).
  - La ausencia de un vínculo con base segura afecta al sentimiento de confianza básica, la regulación emocional, los niveles de activación y la capacidad de modular impulsos.
  - Todo ello alterará la imagen de uno mismo e influirá en las relaciones que se establecen como adulto.

• La regulación emocional más alterada que la de la población general:
  - Se relaciona con la gravedad clínica y puede considerarse como factor predisponente, mediador, de riesgo o una manifestación del propio trastorno.
  - Habría una mayor sensibilidad ante estímulos emocionales negativos y una tendencia a interpretar estímulos neutros o incluso positivos como si fueran negativos.
  - Del Río y González proponen un modelo diferenciado de estrategias de regulación y de correlato neurobiológico según el cuadro clínico conversivo, y advierten que este debe ser entendido de forma flexible. Describen tres agrupaciones o *clusters*:
    ▪ De infrarregulación emocional:
      ○ Predomina una alta actividad emocional (predominio del sistema nervioso autónomo simpático) con sentimientos de verse superado por las emociones y con dificultades en el control de impulsos (sobre todo, en relación con la autoagresividad o la heteroagresividad).
      ○ Hay un fallo del control inhibitorio prefrontal sobre las regiones límbicas.
      ○ Podría haber un patrón de hiperconectividad entre la ínsula, la corteza frontal inferior, la corteza parietal y el surco precentral; una desincronización entre áreas o un aumento de conectividad entre la amígdala y áreas motoras suplementarias.
      ○ Las manifestaciones clínicas serían las crisis no convulsivas, el temblor, las alteraciones de la marcha y los movimientos anormales.
    ▪ De sobrerregulación emocional:
      ○ Con exceso del control inhibitorio y un estado de hipoarousal (predominio de activación parasimpática o mixta) que se asocia al embotamiento, distanciamiento afectivo y evitación de emociones.
      ○ El patrón puede ser de hiperfunción frontal generalizada (con exceso de control inhibitorio) con disminución de la conectividad entre la corteza dorsolateral prefrontal y áreas premotoras, o de hiperfunción en la corteza orbitofrontal y la corteza dorsolateral prefrontal y otras áreas frontales y

límbicas, con desaferentización de áreas sensoriales corticales o liberación de opioides endógenos.
      ○ Las manifestaciones clínicas serían los déficits motores (parálisis) y sensoriales (anestesia, sordera, ceguera, afonía) o desvanecimientos (inmovilidad átona).
    ▪ Un estado de ciclación entre la infrarregulación y sobrerregulación con un nivel de activación inestable. La manifestación clínica más característica sería la inmovilidad tónica.

• La alexitimia o dificultad para diferenciar los sentimientos propios y expresarlos en palabras:
  - Se considera un factor de riesgo o un factor mediador de la aparición del trastorno de síntomas somáticos y también de rasgos disociativos en la población general.
  - Hay numerosos estudios que correlacionan mayores tasas de alexitimia en pacientes con trastorno de síntomas somáticos (incluida la de conversión) que en la población general, y que se relacionan con la gravedad clínica.
  - Los niveles mayores de alexitimia en pacientes con trastornos conversivos se han correlacionado con el grado de abusos físicos en la infancia.

• De una forma mucho más general, véase el esquema propuesto por expertos internacionales para orientar una formulación del juicio etiológico del trastorno neurológico funcional (**Tabla 12.2-4**).

Curso evolutivo y pronóstico

El inicio suele ser repentino, aunque a veces el cuadro clínico sigue un curso *in crescendo*. El 95 % del cuadro clínico remite en 2 semanas tras la hospitalización en planta de medicina interna o neurología, salvo que los síntomas hayan estado presentes más de 6 meses (entonces, la remisión disminuye a la mitad). Hay un 15-25 % de recidivas en el primer año tras el primer episodio. El inicio de los síntomas está más frecuentemente asociado a un trauma físico (generalmente menor), a una crisis de ansiedad o a un episodio fisiológico no previsto (por ejemplo, síncope posmiccional, parálisis del sueño). Los síntomas funcionales neurológicos pueden ser incapacitantes tanto en forma de un 50 % de incapacidad laboral al año del diagnóstico como en forma de carga económica (uno de cada cuatro sujetos cobra pensión; también se han de tener en cuenta los costes anuales asociados a visitas médicas, exploraciones, etcétera).

Véanse los factores pronósticos (**Tabla 12.2-5**).

Mejores prácticas asistenciales

El tratamiento del paciente con trastornos neurológicos funcionales debería ser multidisciplinar y fundamentado en una explicación razonada y plausible del diagnóstico y de las diferentes opciones terapéuticas. El modelo tradicional de que en neurología se informa de que «no hay nada patológico» y que hay que derivar al sujeto al profesional de salud mental para que detecte y trate los factores psicológicos subyacentes está periclitado. El objetivo es proporcionar una atención integrada con programas de enlace entre los diferentes profesionales.

El tratamiento fundamental es el psicoterápico, siguiendo el modelo de intervención de otros trastornos de síntomas

Tabla 12.2-4. Formulación del juicio etiológico del trastorno neurológico funcional

Factores predisponentes	Factores precipitantes	Factores mantenedores
• Relacionados con experiencias adversas en la infancia (abuso o negligencia, disfunción en la comunicación familiar)	• Relacionados con experiencias vitales en la edad adulta • Acontecimientos vitales que conlleven pérdida	• Aquellos que conllevan aislamiento

• Vulnerabilidad neuropsicológica:
  – Tendencia a evitación
  – Alexitimia
  – Estilos de regulación emocional
  – Hipervigilancia y mayor sensibilidad al miedo
  – Disfunción ejecutiva y estilos cognitivos variables
	• Problemas de salud
	• Traumas físicos
	• Dificultades interpersonales
	• Conflictos laborales
		• Estrés crónico
		• Conducta anómala de enfermedad

	• Comorbilidad neurológica:
	  – Epilepsia
	  – Traumatismos cerebrales leves
	  – Dificultades en capacidades intelectuales
	  – Cefaleas
	  – Dolor crónico
	  – Déficits cognoscitivos
	• Comorbilidad psiquiátrica
		• Errores en el diagnóstico y/o tratamiento

Tabla 12.2-5. Factores pronósticos del trastorno neurológico funcional

Mejor pronóstico	Peor pronóstico
• Inicio agudo	• Duración prolongada de los síntomas
• Breve duración de los síntomas • Alta capacidad intelectual • Estresor identificable al inicio	• Existencia de ganancias secundarias en forma de bajas o incapacidades acumuladas durante tiempo
• La parálisis, la afonía y la ceguera tienen mejor pronóstico que el temblor o las crisis convulsivas	• Comorbilidad enfermedades médicas
• Derivación y colaboración temprana	• Comorbilidad psiquiátrica (incluido trastorno de la personalidad)
• Atribución de factores psicológicos que influyen en el cuadro clínico	

somáticos en donde el trabajo de los profesionales se realiza de forma delicada (no se puede cuestionar nunca la realidad de los síntomas, se tiene que explicar su naturaleza funcional y cómo se ha llegado al diagnóstico, así como las perspectivas de alivio a través un plan terapéutico) respetando la dignidad del paciente. La psicoterapia se focaliza en los pensamientos, sentimientos y conductas que permitan al paciente elaborar sus sentimientos de malestar y en la dificultad de la relación interpersonal para poder realizar cambios individuales significativos. No hay evidencia específica para el empleo de tratamiento psicofarmacológico en el tratamiento de personas con trastorno conversivo, aunque puedan ser efectivos para el abordaje de comorbilidad psiquiátrica cuando la haya.

En revisiones recientes sobre sobre el abordaje clínico de los trastornos neurológicos funcionales, se reseña la falta de estudios de calidad y la necesidad de tener guías clínicas oficiales (como la que ha editado recientemente la Sociedad Española de Neurología sobre el trastorno funcional motor). Se mencionan estudios de planes multidisciplinares de intervenciones psicoeducativas, fisioterapia y terapia ocupacional. Los metaanálisis de la efectividad de intervenciones psicoterapéuticas variadas (psicoeducación, terapia cognitivo-conductual, psicoterapia psicodinámica y, en concreto, la psicoterapia interpersonal psicodinámica de Hobson, la terapia de intención paradójica y el *mindfulness*) han demostrado que se puede reducir la sintomatología en la mitad de los casos. Hay estudios sobre terapias basadas en *mindfulness* para pacientes con convulsiones no epilépticas que demuestran una efectividad en la reducción de las crisis. También hay estudios de efectividad con técnicas grupales de terapia dialéctico-conductual, técnicas de psicoterapia psicodinámica breve y técnicas de formulación individual compartida.

Para los pacientes de mayor gravedad y complejidad, serán necesarias intervenciones más específicas que conlleven un encuadre que permita trabajo psicoterapéutico, bien individual, bien familiar. Generalmente, predominan los dispositivos ambulatorios; en caso más complejos, también hay experiencias favorables en hospitales de día de psiquiatría.

El trabajo integrador terapéutico basado en años de experiencia y elaborado como una guía para profesionales por Del Río y González se agrupa en siete grandes apartados secuenciales, que se estudian en las líneas siguientes.

Trabajo de entender y reflexionar. Se reformula el síntoma y su función como algo general y con las particularidades que tienen lugar en el desarrollo biográfico individual, siempre único (cuadro clínico del caso a caso). Se enfatiza que puede haber disfunciones en los sistemas de apego y cuidado, así como en regulación emocional, y que a través de la relación terapéutica puede haber oportunidades de cambio y de sentirse entendidos. Se estimula el diálogo terapéutico, en donde el paciente puede hablar, explicar y reflexionar sobre su actual situación de salud, su desarrollo biográfico y las conexiones entre ambas cosas. Todo ello posibilita una base sobre la que, a través de la autorreflexión, se dé sentido individual, de uno mismo, a los síntomas inscritos en un pasado que no acababan de entenderse bien. Así, se devuelve al sujeto la capacidad de integrar y sintetizar la información, y eso tendrá una función terapéutica de recuperar la capacidad de integración y síntesis de la información. Se pasa de decir «Algo me está ocurriendo» a enunciar «Puedo hablar sobre mí mismo».

Trabajo con el cuerpo. El primer paso es prestar atención a las experiencias corporales, tanto a las actuales como a aquellas que surgieron a lo largo de la biografía. Se profundiza en la interocepción (sensaciones viscerales) y se la relaciona con las emociones asociadas, ya que hay tendencia a la desconexión entre ambas. Se facilita un nuevo aprendizaje, sintiendo el cuerpo como propio y sabiendo traducir lo que están trasmitiendo (cuándo aparecen los síntomas, cómo, por qué y para qué). Hay diferentes técnicas generales, que van desde el trabajo fisioterápico, el *neurofeedback*, a otras más específicas, como el *mindfulness*, la terapia *eye movement desensitization and reprocessing* (conocida como EMDR), técnicas gestálticas y el psicodrama.

Trabajo con los aspectos disociativos. Hay muchos pacientes con trastornos disociativos que presentan algún síntoma conversivo sin que sea su diagnóstico principal (disociación somatomorfa); en otros, como en los pacientes con síntomas convulsivos no epilépticos, los síntomas conversivos son más patentes.

Trabajo de reconexión. Hay pacientes afectados porque tienen una respuesta a estímulos (externos e internos) anulada y atenuada. En estas circunstancias, hay propuestas terapéuticas (por ejemplo, la terapia focalizada en la emoción, de Greenberg) que permiten identificar, experimentar, aceptar, explorar y dar sentido a las emociones, transformándolas y modulándolas de forma flexible, de manera que permitan una acción congruente con una necesidad subyacente.

Trabajo para la regulación emocional. El paciente puede estar infrarregulado, con emociones que vive de forma desbordante y que generan malestar al sujeto como si fueran una alarma desprogramada, ya que no son proporcionadas a lo que está pasando. El enfoque será aprender a calmar las emociones, cuidarlas y atenuar lo excesivo. Puede haber una sobrerregulación en donde hay mecanismos psicológicos diversos de evitación o freno de las emociones (supresión, control, rumiación o utilización de reguladores externos, como sustancias, medicamentos o actividades) porque le resultan demasiado dolorosas al paciente. El objetivo es que pueda haber una reconciliación con las emociones, que se aprenda a entender su función y que se pierda el miedo. En este campo, también es importante el trabajo de autocuidado tanto internamente (qué se dice uno a sí mismo) como simbólicamente (mirar y reflexionar sobre el niño interior que el sujeto fue), y en las relaciones para encontrar un mejor equilibrio entre cuidar a los demás y velar por uno mismo.

Trabajo cuando el paciente vehicula sus síntomas relacionalmente. No es un patrón universal ni siempre está presente en los pacientes con trastorno conversivo, aunque está muy generalizado como prejuicio que los pacientes con sus síntomas intentan manipular caprichosa y malévolamente a su entorno para obtener atención y afecto. Se trata de contextos de apego inseguro que pueden conllevar patrones relacionales más complejos y automáticos en los cuales falta una conciencia emocional. En la relación terapéutica de escucha sin prejuicio, se podrá elaborar que su demanda es lícita, pero que su vehiculización está siendo contraproducente.

Trabajo con el trauma; identificar las experiencias pasadas y los recursos personales y del entorno que se pusieron en juego y su autosignificado. De nuevo, el modelo explicativo lleva a un conjunto de experiencias (no solo un único episodio) que indican unos patrones de apego o traumas relacionales. Para ello hay técnicas concretas, como el EMDR y las técnicas cognitivo-conductuales focalizadas en el trauma. En relación con la efectividad del EMDR, a través de un tipo de movimientos oculares, se permite el acceso a memorias (imágenes, creencias, emociones y sensaciones) y al desbloqueo del sistema de procesamiento de la información; se ha documentado mejoría en pacientes con trastorno conversivo.

FACTORES PSICOLÓGICOS QUE INFLUYEN EN LAS AFECCIONES MÉDICAS

Los factores psicológicos constituyen una situación clínica frecuente en atención primaria y en las consultas médicas. Se caracterizan por que los pacientes presentan un trastorno médico en cuyo curso (bien al inicio, o bien en su evolución) y tratamiento (por ejemplo, la negativa a ser tratado en situaciones de urgencia o a procedimientos diagnósticos que remeden situaciones traumáticas previas) influyen los factores psicológicos o conductuales, o por que pueden ser factor de riesgo o influir negativamente en la fisiopatología del trastorno médico. Se debe establecer una relación muy clara entre los factores psicológicos o conductuales y el trastorno médico. Para ello, es preciso que su influencia pueda documentarse sin ambigüedades en el curso y pronóstico del trastorno médico.

Con frecuencia, hay coexistencia de sintomatología psíquica en pacientes con trastornos médicos, y es difícil establecer con exactitud la dirección de la causalidad. En el diagnóstico diferencial, habrá que plantear la existencia de un trastorno de adaptación cuando los síntomas psicológicos o conductuales aparezcan en respuesta al estresor que supone padecer un trastorno médico y que bien por su intensidad o por su duración exceda lo que se considera una reacción vivencial no desadaptativa. También hay que considerar que, si el cuadro clínico que contribuye a agravar el trastorno médico se debe a otro trastorno psíquico (por ejemplo, depresión mayor o trastorno por ansiedad), se deberá diagnosticar así y no como factor psicológico que influya en la afección médica.

En este apartado se tienen en cuenta las aportaciones de profesor Valdés, así como las de revisiones recientes, y se explicarán diferentes aspectos, como los siguientes:

- Los estresores universales que suponen la enfermedad (aguda o crónica, generales o más específicas, como las producidas en oncología) y la hospitalización.
- Las respuestas emocionales más habituales que sintetizó la profesora Holland (incluyendo la fase de supervivencia) y las descritas por Elisabeth Kübler-Ross. Todo ello sigue vigente y se ha puesto en evidencia en situaciones críticas, como la pandemia de la enfermedad por coronavirus de 2019. En este sentido, surgen diferentes estrategias para

la humanización de la atención sanitaria general que facilitan una mejor adaptación de los pacientes y sus familias a la hospitalización y a la enfermedad.

- Los estilos de apego (ya mencionados anteriormente), los tipos de personalidad o estilos de carácter que interfieren con los cuidados médicos, los estilos de afrontamiento y de significado de la enfermedad, la jerarquía en los mecanismos de defensa (con especial énfasis en el pesimismo/optimismo y la negación), las respuestas emocionales ante la enfermedad, las conductas adaptativas o desadaptativas ante la enfermedad:
  - Los tipos de personalidad (no es lo mismo que trastornos de personalidad):
    - Fueron especificados clásicamente por Kahana y Bibring en 1964, con la descripción de significado de la enfermedad, las respuestas contratransferenciales más frecuentes (detalladas por Groves en 1978) y las vigentes recomendaciones de su manejo en los manuales de psiquiatría de enlace.
    - Se resumen en los siete estilos de carácter:
      - Dependiente.
      - Obsesivo.
      - Histriónico.
      - Masoquista.
      - Paranoide.
      - Narcisista.
      - Esquizoide.
  - Los factores de vulnerabilidad:
    - Se pueden destacar:
      - El locus de control externo (los sucesos no dependen de la acción de uno, sino de los demás).
      - El estado de agotamiento vital.
      - Determinadas variables temperamentales (por ejemplo, la búsqueda de riesgo) y de procesos psicológicos más complejos, como son los que definen el fenómeno psicosomático.
    - En este sentido, la escuela de Pierre Marty describe el pensamiento operatorio, que tiene sus semejanzas con la alexitimia:
      - Sus principales características son la dificultad extrema en describir (poner palabras) los estados emocionales y distinguirlos de las sensaciones de activación emocional, la capacidad muy constreñida para procesos de la imaginación y el estilo de pensamiento orientado al exterior.
      - Para su valoración, hay escalas clásicas, como la de Toronto, con 20 ítems y décadas de experiencia en investigación.
  - El afrontamiento ante el estrés que supone la enfermedad o la hospitalización:
    - Es un proceso complejo y dinámico.
    - Está muy ligado al significado de la enfermedad.
    - Lipowski categorizó las enfermedades de la siguiente manera:
      - Como un reto.
      - Como un enemigo.
      - Como castigo.
      - Como una debilidad.
      - Como un alivio.
      - Como una estrategia.
      - Como una pérdida o daño irreparable.
      - Como un valor.

Las descripciones clásicas de Folkman y Lazarus indican diferentes estilos de afrontamiento (**Tabla 12.2-6**).

 En relación con el afrontamiento, las investigaciones posteriores enfatizan en aquellas que se focalizan en buscar soluciones, y otras se centran en las emociones, que pueden ir cambiando a lo largo del proceso de adaptación.

Factores etiológicos

Los factores etiológicos son:

- Los patrones de conducta.
- Los mecanismos de defensa.
- Las múltiples respuestas emocionales.
- Las respuestas conductuales ante la enfermedad.

Patrones de conducta

Los patrones de conducta son el conjunto de rasgos, actitudes y comportamientos que determinan el estilo del sujeto con su entorno. Entre ellos se encuentran el patrón A, el C y el D.

El patrón A de conducta se caracteriza por la extroversión, la impaciencia, la impulsividad, la irritabilidad y la preocupación por los rendimientos, y se asocia a actitudes de dominancia, desconfianza y hostilidad, lo que lleva a los pacientes a una tendencia a la acción, rapidez de ejecución y conductas agresivas. Inicialmente, se consideró como factor de riesgo de isquemia coronaria independiente para ambos sexos. Posteriormente, se hizo más énfasis en otras variables de riesgo coronario del propio patrón A, como el neuroticismo y la hostilidad. Este patrón se ha considerado como factor de riesgo para otros problemas de salud y también relacionales.

! En factores psicológicos de la coronariopatía, el interés ha resurgido con el síndrome de *tako-tsubo*, que es una afección cardíaca benigna que se conoce como *la miocardiopatía del estrés*. Se da sobre todo en mujeres con una edad media de 67-70 años y viene precedida por un estresor emocional o una enfermedad médica previa. Hay intentos de llegar a consensos internacionales en su diagnóstico.

Tabla 12.2-6. Estilos de afrontamiento

Confrontativos	Autocontroladores	Aceptar la responsabilidad
Distanciadores	Búsqueda de ayuda	Escapar o evitar
De renuncia	Lucha activa	Planificar soluciones al problema (valoración positiva de la situación)

Adaptada de: Folkman S, Lazarus RS. The relationship between coping and emotion: implications for theory and research. Soc Sci Med. 1988;26(3):309-317.

El patrón C de conducta se define como un estilo de interacción pasivo, poco asertivo, conformista y muy cooperador, con control de emociones negativas (especialmente la cólera). Hay, por tanto, predominio de la inhibición, la sumisión y la derrota. Se postuló como factor relacionado con determinados tipos de cáncer (actualmente no está en boga en los manuales internacionales de psicooncología) y también en pacientes con hipertensión arterial moderada.

La personalidad tipo D (distrés) se caracteriza por la tendencia a experimentar afectos negativos (ansiedad o depresión) y la inhibición de la expresión de emociones negativas en las interacciones sociales. Ambos factores deben entenderse de modo dimensional y sinérgico. Este constructo tiene especial interés en el campo de la psicosomática. Se ha relacionado con un incremento de episodios coronarios y arritmias, incluido el fracaso de trasplantes cardíacos.

Mecanismos de defensa

Los mecanismos de defensa se entienden como procesos psicológicos intrapsíquicos automáticos (que están generalmente fuera de la toma de conciencia del sujeto) como respuesta a una amenaza psicológica (por ejemplo, miedo a morir o la pérdida de integridad corporal) que genera un conflicto entre el deseo y la realidad. Vaillant propuso una clasificación jerárquica entre defensas maduras (supresión, altruismo, humor y sublimación), neuróticas (represión, control, desplazamiento, formación reactiva, racionalización, aislamiento del efecto, anulación), inmaduras (escisión, idealización, devaluación, proyección, proyección identificativa, paso al acto, pasividad-agresividad, negación) y psicóticas (negación masiva de la realidad, proyección delirante, fantasía esquizoide). Las revisiones actuales de estudios en pacientes con diferentes enfermedades médicas se han centrado en el optimismo ligado al afrontamiento activo y en la negación como proceso complejo; cuando influye desfavorablemente en la adaptación, hay que realizar intervenciones dirigidas a aliviar estados emocionales subyacentes, así como a identificar y neutralizar las influencias de su entorno más próximo (familiar, religioso, sanitario, etc.) que estén siendo perjudiciales.

Respuestas emocionales

Las múltiples respuestas emocionales (enfado, ansiedad y miedo, tristeza, culpa y vergüenza) que se suscitan ante la enfermedad, y que pueden aparecer de forma simultánea o secuencial, pueden estar en la base de conductas maladaptativas y también en los motivos de interconsulta a las unidades de psiquiatría y psicosomática. La escucha activa y empática que ayude al paciente a poner palabras a sus emociones y reconectarlas va a permitir que el sujeto se sienta comprendido y aliviado. En este sentido, en la bibliografía actual resurge la importancia de diferenciar entre *desmoralización* (como parte de una reacción de duelo) y *estados depresivos* para poder establecer el tratamiento más adecuado sin tender a la medicalización exclusiva de este.

Respuestas conductuales ante la enfermedad

Las respuestas conductuales ante la enfermedad se sitúan en un amplio abanico de posibilidades: desde muy adaptativas y encomiables hasta otras muy desadaptativas (autodestructivas).

En relación con las respuestas adaptativas, hay revisiones actualizadas que documentan los efectos favorables sobre la enfermedad cuando aparece la búsqueda de soporte social (el propio y también el de asociaciones de pacientes), el altruismo y las posibilidades de resiliencia con crecimiento postraumático.

En cuanto a las respuestas desadaptativas, hay diferentes posibilidades (agresividad, querulancia, etc.); tres de esas situaciones se desarrollan a continuación.

Falta de adhesión al tratamiento. Es una situación frecuente que tiende a sobrestimarse por los profesionales y a pasar desapercibida. Las razones pueden ser diversas: coste del tratamiento, efectos adversos, barreras para ser atendidos de forma ágil, falta de información acerca de los problemas de salud o tratamientos, creencias (religiosas/culturales o no) acerca de modelos causales de la enfermedad. Hay otras ocasiones en las que influyen factores psicológicos: sentirse estigmatizado por la enfermedad (que es vivenciada de forma humillante); contrarrespuesta a un sentimiento de indefensión; indicadores de sentimientos de enfado y negación; pérdida de la confianza en los profesionales, que a su vez no solo dependerá del paciente, sino también de la calidad de la relación que haya tenido con el profesional y de los cuidados asistenciales recibidos. Desde la psicología de la salud y la medicina conductual, se señalan rasgos temperamentales, como la búsqueda de sensaciones que se han asociado a conductas maladaptativas, como peor adhesión a tratamientos, hábitos pocos saludables (incluido el consumo de sustancias, las prácticas sexuales sin precauciones, etc.), accidentes y problemas relacionales. Se debe descartar la existencia de un trastorno psíquico, como puede ser un episodio depresivo, un trastorno por ansiedad, el consumo de sustancias, un trastorno neurocognitivo o un trastorno mental grave. Existen diferentes intervenciones psicosociales para acrecentar la adhesión, entre las cuales destaca el mantenimiento de una actitud de no prejuicio y de voluntad para diseñar un plan conjunto de mejora, que contenga refuerzo positivo y genere motivación para el cambio. Hay revisiones sistemáticas que documentan la efectividad de las intervenciones basadas en *mindfulness* en la mejora de la adherencia al tratamiento.

Petición de alta voluntaria. Este es un motivo frecuente de colaboración con el equipo de psiquiatría (a través de las unidades de psiquiatría y psicosomática o con los de guardia). En este sentido, hay que tener en cuenta aspectos legales y éticos. Siempre se hará una valoración de los motivos latentes (respuestas emocionales, dificultades en la información o asistencia, etc.) que han llevado a esa petición, y habrá que asegurarse de que no haya un estado mental que conlleve una merma en la capacidad para estimar el riesgo de esa decisión para la salud y la vida del sujeto. También es importante tener en cuenta la información y el grado de apoyo de su entorno familiar y social.

Trastornos facticios. Se incluyen dentro de los trastornos relacionados con el trastorno de síntomas somáticos. Se trata de un paradigma de muy alta complejidad asistencial con sus implicaciones, diferenciación diagnóstica y plan conjunto de tratamiento. Además del halo de fascinación mediática que conllevan estas presentaciones inusuales, se reseña que hay una notable proporción de ellos que no son detectados, y de los que sí se detectan, el 40-64 % se quedan sin poder confirmarse. Todo ello tiene notables implicaciones (Tabla 12.2-7). Se menciona que todo profesional sanitario atenderá al menos a un paciente con presentación facticia en su vida profesional y que este será inolvidable por lo que de reto profesional y personal supone. Por todo ello, los autores están de acuerdo con el editorial de Gómez y Valdés en el que alertan de que el trastorno facticio es un diagnóstico de exclusión que siempre se ha de tener en cuenta y que merece ser tomado en serio por los profesionales ante el riesgo de que su manejo sea inadecuado.

Diagnóstico diferencial

El diagnóstico diferencial se realiza con la neurosis de compensación, ocupacional o de renta, el síndrome de Ganser y la simulación.

Neurosis de compensación, ocupacional o de renta

Dentro de los trastornos de la personalidad y comportamiento, la CIE-10 incluye la elaboración psicológica de síntomas somáticos para señalar la utilización de forma inconsciente de los síntomas somáticos que se han padecido en una enfermedad o trastorno ya superado, aunque sigue perpetuándose en forma de quejas exageradas, como las propias del paciente con trastorno somatomorfo, para así mantener el beneficio psicológico que ha producido en su vida. El trastorno puede justificarse por quien lo padece por la insatisfacción con el resultado de las investigaciones o con el tratamiento realizado o por la decepción con el grado de atención personal recibida en medios sanitarios. Hay también una clara motivación derivada de la posibilidad de obtener indemnizaciones consecutivas a accidentes o lesiones, y hay tendencia a la litigación. Todo ello repercute en la incapacidad para volver a la actividad laboral previa. Sin embargo, el síndrome no remite necesariamente con rapidez cuando el litigio ha sido exitoso. A diferencia de las sinistrosis, no incluye delirios de reivindicación querulante.

Síndrome de Ganser

Tradicionalmente descrito como seudodemencia histérica y, posteriormente, en textos de psicopatología, como síntomas del estado de Ganser, ha sido ligado a psicosis reactivas, estados depresivos o manifestación de deterioro cognitivo ligado al hemisferio izquierdo. En la clasificación del DSM-5-TR, es un estado situado dentro de los trastornos disociativos, y también está relacionado con el trastorno facticio con síntomas psicológicos. Se caracteriza por pararrespuestas (respuestas casi aproximadas, *vorbeigehen*, a preguntas sencillas, por ejemplo, 2 + 2 = 5, cuyo fallo deliberado conlleva que se han contestado entendiendo la relación de la pregunta) en pacientes que aquejan amnesia, desorientación personal y alteraciones sensoperceptivas (visuales y auditivas) que llevan a pensar en pérdida del sentido de realidad. Pueden tener también síntomas neurológicos sugerentes de origen psicógeno (hiperestesia intermitente) e incluso conductas de trance frecuentes en personas con trastorno de identidad disociativo.

> **!** Originalmente, el síndrome de Ganser se describió en personas en prisión como una forma de simulación, pero también se ha descrito en hospital general en pacientes en los que hay factores etiológicos confluyentes con trastorno facticio, simulación y disociación. Las respuestas aproximadas deliberadas, sin que sean para evitar un castigo o responsabilidad administrativa o legal de una acción inadecuada o ilegal, pueden considerarse como presentación facticia.

Simulación

Se define por el fingimiento o exageración deliberada y consciente de síntomas físicos o psicológicos (psicosis, estrés postraumático, déficits de memoria, etc.) para los que hay incentivos externos (Tabla 12.2-8).

Hay que recordar que la simulación puede ser una conducta adaptativa en ciertas circunstancias, como las que permiten escapar de un campo de prisioneros.

Los indicadores de sospecha son muy similares a los descritos para los pacientes con trastorno facticio, aunque en las clasificaciones DSM se enfatizan, de forma muy cuestionable y desfasada, los siguientes:

- Se dan en contextos médico-legales (prevalencia del 5 % en militares, del 10-20 % en procesos de litigios).

Tabla 12.2-7. Las implicaciones de los trastornos facticios: las 7 D	
Death (mortalidad: síndromes autodestructivos o equivalentes suicidas de Menninger)	**D**espilfarro económico: «el paciente del millón de dólares»
Discapacidad (gravedad, incapacidad)	**D**esgaste emocional del profesional: síndrome de Groves
Daño (yatrogenia)	**D**emandas (querulancia)
Dilemas (conflictos) éticos (por ejemplo, «listas negras» de pacientes a los que se excluye de su ingreso en hospital general)	

Tabla 12.2-8. Incentivos externos para la simulación	
Evitar responsabilidad criminal, el juicio o la pena	Buscar el traslado de un centro penitenciario a uno sanitario
Evitar servicio militar o deberes especialmente peligrosos	Ingreso en hospital
Ganancia económica: invalidez laboral, seguros de incapacidad, compensación de daños	Buscar la dispensación de drogas
Evitación de responsabilidades laborales y sociales y sus consecuencias	Distorsión de información que pueda perjudicar en la custodia de menores

- Existen discrepancias evidentes entre el grado subjetivo de malestar o incapacidad y los hallazgos objetivos.
- Hay falta de colaboración en el procedimiento diagnóstico o terapéutico.
- Hay desarrollo anómalo de personalidad antisocial (aunque también podría ser narcisista o de inestabilidad emocional).

Esta conducta anómala conlleva una falta de honestidad y franqueza. Su detección no es fácil: se precisan múltiples fuentes de información, materiales clínicos relevantes y una entrevista con tono neutral y de apoyo.

Existen cuatro tipos de técnicas propuestas:

- Análisis del contenido del lenguaje (contradicciones, etc.). Indicadores clínicos (banderas amarillas como factores de riesgo psicológico en pacientes con dolor de espalda).
- Observación de la conducta no verbal: procesos emocionales, complejidad del contenido e intento de control.
- Test psicométricos (tienen limitaciones en su validez y, por tanto, son complementarios en el mejor de los casos):
  - Escalas de validez de test de personalidad (Minnesota Multiphasic Personality Inventory, Personality Assessment Inventory, Psychological Screening Inventory), escalas de sinceridad, test de memoria de palabras, test de reconocimiento de dígitos de Portland o entrevistas estructuradas.
  - Recientemente, se han desarrollado instrumentos basados en la validez sintomática (generalmente, para explorar síntomas neuropsicológicos, como el Word Memory Test o el Test of Memory Malingering) que pueden identificar respuestas con distorsiones voluntarias e intencionadas que pueden ser indicativas en muchas situaciones de simulación (pero no en todas).
- Exploraciones complementarias: desde las clásicas entrevistas con amobarbital a las recientes videograbaciones, pasando por biomarcadores fisiológicos (presión arterial, frecuencia cardíaca), endocrinos, de neuroimagen o detección de patrones de debilidad muscular por escaso esfuerzo.

Las presentaciones clínicas más frecuentes son las del trastorno por estrés postraumático, trastorno por déficit de atención e hiperactividad, psicosis, traumatismos craneoencefálicos, hipoacusia, trastornos somatomorfos, dolor crónico (especialmente, fibromialgia, distrofia simpática refleja o síndrome de dolor regional complejo tipo 1) y síndrome del latigazo cervical.

> ! En las clasificaciones, la simulación no se considera patología mental, sino un problema médico-legal englobado en el apartado «Problemas adicionales que pueden ser objeto de atención clínica». Las personas no desean recibir tratamiento una vez que es confrontado de forma suave pero firme con esta sospecha. Se aboga por mantener la neutralidad clínica.

Plan de tratamiento

No hay un único tratamiento específico. El plan asistencial comparte muchos de los ingredientes recomendados para los pacientes con somatización crónica y que más recientemente se engloban bajo el término *conducta de enfermedad excesiva*. Son pacientes que están en los umbrales de la locura no por tener fenómenos elementos de alienación, sino por el menoscabo que su complejidad y gravedad tienen en cuanto a la pérdida de lazo social. Es por ello por lo que es preciso no trivializar su cuadro clínico y tomar en serio su asistencia. Las intervenciones no son sencillas y se requiere de profesionales con amplia experiencia clínica, así como de programas de enlace o colaboración ya establecidos desde hace tiempo. Sin duda, la asistencia a estos pacientes supone uno de los mayores retos profesionales para el área de la psiquiatría de enlace.

Los objetivos generales de la intervención del equipo de psiquiatría de enlace son múltiples y comprenden:

- Salvaguardar al paciente y al equipo, minimizando riesgos ante procedimientos diagnósticos y terapéuticos invasivos. Crear un ambiente terapéutico seguro.
- Facilitar que el equipo médico-quirúrgico entienda la dinámica y los conflictos que subyacen a la conducta del paciente:
  - Es de crucial importancia reconocer las reacciones contratransferenciales (algunos profesionales se sienten explotados o humillados tras un proceso previo de fascinación con posterior desencanto).
  - Dichas reacciones conllevan sentimientos de enfado, aversión, desesperanza (nihilismo terapéutico) o sobreidentificación.
  - Es conveniente utilizar estrategias que faciliten la regulación emocional de los profesionales.
- Detectar la presencia de comorbilidad de otros trastornos médicos o psiquiátricos, incluido el de trastorno por consumo de sustancias. Para estos, pueden tener cabida tratamientos psicofarmacológicos sintomáticos (por ejemplo, inhibidores selectivos de recaptación de la serotonina o antipsicóticos si hay impulsividad), pero siempre con precaución ante un posible abuso o efectos adversos.
- Redefinir la conducta anómala de enfermedad como forma de petición de ayuda e intentar la evitación o minimización del daño:
  - Intentar establecer un vínculo terapéutico que permita un mayor *insight* y elaboración psicológica y, por ende, el cese de la búsqueda del papel de enfermo.
  - Todo ello es difícil, ya que, cuando los pacientes son confrontados (en el 70 % de las veces), solo uno de cada seis reconoce que se ha producido su trastorno y solo el 12 % de ellos están de acuerdo en iniciar un tratamiento administrado por un profesional de salud mental.
  - El plan de tratamiento debe ser multicomponente, con intervenciones genéricas de mejora de la salud (incluidas técnicas de entrevista y escucha terapéutica) y otras más específicas (entrevista motivacional, psicodinámicas, etcétera).

Los contratos terapéuticos muy rígidos no suelen dar resultados en este contexto. Las altas voluntarias y también administrativas son habituales en pacientes con trastorno facticio, lo que se verá reflejado en los informes clínicos.

Son clásicas las recomendaciones de confrontación directa con el paciente, proporcionar una interpretación psicodinámica aproximada y la técnica del doble ciego terapéutico (tratamiento de prueba). Más recientemente, Bass y Halligan han desarrollado estrategias de confrontación constructiva o de apoyo para cuya utilización el equipo médico-quirúrgico requiere una preparación cuidadosa.

La preparación cuidadosa a la que se refieren Bass y Halligan se basa en:

- Diligencia profesional, estando alerta y preparados para recoger evidencia de la forma en que se fabricaron los síntomas, una vez que ha habido signos de sospecha (banderas rojas):
  - Vigilancia en forma de reconocimiento temprano que conlleve mejora del cuidado y no de control e inspección policíaca.
  - Huir del «vigilar para castigar» foucaultiano, de las respuestas sarcásticas y el sadismo verbal del doctor House, y también de la colusión asistencial perversa, comportamientos propios de profesionales quemados o siempre dispáticos (aquellos que comparten la negación del paciente y evitan señalar la existencia de conflictiva psicológica o perpetuando tratamientos costosos e inefectivos).
- Consenso profesional con el equipo de psiquiatría de enlace y reunión en donde se plantee de forma trasparente la estrategia de colaboración (que incluya la continuidad de cuidado a través del equipo de atención primaria) y empatía:
  - Se intenta explicar que estas conductas revelan dificultades psicológicas complejas y que suponen un reto para mantener una asistencia profesional competente y de respeto por la dignidad del paciente y de la obligación profesional de mantener asistencia holística (psicosomática).
  - Será muy importante el consenso entre los líderes asistenciales (jefes clínicos) de los equipos de los diferentes servicios y, si es posible, la realización de intervenciones de comanejo al mismo nivel (*ombudsman rounds* descritas por Strain y Grossman en 1975).
- Clima de apoyo y búsqueda de salidas dignas frente al abandono o el rechazo (tanto del paciente como del equipo):
  - Conlleva la información previa del diagnóstico sospechado y una confrontación secuenciada y programada con el paciente, en presencia de al menos dos personas del equipo asistencial y que sean previamente conocidas por el sujeto (hay que huir de intervenciones «en caliente»).
  - Esta información no debería contener juicios de valor ni ser punitiva o condenatoria, ni basarse en obtener evidencias o confesiones.

- Inicialmente, es importante enfatizar los logros previos del paciente en áreas más saludables, especialmente aquellas que revelen su capacidad de autonomía.
- Se debería incluir una propuesta de apoyo continuado tanto en lo personal como en lo asistencial.
- Se mantiene el papel activo del paciente en su asistencia, con técnicas de entrevista motivacional.
- Se admiten las limitaciones tanto de los profesionales como del propio paciente, así como la conexión entre los factores psicosociales y su estado físico.
- Se pretende sentar las bases de una alianza terapéutica mínima en un encuadre seguro en donde la recuperación sea el objetivo terapéutico.
- Pueden consensuarse medidas básicas de hábitos saludables (cese de consumo de sustancias, ejercicio físico, oclusión de heridas autoinfligidas, etc.). También se incluyen estrategias de reducción de estrés y de mejora de recursos de afrontamiento, al igual que intentar abrir puentes de conexión social.
- Comentar el resultado de la intervención del apoyo y confrontación con el equipo de atención primaria; obtener en lo posible la colaboración del propio paciente; no permitir que se perpetúen situaciones de secretismo o colaboración unilateral.
- Documentar lo comentado y el acuerdo alcanzado en la historia clínica del paciente. Se suele mencionar la conveniencia de informar a la dirección del hospital o incluso al comité de ética de la complejidad de las vicisitudes asistenciales.
- Si el paciente es personal sanitario, se deberá contactar con miembros que puedan defender sus derechos laborales.

! En el abordaje de los pacientes con trastorno facticio:

- Todas las intervenciones requieren una negociación y un acuerdo con el paciente que permitan construir una alianza terapéutica a través de la cual el sujeto tenga una salida honrosa y digna (los anglosajones lo describen como «salvar las apariencias», evitando en lo posible generar sentimientos de humillación).
- Es crucial una actitud más comprensiva, sin críticas ni puniciones para que se puede sustituir el papel de paciente por otro centrado en los conflictos personales que han derivado en estas conductas tanto actuales como pasadas (recuperarse de «heridas» del pasado).
- Si se le añaden técnicas de escucha activa, se podrán sentar las bases que puedan servir para el inicio de un plan psicoterapéutico a largo plazo, en donde haya una implicación más activa del paciente en su cuidado. Así mejorará su curso evolutivo.

PUNTOS CLAVE

- Los trastornos neurológicos funcionales presentan diversos y heterogéneos síntomas (déficits o cambios, a veces por exceso) que afectan a las funciones motoras o sensoriales.
- Los trastornos neurológicos funcionales son uno de los diagnósticos más frecuentes en neurología, y hay una guía de consenso de la Sociedad Española de Neurología para los trastornos funcionales motores. Su detección temprana (indicadores de sospecha), su diagnóstico adecuado (signos positivos en la exploración clínica neurológica y también psicológica, así como en pruebas neurobiológicas) y la información proporcionada por los profesionales de neurología son elementos cruciales para su plan de tratamiento.
- Muchos pacientes con trastornos neurológicos funcionales presentan comorbilidad tanto física (entre ellas, el solapamiento funcional con otros trastornos neurológicos) como psiquiátrica, lo que requiere una adecuada valoración y abordaje.
- Hay factores predisponentes, precipitantes y mantenedores. No siempre están presentes, pero son cruciales para el abordaje terapéutico.
- El tratamiento del paciente con trastorno neurológico funcional debería ser multidisciplinar (incluyendo el tratamiento fisioterápico), con el objetivo de proporcionar una atención integrada con programas de enlace entre los diferentes profesionales.
- Para los pacientes de mayor gravedad y complejidad de los trastornos neurológicos funcionales, será necesario realizar intervenciones más específicas con un trabajo psicoterapéutico integrador, bien individual, bien familiar. Se propone como referencia en España la guía de mejor práctica para profesionales elaborada por Del Río y González. Sus principales métodos y objetivos psicoterapéuticos se fundamentan en la revisión de los factores etiológicos, neurobiológicos y psicológicos más relevantes en la actualidad.
- Los factores psicológicos que afectan a afecciones médicas se presentan con frecuencia en los diferentes niveles asistenciales.
- Los factores psicológicos que influyen en estas afecciones se deben diferenciar de los trastornos adaptativos y de otros diagnósticos psiquiátricos.
- Se deben conocer los estresores universales de la enfermedad y de la hospitalización.
- Los estilos de apego, los estilos de carácter, los factores de vulnerabilidad psicológica (locus externo de control, alexitimia), el afrontamiento del estrés, los patrones de conducta (especialmente el tipo A y el D), los mecanismos de defensa y las respuestas emocionales ante la enfermedad son aspectos clave en este apartado.
- Hay respuestas adaptativas que contribuyen al concepto de resiliencia y crecimiento postraumático.
- Otras respuestas son desadaptativas, como la falta de adhesión al tratamiento, la petición de alta voluntaria y los trastornos facticios, que es uno de los terrenos clínicos más propicios para establecer la llamada *prevención cuaternaria* y también para abordar la complejidad desde la perspectiva de la psiquiatría de enlace.
- Frente a los planteamientos clásicos, han surgido nuevas propuestas, como las estrategias de confrontación constructiva o de apoyo que sustentan las guías de mejor práctica asistencial en el contexto de la psiquiatría integrada en la asistencia sanitaria (Bass y Halligan).

BIBLIOGRAFÍA

Bagby RM, Parker JDA, Taylor GJ. Twenty-five years with the 20-item Toronto Alexithymia Scale. J Psychosom Res. 2020;131:109940.

Baslet G, Ehlert A, Oser M, Dworetzky BA. Mindfulness-based therapy for psychogenic nonepileptic seizures. Epilepsy Behav. 2020;103(pt A): 106534.

Baslet G, O'Neal MA, Dworetzky BA. Functional neurological symptom disorder. En: Silbersweig DA, Safar LT, Daffner KR. Neuropsychiatry and behavioral neurology. Nueva York: McGraw Hill; 2021. p. 361-377.

Bass C, Halligan P. Factitious disorders and malingering: challenges for clinical challenges and management. Lancet. 2014;383:1422-32.

Belvederi M, Zerbinati L, Ounalli H, Kissane D, Casoni B, Leoni M et al. Assessing demoralization in medically ill patients: factor structure of the Italian version of the demoralization scale and development of short versions with the item response theory framework. J Psychosom Res. 2020;128:109885.

Blumenfield M, Strain JJ. Psychosomatic medicine. Filadelfia: Lippincott Williams & Wilkins; 2006.

Boland RJ, Verduin ML. Somatic symptoms and related disorders. En: Boland R, Verduin M, editores. Kaplan & Sadock. Synopsis of psychiatry. Filadelfia: Wolters Kluwer; 2022. p. 451-468.

Breitbart W, Butow PN, Jacobsen PB, Lam WWT, Lazenby M, Loscalzo MJ. Psycho-Oncology. 4ª ed. Oxford: Oxford University Press; 2021.

Bullock KD, Mirza N, Forte C, Trockel M. Group dialectical behavior therapy skills training for conversion disorder with seizures. J Neuropsychiatry Clin Neurosci. 2015;27(3):240-3.

Carlson P, Nicholson K. Psychological interventions for psychogenic non-epileptic seizures. A meta-analysis. Seizure. 2017;45:142-150.

Carson AJ, Lehn A. Epidemiology in functional neurological disorders. En: Hallett M, Stone J, Carson A, editores. Handbook of neurology. Nueva York: Elsevier; 2016. p. 47-60.

Casellas-Grau A, Vives J, Font A, Ochoa C. Positive psychological functioning in breast cancer: an integrative review. Breast. 2016;27:136-168.

Cope SR, Mountford L, Smith JG, Agrawal N. EMDR to treat functional neurological disorder: a review. Journal of EMDR Practice and Research. 2018;12(3):118-132.

Del Río-Casanova L, González-Vázquez AI, Justo A, Andrade V, Páramo M, Brenlla J et al. The role of emotion dysregulation in conversion disorder. Actas Esp Psiquiatrastorno 2018;46(3):92-103.

Del Río-Casanova L, González-Vázquez A. Cuando el cuerpo habla. Un abordaje integrador del trastorno conversivo. Paidós: Barcelona; 2021.

Dickerman AL, Muskin PR. Somatic symptom and related disorders. En: Summergrad P, Silbersweig DA, Muskin PR, Querques J, editores. Textbook of medical psychiatry. Washington D. C.: American Psychiatric Association Publishing; 2020. p. 667-695.

Dobblestein CR. Somatic symptom and related disorders. En: Ackerman KD, Dimartini AF, editores. Psychosomatic medicine. Oxford: Oxford University Press; 2015. p. 75-93.

Edwards M, Cope SR, Agrawal N. Functional neurological disorders. En: Agrawal N, Faruqui RG, Bodani M, editores. New Oxford textbook of neuropsychiatry. Oxford: Oxford University Press; 2020. p. 267-76.

Edwards MJ. Neurobiological theories of functional neurological disorders. Handb Clin Neurol. 2017;139:131-7.

Folkman S, Lazarus RS. The relationship between coping and emotion: implications for theory and research. Soc Sci Med. 1988;26(3):309-317.

Ghadri JR, Witsstein IS, Prasad A, Sharkey S, Dote K, Akashi YJ et al. International expert consensus document in takotsubo syndrome. Eur Heart J. 2018;39(22):2032-2046.

Gómez E, Valdés M. Trastorno facticio, un diagnóstico a tener en cuenta. Med Clin (Barc). 1997;109:764-767.

Groves JE. Taking care of hateful patient. NEJM. 1978;298:883-887.

Groves MS, Muskin PR. Psychological responses to illness. En: Levenson JL, editor. Textbook of psychosomatic medicine and consultation liaison psychiatry. 3ª ed. Washington D. C.: American Psychiatric Association Publishing; 2019. p. 53-81.

Gutkin M, Brown RJ, McLean J, Streimer RA, Kanaan RA. Shared individual formulation therapy (SIFT): an open-label trial of a new therapy accommodating patient heterogeneity in functional neurological disorder. J Neurol. 2021;268:4482-4489.

Gutkin M, McLean L, Brown R, Kanaan RA. Systematic review of psychotherapy for adults with functional neurological disorder. J Neurol Neurosurg Psychiatry. 2020:jnnp-2019-321926.

Hubschmid M, Aybek S, Maccaferri GE, Chocron O, Gholamrezaee MM, Rossetti AO et al. Efficacy of brief interdisciplinary psychotherapeutic intervention for motor conversion disorder and nonepileptic attacks. Gen Hosp Psychiatry. 2015;37(5):448-55.

Jiménez XF, Aboussouan A, Johnson J. Functional neurological disorder responds favorably to interdisciplinary rehabilitation model. Psychosomatics. 2019;60:556-62.

Kahana RJ, Bibring G. Personality types in medical management. En: Zynberg NE, editor. Psychiatry and medical practice in a general hospital. Nueva York: International University Press; 1964. p. 108-123.

LaFrance WC, Baker GA, Duncan R, Goldstein LH, Reuber M. Minimum requirements for the diagnosis of psychogenic non-epileptic seizures: a staged approach. Epilepsia. 2013;54:2005-2018.

Lipowski ZJ. Physical illness, the individual and the coping processes. Psychiatry Med. 1970;1:91-102.

Lodder P. Modelling synergy: how to assess a Type D personality effect. J Psychosom Res. 2020;132:109990.

Maggio JB, Ospina JP, Callahan J, Hunt AL, Stephen CD, Pérez DL. Outpatient physical therapy for functional neurological disorder: a preliminary feasibility and naturalistic outcome study in a US cohort. J Neuropsychiatric Clin Neuroscience. 2020;32(1):85-9.

Nardi WR, Loucks EB, Springs S, Operario D, Kronish IM, Gaudiano BA et al. Mindfulness-based interventions for medication adherence: a systematic review and narrative synthesis. J Psychosomatic Res. 2021;149:110585.

Nicholson C, Edwards MJ, Carson AJ, Gardiner P, Golder D, Hayward K et al. Occupational therapy consensus recommendation for functional neurological disorder. J Neurol Neurosurg Psychiatry. 2020:91:1037-45.

Pareés I, Brown H, Nuruki A, Adams RA, Davare M, Bhatia KP et al. Loss of sensory attenuation in patients with functional (psychogenic) movement disorders. Brain. 2014;137(pt 11):2916-21.

Pareés I, Mir P. Recomendaciones para el diagnóstico y tratamiento de los trastornos funcionales del movimiento. Madrid: Ediciones SEN; 2021.

Petrochilos P, Elmalem MS, Patel D, Louissaint K, Hayward K, Ranu J et al. Outcomes of a 5-weeks individualized MDT outpatient (day-patient) treatment program for functional neurological symptom disorder (FNSD). J Neurol. 2020;267(9):2655-6.

Pintor L, Rodríguez-Urrutia A. La psiquiatría de interconsulta y enlace. En: Vallejo J, Bulbena A, Blanch J, editores. Introducción a la psicopatología y la psiquiatría. 8ª ed. Barcelona: Masson; 2015. p. 557-70.

Rubio G, Lahera G, Villaseñor SJ, Rodríguez-Jiménez R. Fundamentos de psiquiatría. Bases científicas para el manejo clínico. 2ª ed. Madrid: Editorial Médica Panamericana; 2023.

Sarudiansky M, Pablo G, Lanzilotti AI, Areco MM, Tenreyro C, Paolasini GV et al. Report on a psychoeducational intervention for psychogenic non-epileptic seizures in Argentina. Seizure. 2020;80:270-77.

Stone J, Sharpe M. Functional neurological symptom disorder (conversion disorder). En: Geddes JR, Andreassen NC, Goodwin G, editores. New Oxford textbook of psychiatry. 3ª ed. Nueva York: Oxford University; 2020. p. 1350-59.

Strain JJ, Grossman S. Psychological reactions to medical illness and hospitalization. En: Psychological care of the medically ill: a primer in liaison psychiatry. Nueva York: Appleton-Century-Crofts; 1975. p. 23-36.

Vaillant GE. The wisdom of the Ego. Cambridge: Harvard University Press. 1993.

Valdés M. Factores psicológicos que afectan a la salud del organismo. En: Vallejo-Ruiloba J, Leal C, editores. Tratado de psiquiatría. Madrid: Marbán; 2012. p. 1524-32.

Varley D, Sweetman J, Brabyn S, Lagos D, Van der Feltz-Cornelis C. The clinical management of functional neurological disorder: a scoping review of the literature. J Psychosomatic Research. 2023;165:111121.

Trastornos psiquiátricos II

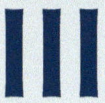

Trastornos relacionados con la conducta alimentaria

13

13.1 *Anorexia nerviosa*

C. Iranzo Tatay y L. M. Rojo Bofill

OBJETIVOS

- Conocer los factores etiopatogénicos de la anorexia nerviosa.
- Conocer los criterios diagnósticos de referencia del DSM-5-TR para la anorexia nerviosa y los criterios de referencia de la CIE-11.
- Conocer la presentación clínica característica de la anorexia nerviosa.
- Ahondar en las complicaciones médicas derivadas de la desnutrición.
- Revisar los conocimientos sobre las bases neurobiológicas de la anorexia nerviosa.
- Conocer el abordaje terapéutico de la anorexia nerviosa.

INTRODUCCIÓN

Los trastornos de la conducta alimentaria (TCA) constituyen cuadros de gran relevancia social, especialmente en la población de más alto riesgo: mujeres jóvenes y adolescentes de países desarrollados o en vías de desarrollo. En esta población se ha incrementado la prevalencia de 2 a 5 veces en las últimas tres décadas: se aceptan porcentajes del 0,5-1 % de anorexia nerviosa, 1-3 % de bulimia nerviosa y aproximadamente un 3 % de trastornos de la conducta alimentaria no especificados.

Pese al relativamente reciente incremento descrito en la prevalencia, se encuentran descripciones de condiciones que se asemejan a la anorexia nerviosa y la bulimia nerviosa ya en los antiguos trabajos de Galeno, Oribasio, Aecio de Amida, Leon Philoumenos, Alejandro de Trales y Pablo de Egina. También es sabido que las santas anoréxicas de la Edad Media buscaban conseguir la perfección espiritual, mientras que las personas anoréxicas de hoy en día persiguen la perfección corporal. Los primeros en describir clínicamente la anorexia nerviosa, y que además debatieron el papel de las familias en el tratamiento de este trastorno, fueron sir William Gull en Inglaterra en 1974 y Ernest Charles Lasègue en Francia, mientras que Hilde Bruch y Mara Selvini Palazzoli fueron quienes primero se centraron en sus síntomas, como la distorsión de la imagen corporal y la ineficacia. La bulimia nerviosa irrumpió en los trabajos clínicos y científicos alrededor de 1980, fundamentalmente debido a los logros de Russell en 1979.

Durante los últimos tiempos, se han publicado estudios centrados en dilucidar las características que conforman estos trastornos, sus factores de riesgo, la comorbilidad y la creación de escalas de evaluación fiables y validadas. Los criterios diagnósticos han quedado bien asentados; existe una alta concordancia entre los establecidos en la última edición del DSM-5-TR y los de la CIE-11 para la anorexia nerviosa, la bulimia nerviosa y los trastornos del comportamiento alimentario no especificados.

FACTORES DE RIESGO

La investigación se ha centrado en establecer los factores que entrañan un riesgo para desarrollar estas patologías. Se han adoptado enfoques multidisciplinares para su comprensión. El enfoque multidimensional permite considerar una amplia variedad de posibles factores causales que actúan aditivamente y combinados de un modo específico para desencadenar la enfermedad. Se han estudiado las características conductuales, emocionales, cognitivas, socioculturales, biológicas (como los factores genéticos y neurobioquímicos) y familiares. Una perspectiva integradora de los diferentes factores de riesgo es precisamente la vía más interesante (aunque también la más difícil) para aclarar la etiopatogenia de los trastornos alimentarios.

Factores psicológicos

Los trastornos de personalidad aparecen con una prevalencia en la población general del 6 %, mientras que el 25 %

de los pacientes con anorexia nerviosa subtipo purgativo presentan un diagnóstico de trastorno de la personalidad límite; en el subtipo restrictivo, un 22 % presenta un diagnóstico de trastorno de personalidad obsesivo-compulsivo.

En la anorexia nerviosa subtipo restrictivo, se puede recalcar que la necesidad de seguir unas reglas, una organización y un orden, característica en el trastorno de personalidad obsesivo-compulsivo, se traslada a la conducta alimentaria en una dieta extrema y precisa, el contado de calorías, la precisión en el peso de los alimentos, la cantidad de fibra ingerida y los menús planificados al extremo, mientras que la tendencia al perfeccionismo se puede relacionar con la necesidad de cumplir el ideal de belleza sociocultural.

En cambio, la manifestación de los rasgos caracteriales disfuncionales del trastorno de la personalidad límite a través de la conducta alimentaria se observa en la impulsividad, los atracones y las conductas purgativas (vómito, abuso de laxantes y diuréticos). Las conductas autolesivas son evidentes en sus acciones autodestructivas, como los vómitos y el abuso de laxantes y diuréticos. En cuanto a la inestabilidad afectiva y los sentimientos crónicos de vacío, el atracón llena al individuo de forma literal, mientras que la inducción al vómito es el resultado de la inestabilidad afectiva y la ira incontrolada.

Existe una serie de características psicológicas descritas como factores de riesgo para el desarrollo de los TCA: la insatisfacción corporal, el perfeccionismo, el impulso a la delgadez, la ineficacia y la baja autoestima, entre otras. Sin embargo, no hay un claro consenso sobre si estos rasgos emergen como consecuencia del trastorno o son factores predisponentes. El perfeccionista patológico nunca considera que las tareas estén completas o suficientemente bien, y tiende a evaluar su trabajo como reprochable, con sentimientos autocríticos y una sensación de ineficacia. Se ha visto que la insatisfacción corporal, como la baja autoestima de inicio temprano, predice el desarrollo de conductas poco saludables, como las conductas anómalas de control del peso y el estrés psicológico, entre otras. Las insatisfacciones corporales pueden fomentar el afecto negativo cuando la apariencia es un elemento central de evaluación que es mayor entre las mujeres, en especial con sobrepeso, obesidad y de raza blanca. Suele existir una fuerte asociación entre la insatisfacción corporal y la baja autoestima, así como entre el impulso a la delgadez y la insatisfacción corporal.

Obesidad infantil

La obesidad presenta una alta comorbilidad en niños y adolescentes con síndrome metabólico, diabetes, patologías cardiovasculares y problemas psicosociales. Además, entre los niños obesos, las burlas sobre la apariencia suelen ser más frecuentes y generan un mayor malestar. La intensidad de las burlas está asociada con una mayor preocupación por el peso, la baja autoestima, una mayor preferencia por las actividades sedentarias realizadas en solitario y una menor inclinación hacia las actividades sociales.

La obesidad genera un aumento de la presión social para estar delgado y un incremento de la insatisfacción corporal, lo que supuestamente conduce a las dietas y al afecto negativo. Además, conlleva un adelanto en el tiempo de telarquia y menarquia en las niñas, y una pubertad acelerada en los niños varones, que es en sí otro factor de riesgo que predispone al desarrollo de los TCA, como la anorexia nerviosa.

La obesidad infantil constituye un factor de riesgo para presentar un TCA a través de varias vías:

- Adelanta el tiempo de menarquia y telarquia en las niñas.
- Los afectados son objeto de la burla de los pares.
- Incrementa el aislamiento social y las actividades sedentarias.

Menarquia temprana

El inicio de los períodos menstruales antes de los 10 años incrementa el riesgo de TCA. La menarquia conlleva un incremento del tejido adiposo, y distancia a las niñas del cuerpo y la figura normativos de la adolescencia y del ideal de delgadez, lo que incrementa la insatisfacción corporal, las dietas y los TCA. En el período de la pubertad, los niveles de esteroides gonadales circulantes se incrementan y se correlacionan con la ingesta de alimentos y los síntomas de conducta alimentaria anómala. Durante la adolescencia, las conexiones sinápticas y los circuitos neuronales todavía son marcadamente plásticos. En esta fase hay una disminución drástica de materia gris en las áreas temporales y frontales, que están relacionadas con el desarrollo de anorexia nerviosa y la ansiedad. La amígdala, área donde se modula el comportamiento alimentario a través del efecto estrogénico, es sensible a los niveles circulantes de esteroides, muestra una neurogénesis esteroide-dependiente y desarrolla nuevas conexiones neuronales durante la adolescencia.

Factores perinatales

Las complicaciones obstétricas pueden causar un daño neuronal inducido por la hipoxia que afecte al neurodesarrollo del feto. Además, una nutrición adecuada durante el embarazo y el período posnatal inmediato parece tener una influencia en el estado nutricional del adulto y en la programación del apetito a lo largo de la vida.

Se ha observado que en la anorexia nerviosa existen, con mayor frecuencia, antecedentes de estrangulamiento por vueltas de cordón y de infarto placentario, y que, a mayor número de complicaciones obstétricas, hay un mayor riesgo de anorexia nerviosa y un desarrollo más precoz de esta.

Influencia de la sociedad

Se suele entender que los TCA son el resultado de la interacción de factores interpersonales y ambientales, que generan normalmente una conducta alimentaria anómala en las mujeres de la sociedad actual como respuesta adaptativa a las demandas o presiones que se ejercen sobre ellas. Las sociedades occidentales viven bajo un ideal de delgadez y buen aspecto físico, estándar especialmente impuesto sobre las mujeres, lo que convierte la apariencia física en una medida de la valía personal.

Además, las opciones del estilo de vida del individuo pueden estar influidas por la conducta de los pares. Así, por ejemplo, si el ejercicio y los deportes son populares en el ambiente social de un individuo, las posibilidades de que este realice esas actividades aumentan, bien porque el ambiente de los iguales estimule esta conducta, bien por la presión social de ser aceptado en el grupo.

Por otro lado, los adolescentes, particularmente sensibles al maltrato en relación con el peso, presentan mayor predisposición a manifestar alteraciones psicológicas, de la imagen corporal y/o TCA cuando son objeto de burlas sobre el peso.

Medios de comunicación

Los niños y los adolescentes de hoy en día viven en un mundo inmerso en los medios de comunicación. A través de estos aprenden sobre la sociedad en la que conviven, e incluso adquieren hábitos alimentarios, mediante los cuales asimilan que la comida alta en calorías, grasa y azúcar sabe genial y es extremadamente satisfactoria. Ver la televisión predice preferencias por comidas no saludables y un mayor índice de masa corporal.

Por otro lado, el ideal de belleza femenino, que se ha ido convirtiendo en más delgado con el tiempo, y el ideal muscular masculino, que ha visto incrementada la masa muscular, son transmitidos por esta vía.

Estos estándares culturales pueden explicar en parte por qué muchos adolescentes están preocupados por su cuerpo e insatisfechos con su imagen corporal, y desean iniciar prácticas peligrosas de control del peso en busca del cuerpo perfecto.

Dietas

La realización de dietas es uno de los factores precursores que implican mayor riesgo. La restricción dietética promueve los atracones para contrarrestar el hambre. Además, conlleva disminución de triptófano, lo que aumenta la tendencia a los atracones de hidratos de carbono para restaurar sus niveles. Las dietas también generan afectos negativos, lo que puede suponer que el individuo se atraque con el objetivo de mejorar su estado de ánimo. También es un factor mantenedor al conllevar cambios físicos y psicológicos que interfieren con el buen funcionamiento mental y corporal.

 La realización de dietas es uno de los factores precursores que implica un mayor riesgo de iniciarse en hábitos alimentarios anómalos.

Influencia de la familia

Comúnmente, se ha considerado en la literatura médica sobre la anorexia nerviosa que los pacientes pertenecen a familias con altos niveles de exigencia, escaso apoyo para la autono-mía y límites interpersonales borrosos que dejan a la niña adolescente plagada de dudas sobre su sentimiento de eficacia y con deficiencias en su autoestima. Una escasa afectividad de los progenitores hacia los hijos, una escasa comunicación y poco tiempo dedicado a los niños se asocian con los TCA en la adolescencia y el inicio de la edad adulta. Conjuntamente, el abuso o maltrato en la infancia, que se dan especialmente en el seno de la propia familia, es un factor de riesgo común a otros trastornos psiquiátricos. Además, los progenitores pueden crear un ambiente que enfatice la delgadez, las dietas y el ejercicio excesivo como un medio para obtener el cuerpo deseado. Asimismo, pueden realizar comentarios sobre la figura de sus hijos o servir de ejemplo en los aspectos referentes al peso y las conductas alimentarias anómalas.

Factores genéticos

Que el fenotipo es la consecuencia de la interacción genética-ambiente no es nuevo. Que la exposición a un factor ambiental cause o no una patología depende de la eficiencia de la llamada *maquinaria de respuesta al ambiente*. Dilucidar las causas de la anorexia nerviosa requiere el conocimiento y la comprensión de la contribución de los factores genéticos y ambientales. La interacción genética-ambiente implica que la dirección y la magnitud que las variantes genéticas tienen en el fenotipo de enfermedad pueden variar con los cambios ambientales. En otras palabras, el riesgo genético para una enfermedad se puede modificar por el ambiente.

Las influencias genéticas son uno de los factores etiológicos que merecen especial consideración. Está bien documentado que los familiares de primer grado de enfermos de anorexia nerviosa tienen un riesgo a lo largo de la vida 10 veces mayor de presentarla que los familiares de individuos no afectados. Además, hay un riesgo incrementado para cualquier TCA entre los familiares de individuos diagnosticados de anorexia nerviosa, lo que indica que tanto esta como la bulimia nerviosa tienden a solaparse, pues posiblemente exista una vulnerabilidad familiar parcialmente compartida para los TCA. Considerando que con frecuencia ocurren transiciones entre los síndromes, se ha argumentado que la bulimia nerviosa y la anorexia nerviosa comparten al menos alguno de sus riesgos y factores predisponentes.

Heredabilidad de los trastornos de la conducta alimentaria

La heredabilidad de los diversos TCA se ha calculado: se han arrojado cifras del 22-74 % para la anorexia nerviosa, del 56-62 % para la bulimia nerviosa y del 39-57 % para el trastorno por atracón. Sin embargo, los TCA son patologías heterogéneas cuyo estudio genético se beneficia de un enfoque endofenotípico. Así, por ejemplo, se ha descrito que el perfeccionismo muestra una heredabilidad del 29-42 %; el impulso a la delgadez, del 44-59,4 %; la insatisfacción corporal, del 49-60 %, y la ineficacia, del 0-37 %. Se ha evaluado la heredabilidad de innumerables endofenotipos de los TCA, como la frecuencia del atracón (41 %), su duración (33 %), la supresión del peso (20 %), la restricción alimentaria (43 %), el uso de laxantes (43 %) y diuréticos (44 %), y el ejercicio físico compensatorio (33 %), entre otros.

Estudios de genética molecular

Es conocida la influencia de la serotonina (5-HT) en la regulación del apetito y el comer emocional, y son varios los genes relacionados con la función serotoninérgica. El polimorfismo hipofuncionante (alelo S, *short*) del gen *SLC6A4*, que codifica el transportador serotoninérgico *5-HTTLPR*, se ha asociado con la anorexia nerviosa; el polimorfismo hiperfuncionante (alelo L, *long*), con el trastorno por atracón. El gen del receptor 5-HT$_{2A}$, especialmente el polimorfismo -1438G/A en su promotor, ha mostrado su influencia en la susceptibilidad o el curso de los TCA. El papel de la dopamina en la ingesta alimentaria y su relación con los TCA están ampliamente acreditados. Los estudios de asociación con los receptores y transportadores dopaminérgicos han mostrado que ciertos polimorfismos de estos genes modulan la conducta de atracón y la patología derivada, así como ciertos factores asociados a otros trastornos alimentarios. Niveles elevados del factor neurotrófico cerebral provocan una supresión del apetito y pérdida ponderal. Existen discrepancias entre estudios de genes candidatos que avalan la asociación de la variante Val66Met y los TCA frente a otros que la rechazan. El sistema opioide endógeno se ha relacionado con el control fisiológico del apetito y los circuitos de recompensa asociados a la ingesta y la patología alimentaria. Las alteraciones en el gen del receptor opioide δ 1 (*OPRD1*) se han asociado con la anorexia nerviosa. Los estrógenos tienen una influencia directa sobre la ingesta y se han relacionado con los TCA. Variantes en el gen *ESR2* del receptor estrogénico β se han asociado con la anorexia nerviosa y la bulimia nerviosa.

 Con los trastornos de la alimentación están implicados los genes relacionados con el transportador serotoninérgico *5-HTTLPR*, los receptores y transportadores dopaminérgicos y el gen del receptor estrogénico β.

Estudios epigenéticos

Existe una evidencia sustancial que sostiene que el papel de los factores genéticos y el de los ambientales dependen el uno del otro. En este sentido, diversas líneas de investigación sugieren que el desarrollo y el mantenimiento de los trastornos mentales podrían deberse, en parte, a la relación entre gen y ambiente, que alteran la expresión genética por medio de procesos epigenéticos. Estos procesos pueden en parte explicar la inconsistencia entre la elevada heredabilidad de los trastornos mentales y la ausencia de marcadores genéticos.

La epigenética hace referencia a todos aquellos cambios no genéticos que intervienen en la determinación de la ontogenia. Es decir, es la regulación heredable de la expresión genética sin cambios en la secuencia de nucleótidos. Las modificaciones epigenéticas proporcionan un mecanismo dinámico mediante el cual se altera la expresión genética en distintos estadios del desarrollo y como consecuencia de los cambios ambientales. Estos cambios pueden producirse mediante la metilación del ácido desoxirribonucleico mediante modificaciones postraslacionales de las histonas o mediante los microácidos ribonucleicos (miARM).

El grupo de trabajo de los autores de estas páginas llevó a cabo una investigación de las alteraciones epigenéticas de la anorexia nerviosa mediante un análisis de metilación del genoma completo empleando como cohorte de descubrimiento una muestra de gemelas monocigotas. Los resultados muestran interesantes asociaciones genéticas con fenotipos que la literatura médica ha relacionado continuamente con la anorexia nerviosa, incluyendo los rasgos metabólicos y psicológicos. Se encuentran patrones aberrantes de metilación en los genes *PPP2R2C* y *CHST1*, que han sido asociados al rasgo metabólico de la diabetes *mellitus* de tipo 2. También en el gen *FCHO1*, codificante de proteínas que regula la señalización de las proteínas morfogénica óseas, que se ha relacionado también con rutas reproductivas. Estos hallazgos podrían en parte explicar los problemas de infertilidad a lo largo de la vida que experimentan algunas pacientes con TCA. Finalmente, se encontraron dos genes que estudios previos han relacionado con otros trastornos mentales que el *UBAP2L* (*ubiquitin associated protein 2 like*) y el *SYNJ2*, miembro de la familia de inositol-polifosfato-5-fosfatasa que relacionan, respectivamente, con el trastorno bipolar y con la iniciación al consumo de cannabis. Se han de observar los resultados de los estudios de las modificaciones epigenéticas en los TCA (**Tabla 13.1-1**).

NEUROBIOLOGÍA DE LOS TRASTORNOS ALIMENTARIOS

A continuación, se estudiarán la neurotransmisión, la neuroimagen y la neuroconectividad.

Neurotransmisión

Los estudios recientes que emplean tomografía por emisión de positrones y tomografía por emisión de positrón única con radioligandos específicos 5-HT han mostrado de manera consistente alteraciones en los receptores 5-HT$_{1A}$ y 5-HT$_{2A}$ y el transportador 5-HT en las estructuras corticales y límbicas,

Tabla 13.1-1. Modificaciones epigenéticas en los trastornos de la conducta alimentaria

Anorexia nerviosa	Estudios epigenéticos
Receptor cannabinoide CB1	Incremento niveles de miARM
Receptor dopaminérgico DRD2	Hipermetilación en el gen promotor
Oxitocina	Hipermetilación en el gen promotor
Bulimia nerviosa.	**Estudios epigenéticos**
Péptido atrial natriurético	Hipermetilación en la región promotora
Transportador dopamina	Hipermetilación en el gen promotor
Receptor de glucocorticoides NR3C1	Hipermetilación en el gen promotor
Factor neurotrófico cerebral	Hipermetilación en el gen promotor

miARM: microácido ribonucleico.

que pueden estar relacionadas con la ansiedad, la conducta de inhibición y la distorsión de la imagen corporal. Estas alteraciones están presentes cuando los sujetos están enfermos y persisten tras la recuperación, lo que sugiere que puede tratarse de un rasgo independiente del estado de enfermedad. Los tratamientos que incrementan la 5-HT intrasináptica o directamente activan los receptores 5-HT tienden a reducir la ingesta de comida, mientras que las intervenciones que merman la neurotransmisión 5-HT o bloquean la activación del receptor incrementan la ingesta alimentaria y promueven la ganancia de peso. Los estudios sugieren una disminución de la unión al receptor $5HT_{2A}$ durante la enfermedad y tras la recuperación de la anorexia nerviosa. Por su parte, los sujetos con bulimia nerviosa muestran un incremento de la unión al receptor $5HT_{1A}$ y una disminución al transportador 5-HT mientras están enfermos, y una disminución de la actividad del receptor $5HT_{2A}$ tras la recuperación.

En lo que concierne a la neurotransmisión dopaminérgica (DA), las pacientes con anorexia nerviosa recuperadas, tanto del subtipo restrictivo como del atracón/purgativo, muestran un incremento de la unión a los receptores DA D_2/D_3 en el estriado anteroventral, mientras que en la obesidad se ha encontrado una disminución de la unión a estos receptores. Estos hallazgos sugieren que la unión a D_2/D_3 puede estar inversamente relacionada con el peso y la ingesta, con la anorexia nerviosa subtipo restrictivo en un extremo del espectro y la obesidad en el extremo contrario. Es posible que la unión a D_2/D_3 en la anorexia nerviosa sea parte del mecanismo subyacente por el que los sujetos son capaces de resistir el comer. El estudio de Broft *et al.* indicó que los sujetos con bulimia nerviosa mostraban una tendencia a una menor unión al D_2/D_3 en el estriado, así como una menor liberación de DA en comparación con los controles en respuesta al metilfenidato. En resumen, la investigación sugiere que la restricción en la anorexia nerviosa puede incrementar la actividad del receptor DA, mientras que las conductas de atracón en la bulimia nerviosa y la sobrealimentación crónica pueden reducirla.

Las intervenciones farmacológicas con efectos sobre la actividad noradrenérgica han mostrado modificaciones en la conducta alimentaria. La sibutramina, un inhibidor de la recaptación de noradrenalina y 5-HT, ha mostrado un efecto antiobesidad en la ingesta, efecto que puede ser revertido por un antagonista del adrenorreceptor α_1 como la prazosina. Los tratamientos con fármacos anfetamínicos, como la lisdexanfetamina, se han empleado en el trastorno por atracón. Se ha documentado que el efecto inhibidor de estos tratamientos sobre la conducta alimentaria está mediado por la activación de los adrenorreceptores cerebrales α_1, y puede ser atenuado por la lesión del complejo noradrenérgico ventral. Por otro lado, la ingesta puede ser suprimida administrando yohimbina, un antagonista de los receptores adrenérgicos α_2.

El neuropéptido hipotalámico oxitocina, que regula la conducta reproductiva y la interacción entre la madre y el recién nacido, se ha relacionado con diversos efectos, como la cognición social, la conducta alimentaria y el metabolismo. Se ha hipotetizado que la oxitocina desempeña un papel en la conexión entre las funciones psicosociales y la conducta alimentaria. Las concentraciones de oxitocina se incrementan con la 5-HT, mientras que las interacciones entre la DA y la oxitocina pueden modular la actividad del circuito de recompensa. La administración intranasal de oxitocina disminuye la ingesta alimentaria; así pues, muestra un efecto anorexígeno. Sin embargo, se ha apreciado una disminución de las concentraciones séricas nocturnas en las pacientes con anorexia nerviosa en comparación con los sujetos con normopeso, y unos niveles posprandiales de oxitocina superiores en mujeres con anorexia nerviosa activa y mujeres recuperadas de este trastorno en comparación con mujeres con normopeso. Esta aparente contradicción podría deberse a una asociación inversa entre las concentraciones centrales y periféricas de oxitocina, de modo que unas concentraciones posprandiales de oxitocina elevadas indicarían una respuesta adaptativa a las señales oxitocinérgicas saciantes por el descenso de las concentraciones centrales posprandiales.

 Es importante recordar el papel de la neurotransmisión 5-HT, dopamina, noradrenalina y oxitocina.

Neuroimagen y neuroconectividad

La restricción alimentaria y las conductas de atracón y purgas se asocian con disminuciones en el volumen cerebral regional o grosor cortical; estos cambios retornan a la normalidad con la regulación del peso y las conductas alimentarias. Los trabajos con modelos animales han mostrado que los cambios estructurales cerebrales en la anorexia nerviosa se producen a expensas de una pérdida de astrocitos, las células que proporcionan la estructura y el soporte de las neuronas. Los estudios de la estructura cerebral en la bulimia nerviosa han mostrado que una mayor frecuencia de atracones y purgas se asocia con un menor grosor cortical a nivel frontal, parietal y en la corteza cingular, lo que subraya el hecho de que no solo la restricción alimentaria, sino también los atracones y las purgas pueden directamente alterar la estructura cerebral.

Los estudios de conectividad cerebral han encontrado diferencias en la organización de las redes neuronales entre la anorexia nerviosa y los grupos control. Se ha descrito en las pacientes recuperadas de anorexia nerviosa un mayor número de nodos (regiones funcionalmente relevantes) comparadas con los controles. También una reducida conectividad funcional entre las regiones ejecutivas y del sistema de recompensa en la anorexia nerviosa, así como una menor conectividad entre los ganglios basales, el córtex occipital y el cerebelo. Se desconoce si estos son marcadores de estado debido a la malnutrición o se trata más bien de marcadores de rasgo de la enfermedad. Los trabajos que han evaluado la conectividad funcional en relación con los atracones muestran resultados inconcluyentes: mientras unos han encontrado que el córtex cingulado anterior y el córtex frontal medial son menos activos en las pacientes con bulimia nerviosa y trastorno por atracón en comparación con los controles (implican los circuitos de las funciones ejecutivas y de recompensa), otros no han hallado diferencias en la conectividad entre pacientes y controles. Los estudios que han evaluado la actividad cerebral relacionada con la dopamina empleando tareas de condicionamiento de recompensa con el sabor sugieren que el circuito de recompensa es hipersensitivo en la anorexia nerviosa, pero hiporrespondedor en la bulimia nerviosa y la obesidad.

> **!** La anorexia nerviosa se asocia con disminuciones en el volumen cerebral regional o grosor cortical a expensas de una pérdida de astrocitos.

CUADRO CLÍNICO DE LA ANOREXIA NERVIOSA

La anorexia nerviosa supone un importante problema sanitario no solo por su extendida incidencia y prevalencia en la población general, sino por las consecuencias que genera sobre la salud de quienes la padecen.

Se han de tener en cuenta los siguientes datos:

- Los TCA se encuentran dentro de las 10 primeras causas de discapacidad entre las mujeres jóvenes.
- La percepción de la calidad de vida de quienes los sufren es baja.
- La anorexia nerviosa tiene el mayor índice de mortalidad entre los trastornos psiquiátricos.

La edad de aparición con mayores cotas se da entre los 15 y los 17 años, pero existe una evidencia creciente que sostiene que ha habido un incremento de aparición en edades más tempranas durante las últimas décadas. El diagnóstico se establece sobre la base de los criterios clínicos exclusivamente, sin que existan marcadores biológicos, genéticos o epigenéticos.

 La anorexia nerviosa tiene tres características básicas: la restricción de la ingesta energética persistente, el miedo intenso a ganar peso o a engordar (o un comportamiento persistente que interfiere con el aumento de peso) y la alteración de la forma de percibir la constitución y el peso propios.

Criterios diagnósticos y cuadro clínico

La anorexia nerviosa es una patología crónica caracterizada por la restricción persistente de la ingesta energética, acompañada por un miedo intenso a ganar peso o a engordar (o un comportamiento persistente que interfiere con el aumento de peso) y la distorsión de la imagen corporal (**Tablas 13.1-2 y 13.1-3**).

El peso corporal está por debajo del nivel mínimo para la edad, el sexo, la fase del desarrollo y la salud física (criterio A) tras una pérdida de peso significativa, pero en los niños y en los adolescentes se puede observar que no se gana el peso esperado o no se mantiene el curso del desarrollo normal (mientras crece en estatura) en vez de sufrir una pérdida de peso.

Uno de los síntomas cardinales entre los individuos con anorexia nerviosa es el miedo a ganar peso. Se trata de una preocupación desmedida y un miedo extremo a la posibilidad

---

Tabla 13.1-2. Criterios de referencia del DSM-5-TR para la anorexia nerviosa

A. Restricción de la ingesta energética en relación con las necesidades que conduce a un peso corporal significativamente bajo con relación a la edad, el sexo, el curso del desarrollo y la salud física. *Peso significativamente bajo* se define como un peso que es inferior al mínimo normal o, en niños y adolescentes, inferior al mínimo esperado

B. Miedo intenso a ganar peso o a engordar, o comportamiento persistente que interfiere en el aumento de peso, incluso con un peso significativamente bajo

C. Alteración en la forma en que uno mismo percibe su propio peso o constitución, influencia impropia del peso o la constitución corporal en la autoevaluación, o falta persistente de reconocimiento de la gravedad del bajo peso corporal

Especificar si:
  F50.01 Tipo restrictivo: durante los últimos 3 meses, el individuo no ha tenido episodios recurrentes de atracones o purgas (es decir, vómito autoprovocado o utilización incorrecta de laxantes, diuréticos o enemas). Este subtipo describe presentaciones en las que la pérdida de peso es debida sobre todo a la dieta, el ayuno y/o el ejercicio excesivo
  F50.02 Tipo con atracones/purgas: durante los últimos 3 meses, el individuo ha tenido episodios recurrentes de atracones o purgas (es decir, vómito autoprovocado o utilización incorrecta de laxantes, diuréticos o enemas)

Especificar si:
  En remisión parcial: después de haberse cumplido con anterioridad todos los criterios para la anorexia nerviosa, el criterio A (peso corporal bajo) no se ha cumplido durante un período continuado, pero todavía se cumple el criterio B (miedo intenso a aumentar de peso o a engordar, o comportamiento que interfiere en el aumento de peso) o el criterio C (alteración de la autopercepción del peso y la constitución)
  En remisión total: después de haberse cumplido con anterioridad todos los criterios para la anorexia nerviosa, no se ha cumplido ninguno de los criterios durante un período continuado

Especificar la gravedad actual:
  La gravedad mínima se basa, en los adultos, en el índice de masa corporal (IMC) actual, o en niños y adolescentes, en el percentil del IMC. Los límites siguientes derivan de las categorías de la Organización Mundial de la Salud para la delgadez en adultos; para niños y adolescentes, se utilizarán los percentiles de IMC correspondientes. La gravedad puede aumentar para reflejar los síntomas clínicos, el grado de discapacidad funcional y la necesidad de supervisión
  - **Leve**: IMC ≥ 17 kg/m²
  - **Moderado**: IMC 16-16,99 kg/m²
  - **Grave**: IMC 15-15,99 kg/m²
  - **Extremo**: IMC < 15 kg/m²

Tabla 13.1-3. Criterios de referencia de la CIE-11 para la anorexia nerviosa

Los trastornos de la conducta alimentaria abarcan los comportamientos anormales vinculados con la alimentación que no pueden explicarse por otra afección de salud y que no son apropiados para el nivel de desarrollo del individuo ni congruentes con las normas culturales. Incluyen tanto alteraciones del comportamiento que no están relacionadas con preocupaciones con el peso y la figura corporales como la ingesta de sustancias no comestibles o la regurgitación voluntaria de alimentos, así como comportamientos anormales vinculados con la ingesta o preocupación por la comida, el peso y la figura corporales

6B80   Anorexia nerviosa

La anorexia nerviosa se caracteriza por un peso corporal significativamente bajo para la altura, la edad y la etapa de desarrollo del individuo que no se debe a otra afección de salud o a la falta de disponibilidad de alimentos. Un umbral comúnmente utilizado es el índice de masa corporal (IMC) inferior a 18,5 kg/m² en adultos y el IMC para la edad por debajo del percentil 5 en niños y adolescentes. La pérdida rápida de peso (por ejemplo, más del 20 % del peso corporal total en 6 meses) puede reemplazar la pauta de bajo peso corporal siempre que se cumplan otros requisitos de diagnóstico. Los niños y adolescentes pueden exhibir una incapacidad para ganar peso como se esperaba en función de la trayectoria de desarrollo individual en lugar de la pérdida de peso. El peso corporal bajo se acompaña de un patrón persistente de comportamiento para evitar la restauración del peso normal, que puede incluir comportamientos destinados a reducir el consumo de energía (alimentación restringida), comportamientos purgativos (por ejemplo, vómito autoinducido, abuso de laxantes) y comportamientos destinados a incrementar el gasto energético (por ejemplo, ejercicio excesivo), típicamente asociados con miedo intenso a subir de peso. El peso bajo o la figura corporal son elementos centrales para la autoevaluación de la persona, o se perciben inadecuadamente como normales o incluso excesivos

6B80.00   Anorexia nerviosa con un peso corporal significativamente menor, tipo restrictivo

Se refiere a las personas que cumplen los requisitos de la definición de la anorexia nerviosa con un peso corporal significativamente bajo y que inducen la pérdida de peso o mantienen un peso corporal bajo a través de la ingesta restringida de alimentos o el ayuno, solo o en combinación con un mayor gasto energético (por ejemplo, mediante el ejercicio excesivo), pero que no presentan episodios de ingesta compulsiva o uso de purgantes

6B80.01   Anorexia nerviosa con peso corporal significativamente bajo, patrón de atracones y purgas

Se refiere a las personas que cumplen los requisitos de la definición de la anorexia nerviosa con un peso corporal significativamente bajo y que presentan episodios de atracones de comida o purgas. Estos individuos inducen la pérdida de peso y mantienen su peso corporal a través de la ingesta de alimentos restringida, normalmente acompañados de comportamientos de purgas significativas dirigidas a eliminar los alimentos ingeridos (por ejemplo, vómito autoinducido, abuso de laxantes o enemas). Este patrón también incluye a las personas que presentan episodios de atracones, pero no se purgan

6B80.0Z   Anorexia nerviosa con un peso corporal significativamente bajo, sin especificación

6B80.1   Anorexia nerviosa con un peso corporal peligrosamente bajo

El individuo cumple con todos los requisitos de la definición para la anorexia nerviosa, con IMC inferior a 14,0 kg/m² en adultos o por debajo del percentil 0,3 del IMC para la edad en niños y adolescentes. En el contexto de la anorexia nerviosa, el estado grave de peso bajo es un importante factor pronóstico que se asocia con un riesgo alto de complicaciones físicas e incrementa sustancialmente la mortalidad

6B80.10   Anorexia nerviosa con un peso corporal peligrosamente bajo, tipo restrictivo

Los afectados cumplen los requisitos de la definición de la anorexia nerviosa con un peso corporal peligrosamente bajo e inducen la pérdida de peso y mantienen el peso corporal a través de la ingesta restringida de alimentos o el ayuno solo o en combinación con un aumento del gasto energético (por ejemplo, mediante el ejercicio excesivo), pero no se dedican a los atracones o las purgas

6B80.11   Anorexia nerviosa con un peso corporal peligrosamente bajo, patrón de atracones y purgas

Los sujetos cumplen los requisitos de la definición de la anorexia nerviosa con un peso corporal significativamente bajo y con episodios de atracones de comida o purgas. Estos individuos inducen la pérdida de peso y mantienen su peso corporal a través de la ingesta de alimentos restringida, normalmente acompañados de comportamientos de purgas significativas dirigidas a eliminar los alimentos ingeridos (por ejemplo, vómito autoinducido, abuso de laxantes o enemas). Este patrón también incluye a las personas que presentan episodios de atracones, pero no se purgan

6B80.0Z   Anorexia nerviosa con un peso corporal significativamente bajo, sin especificación

6B80.2   Anorexia nerviosa en recuperación con peso corporal normal

Entre los individuos que se están recuperando de la anorexia nerviosa y cuyo peso corporal es superior a 18,5 kg/m² en los adultos o superior al quinto percentil de IMC en niños y adolescentes, el diagnóstico debe mantenerse hasta que se logre una recuperación completa y duradera, como está indicado por el mantenimiento de un peso saludable y el cese de los comportamientos destinados a reducir el peso corporal, independientemente de la provisión de tratamiento (por ejemplo, durante al menos 1 año después de que se retire el tratamiento intensivo)

6B80.Y   Otra anorexia nerviosa específica

6B80.Z   Anorexia nerviosa, sin especificación

Adaptada de: Organización Mundial de la Salud. Clasificación Internacional de Enfermedades. 11ª ed. (CIE-11).

de aumentar de peso en todo el cuerpo o en algunas partes específicas, incluso con un peso significativamente bajo. Por lo general, el miedo intenso a engordar no se alivia con la pérdida de peso. De hecho, la preocupación por ganarlo puede aumentar incluso cuando se pierde.

La imagen corporal es la visión subjetiva del propio cuerpo, independientemente de cómo sea el cuerpo en realidad. Se trata de un constructo complejo que incluye los pensamientos, los sentimientos, las evaluaciones y las conductas relacionadas con el propio cuerpo. La distorsión de la imagen corporal

(criterio C), que puede ser un precursor de los trastornos alimentarios, es común en la población general, pero es también un componente central de los TCA. Algunas personas sienten que tienen sobrepeso en general. Otras se dan cuenta de que están delgadas, pero les preocupa que algunas partes de su cuerpo (particularmente el abdomen, las nalgas y los muslos) están «demasiado gordos».

Se diferencian dos subtipos de anorexia nerviosa: *tipo restrictivo* y *tipo con atracones/purgas*. Aproximadamente el 50 % de las personas que sufren este trastorno pierden peso reduciendo drásticamente su ingesta total de alimentos (tipo restrictivo). La otra mitad restringirá la alimentación, pero periódicamente se dará atracones y presentará conductas de purga con el objetivo de compensar la ingesta de calorías no deseadas. Por lo general, se realizan con el siguiente orden de frecuencia de método empleado: mediante la inducción al vómito, mediante el abuso de laxantes y, menos frecuentemente, mediante el uso de diuréticos (es raro que se recurra a eméticos). Ambos subtipos comparten los rasgos perfeccionistas y el ejercicio excesivo como método de control del peso. El intercambio entre subtipos durante el curso del trastorno no es infrecuente.

La anorexia nerviosa atípica incluye a pacientes con una pérdida de peso significativa que cumplen criterios para la anorexia nerviosa, pero no están en bajo peso. Algunos estudios han descrito que este grupo de anorexia nerviosa atípica suele presentar obesidad o sobrepeso previo a la enfermedad, y que incluye a más varones y jóvenes de un estatus socioeconómico menor. Aunque se trate de pacientes sin bajo peso, presentan igualmente desnutrición y una inestabilidad clínica médica tan grave como la anorexia nerviosa.

 La amenorrea ha sido eliminada como criterio diagnóstico de la anorexia nerviosa.

Complicaciones médicas de la desnutrición en la anorexia nerviosa

El compromiso nutricional asociado a este trastorno afecta a la mayor parte de los sistemas orgánicos principales y puede producir varias alteraciones. Algunas se resuelven con una rehabilitación nutricional efectiva y ganancia de peso, mientras que otras pueden conllevar un daño permanente.

El *lanugo* se presenta como un vello fino, suave y pigmentado localizado en la espalda, el abdomen y los antebrazos. No se trata de un signo de virilización. Se ha asociado a una disminución de la actividad del sistema enzimático de la 5-α-reductasa, probablemente debida al hipotiroidismo.

La *xerosis* (piel seca) es secundaria a los déficits vitamínicos y las alteraciones tiroideas. La *hipercarotenemia* es una enfermedad caracterizada por la elevación de los β-carotenos en plasma y en el tejido cutáneo. Los carotenos son grasas solubles responsables de la coloración roja, naranja y amarilla de los vegetales y las frutas. Los más abundantes son los β-carotenos, el precursor más importante del ácido retinoico. Se han descrito diversos mecanismos por los que aparece hipercarotenemia en la anorexia nerviosa. El primero, por una ingesta rica en alimentos con β-carotenos en comparación con la ingesta de otros nutrientes. En segundo lugar, por las alteraciones en el metabolismo, como la hipercolesterolemia o alteraciones adquiridas en el metabolismo de los carotenoides, como una deficiente degradación de las lipoproteínas y un almacenamiento alterado. Por último, la cantidad de grasa corporal puede cambiar la disponibilidad de los carotenoides. Como resultado de una reducción de la grasa corporal en la anorexia nerviosa, las concentraciones de carotenoides circulantes ascienden, y los carotenoides pueden de manera alternativa ser almacenados en otros tejidos, como la piel

o la retina. Los carotenoides presentan un conocido efecto antiobesogénico en la biología de los adipocitos, por lo que los carotenos podrían tener un papel en la ganancia de peso durante la recuperación de las pacientes con anorexia nerviosa.

La *pelagra* es una condición caracterizada por la carencia de niacina (vitamina B_3) o triptófano (el precursor de la niacina; 60 mg es equivalente a 1 mg de niacina). La pelagra se caracteriza por la clásica tríada de dermatitis, diarrea y demencia (la enfermedad de las 3 D), que puede llegar a ocasionar la muerte si no se trata. Existe un período prodrómico de duración variable con astenia, fatiga, paresias, náuseas, molestias gastrointestinales, diarrea, irritabilidad, ansiedad y depresión, que progresa hacia efectos deletéreos en la piel, en el aparato digestivo y en el sistema nervioso. Las manifestaciones cutáneas de la pelagra incluyen escozor, picazón, eritema y edema, y afectan a las áreas expuestas al sol (la cara, la región alta del tórax, el dorso de las manos y los pies). Tras varias semanas, la piel se torna seca, rugosa y pigmentada, a lo que le sigue la exfoliación.

En resumen, son numerosas las posibles manifestaciones cutáneas en la anorexia nerviosa. El papel del dermatólogo es crucial en su manejo para realizar un diagnóstico precoz de los signos ocultos de los pacientes con TCA, que tienden a minimizar o incluso a negar su trastorno.

La anorexia nerviosa se asocia con múltiples y profundas alteraciones endocrinas. La adaptación a la restricción alimentaria crónica permite la supervivencia incluso en estado de extrema caquexia. Las alteraciones endocrinas pueden ser adaptativas, reactivas o etiológicas. Por ejemplo, la hipersecreción de la hormona liberadora de corticotropina aparece en respuesta al ayuno. Pero, al mismo tiempo, puede mantener e intensificar la anorexia, la hiperactividad física y la amenorrea, y por tanto generar un círculo vicioso.

La pérdida grave de peso en la anorexia nerviosa se caracteriza por anormalidades en la función tiroidea: bajos niveles totales de triyodotironina (T_3), la T_3 reversa está elevada dado el incremento de desyodación periférica de la tiroxina (T_4) a T_3 inversa, los niveles de T_4 libre varían de normal a bajos y la tirotropina varía de normal a bajo. Estos cambios son una respuesta adaptativa al descenso de la tasa metabólica y el gasto energético. No requieren tratamiento, e incluso sería contraproducente, dado que el empleo de la hormona tiroidea puede conllevar pérdida de peso y tiene un potencial para el abuso.

La amenorrea hipotalámica es un estado reversible de hipogonadismo hipogonadotropo común en las adolescentes y mujeres jóvenes. Puede ser secundaria al estrés emocional o al déficit energético o a la combinación de ambos factores. Bajo las condiciones de déficit energético, la supresión hipotalámica de la secreción de hormona liberadora de gonadotrofinas (lo que resulta en un hipoestrogenismo) supone una respuesta adaptativa a la reducida disponibilidad energética. Estos cambios afectan a la capacidad reproductiva, el sistema óseo y la salud mental. En especial, la hipoestrogenemia durante la adolescencia puede ocasionar déficits en la adquisición de masa ósea con efectos a largo plazo sobre la salud ósea.

La anorexia nerviosa se caracteriza por una resistencia a la hormona del crecimiento que conlleva una disminución en las concentraciones de factor de crecimiento similar a la insulina 1, que se trata de otro factor determinante en la disminución de la densidad mineral ósea. Los niveles altos de hormona del crecimiento en la anorexia nerviosa tienen un papel gluconeogénico en mantener la euglucemia, mediada por un incremento en la lipolisis.

Las alteraciones endocrinometabólicas se ponen de manifiesto en los hallazgos anormales de laboratorio, como lo son las alteraciones en el perfil lipídico. Los niveles elevados de colesterol en sangre en la anorexia nerviosa han sido descritos desde la década de los 60. Esta hipercolesterolemia se produce fundamentalmente a expensas del colesterol asociado a lipoproteínas de baja densidad y generalmente disminuye con la renutrición. Teóricamente, la hipercolesterolemia puede ser consecuencia de múltiples causas: un exceso de la ingesta alimentaria (no es este el caso de la anorexia nerviosa), un incremento en la síntesis endógena del colesterol o anomalías en su metabolismo.

Son numerosos los factores que pueden interferir con el metabolismo lipídico en las pacientes con anorexia nerviosa. Estos incluyen una muy baja ingesta de lípidos, dietas bajas en calorías (que inducen hipoglucemia crónica e hipoinsulinemia), estrés (que induce la secreción de adrenalina, la hormona del crecimiento y glucagón), hipotiroidismo y las anomalías en el eje adrenal (con niveles de hormona liberadora de corticotropina elevados, niveles normales de hormona adrenocorticótropa y niveles normales o elevados de cortisol). La hipercolesterolemia en la anorexia nerviosa tiene una importante implicación clínica, dado que puede conducir a algunos terapeutas a prescribir erróneamente dietas bajas en grasas a pacientes jóvenes con anorexia nerviosa. En aquellas pacientes que no se recuperan en la mediana edad, los niveles elevados de colesterol sérico pueden constituir un factor de riesgo para las anomalías cardiovasculares.

La disminución de la densidad mineral ósea es característica de la anorexia nerviosa y afecta tanto a adultos como a adolescentes. Se afectan tanto la estructura trabecular como la cortical ósea, si bien los datos sugieren que la afectación del hueso trabecular (como la espina lumbar) es más pronunciada que la del hueso cortical (como las caderas) en las mujeres. La pérdida de la densidad mineral ósea conlleva una osteopenia precoz y osteoporosis, incluso en pacientes adolescentes, y puede ser permanente.

La deprivación de energía y la malnutrición asociada a la anorexia nerviosa ocasiona una inmensa presión sobre el sistema cardiovascular: hasta el 80 % de las pacientes sufren complicaciones cardiovasculares, como anomalías estructurales, de conducción y hemodinámicas, que son algunos de los factores que más contribuyen a la alta tasa de mortalidad en la anorexia nerviosa. Los estudios de hemodinámica cardíaca muestran un hallazgo prácticamente universal en las pacientes con anorexia nerviosa, la bradicardia, así como una disminución de la variabilidad de la frecuencia cardíaca. La bradicardia se revierte con la recuperación del peso. La alteración cardíaca característica de la anorexia nerviosa es la atrofia miocárdica caracterizada por la reducción del volumen y el índice del ventrículo izquierdo, que generalmente conlleva el prolapso de la válvula mitral. Ahora bien, los problemas cardiovasculares no ocurren únicamente durante la fase de desnutrición, también existen complicaciones cardíacas específicas que aparecen durante la fase de renutrición, como arritmias, taquicardias e insuficiencia cardíaca congestiva.

En cuanto al sistema respiratorio, la pérdida de peso también conlleva una alteración grave pero reversible de la función diafragmática, si bien los valores de la espirometría y de los gases en sangre suelen estar dentro de la normalidad. Se han descrito casos de neumotórax espontáneo y neumomediastino tras toser, vomitar o realiza ejercicio extenuante, lo que sugiere una pérdida de las propiedades elásticas del pulmón.

De entre las complicaciones gastrointestinales en la anorexia nerviosa, las más comunes incluyen el estreñimiento, las náuseas, el dolor abdominal, la plenitud abdominal, la acidez, el dolor epigástrico, la disminución del apetito, la diarrea y la disfagia. Se han documentado casos de síndrome de la arteria mesentérica superior o síndrome de Wilkie, una causa rara de obstrucción intestinal debida a la compresión del duodeno en el ángulo entre la arteria mesentérica superior y la aorta. Los síntomas son típicamente posprandiales e incluyen dolor abdominal, plenitud abdominal e hiperémesis. Una pérdida rápida de peso conlleva una disminución de la grasa mesentérica y retroperitoneal y, secundariamente, un descenso en la distancia aortomesentérica. También se han descrito casos de dilatación gástrica aguda con isquemia de la pared gástrica secundaria, necrosis y perforación (más común en la anorexia nerviosa con atracones y purgas) y casos de dilatación duodenal (más frecuentes en la anorexia nerviosa restrictiva).

En cuanto a las complicaciones hematológicas, se pueden afectar las tres series; aparecen con el siguiente orden de frecuencia: leucopenia, anemia y, con menor frecuencia, trombocitopenia. Generalmente, la anemia es normocítica y normocrómica, y la leucopenia está caracterizada por una linfopenia o neutropenia. El examen de la médula ósea muestra, en los casos graves, signos de atrofia y/o hipocelularidad, transformación gelatinosa de la médula ósea e incremento de la grasa.

Las pacientes también muestran una atrofia cerebral generalizada, con disminución del volumen de la sustancia gris y blanca, que conlleva déficits cognitivos que persisten tras el tratamiento.

Por el contrario, frente a todas estas posibles complicaciones médicas, no se ha demostrado un incremento del riesgo de padecer patologías oncológicas; por el contrario, la anorexia nerviosa se ha asociado con una reducción del riesgo de cáncer de mama.

 Las complicaciones médicas en la anorexia nerviosa derivan fundamentalmente de la desnutrición.

 El intercambio de subtipos (entre restrictivo y atracones y purgas) durante el curso del trastorno no es infrecuente; de este modo, la descripción del subtipo se debería utilizar para describir los síntomas actuales más que para describir un curso longitudinal. Por ello, las complicaciones también se pueden derivar de las conductas de purga.

También es importante considerar en la anorexia nerviosa subtipo purgativo las complicaciones médicas que se deben fundamentalmente a las conductas de purga.

El signo de Russell, nombrado así por el Dr. Gerald Russell, quien fue el primero en definir el trastorno de bulimia nerviosa en 1979, hace referencia al desarrollo de callos en el dorso (nudillos) de la mano dominante. Es patognomónico de la autoinducción al vómito y está ocasionado por la irritación traumática de la mano por los dientes, por la inserción repetida de la mano en la boca para provocar el vómito. El signo de Russell no se observa con frecuencia, dado que la mayoría de las pacientes son capaces de inducir el vómito espontáneamente o emplean utensilios para iniciarlo.

La enfermedad por reflujo gastroesofágico se trata siguiendo el plan general para cualquier paciente con este trastorno, con los inhibidores de la bomba de protones, la elevación de la cama y evitando la ingesta unas horas antes de acostarse. Aunque no hay evidencia del incremento de riesgo de carcinoma esofágico en la anorexia nerviosa, una buena práctica incluiría realizar una endoscopia a estas pacientes, en especial si la enfermedad por reflujo gastroesofágico es refractario y hay antecedentes de hematemesis recurrente. Se debe descartar el esófago de Barrett o incluso cambios neoplásicos. El síndrome de Mallory-Weiss se caracteriza por la laceración superficial no perforada de la mucosa, generalmente en la unión esofagogástrica, y ocasiona sangrado gastrointestinal debido al constante incremento de la presión intrabdominal por el vómito. El síndrome de Boerhaave es la perforación espontánea del esófago y es potencialmente mortal.

En el colon catártico, el intestino grueso sufre un daño de la inervación por el empleo crónico de laxantes, que producen una degeneración del plexo de Auerbach. El colon se convierte en un tubo inerte, lo que produce un estreñimiento grave. La melanosis coli es la coloración oscura del colon por la pigmentación de los macrófagos de la mucosa, con significado clínico incierto, que con frecuencia se observa durante una colonoscopia en abusadores de laxantes, especialmente los de antraquinona. Pese a que comúnmente se ha considerado una anomalía benigna, estudios recientes indican que conlleva mayor riesgo de pólipos colorrectales adenomatosos, inflamatorios e hiperplásicos, y mayor incidencia de úlceras en el íleon distal.

! De entre las complicaciones médicas digestivas en la anorexia nerviosa, destacan:

- El síndrome de Mallory-Weiss: laceración superficial no perforada de la mucosa.
- El síndrome de Boerhaave: perforación espontánea del esófago, potencialmente mortal.
- El síndrome de la arteria mesentérica superior o síndrome de Wilkie: obstrucción intestinal por compresión de la arteria mesentérica superior.
- La melanosis coli: coloración oscura del colon por la pigmentación de los macrófagos de la mucosa debida a los laxantes de antraquinona.
- El colon catártico: parálisis intestinal por degeneración del plexo de Auerbach.

Los vómitos recurrentes pueden provocar deshidratación con una regulación al alza de la secreción del sistema hormonal renina-angiotensina-aldosterona, lo que genera un incremento de la absorción renal del sodio y el bicarbonato y la subsecuente retención de agua para mitigar la propensión a la deshidratación, hipotensión y disminución del volumen por la alcalosis hipopotasémica secundaria al vómito recurrente. De forma general, se denomina a este síndrome el *seudo-Barrett*. El potasio es el principal catión intracelular, vital para el funcionamiento normal de la célula. La disminución de potasio se asocia con la presencia de calambres, paresia y el deterioro de la actividad del músculo liso que se manifiesta con estreñimineto. La alteración a nivel cardíaco puede presentar trastornos de la conducción y arritmias, como fibrilación ventricular y torsión de punta.

 La complicación hidroelectrolítica común a cualquier método de purga es la hipopotasemia.

EVOLUCIÓN Y PRONÓSTICO

La anorexia nerviosa suele presentarse durante la adolescencia o la edad adulta temprana, si bien se han descrito casos de inicio tanto muy tempranos como tardíos. El 40 % de los nuevos casos aparecen entre los 15 y los 19 años. Con frecuencia existe un factor o acontecimiento vital estresante asociado al debut. Los estudios de seguimiento a largo plazo sugieren que un número considerable de pacientes con anorexia nerviosa continúan mostrando desde el punto de vista clínico niveles significativos de síntomas de trastorno alimentario durante años. Aproximadamente un 20 % de los pacientes con anorexia nerviosa parecen cronificar el trastorno, cuya aparición en la adolescencia se asocia a un mejor pronóstico. Se ha descrito que incluso el 70-80 % de las pacientes en este grupo de edad logran la remisión. El pronóstico es más sombrío en las pacientes que requieren hospitalización y en las adultas.

Los estudios demuestran que solo aproximadamente el 50 % de los casos de anorexia nerviosa son diagnosticados, y solo una de cada tres pacientes diagnosticadas recibe tratamiento especializado. De aquellas pacientes en tratamiento, entre el 20 y el 51 % de las que han requerido hospitalización y el 23-73 % de las pacientes en seguimiento extrahospitalario evitan o abandonan el programa de recuperación que se les ha prescrito.

Se ha descrito el intercambio entre TCA. Hay estudios que describen que el 20-50 % de las pacientes diagnosticadas de anorexia nerviosa desarrollarán bulimia nerviosa a lo largo del tiempo. El desarrollo de anorexia nerviosa desde un diagnóstico de bulimia nerviosa es menor, con estudios que describen un 10-27 % de cambio evolutivo.

De entre los factores de buen pronóstico para la anorexia nerviosa, se han documentado los siguientes:

- Desencadenante claro.
- Aparición precoz.
- Aumento ponderal al inicio del tratamiento.
- Estado de ánimo depresivo.
- Incremento de actividad física antes de iniciar el tratamiento.
- Sensación de hambre.
- Trastornos menores del tránsito intestinal.

- Ausencia de antecedentes psicopatológicos familiares.
- Buena cooperación de los padres y aceptación de la enfermedad.
- Buena inserción social.
- Diagnóstico y tratamiento precoces.

Por el contrario, como factores de mal pronóstico se han documentado los siguientes:

- Aparición o diagnóstico tardíos.
- Cronificación de hospitalizaciones.
- Obesidad previa.
- Oscilaciones del peso.
- Conductas bulímicas y purgativas.
- Sexo masculino.
- Negación de enfermedad o de la sensación de hambre.
- Estreñimiento.
- Depresión de los padres a causa de la enfermedad de la hija y poca implicación en el tratamiento.
- Conflictos conyugales de los padres.
- Rechazo de la enfermedad por parte de los padres.
- Mala inserción social.

TRATAMIENTO DE LA ANOREXIA NERVIOSA

Mientras algunas pacientes se recuperan tras un único episodio, más del 20 % de las que padecen anorexia nerviosa muestran un patrón fluctuante de ganancia de peso con recaídas o experimentan un curso crónico. El incremento de peso temprano al inicio del tratamiento se asocia con un resultado médico y psicológico favorable. El mantenimiento del peso es un factor pronóstico importante. La pérdida de peso grave y las conductas asociadas pueden hacer peligrar la vida de las pacientes con anorexia nerviosa. La resistencia para aceptar el tratamiento, que puede conllevar la necesidad de recurrir a medidas involuntarias, es una característica del trastorno.

El abordaje fundamental se realiza mediante terapia psicológica conductual, que puede generalmente proporcionarse desde unidades de conductas externas. Las pacientes con síntomas graves o las que no mejoran con cuidados poco restrictivos podrán ser tratadas en régimen de hospitalización parcial (hospitales de día) o completa con programas especializados. Además del enfoque psicológico, el tratamiento requiere la evaluación y abordaje de las comorbilidades nutricionales, físicas y mentales, por lo que se precisa idealmente un equipo multidisciplinar.

Psicoterapias

Actualmente, existen una serie de manuales de tratamiento psicoterapéutico para la anorexia nerviosa, como la terapia dinámica focal, el modelo de Maudsley para el tratamiento de este trastorno en adultos, la terapia cognitivo-conductual mejorada, las intervenciones familiares o el manejo clínico de apoyo especializado. Existe una creciente evidencia que sostiene que las intervenciones familiares son las más eficaces en las pacientes adolescentes con anorexia nerviosa. Las psicoterapias familiares intensivas deberían iniciarse sin retraso en búsqueda de una recuperación de peso rápida.

El modelo de Maudsley para el tratamiento de la anorexia nerviosa en adultos está recomendado por la guía del National Institute for Health and Care Excellence (guía NICE) y se emplea de manera internacional. Es tan eficaz como otras medidas recomendadas por la guía NICE para mejorar el resultado en el tratamiento de la anorexia nerviosa. Se trata de un modelo de mantenimiento interpersonal cognitivo que especifica cuatro dominios de los factores biológicos y psicológicos predisponentes y mantenedores:

- La mente emocional y social.
- La identidad.
- Los estilos de pensamiento.
- Las relaciones que se asignan a los objetivos de intervención.

El manual del tratamiento del modelo de Maudsley es modularizado, flexible y efectivo para la anorexia nerviosa, y está bien aceptado entre los pacientes y los terapeutas. Este abordaje integra el formato grupal con sesiones individuales, donde el eje central del tratamiento lo constituye la mente emocional y social. Las pacientes con anorexia nerviosa tienen serias dificultades con el procesamiento emocional, en especial en los contextos interpersonales. Entre las dificultades se encuentran las siguientes: identificación de las emociones, tolerancia e integración emocionales del material en el *self* y sentido de uno mismo en el mundo social. El formato grupal proporciona el apoyo de un escenario en vivo para recibir y dar experiencias de regulación emocional (a través de la atenuación, el apoyo social en la resolución de conflictos y la expresión segura de comportamientos considerados vergonzosos), y para estrechar la ventana de tolerancia emocional mediante la incorporación de métodos experienciales (como los juegos de rol, o la silla y la imaginería), que permitirán mejorar la conexión emocional y proporcionan la oportunidad de actualizar los esquemas.

Por su parte, la terapia cognitivo-conductual mejorada es una opción de tratamiento viable y prometedora para las pacientes adultas con anorexia nerviosa. Su eficacia ha sido demostrada en estudios de cohortes y ensayos controlados aleatorizados. Partiendo de la base de que la terapia cognitivo-conductual es el tratamiento empírico principal para la bulimia nerviosa, y de que la anorexia nerviosa comparte características psicopatológicas con ella, la terapia cognitivo-conductual para la bulimia nerviosa se adaptó a otros trastornos alimentarios. Esta terapia cognitivo-conductual mejorada se centra en modificar los mecanismos que perpetúan todas las formas de psicopatología de los TCA.

Las intervenciones familiares se han posicionado con las más adecuadas en el manejo de las pacientes en la infancia y la adolescencia. Ahora bien, recientes revisiones sostienen que no existe evidencia para afirmar que el tratamiento familiar sea más eficaz que otras intervenciones (como las educacionales). Además, no existe suficiente evidencia para considerar unas intervenciones familiares superiores a otras. En el pasado, no se involucraba a los progenitores en el tratamiento de la anorexia nerviosa al ser considerados un elemento causal de la patogénesis del trastorno. Posteriormente, un cambio filosófico y basado en la evidencia, lejos del énfasis de la responsabilidad familiar en las causas del trastorno, ha permitido a los progenitores estar implicados de forma activa en el curso del tratamiento y ser considerados como una fuente vital de ayuda a los jóvenes en el proceso de recuperación. Además, un entendimiento más profundo y amplio de las dinámicas familiares que se desarrollan en el contexto del TCA incluye no solo las formas en las que el trastorno afecta negativamente al paciente y a la familia, sino también cómo el propio TCA puede en parte mantenerse por la estructura del sistema familiar.

 Actualmente, existen una serie de manuales de tratamiento psicoterapéutico para la anorexia nerviosa, como la terapia dinámica focal, el modelo de Maudsley para el tratamiento de la anorexia nerviosa en adultos, la terapia cognitivo-conductual mejorada, las intervenciones familiares o el manejo clínico de apoyo especializado.

Farmacología

No existen tratamientos farmacológicos aprobados por la Administración de Alimentos y Medicamentos de los Estados Unidos para la anorexia nerviosa. Para este trastorno, el uso racional de los tratamientos psicofarmacológicos se basa en la investigación neurobiológica sobre el control del apetito y la ingesta alimentaria y en los modelos biológicos de la anorexia nerviosa, así como en las observaciones clínicas y en los estudios no aleatorizados. Además, se ha descrito que algunos pacientes pueden beneficiarse de la farmacoterapia. Específicamente, se ha propuesto que estas pacientes se benefician del tratamiento de la ansiedad comórbida, la obsesividad y la rigidez cognitiva. Se sabe que las pacientes con anorexia nerviosa tienen altos índices de ansiedad y trastornos del humor. Por otro lado, dada la cualidad prácticamente delirante de algunas de las creencias en la anorexia nerviosa sobre la comida, el peso y la imagen corporal, junto con el componente rígido obsesivo y la intensa ansiedad, los tratamientos antipsicóticos también se han propuesto como agentes terapéuticos potenciales para este trastorno.

De entre los antidepresivos existentes, no se recomienda el empleo de los tricíclicos ni de inhibidores de la monoaminoxidasa, puesto que no solo no aportan beneficios, sino que suponen un riesgo, dados sus efectos secundarios, por lo que

no son considerados seguros ni tolerados por las pacientes con anorexia nerviosa. El bupropión está contraindicado en este trastorno por el riesgo incrementado de convulsiones. Se ha documentado que, pese a las recomendaciones de las guías clínicas, los antidepresivos se prescriben con frecuencia en las pacientes adultas y adolescentes con anorexia nerviosa. Los inhibidores selectivos de la recaptación de 5-HT (incluyendo la fluoxetina, el citalopram y la sertralina) tienen un perfil de seguridad superior y son generalmente bien tolerados por las pacientes con anorexia nerviosa, pero no han mostrado superioridad frente al placebo para recuperar el peso o mejorar los síntomas alimentarios. La evidencia del efecto de la mirtazapina en la recuperación del peso en la anorexia nerviosa es limitada.

No existe ningún tratamiento farmacológico aprobado para el abordaje de la anorexia nerviosa; existe una importante evidencia que sugiere que la adición de fluoxetina u otros inhibidores selectivos de la recaptación de 5-HT a la terapia cognitivo-conductual no proporciona ningún beneficio más allá de la propia terapia. Sin embargo, las pacientes que reciben tratamiento con algún psicofármaco, sea olanzapina o fluoxetina, tienden a mantenerse durante más tiempo dentro de los programas de tratamiento. Y, en cuanto al aumento de peso, el único medicamento del que se ha mostrado un impacto es la olanzapina.

Se requiere mayor investigación para determinar si los antidepresivos u otros fármacos por sí mismos podrían ser beneficiosos para el manejo de la anorexia nerviosa. Por el momento, se los considera útiles para tratar la depresión y la ansiedad comórbida.

Otras líneas de investigación han evaluado el empleo de ketamina en la anorexia nerviosa. Se han encontrado mejorías en la depresión comórbida, la ideación suicida y la psicopatología de los TCA. También la utilidad del empleo del dronabinol (un cannabinoide sintético empleado para la pérdida de apetito, las náuseas y los vómitos) se ha investigado recientemente en la anorexia nerviosa. Los resultados iniciales apuntan a una leve ganancia de peso, al tiempo que se produce un incremento en la actividad física.

 No existen tratamientos farmacológicos aprobados por la Administración de Alimentos y Medicamentos de los Estados Unidos para la anorexia nerviosa.

 PUNTOS CLAVE

- La anorexia nerviosa suele presentarse durante la adolescencia o la edad adulta temprana, especialmente entre los 15 y los 19 años.
- Se trata de un trastorno de etiología multifactorial en el que se debe tener en cuenta la interacción entre los factores ambientales y los genéticos.

- Conlleva numerosas complicaciones médicas derivadas de la desnutrición y las conductas de purga.
- Tiene el mayor índice de mortalidad entre los trastornos psiquiátricos.
- No existen tratamientos farmacológicos aprobados para su uso en la anorexia nerviosa.

BIBLIOGRAFÍA

American Psychiatric Association. Guía de Consulta de los Criterios Diagnósticos del DSM-5 TR®. 5ª ed. Madrid: Editorial Médica Panamericana; 2023.

Bello NT, Yeomans BL. Safety of pharmacotherapy options for bulimia nervosa and binge eating disorder. Expert Opin Drug Saf. 2018;17(1):17-23.

Brodrick BB, Adler-Neal AL, Palka JM, Mishra V, Aslan S, McAdams CJ. Structural brain differences in recovering and weight-recovered adult outpatient women with anorexia nervosa. J Eat Disord. 2021;9(1):108.

Bulik CM, Sullivan PF, Tozzi F, Furberg H, Lichtenstein P, Pedersen NL. Prevalence, heritability, and prospective risk factors for anorexia nervosa. Arch Gen Psychiatry. 2006;63(3):305-12. Erratum in: Arch Gen Psychiatry. 2008;65(9):1061.

Claudino AM, Hay P, Lima MS, Bacaltchuk J, Schmidt U, Treasure J. Antidepressants for anorexia nervosa. Cochrane Database Syst Rev. 2006;(1):CD004365.

Cost J, Krantz MJ, Mehler PS. Medical complications of anorexia nervosa. Cleve Clin J Med. 2020;87(6):361-366.

Davis H, Attia E. Pharmacotherapy of eating disorders. Curr Opin Psychiatry. 2017;30(6):452-457.

Day S, Bussey K, Trompeter N, Mitchison D. The impact of teasing and bullying victimization on disordered eating and body image disturbance among adolescents: a systematic review. Trauma Violence Abuse. 2022;23(3):985-1006.

Fairburn CG, Cooper Z, Doll HA, O'Connor ME, Palmer RL, Dalle Grave R. Enhanced cognitive behaviour therapy for adults with anorexia nervosa: a UK-Italy study. Behav Res Ther. 2013;51(1):R2-8.

Fisher CA, Skocic S, Rutherford KA, Hetrick SE. Family therapy approaches for anorexia nervosa. Cochrane Database Syst Rev. 2019;5(5):CD004780.

Garner DM, Anderson ML, Keiper CD, Whynott R, Parker L. Psychotropic medications in adult and adolescent eating disorders: clinical practice versus evidence-based recommendations. Eat Weight Disord. 2016;21(3):395-402.

Geisler D, Borchardt V, Boehm I, King JA, Tam FI, Marxen M et al. Altered global brain network topology as a trait marker in patients with anorexia nervosa. Psychol Med. 2020;50(1):107-115.

Han R, Bian Q, Chen H. Effectiveness of olanzapine in the treatment of anorexia nervosa: a systematic review and meta-analysis. Brain Behav. 2022;12(2):e2498.

Harris JL, Bargh JA. Television viewing and unhealthy diet: implications for children and media interventions. Health Commun. 2009;24(7):660-73.

Himmerich H, Bentley J, Kan C, Treasure J. Genetic risk factors for eating disorders: an update and insights into pathophysiology. Ther Adv Psychopharmacol. 2019;9:2045125318814734.

Iranzo-Tatay C, Gimeno-Clemente N, Barberá-Fons M, Rodríguez-Campayo MÁ, Rojo-Bofill L, Livianos-Aldana L et al. Genetic and environmental contributions to perfectionism and its common factors. Psychiatry Res. 2015;230(3):932-9.

Iranzo-Tatay C, Hervás-Marín D, Rojo-Bofill LM, García D, Vaz-Leal FJ, Calabria I et al. Genome-wide DNA methylation profiling in anorexia nervosa discordant identical twins. Transl Psychiatry. 2022;12(1):15.

Johnson F, Wardle J. Dietary restraint, body dissatisfaction, and psychological distress: a prospective analysis. J Abnorm Psychol. 2005;114(1):119-25.

King JA, Frank GKW, Thompson PM, Ehrlich S. Structural neuroimaging of anorexia nervosa: future directions in the quest for mechanisms underlying dynamic alterations. Biol Psychiatry. 2018;83(3):224-234.

Klump KL, Culbert KM. Molecular genetic studies of eating disorders: current status and future directions. Curr Dir Psychol Sci. 2007;16(1):37-41.

Linde JA, Wall MM, Haines J, Neumark-Sztainer D. Predictors of initiation and persistence of unhealthy weight control behaviours in adolescents. Int J Behav Nutr Phys Act. 2009;6:72.

Márquez MC, Sánchez JM, Salazar AM, Martínez CV, Valderrama F, Rojas-Gualdrón DF. Efficacy and safety of antipsychotics and antidepressants in the treatment of anorexia nervosa: a systematic review. Rev Colomb Psiquiatr (edición en inglés). 2022;51(3):227-235.

Marvanova M, Gramith K. Role of antidepressants in the treatment of adults with anorexia nervosa. Ment Health Clin. 2018;8(3):127-137.

McElroy SL, Guerdjikova AI, Mori N, Keck PE Jr. Psychopharmacologic treatment of eating disorders: emerging findings. Curr Psychiatry Rep. 2015;17(5):35.

McKnight Investigators. Risk factors for the onset of eating disorders in adolescent girls: results of the McKnight longitudinal risk factor study. Am J Psychiatry. 2003;160(2):248-54. Erratum in: Am J Psychiatry. 2003;160(5):1024.

Mitchison D, Hay PJ. The epidemiology of eating disorders: genetic, environmental, and societal factors. Clin Epidemiol. 2014;6:89-97.

Mumby HS, Elks CE, Li S, Sharp SJ, Khaw KT, Luben RN et al. Mendelian randomisation study of childhood BMI and early menarche. J Obes. 2011;2011:180729.

Muratore AF, Attia E. Current therapeutic approaches to anorexia nervosa: state of the art. Clin Ther. 2021;43(1):85-94.

National Institute for Health and Care Excellence. Eating disorders: recognition and treatment. Guidance [Internet]. Londres: NICE; 2017 [consulta el 15 de abril de 2024]. Disponible en: https://www.nice.org.uk/Guidance/Ng69

Organización Mundial de la Salud. Clasificación Internacional de Enfermedades. 11ª ed. (CIE-11) [Internet]; Ginebra: Organización Mundial de la Salud; 2022 [consulta el 15 de abril de 2024]. Disponible en: https://icd.who.int/browse11/l-m/es

Pinheiro AP, Bulik CM, Thornton LM, Sullivan PF, Root TL, Bloss CS et al. Association study of 182 candidate genes in anorexia nervosa. Am J Med Genet B Neuropsychiatr Genet. 2010;153B(5):1070-80.

Puckett L, Grayeb D, Khatri V, Cass K, Mehler P. A comprehensive review of complications and new findings associated with anorexia nervosa. J Clin Med. 2021;10(12):2555.

Raj M, Kumar RK. Obesity in children & adolescents. Indian J Med Res. 2010;132(5):598-607.

Rojo-Moreno L, Iranzo-Tatay C, Gimeno-Clemente N, Barberá-Fons MA, Rojo-Bofill LM, Livianos-Aldana L. Genetic and environmental influences on psychological traits and eating attitudes in a sample of Spanish schoolchildren. Rev Psiquiatr Salud Ment. 2017;10(3):134-142.

Safer DL, Darcy AM, Lock J. Use of mirtazapine in an adult with refractory anorexia nervosa and comorbid depression: a case report. Int J Eat Disord. 2011;44(2):178-81.

Sansone RA, Sansone LA. Personality pathology and its influence on eating disorders. Innov Clin Neurosci. 2011;8(3):14-8.

Schorr M, Miller KK. The endocrine manifestations of anorexia nervosa: mechanisms and management. Nat Rev Endocrinol. 2017;13(3):174-186.

Startup H, Franklin-Smith M, Barber W, Gilbert N, Brown Y, Glennon D et al. The Maudsley Anorexia Nervosa Treatment for Adults (MANTRA): a feasibility case series of an integrated group based approach. J Eat Disord. 2021;9(1):70.

Steiger H, Booij L. Eating disorders, heredity and environmental activation: getting epigenetic concepts into practice. J Clin Med. 2020;9(5):1332.

Stice E. Risk and maintenance factors for eating pathology: a meta-analytic review. Psychol Bull. 2002;128(5):825-48.

Van Eeden AE, Van Hoeken D, Hoek HW. Incidence, prevalence and mortality of anorexia nervosa and bulimia nervosa. Curr Opin Psychiatry. 2021;34(6):515-524.

Wade TD, Tiggemann M, Bulik CM, Fairburn CG, Wray NR, Martin NG. Shared temperament risk factors for anorexia nervosa: a twin study. Psychosom Med. 2008;70(2):239-44.

Westwater ML, Seidlitz J, Diederen KMJ, Fischer S, Thompson JC. Associations between cortical thickness, structural connectivity and severity of dimensional bulimia nervosa symptomatology. Psychiatry Res Neuroimaging. 2018;271:118-125.

Yao S, Larsson H, Norring C, Birgegård A, Lichtenstein P, D'Onofrio BM et al. Genetic and environmental contributions to diagnostic fluctuation in anorexia nervosa and bulimia nervosa. Psychol Med. 2021;51(1):62-69.

Zeeck A, Herpertz-Dahlmann B, Friederich HC, Brockmeyer T, Resmark G, Hagenah U et al. Psychotherapeutic treatment for anorexia nervosa: a systematic review and network meta-analysis. Front Psychiatry. 2018;9:158.

13.2 Bulimia nerviosa y otros trastornos de la conducta alimentaria

F. J. Vaz Leal y L. Beato Fernández

 OBJETIVOS

- Describir y saber aplicar los criterios diagnósticos de la bulimia nerviosa, el trastorno por atracón y otros trastornos de la conducta alimentaria (TCA).
- Conocer los principales datos epidemiológicos relativos a la bulimia nerviosa y otros TCA.
- Identificar aquellos aspectos etiopatogénicos relacionados con el desarrollo de la bulimia nerviosa y el trastorno por atracón.
- Conocer la expresión clínica de la bulimia nerviosa, el trastorno por atracón y otros TCA.
- Conocer los enfoques terapéuticos útiles en el tratamiento de la bulimia nerviosa, el trastorno por atracón y otros TCA.

BULIMIA NERVIOSA

En la actualidad, el diagnóstico de los denominados *TCA* se establece sobre la base de dos sistemas de clasificación que, con el tiempo, se aproximan cada vez más, la CIE-11 y el DSM-5-TR. Sin embargo, estas clasificaciones presentan limitaciones, derivadas principalmente de la necesidad de acotar el número de categorías diagnósticas, lo que conlleva que la mayoría de los cuadros clínicos se queden fuera de los subtipos específicos, encuadrados en la categoría de los *trastornos de la conducta alimentaria no especificados* (TCANE). De hecho, el diagnóstico de TCANE es el más frecuente, tanto en el contexto clínico (50-70 % de los casos) como en los estudios epidemiológicos sobre población general.

Esto supone, como se ha dicho, una limitación de la utilidad de los sistemas de clasificación al uso, más aún cuando el término *no especificado* no implica, en modo alguno, una menor gravedad clínica. La necesidad de definir adecuadamente las diferentes entidades diagnósticas conllevaría un incremento del número de categorías, como ha ocurrido en la última clasificación del DSM-5-TR con el trastorno por atracón; por otra parte, es evidente que habría otros trastornos alimentarios que estarían «a la espera» de recibir una confirmación de su identidad diagnóstica: trastorno por purgas, síndrome de ingesta nocturna, ortorexia, vigorexia, etc.

Un último aspecto que sería necesario considerar al referirse a la clasificación de los trastornos alimentarios tendría que ver con la inestabilidad de los subtipos diagnósticos. De hecho, hasta un 25 % de las pacientes con bulimia nerviosa presentan criterios previos de anorexia nerviosa, tipo restrictivo. Tomado en conjunto, el cambio de un diagnóstico a otro puede ocurrir en la mitad de los casos. Tan solo un tercio de los pacientes mantienen su diagnóstico original a los 30 me-

ses. De hecho, tan solo una modificación en el peso puede suponer el cambio de diagnóstico entre anorexia nerviosa y bulimia nerviosa o TCANE. También algunos contextos terapéuticos especiales (como sería la hospitalización) pueden hacer cambiar temporalmente la expresión clínica de los trastornos y, por ende, el diagnóstico. Esto puede llevar a que no coincidan los criterios de curación desde la perspectiva investigadora (cambio en los criterios diagnósticos) con la evidencia clínica (persistencia de la psicopatología alimentaria nuclear). El capítulo actual se limitará a las entidades diagnósticas identificadas en el DSM-5-TR.

La bulimia nerviosa fue descrita inicialmente por Gerald Russell en 1979 como una «ominosa variante de la anorexia nerviosa». Los hallazgos clínicos y la observación epidemiológica a partir de entonces han hecho que gane relevancia como nuevo subtipo de TCA frente a la anorexia nerviosa. Este cuadro comparte con el resto de los TCA un patrón de ingesta alterado, que se caracteriza por episodios de atracones que el paciente vive con sensación de descontrol y maniobras purgativas tras las ingestas, principalmente vómitos autoprovocados, aunque también es frecuente el abuso de laxantes o de diuréticos. En otros casos, los episodios de descontrol pueden seguirse de ayunos prolongados o ejercicio físico intenso con el fin de prevenir la ganancia de peso y aliviar los sentimientos de culpa por la transgresión dietética.

> ❗ La sobrevaloración de la importancia del aspecto físico y el deseo de delgadez están también presentes en la bulimia nerviosa. Sin embargo, a diferencia de la anorexia nerviosa, en la bulimia nerviosa el paciente presenta un índice de masa corporal (IMC) por encima de 17,5 kg/m², y es más característico el rechazo que la distorsión de la propia figura corporal.

Epidemiología

Aproximadamente un 3 % de las mujeres jóvenes presenta un TCA. La prevalencia de la bulimia nerviosa parece haber disminuido ligeramente en los últimos años, aunque como contrapartida parece estar extendiéndose a varones y a mujeres de todas las edades. La prevalencia a los 12 meses de la bulimia nerviosa es del 1-2 % en las mujeres y el 0,1-0,5 % en los varones. La prevalencia a lo largo de la vida se estima en un 3 % en las mujeres y en algo más de un 1 % en los varones.

> **!** A diferencia de lo que sucede en los casos de anorexia nerviosa, las conductas bulímicas no provocan cambios evidentes en el estado nutricional, por lo que pueden pasar desapercibidas, de forma que quede un grupo de pacientes sin diagnosticar con este trastorno, por ocultación voluntaria de los síntomas.

Aproximadamente el 15 % de las pacientes con bulimia nerviosa han recibido antes tratamiento por presentar anorexia nerviosa. A diferencia de estas afectadas, que presentan un pico de incidencia más temprano, para la bulimia nerviosa la mayor incidencia se presenta en la adolescencia tardía y adultez temprana. En la actualidad, el patrón de anorexia nerviosa/bulimia nerviosa se ha extendido a todas las clases y poblaciones occidentalizadas como consecuencia de la generalización del concepto de belleza e imagen de éxito basado en el peso y la figura corporal. Aunque la mortalidad de la bulimia nerviosa es menor que la de la anorexia nerviosa, sigue siendo elevada si se compara con la de la población general (globalmente, el riesgo de muerte está elevado 5 veces en los TCA). También el suicidio y los intentos autolíticos son más frecuentes, comparados con los de la población general, y llegan al 25-35 % de los que sufren este trastorno.

> **!** Los estudios de seguimiento a largo plazo sugieren que hasta el 50 % de los pacientes logran una recuperación mantenida a lo largo de los años.

Etiopatogenia

Los TCA se sustentan en una etiopatogenia multifactorial y deben ser comprendidos y abordados desde una perspectiva biopsicosocial. Su origen se encuentra en factores genéticos, fisiológicos, psicológicos, psicodinámicos y psicosociales sobre una base de vulnerabilidad genética/biológica.

Como referencia, en las líneas siguientes se adapta y complementa el modelo etiopatogénico sintetizado por Toro.

Factores genéticos y neurobioquímicos. La heredabilidad de los TCA es poligénica. Los familiares de pacientes con TCA tienen un riesgo de padecer estos trastornos multiplicado por 4. Estudios con gemelos estiman la predisposición atribuida a factores genéticos en la bulimia nerviosa en el 28-83 %, con un riesgo relativo en los familiares de primer grado de pacientes con anorexia nerviosa de 12 veces más para padecer anorexia nerviosa y 4 veces más para sufrir bulimia nerviosa frente al resto de la población. Existe una posible asociación de la bulimia nerviosa con genes relacionados con los sistemas serotoninérgico, dopaminérgico, opioide, endocannabinoide, los relacionados con la vitamina D_3 y los de regulación del apetito.

Características temperamentales y caracteriales. El riesgo de padecer un TCA se ha asociado con un perfil caracterizado por la existencia de altas puntuaciones en las dimensiones *búsqueda de novedad* y *evitación del daño-neuroticismo*, y bajas puntuaciones en la dimensión *autodirectividad*. La *evitación del daño* sería una dimensión compartida por todos los TCA y estaría en parte relacionada con la mayor prevalencia de sintomatología de ansiedad en estas alteraciones. La *dependencia de la recompensa* y, sobre todo, la *persistencia* pueden ser elementos diferenciadores entre los subtipos restrictivo y purgativo (con menor dependencia de la recompensa en el subtipo restrictivo). Por el contrario, la *búsqueda de sensaciones* sería una característica temperamental más asociada a la inestabilidad emocional y la impulsividad, propia de las pacientes con bulimia nerviosa.

Factores psicológicos. Las características de personalidad más frecuentemente descritas en pacientes con un TCA son el perfeccionismo, la baja autoestima y necesidad de aprobación, la obsesividad y la rigidez cognitiva, entre otras, elementos que han sido integrados en la *visión transdiagnóstica*, que defiende la existencia de un núcleo común en los TCA. La impulsividad se ha señalado también como una característica relevante en la psicopatología de la bulimia nerviosa, en comparación con otros TCA, y puede justificar la aparición de conductas autolesivas, ideación autolítica y abuso de tóxicos. Pero es necesario entender que la influencia de los aspectos genéticos también condiciona la expresión clínica de estas características psicológicas. Esto justifica que, en algunos casos, no sean necesarios factores ambientales especialmente adversos para el desarrollo del cuadro clínico. La baja autoestima es una característica psicopatológica esencial para el desarrollo de un TCA.

Factores familiares y perinatales. La sobreprotección asociada a un alto nivel de aspiraciones y exigencias, la negligencia en los cuidados, la rigidez en la dinámica familiar, la implicación del hijo en los conflictos de los padres y el no reconocimiento de los límites individuales obstaculizan la autonomía y son factores de riesgo para el desarrollo de TCA. También es importante la importancia que el entorno familiar da al aspecto corporal y los patrones alimentarios aprendidos.

Factores socioculturales. La sobrevaloración de la importancia del aspecto físico como clave del éxito social, emocional y laboral, así como el cambio del papel de la mujer, con un incremento del nivel de exigencia en múltiples niveles, se convierten en elementos necesarios (aunque no suficientes) para la aparición del trastorno. El mayor número de adolescentes que hacen dieta para modelar su cuerpo es el factor precipitante necesario para el desarrollo del TCA en cualquiera de sus expresiones clínicas.

En referencia específica a los pacientes con bulimia nerviosa, Steiger señala que aproximadamente un tercio presenta un patrón desregulado; otro tercio, tendencia a la *compulsividad* y el *sobrecontrol*, y otro tercio, un patrón psicopatológico más normalizado, aunque con algunas características en común con todos los TCA, como el perfeccionismo. Por lo tanto, a través de diferentes vías, se pueden poner de manifiesto las mismas manifestaciones psicopatológicas, ya sea desde la conducta compulsiva y sobrecontrolada de la dieta, que alterna con episodios de pérdida de control y de sobre-ingesta, o desde un patrón alterado que afecta no solo a la regulación del apetito, sino también al control de los impulsos y del ánimo. Estos últimos sujetos también presentan mayor comorbilidad y antecedentes traumáticos, así como un peor pronóstico.

El énfasis en los aspectos biológicos no debe implicar que los aspectos ambientales sean menos importantes, ya que no se puede obviar la alta repercusión de las relaciones interpersonales y la gran relevancia del aspecto cultural en su génesis y mantenimiento. Ambos puntos de vista no son excluyentes, sino más bien complementarios. Los aspectos ambientales pueden reactivar las vulnerabilidades genéticas que podrían no expresarse en otros contextos sociales.

Se han desarrollado modelos que proponen un sustrato biológico para la convergencia de vulnerabilidades de disregulación afectiva, conducta o apetito junto con susceptibilidades ligadas a experiencias negativas en la infancia y a los efectos de la *inducción social* a la dieta. Por supuesto, *hereditario* no implica *inmodificable* o necesariamente *estable* a lo largo del tiempo. Sobre un patrón previo de características hereditarias se superponen aspectos relacionados con situaciones ambientales. De hecho, situaciones adversas previas, aunque no lleguen a configurar un trastorno por estrés postraumático, pueden lesionar el propio autoconcepto, generar dificultades futuras en la resolución de conflictos, o en la propia regulación emocional, y predisponer al desarrollo del trastorno cuando se asocia a algunas características genéticas.

Por lo tanto, determinadas circunstancias biográficas (amenazas a la autoestima y otras situaciones de estrés, cambios en la homeostasis familiar o social, modificaciones del peso o de los hábitos alimentarios más o menos voluntarios, etc.) y el inicio de una dieta (como elemento necesario) pueden ser factores precipitantes para el desarrollo del cuadro clínico. Con frecuencia, en estos pacientes, la propia psicopatología alimentaria actúa como factor perpetuante del cuadro clínico del trastorno.

Patofisiología

Los hallazgos genético-epidemiológicos, moleculares, de neuroimagen, neurobiológicos y neuropsicológicos han incrementado la percepción del componente biológico de los TCA y suponen un estímulo en la identificación de los patrones heredables que pueden predisponer a la aparición, el desarrollo y el pronóstico de estos trastornos. Como se ha señalado, frente a la consideración categorial de los diagnósticos (con sus limitaciones ya expuestas), existen otras aproximaciones interesantes al problema de la heterogeneidad diagnóstica, como el conocimiento sobre los subfenotipos y los endofenotipos. El término *subfenotipo* se refiere a subgrupos de síntomas identificables y mensurables en los sujetos que padecen TCA, mientras que en el grupo de los *endofenotipos* se incluirían componentes hereditarios e igualmente mensurables, que podrían estar también presentes en individuos sin la enfermedad activa o en familiares sanos.

Desde esta perspectiva, aunque exista heterogeneidad, las características nucleares de los trastornos serían claramente identificables y con frecuencia persistentes a lo largo del tiempo. En muchos casos, las características que actuaron como factores predisponentes para el desarrollo del trastorno, y que condicionarán la expresión clínica de algunas de sus manifestaciones, continuarán presentes tras la remisión del cuadro clínico y acompañarán al sujeto a lo largo de su vida. Estas características pueden deberse, en gran parte, a factores genéticos e implicar circuitos neuronales específicos con un funcionamiento defectuoso.

Las técnicas de neuroimagen disponibles en la actualidad confirman la activación de circuitos específicos en relación con determinados procesos mentales. Además, las visualizaciones gráficas cerebrales permiten el mapeo de regiones cerebrales específicas relacionadas con síntomas psiquiátricos, anomalías genéticas y sistemas de neurotransmisión. Desde hace años, este ámbito del conocimiento de la patología psiquiátrica, y en concreto de los trastornos alimentarios, despierta un especial interés. Probablemente, la ampliación y sistematización de estos hallazgos permitirá, en un futuro próximo, la clasificación de la enfermedad mental sobre la base de su patofisiología, algo que ya es habitual en la mayoría de las enfermedades de otros sistemas.

Cuadro clínico

Inicialmente, la conducta alimentaria alterada se relaciona con la sobrevaloración de la importancia del peso como clave de éxito y aceptación y el deseo de delgadez con miedo a engordar, que llevan a períodos de restricción alimentaria que se alternan con otros de descontrol en la ingesta. En el caso de las pacientes que sufren bulimia, estas fases se siguen de maniobras compensatorias purgativas (vómito autoinducido, consumo de laxantes o de diuréticos) o no purgativas (ayuno prolongado y/o ejercicio físico).

Los episodios recurrentes de atracones suponen la ingestión de una gran cantidad de comida en un período determinado (por ejemplo, 2 horas). La cantidad de comida ingerida debe ser objetivamente excesiva (por ejemplo, lo que esa persona podría comer en dos momentos diferentes) y en un contexto que no justifique esa ingesta. No es un criterio válido el aporte calórico total porque, a veces, estos episodios de atracón pueden darse con alimentos hipocalóricos en grandes cantidades. Los episodios de sobreingesta deben acompañarse de la sensación de descontrol: el sujeto no puede parar de comer una vez que ha empezado y tiene la sensación de que necesita más comida una vez que se ha agotado la que estaba disponible. Durante las fases restrictivas, las pacientes pueden controlar su ingesta manteniendo un aporte calórico habitualmente insuficiente hasta que aparecen nuevas fases de descontrol alimentario. Estos episodios de descontrol son objetivamente evidenciables y no es válida la opinión de descontrol alimentario que puede tener la paciente (quien puede referir como episodio de descontrol el haberse tomado un yogur desnatado que no tenían previsto comer).

Se han de tener en cuenta los siguientes hechos:

- Las conductas compensatorias van dirigidas a contrarrestar los episodios de sobreingesta y pueden incluir vómitos autoinducidos, abuso de laxantes, ayuno prolongado (por ejemplo, más de 6 horas tras un atracón) o ejercicio físico excesivo.

- Tanto los episodios de atracón como las maniobras compensatorias posteriores deben ocurrir al menos una vez a la semana durante un período mínimo de 3 meses.
- La autovaloración está determinada por la propia imagen corporal y el peso.
- Estos síntomas no deben ocurrir exclusivamente en el contexto clínico de un cuadro de anorexia nerviosa. De hecho, los propios episodios de atracón pueden llevar a la recuperación de peso a aquellas pacientes que presentan el diagnóstico de anorexia nerviosa restrictiva y que posteriormente desarrollan conductas purgativas. Esta recuperación podría llevar a superar el IMC de 17,5. Así, se dejarían de cumplir los criterios de anorexia nerviosa purgativa para cumplir los de bulimia si estos episodios de sobreingesta y conductas purgativas tienen al menos una frecuencia semanal.

Desde el punto de vista físico, los signos y síntomas están en relación con las restricciones alimentarias o las conductas purgativas asociadas.

> **!** El hallazgo de laboratorio más habitual de una paciente con trastorno alimentario es la *analítica normal*, así como también un trazado electrocardiográfico dentro de la normalidad.

Los síntomas físicos se relacionan principalmente con los cambios en su estado nutricional o con las maniobras purgativas asociadas (intolerancia al frío, mareos, palpitaciones, bradicardia, hipoglucemias, hipotensión arterial, sensación de plenitud gástrica). En algunos casos, el paciente refiere vómitos con rastros de sangre. Esto podría suponer una emergencia vital, ya que la rotura esofágica es una complicación grave y mortal de los vómitos autoinducidos (síndrome de Boerhaave). En ocasiones, el paciente puede generarse el vómito introduciéndose los dedos en la glotis para provocar el reflejo nauseoso. Ya fue descrita por Russell una lesión en los nudillos provocada por el roce de los dientes en la mano dominante al vomitar, lesión llamada *signo de Russell* (**Fig. 13.2-1**), pero, con frecuencia, los sujetos pueden usar otros instrumentos, como un cepillo de dientes o algún cubierto.

Los vómitos pueden provocar reflujo gástrico persistente, dispepsia, disfagia, epistaxis, hemorragia subconjuntival, síndrome de Mallory-Weiss con hematemesis, mucositis oral, queilitis y lesiones debidas al ácido gástrico en la cara interna de los dientes.

Un hallazgo también relacionado con la frecuencia de las conductas purgativas y la interrupción brusca de los vómitos se relaciona con la hipertrofia las glándulas salivales (**Fig. 13.2-2**), la sialadenosis y el aumento de la amilasa salival. Las glándulas salivales se agrandan cuando el paciente deja de purgarse, ya que se mantienen hiperactivas, aun cuando se interrumpen los vómitos, y puede ser necesario usar sialagogos, medicamentos antiinflamatorios y compresas calientes. Esta hipertrofia puede enmascarar en algunas pacientes el estado de desnutrición.

Es importante tener en cuenta las complicaciones locales de las conductas purgativas, y pueden ser útiles los inhibidores de la bomba de protones. Es importante sospechar la existencia de esófago de Barrett. Se aconsejan los enjuagues bucales con flúor, el cepillado suave y el cuidado dental frecuente, sobre todo tras los episodios de vómito. Si los niveles

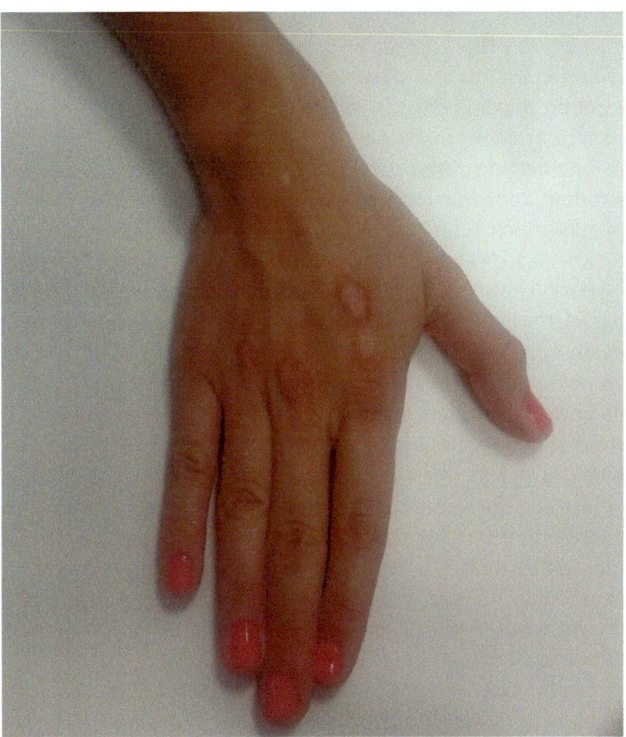

Figura 13.2-1. Signo de Russell.

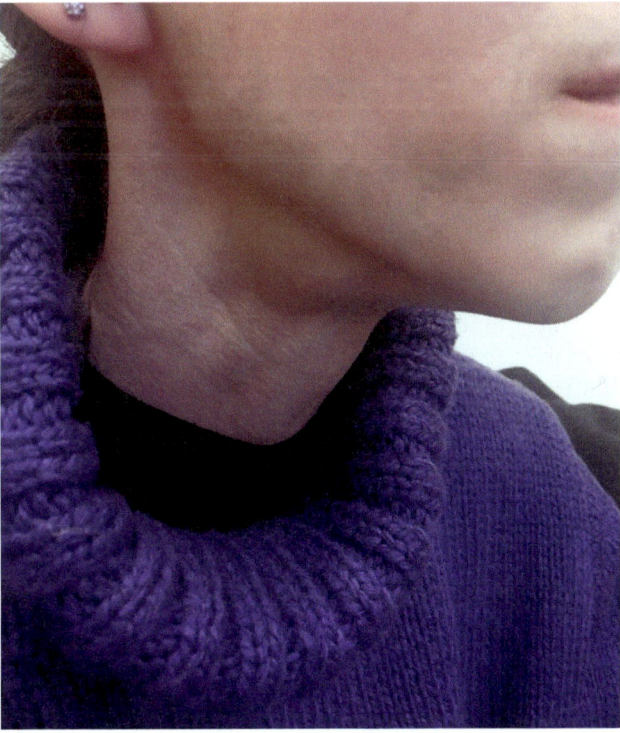

Figura 13.2-2. Hipertrofia las glándulas salivales.

de potasio sérico son menores de 2 mEq/L, es necesario el ingreso y valoración de seguimiento por una unidad de cuidados intensivos tanto para corregir la hipopotasemia y (con frecuencia) la hipomagnesemia asociada como para prevenir el riesgo de arritmia cardíaca.

Otras anomalías, además de la hipopotasemia por los vómitos, incluyen la alcalosis metabólica y la disminución del volumen sanguíneo, que conduce a una mayor secreción de aldosterona. Los pacientes responden a la depleción de volumen secundario a las conductas purgativas mediante la sobreproducción de aldosterona (síndrome de seudo-Barrett) para mantener la presión arterial; si las conductas de purga se detienen abruptamente, la aldosterona no vuelve inmediatamente a los niveles basales. Pacientes tratados con fluidos pueden desarrollar anasarca por exceso de aldosterona, condición esta que responde a la espironolactona.

Por último, una conducta especialmente grave en algunas pacientes es el uso de lo que ellas llaman *lavado de estómago*, consistente en la ingesta de agua tras los episodios de vómito para poder seguir vomitando y «arrastrar» los restos de comida que han podido quedar en el estómago tras la conducta purgativa previa. Las consecuencias en los cambios hidroelectrolíticos de esta conducta son especialmente nefastas, y generan cuadros graves de hipopotasemia que pueden llevar al desarrollo de arritmias cardíacas potencialmente mortales. Sin embargo, hay que tener en cuenta que el fallo cardíaco puede darse en pacientes con conductas purgativas aun sin alteraciones hidroelectrolíticas y con un estado nutricional adecuado.

El abuso de laxantes en estas pacientes también conlleva algunas complicaciones metabólicas, como hipopotasemia y acidosis metabólica hiperclorémica, además de complicaciones locales, que incluyen prolapso rectal, hemorroides y hematoquecia. También existe un aumento del riesgo de padecer cáncer de colon. El síndrome del colon catártico puede ser una consecuencia del uso habitual de laxantes estimuladores del peristaltismo y conduce a daños en los nervios intestinales; el colon se convierte en un tubo inerte que no puede mover las heces. Estos pacientes deben dejar de usar por completo laxantes estimuladores del peristaltismo. El estreñimiento crónico puede ser manejado con el aporte nutricional adecuado, hidratación y laxantes aumentadores del volumen.

Diagnóstico

El diagnóstico de la bulimia nerviosa requiere de los criterios expuestos hasta ahora (**Tabla 13.2-1**). En casos atípicos, algunas características pueden faltar o presentarse en grados leves. Se debe sospechar un TCA si aparecen alteraciones físicas relacionadas con las complicaciones antes descritas.

En los criterios de la CIE-11, se incluye la psicopatología consistente en una preocupación continua por la comida y un miedo morboso a engordar.

Un aspecto diagnóstico que considerar es el concepto *ejercicio físico excesivo*, necesario para determinar si una conducta sería o no patológica. El DSM-5-TR no lo define, pero está más relacionado con el tipo de ejercicio que con la cantidad en sí.

Tabla 13.2-1. Criterios para el diagnóstico de bulimia nerviosa

Episodios recurrentes de atracones, que se caracterizan por uno o ambos de los siguientes puntos:

- Ingerir, en un período discreto (por ejemplo, 2 horas), una cantidad de alimentos que es sin duda mayor de la que la mayoría de las personas ingerirían durante un período similar bajo circunstancias similares
- Sensación de falta de control sobre la comida durante el episodio (es decir, no poder parar de comer o controlar la cantidad de alimento que se está ingiriendo)
- Un comportamiento inapropiado y recurrente para prevenir la ganancia de peso, como el vómito autoinducido, el mal uso de laxantes, diuréticos u otras medicaciones, el ayuno o el ejercicio excesivo
- Los atracones y los comportamientos compensatorios inapropiados deben ocurrir, en promedio, al menos una vez a la semana durante un mínimo de 3 meses
- Una autoevaluación indebidamente influida por la figura y el peso
- La perturbación no ocurre exclusivamente durante episodios de anorexia nerviosa

La gravedad mínima se basa en la frecuencia de comportamientos compensatorios inapropiados:

- Leve: promedio de 1-3 episodios de comportamientos compensatorios inapropiados a la semana
- Moderada: promedio de 4-7 episodios de comportamientos compensatorios inapropiados a la semana
- Grave: promedio de 8-13 episodios de comportamientos compensatorios inapropiados a la semana
- Extrema: 14 o más episodios de comportamientos compensatorios inapropiados a la semana

---

Algunos aspectos que pueden ayudar a entender el grado de distorsión que este ejercicio provoca en la paciente se refieren a:

- Vive la necesidad de hacer ejercicio como «obligada» y se siente muy culpable si no lo hace.
- La actividad física se relaciona con la transgresión y ocurre en una sucesión temporal con el episodio.
- ¿Cómo se justifica la necesidad del ejercicio? ¿Es una forma de compensar la sobreingesta?
- ¿Se hace el ejercicio aun en condiciones adversas o incluso no encontrándose físicamente bien?

Por supuesto, estos criterios quedarán sujetos al nivel de actividad física habitual del paciente.

Diagnóstico diferencial

Hasta el 95 % de los pacientes que sufren bulimia nerviosa presentan otra comorbilidad psiquiátrica. Los trastornos del estado de ánimo son los cuadros más frecuentemente asociados, junto con los trastornos de ansiedad. También tienen una alta presencia los trastornos por consumo de sustancias y del control de impulsos.

Las complicaciones físicas asociadas a las conductas purgativas también requieren del despistaje de otros procesos orgánicos que podrían aparecer asociados o enmascarar el cuadro clínico, tanto por la aparición de episodios de diarrea (enfermedad celíaca, enfermedad de Crohn o alergias alimentarias) como por las dificultades en la ingesta (gastroparesia).

Evaluación y tratamiento

Tanto en la evaluación inicial como en el tratamiento y seguimiento, es esencial una adecuada interacción entre el primer y el segundo nivel de asistencia sanitaria (médico de familia y psiquiatra), así como el abordaje desde una perspectiva biopsicosocial, teniendo muy presente en aquellas pacientes que viven en su núcleo familiar la necesidad de incorporar a los padres en el programa terapéutico.

El tratamiento habitual incluye el manejo ambulatorio combinado (farmacológico y psicoterapéutico). La hospitalización es necesaria solo en los casos más graves, y puede hacerse en una planta de psiquiatría (es necesario el ingreso en un entorno de mayor control por graves alteraciones de conducta, riesgo autolítico y de autolesiones, incapacidad de control familiar, episodios de purgaciones incoercibles en un entorno familiar desestructurado) o en una planta de medicina interna o pediatría (alteraciones hidroelectrolíticas y electrocardiográficas, episodios sincopales, cuadros de hipoglucemia, posible daño de la mucosa esofágica, o ante cualquier evidencia de deterioro físico agudo).

En aquellas áreas que cuenten con unidad de hospitalización específica para los TCA, los ingresos deben ser programados y hacerse de acuerdo con los profesionales que atienden y seguirán a la paciente de forma ambulatoria. En estas unidades, el objetivo del ingreso no debería limitarse al control de las conductas alteradas o a la estabilización física, sino que se debería permitir la identificación de factores precipitantes y perpetuadores del trastorno, intervenir en el ámbito familiar y movilizar psicoterapéuticamente a la paciente en un entorno seguro, no culpabilizador y de interés genuino por conocer sus dificultades para resolver el problema.

Es necesario definir unos objetivos que se han de conseguir durante la hospitalización e, idealmente, pactarlos con la paciente. También se coordinará el alta con el equipo que seguirá a la paciente de forma ambulatoria. El ingreso no se utilizará como forma de «castigo». Se ha de tener en cuenta que, a su alta, la paciente tendrá que volver a hacer frente a las mismas condiciones previas a la hospitalización, por lo que estaría dentro de sus objetivos estimular la motivación de la paciente en su recuperación. Los criterios de ingreso involuntario serán los mismos que para el resto de patología psiquiátrica; fundamentalmente, se justifican cuando, por no proceder al ingreso, se somete a la paciente a riesgos físicos importantes o cuando los recursos ambulatorios disponibles no logran modificar el curso del trastorno y se prevé un deterioro progresivo que podría tener un desenlace mortal. La última edición del DSM-5-TR establece los distintos contextos terapéuticos en los que se puede llevar a cabo el tratamiento de estos cuadros.

Si bien, como se ha señalado, la comorbilidad es la norma en los pacientes que presentan un TCA, el tratamiento de los cuadros de depresión y ansiedad asociados no asegura una mejor evolución del trastorno alimentario. Más bien al contrario, los problemas nutricionales de la paciente pueden hacer inefectivos los tratamientos farmacológicos. El consumo asociado de tóxicos debe descartarse en estas pacientes.

Los tratamientos psicoterapéuticos serían de primera elección en estos cuadros; aquellos que han mostrado más evidencia son los que se desarrollan a continuación.

Terapia cognitivo-conductual de Fairburn. Nivel de evidencia 1 (tratamiento establecido a través de ensayos clínicos aleatorizados). Ha mostrado mayor eficacia que el tratamiento farmacológico exclusivo o la terapia psicoanalítica. Ha demostrado ser válida en los diferentes subtipos de trastornos alimentarios y su aplicabilidad en tratamientos intensivos hospitalarios.

Psicoterapia interpersonal. Nivel de evidencia 1 (tratamiento establecido). Se basa en las ideas de que el desarrollo y el mantenimiento de algunas enfermedades psiquiátricas tienen lugar en un determinado contexto social e interpersonal y de que la respuesta al tratamiento y el pronóstico vendrían determinados por su entorno y sus relaciones interpersonales. Modificar las relaciones y el funcionamiento social influiría en los síntomas psiquiátricos.

Terapia dialéctico-conductual. Nivel 1 (posiblemente eficaz). Inicialmente desarrollada para el trastorno de la personalidad límite ha demostrado eficacia en bulimia nerviosa y trastorno por atracón. La premisa del uso en estos casos, y de su eficacia, es que los síntomas de los TCA suponen un recurso disfuncional para manejar las emociones negativas. Ha sido eficaz también en el trastorno por atracones.

Se desarrollan a continuación los dos tratamientos psicoterapéuticos con más evidencia en la población infantil y adolescente.

Tratamiento basado en la familia. También llamado *enfoque familiar de Maudsley*. Inicialmente fue desarrollado para el tratamiento de la anorexia nerviosa, en el que mostró un nivel 1 de evidencia. Se adaptó también al tratamiento de pacientes con bulimia, con buenos resultados. Se basa en la integración de la familia en el tratamiento, así como en la identificación de diferentes estilos de relación familiar. La identificación de factores pronósticos asociados a este tratamiento también es un área de especial interés.

Terapia cognitivo-conductual de Fairburn. Nivel 1 de evidencia. Ha mostrado también ser una alternativa eficaz a la terapia familiar en adolescentes. Idealmente, las sesiones deberían ser de unos 50 minutos una vez a la semana, al menos inicialmente, si el estado físico de la paciente lo permite. Otros recursos intermedios entre el tratamiento hospitalario y el ambulatorio incluirían el hospital de día (asegurándose de que incluya las comidas) y otros programas de hospitalización parcial.

El enfoque en aquellos mecanismos comunes para todos los trastornos alimentarios, como serían el perfeccionismo, la baja autoestima y las dificultades interpersonales en pacientes con síntomas bulímicos sin anorexia nerviosa, mostró una eficacia del 75 % de remisión de los que iniciaron el tratamiento; se consiguió la supresión de las conductas purgativas tras 20 sesiones y se mantuvo esta mejoría en el seguimiento del año.

Lo anterior no excluye otros enfoques terapéuticos, como serían los grupos de ayuda mutua o el tratamiento basado en manuales de autoayuda. La aplicación y evidencia de estas técnicas en los contextos clínicos habituales supone una necesidad para su generalización como procedimiento habitual en un contexto donde la mayoría de los pacientes no tienen acceso a servicios especializados.

La *psicoterapia interpersonal* busca la mejoría clínica basándose en la idea de que el desarrollo y el mantenimiento de algunas enfermedades psiquiátricas tienen lugar en un contexto interpersonal en el que es necesario intervenir a través de las personas significativas del entorno de los pacientes y mediante sus relaciones interpersonales, con el objetivo de reducir o eliminar los síntomas psiquiátricos mejorando la calidad de las relaciones actuales de los sujetos, así como su funcionamiento social. Se ha descrito su efectividad en este trastorno y en el trastorno por atracón.

La *terapia dialéctico-conductual* fue adaptada de la utilizada en el tratamiento del trastorno de la personalidad límite de Linehan. En un ensayo que aplicó esta técnica en 29 mujeres adultas, tras 20 semanas de tratamiento, se encontró un 28,6 % de abstinencia de atracones y vómitos frente al 0 % de remisión en comparación con la lista de espera, con una mejoría en su regulación emocional pretratamiento y postratamiento. La efectividad de esta técnica basada en la regulación emocional postula que las emociones negativas intensas preceden a los episodios de atracón como un mecanismo maladaptativo de regulación emocional. Las estrategias basadas en el *mindfulness*, la regulación emocional y la tolerancia a la frustración con el análisis de las conductas automáticas asociadas a la comida se han mostrado eficaces en el control de estas conductas.

El *tratamiento basado en la familia* para la bulimia nerviosa en adolescentes no ha mostrado tanta eficacia como en el tratamiento de las adolescentes con anorexia nerviosa, pero sí una eficacia superior en el control de los vómitos y atracones a la psicoterapia de apoyo individual en un ensayo de 6 meses con 80 adolescentes con bulimia nerviosa o formas incompletas de bulimia nerviosa. Esta terapia busca la colaboración de los padres y los adolescentes para romper los patrones de atracones, purgas, restricciones y otras formas de control del peso. El terapeuta adopta más un papel acompañante que directivo y enseña al adolescente a separarse de sus conductas patológicas.

La evidencia sobre el tratamiento farmacológico es limitada; su uso podría estar indicado en el tratamiento de síntomas asociados. La combinación del tratamiento farmacológico con técnicas psicoterapéuticas de eficacia contrastada en la bulimia nerviosa puede aportar beneficios adicionales; se debe considerar cuando la evolución no es adecuada o existe comorbilidad de otros cuadros clínicos.

Los antidepresivos se han mostrado eficaces en la disminución de los episodios de atracón y purgas. Los potenciales efectos secundarios de los tricíclicos y los inhibidores de la monoaminooxidasa desaconsejan su uso, más aún teniendo fármacos con un mejor perfil de tolerancia. La fluoxetina, único fármaco aprobado para su uso en la bulimia nerviosa por la Administración de Alimentos y Medicamentos de Estados Unidos, ha demostrado su eficacia en la reducción de los episodios de atracón y purga en dosis de 60 mg/día; este efecto es independiente del estado de ánimo del paciente. Respuestas tempranas a las 3 semanas predicen la respuesta a largo plazo. En los niños, la fluoxetina también se ha mostrado eficaz y

bien tolerada. El uso de otros inhibidores selectivos de la recaptación de serotonina ha presentado resultados dispares. El bupropión, aunque se ha mostrado eficaz en la reducción de atracones y vómitos, se desaconseja por el incremento del riesgo de crisis convulsivas. El topiramato también se ha utilizado en la reducción de los atracones y purgas, pero los efectos secundarios cognitivos condicionan su tolerabilidad.

Se ha ensayado también el uso de estimulantes en el tratamiento de estos cuadros tomando como referencia su utilidad en el trastorno por atracón; sin embargo, los resultados no avalan su uso. Todos los fármacos, especialmente los que producen cambios en el electrocardiograma (antipsicóticos, antidepresivos tricíclicos, antibióticos macrólidos y algunos antihistamínicos) deben usarse con precaución y después de haber corregido las alteraciones hidroelectrolíticas y físicas. Lo mismo sucede con los fármacos que afectan a la función cardíaca. Algunas de las alteraciones psíquicas (cuadros depresivos, ideas obsesivas) pueden regresar a la normalidad una vez recuperado el peso, por lo que no sería necesario tratarlas con farmacoterapia.

Evolución y pronóstico

Para la bulimia nerviosa, el pronóstico se considera mejor, excepto en casos de grave comorbilidad, principalmente con trastorno de personalidad asociado. Se consideran factores de mal pronóstico la edad de inicio tardío, la existencia de enfermedades crónicas asociadas, las conductas purgativas asociadas a la desnutrición, la pérdida excesiva de peso, las malas relaciones sociales y familiares y el sexo masculino. El desconocimiento de las características clínicas del trastorno también puede suponer una dificultad, ya que con frecuencia se atribuyen las recaídas a la «falta de voluntad» o de motivación.

> ! Todo proceso de recuperación se inicia aprendiendo a manejar las recaídas o entendiendo que el ciclo habitual no es el que sugiere la secuencia temporal *atracón-conducta purgativa*, sino *conducta purgativa-atracón*. De hecho, cada conducta purgativa predispone para el próximo atracón, por lo que sería imprescindible suprimir las purgaciones para que se pudieran eliminar los episodios de descontrol alimentario.

TRASTORNO POR ATRACÓN

El trastorno por atracón fue descrito originariamente por Stunkard en 1959 como un patrón de ingesta alterado en pacientes con obesidad. Aunque el DSM-IV ya lo introdujo dentro de los TCANE que requerían consideración especial, no fue hasta el DSM-5 cuando se incluyó como una categoría diferenciada. Los criterios diagnósticos actuales exigen, como para el diagnóstico de la bulimia nerviosa, que la frecuencia mínima de los episodios de sobreingesta alimentaria sea de al menos uno a la semana. Dichos episodios se caracterizan por la toma de grandes cantidades de comida en un período corto de tiempo y con sensación de pérdida de control. En niños y adolescentes, la pérdida de control sobre la ingesta parece ser un mejor indicador clínico que la cantidad total de comida. Estas pérdidas de control suponen la incapacidad de parar, independientemente de *cuánto* o *qué* se haya comido.

Además, estos episodios deben asociarse a tres o más de las siguientes características:

- Comer rápidamente.
- Comer hasta sentirse físicamente incómodo.
- Comer a pesar de no sentir hambre.
- Comer a solas por la vergüenza que puede suponer que otros presencien la ingesta de esas cantidades.
- Sentirse disgustado, deprimido o culpable después de la ingesta.

Estas conductas se acompañan de un marcado distrés y deben ocurrir durante un período mínimo de 3 meses. Sin embargo, en niños y adolescentes se recomienda que el umbral para considerarlas patológicas sea más estrecho, específicamente una al mes durante 3 meses.

La gravedad se establece en función de la frecuencia con la que ocurren estos atracones:

- Leve: promedio de 1-3 episodios de atracones a la semana.
- Moderada: promedio de 4-7 episodios de atracones a la semana.
- Grave: promedio de 8-13 episodios de atracones a la semana.
- Extrema: ≥14 atracones a la semana.

En el trastorno por atracón, los episodios de sobreingesta no se acompañan de maniobras compensatorias. Por otra parte, la sobrevaloración del aspecto físico no es un criterio diagnóstico en estos pacientes, pero, cuando está presente, suele suponer una mayor gravedad. Por otra parte, el componente emocional asociado a la ingesta en obesos con un trastorno por atracón asociado se relaciona con la gravedad de los atracones y la psicopatología general.

Si estos episodios se acompañan de otras maniobras asociadas, deberán recibir otro diagnóstico diferente al de trastorno por atracón. En aquellos casos en los que exista una alteración del estado de ánimo asociado, sería adecuado pensar en la probable comorbilidad si estos episodios se acompañaran de la pérdida de control durante la ingesta. Lo mismo podría ocurrir si estos episodios acompañaran a otros cuadros, como el del trastorno de la personalidad límite. La obesidad está presente en el 42,4 % de estos pacientes, pero este cuadro por sí solo incrementa algunas de las complicaciones asociadas a la obesidad, como el síndrome metabólico, la diabetes *mellitus* tipo 2, la hipertensión arterial y las dislipemias.

Epidemiología

La edad de inicio suele ser la adultez temprana, con un pico de edad a los 23,3 años. Es el trastorno alimentario más frecuente. En Europa, se ha señalado una prevalencia del 1-4 %. En algunas poblaciones, esta prevalencia es mayor en sujetos con obesidad o en individuos que se han sometido a cirugía bariátrica.

Como en el resto de los trastornos alimentarios, es necesario el concurso de factores biopsicosociales para una correcta

explicación del desarrollo del cuadro. Entre los factores de riesgo indicados, se encontraría también el sexo, posiblemente relacionado con el nivel de estrógenos en la adolescencia. La influencia genética también ha sido señalada, así como otros factores familiares y ambientales.

Este cuadro presenta también una importante comorbilidad no solo física (no únicamente derivada de la ganancia de peso asociada), sino debida también a otras circunstancias asociadas, como pueden ser problemas del sueño, problemas físicos, fibromialgia, síntomas gastrointestinales y disfunciones menstruales.

> **!** Desde el punto de vista psiquiátrico, la comorbilidad también es frecuente. Se señala hasta en un 43 % de los pacientes de trastorno por atracón la prevalencia de cuadros depresivos, trastorno por estrés postraumático, trastorno de ansiedad generalizada, trastorno obsesivo-compulsivo, crisis de pánico, trastorno del control de impulsos y abusos de tóxicos.

Los trastornos de la personalidad (especialmente de los *clusters* B y C) también están más representados en esta población, así como la ideación autolítica.

Tratamiento y pronóstico

Como en los cuadros de bulimia, el tratamiento psicoterapéutico es el de primera elección.

Las técnicas que se han mostrado eficaces en el tratamiento de la bulimia nerviosa también han podido ser adaptadas para el tratamiento del trastorno por atracón:

- Terapia cognitivo-conductual de Fairburn, con un nivel 1 de evidencia (tratamiento establecido a través de ensayos clínicos aleatorizados).
- Psicoterapia interpersonal, con un nivel 2 de evidencia (posiblemente eficaz).
- Terapia dialéctico-conductual, con nivel 2 de evidencia (posiblemente eficaz).
- Tratamiento conductual para la pérdida de peso, con nivel 2 de evidencia (posiblemente eficaz).

En la población infantil y adolescente, se ha mostrado eficaz la terapia interpersonal, con nivel 2 de evidencia (posiblemente eficaz).

Los tratamientos se desarrollan en el ámbito ambulatorio. Se han diseñado diversos manuales de tratamiento, así como aplicaciones para móviles. El tratamiento cognitivo-conductual de Fairburn busca identificar los pensamientos disfuncionales en torno a la ingesta, la importancia del peso y la figura, y enseña formas más adecuadas de manejo de problemas e identificación de desencadenantes, errores y recaídas. Su eficacia ha sido de hasta un 50 % de abstinencia al final del tratamiento en un seguimiento de 2 años. Sin embargo, no ha demostrado eficacia en la pérdida de peso. Resultados también positivos se han obtenido con la terapia interpersonal en el tratamiento de los atracones y con la terapia dialéctico-conductual, adaptándolas al manejo de los atracones. Otras técnicas más específicas y centradas en la ingesta serían el tratamiento conductual para la pérdida de peso (que busca establecer un orden en la ingesta y estructurar el patrón alimentario) y otras técnicas que incorporan el uso de realidad virtual.

El tratamiento farmacológico también cumple una función en el tratamiento de los trastornos por atracón de forma similar a como lo hacen los agentes utilizados en el tratamiento de la bulimia nerviosa, especialmente los inhibidores selectivos de la receptación de serotonina, que han presentado eficacia frente a placebo para el control de los atracones (41 % frente al 21 % del placebo), aunque esta eficacia no se ha podido demostrar para la pérdida de peso. Los anticomiciales, especialmente el topiramato, han mostrado su eficacia en la reducción de los atracones y, en este caso, también en la pérdida de peso postratamiento y en el seguimiento. La dosis inicial suele ser 25 mg/día hasta una dosis máxima de 200-400 mg/día, aunque con frecuencia es necesario interrumpir antes la escalada de la dosis por los efectos secundarios (principalmente, cognitivos, sequedad de boca o somnolencia). La zonisamida comparte con el topiramato no solo los efectos terapéuticos, sino también sus efectos secundarios. Es importante señalar el papel de la lisdexanfetamina, que fue aprobada originariamente para el trastorno por déficit de atención e hiperactividad y posteriormente para el tratamiento farmacológico del trastorno por atracón en adultos, con el que mostró su mayor eficacia en dosis de 70 mg/día, aunque hay que tener en cuenta el riesgo del potencial abuso, su potencial cardiotoxicidad y el hecho de que no estaría indicada para tratar la obesidad. La combinación de tratamiento farmacológico más psicoterapéutico generalmente se reserva al tratamiento de la comorbilidad con sintomatología afectiva asociada.

Por último, hay que señalar la importancia que irán adquiriendo las técnicas de neuroestimulación cerebral en el tratamiento de estos trastornos, usando tanto la estimulación magnética transcraneal directa como otras técnicas de neuromodulación.

Las guías de autoayuda pueden ocupar un papel en el tratamiento en aquellos casos en los que no existe comorbilidad psiquiátrica, los síntomas son más leves y el acceso a los recursos es más limitado.

Respecto al pronóstico, los resultados más concluyentes señalan que, cuando los episodios de atracones se asocian a una sobrevaloración de la importancia del aspecto físico, la respuesta terapéutica general es menor, así como la respuesta al tratamiento específicamente farmacológico.

TRASTORNO DE EVITACIÓN/RESTRICCIÓN DE ALIMENTOS

El trastorno de evitación/restricción de la ingesta de alimentos fue incluido en el DSM-5, aunque previamente estaba considerado un TCANE, ya que hasta un 30 % de estos pacientes reunían los criterios de este cuadro. La identificación de un grupo de individuos con conductas alimentarias restrictivas sin rechazo a la propia imagen corporal, que habitualmente se consideraba como una forma de anorexia nerviosa restrictiva atípica, pero que afectaba generalmente a población más joven con una sobrerrepresentación de varones, hizo pensar en la necesidad de esta nueva categoría. Con frecuencia, eran pacientes que desde la infancia presentaban dificultades en la ingesta y que, en edades más avanzadas o en la adolescencia, se incluían en programas terapéuticos orientados a las formas clásicas de otros trastornos alimentarios (anorexia nerviosa o bulimia nerviosa), pero que se ajustaban mal a sus características psicopatológicas, ya que con frecuencia no compartían la preocupación de estos programas por el rechazo a la figura corporal.

> **!**
> - Aunque la restricción alimentaria es la característica clínica básica del trastorno de evitación/restricción de la ingesta de alimentos, esta se justifica por temores relacionados con la ingesta en sí (miedos), o las cualidades de la propia comida que se rechaza (textura, color, temperatura, sabores o aspecto). El inicio del rechazo al alimento puede estar relacionado con hechos traumáticos concretos (atragantamiento, problemas digestivos, etc.). El elemento diferenciador es la desnutrición y el insuficiente aporte calórico asociado. La selección de alimentos no está determinada por su contenido calórico sino por algunas de sus características o por su posible relación con un hecho adverso previo. En otros casos, es simplemente un desinterés en la comida lo que obliga al entorno a esforzarse para alimentar adecuadamente al paciente.
> - A pesar de la insuficiente alimentación, los parámetros nutricionales no suelen estar alterados. Tampoco las consecuencias de esta deficiente nutrición (debilidad, mareos, etc.) suelen ser motivos suficientes en el paciente para modificar su ingesta.

Con frecuencia, los pacientes suelen consultar previamente con especialistas en el aparato digestivo o endocrinología. La alergia a algunos alimentos puede estar presente en ellos; sin embargo, es característica en población menor de edad la mayor sobrerrepresentación de problemas del neurodesarrollo. Las conductas restrictivas pueden ser muy persistentes y generar grave distorsión familiar y personal, así como limitar a los pacientes en actividades sociales, de grupo, académicas o laborales.

Los criterios diagnósticos se fijan en los pacientes que presentan dificultad para mantener un patrón alimentario adecuado con alguna de las siguientes características:

- Fracaso en mantener el peso ajustado a su edad o pérdida de peso significativa.
- Incapacidad para lograr las necesidades nutricionales que lleva a déficits específicos.
- Para mantener las necesidades nutricionales o energéticas, se requieren suplementos nutricionales o alimentación enteral.
- El patrón alimentario supone un deterioro significativo en el funcionamiento psicosocial.
- Estas alteraciones no se acompañan de preocupación por la propia imagen corporal.
- No existe otro trastorno alimentario asociado (anorexia o bulimia nerviosas).
- La restricción alimentaria no se debe a ninguna enfermedad física asociada, algún aspecto relacionado con la cultura o la disponibilidad de alimentos.

Diagnóstico diferencial

Cualquier cuadro orgánico que provoque una interferencia en la correcta alimentación y el mantenimiento de un peso adecuado o una interrupción en el progreso nutricional del paciente de forma prolongada debería descartarse. La desnutrición en sí misma también provocará cambios físicos, como bradicardia, hipotensión ortostática y alteraciones hidroelectrolíticas o metabólicas, aunque por regla general el estado físico no se encuentra alterado.

Entre los cuadros físicos que pueden presentar manifestaciones comunes con estos cuadros, estarían algunos trastornos digestivos (malabsorción, enfermedad inflamatoria intestinal, estreñimiento crónico, etc.) que pueden aumentar las molestias digestivas asociadas a la ingesta o las náuseas, problemas endocrinos (enfermedad tiroidea o insuficiencia hipofisaria), alergias alimentarias (el dolor producido por algunos alimentos puede llevar a restricciones generalizadas) o dolores abdominales (problemas del aparato digestivo, síndrome de la arteria mesentérica superior, etcétera).

Entre los cuadros psiquiátricos que podrían originar síntomas similares, sería necesario descartar los siguientes:

- La anorexia nerviosa (en ella, la preocupación por la propia imagen corporal es característica).
- El trastorno depresivo mayor, que también puede asociarse a una falta de apetito y cambios en el peso, pero en el que está presente la psicopatología propia de estos cuadros (tristeza, irritabilidad, pérdida de interés en actividades agradables, dificultades en la concentración, etcétera).
- El trastorno de ansiedad generalizada. Aunque los síntomas de ansiedad pueden estar presentes en estos pacientes asociados a molestias digestivas, no se limitan a aspectos relacionados con la nutrición o el tipo de alimentos, ni justificarían adecuadamente las conductas restrictivas graves. Sin embargo, es frecuente su asociación con una prevalencia del 9,1 % al 72 %.
- Trastorno obsesivo-compulsivo. Puede generar rechazo a algunos alimentos por miedo al contagio o por aspectos relacionados con la preparación o composición, pero no se suele acompañar de pensamientos intrusivos o rituales para disminuir la ansiedad asociada. Como en los síntomas de ansiedad, características típicamente obsesivo-compulsivas también podrían asociarse.
- Trastornos del espectro autista. Pueden solaparse con estos cuadros tanto por la mayor prevalencia de síntomas digestivos como por las características de rigidez en torno a la ingesta a alimentos. Sin embargo, en el trastorno del espectro autista, la expresión clínica abarca otras áreas del neurodesarrollo, como las relaciones sociales. Cuando la preocupación se circunscribe de manera exclusiva a la ingesta, la alimentación, los tipos de alimentos o sus características, y es mucho más exagerada que lo esperable en un cuadro de trastorno del espectro autista, es necesario pensar en esta categoría. La comorbilidad con estos cuadros llega a ser del 8,2 al 54,75 %.

Epidemiología y factores de riesgo

Estudios de prevalencia en muestra clínica dan unas estimaciones del 32 al 64 %; en la población general, este rango varía del 0,3 al 15,5 %. Es más frecuente en los jóvenes; la edad típica de comienzo es alrededor de los 10-12 años, pero puede aparecer a lo largo de toda la vida.

Tratamiento

No existen tratamientos que hayan demostrado eficacia basada en la evidencia para estos cuadros. El tratamiento psicoterapéutico se ha centrado en áreas centrales del trastorno, como la exposición sensorial a algunos alimentos o técnicas de manejo de la ansiedad, así como en el apoyo específico en las comidas. Se han utilizado adaptaciones de otras técnicas utilizadas en los TCA, como las intervenciones basadas en la familia o la terapia cognitivo-conductual. El tratamiento hospitalario generalmente suele ser consecuencia del deterioro del estado nutricional; con frecuencia puede requerir el tratamiento nutricional con sonda nasogástrica.

> **!** Objetivos centrales del tratamiento del trastorno de evitación/restricción de la ingesta de alimentos son la exposición progresiva a los alimentos que el sujeto percibe como peligrosos, focalizando en aspectos menos ansiógenos y abordando distorsiones cognitivas, así como la recuperación ponderal y la incorporación de nuevos alimentos. En función de la evolución clínica, el paciente deberá ir adquiriendo progresivamente mayor autonomía. La necesidad de incorporar a los padres en el desarrollo de los programas terapéuticos en menores de edad es de especial importancia en estos trastornos.

TRASTORNOS ALIMENTARIOS ATÍPICOS

En estos cuadros, los síntomas pueden aparecer con menor intensidad o frecuencia de conductas purgativas y/o episodios de atracones. Igualmente, los sujetos pueden presentar un peso en valores normales a pesar de las conductas alimentarias restrictivas. Se pueden expresar también otras alteraciones conductuales (rumiación o la ingestión de sustancias no nutritivas) o no referirse preocupaciones con la propia apariencia física. Estas circunstancias pueden dificultar la detección de estos trastornos, pero no tienen por qué implicar menor distrés o interferencia en el funcionamiento; asimismo, pueden conllevar secuelas psicológicas y físicas.

Clasificación y diagnóstico

A continuación, se desarrolla la clasificación de los trastornos alimentarios atípicos.

Pica. Se caracteriza por la ingestión de sustancias no nutritivas de forma habitual y al menos durante 1 mes. Su frecuencia varía entre el 0,3 y el 25,8. Se ha asociado una mayor incidencia en mujeres embarazadas de países desarrollados y en trastornos del neurodesarrollo. Los riesgos pueden deberse a las características del material que se ingiere tanto por su peligrosidad física (atragantamiento u obstrucción que obligue a una intervención quirúrgica) como por su composición y toxicidad asociadas. Los materiales ingeridos pueden ser muy diversos (cristal u otros objetos cortantes, pelo, arcilla, papel, pintura, cosméticos, etc.). El DSM-5-TR recomienda hacer el diagnóstico a partir de los 2 años de edad para excluir el período normal del desarrollo que puede llevar a los niños a la ingesta de estos objetos. Cuando estos cuadros se dan asociados a otros trastornos mentales (trastorno del espectro autista, esquizofrenia, retrasos en el desarrollo, procesos degenerativos, etc.), es preferible considerarlos como parte del resto de la constelación de síntomas que puedan estar asociados. Aunque este trastorno es más frecuente en la infancia, estos episodios pueden ocurrir a lo largo de toda la vida (como ya se ha explicado, con especial incidencia durante el embarazo).

Trastorno de rumiación. Es un cuadro caracterizado por la ingestión y regurgitación a la boca de comida sin la presencia de vómitos o nauseas. La prevalencia es variable, pero se ha encontrado una mayor representación en individuos con problemas del neurodesarrollo y en pacientes que presentan otros trastornos alimentarios. Este cuadro puede asociarse a pérdida de peso (hasta en el 40 % de los pacientes) y malnutrición si se acompaña de disminución en la ingesta. Se pueden asociar problemas dentales, halitosis, alteraciones hidroelectrolíticas e interferencia en las relaciones sociales. Los pacientes que presentan rumiación no buscan eliminar calorías. Los síntomas aparecen habitualmente de forma espontánea tras las ingestas y en salvas (no episodios únicos). Típicamente, incluye trozos de comida ingeridos antes que no presentan sabor ácido ni amargo, y tampoco se acompañan de náuseas ni dolor. Los pacientes pueden volver a masticar la comida y tragarla o escupirla. Aunque en niños pequeños pueden estar asociados estos episodios a movimientos estereotipados, los niños más mayores y los adultos pueden disimular estos episodios tapándose la boca con la mano o mediante la tos. Generalmente, se acompañan de un aumento voluntario de la presión abdominal. Deben estar presentes al menos durante 1 mes, y pueden ocurrir a lo largo de todas las etapas del desarrollo y a lo largo de la vida del individuo.

TCANE. El paciente presenta deterioro en el funcionamiento o distrés asociado a su ingesta, pero sin reunir todos los criterios diagnósticos de otros cuadros clínicos ya definidos. Pueden incluir anorexia nerviosa atípica, trastorno de purgas, síndrome de ingesta nocturna, trastorno por atracones o episodios de vómitos y atracones, pero con una frecuencia menor de un episodio semanal en los últimos 3 meses. Se estima una prevalencia de estos cuadros del 5 % en la población adolescente, con niveles de interferencia similar a los que presenta el cuadro completo. Hasta el 25 % de los pacientes que consultan por problemas alimentarios estarían incluidos en esta categoría. Las complicaciones físicas son las derivadas de las conductas alteradas.

Trastorno de ingesta nocturna. La sobreingesta puede llevar a sobrepeso y obesidad, así como a los cuadros asociados (hipertensión arterial y diabetes). Generalmente, los pacientes presentan poco apetito por la mañana, con un ritmo de ingesta menor diurno y un aumento del apetito vespertino. En ocasiones, se acompaña de la creencia de que se necesita comer para conciliar el sueño o para mantenerlo una vez el sujeto se ha despertado en sus fases iniciales. Son frecuentes el ánimo bajo durante el día (especialmente vespertino) y la asociación con otros trastornos alimentarios (sobre todo la bulimia nerviosa y el trastorno por atracón). Un reciente estudio encuentra asociación entre este cuadro y la sintomatología depresiva en la población general.

Anorexia nerviosa atípica. En estos casos, se pueden mantener pesos superiores a un IMC de 17,5 kg/m^2, pero el individuo muestra un patrón de restricción alimentaria, con o sin conductas purgativas asociadas, y el resto de psicopatología alimentaria con grave interferencia en la actividad laboral y social, comparable a la de los cuadros completos.

Trastorno por purgas. En estos casos, la prevalencia puede llegar del 1,1 al 5,3 %. Estos pacientes presentan menores niveles de psicopatología, menor insatisfacción corporal, menor grado de perfeccionismo e impulsividad, mejor autoestima y un inicio más tardío que aquellos que sufren bulimia nerviosa. Con las complicaciones físicas asociadas a las conductas purgativas, pueden ser cuadros muy persistentes y resistentes al tratamiento.

Diagnóstico diferencial

El diagnóstico diferencial hay que establecerlo con los problemas físicos que puedan modificar el patrón de ingesta, como problemas tiroideos, condiciones físicas que afectan al aparato digestivo (reflujo gastroesofágico, úlcera gástrica, neoplasias, enfermedad inflamatoria intestinal, esofagitis eosinofílica, etc.), problemas nutricionales (malabsorción o mala digestión) y episodios que cursen con sobreingesta (pero sin sensación de descontrol), así como con los cuadros psiquiátricos que afectan el patrón alimentario habitual (trastornos del estado de ánimo, psicosis).

Tratamiento

A continuación, se desarrolla el tratamiento adecuado de estos trastornos.

Pica. Su tratamiento estará en función de su posible etiología. En los déficits nutricionales o de minerales, se deben dar suplementos de estas sustancias. En los casos asociados a otros cuadros psiquiátricos, el tratamiento se realizará de forma conjunta con el resto de las alteraciones que pueda presentar el paciente, que con frecuencia estará dentro de un encuadre conductual más general.

Rumiación. Las estrategias cognitivo-conductuales con identificación de estímulos y técnicas asociadas para evitar estos episodios (respiración diafragmática) pueden ser eficaces. La psicoeducación, la identificación de factores mantenedores, la automonitorización de sensaciones gatillo y la asociación de maniobras incompatibles (respiración abdominal) pueden ser estrategias apropiadas.

TCANE. Generalmente, los abordajes suelen ser los mismos utilizados para el cuadro completo. En el trastorno de ingesta nocturna, el tratamiento cognitivo-conductual sería de elección. Esto incluye la automonitorización de estas conductas, así como la identificación de conductas diana y otros factores que, aparecen durante el día y puedan estar asociados con estos episodios. Podrían ser también eficaces ciertas estrategias cognitivas (listas de pros y contras) o conductuales específicas (por ejemplo, en el acceso a la comida o recordatorios específicos), así como pautas de higiene del sueño (evitar el consumo de alcohol previo, por ejemplo) o en la mejoría del estado de ánimo.

TRASTORNOS ALIMENTARIOS Y OBESIDAD

La obesidad asociada a un trastorno de la conducta alimentaria no se limita exclusivamente al trastorno por atracón, sino que puede también presentarse en cuadros purgativos y otros TCANE. Sin embargo, hasta el 42 % de los pacientes que presentan trastorno por atracón tienen obesidad y de ellos hasta el 50 % padecen obesidad mórbida. Con frecuencia, el tratamiento de la obesidad se administra sin tener en cuenta el posible diagnóstico de un TCA asociado, lo que supone una inefectividad de los tratamientos, cuando no un empeoramiento del problema. No solo los trastornos alimentarios que se acompañan de un aumento de la ingesta pueden estar presentes en los sujetos que sufren obesidad, sino también en aquellos pacientes con trastorno de evitación/restricción de la ingesta de alimentos que tengan una selección específica de alimentos con un alto contenido calórico.

 No identificar adecuadamente patrones de ingesta alterados que pudieran responder a un TCA asociado suele ser una situación frecuente en el tratamiento de los problemas de obesidad de la población general.

Una situación que puede requerir una valoración específica es la de los pacientes que, partiendo de una situación de sobrepeso previa, han mantenido una pérdida de peso intensa en los últimos meses, ya que, aun manteniendo un IMC en valores normales, pueden presentar tanto síntomas físicos (hipotensión, bradicardia, síntomas vasovagales, alteraciones hidroelectrolíticas, etc.) como conductas compensatorias (purgas, ejercicio compulsivo, abuso de laxantes o diuréticos, restricción alimentaria, etc.), acompañados de psicopatología alimentaria característica (rechazo a la figura corporal, culpa relacionada con la ingesta, interferencia en su vida social-familiar-profesional, etcétera).

La comorbilidad e influencia de los trastornos psiquiátricos, o de los tratamientos psicofarmacológicos que pueden estar asociados a la obesidad, queda fuera de los objetivos de este capítulo, pero es importante señalar la frecuente coexistencia de patologías tanto no psiquiátricas (diabetes, hipertensión arterial, patología cardiovascular, etc.) como psiquiátricas (trastorno depresivo mayor, trastorno de ansiedad generalizada, abuso de sustancias, etcétera).

El tratamiento farmacológico en este campo está sujeto a una incesante investigación tanto por el problema de salud pública que supone la obesidad en los países más desarrollados como por su evidente interés comercial. Es interesante el desarrollo de fármacos de uso habitual en la diabetes *mellitus* tipo 2 para el tratamiento de la obesidad. El tratamiento psicoterapéutico vendrá condicionado por los síntomas alterados que puedan asociarse a este cuadro; las estrategias más aceptadas son la terapia cognitivo-conductual, la psicoterapia interpersonal y la terapia dialéctico-conductual en la población adulta, o el tratamiento basado en la familia en la población infantojuvenil. Hay que tener también en cuenta las posibles complicaciones físicas asociadas a la pérdida rápida de peso o a las conductas alimentarias alteradas asociadas. Se puede requerir la valoración de ingreso por estos riesgos físicos (bradicardia, hipotensión ortostática, alteraciones hidroelectrolíticas).

PUNTOS CLAVE

- Los TCA suponen un grave problema de salud pública por su prevalencia, por su elevada morbilidad (ya que afecta mayoritariamente a población joven) y por la elevada persistencia de síntomas residuales aun en los casos con mejor evolución.
- El manejo clínico exige el conocimiento y la capacidad de aplicar técnicas psicoterapéuticas específicas al ser estas de primera indicación en estos cuadros y no contar con tratamientos farmacológicos suficientemente eficaces.
- Las complicaciones físicas asociadas a estos cuadros obligan también a disponer de posibilidades de ingreso, idealmente en unidades específicas para aquellos pacientes más graves o con peor evolución, así como a satisfacer la necesidad de una monitorización adecuada de las posibles complicaciones físicas asociadas al trastorno.
- La desproporción de publicaciones referidas a los cuadros clínicos mejor definidos (anorexia nerviosa y bulimia) no debe hacer perder la perspectiva de que estos cuadros presentan una menor prevalencia en el ámbito clínico que las formas incompletas. Estas pueden quedar fuera del ámbito asistencial propio de los trastornos alimentarios al no tener los criterios mínimos necesarios para incorporarse a programas asistenciales específicos. Los tratamientos ambulatorios habituales, con frecuencia orientados al tratamiento y seguimiento farmacológico del resto de patologías mentales, no se ajustarían bien al tratamiento de estos cuadros.

BIBLIOGRAFÍA

Agras WS, Telch CF, Arnow B, Eldredge K, Wilfley DE, Raeburnet SD et al. Weight-loss, cognitive-behavioral and desipramine treatments in binge eating disorder: an additive design. Behav Ther. 1994;25(2):225-238.

Agras WS, Walsh T, Fairburn CG, Wilson GT, Kraemer HC. A multicenter comparison of cognitive-behavioral therapy and interpersonal psychotherapy for bulimia nervosa. Arch Gen Psychiatry. 2000;57(5):459-66.

American Psychiatric Association. Guía de Consulta de los Criterios Diagnósticos del DSM-5-TR. 5ª ed. Madrid: Editorial Médica Panamericana; 2023.

American Psychiatric Association. Diagnostic and statistical manual of mental disorders (DSM-IV). 4ª ed. Washington D. C.: American Psychiatric Association; 1994.

American Psychiatric Association. Practice guideline for the treatment of patients with eating disorders. 4ª ed. Washington D. C.: American Psychiatric Association; 2023.

Arbaizar B, Gómez-Acebo I, Llorca J. Efficacy of topiramate in bulimia nervosa and binge-eating disorder: a systematic review. Gen Hosp Psychiatry. 2008;30(5):471-475.

Ashworth M, Martin K, Hirdes JP. Prevalence and correlates of pica among adults with intellectual disability in institutions. J Ment Health Res Intellect Disabil. 2008;1(3):17-19.

Baranowska B, Kochanowski J. Neuroendocrine aspects of anorexia nervosa and bulimia nervosa. Neuro Endocrinol Lett. 2018;39(3):172-178.

Ben-Porath D, Duthu F, Luo T, Gonidakis F, Compte EJ, Wisniewski L. Dialectical behavioral therapy: an update and review of the existing treatment models adapted for adults with eating disorders. Eat Disord. 2020;28(2):101-121.

Berner LA, Brown TA, Lavender JM, López E, Wierenga CE, Kaye WH. Neuroendocrinology of reward in anorexia nervosa and bulimia nervosa: beyond leptin and ghrelin. Mol Cell Endocrinol. 2019;497:110320.

Bravender T, Bryant-Waugh R, Herzog D, Katzman D, Kreipe RD, Lask B et al. Classification of child and adolescent eating disturbances. Workgroup for Classification of Eating Disorders in Children and Adolescents (WCE-DCA). Int J Eat Disord. 2007;(supl 40):S117-22.

Breiner CE, Miller ML, Hormes JM. ARFID Parent Training Protocol: a randomized pilot trial evaluating a brief, parent-training program for avoidant/restrictive food intake disorder. Int J Eat Disord. 2021;54:2229-2235.

Brown TA, Wisniewski L, Anderson LK. Dialectical behavior therapy for eating disorders: state of the research and new directions. Eat Disord. 2020;28(2):97-100.

Bryant-Waugh R, Nicholls E. Diagnosis and classification of disordered eating in childhood. Nueva York: Guilford; 2011.

Bulik CM, Hebebrand J, Keski-Rahkonen A, Klump KL, Reichborn-Kjennerud T, Mazzeo SE et al. Genetic epidemiology, endophenotypes, and eating disorder classification. Int J Eat Disord. 2007;(supl40):S52-S60.

Bulik CM, Klump KL, Thornton L. Alcohol use disorder comorbidity in eating disorders: a multicenter study. J Clin Psychiatry. 2004;65(7):1000-1006.

Burgess EE, Sylvester MD, Morse KE, Amthor FR, Mrug S, Lokken KL et al. Effects of transcranial direct current stimulation (tDCS) on binge eating disorder. Int J Eat Disord. 2016;49(10):930-936.

Datta N, Hagan K, Bohon C, Stern M, Kim B, Matheson BE et al. Predictors of family-based treatment for adolescent eating disorders: do family or diagnostic factors matter? Int J Eat Disord. 2023;56:384-393.

De Anta Tejado L, Molina Ruiz R, Trebbau H, Díaz-Marsa M, Carrasco Perera JL. Estudios de resonancia magnética funcional en los trastornos de la conducta alimentaria. Actas Esp Psiquiatr. 2010;38(3):183-188.

Delaney CB, Eddy KT, Hartmann AS, Becker AE, Murray HB, Thomas JJ. Pica and rumination behavior among individuals seeking treatment for eating disorders or obesity. Int J Eat Disord. 2015;48(2):238-48.

Donato K, Ceccarini MR, Dhuli K, Bonetti G, Medori MC, Marceddu G et al. Gene variants in eating disorders. Focus on anorexia nervosa, bulimia nervosa, and binge-eating disorder. J Prev Med Hyg. 2022;63(2 supl 3):E297-E305.

Ester T, Kullmann S. Neurobiological regulation of eating behavior: Evidence based on non-invasive brain stimulation. Rev Endocr Metab Disord. 2022;23(4):753-772.

Fairburn CG, Cooper Z, Shafran R. Enhanced cognitive behavioral therapy for eating disorders (CBT-E): an overview. En: Fairburn CG, editor. Cognitive behavioral therapy and eating disorders. Nueva York: Guilford; 2008. p. 23-34.

Fairburn CG, Cooper Z, Doll HA, O'Connor ME, Bohn K, Hawker DM et al. Transdiagnostic cognitive-behavioral therapy for patients with eating disorders: a two-site trial with 60-week follow-up. Am J Psychiatry. 2009;166(3):311-9.

Fairburn CG, Rothwell ER. Apps and eating disorders: a systematic clinical appraisal. Int J Eat Disord. 2015;48(7):1038-1046.

Fassino S, Amianto F, Gramaglia C, Facchini F, Abbate Daga G. Temperament and character in eating disorders: ten years of studies. Eat Weight Disord. 2004;9(2):81-90.

Favaro A, Ferrara S, Santonastaso P. The spectrum of eating disorders in young women: a prevalence study in a general population sample. Psychosom Med. 2003;65(4):701-708.

Fluoxetine Bulimia Nervosa Collaborative Study Group. Fluoxetine in the treatment of bulimia nervosa. A multicenter, placebo-controlled, double-blind trial. Arch Gen Psychiatry. 1992;49(2):139-147.

Goldstein DJ, Wilson MG, Ascroft RC, Al-Banna M. Effectiveness of fluoxetine therapy in bulimia nervosa regardless of comorbid depression. Int J Eat Disord. 1999;25(1):19-27.

Gorrell S, Le Grange D. Update on treatments for adolescent bulimia nervosa. Child Adolesc Psychiatr Clin N Am. 2019;28(4):537-547.

Gravestock S. Eating disorders in adults with intellectual disability. J Intellect Disabil Res. 2000;44(6):625-637.

Grilo CM. Why no cognitive body image feature such as overvaluation of shape/weight in the binge eating disorder diagnosis? Int J Eat Disord. 2013;46(3):208-211.

Grilo CM, White MA, Masheb RM. DSM-IV psychiatric disorder comorbidity and its correlates in binge eating disorder. Int J Eat Disord. 2009;42(3):228-234.

Grilo CM. Recent research of relationships among eating disorders and personality disorders. Curr Psychiatry Rep. 2002;4:18-24.

Guerrieri R, Nederkoorn C, Jansen A. How impulsiveness and variety influence food intake in a sample of healthy women. Appetite. 2007;48(1):119-122.

Hagan KE, Walsh BT. State of the art: the therapeutic approaches to bulimia nervosa. Clin Ther. 2021;43(1):40-49.

Hedges DW, Reimherr FW, Hoopes SP. Treatment of bulimia nervosa with topiramate in a randomized, double-blind, placebo-controlled trial, part 2: improvement in psychiatric measures. J Clin Psychiatry. 2003;64(12):1449-1454.

Horne RL, Ferguson JM, Pope HG. Treatment of bulimia with bupropion: a multicenter controlled trial. J Clin Psychiatry. 1988;49(7):262-266.

Hudson J, Hiripi E, Pop E. The prevalence and correlates of eating disorder in the national comorbidity survey replication. Biol Psychiatry. 2008;61(3):1-32.

Hudson JI, Hiripi E, Pope HG Jr, Kessler RC. The prevalence and correlates of eating disorders in the National Comorbidity Survey Replication. Biol Psychiatry. 2007;61(3):):348-58.

Hyman S. Can neuroscience be integrated into the DSM-V? Nat Rev Neurosci. 2008;8(9):725-732.

James L. Pocket guide for the assessment and treatment of eating disorders. Washington D. C.: American Psychiatric Association; 2019.

Kaidesoja M, Cooper Z, Fordham B. Cognitive behavioral therapy for eating disorders: a map of the systematic review evidence base. Int J Eat Disord. 2023;56:295-313.

Karam AM, Fitzsimmons-Craft EE, Tanofsky-Kraff M, Wilfley DE. Interpersonal psychotherapy and the treatment of eating disorders. Psychiatr Clin North Am. 2019;42(2):205-218.

Karhunen LJ, Lappalainen RI, Tammela L, Turpeinen AK, Uusitupa MI. Subjective and physiological cephalic phase responses to food in obese binge-eating women. Int J Eat Disord. 1997;21(4):321-8.

Keshen AR, Dixon L, Ali SI, Helson T, Nunes A, Milliken H et al. A feasibility study evaluating lisdexamfetamine dimesylate for the treatment of adults with bulimia nervosa. Int J Eat Disord. 2021;54(5):872-878.

Keski-Rahkonen A, Mustelin L. Epidemiology of eating disorders in Europe: prevalence, incidence, comorbidity, course, consequences, and risk factors. Curr Opin Psychiatry. 2016;29(6):340-345.

Kessler RC, Berglund PA, Chiu WT, Deitz AC, Hudson JI, Shahly V et al. The prevalence and correlates of binge eating disorder in the World Health Organization World Mental Health Surveys. Biol Psychiatry. 2013;73(9):904-14.

Kotler LA, Devlin MJ, Davies M, Walsh BT. An open trial of fluoxetine for adolescents with bulimia nervosa. J Child Adolesc Psychopharmacol. 2003;13(3):329-335.

Le Grange D, Lock J. Treating bulimia in adolescents: a family based approach. Nueva York: Guildford; 2007.

Leenaerts N, Jongen D, Ceccarini J, Van Oudenhove L, Vrieze E. The neurobiological reward system and binge eating: a critical systematic review of neuroimaging studies. Int J Eat Disord. 2022;55(11):1421-1458.

Linehan MM. Cognitive-behavioral therapy of borderline personality disorder. Nueva York: Guildford; 1993.

Marco JH, Perpiña C, Botella C. Effectiveness of cognitive behavioral therapy supported by virtual reality in the treatment of body image in eating disorders: one year follow-up. Psychiatry Res. 2013;209(3):619-625.

Marcus MD, Kalarchian MA. Binge eating in children and adolescents. Int J Eat Disord. 2003;34 (supl):S47-S57.

McClelland J, Bozhilova N, Campbell I, Schmidt U. A systematic review of the effects of neuromodulation on eating and body weight: evidence from human and animal studies. Eur Eat Disorders Rev. 2013;21(6):436-455.

McElroy SL. Pharmacologic treatment for binge-eating disorder. J Clin Psychiatry. 2017;78(supl 1):14-19.

Milos G, Spindler A, Schnyder U, Fairburn CG. Instability of eating disorder diagnoses: prospective study. Br J Psychiatry. 2005;187:573-578.

Momen NV, Plana-Ripoll O, Yilmaz Z, Thornton LM, McGrath JJ, Bulik C et al. Comorbidity between eating disorders and psychiatric disorders. Int J Eat Disord. 2022;55(4):505-517.

Mountford VA, Allen KL, Tchanturia K, Eilender C, Schmidt U. Implementing evidence-based individual psychotherapies for adults with eating disorders in a real world clinical setting. Int J Eat Disord. 2021;54(7):1238-1249.

Nickel C, Tritt K, Muehlbacher M, Pedrosa Gil F, Mitterlehner FO, Kaplan P et al. Topiramate treatment in bulimia nervosa patients: a randomized, double-blind, placebo-controlled trial. Int J Eat Disord. 2005;38(4):295-300.

Organización Mundial de la Salud. Décima revisión de la Clasificación Internacional de las Enfermedades. Trastornos mentales y del comportamiento. Descripciones clínicas y pautas para el diagnóstico. Madrid: Meditor; 1992.

Peat CM, Berkman ND, Lohr KN, Brownley KA, Bann CM, Cullen K et al. Comparative effectiveness of treatments for binge-eating disorder: systematic review and network meta-analysis. Eur Eat Disord Rev. 2017;25(5): 317-328.

Pinhas L, Nicholls D, Crosby RD, Morris A, Lynn RM, Madden S. Classification of childhood onset eating disorders: a latent class analysis. Int J Eat Disord. 2017;50(6):657-664.

Poulsen S, Lunn S, Daniel SIF. A randomized controlled trial of psychoanalytic psychotherapy or cognitive-behavioral therapy for bulimia nervosa. Am J Psychiatry. 2014;171(1):109-116.

Ricca V, Mannucci E, Mezzani B, Di Bernardo M, Zucchi T, Paionni A et al. Psychopathological and clinical features of outpatients with an eating disorder not otherwise specified. Eat Weight Disord. 2001;6(3):157-65.

Rieger E, Van Buren DJ, Bishop M, Tanofsky-Kraff M, Welch R, Wilfley DE. An eating disorder-specific model of interpersonal psychotherapy (IPT-ED): causal pathways and treatment implications. Clin Psychol Rev. 2010;30(4):400-410.

Ruiz-Lázaro PM, Comet MP, Calvo AI, Zapata M, Cebollada M, Trébol L et al. Prevalencia de trastornos alimentarios en estudiantes adolescentes tempranos. Actas Esp Psiquiatr. 2010;38(4):204-211.

Russell GFM. Bulimia nervosa: an ominous variant of anorexia nervosa. Psychol Med. 1979;9(3):429-448.

Safer DC, Telch CF, Chen EY. Dialectical behavior therapy for binge eating and bulimia. Nueva York: Guildford; 2009.

Safer DL, Telch CF, Agras WS. Dialectical behavior therapy for bulimia nervosa. Am J Psychiatry. 2001;158(4):632-634.

Sánchez-Cerezo J, Nagularaj L, Gledhill J, Nicholls D. What do we know about the epidemiology of avoidant/restrictive food intake disorder in children and adolescents? A systematic review of the literature. Eur Eat Disorders Rev. 2023;31(2):226-246.

Stefano SC, Bacaltchuk J, Blay SL, Appolinário JC. Antidepressants in short-term treatment of binge eating disorder: systematic review and meta-analysis. Eat Behav. 2008;9(2):129-136.

Steiger H, Bruce KR. Phenotypes, endophenotypes, and genotypes in bulimia spectrum eating disorders. Can J Psychiatry. 2007;52(4):220-7.

Strober M, Freeman R, Lampert C, Diamond J, Kaye W. Controlled family study of anorexia nervosa and bulimia nervosa: evidence of shared liability and transmission of partial syndromes. Am J Psychiatry. 2000;157(3): 393-401.

Stunkard AJ. Eating patterns and obesity. Psychiatr Q. 1959;33:284-295.

Toro Trallero J. Etiopatogenia. En: Morandé G, Graell M, Blanco A, editores. Trastornos de la conducta alimentaria y obesidad. Un enfoque integral. Madrid: Editorial Médica Panamericana; 2014.

Van Eeden AE, Van Hoeken D, Hoek HW. Incidence, prevalence and mortality of anorexia nervosa and bulimia nervosa. Curr Opin Psychiatry. 2021;34(6):515-524.

Vervaet M, Audenaert K, Van Heeringen C. Cognitive and behavioural characteristics are associated with personality dimensions in patients with eating disorders. Eur Eat Disord Rev. 2003;11(5):363-378.

Vocks S, Tuschen-Caffier B, Pietrowsky R, Rustenbach SJ, Kersting A, Herpertz S. Meta-analysis of the effectiveness of psychological and pharmacological treatments for binge eating disorder. Int J Eat Disord. 2010;43(3):205-217.

Wade TD, Bergin JL, Tiggemann M, Bulik CM, Fairburn CG. Prevalence and long-term course of lifetime eating disorders in an adult Australian twin cohort. Aust N Z J Psychiatry. 2006;40(2):121-8.

Wade TD, O'Shea A. DSM-5 unspecified feeding and eating disorders in adolescents: what do they look like and are the clinically significant? Int J Eat Disord. 2015;48(4):367-374.

Walsh BT, Wilson GT, Loeb KL. Medication and psychotherapy in the treatment of bulimia nervosa. Am J Psychiatry. 1997;154(4):523-531.

Westmoreland P. Audio-Digest Psychiatry. Medical Complications of Eating Disorders. 2019;48(17):3.

Wilson GT. Cognitive behavioral therapy for eating disorders. En: Agras WS, editor. Handbook for eating disorders. Nueva York: Oxford University Press; 2010. p. 331-347.

Woodside DB, Bulik CM, Halmi KA, Fichter MM, Kaplan A, Berrettini WH et al. Personality, perfectionism, and attitudes toward eating in parents of individuals with eating disorders. Int J Eat Disord. 2002;31(3):290-299.

Woorim K, Yeong JJ, Soon YL. The association between episodes of night eating and levels of depression in the general population. Int J Eat Disord. 2022;55(2):254-262.

Zanella E, Lee E. Integrative review on psychological and social risk and prevention factors of eating disorders including anorexia nervosa and bulimia nervosa: seven major theories. Heliyon. 2022;8(11):e11422.

Trastornos del sueño y la vigilia

14

F. Cañellas Dols y M. P. García-Portilla González

OBJETIVOS

- Comprender los mecanismos que regulan el ritmo del sueño-vigilia.
- Conocer los trastornos del sueño y la vigilia reconocidos por las clasificaciones internacionales.
- Saber cómo se realiza una historia clínica del ritmo sueño-vigilia.
- Aprender a realizar una breve exploración del sueño en la consulta clínica diaria de los pacientes psiquiátricos.
- Interpretar los resultados de las pruebas de laboratorio del sueño y laboratorio clínico aplicables a los trastornos del sueño y la vigilia.
- Reconocer las características clínicas de los principales trastornos del sueño y la vigilia.
- Saber elegir los instrumentos y pruebas de laboratorio de ayuda al diagnóstico para los distintos trastornos del sueño y la vigilia.
- Diseñar el plan terapéutico específico para cada uno de los trastornos del sueño y la vigilia.

INTRODUCCIÓN

El ritmo sueño-vigilia es un ritmo circadiano (periodicidad cercana a las 24 horas) vital para las personas. De hecho, los seres humanos pasan aproximadamente un tercio de sus vidas durmiendo. A pesar de esto, los mecanismos fisiológicos y los fisiopatológicos de los trastornos del sueño todavía no son plenamente conocidos.

Fisiología del ritmo sueño-vigilia

Hoy en día se entiende el ritmo sueño-vigilia como un espectro de activación cerebral que oscila entre un déficit y un exceso de *arousal*. Así, un nivel deficitario de activación cerebral producirá durante el día excesiva somnolencia diurna (ESD), mientras que un nivel excesivo producirá un estado de hipervigilancia durante el día e insomnio durante la noche.

Los neurotransmisores y las áreas o los circuitos cerebrales de los que depende el nivel de activación cerebral se clasifican en función de su acción:

- Promotores de la vigilia:
  - Serotonina, noradrenalina, dopamina y acetilcolina agrupadas en el sistema reticular activador ascendente.
  - Histamina, fundamentalmente a través de su unión con los receptores postsinápticos H_1. Liberada por el núcleo tuberomamilar hipotalámico, estimula la liberación de orexina.
- Mantenedores de la vigilia: orexina A; secretada por las neuronas de las áreas hipotalámicas lateral, perifornical y posterior, estabiliza la vigilia inducida por los neurotransmisores de la vigilia.

- Promotores del sueño: ácido gamma-aminobutírico, el cual es liberado desde el núcleo preóptico ventrolateral del hipotálamo hacia las áreas promotoras de la vigilia para inhibirlas.

Por otra parte, la organización del ritmo sueño-vigilia está mediada, además de por la edad, por dos mecanismos opuestos:

- Mecanismo homeostático del sueño:
  - Dependiente en gran medida de la acumulación de adenosina en el cerebro, un neurotransmisor producto de la degradación del trifosfato de adenosina como resultado de la actividad del sujeto.
  - Así, según aumenta el tiempo en vigilia, se va sintiendo mayor cansancio, falta de energía y mayor presión de sueño.
  - Por el contrario, a medida que la persona se va durmiendo, los niveles de adenosina cerebral van disminuyendo y, al despertar, se encuentra descansada y con energía para realizar las actividades diurnas.
  - En menor medida, este mecanismo depende también de la interleucina-1, el factor de necrosis tumoral α y la prostaglandina D_2.
- Mecanismo circadiano de la vigilia:
  - Mediado por la acción de la luz sobre el núcleo supraquiasmático del hipotálamo.
  - La disminución de la intensidad de la luz al atardecer estimula las células ganglionares fotorreceptoras de la retina; estas, a través del haz retinohipotalámico, informan al núcleo supraquiasmático del hipotálamo, que

estimula la producción de melatonina en la glándula pineal para informar a todo el organismo de la llegada de la noche y prepararlo para dormir.

– En cambio, la luz de la mañana promueve la vigilia.
– Según este mecanismo, la necesidad de dormir es máxima entre las 3:00 y las 4:00. Hay un segundo pico hacia las 14:00 y 15:00.

Los genes *PER, CRY, CLOCK* y *B-MAL1* están implicados en el funcionamiento de este mecanismo de regulación circadiana por medio de un sistema de retroalimentación negativa. En los humanos, además de la luz ambiental, hay otros sincronizadores externos o *zeitgebers*, como el patrón de actividad, los horarios de las comidas, etc., que contribuyen a la regulación del ciclo sueño-vigilia.

Clasificaciones de los trastornos del sueño y la vigilia

Las clasificaciones del ritmo sueño-vigilia tienen especial interés, ya que se trata de trastornos muy heterogéneos, numerosos y complejos que están altamente relacionados con distintas enfermedades o trastornos tanto somáticos como mentales. Además, son objeto de estudio, diagnóstico y tratamiento por parte de distintas especialidades médicas, y sus datos epidemiológicos poseen una elevada variabilidad. Todo ello ha dado lugar a que cada vez sea más frecuente hablar de la medicina del sueño como una solución integradora que dé respuesta a estos problemas. Esta orientación es la que siguen dos de las tres clasificaciones internacionales de los trastornos del sueño y la vigilia que están vigentes, en concreto la primera y la tercera del listado que aparece a continuación.

❗ Las tres clasificaciones internacionales vigentes de los trastornos del sueño y la vigilia son:

- Clasificación Internacional de Trastornos del Sueño, 3ª edición (Academia Americana de los Trastornos del Sueño, 2014).
- Clasificación de los Trastornos del Sueño-Vigilia del DSM-5-TR.
- Clasificación de los Trastornos del Sueño y la Vigilia de la CIE-11.

Siguiendo la orientación de la medicina del sueño, la CIE-11 ha dado un gran cambio respecto a la décima versión en la clasificación de estos trastornos. Reúne en un único capítulo independiente, el séptimo, los trastornos del sueño y la vigilia, que en la versión previa estaban diseminados en los capítulos cuarto («Enfermedades endocrinas, nutricionales y metabólicas»), quinto («Trastornos mentales y del comportamiento») y sexto («Enfermedades del sistema nervioso»).

El capítulo siete («Trastornos del sueño y la vigilia») se organiza en seis grandes categorías, que incluyen los diferentes trastornos (**Tabla 14-1**).

Si bien las tres clasificaciones son bastante similares, presentan diferencias entre ellas en lo que respecta a los profesionales a los que están orientadas, a lo pormenorizado y desagregado de la clasificación de los distintos trastornos, a la información complementaria que proporcionan, etcétera.

Historia clínica del sueño y la vigilia

La historia clínica del sueño y la vigilia es la herramienta fundamental para la orientación diagnóstica de estos trastornos. Ha de ser sistemática, rigurosa y exhaustiva, por lo que frecuentemente habrá que ayudar al paciente con criterios temporales (por ejemplo, diario, semanal, quincenal, etc.) y de intensidad (por ejemplo, mucho, bastante, medio, poco, nada) para que proporcione la información más exacta posible. En ocasiones, será importante también la información aportada por la persona que duerme en la misma habitación que el sujeto, si existe, o que está pendiente de él, así como la de personas de su entorno diurno.

En cada epígrafe de este capítulo se irá abordando la información esencial que es necesario recoger para cada uno de los trastornos específicos. No obstante, véanse unos datos básicos que permitirán al clínico orientarse hacia uno u otro trastorno para, a continuación, realizar el examen del trastorno específico con mayor profundidad (**Tabla 14-2**).

Como medida complementaria a la historia clínica, la realización por parte del paciente de un diario de sueño resulta de gran utilidad: para el clínico, como herramienta de ayuda diagnóstica; para el paciente, como mecanismo de autopercepción y conciencia de los hábitos y las dificultades del sueño y la vigilia.

Tabla 14-1. Clasificación de los trastornos del sueño y la vigilia según la CIE-11

Categoría	Trastornos del sueño y la vigilia
Trastornos de insomnio	7A00. Insomnio crónico 7A01. Insomnio de corta duración 7A0Z. Trastornos de insomnio, sin especificación
Trastornos de hipersomnolencia	7A20. Narcolepsia (tipo 1 y tipo 2) 7A21. Hipersomnia idiopática 7A22. Síndrome de Kleine-Levin • Hipersomnia debida a: 7A23. Problema médico 7A24. Medicamento o sustancia 7A25. Asociada a un trastorno mental 7A26. Síndrome de sueño insuficiente

(Continúa)

Tabla 14-1. Clasificación de los trastornos del sueño y la vigilia según la CIE-11 *(cont.)*

Categoría	Trastornos del sueño y la vigilia
Trastornos respiratorios relacionados con el sueño	7A40. Apneas centrales del sueño 7A41. Apnea obstructiva del sueño 7A42. Trastornos de hipoventilación o hipoxemia relacionados con el sueño
Trastornos del ritmo circadiano del sueño y la vigilia	7A60. Trastorno por retraso de la fase del sueño y la vigilia 7A61. Trastorno por adelanto de la fase del sueño y la vigilia 7A62. Trastorno por ritmo irregular del sueño y la vigilia 7A63. Trastorno por ritmo del sueño y la vigilia distinto de 24 horas 7A64. Trastorno debido al trabajo por turnos 7A65. Trastorno por cambio de zona horaria
Trastornos del movimiento relacionados con el sueño	7A80. Síndrome de las piernas inquietas 7A81. Trastorno por movimientos periódicos de las extremidades 7A82. Calambres en las piernas durante el sueño 7A83. Bruxismo durante el sueño 7A84. Movimientos rítmicos durante el sueño 7A85. Mioclonías benignas del sueño en la lactancia 7A86. Mioclonía propioespinal al inicio del sueño • Movimientos anormales durante el sueño debidos a: 7A87. Problema médico 7A88. Medicamento o sustancia
Trastornos de parasomnia	7B00. Trastornos del despertar del sueño NMOR 7B01. Parasomnias relacionadas con el sueño MOR 7B02. Otras parasomnias

MOR: movimientos oculares rápidos; NMOR: no movimientos oculares rápidos.
Adaptada de: Organización Mundial de la Salud. Clasificación Internacional de Enfermedades. 11ª ed. (CIE-11).

Tabla 14-2. Parámetros que debe incluir la historia clínica del sueño y la vigilia

Apartados	Parámetros
Antecedentes personales	• Somáticos: hipertensión, hipotiroidismo, diabetes, dislipemia, EPOC, enfermedades neurológicas, enfermedad coronaria, reflujo gastroesofágico, condiciones asociadas a dolor, etc • Psiquiátricos: todos los trastornos mentales y del comportamiento • Perimenopausia
Examen físico	• Índice de masa corporal, perímetro abdominal, perímetro del cuello, presión arterial, analítica si fuera preciso
Uso de sustancias	• Medicamentos: prescritos o no • Otras sustancias: tabaco, bebidas estimulantes (café, té, colas, Monster, Red-Bull, etc.), alcohol, drogas estimulantes (marihuana, cocaína, MDMA, etc)
Estilo de vida	• Sedentarismo, ejercicio a última hora de la tarde, turnicidad laboral, etc
Uso de pantallas	• *Tablets*, teléfonos, horario en que utiliza las pantallas. ¿Las usa en la cama por la noche?
Hábito de sueño	• Nocturno: hora de acostarse con intención de dormir, tiempo hasta que se duerme, despertares por la noche (número, duración, atribución y acción que realiza), dificultad en volver a conciliar el sueño tras los despertares, último despertar, hora de levantarse • Diurno: períodos de sueño diurno (número, momento del día, duración)
Acontecimientos durante el sueño (informante si es posible)	• Paciente: malestar en las piernas por la tarde-noche o al acostarse, pesadillas, bruxismo, parálisis del sueño, alucinaciones, ingestas alimentarias, etc • Informante: ronquidos, patadas, conductas complejas (incluyendo actos sexuales), sonambulismo, somniloquios, etc
Repercusión vigilia	• Irritabilidad, cambios de humor, problemas de atención/concentración, problemas de memoria, cefalea, somnolencia, cansancio, etcétera
Estado emocional	• Ánimo deprimido, desinterés, apatía, preocupación, ansiedad, angustia, etc

EPOC: enfermedad pulmonar obstructiva crónica; MDMA: metilendioximetanfetamina (éxtasis).

Instrumentos de evaluación psicométrica

Los instrumentos de evaluación psicométrica constituyen una herramienta de apoyo al diagnóstico fácilmente aplica-ble en el marco de la práctica clínica cotidiana. Ayudan al clínico a realizar una evaluación sistemática y estandarizada para determinar la presencia e intensidad de los síntomas característicos de un determinado trastorno, y proporcionan asimismo una puntuación que orienta hacia su diagnóstico o hacia su gravedad.

La descripción minuciosa de los distintos instrumentos disponibles en español está fuera del objetivo de este capítulo; no obstante, véase una orientación sobre los instrumentos que se utilizan para evaluar los distintos trastornos o características del ritmo sueño-vigilia (**Tabla 14-3**).

Estudios de laboratorio para los trastornos del sueño y la vigilia

Además de la información subjetiva proporcionada por el paciente y/o sus informantes, los clínicos disponen de pruebas objetivas que sirven de ayuda diagnóstica para determinados trastornos del sueño. Estas pruebas son de dos tipos:

- Registros poligráficos de ciertos parámetros fisiológicos que se realizan en los laboratorios del sueño.
- Determinaciones analíticas realizadas en los laboratorios clínicos correspondientes.

Estudios del laboratorio del sueño

Son estudios que se llevan a cabo generalmente en unidades específicas, o laboratorios del sueño, para obtener información objetiva acerca del sueño y la vigilia que ayude al diagnóstico. Sin embargo, algún estudio concreto, como la poligrafía respiratoria o la actigrafía, puede realizarse en el propio domicilio del paciente. Habitualmente, consisten en el registro poligráfico de una serie de parámetros fisiológicos. Según el tipo de estudio, el registro se realiza durante el sueño nocturno o durante la vigilia. Los tipos de registros poligráficos, sus características e indicaciones principales se detallan a continuación.

Polisomnografía nocturna o estudio de sueño

Es el estudio *gold standard* para el diagnóstico de los trastornos del sueño. Consiste en el registro de varios parámetros fisiológi-

cos a lo largo de 1 noche completa en el laboratorio del sueño (unas 8 horas). Los parámetros que típicamente se registran son:

- Actividad cerebral (electroencefalograma [EEG]) para identificar y cuantificar los estadios del sueño.
- Actividad ocular (electrooculograma [EOG]) para cuantificar los movimientos oculares horizontales y verticales.
- Actividad muscular (electromiograma [EMG]) para determinar el tono muscular del mentón y la presencia de movimientos anómalos de las piernas.
- Actividad cardíaca (electrocardiograma [ECG]) para medir el ritmo y la frecuencia cardíaca.
- Esfuerzo respiratorio mediante pletismografía o manometría esofágica.
- Presión de aire nasal (transductor) para detectar reducciones en el flujo aéreo e identificar hipopneas.
- Flujo respiratorio bucal y nasal (termistor) para identificar apneas.
- Saturación de oxígeno en sangre periférica (pulsioxímetro).
- Posición corporal (sensores).

La prueba de polisomnografía nocturna proporciona parámetros e índices de gran utilidad para determinados trastornos del sueño, especialmente los respiratorios y los del movimiento:

- **Parámetros respiratorios**:
  - Apnea e hipopnea, definidas como:
    - Pausa respiratoria o disminución del flujo aéreo $\geq 90\%$ o $> 30\%$ de una duración superior a 10 segundos.
    - Y desaturación de oxígeno de al menos el 3 %.
  - Esfuerzos respiratorios asociados a microdespertares: períodos de ≥ 10 segundos de incremento progresivo del esfuerzo respiratorio que conduce a un microdespertar.
  - Índice de apnea/hipopnea: número de apneas e hipopneas/hora de sueño.
  - Índice de alteración respiratoria: número de despertares relacionados con el esfuerzo respiratorio más número de apneas e hipopneas/hora de sueño.
  - Índice de vigilia: número de despertares/hora de sueño.

Tabla 14-3. Instrumentos de evaluación psicométrica recomendados para los diferentes trastornos y características del sueño y la vigilia	
Trastorno/característica del sueño	**Instrumento de evaluación psicométrica recomendado**
Cronotipo	• Cuestionario de Matutinidad-Vespertinidad (Morningness-Eveningness Questionnaire [MEQ]) • Cuestionario de Cronotipo de Múnich (Munich Chronotype Questionnaire [MCTQ])
Insomnio	• Índice de Calidad de Sueño de Pittsburgh (Pittsburgh Sleep Quality Index [PSQI]) • Cuestionario Oviedo del Sueño (COS) • Índice de Gravedad del Insomnio (Insomnia Severity Index [ISI]) • Cuestionario de Impacto y Síntomas Diurnos del Insomnio (Insomnia Daytime Symptoms and Impacts Questionnaire [IDSIQ])
Somnolencia diurna	• Escala de Somnolencia de Epworth (Epworth Sleepiness Scale [ESS])
Síndrome de apnea obstructiva del sueño	• Stop-BANG
Síndrome de piernas inquietas	• Índice Diagnóstico del Síndrome de Piernas Inquietas (The Restless Legs Syndrome - Diagnostic Index [RLS-DI]) • Escala de Valoración de la Gravedad del Síndrome de Piernas Inquietas (International Restless Legs Syndrome [IRLS])
Satisfacción con el sueño	• Escala de Sueño MOS (Medical Outcomes Study Sleep Scale [MOS Sleep Scale])

– Índice de desaturaciones: número de desaturaciones/ hora de sueño.

- **Parámetros indicativos de movimientos**:
  – Índice de movimientos periódicos de las piernas. Número de series de movimientos de las piernas/hora de sueño:
    ▪ Las series se definen como presencia de > 4 movimientos consecutivos de las piernas separados cada uno del siguiente por 5-90 segundos.
    ▪ El movimiento de las piernas se define como:
      ○ Aumento en la amplitud de la actividad electromiográfica > 8 μV sobre la amplitud en reposo.
      ○ Duración del incremento de la amplitud de 0,5-10 segundos.
  – Índice de movimientos periódicos de las piernas asociados con microdespertares: número de movimientos de las piernas que contribuyen a la fragmentación del sueño dividido por el número total de movimientos de las piernas.

Poligrafía respiratoria

Al ser una prueba que se puede realizar en el domicilio del sujeto, su uso es cada vez más frecuente, dada la demanda creciente de estudios para el diagnóstico de trastornos del sueño relacionados con la respiración y la limitada disponibilidad de laboratorios del sueño. Este estudio registra únicamente los parámetros respiratorios (esfuerzo y flujo respiratorios bucal y nasal), el ronquido, la saturación de oxígeno, el electrocardiograma y la posición corporal, pero no proporciona información sobre el sueño ni otros parámetros neurofisiológicos.

Prueba de latencias múltiples del sueño

Realizada en el laboratorio del sueño, esta prueba proporciona información objetiva sobre la naturaleza y el grado de somnolencia diurna que tiene el paciente aquejado de este trastorno. Consiste en registrar cinco siestas durante el día, después de una polisomnografía nocturna. La prueba comienza 2 horas después del despertar, y las siestas están separadas por intervalos de 2 horas. Se le pide al sujeto que duerma y se registra durante 20 minutos si no se duerme. Si se duerme, se le despierta tras 20 minutos de sueño, o tras varios minutos después de la aparición de sueño de movimientos oculares rápidos (MOR). Los parámetros que se registran durante las siestas son, como mínimo, EEG, EOG y EMG. La información que proporciona es, por un lado, el tiempo que tarda en dormirse en las cinco siestas (latencia media del sueño), y, por otro, los distintos estadios del sueño que se dan en cada siesta si el sujeto llega a dormirse. Este estudio está especialmente indicado ante sospecha de narcolepsia.

Los indicadores de ayuda al diagnóstico que la prueba de latencias múltiples del sueño proporciona son:

- Latencia media del sueño: tiempo medio que tarda en dormirse en las 5 siestas programadas.
- Los distintos estadios del sueño que se dan en cada siesta si el sujeto llega a dormirse.

Prueba de mantenimiento de la vigilia

La preparación para esta prueba es igual a la de la prueba de latencias múltiples de sueño, pero al sujeto se le pide que intente mantenerse despierto en lugar de que intente dormir. Si llega a dormirse en alguna de las oportunidades de siesta que se registran, se le despierta rápidamente (al cabo de 2 minutos).

Vídeo-registro nocturno

Consiste en la grabación del comportamiento del sujeto durante el sueño (sus movimientos, sonidos, etc.) junto con un registro electroencefalográfico.

Véanse las indicaciones de las distintas pruebas (**Tabla 14-4**).

Estudios de laboratorio clínico

Estos estudios consisten en la determinación de los neurotransmisores más relevantes en los procesos reguladores del sueño y la vigilia, la melatonina y la hipocretina-1 (u orexina-1 [hcrt-1]), como biomarcadores específicos de determinados trastornos del sueño y la vigilia.

Los estudios de laboratorio clínico son:

- **Prueba de secreción de melatonina:**
  – Se determinan los niveles de melatonina en la saliva del sujeto.
  – Para ello, el sujeto ha de permanecer inmóvil en la oscuridad, y se toman muestras entre las 17:00 y las 3:00.
  – Indicada para los trastornos del ritmo circadiano.
- **Determinación de niveles de hcrt-1 en líquido cefalorraquídeo:**
  – Los niveles bajos o indetectables de este neuropéptido en el líquido cefalorraquídeo se consideran indicativos de narcolepsia tipo 1 (con cataplejía).
  – Niveles de hcrt-1 < 110 pg/mL son considerados como un biomarcador diagnóstico de este tipo de narcolepsia, según la Clasificación Internacional de los Trastornos del Sueño.
- **Determinación de urocortina-3 y eritripoyetina en orina**: propuestos como biomarcadores prometedores para el diagnóstico del síndrome de apnea obstructiva del sueño en niños (sujetos de < 18 años).
- **Determinación de los parámetros indicativos del metabolismo del hierro en suero**:
  – Establecer el estado del metabolismo del hierro está indicado en el síndrome de piernas inquietas.
  – Ante la sospecha de este diagnóstico, se deben determinar los siguientes parámetros en suero:
    ▪ Hierro.
    ▪ Ferritina.
    ▪ Transferrina.
    ▪ Saturación de transferrina.
    ▪ Transferrina soluble.
    ▪ Prueba de reacción en cadena de la polimerasa.

INSOMNIO

El insomnio es una situación clínica caracterizada por un sueño insatisfactorio, que ocurre a pesar de la adecuada posibi-

Tabla 14-4. Estudios de laboratorio de sueño y sus principales indicaciones

Estudio	Indicaciones

Polisomnografía nocturna	• Cuantificar el sueño nocturno y su arquitectura
	• Trastornos respiratorios relacionados con el sueño, ya que, además de la cantidad y la arquitectura del sueño, proporciona información sobre los episodios respiratorios nocturnos:
	  – Presencia de apneas o hipopneas obstructivas o centrales por hora de sueño en el registro para el diagnóstico de apnea-hipopnea del sueño
	  – Este síndrome será leve si el índice de apneas/hipopneas es < 15; moderado si los valores son entre 15 y 30, y grave si el índice es > 30
	• Trastornos del movimiento relacionados con el sueño al proporcionar información sobre la actividad muscular del mentón y los tibiales anteriores, además de la información sobre el sueño y su arquitectura
	• Diagnóstico diferencial de las hipersomnias

Poligrafía respiratoria	• Registro de parámetros respiratorios durante el sueño (esfuerzo y flujo respiratorio bucal y nasal), saturación de oxígeno y posición corporal • Control del tratamiento con dispositivos de presión aérea positiva continua

Prueba de latencias múltiples del sueño	• Cuantificación del grado de somnolencia diurna y la arquitectura del sueño diurno:
	  – Alerta normal: LMS > 12 minutos
	  – Somnolencia diurna patológica: LMS de ⩽ 8 minutos
	  – Zona gris: LMS entre 8 y 12 minutos. Denota la presencia de un grado de somnolencia diurna variable, que puede ser atribuido a distintas causas
	• Diagnóstico diferencial de los trastornos de hipersomnolencia
	• Diagnóstico de narcolepsia

Prueba de mantenimiento de la vigilia	• Trastornos de hipersomnolencia. Las personas sin hipersomnolencia son capaces de mantener la vigilia durante las cinco oportunidades de siesta
Vídeo-registro nocturno	• Algunas parasomnias, especialmente trastorno de conducta en sueño MOR • Diagnóstico diferencial con epilepsia

LMS: latencia múltiple del sueño; MOR: movimientos oculares rápidos.

lidad para dormir. Es un término que puede resultar confuso, ya que se utiliza para designar una queja relacionada con la cantidad o la calidad del sueño, o un síntoma que forma parte de otra enfermedad o problema de sueño, o para una enfermedad (conjunto de síntomas que cumplen criterios diagnósticos de trastorno de insomnio), es decir, cuando el insomnio es una enfermedad que precisa atención clínica independiente.

Esta polisemia se ha reflejado en los últimos 50 años en las diferentes clasificaciones de los trastornos del sueño, que han categorizado el insomnio de diferentes maneras, según su etiología, su presentación clínica, su duración, etc. Las últimas clasificaciones abandonan la antigua categorización del insomnio entre primario o secundario (si se consideraba que era debido a otro problema médico, psiquiátrico o a un abuso de sustancias), ya que en la práctica clínica muchas veces es muy difícil determinar si otra enfermedad es la causa del insomnio o si es un problema aislado.

Epidemiología

El insomnio es uno de los problemas más habituales en la consulta y el trastorno de sueño más frecuente. Más del 43 % de la población lo padece en algún momento de su vida. En España, como en otras sociedades occidentales, el insomnio va en aumento. Un estudio epidemiológico realizado por el Grupo de Insomnio de la Sociedad Española de Sueño durante 2018-2019 estima que la prevalencia del trastorno de insomnio es del 14,3 %. Hace 20 años, un estudio similar

situaba la prevalencia en el 6,4 %. Por otra parte, es necesario remarcar que en más del 50 % de los casos tiene un curso crónico.

Es más frecuente en mujeres y en personas de mayor edad. Asimismo, la prevalencia es mayor entre las personas con trastornos mentales, neurológicos y en otro tipo de enfermedades somáticas, como la obesidad, el síndrome metabólico y procesos que cursan con dolor.

Características clínicas

El DSM-5-TR, la CIE-11 y la ICSD-3 (Clasificación Internacional de Trastornos del Sueño, por sus siglas en inglés) definen el trastorno de insomnio como una entidad clínica caracterizada por la queja subjetiva de insatisfacción por la cantidad y la calidad de sueño nocturno asociada a un malestar clínicamente significativo durante el día (fatiga, irritabilidad, falta de concentración, etc.) o la producción de un deterioro en el funcionamiento social, laboral o académico (**Tabla 14-5**). El problema de sueño no debe poder explicarse por el uso de sustancias, medicaciones u otro trastorno o enfermedad, y se produce a pesar de la adecuada oportunidad de poder dormir, lo que lo diferencia de la privación de sueño. En la infancia, es importante distinguir entre las preocupaciones de los padres y los auténticos insomnios infantiles. En los niños, es más frecuente la demora o el rechazo para ir a dormir que el insomnio, aunque algunos padres lo confunden.

Es un problema presente durante las 24 horas del día, no es exclusivamente nocturno; no se define por la cantidad

Tabla 14.-5. Criterios diagnósticos del trastorno de insomnio

A. La queja principal es la insatisfacción por la cantidad o la calidad de sueño. Reporta uno o más de los siguientes síntomas:

   1. Dificultad para conciliar el sueño
   2. Dificultad para mantener el sueño: despertares frecuentes o problemas para volver a conciliar el sueño después de despertar
   3. Despertar demasiado pronto por la mañana con incapacidad para volver a dormir

B. Produce un malestar o alteración en el funcionamiento diurno clínicamente significativo (debe puntuar en al menos un síntoma):

   1. Fatiga o baja energía
   2. Alteraciones cognitivas (atención, concentración, memoria)
   3. Alteración en el humor (irritabilidad, disforia)
   4. Alteración en la conducta (hiperactividad, impulsividad, agresividad)
   5. Deterioro laboral o académico
   6. Deterioro del funcionamiento social/interpersonal
   7. Impacto negativo en el funcionamiento familiar

C. El problema de sueño ocurre como mínimo 3 noches por semana

D. Está presente al menos durante 3 meses

E. Ocurre a pesar de la adecuada oportunidad de poder dormir

F. No puede explicarse por otro problema de sueño

G. No puede ser atribuido a una medicación o sustancia

H. No se puede explicar por otra enfermedad médica o psiquiátrica

El insomnio agudo reúne los mismos criterios diagnósticos, excepto la duración.

de sueño nocturno. Es un estado de *hiperactivación* cognitiva y fisiológica que se manifiesta tanto de día como de noche. Se expresa de manera diferente en ambos períodos: de noche, centrado en las dificultades con el sueño; de día, con fatiga, malestar, irritabilidad, falta de rendimiento, etcétera.

El insomnio tiene consecuencias negativas sobre la salud física y mental, que repercuten en un mayor gasto sanitario de los insomnes respecto de las personas con un sueño satisfactorio: aumento de absentismo laboral, accidentes y consumo de recursos sanitarios. Estudios longitudinales sugieren que es un factor de riesgo para el desarrollo de trastornos mentales: depresión, ansiedad, consumo de alcohol y otros tóxicos, suicidio. Los sujetos con insomnio crónico tienen 5 veces mayor riesgo de sufrir depresión o ansiedad y enfermedades cardiometabólicas (hipertensión arterial, insuficiencia cardíaca, obesidad, diabetes *mellitus* tipo 2, etc.) que quienes no lo padecen. Se ha descrito un subgrupo de pacientes con una duración objetiva de sueño corta, inferior a 6 horas; en este grupo, el insomnio se asocia además con un síndrome metabólico y una mayor frecuencia de diabetes y de hipertensión.

Etiopatogenia

La etiología y la fisiopatología del insomnio no han sido todavía bien identificadas. Décadas de investigaciones en insomnio no han podido demostrar la existencia de una alteración de los mecanismos homeostáticos o circadianos del sueño que sirvan para explicar la fisio-

patología de la mayor parte de las personas que sufren este trastorno.

Se sabe que existen factores genéticos que predisponen al insomnio. Sin embargo, curiosamente, los tejidos cerebrales y los tipos de células que expresan conjuntos de genes que confieren riesgo de insomnio no forman parte de manera principal de los circuitos de regulación del sueño, sino de los circuitos involucrados en la regulación de las emociones. Probablemente, la herencia viene ligada a rasgos temperamentales, como la emocionalidad, la internalización de las emociones y una hiperactivación fisiológica.

Los pacientes con insomnio tienen, en comparación con quienes no lo sufren, una mayor activación del sistema nervioso autónomo simpático, con una intensificación de la actividad del sistema hipotálamo-hipófisis-suprarrenal, niveles de cortisol más elevados, una variabilidad de la frecuencia cardíaca superior y un aumento del metabolismo y de la temperatura corporal durante el sueño.

Existen modelos animales de insomnio, como por ejemplo, el inducido por estrés psicosocial. En estos animales, el patrón de actividad cerebral durante el período de insomnio indica que se produce una activación simultánea de las áreas inductoras de sueño y del sistema de vigilia, con lo que se genera un estado intermedio distinto del sueño y la vigilia. Se podría decir, en resumen, que en la fisiopatología del insomnio hay factores genéticos, ambientales, conductuales y fisiológicos que culminan en un estado de hiperalerta tanto de día como de noche.

! Se ha descrito un modelo heurístico explicativo del insomnio llamado *de las tres pes* (3-P), que es muy útil en el marco de la evaluación de un paciente con este trastorno:

- **Factores predisponentes**:
  - Aumentan el riesgo de desarrollar insomnio.
  - La evaluación debe incluir antecedentes familiares y la propensión del paciente a tener problemas para dormir relacionados con situaciones de estrés.
- **Factores precipitantes**. Son factores médicos, ambientales o psicosociales relacionados con el inicio del problema de sueño.
- **Factores perpetuantes**:
  - Son conductas, creencias y otros factores que conducen a un círculo vicioso de alteración del sueño. Por ejemplo, muchas personas con insomnio pasan más tiempo en la cama tratando de recuperar sueño.
  - Más tiempo en cama, una mayor atención y un mayor esfuerzo por intentar dormir alimentan la hiperactividad y perpetúan el insomnio.

Diagnóstico

El diagnóstico de insomnio requiere una meticulosa historia clínica general y del sueño (v. **Tabla 14-2**) que insista en hábitos y horarios de sueño y en las expectativas del paciente sobre su sueño.

El diagnóstico se basa en los síntomas referidos por el paciente y no en hallazgos polisomnográficos o de laboratorio. La gravedad del insomnio no se correlaciona solo con la duración objetiva del sueño, ya que los pacientes suelen tener una percepción alterada de este; subestiman la duración de su sueño y sobreestiman la de la vigilia durante la noche. Se han sugerido algunos criterios para facilitar el diagnóstico: latencia de sueño superior a 30 minutos, duración de los despertares nocturnos superior a 30 minutos, eficiencia de sueño inferior al 85 % o una duración total del sueño inferior a 6 horas más de 3 noches por semana.

! Una clave importante para el diagnóstico es la presencia de alteraciones diurnas; si no aparecen, debe hacerse el diagnóstico diferencial con los dormidores cortos, personas que precisan menor cantidad de sueño. Los diarios de sueño son muy útiles para obtener una visión precisa de los horarios de sueño nocturno, siestas, actividad durante el día, etcétera.

El diagnóstico diferencial del insomnio incluye otros trastornos médicos y del sueño. Hasta el 50 % de los adultos con síndrome de apnea e hipopnea obstructiva del sueño también se quejan de insomnio. Los trastornos del ritmo circadiano del sueño, como el retraso de fase de sueño y el trabajo por turnos, incluyen síntomas de dificultad para conciliar el sueño o despertarse demasiado temprano. Pero los horarios anormales y un período de sueño estable los distinguen del insomnio. El síndrome de piernas inquietas a menudo provoca dificultades para conciliar el sueño, pero se acompaña de la necesidad imperiosa de mover las extremidades y de disestesias. Es típico que los pacientes con síndrome de apnea e hipopnea obstructiva del sueño y el síndrome de piernas inquietas tengan somnolencia diurna y hagan siestas, lo que los insomnes no consiguen.

Tratamiento en el adulto

La correcta evaluación del paciente con insomnio dará claves para el tratamiento, ya que el mejor es el etiológico. Si no se puede reconocer la causa, el tratamiento debe incluir inicialmente una serie de medidas no farmacológicas y, si son necesarias, medidas farmacológicas. Los fármacos hipnóticos deben utilizarse en la mínima dosis efectiva y durante el menor tiempo posible. A veces, sencillas intervenciones (como la explicación de hábitos correctos de sueño) mejoran cuadros leves o en su inicio, por lo que es precisa la formación en estas técnicas. Los tratamientos farmacológicos iniciales no acompañados de otras medidas suelen agravar y cronificar el cuadro.

Los objetivos globales del tratamiento serán mejorar los síntomas nocturnos (para reducir la angustia y la ansiedad asociadas con la falta de sueño) y la función diurna. Un primer paso será dar información al paciente tanto para que comprenda el origen de su problema como para que conozca las medidas que se pueden llevar a cabo para resolverlo. Es conveniente implicarlo en el proceso de toma de decisiones. Esto también ayuda a corregir aquellas ideas erróneas que pueda tener sobre el sueño y, sobre todo, las falsas expectativas.

Tratamiento cognitivo-conductual

El consenso actual en todas las guías clínicas es que el tratamiento de elección del insomnio crónico es la terapia cognitivo-conductual específica para el insomnio (TCC-I). Consiste en un conjunto de técnicas de psicoterapia breve que se pueden aplicar en sesiones individuales o grupales. Ha demostrado su eficacia en todos los pacientes, tanto en niños y adultos jóvenes como en ancianos, así como en el insomnio aislado o el asociado a enfermedades somáticas y trastornos mentales. La respuesta al tratamiento oscila entre el 70 y el 80 % de los casos. Los efectos agudos de la TCC-I durante 6-10 semanas son comparables a los de los hipnóticos, y se mantienen hasta 3 los años de seguimiento. También es eficaz en pacientes que toman hipnóticos, ya que les ayuda a reducir el uso de medicamentos.

La TCC-I es un paquete de intervención psicoterapéutica que se compone de una serie de medidas o técnicas, desarrolladas o modificadas, para abordar específicamente este problema:

- **Medidas educativas y de higiene del sueño**:
  - Son recomendaciones para promover conductas que mejoran el sueño y evitar aquellas otras que pueden interferirlo.
  - Esta intervención por sí sola es habitualmente insuficiente, pero es un eslabón imprescindible en la cadena de tratamientos.
  - Es conveniente tenerlas por escrito en un formato que pueda darse al paciente como recordatorio (**Fig. 14-1**).

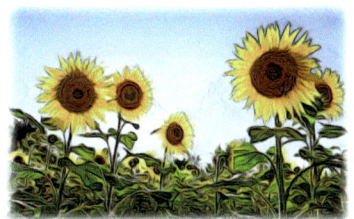

A Hábitos que favorecen el sueño:	**B** Condiciones que ayudan a dormir bien:	**C** Si no puede dormir rápidamente:
• Mantenga un horario regular, lo más importante es que se levante más o menos a la misma hora, incluyendo los fines de semana • Realice ejercicio físico durante el día y procure exponerse a la luz solar. No haga ejercicio 3 horas antes de ir a dormir • Evite hacer siestas durante el día de más de 20-30 minutos • Elimine o disminuya el consumo de sustancias que afectan el sueño, como el alcohol, la cafeína y la nicotina, sobre todo por la tarde y por la noche	• Desconecte de las tensiones del día al menos 2 horas antes de acostarse. Es útil efectuar antes de cenar una breve sesión de repaso de las actividades para el día siguiente y cerrar los temas pendientes • Establezca un ritual relajante antes de acostarse, como escuchar música, tomar un baño, leer algo poco estimulante, etcétera • Vaya a la cama solo cuando tenga sueño. No vaya con hambre o después de comer o beber demasiado • Mantenga un entorno agradable, tranquilo y con temperatura adecuada en el lugar donde duerma. Evite ver la televisión en la cama, utilizar una tablet o el móvil • Permanezca en la cama solo el tiempo necesario. Reducir el tiempo en la cama mejora la calidad del sueño	• El no poder dormir no debe causarle demasiada inquietud, intente no mirar el reloj. Si no lo logra, relájese, levántese y haga algo poco estimulante, como leer, y no regrese a la cama hasta que tenga sueño

Figura 14-1. Medidas educativas y de higiene del sueño.

- **Técnicas de control de estímulos para fortalecer la asociación cama-sueño**:
  - Se basan en técnicas de condicionamiento clásico.
  - Por ejemplo, ir a dormir solo cuando se tenga sueño y evitar actividades que puedan interferir con el sueño, como ver la televisión o usar móviles en la cama.
- **Terapia de restricción de tiempo en la cama**:
  - Es especialmente eficaz para mejorar la eficiencia del sueño.
  - Se basan en la evidencia de que el sueño está regulado por un proceso homeostático y uno circadiano.
  - La restricción de sueño aumenta el proceso homeostático de sueño y, al mantener un horario de despertar por la mañana, refuerza los ritmos circadianos.
- **Técnicas de relajación/meditación**, como el *mindfulness*, para reducir la tensión y los pensamientos intrusivos incompatibles con el sueño.
- **Terapia cognitiva**. Consiste en identificar y reemplazar creencias disfuncionales y actitudes respecto al sueño.

A pesar de las pruebas que apoyan la eficacia de la TCC-I, uno de los problemas pendientes es el relacionado con su implementación. Una posible solución, debido a la gran prevalencia del insomnio y al elevado consumo de hipnóticos, sería la implementación de estas técnicas grupales en contextos de atención primaria con personal entrenado específicamente en TCC-I. Los estudios clínicos demuestran que la TCC-I y la terapia farmacológica combinada al inicio de tratamiento, seguida de TCC-I sola, es el esquema terapéutico que produce los mejores resultados a largo plazo.

Tratamiento farmacológico

La farmacoterapia se recomienda en pacientes que aún presenten síntomas a pesar de haber realizado una TCC-I, o en pacientes que no puedan hacerla. Los fármacos más utilizados en el tratamiento del insomnio son las benzodiacepinas y los agonistas selectivos de los receptores de benzodiacepinas, más conocidos como *hipnóticos Z*. Los fármacos Z se diferencian de las benzodiacepinas en que actúan exclusivamente sobre el receptor BZ_1 y no tienen acción ansiolítica, miorrelajante ni anticonvulsiva.

Las características de las benzodiacepinas y los fármacos Z son las siguientes:

- Ambos están indicados en el tratamiento sintomático del insomnio con o sin comorbilidad, especialmente en el insomnio agudo o situacional:
  - No deben utilizarse por un tiempo superior a 8 semanas, incluyendo 4 semanas para disminución progresiva de la dosis y supresión del fármaco.
  - En su uso a corto plazo, son fármacos seguros, reducen la latencia del sueño y los despertares nocturnos, y aumentan la duración y la calidad subjetiva del sueño.
  - El grado de eficacia terapéutica depende de la dosis, y no hay grandes diferencias entre los diferentes compuestos al comparar dosis equipotentes (**Tabla 14-6**).

Tabla 14-6. Benzodiacepinas y fármacos Z aprobados y comercializados para el tratamiento del insomnio en España

		Benzodiacepinas		
Nombre genérico	Inicio de acción	Semivida (horas)	Duración aprobada del tratamiento	Posología/comentarios
Brotizolam	Rápido	3-8		• Adultos: 0,25 mg al acostarse • Pacientes de edad avanzada: 0,125-0,25 mg
Fluracepam	Rápido	40-114		• Adultos: 25 mg al acostarse • Pacientes de edad avanzada: 15 mg
Loracepam	Intermedio	10-20		• Adultos: 1 mg 15-30 minutos antes de acostarse • Pacientes de edad avanzada o con insuficiencia hepática: 0,5 mg
Lormetacepam	Intermedio	9-15	• Máximo 4 semanas (incluida la retirada gradual del medicamento) • Si es necesario más tiempo, es imprescindible hacer una reevaluación	• Adultos: 1 mg 15-30 minutos antes de acostarse. En insomnio grave/persistente: 2 mg • Pacientes de edad avanzada: 0,5 mg
Loprazolam	Rápido	3-13		• Adultos: 1 mg. En insomnio grave/persistente: 2 mg • Pacientes de edad avanzada: 0,5 mg
Midazolam	Rápido	1-4		• Adultos: 7,5-15 mg • Pacientes de edad avanzada o con insuficiencia hepática: 7,5 mg
Quacepam	Rápido	25-55		• Adultos: 15 mg al acostarse • Pacientes de edad avanzada: 15 mg
Triazolam	Rápido	2-5		• Adultos: 0,25 mg (0,125 mg puede ser suficiente), máximo 0,5 mg • Ancianos: 0,125-0,25 mg
		Hipnóticos no benzodiacepínicos		
Zopiclona	Rápida	3-6	De días a 2 semanas (incluida retirada gradual del medicamento) Puede utilizarse de manera intermitente	• Adultos: 7,5 mg antes de acostarse • Pacientes de edad avanzada o con insuficiencia hepática o renal: dosis inicial, 3,75 mg hasta 7,5 mg si es necesario
Zolpidem	Rápida	1,5-4		• Adultos: 5-10 mg (no aumentar) por la noche inmediatamente antes de acostarse • Pacientes de edad avanzada o con insuficiencia hepática o renal: dosis inicial 5 mg/día

• En el insomnio crónico, estos fármacos deben utilizarse con precaución, mejor de forma intermitente en los momentos de exacerbación:
  – Han de utilizarse con mucha precaución en:
    ▪ Pacientes con antecedentes de abuso de sustancias, ya que la adicción es frecuente.
    ▪ Pacientes ancianos, ya que, en 2015, la American Geriatric Society incluyó las benzodiacepinas entre los «medicamentos potencialmente inapropiados» para pacientes mayores de 65 años, independientemente del diagnóstico o la afección, debido al aumento del riesgo de deterioro cognitivo, episodios confusionales, caídas, fracturas y accidentes automovilísticos.
  – El uso crónico puede reducir el funcionamiento emocional y cognitivo.
  – La interrupción del tratamiento es un reto debido al insomnio de rebote y a los síntomas de abstinencia, por lo que es aconsejable una reducción progresiva de la dosis.

Las contraindicaciones de las benzodiacepinas son la apnea de sueño, la insuficiencia respiratoria y las demencias. Se reco-mienda prescribirlas con cuidado en pacientes con ronquido intenso y con deterioro cognitivo leve. Hay que tener en cuenta el efecto residual de sedación matutina provocada por los hipnóticos de vida media más prolongada.

Otros agonistas gabaérgicos muy utilizados en el tratamiento del insomnio son los anticonvulsivos *gabapentina* y *pregabalina*. Ensayos clínicos muestran sus efectos positivos sobre la latencia del sueño y los despertares nocturnos, y estudios polisomno-gráficos han demostrado que producen un aumento del sueño profundo. Su uso no se contempla en ninguna guía clínica por ausencia de estudios doble ciego en pacientes con insomnio. Utilizados *off label*, pueden ser una alternativa en pacientes con insomnio y síndrome de piernas inquietas, trastornos adictivos (sobre todo, alcoholismo) y fibromialgia o dolor crónico.

La *melatonina endógena* inicia su secreción al anochecer, tiene su pico máximo por la noche y sus concentraciones disminuyen por la mañana hasta hacerse indetectables. El pico de secreción de la melatonina disminuye con la edad. La *melatonina exógena* tiene un efecto modesto pero significativo sobre la latencia del sueño; se recomienda administrarla al final de la tarde o al inicio de la noche. Algunas de las guías clínicas actuales recomiendan la utilización de melatonina de liberación prolongada en dosis de 2 mg en mayores de 55 años. Puede prescribirse hasta 13 semanas y no precisa reducción progresiva de las dosis. Los receptores melatoninérgicos (como rameltéon), aprobados en Estados Unidos para disminuir la latencia de inicio del sueño, no se comercializan en Europa. La guía del National Institute for Health and Care Excellence (conocida como *NICE*, actualización *online* 2021) recomienda la utilización de melatonina de liberación prolongada para tratamiento del insomnio en sujetos con autismo menores de 19 años y en sujetos ciegos.

Los antihistamínicos, como la difenhidramina, la doxilamina y la hidroxicina, se utilizan con frecuencia para tratar el insomnio en preparaciones de venta libre. No se recomiendan en ninguna guía clínica debido a que tienen una eficacia menor frente a otras alternativas y un peor perfil de efectos secundarios, como la sedación diurna, el deterioro cognitivo y la prolongación del intervalo QT.

Los antagonistas duales de los receptores de la orexina u hipocretina son el grupo de fármacos que ofrece nuevas perspectivas en el tratamiento del insomnio. Las hipocretinas u orexinas son péptidos hipotalámicos que se liberan durante la vigilia, se proyectan a todo el cerebro y ayudan a promover y mantener la vigilia. Aunque el sistema orexínico tiene otras funciones, la principal reside en la transición vigilia-sueño. Hasta 2021, los únicos compuestos de esta clase aprobados por la agencia reguladora de los medicamentos de Estados Unidos, la Administración de Alimentos y Medicamentos (FDA), eran el suvorexant y el lemborexant. Ninguno había sido aprobado por el órgano europeo, la Agencia Europea de Medicamentos (EMA). En 2021 fue aprobado el daridorexant por la FDA y en 2022 por la EMA y otras agencias del medicamento. Se ha iniciado su comercialización en Estados Unidos, Japón y en algunos países de Europa. El daridorexant, en dosis de 25-50 mg/día, ha demostrado una eficacia superior al placebo en las medidas de sueño nocturno y una mejora de la calidad del funcionamiento diurno en pacientes con trastorno de insomnio con un perfil de seguridad favorable. Estudios de extensión de los ensayos clínicos con daridorexant han mostrado que no hubo signos de que los beneficios del medicamento estuvieran desapareciendo al final del año y que los pacientes no mostraron signos de tolerancia, dependencia física, rebote ni ESD. Los resultados podrían respaldar su uso para el tratamiento a largo plazo en el trastorno de insomnio en adultos.

Los antidepresivos sedativos son muy utilizados en la práctica clínica como tratamiento *off label* del insomnio. Sus mecanismos de acción sobre el sueño son diversos, básicamente antihistamínicos. No han sido evaluados de manera sistemática en cuanto a su eficacia y efectos secundarios en pacientes con insomnio, por lo que las guías no ofrecen recomendaciones específicas de estos fármacos. Sin embargo, se reconoce su eficacia y buena tolerancia en dosis muy bajas o bajas, siempre inferiores a las dosis antidepresivas.

Diversos psicofármacos tienen un papel importante en el insomnio asociado a enfermedades psiquiátricas. Los antidepresivos sedativos son muy útiles, y hasta ahora son los únicos indicados en tratamientos de mantenimiento y crónicos. La Administración de Alimentos y Medicamentos recomienda 3-6 mg de doxepina para el tratamiento del insomnio de mantenimiento, ya que en esta dosis tiene una acción específica sobre los receptores H_1 sin los efectos anticolinérgicos propios de los tricíclicos. Sin embargo, esta dosis no está comercializada en España. La trazodona en dosis de 25-100 mg y la mirtazapina en dosis de 7,5-15 mg son muy efectivas y, habitualmente, bien toleradas. El uso de antipsicóticos solamente estará indicado en el insomnio asociado a trastornos mentales graves. Algunos estudios aportan resultados positivos para 25-50 mg de quetiapina, pero observan un perfil desfavorable de efectos secundarios, por ejemplo, la inducción de movimientos periódicos de las piernas. En caso de pacientes con psicosis e insomnio, lo mejor es utilizar los antipsicóticos más sedativos (olanzapina, quetiapina, asenapina, clotiapina, levomepromacina e incluso clozapina) con una mayor dosis vespertina. No suele ser necesaria la asociación de fármacos hipnóticos, pero si fuera preciso se evitará la posible suma de efectos sedantes entre psicofármacos debido al riesgo de alterar el ritmo circadiano vigilia-sueño.

Tratamiento en la infancia y adolescencia

En la infancia, las intervenciones farmacológicas para el tratamiento del insomnio no están contempladas en las guías. Se considera que las intervenciones más efectivas y recomendables tanto para los problemas a la hora de acostarse como para los despertares nocturnos son las conductuales en los niños y la educación de los padres.

La gestión del insomnio en los trastornos psiquiátricos infantiles, especialmente en el contexto de los trastornos del espectro autista, los trastornos por déficit de atención y/o hiperactividad y los trastornos generalizados del desarrollo precisará una intervención farmacológica. El zolpidem, en dosis de 0,25 mg/kg/día, hasta un máximo de 10 mg, no ha demostrado su eficacia en el insomnio asociado a los trastornos por déficit de atención y/o hiperactividad. La melatonina de acción prolongada se considera bien tolerada y eficaz para reducir la latencia de sueño y aumentar su duración en niños con insomnio relacionado con trastornos por déficit de atención y/o hiperactividad y los trastornos del espectro autista. Se utiliza también en los trastornos del sueño comórbidos a trastornos generalizados del desarrollo. En estos niños, deben evitarse los antihistamínicos.

TRASTORNOS DE HIPERSOMNOLENCIA

Los trastornos de hipersomnolencia son un grupo heterogéneo de entidades morbosas caracterizadas por la presencia de una somnolencia anómala durante el día que no puede ser atribuida a una alteración del sueño nocturno, a un consumo de sustancias ni a cambios en el ritmo circadiano. Las personas que los padecen pueden presentar problemas de atención y concentración, falta de energía y motivación, irritabilidad, fatiga e inquietud. Estos trastornos están presentes hasta en el 6 % de la población, y hasta en el 25 % de los casos existe un trastorno afectivo comórbido.

A diferencia de la CIE-11, clásicamente, este grupo de trastornos se clasificaban en función de su hipotética etiología:

- Hipersomnia central:
  - En probable relación con neuropatología en la circuitería cerebral responsable del ritmo sueño-vigilia.
  - Pertenecen a este grupo la narcolepsia, la hipersomnia idiopática y el síndrome de Kleine-Levin.
- Hipersomnias secundarias, bien a enfermedades somáticas, trastornos mentales o sustancias, incluyendo fármacos prescritos.

Es importante que los psiquiatras conozcan estos trastornos, ya que suelen debutar en la adolescencia y, sobre todo, porque en el inicio pueden confundirse con un trastorno mental.

Narcolepsia

La narcolepsia es un trastorno del sueño poco frecuente, crónico y grave. Es la principal causa de hipersomnolencia central.

> **!** Existen dos tipos de narcolepsia:
>
> - La narcolepsia tipo 1, que se caracteriza por la presencia de cataplejía (síntoma patognomónico de narcolepsia tipo 1) y por disminución en el líquido cefalorraquídeo de los niveles de hcrt-1 en relación con la pérdida selectiva de neuronas hipotalámicas secretoras de hcrt-1.
> - La narcolepsia tipo 2, en la que no existe cataplejía, según la definición estricta de esta, y los niveles de hcrt-1 en líquido cefalorraquídeo son normales.
>
> En algunos casos, la de tipo 2 puede representar la fase prodrómica de la de tipo 1.

Epidemiología

Su prevalencia se cifra en torno al 0,02 % de la población general occidental; afecta a uno de cada 3.000-5.000 personas. La edad de inicio más frecuente se sitúa entre los 15 y los 35 años, aunque puede aparecer en la infancia y también en personas mayores. La narcolepsia tipo 1 es más frecuente que la narcolepsia tipo 2 tanto en niños como en adultos.

Etiopatogenia

Actualmente, se sabe que la narcolepsia tipo 1 es una enfermedad del sistema nervioso central debida a la pérdida selectiva de neuronas secretoras de hipocretina en el hipotálamo, lo que provoca una deficiencia del péptido hcrt-1. Tiene un probable origen autoinmunitario, de mecanismo todavía desconocido, asociado con el polimorfismo *HLA-DQB1*0602*, que está presente en el 95 % de pacientes con narcolepsia tipo 1, y tan solo en el 20 % de población general. Entre los factores de riesgo que se postulan para

este trastorno, destacan las infecciones respiratorias de vías altas, que actuarían como detonante de la destrucción de las neuronas hipotalámicas productoras de hipocretina.

Características clínicas

Las crisis de cataplejía se caracterizan por una pérdida brusca del tono muscular que oscila entre una sensación fugaz de debilidad y una parálisis completa. Durante las crisis, se conservan las funciones vitales, el movimiento ocular, la deglución y la respiración, y los pacientes están conscientes y se dan cuenta de lo que les ocurre. Es un fenómeno relacionado con el sueño MOR (atonía muscular en vigilia), habitualmente desencadenado por emociones intensas y placenteras, sobre todo la risa. Pueden confundirse con crisis conversivas. Su duración suele ser inferior a 2 minutos.

Las alucinaciones típicas de la narcolepsia son multisensoriales y se producen en la transición sueño-vigilia o vigilia-sueño. Hay que diferenciarlas de las alucinaciones típicas de la esquizofrenia, que son fundamentalmente auditivas.

El sueño nocturno de los pacientes suele estar alterado; suele ser muy fragmentado y a veces de corta duración; con frecuencia presenta parasomnias, como lo demuestra la polisomnografía. Las siestas durante el día suelen ser breves y característicamente reparadoras.

Como consecuencia de este trastorno, los pacientes ven alteradas gravemente su funcionalidad y su calidad de vida. Además, se ha descrito que los narcolépticos tienen un riesgo 2 veces superior al de la población general de sufrir depresión y trastorno por ansiedad. En algunos casos, sobre todo cuando la narcolepsia tiene un inicio precoz, se han producido problemas de diagnóstico diferencial con la esquizofrenia. Otros casos han desarrollado síntomas psicóticos secundarios al tratamiento con psicoestimulantes, utilizados para el tratamiento de la ESD. Finalmente, se han descrito algunos casos de coexistencia de narcolepsia con esquizofrenia. En su mayoría, la narcolepsia se había iniciado durante la infancia y posteriormente se había desarrollado la psicosis. Estos pacientes, además de las alucinaciones multisensoriales típicas de la narcolepsia, presentaban alucinaciones auditivas típicas de la esquizofrenia y también tenían delirios, que no están presentes en la narcolepsia.

Diagnóstico

La sintomatología se manifiesta mediante ESD y cataplejía. Respecto a la polisomnografía, en la prueba de latencias múltiples del sueño se obtiene una latencia media de sueño de las cinco siestas de < 8 minutos y dos o más inicios del sueño en fase MOR. En cuanto a los biomarcadores, se obtienen polimorfismo *HLA-DQB1*0602* y niveles de hcrt-1 < 110 pg/mL en líquido cefalorraquídeo.

Tratamiento

La narcolepsia requiere un tratamiento específico, realizado por profesionales especializados en los trastornos del sueño, en unidades específicas. Debe realizarse un abordaje multicomponente, configurado según las necesidades individuales de cada paciente, que incorpore tratamiento psicofarmacológico y psicoterapéutico. A pesar de los avances en el conocimiento de la etiopatogenia de este trastorno, el tratamiento sigue siendo sintomático.

En cuanto al tratamiento farmacológico, los fármacos aprobados por la Agencia Europea de Medicamentos como de primera elección para el tratamiento de la ESD son el modafinilo (en dosis de entre 100 y 400-600 mg/día) y el pitolisant (dosis de 9-36 mg/día). El metilfenidato y la dextroanfetamina son considerados como fármacos de segunda línea. Para el tratamiento de la cataplejía, el pitolisant (en las mismas dosis que para la ESD) y el oxibato de sodio (dosis de 4,5-9 mg) son los fármacos de primera elección; algunos antidepresivos (venlafaxina, fluoxetina, citalopram) son fármacos de segunda línea. Por otra parte, los resultados de la inmunoterapia (inmunoglobulina G intravenosa) y de la reposición de la hcrt-1, sin bien son prometedores, no son concluyentes.

Respecto del tratamiento no farmacológico, al igual que en el insomnio, la terapia cognitivo-conductual y la psicoeducación al paciente y la familia son las técnicas que han demostrado más eficacia tanto para la ESD como para la cataplejía, pero sobre todo para la mejora de la funcionalidad y la calidad de vida de los pacientes. Puede incluir determinadas herramientas, como siestas programadas, medidas de higiene del sueño, dieta equilibrada y actividad física, junto con reestructuración cognitiva sobre la enfermedad y su estigma, mejora de la adherencia, etcétera.

Hipersomnia idiopática

La hipersomnia idiopática, de acuerdo con la CIE-11, se caracteriza por:

- Presencia de períodos diurnos de necesidad imperiosa de dormir o incluso lapsos diurnos de sueño durante varios meses.
- Demostración objetiva de estos períodos mediante los resultados de:
  - La prueba de latencias múltiples del sueño: ≤ 8 minutos.
  - O polisomnografía o actigrafía de muñeca: tiempo total de sueño en 24 horas ≥ 11 horas.
- Frecuentemente, los pacientes presentan además el fenómeno denominado *inercia del sueño*: una dificultad grave y prolongada para despertarse, evidenciada por la vuelta a dormirse repetidamente, confusión, irritabilidad y comportamiento automático.
- Ausencia de las características más patognomónicas de la narcolepsia:
  - Cataplejía.
  - Deficiencia de hcrt-1.
  - Hallazgos de la prueba de latencias múltiples del sueño (dos o más inicios del sueño en fase MOR o uno o más inicios del sueño en fase MOR en la prueba de latencias múltiples del sueño y un inicio del sueño en fase MOR en la polisomnografía nocturna anterior).

A diferencia de la narcolepsia, las siestas son generalmente largas, a menudo de más de 60 minutos, y poco refrescantes.

No existe ningún tratamiento indicado para la hipersomnia idiopática; fuera de indicación, habitualmente se utilizan los fármacos oportunos para la excesiva somnolencia diurna de otras hipersomnias, principalmente la narcolepsia. Igualmente, se emplean las intervenciones psicoterapéuticas para la ESD descritas en el apartado dedicado al tratamiento de la narcolepsia.

Síndrome de Kleine-Levin

Hace casi un siglo, este síndrome fue descrito por Kleine y Levin como una entidad patológica: una hipersomnia periódica asociada a hiperfagia y desinhibición sexual que afecta principalmente a adolescentes.

Epidemiología

Es una entidad muy poco frecuente, entre uno y cuatro casos por millón de habitantes. Es más habitual en los varones.

Etiopatogenia

Es desconocida. Inicialmente, se describió un origen autoinmunitario relacionado con el polimorfismo *HLA-DQB1*0201/0301* de transmisión materna, pero estudios posteriores no confirmaron los resultados. Un estudio mundial reciente de 673 casos de síndrome de Kleine-Levin encontró una asociación con dificultades perinatales y polimorfismos en el gen *TRANK1* (previamente asociado con trastorno bipolar y esquizofrenia).

Características clínicas

Descripciones más recientes de series de casos han confirmado la aparición estereotipada en pacientes mayoritariamente varones (75 %) de episodios abruptos de somnolencia grave (unas 18 horas al día) de duración variable entre 7 y 30 días o más cada 3-6 meses, si bien, con el paso del tiempo, la frecuencia tiende a disminuir.

Las características clínicas del síndrome de Kleine-Levin son las siguientes:

- Se deben dar al menos dos episodios caracterizados por:
  - Hipersomnia grave.
  - Y al menos uno de los siguientes:
    - Disfunción cognitiva.
    - Percepción alterada.
    - Trastornos de la alimentación (ingestas reducidas o aumentadas).
    - Comportamiento desinhibido.
- Otros síntomas nucleares que suelen estar presentes frecuentemente son la apatía y la desrealización.
- Otros síntomas de frecuencia inferior y variable entre los distintos episodios son hipersexualidad, hiperfagia, alucinaciones, delirios y cefaleas.

Sorprendentemente, existe una reversibilidad completa de los síntomas entre episodios y una evolución generalmente favorable con desaparición espontánea de estos después de una o dos décadas. Los estudios de electroencefalografía revelan únicamente una ralentización inespecífica del electroencefalograma durante los episodios que son dramáticos en apariencia y mientras duran los pacientes están incapacitados.

Diagnóstico

Aunque, fenomenológicamente, esta enfermedad es muy diferente de los trastornos bipolares, tiene algunos parecidos con ellos, y es importante conocerla para hacer el diagnóstico diferencial: el inicio y el final de los episodios de hipersomnolencia es rápido; durante el episodio, los pacientes pueden presentar síntomas de ansiedad y depresivos, y, fundamentalmente, el litio es el único tratamiento con efectos consistentes en la prevención de los episodios.

Hipersomnias secundarias debidas a trastorno mental

Las hipersomnias vinculadas a trastornos mentales, a pesar de ser frecuentes, están escasamente estudiadas. Hasta un 25 % de los pacientes con hipersomnia presentan además trastorno bipolar en sus fases depresivas, depresión atípica o trastorno depresivo estacional. También pueden aparecer en el curso de otros trastornos afectivos y en trastornos de la personalidad. La presencia de hipersomnia en los trastornos afectivos suele ser un indicador de gravedad que se asocia a comportamientos suicidas y resistencia al tratamiento.

Los estudios de laboratorio del sueño pueden no ser concluyentes, ya que estos pacientes pueden presentar tanto resultados normales como un aumento del tiempo nocturno del sueño y disminución de la latencia media de este (< 8 minutos).

Aunque la descripción de la somnolencia por parte del paciente es similar en la hipersomnia idiopática y las hipersomnias psiquiátricas, existen diferencias en la organización y la cantidad de sueño total en ambas entidades cuando se realiza una polisomnografía.

En estos pacientes, están especialmente indicadas las intervenciones psicoterapéuticas para la ESD, además del tratamiento de la enfermedad de base. Al igual que en las otras hipersomnias, no existen fármacos indicados para su tratamiento, por lo que debe considerarse la utilización, fuera de indicación, de los fármacos señalados para abordar la excesiva somnolencia diurna de la narcolepsia.

TRASTORNOS RESPIRATORIOS RELACIONADOS CON EL SUEÑO

Constituyen un grupo de trastornos que comparten alteraciones de la respiración durante el sueño, que, en la mayoría de ellos, es normal durante la vigilia.

La CIE-11 incluye tres trastornos en este grupo:

- Apnea central del sueño.
- Apnea obstructiva del sueño.

- Hipoventilación relacionada con el sueño, respiración insuficiente que conduce a un aumento del nivel de CO_2 en sangre.
- Hipoxemia relacionada con el sueño, nivel de oxígeno en sangre bajo en relación, típicamente, con una patología no relacionada con el sueño.

Apnea central del sueño

Se define como la aparición de disminución parcial (hipopnea) o completa (apnea) del flujo aéreo a través de la vía aérea superior debido a la reducción o a la ausencia de esfuerzo respiratorio. Además de episodios respiratorios centrales, es posible que los pacientes presenten episodios obstructivos.

Epidemiología

Se trata de un trastorno mucho menos frecuente que la apnea obstructiva del sueño; su prevalencia se sitúa en torno al 1 % en la población general estadounidense de más de 40 años. Entre los factores de riesgo, se encuentran la edad superior a los 65 años, el sexo masculino y enfermedades somáticas (cardíacas, cerebrales, endocrino-metabólicas o renales).

La apnea central puede ser:

- Primaria o idiopática, muy poco frecuente.
- Secundaria a otra patología (cardíaca [la forma más frecuente], a medicamento o sustancias [por ejemplo, metadona], a factores ambientales [por ejemplo, la altura] o cerebral a nivel pontino [muy rara]).

Características clínicas

Los episodios respiratorios centrales (apneas e hipopneas) pueden ser esporádicos o cíclicos.

> **!** Como consecuencia de los episodios respiratorios, el sujeto puede a presentar una combinación variable de los siguientes síntomas:
>
> - Alteraciones del sueño nocturno en forma de sueño no reparador, microdespertares y dificultades de la respiración durante el sueño (autorreportadas u observadas por el compañero de cama) y dolor en el pecho.
> - Síntomas durante la vigilia:
>   - ESD.
>   - Fatiga.
>   - Dificultades de atención y concentración.
>   - Cefaleas.
>   - Irritabilidad.
>   - Disminución de la libido.
>   - Disfunción eréctil/dificultades de excitación.

A diferencia de la apnea obstructiva, en la apnea central no existe esfuerzo respiratorio para luchar contra la obstrucción de la vía aérea, sino que el paciente deja de respirar debido a una disfunción cerebral.

Diagnóstico

Para el diagnóstico, es preciso que se confirmen los episodios respiratorios centrales mediante la polisomnografía.

Tratamiento

El tratamiento dependerá de la gravedad de la alteración de la respiración y de las complicaciones somáticas. Si se conoce la causa, deberá realizarse un tratamiento etiológico en primer lugar o de forma simultánea con otras medidas hasta que se normalice la respiración durante el sueño.

Las medidas terapéuticas disponibles para el tratamiento de la apnea central son:

- Medidas higiénicas:
  - Evitación del consumo de alcohol y sustancias sedantes.
  - Evitación de la prescripción de fármacos de perfil sedativo para las dificultades del sueño.
- Presión positiva en la vía respiratoria, bien continua, binivel u otro tipo, según las necesidades del paciente.
- Suplementación de oxígeno.
- Tratamiento farmacológico.
- Estimulación del nervio frénico en el caso de fracasar las medidas anteriores.

TRASTORNOS DEL MOVIMIENTO RELACIONADOS CON EL SUEÑO

Los trastornos del movimiento relacionados con el sueño incluyen una serie de trastornos caracterizados por la existencia de movimientos corporales anormales vinculados con el sueño. El más frecuente de ellos es el síndrome de piernas inquietas, que aparece durante la vigilia y altera la conciliación del sueño, por lo que se puede confundir con un insomnio. En psiquiatría, es importante conocer esta enfermedad, ya que muchos psicofármacos pueden exacerbarla en personas predispuestas.

La CIE-11 incluye los siguientes trastornos en este grupo:

- Síndrome de las piernas inquietas.
- Trastorno por movimientos periódicos de las extremidades.
- Calambres en las piernas durante el sueño.
- Bruxismo durante el sueño.
- Movimientos rítmicos durante el sueño.
- Mioclonías benignas del sueño en la lactancia.
- Mioclonía propioespinal al inicio del sueño.
- Movimientos anormales durante el sueño debidos a un problema médico, un medicamento o alguna sustancia.

Síndrome de las piernas inquietas

El síndrome de piernas inquietas (SPI) es un trastorno sensitivo-motor asociado al sueño.

 Las características del síndrome de las piernas inquietas son:

- Sensación extraña y molesta en las piernas que:
  - Provoca al sujeto una necesidad imperiosa de moverlas.
  - Posee un patrón circadiano (aparece o empeora al atardecer) y situacional (aparece o empeora con el reposo).
  - Se alivia con el movimiento.
- Frecuente alteración del sueño.
- Repercusiones sobre la vigilia en forma de ESD y fatiga.
- Deterioro del nivel de funcionalidad y calidad de vida de las personas que lo padecen.

Epidemiología

Se trata de una patología frecuente pero infradiagnosticada. Según los estudios epidemiológicos, la presenta el 1,5-2 % de la población general y es más prevalente con la edad.

Etiopatogenia

No se conoce la causa. Probablemente, se debe a una alteración del metabolismo de la dopamina y del hierro. Tiene un elevado componente hereditario, especialmente si los síntomas se inician antes de los 40 años. Se ha asociado con la deficiencia de hierro, insuficiencia renal y hepática, neuropatías periféricas, diabetes *mellitus*, enfermedad de Parkinson y artritis reumatoide, y con numerosos fármacos, como antidepresivos (tricíclicos e inhibidores selectivos de la recaptación de serotonina), antipsicóticos y antiepilépticos. También se ha asociado a patología psiquiátrica en población adulta (depresión) e infantil (trastorno por déficit de atención y/o hiperactividad).

Diagnóstico

El diagnóstico es fundamentalmente clínico. En todos los casos, debe solicitarse una concentración sérica de ferritina, que constituye el mejor marcador de hierro en sus depósitos naturales. El síndrome de las piernas inquietas suele aparecer con niveles inferiores a 50 µg/L. En los casos en los que se sospeche que este síndrome está asociado a otras enfermedades durante el sueño, se requerirá la polisomnografía nocturna para su estudio.

El diagnóstico diferencial deberá realizarse con:

- Acatisia inducida por fármacos.
- Condiciones médicas que causen dolor o malestar en las piernas (problemas vasculares, neuropatías periféricas o artritis).
- Trastorno de calambres en las piernas durante el sueño.
- En los niños, con molestias/dolores propios del crecimiento.

Tratamiento

Véanse las recomendaciones generales para el tratamiento del síndrome de las piernas inquietas (**Tabla 14-7**).

Tabla 14-7. Estrategias terapéuticas para el síndrome de piernas inquietas

- La decisión de tratar o no tratar dependerá de la gravedad de los síntomas y su impacto en la calidad de vida del paciente
- La primera medida será evaluar el estado del hierro sistémico y considerar tratamiento sustitutivo de hierro si los niveles de ferritina son < 45-50 µg/L; aunque los niveles de hierro en sangre no estén bajos y no exista anemia asociada, es necesario
- En casos de SPI leve o intermitente es preferible utilizar estrategias no farmacológicas, incluidas:
  - Prueba de abstinencia de cafeína y alcohol
  - Adecuada higiene del sueño: evitar cenas copiosas antes de acostarse, retrasar el inicio del sueño, dormir en un ambiente fresco, ejercicios de relajación, etcétera
- Antes de realizar un tratamiento específico, se debe considerar y manejar cualquier trastorno del sueño coexistente. El SPI es muy frecuente en pacientes con apneas de sueño, y el tratamiento del trastorno respiratorio puede mejorar drásticamente la sintomatología
- Se evaluarán todos los fármacos que está tomando el paciente antes de iniciar un tratamiento específico, ya que muchos medicamentos pueden causar o exacerbar el SPI. En la medida de lo posible, se suspenderán aquellos fármacos que provocan o agravan los síntomas de SPI
- Si es necesario, se ha de considerar el uso intermitente de carbidopa/levodopa, opioides de baja potencia o agonistas de benzodiacepinas
- En casos de SPI crónico y persistente, el tratamiento de elección son los ligandos de canales de calcio alfa-2-delta, a menos que existan contraindicaciones:
  - Gabapentina en dosis de 300-400 mg/día en una única dosis nocturna. Si existen síntomas vespertinos, se aconseja su administración 2 veces al día (tarde y noche)
- Usar un agonista dopaminérgico no ergotamínico si los ligandos de los canales de calcio alfa-2-delta están contraindicados o son ineficaces:
  - Ropirinol en dosis de 0,25-4 mg o pramipexol en dosis de 0,18-0,7 mg. Suelen administrarse en dosis única entre 1 y 3 horas antes de acostarse, aunque puede darse una dosis adicional por la tarde en aquellos pacientes con síntomas vespertinos
  - Rotigotina 1-4 mg/día en parche transdérmico de liberación sostenida
  - Si se prescriben agonistas de la dopamina, se debe monitorizar el empeoramiento de los síntomas como resultado del tratamiento a largo plazo y de un trastorno del control de los impulsos, y modificar el tratamiento en consecuencia
- En los casos de SPI refractario, se ha de considerar la terapia combinada con ligandos de los canales de calcio alfa-2-delta, agonistas de la dopamina o benzodiacepinas y en tratamiento en monoterapia con opioides

SPI: síndrome de las piernas inquietas.

PARASOMNIAS

La CIE-11 define las parasomnias como los acontecimientos comportamentales o fisiológicos problemáticos que ocurren durante el sueño o el despertar. Entre sus manifestaciones se incluyen movimientos complejos, emociones, percepciones, sueños y signos anormales derivados de la actividad del sistema nervioso autónomo relacionados con el sueño.

Las parasomnias suelen iniciarse en la infancia-adolescencia y pueden persistir o aparecer en la vida adulta. No todas ellas requieren tratamiento.

Según el momento en que se produzcan, se clasifican en tres grupos:

- Trastornos del despertar del sueño de movimientos oculares no rápidos.
- Parasomnias relacionadas con el sueño MOR.
- Otras parasomnias.

Trastornos del despertar del sueño de movimientos oculares no rápidos

Estos trastornos se definen por la presencia de:

- Experiencias o conductas (confusión, deambulación, otras conductas complejas, terror o activación del sistema nervioso autónomo) que aparecen durante despertares parciales del sueño profundo de movimientos oculares no rápidos. El trastorno alimentario relacionado con el sueño puede surgir durante todas las etapas del sueño de movimientos oculares no rápidos.
- Amnesia parcial o completa del acontecimiento.
- Respuesta inapropiada o ausente a los esfuerzos de otros para intervenir o redirigir a la persona durante el episodio.
- No cogniciones o imágenes oníricas asociadas o muy limitadas (por ejemplo, una sola escena visual).
- Como en todos los trastornos de la CIE-11, estos síntomas han de provocar una angustia significativa o un impedimento significativo en las áreas personal, familiar, social, educativa, ocupacional u otras áreas importantes de funcionamiento, pero, a diferencia de otros trastornos, los síntomas pueden además implicar un riesgo significativo de lesiones para el individuo o para otros (por ejemplo, golpear o golpear en respuesta a los esfuerzos para restringir al individuo).

Los trastornos que se incluyen en esta categoría son:

- Despertares confusionales. Presencia de confusión mental o conductual como consecuencia de un despertar parcial desde el sueño profundo.
- Sonambulismo. Presencia de conductas de complejidad variable, desde sentarse en la cama y estirar las sábanas hasta deambulación u otras conductas más complejas.
- Terror del sueño. Caracterizados por la presencia de un intenso terror que se manifiesta en forma de vocalizaciones (normalmente gritos), miedo intenso y signos de activación del sistema nervioso autónomo (taquicardia, taquipnea, sudación y midriasis).
- Trastorno de la conducta alimentaria relacionada con el sueño:
  - Presencia de episodios recurrentes de ingesta o bebida involuntaria excesiva o peligrosa que se producen durante el período principal de sueño.
  - Incluye el consumo de alimentos (sustancias no comestibles o tóxicas) y comportamientos dañinos o potencialmente dañinos realizados mientras se busca comida o mientras se cocina.

Parasomnias relacionadas con el sueño de movimientos oculares rápidos

Estos trastornos se caracterizan por la presencia de:

- Experiencias o conductas motoras simples (vocalizaciones) o complejas, parálisis del sueño o pesadillas durante el sueño MOR.
- Como en todos los trastornos de la CIE-11, sus síntomas han de provocar una angustia o un impedimento significativos en las áreas personal, familiar, social, educativa, ocupacional u otras áreas importantes de funcionamiento, pero, a diferencia de los de otros trastornos, pueden además implicar un riesgo significativo de lesiones para el individuo o para otros.

A continuación, se desarrollan los trastornos que incluye esta categoría.

Trastorno del comportamiento durante el sueño MOR. Presencia de episodios repetidos de vocalizaciones o conducta complejas durante el sueño MOR, movimientos bruscos vigorosos, a veces violentos, como si representaran los sueños/pesadillas del paciente. Aparece casi exclusivamente en personas mayores de 55 años. Es importante conocer esta entidad para el diagnóstico diferencial con otras alteraciones de conducta en el anciano: alucinaciones visuales, estrés postraumático, despertares confusionales. Para el diagnóstico definitivo, es necesaria la confirmación polisomnográfica de sueño MOR sin atonía. Este tipo de trastornos suele estar asociado con enfermedades del sistema nervioso (enfermedad de Parkinson, demencia con cuerpos de Lewy y atrofia multisistémica) y puede ser un síntoma precursor de estas. Dado el riesgo de autoagresiones o heteroagresiones de esta parasomnia, el tratamiento es necesario. Solo existe tratamiento sintomático. El paciente suele responder bien a las benzodiacepinas; el clonazepam es uno de los fármacos más indicados. Además, se implementarán medidas de protección frente al entorno.

Parálisis del sueño aislada recurrente. Caracterizada por la incapacidad para mover voluntariamente todo el cuerpo y hablar, bien en la transición de la vigilia al sueño (hipnagógica), bien en la transición del sueño a la vigilia (hipnopómpica). Se debe descartar la existencia de narcolepsia. Si bien dura poco tiempo (desde segundos a pocos minutos), genera malestar clínicamente significativo en la persona, y puede aparecer ansiedad o miedo ante el hecho de ir a dormir. Hasta el 75 % de las personas reportan experiencias de tipo alucinatorio de cualquier modalidad sensorial, bien durante los episodios o separados de ellos (alucinaciones hipnagógicas e hipnopómpicas). Para su diagnóstico, es preciso que se haya descartado la existencia de narcolepsia.

Pesadillas. Ocurrencia repetida de sueños vívidos, de contenido altamente desagradable (amenaza vital), de los que el sujeto guarda recuerdo preciso. Suceden habitualmente durante el sueño MOR, por lo que son más frecuentes en el último tercio del tiempo de sueño. Con frecuencia, el sujeto se despierta. Al despertar, rápidamente se orienta y está alerta, a diferencia de lo que sucede en los terrores nocturnos. Como consecuencia de los sueños o de los despertares, el sujeto presenta un malestar clínicamente significativo o deterioro en su nivel de funcionamiento personal, sociofamiliar y/u ocupacional. Desde el punto de vista epidemiológico, las pesadillas aisladas son muy frecuentes en los niños, y llega a reportarse hasta en el 75 % de ellos. Sin embargo, el trastorno de pesadillas es mucho menos frecuente, con prevalencias en torno al 1-5 % de los preadolescentes. En la población general, la prevalencia se sitúa en el 2-8 %. Son factores de riesgo la predisposición genética, la existencia de pesadillas en la infancia, la existencia de trastorno mental (típicamente trastorno por estrés postraumático) y el tratamiento con fármacos que actúan sobre los sistemas de neurotransmisión monoaminérgica, gabaérgica y colinérgica. En el caso de pesadillas asociadas con el trastorno por estrés postraumático, la prazosina, un fármaco α_1-bloqueante, en dosis de 1-20 mg/día, es el de primera elección. Como tratamiento psicoterapéutico de las pesadillas, la terapia de ensayo en imaginación y la terapia cognitiva sobre las creencias desadaptativas han demostrado eficacia en algunos estudios.

PUNTOS CLAVE

- Los trastornos del sueño y la vigilia son muy frecuentes, heterogéneos y estrechamente relacionados con las afecciones mentales.
- La historia clínica del sueño es el elemento fundamental para la identificación y diagnóstico de los trastornos del sueño y la vigilia.

- El psiquiatra ha de saber identificar y evaluar estos trastornos. Además, tiene que conocer cuándo los pacientes deben ser derivados a las unidades específicas del sueño para su diagnóstico preciso y tratamiento específico, y cuándo pueden ser manejados directamente en la consulta cotidiana de psiquiatría.

BIBLIOGRAFÍA

American Academy of Sleep Medicine. International Classification of Sleep Disorders. 3ª ed. Darien: American Academy of Sleep Medicine; 2014.

American Psychiatric Association. Guía de Consulta de los Criterios Diagnósticos del DSM-5-TR. 5ª ed. Madrid: Editorial Médica Panamericana; 2023.

Franceschini C, Pizza F, Cavalli F, Plazzi G. A practical guide to the pharmacological and behavioral therapy of narcolepsy. Neurotherapeutics. 2021;18(1):6-19.

García-Portilla M, Bascarán MT, Sáiz P, Bobes-Bascarán MT, Bousoño M, Bobes J. Banco de Instrumentos Básicos para la Práctica de la Psiquiatría Clínica. 8ª ed. Madrid: Ars Médica; 2022.

Iranzo A. El trastorno de conducta del sueño REM. Rev Med Clin Condes. 2013;24(3):463-472.

Irfan M, Schenck CH, Howell MJ. NonREM disorders of arousal and related parasomnias: an updated review. Neurotherapeutics. 2021;18(1):124-139.

Mediano O, González Mangado N, Montserrat JM, Alonso-Álvarez ML, Almendros I, Alonso-Fernández A et al. International Consensus Document on Obstructive Sleep Apnea. Arch Bronconeumol. 2022;58(1):52-68.

Morin CM, Benca R. Chronic insomnia. Lancet. 2012;379(9821):1129-41.

Organización Mundial de la Salud. Clasificación Internacional de Enfermedades. 11ª ed. (CIE-11) [Internet]. Ginebra: Organización Mundial de la Salud; 2023 [consulta el 17 de abril de 2024]. Disponible en: https://icd.who.int/browse11/l-m/es

Rémi J, Pollmächer T, Spiegelhalder K, Trenkwalder C, Young P. Sleep-related disorders in neurology and psychiatry. Dtsch Arztebl Int. 2019;116(41): 681-688.

Riemann D, Benz F, Dressle RJ, Espie CA, Johann AF, Blanken TF et al. Insomnia disorder: state of the science and challenges for the future. J Sleep Res. 2022;31(4):e13604.

Silber MH, Buchfuhrer MJ, Earley CJ, Koo BB, Manconi M, Winkelman JW. Scientific and medical advisory board of the restless legs syndrome foundation. The management of restless legs syndrome: an updated algorithm. Mayo Clin Proc. 2021;96(7):1921-1937.

Sociedad Española del Sueño. Tratado de medicina del sueño. Madrid: Editorial Médica Panamericana; 2015.

Stahl SM. Stahl's essential psychopharmacology. 5ª ed. Cambridge: Cambridge University Press and Assessment; 2023.

Stefani A, Högl B. Nightmare disorder and isolated sleep paralysis. Neurotherapeutics. 2021;18(1):100-106.

Trotti LM, Arnulf I. Idiopathic hypersomnia and other hypersomnia syndromes. Neurotherapeutics. 2021;18(1):20-31.

Sexualidad humana y disfunciones sexuales

15

Á. Sánchez-Cabezudo Muñoz y E. M. Sánchez Morla

OBJETIVOS

- Conocer los determinantes de la sexualidad humana.
- Profundizar en la fisiología de la respuesta sexual humana tanto masculina como femenina.
- Reconocer el ciclo de la respuesta sexual.
- Ahondar en el conocimiento de las diferentes disfunciones sexuales y en su etiopatogenia, diagnóstico y tratamiento.
- Definir el abordaje de las disfunciones sexuales.
- Conocer las parafilias, así como su etiopatogenia, manejo clínico y abordaje terapéutico.
- Profundizar en el conocimiento de los trastornos de la identidad sexual y la discordancia de género.

INTRODUCCIÓN

El funcionamiento sexual saludable se considera una parte de la buena salud global. La conducta sexual humana y la sexualidad, además de esenciales para la supervivencia de la especie, son una fuente fundamental de gratificación para el individuo, además de un vehículo de comunicación afectiva. Constituyen aspectos de la vida del ser humano que pueden verse alterados, lo que genera frustración, infelicidad y el deterioro de las relaciones interpersonales. En las últimas décadas, se ha avanzado sustancialmente en la comprensión de la salud sexual y de los trastornos sexuales, así como en el reconocimiento de los derechos sexuales de las personas con identidades de género diversas.

La sexualidad está determinada por la anatomía, la fisiología, la cultura en la que la persona vive, las relaciones con los otros y el desarrollo de las experiencias a lo largo de la vida. Asimismo, la sexualidad está condicionada por factores de la personalidad, la carga biológica y el sentido general de identidad. La sexualidad y la personalidad global están íntimamente ligadas y es prácticamente imposible hablar de sexualidad como una entidad independiente. El término *psicosexual* se utiliza para describir el desarrollo y el funcionamiento de la personalidad como elementos afectados por la sexualidad.

La sexualidad depende de cuatro factores psicosexuales interrelacionados:

- Identidad sexual:
  - Es el patrón de las características sexuales de una persona: los cromosomas, los genitales externos, los genitales internos, las gónadas y las características sexuales secundarias.

  - Los estudios embriológicos han demostrado que los embriones de mamíferos son anatómicamente femeninos durante las primeras etapas de la vida fetal. La diferenciación mujer/varón se lleva a cabo por la acción de los andrógenos fetales, que se inicia hacia la sexta semana de vida embrionaria y se termina al final del tercer mes.
- Identidad genérica. Es el sentido de masculinidad o feminidad de una persona. Hacia los 2-3 años de vida, casi todos los seres humanos tienen la firme convicción de ser *niños* o *niñas*.
- Orientación sexual. Describe el objeto de los impulsos sexuales de una persona: heterosexual (sexo opuesto), homosexual (mismo sexo) o bisexual (ambos sexos). La orientación sexual en sí misma no puede interpretarse como un trastorno.
- Conducta sexual. Experiencia psicofisiológica desencadenada por la acción de estímulos psicológicos y físicos. El ciclo de la respuesta sexual está compuesto de cuatro fases: deseo, excitación, orgasmo y resolución.

El funcionamiento sexual favorable se considera como parte de una buena salud global. La identidad sexual depende de cuatro factores psicosexuales interrelacionados: identidad sexual, identidad genérica, orientación y conducta sexual.

FISIOLOGÍA DE LA RESPUESTA SEXUAL HUMANA MASCULINA Y FEMENINA

La regulación del funcionamiento sexual es bastante compleja y no está bien comprendida. La función sexual del ser humano requiere la intervención del sistema nervioso central y periférico, el sistema vascular y el sistema endocrino.

Los moduladores neurales del deseo sexual, la excitación y el orgasmo son la dopamina, la melanocortina, los estrógenos y la testosterona. A nivel vascular, el óxido nítrico desempeña una función esencial en la regulación del tono del músculo liso vaginal y del flujo sanguíneo intrapeneano.

Todos estos sistemas interaccionan de diversas formas. Además, es incuestionable el papel de determinados aspectos psicológicos, como los cambios en el estado de ánimo, la ansiedad, el estrés y los traumas sexuales que pueden subyacer en la regulación del funcionamiento sexual.

La excitación sexual en los hombres provoca la descarga involuntaria de los nervios parasimpáticos que controlan el diámetro de los vasos sanguíneos peneanos. El flujo sanguíneo aumenta dentro de los cuerpos cavernosos para producir la erección. La comprensión de este proceso se ha incrementado con el conocimiento del mecanismo de acción de medicaciones utilizadas para tratar los trastornos eréctiles. La estimulación mantenida provoca la emisión del semen y la eyaculación, que se controla por las fibras simpáticas y el nervio pudendo. La transmisión dopaminérgica central (particularmente en el núcleo *accumbens*, que es responsable del placer) facilita la excitación y la eyaculación, mientras que la transmisión serotoninérgica la inhibe. Los andrógenos aceleran la excitación y otros componentes del ciclo.

La fuente más importante de señales nerviosas sensitivas para la iniciación del acto sexual masculino es el glande del pene, que transmite al sistema nervioso central la sensación sexual; los impulsos procedentes de áreas próximas al pene (estructuras perineales en general) pueden ayudar a la estimulación del acto sexual. La sensación sexual puede proceder también de estructuras internas, algunas zonas de la uretra, la vejiga, la próstata, los testículos, las vesículas seminales y el conducto deferente, de forma que una de las causas de impulso sexual es que los órganos estén llenos de secreciones.

Los estímulos psicológicos adecuados pueden facilitar de forma importante la capacidad para realizar el acto sexual, de manera que los pensamientos de contenido sexual o soñar que el acto se está realizando pueden provocar que se produzca el acto sexual masculino, que se culmine en la eyaculación y que aparezcan lo que se denominan *eyaculaciones nocturnas*, frecuentes en la adolescencia

En la mujer, la excitación produce la descarga de las fibras parasimpáticas, que aumentan el flujo de sangre hacia los genitales, lo que da lugar a la lubricación de la vagina y a un aumento del tamaño del clítoris. Los estrógenos y los progestágenos son importantes en la función sexual femenina, y los andrógenos son relevantes para mantener la excitación. Otras hormonas, como la oxitocina, desempeñan un importante papel en estos procesos. Al igual que en los varones, la función dopaminérgica central aumenta la excitación, y la serotoninérgica la inhibe. Al igual que en el acto sexual masculino, la estimulación psicológica y local, así como los pensamientos eróticos, suponen una importante facilitación para el acto sexual femenino. En la mujer, el deseo sexual aumenta en relación con la proporción de la secreción de hormonas y en relación con el ciclo menstrual; alcanza un máximo cuando se aproxima la ovulación, lo que podría deberse a la elevada secreción de estrógenos durante el período preovulatorio.

El **ciclo de la respuesta sexual** normal consta de cuatro fases:

1. Fase de deseo:
   - Dura minutos u horas.
   - Aparecen las fantasías sexuales y el deseo de intimidad sexual.
2. Fase de excitación. Consta de:
   - Fase temprana:
     – Dura minutos u horas.
     – Se caracteriza por la erección del pene en el varón, y por la lubricación vaginal, la erección de los pezones y la vasoconstricción de los genitales externos en la mujer.
   - Fase tardía:
     – Dura segundos o minutos.
     – Se caracteriza por la aparición de gotas de líquido en la cabeza del pene en el varón, y por el estrechamiento del tercio externo de la vagina y el aumento del tamaño de las mamas en la mujer.
3. Fase orgásmica:
   - Dura 5-15 segundos.
   - En el varón:
     – Se acompaña de la eyaculación y las contracciones musculares involuntarias de la pelvis.
     – Antes de poder alcanzar el orgasmo de nuevo, el varón tiene que pasar obligatoriamente un período refractario que puede durar desde varios minutos hasta horas.
   - En la mujer:
     – Se acompaña de contracciones del tercio externo de la vagina y contracciones rítmicas e involuntarias de la pelvis.
     – La mujer puede tener múltiples orgasmos.
4. Fase de resolución:
   - Desaparece la tumescencia de los genitales y el cuerpo vuelve a su estado de reposo.
   - Supone la pérdida progresiva de la tensión sexual y la vuelta gradual del organismo al estado previo a la fase de excitación.
   - Si se ha producido orgasmo, la resolución es rápida y se da una sensación de relajación y bienestar; en caso de no haberse producido, esta fase puede durar de 2 a 6 horas y puede asociarse con irritabilidad y malestar.

> **!** La regulación del funcionamiento sexual es compleja: intervienen los sistemas nerviosos central y periférico, así como los sistemas vasculares, el endocrino y los moduladores neurales. La influencia de aspectos psicológicos en el funcionamiento sexual es incuestionable. El ciclo de respuesta sexual normal consta de fase de deseo, fase de excitación, fase orgásmica y fase de resolución.

CLASIFICACIÓN DE LOS TRASTORNOS SEXUALES

En la CIE-11, las condiciones relacionadas con la salud sexual se han agrupado en un nuevo capítulo bajo el epígrafe «Condiciones relacionadas con la salud sexual», que incluye las siguientes condiciones: disfunciones sexuales, trastornos sexuales por dolor, discordancia de género, cambios en la anatomía genital femenina y cambios en la anatomía genital masculina. Las parafilias se incluyen en el capítulo «Trastornos mentales, del comportamiento y del neurodesarrollo». Esta nueva perspectiva, en la que se intenta despatologizar determinadas condiciones clínicas, debería servir para luchar contra el estigma que todavía sufren muchas personas debido a su orientación sexual.

Las disfunciones sexuales en el DSM-5-TR incluyen la eyaculación retardada, el trastorno eréctil, el trastorno orgásmico femenino, el trastorno del interés/excitación sexual femenino, el trastorno de dolor genitopélvico/trastorno de penetración, el trastorno de deseo sexual hipoactivo en el varón, la eyaculación prematura (precoz), la disfunción sexual inducida por sustancias/medicamentos, otra disfunción sexual especificada y la disfunción sexual no especificada. Se mantienen en capítulos separados los *trastornos parafílicos*, que implican patrones de excitación sexual culturalmente inapropiados o peligrosos, y la *disforia de género*, que implica una insatisfacción con el propio género biológico y un deseo de pertenecer al sexo opuesto. El término actual es más descriptivo y se centra en la disforia como problema clínico, y no en la identidad.

Disfunciones sexuales

Las disfunciones sexuales son un grupo de trastornos heterogéneos que comprenden las diversas formas en que las personas adultas pueden tener dificultades para experimentar relaciones sexuales satisfactorias y no coercitivas. Son muy frecuentes: se considera que alrededor del 43 % de las mujeres y el 31 % de los varones adultos reconocen tener una o más formas de disfunción sexual. Las parafilias son menos frecuentes, pero más problemáticas, porque pueden dar lugar a conductas que pongan en peligro o, como mínimo, que molesten a terceras personas (**Tabla 15-1**).

Se consideran a continuación cuatro categorías principales de disfunción sexual:

- Trastornos del deseo sexual.
- Trastornos de la excitación sexual.
- Trastornos del orgasmo.
- Trastornos sexuales por dolor.

Cada categoría se corresponde con las distintas fases del ciclo de la respuesta sexual. Todas las disfunciones sexuales se pueden clasificar como debidas o a factores psicológicos o a una combinación de factores psicológicos y una enfermedad médica.

Para ser considerada una disfunción sexual como tal, la disfunción debe cumplir los siguientes requisitos:

- Haber sido persistente o recurrente durante un período de al menos varios meses.
- Ocurrir con frecuencia, aunque puede estar ausente en algunas ocasiones.
- Y estar asociada con un malestar clínicamente significativo.

Un individuo puede tener varias disfunciones sexuales a la vez. En estos casos, deben diagnosticarse todas ellas.

Debe utilizarse el juicio clínico para determinar si las dificultades sexuales son el resultado de una estimulación sexual inadecuada; en estos casos, puede que sea necesario un seguimiento, pero no se haría un diagnóstico de disfunción sexual. Estos casos pueden incluir, entre otros, situaciones en las que una falta de conocimientos acerca de la estimulación sexual eficaz impida experimentar la excitación o el orgasmo.

Tabla 15-1. Clasificación de los trastornos sexuales y de la identidad sexual

Síntomas de disfunción sexual		Dificultades en la identificación sexual	
De origen psicológico	De origen orgánico	Discordancia de género	Objeto sexual poco habitual

• Disfunción por deseo sexual hipoactivo
• Trastornos de la excitación sexual:
  – Trastorno de la excitación en la mujer
  – Trastorno de la erección (impotencia)
• Trastornos de la fase de orgasmo:
  – Trastorno del orgasmo femenino
  – Trastorno del orgasmo en el varón:
    ▪ Eyaculación precoz
    ▪ Eyaculación retardada
    ▪ Anorgasmia
• Trastornos sexuales por dolor:
  – Dispareunia
  – Vaginismo
• Disfunción sexual no especificada en otro lugar
	• Trastorno sexual por abuso de sustancias
	• Trastorno sexual debido a una condición médica
	• Trastorno sexual debido a factores orgánicos y psicógenos
		• Discordancia de género en la adolescencia o adultez
		• Discordancia de género en la infancia
		• Discordancia de género, sin especificación
			• Parafilias que comportan sanciones legales:
			  – Pedofilia
			  – Voyeurismo
			  – Exhibicionismo
			  – Sadismo
			  – Frotismo
			• Parafilias que no conllevan sanciones legales:
			  – Masoquismo
			  – Transvestismo fetichista
			  – Fetichismo

En el DSM-5-TR se utilizan subtipos para especificar el inicio de las dificultades. En muchos sujetos con disfunciones sexuales, el momento de inicio puede indicar etiologías e intervenciones diferentes. *De toda la vida* indica que el problema sexual está presente desde las primeras experiencias sexuales; *adquirido* se aplica a los trastornos sexuales que se desarrollan tras un período de actividad sexual relativamente normal; *generalizado* se refiere a las dificultades sexuales que no se limitan a ciertos tipos de estimulación, situación o pareja, y *situacional* se refiere a las dificultades sexuales que solo ocurren con ciertos tipos de estimulación, situación o pareja.

Además de los subtipos *de toda la vida/adquirido* y *generalizado/situacional*, en la evaluación de la disfunción sexual deben considerarse varios factores, dado que pueden ser relevantes para la etiología o el tratamiento y pueden contribuir, en grados diferentes, a los problemas de los distintos individuos:

- Factores de pareja (problemas sexuales de la pareja, estado de salud de esta, etcétera).
- Factores de la relación (comunicación mala, discrepancias en el deseo de mantener actividad sexual, etcétera).
- Factores de vulnerabilidad individual (imagen corporal mala, antecedentes de abuso sexual o emocional, etc.), comorbilidad psiquiátrica (depresión, ansiedad, etc.) y factores de estrés (por ejemplo, pérdida de empleo, duelo).
- Factores culturales o religiosos (inhibición en relación con prohibiciones en la actividad sexual o el placer, actitudes hacia la sexualidad, etcétera).
- Factores médicos relevantes para el pronóstico, el curso o el tratamiento.

 Al realizar un juicio clínico acerca del diagnóstico de disfunción sexual, deben considerarse los factores culturales que pueden influir en las expectativas o dar lugar a prohibiciones en relación con el hecho de experimentar placer sexual. Asimismo, un factor como el envejecimiento puede asociarse a una disminución normal de la respuesta sexual.

El envejecimiento se asocia a cambios en la respuesta sexual: los varones son más lentos alcanzando la erección y necesitan un estímulo genital más directo; en las mujeres, por una disminución de la concentración de estrógenos, disminuye la lubricación vaginal y se produce un estrechamiento de la vagina. En ambos sexos, la disminución de los niveles de testosterona relacionados con la edad puede reducir la libido.

Como se ha explicado, aunque la respuesta sexual tiene requisitos biológicos de base, habitualmente se experimenta en un contexto intrapersonal, interpersonal y cultural. Así pues, la función sexual supone una compleja interacción entre factores biológicos, socioculturales y psicológicos. Uno o varios de estos factores pueden afectar a cualquier etapa de la respuesta sexual. En muchos contextos clínicos no se conoce con precisión la etiología del problema sexual. Sin embargo, el diagnóstico de disfunción sexual requiere descartar problemas que se expliquen mejor por un trastorno mental no sexual, por los efectos de una sustancia (por ejem-

plo, una droga o medicamento), por una afección médica (por ejemplo, una lesión de los nervios pélvicos) o por un conflicto importante en la relación, la violencia de pareja u otros factores de estrés.

Si la disfunción sexual se puede explicar mayoritariamente por otro trastorno mental no sexual (por ejemplo, un trastorno depresivo o bipolar, un trastorno de ansiedad, un trastorno por estrés postraumático, un trastorno psicótico), entonces solo debe diagnosticarse el otro trastorno mental. Si se considera que el problema se explica mejor por el uso, mal uso o abstinencia de una droga o sustancia, debe ser diagnosticado como disfunción sexual inducida por sustancias/medicamentos. Si la disfunción sexual es atribuible a otra afección médica (por ejemplo, neuropatía periférica), el individuo no recibiría un diagnóstico psiquiátrico. Si las dificultades sexuales se explican mejor por un conflicto importante en la relación, violencia de pareja o factores de estrés significativos, no se diagnostica la disfunción sexual, pero se puede catalogar con un código V o Z del DSM-5-TR apropiado para el problema de relación o factor de estrés. En muchos casos no se puede establecer una relación etiológica precisa entre otra afección (por ejemplo, una afección médica) y una disfunción sexual.

Han de observarse las características que delimitan las disfunciones sexuales (**Tabla 15-2**) y la prevalencia de las disfunciones sexuales más frecuentes en ambos sexos (**Tabla 15-3**).

Disfunción por deseo sexual hipoactivo

A continuación, se estudiarán la etiopatogenia, las manifestaciones clínicas y el tratamiento de la disfunción por deseo sexual hipoactivo.

Etiopatogenia. En muchas personas, la disminución del deseo sexual es consecuencia de situaciones estresantes, como el exceso de trabajo, la falta de intimidad o la falta de oportunidades para mantener relaciones sexuales. Antes de hacer el diagnóstico de deseo sexual hipoactivo, el clínico debe tener en cuenta factores que afectan al funcionamiento sexual, entre los que se encuentran la edad, la educación, el género y el contexto vital del paciente. También hay que descartar que esta alteración esté causada por los efectos de una sustancia o por una enfermedad médica. Muchas personas que padecen este trastorno tienen problemas significativos de ansiedad social, falta de confianza y autoestima, y evitan las situaciones sociales.

Manifestaciones clínicas. La disfunción por deseo sexual hipoactivo se caracteriza por la ausencia o la reducción marcada del deseo o la motivación para participar en la actividad sexual, que se manifiesta por cualquiera de los siguientes hechos: deseo espontáneo reducido o ausente (pensamientos sexuales o fantasías), respuesta de deseo reducida o ausente en reacción a las señales eróticas y a la estimulación, o incapacidad de mantener el deseo o el interés en la actividad sexual una vez iniciada. El patrón de deseo espontáneo o receptivo disminuido o ausente, o la incapacidad para mantener el deseo o interés en la actividad sexual, se ha producido episódica o persistentemente durante un período de al menos varios meses, y se asocia con angustia o malestar clínicamente significativo.

Tabla 15-2. Características clínicas que definen las principales disfunciones sexuales

Trastornos del deseo sexual	Trastornos de la excitación	Trastornos del orgasmo	Disfunción sexual por dolor
• Trastorno por deseo sexual hipoactivo: falta de fantasías y deseos de llevar a cabo la actividad sexual de forma persistente o recurrente • Trastorno de aversión al sexo: aversión extrema o evitación de cualquier tipo de contacto sexual con la pareja de forma persistente o recurrente	• Trastorno de la excitación en mujeres: incapacidad persistente o recurrente para alcanzar o mantener la excitación y finalizar la actividad sexual, con inadecuada lubricación tras la estimulación sexual • Trastorno eréctil del varón: igual que en la mujer, pero en este caso debido a la falta de erección	• Trastorno orgásmico en mujeres: retraso persistente o recurrente en alcanzar el orgasmo o ausencia de orgasmo tras la estimulación sexual • Trastorno orgásmico en varones: igual que en la mujer • Eyaculación precoz: eyaculación tras una mínima estimulación o tras la penetración, sin que el sujeto lo desease • Eyaculación retardada: retraso en la eyaculación tras la estimulación sexual	• Dispareunia: dolor genital asociado con la actividad sexual, tanto en el hombre como en la mujer, que puede aparecer de forma persistente o recurrente • Vaginismo: espasmo involuntario de la musculatura del tercio externo de la vagina, de forma que se interfiere la relación sexual; puede aparecer de forma persistente o recurrente
• Disfunción sexual debida a enfermedad médica: cualquiera de los trastornos de arriba que aparezca como consecuencia de una enfermedad médica	• Disfunción sexual inducida por drogas: cualquiera de los trastornos de arriba que aparezca como consecuencia del uso de sustancias	• Disfunción sexual no clasificada en otro lugar	

Tabla 15-3. Prevalencia de las disfunciones sexuales más frecuentes en ambos sexos

Varones		Mujeres	
Eyaculación precoz	27 %	Trastorno por deseo sexual hipoactivo	33 %
Trastorno orgásmico	10 %	Trastorno orgásmico	25 %
Disfunción eréctil	10 %	Trastorno de la excitación sexual	20 %
Dispareunia	3 %	Dispareunia	15 %

Tratamiento. Los tratamientos más eficaces son las técnicas cognitivo-conductuales para abordar los mitos que sobre el sexo puede tener el paciente y para aconsejar aquellas técnicas que provocan un mayor placer en el sujeto (**Tabla 15-4**). Entre los tratamientos farmacológicos, se ha utilizado la testosterona tanto en mujeres como en hombres, y, aunque es

Tabla 15-4. Mitos relacionados con la sexualidad en la cultura occidental

- Todo contacto sexual debe finalizar con el orgasmo
- Cuanto mejor es la relación sexual, mayor es el orgasmo
- Sexo es igual a coito
- El varón debe llevar la iniciativa y la mujer, dejarse llevar
- El varón no debe expresar sus emociones, puesto que es signo de debilidad
- El varón siempre está dispuesto a mantener relaciones sexuales
- La mujer debe mantener relaciones sexuales siempre que su pareja se lo demande
- La educación sexual se aprende de forma intuitiva
- La respetabilidad de un individuo conlleva la moderación de sus relaciones sexuales
- Las personas adultas no necesitan masturbarse ni deben hacerlo
- La normalidad de las relaciones sexuales de una pareja se considera el hecho de mantener 2-3 contactos sexuales por semana que siempre acaben en orgasmo
- Si las relaciones sexuales de una pareja no son buenas es porque hay algo que está fallando en la relación

eficaz, provoca efectos secundarios significativos. El bupropión se ha utilizado en mujeres con relativo éxito, ya que alrededor de un tercio de las tratadas suele responder a este antidepresivo dopaminérgico.

Trastornos de la excitación sexual

Dentro de los trastornos de la excitación sexual, se encuentran el trastorno de la erección en el varón (impotencia) y el trastorno de la excitación sexual en la mujer.

Impotencia

A continuación, se estudiarán la etiopatogenia, las manifestaciones clínicas y el tratamiento de la impotencia.

Etiopatogenia. Fumar, la hipertensión arterial, la diabetes, algunas enfermedades cardíacas y el aumento en los niveles de colesterol en la sangre pueden provocar trastornos vasculares que dificulten la erección. También los factores estresantes, el consumo de sustancias, las enfermedades médicas y el envejecimiento pueden provocar esta alteración.

Manifestaciones clínicas. La *impotencia primaria* se da cuando un hombre no ha conseguido nunca una erección suficiente como para permitir la actividad sexual. En la *impotencia secundaria*, el hombre ha conseguido una erección apropiada para permitir la actividad sexual en algún momento del pasado, pero actualmente es incapaz de lograrla. El patrón de dificultad eréctil ocurre a pesar del deseo de actividad sexual y de una estimulación sexual adecuada, se ha producido de forma episódica o persistente durante un período de al menos varios meses y se asocia con un malestar clínicamente significativo. La impotencia primaria es rara, pero existen datos que reflejan que la impotencia secundaria se da en la cuarta parte de los varones. Entre los hombres tratados por trastornos sexuales, más del 50 % refieren ese problema.

Tratamiento. El *tratamiento psicológico* suele consistir en la utilización de estrategias conductuales, como los ejercicios de focalización sensorial, durante los cuales el paciente participa en tareas placenteras no demandantes con las que se consigue la disminución de la ansiedad en las tareas de la ejecución (Tabla 15-5). También se han utilizado con éxito la desensibilización sistemática, la hipnosis y las terapias de pareja y de grupo.

El *tratamiento farmacológico* más habitual consiste en la utilización de los inhibidores de la fosfodiesterasa, como el citrato de sildenafilo, el tadalafilo o el vardenafilo. Estos fármacos provocan una relajación de la musculatura lisa de las paredes vasculares, con lo que se incrementa el flujo sanguíneo a los cuerpos cavernosos. La estimulación sexual no se consigue con tomar la pastilla únicamente, sino que es necesario que el sujeto lleve a cabo las conductas que aumenten la excitación. También se ha utilizado la inyección de sustancias vasoactivas, como la papaverina o la prostaglandina E_1, pero los efectos secundarios derivados de las múltiples inyecciones hacen que este abordaje sea considerado de segunda elección. Puede emplearse la testosterona en caso de hipogonadismo.

Cuando los abordajes farmacológicos y conductuales son poco eficaces, se suele recurrir a la utilización de *dispositivos de vacío*, que consiguen atraer la sangre a los cuerpos cavernosos, y posteriormente se coloca un anillo en la base del pene para favorecer la erección. Este tipo de técnica consigue mantener la erección durante unos 30 minutos. También puede recurrirse a las *prótesis* de los cuerpos cavernosos.

Trastorno de la excitación sexual en la mujer

Las disfunciones de la excitación sexual en la mujer incluyen dificultades con los aspectos fisiológicos o subjetivos de la excitación sexual.

A continuación, se estudiarán la etiopatogenia, las manifestaciones clínicas y el tratamiento del trastorno de la excitación sexual en la mujer.

Etiopatogenia. El trastorno puede deberse a factores físicos (por ejemplo, dispareunia), psicológicos, médicos o farmacológicos, y suele asociarse a anorgasmia.

Tabla 15-5. Técnica de focalización sensorial

Los ejercicios se centran en aumentar la percepción sensorial de las zonas erógenas (focalización sensorial), de forma que las parejas pueden aprender a dar y recibir placer corporal:

- Fase 1. El paciente se dedica inicialmente a la estimulación manual de su pareja mediante caricias no genitales centrándose en su propio placer y en sus propias sensaciones. En este punto, se prohíbe la relación sexual. Se anima a las parejas a separar el placer de la relación sexual
- Fase 2. La estimulación genital se va incluyendo de forma gradual en los ejercicios; a las parejas se las instruye para que prueben distintas posturas de relación sexual, pero sin que tengan que preocuparse por completar el acto. Con el tiempo, la pareja gana confianza y aprende a comunicarse mejor
- Fase 3. También aprenden a dar y recibir placer sin la presión del acto sexual. Sin esta presión, el hombre acaba teniendo erecciones y relaciones sexuales vaginales completas sin problemas
- Fase 4. La pareja acaba teniendo un buen nivel de comunicación y de conocimiento de las zonas erógenas del otro. La continuación de estos ejercicios posibilita el goce de la pareja en las relaciones sexuales

---

Manifestaciones clínicas. La disfunción de la excitación sexual femenina se caracteriza por una ausencia o reducción marcada en la respuesta a la estimulación sexual en la mujer, según alguna de las posibles manifestaciones siguientes: *a)* ausencia o reducción marcada de la respuesta genital, incluida la lubricación vulvovaginal, la congestión de los genitales y la sensibilidad de estos; *b)* ausencia o reducción marcada de la respuesta no genital, como endurecimiento de los pezones, enrojecimiento de la piel, aumento del ritmo cardíaco, aumento de la presión arterial y aumento de la frecuencia respiratoria, y *c)* ausencia o reducción marcada en los sentimientos de excitación sexual (excitación sexual y placer sexual) a partir de cualquier tipo de estimulación sexual. La ausencia o reducción marcada en la respuesta a la estimulación sexual ocurre a pesar del deseo de actividad sexual y de una estimulación sexual adecuada, ha ocurrido de manera episódica o persistente durante un período de al menos varios meses, y se asocia con angustia o malestar clínicamente significativo.

Tratamiento. El objetivo del tratamiento es reducir la ansiedad asociada con la actividad sexual, para lo que se utilizan *técnicas de focalización sensorial*, durante las cuales el paciente participa en tareas placenteras no demandantes con las que se consigue la disminución de la ansiedad. También se ha utilizado el sildenafilo u otros inhibidores de la fosfodiesterasa, así como la aplicación en crema de alprostadilo.

Trastorno por aversión al sexo

A continuación, se estudiarán la etiopatogenia, las manifestaciones clínicas y el tratamiento del trastorno por aversión al sexo.

Etiopatogenia. Se considera de manera importante que las personas que tienen este trastorno han sufrido abusos sexuales en el pasado y tienen recuerdos desagradables o prejuicios acerca de las relaciones sexuales, por lo que desarrollan esta aversión.

Manifestaciones clínicas. Se caracteriza por una aversión persistente y recurrente y una evitación del contacto genital con una pareja sexual. El trastorno no se debe a un trastorno obsesivo-compulsivo, a una depresión mayor o a otra patología psiquiátrica.

Tratamiento. El objetivo del tratamiento consiste en disminuir el miedo y la evitación de la relación sexual, para lo que se utilizan *técnicas de desensibilización sistemática*.

Trastornos del orgasmo

Los trastornos del orgasmo incluyen el trastorno orgásmico femenino (anorgasmia), el trastorno orgásmico masculino, la eyaculación precoz y la eyaculación retardada.

Trastorno orgásmico femenino

A continuación, se estudiarán la etiopatogenia, las manifestaciones clínicas y el tratamiento del trastorno orgásmico femenino.

Etiopatogenia. Puede deberse a factores físicos (como los efectos de la medicación o de la cirugía y enfermedades médicas) o a factores psicológicos (como el miedo al embarazo, el rechazo de la pareja sexual o la depresión clínica). También pueden contribuir los factores culturales.

Manifestaciones clínicas. Se manifiesta por un retraso o una ausencia de orgasmo tras una fase de excitación sexual normal, y el clínico considera que la capacidad orgásmica de la mujer es inferior a la que le correspondería por su edad, experiencia sexual y cantidad de estimulación sexual recibida.

Tratamiento. El tratamiento es esencialmente psicológico. Suelen utilizarse programas de masturbación dirigida junto al uso de fantasías sexuales por parte de la paciente. En aquellos casos en los que exista dificultad para poderlos realizar, se puede aconsejar el uso de vibradores. El clínico aconsejará a las parejas sobre las posturas sexuales que favorecen la respuesta sexual. También se han utilizado determinados fármacos, como el sildenafilo, que aumenta la respuesta orgásmica.

Trastorno orgásmico masculino

A continuación, se estudiarán la etiopatogenia, las manifestaciones clínicas y el tratamiento del trastorno orgásmico masculino

Etiopatogenia. Pueden estar implicadas tanto patologías médicas como psicológicas (**Tabla 15-6**). Hasta el 75 % de los hombres estudiados por impotencia tiene una causa física que explica el trastorno; entre ellas, se encuentran las siguientes: enfermedades cardiovasculares (por ejemplo, arterioesclerosis), patología renal (por ejemplo, insuficiencia renal crónica), enfermedades hepáticas (cirrosis, entre otras), malnutrición, diabetes *mellitus*, esclerosis múltiple, daños medulares traumáticos, abuso de alcohol y de otras sustancias psicoactivas, medicaciones psicoactivas, cirugía de próstata e irradiación pélvica. Cuando se busca la causa de la impotencia, es importante determinar si se dan erecciones espontáneas en momentos en los que el hombre no tiene planeado mantener relaciones sexuales (por ejemplo, erecciones matutinas o erecciones con la masturbación). Cuando aparecen erecciones en estas ocasiones, es probable que la impotencia se deba a una causa psicológica.

Manifestaciones clínicas. Se diagnostica cuando el hombre tiene grandes dificultades para lograr la eyaculación durante las relaciones sexuales. De nuevo, el clínico debe tener en cuenta la edad del hombre, su experiencia sexual y la cantidad de estimulación sexual recibida.

Tratamiento. El tratamiento es esencialmente psicológico. Se enseña a los sujetos a utilizar la masturbación con fantasías sexuales. También se pueden utilizar *técnicas de focalización sensorial* (v. **Tabla 15-5**). El sildenafilo aumenta la respuesta orgásmica, especialmente en los casos de anorgasmia secundaria a tratamientos farmacológicos.

Eyaculación precoz

A continuación, se estudiarán la etiopatogenia, las manifestaciones clínicas y el tratamiento de la eyaculación precoz.

Etiopatogenia. Los factores etiológicos más relevantes son de tipo psicológico, y la inexperiencia sexual, la falta de comunicación con la pareja y la ansiedad anticipatoria por la rápida eyaculación contribuyen a su mantenimiento. Un subgrupo de sujetos con esta disfunción parece que tiene una predisposición biológica y que es más vulnerable a la estimulación simpática o presenta una latencia acortada del reflejo bulbocavernoso.

Manifestaciones clínicas. Es el segundo motivo de consulta más frecuente entre los hombres que solicitan ayuda por un trastorno sexual. El trastorno se diagnostica cuando el varón presenta de forma persistente o recurrente la eyaculación en respuesta a una estimulación sexual mínima, y experimenta una latencia eyaculatoria referida como demasiado corta y antes de que el hombre lo desee. No existe un trastorno similar en la mujer.

Tratamiento. El objetivo del tratamiento es que el sujeto aguante niveles de excitación cada vez más importantes sin llegar a eyacular. Puede utilizarse la técnica de parada y arranque, la técnica del apretón (**Tabla 15-7**) y la de modulación de la excitación mediante el uso combinado de varias técnicas a la vez. Los inhibidores selectivos de la recaptación de serotonina (ISRS) se han utilizado con éxito debido a que entre sus efectos secundarios se encuentra el inhibir la eyaculación (clomipramina, paroxetina); también el tramadol por disminuir la sensibilidad.

Eyaculación retardada

La característica distintiva de la eyaculación retardada es el retraso marcado o la incapacidad para alcanzar la eyaculación. El varón refiere dificultad o incapacidad para eyacular, a pesar de la presencia de una estimulación sexual adecuada y del deseo de hacerlo. La dificultad suele aparecer durante la actividad sexual con una pareja. En la mayoría de los casos, el diagnóstico se hará sobre la base de lo referido por el propio individuo. La definición de *retardo* no tiene límites precisos, puesto que no hay consenso acerca de qué constituye un tiempo razonable para alcanzar el orgasmo o qué supone

Tabla 15-6. Causas del trastorno de la erección en el varón (impotencia)	
Enfermedad médica	**Enfermedad psiquiátrica**
• Acromegalia • Enfermedad de Addison • Diabetes • Hipertiroidismo • Hipotiroidismo • Síndrome de Klinefelter • Esclerosis múltiple • Enfermedad de Parkinson • Cirugía o irradiación pélvica • Enfermedad vascular periférica • Adenoma hipofisario • Lesión medular • Sífilis • Epilepsia del lóbulo temporal	• Trastornos de ansiedad • Demencia • Depresión mayor • Esquizofrenia **Sustancias** • Alcohol • Antiandrógenos • Anticolinérgicos • Antidepresivos • Antihipertensivos (especialmente los de acción central) • Antipsicóticos • Benzodiacepinas y barbitúricos • Marihuana • Opiáceos • Estimulantes

Tabla 15-7. Técnicas utilizadas en el tratamiento de la eyaculación precoz

Técnica de parada-arranque	Técnica del apretón
• El objetivo de esta técnica es incrementar la frecuencia de los contactos sexuales y el umbral para la sensibilidad del pene	• Se utiliza cuando la técnica de parada-arranque no es eficaz. El objetivo es inhibir el reflejo eyaculatorio
• Suele realizarse en el contexto de las técnicas de focalización sensorial	• Se estimula el pene hasta alcanzar una excitación importante, pero sin llegar al umbral de la eyaculación
• Se estimula el pene hasta alcanzar una excitación elevada, aunque sin llegar al umbral de la eyaculación	• El paciente o su pareja aprieta el glande durante 15-20 segundos, colocando el pulgar por delante del glande a la altura del frenillo y los dedos corazón e índice por detrás
• Se interrumpe la estimulación durante unos minutos para permitir que esta disminuya	
• Estos ejercicios se repiten 4-5 veces antes de permitir la eyaculación	

un retardo inaceptable para la mayoría de los varones y sus parejas sexuales. Así pues, la prevalencia no está clara debido a la ausencia de una definición precisa para este síndrome. Es la queja sexual masculina menos frecuente. Puede ser de por vida o adquirida tras un período de actividad sexual normal. Solo el 75 % de los varones refiere eyacular siempre durante la actividad sexual, y menos del 1 % de los hombres referirá problemas de más de 6 meses de duración para alcanzar la eyaculación.

Pueden ser características asociadas que apoyan el diagnóstico que el varón y su pareja refieran haber realizado intentos prolongados para alcanzar el orgasmo hasta el punto de producir agotamiento o molestias genitales y después haber dejado de intentarlo. Algunos varones pueden referir que evitan la actividad sexual debido a un patrón repetido de dificultades para eyacular, y algunas parejas sexuales, sentirse menos atractivas sexualmente porque su pareja no eyacula con facilidad.

Puesto que pueden ser relevantes para la etiología o el tratamiento, en la evaluación y el diagnóstico de la eyaculación retardada se deben considerar los siguientes factores:

- Factores de pareja: problemas sexuales de la pareja, estado de salud de esta, etcétera.
- Factores de la relación: escasa comunicación, discrepancias en el deseo de mantener actividad sexual, entre otros.
- Factores de vulnerabilidad individual (imagen corporal mala, antecedentes de abuso sexual o emocional, etc.), comorbilidad psiquiátrica (depresión, ansiedad, etc.) y factores de estrés (por ejemplo, pérdida de empleo, duelo).
- Factores culturales o religiosos: inhibición en relación con prohibiciones de la actividad sexual, actitudes hacia la sexualidad, etcétera.
- Factores médicos relevantes para el pronóstico, el curso o el tratamiento.

Cada uno de estos factores puede contribuir de distinta manera a los síntomas que presentan los hombres con este trastorno.

Trastornos sexuales por dolor

Los trastornos sexuales por dolor se refieren a dificultades persistentes o recurrentes relacionadas con la experiencia de dolor durante la actividad sexual en personas adultas, a pesar de que el deseo y la estimulación sexual son adecuados, que no son atribuibles a una afección médica subyacente que afecte a la zona pelviana y cree dolor genital, a la lubricación insuficiente en las mujeres, a cambios relacionados con la edad o con la menopausia en las mujeres, ni a un trastorno de salud mental, y que están asociados con un malestar clínicamente significativo.

Estos trastornos incluyen la dispareunia (relaciones sexuales dolorosas en hombres o en mujeres) y el vaginismo, en el que se produce una tensión de los músculos del suelo pélvico o se dan contracciones musculares involuntarias en el tercio externo de la vagina que son suficientemente intensas como para impedir la penetración. Otra característica que puede presentarse es el dolor vulvovaginal o pélvico marcado y persistente o recurrente durante la penetración, con temor o ansiedad marcada y persistente o recurrente sobre el dolor vulvovaginal o pélvico en anticipación, durante la penetración o como resultado de esta. En ocasiones, determinados factores psicológicos (como una autoestima baja, actitudes negativas hacia la actividad sexual, experiencias sexuales anteriores adversas) o factores comportamentales (como malos hábitos en relación con el sueño y el exceso de trabajo) pueden contribuir a esta disfunción.

A continuación, se estudiarán la etiopatogenia, las manifestaciones clínicas y el tratamiento de la dispareunia y el vaginismo.

Manifestaciones clínicas. La dispareunia es una queja frecuente en las mujeres evaluadas en terapia sexual. Es frecuente, al menos temporalmente, en las que han sufrido intervenciones pélvicas o parto reciente. En los hombres es rara y suele asociarse a determinadas patologías médicas, como la enfermedad de Peyronie, que produce una curvatura anormal del pene. No se debe diagnosticar dispareunia cuando la alteración se explica mejor por otros trastornos, como el trastorno de somatización, o cuando se cree que se debe a los efectos directos de una sustancia o a una enfermedad médica. Además, no se diagnostica dispareunia cuando la alteración se debe únicamente a vaginismo o a falta de lubricación.

Tratamiento. El tratamiento de la dispareunia consiste en utilizar técnicas de desensibilización sistemática o de fisioterapia para disminuir el dolor pélvico. En los casos de vaginismo, se recurre también a la desensibilización sistemática o al uso de dilatadores de Heller, que consisten en estructuras rígidas de distinto tamaño que son introducidas por la paciente o su pareja de forma progresiva para conseguir la relajación de la musculatura vaginal sin dolor.

Disfunciones sexuales debidas a enfermedad médica

Esta categoría engloba las disfunciones sexuales que provocan un malestar intenso y dificultades en las relaciones interpersonales. Debe existir evidencia (por medio de la historia clínica, el examen físico o la analítica de laboratorio) de que existe una patología que puede estar relacionada de forma causal con la disfunción sexual.

Trastorno de erección masculina debido a una enfermedad médica

Entre el 20 y el 50 % de los hombres con trastorno de erección tienen una causa orgánica (v. **Tabla 15-6**). La castración (extirpación de los testículos) no siempre produce disfunción sexual, ya que la erección puede seguir produciéndose. Se utilizan varios procedimientos para diferenciar la impotencia que obedece a causas orgánicas de la impotencia funcional, como el control nocturno de la tumescencia peneana. Entre las pruebas diagnósticas más intensivas, se incluyen la arteriografía del pene, la cavernosografía de infusión y la penegrafía radiactiva con xenón. Los procedimientos intensivos requieren la interpretación de un experto y deben usarse exclusivamente en pacientes candidatos a reconstrucciones vasculares.

Dispareunia debida a enfermedad médica

Aproximadamente un 30 % de las intervenciones de la región genital femenina provoca dispareunia temporal. Además, entre un 30 y un 40 % de las mujeres que la padecen y están en tratamiento especializado presentan alguna patología pélvica. Las anormalidades orgánicas que producen dispareunia y vaginismo son restos de himen irritados o infectados, cicatrices de episiotomía, infecciones de las glándulas de Bartolino, vaginitis y cervicitis, así como endometriosis. El dolor poscoital aparece en mujeres con miomas y endometriosis y se atribuye a las contracciones que se producen durante el orgasmo. Las mujeres posmenopáusicas pueden sufrir dispareunia a consecuencia del adelgazamiento de la mucosa vaginal y la reducción de la lubricación.

Deseo sexual hipoactivo debido a enfermedad médica

Normalmente, el deseo suele reducirse después de enfermedades graves o de procesos de cirugía mayor, sobre todo si la imagen corporal se ha visto afectada. Las enfermedades que agotan las energías del paciente, las patologías crónicas que requieren adaptación física y psicológica y las enfermedades que pueden provocar que el paciente se sienta deprimido también pueden producir una disminución considerable del deseo sexual. En algunos casos, existen factores bioquímicos asociados, como bajos niveles de testosterona en hombres que referían esta patología. Los fármacos que deprimen el sistema nervioso central o que disminuyen la producción de testosterona pueden también ser causas.

Otras disfunciones sexuales femeninas debidas a enfermedad médica

Algunas enfermedades médicas, en especial las enfermedades endocrinas, pueden afectar a la capacidad femenina de alcanzar el orgasmo. Algunos fármacos también afectan a la capacidad orgásmica femenina, como los antihipertensivos o los ISRS.

Disfunciones sexuales inducidas por sustancias

Este diagnóstico se establece cuando existe evidencia de intoxicación o abstinencia de sustancias a través de la historia clínica, la exploración física y las pruebas de laboratorio.

Disfunciones por drogas de abuso

Las disfunciones sexuales aparecen en el curso de 1 mes a partir de una intoxicación significativa de sustancias o por la abstinencia de estas. Entre las sustancias específicas, se incluyen el alcohol, las anfetaminas, la cocaína, los opiáceos, los sedantes, los hipnóticos, los ansiolíticos y otras sustancias desconocidas (**Tabla 15-8**). En los pacientes dependientes

Tabla 15-8. Alteraciones de la erección y de la eyaculación secundarias al uso de fármacos y drogas de abuso

Principio activo	Altera la erección	Altera la eyaculación
ISRS	No	Sí
Antidepresivos cíclicos	Sí	Sí
IMAO	Sí	Sí
Litio	Sí	No
Anfetaminas	Sí	Sí
Trazodona	No	No
Venlafaxina	No	Sí
Antipsicóticos	Sí	Sí
Benzodiacepinas	Variable	Sí
Alcohol	Sí	Sí
Cannabis	Sí	No
Cocaína	Sí	Sí
Morfina	Sí	Sí
Antihipertensivos	Sí	Variable (no la producen ni la espironolactona ni la hidroclorotiacida)
Antiparkinsonianos	Sí	Sí
Clofibrato	Sí	No
Digoxina	Sí	No
Indometacina	Sí	No
Propranolol	Sí	No

IMAO: inhibidores de la monoaminoxidasa; ISRS: inhibidores selectivos de la recaptación de serotonina.

del alcohol, siempre se debe indagar sobre la presencia de disfunciones sexuales.

El abuso de sustancias recreativas afecta a la función sexual de diversas maneras. En pequeñas dosis, algunas potencian la actividad sexual. No obstante, con el uso continuado, pueden llegar a afectar a la erección, la eyaculación y el orgasmo. Los pacientes con dependencia de sustancias pueden necesitar tratamiento para recuperar la función sexual, en parte debido al reajuste psicológico que les exige la recuperación de un estado de no dependencia.

Disfunciones por fármacos

Casi todos los fármacos, especialmente los de uso psiquiátrico, parecen afectar a la sexualidad (v. **Tabla 15-8**). En los varones, los efectos secundarios descritos son un menor impulso sexual, la incapacidad para conseguir la erección, la disminución de la eyaculación y la eyaculación retardada o retrógrada. En las mujeres, puede haber disminución del impulso sexual y de la lubricación sexual e inhibición o retraso del orgasmo y disminución o eliminación de las contracciones vaginales. Siempre que se prescriban ISRS, se debe advertir al paciente de que estos fármacos suelen provocar disfunción sexual.

Los fármacos también pueden incrementar la respuesta y el impulso sexuales, aunque se trata de un efecto secundario menos común.

Otras disfunciones sexuales

Otras disfunciones sexuales menos frecuentes son las *cefaleas poscoitales* (dolor de cabeza que aparece inmediatamente después de la relación sexual); la *anhedonia orgásmica*, una patología en la que no hay sensación física de orgasmo, aunque se haya producido la eyaculación, y el *dolor masturbatorio*, en el que se experimenta dolor durante la masturbación en ausencia de problemas físicos. Este último trastorno suele deberse a pequeños desgarros vaginales, a la enfermedad de Peyronie o a otros trastornos físicos.

Manejo clínico de las disfunciones sexuales

Un adecuado manejo de los pacientes con disfunción sexual incluye los siguientes elementos: *a)* la evaluación de la conducta sexual de la pareja; *b)* una historia clínica completa que recoja las enfermedades médicas y psiquiátricas, así como el uso de fármacos o de drogas de abuso; *c)* la solicitud de las exploraciones complementarias y las interconsultas con otros especialistas para llevar a cabo el diagnóstico diferencial, y *d)* la derivación al especialista que mejor pueda realizar el tratamiento de la disfunción.

Evaluación de las disfunciones sexuales

La evaluación de un problema sexual requiere una anamnesis médica y sexual exhaustiva, que puede verse complementada con una exploración física y un estudio analítico. A menudo existe una base mixta orgánica/psicológica.

Los trastornos físicos, los problemas quirúrgicos, los fármacos y el consumo de tóxicos pueden influir en la función

sexual de forma directa, o bien causar reacciones psicológicas secundarias que conduzcan a un problema sexual.

Desde el punto de vista psicológico, es posible determinar:

- Factores psicológicos predisponentes de la disfunción sexual: la falta de información o experiencia, la existencia de expectativas irreales, las actitudes negativas de la familia frente al sexo, así como la existencia de trauma sexual.
- Factores psicológicos precipitantes de la disfunción sexual: el parto, la disfunción sexual en la pareja y el conocimiento de una infidelidad.
- Factores psicológicos mantenedores de la disfunción sexual: aspectos interpersonales, el estrés tanto laboral como familiar, la existencia de problemas económicos, la depresión, la ansiedad ante la ejecución y la disforia de género.

La anamnesis sexual es la herramienta más importante para el diagnóstico de las disfunciones sexuales. Se debe comentar con el paciente la necesidad de conocer algunos detalles de las relaciones sexuales de forma que se pueda preguntar con naturalidad. Es importante evaluar el comportamiento sexual de la pareja. La mayoría de ellas suelen mostrarse dispuestas a describir su vida sexual.

Es importante tranquilizar a los pacientes respecto a la confidencialidad de la información, excepto en aquellos casos en los que su conducta exija su comunicación legal obligatoria, como podría ser, por ejemplo, el caso del autor de abusos a menores.

Dentro de la anamnesis sexual, se debe explorar también de forma activa el papel de internet en la conducta sexual y no sexual, así como la posible existencia de actividades sexuales excesivas o compulsivas.

 Es necesario abordar los aspectos psicológicos y fisiológicos del funcionamiento sexual y las actitudes de la pareja respecto a la conducta sexual y su capacidad de comunicación. Se aconseja una evaluación ginecológica o urológica para detectar una posible organicidad. Es imprescindible conocer los fármacos que toman los pacientes, así como la existencia de trastornos por abuso de sustancias.

En algunos casos, se pueden solicitar exploraciones complementarias:

- Evaluación de la tumescencia peneana, que suele ser importante durante los períodos de la fase de movimiento ocular rápido (REM, del inglés *rapid eye movement*) del sueño. La falta de dicha tumescencia orienta hacia una etiología orgánica.
- La ecografía Doppler puede servir para determinar el flujo sanguíneo y la presión arterial de los cuerpos cavernosos; las inyecciones de papaverina en los cuerpos cavernosos ayudan a determinar la competencia vascular.
- La estimulación de las raíces nerviosas permitirá conocer el estado de la transmisión nerviosa periférica. Suele utilizarse el nervio pudendo para evaluar su latencia en casos

de sospecha de alteraciones neurológicas en pacientes con eyaculación precoz.

- La pletismografía peneana puede usarse para evaluar los trastornos parafílicos, midiendo la excitación sexual de un sujeto en respuesta a estímulos visuales y auditivos.
- La fotopletismografía vaginal permite valorar el volumen del flujo sanguíneo vaginal y la amplitud del pulso vascular.
- La ecografía Doppler del flujo sanguíneo del clítoris permite también conocer el correcto aporte vascular a la zona.
- Para descartar causas metabólicas o endocrinológicas de impotencia, como la diabetes *mellitus*, puede ser de utilidad realizar las siguientes determinaciones: prueba de tolerancia a la glucosa, hemoglobina glicosilada, pruebas de función hepática y tiroidea, prolactina sérica, hormona luteinizante y hormona foliculoestimulante.
- Las pruebas invasivas (por ejemplo, la arteriografía peneana, la cavernosografía de infusión o el penograma con xenón radiactivo) se usan para evaluar a los escasos pacientes que son candidatos a una cirugía de reconstrucción vascular.

Consideraciones sobre el tratamiento de las disfunciones sexuales

Durante el proceso diagnóstico, es recomendable que sea el médico de atención primaria quien asuma la coordinación de todos los especialistas que puedan estar implicados en el abordaje de los enfermos con disfunción sexual. El tratamiento de la mayor parte de estos pacientes suele llevarse a cabo en atención especializada, de forma multidisciplinar, con la participación de psicólogos, psiquiatras, urólogos, ginecólogos y endocrinólogos, entre otros. Una vez que se ha diagnosticado la alteración sexual, se asignan actividades sexuales específicas para realizarse en el ambiente privado.

Se hace hincapié en que las relaciones sexuales son conductas naturales y sanas que mejoran la relación de pareja. Es necesario que sus dos miembros participen en la terapia, que puede utilizarse con el mismo éxito en parejas heterosexuales y homosexuales. Los principios fundamentales de la terapia sexual son relativamente fáciles de aprender y dan importancia a la educación acerca de la función sexual, lo que contribuye a que las parejas se comuniquen mejor y corrige las actitudes disfuncionales que pudiera tener uno de sus miembros, o los dos, con respecto al sexo.

Las técnicas incluyen la asignación de tareas para casa, que ayudan a la pareja a aprender cómo aumentar su conciencia sensorial. Los tratamientos farmacológicos no deberían utilizarse sin haber realizado una completa exploración clínica del paciente.

> ❗ Las disfunciones sexuales son relativamente frecuentes en hombres y mujeres. Afectan a casi un tercio de la población general en algún momento de su vida. Las causas de disfunción sexual son muy variadas e incluyen factores psicológicos, médicos y farmacológicos, lo que obliga al clínico a realizar una exhaustiva evaluación de los problemas del paciente en cada una de estas áreas. Los tratamientos de las disfunciones sexuales incluyen técnicas conductuales y farmacológicas con buenos resultados.

PARAFILIAS

Las parafilias se caracterizan por una alteración en el objeto o en la expresión de la gratificación sexual.

Concepto y clasificación

Los sujetos presentan patrones persistentes e intensos de excitación sexual atípica, que se manifiestan como pensamientos, fantasías, deseos o conductas sexuales centrados en terceros cuya edad o situación los hace reacios o incapaces de consentir, y con respecto a los cuales han actuado o sienten un marcado malestar. Los trastornos parafílicos pueden incluir patrones de excitación que implican comportamientos solitarios o personas que pueden dar su consentimiento solo cuando se asocian con un malestar marcado que no es simplemente el resultado del rechazo o el temor al rechazo de los demás debido al patrón de excitación, o se asocian con un riesgo significativo de lesión o muerte.

Las parafilias más frecuentes son:

- El exhibicionismo. El individuo expone sus propios genitales a extraños en lugares públicos con el propósito de lograr gratificación sexual, usualmente sin la intención de lograr un contacto más cercano.
- El fetichismo. Se prefieren objetos inanimados o estos son los únicos medios para lograr la excitación sexual.
- La pedofilia. Se prefiere repetidamente la actividad sexual con niños prepúberes o este es el método exclusivo para obtener placer sexual.
- El voyerismo. Observar la actividad sexual de otros es el método preferido de excitación sexual.

Otras parafilias menos frecuentes son el sadismo sexual, el masoquismo sexual, el frotismo, el oralismo, el parcialismo, el infantilismo, la zoofilia, la coprofilia, la urofilia, la hipoxifilia, la clismafilia y la necrofilia (**Tabla 15-9**).

> En la CIE-11, el Grupo de Trabajo en la Clasificación de Trastornos Sexuales y Salud Sexual sugirió eliminar la categoría *transvestismo fetichista* del grupo CIE-10 de los trastornos de la inclinación sexual o parafilias, así como el diagnóstico CIE-10 *F64.1 Transvestismo de doble rol*.

Se considera que las desviaciones sexuales tienen tres aspectos:

- La conducta no se adapta a los puntos de vista generalmente aceptados de lo que constituye la actividad sexual normal. Lo que se considera conducta sexual normal varía de una sociedad a otra y cambia a lo largo del tiempo.
- La conducta puede producir daño a otra persona implicada como cuando se mantienen relaciones sexuales con niños pequeños o en las formas extremas de sadismo sexual.
- La conducta puede producir malestar subjetivo. Este puede deberse a las actitudes sociales que hacen que la persona vea que sus impulsos sexuales están reñidos con sus están-

Tabla 15-9. Parafilias

Acto sexual de preferencia	Conductas/objetos que proporcionan gratificación
Exhibicionismo	Exposición del propio cuerpo a los demás
Fetichismo	Uso de objetos inanimados (por ejemplo, un zapato)
Frotismo	Frotarse contra personas que no consienten
Pedofilia	Preferencia por los niños prepúberes
Masoquismo sexual	Disfrutar con el dolor y la humillación
Sadismo sexual	Infligir dolor a otros
Voyerismo	Mirar furtivamente a través de ventanas
Coprofilia	Heces
Hipoxifilia	Deseo de lograr un estado alterado de conciencia secundario a la hipoxia
Infantilismo	Actuar como si se fuera un niño
Clismafilia	Enemas
Oralismo	Centrarse en el contacto oral-genital excluyendo la penetración
Necrofilia	Cadáveres
Parcialismo	Centrarse en una parte del cuerpo (como los pies) excluyendo las demás
Escatología telefónica	Llamadas telefónicas obscenas
Urofilia	Orina
Zoofilia (bestialismo)	Animales

dares morales o a la toma de conciencia del malestar que causa a otra persona con sus prácticas sexuales.

Epidemiología

Las parafilias son relativamente infrecuentes en la práctica psiquiátrica. La mayoría de los casos se detectan únicamente cuando los individuos solicitan tratamiento o surgen problemas legales. Muchas parafilias no se detectan apenas porque la actividad tiene lugar entre adultos que consiente o la realizan individuos solos (por ejemplo, el fetichismo).

Etiopatogenia

A continuación, se estudiarán los factores genéticos, neurobiológicos, hormonales y psicológicos que intervienen en las parafilias.

Factores genéticos. Existen muy pocos datos fiables sobre la heredabilidad de estos trastornos. En la pedofilia se ha descrito la transmisión familiar de una disfunción en el eje hipotálamo-hipofisario-gonadal.

Factores neurobiológicos. Se sabe que la estimulación del sistema límbico provoca hipersexualidad tanto en animales

como en humanos, lo que ha llevado a explorar esta área en pacientes con parafilias. Se ha sugerido que el *lóbulo temporal* podría desempeñar un papel relevante en la aparición de estos trastornos. Entre los datos que apoyan este punto de vista, se encuentran la elevada frecuencia de resultados anormales en las pruebas neuropsicológicas y en los electroencefalogramas de los agresores sexuales. Se han encontrado estudios de neuroimagen con resultados anormales en pedófilos y en otros hombres sexualmente agresivos; la dilatación de los cuernos temporales, especialmente en el lado derecho, es el principal hallazgo.

Factores hormonales. Los niveles anómalos de andrógenos también desempeñan un papel importante en la excitación sexual.

Factores psicológicos. La *teoría psicoanalítica* sostiene que la ansiedad de castración durante la fase edípica puede llevar a elegir objetos sexuales simbólicos o parejas inapropiadas pero seguras, o bien conductas sexuales sin contacto sexual para disminuir la amenaza de castración infantil. El refuerzo derivado de esta evitación puede contribuir al mantenimiento de dicha conducta. Según la *teoría del aprendizaje*, las personas con fantasías e impulsos inadecuados intentan suprimir estos deseos. De forma inadvertida, emparejan las fantasías parafílicas con la masturbación, con lo que se intensifica su interés por ellas, y las fantasías quedan emparejadas con la experiencia positiva del orgasmo. Con el tiempo, la excitación parafílica se refuerza, el control de la conducta disminuye y la fantasía se ve acrecentada. Una vez que el proceso se ha establecido, es probable que vuelva a ocurrir porque el orgasmo es un refuerzo muy poderoso. Se ha considerado este tipo de conductas como trastornos que aparecen en condiciones en las que existe, de forma permanente, un *mal control de impulsos*, como ocurre en el contexto de una esquizofrenia, una demencia o un daño cerebral. Los pacientes con trastorno antisocial de la personalidad cometen ocasionalmente actos sexuales desviados para gratificar de forma inmediata sus deseos, aunque no tienen por qué presentar una parafilia auténtica, sin malestar subjetivo por la conducta parafílica y sin arrepentimiento.

Características clínicas, evolución y pronóstico de las distintas parafilias

Las parafilias se suelen establecer en la adolescencia y se dan casi exclusivamente en varones, aunque se han descrito casos en mujeres. La mayoría de los pacientes parafílicos son heterosexuales. Esta característica demográfica parece ser válida para fetichistas, pedófilos, exhibicionistas y voyeristas. Los individuos con parafilias suelen cumplir criterios de otras conductas parafílicas. Los trastornos psiquiátricos concomitantes son frecuentes; entre ellos, destacan el abuso de sustancias, los trastornos del estado de ánimo, la esquizofrenia y los trastornos de la personalidad.

A continuación, se estudian las características clínicas, la evolución y el pronóstico de distintas parafilias.

Fetichismo. Los fetichistas suelen utilizar prendas de goma, ropa interior femenina y zapatos de tacón alto como objetos de gratificación. El contacto con los objetos les produce excitación sexual, que es seguida de masturbación. Pueden ocupar mucho tiempo buscando los objetos que desean.

No se dispone de datos de seguimiento fiables, pero el trastorno suele comenzar en la adolescencia o al principio de la edad adulta y puede atenuarse cuando se establecen relaciones heterosexuales satisfactorias.

Trastorno pedofílico. Se caracteriza por un patrón sostenido, focalizado e intenso de excitación sexual, que se manifiesta con pensamientos, fantasías, deseos intensos o conductas sexuales persistentes que involucran a niños o niñas prepúberes. Además, para diagnosticar este trastorno, el individuo debe haber actuado según estos pensamientos, fantasías o urgencias, o ha de experimentar un marcado malestar debido a ellos. El diagnóstico no se aplica a conductas sexuales entre niños prepuberales o pospuberales que se encuentran cercanos en edad. Las personas con *pedofilia* eligen como compañero sexual a un niño de su mismo sexo o del sexo opuesto. Aunque esta patología puede aparecer a cualquier edad, la mayoría de los pedófilos que ven los médicos son de mediana edad. El pronóstico no se ha estudiado de forma fiable.

Trastorno exhibicionista. Aproximadamente, la tercera parte de los individuos remitidos a tratamiento por delitos sexuales son exhibicionistas. Suelen dividirse en dos grupos de hombres: los que tienen un temperamento inhibido, luchan contra sus pulsiones y exhiben el pene fláccido, y los que tienen rasgos agresivos que muestran el pene erecto y se masturban frente a terceros. Para diagnosticar este trastorno, el individuo debe haber actuado según estos pensamientos, fantasías, deseos o urgencias, o ha de experimentar un marcado malestar debido a ellos. El trastorno exhibicionista excluye específicamente las conductas exhibicionistas consensuadas con las personas involucradas, así como las formas socialmente sancionadas de exhibicionismo. A juzgar por los datos judiciales, es posible que los exhibicionistas que repiten su conducta la mantengan durante años. Cuando el exhibicionismo aparece en la edad madura o en la senectud, esta conducta puede indicar la presencia de algún tipo de deterioro orgánico cerebral.

Trastorno voyerista. Se caracteriza por un patrón sostenido, focalizado e intenso de excitación sexual que se manifiesta con pensamientos, fantasías, deseos intensos o conductas sexuales persistentes que involucran observar a una persona desnuda, en el proceso de desnudarse o teniendo alguna actividad sexual, sin que esta persona lo sospeche. Además, para diagnosticarlo, el individuo debe haber actuado según estos pensamientos, fantasías, deseos o urgencias, o ha de experimentar un marcado malestar debido a ellos. El trastorno voyerista excluye específicamente las conductas voyeristas consensuadas que ocurren con el consentimiento de la persona o personas que están siendo observadas. El *voyerismo* es a menudo una expresión de la curiosidad sexual de los adolescentes. Esta conducta se va sustituyendo de forma gradual por las experiencias sexuales directas, aunque el exhibicionismo pueda persistir.

Trastorno por sadismo sexual coercitivo. Se caracteriza por un patrón sostenido, focalizado e intenso de excitación sexual, que se manifiesta con pensamientos, fantasías, deseos intensos o conductas sexuales persistentes que implican infligir sufrimiento físico o psicológico a una persona que no lo ha consentido. Además, para diagnosticar este trastorno, el individuo debe haber actuado según estos pensamientos, fantasías o urgencias, o ha de experimentar un marcado malestar debido

a ellos. El trastorno por sadismo sexual coercitivo excluye específicamente el sadismo y el masoquismo sexual consensuado.

Manejo clínico de las parafilias

Este tipo de trastornos suelen ser tratados en atención especializada, pero los profesionales no psiquiatras deben tener la información y las habilidades necesarias para realizar un adecuado manejo y una correcta derivación del paciente hacia el especialista.

Durante el proceso de evaluación, el clínico deberá estar atento a:
- El motivo de la consulta:
  - En muchas ocasiones, el paciente acude presionado por la familia al haber sido descubierto o por existir problemas en la relación como consecuencia de dicha conducta.
  - A veces es el propio paciente quien solicita la ayuda, aunque lo más frecuente es que busque tratamiento como exigencia de los tribunales de justicia al haber sido condenado por sus conductas.
- El objetivo de la consulta. Puede estar relacionado con:
  - Acatar la sentencia de un tribunal.
  - Disminuir la tensión con su pareja.
  - Cambiar el objeto de la excitación sexual.
  - Adaptarse mejor a la conducta parafílica para que no le dé problemas pero sin cambiarla.
- La existencia de otro trastorno mental. Se deberá realizar una evaluación de otras patologías, como los trastornos por uso de sustancias, los trastornos de la personalidad, los trastornos afectivos bipolares, la esquizofrenia y las demencias.

En cualquier sujeto que consulte por problemas sexuales, se deberá realizar una evaluación psicosexual completa, que incluya:

- Información y conocimientos sobre sexualidad.
- Edad de inicio y evolución de las conductas sexuales, masturbación, contactos sexuales, etcétera.
- Antecedentes de relaciones sexuales.
- Orientación e impulso sexual.
- Disfunciones sexuales.
- Experiencias sexuales parafílicas.
- Prácticas sexuales en la actualidad.

Si existen además disfunciones sexuales, se pueden solicitar las pruebas complementarias indicadas para estos trastornos.

Consideraciones sobre el tratamiento

Como norma, no se debería imponer un tipo de tratamiento a un paciente que no lo desee.

Los objetivos del tratamiento deben ser claros desde el principio, y entre ellos se encuentran los siguientes:

- Adaptarse mejor a la conducta parafílica sin cambiarla (se intentará disminuir los problemas derivados de la parafilia).
- Desistir de la conducta problemática, pero conservando la excitación parafílica (el sujeto seguirá excitándose con fantasías parafílicas, pero sin llevarlas a cabo).
- Cambiar el motivo de la excitación.

En el caso de que el objetivo del tratamiento sea el de cambiar el objeto de la excitación, será necesario abordar los siguientes puntos:

- Animar al paciente a que establezca relaciones no parafílicas.
- Abordar la inadecuación sexual mediante técnicas basadas en la introspección y con técnicas conductuales, como las utilizadas en las disfunciones sexuales.
- Promover el interés por actividades gratificantes que ocupen el tiempo que antes el sujeto utilizaba en las conductas parafílicas.
- Disminuir la masturbación con fantasías parafílicas y animarlo a que utilice fantasías más adecuadas para su caso.

Técnicas psicológicas específicas para los trastornos parafílicos

Se han desarrollado diferentes métodos para reducir los patrones de excitación desviada mediante *saciación masturbatoria* (saciando o aburriendo al paciente con sus propias fantasías desviadas) o *sensibilización encubierta* (reemplazando las fantasías con imágenes desagradables), y para generar excitación en respuesta a temas no desviados mediante *condicionamiento masturbatorio*. El *entrenamiento en habilidades sociales* se utiliza para que el paciente pueda comunicarse de forma más eficaz con compañeros adultos adecuados. Las *técnicas cognitivo-conductuales* se han empleado para ayudar a los pacientes parafílicos a reestructurar las cogniciones equivocadas sobre las que fundamentan sus conductas (por ejemplo, interpretar erróneamente la docilidad de un niño como una expresión de que este desea mantener contactos sexuales). El *entrenamiento en relajación* puede servir para reducir la ansiedad y el estrés que frecuentemente preceden a las conductas parafílicas.

Tratamientos farmacológicos de las parafilias

Los estudios en los que se han utilizado la medroxiprogesterona o la ciproterona (*antiandrógenos*) reflejan resultados prometedores para el tratamiento de quienes incurren en infracciones repetidas. Estos fármacos actúan periféricamente reduciendo los niveles séricos de testosterona y centralmente aminorando el impulso sexual. El objetivo es disminuir las fantasías parafílicas y las conductas asociadas, al tiempo que se intenta evitar la disfunción eréctil.

Otros fármacos actúan sobre los niveles hormonales. Para reducir los niveles séricos de testosterona en varones con parafilias, también se ha utilizado la triptorelina, un análogo de la hormona liberadora de gonadotropinas. Este fármaco tiene menos efectos secundarios que la medroxiprogesterona (o que la ciproterona) y se puede administrar en forma de inyecciones mensuales. Un estudio comparativo con placebo ha mostrado eficacia.

Recientemente, se han utilizado los ISRS para reducir tanto las fantasías parafílicas como las conductas impulsivas. En un estudio abierto con sertralina, se encontró que individuos con gran variedad de parafilias experimentaban mejorías sustanciales. No se han realizado comparaciones directas de ISRS y medroxiprogesterona, pero, como los ISRS se toleran bien y pueden ser eficaces, se deben utilizar inicialmente. Los antiandrógenos se han de reservar para los pacientes cuyos síntomas no responden a los ISRS o cuya hipersexualidad está descontrolada o es peligrosa.

Respecto a otros tratamientos farmacológicos, los antipsicóticos o los antidepresivos están indicados cuando la parafilia se asocia a una esquizofrenia o a una depresión mayor.

 Las parafilias son trastornos caracterizados por la selección de objetos, personas que no dan su consentimiento o conductas como fuente de excitación sexual. Son poco frecuentes y tienden a la cronicidad. El tratamiento incluye el uso combinado de abordajes cognitivo-conductuales y farmacológicos.

TRASTORNOS DE LA IDENTIDAD SEXUAL. DISCORDANCIA DE GÉNERO

Los trastornos de la identidad sexual son relativamente infrecuentes y se inician en la infancia o en la adolescencia.

Concepto

El DSM-5 introdujo en 2013 el término *disforia de género* para abarcar este tipo de condiciones clínicas. Su característica esencial es el deseo de convertirse en un miembro del sexo opuesto. Los individuos con este trastorno, llamado también *transexualismo*, presentan típicamente una identificación profunda y persistente con el sexo opuesto y una sensación de inadecuación acerca de su propio género. En los adultos, a menudo da lugar a una preocupación persistente por librarse de los caracteres sexuales primarios y secundarios y adquirir las características sexuales del otro sexo. En la infancia, esto se puede manifestar en un niño que afirme que su pene o sus testículos le repugnan.

 Recientemente, el Grupo de Trabajo en la Clasificación de Trastornos Sexuales y Salud Sexual para la configuración de la CIE-11 en esta materia tuvo por objetivos centrales:

- La despatologización y desestigmatización de las personas denominadas *transgénero*.
- Posibilitar que su tratamiento y los servicios de salud sean accesibles y de calidad para las personas que así lo requieran.

Para conciliar ambos objetivos, en la CIE-11, las categorías transgénero han sido excluidas del capítulo V, «Trastornos mentales y del comportamiento», y se ubican en otro. Asimismo, se ha sugerido el cambio de nombre y la reconceptualización de estas categorías, con la modificación de la categoría *transexualismo* por *discordancia de género en la adolescencia y adultez*, que se ha caracterizado como «una incongruencia marcada y persistente entre la experiencia de género del individuo y el sexo asignado» durante la vida adulta, y la propuesta de reclasificación y modificación de la categoría *trastorno de identidad de género en la infancia* por *discordancia de género en la infancia*, que se ha caracterizado como «una incongruencia marcada y persistente entre la experiencia/expresión del género individual y el sexo asignado en infantes prepuberales». Esta categoría se ha evaluado como más aceptable y útil desde el punto de vista clínico.

Trastornos del control de los impulsos y de la conducta

16

Á. Ibáñez Cuadrado y L. León Quismondo

OBJETIVOS

- Saber qué es la impulsividad y cuáles son sus características esenciales y sus sustratos etiopatogénicos y neurobiológicos.
- Conocer el concepto y las características esenciales de los trastornos del control de los impulsos (TCI) y qué trastornos incluyen en las clasificaciones actuales.
- Aprender cuáles son los principales factores etiopatogénicos implicados en el desarrollo de los TCI.
- Conocer el concepto, la epidemiología, las manifestaciones clínicas, la etiopatogenia y el tratamiento de los principales TCI y del trastorno de conducta.

INTRODUCCIÓN

Los TCI son trastornos psiquiátricos prevalentes e incapacitantes que se caracterizan por el fracaso repetido para resistir un impulso, una pulsión o una tentación de realizar un acto que es gratificante para la persona, al menos en el corto plazo, a pesar de las consecuencias negativas para ese individuo o para los demás, y de que provocan un marcado malestar en relación con el patrón del comportamiento, o bien un deterioro significativo en lo personal, familiar, social, educativo u ocupacional, o en otras áreas importantes del funcionamiento de la persona.

Los TCI reúnen una serie de entidades patológicas que son heterogéneas y no tienen una etiología clara, aunque se agrupan en la misma categoría en las clasificaciones de los trastornos mentales debido a las grandes semejanzas descriptivas. Los trastornos agrupados conjuntamente han ido variando a lo largo de las clasificaciones. En la actual CIE-11, de la Organización Mundial de la Salud, se consideran aquellos que comportan una variedad de comportamientos específicos que incluyen el incendio, el robo, el comportamiento sexual y los arrebatos explosivos. Esta clasificación dedica dos capítulos a estos trastornos: uno para los TCI y otro para los trastornos de comportamiento disruptivo y disocial.

Por su parte, la American Psychiatric Association incluyó los TCI en el DSM-5-TR, agrupados con otros trastornos en un capítulo denominado «Trastornos disruptivos, del control de los impulsos y de la conducta», que incluyen afecciones que se manifiestan con problemas en el autocontrol del comportamiento y las emociones, y que se caracterizan por conductas que violan los derechos de los demás (por ejemplo, agresión y destrucción de la propiedad) o llevan al individuo a conflictos importantes frente a las normas de la sociedad o las figuras de autoridad.

A continuación, en primer lugar, se llevarán a cabo una serie de consideraciones sobre la impulsividad, que es el elemento común que subyace bajo estos trastornos; posteriormente, se explicarán las entidades clínicas que se incluyen dentro de los TCI; después, se pasará a detallar las características de cada uno de ellos. El DSM-5-TR incluye los siguientes trastornos: trastorno negativista desafiante, trastorno explosivo intermitente, trastorno de conducta, trastorno de la personalidad antisocial, piromanía, cleptomanía y otros. El trastorno negativista desafiante es característico de la infancia-adolescencia, por lo que no se incluye en este capítulo. La CIE-11 no incluye el trastorno antisocial de la personalidad (por lo que tampoco se incluirá aquí), pero sí la piromanía, la cleptomanía y el trastorno explosivo intermitente (como el DSM-5-TR), y también el trastorno por comportamiento sexual compulsivo. A pesar de que el trastorno por compras compulsivas no se contempla en ninguna de las dos clasificaciones, se hará referencia a él por su frecuente presentación en el ámbito clínico.

IMPULSIVIDAD

La impulsividad es el elemento común que subyace en los trastornos agrupados en los TCI. La palabra *impulsividad* deriva del latín *impulsus*, que significa «golpear» o «empujar», y abarca comportamientos que parecen escapar del control de la voluntad.

Se trata de un concepto complejo, heterogéneo, impreciso y de difícil definición, si bien los distintos autores señalan las características más destacadas que constituyen su núcleo:

- Tendencia a responder de forma impetuosa, rápidamente y sin reflexión previa.
- Sin premeditación aparente.

- Dificultad para detener o inhibir acciones una vez que han comenzado.
- Realización de determinadas conductas, aunque sus consecuencias sean negativas.
- Incapacidad para retrasar una conducta gratificante.

La impulsividad puede ocurrir como parte de un trastorno clínico o como una característica de la personalidad. Como característica clínica, está presente en muchos trastornos psiquiátricos que no están incluidos en los TCI, lo que incluye el *cluster* B de los trastornos de la personalidad (especialmente el límite y el antisocial, aunque este se incluye actualmente en el DSM-5-TR dentro del apartado de los TCI), los trastornos neurológicos caracterizados por desinhibición conductual (como el síndrome de Gilles de la Tourette), el espectro del trastorno por déficit de atención e hiperactividad (TDAH), la adicción a sustancias, el trastorno por atracón, la bulimia, algunas parafilias, los trastornos del desarrollo y los trastornos del espectro bipolar.

 La impulsividad puede ocurrir como parte de un trastorno clínico o como una característica de la personalidad.

Componentes de la impulsividad

La impulsividad puede ser subclasificada desde el punto de vista teórico en dos entidades diferenciadas:

- Acción impulsiva:
  - Se asocia con una merma en la inhibición conductual.
  - Incluye reacciones prematuras y la dificultad para controlar o suprimir la conducta.
  - Se estima su medida tanto en animales de laboratorio como en humanos a través de tareas de tipo *go/no-go y stop signal reaction time*.
- Elección impulsiva:
  - Se refiere a la toma de decisiones sin una apropiada deliberación de distintas opciones.
  - En la impulsividad se observaría una aversión al retraso en la recompensa.
  - Se mide experimentalmente utilizando paradigmas de retraso-descuento, según los cuales en la impulsividad habría una mayor tendencia hacia una pequeña pero inmediata recompensa, en contraposición a una mayor recompensa, pero retrasada en el tiempo.

Junto a estos dos elementos de la impulsividad, se puede destacar también otro componente observable con frecuencia en la práctica clínica, caracterizado por la expresión concomitante de la impulsión y la agresión, que se ha venido a denominar *agresión impulsiva* y que se encuentra con frecuencia en el trastorno de la personalidad límite y en el antisocial.

Sustratos etiopatogénicos y neurobiológicos en la impulsividad

Los sustratos neurofisiológicos de la impulsividad son menos conocidos que los de la ansiedad o la tristeza, pero es posible que los avances científicos permitan distinguir entre impulsividad normal e impulsividad patológica, al igual que ocurre con otras dimensiones psicológicas.

En las bases neuroanatómicas de la impulsividad y los TCI, se pueden señalar de manera esquemática los siguientes elementos fundamentales, con complejas interrelaciones entre sí:

- La corteza prefrontal (orbitofrontal/cingulado): zonas de control.
- Hipocampo: memoria de recompensa (entorno que acompaña a la entrada sensorial).
- Tálamo: filtro sensorial.
- Núcleo *accumbens*: centro de recompensa.
- Amígdala: memoria emocional.

La disociación entre los componentes de la impulsividad se puede observar según la zona de lesión a nivel experimental, de manera que las lesiones en el núcleo *accumbens* aumentan ambos tipos de impulsividad, y las lesiones en la corteza orbitofrontal y/o núcleo subtalámico aumentan no solo la acción impulsiva, sino también la tolerancia al retraso de la recompensa.

La etiopatogenia de la impulsividad responde a un modelo multifactorial, en el que destacan los siguientes factores:

- Factores ambientales, entre los que se incluyen el estrés en las primeras etapas de la vida, que es capaz de inducir cambios en el sistema dopaminérgico mesocorticolímbico que repercuten en la impulsividad.
- Factores genéticos, derivados fundamentalmente del hallazgo repetido de trastornos impulsivos en estudios familiares. Se han investigado distintos genes de sistemas implicados en la neurobiología, fundamentalmente del sistema dopaminérgico y serotoninérgico, y también del glutamatérgico y opioide.
- Factores hormonales. Se ha estudiado fundamentalmente el papel de la testosterona, sobre todo en la conducta impulsiva-agresiva, y también el de los neuropéptidos, como la oxitocina y la vasopresina.
- Factores neurobiológicos:
  - Déficits en la neurotransmisión:
    - Serotonina: dificulta las actitudes de inhibición y espera.
    - Noradrenalina:
      - Altera el mantenimiento de la atención.
      - Los inhibidores de la recaptación de la noradrenalina, como la atomoxetina, reducen la acción impulsiva.
    - Dopamina: interviene en la búsqueda de gratificación y recompensa, y en la percepción subjetiva de capacidad y falta de crítica.
    - Acetilcolina: influye en la irritabilidad y la disforia basal.
  - Otros:
    - Ácido gamma-aminobutírico (disminución).
    - Glutamato (aumento). Los antagonistas del receptor del ácido N-metil-D-aspártico (NMDA) y del receptor metabotrópico de glutamato modulan la acción impulsiva.

- Testosterona: influye en la impulsividad agresiva.
- Vasopresina.
- Endorfinas (autoagresividad).
- Hiperfunción del eje hipotálamo-hipófisis-suprarrenal.

Manifestaciones conductuales de la impulsividad

Desde la perspectiva conductual, la impulsividad se puede manifestar de distintas formas: despreocupación, infravaloración del daño, extraversión, impaciencia, incapacidad para retrasar la gratificación, falta de premeditación, tendencia a adoptar riesgos y búsqueda de sensaciones. Lo que hace que un impulso sea patológico es la incapacidad para resistirse a él y a su forma de manifestarse. En ocasiones, las conductas impulsivas pueden ir acompañadas de violencia, por lo que el binomio impulsividad-agresividad puede estar presente en algunos de los TCI, como ya se ha señalado.

CONCEPTO DE TRASTORNOS DEL CONTROL DE LOS IMPULSOS

Los TCI son un grupo muy heterogéneo de trastornos cuya agrupación en un mismo apartado se justifica desde el punto de vista teórico porque son definidos por un patrón de comportamiento.

Sus características clínicas comunes son las siguientes:

- Dificultad para resistir un impulso, deseo o tentación de llevar a cabo algún acto que es dañino o perjudicial para el propio individuo o para los demás. El individuo puede ofrecer (o no) una resistencia consciente a dicho impulso, y la realización del acto en sí puede ser premeditada y planificada o no serlo.
- Antes de cometer el acto, en general, el sujeto percibe una progresiva sensación de malestar emocional en forma de tensión o activación interior.
- Durante la realización del acto, el individuo experimenta placer, gratificación o liberación, por lo que el acto en sí mismo sería egosintónico, es decir, que es consonante con los deseos conscientes inmediatos del sujeto.

- Después de realizar el acto, cuando se consideran sus consecuencias, pueden (o no) aparecer sentimientos negativos, como arrepentimiento, autorreproches, culpa, vergüenza o remordimientos.

Aunque dichas características también pueden identificarse en otros trastornos mentales, por convención se excluyen los siguientes del apartado de TCI en las clasificaciones al tener una codificación independiente en apartados propios: trastornos relacionados con el consumo de alcohol y/o de otras sustancias y adicciones comportamentales, trastornos de la conducta alimentaria y un tipo de TCI que afecta al comportamiento sexual, denominado comúnmente *parafilias*.

Los TCI no fueron formalmente incluidos y reconocidos como enfermedades mentales hasta 1980, cuando la American Psychiatric Association recoge por primera vez en el DSM-III un apartado denominado «Trastornos del control de los impulsos no clasificados en otros apartados», que se ha mantenido en las ediciones posteriores y se recogió también por primera vez en la clasificación CIE-10. Sin embargo, se pueden encontrar antecedentes históricos en la primera mitad del siglo XIX, cuando Esquirol introdujo el término *monomanía instintiva* para describir una serie de trastornos del comportamiento caracterizados por la realización de actos impulsivos sin motivo como respuesta a un impulso irresistible que se presenta de forma instintiva o involuntaria, dentro de los que se incluían originalmente el alcoholismo, la piromanía y algunas formas de homicidio. La cleptomanía, cuyas primeras descripciones corresponden también a la misma época, no fue añadida al grupo de las monomanías hasta unos años más tarde.

Entre los diagnósticos clínicos en los que pueden aparecer conductas impulsivas patológicas, se encuentran los TCI (**Tabla 16-1**). Los TCI comparten algunos elementos comunes con los trastornos por uso de sustancias y con los trastornos obsesivo-compulsivos; se encuentra una elevada comorbilidad entre ellos. Algunos autores consideran que hay un espectro entre los TCI y los trastornos obsesivo-compulsivos: lo han denominado *espectro impulsivo-compulsivo*.

Tabla 16-1. Principales trastornos psiquiátricos donde aparecen conductas impulsivas

Trastornos orgánicos	TCI	Adicciones	Trastornos de personalidad y otros trastornos
Demencia	Trastorno explosivo intermitente	Trastorno por uso de sustancias y trastornos de la conducta alimentaria	Trastorno de la personalidad límite
Delirium	Piromanía	Trastorno por juego	Trastorno antisocial de la personalidad
Cambio de personalidad debido a enfermedad médica	Cleptomanía	Adicción a videojuegos	Trastorno por déficit de atención e hiperactividad
Intoxicación o síndrome de abstinencia por sustancias	Trastorno por comportamiento sexual compulsivo	Tricotilomanía	Trastorno psicótico
	Compras compulsivas	Bulimia y anorexia nerviosa	Trastorno afectivo: manía, hipomanía, depresión
		Trastorno por atracón	Trastorno adaptativo

TCI: trastornos del control de los impulsos.

Los TCI y los trastornos por uso de sustancias comparten importantes aspectos en algunas áreas, como la psicopatología y la comorbilidad (**Tabla 16-2**). En ambos casos, las ideas obsesivas son de carácter egosintónico, episódicas o fugaces; las compulsiones no cumplen el criterio establecido en algunas clasificaciones diagnósticas, ya que el sujeto las lleva a cabo para obtener una conducta placentera. En los TCI predominan los rasgos de personalidad del tipo «búsqueda de sensaciones»; sin embargo, en los sujetos con trastornos por uso de sustancias, el espectro de las características de personalidad es más diverso.

ETIOPATOGENIA DE LOS TRASTORNOS DEL CONTROL DE LOS IMPULSOS

A pesar de la heterogeneidad de los trastornos incluidos en este grupo, muchos de ellos tienen un claro componente hereditario, como lo prueban los estudios de riesgo familiar, que muestran una prevalencia mayor de estos trastornos en los familiares de primer grado de los pacientes afectados. Además, se ha postulado que el comportamiento impulsivo puede ser el resultado de una alteración en el circuito cerebral encargado de la regulación de las emociones. A esto se añade que, desde el punto de vista psicológico, la mayoría de los estudios coinciden en que la conducta impulsiva tiene la función de escapar de un estado interno que resulta aversivo para la persona, es decir, que le produce algún tipo de malestar. De este modo, se estudiarán a continuación los factores genéticos, neurobiológicos y psicológicos de los TCI.

Factores genéticos

Se han realizado diversos estudios para esclarecer el origen genético molecular en estos trastornos, para lo que se han investigado principalmente polimorfismos genéticos en los genes de los sistemas serotoninérgico y dopaminérgico, pero los resultados no han sido concluyentes y requieren replicación en muestras más amplias. Los hallazgos sugieren que los factores genéticos podrían conferir susceptibilidad para el desarrollo de estos trastornos con la contribución genética poligénica multifactorial, en cuya etiopatogenia la interacción genética ambiental desempeña un papel primordial.

Factores neurobiológicos

Del circuito cerebral encargado de la regulación de las emociones forman parte, entre otras regiones, la corteza frontal orbital, la amígdala y la corteza cingulada anterior (**Fig. 16-1**). Los estudios de neuroimagen han implicado a la corteza prefrontal ventromedial y al estriado ventral en la patofisiología de los TCI.

La amígdala parece desempeñar un papel crucial en el aprendizaje de estímulos asociativos primarios. Las emociones negativas podrían suprimirse a través de las conexiones de tipo inhibitorio que conectan algunas áreas de la corteza prefrontal (como la corteza orbitofrontal) con la amígdala. La activación de áreas de la corteza prefrontal presenta una asociación inversa con la activación de la amígdala. Es decir, que una débil activación de la corteza prefrontal se traduciría en un mal control inhibitorio de la amígdala, lo que dificultaría la supresión de las emociones negativas. Dado que la corteza

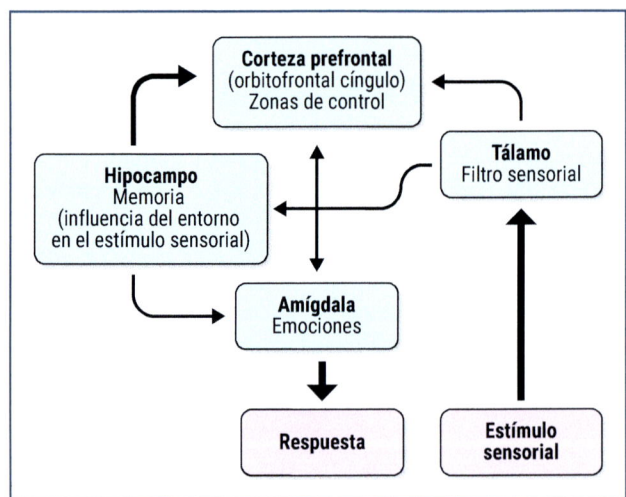

Figura 16-1. Neurobiología de las conductas impulsivas. Resumen de las relaciones entre las diferentes estructuras implicadas en el control de los impulsos. La corteza prefrontal, a través de las proyecciones a las diferentes estructuras, ejerce un control inhibitorio de las conductas impulsivas. El hipocampo y la amígdala participan en el componente motivacional de las conductas a través de su papel primordial en la memoria y las emociones, respectivamente.

Tabla 16-2. Relaciones entre los trastornos del control de los impulsos, los trastornos por uso de sustancias y el trastorno obsesivo-compulsivo

Variable clínica	TCI	TUS	TOC
Obsesiones	Egosintónica/episódica/fugaces	Egosintónica/episódica/fugaces	Egodistónica/continuada
Compulsiones	Urgencia/deseo de realizarla/experimentan placer por refuerzo (+)	Urgencia/deseo de realizarla/experimentan placer por refuerzo (+)	Urgencia/experimentan alivio por refuerzo (–)
Rasgos de personalidad	Buscadores de sensaciones	Variable	Evitación del daño
Neurobiología	Inhibición del circuito corteza - ganglios basales - tálamo	Variable	Hiperfunción de circuito corteza - ganglios basales - tálamo
Comorbilidad	TUS (alcohol, cocaína)	Juego patológico y cleptomanía	Tricotilomanía Alcoholismo

TCI: trastorno del control de los impulsos; TOC: trastorno obsesivo-compulsivo; TUS: trastorno por uso de sustancias.

prefrontal contiene un elevado número de receptores del tipo $5HT_2$, se ha hipotetizado que una disfunción serotoninérgica en estas áreas predispondría a que los individuos tuviesen una inadecuada regulación de las emociones negativas (una mezcla de cólera, angustia y agitación), lo que implicaría un mayor riesgo para el descontrol de los impulsos, la violencia y la agresividad.

Los estudios neurobiológicos realizados en estos trastornos son escasos e incluyen un número limitado de pacientes. Entre ellos, los estudios sobre los niveles plasmáticos y el líquido cefalorraquídeo de los principales neurotransmisores cerebrales y de sus metabolitos, del nivel de actividad de las enzimas encargadas de su metabolización, así como de las pruebas de estimulación para investigar la funcionalidad, han puesto de manifiesto principalmente una hipofunción del sistema serotoninérgico. También se ha implicado en la etiopatogenia al sistema dopaminérgico por su participación en el llamado *circuito de la recompensa*, integrado fundamentalmente por las proyecciones entre la corteza prefrontal, el núcleo *accumbens* y el área tegmental ventral, sobre el que el sistema gabaérgico y el sistema opioide tienen un efecto inhibitorio (**Fig. 16-2**). La participación de este circuito podría explicar la persistencia y repetición de las conductas impulsivas, a pesar de las consecuencias negativas para el individuo.

Otros estudios han evidenciado también la posible participación de otros neurotransmisores (como la noradrenalina), de neuropéptidos (como la oxitocina y la vasopresina), así como alteraciones en la expresión de las subunidades del receptor AMPA, reducciones en los marcadores asociados a la plasticidad y aumento del estrés oxidativo en la corteza prefrontal. Estudios recientes también han informado de una asociación negativa entre la impulsividad y los niveles de ácido gamma-aminobutírico en el cerebro. Se ha observado que los pacientes con mayor impulsividad tienen en el cerebro concentraciones más bajas de ácido gamma-aminobutírico, y más altas de glutamato.

Factores psicológicos

La realización de la conducta impulsiva evitaría el malestar producido por un estado interno que resulta aversivo para la persona. En este sentido, los TCI se han relacionado con dificultades en el manejo emocional de estados internos desagradables, como la tristeza, el enfado o la ansiedad. En esta misma línea, algunos TCI se han relacionado con una dificultad en la resolución de problemas, por lo que se recurre a la conducta impulsiva como una manera de evitarlos. Por otro lado, también se han relacionado con la existencia de un déficit en habilidades sociales, carencias afectivas, traumas o abusos infantiles y la presencia de sesgos cognitivos.

TRASTORNO EXPLOSIVO INTERMITENTE

El trastorno explosivo intermitente se caracteriza por episodios breves (habitualmente de menos de 30 minutos) y repetidos de agresión verbal o física o destrucción de bienes que representan un déficit en el control de los impulsos agresivos, en los que la intensidad de la explosión o el grado de agresividad son totalmente desproporcionados respecto al estímulo o los estresores psicosociales que desencadenan esa respuesta. Los arrebatos agresivos no son premeditados y no persiguen ningún objetivo (por ejemplo, dinero, intimidación, etc.). El patrón de comportamiento es lo suficientemente grave como para causar un deterioro significativo en los aspectos personal, familiar, social, educativo, ocupacional o en otras áreas importantes de funcionamiento del individuo.

Epidemiología

La prevalencia a lo largo de la vida a nivel mundial se ha estimado en el 0,8 % de la población adulta, aunque en algunos países alcanza cifras superiores, que se han estimado en hasta el 2,7 %. Algunos autores con criterios menos restrictivos apuntan a prevalencias superiores, entre el 4,0 y el 7,0 %. El trastorno suele iniciarse en la adolescencia, y tiene un inicio más temprano y una prevalencia mayor en los varones. Es más frecuente en los individuos más jóvenes (menores de 35-40 años), y se diagnostica más en los varones que en las mujeres. Es frecuente que presente comorbilidad con otros trastornos mentales, en particular con trastornos depresivos, trastornos de ansiedad, trastornos por uso de sustancias y TDAH, y presenta además con mayor frecuencia intentos de suicidio y conductas autolesivas no letales. Además, alrededor del 25 % de los pacientes con este trastorno tienen antecedentes de trastorno de conducta o trastorno oposicionista desafiante. Los individuos con trastorno límite o antisocial de personalidad tienen también mayor riesgo de desarrollar trastorno explosivo intermitente. Entre las afecciones orgánicas, los comportamientos agresivos se

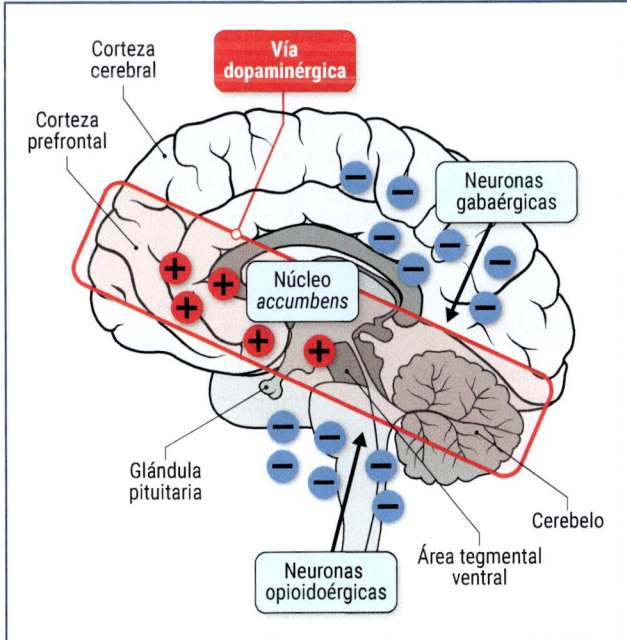

Figura 16-2. Vía dopaminérgica del refuerzo. El sistema dopaminérgico participa en el llamado *circuito de la recompensa*, integrado fundamentalmente por las proyecciones entre la corteza prefrontal, el núcleo *accumbens* y el área tegmental ventral, sobre el que el sistema gabaérgico y el sistema opioide tienen un efecto inhibitorio.

han asociado en mayor medida con las lesiones cerebrales traumáticas.

Etiopatogenia

Algunos estudios señalan que aproximadamente un tercio de los familiares de pacientes diagnosticados de este trastorno sufren también un trastorno explosivo intermitente. En cuanto a los factores neurobiológicos, los hallazgos más relevantes proceden de los estudios basados en la neurotransmisión serotoninérgica cerebral y del funcionalismo de la corteza prefrontal. Por otra parte, cabe señalar que las personas que sufren un trauma emocional y/o físico durante las dos primeras décadas de la vida tienen mayor riesgo de presentar un trastorno explosivo intermitente, lo que se ha asociado también con factores de vulnerabilidad psicológica.

Factores genéticos

Los genes que se han implicado en la transmisión de este trastorno son los que regulan el receptor $5HT_{1B}$, los de la triptófano-hidroxilasa y para la monoaminooxidasa A. Estos genes también se han implicado en otros trastornos, como la dependencia por alcohol y el trastorno antisocial de la personalidad.

Factores neurobiológicos

En este apartado se estudiarán la neurotransmisión y la neurofisiología cerebrales.

Neurotransmisión cerebral

El neurotransmisor más directamente implicado con este trastorno es la *serotonina*. En estos pacientes, se han encontrado hallazgos que indican una baja función serotoninérgica cerebral, puesta de manifiesto por bajas concentraciones de metabolitos ácido 5-hidroxindolacético en el líquido cefalorraquídeo, así como por una baja actividad serotoninérgica plaquetaria. A nivel cerebral, la hipofunción serotoninérgica afectaría especialmente a áreas del sistema límbico (cingulado anterior) y a la corteza orbitofrontal. Diferentes estudios han señalado que una menor actividad serotoninérgica central se asocia con una mayor agresividad impulsiva. Ciertos neurotransmisores, como la dopamina y la noradrenalina, así como la vasopresina, el factor neurotrópico derivado del cerebro, los opioides endógenos y la testosterona ejercen un papel modulador sobre la agresividad, mientras que la sintetasa del óxido nítrico la inhibe.

Neurofisiología cerebral

Se han encontrado frecuentes alteraciones de carácter inespecífico en el electroencefalograma de estos pacientes, así como un predominio de dominancia cerebral mixta y otros signos neurológicos ambiguos. Los estudios de neuroimagen cerebral coinciden en que la estimulación de la corteza prefrontal de estos pacientes provoca una respuesta débil. También se ha constatado una baja unión a receptores $5HT_{1A}$ en la corteza prefrontal de los sujetos con este trastorno, lo que apunta a un deficiente control de las estructuras subcorticales, como la amígdala, por parte de estas áreas frontales.

Factores psicológicos y ambientales

Sentirse arrinconado, criticado o rechazado puede constituir acontecimientos que desencadenen la conducta explosiva y que provoquen los estados internos molestos que preceden a los episodios agresivos. La propia conducta agresiva sería una forma de escape en personas con dificultad para regular sus estados de ánimo y sus emociones, lo que supone un refuerzo negativo al proporcionar un alivio de dichos estados internos aversivos.

Manifestaciones clínicas

Se trata de un trastorno caracterizado por la aparición de episodios de dificultad para controlar los impulsos agresivos que dan lugar a violencia o a la destrucción de la propiedad. Esta agresividad se considera desproporcionada para la intensidad del estresor que la desencadenó.

En el diagnóstico diferencial, hay que tener en cuenta que estos episodios repetidos de violencia no se produzcan exclusivamente en el contexto de otro trastorno mental primario (trastorno bipolar, trastorno psicótico, etc.), durante un síndrome confusional o en relación con la intoxicación o abstinencia de sustancias. Especial dificultad puede presentar el diagnóstico diferencial con el trastorno negativista desafiante, el trastorno de conducta y el trastorno antisocial de la personalidad.

Curso y pronóstico

El inicio del trastorno suele ser en edades tempranas, más frecuentemente en la adolescencia o en el inicio de la edad adulta. Es raro el debut después de los 40 años. El curso suele ser episódico, con exacerbaciones que pueden coincidir con los momentos de mayor estrés, y tiende a prolongarse durante años. Sin embargo, con el paso del tiempo y debido a la maduración psicológica y a las estrategias desarrolladas por estos pacientes para evitar la agresividad, la frecuencia de estos arrebatos disminuye.

Tratamiento

El tratamiento más eficaz consiste en la utilización conjunta de fármacos y de psicoterapia por parte de los especialistas en psiquiatría. Entre los fármacos que se han mostrado eficaces en algunos estudios, se encuentran los betabloqueantes, los antiepilépticos (por ejemplo, la carbamacepina), los antipsicóticos (como la quetiapina) o los inhibidores selectivos de la recaptación de serotonina. Las benzodiacepinas se deberían evitar porque pueden empeorar la agresividad al provocar desinhibición. Sin embargo, actualmente no existen recomendaciones de tratamiento basadas en la evidencia para los TCI y tampoco para el trastorno explosivo intermitente, aunque los datos actuales apuntan a que en este trastorno la oxcarbacepina y la fluoxetina son los más eficaces.

Dentro de las psicoterapias, las más utilizadas son las de orientación cognitivo-conductual con fijación de límites. Uno de los aspectos que se han de trabajar es la identificación de los estímulos desencadenantes y los acontecimientos precipitantes, tanto internos como externos, para posteriormente presentar dichos estímulos al mismo tiempo que se bloquea la posibilidad de realizar la conducta violenta. Paralelamente, es necesario desarrollar habilidades básicas de manejo y regulación emocional.

CLEPTOMANÍA

La cleptomanía es un trastorno caracterizado por la presencia de episodios repetidos de sustracción de objetos debido a la imposibilidad de controlar el impulso de robar en ausencia de un motivo aparente, ya que de manera característica los objetos no son necesarios ni para uso personal ni por su valor monetario.

Epidemiología

A pesar de la falta de estudios epidemiológicos que hayan incluido este trastorno, se considera que entre el 0,3 y el 0,6 % de la población general puede cumplir sus criterios a lo largo de la vida. El porcentaje es mayor entre los individuos detenidos por robar en tiendas, que representan al menos el 5 % de los casos. Es más frecuente en las mujeres que en los varones (2:1 en muestras clínicas). Con frecuencia, se asocia con comorbilidad con compras compulsivas, trastorno depresivo y bipolar, trastornos de ansiedad, bulimia nerviosa, trastornos de personalidad, trastorno por uso de sustancias y otros TCI.

Etiopatogenia

Se desconoce la implicación de factores genéticos en la etiología de este trastorno, aunque en los familiares de primer grado de los individuos con cleptomanía se han observado tasas más altas de trastorno obsesivo-compulsivo y trastorno por consumo de alcohol que en la población general.

Se han señalado como de riesgo algunos factores familiares relacionados con la crianza (niños criados por sus abuelos, padres divorciados, falta de comunicación emocional padres-hijos, educación autoritaria) y otros factores ambientales (como factores escolares; es frecuente el aislamiento y el castigo en este medio, lo que dificulta el desarrollo de la autoestima del sujeto).

Los pacientes de cleptomanía a menudo se encuentran o están experimentando acontecimientos importantes en su vida real y están sometidos a un gran estrés relacionado con el trabajo, la vida y las emociones. Por otra parte, las evidencias neurobiológicas encontradas implican la disfunción de diferentes neurotransmisores.

Factores neurobiológicos

Se ha señalado que pueden existir factores fisiológicos al observarse que el robo compulsivo puede estar causado por ciertos factores orgánicos, como tumores, epilepsia, demencia o cambios inducidos por fármacos. La cleptomanía también puede ser el resultado de atrofia cerebral, discapacidad intelectual, etc., por lo que se especula que la enfermedad puede existir en el sistema límbico del cerebro y causar un aumento en el impulso del deseo y el deterioro de la función de control de la corteza cerebral.

Se han encontrado alteraciones que sugieren una *hipofunción serotoninérgica* en estos pacientes (de manera similar a los hallazgos encontrados en otros TCI), que también se ha relacionado con la evidencia de marcados rasgos de impulsividad y la tendencia a asumir riesgos. Además, se ha señalado un aplanamiento de la respuesta serotoninérgica en la corteza prefrontal cuando se estimula con agonistas serotoninérgicos y una disminución de los transportadores de la serotonina plaquetaria.

También se ha descrito en la cleptomanía una *disfunción dopaminérgica*, que se ha asimilado al llamado *síndrome de deficiencia de la recompensa*. Consiste en un estado de hipodopaminergia de base genética que se pone de relieve ante determinadas circunstancias ambientales. La búsqueda de la recompensa (el robo) provoca placer e intenta paliar la situación basal, como si se tratase de una conducta de automedicación. El aumento de dopamina generado en el núcleo *accumbens* cuando se va a llevar a cabo dicha conducta favorece su refuerzo.

Por otro lado, se han implicado los *mecanismos opioides* en las conductas de robo referidas por pacientes con cleptomanía. De hecho, son experimentadas como placenteras, y, cuando se trata al paciente con antagonistas opiáceos (como la naltrexona), disminuye la frecuencia la conducta.

En resumen, el deseo de robar parece estar asociado al aumento de la actividad dopaminérgica, potenciado por el circuito opioidérgico y con una disfunción serotoninérgica que dificulta la puesta en marcha de mecanismos inhibitorios.

Factores psicológicos

Se considera que el robo puede ser utilizado por estas personas como una estrategia para aliviar los sentimientos depresivos. Esta formulación encajaría dentro de la teoría de la *automedicación*, y explicaría el inicio de los robos como una manera de obtener una compensación simbólica ante una pérdida percibida. Después, la conducta se mantendría por el refuerzo positivo (placer) y el negativo (dejar de experimentar tensión), y por la intermitencia de dichos refuerzos (el refuerzo intermitente aumenta el condicionamiento de la conducta).

Manifestaciones clínicas

La cleptomanía se caracteriza por la dificultad recurrente para el control de los impulsos de robar objetos que ni son necesarios para el uso personal ni representan un importante valor económico. Los pacientes experimentan las características comunes a los TCI: tensión creciente antes del robo, sensación de placer cuando se está robando y alivio, culpa o autorreproches después de la comisión del acto. Los sujetos con este trastorno llevan a cabo estas conductas por motivos distintos a la venganza o a la cólera contra los propietarios de los objetos robados.

En el diagnóstico diferencial, hay que tener en cuenta, en primer lugar, el robo ordinario (conductas de hurto no influidas por trastornos psiquiátricos), que puede ser planeado o impulsivo, pero es deliberado y está motivado por la utilidad del objeto robado o el valor económico. En algunos individuos, especialmente en la adolescencia, el robo puede ser un desafío o una forma de rebeldía. También hay que considerar otros trastornos mentales, como el trastorno de personalidad antisocial, el trastorno de conducta, los trastornos neurocognitivos y los episodios de hipomanía o manía en el trastorno bipolar.

 En la cleptomanía, los objetos robados ni son necesarios para el uso personal ni representan un importante valor económico.

Curso y pronóstico

La edad de inicio del trastorno es variable. Es más frecuente en la adolescencia o en el inicio de la edad adulta, aunque puede producirse a cualquier edad. Es posible que el curso del trastorno adopte distintos patrones: puede ser esporádico (episodios breves y largos períodos de remisión), episódico (largos períodos de robo con otros de remisión) y crónicos (con distinto grado de fluctuación). En general, los síntomas aparecen en la juventud y llegan a pasar más de 15 años hasta que los sujetos acuden a solicitar tratamiento, a pesar de que son habituales los arrestos por los frecuentes robos que suelen llevar a cabo.

Tratamiento

En el tratamiento farmacológico, se han utilizado determinados fármacos, como la naltrexona, el valproato, la trazodona, el litio y los antidepresivos inhibidores selectivos de la recaptación de serotonina, aunque la evidencia hasta ahora solo ha mostrado la eficacia de la naltrexona. La terapia se orienta a un aumento de la introspección, así como a aprender nuevos patrones de conducta que eviten la exposición a lugares donde se encuentran los objetos que los pacientes suelen robar. Es importante también tener en cuenta en el tratamiento la frecuente comorbilidad que presentan estos sujetos.

En el tratamiento psicológico, se ha utilizado con éxito la desensibilización en imaginación combinada con la relajación. Esta técnica consiste en pedir a los pacientes que se imaginen escenas en las que se incluyen objetos que robarían, pero deteniéndose en el último momento. También se ha considerado importante el tratamiento de los síntomas depresivos, dada la elevada comorbilidad encontrada con los trastornos del estado de ánimo.

PIROMANÍA

La piromanía es un trastorno caracterizado por el impulso para provocar incendios, con la presencia de varios episodios, de manera deliberada e intencionada, y que reúne las características de los TCI, siempre que la provocación del incendio no responda a ninguna otra motivación económica, delictiva, etcétera.

Epidemiología

No hay datos sobre la prevalencia de este trastorno en la población general. Como diagnóstico primario, se trata de una entidad rara. La mayoría de los estudios están realizados sobre sujetos con conducta incendiaria detenidos o condenados por este tipo de delitos, por lo que a menudo se ha puesto en duda su fiabilidad por las repercusiones que un diagnóstico psiquiátrico podría tener sobre la imputabilidad. A pesar de estas dificultades, se estima que solo una minoría de estos casos (alrededor del 5 %) podría recibir el diagnóstico de piromanía.

Este trastorno es más frecuente entre los varones. El inicio suele ser en la infancia, la adolescencia o en el comienzo de la edad adulta. El curso suele seguir una evolución episódica con tendencia a la recidiva. Los estudios sobre poblaciones adultas ponen de manifiesto la asociación del trastorno con una infancia inestable y la tendencia a conductas autoagresivas. También es frecuente la asociación con trastornos por uso de sustancias, principalmente de alcohol: más concretamente, con la realización de la conducta bajo los efectos del alcohol, que actuaría como un desinhibidor y favorecería el descontrol de los impulsos.

 La piromanía como trastorno primario es una entidad rara. Se estima que solo una minoría de sujetos con conducta incendiaria (alrededor del 5 %) podría recibir este diagnóstico.

Etiopatogenia

Como en otras personas afectadas por TCI, en estos pacientes también se han evidenciado alteraciones en la neurotransmisión serotoninérgica cerebral. Se han señalado niveles bajos del ácido 5-hidroxindolacético (metabolito de la serotonina) y del 3-metoxi-4-hidroxifenilglicol (metabolito de la noradrenalina) en el líquido cefalorraquídeo. También se ha observado en algunos pirómanos la existencia de una hipoglucemia reactiva manifestada a través de la prueba de la tolerancia oral a la glucosa, lo que se ha puesto en relación con un déficit serotoninérgico que provocaría alteraciones en el metabolismo de los hidratos de carbono tanto a nivel central como periférico. Además, los niveles bajos de ácido 5-hidroxindolacético y de ácido homovanílico se han relacionado con las recidivas de la conducta.

Entre los familiares de los sujetos con conductas incendiarias, se ha encontrado una alta incidencia de alcoholismo; además, se ha observado que aquellos pacientes cuyo padre era alcohólico mostraban niveles más bajos de ácido 5-hidroxindolacético en el líquido cefalorraquídeo y tenían mayores índices de impulsividad que los sujetos que carecían de este antecedente, lo que apuntaría a la existencia de cierta predisposición biológica que podría tener una base genética.

Desde el punto de vista psicológico, la piromanía se ha relacionado con el abuso del alcohol, el aislamiento social y el déficit en habilidades sociales, por lo que se emplearía la conducta de prender fuego como medio de comunicación.

Manifestaciones clínicas

La piromanía es un trastorno caracterizado por una tendencia a provocar incendios o intentos de prender fuego a las propiedades u objetos de los demás sin una motivación aparente. En general, los individuos que padecen este trastorno refieren un aumento de la tensión interna antes de la realización del acto, junto con una excitación psicofisiológica al consumarlo y/o contemplar sus consecuencias. Otras características clínicas se refieren al interés y curiosidad que estos sujetos suelen mostrar sobre diversos aspectos relacionados con el fuego, como su contemplación o las instituciones implicadas en la prevención y extinción de incendios (con frecuencia, estos sujetos participan en este tipo de tareas de forma voluntaria).

Aunque la piromanía se considera un trastorno raro, las conductas incendiarias en adultos y niños pueden presentarse como un síntoma en el contexto de otro trastorno psiquiátrico primario, entre los que cabe destacar la esquizofrenia, la manía, el trastorno de personalidad, el alcoholismo y la discapacidad intelectual. En otras ocasiones, el incendio puede no ser provocado premeditadamente, sino que el sujeto, por el deseo de experimentar, enciende fuego y este escapa a su control. En este sentido, los niños y los adolescentes tienen en ocasiones atracción por jugar con cerillas, mecheros, etc., lo que puede dar lugar a un incendio, sin que ello conlleve un diagnóstico de piromanía.

Tratamiento

Los hallazgos biológicos que sugieren un déficit serotoninérgico apoyan el uso de fármacos que mejoren la neurotransmisión en este nivel. Entre ellos, se ha señalado la posible eficacia de los inhibidores selectivos de la recaptación de serotonina como medida complementaria en el tratamiento. El carácter generalmente episódico de la conducta y su impulsividad podrían beneficiarse del tratamiento con fármacos anticomiciales, como la carbamacepina, si bien son precisos estudios rigurosos y de seguimiento a largo plazo para valorar su potencial eficacia en el tratamiento de la piromanía.

Aunque se pueden utilizar los fármacos recomendados en otros TCI, en la actualidad, los escasos y limitados estudios existentes no permiten considerar de elección ninguno de ellos sobre la base de la evidencia.

Existen datos que sugieren que, en el tratamiento de este trastorno, pueden ser útiles las intervenciones cognitivo-conductuales basadas en el entrenamiento en habilidades sociales, el análisis de precipitantes, la relajación y el refuerzo positivo de conductas alternativas.

TRASTORNO POR COMPORTAMIENTO SEXUAL COMPULSIVO

El trastorno por comportamiento sexual compulsivo se caracteriza por un patrón persistente de incapacidad para controlar impulsos sexuales intensos y repetitivos que llevan a la repetición del comportamiento sexual a pesar de las consecuencias adversas para el sujeto. Es un trastorno contemplado en la CIE-11 en el capítulo de los TCI y excluye las parafilias.

A pesar de su inclusión en este apartado, la CIE-11 mantiene la denominación *compulsivo*, que refleja la controversia en la conceptualización del trastorno, considerado por otros autores como un trastorno compulsivo o como un trastorno adictivo (*adicción al sexo*). En el DSM-5-TR, sin embargo, no se incluyó este trastorno, a pesar de que los estudios de campo de su grupo de trabajo indicaron que los criterios diagnósticos propuestos demostraron una robusta fiabilidad y validez cuando se aplicaron a pacientes ambulatorios en un entorno clínico.

Epidemiología

El comportamiento sexual compulsivo es un fenómeno poco estudiado. Se considera que puede afectar al 2-6 % de la población. Es más frecuente en los varones que en las mujeres, y la tasa es mucho más elevada en algunas poblaciones, como en los delincuentes sexuales y los varones homosexuales. Entre los que padecen el trastorno, las formas más frecuentes de conducta compulsiva son principalmente la masturbación y la promiscuidad prolongada, seguidas por la utilización de pornografía.

Etiopatogenia

Aunque todavía está en sus inicios, la investigación ha reconocido recientemente la posible relación entre los sistemas neuronales (por ejemplo, la vía mesolímbica de la dopamina), el funcionamiento ejecutivo (por ejemplo, los déficits cognitivos específicos contextuales cuando se está sexualmente excitado), la patología cerebral (por ejemplo, los déficits de regulación de la emoción) y la hipersexualidad. Se sabe que las alteraciones de la neurotransmisión dopaminérgica, serotoninérgica y noradrenérgica desempeñan un papel relevante en el deseo sexual, al igual que los niveles de testosterona, por lo que se considera que debe contemplarse su papel en el caso de este tipo de trastorno. El ambiente y el entorno cultural del paciente en los que se integra el significado que atribuye a la sexualidad son también fundamentales para entender este trastorno.

La insatisfacción, las carencias afectivas, los abusos o traumas sexuales, o los pensamientos o fantasías sexuales invasivos se han relacionado con el trastorno por comportamiento sexual compulsivo. Lo que impulsa la realización del comportamiento sexual es más el alivio del malestar que la búsqueda de placer: de esa forma, se trata de reducir la ansiedad o el malestar emocional.

Manifestaciones clínicas

El trastorno por comportamiento sexual compulsivo se caracteriza por un fracaso persistente en el control de los impulsos sexuales intensos y recurrentes y el uso impulsivo de conductas sexuales para hacer frente a estados emocionales adversos, que resultan en un comportamiento sexual repetitivo sin tener en cuenta las consecuencias adversas, y en un marcado deterioro en áreas importantes del funcionamiento de la persona. Cuando el objeto de estas actividades sexuales repetitivas no es de tipo convencional, se diagnostican como *parafilias*, que se clasifican tanto en el DSM-5-TR como en la CIE-11 en un capítulo independiente.

Los individuos que presentan este trastorno refieren una marcada dificultad para controlar el comportamiento sexual (con numerosos intentos fallidos por reducir significativamente el comportamiento sexual recurrente) y un comportamiento sexual repetitivo continuo a pesar de las consecuencias adversas y del que se deriva poca (o ninguna) satisfacción. Los síntomas pueden incluir actividades sexuales repetitivas que se convierten en un punto central de la vida de la persona hasta el punto de desatender la salud y el cuidado personal u otros intereses, actividades y responsabilidades. Los sujetos tienen frecuentes pensamientos intrusivos relacionados con el sexo y una dedicación repetitiva al comportamiento sexual que puede dar lugar a numerosos problemas, como enfermedades de transmisión sexual, embarazos no deseados, consecuencias legales, problemas para mantener relaciones estables o violencia doméstica. Los pacientes afectados continúan con su conducta sexual, aunque no obtengan ninguna satisfacción de ella u obtengan poca.

La conducta sexual interfiere en las actividades diarias y causa un malestar personal marcado o un significativo deterioro personal, familiar, social, educativo, ocupacional o en otras áreas importantes de funcionamiento de la persona. El malestar completamente relacionado con los juicios morales o la desaprobación de los impulsos o conductas sexuales no es suficiente para el diagnóstico de este trastorno. El patrón de incapacidad para controlar los impulsos sexuales intensos y el comportamiento sexual repetitivo resultante se manifiesta durante un período prolongado (6 meses o más).

Numerosos estudios han encontrado una mayor frecuencia de adversidades en la infancia de los sujetos que presentan este trastorno, así como una elevada comorbilidad con otros trastornos, como trastornos afectivos (principalmente distimia), trastornos de ansiedad, trastorno por uso de alcohol y TDAH.

 Un paciente puede tener comportamientos sexuales compulsivos y parafílicos simultáneamente.

Tratamiento

En el tratamiento de este trastorno, se han estudiado, principalmente, inhibidores de la recaptación de serotonina, cuya utilidad potencial estaría en relación con un posible efecto sobre la impulsividad y también por un efecto adverso frecuente, que es la disminución de la libido.

También resultan eficaces las terapias cognitivo-conductuales, preferentemente en grupo, y las asociaciones fundamentadas en programas de 12 pasos inspirados en Alcohólicos Anónimos. La terapia debe centrarse en manejar la dificultad para controlar el impulso, así como en los motivos no sexuales relacionados con este, como la soledad, el malestar emocional, la baja autoestima o la dependencia emocional.

COMPRA COMPULSIVA

La compra compulsiva es un trastorno del control de los impulsos caracterizado por las adquisiciones de bienes y/o servicios de forma incontrolable y sin un propósito concreto, que ocasiona al individuo problemas personales, económicos y con su entorno familiar y laboral. Aunque se ha propuesto en ocasiones su inclusión en el capítulo de los TCI, en la actualidad no se recoge ni en el DSM-5-TR ni en la CIE-11.

Epidemiología

En los países occidentales, se estima que tiene una prevalencia a lo largo de la vida de alrededor del 5 %. En las muestras clínicas, la mayoría de las personas con este trastorno son mujeres, aunque esta desproporción de géneros podría ser un artefacto. El trastorno se puede observar en todo el mundo, principalmente en los países desarrollados con economías de mercado, y tiende a presentarse en familias en las que existen también casos de trastornos afectivos y por uso de sustancias.

Etiopatogenia

Se sabe poco sobre la patogenia de este trastorno. Hay evidencias de que se encuentra agregado familiarmente, y de que en las familias de estos pacientes hay un exceso de casos de trastornos afectivos, ansiedad y dependencia de drogas. En referencia a los factores psicológicos, la mayoría de los estudios coinciden en que la conducta de compra tendría la función de mejorar el estado de ánimo y la baja autoestima, y de que funciona como una estrategia de evitación de los problemas.

Manifestaciones clínicas

La compra compulsiva u oniomanía se caracteriza por preocupaciones, deseos y comportamientos de compra excesivos y difícilmente controlables en relación con la compra de productos, que lleva a una situación de malestar subjetivo y afectación funcional.

Las personas con compras compulsivas tienen pensamientos recurrentes sobre el acto de comprar y preocupaciones por este, y muestran un estado de tensión durante las fases preparatorias que se alivia cuando se comete el acto. En las mujeres suele tratarse de la adquisición de artículos de moda, ropa, complementos, cosméticos y productos domésticos. En los varones, hay preferencia por artículos relacionados con la informática, las herramientas y la ferretería en general, y por los accesorios de vehículos, automóviles o motocicletas. A menudo, la aparición del deseo de comprar se relaciona con sentimientos de ansiedad, tristeza, baja autoestima y aburrimiento. La compra compulsiva tiende a realizarse en solitario y abarca una amplia gama de posibilidades: desde las tiendas de precio reducido hasta los departamentos de moda de los grandes almacenes. La gran mayoría de las veces los pacientes lo viven de forma claramente negativa, a pesar de la recompensa asociada al acto.

Curso y pronóstico

Se trata de un trastorno con una evolución crónica o intermitente. Su edad de inicio suele ser al final de la adolescencia y al inicio de la vida adulta. Con frecuencia, presenta comorbilidad con trastornos ansiosos y afectivos y otros TCI. El diagnóstico diferencial más complicado se produce en casos de hipomanía en sujetos no diagnosticados previamente.

Tratamiento

El tratamiento es fundamentalmente de índole psicoterapéutica. Se ha demostrado la eficacia de programas cognitivo-conductuales estructurados y de asociaciones de autoayuda basadas en los programas de Alcohólicos Anónimos. La terapia se centra en interrumpir y controlar la conducta de compra compulsiva mediante la técnica de control de estímulos, reestructuración cognitiva, exposición con prevención de respuesta y solución de problemas, desarrollando patrones de compra saludables y estrategias de afrontamiento adecuadas. Se han utilizado antidepresivos inhibidores selectivos de la recaptación de serotonina con resultados dispares y pobres, sin que haya datos basados en la evidencia.

 La compra compulsiva debe diferenciarse del exceso de gastos que a veces realizan los pacientes bipolares.

TRASTORNO DE CONDUCTA

El *trastorno de conducta*, incluido en el DSM-5-TR, se denomina *trastorno del comportamiento disocial* en la CIE-11, que lo clasifica en otro apartado: «Trastornos de comportamiento disruptivo y disocial». Se caracteriza por un patrón persistente y repetitivo de comportamiento en el que se violan los derechos básicos de otros o las normas, reglas o leyes sociales apropiadas para la edad: agresión hacia personas o animales, destrucción de la propiedad, engaño, robo, etc. Es típico el inicio en la infancia o adolescencia. El patrón de comportamiento es lo suficientemente grave como para causar un significativo deterioro personal, familiar, social, educativo, ocupacional o en otras áreas importantes del funcionamiento del individuo. Para ser diagnosticado, debe durar un período considerable (por ejemplo, 12 meses o más), por lo que los actos disociales o delictivos aislados no son motivo para aplicar este diagnóstico.

Epidemiología

Se estima que la prevalencia por año entre la población se sitúa entre el 2 y más del 10 %, con una media del 4 %. La prevalencia del trastorno de conducta parece ser bastante constante entre países que difieren en cuanto a etnia y raza. Las tasas de prevalencia aumentan de la infancia a la adolescencia y son mayores en el sexo masculino que en el femenino.

Etiopatogenia

El trastorno de conducta está influido por factores genéticos y ambientales. En cuanto a los ambientales, se han descrito algunos factores familiares que confieren riesgo (rechazo y negligencia de los padres, crianza incoherente, disciplina severa, abuso físico o sexual, falta de supervisión, vivir en una institución a una edad temprana, cambios frecuentes de cuidadores, familia muy numerosa y delincuencia de los padres) y otros factores de riesgo en lo que se refiere a la comunidad (rechazo de los compañeros, asociación con un grupo de compañeros delincuentes y un barrio expuesto a la violencia).

En cuanto a los factores genéticos, se ha señalado el riesgo aumentado en los niños con un padre o un hermano con trastorno de conducta. El trastorno también es más frecuente en los niños con padres biológicos que presentan un trastorno grave por consumo de alcohol, trastorno depresivo y bipolar o esquizofrenia, y aquellos que tienen antecedentes de TDAH o trastorno de conducta.

Respecto a los factores biológicos, se ha observado que la frecuencia cardíaca en reposo es más lenta en los individuos con trastorno de conducta que en quienes no lo padecen. Este marcador no es característico de ningún otro trastorno mental. Se han observado también diferencias funcionales y estructurales en las áreas del cerebro asociadas a la regulación y el procesamiento del afecto (principalmente, las conexiones límbico-frontotemporales en las que intervienen la amígdala y la corteza prefrontal ventral del cerebro) entre los individuos con trastorno de conducta y los que no presentan este trastorno.

Manifestaciones clínicas

La principal característica del trastorno de conducta es un patrón de comportamiento persistente y repetitivo que lleva al individuo a no respetar los derechos básicos de otros, ni las normas o reglas sociales propias de la edad.

Estos comportamientos se clasifican en cuatro grupos principales:

- Conducta agresiva que causa o amenaza con daño físico a otras personas o animales.
- Conducta no agresiva que causa daño o destrucción de la propiedad.
- Engaño o robo.
- Transgresión grave de las normas.

Los problemas de comportamiento provocan un deterioro clínicamente significativo en áreas del funcionamiento social, académico o laboral, y suelen presentarse en una variedad de entornos, como en casa, en la escuela o en la comunidad.

A menudo, los individuos con trastorno de conducta inician un comportamiento agresivo, reaccionan violentamente ante otras personas y pueden tener un proceder de acoso, amenaza o intimidación (incluido el acoso mediante mensajes en las redes sociales). Con frecuencia, empiezan peleas, utilizan armas que pueden causar heridas graves a terceros, ejercen la crueldad física contra personas o animales, han robado y se han enfrentado a una víctima o han violado sexualmente a alguien. Los actos de engaño o robo pueden incluir los siguientes: invadir la casa, el edificio o el automóvil de alguien; romper promesas o mentir frecuentemente para obtener objetos o favores, o para evitar deudas u obligaciones, y robar objetos de valor sin enfrentarse a la víctima (por ejemplo, robo en tiendas, falsificación, fraude).

Los comportamientos del trastorno de conducta pueden conducir a la expulsión temporal o definitiva de la escuela, a problemas de adaptación laboral y legales, a enfermedades de transmisión sexual y embarazos no deseados, y a lesiones físicas por accidentes o peleas.

En los individuos con trastorno de conducta, es frecuente la comorbilidad con TDAH y el trastorno oposicionista desafiante, lo que empeora el pronóstico. También es usual que estos sujetos presenten trastorno específico del aprendizaje, trastorno de ansiedad, trastornos depresivo y bipolar y trastornos por consumo de sustancias.

Curso y pronóstico

El trastorno de conducta puede ser diagnosticado en adultos, aunque los síntomas suelen aparecer en la infancia o la adolescencia. Es raro el inicio después de los 16 años. El curso es variable. En la mayoría de los individuos, el trastorno remite en la edad adulta.

Muchos individuos con trastorno de conducta (sobre todo, aquellos de inicio adolescente y los que tienen menos síntomas y más leves) alcanzan una adaptación social y laboral adecuada como adultos. Sin embargo, el tipo de inicio temprano predice un peor pronóstico y un riesgo elevado de comportamiento delictivo, trastorno de conducta y trastornos relacionados con el consumo de sustancias en la edad adulta.

Tratamiento

No es inusual que los individuos con trastorno de conducta entren en contacto con el sistema de justicia penal por cometer actos ilegales. Este trastorno es una causa frecuente de derivación a tratamiento del paciente y se diagnostica frecuentemente en los dispositivos de salud mental para niños, especialmente en los de práctica forense. Sin embargo, pocos niños con trastorno de conducta deteriorante reciben tratamiento.

El tratamiento es fundamentalmente de índole psicoterapéutico, e incluye varios aspectos:

- Formación para el control parental, con el objetivo de formar a los padres para que establezcan una disciplina coherente con una recompensa adecuada de los comportamientos positivos y promuevan comportamientos prosociales en los niños.
- Terapia multisistémica dirigida a la familia, la escuela y el individuo, centrada en mejorar la dinámica familiar, el funcionamiento académico y el comportamiento del niño en el contexto de múltiples sistemas.
- Entrenamiento en el manejo de la ira.
- Psicoterapia individual, que se centra en el desarrollo de habilidades de resolución de problemas, resolución de conflictos interpersonales, aprendizaje de habilidades asertivas para afrontar las influencias negativas en el entorno y técnicas de regulación emocional.

En cuanto a la farmacoterapia, no hay tratamientos específicos del trastorno de conducta, sino que el uso de psicofármacos se centra en el tratamiento de las comorbilidades psiquiátricas con medicamentos adecuados, como estimulantes y no estimulantes para el tratamiento del TDAH, antidepresivos para el abordaje de la depresión, y estabilizadores del estado de ánimo para el tratamiento de la agresividad, la desregulación del estado de ánimo y el trastorno bipolar. Los estabilizadores del estado de ánimo incluyen tanto fármacos antiepilépticos como antipsicóticos de segunda generación.

 El inicio temprano de los trastornos de conducta antes de la adolescencia predice un peor pronóstico y un riesgo elevado de comportamiento delictivo, trastornos de conducta y trastornos relacionados con el consumo de sustancias en la edad adulta.

 PUNTOS CLAVE

- Los TCI representan un grupo muy heterogéneo que se caracteriza por la dificultad para resistir los impulsos de realizar actos dañinos para el propio individuo o para los demás, son egosintónicos con los deseos inmediatos del individuo, y después pueden (o no) aparecer sentimientos negativos (arrepentimiento, culpa, vergüenza) cuando se consideran las consecuencias de los actos.
- Los TCI comparten similitudes con las adicciones sin sustancia o conductuales o con trastornos del espectro del trastorno obsesivo-compulsivo. Presentan una elevada comorbilidad con estos, así como con otros trastornos mentales y con trastornos de la personalidad.
- El trastorno explosivo intermitente tiene un importante componente familiar y debe ser tratado con técnicas farmacológicas y psicoterapéuticas.

- El trastorno por compras compulsivas no está catalogado actualmente como trastorno en las clasificaciones DSM-5-TR ni CIE-11, pero es altamente prevalente en el ámbito clínico y se presenta a menudo asociado a otros trastornos.
- El trastorno de conducta se caracteriza por un patrón persistente y repetitivo de comportamiento de inicio en la infancia o adolescencia por el cual se violan los derechos básicos de otros o las normas, reglas o leyes sociales apropiadas para la edad. El patrón de comportamiento es lo suficientemente grave como para causar un significativo deterioro personal, familiar, social, educativo, ocupacional o en otras áreas importantes del funcionamiento.

BIBLIOGRAFÍA

American Psychiatric Association. Guía de Consulta de los Criterios Diagnósticos del DSM-5-TR, 5ª Ed. Madrid: Editorial Médica Panamericana, 2022.

Black DW, Repertinger S, Gaffney GR, Gabel J. Family history and psychiatric comorbidity in persons with compulsive buying: preliminary findings. Am J Psychiatry. 1998;155:960-963.

Brewer JA, Potenza MN. The neurobiology and genetics of impulse control disorders: relationships to drug addictions. Biochem Pharmacol. 2008;75(1):63-75.

Fishbain DA. Do compulsive buyers and kleptomaniacs share identical characteristics? J Clin Psychiatry. 1994;55:545-546.

McElroy SL, Hudson JI, Pope HG, Keck PE. Kleptomania: clinical characteristics and associated psychopathology. Psychol-Med. 1991;21(1):93-108.

Mohan L, Yilanli M, Ray S. Conduct disorder. En: StatPearls. Treasure Island (FL): StatPearls Publishing; 2023.

Organización Mundial de la Salud. Clasificación Internacional de Enfermedades. 11ª ed. (CIE-11) [Internet]. Ginebra: Organización Mundial de la Salud; 2023 [consulta el 17 de abril de 2024]. Disponible en: https://icd.who.int/browse11/l-m/es

Organización Mundial de la Salud. CIE-10. Trastornos mentales y del comportamiento: descripciones clínicas y pautas para el diagnóstico. Madrid: Meditor; 1992.

Silva B, Canas-Simião H, Cavanna AE. Neuropsychiatric aspects of impulse control disorders. Psychiatr Clin North Am. 2020;43(2):249-262.

Slattery DA, Young JW. Current status of the neurobiology of aggression and impulsivity. Neuropharmacology. 2019;156:107665.

Tahir T, Wong MM, Maaz M, Naufal R, Tahir R, Naidoo Y. Pharmacotherapy of impulse control disorders: a systematic review. Psychiatry Res. 2022;311:114499.

Torales J, González I, Castaldelli-Maia JM, Ventriglio A. Kleptomania as a neglected disorder in psychiatry. Int Rev Psychiatry. 2020;32(5-6):451-454.

Walton MT, Cantor JM, Bhullar N, Lykins AD. Hypersexuality: a critical review and introduction to the sexhavior cycle. Arch Sex Behav. 2017;46(8):2231-2251.

Wyatt B, Gannon TA, McEwan TE, Lockerbie L, O'Connor A. Mentally disordered firesetters: an examination of risk factors. Psychiatry. 2019;82(1):27-41.

Zhang ZH, Huang FR, Liu DH. Kleptomania: recent advances in symptoms, etiology and treatment. Curr Med Sci. 2018;38(5):937-940.

Trastornos adictivos y patología dual

17

17.1 *Conceptos generales sobre las adicciones*

G. Rubio Valladolid y F. Arias Horcajadas

OBJETIVOS

- Saber la situación nosológica actual de los trastornos adictivos.
- Conocer los aspectos básicos relacionados con la etiología de los trastornos adictivos.
- Reconocer los aspectos destacados en la evaluación de los trastornos adictivos.
- Saber los enfoques terapéuticos actuales de los trastornos adictivos.

INTRODUCCIÓN

Uno de los apartados nosográficos que más cambios han experimentado en los últimos años ha sido el de los trastornos adictivos. Las clasificaciones internacionales incluían estos trastornos en dos epígrafes diferentes: trastornos por uso de sustancias y trastornos del control de los impulsos, donde se recogían las denominadas *adicciones conductuales* (ludopatía, adicción al sexo, etc.). En la actualidad, se ha establecido por consenso que la ludopatía se incluya dentro de los trastornos adictivos al reconocer sus similitudes clínicas y neurobiológicas con las adicciones a sustancias. Las adicciones a los videojuegos también tienden a considerarse como un problema adictivo, pero existen otras posibles adicciones conductuales que no están reconocidas como tales por las clasificaciones actuales.

La identificación y clasificación de los problemas relacionados con el uso de drogas ha pasado por diferentes etapas. Hasta el siglo XVIII, las referencias médicas relacionadas con la adicción a las sustancias habían sido escasas. Durante ese siglo comenzaron a aparecer referencias médicas sobre los problemas por el alcohol y los efectos adictivos del opio. Durante el siglo XIX apareció el concepto de *alcoholismo*, aunque con escasa relación con la acepción actual, así como el de *adicción*.

A lo largo del siglo XX, la *dependencia* ha sido considerada de diferentes formas. Así, en las primeras clasificaciones de los trastornos mentales, las adicciones estaban incluidas dentro de los trastornos de la personalidad. En los últimos 50 años, cuatro han sido los cambios más relevantes en la conceptualización de las dependencias. En primer lugar, los estudios de Jellinek sentaron las bases del estudio científico del alcoholismo y, por extensión, de las conductas adictivas. En 1972, el National Council on Alcoholism publicó los primeros criterios diagnósticos e hizo énfasis en los fenómenos de tolerancia y síndrome de abstinencia. En 1976, Edwards y Gross conceptualizaron el *síndrome de dependencia* del alcohol, y, en 1987, la revisión de la tercera edición del DSM dejó de considerar imprescindibles los criterios de tolerancia y de abstinencia para el diagnóstico de dependencia de sustancias en general.

Las dos clasificaciones se abordan de forma similar. El DSM-5-TR (2023) ha incluido dentro del apartado de los trastornos adictivos a aquellos relacionados con el uso de sustancias y a otros como el juego patológico. En esta clasificación se considera prematuro incluir otras alteraciones, como la adicción a los videojuegos, y se sitúa como una entidad que requiere más estudios para poder considerarla como un nuevo trastorno. Uno de los aspectos más controvertidos del DSM-5-TR es que ha eliminado la categoría de *trastorno por abuso* porque entendía que era una forma inicial de dependencia. Este término era el equivalente al de *consumo perjudicial* utilizado en la CIE-10 (1992). En la nueva clasificación CIE-11 (2019), el trastorno por juego de apuestas (*online* o presencial) y la adicción a los videojuegos se recogen en el apartado de los trastornos adictivos, diferenciados de los trastornos del control de los impulsos. Para todas las demás sustancias, incluyendo nuevas drogas, como las catinonas o los cannabinoides sintéticos, se considera la dependencia o el patrón de consumo nocivo equivalente al consumo perjudicial de la edición previa.

CONCEPTO Y CLASIFICACIÓN

Los actuales sistemas de clasificación incluyen dos tipos de trastornos:

- Trastornos derivados del consumo (consumo perjudicial y dependencia).
- Trastornos inducidos por las sustancias, que incluyen la intoxicación, el síndrome de abstinencia y los trastornos inducidos específicos para cada una de las sustancias, así como otros trastornos inducidos inespecíficos (**Tabla 17.1-1**).

Dependencia

Los criterios para el diagnóstico de dependencia contemplan cuatro grupos: pérdida de control, problemas sociales o interpersonales relacionados con el consumo, consumo en situaciones de riesgo y fenómenos relacionados con la neuroadaptación (hace referencia a lo denominado previamente como *dependencia física*) a la sustancia (tolerancia y síndrome de abstinencia) (**Tabla 17.1-2**).

La dependencia se puede codificar de la siguiente manera:

- En remisión total temprana: no se cumplen criterios de dependencia ni de abuso en los últimos 1-12 meses.
- En remisión parcial: se han cumplido uno o más criterios de abuso o dependencia en un período de 1-12 meses.
- En remisión total sostenida: no se cumple ninguno de los criterios de dependencia durante 12 o más meses.
- En remisión parcial sostenida: se cumplen uno o más criterios de dependencia durante un período de 12 o más meses.

Se puede especificar si el sujeto se halla bajo tratamiento con agonistas o en un entorno controlado. También se puede especificar si la dependencia va acompañada de dependencia fisiológica o no cuando hay signos de tolerancia y de síndrome de abstinencia.

Consumo perjudicial

Es una categoría utilizada en la CIE-10 para diagnosticar a sujetos que están utilizando una sustancia con un patrón de consumo desadaptativo y que cumple los siguientes criterios:

- Evidencia de que el consumo de una sustancia ha causado al individuo un *daño somático* o *alteraciones psicológicas*, que podrían llevar a la discapacidad o a tener consecuencias para las relaciones interpersonales.
- La naturaleza del daño debe ser claramente identificable.
- La forma de consumo ha persistido durante al menos 1 mes o se ha reiterado a lo largo de un período de 12 meses.
- El trastorno no satisface criterios para *dependencia*. En la CIE-11 se utiliza el término *patrón nocivo de consumo*, que es equivalente.

Consumo de riesgo

Se trata de un concepto epidemiológico y no clínico que hace referencia a la cantidad de consumo que se ha calculado que puede producir un daño determinado. Es, por tanto, un concepto difícil de consensuar porque dependerá del tipo de consecuencia que se esté evaluando para establecer el riesgo. En Europa se tiende a considerar el límite en 40 g/día de alcohol para el varón y en 24 g/día para la mujer. En Estados Unidos, los límites son de 60 g/día (420 g/semana) para

Tabla 17.1-1. Trastornos psiquiátricos por uso de sustancias

	Trastornos inducidos específicos	Trastornos inducidos inespecíficos										
	D	I	SA	DI	DA	Dm	Amn	Psic	Afec	Ans	Sex	Sño
Alcohol	X	X	X	X	X	X	X	X	X	X	X	X
Anfetaminas	X	X	X	X				X	X	X	X	X
Cafeína	X	X	X							X		X
Cannabis	X	X	X	X				X		X		
Cocaína	X	X	X	X				X	X	X	X	X
Alucinógenos	X	X		X				X	X	X		
Inhalantes	X	X		X		X		X	X	X		
Nicotina	X		X									
Opiáceos	X	X	X	X				X	X	X	X	X
Fenciclidina	X	X		X				X	X	X	X	
Sedantes/hipnóticos	X	X	X	X	X	X	X	X	X	X	X	

Afec: trastorno afectivo inducido; Amn: trastorno amnésico inducido; Ans: trastorno de ansiedad inducido; D: dependencia de sustancias; DA: delirium por abstinencia; DI: delirium por intoxicación; Dm: demencia inducida; I: intoxicación; Psic: trastorno psicótico inducido; SA: síndrome de abstinencia; Sex: trastorno sexual inducido; Sño: trastorno del sueño inducido.

Tabla 17.1-2. Criterios de dependencia por uso de sustancias en las clasificaciones actuales

Criterios	CIE-10 y 11	DSM-5-TR
Tolerancia. Definida por alguna de las siguientes manifestaciones:	X	X
• Una necesidad de cantidades marcadamente crecientes de la sustancia para conseguir la intoxicación o el efecto deseado • Una disminución notable del efecto tras el uso continuado de aquella		
Abstinencia. Definida por algunos de los siguientes criterios:	X	X
• Síndrome de abstinencia característico para la sustancia • Se toma la misma sustancia para aliviar o evitar el síndrome de abstinencia		
La sustancia es tomada con frecuencia en cantidades mayores o durante un período más largo del que inicialmente se pretendía	X	X
Existe un deseo persistente o esfuerzos infructuosos de controlar o interrumpir el consumo de la sustancia	X	X
Se emplea mucho tiempo en actividades relacionadas con la obtención de la sustancia o en la recuperación de sus efectos	X	X
Deseo de consumir la sustancia	X	X
Problemas para cumplir con las obligaciones laborales, escolares o domésticas	X	X
Se continúa tomando la sustancia a pesar de los problemas sociales o interpersonales que parece que causa o exacerba	X	X
Reducción de importantes actividades sociales, laborales o recreativas debido al consumo de la sustancia	X	X
Uso recurrente de la sustancia en situaciones de riesgo	X	X
Se continúa tomando la sustancia a pesar de tener conciencia de problemas psicológicos o físicos recidivantes o persistentes que parecen causados o exacerbados por la sustancia	X	X

Se considera la dependencia de sustancias como un patrón desadaptativo de consumo que conlleva un deterioro o malestar clínicamente significativos, que se manifiesta por tres o más criterios de los siete anteriores y que aparecen en algún momento de un mismo período de 12 meses.

varones y 40 g/día (280 g/semana) para mujeres. También se considerará *bebedor de riesgo* a aquella persona que consuma > 80 g de alcohol en un período corto de tiempo (horas) al menos una vez al mes.

El *consumo de alcohol en atracón* o *binge drinking*, que sí es un concepto clínico, hace referencia a un consumo de más de cinco bebidas en un breve período de tiempo; tiene interés, pues es frecuente entre jóvenes y se considera que tiene repercusiones adversas para la salud física y mental de estos.

EPIDEMIOLOGÍA DEL CONSUMO DE DROGAS

La encuesta domiciliaria sobre consumo de drogas que realiza cada 2 años el Ministerio de Sanidad ofrece una panorámica del consumo de drogas en la población general española. Según las últimas encuestas, el alcohol, el tabaco y el cannabis son las sustancias más utilizadas por la población española.

En la Encuesta sobre Alcohol y otras Drogas en España (conocida como *EDADES*) del año 2022 se indican los siguientes datos (**Fig. 17.1-1**):

- En la población de 15-64 años, las drogas con mayor prevalencia de consumo en los últimos 12 meses son el alcohol (76,4 %), el tabaco (39,0 %) y los hipnosedantes con o sin receta médica (13,1 %), seguidos del cannabis (10,6 %) y la cocaína polvo y/o base (2,4 %). En comparación con 2020, aumenta el consumo de hipnosedantes y disminuyen ligeramente los consumos de tabaco y alcohol.
- La edad de inicio en el consumo se mantiene estable. El inicio más precoz es para el alcohol (16,5 años) y el tabaco (16,6 años). El más tardío sigue siendo el de los analgésicos opioides con o sin receta (35,3 años) y los hipnosedantes con o sin receta (35,0 años).
- Las prevalencias de consumo en los últimos 12 meses son mayores en el grupo de 15 a 34 años, salvo en el caso de los fármacos con potencial adictivo (hipnosedantes y analgésicos opioides), cuyo uso se incrementa a partir de los 35 años.
- En cuanto a las diferencias por sexo, los datos (consumo de los últimos 12 meses), confirman un mayor consumo entre los varones (excepto para los hipnosedantes y los analgésicos opioides). Las mayores diferencias se encuentran en el caso del alcohol, el tabaco, la cocaína y el cannabis.

No se valora la prevalencia de dependencia de las distintas sustancias, pero el consumo diario obtenido es del 9 % para el alcohol, 33 % para el tabaco y 2,8 % para el cannabis.

Por grupos de edad, los adolescentes y los adultos jóvenes son los que tienen mayores porcentajes de consumo de drogas ilegales, mientras que en las personas mayores predomina el consumo de alcohol y tabaco. Las diferencias de los consumos de drogas entre la población urbana y la rural radican en que en las ciudades se consumen más drogas ilegales y el patrón de consumo de alcohol tiende a acumularse durante el fin de semana, mientras que el patrón de consumo de alcohol predominante en el ámbito rural es el de consumir a diario vino y cerveza.

La mayor parte de los estudios realizados en muestras clínicas o en población general indican que los pacientes con otros trastornos mentales constituyen un importante grupo de riesgo. Se estima que los sujetos diagnosticados de trastorno de la personalidad antisocial, esquizofrenia y trastornos afectivos, sobre todo, trastorno bipolar, tienen de 2 a 10 veces más riesgo de presentar una dependencia de drogas comórbida.

ETIOPATOGENIA

Como en otras patologías psiquiátricas, no se ha podido establecer un único factor etiológico, sino que intervienen factores biológicos, psicológicos y ambientales.

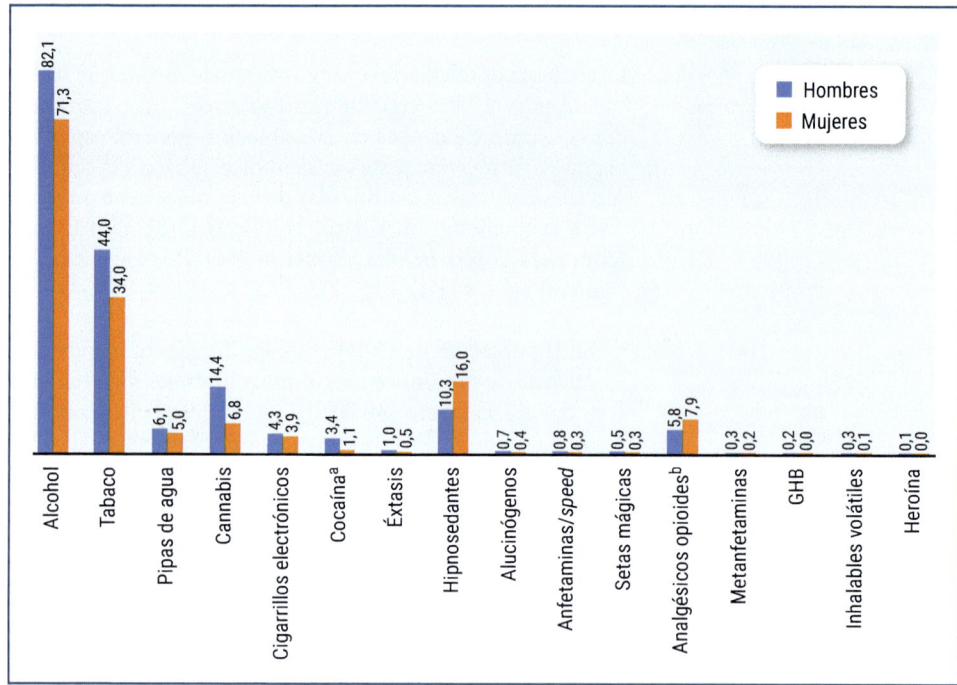

Figura 17.1-1. Prevalencia del consumo de drogas en los últimos 12 meses por sexo. Datos tomados de: Observatorio Español de las Drogas y las Adicciones. Informe 2022. Alcohol, tabaco y drogas ilegales en España. Madrid: Ministerio de Sanidad, Delegación del Gobierno para el Plan Nacional sobre Drogas; 2022. GHB: gammahidroxibutirato (éxtasis líquido).
[a] Polvo y/o base.
[b] Con o sin receta.

Factores genéticos

Se atribuye a Plutarco el siguiente dicho: «Un borracho engendra a otro borracho», que ya sugería el carácter hereditario de la dependencia de alcohol. Los estudios familiares de gemelos y de adopción demuestran que los trastornos adictivos tienen un claro componente genético, aunque no siguen un modelo de herencia mendeliano típico, sino que forman parte del grupo de enfermedades genéticamente complejas de las que se desconocen todos los genes implicados y para las cuales los factores ambientales en interacción con estos genes son relevantes.

Los *estudios en gemelos* indican un mayor grado de concordancia entre gemelos homocigóticos que heterocigóticos (54 % frente al 28 % en el caso del alcoholismo). Los *estudios de adopción* también señalan la importancia de factores genéticos, frente al aprendizaje de las conductas observadas en el ámbito familiar. Los *estudios de riesgo* indican una asociación familiar de las patologías adictivas. Así, la dependencia del alcohol y de otras sustancias es frecuente entre familiares de individuos dependientes del alcohol, del mismo modo que entre familiares de primer grado de dependientes a los opiáceos también son frecuentes el alcoholismo y otras dependencias (40 %).

La heredabilidad para los distintos trastornos adictivos es variable, pero, en general, elevada. Basado en estudios gemelares, la heredabilidad para 10 trastornos adictivos osciló entre el 40 % y el 70 %. En el caso del trastorno por uso de alcohol, sobre un 50 o un 60 % de su variabilidad se explicaría por factores genéticos. En estudios de gemelos, la concordancia entre monocigotos y dicigotos es 2:1, lo que indica la relevancia de factores genéticos específicos para cada sustancia y de otros no específicos. Un estudio de gemelos del estado de Virginia indicó que entre el 48 y el 58 % de la variación a la vulnerabilidad al trastorno por uso de alcohol era atribuido a factores genéticos y el resto, a factores ambientales

no compartidos por miembros de la familia, mientras que los factores ambientales compartidos eran poco relevantes. Los factores genéticos son más relevantes en algunos subtipos de alcoholismo, como el subtipo II de Cloninger.

La complejidad de la interacción entre genética y factores ambientales para una amplia heterogeneidad de fenotipos hace que la replicación de los estudios genéticos sea escasa y exista la sensación de que la genética aporta poco (**Figs. 17.1-2** y **17.1-3**). Además, existen fenotipos ocultos. Así, un individuo puede tener una elevada carga genética para desarrollar un trastorno por uso de sustancias, pero puede encontrarse en un ambiente libre de la sustancia y, por lo tanto, no manifestarse el trastorno. La heterogeneidad de los fenotipos lleva a esa escasa replicación de los estudios genéticos, por lo que se ha intentado reducir esa fuente de confusión poniendo en el centro el estudio de los endofenotipos. Estos corresponden a aquellas alteraciones en las funciones bioquímicas, neurofisiológicas, neuroanatómicas o cognitivas que están determinadas por factores genéticos y que, en conjunto, son un reflejo de los procesos fisiopatológicos subyacentes a la enfermedad. Son además una expresión de la vulnerabilidad y, por lo tanto, su presencia indica un riesgo aumentado de manifestar la enfermedad. El uso de estos marcadores endógenos en los estudios genéticos podría aumentar el poder de detección de los genes implicados en los trastornos adictivos.

Se han identificado hasta 1.500 genes relacionados con la vulnerabilidad genética a los trastornos por uso de sustancias, aunque la mayoría no han sido replicados. Cuando se eliminan aquellos con una única evidencia, quedan cerca de 400 genes relacionados con la adicción, de los cuales muchos están relacionados con vías comunes de las distintas adicciones y otros son específicos de cada adicción. Es decir, son genes relacionados con múltiples vías neurobiológicas que indican la complejidad del trastorno.

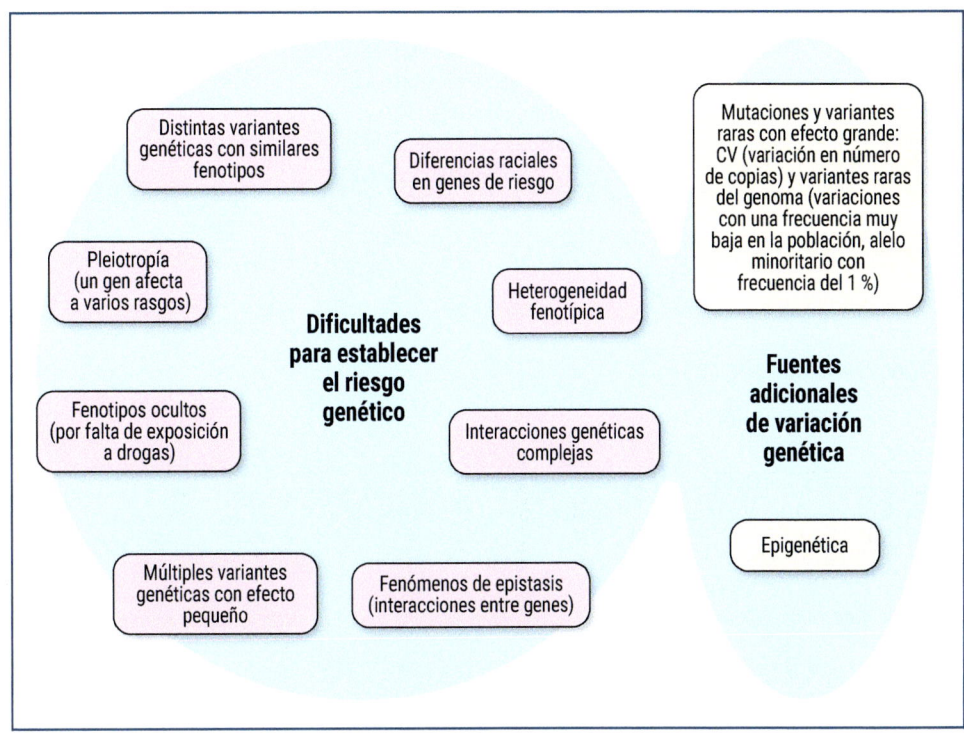

Figura 17.1-2. Variabilidad genética en los trastornos adictivos.

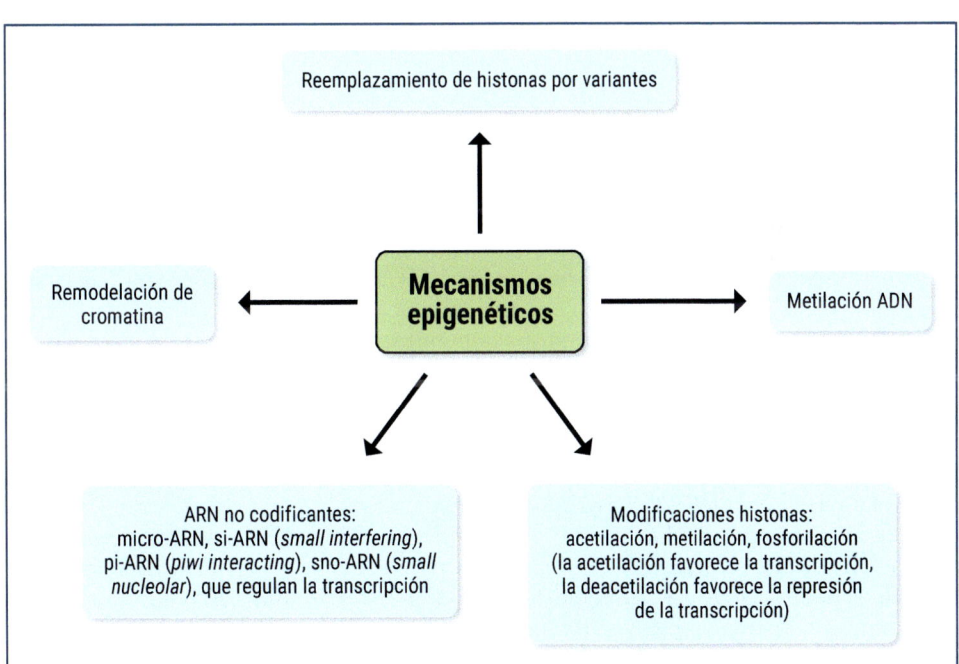

Figura 17.1-3. Mecanismos epigenéticos en los trastornos adictivos. ADN: ácido desoxirribonucleico; ARN: ácido ribonucleico.

Como vías comunes para las distintas adicciones se han identificado genes implicados en el refuerzo, la respuesta al estrés, ciertas características de personalidad (como la búsqueda de novedades o la inhibición conductual/impulsividad), como sería esperable, y también se ha señalado el papel fundamental de los procesos de neurodesarrollo y neuroplasticidad. Así, se han intentado dividir en distintos dominios: relacionados con factores farmacocinéticos, con la pérdida de control y factores cognitivos, con el refuerzo y, por último, con la respuesta al estrés. Pero es muy interesante descubrir la relevancia de genes relacionados con mecanismos de adhesión celular, fenómenos de neuroplasticidad o relacionados con los mecanismos de señalización intracelular.

Muchos de estos genes de vulnerabilidad son compartidos con otros trastornos mentales, como los de ansiedad, los depresivos, el trastorno bipolar o la esquizofrenia. Estos factores de vulnerabilidad genética compartida podrían explicar parte de la frecuente comorbilidad psiquiátrica con los trastornos adictivos.

Aparte de un amplio número de genes de vulnerabilidad para los distintos trastornos adictivos, existen otros más específicos para ciertas sustancias. El ejemplo más evidente son las variantes genéticas de las enzimas metabolizadoras del alcohol o de los receptores nicotínicos para el tabaco, y también los genes del sistema cannabinoide, como los *CNR1* y *FAAH* para el cannabis, el gen *OPRM1* para los opiáceos o los genes *DRD2/ANKK1*, *COMT* y *CLOCK* con la cocaína. De cualquier forma, esa especificidad no es tan rotunda y los genes de receptores nicotínicos, cannabinoides y opioides se han descrito igualmente como factores de vulnerabilidad para otras adicciones.

Factores neurobiológicos

Los factores neurobiológicos son:

- Los circuitos anatómicos de la recompensa.
- Los factores psicológicos relacionados con el consumo de sustancias.

Circuitos anatómicos de la recompensa

En la actualidad, está claramente establecido que las diferentes drogas comparten entre sí la capacidad para inducir un aumento de la transmisión dopaminérgica en el núcleo *accumbens*, situado en el estriado ventral. Esta vía dopaminérgica mesolímbica, que se origina en células situadas en el área tegmental ventral del mesencéfalo, constituye el eje fundamental del sistema cerebral de recompensa. El área tegmental ventral recibe aferencias entorrinales, corticales prefrontales y otras procedentes de regiones límbicas implicadas en funciones motivacionales-emocionales, como la amígdala y el hipotálamo lateral. También recibe proyecciones del *locus coeruleus* y de los núcleos del rafe. El núcleo *accumbens* es una especie de transformador entre regiones cerebrales (**Figs. 17.1-4** y **17.1-5**), convierte señales recibidas del sistema límbico y de la información ambiental en acciones motivacionales a través de sus conexiones con el sistema motor extrapiramidal. La actuación sobre el sis-

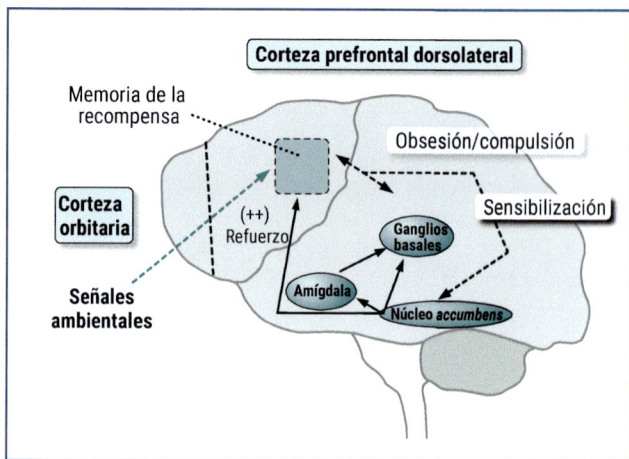

Figura 17.1-5. Las señales ambientales (por condicionamiento clásico) estimulan el núcleo *accumbens* a través de la corteza prefrontal dorsolateral. Este fenómeno sensibiliza al núcleo *accumbens* ante dichos estímulos, lo que favorece que la atención del sujeto sea capturada por dichas señales. La afectación de la corteza orbitaria por el consumo de drogas conllevaría dificultades en el control de las vías que conectan la corteza prefrontal-dorsolateral con los ganglios de la base, lo que se traduce en la presencia de pensamientos de características obsesivas relacionados con el deseo de consumir.

tema de recompensa de algunas estructuras límbicas, como la amígdala, la corteza prefrontal y el hipocampo, se realiza a través de este núcleo. Además, las conexiones del área hipotalámica lateral permiten al núcleo *accumbens* influir sobre las secreciones neuroendocrinas. Este núcleo también está conectado con los núcleos simpáticos y parasimpáticos del tronco y la médula, y con los núcleos pálido ventral y globo pálido subcomisural; es decir, que integra funciones motoras viscerales y motoras somáticas.

Se considera que el sistema de recompensa se activa por un mecanismo de reforzamiento común a todas las drogas (**Fig. 17.1-6**). Para ello, las señales procedentes del córtex, el hipotálamo lateral y otros núcleos convergen en las neuronas dopaminérgicas del área tegmental ventral. De entre ellas, las

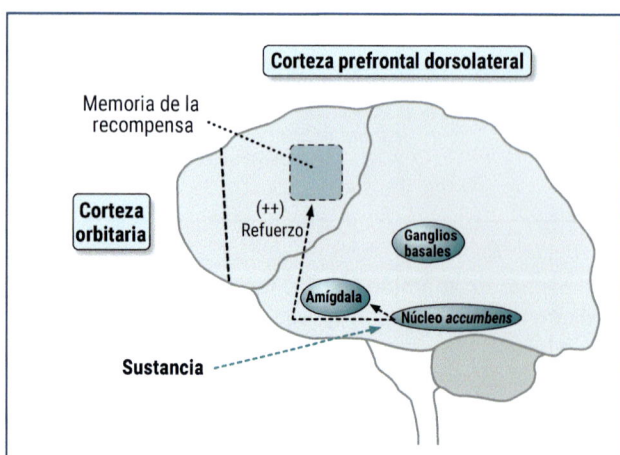

Figura 17.1-4. El consumo de drogas estimula el núcleo *accumbens*, que manda información a la amígdala (encargada del control emocional y de la modulación de afectos) y a la corteza prefrontal dorsolateral, que integra las distintas aferencias y donde se forma la memoria de la recompensa.

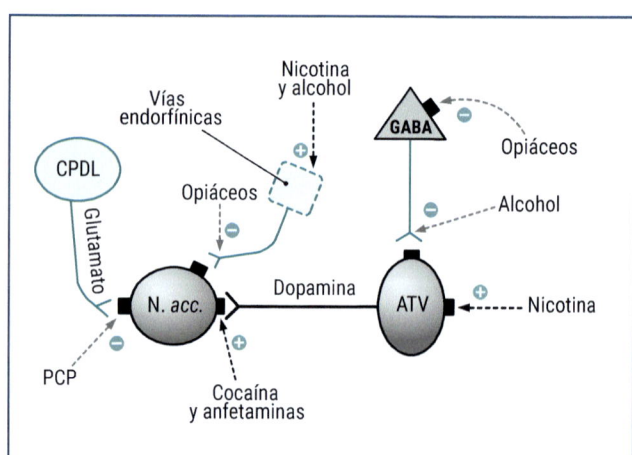

Figura 17.1-6. Las diferentes sustancias de abuso tienen distintos mecanismos para acabar produciendo el aumento de transmisión dopaminérgica en el núcleo *accumbens*. ATV: área tegmental ventral; CPDL: córtex prefrontal dorsolateral; GABA: ácido gamma-aminobutírico; N. acc.: núcleo *accumbens*; PCP: fenciclidina.

que se proyectan al núcleo *accumbens* forman el núcleo central del sistema de recompensa.

Tras el uso continuado de la sustancia, se establece una hipertrofia de la conexión entre la corteza frontal-dorsolateral y el estriado (núcleo *accumbens*), de forma que las motivaciones se convierten con mucha facilidad en hábitos, en conductas de aproximación. Esto podría explicar la relación existente entre el deseo y el consumo compulsivo del adicto. La amígdala también desempeña un papel relevante en las recaídas, ya que la exposición del sujeto a señales condicionadas o al estrés favorecerá, a través de sus conexiones con la corteza prefrontal, la activación del núcleo *accumbens* y la puesta en marcha de conductas de aproximación a la sustancia.

Las diferentes sustancias de abuso tienen distintos mecanismos para acabar produciendo el aumento de transmisión dopaminérgica en el núcleo *accumbens* (v. **Fig. 17.1-6**). Por ejemplo, la cocaína bloquea la recaptación de dopamina, y las anfetaminas, además, aumentan la liberación presináptica de la dopamina y la noradrenalina. La estimulación opioide produce una desinhibición de las neuronas del área tegmental ventral, lo que aumenta su tasa de disparo. El alcohol produce este mismo efecto indirectamente por un aumento de la actividad opioide endógena.

Factores psicológicos relacionados con el consumo de sustancias

Es sabido que no todo el que consume una droga tiene el mismo riesgo de desarrollar dependencia de esta. Desde la psicología se han considerado diferentes teorías para explicar la vulnerabilidad y el mantenimiento de la conducta adictiva.

Adicción y personalidad

Las investigaciones más clásicas intentaron demostrar una serie de características de personalidad que distinguieran al adicto del que no lo era. En este sentido, se llegó a hablar de *personalidad prealcohólica* o *personalidad adictiva*; en clasificaciones psiquiátricas anteriores, las adicciones estaban incluidas dentro de los trastornos de personalidad. Esta concepción de que el adicto debía tener una alteración de la personalidad estaba enraizada en la teoría psicoanalítica. No obstante, los estudios de cohortes no han podido demostrar la presencia de esas características diferenciadoras.

En lo que se refiere a considerar la personalidad como factor etiológico, los resultados más consistentes son los que relacionan las dependencias con el *trastorno de personalidad antisocial*, pero solo en el sentido de que este predispone a la adicción, aunque entre las muestras de adictos su proporción es baja. Sin embargo, los adictos que presentan dicho trastorno de personalidad suelen comenzar tempranamente los problemas con las drogas, por lo que en muchos casos es difícil saber si las conductas antisociales son causa o consecuencia del consumo de estas.

Más interés tienen los estudios que intentan identificar los rasgos de personalidad que pudieran incrementar el riesgo para el desarrollo de conductas adictivas. Así, se ha encontrado que determinados factores (como la elevada impulsividad, la búsqueda de novedades o sensaciones, la baja tolerancia a la frustración, la hiperactividad, la ansiedad u otros estados emocionales negativos, y la baja autoestima) pueden modular el consumo de drogas. Este tipo de investigaciones ha derivado en teorías, como la de la automedicación, que proponen que los sujetos afectados por determinados trastornos psiquiátricos o estados psicopatológicos tienden a utilizar determinadas drogas en un intento de aliviar dichos síntomas.

Teoría del aprendizaje: condicionamientos clásico y operante

La teoría del aprendizaje ha ayudado a comprender los procesos de adquisición y mantenimiento del consumo de drogas. Desde esa óptica se considera que la conducta de consumo de sustancias se rige por las mismas leyes que las otras conductas. El *condicionamiento clásico* o *pauloviano* se ha relacionado más con el proceso de recaídas y el condicionamiento operante, con el inicio y mantenimiento del abuso. Según este segundo modelo, la probabilidad de que una conducta se dé está determinada por sus consecuencias. A los estímulos que aumentan dicha probabilidad se los llama *reforzadores*. Las drogas de abuso se comportarían como reforzadores del sistema de recompensa cerebral. Desde esta perspectiva, el individuo comenzaría su consumo por curiosidad, presión social, búsqueda de placer o mejora del rendimiento, o para mitigar diversos estados afectivos. Una vez consumida la sustancia, se ponen en marcha una serie de mecanismos adaptativos a esta, y así se desarrolla la tolerancia a determinados efectos de las drogas. El consumo progresivo provoca que, cuando el sujeto interrumpe el consumo de la sustancia, aparezcan una serie de síntomas y signos que conforman el síndrome de abstinencia. Esta sintomatología de abstinencia aumenta la probabilidad de un nuevo consumo con la finalidad de aliviarla, y así sucesivamente. La tolerancia puede estar mediada por la desensibilización receptorial a la acción de los neurotransmisores implicados en las acciones de las drogas, o por la puesta en marcha de mecanismos de degradación de estas o de unos mecanismos que contrarresten los efectos de la droga (tolerancia conductual).

El *condicionamiento operante* explica la conducta de consumo de drogas como el resultado de obtener una recompensa o estado afectivo positivo (refuerzo positivo), o bien por la evitación de un estado afectivo o físico negativo, como ocurre en el síndrome de abstinencia (refuerzo negativo). El refuerzo positivo es relevante para el inicio del consumo, mientras que el refuerzo negativo es fundamental en la progresión y mantenimiento de la conducta adictiva.

Ahora bien, no solo «sentirse bien» puede actuar como reforzador: el que un sujeto perciba que los otros lo aceptan y lo perciben bien también es otro reforzador, independientemente de la respuesta fisiológica secundaria a la sustancia. La conducta de utilizar sustancias para enfrentarse a situaciones agradables o desagradables se aprende fácilmente, especialmente cuando dicha conducta es aceptada por la cultura o subcultura en la que el individuo se desenvuelve.

Si el empleo de sustancias se ha asociado a determinadas señales ambientales o internas, la presencia de alguna de ellas puede suscitar el deseo de consumo y propiciar una recaída en este, independientemente del tiempo que el sujeto hubiera permanecido abstinente. Esto forma parte del condicionamiento clásico y es relevante para explicar las recaídas.

Aprendizaje social y consumo de drogas

La teoría del aprendizaje social de Bandura también es útil para explicar el proceso de inicio y mantenimiento del consumo. Según esta teoría, el consumo de drogas es adquirido y mantenido mediante el modelado, el refuerzo social y la anticipación que los sujetos hacen de los efectos de las drogas.

La conducta imitativa se desarrolla por lo aprendido en la familia y con los grupos sociales con los que se interacciona. La conducta de los sujetos que ejercen el liderazgo en estos grupos es de capital importancia para explicar la curiosidad por el consumo de drogas. Las expectativas que las personas tienen sobre los efectos de estas sustancias, aunque no las hayan consumido antes, pueden hacer que se mantengan pautas de consumo, aunque sean problemáticos.

> Las teorías psicológicas intentan explicar la vulnerabilidad al consumo por la presencia de rasgos de personalidad o por una historia de aprendizaje que favorezca la rapidez y/o la intensidad del aprendizaje de la conducta de consumo de droga.

Factores sociales

Desde la sociología se han esgrimido tres aproximaciones para explicar las adicciones: funcionalismo, teoría del conflicto y teoría de la interacción. Para el *funcionalismo*, el consumo de drogas proviene del fallo en la integración de diferentes grupos en la sociedad y del rechazo de los valores consensuados de quienes viven en zonas socioeconómicas deprimidas. Esta corriente ha sido criticada por su limitado valor explicativo. La *teoría del conflicto* considera que el consumo de drogas representa una vía de escape de una clase subordinada o una forma de resistencia a la clase superior. Las *teorías interaccionistas* intentaban explicar la utilización de marihuana en Estados Unidos. Se eligió el aumento del consumo como la situación objetiva para estudiar, y se consideraron las reacciones sociales. De alguna manera, esta teoría considera que el aumento en los consumos de drogas de determinados grupos sociales puede representar una forma de represión por parte de grupos políticos o culturales.

Junto a estas teorías, numerosos estudios se han dedicado a discriminar la importancia de determinados factores socioculturales en las dependencias. En este sentido, se han distinguido factores macrosociales y microsociales. Los primeros representan una serie de condiciones económicas, culturales, geográficas y legales, que, aunque no están próximas al acto mismo de consumir, pueden influir en él. La influencia del entorno sociocultural suele traducirse en la actitud social hacia el consumo, hacia los problemas originados por el consumo y con respecto a los mecanismos de satisfacción alternativos al consumo de drogas que se ponen a disposición de los individuos.

Este tipo de factores sirven para explicar la respuesta social frente al alcohol en culturas mediterráneas vitivinícolas. En estas culturas, se valora el consumo de alcohol, se utiliza en todo tipo de celebraciones y se minimiza que los jóvenes lo ingieran; además, existe cierta tolerancia hacia determinados problemas relacionados con esta bebida. De hecho, se legisla sobre situaciones en las que el uso del alcohol deriva en perjuicio de terceros. Por contra, en estas culturas, el uso de la heroína es considerado negativamente, la tolerancia social es mínima hacia ella y se penaliza la posesión, independientemente de que existan problemas con terceros. Los factores microsociales representan condiciones más próximas al consumo. Así, la presión grupal o la tolerancia familiar hacia el empleo de drogas hacen que aumente el riesgo de su consumo en los adolescentes.

En los últimos años, han surgido corrientes integradoras de los diferentes fenómenos relacionados con la dependencia: biológicos, psicológicos y sociales. Desde esta óptica, la dependencia se debe a la interacción de factores constitucionales (genéticos y biológicos), psicológicos (historia de aprendizaje) y sociales (disponibilidad, patrón cultural de uso). Los posibles factores precipitantes deben considerarse de forma independiente de los que posteriormente determinan el mantenimiento. En algunos casos, los factores sociales pueden ser muy relevantes en el inicio, en la curiosidad del sujeto por el consumo. Sin embargo, posteriormente, factores biológicos o psicológicos pueden adquirir mayor importancia para explicar las recaídas o el cese de aquel.

COMPLICACIONES DEL USO DE SUSTANCIAS

Las complicaciones pueden dividirse en tres apartados: psicopatológicas, físicas y sociales (Tabla 17.1-3).

Psiquiátricas

Hablar de comorbilidad psiquiátrica es referirse a un campo de alta complejidad y variabilidad en cuanto a sus posibles patrones de asociación y manifestación clínica, pues la combinación entre los trastornos relacionados con sustancias y otros trastornos mentales (por ejemplo, la depresión o la esquizofrenia) puede plantearse de múltiples modos. La comorbilidad psiquiátrica puede aparecer antes de que el sujeto consuma drogas, durante su consumo o incluso después de haber dejado de consumirlas.

Entre las posibles asociaciones, se encuentran las siguientes:

- El uso de sustancias puede ser la causa de trastornos mentales, así como de manifestaciones clínicas que los imitan.
- Un trastorno mental puede ser agravado por el uso de sustancias.
- El uso de sustancias puede enmascarar síntomas de trastornos mentales.
- Las manifestaciones clínicas del síndrome de abstinencia de sustancias psicoactivas pueden incluir o imitar síntomas de trastornos mentales.

Tabla 17.1-3. Efectos y consecuencias del uso de distintas drogas de abuso

Sustancia	Efectos deseados/ buscados	Efectos no deseados	Efectos adversos graves	Efectos por consumo a largo plazo	Tolerancia	Dependencia
Alcohol	• Relajación, euforia, desinhibición	• Alteración de la coordinación, torpeza psicomotriz, náuseas, vómitos	• Coma, depresión respiratoria, hipotermia	• Hepatopatía, polineuropatía, demencia, hipovitaminosis B, neoplasias	+	SA +++
Heroína	• Relajación, eliminación del dolor y la ansiedad	• Disminución del nivel de conciencia • Gran tolerancia y dependencia • Uso intravenoso: flebitis, abscesos	• Coma y depresión respiratoria (sobredosis) • Uso intravenoso: endocarditis	• Uso intravenoso: infecciones por VHC o VIH	+++	P ++
Hipnóticos	• Disminución de la ansiedad, hipnótico, relajante	• Somnolencia, relajación muscular intensa • Tolerancia y dependencia	• Coma y depresión respiratoria	• Embotamiento emocional • Convulsiones si hay retirada brusca	++	SA +++
GHB	• Relajación, desinhibición, euforia		• Coma, depresión respiratoria e hipotermia	• No conocidos	+/–	P +++
Nicotina	• Estimula, mejora atención	• Intranquilidad • Tolerancia y dependencia		• Infecciones respiratorias, neoplasias	+++	SA+ P+++
Cocaína	• Estimula, excita, disminuye la fatiga, el sueño y el apetito • Aumenta la seguridad subjetiva, vivencias de bienestar	• Irritabilidad, insomnio, agitación, agresividad, dificultad de concentración • Tolerancia importante y elevada dependencia psicológica	• Cardiovasculares: hipertensión, infarto de miocardio, accidente cerebrovascular, taquiarritmias, convulsiones • Psiquiátricos: psicosis	• Ulceración nasal, infarto cardíaco, depresión y psicosis • Deterioro cognitivo	+++	SA + P +++
Anfetaminas	• Activación, reducción de la sensación de fatiga y la necesidad de dormir • Euforia, locuacidad y sensación de autocontrol	• Pérdida de apetito, insomnio, bruxismo, sequedad de boca, temblor, irritabilidad, dificultad para orinar, fatiga	• Episodios cardiovasculares, taquiarritmias • Convulsiones, psicosis	• Anorexia, psicosis	++	SA + P ++
Cannabis	• Relaja y desinhibe • Facilitador de las relaciones sociales • Elevación del humor	• Náuseas, tos, disminución de las funciones cerebrales ejecutivas y de la memoria a corto plazo, agitación, ansiedad, hipotensión, cefalea	• Psicosis, crisis de ansiedad	• Síndrome amotivacional • Aumenta el riego de psicosis • Deterioro cognitivo	+/–	SA+ P +
MDMA	• Efectos emocionales y sensuales: intimidad y cercanía con otras personas, confianza y seguridad en uno mismo, incremento de la capacidad para comunicarse, desinhibición • Incremento de la capacidad de percepción de sonidos	• Pérdida de apetito, sequedad de boca, bruxismo, insomnio, sudoración, disminución de la concentración • Alteración del estado de ánimo	• Hipertermia (golpe de calor), hepatotoxicidad, hiponatremia	• Neurotoxicidad no establecida • Déficit de memoria, concentración y aprendizaje	+	SA– P+

(Continúa)

Tabla 17.1-3. Efectos y consecuencias del uso de distintas drogas de abuso *(cont.)*						
Sustancia	Efectos deseados/ buscados	Efectos no deseados	Efectos adversos graves	Efectos por consumo a largo plazo	Tolerancia	Dependencia
Ketamina	• Euforia, locuacidad, pérdida de coordinación, alucinaciones visuales y auditivas, amnesia	• Dolores musculares, descoordinación, ansiedad	• Coma acompañado de estado disociativo profundo	• Déficit de memoria, concentración y aprendizaje	++	SA +/– P ++
LSD	• Alucinaciones visuales y auditivas	• Insomnio, confusión, ansiedad (mal viaje), taquicardia	• Psicosis aguda		+	SA – P –

GHB: gammahidroxibutirato (éxtasis líquido); LSD: dietilamida del ácido lisérgico; MDMA: metilendioximetanfetamina (éxtasis); P: potencial de dependencia; SA: síndrome de abstinencia; VHC: virus de la hepatitis C; VIH: virus de la inmunodeficiencia humana.

- Los trastornos por uso de sustancias y otros trastornos mentales pueden coexistir de manera independiente.
- Los trastornos mentales pueden imitar las manifestaciones clínicas de los trastornos por empleo de sustancias.

Se reserva el término *diagnostico doble* o *dual* para indicar que un determinado paciente presenta dos trastornos psiquiátricos independientes (es decir, no inducidos), uno de ellos relacionado con el uso de drogas (dependencia). De cualquier forma, la comorbilidad más frecuente es la dependencia de varias sustancias de forma concomitante; el alcohol es la que más se asocia a las otras.

Los trastornos psiquiátricos que más se relacionan con las dependencias son el trastorno antisocial de la personalidad, el trastorno de la personalidad límite, la esquizofrenia, el trastorno bipolar, las fobias, otros trastornos de ansiedad y la depresión. La existencia del trastorno de la personalidad antisocial hace que los sujetos comiencen antes a consumir drogas y que tengan más complicaciones psiquiátricas y legales. En cuanto a la depresión y los trastornos de ansiedad, aproximadamente el 40 % de los dependientes cumplirán criterios de alguno de esos trastornos a lo largo de su vida. Además, entre los individuos que dependen de las drogas, el riesgo de suicidio es 20 veces mayor que en la población general.

En todo sujeto consumidor de drogas, la presencia de determinados síntomas psicopatológicos obliga a realizar el siguiente diagnóstico diferencial:

- Es posible que dichos síntomas formen parte del cuadro de intoxicación o abstinencia de la droga consumida (es el caso de las ideas delirantes que aparecen tras el consumo de cocaína o de las alucinaciones visuales del síndrome de abstinencia complicado del alcohol).
- Puede que sea un trastorno inducido por la intoxicación o la abstinencia, en cuyo caso, transcurridas horas o días, la sintomatología desaparece.
- Puede que se trate de trastornos independientes. En este caso, los síntomas perduran tras la abstinencia y suele haber antecedentes personales o familiares de dicho trastorno.

El diagnóstico diferencial es complejo, pues no es infrecuente que los síntomas de la psicopatología se solapen con los efectos que produce el consumo de sustancias, como la ansiedad, la impulsividad, la tristeza, las alteraciones conductuales, etc. En el proceso diagnóstico, hay que intentar determinar el carácter primario o secundario de los trastornos asociados, aunque no siempre es posible.

La historia clínica es el elemento fundamental para el diagnóstico de quienes presentan una comorbilidad entre un trastorno relacionado con sustancias y otro trastorno psiquiátrico.

El diagnóstico diferencial entre un trastorno primario y otro inducido debe guiarse por una secuencia de tres pasos:

1. Establecer la relación entre la psicopatología objetivable en el paciente y su consumo de drogas.
2. Determinar la gravedad psicopatológica y advertir si esta es más intensa en los períodos de abstinencia o, por el contrario, de intoxicación/consumo de sustancias.
3. Analizar la secuencia temporal de aparición del trastorno relacionado con sustancias y la del trastorno o trastornos comórbidos al objeto de valorar la existencia o ausencia de una relación cronológica. Sin embargo, no siempre es posible delimitar claramente esta secuencia, y es frecuente el solapamiento temporal (por ejemplo, es habitual que un primer episodio psicótico coincida temporalmente con el inicio de un consumo perjudicial de cannabis).

Algunos datos procedentes de la patobiografía y anamnesis del paciente orientarán al facultativo en uno u otro sentido. Así pues, se pensará que el trastorno mental es primario cuando:

- La enfermedad psiquiátrica haya comenzado antes del consumo de sustancias.
- Las manifestaciones psiquiátricas no se acompañen de síntomas físicos característicos de intoxicación o abstinencia.
- El trastorno mental persista después de varias semanas de abstinencia (por consenso, se recomienda esperar un mínimo de 4 semanas de abstinencia absoluta en el consumo de sustancias para valorar si la persistencia de los síntomas no se deben a la droga).
- Los síntomas sean claramente excesivos en relación con lo que cabría esperar por el tipo, la cantidad de sustancia utilizada o la duración de su uso.
- Existan antecedentes familiares de tipo psiquiátrico.

- El paciente necesite usar dosis altas de fármacos para obtener un alivio de los síntomas.

Por el contrario, hay que inclinarse hacia la posibilidad de que exista un trastorno inducido por sustancias cuando se evidencie una clara relación entre el consumo de sustancias y la aparición del trastorno comórbido o, en ausencia de este dato, si se observa:

- Una rápida respuesta al tratamiento farmacológico.
- Excesiva sensibilidad a los fármacos.
- La aparición de efectos secundarios con dosis bajas.
- La experiencia de antecedentes de fracasos terapéuticos para reducir el consumo de sustancias cuando el tratamiento se haya dirigido a tratar la sintomatología propia del trastorno psiquiátrico comórbido (por ejemplo, en dispositivos asistenciales de salud mental).

Por otro lado, se ha señalado una tendencia generalizada al sobrediagnóstico de trastornos psiquiátricos en personas que abusan de sustancias, en contraposición a un mayor infradiagnóstico de los trastornos relacionados con sustancias en pacientes con otras patologías psiquiátricas.

La herramienta más utilizada en población clínica para el diagnóstico de la patología dual es la Psychiatric Research Interview for Substance and Mental Disorders for DSM-IV, que destaca como instrumento específicamente diseñado para el estudio de la comorbilidad entre los trastornos relacionados con sustancias y otros trastornos mentales, y facilita la diferenciación entre síntomas inducidos por el consumo y aquellos que probablemente aparecen como expresión de otra condición psicopatológica concomitante.

Médicas

Desde el punto de vista médico, el consumo de sustancias provoca múltiples complicaciones, algunas relacionadas con la vía de consumo y otras, con sus efectos sobre diferentes tejidos. La infección por el virus de la inmunodeficiencia humana (VIH) se ha convertido en uno de los principales problemas sanitarios y sociales de este siglo. Esta infección favorece otras infecciones y neoplasias.

Las complicaciones por sustancias son las siguientes:

- Alcohol. Fundamentalmente, patologías digestivas y neurológicas, y también cardiopatías, alteraciones hidroelectrolíticas, endocrinopatías o el síndrome alcohólico fetal (Tabla 17.1-4).
- Sedantes. Provocan deterioro neuropsicológico y depresión respiratoria.
- Opiáceos. Se relacionan con la infección por VIH, endocarditis, hepatitis, septicemia, embolismo pulmonar, hipertensión pulmonar, depresión respiratoria y coma.
- Cocaína. Produce lesiones necróticas del tabique nasal y hemorragias nasales. Al igual que otros estimulantes, ocasiona taquicardia, hipertensión, acidosis metabólica y respiratoria, arritmias cardíacas, infartos de miocardio, miocarditis, rabdomiólisis, convulsiones, infartos y hemorragias cerebrales o problemas en el embarazo (Fig. 17.1-7).
- Cannabis. Como el tabaco, ocasiona un aumento de problemas broncopulmonares.
- Los inhalantes causan deterioro neuropsicológico, arritmias y depresión respiratoria, así como lesiones en la médula ósea y los riñones, y lesiones neuromusculares y cerebrales.

Sociales

Desde el punto de vista social, el uso de drogas se ha asociado con problemas familiares (separación, divorcio, malos tratos) y el aumento de la siniestralidad laboral y circulatoria, así como con la marginación y la violencia.

Tabla 17.1-4. Patologías asociadas al consumo de alcohol

Categoría	Problemas iniciales	Consecuencias tardías
Patología hepática	↑ Enzimas hepáticas	Esteatosis hepática, hepatitis alcohólica, cirrosis
Patología pancreática	Pancreatitis aguda	Pancreatitis crónica
Patología gastrointestinal	Gastritis, reflujo gastroesofágico, úlcera péptica, diarrea crónica	Varices esofágicas, síndrome de Mallory-Weiss, síndrome de Boerhaave, síndrome de Barrett
Patología hematológica	↑ VCM	Macrocitosis, anemia ferropénica y megaloblásticas, neutropenia, plaquetopenia
Patología cardiovascular	Hipertensión arterial	Miocardiopatía dilatada, insuficiencia cardíaca, arritmias, accidente cerebrovascular
Patología neurológica	Cefalea, *blackouts*, polineuropatía	Convulsiones, ataxia, déficit cognitivo, síndrome de Wernicke-Korsakoff, demencia alcohólica
Patología genitorreproductora	Efectos en el feto	Disfunción sexual, amenorrea, menopausia precoz, abortos
Cáncer		Hígado, cabeza y cuello, laringe, esófago y faringe

VCM: volumen corpuscular medio.

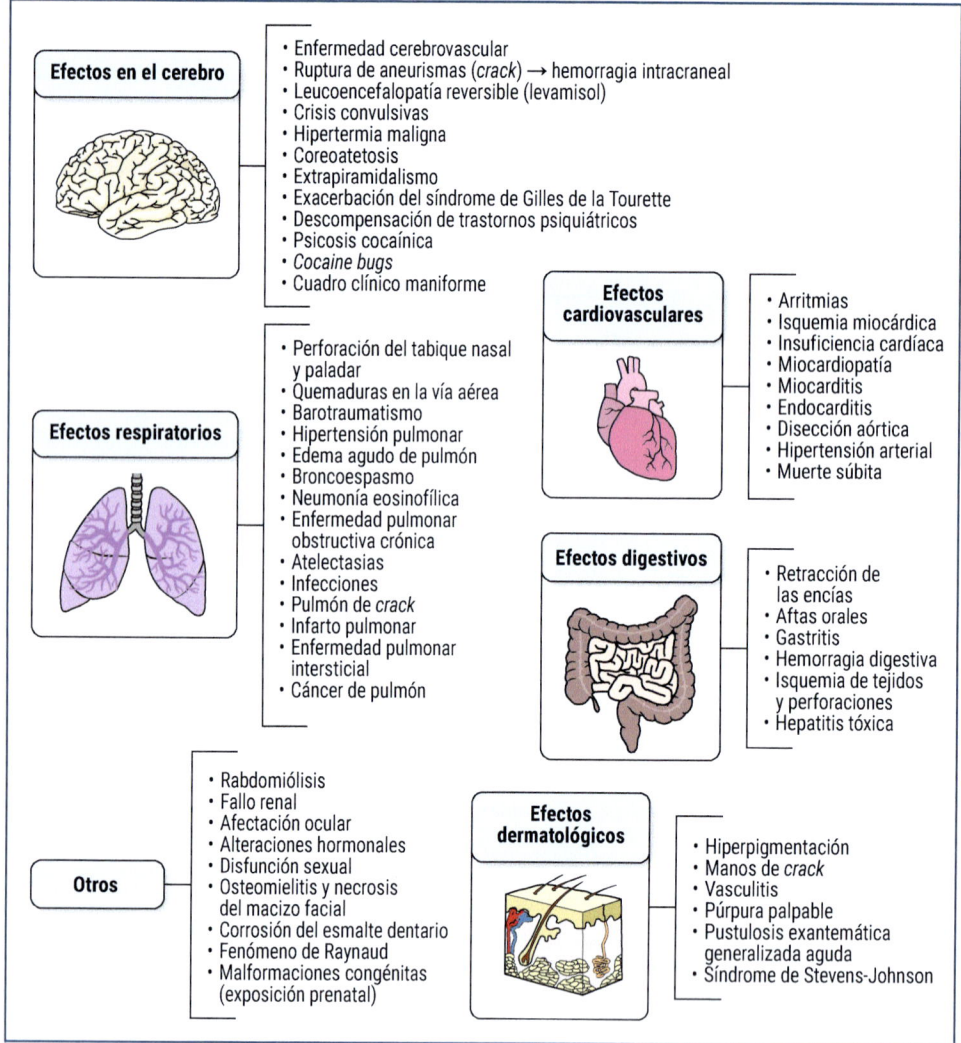

Efectos en el cerebro
- Enfermedad cerebrovascular
- Ruptura de aneurismas (*crack*) → hemorragia intracraneal
- Leucoencefalopatía reversible (levamisol)
- Crisis convulsivas
- Hipertermia maligna
- Coreoatetosis
- Extrapiramidalismo
- Exacerbación del síndrome de Gilles de la Tourette
- Descompensación de trastornos psiquiátricos
- Psicosis cocaínica
- *Cocaine bugs*
- Cuadro clínico maniforme

Efectos cardiovasculares
- Arritmias
- Isquemia miocárdica
- Insuficiencia cardíaca
- Miocardiopatía
- Miocarditis
- Endocarditis
- Disección aórtica
- Hipertensión arterial
- Muerte súbita

Efectos respiratorios
- Perforación del tabique nasal y paladar
- Quemaduras en la vía aérea
- Barotraumatismo
- Hipertensión pulmonar
- Edema agudo de pulmón
- Broncoespasmo
- Neumonía eosinofílica
- Enfermedad pulmonar obstructiva crónica
- Atelectasias
- Infecciones
- Pulmón de *crack*
- Infarto pulmonar
- Enfermedad pulmonar intersticial
- Cáncer de pulmón

Efectos digestivos
- Retracción de las encías
- Aftas orales
- Gastritis
- Hemorragia digestiva
- Isquemia de tejidos y perforaciones
- Hepatitis tóxica

Otros
- Rabdomiólisis
- Fallo renal
- Afectación ocular
- Alteraciones hormonales
- Disfunción sexual
- Osteomielitis y necrosis del macizo facial
- Corrosión del esmalte dentario
- Fenómeno de Raynaud
- Malformaciones congénitas (exposición prenatal)

Efectos dermatológicos
- Hiperpigmentación
- Manos de *crack*
- Vasculitis
- Púrpura palpable
- Pustulosis exantemática generalizada aguda
- Síndrome de Stevens-Johnson

Figura 17.1-7. Consecuencias orgánicas del consumo de cocaína.

DIAGNÓSTICO Y EVALUACIÓN DE LOS TRASTORNOS POR USO DE SUSTANCIAS

El mejor instrumento diagnóstico para los problemas derivados del uso de sustancias es la historia clínica. En ella deben estar incluidos aquellos hechos que permitan establecer el adecuado diagnóstico, los factores que han podido contribuir a dicha patología, las complicaciones y aquellos elementos determinantes para el diseño de un adecuado plan terapéutico.

Los aspectos más relevantes que deben estar presentes en la historia clínica son:

- El patrón de consumo actual (cantidad, frecuencia, duración, vía y coste económico) y los cambios que dicho patrón haya tenido:
  - Es importante señalar las características de los primeros consumos, así como los períodos de abstinencia y las causas que llevaron a esta.
  - Cuando se pregunta al paciente si consume drogas, este suele responder que no las utiliza o que toma «lo normal» (como en el caso del alcohol).
  - Cuando se sospeche que el sujeto es consumidor de alguna de ellas, el clínico puede preguntar si el paciente «consume por encima de cierta cantidad», dando por sentado que sí las consume. En esta situación, el paciente suele matizar la dosis, pero acepta que sí está realizando el consumo de la sustancia.
- Los signos y síntomas del uso de sustancias.
- La exploración del estado mental del paciente será más o menos exhaustiva en función de los hallazgos que se encuentren, con especial atención en los datos que pudieran confirmar o descartar la existencia de trastornos mentales asociados al uso de sustancias.
- Los antecedentes personales del paciente, psicopatológicos y médicos, permitirán establecer el nexo entre ambos factores. Los antecedentes psiquiátricos familiares pueden ayudar a entender el papel etiopatogénico de dichos factores en el desarrollo de los trastornos por uso de sustancias.
- La situación social, laboral y legal del paciente es un elemento que puede condicionar la aplicabilidad de los planes terapéuticos.
- Los factores de motivación del paciente servirán para determinar el tipo de percepción que tiene de sus problemas y el compromiso al que se puede llegar en el proceso terapéutico.

La exploración debe incluir una detallada exploración física y las pruebas complementarias pertinentes para:

- Determinar el uso de sustancias (niveles en sangre u orina de drogas; marcadores indirectos de consumo).
- Determinar el grado de daño físico.
- Evitar posibles complicaciones.

Las pruebas complementarias más utilizadas son:

- Hemograma.
- Estudio bioquímico.
- Radiografía de tórax.
- Electrocardiograma.
- Prueba de embarazo.
- Serología hepática.
- Prueba de VIH.

También pueden utilizarse instrumentos/escalas para evaluar la dependencia u otros aspectos, como el síndrome de abstinencia, la gravedad de la dependencia o la motivación. No obstante, nunca deben suplir a la historia clínica. Pueden utilizarse instrumentos de cribaje para detectarlos y poner en marcha las estrategias diagnósticas o terapéuticas necesarias (**Tabla 17.1-5**). La Organización Mundial de la Salud ha confeccionado un cuestionario de cribaje, The Alcohol, Smoking and Substance Involvement Screening Test (conocido como *ASSIST*), que puede utilizarse para distintas sustancias de abuso. Se realizan ocho preguntas para el cribaje de las siguientes sustancias: tabaco, alcohol, cannabis, cocaína, anfetaminas, inhalantes, sedantes, alucinógenos, opiáceos, otras (**Tabla 17.1-6**). Se resumen los tipos de intervención y/o actuación en función de las puntuaciones en el ASSIST (**Tabla 17.1-7**).

TRATAMIENTO

La intervención terapéutica dependerá de varios elementos: diagnóstico clínico, objetivo que se ha de alcanzar con el tratamiento, grado de motivación del individuo para alcanzar el objetivo terapéutico y gravedad de las complicaciones

Tabla 17.1-5. Instrumentos de detección de trastornos por uso de sustancias

Prueba	Nº ítems	Tiempo (min)	Punto de corte	Características
ADI	24	5		• Adolescentes: 12-17 años • Sensibilidad: 86-99 %; especificidad: 90 %
DAST	10 o 20	5	≥ 3 (DAST-10) > 5/6 (DAST-20)	• Adaptación del MAST (consumo de alcohol) para detectar abuso de otras sustancias
ASSIST	8	5-10	≥ 27	• Consumo de otras sustancias distintas de alcohol • Consumo a lo largo de la vida y en los últimos 3 meses
AUDIT	10	1-2	≥ 2	• Consumo de alcohol en el año anterior • Detecta consumo de riesgo, uso perjudicial y dependencia • Sensibilidad: 80 %; especificidad: 90 %
ISCA	3	1-2		• Diseñado para situaciones en las que el AUDIT no es adecuado (ancianos y bajo nivel cultural)
CAGE	4	1	≥ 2	• Diseñado para detección de alcoholismo • No incluye cantidad, frecuencia, tiempo • Sensibilidad: 65-95 %; especificidad: 40-95 %
CBA	22	2-4	≥ 5	• Diseñado para detección de alcoholismo • Consumo en los 2 últimos años
Cuestionario Abreviado de 5 preguntas	5	1	≥ 3	• Diseñado para detección de bebedores de riesgo • Combina 2 ítems del AUDIT y tres del CAGE
MALT	34	20-30	≥ 11	• MALT-O + MALT-S • Problemas de alcoholismo en pacientes con alto grado de negación • Sensibilidad: 100 %; especificidad: 82 %
MAST	25	5-10	≥ 5	• Detección del abuso del alcohol y problemas relacionados • No se refiere a ningún tiempo concreto • Sensibilidad: 86-99 %; especificidad: 85-95 %
SMAST	13	4-7	≥ 3	• Versión abreviada de MAST • Elimina síntomas físicos
MAST-G	24	5-10	≥ 5	• Versión geriátrica
TWEAK	5	1-2	≥ 2	• Gestantes y mujeres en edad fértil • Sensibilidad: 70 %; especificidad: 75 %

Adaptada de: Sevillano ML, Rubio G. Conceptos básicos sobre problemas relacionados con el alcohol. Diagnóstico e instrumentos de evaluación. En: Rubio G, Santo-Domingo J, coordinadores. Curso de especialización en alcoholismo. Madrid: Fundación de Ayuda contra la Drogadicción; 2000.
ADI: Adolescent Drinking Index; ASSIST: The Alcohol, Smoking and Substance Involvement Screening Test; AUDIT: Alcohol Use Disorders Identification Test; CAGE: *cut down, annoyed, guilty, early-morning drink*; CBA: Cuestionario Breve para Alcohólicos; DAST: Drug Abuse Screening Test; ISCA: Interrogatorio Sistematizado de Consumos Alcohólicos; MALT: Münchner Alkoholismus Test; MAST: Michigan Alcoholism Screening Test; MAST-G: Michigan Alcoholism Screening Test – Geriatric Version; SMAST: Short Michigan Alcohol Screening.

Tabla 17.1-6. Preguntas incluidas en The Alcohol, Smoking and Substance Involvement Screening Test

Preguntas	Puntuaciones según frecuencia
A lo largo de su vida, ¿cuál de las siguientes sustancias ha consumido alguna vez?	
¿Con qué frecuencia ha consumido las sustancias que ha mencionado en los últimos 3 meses?	0-6
En los últimos 3 meses, ¿con qué frecuencia ha tenido deseos fuertes o ansias de consumir esas sustancias?	0-6
En los últimos 3 meses, ¿con qué frecuencia le ha llevado su consumo de esas drogas a problemas de salud, sociales, legales o económicos?	0-6
En los últimos 3 meses, ¿con qué frecuencia dejó de hacer lo que se esperaba de usted habitualmente por el consumo de esas drogas?	0-8
¿Un amigo, un familiar o alguien más alguna vez ha mostrado preocupación por su consumo de esas drogas?	0-6
¿Ha intentado alguna vez controlar, reducir o dejar de consumir esas drogas y no lo ha logrado?	0-6
¿Ha consumido alguna vez alguna droga por vía inyectada para uso NO médico?	0-2

médico-psiquiátricas que se presentan junto al trastorno por uso de sustancias. En pacientes con consumo perjudicial, el abordaje podrá realizarse en atención primaria; el tipo de tratamiento más adecuado son las intervenciones breves o el consejo médico. Cuando los pacientes reciben el diagnóstico de dependencia, se recomienda derivarlos a los dispositivos de atención especializada para realizar allí el tratamiento.

En líneas generales, en los centros de atención especializada, el plan terapéutico incluye tres objetivos básicos: actuaciones sobre el consumo, sobre las complicaciones derivadas del consumo y modificación de aquellos factores que favorezcan la vuelta al consumo (prevenir recaídas).

Intervenciones para disminuir o suprimir el consumo de drogas

La consecución de la abstinencia es un objetivo deseable en el tratamiento de la dependencia. Los programas cuya meta es la supresión del consumo se llaman *programas libres de drogas*. Sin embargo, en algunos casos, estos programas no pueden implantarse en un primer momento. En el caso de la adicción a opiáceos, suelen estar indicados los *programas de sustitución*. En ellos, el paciente recibe un opiáceo en sustitución de la sustancia de la que depende hasta que consigue estabilizarse clínica y socialmente. En otras ocasiones, el objetivo no es eliminar el consumo, sino modificar los hábitos que implican graves riesgos para la salud. Es el caso de los dependientes por vía parenteral, a los que se les incluye en *programas de reducción de daños*, de forma que se les facilita el acceso a instrumentos o materiales (jeringuillas o preservativos) para disminuir las complicaciones de dicho consumo y para contactar con los dispositivos sanitarios. En el caso de los sujetos con consumo perjudicial de alcohol, también se actúa a través de las *intervenciones breves*, con el objetivo de que disminuyan el consumo del alcohol y se eviten futuras complicaciones.

En los programas de reducción de daños, se trata de realizar distintos tipos de intervenciones para disminuir los daños relacionados con el consumo en pacientes con dependencia grave que no se plantean la abstinencia o no pueden conseguirla. En los adictos a la heroína, se extendieron numerosos programas en este sentido: programas de intercambio de jeringuillas, reparto de preservativos a sujetos con conductas de riesgo, programas de mantenimiento con agonistas, como la metadona o la heroína, salas de consumo supervisado, etcétera.

La idea de estos programas es que, aunque la abstinencia sigue siendo considerada como la meta deseable, en muchos pacientes no se consigue o no la aceptan. Se asume que cualquier disminución del consumo desciende los riesgos asociados, dado que existe un *continuum* de gravedad de las consecuencias en relación con el nivel de consumo y, además, se puede desarrollar una serie de intervenciones y programas de cuidados para continuar la atención, aunque no se haya conseguido la abstinencia. La reducción del consumo va a conllevar una mejora de los problemas laborales, legales, médicos, etcétera.

Los daños asociados con el consumo, para los que se pueden plantear distintas intervenciones, son los siguientes:

- Problemas médicos.
- Problemas psicológicos.
- Problemas familiares.

Tabla 17.1-7. Niveles de intervención según la puntuación The Alcohol, Smoking and Substance Involvement Screening Test (*ASSIST*)

Niveles de riesgo e intervenciones			
Resultado ASSIST	Nivel de riesgo	Diagnóstico	Intervención preconizada
0-10 (alcohol) 0-3 (otras drogas)	Bajo	Abstinencia o consumo de bajo riesgo	Información-educación
11-26 (alcohol) 4-26 (otras drogas)	Moderado	Consumo de riesgo	Consejo médico (*advice*) Seguimiento
		Uso perjudicial-abuso	Intervención breve (*counselling*) Seguimiento
27 o más (alcohol) 27 o más (otras drogas)	Alto	Posible dependencia	Derivación especialista

- Problemas legales.
- Problemas económicos.

Algunas de las intervenciones que se pueden realizar son:

- Derivación a atención médica especializada (hepatopatías, otras).
- Detección de hepatitis B, hepatitis C y VIH y su tratamiento.
- Control de deficiencias nutricionales (vitaminas, otras).
- Información sobre hábitos asociados al consumo.
- Concienciación/motivación progresiva para intentar disminuir el consumo.
- Ayuda residencial, asesoramiento legal, etcétera.
- Intervención familiar.
- Tratamiento de la comorbilidad psiquiátrica.

Programas de bebida controlada

Este tipo de programas suelen denominarse *programas de bebida controlada* o *entrenamiento en autocontrol de la conducta de consumo*. Son útiles en sujetos con dependencia leve y que no presentan contraindicaciones para este tipo de intervenciones.

Hay varias razones por las que son recomendables:

- Algunos pacientes consideran exagerado que el primer tratamiento que se les prescriba para su problemática con el alcohol sea la abstinencia, sin intentar otra posibilidad que les permita moderar su consumo:
    - Es cierto que, cuando se intenta este tipo de programa, se crea una excelente relación entre el médico y el paciente, de forma que, si se fracasa en el objetivo, se suele estar en buena disposición para aceptar la abstinencia.
    - Desde el punto de vista epidemiológico, en la población general hay más individuos con problemas leve-moderados por el alcohol que dependientes graves.
- Esta forma de abordaje permite captar y tratar un mayor número de pacientes que con los programas basados exclusivamente en la abstinencia.
- Algunos pacientes, cuando han alcanzado el objetivo de controlar su consumo, pasan voluntariamente a la abstinencia.

Intervenciones sobre las complicaciones y para evitar las recaídas

Los tratamientos pueden ser farmacológicos o psicológicos.

Tratamientos farmacológicos

Las intervenciones sobre las complicaciones se basan en el tratamiento farmacológico de las intoxicaciones, en el del síndrome de abstinencia y en el procedimiento para prevenir las recaídas. Cada vez se conocen mejor los mecanismos biológicos involucrados en la dependencia, de manera que son numerosas las intervenciones farmacológicas útiles en la prevención de recaídas. Los tratamientos farmacológicos dependerán de la sustancia y de la etapa de tratamiento (abstinencia o deshabituación), y tienen que considerar la comorbilidad médica y psiquiátrica.

Tratamientos psicológicos

Con relación a las intervenciones psicológicas, los *programas de orientación cognitivo-conductual* son los que han demostrado mayor eficacia. Las *intervenciones breves* constituyen una técnica de elección en los problemas de consumo perjudicial de alcohol, mientras que las basadas en *programas de prevención de recaídas, terapia interpersonal* o *refuerzo comunitario* son más eficaces en pacientes con problemas más graves.

El análisis de las técnicas de intervención psicológicas más empleadas en el tratamiento pone de manifiesto la existencia de los siguientes puntos en común: motivación del paciente, estrategias para afrontar los problemas, búsqueda de otras fuentes de refuerzo, control de los sentimientos desagradables, mejora del funcionamiento interpersonal, fomento de los apoyos sociales y mejora del cumplimiento terapéutico.

A continuación, se estudian estos puntos.

Motivación del paciente. La mayor parte de los pacientes que solicitan tratamiento suelen mostrar ciertas ambivalencias: si acudir o no a este, cuándo es el mejor momento para iniciarlo o si están dispuestos o no a dejar de consumir. El terapeuta debe tener en cuenta este tipo de consideraciones y ha de intentar trabajar la ambivalencia para conseguir que se avance en la consecución de las metas propuestas. Es importante que el paciente se implique durante todo el proceso terapéutico, ya que esta es la única forma de que los resultados sean estables en el tiempo. Las diferentes técnicas que trabajan la motivación suelen incidir en que el paciente analice los pros y los contras de su conducta de consumo y los logros de la abstinencia, de forma que avance en el mantenimiento de su objetivo.

Estrategias de afrontamiento. Muchas personas comienzan a utilizar el consumo para realizar una determinada actividad, por ejemplo, entablar una relación o afrontar una situación temida. Con el tiempo, se generaliza dicho comportamiento en otras situaciones o ambientes, de forma que la droga llega a utilizarse en una amplia gama de circunstancias. Cuando estas personas intentan dejar el consumo, es necesario que aprendan a utilizar estrategias de afrontamiento en las que la droga no esté presente. De ahí que los terapeutas incluyan habitualmente las técnicas de afrontamiento entre sus herramientas de tratamiento.

Búsqueda de otras fuentes de refuerzo. En los períodos previos a la dependencia, los pacientes suelen referir la existencia de una serie, más o menos amplia, de actividades de ocio. Una vez que se instaura la dependencia dichas actividades se van reduciendo, de forma que acaban prevaleciendo las fuentes de placer relacionadas con el consumo. Al iniciar un tratamiento e instaurarse la abstinencia, el sujeto puede sentir que no existe ninguna fuente de placer. Esta situación suele ser vivenciada como la existencia de un «vacío» en su vida, con manifestaciones de ansiedad o de retraimiento social. Estas vivencias pueden ser causa de recaídas. De ahí la importancia de identificarlas como situaciones de riesgo y de animar a los pacientes en períodos tempranos del tratamiento a que busquen fuentes alternativas de refuerzo.

Control de los sentimientos desagradables. Una de las causas de recaída es la dificultad para manejar estados emocionales negativos, como los sentimientos de agresividad, tristeza y ansiedad. Por eso la mayor parte de los clínicos ayudan a sus pacientes a identificar y tolerar estos estados afectivos con la finalidad de procurar una reacción apropiada a estos.

Mejora de las relaciones interpersonales y del apoyo social. Durante el proceso de recuperación, el sujeto tendrá que abandonar determinadas relaciones y contar con todo el apoyo social necesario para finalizar la reinserción social. Las diferentes técnicas de intervención pretenden que el sujeto identifique las relaciones interpersonales que le sean propicias en su recuperación, así como la utilización de estructuras y/o dispositivos que le permitan una reinserción lo más estable posible.

Mejora del cumplimiento terapéutico. Un importante problema con el que se enfrentan los sujetos con adicciones es el cumplimiento del tratamiento. Los resultados de los estudios de seguimiento indican que, cuanto mejor es el cumplimiento, mayores son los porcentajes de éxito. Una proporción elevada de pacientes cumplen adecuadamente el tratamiento durante las primeras semanas; sin embargo, una vez alcanzada la abstinencia, tienden a abandonar la medicación. Por esta razón una de las tareas primordiales de los clínicos es establecer las medidas pertinentes para asegurar el adecuado cumplimiento terapéutico, como los controles hematológicos, el incremento de la frecuencia de las consultas, la búsqueda del apoyo familiar u otorgar un premio a la correcta administración del tratamiento farmacológico.

Programas de motivación para el cambio

Este tipo de abordajes comenzaron a extenderse en la década de los 80, principalmente en el ámbito anglosajón de atención primaria. Se trata de intervenciones de tipo motivacional que tienen como objetivo disminuir o suprimir el consumo de sustancias adictivas. Entre las modalidades, cabe distinguir el consejo médico, las intervenciones muy breves y las breves.

Están basadas en el modelo transteórico de Prochaska y DiClemente sobre los estadios del cambio. Los aspectos prácticos coinciden con los principios de la entrevista motivacional. El médico deberá promover el cambio en los hábitos de consumo de sus pacientes mediante entrevistas que permitan establecer la relación entre el consumo de alcohol y los problemas de salud, analizar las alternativas más eficaces, ayudar en la elección y mantenimiento de las estrategias más idóneas e informar sobre los beneficios del consumo moderado o de la abstinencia.

Este modelo define una serie de estadios, niveles de cambio y procesos, sobre la base de los cuales explicar cómo se produce el cambio de conducta en los individuos y cuándo es posible un tipo de intervención u otra:

- Cuando una persona se plantea modificar su conducta adictiva, los estadios indican su nivel de predisposición al cambio.

- Los procesos:
  - Permiten entender cómo se producen estos cambios y cómo va variando esta predisposición.
  - Son aquellas actividades que realiza el sujeto y que modifican su conducta, sus cogniciones (pensamientos), las emociones o las relaciones interpersonales, y que contribuyen a modificar su hábito de consumo:
    - Aumento de la conciencia de los problemas derivados.
    - Reevaluación ambiental o de las consecuencias del consumo de drogas.
    - Control de los estímulos asociados al consumo.
    - Aumento del apoyo social.
- Los niveles:
  - Indican qué cambios se necesitan para producir una modificación en la conducta adictiva y hasta qué punto es necesario trabajar con la persona para que se pueda producir un cambio en su conducta.
  - Están estructurados de tal forma que el cambio en cualquiera de ellos también afecta a los demás y los modifica.
  - Los establecidos por Prochaska y DiClemente son:
    - Síntoma/situación.
    - Cogniciones desadaptativas.
    - Conflictos interpersonales actuales.
    - Conflictos sistémicos/familiares.
    - Conflictos intrapersonales.

El modelo plantea una serie de estadios por los que pasa una persona desde el planteamiento de un posible cambio hasta que efectivamente deja de consumir:

- Precontemplación:
  - La persona que se encuentra en esta fase no considera su conducta adictiva como un problema o la ve como tal solo mínimamente. Por lo tanto, es probable que ni siquiera se plantee el cambio.
  - No tiene intención de modificar su conducta a largo plazo (en los próximos 6 meses).
  - No es consciente de las consecuencias que tiene su conducta sobre él mismo y su entorno, y los pros derivados del consumo tienen más peso que los contras.
  - En caso de acudir a consulta, seguramente lo haga por factores externos (por ejemplo, presiones de familiares o amigos), por lo que determinadas técnicas, como la entrevista motivacional, pueden ayudar a aumentar la motivación (interna) de la persona hacia el cambio.
- Contemplación:
  - La persona comienza a considerar su conducta como un problema y empieza a plantearse dejar de consumir en los próximos 6 meses, aunque todavía no ha realizado ninguna acción en ese sentido y es posible que no lleve a cabo ningún cambio a corto o medio plazo.
  - Las consecuencias negativas y positivas comienzan a equilibrarse, y las personas son más conscientes de las consecuencias problemáticas derivadas del consumo.
- Preparación para la acción:
  - La persona en este estadio ya ha tomado la decisión de dejar de consumir e incluso ha realizado algu-

na acción en este sentido (por ejemplo, disminuir el consumo).

- Ha decidido realizar un cambio en los siguientes 30 días y ha hecho un intento serio de abandono en el último año. Ha estado al menos 1 día abstinente de consumir en el año previo.
- Acción:
  - Se produce el cese del consumo durante los primeros 6 meses o durante al menos 24 horas.
  - En este estadio, se da el cambio más visible en la persona, que hace que se vea reforzado y apoyado por los demás.
  - Requiere por parte del paciente un gran esfuerzo, y exige compromiso y tiempo.
- Mantenimiento:
  - Se inicia después de 6 meses de abstinencia.
  - Principalmente, el paciente lucha por consolidar los cambios logrados hasta el momento y prevenir futuras recaídas.

Sin embargo, no siempre se pasa por esta serie de estadios de forma lineal, sino más bien lo que se producen son transiciones de un estadio que se podría representar con forma de espiral, y no es infrecuente encontrarse en múltiples ocasiones con recaídas y, por lo tanto, retrocesos hacia estadios más iniciales del proceso de abandono de la conducta problemática hasta que se produce el mantenimiento definitivo de los cambios efectuados. Pero la persona no vuelve al mismo punto: debido a la experiencia de aprendizaje, se puede producir un aumento de la motivación para el cambio y es posible que no se vuelva a puntos anteriores, sino a momentos con características similares. Cuando esto sucede, es frecuente que aparezcan en el sujeto sentimientos de culpabilidad, baja percepción de autoeficacia o disminución de la autoestima.

En la actualidad, se han desarrollado una serie de instrumentos que permiten determinar en qué estadio se encuentra una persona para poder escoger el tipo de intervención terapéutica más adecuada, como el The University of Rhode Island Change Assessment Scale y el Stages of Change Readiness and Treatment Eagerness Scale.

Uno de los cuestionarios más utilizados para determinar el estadio en el que se encuentran los pacientes es el Cuestionario de Disposición al Cambio. Se trata de un instrumento basado en tres estadios motivacionales (precontemplación, contemplación y acción), representados cada uno por cuatro ítems con cinco opciones de respuesta que van desde «totalmente en desacuerdo» hasta «totalmente de acuerdo». Existe además una versión española del cuestionario.

La *entrevista motivacional* se apoya en el refuerzo de la motivación y en que el paciente pueda darse cuenta de su actitud hacia las diferentes opciones planteadas. Por su parte, el *refuerzo de la motivación* es un proceso de consejo directivo y comprensivo que ayuda a los pacientes a organizar su motivación para el cambio. Las técnicas de refuerzo de la motivación se fundamentan en los conceptos de autonomía, ambivalencia y aumento de la propia motivación.

La autonomía se basa en la concepción de que es el propio enfermo quien resuelve su problema, y el médico debe estar preparado para ayudar a su paciente a que tome las decisiones con menos riesgos.

Una tarea que se mantendrá durante todo el proceso terapéutico es la de ayudar al paciente a manejar la ambivalencia. En ocasiones, los sujetos señalan sus problemas relacionados con el alcohol, pero estos son minimizados hasta tal punto que únicamente valoran los aspectos positivos del consumo. Es necesario que entiendan la magnitud de los problemas que conlleva, de forma que la ambivalencia para dejar el alcohol se vaya tornando en ambivalencia para la continuación de su consumo. Es posible que algunos pacientes busquen la confrontación con el médico, pero hay que saber que estas discusiones, lejos de ser útiles, provocan mayor resistencia en el sujeto. Es mejor tratar de comprender la situación desde la perspectiva del sujeto y mostrar que se entiende el dilema; de esta forma, médico y paciente trabajan juntos por una meta común en vez de luchar el uno contra el otro.

Un error bastante frecuente por parte del personal sanitario consiste en intentar, lo más rápidamente posible, que el paciente reconozca o asuma un diagnóstico. Debe recordarse que la finalidad de la entrevista motivacional es ayudar al paciente a que pase a la siguiente fase, y que no es un prerrequisito que acepte un determinado diagnóstico.

El otro aspecto clave de la entrevista motivacional es que el paciente pueda tener información sobre sus resistencias. El facultativo procurará señalar sus ambivalencias y lo ayudará a superarlas. En un primer momento, el médico debe manejar los datos objetivos que hacen consultar al paciente: malestar físico, alteraciones bioquímicas, problemas psicológicos u otros. Con estos datos, caben dos hipótesis, que deberá contrastar a lo largo de la entrevista: la de que el paciente no ha relacionado el motivo de consulta con su consumo, o, por el contrario, la de que sí lo ha asociado, pero presenta una cierta resistencia a reconocerlo. En cualquiera de las dos situaciones, es conveniente mostrar una actitud comprensiva y empática, realizar preguntas abiertas y abordar de manera realista las posibles ambivalencias, teniendo siempre en cuenta que cada paciente requiere su tiempo. Con algunos se puede conseguir un compromiso de reducción del consumo en la primera entrevista, mientras que con otros harán falta algunas más. La **tabla 17.1-8** ofrece cinco puntos clave de la entrevista motivacional, así como ejemplos sobre preguntas o comentarios que pueden utilizarse en cada caso.

Programa de prevención de recaídas

En este modelo, se considera el consumo de alcohol como una conducta sobreaprendida. La dependencia es funcionalmente un aspecto relacionado con las dificultades para afrontar determinados problemas. Dicha técnica pone el acento en conseguir la capacitación del individuo para afrontar las situaciones de riesgo. Este tipo de tratamiento es útil para reducir la gravedad de las recaídas, intensifica la durabilidad de los efectos y es de especial utilidad en dependencias graves.

El programa de prevención de recaídas es un conjunto de conocimientos y técnicas de modificación de conducta dirigido a fomentar el aprendizaje de las habilidades de afrontamiento necesarias para el tratamiento de la dependencia del alcohol. No abarca por sí solo los objetivos del tratamiento

Tabla 17.1-8. Aspectos clave de la entrevista motivacional y sugerencias para abordarlos

Evitar discusiones

«Puede que tenga razón al decir que lo que usted bebe no es tanto. No obstante, su hígado no parece aguantar bien dicho consumo»

Generar discrepancias

«Según lo que usted me ha comentado, le gustaría seguir bebiendo los viernes noche como hasta ahora, aunque sin notar los desagradables efectos de la resaca la mañana siguiente. ¿Cree usted realmente que se pueden conseguir ambos propósitos?»

Manifestar comprensión

«Entiendo que vivir en una sociedad donde se bebe tanto y reconocer, como usted ha hecho, que el alcohol le está dando problemas tiene mucho mérito»

Afrontar la resistencia

«Me preocupa que haya sido capaz de detectar que el alcohol le está dando problemas y que, por el contrario, se muestre partidario de mantener su nivel de consumo durante un tiempo ilimitado. No llego a entender qué le hace pensar que esa alternativa es la más eficaz»

Apoyar la autoeficacia

«No se preocupe por no haber conseguido totalmente el objetivo que nos planteamos en la última entrevista. Lo importante es que ha logrado disminuir su consumo y que hoy sigue estando dispuesto a conseguirlo. Todo esto dice mucho de su disposición para lograr lo que se ha propuesto»

---

integral de la dependencia, pero constituye un imprescindible requisito. A través del programa, los pacientes aprenderán a afrontar las situaciones de riesgo y a poner en marcha cambios en su estilo de vida con el fin de hacerlo incompatible con el consumo de alcohol.

Los objetivos generales del programa son:

- Proporcionar un modelo a los pacientes con el que puedan comprender y analizar su problema con el alcohol.
- Que los pacientes aprendan a identificar qué situaciones, pensamientos y/o estados emocionales pueden acercarlos al consumo de alcohol y sepan cómo afrontarlos adecuadamente.
- Que los pacientes aprendan a identificar las claves y señales que anuncian la posibilidad de recaída.
- Que los pacientes aprendan a enfrentarse a una recaída antes y después de haber bebido.

Los grupos de autoayuda

Se trata de asociaciones de sujetos con un problema común: el de la dependencia. Son muy conocidas y están muy extendidas en España. Como ventajas, presentan que son gratuitas y prestan su atención todos o casi todos los días de la semana. Suelen proporcionar un apoyo crítico a los pacientes en proceso de recuperación. En estos grupos, los sujetos reciben apoyo, se repasan las consecuencias negativas que las drogas ocasionan en la vida del dependiente, se refuerza la abstinencia y la asistencia al grupo, se reciben consejos

sencillos y útiles para la resolución de dificultades que han servido a otros con problemas parecidos y se favorece la interacción social.

Las características comunes a los grupos de autoayuda son las siguientes:

- Experiencias comunes a los integrantes.
- Prestación de ayuda mutua, el principio de ayuda.
- Constitución de unas creencias.
- Fuerza de voluntad colectiva.
- Construcción de metas compartidas.

Los tipos de asociaciones más extendidas en España son Alcohólicos Anónimos y las asociaciones de exalcohólicos para los dependientes del alcohol, así como NarcoNon para los dependientes de otras drogas, como los opiáceos. Igualmente existen grupos de autoayuda para la ludopatía.

Tratamiento en pacientes con comorbilidad psiquiátrica

Teniendo en cuenta la elevada comorbilidad psiquiátrica de las adicciones, la mayor parte de los pacientes con trastornos por uso de sustancias han de ser tratados de otros trastornos psiquiátricos, por lo que a los abordajes anteriormente señalados han de sumarse los específicos de las otras afecciones. Para pacientes con diagnóstico dual, que junto al de adicción tienen otro diagnóstico (como la esquizofrenia, el trastorno bipolar o ciertos trastornos de la personalidad), se han diseñado módulos de tratamiento específicos para este tipo de comorbilidad, donde se tienen en cuenta las repercusiones de la sustancia sobre el trastorno mental comórbido, y al revés.

DISPOSITIVOS ASISTENCIALES

La utilización de un dispositivo ambulatorio, hospitalario o residencial dependerá del tipo de problema que tenga cada paciente.

Las dimensiones que determinarán el tipo de dispositivo son las siguientes:

- Gravedad de la intoxicación o del síndrome de abstinencia.
- Complicaciones médicas presentes.
- Complicaciones psiquiátricas o conductuales presentes.
- Disposición al cambio.
- Riesgo de recaída o de consumo continuado.
- Entorno en el que se ha de llevar a cabo la recuperación.

En función de estas valoraciones, se consideran los siguientes cuatro niveles asistenciales:

- Nivel 0. Intervención inicial.
- Nivel I. Tratamiento ambulatorio.
- Nivel II. Tratamiento ambulatorio intensivo u hospitalización parcial.
- Nivel III. Tratamiento en régimen residencial.
- Nivel IV. Tratamiento médico intensivo en régimen de ingreso hospitalario.

Se recomienda el ingreso en el hospital general cuando haya riesgo de complicaciones médicas; el medio residencial, cuando existan serias dificultades de mantenerse abstinente tras la desintoxicación, y se reserva el medio ambulatorio para la gran mayoría de pacientes que tienen que aprender a convivir y realizar su rehabilitación en su medio social.

 PUNTOS CLAVE

- Los criterios para el diagnóstico de dependencia del DSM-5-TR y la CIE-11 son similares, e incluyen la pérdida de control, los problemas sociales o interpersonales relacionados con el consumo, el consumo en situaciones de riesgo y los fenómenos relacionados con la neuroadaptación a la sustancia (tolerancia y síndrome de abstinencia).
- Los trastornos adictivos son enfermedades del cerebro debidas a multitud de factores biopsicosociales: múltiples genes de vulnerabilidad, cambios neurobiológicos centra-
dos, entre otros, en el sistema de recompensa, rasgos de personalidad relacionados con la impulsividad, factores de aprendizaje y factores socioculturales.
- El consumo de drogas produce un amplio repertorio de consecuencias adversas de tipo médico, psiquiátrico y social.
- El tratamiento más eficaz incluye medidas farmacológicas para la desintoxicación y para la deshabituación, que dependen del tipo de sustancia, y psicoterapia, fundamentalmente de orientación cognitivo-conductual.

BIBLIOGRAFÍA

Agrawal A, Verweij KJ, Gillespie NA, Heath AC, Lessov-Schlaggar CN, Martin NG et al. The genetics of addiction-a translational perspective. Transl Psychiatry. 2012;2(7):e140. Erratum in: Transl Psychiatry. 2012;2:e193.

American Psychiatric Association. Diagnostic and statistical manual of mental disorders (DSM-5). 5ª ed. Arlington: American Psychiatric Association; 2013.

American Psychiatric Association. Guía de Consulta de los Criterios Diagnósticos del DSM-5 TR, 5.ª Ed. Madrid: Editorial Médica Panamericana; 2023.

Arias F, Marín M, López-Trabada JR, Rubio G. Bases genéticas de los trastornos adictivos. En: Bobes J, Casas M, Gutiérrez M, editores. Manual de trastornos adictivos. 3ª ed. Madrid: Ars Médica; 2021.

Becoña E, Cortés M, editores. Manual de adicciones para psicólogos especialistas en psicología clínica en formación. Valencia: Socidrogalcohol; 2011.

Bobes-Bascarán MT, García-Portilla MP, Marín M, Ponce G, Martínez-Gras MI, Rubio G. Detección y diagnóstico del trastorno por consumo de alcohol. En: Pascual F, coordinador. Alcoholismo: guías clínicas Socidrogalcohol basadas en la evidencia científica. Madrid: Socidrogalcohol; 2013. p. 101-140.

CIE-10. Trastornos mentales y del comportamiento: descripciones clínicas y pautas para el diagnóstico. Madrid: Meditor; 1992.

Guardia J. Bases neurobiológicas. En: Bobes J, Casas M, Gutierrez M, editores. Manual de trastornos adictivos. 3ª ed. Madrid: Ars Médica; 2021.

Jiménez-Arriero MA, Ponce G, Rodríguez R, Hoenicka J. Objetivos y estrategias generales de tratamiento. En: Pérez de los Cobos JC, Valderrama JC, Cervera G, Rubio G, editores. Tratado SET de trastornos adictivos. Madrid: Editorial Médica Panamericana; 2006.

Marlatt A, Gordon J. Relapse prevention. Maintenance strategies in the treatment of addictive behaviours. Nueva York: The Guilford Press; 1985.

Observatorio Español de las Drogas y las Adicciones. Informe 2022. Alcohol, tabaco y drogas ilegales en España. Madrid: Ministerio de Sanidad, Delegación del Gobierno para el Plan Nacional sobre Drogas; 2022.

Organización Mundial de la Salud. Clasificación Internacional de Enfermedades. 11ª ed. (CIE-11). Ginebra: Organización Mundial de la Salud; 2022.

Organización Mundial de la Salud. Clasificación Internacional de Enfermedades. 11ª ed. (CIE-11). Ginebra: Organización Mundial de la Salud; 2023.

Pereiro C, Fernández-Miranda JJ, editores. Guía de adicciones para especialistas en formación. Valencia: Socidrogalcohol; 2018.

Prochaska JO, DiClemente CC. Toward a comprehensive model of change. En: Miller WR, Heather N, editores. Treating addictive behaviors: Processes of Change. Nueva York: Plenum Press; 1986. p. 3-27.

Prom-Wormley EC, Ebejer J, Dick DM, Bowers MS. The genetic epidemiology of substance use disorder: a review. Drug Alcohol Depend. 2017;180: 241-259.

Rubio G, Nunes EV. Instrumentos diagnósticos de trastornos psiquiátricos en poblaciones con abuso de sustancias. En: Rubio G, López-Muñoz F, Álamo C, Santo-Domingo J, coordinadores. Trastornos psiquiátricos y abuso de sustancias. Madrid: Editorial Médica Panamericana; 2002. p. 191-200.

Rubio G, Santo-Domingo J. Guía práctica de intervención en el alcoholismo. Madrid: Agencia Antidroga, Consejería de Sanidad, Comunidad de Madrid; 2000.

Sevillano ML, Rubio G. Conceptos básicos sobre problemas relacionados con el alcohol. Diagnóstico e instrumentos de evaluación. En: Rubio G, Santo-Domingo J, coordinadores. Curso de especialización en alcoholismo. Madrid: Fundación de Ayuda contra la Drogadicción; 2000.

Torrens M, Serrano D, Astals M, Pérez-Domínguez G, Martín-Santos R. Diagnosing comorbid psychiatric disorders in substance abusers: validity of the Spanish versions of the Psychiatric Research Interview for Substance and Mental Disorders and the Structured Clinical Interview for DSM-IV. Am J Psychiatry. 2004;161(7):1231-7.

17.2 Trastornos por uso de alcohol, tabaco y benzodiacepinas

M. Marín Mayor

 OBJETIVOS

- Identificar, evaluar, diagnosticar y tratar los trastornos por uso de alcohol (TUA).
- Conocer cuáles son los principales cuadros clínicos asociados al consumo de alcohol, y las complicaciones médicas y psiquiátricas derivadas del consumo crónico de alcohol.
- Conocer las principales estrategias terapéuticas para la desintoxicación y deshabituación del alcohol.
- Identificar, evaluar, diagnosticar y tratar los trastornos por uso de tabaco.
- Aprender a realizar una correcta evaluación de los trastornos por uso de tabaco.
- Conocer las principales estrategias farmacológicas empleadas en el tratamiento deshabituador de tabaco.
- Identificar, evaluar, diagnosticar y tratar los trastornos por uso de benzodiacepinas.
- Adquirir conocimientos con respecto a los riesgos asociados al consumo crónico de benzodiacepinas.
- Conocer las principales estrategias farmacológicas y no farmacológicas empleadas para la desintoxicación/deshabituación de benzodiacepinas.

TRASTORNOS POR USO DE ALCOHOL

El TUA es un trastorno adictivo que se caracteriza por la pérdida de control sobre el consumo de esta sustancia y la persistencia en su consumo a pesar de las repercusiones negativas que genera a la persona que lo padece.

Epidemiología

Según la Encuesta sobre Alcohol y otras Drogas en España (conocida como *EDADES*) correspondiente al año 2022, el 93,2 % de la población española de 15 a 64 años reconoce haber consumido bebidas alcohólicas alguna vez en la vida, el 76 % admite haber bebido alcohol en alguna ocasión en el último año, el 64,5 % asegura haberlo hecho en el último mes y el 9 % presenta un consumo diario de alcohol. La edad media en la que se consume alcohol por primera vez se sitúa en torno a los 16 años. Mientras que las mayores prevalencias para el consumo referido en los últimos 30 días se producen en la franja de edad comprendida entre los 25 y los 34 años, el consumo diario es prevalente entre los mayores de 55 años. El consumo de alcohol está más extendido entre los varones que entre las mujeres, con independencia de que este sea esporádico o diario.

En lo que se refiere a las intoxicaciones etílicas, el 6,4 % de la población de 15 a 64 años reconoce haber sufrido alguna aguda (8,5 % entre la población masculina y 4,2 % entre la población femenina). La franja de edad en la que se observan unas prevalencias más altas es la que abarca de los 15 a los 24 años.

Patrones de consumo y unidad de bebida estándar

La cerveza (36,3 %), el vino (29,8 %) y los combinados son las bebidas más consumidas durante los fines de semana, mientras que el vino y la cerveza se mantienen preferentemente como un consumo entre semana. El porcentaje de consumidores de vino aumenta con la edad, y alcanza así su máximo en el grupo de 55 a 64 años. En el lado opuesto, la prevalencia de los combinados disminuye de forma progresiva a medida que aumenta la edad: su consumo más extendido se encuentra entre los más jóvenes. Por su parte, el consumo de cerveza es similar en todos los grupos de edad.

En España, al igual que en otros países mediterráneos, conviven dos patrones de consumo de alcohol:

- Patrón ligado a los hábitos de alimentación. Se trata de un consumo diario, de alcoholes de baja graduación, generalmente por parte de personas adultas y que viven en zonas rurales.
- Patrón de fin de semana. Típico de los jóvenes. Se caracteriza por la ingesta de alcoholes destilados.

Un patrón de consumo que se está extendiendo en las últimas décadas, que se concentra sobre todo en los fines de semana, es el de los *atracones de alcohol* o *binge drinking*. Se considera *binge drinking* el consumo de cinco o más bebidas alcohólicas (si se trata de un varón) o cuatro o más bebidas alcohólicas (si se trata de una mujer) en la misma ocasión, es decir, seguidas o en un intervalo de 2 horas. Su prevalencia de *binge drinking* en los últimos 30 días es del 15,4 % y está más extendido entre los varones que entre las mujeres, y en los grupos de menor edad (20-24 años).

> ! La *unidad de bebida estándar* es una forma práctica y rápida de calcular los gramos de alcohol consumidos. Precisa únicamente de una tabla de equivalencias con la cantidad y tipo de bebida alcohólica (**Tabla 17.2-1**). En función del cálculo del consumo de gramos de alcohol, se pueden establecer distintos niveles de consumo de riesgo **Tabla 17.2-2**).

Etiopatogenia

El TUA se considera un trastorno complejo de etiología multifactorial. En su etiología, existe un importante componente genético que explica más del 50 % del riesgo de padecerlo. Algunos estudios familiares han encontrado que tener un padre con un TUA aumenta 1,5 veces el riesgo de tener un descendiente con un TUA, y que tener dos padres lo aumenta a 2,3 veces. Se han descrito distintos polimorfismos de genes relacionados con las enzimas que metabolizan el alcohol, genes relacionados con el sistema dopaminérgico y otros sistemas de neurotransmisión implicados en la capacidad reforzante de la sustancia, y genes relacionados con la neuroplasticidad o las conexiones entre la sustancia blanca y la sustancia gris, que podrían asociarse a una mayor vulnerabilidad a los TUA.

Los TUA son consecuencia de los cambios que se producen en el sistema de recompensa cerebral que está conformado por el área tegmental ventral (ATV), el núcleo *accumbens* y la corteza prefrontal. Este sistema se activa por un mecanismo de reforzamiento común a todas las drogas. El refuerzo positivo que produce el consumo agudo de alcohol se relaciona con su capacidad de aumentar la concentración de dopamina en las sinapsis que establecen las neuronas del ATV con las del núcleo *accumbens*. Gran parte de este efecto reforzante estaría motivado, a su vez, por la capacidad del alcohol para aumentar la actividad opioide y serotoninérgica. El uso continuado de alcohol ocasiona, también, un estado de hipodopaminergia en el núcleo *accumbens* que se traduciría en el deseo de beber y en el riesgo de recaída. Además de este refuerzo positivo, cuando se establece la

Tabla 17.2-2. Criterios para establecer los niveles de riesgo según el consumo de alcohol

Consumo	Nivel de Riesgo	Criterios
Abstinencia	Ninguno	• No hay consumo
Moderado	Riesgo bajo	• Varones: ≤ 21 UBE/semana o < 40 g/día • Mujeres: ≤ 14 UBE/semana o < 25 g/día

Abusivo	Consumo de riesgo	• Varones: > 21 UBE/semana o ≥ 40 g/día
		• Mujeres: > 14 UBE/semana o ≥ 5 g/día
		• Cualquier grado de consumo en:
		  – Menores de 18 años
		  – Embarazo y lactancia
		  – Antecedentes familiares de alcoholismo

Abusivo	Consumo perjudicial	• Conlleva consecuencias para la salud física y/o mental de la persona • Varones: consumo regular de > 60 g/día • Mujeres: consumo regular de > 40 g/día
	Dependencia/TUA	• Se cumplen criterios del TUA según el DSM-5-TR o la CIE-11

TUA: trastorno por uso de alcohol; UBE: unidad de bebida estándar.

adicción, el consumo de alcohol se mantiene por un refuerzo negativo, por el cual se continúa el consumo para aliviar el malestar producido por la abstinencia. Por su parte, la corteza prefrontal está en estrecha conexión con el ATV y el núcleo *accumbens*, a los que regula. Está implicada en la toma de decisiones, el control inhibitorio de la conducta o la valoración de las consecuencias de esta. Cuando se altera, como sucede en el trastorno por déficit de atención e hiperactividad, disminuye el control inhibitorio sobre las estructuras subcorticales y esto favorece la conducta adictiva.

> El sistema de recompensa cerebral está conformado por:
>
> • El ATV.
> • El núcleo *accumbens*.
> • La corteza prefrontal.

Otros factores de riesgo asociados a TUA, además del padecimiento de un trastorno por déficit de atención e hiperactividad, son ciertas características de la personalidad (por ejemplo, una mayor impulsividad), la presencia de trastornos de ansiedad (como la fobia social) o los trastornos del estado de ánimo. Dentro de los factores ambientales, tanto familiares como sociales, son determinantes en el consumo el haber sufrido algún tipo de adversidad infantil o situaciones estresantes, así como la presión social sobre el consumo o el grupo de amistades consumidoras. Por último, otro factor clave es la disponibilidad de bebidas alcohólicas y la accesibilidad a estas.

Tabla 17.2-1. Tipos de bebidas y su equivalente en unidades de bebida estándar

Tipo de bebida	Volumen	Número de unidades de bebida estándar
Vino	1 vaso (100 mL) 1 L	1 10
Cerveza	1 caña (200 mL) 1 L	1 5
Copas	1 carajillo (25 mL) 1 copa (50 mL) 1 combinado (50 mL) 1 L	1 2 2 40
Generosos (jerez, cava, vermut)	1 copa (50 mL) 1 vermut (100 mL) 1 L	1 2 20

Neurobiología del consumo de alcohol

Se ha de estudiar la neurobiología del consumo de alcohol (**Tabla 17.2-3**). Durante el *consumo agudo* de alcohol se produce una potenciación de los mecanismos inhibitorios cerebrales, ya sea a través de la inhibición de los factores de irritabilidad neuronal o de la potenciación de los neurotransmisores inhibidores, como el ácido gamma-aminobutírico (GABA), lo que se traduce en un predominio de los efectos sedantes.

Los cambios específicos asociados al consumo agudo de alcohol consisten en:

- La inhibición de los canales del calcio sensibles a variaciones de voltaje, que participan en la transmisión del impulso nervioso y en la liberación de neurotransmisores.
- La acción excitatoria del glutamato disminuye al actuar el etanol sobre el receptor ácido N-metil-D-aspártico (NMDA) y kainato. Cuando el glutamato se une al receptor NMDA, se abre el canal de calcio, pero en condiciones normales el canal permanece bloqueado por el magnesio.
- Aumento de la actividad gabaérgica, serotoninérgica y de la acetilcolina al actuar el alcohol sobre los receptores GABA_A, receptor serotónico (5HT_3) y nicotínicos, respectivamente.

Con el consumo crónico de alcohol, se producen una serie de fenómenos de neuroadaptación y tolerancia:

- Los principales efectos discriminativos (por los que el individuo sabe que está experimentando los efectos del alcohol) se asocian a sus acciones sedativas.
- La repetida administración de alcohol conduce a un aumento de la tolerancia para los efectos mencionados.
- Cuando el sujeto deja de tomar alcohol, se produce un estado de hiperexcitabilidad neuronal en el que están implicados un elevado número de receptores NMDA y de canales del calcio, así como la disminución de recep-

tores gabaérgicos, y que es lo que explica los síntomas de abstinencia.
- La elevación de los niveles de noradrenalina puede disminuir los niveles tisulares de magnesio; al dejar de inhibir los receptores NMDA, se potenciará su actividad.
- La actividad del receptor NMDA en determinadas áreas, como el hipocampo, puede provocar convulsiones, así como una excesiva liberación de dopamina en el hipocampo y en otras regiones cerebrales, lo que puede explicar las alucinaciones del *delirium tremens*.
- También la actividad enzimática de la adenilato-ciclasa se ve reducida.

Diagnóstico y evaluación

El diagnóstico se realiza principalmente a través de la *historia clínica*. El consumo de alcohol es muy prevalente y las repercusiones somáticas muy diversas, por lo que en todos los pacientes se debe explorar el consumo de esta sustancia. Existen escalas y marcadores biológicos que pueden ayudar al diagnóstico.

Cuestionarios de detección del consumo excesivo de alcohol

A continuación, se analizan los cuestionarios de detección del consumo excesivo de alcohol.

CAGE. Consta de cuatro ítems que se recomienda incluir en una encuesta más extensa, pues el tipo de preguntas puede inducir al encuestado a no responder o a cambiar las respuestas. Las iniciales de las palabras clave de estos ítems forman el nombre del marcador (*cut down, annoyed, guilty, early-morning drink*). No necesita personal cualificado, es barato, muy rápido y goza de una alta sensibilidad (65-100 %) y especificidad (88-100 %), pero también cuenta con un alto número de falsos positivos. Dos o más respuestas positivas orientan a un caso probable.

Alcohol Use Disorders Identification Test. Conocido como *AUDIT*. Es un cuestionario autoadministrado que

Tabla 17.2-3. Neurobiología del consumo agudo y crónico de alcohol

Sistema	Farmacodinámica	Efecto clínico	Funcionalismo	Efecto clínico
NMDA	–	Sedación, amnesia	+++	Convulsiones
GABA_A	+	Sedación, activación, euforia, ansiólisis	---	Ansiedad, irritabilidad neuronal
NA	+	Activación	+++	Ansiedad
5HT_3	+	Ansiólisis, náuseas	---	Insomnio, humor triste
DA	+	Activación, euforia	++	Síntomas psicóticos
Opioide	+	Euforia	++	Deseo de consumir
Muscarínico	–	Amnesia	++	Temblores
Adenosina	+	Incoordinación/sedación	Baja respuesta	?
Canales de Ca^{2+}			+++	Daño celular

5HT_3: receptor serotónico; DA: dopamina; GABA: ácido gamma-aminobutírico; NA: noradrenalina; NMDA: ácido N-metil-D-aspartato.

permite detectar tempranamente consumos de riesgo y perjudiciales de alcohol en personas que han consumido alcohol en el último año. Consta de 10 ítems y se cumplimenta con gran brevedad. Los tres primeros hacen referencia a la cuantificación del consumo de alcohol (cantidad, frecuencia); del cuarto al sexto, al comportamiento o actitud ante la bebida; el séptimo y el octavo, a las reacciones adversas, y los dos últimos, a problemas relacionados con el consumo de alcohol. Una puntuación de ocho tiene una sensibilidad del 80 % y una especificidad del 90 % para el diagnóstico de TUA. Por dicho motivo, se establecieron como puntos de corte el ocho y el 20. Se considera un *consumo de riesgo* una puntuación igual o superior a ocho en los varones, e igual o mayor de seis en las mujeres.

Alcohol, Smoking and Substance Involvement Screening Test. Conocido como *ASSIST*. Es mucho más reciente y también puede utilizarse en el cribado de los TUA (abuso y dependencia).

Marcadores biológicos

Considerados aisladamente, son poco fiables para diagnosticar un TUA, lo que los descarta como pruebas de detección precoz. Sin embargo, pueden ayudar al diagnóstico de sospecha, y su monitorización periódica puede servir para controlar el cumplimiento de la abstinencia.

En las siguientes líneas, se estudian los marcadores biológicos (**Tabla 17.2-4**).

Marcadores directos. Los más utilizados son la desialotransferrina o transferrina deficiente en hidratos de carbono y la concentración de alcohol en sangre. Menos utilizado es el etilglucurónido en orina, que detecta consumo en los últimos días.

Marcadores indirectos. Están relacionados con los daños tisulares secundarios al consumo de alcohol. Tienen una baja sensibilidad, ya que existen múltiples causas para su elevación; sin embargo, cuando otras pruebas de laboratorio son normales, la causa más común de su elevación es el consumo de alcohol. Los más empleados son la gamma-glutamiltransferasa, el volumen corpuscular medio, la transaminasa glutámico-oxalacética y el cociente transaminasa glutámico-oxalacética/transaminasa glutámico-pirúvica.

Manifestaciones clínicas

A continuación, se estudiarán las manifestaciones clínicas de la intoxicación alcohólica, el síndrome de abstinencia por alcohol y el TUA.

Intoxicación alcohólica

Es un cuadro que se produce después de la ingesta reciente de alcohol. Implica una serie de síntomas físicos y cambios psicológicos y comportamentales, que son proporcionales a la concentración de alcohol en sangre.

La progresión típica de los síntomas consiste en lenguaje farfullante, incoordinación, inestabilidad en la marcha, nistagmo, deterioro de la atención o de la memoria, estupor o coma.

Tabla 17.2-4. Marcadores biológicos que ayudan a detectar consumos de alcohol

Marcador	Sensibilidad	Especificidad	Falsos positivos	Características
GGT	35-90 %	55-90 %	Enfermedades hepatobiliares, insuficiencia cardíaca, diabetes, obesidad, tabaquismo	• Está elevada en el 34-85 % de los pacientes alcohólicos • Se eleva con consumos de > 74 g/día en los varones y > 60 g/día en las mujeres; son indicativos valores por encima de 50 U/L • Empieza a disminuir al 5º día (lo que es patognomónico) y se normaliza tras 1-4 semanas de abstinencia • Un aumento del 50 % en la fase de abstinencia orientaría hacia una recaída
VCM	25-50 %	55-90 %	Déficit de vitamina B y/o ácido fólico, enfermedad hepática, tabaquismo	• Está elevado en el 31-96 % de los pacientes con TUA y se eleva en el 20-60 % de estos con consumos de alcohol superiores a 60 g/día. Son indicativos valores > 96 fL • Tarda 3-4 meses en normalizarse después de la abstinencia, por lo que no es útil para monitorizar el tratamiento
GOT	10-40 %	< 50 %	Afecciones musculares, infarto agudo de miocardio, hepatopatías, necrosis tubular aguda	• Un cociente GOT/GPT > 2 es muy sugestivo de consumo crónico
CDT	70-90 %	70-100 %	Enfermedad hepática avanzada (cirrosis biliar primaria y carcinoma hepatocelular), embarazo, variaciones genéticas de la transferrina	• Se eleva en varones > 20 U/L y en mujeres > 25 U/L tras un consumo de 50-80 g de alcohol durante 1 semana • Se normaliza a las 2 semanas de abstinencia • Es el marcador más preciso de un consumo excesivo de alcohol, y es útil para la monitorización del tratamiento y la detección de recaídas

Adaptada de: Mayor M, Horcajadas F, Trabada JR, Valladolid G. Trastornos por consumo de alcohol. Medicine – Programa de Formación Médica Continuada Acreditado. 2019;12(85): 4993-5003.

CDT: transferrina deficiente en hidratos de carbono; GGT: gamma-glutamiltransferasa; GOT: transaminasa glutámico-oxalacética; GPT: transaminasa glutámico-pirúvica; VCM: volumen corpuscular medio.

En síntesis, se ha de tener en cuenta lo siguiente:

- Concentraciones sanguíneas de etanol de 50-100 mg/dL suelen producir mínimas alteraciones.
- Las alcoholemias de 100-200 mg/dL se asocian a sensación de euforia y optimismo, excitación, locuacidad y aumento de la sociabilidad, pero, a su vez, a una disminución del rendimiento cognitivo y un alargamiento de los tiempos de reacción.
- Las concentraciones de 200-300 mg/dL conllevan importantes alteraciones de la coordinación, con ataxia, disartria y obnubilación.
- El coma etílico suele aparecer con alcoholemias superiores a 300-500 mg/dL.
- La muerte sobreviene por parada respiratoria o broncoaspiración y, en ocasiones, como consecuencia de caídas accidentales.

Síndrome de abstinencia por alcohol

El síndrome de abstinencia alcohólica se caracteriza por un estado de hiperactividad autonómica que se produce como consecuencia de la disminución o de la supresión del consumo de alcohol.

Estos síntomas pueden agruparse en distintas categorías:

- Hiperactividad autonómica: taquicardia, hipertensión, diaforesis, temblor, fiebre e hiperventilación con alcalosis respiratoria.
- Alteraciones del sueño: insomnio, aumento de los períodos de movimiento ocular rápido (REM, del inglés *rapid eye movement*) y disminución de las fases no REM 3 y 4, correspondientes al sueño profundo.
- Alteraciones gastrointestinales: anorexia, náuseas y vómitos.
- Manifestaciones psicológicas: ansiedad, agitación, inquietud, irritabilidad, distracción, falta de concentración, alteraciones de la memoria y del juicio y alucinaciones.
- Convulsiones tónico-clónicas.

Los síntomas suelen comenzar cuando las concentraciones de alcohol en sangre disminuyen bruscamente, aproximadamente a las 4-12 horas de la última ingesta. La mayor intensidad de los síntomas se alcanza durante las primeras 48 horas y mejoran en los siguientes 3-5 días.

El síndrome de abstinencia alcohólica se desarrolla en tres fases (Tabla 17.2-5), que se analizan a continuación.

Primera fase. Ocurre a las 4-12 horas después de haber interrumpido el consumo de alcohol. Dura aproximadamente 24 horas y se caracteriza por el predominio de signos noradrenérgicos: incremento de la frecuencia cardíaca, aumento de la presión arterial sistólica y (algo menos) la diastólica, aumento de la frecuencia respiratoria, diaforesis, ligera hiperreflexia, temblor intencional (más acusado en manos), ansiedad y labilidad emocional.

Segunda fase. Aparece a las 12-24 horas de haber cesado el consumo de alcohol y se prolonga durante 48-72 horas. Se caracteriza por un agravamiento de la sintomatología noradrenérgica, y son también frecuentes las manifestaciones digestivas y la aparición de las convulsiones.

Tercera fase. Se inicia tras las 72 horas del último consumo de alcohol. Se caracteriza por un mayor agravamiento de la sintomatología noradrenérgica, la aparición de síntomas de disfunción dopaminérgica (como alucinaciones e ideas delirantes) y la desaparición de las convulsiones.

Las complicaciones más graves del síndrome de abstinencia alcohólica son las crisis convulsivas y el *delirium tremens*, que se estudian en las siguientes líneas.

Crisis convulsivas. Se dan en el 3 % de los síndromes de abstinencia. Se han relacionado con el predominio de la actividad de neurotransmisores excitadores (como el glutamato) y la disminución de los inhibidores (como el GABA). Cuando aparecen las crisis convulsivas, lo hacen entre las 7-48 horas tras el cese del consumo. Son generalizadas y de características tónico-clónicas. La mortalidad se asocia al desarrollo de *delirium tremens* y a la aparición de estatus epiléptico.

Delirium tremens. Sucede en el 5 % de los síndromes de abstinencia. Se trata de un estado de confusión que aparece en individuos dependientes del alcohol con extensos antecedentes de consumo. La tríada sintomática típica incluye la disminución del nivel de conciencia o confusión (*delirium*), las alucinaciones y el temblor. También son frecuentes los delirios, la agitación, el insomnio y la hiperactividad autonómica: sudoración, deshidratación, falta de apetito, elevación de la frecuencia cardíaca y respiratoria, elevación de la presión arterial e hiperpirexia. Por lo general, los síntomas aparecen a las 72-96 horas desde la última ingesta etílica. Suele durar 3-5 días. Se trata de una urgencia médica que, de no tratarse, presenta una mortalidad del 20 %.

Tabla 17.2-5. Progresión cronológica de los síntomas del síndrome de abstinencia de alcohol

	Fase 1	Fase 2	Fase 3
Inicio	4-10 h	12-24 h	24-72 h
Duración	24 h	48 h	7-10 días
Síntomas	Predominio de los síntomas noradrenérgicos con aumento de la frecuencia cardíaca, la presión arterial y la frecuencia respiratoria, diaforesis, hiperreflexia leve, temblor intencional, ansiedad y labilidad emocional	Agravamiento de la sintomatología noradrenérgica; son frecuentes también las manifestaciones digestivas (anorexia, náuseas y vómitos, diarrea) y la aparición de convulsiones	Agraviamiento de la sintomatología noradrenérgica, con aparición de los síntomas de disfunción dopaminérgica (alucinaciones, ideas delirantes, *delirium tremens*)

Trastorno por uso de alcohol

Los TUA se manifiestan por la presencia de dificultad para controlar el consumo de alcohol y la existencia de otros criterios de neuroadaptación al etanol (tolerancia y síndrome de abstinencia). La disminución de la capacidad de *controlar* el consumo de alcohol abarca tanto el control del inicio de la ingesta como el de la finalización o el de la cantidad consumida. Este deseo de beber alcohol antes de haber iniciado el consumo y las dificultades para resistirse a él se denomina *craving*.

Otro aspecto que también se ha relacionado con la pérdida de control sobre el consumo es la vivencia de compulsión por beber o de pérdida de control tras haber iniciado la ingesta. El fenómeno aparece tras la primera o segunda copa, y se denomina *priming*.

El abandono de las ocupaciones placenteras conlleva que el sujeto pase más tiempo en actividades relacionadas con el consumo de alcohol. En la **tabla 17.2-6** se resumen los criterios diagnósticos de los TUA. El DSM-5-TR permite clasificar la dependencia en leve (se cumplen dos o tres criterios), moderada (están presentes cuatro o cinco criterios) o grave (se cumplen seis criterios o más). En lo referente al curso, se podrán considerar dos tipos de remisión: temprana/mantenida y parcial/completa.

 Dos conceptos importantes relacionados con los TUA son:

- *Craving*. Se refiere al deseo de beber alcohol antes de haber iniciado su consumo y a las dificultades para resistirse a él.
- *Priming*. Es la vivencia de compulsión por beber o de pérdida de control tras haber iniciado la ingesta.

En la cultura española, el alcohol comienza a consumirse durante la adolescencia, período en el que también suele aparecer el primer episodio de intoxicación. La sintomatología propia del TUA aparece a los 25-40 años. En el 20 % de los casos puede hablarse de una remisión espontánea. La abstinencia suele producirse en respuesta a problemas interpersonales, sociales o médicos. Tras un período de abstinencia de semanas o meses, los sujetos vuelven a beber (comienzan por alcoholes de baja graduación) y, progresivamente, aumentan la frecuencia del consumo hasta llegar a consumir lo que inicialmente tomaban. Otros consiguen mantener consumos moderados durante importantes períodos. Alrededor del 65 % de los casos que inician un tratamiento para la dependencia del alcohol consiguen estar 1 año abstinentes. En torno al 20 % consiguen una abstinencia prolongada.

Comorbilidad médica asociada a los trastornos por uso de alcohol

El consumo crónico de alcohol se asocia con un amplio abanico de complicaciones médicas:

- **Patología digestiva**:
  - Es la más frecuente.
  - El consumo excesivo de alcohol se ha asociado a trastornos gastroesofágicos, como los relacionados con la motilidad esofágica y gástrica o el reflujo gastroesofágico, lo que puede conducir al desarrollo de esofagitis por reflujo, esofagitis crónica, esófago de Barrett, síndrome de Mallory-Weiss, gastritis agudas, úlceras y estenosis pépticas.
  - Se asocia a cuadros de malabsorción intestinal y a diarrea.
  - Incrementa el riesgo de padecer pancreatitis tanto aguda como crónica.
  - La patología hepática es la más frecuentemente asociada al consumo crónico de alcohol. La hepatopatía alcohólica comprende varias entidades clínicas de distinta gravedad, que van desde la esteatosis hepática a la cirrosis.
- **Patología cardiovascular**:
  - La miocardiopatía alcohólica se ha asociado a un consumo excesivo de alcohol.
  - Los pacientes con dependencia de alcohol también tienen un riesgo incrementado de presentar arritmias y muerte súbita.
  - La fibrilación auricular es la arritmia asociada con más frecuencia al consumo de alcohol.
  - El alcohol puede también producir incrementos dosis-dependientes de la presión arterial, de manera que el 5-30 % de los casos de hipertensión arterial pueden estar relacionados con el consumo excesivo de alcohol.
  - El alcohol se ha asociado a un incremento en el riesgo de padecer accidentes cerebrovasculares, tanto isquémicos como hemorrágicos, de una manera dosis-dependiente.
- **Patología neurológica**:
  - Polineuropatía alcohólica:
    - Complicación relativamente frecuente.
    - Simétrica y de predominio en miembros inferiores.
    - Relacionada con el déficit de tiamina y el efecto neurotóxico directo del alcohol y sus metabolitos.
  - Síndrome de Wernicke-Korsakoff:
    - Patología neuropsiquiátrica causada por el déficit de tiamina.
    - La encefalopatía de Wernicke es un cuadro de inicio subagudo, caracterizado por la tríada de ataxia, alteraciones oculares (oftalmoplejía y nistagmo) y confusión mental.
    - Sin tratamiento tiene una mortalidad elevada.
    - Puede evolucionar a un síndrome de Korsakoff, un cuadro amnésico que se caracteriza por una grave disfunción de la memoria reciente.
  - Demencia alcohólica:
    - Se inicia de manera característica a edades más tempranas (≤ 65 años).
    - Se estima que constituye el 1,4 % del total de los casos de demencia.
    - Los pacientes con *demencia alcohólica* presentan un peor rendimiento en tareas visoespaciales, sin que se objetiven graves alteraciones en el lenguaje.
    - Los pacientes presentan disfunción ejecutiva, afectación de la memoria de trabajo y disminución de la velocidad motora.
    - Estas alteraciones cognitivas son parcialmente reversibles. Se puede mejorar con la abstinencia en el consumo de alcohol incluso desde la primera semana.

Tabla 17.2-6. Criterios diagnósticos DSM-5-TR para los trastornos por uso de alcohol

A. Un modelo problemático de consumo de alcohol que provoca un deterioro o malestar clínicamente significativo y que se manifiesta al menos por dos de los hechos siguientes en un plazo de 12 meses:

1. Se consume alcohol con frecuencia en cantidades superiores o durante un tiempo más prolongado del previsto
2. Existe un deseo persistente o esfuerzos fracasados de abandonar o controlar el consumo de alcohol
3. Se invierte mucho tiempo en las actividades necesarias para conseguir alcohol, consumirlo o recuperarse de sus efectos
4. Ansias o un poderoso deseo o necesidad de consumir alcohol
5. Consumo recurrente de alcohol que lleva al incumplimiento de los deberes fundamentales en el trabajo, la escuela o el hogar
6. Consumo continuado de alcohol a pesar de sufrir problemas sociales o interpersonales persistentes o recurrentes, provocados o exacerbados por los efectos del alcohol
7. El consumo de alcohol provoca el abandono o la reducción de importantes actividades sociales, profesionales o de ocio
8. Consumo recurrente de alcohol en situaciones en las que provoca un riesgo físico
9. Se continúa con el consumo de alcohol a pesar de saber que se sufre un problema físico o psicológico persistente o recurrente probablemente causado o exacerbado por el alcohol
10. Tolerancia, definida por alguno de los siguientes hechos:
    a) Una necesidad de consumir cantidades cada vez mayores de alcohol para conseguir la intoxicación o el efecto deseado
    b) Un efecto notablemente reducido tras el consumo continuado de la misma cantidad de alcohol
11. Abstinencia, manifestada por alguno de los siguientes hechos:
    a) Presencia del síndrome de abstinencia característico del alcohol (véanse los criterios A y B de la abstinencia de alcohol)
    b) Se consume alcohol (o alguna sustancia muy similar, como una benzodiacepina) para aliviar o evitar los síntomas de abstinencia

Especificar si:
En remisión inicial: después de haberse cumplido previamente todos los criterios de un trastorno por consumo de alcohol, no se ha cumplido ninguno de ellos durante un mínimo de 3 meses, pero sin llegar a 12 meses (excepto el criterio A4 «Ansias o un poderoso deseo o necesidad de consumir alcohol», que puede haberse cumplido)
En remisión continuada: después de haberse cumplido previamente todos los criterios de un trastorno por consumo de alcohol, no se ha cumplido ninguno de ellos durante un periodo de 12 meses o más (excepto el criterio A4, «Ansias o un poderoso deseo o necesidad de consumir alcohol», que puede haberse cumplido)

Especificar si:
En un entorno controlado: este especificador adicional se utiliza cuando el individuo está en un entorno con acceso restringido al alcohol

Código basado en la gravedad/remisión actual: si también existe una intoxicación o abstinencia alcohólicas, o cualquier otro trastorno mental inducido por el alcohol, no deben utilizarse los códigos siguientes para el trastorno por consumo de alcohol. En su lugar, el trastorno concomitante por consumo de alcohol viene indicado por el carácter en 4ª posición del código del trastorno inducido por el alcohol (véase la nota de codificación de la intoxicación o abstinencia alcohólicas, o de un trastorno mental específico inducido por el alcohol). Por ejemplo, si existe un trastorno por consumo de alcohol y una intoxicación alcohólicas concomitantes, solamente se indica el código de la intoxicación por alcohol, cuyo carácter en 4ª posición indica si el trastorno concomitante por consumo alcohólico es leve, moderado o grave: F10.129 para un trastorno leve por consumo de alcohol con una intoxicación por alcohol, o F10.229 para un trastorno moderado o grave por consumo de alcohol con una intoxicación por alcohol

Especificar la gravedad/remisión actual:
F10.10 **Leve: presencia de 2-3 síntomas**
F10.11 **Leve, en remisión inicial**
F10.11 **Leve, en remisión continuada**
F10.20 **Moderado: presencia de 4-5 síntomas**
F10.21 **Moderado, en remisión inicial**
F10.21 **Moderado, en remisión continuada**
F10.20 **Grave: presencia de 6 o más síntomas**
F10.21 **Grave, en remisión inicial**
F10.21 **Grave, en remisión continuada**

- **Otras patologías asociadas al consumo de alcohol:**
  - El consumo crónico de alcohol puede asociarse a alteraciones endocrinas y metabólicas, como cetoacidosis alcohólica, hipoglucemia, hiperuricemia, dislipidemias y malnutrición.
  - También se relaciona con hipogonadismo masculino y alteraciones del ciclo hormonal reproductivo femenino, lo que produce infertilidad, síndrome de seudo-Cushing y síndrome metabólico.
  - Las alteraciones musculoesqueléticas más frecuentemente asociadas son la osteoporosis y las miopatías.
  - Las alteraciones hematopoyéticas que aparecen como consecuencia del consumo crónico de alcohol son frecuentes y afectan a las tres series.
  - El consumo crónico de alcohol aumenta la incidencia de determinados cánceres, especialmente, de boca, laringe, esófago y faringe; en menor medida, de estómago, colon, hígado, mama y ovario.
  - No se ha visto que el consumo crónico de alcohol se relacione con el cáncer de páncreas, pulmón, endometrio, próstata o vejiga.

Comorbilidad psiquiátrica y dependencia alcohólica

La prevalencia de los diferentes trastornos psiquiátricos es variable. Pueden aparecer una vez establecido el TUA o en etapas más tardías.

Los trastornos más frecuentes son:

- **Trastornos afectivos**:
  - Los trastornos depresivos son los más frecuentemente asociados a los TUA, y aparecen en el 30-50 % de estos sujetos.
  - Más de una cuarta parte de los pacientes con trastorno bipolar tienen un TUA comórbido.
- **Trastornos de ansiedad**:
  - Se dan en más del 20 % de los pacientes con TUA.
  - Se presentan todos los tipos de trastornos de ansiedad.
  - También el insomnio está significativamente relacionado con los TUA, de modo que un 36-72 % de los pacientes con TUA lo padecen.
- **Trastornos psicóticos**:
  - Los TUA son 3 veces más prevalentes entre los pacientes con esquizofrenia que entre la población general.
  - El consumo crónico de alcohol se ha relacionado con trastornos psicóticos específicos:
    - Alucinosis alcohólica:
      - Psicosis exógena que se caracteriza por la aparición de alucinaciones auditivas (las más frecuentes), visuales o táctiles.
      - Las alucinaciones auditivas suelen consistir en sonidos elementales (zumbidos, chasquidos, crujidos, disparos) en sus fases iniciales, respecto a los que el sujeto mantiene una adecuada capacidad de crítica, pero que pueden progresar a formas más complejas, como voces amenazantes, acusatorias o insultantes.
      - No suelen existir alteraciones del curso del pensamiento, ni hay incongruencia con el estado de ánimo.
      - Las alucinaciones remiten durante la primera semana y ocasionalmente pueden persistir de forma crónica. Suele presentarse durante o tras períodos de importante consumo etílico en sujetos que llevan varios años bebiendo, y principalmente en varones (4:1 frente a mujeres).
      - El cuadro aparece entre el segundo y quinto día después de haber comenzado a reducir el consumo, aunque también puede aparecer al cabo de las 2 semanas.
      - Entre los mecanismos fisiopatológicos se han implicado las alteraciones en la neurotransmisión producidas por el síndrome de abstinencia, como la elevación de la dopamina y la disminución de la serotonina cerebral, aunque también se han involucrado a las betacarbolinas y los ácidos grasos esenciales.
      - El tratamiento consiste en disminuir la ansiedad y preocupación que estas experiencias provocan en los pacientes. Se pueden utilizar benzodiacepinas y neurolépticos, como el haloperidol.
    - Trastorno delirante inducido por alcohol:
      - Ideas delirantes de tipo persecutorio o celotípico.
      - Riesgo de autoheteroagresión.
- **Trastornos de la personalidad**:
  - Casi un tercio de los pacientes consumidores de alcohol tiene un trastorno de la personalidad comórbido.
  - El que más se ha relacionado con los TUA es el trastorno antisocial de personalidad.
  - Otros trastornos de la personalidad que también se han relacionado son el límite, el histriónico y el dependiente.
- **Otras comorbilidades psiquiátricas**:
  - Trastornos de la conducta alimentaria.
  - Trastorno por déficit de atención e hiperactividad.
  - Riesgo de suicidio.

Tratamiento

En las siguientes líneas, se analizarán los posibles tratamientos de la intoxicación etílica, desintoxicación y deshabituación, y los tratamientos psicológicos para los trastornos por uso de alcohol.

Tratamiento de la intoxicación etílica

El tratamiento de la intoxicación etílica es sintomático y consiste en dar soporte vital y hacer un buen control hidroelectrolítico. En las intoxicaciones leves, cuando el consumo es inferior a 15 unidades de bebida estándar en varones y a 10 en mujeres, o las alcoholemias son inferiores a 200 mg/100 mL y sin síntomas previos de abstinencia, o en los casos de estupor de corta duración, siempre que se mantengan las constantes vitales, solo se requiere una vigilancia de la evolución, el control de los factores ambientales y el manejo de posibles situaciones médico-psiquiátricas comórbidas. En las intoxicaciones graves, o cuando se evidencia riesgo de coma etílico, la prioridad es la estabilización de las constantes vitales y evitar posibles complicaciones.

> **!** Se recomienda la administración de tiamina, 100-200 mg por vía intramuscular para prevenir un déficit de vitamina B_1 y, por tanto, la aparición de una encefalopatía de Wernicke; se recomienda administrar posteriormente sueros glucosados (20-40 mL al 50 %) para evitar hipoglucemias.

Cuando se sospeche la utilización de opiáceos o benzodiacepinas, se pueden utilizar naloxona o flumazenilo, respectivamente. En el caso de las intoxicaciones idiosincrásicas, suelen emplearse neurolépticos para manejar la agresividad y la agitación de los pacientes.

Tratamiento de desintoxicación

El tratamiento de desintoxicación del alcohol tiene dos objetivos:

- Lograr el cese del consumo de alcohol de forma controlada y lo más cómoda posible para el paciente.
- Prevenir la aparición de síntomas de abstinencia y sus posibles complicaciones.

Se puede realizar en dos ámbitos: ambulatorio y hospitalario (**Fig. 17.2-1**).

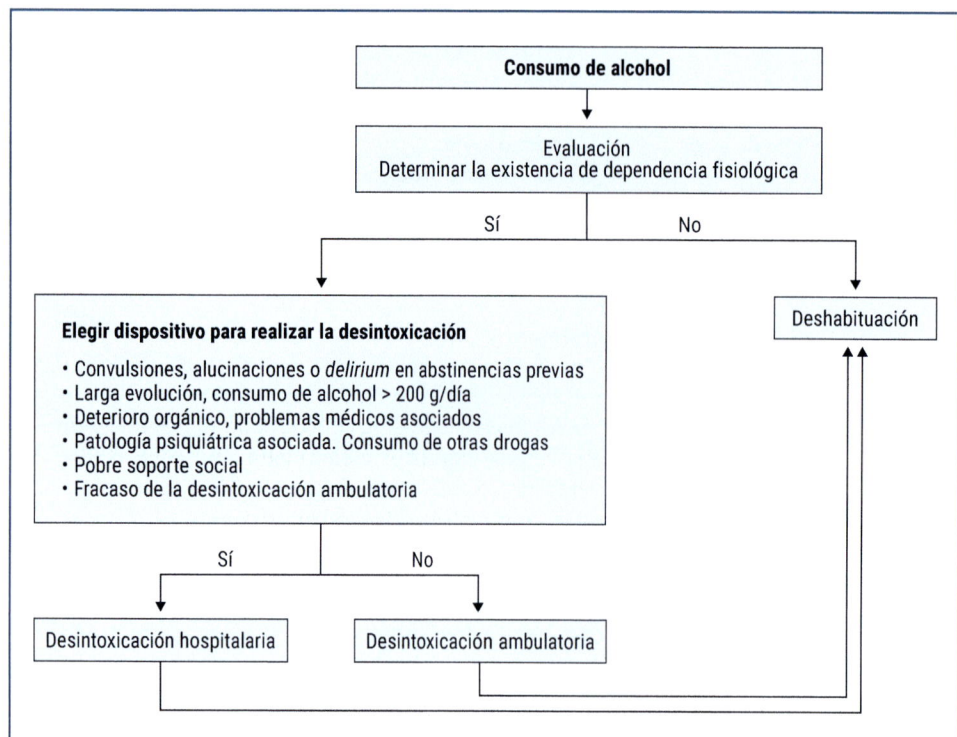

Figura 17.2-1. Protocolo de actuación en los trastornos por consumo de alcohol.

La desintoxicación en régimen hospitalario estará indicada en los siguientes casos:

- Antecedente de convulsiones, alucinaciones o *delirium tremens* en síndromes de abstinencia graves.
- Alcoholismos de larga evolución con consumos elevados de alcohol superiores a 200 g/día.
- Deterioro orgánico y/o comorbilidad médica asociada.
- Patología psiquiátrica. Ideación suicida. Consumo concomitante de otros tóxicos (benzodiacepinas, opiáceos).
- Escaso soporte social, sin que haya posibilidad de garantizar una supervisión mínima en el proceso de desintoxicación ambulatoria.
- Fracaso de la desintoxicación ambulatoria.

Antes de iniciar la desintoxicación, es preciso evaluar la intensidad del síndrome de abstinencia y, sobre esta base, determinar el escenario terapéutico en que se realizará la desintoxicación. Para este fin, se puede utilizar la escala Clinical Institute Withdrawal Assessment for Alcohol Revised, conocida como *CIWA-Ar* (**Tabla 17.2-7**). Se trata de un instrumento que valora 10 síntomas del síndrome de abstinencia alcohólica, y es útil para evaluar la presencia y la gravedad de los síntomas de abstinencia y planificar el tratamiento farmacológico necesario en función de los síntomas presentes.

Respecto a la puntuación de esta escala, se habrá de tener en cuenta lo siguiente:

- Número de síntomas < 10. El síndrome de abstinencia es leve. La desintoxicación se realizará en un régimen ambulatorio y no se precisará de un tratamiento pautado de fármacos ansiolíticos. Será suficiente el tratamiento sintomático.

- De 10 a 20 síntomas. Indica un síndrome de abstinencia moderado. La desintoxicación se realizará en régimen ambulatorio cuando el paciente no presente un alto riesgo de complicaciones. Es aconsejable una pauta descendente de fármacos ansiolíticos.
- Número de síntomas > 20. Es un síndrome de abstinencia grave. La desintoxicación se realizará en régimen hospitalario.

En el tratamiento de desintoxicación se emplearán dos tipos de intervenciones farmacológicas: soporte y vitaminoterapia y los fármacos sedantes.

Tratamiento de soporte y vitaminoterapia

Tiene el objetivo de restituir la homeostasis hidroelectrolítica y los déficits de sales y minerales asociados al consumo de alcohol. Se emplean las vitaminas del grupo B (B_1, B_6 y $B12$) y el ácido fólico. Durante los 3 primeros días, se administrará tiamina en dosis de 100-300 mg por vía intramuscular con el objetivo de prevenir el déficit de vitamina B_1 y el síndrome de Wernicke-Korsakoff.

Se mantendrá este mismo tratamiento posteriormente por vía oral en dosis de 200-400 mg/día durante el proceso de desintoxicación. En cualquier caso, debe administrarse tiamina a todos los pacientes con un TUA, independientemente de que inicien el tratamiento de desintoxicación o mantengan el consumo de alcohol. Este complejo vitamínico (B_1, B_6, B_{12}) se mantendrá al concluir la desintoxicación y hasta la estabilización del estado físico del paciente. Se puede alargar más el tratamiento en aquellos sujetos en los que ya se haya instaurado el síndrome de Wernicke-Korsakoff. Por su parte, al ácido fólico se administra en dosis

Tabla 17.2-7. Clinical Institute Withdrawal Assessment for Alcohol Revised (CIWA-Ar)

Naúseas y vómitos	Alteraciones táctiles
0: sin náuseas ni vómitos	0: ningunas
1: náuseas leves sin vómitos	1: muy leve sensación (punzante, ardiente, cosquilleo, etcétera)
2:	2: ídem suave
3:	3: ídem moderado
4: náuseas intermitentes con esfuerzos secos	4: alucinaciones moderadas
5:	5: alucinaciones graves
6:	6: alucinaciones extremas
7: náuseas constantes y vómitos	7: alucinaciones continuas

Temblor	Alteraciones auditivas
0: sin temblor	0: ningunas
1: no visible, puede sentirse en los dedos	1: muy leves sonidos secos o capaces de asustar
2:	2: ídem leves
3:	3: ídem moderados
4: moderado con los brazos extendidos	4: alucinaciones moderadas
5:	5: alucinaciones graves
6:	6: alucinaciones extremas
7: grave, incluso con los brazos extendidos	7: alucinaciones continuas

Ansiedad	Cefalea
0: no ansioso	0: no presente
1: ligeramente	1: muy leve
2:	2: leve
3:	3: moderada
4: moderado	4: moderadamente grave
5:	5: grave
6:	6: muy grave
7: ataque agudo de pánico	7: extremadamente grave

Agitación	Orientación y funciones superiores
0: actividad normal	0: orientado y puede sumar
1: algo hiperactivo	1: no puede sumar, indeciso en la fecha
2:	2: desorientado temporalmente (< 2 días calendario)
3:	3: mayormente desorientación temporal (> 2 días)
4: moderadamente inquieto	4: desorientación espacial y/o en persona
5:	
6:	
7: cambio continuo de postura	

de 5-10 mg/día, sobre todo en caso de presentar anemia macrocítica.

Fármacos sedantes

Los fármacos sedantes se administran para prevenir o disminuir la aparición del síndrome de abstinencia. Incluyen los fármacos hipnosedantes (benzodiacepinas, clometiazol), los antiepilépticos, los simpaticolíticos y los antidopaminérgicos (tiapride).

Las *benzodiacepinas* continúan siendo el tratamiento de elección del síndrome de abstinencia alcohólica. Su eficacia es muy alta, pues controlan todos los síntomas y complicaciones del síndrome de abstinencia al tener una tolerancia cruzada con el alcohol. Tienen un amplio margen de seguridad. Se recomiendan como tratamiento de elección en monoterapia en abstinencias graves y en régimen de hospitalización.

Sus principales ventajas son que tienen un potente efecto sedante e hipnótico y que controlan y previenen la patología comicial y el *delirium tremens*. Por el contrario, sus inconvenientes son que producen depresión respiratoria, especialmente grave e intensa si se mezclan con alcohol; que tienen metabolismo hepático, con acumulación en casos de insuficiencia hepática (menos loracepam y oxacepam); que tienen un elevado potencial adictivo, y que producen efectos adversos sobre la función cognitiva.

Como norma general, se emplearán benzodiacepinas de vida media larga (diacepam, clonacepam o cloracepato dipotásico), que evitan las fluctuaciones plasmáticas y aseguran un mejor control sintomático. Solo en el caso de patología hepática o en pacientes ancianos estarán indicadas las de vida media corta (loracepam u oxacepam). En general, hay que procurar una sedación importante y rápida para evitar, en lo posible, la progresión al *delirium tremens*.

Se consideran tres tipos de estrategias que implican el uso de benzodiacepinas en el manejo de la sintomatología de abstinencia alcohólica:

- Pauta fija de sedación con benzodiacepinas:
  - En función de la gravedad del síndrome de abstinencia, que se va reduciendo progresivamente a lo largo de los días.
  - Está indicada en pacientes con un alto riesgo de complicaciones del síndrome de abstinencia y se puede realizar en un medio ambulatorio.
  - Si se utiliza esta pauta, la dosis total necesaria para controlar la sintomatología abstinencial durante las primeras 24 horas se repartirá durante el segundo día en cuatro tomas parciales, y a continuación se reducirá la dosis de forma gradual (20-25 % de la dosis total) a lo largo de 3-5 días, vigilando la reaparición de los síntomas.
  - En casos graves, o cuando se hayan tenido otros cuadros de abstinencia previos, serán necesarios hasta 10 días de tratamiento.
- Inicio del tratamiento con dosis elevadas para mantener al sujeto bastante sedado y reducirlo de manera paulatina:
  - Indicado en pacientes con un alto riesgo de complicaciones del síndrome de abstinencia.
  - Se debe realizar en un medio hospitalario.
- Administración de la pauta según vayan apareciendo los síntomas de abstinencia:
  - Se puede indicar en pacientes sin antecedentes de síndrome de abstinencia grave o cuando no haya una comorbilidad médica aguda.
  - Debe realizarse en un contexto de supervisión médica.

El *clometiazol* es un derivado tiazólico de la vitamina B_1. Tiene efecto anticonvulsivante, y su vida media corta evita efectos acumulativos. Sin embargo, tiene un gran potencial adictivo; se asocia a afectación cognitiva, riesgo de hipotensión y depresión respiratoria grave, y es discretamente hepatotóxico, por lo que por sus características es recomendable reservarlo para tratamiento hospitalario. En abstinencias moderadas, se emplea en dosis de 1.342-2.688 mg/día por vía oral (7-14 cápsulas de 192 mg, repartidas en cuatro tomas) durante el primer día. En días sucesivos, se va reduciendo una cápsula al día, y se deja la mayor dosis para la noche. En síndromes de abstinencia graves, se emplea por vía parenteral (un vial de 4 g intravenoso en 24 horas) y, después, por vía oral (3.072 mg/día en 3 días, y se pasa a reducir 192 mg/día hasta su suspensión).

El *tiapride* es un antipsicótico del grupo de las benzamidas de baja potencia. Entre sus ventajas destacan su nula capacidad adictiva, la ausencia de tolerancia cruzada con el alcohol, que no produce depresión respiratoria ni potencia los efectos del alcohol, que no es hepatotóxico y que posee efecto antialucinatorio, antiemético y antitremórico. Sin embargo, presenta un escaso efecto hipnótico y no previene la actividad comicial. Es un fármaco de gran utilidad en pacientes con dependencia leve-moderada, con riesgo de hipoventilación, sin riesgo de convulsiones o cuando haya dudas respecto al cumplimiento estricto de la abstinencia o exista riesgo adictivo. Se comercializa en comprimidos y en ampollas inyectables de 100 mg. Se suelen emplear dosis de 400-1.200 mg/día (por vía parenteral) o de 300-800 mg/día (por vía oral).

Los antiepilépticos pueden darse para el tratamiento de las convulsiones o para controlar los síntomas de abstinencia. Los más empleados para la prevención del síndrome de abstinencia son la gabapentina y la pregabalina por su perfil más sedante.

Respecto a otros agentes farmacológicos, las ventajas de los antiepilépticos son las siguientes:

- Tienen una escasa interacción con el alcohol, por lo que no potencian los efectos dañinos cognitivos y psicomotores producidos por este.
- Tienen un escaso potencial adictivo y reducen el *craving*.
- Se han visto eficaces para tratar la ansiedad y los síntomas afectivos que aparecen en el síndrome de abstinencia tardío.
- Tienen efecto *anti-kindling* sobre los sucesivos episodios de abstinencia: frenan una progresiva escalada de gravedad con cada episodio de abstinencia.
- Se pueden iniciar en el tratamiento de la desintoxicación y mantener como tratamiento de deshabituación, para el que también han demostrado eficacia.

 En el tratamiento de desintoxicación se emplearán dos tipos de intervenciones farmacológicas:

- Tratamiento de soporte y vitaminoterapia. Tiene el objetivo de restituir la homeostasis hidroelectrolítica y los déficits de sales y minerales asociados al consumo de alcohol.
- Fármacos sedantes. Se administran para prevenir o disminuir la aparición del síndrome de abstinencia. Incluye fármacos hipnosedantes (benzodiacepinas, clometiazol), antiepilépticos, simpaticolíticos y antidopaminérgicos (tiapride).

Tratamiento de deshabituación

El tratamiento de deshabituación se realiza una vez completada la desintoxicación de alcohol. Tiene como objetivo prevenir las recaídas en su consumo y desarrollar un estilo de vida compatible con la abstinencia mantenida. En esta etapa, adquieren una mayor relevancia las intervenciones psicoterapéuticas y psicosociales. Sin embargo, también se emplean estrategias farmacológicas específicas. Son cinco los grupos farmacológicos empleados: los fármacos antidipsotrópicos, aversivos o interdictores; los antagonistas de los receptores opiáceos (naltrexona y nalmefeno); los fármacos gabaérgicos con acción sobre el sistema NMDA glutamato (acamprosato) y los anticonvulsivantes.

Fármacos antidipsotrópicos, aversivos o interdictores

Estos fármacos inhiben la enzima aldehído-deshidrogenasa hepática, que cataliza la oxidación del acetaldehído a acetato, con lo que se acumula acetaldehído, lo que provoca una intoxicación por este producto; esto se conoce con el nombre de *reacción aldehídica* o *efecto antabus*. Esta reacción se caracteriza por vasodilatación, rubefacción facial, palpitaciones en cabeza y cuello, taquicardia, dolor precordial, alteraciones de la presión arterial, mareo y vértigo, náuseas y vómitos, debilidad o visión borrosa y diplopía, dificultad respiratoria, hiperventilación y sudoración. En los casos más graves, puede ocasionar depresión respiratoria, arritmia, infarto agudo de miocardio, colapso cardiocirculatorio, pérdida de conciencia, convulsiones e incluso la muerte. Estos efectos empiezan a observarse entre 10 y 20 minutos después de iniciar la ingesta de alcohol, y su intensidad es proporcional a la cantidad de alcohol ingerida y a la dosis del fármaco. Este grupo actúa como fármacos disuasorios del consumo de alcohol, y genera cambios cognitivos y motivacionales en el paciente.

El *disulfiram* se presenta en comprimidos de 250 mg y se suele administrar en dosis de 250-500 mg/día. Produce una inhibición irreversible de la enzima aldehído-deshidrogenasa, por lo que puede administrarse cada 24 horas. Su efecto se inicia 12 horas después de la administración del fármaco y tiene un efecto prolongado (que puede durar hasta 15 días).

Por su parte, la *cianamida cálcica* (que ya no se comercializa) se presentaba en gotas. Producía una inhibición reversible de la enzima aldehído-deshidrogenasa, por lo que se administraba cada 12 horas, en dosis de 73 mg/día, es decir 12 gotas/12 horas. Su inicio de acción era más rápido (1-2 horas después de la administración del fármaco), pero su efecto era más breve (desaparecía después de 12 horas).

Antagonistas de los receptores opiáceos

La *naltrexona* es un fármaco antagonista competitivo de los receptores opioides μ, κ y δ. A través de este antagonismo opioide, evita la activación dopaminérgica que el alcohol produce en el sistema mesolímbico y, por tanto, el efecto reforzador tras su consumo. Se presenta en comprimidos de 50 mg. Las dosis recomendadas son de unos 50-100 mg/día en una toma única por la mañana. Los efectos secundarios suelen ser benignos e incluyen náuseas y vómitos, astenia, anorexia, exantema, cefalea, inquietud, ansiedad, insomnio y mareo. Se debe usar con precaución, puesto que puede ocasionar hepatotoxicidad.

Por su parte, el *nalmefeno* actúa como antagonista de los receptores μ y δ (responsables de la liberación de dopamina en el núcleo *accumbens*) y como agonista parcial de los receptores κ (responsables de la sensación displacentera que aparece tras el consumo de alcohol). Se trata de un fármaco *anti-priming*, es decir, reduce la probabilidad de pérdida de control o incapacidad de frenar el consumo cuando este es iniciado. Con respecto a la naltrexona, ofrece algunas ventajas: la ausencia de hepatotoxicidad, una unión más eficaz a los receptores opiáceos centrales, una vida media más elevada (8-10 horas) y una mayor biodisponibilidad. Se presenta en comprimidos de 18 mg, y se administra bajo demanda, como máximo una vez al día, cada vez que el paciente percibe riesgo de consumo, y entre 1-2 horas antes de consumir alcohol. Se debe prescribir en el contexto de un enfoque terapéutico basado en la reducción del consumo de alcohol. La incidencia de efectos adversos es alta y suelen ocurrir al inicio del tratamiento. Los más frecuentes son las náuseas, los vómitos, los mareos, el insomnio y el dolor de cabeza.

Fármacos gabaérgicos con acción sobre el sistema ácido N-metil-D-aspartato glutamato

El *acamprosato* es un derivado de la taurina que actúa como agonista gabaérgico e inhibidor de los receptores glutamatérgicos de tipo NMDA. Reduce el *craving* y la sintomatología ansiosa y disfórica que aparecen cuando el sujeto es expuesto a estímulos que recuerdan al consumo, lo que favorece que mantenga la abstinencia. Se presenta en comprimidos de 333 mg y se emplea en dosis de 1.998 mg/día (2-2-2 o 3-0-3). Es un fármaco seguro y bien tolerado, aunque puede aparecer diarrea durante los primeros días. Otros efectos secundarios menos frecuentes son las náuseas, la cefalea y el prurito. No tiene metabolismo hepático, pero está contraindicado en casos de insuficiencia renal grave.

Anticonvulsivantes

Tantos los antiepilépticos clásicos (carbamacepina y ácido valproico) como los de nueva generación (gabapentina, oxcarbacepina, pregabalina, topiramato y zonisamida) han demostrado ser eficaces en la prevención de las recaídas. Esta eficacia podría deberse a que disminuyen el *craving*, tienen propiedades antiimpulsivas (especialmente en el componente del control inhibitorio), reducen los efectos reforzadores del alcohol y son eficaces para tratar determinados síntomas comórbidos, como la ansiedad, los síntomas afectivos y las alteraciones del sueño que pueden aparecer en el contexto del síndrome de abstinencia alcohólica demorado, y que puede ser responsable de recaídas tempranas. De todos ellos, el topiramato es el que tiene más evidencia. Ha demostrado eficacia tanto en dosis altas (300-400 mg/día) como bajas (75 mg/día). Su principal inconveniente es su falta de tolerabilidad. Los efectos adversos más frecuentes son las parestesias, la anorexia y pérdida de peso, los problemas de concentración y memoria y las alteraciones del gusto. Estos efectos pueden evitarse parcialmente haciendo una escalada lenta de la dosis.

Tratamientos psicológicos para los trastornos por uso de alcohol

Diferentes metaanálisis han señalado que las intervenciones cognitivo-conductuales parecen ser las más eficaces en el tratamiento psicológico de los TUA. Aunque se han utilizado técnicas de exposición y aversivas, las más difundidas están basadas en el modelo de prevención de recaídas. Los programas de refuerzo comunitario están poco extendidos en este entorno para pacientes con TUA por la necesidad de equipos multidisciplinares, pero han demostrado su utilidad. Las terapias de pareja y familia suelen formar parte de los programas de tratamiento realizados en atención especializada. Las familias y las parejas de los pacientes aprenden a detectar las recaídas y a servir de apoyo durante el proceso de deshabituación. Por último, los grupos de autoayuda con más implantación en España son los de Alcohólicos Anónimos y las asociaciones de exalcohólicos.

TRASTORNOS POR USO DE TABACO

El trastorno por uso de tabaco se asocia a diversos problemas de salud, que incluyen las enfermedades cardiovasculares, las enfermedades pulmonares, algunos cánceres y una mayor susceptibilidad para el padecimiento de determinadas enfermedades infecciosas. A pesar de ello, aproximadamente el 80 % de los fumadores que intentan dejar de fumar recaen en el consumo de cigarrillos durante el primer mes de abstinencia, y solo aproximadamente el 3 % se mantienen abstinentes al cabo de 6 meses. Aunque la toxicidad relacionada con el consumo de tabaco está asociada con otros componentes del cigarrillo, es el efecto farmacológico de la nicotina lo que produce la adicción al tabaco.

Epidemiología

Por detrás del alcohol, el tabaco es la sustancia psicoactiva más consumida en España entre la población de 15 a 64 años, con una prevalencia de consumo alguna vez en la vida de aproximadamente el 70 %. Aproximadamente el 33 % de la población adulta española fuma diariamente. El consumo diario de tabaco es más frecuente entre los varones, con independencia de la edad. La edad media en la que se inicia el consumo de cigarrillos es de 16,5 años. El grupo de mayor consumo es el de los varones comprendidos entre los 45 y los 54 años (el 42 % son fumadores). Según el tipo de cigarrillos consumidos, la mayoría de los fumadores continúan fumando cigarrillos de cajetilla (72 %), frente al 19 % que declara consumir tabaco de liar y el casi 9 % restante que fuma cigarrillos tanto de liar como de cajetilla. También existe una tendencia creciente del uso de cigarrillos electrónicos, de manera que el 12 % de la población los ha consumido alguna vez en la vida. Cabe señalar que aproximadamente la mitad de los consumidores de este tipo de cigarrillos los fuman motivados por su deseo de reducir el consumo del tabaco o incluso para dejar de fumar. De entre los consumidores diarios de tabaco, casi dos tercios se han planteado dejar de fumar; las mujeres son quienes lo han hecho en mayor medida, pero menos de la mitad lo intentan.

Neurobiología

La nicotina es absorbida rápidamente desde los pulmones a la circulación venosa pulmonar, y desde ahí entra en la circulación arterial, atravesando fácilmente la barrera hematoencefálica. Su vida media es de 2 horas. Es un agonista de los receptores nicotínicos de la acetilcolina situados tanto en el sistema nervioso central como en el periférico.

El receptor nicotínico colinérgico está constituido por cinco subunidades (**Fig. 17.2-2**). Cuando la nicotina se une a su receptor, se abre un canal que permite la entrada en la célula de sodio y calcio, los cuales a su vez activan a canales de calcio dependiente de voltaje, lo que permite una mayor entrada de calcio dentro de la célula.

> ! El subtipo de receptor α4β2 es el predominante en el ser humano y el que se cree que podría mediar en la dependencia de la nicotina. Por su parte, el subtipo del receptor α3β4 sería el que mediaría en los efectos cardiovasculares de la nicotina.

La acción estimuladora de la nicotina sobre el cerebro parece ejercerse sobre las neuronas noradrenérgicas procedentes del locus cerúleo y sobre las dopaminérgicas del ATV. El locus cerúleo desempeña un papel crucial en la vigilancia y en el despertar, así como en las reacciones relacionadas con el estrés y en la regulación de la actividad psicosomática. La actuación de la nicotina sobre ATV produce una estimulación motora y da lugar a un aumento de la liberación de dopamina en el núcleo *accumbens*, con el consiguiente refuerzo. Una calada de un cigarrillo supone la inhalación de una cantidad de nicotina que ocupa el 50 % de los receptores nicotínicos presentes en estas neuronas.

Con la administración crónica y repetida de nicotina, se producen fenómenos de neuroadaptación y de tolerancia, de manera que se genera una desensibilización de los receptores nicotínicos y, consiguientemente, un incremento en su número (*up-regulation*). Estos fenómenos de neuroadaptación también son responsables tanto del *craving* por el tabaco como de la sintomatología abstinencial. Además, otros síntomas abstinenciales (como los relacionados con los estados emocionales negativos, la ansiedad y la percepción de mayores niveles de estrés) dependen de la activación extrahipotalámica del receptor del factor liberador de la corticotropina. En el humo del tabaco hay además ciertas sustancias con propiedades estimulantes de receptores sensoriales orofaríngeos que también desempeñan un papel importante en el mantenimiento del consumo de tabaco.

Los *efectos psicoactivos positivos* de la nicotina incluyen placer, estimulación, modulación del estado de ánimo y reducción del estrés y de la ansiedad. Los fumadores suelen describir una sensación placentera y de estimulación con el primer cigarrillo, estimulación y mejora en la capacidad de concentración con el consumo de tabaco el resto del día, y un estado de relajación en momentos de estrés o por la noche, antes de irse a la cama. Además, la nicotina incrementa la tasa metabólica y disminuye el apetito.

Una de las características más relevantes de la dependencia nicotínica es el deseo de fumar cuando han transcurrido algunas horas del último cigarrillo. El *síndrome de abstinencia* se produce a las 2 horas del último cigarrillo y alcanza su máximo a las 24-48 horas. Se traduce en un intenso deseo de fumar, tensión y ansiedad, irritabilidad, insomnio, intranquilidad, estado de ánimo deprimido, dificultad de concentración, torpeza motora, disminución de la presión arterial y aumento del apetito y del peso. El sujeto vuelve a fumar precisamente para aliviar estos síntomas.

Factores de riesgo

A continuación, se desarrollan los factores de riesgo que se han descrito para el desarrollo de un trastorno por uso de tabaco.

Edad de inicio del consumo de tabaco. El inicio del consumo de tabaco a edades tempranas se asocia a un riesgo incrementado y a una mayor gravedad del trastorno por uso de tabaco.

Presencia de trastornos mentales comórbidos. Los trastornos por uso de tabaco son más frecuentes entre los pacientes que tienen algún tipo de antecedente psiquiátrico, incluidos el trastorno depresivo mayor, el trastorno bipolar, el trastorno por estrés postraumático o la esquizofrenia. Se han planteado diversas hipótesis para explicar esta elevada comorbilidad, entre las que se encuentran la hipótesis de la automedicación, que plantea que las personas con patología mental consumirían tabaco en un intento de aliviar algunos de los síntomas asociados a su patología mental (por ejemplo, mejorar el rendimiento cognitivo). A la inversa, también se ha planteado que el consumo de tabaco podría empeorar algunas enfermedades psiquiátricas (de hecho, se considera que es un factor predictivo de la conducta suicida). Por último, el modelo de los factores biológicos comunes se basa en el hallazgo de la existencia de una susceptibilidad genética compartida entre la dependencia de nicotina y los trastornos mentales, y los modelos bidireccionales sostienen que el consumo de tabaco y los síntomas psiquiátricos se influyen mutuamente.

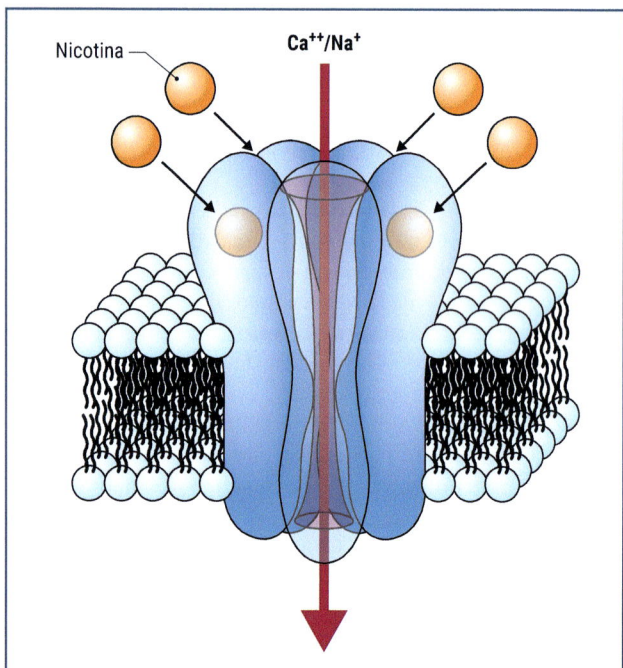

Figura 17.2-2. Receptor nicotínico de la acetilcolina.

Presencia de otros trastornos comórbidos por uso de sustancias. Tres de cada cuatro individuos con trastorno por uso de alcohol y nueve de cada 10 individuos con otros trastornos por uso de sustancias padecen también un trastorno por uso de tabaco. De hecho, el inicio del consumo de tabaco a edades tempranas es un factor predictivo significativo del consumo de alcohol a lo largo de la vida, y del desarrollo de un consumo excesivo de alcohol y de un trastorno por uso de alcohol; también se ha considerado una puerta de entrada para el consumo de otras sustancias tóxicas.

Factores genéticos. Existe una elevada heredabilidad de los trastornos por uso de tabaco y de la capacidad de abandonar el consumo de esta sustancia de aproximadamente el 50 %. El factor genético más frecuentemente asociado a la dependencia de nicotina implica al gen *CHRNA5*, que codifica una de las subunidades del receptor nicotínico.

Diagnóstico y evaluación

El abordaje del tabaquismo se inicia con la elaboración de una historia clínica específica. La dependencia de nicotina produce graves alteraciones de salud, pero, a diferencia de otras drogas, no causa habitualmente problemas legales, sociales, familiares ni psicológicos. En la historia clínica del sujeto se deben recoger una serie de elementos (complicaciones y gravedad del consumo) importantes para la planificación del tratamiento (**Tabla 17.2-8**).

La gravedad de la dependencia de la nicotina se mide a través de dos parámetros:

- El número de cigarrillos que se fuman a lo largo del día, que permite conocer la cantidad de nicotina consumida en el día y la frecuencia con la que el sujeto se la autoadministra.
- El tiempo en que la persona tarda en fumarse el primer cigarro desde que se levanta por la mañana, que proporciona información sobre la dependencia física y la inten-

sidad de los síntomas de abstinencia después del período de abstinencia nocturna.

> ! Una herramienta que puede ser de utilidad para evaluar la gravedad de la dependencia nicotínica es la prueba de Fagerström, que consta de seis preguntas y permite diferenciar entre dependencia baja (0-3 puntos), moderada (4-6 puntos) o grave (> 6 puntos) (**Tabla 17.2-9**).

Además de la anamnesis y de la entrevista clínica, es importante realizar exámenes hematológicos, de coagulación y de bioquímica sanguínea para descartar otros factores de riesgo asociados, y también para objetivar los beneficios del abandono del tabaco.

Cabe señalar que el consumo reciente de tabaco se puede confirmar a través de los siguientes métodos:

- La medición de monóxido de carbono (CO) en aire espirado o cooximetría:
  - Es una prueba accesible, rápida y no invasiva.
  - Cuenta con una elevada sensibilidad y especificidad (de aproximadamente el 90 %).
  - Es un marcador indirecto de la carboxihemoglobina.
  - Estos dos parámetros constituyen un factor de riesgo de cardiopatía isquémica, enfermedad pulmonar obstructiva crónica y neoplasias.
  - Su principal inconveniente es que, al tener el CO una vida corta (2-5 horas), únicamente refleja el consumo de tabaco en las últimas horas o en el último día.
- La medición de las concentraciones de nicotina en sangre, saliva u orina:
  - Es una prueba costosa, por lo que su uso no está excesivamente extendido.
  - Al tener la nicotina una semivida muy corta (de 2 horas), solo permite detectar el consumo de tabaco de las últimas horas.
  - Sin embargo, los niveles plasmáticos de nicotina son los que mejor se correlacionan con los efectos farma-

Tabla 17.2-8. Elementos de la historia clínica que deben incluirse en sujetos dependientes de la nicotina

Motivación para dejar de fumar	Cómo explorar
Antecedentes patológicos	La presencia de enfermedades derivadas de dicho hábito puede influir positivamente en el cese del consumo; por el contrario, los trastornos psiquiátricos repercutirán de forma negativa
Motivos y dificultades para dejar de fumar	Los motivos más frecuentes para dejar de fumar son la mejora de la salud y las presiones sociales. Entre las principales dificultades está el temor a la abstinencia, al aumento de peso y al fracaso, así como el consumo actual de alcohol. Esta valoración es útil para aconsejar, motivar y disminuir la ansiedad de los pacientes, por lo que se recomienda realizarla
Antecedentes tabáquicos	Las cuestiones más importantes que se han de evaluar son las razones para dejar de fumar, el número y contenido de nicotina de los cigarrillos consumidos, los intentos previos de cesación, la aparición de síndrome de abstinencia o de síntomas psiquiátricos en anteriores intentos, los motivos de recaída, el tiempo de cesación, la idoneidad y cumplimiento de tratamientos previos, y también las expectativas actuales del sujeto para conseguir el objetivo terapéutico
Grado de dependencia de la nicotina	La dependencia se valora con preguntas como las siguientes: ¿cuánto tarda en fumar el primer cigarrillo de la mañana? ¿Le resulta difícil no fumar en lugares en los que está prohibido, por ejemplo, en el puesto de trabajo, en un restaurante o en el transporte público? ¿Cuál es el cigarrillo que más le molestaría no poder fumar? ¿Cuántos cigarrillos fuma al día? ¿Fuma con más frecuencia durante las primeras horas después de despertarse que durante el resto del día? ¿Fuma cuando está enfermo?

Tabla 17.2-9. Prueba de Fagerström		
Pregunta	**Respuesta**	**Puntuación**
¿Cuánto tiempo tarda en fumar su primer cigarrillo después de levantarse?	Hasta 5 minutos 6-30 minutos 31-60 minutos Más de 60 minutos	3 2 1 0
Encuentra dificultad para no fumar en los sitios en que está prohibido (hospital, cine, biblioteca, etcétera)	Sí No	1 0
¿Qué cigarrillo le desagrada más dejar de fumar?	El primero Otros	1 0
¿Cuántos cigarrillos fuma al día?	31 o más cigarrillos/día Entre 21 y 30 cigarrillos/día Entre 11 y 20 cigarrillos/día Menos de 11 cigarrillos/día	3 2 1 0
¿Fuma con más frecuencia durante las primeras horas después de levantarse que durante el resto del día?	Sí No	1 0
¿Fuma aunque esté tan enfermo que tenga que guardar cama la mayor parte del día?	Sí No	1 0

Puntuaciones: ≤ 3 puntos, grado leve de dependencia; de 4 a 6 puntos, dependencia moderada; ≥ 6 puntos, grado severo de dependencia.

cológicos del tabaco: su sensibilidad y su especificidad son muy elevadas (en torno al 90 %).
– Se consideran los siguientes puntos de corte para discriminar entre fumadores y no fumadores:
  ▪ 2,3 ng/mL para sangre.
  ▪ 21,8 ng/mL para saliva.
  ▪ 58,6 ng/mL para orina.
• La medición de las concentraciones de cotinina en sangre, saliva y orina:
  – Es uno de los mejores marcadores disponibles, con una muy elevada sensibilidad y especificidad (mayor del 95 %).
  – Permite detectar los consumos de tabaco de los últimos 4-7 días.
  – Los puntos de corte para diferenciar a fumadores de no fumadores son:
    ▪ 10 ng/mL en sangre.
    ▪ 15 ng/mL en saliva.
    ▪ 50 ng/mL en orina.
• La medición de las concentraciones de tiocianato en sangre, saliva y orina:
  – Aunque su medición es sencilla, tiene escasa sensibilidad y especificidad.
  – Tiene una vida media más larga, por lo que permite detectar consumos de tabaco de entre 6 y 28 días.
  – Los puntos de corte que permiten distinguir entre fumadores y no fumadores son:
    ▪ 78 mmol/L en sangre.
    ▪ 1,64 mmol/L en saliva.
    ▪ 118 mmol/L en orina.

Tratamiento

El tratamiento del tabaquismo es diferente para cada fumador y depende fundamentalmente de la motivación que tenga cada individuo para abandonar definitivamente el consumo de tabaco.

Tratamientos farmacológicos

Mientras que el consejo médico y las intervenciones psicosociales ayudan a promover la interrupción del consumo de tabaco, los tratamientos farmacológicos que favorecen el control de los efectos neurofarmacológicos y la abstinencia de la nicotina pueden aumentar las posibilidades de conseguirlo.

  Existen dos tipos de estrategias farmacológicas para tratar el trastorno por uso de tabaco:

- Los tratamientos de primera línea, que incluyen la terapia sustitutiva con nicotina (TSN), el bupropión y la vareniclina.
- Los tratamientos de segunda línea, dentro de los que se encuentran la clonidina y la nortriptilina.

En general, el tratamiento farmacológico va a ayudar al fumador a encontrarse en un estado más confortable mientras aprende a vivir con situaciones gatillo y estresores vitales, y a enfrentarse a ellos sin fumar.

Se han considerado tres mecanismos a través de los cuales estos tratamientos farmacológicos facilitan la interrupción del consumo de tabaco:

- Reducción de los síntomas de abstinencia de la nicotina.
- Disminución de los efectos reforzantes de la nicotina mediante el bloqueo o la desensibilización de los receptores nicotínicos.
- Suministro de una fuente alternativa de nicotina con los efectos farmacológicos deseados que proporcionaba la de los cigarrillos.

Tratamientos de primera línea

Como se ha explicado, los tratamientos de primera línea incluyen la TSN, el bupropión y la vareniclina.

La TSN consiste en la administración de nicotina a un fumador que quiere dejar de serlo por una vía distinta a la del consumo de cigarrillos y en una cantidad suficiente para disminuir el síndrome de abstinencia, pero insuficiente como para crear dependencia. Existen diversas formas de administración, todas ellas con una efectividad similar; se asocian a un incremento en los porcentajes de interrupción del consumo de tabaco del 50-100 %, en comparación con el empleo de las terapias conductuales de manera aislada.

Estas formas de administración son las siguientes:

- Las presentaciones que se administran por vía oral incluyen los chicles, el inhalador bucal y las tabletas sublinguales.
- Para la administración por vía transdérmica, se emplean los parches.
- Para la administración por vía nasal, se dispone del aerosol nasal.

Tras un período inicial en el que se ajusta la dosis de nicotina al grado de dependencia, el tratamiento de reposición de nicotina se va disminuyendo gradualmente, con lo que se consigue una reducción importante de las manifestaciones de abstinencia. Se recomienda el empleo de TSN a todos los fumadores que superen los 10-15 cigarrillos al día, excepto en la presencia de situaciones médicas graves que lo contraindiquen. En fumadores de menos cigarrillos, la experiencia no es suficiente para su uso sistemático. La duración recomendada de este tratamiento es de 4-12 semanas (**Tabla 17.2-10**).

Las acciones específicas de cada una de estas formas de presentación van a depender de la vía de administración y del porcentaje de nicotina absorbida. Los chicles, tabletas, aerosoles e inhaladores liberan nicotina rápidamente, mientras que los parches lo hacen de una manera más lenta.

A continuación, se describen las características específicas de las presentaciones más empleadas de la TSN.

Chicles de nicotina. Consisten en una goma de mascar que contiene 2-4 mg de nicotina, con los que se obtienen niveles de nicotinemia de > 5 ng/mL a los 15-30 minutos de administración. Se emplean con dos finalidades: por un lado, combatir el *craving* de nicotina (en este caso, la administración se hará de manera puntual); por otro, conseguir niveles continuos de nicotinemia, lo que ayudará a aliviar los síntomas de abstinencia (en este caso, su administración se hará de manera pautada). En cuanto a su posología, la dosis de ajustará en función del grado de dependencia física del fumador. Para los fumadores de < 20 cigarrillos/día se emplearán los chicles de 2 mg administrados cada 1-2 horas mientras el sujeto esté despierto; en el caso de fumadores de > 20 cigarrillos/día se emplearán los chicles de 4 mg de esta misma manera. La duración del tratamiento oscilará entre 8 y 12 semanas y la dosis se irá reduciendo progresivamente a partir de las 4-8 semanas. La utilización de bebidas ácidas (soda, café, cerveza) puede disminuir la absorción oral de nicotina, por lo que su uso debe ser evitado durante al menos 10 minutos antes de utilizar el chicle. Los efectos secundarios más frecuentemente asociados al empleo de chicles de nicotina son dolor de la articulación temporomandibular, mal sabor de boca, molestias orofaríngeas, meteorismo, náuseas, pirosis e hipo.

Comprimidos o tabletas sublinguales. Contienen entre 1 y 2 mg de nicotina. Están recomendados para fumadores con dependencias menos graves. Con respecto a su posología,

Tabla 17.2-10. Empleo de la terapia sustitutiva con nicotina en función de la gravedad de la dependencia de esta sustancia

	Dependencia leve	Dependencia moderada	Dependencia grave
Prueba de Fagerström	1-3 puntos	4-6 puntos	> 7 puntos
Nº cigarros/día	< 10 cigarros/día	10-20 cigarros/día	> 20 cigarros/día
CO aire espirado	< 15 ppm CO	15-25 ppm CO	> 25 ppm CO
Chicles nicotina	• Chicles 2 mg • 1 comprimido/90-120 minutos durante 8-10 semanas • Reducir la dosis a partir de la 6ª semana	• Chicles 4 mg • 1 comprimido/90-120 minutos durante 10-12 semanas • Reducir progresivamente la dosis a partir de la 8ª semana	• Chicles 4 mg • 1 comprimido/60-90 minutos durante 12 semanas • Reducir progresivamente la dosis a partir de la 10ª semana • Mantener si precisa hasta 3, 6 o 12 meses
Parches nicotina 16 h	• 15 mg/día durante 6 semanas • Después, 10 mg/día durante 2 semanas • Después, 5 mg/día durante 2 semanas	• 25 mg/día durante 6 semanas • Después, 15 mg/día durante 2 semanas • Después, 10 mg/día durante 2 semanas	• 25 mg/día durante 6 semanas • Después, 15 mg/día durante 2 semanas • Después, 10 mg/día durante 4 semanas
Parches nicotina 24 h	• 21 mg/día durante 6 semanas • Después, 14 mg/día durante 2 semanas • Después, 7 mg/día durante 2 semanas	• 21 mg/día durante 6 semanas • Después, 14 mg/día durante 4 semanas • Después, 7 mg/día durante 2 semanas	• 21 mg/día durante 6 semanas • Después, 14 mg/día durante 4 semanas • Después, 7 mg/día durante 4 semanas

ppm: partes por millón.

se emplean en dosis de 1-2 mg/hora mientras el sujeto está despierto durante 6-8 semanas, para reducir progresivamente su consumo hasta cumplir 12 semanas de tratamiento. Su principal ventaja es la escasez de efectos adversos, entre los que destacan las úlceras bucales, irritación o dolor de garganta, mal sabor de boca o sialorrea.

Parches de nicotina. Existen dos tipos de parches en función de la forma de liberación de nicotina: los que la liberan durante 24 horas y los que la liberan durante 16 horas. Están indicados en fumadores con dependencia física leve-moderada; en fumadores con dependencia grave, conviene utilizarlos en dosis más altas y en combinación con chicles de nicotina. Su posología es de 25 mg/día para los parches de 16 horas y de 21 mg/día para los parches de 24 horas. La duración del tratamiento no deber ser inferior a 6-8 semanas ni superior a 12. Los efectos adversos pueden ser locales (eritema, exantema, prurito, eccema) o sistémicos (cefalea, mialgias, insomnio, sueños vívidos, náuseas, hipo, mal sabor de boca, palpitaciones, mareos y parestesias).

Aerosol nasal. Es el que tiene una absorción más rápida, similar a la del cigarrillo, pero también el que se asocia a más efectos adversos (sensación de quemazón e irritación de nariz y garganta, ojos llorosos y estornudos), aunque se desarrolla tolerancia a estos efectos con su uso regular después de 1-2 días.

La utilización de la TSN en situaciones especiales (como durante el embarazo) y en pacientes con enfermedades cardiovasculares, endocrinas, hipertensión arterial, úlcera péptica y alteraciones de la función renal se hará tras evaluar el riesgo-beneficio en cada caso. Esto se debe a que la nicotina se asocia a incrementos de la frecuencia cardíaca, vasoconstricción, inducción de un perfil lipídico proaterogénico, resistencia a la insulina y arritmias. No obstante, la TSN a largo plazo parece ser segura y menos peligrosa que continuar fumando.

A continuación, se resumen algunas situaciones especiales respecto a la TSN.

Empleo durante el embarazo. Es un tema controvertido. Debe considerarse en mujeres que han intentado dejar de fumar en el embarazo y han recaído como consecuencia de los síntomas de abstinencia. En caso de emplearse, se iniciará antes de la 18ª semana de gestación (dado que la unión de la nicotina al tronco cerebral alcanza su máximo hacia la mitad del embarazo) y se administrará en forma de chicle y no de parche.

Ganancia de peso. Es una de las causas más frecuentes de recaída en el consumo de tabaco. Se ha encontrado que la utilización de chicles de 4 mg de nicotina reduce este incremento ponderal y que a mayores dosis de nicotina ingerida en forma de chicles, mayor será la reducción de la ganancia de peso.

Presencia de enfermedad cardiovascular. Ningún tipo de TSN está contraindicado en pacientes con esta comorbilidad. Se ha encontrado que la TSN tiene un menor riesgo de producir infarto agudo de miocardio que el consumo de cigarrillos. No obstante, se recomienda emplear la TSN con precaución en pacientes con infarto agudo de miocardio reciente, accidentes cerebrovasculares recientes, angina inestable, hipertensión arterial no controlada, insuficiencia cardíaca congestiva avanzada o arritmias graves.

Enfermedades psiquiátricas. La TSN es de primera elección en pacientes con trastorno bipolar, anorexia o bulimia nerviosa, o que se encuentran en tratamiento con psicofármacos que reducen el umbral convulsivo.

Enfermedad pulmonar obstructiva crónica. La TSN es eficaz para ayudar a que los fumadores con esta enfermedad dejen de fumar. En estos casos, se prefiere la utilización de altas dosis de nicotina y la prolongación del tratamiento tanto tiempo como sea necesario.

> **!** La TSN se puede emplear de *forma combinada*: se utiliza una forma de liberación rápida (chicle) para controlar más eficazmente el *craving* y otra lenta (parche) para controlar mejor los síntomas del síndrome de abstinencia. Esta estrategia combinada ha demostrado ser más eficaz que la utilización de cada una de ellas por separado.

Por último, la TSN también se puede utilizar como *precarga* o dentro de un *programa de reducción gradual del consumo de tabaco* como paso previo a la supresión completa del consumo de cigarrillos. La *reducción del consumo de tabaco* se define como una disminución en el número de cigarrillos diarios fumados de al menos el 50 % si esta reducción se mantiene durante al menos 4 meses. Se ha observado que reducir el número de cigarrillos consumidos al día no solo incrementa la motivación para realizar intentos de abandono definitivos del tabaco, sino que también aumenta las posibilidades de conseguirlo. En estos estudios, se ha observado que el 25 % de los fumadores que reducían el consumo a la mitad conseguía dejar de fumar al cabo de 2 años.

Esta estrategia estaría indicada en los siguientes casos:

- Fumadores que no quieren dejar de fumar, pero que se muestran proclives a reducir significativamente el número de cigarros consumidos al día.
- Fumadores que, queriendo dejar de fumar, encuentran muchas dificultades en conseguirlo y se muestran frustrados ante la idea de abandonar de forma brusca el consumo de tabaco.
- Fumadores que, queriendo dejar de fumar, no desean hacerlo de forma brusca y prefieren realizar una reducción progresiva del número de cigarrillos que consumen diariamente.

Otro tratamiento de primera línea es el *bupropión*, un inhibidor de la recaptación de dopamina y noradrenalina que actúa como un inhibidor funcional no competitivo del receptor nicotínico $\alpha 4\beta 2$. A través de la inhibición de la recaptación de dopamina, se produce un incremento de dopamina en el núcleo *accumbens*, lo que se asociaría a una reducción del *craving* o deseo de consumo de cigarrillos. Por otro lado, la inhibición de la recaptación de noradrenalina en el locus céruleo se asocia a una reducción significativa de la intensidad de los síntomas de abstinencia de nicotina. Por último, su actividad antinicotínica también podría contribuir a su eficacia en el tratamiento de la dependencia nicotínica. Se iniciará el tratamiento en dosis de 150 mg en una única toma por la mañana. Transcurrida 1 semana, se aumentará la dosis a 300 mg repartidos en dos tomas, evitando la toma nocturna, y se pedirá al paciente que cese el consumo de tabaco. El tratamiento se mantendrá durante 7-9 semanas. Los efectos adversos más frecuentemente asociados al uso de bupropión tienen que ver con su acción estimulante sobre el sistema nervioso central (ansiedad, agitación, insomnio).

> **!** El bupropión se asocia a una reducción del umbral convulsivo, motivo por el cual debe evitarse su uso en pacientes con antecedentes de epilepsia, en aquellos que se encuentren en situaciones que reduzcan el umbral convulsivo (antecedentes de alcoholismo o traumatismos craneoencefálicos, o fumadores en proceso de retirada de benzodiacepinas) y en pacientes que estén empleando una medicación que reduzca el umbral convulsivo (antipsicóticos, teofilina, corticosteroides, quinina, antidepresivos, antidiabéticos orales).

El bupropión también está contraindicado en los siguientes pacientes:

- Aquellos con trastornos de la conducta alimentaria (anorexia y bulimia nerviosa), puesto que en estos pacientes también disminuye el umbral convulsivo.
- Aquellos con trastorno bipolar por el riesgo de viraje maníaco.
- Aquellos con cirrosis hepática o que estén empleando simultáneamente inhibidores de la monoaminoxidasa.

En sobredosis, el bupropión puede causar taquicardia e hipertensión arterial, pero no hay evidencia de que se asocie a un incremento de los episodios cardiovasculares en fumadores con enfermedades cardiovasculares estables prexistentes. Una ventaja de este fármaco es que ha demostrado ser eficaz para controlar la ganancia de peso asociada al abandono del tabaco.

Por su parte, la *vareniclina* actúa como un agonista parcial selectivo de los receptores nicotínicos $\alpha 4\beta 2$ de las neuronas del ATV del mesencéfalo. Al ser un agonista parcial, tiene características propias de los agonistas y de los antagonistas. Por su acción agonista, tiene la capacidad de estimular el receptor nicotínico; de esta manera, controla el deseo de fumar (*craving*) y el síndrome de abstinencia. Pero, como antagonista, es capaz de bloquear los efectos que la nicotina produce sobre el receptor, lo que disminuye los efectos reforzantes del cigarrillo; esto facilita que, cuando la persona está dejando de fumar, las recaídas no se acompañen de una sensación placentera, lo que ayuda a evitar que una recaída se convierta en fracaso.

La utilización de la vareniclina en un intento por dejar de fumar multiplica por 3 las posibilidades de éxito y lleva a porcentajes de abandono del 30-35 % al cabo de 1 año. Algunos estudios encuentran que es más eficaz que el bupropión y que los parches, con una eficacia similar a la TSN combinada. En cuanto a su posología, se iniciará en dosis de 0,5 mg una vez al día durante 3 días; posteriormente, se aumentará a dosis de 1 mg al día, repartidos en dos tomas de 0,5 mg, durante 4 días más; a la semana de iniciado el tratamiento, se pautará vareniclina en dosis de 2 mg al día, repartidos en dos tomas de 1 mg al día. En ese momento se pide al paciente que abandone el consumo de tabaco. El tratamiento se mantendrá durante 12 semanas, aunque puede extenderse a 24.

El efecto adverso más frecuentemente asociado al uso de vareniclina son las náuseas, seguido de insomnio, sueños anómalos y flatulencia. Una ventaja de este fármaco es que se elimina casi en su totalidad a través de la orina sin metabolización hepática, por lo que carece de interacciones significativas con otros fármacos. La notificación anecdótica de algunos efectos adversos neuropsiquiátricos asociados al uso de vareniclina llevó a añadir una alerta en su ficha técnica. Entre estos efectos, se encontraban los síntomas depresivos, los síntomas psicóticos, las alteraciones graves de la conducta y la ideación suicida, con un riesgo potencialmente más alto entre los pacientes con antecedentes de trastornos mentales. Sin embargo, el estudio EAGLES (Evaluating Adverse Events in a Global Smoking Cessation Study, por sus siglas en inglés) no encontró evidencia de un incremento de los efectos adversos neuropsiquiátricos, ni con vareniclina ni con bupropión en comparación con la TSN o un placebo. Este mismo estudio tampoco encontró evidencia de un riesgo incrementado de episodios adversos cardiovasculares asociados al empleo de vareniclina, ni siquiera en pacientes con antecedentes de patología cardiovascular (enfermedad coronaria estable, infarto agudo de miocardio).

Fármacos de segunda línea para el tratamiento de deshabituación tabáquica

La nortriptilina, la clonidina y la cistina son tratamientos de segunda línea, que están indicados en pacientes que no han respondido a los de primera línea.

Estos tratamientos se desarrollan a continuación.

Nortriptilina. Es un antidepresivo tricíclico que bloquea la recaptación de noradrenalina, lo que podría mimetizar algunos efectos de la nicotina a nivel central.

Clonidina. Es un agonista central de los receptores α_2 adrenérgicos que reduce la actividad simpática, y se asocia a sedación y ansiólisis. La eficacia de este fármaco en la supresión del consumo de tabaco se produce a través de su mecanismo ansiolítico.

Citisina. Recientemente se ha aprobado la financiación en España de este fármaco en el tratamiento de la deshabituación tabáquica. Es un alcaloide que se extrae de las semillas del *Cytisus laburnum*. Actúa como un agonista parcial de los receptores nicotínicos. De esta manera, por un lado, presenta efectos que mimetizan los de la nicotina, previniendo el síndrome de abstinencia y, por otro, bloquea el efecto reforzante del tabaco a nivel central. Se emplea en dosis decrecientes durante un período de 25 días. Es un fármaco bien tolerado; los efectos adversos más frecuentes son las náuseas, los vómitos, la dispepsia y la sequedad de boca.

Tratamientos psicológicos

Las técnicas con mayor eficacia son las *cognitivo-conductuales*, que aumentan la motivación para el cambio. Aunque una gran parte de fumadores consiguen abandonar su hábito por sí solos, es importante conocer que las *intervenciones breves* realizadas por los profesionales sanitarios duplican las tasas de éxito en el abandono del hábito tabáquico. Del 90 % de los fumadores que intentan dejar de fumar por su cuenta, solo el 3-5 % conseguirán una abstinencia sostenida después de 1 año. Utilizando el consejo breve, pueden doblarse los éxitos, y añadiendo un TSN pueden llegarse a cifras de abstinencia del 20 %. Con tratamientos psicológicos más intensivos junto con TSN pueden alcanzarse cifras de éxito en el 25-40 % de los casos. La monitorización de la conducta fumadora en un programa estructurado, así como las técnicas de aumento de la motivación, mejoran las tasas de abstinencia. Otras clases de intervención psicológica que se recomiendan en los tratamientos de cesación son las psicoeducativas, las terapias de apoyo, el entrenamiento en habilidades y resolución de problemas y las cognitivo-conductuales para evitar recaídas.

TRASTORNO POR USO DE BENZODIACEPINAS

Las benzodiacepinas constituyen el grupo de fármacos de la familia de los sedantes, hipnóticos y ansiolíticos cuyo uso está más extendido y que son más frecuentemente prescritos en el momento actual. Desde la introducción de la primera benzodiacepina, el clordiacepóxido, en 1960, se han ido desarrollando otras: en la actualidad, existen 35 derivados de las benzodiacepinas, 21 de los cuales han sido aprobados en todo el mundo. Son fármacos de fácil manejo y amplio margen de seguridad que poseen propiedades ansiolíticas, hipnóticas, miorrelajantes y anticonvulsivantes. Sin embargo, deben emplearse con precaución porque pueden ocasionar tolerancia y se asocian a abuso y dependencia.

Epidemiología

En España, las benzodiacepinas son fármacos ampliamente usados. De hecho, los últimos estudios epidemiológicos apuntan a una tendencia creciente en el consumo de hipnosedantes alguna vez en la vida. En el año 2022 se registró el máximo de la serie histórica (23,5 %). El 7 % de la población general reconoce que toma este tipo de fármacos a diario. Su consumo está mucho más extendido entre las mujeres que entre los varones. Por edad, esta sustancia es consumida más frecuentemente entre las personas mayores de 35 años.

 Hay una tendencia creciente en el consumo de hipnosedantes alguna vez en la vida. En el año 2022 se registró el máximo de la serie histórica (23,5 %).

Neurofarmacología

Los receptores de las benzodiacepinas están localizados principalmente en la corteza cerebral, el hipocampo, la amígdala, el tálamo y el tronco cerebral. Las benzodiacepinas ejercen su acción uniéndose al complejo receptor GABA$_A$, que está formado por cinco subunidades, glucoproteínas transmembrana, que rodean a un canal de cloro. El coensamblaje de las subunidades α, β, y γ da lugar a un punto de unión de alta afinidad por las benzodiacepinas. Así, estas actúan como moduladores alostéricos, aumentando la afinidad del neurotransmisor inhibitorio GABA por su receptor; esto se asocia

a la apertura de los canales de cloro y a un incremento del flujo de iones de cloro hacia el interior de la neurona a través del canal, lo que produce una hiperpolarización de la membrana neuronal. Por tanto, las benzodiacepinas potencian la neurotransmisión gabaérgica; esta acción es la que explica sus principales propiedades farmacológicas: sedación, ansiólisis, relajación muscular y una acción anticonvulsiva (**Fig. 17.2-3**). Pero, además, las benzodiacepinas también disminuyen la excitabilidad asociada al glutamato.

Con el consumo crónico de benzodiacepinas, aparecen fenómenos de neuroadaptación y tolerancia, de forma que la suspensión brusca de este fármaco puede desencadenar sintomatología de abstinencia. Se ha descrito una disminución de la expresión de algunas de las subunidades α del receptor GABA$_A$ en la corteza y en el hipocampo durante el síndrome de abstinencia. También el sistema glutamatérgico y la plasticidad sináptica relacionada con los receptores NMDA y ácido α-amino-3-hidroxi-5-metil-4-isoxazolpropiónico (receptor AMPA) están relacionados con el desarrollo de un síndrome de abstinencia que sigue a la interrupción del consumo crónico de benzodiacepinas (**Tabla 17.2-11**).

!
- El abuso y la dependencia de las benzodiacepinas podrían estar relacionados con la capacidad que tienen estos agentes de activar las neuronas dopaminérgicas en el ATV modulando los receptores GABA$_A$ de las interneuronas vecinas.
- Las benzodiacepinas incrementan la liberación de dopamina desde el ATV hacia las estructuras mesolímbicas a través de un mecanismo desinhibitorio al unirse a los receptores GABA$_A$ localizados en las interneuronas gabaérgicas del ATV, lo que ocasiona su inhibición y la consiguiente activación de las proyecciones neuronales dopaminérgicas.

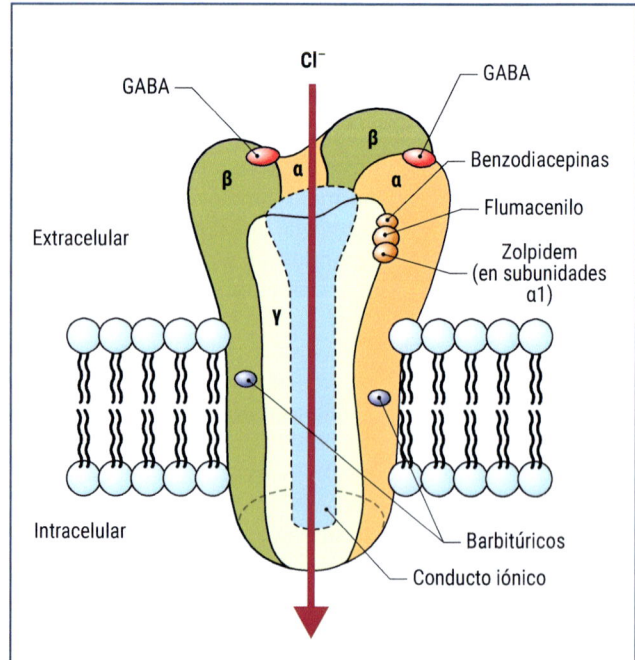

Figura 17.2-3. Sitio de unión de los ligandos del receptor GABA$_A$. Cl: cloro; GABA: ácido gamma-aminobutírico.

Tabla 17.2-11. Cambios en la neurotransmisión durante el tratamiento con benzodiacepinas

	Neurotransmisión gabaérgica	Neurotransmisión glutamatérgica	Efecto neto sobre la actividad neuronal	Consecuencias
Administración aguda	↑↑	↓	↓↓	Sedación, amnesia, relajación muscular, disminución de ansiedad, efecto anticonvulsivante
Administración crónica	↑	↑	↓	Tolerancia a los efectos agudos
Síndrome de abstinencia		↑	↑	Síntomas de abstinencia

Manifestaciones clínicas

A continuación, se estudiarán las manifestaciones clínicas de la intoxicación por benzodiacepinas, de la tolerancia y el síndrome de abstinencia y del trastorno por uso de benzodiacepinas.

Intoxicación por benzodiacepinas

Las benzodiacepinas son fármacos que tienen un muy amplio margen terapéutico. Las dosis tóxicas son difíciles de alcanzar. Por este motivo, es muy infrecuente que sean letales, salvo que se empleen en combinación con otros fármacos depresores del sistema nervioso central. Los síntomas de la intoxicación por benzodiacepinas dependerán de su intensidad:

- Las intoxicaciones leves se caracterizan por apatía, sequedad de boca, hipotonía, ataxia, incoordinación motora, disartria, nistagmo, desorientación, mareos, vértigo, obnubilación y somnolencia.
- Las intoxicaciones moderadas cursan con discinesia, confusión, hiporreflexia e hipotensión arterial.
- En las intoxicaciones graves aparece sueño profundo, coma y depresión respiratoria leve.
-

Tolerancia y síndrome de abstinencia

En el caso de las benzodiacepinas, la evidencia sugiere que el desarrollo de fenómenos de tolerancia no indica que un individuo experimente necesariamente síntomas de dependencia física. Por el contrario, se cree que la tolerancia a las benzodiacepinas y la abstinencia son fenómenos independientes.

> **!**
> - La *tolerancia* no es un fenómeno homogéneo: es rápido (1-2 semanas) para la sedación y para los efectos hipnóticos más lento para el efecto anticonvulsivo y más modesto y demorado (hasta 6 meses) o raro o inexistente para el efecto ansiolítico.
> - Los *efectos amnésicos* tampoco parecen atenuarse con el uso crónico de benzodiacepinas; es importante tener esto en consideración, sobre todo cuando se prescriben a población anciana.

Los síntomas asociados al *síndrome de abstinencia* de benzodiacepinas se relacionan con un estado de hiperexcitabilidad cerebral. Se desarrollan más precozmente con las benzodiacepinas de vida media corta (a los 2-3 días) que con las de vida media larga (a los 5-10 días). La evolución del cuadro es variable, con una duración que puede oscilar desde unas semanas hasta varios meses.

Estos síntomas se dividen en físicos, psicológicos y sensoriales:

- Los síntomas físicos incluyen pérdida de apetito, taquicardia, visión borrosa, sequedad de boca, tensión muscular, debilidad, espasmos y dolor muscular, parestesias, temblor y síntomas seudogripales (sudoración, escalofríos).
- Los síntomas psicológicos incluyen ansiedad y ataques de pánico, inquietud y agitación, depresión y oscilaciones anímicas, falta de concentración y trastornos del sueño y pesadillas.
- Los síntomas perceptivos son relativamente frecuentes, y pueden incluir hiperacusia, fotofobia y disestesias.

Respecto a su cronología, los síntomas adrenérgicos son los más precoces, seguidos de los asociados al estado de ánimo; los síntomas perceptivos y motores se demoran más, mientras que los gastrointestinales y los relacionados con las funciones neurológicas son los más tardíos. Los síntomas más graves asociados al síndrome de abstinencia de benzodiacepinas incluyen las convulsiones, que son especialmente frecuentes entre los pacientes con policonsumo de tóxicos y con antecedentes de trastornos convulsivos, y los síntomas de disfunción dopaminérgica, como ideas delirantes, alucinaciones, *delirium*, despersonalización y desrealización (**Tabla 17.2-12**).

Aunque los síntomas de abstinencia a las benzodiacepinas son más frecuentes en los pacientes que han estado empleándolas durante períodos de tiempo prolongados (más de 6 meses) o en dosis altas (equivalentes a 100 mg de diacepam), también pueden aparecer tras la administración

Tabla 17.2-12. Síntomas asociados al síndrome de abstinencia de benzodiacepinas

Muy frecuentes	Habituales	Raros
• Ansiedad	• Náuseas	• Psicosis
• Insomnio	• Coriza	• Convulsiones
• Inquietud	• Diaforesis	• Acúfenos
• Agitación	• Letargia	• Confusión
• Irritabilidad	• Hiperacusia	• Ideas paranoides
• Tensión muscular	• Visión borrosa	• Alucinaciones
	• Depresión	
	• Hiperreflexia	
	• Ataxia	

diaria regular de dosis terapéuticas, incluso durante períodos breves de tratamiento. De hecho, una característica especial del síndrome de abstinencia de las benzodiacepinas es que la dependencia física y psicológica se puede desarrollar en ausencia de tolerancia (es decir, en dosis bajas). Se estima que más del 50 % de los pacientes que las toman podrían desarrollar algún síntoma de abstinencia durante su suspensión.

Se ha descrito también un *síndrome de abstinencia demorado*, que cursa con irritabilidad, ansiedad, trastornos del sueño e inestabilidad del humor, dura varios meses después de la supresión de la benzodiacepina y cede de forma lenta y progresiva.

Por otro lado, cabe señalar otro cuadro que puede aparecer en los sujetos que consumen benzodiacepinas; se denomina *seudosíndrome de abstinencia*, y en él aparecen manifestaciones psicológicas o subjetivas que suceden como resultado de una cierta aprensión o ansiedad anticipatoria por tener que abandonar el consumo de este fármaco. En este caso, aparecen fundamentalmente síntomas ansiosos, pero no el resto de las manifestaciones clínicas típicas del síndrome de abstinencia.

Por último, es importante recalcar que, cuando se suspende de forma brusca un tratamiento con benzodiacepinas, pueden suceder tres fenómenos clínicos distintos (**Tabla 17.2-13**) que se engloban en el denominado *síndrome de suspensión*:

- El *cuadro de rebote* se caracteriza por la reaparición de forma brusca de los síntomas originales para los que fue prescrita la benzodiacepina, si bien son de mayor intensidad y presentan una evolución temporal limitada. De esta manera, se ha descrito un *trastorno de insomnio por rebote,* que se caracteriza por una dificultad para conciliar el sueño y despertares frecuentes, así como un *trastorno de ansiedad por rebote.*
- La *recidiva* se caracteriza por la reaparición de manera gradual y con la misma intensidad de los síntomas originales para los que la benzodiacepina fue prescrita, que persisten en el tiempo.
- En el *síndrome de abstinencia* aparecen una serie de síntomas de intensidad y duración variable, inexistentes con anterioridad al inicio del tratamiento con benzodiacepinas.

Trastorno por uso de benzodiacepinas

De acuerdo con el DSM-5-TR, el trastorno por uso de sedantes, hipnóticos y ansiolíticos, incluidas las benzodiacepinas, se caracteriza por (**Tabla 17.2-14**):

- Pérdida de control sobre su consumo. Se emplean las benzodiacepinas en dosis mayores o durante períodos más prolongados de lo que inicialmente se pretendía, se continúan tomando a pesar de las consecuencias negativas de su consumo. Los intentos para reducir o interrumpir su consumo son infructuosos.
- Se invierten un tiempo y un esfuerzo significativos en actividades relacionadas con el uso de las benzodiacepinas, a expensas de otras actividades:
  - Se emplea mucho tiempo, esfuerzo o dinero en adquirir las benzodiacepinas o en recuperarse de sus efectos.
  - Se abandonan otras actividades en favor del consumo de benzodiacepinas.
  - Existen dificultades para centrarse en otras actividades distintas a las relacionadas con el consumo de las benzodiacepinas como consecuencia del *craving*.

Tabla 17.2-13. Características diferenciales del síndrome de supresión de benzodiacepinas

Categoría	Síntomas	Gravedad frente a síntomas originales	Evolución
Rebote	Igual a original	Mayor	Inicio rápido Curso temporal
Recidiva	Igual a original	Igual	Inicio gradual No descenso con el tiempo
Abstinencia	Nuevos	Variable	Variable 2-4 semanas de duración

Tabla 17.2-14. Criterios DSM-5-TR de los trastornos por uso de sedantes, hipnóticos o ansiolíticos

A. Un modelo problemático de consumo de sedantes, hipnóticos o ansiolíticos que provoca un deterioro o malestar clínicamente significativo y que se manifiesta al menos por dos de los hechos siguientes en un plazo de 12 meses:

1. Se consumen sedantes, hipnóticos o ansiolíticos con frecuencia en cantidades superiores o durante un tiempo más prolongado del previsto
2. Existe un deseo persistente o esfuerzos fracasados de abandonar o controlar el consumo de sedantes, hipnóticos o ansiolíticos
3. Se invierte mucho tiempo en las actividades necesarias para conseguir sedantes, hipnóticos o ansiolíticos, consumirlos o recuperarse de sus efectos
4. Ansias o un poderoso deseo o necesidad de consumir sedantes, hipnóticos o ansiolíticos
5. Consumo recurrente de sedantes, hipnóticos o ansiolíticos que lleva al incumplimiento de los deberes fundamentales en el trabajo, la escuela o el hogar (p. ej. ausencias repetidas del trabajo o bajo rendimiento escolar relacionados con los sedantes, hipnóticos o ansiolíticos; ausencias, suspensiones o expulsiones de la escuela relacionadas con los sedantes, hipnóticos o ansiolíticos; desatención de los niños o del hogar)
6. Consumo continuado de sedantes, hipnóticos o ansiolíticos a pesar de sufrir problemas persistentes o recurrentes de tipo social o interpersonal, provocados o agravados por sus efectos (p. ej. discusiones con un cónyuge sobre las consecuencias de la intoxicación, enfrentamientos físicos)
7. El consumo de sedantes, hipnóticos o ansiolíticos provoca el abandono o la reducción de importantes actividades sociales, profesionales o de ocio

(Continúa)

Tabla 17.2-14. Criterios DSM-5-TR de los trastornos por uso de sedantes, hipnóticos o ansiolíticos *(cont.)*

8. Consumo recurrente de sedantes, hipnóticos o ansiolíticos en situaciones en las que es físicamente peligroso (p. ej. cuando se conduce un automóvil o se maneja maquinaria estando incapacitado por los sedantes, los hipnóticos o los ansiolíticos)

9. Se continúa con el consumo de sedantes, hipnóticos o ansiolíticos a pesar de saber que se sufre un problema físico o psicológico persistente o recurrente, probablemente causado o exacerbado por ellos

10. Tolerancia, definida por alguno de los hechos siguientes:
    a) Una necesidad de cantidades cada vez mayores de sedantes, hipnóticos o ansiolíticos para conseguir la intoxicación o el efecto deseado
    b) Un efecto notablemente reducido tras el consumo continuado de la misma cantidad de un sedante, un hipnótico o un ansiolítico
    Nota: no se considera que se cumple este criterio en aquellos individuos que solo toman sedantes, hipnóticos o ansiolíticos bajo supervisión médica adecuada

11. Abstinencia, manifestada por alguno de los hechos siguientes:
    a) Presencia del síndrome de abstinencia característico de los sedantes, hipnóticos o ansiolíticos (véanse los criterios A y B del conjunto de criterios de la abstinencia de sedantes, hipnóticos o ansiolíticos)
    b) Se consumen sedantes, hipnóticos o ansiolíticos (o alguna sustancia muy similar, como el alcohol) para aliviar o evitar los síntomas de la abstinencia
    Nota: no se considera que se cumple este criterio en aquellos individuos que solo toman sedantes, hipnóticos o ansiolíticos bajo supervisión médica adecuada.

Especificar si:
   En remisión inicial: después de haberse cumplido previamente todos los criterios de un trastorno por consumo de sedantes, hipnóticos o ansiolíticos, no se ha cumplido ninguno de ellos durante un mínimo de 3 meses pero sin llegar a 12 meses (excepto el criterio A4 «Ansias o un poderoso deseo o necesidad de consumir sedantes, hipnóticos o ansiolíticos», que puede haberse cumplido)
   En remisión continuada: después de haberse cumplido previamente todos los criterios de un trastorno por consumo de sedantes, hipnóticos o ansiolíticos, no se ha cumplido ninguno de ellos durante un periodo de 12 meses (excepto el criterio A4 «Ansias o un poderoso deseo o necesidad de consumir sedantes, hipnóticos o ansiolíticos», que puede haberse cumplido).

Especificar si:
   En un entorno controlado: este especificador adicional se utiliza cuando el individuo está en un entorno con acceso restringido a los sedantes, hipnóticos o ansiolíticos

Código basado en la gravedad/remisión actual: si también existe una intoxicación o abstinencia de sedantes, hipnóticos o ansiolíticos, o cualquier otro trastorno mental inducido por ellos, no deben utilizarse los códigos siguientes para el trastorno por consumo de sedantes, hipnóticos o ansiolíticos. En lugar de ello, el trastorno concomitante por consumo de sedantes, hipnóticos o ansiolíticos viene indicado por el carácter en 4ª posición del código del trastorno inducido por ellos (véase la nota de codificación de la intoxicación o abstinencia de sedantes, hipnóticos o ansiolíticos, o de un trastorno mental específico inducido por ellos). Por ejemplo, si existe un trastorno depresivo inducido por los sedantes, hipnóticos o ansiolíticos y un trastorno por consumo de sedantes, hipnóticos o ansiolíticos concomitante, solamente se indica el código del trastorno depresivo inducido por los sedantes, hipnóticos o ansiolíticos, cuyo carácter en 4ª posición indica si el trastorno concomitante por consumo de sedantes, hipnóticos o ansiolíticos es leve, moderado o grave: F13.14 para un trastorno leve por consumo de sedantes, hipnóticos o ansiolíticos con un trastorno depresivo inducido por los sedantes, hipnóticos o ansiolíticos, o F13.24 para un trastorno moderado o grave por consumo de sedantes, hipnóticos o ansiolíticos con un trastorno depresivo inducido por los sedantes, hipnóticos o ansiolíticos

Especificar la gravedad/remisión actual:
   F13.10 Leve: presencia de 2-3 síntomas
   F13.11 Leve, en remisión inicial
   F13.11 Leve, en remisión continuada
   F13.20 Moderado: presencia de 4-5 síntomas
   F13.21 Moderado, en remisión inicial
   F13.21 Moderado, en remisión continuada
   F13.20 Grave: presencia de 6 o más síntomas
   F13.21 Grave, en remisión inicial
   F13.21 Grave, en remisión continuada

– Se fracasa a la hora de cumplir con las obligaciones laborales, familiares, académicas o sociales por el consumo de benzodiacepinas.

• Se emplean benzodiacepinas en situaciones de riesgo. Se consumen los ansiolíticos de manera recurrente en situaciones físicamente peligrosas, como conducir bajo sus efectos, y/o se corren riesgos para adquirir la sustancia.

• Aparece la dependencia fisiológica. Se desarrollan síntomas de abstinencia y la tolerancia.

Se distinguirá entre un trastorno por uso de sedantes, hipnóticos y ansiolíticos leve si se cumplen de dos a tres criterios; moderado, si se cumplen cuatro o cinco; grave, si se cumplen seis o más criterios.

Se han descrito diversos perfiles de pacientes abusadores de benzodiacepinas. Entre ellos se encuentran:

- Pacientes a los que se indicaron las benzodiacepinas por algún síntoma relacionado con la ansiedad y/o el insomnio y que, tras un tiempo, se muestran incapaces de suspender el tratamiento.
- Pacientes que iniciaron el tratamiento con benzodiacepinas por razones médicas, pero que toman más de lo prescrito.
- Sujetos con TUA u otras drogas, o policonsumo de tóxicos, comórbidos, que emplean las benzodiacepinas para paliar los efectos desagradables de estas sustancias, tratar los síntomas psiquiátricos comórbidos o controlar los síntomas de abstinencia (ansiedad, irritabilidad).
- Sujetos que toman las benzodiacepinas buscando sus efectos directos, como la intoxicación o la euforia:
  - Estos sujetos no suelen emplear las benzodiacepinas de manera aislada, sino en combinación con otras drogas, sobre todo opioides, buscando potenciar el «colocón».
  - Además, las consumen en dosis por encima de las terapéuticas y las prefieren de semivida corta y rápido inicio de acción.

Se han de observar algunas conductas que pueden hacer sospechar la existencia de un consumo abusivo de benzodiacepinas (**Tabla 17.2-15**). Asimismo, es importante conocer los *factores de riesgo* que se han relacionado con el desarrollo de la dependencia de estas sustancias (**Tabla 17.2-16**).

Por último, también se ha descrito un fenómeno denominado *dependencia a dosis bajas*. Consiste en un consumo de benzodiacepinas durante años y en dosis bajas sin que haya habido una escalada en la toma de la medicación, pero a cuya supresión el individuo se resiste por temor a experimentar una sintomatología ansiosa. Este fenómeno se observa especialmente en personas mayores que llevan años tomando una benzodiacepina y que mantienen su ingesta, ya que, cuando intentan suspenderla, experimentan empeoramiento ansioso.

Tratamiento

En lo que se refiere al *tratamiento de la intoxicación por benzodiacepinas*, la intoxicación leve o moderada puede no requerir un tratamiento médico específico. En los casos de sobredosis, pueden ser necesarios el lavado gástrico, las medidas de sostén y la utilización de un antagonista benzodiacepínico, como el flumacenilo, por vía intravenosa.

Con respecto al *tratamiento del trastorno por uso de benzodiacepinas* y al *síndrome de abstinencia*, hay que tener en cuenta que la evidencia de que un paciente es dependiente no indica automáticamente la necesidad de tratarlo. La propuesta de tratamiento debe ir precedida de una correcta y cuidadosa valoración del sujeto, en la que se hayan ponderado los riesgos y beneficios de la interrupción del tratamiento, lo que incluye la valoración de la existencia de un trastorno mental subyacente, la posible reagudización de este tras la suspensión de la benzodiacepina y los riesgos que dicha reagudización implica. Se han de tener en cuenta las

Tabla 17.2-15. Correlatos conductuales del trastorno por uso de benzodiacepinas

- Toman BZD en las dosis terapéuticas prescritas (generalmente bajas) durante meses o años
- Progresivamente, van necesitando las BZD para llevar a cabo las actividades diarias
- Continúan tomando BZD, aunque la causa por las que se prescribieron desaparezca
- Debido a los síntomas de abstinencia, tienen dificultades para abandonar el consumo o reducir la dosis
- Aquellos que toman BZD de semivida corta presentan ansiedad entre las tomas o *craving*
- Contactan regularmente con los facultativos para obtener nuevas prescripciones y recetas
- Se muestran ansiosos si la siguiente receta no es proporcionada rápidamente
- Suelen llevar consigo el blíster con la medicación y toman dosis extra antes de acontecimientos que anticipan que pueden ser estresantes
- Han incrementado la dosis de BZD inicialmente pautada
- Pueden presentar síntomas de ansiedad, ataques de pánico, agorafobia, insomnio, depresión o síntomas físicos a pesar de estar tomando ya BZD
- Aparecen fenómenos de *doctor-shopping*, visitas a las urgencias o extravío de recetas
- Solicitan recetas en el ámbito privado
- Toman medicación hipnótica durante el día

Adaptada de: Soyka M. Treatment of benzodiazepine dependence. N Engl J Med. 2017;376(12):1147-1157.
BZD: benzodiacepinas.

distintas opciones terapéuticas existentes, así como su grado de evidencia (**Tabla 17.2-17**).

Los primeros objetivos se orientarán a suprimir el consumo de benzodiacepinas, abordar la sintomatología de la abstinencia y facilitar la abstinencia a largo plazo.

Entre las diversas opciones para evitar que aparezcan las manifestaciones clínicas del síndrome de abstinencia, se encuentran las siguientes:

- Reducción gradual de la pauta de benzodiacepinas:
  - Este tipo de abordaje es más recomendable que la supresión brusca de la medicación.
  - Aunque la pauta de reducción es variable y debe adaptarse a cada paciente en función de la dosis consumida y el tiempo de consumo, se recomienda una reducción máxima del 20 % de la dosis diaria cada semana.
  - Podría ser aconsejable una reducción más rápida en el primer 50 % de la dosis inicial, más lenta en el siguiente 25 % y muy lenta en el 25 % restante. Además, se aconseja que la pauta de reducción se extienda por lo menos 4 semanas y hasta 16 semanas.
- Sustitución por una benzodiacepina de semivida larga:
  - Como las benzodiacepinas de semivida corta tienen más riesgo de causar dependencia y se asocian a mayores porcentajes de abandonos terapéuticos tempranos en comparación con las de semivida larga, una de las estrategias que se ha empleado frecuentemente es la sustitución de la benzodiacepina de semivida corta por otra de semivida larga en dosis equivalentes.
  - Las dos más frecuentemente usadas son clonacepam y diacepam.

Tabla 17.2-16. Factores de riesgo para el desarrollo de dependencia de benzodiacepinas

Factores que dependen del fármaco	Factores que dependen de la práctica clínica	Factores que dependen del paciente
• BZD de alta potencia • BZD de vida media corta o ultracorta • BZD más lipofílicas y que se absorben a mayor velocidad	• Uso de dosis elevadas • Duración prolongada del tratamiento (uno de los factores más importantes, con un período crítico de los 4-8 meses a dosis terapéuticas) • Administración conjunta o sucesiva de otros fármacos junto con las BZD • Pauta de reducción de la BZD (la interrupción brusca genera más síntomas de abstinencia que si la reducción se realiza de una manera gradual)	• Antecedentes personales o familiares de trastornos por uso de alcohol u otros trastornos por uso de sustancias (es el factor personal más importante) • Antecedentes de enfermedades crónicas médicas (sobre todo, trastornos dolorosos) • Trastornos de la personalidad (sobre todo, rasgos de personalidad pasiva, dependiente o inestable), de ansiedad (distintos del pánico) y/o afectivos • Alteraciones crónicas del sueño • Sexo femenino • Edad avanzada (> 60 años) • Nivel cultural elevado

BZD: benzodiacepinas.

Tabla 17.2-17. Grado de evidencia de los tratamientos para el trastorno por uso de benzodiacepinas

Situación	Estrategia terapéutica	Grado de evidencia
Abordaje general del trastorno por uso de BZD	Descenso gradual de la dosis de BZD durante semanas o meses	Alto
Empleo de diversas BZD o sedantes	Cambio a una única BZD para iniciar la desintoxicación (diacepam)	Bueno
Desintoxicación de BZD	Cambio a BZD de semivida larga (diacepam)	Bajo
Suspensión de BZD en paciente en tratamiento de mantenimiento con opiáceos	Ajustar la dosis de opiáceos para prevenir la abstinencia de opiáceos Cambio a agonistas parciales (buprenorfina)	Bueno Moderado
Tratamiento coadyuvante para la abstinencia de BZD	Carbamacepina 200 mg, 2 veces al día	Moderado
Trastornos del sueño	Antidepresivos, antihistamínicos, melatonina; pautas de higiene del sueño, técnicas de relajación, restricción del sueño	Moderado
Otros fármacos empleados en el tratamiento de la abstinencia de BZD	Pregabalina, gabapentina, betabloqueantes Flumacenilo	Bajo Experimental
Psicoterapia	Terapia cognitivo-conductual	Bueno

Adaptada de: Soyka M. Treatment of benzodiazepine dependence. N Engl J Med. 2017;376(12):1147-1157.
BZD: benzodiacepinas.

- Se han de estudiar las equivalencias entre las principales benzodiacepinas (Tabla 17.2-18).
- En los pacientes que se encuentran en tratamiento de mantenimiento con opiáceos:
  - La dosis del opiáceo deberá mantenerse estable durante el período de reducción de la dosis de benzodiacepinas y en dosis lo suficientemente altas como para evitar la abstinencia a opiáceos.
  - Se deberá evitar también la desintoxicación concomitante de opiáceos.
  - También se pueden emplear agonistas opiáceos parciales, como la buprenorfina, que se asocian a un menor riesgo de sobredosificación de benzodiacepinas.
- Empleo de otros fármacos coadyuvantes. Aunque no se ha aprobado ningún tratamiento específico para el tratamiento de la dependencia de benzodiacepinas, se pueden emplear algunos fármacos para realizar un tratamiento sintomático:

- Antidepresivos:
  - Pueden ser útiles para el tratamiento del cuadro clínico ansioso, depresivo y para los trastornos del sueño.
  - Los inhibidores selectivos de la recaptación de la serotonina pueden ser beneficiosos para los pacientes con trastornos de ansiedad comórbidos.
  - Para los pacientes con trastornos crónicos de sueño se recomiendan trazodona (25-150 mg/día), mirtazapina 7,5-30 mg/día), doxepina (10-150 mg/día) y trimipramina (10-150 mg/día), administrados entre 1-3 horas antes de acostarse.
- Estabilizadores del ánimo. Especialmente, la carbamacepina:
  - En una revisión Cochrane, se señaló que podría ser eficaz como tratamiento adyuvante para reducir gradualmente la dosis de benzodiacepinas hasta su supresión.

Tabla 17.2-18. Dosis equivalentes entre benzodiacepinas para tratar la sintomatología de abstinencia

	Dosis (mg)	Dosis equivalente de loracepam (mg)
Alprazolam	0,5	1
Bromacepam	3	1
Clordiacepóxido	15	1
Clonacepam	0,5	1
Cloracepato	7,5	1
Diacepam	5	1
Fluracepam	15	1
Loracepam	1	1
Oxacepam	15	1

- Es eficaz en la prevención de recaídas, aunque tiene beneficios modestos en el control de los síntomas de abstinencia.
– Otros agentes ansiolíticos no benzodiacepínicos:
  - Betabloqueantes (propranolol).
  - Gabapentina.
  - Especialmente, pregabalina:
    ○ Ejerce su acción beneficiosa a través de la reducción de la intensidad de los síntomas de abstinencia y los síntomas de ansiedad.
    ○ Presenta un mejor perfil de tolerancia y seguridad que la carbamacepina.
– Antihistamínicos:
  - Son otra alternativa en pacientes con insomnio crónico.
  - Se puede emplear difenhidramina (25-50 mg/día), hidroxicina (37,5-75 mg/día) y prometacina (25-200 mg/día).
– Melatonina:
  - Se encuentra en fase experimental.
  - Es eficaz para la mejora de los parámetros del sueño durante la abstinencia de benzodiacepinas.
– Flumacenilo:
  - Se ha ensayado en forma de infusión lenta subcutánea.
  - Acarrea algunos riesgos, como convulsiones y psicosis.

La reducción gradual de la pauta de benzodiacepinas es el tipo de abordaje más recomendable para el tratamiento de la dependencia de estos fármacos.

Los pacientes con trastornos por uso de benzodiacepinas también pueden beneficiarse de diversas intervenciones psicosociales y psicoterapéuticas, que tienen como objetivos facilitar tanto la abstinencia como su mantenimiento y tratar los trastornos subyacentes.

A continuación, se analizan algunas de estas intervenciones psicosociales y psicoterapéuticas.

Psicoeducación. Consiste en proporcionar al paciente información sobre los efectos y riesgos a largo plazo del consumo crónico de benzodiacepinas, así como de posibles alternativas.

Entrevista motivacional. Se basa en el modelo del cambio de Prochaska y DiClemente. Pretende introducir cambios conductuales en los pacientes y ayudarlos a hacer un balance entre las ventajas y las desventajas de mantener el consumo o abandonarlo.

Terapia cognitivo-conductual. Tiene como fin la prevención de recaídas. Sus componentes terapéuticos incluyen el entrenamiento en habilidades sociales, así como las técnicas de relajación y para el manejo de la ansiedad. Se centra en reforzar los cambios directos y en identificar los factores de estrés psicosocial, los motivos por los que se consumen las benzodiacepinas, las experiencias asociadas a su ingesta, los patrones relacionales patológicos y los conflictos mentales no resueltos. Además, proporciona estrategias y habilidades sociales y para el manejo de las expectativas y las situaciones de alto riesgo relacionadas con el consumo de benzodiacepinas. Se ha demostrado que la combinación de terapia cognitivo-conductual con la reducción gradual de las dosis de benzodiacepinas es una estrategia eficaz para reducir su consumo en los 3 primeros meses de tratamiento.

Otras técnicas. Incluyen el entrenamiento en autocontrol; las técnicas centradas en la exposición a señales que pueden inducir *craving* a benzodiacepinas; la terapia familiar y de pareja, que plantea que el paciente sintomático sería reflejo de un sistema familiar disfuncional en el que la conducta adictiva surgiría en un intento de regular o controlar estas relaciones disfuncionales, y terapias psicodinámicas, que interpretan la adicción como un intento fallido de automedicación y evalúan frustraciones, dificultades en la resolución de problemas y la baja tolerancia a las emociones negativas. Algunos autores contraindican estas últimas al inicio del proceso, puesto que pueden movilizar la ansiedad y dificultar la abstinencia.

Psicoterapia de ayuda y grupos de autoayuda. También pueden ser útiles en el proceso de recuperación.

Estrategias no farmacológicas para los trastornos del sueño. Se basan principalmente en el control de estímulos ambientales (luminosos, sonoros y de la temperatura dentro de la habitación), la educación en la higiene del sueño (se enseña al paciente a mantener un patrón de despertar y sueño regular, y se le ayuda a encontrar actividades relajantes y a evitar el uso de sustancias estimulantes o la realización de conductas estimulantes, así como la ingesta de comidas copiosas antes de irse a dormir) y, en los casos más extremos, en la restricción del sueño (se fuerza al paciente a dormir solo en unas horas determinadas).

Para finalizar, hay que señalar la importancia de la *prevención* en el desarrollo de los trastornos por uso de benzodiacepinas. De esta manera, cuando se prescriba una benzodiacepina en este ámbito de trabajo, hay que tener en cuenta que la duración del tratamiento debe ser lo más corta posible según la indicación, sin que exceda de las 4 semanas para el tratamiento del insomnio y de las 8-12 semanas para el de la ansiedad, incluyendo el tiempo necesario para su retirada gradual. Deberán evitarse las prescripciones múltiples.

Con respecto a los trastornos del sueño, es preferible emplear los tratamientos discontinuos frente a los continuos. En cualquier caso, nunca debería prolongarse el tratamiento con benzodiacepinas sin reevaluar la situación del paciente.

Por otro lado, cuando se empleen benzodiacepinas de acción prolongada, debe controlarse regularmente al paciente al comenzar el tratamiento con el objetivo de evitar una sobredosificación por acumulación. Además, siempre que sea posible, se debe evitar su uso en pacientes con alto riesgo de dependencia, entre los que se incluyen aquellos con antecedentes de abuso o dependencia de otras sustancias tóxicas, con enfermedades crónicas, especialmente cuadros dolorosos crónicos, y aquellos con trastos crónicos del sueño, trastornos de la personalidad o trastornos distímicos.

 PUNTOS CLAVE

- La prevalencia del consumo de alcohol en España es muy elevada.
- El consumo crónico de alcohol causa importantes complicaciones médicas, psiquiátricas, laborales y sociales.
- La unidad de bebida estándar en España equivale a 10 g de alcohol.
- El tratamiento esencial de los TUA consiste en la combinación de estrategias psicológicas y farmacológicas que ayudan a prevenir las recaídas.
- Los grupos de autoayuda (Alcohólicos Anónimos y asociaciones de exalcohólicos) desempeñan un papel muy importante en la atención de los pacientes con TUA.
- El tratamiento más eficaz para la desintoxicación de alcohol son las benzodiacepinas.
- El trastorno por uso de tabaco se asocia a diversos problemas de salud, que incluyen las enfermedades cardiovasculares, las enfermedades pulmonares, algunos cánceres y una mayor susceptibilidad para el padecimiento de determinadas enfermedades infecciosas.
- Por detrás del alcohol, el tabaco es la sustancia psicoactiva más consumida en España.

- El tratamiento de los trastornos por uso de tabaco consiste en la combinación de estrategias psicológicas y farmacológicas.
- Dentro del tratamiento farmacológico, las terapias sustitutivas con nicotina, bupropión y vareniclina son las de primera línea. Recientemente, también se ha autorizado en España la financiación de citisina.
- Los últimos estudios epidemiológicos apuntan a una tendencia creciente en el consumo de hipnosedantes.
- La reducción gradual de la pauta de benzodiacepinas es el tipo de abordaje más recomendable para el tratamiento de la dependencia de estos fármacos.
- Los profesionales sanitarios desempeñan un papel muy importante en la prevención del desarrollo de la dependencia de benzodiacepinas. Cuando se prescriba una benzodiacepina en este ámbito de trabajo, hay que tener en cuenta que la duración del tratamiento debe ser lo más corta posible según la indicación, sin que exceda de las 4 semanas para el tratamiento del insomnio y de las 8-12 semanas para el de la ansiedad, incluyendo el tiempo necesario para su retirada gradual.

BIBLIOGRAFÍA

Amato L, Minozzi S, Vecchi S, Davoli M. Benzodiazepines for alcohol withdrawal. Cochrane Database Syst Rev. 2010;(3):CD005063.

American Psychiatric Association. Diagnostic and statistical manual of mental disorders (DSM-V). 5ª ed. Arlington: American Psychiatric Association; 2013.

American Psychiatric Association. Guía de Consulta de los Criterios Diagnósticos del DSM-5-TR. 5.ª ed. Madrid: Editorial Médica Panamericana; 2023.

Anthenelli RM, Benowitz NL, West R, St Aubin L, McRae T, Lawrence D, Ascher J et al. Neuropsychiatric safety and efficacy of varenicline, bupropion, and nicotine patch in smokers with and without psychiatric disorders (EAGLES): a double-blind, randomised, placebo-controlled clinical trial. Lancet. 2016;387(10037):2507-20.

Attilia F, Perciballi R, Rotondo C, Capriglione I, Iannuzzi S, Attilia ML et al. Alcohol withdrawal syndrome: diagnostic and therapeutic methods. Riv Psichiatr. 2018;53(3):118-122.

Benowitz NL. Pharmacology of nicotine: addiction, smoking-induced disease, and therapeutics. Annu Rev Pharmacol Toxicol. 2009;49:57-71.

Benowitz NL. Nicotine addiction. N Engl J Med. 2010;362(24):2295-303.

Benowitz NL, Pipe A, West R, Hays JT, Tonstad S, McRae T et al. Cardiovascular safety of varenicline, bupropion, and nicotine patch in smokers: a randomized clinical trial. JAMA Intern Med. 2018;178(5):622-631.

Burnette EM, Nieto SJ, Grodin EN, Meredith LR, Hurley B, Miotto K et al. Novel agents for the pharmacological treatment of alcohol use disorder. Drugs. 2022;82(3):251-274.

Di Nicola M, Martinotti G, Tedeschi D, Frustaci A, Mazza M, Sarchiapone M et al. Pregabalin in outpatient detoxification of subjects with mild-to-moderate alcohol withdrawal syndrome. Hum Psychopharmacol. 2010;25(3):268-75.

Engin E. GABA$_A$ receptor subtypes and benzodiazepine use, misuse, and abuse. Front Psychiatry. 2023;13:1060949.

Galandra C, Basso G, Cappa S, Canessa N. The alcoholic brain: neural bases of impaired reward-based decision-making in alcohol use disorders. Neurol Sci. 2018;39(3):423-435.

Jesse S, Bråthen G, Ferrara M, Keindl M, Ben-Menachem E, Tanasescu R et al. Alcohol withdrawal syndrome: mechanisms, manifestations, and management. Acta Neurol Scand. 2017;135(1):4-16.

Mayor M, Horcajadas F, Trabada JR, Valladolid G. Trastornos por consumo de alcohol. Medicine – Programa de Formación Médica Continuada Acreditado. 2019;12(85): 4993-5003.

Nestler EJ. Psychogenomics: opportunities for understanding addiction. J Neurosci. 2001;21(21):8324-7.

Observatorio Español de las Drogas y las Adicciones. Informe 2022. Alcohol, tabaco y drogas ilegales en España. Madrid: Ministerio de Sanidad, Delegación del Gobierno para el Plan Nacional sobre Drogas; 2022.

Pérez Trullén A, Herrero I, Clemente ML, Marrón R. Marcadores biológicos y funcionales para la determinación de exposición de los fumadores. En: Jiménez CA, Fagerström KO, editores. Tratado de tabaquismo. Madrid: Aula Médica; 2004. p. 299-314.

Prochaska JJ, Benowitz NL. Current advances in research in treatment and recovery: Nicotine addiction. Sci Adv. 2019;5(10):eaay9763.

Soyka M. Treatment of benzodiazepine dependence. N Engl J Med. 2017;376(12):1147-1157.

Urtasun MA, Cañás M, Mordujovich-Buschiazzo P. Benzodiazepinas: uso crónico y deprescripción. Foliadoc. 2020;2:1-12.

17.3 Trastornos por uso de estimulantes, opiáceos y otras sustancias

C. Roncero Alonso, M. L. Aguilar Sánchez, B. Vicente Hernández y A. I. Álvarez Navares

OBJETIVOS

- Conocer los fundamentos de la adicción y el tratamiento del trastorno por consumo de estimulantes, opiáceos, cannabis y cannabinoides.
- Distinguir las principales sustancias estimulantes utilizadas en este medio.
- Sintetizar los programas de mantenimiento con fármacos agonistas y antagonistas opiáceos.
- Conocer e integrar las complicaciones psicopatológicas del consumo de cannabis y cannabinoides sintéticos.
- Conocer las bases clínicas de los trastornos por consumo de los alucinógenos y sus posibles usos clínicos.
- Describir los aspectos básicos del consumo de otras sustancias: escopolamina, *poppers*, inhalantes y ketamina.

ESTIMULANTES

Los estimulantes son la cocaína, las anfetaminas, las metanfetaminas y las drogas de síntesis.

Cocaína

La cocaína es la sustancia psicoestimulante ilegal más consumida en la actualidad. Se trata de un inhibidor de la recaptación de dopamina. Se consume como hojas de coca, sulfato de cocaína, clorhidrato de cocaína y cocaína base o *crack*.

Las hojas de coca se pueden mascar o preparar en infusiones (mate de coca). Su absorción es variable, dependiendo del contenido de las hojas, de la preparación y de la presencia de sustancias alcalinas. Contiene un 0,25-1,5 % de cocaína (6-10 mg/g) y presenta escasa capacidad de dependencia.

La pasta de cocaína o sulfato de cocaína, pasta base o pasta se obtiene con la maceración de las hojas con ácido sulfúrico y solventes orgánicos, como la gasolina. Contiene un 40-85 % de sulfato de cocaína. Se consume fumada.

El clorhidrato de cocaína se forma a partir de la pasta base con ácido clorhídrico y éter, de los que se obtiene un polvo blanco. Se puede utilizar por vía intranasal (esnifada) o por vía intravenosa disuelta en agua. También fumada, mezclada con tabaco, por vía oral o aplicada directamente en las mucosas (tópica).

La cocaína base se elabora a partir del clorhidrato de cocaína con una solución básica (amoníaco, bicarbonato, etc.), y se puede utilizar inhalando los vapores de la base libre o en forma de *crack* (acción rápida y alto potencial adictivo). El *crack* se elabora añadiendo amoníaco a la solución acuosa de clorhidrato de cocaína, junto con bicarbonato. Al realizar este proceso, aparecen los cristales, que se inhalan tras calentarlos en recipientes (pipas) o se fuman. El nombre *crack* procede por el ruido de crepitación que producen los cristales al calentarlos.

Cuadro clínico

Médicamente, su consumo se ha asociado con accidentes vasculares y alteraciones cardiovasculares.

 La intoxicación por cocaína incluye euforia, aumento del estado de alerta y de la actividad motora, aumento de la actividad sexual y deterioro de la capacidad de juicio.

A nivel fisiológico, produce taquicardia, activación motora y midriasis. En los casos graves, puede aparecer sintomatología de ansiedad e ideas transitorias autorreferenciales e ideación paranoide. Hasta el 70-80 % de los pacientes con trastorno por consumo de cocaína presentan sintomatología psicótica en algún momento de su vida, incluyendo ideación delirante y/o alteraciones sensoperceptivas.

 Muy típica, pero poco frecuente, es la presencia del delirio de formicación, consistente en ver o sentir pequeños insectos en la piel.

Si aparece sintomatología psicótica, se debe realizar tratamiento con benzodiacepinas; si el sujeto no responde o el cuadro es muy florido, se recomienda tratamiento antipsicótico. El consumo conjunto de cocaína y alcohol no modifica de forma sustancial el deterioro cognitivo asociado a la ingesta de alcohol. Lo que se produce es una disminución subjetiva de la sensación de borrachera. Por su parte, el alcohol aumenta la euforia asociada al consumo de cocaína, sus efectos sobre la frecuencia cardíaca y la presión arterial, así como la agresividad y las conductas de riesgo. A nivel cinético, se incrementan las concentraciones de cocaína y cocaetileno (metabolito con actividad similar a la cocaína). Las concentraciones de alcohol se reducen levemente.

El *síndrome de abstinencia* de cocaína tiene tres fases:

- Fase inicial o *crash*:
  - Dura de horas a 4 días.
  - Incluye insomnio, que progresa a hipersomnia; anorexia, que evoluciona a hiperfagia; también irritabilidad, disforia y *craving*.
- Fase de abstinencia:
  - Duración de 1-10 semanas.
  - Apatía, enlentecimiento, anergia; irritabilidad, disforia, *craving*.
- Fase tardía o de extinción:
  - Dura meses.
  - *Craving* condicionado, recaídas, normalización anímica.

Tratamiento

La desintoxicación de la cocaína se realiza, en la actualidad, con tratamientos sintomáticos, como benzodiacepinas u ocasionalmente antipsicóticos sedantes en dosis bajas. El tratamiento de la dependencia de la cocaína incluye el abordaje psicoterapéutico a medio plazo y de prevención de recaídas.

 No existen fármacos con la indicación del tratamiento de la dependencia de cocaína.

Se han estudiado múltiples tratamientos reguladores del sistema de refuerzo dopaminérgico. Sin embargo, existen trabajos prometedores con algunos fármacos, como antiepilépticos (topiramato, por ejemplo). También se ha hipotetizado la posible utilidad de determinados fármacos (como el disulfiram) o incluso psicoestimulantes. La utilidad real de estos fármacos está pendiente de dilucidarse. En la actualidad, se están ensayando vacunas que eviten eliminar el refuerzo producido por la sustancia o inhiban los efectos activadores de la cocaína. El tratamiento de desintoxicación y deshabituación de los otros estimulantes (anfetaminas, metanfetaminas, drogas de síntesis, etc.) es similar al descrito.

Anfetaminas

Las anfetaminas son fármacos estimulantes del grupo de las feniletilaminas sustituidas; la más frecuente es la dextroanfetamina. Algunas tienen indicación para el tratamiento del trastorno por déficit de atención e hiperactividad. Su consumo produce liberación de dopamina y noradrenalina. Se usan por vía oral, aunque puede ser utilizadas por vía intranasal y, en pacientes policonsumidores, por vía intravenosa.

Otras sustancias estimulantes, utilizadas en la actualidad como psicofármacos, son el metilfenidato y la pemolina.

 El consumo de anfetaminas produce aumento de la actividad cognitiva y/o del estado de alerta, con hiperactivación, reducción del sueño y la fatiga.

La intoxicación o el consumo en dosis altas pueden producir crisis de ansiedad, sintomatología paranoide y otros síntomas psicóticos. Fisiológicamente, provocan midriasis, taquicardia, aumento de la presión arterial, sudoración, escalofríos, náuseas y vómitos. En dosis altas, se han relacionado con complicaciones cardiológicas. Se han descrito cuadros de *delirium* secundarios al consumo de anfetaminas. También se conoce la existencia de un síndrome de abstinencia de anfetaminas similar al producido por la cocaína.

Metanfetamina

La metanfetamina o desoxiefedrina, conocida como *cristal* o *speed*, es un agente agonista adrenérgico sintético con actividad prodopaminérgica que cruza muy fácilmente la barrera hematoencefálica.

 Su consumo es frecuente fuera de Europa (Asia y Estados Unidos).

En España, se están empezando a detectar casos de trastorno por consumo de esta sustancia. Se usa por vía oral o nasal, aunque también por otras vías (intravenosa), especialmente en *raves* o en sesiones de *chemsex*, en el contexto de varones que tiene sexo con varones. Clínicamente, produce alteraciones cardiovasculares, renales, aumento del riesgo de enfermedades de transmisión sexual (virus de la inmunodeficiencia humana, virus de la hepatitis C, virus de la hepatitis B), etc. Produce aumento de los niveles de ansiedad y, en ocasiones, cuadros psicóticos floridos, que deben ser atendidos en urgencias con antipsicóticos y ocasionalmente ingresos hospitalarios. Tanto el consumo de psicoestimulantes ilegales como el de los legales (xantinas presentes en el café) son muy frecuentes en pacientes con esquizofrenia.

Drogas de síntesis

También se denominan *drogas de diseño*.

 Esta categoría incluye un grupo de sustancias derivadas anfetamínicas. Su composición química exacta es variable y su consumo suele ser irregular.

La sustancia más emblemática es la 3,4-metilendioximetanfetamina, conocida como *MDMA* o *éxtasis* (y denominada *X*, *XTC*, *Adam*, *E*). Está relacionada con la anfetamina y la mezcalina. Históricamente se utilizó en psicoterapia. A finales de los años 80, comenzó a extenderse entre las personas que acudían a fiestas *rave*. Otras drogas de síntesis son la dimetoximetanfetamina (conocida como *DMA*), metilendioxianfetamina (conocida como *MDA* o *píldora del amor*) o la P-metiltioanfetamina (conocida como *4-MTA*), 3,4-metilendioxietilanfetamina (conocida como *MDEA* o *Eva*), la dimetoxianfetamina (conocida como *DOM* o *STP*), la parametoxianfetamina (conocida como *PMA*) y la 2,4,5-trimetoxianfetamina (conocida como *TMA-2*). Es imposible conocer todas las drogas de síntesis, ya que son fáciles de sintetizar y permanentemente aparecen en el mercado nuevas sustancias.

Son frecuentes la aparición de intoxicaciones y efectos secundarios agudos relacionados con estas sustancias. Se ha estudiado la neurotoxicidad a medio y largo plazo, y se han detectado claras alteraciones en la neurorregulación. En los humanos, no se conocen con exactitud tales efectos; cada vez hay mayor evidencia de alteraciones en el sistema serotoninérgico y, probablemente, en el dopaminérgico. Médicamente, las drogas de síntesis pueden producir hipertermia, bruxismo, alteraciones cardiovasculares, arritmias, asistolias, colapso vascular y alteraciones iónicas (hiponatremia). Se han descrito accidentes vasculares cerebrales, lesiones hepáticas graves, lesiones neurológicas y teratogenia. La hiponatremia se genera al sudar el paciente y reponer solo agua sin sales. La presencia de cansancio, mareos, dificultad para orinar, anhidrosis y calambres debe hacer sospechar un golpe de calor, que, si progresa, puede cursar con alteración de la conciencia, agitación y estimulación simpática, que puede llegar a hipertermia maligna, convulsiones, rabdomiólisis, coagulación intravascular diseminada, insuficiencia renal y fallo cardíaco mortal. El golpe de calor aparece especialmente cuando estas drogas se consumen en ambientes cálidos y con limitación de la hidratación. Pueden producir sintomatología psicótica de tipo paranoide, crisis de ansiedad, reaparición de los efectos, *flashback*; infrecuentemente, reacción catatónica y secuelas de tipo ansioso-depresivo. Puede darse un síndrome serotoninérgico. Tras el consumo agudo, pueden aparecer síntomas depresivos, de rebote y letargia, debido probablemente a la depleción monoaminérgica.

 El ácido gammahidroxibutírico u oxabato es un depresor del sistema nervioso central y sin ninguna relación química con las drogas de síntesis; se incluye erróneamente en la nomenclatura popular dentro de este grupo.

OPIÁCEOS

Los opiáceos son sustancias depresoras del sistema nervioso central y agonistas de los receptores opiáceos endógenos. Son sustancias derivadas del jugo de la adormidera o *Papaver somniferum* (opio). Existen fármacos derivados de los opiáceos, como la morfina, el dextropropoxifeno, el fentanilo, la loperamida, el dextrometorfano y la pentazocina.

 Se deben distinguir los opiáceos de tipo ilegal (heroína, etc.) de los analgésicos opiáceos denominados *pain killers*.

En la actualidad, en Estados Unidos existe una epidemia de muertes asociadas al consumo ilegal de este tipo de fármacos, especialmente al de fentanilo.

El término *opioide* se reserva para los péptidos de origen endógeno, como las encefalinas, las endomorfinas y la betaendorfina. Actúan sobre los receptores mu (μ), kappa (κ) y delta (δ); y tienen efectos sobre la analgesia y la homeostasis. Los diferentes opiáceos provocan efectos sobre el sistema nervioso central y sobre los aparatos cardiovascular, gastrointestinal, urinario y reproductor, así como sobre la piel y el sistema inmunitario (**Tabla 17.3-1**).

Cuadro clínico

Los opiáceos son depresores del sistema nervioso central. Su consumo se ha relacionado con complicaciones médicas y la transmisión de enfermedades infecciosas (virus de la inmunodeficiencia humana, virus de la hepatitis C), especialmente si la vía de consumo es la intravenosa.

 La intoxicación por opiáceos cursa con depresión respiratoria, somnolencia, bradicardia y la muy característica miosis.

Cuando la intoxicación es grave, se denomina *sobredosis*, que se revierte con el antagonista naloxona; si no, se puede producir depresión respiratoria con parada cardiorrespiratoria y muerte.

El síndrome de abstinencia agudo es muy evidente y aparece cuando se suprime bruscamente o disminuye de manera muy importante la administración prolongada del opiáceo. Se caracteriza por la aparición de signos y síntomas de intensidad creciente que varían en función de una serie de factores, como

Tabla 17.3-1. Bases neurobiológicas de los efectos de los opiáceos

Receptor	Efectos	Localización	Opiáceos de alta afinidad
Mu (μ)	• Analgésico • Miosis • Depresión respiratoria	• Sistema límbico (núcleo *accumbens*, área tegmental ventral, hipotálamo e hipófisis)	• Morfina • Metadona
Kappa (κ)	• Disforia • Analgésico • Despersonalización y desorientación • Miosis • Depresión respiratoria (menor intensidad)	• Sistema nervioso periférico	• Heroína • Metadona • Morfina • Codeína • Buprenorfina
Delta (δ)	• Analgésico • Depresión	• Sistema nervioso central	• Heroína • Metadona • Morfina

el tipo de opiáceo utilizado, la dosis total diaria, la duración de la adicción, el estado físico y los rasgos de personalidad del adicto. También influirá en el paciente el significado psicológico de la abstinencia, la ansiedad anticipatoria, el grado de tolerancia al estrés y las expectativas de recibir tratamiento.

 El síndrome de abstinencia de heroína comienza a manifestarse a las 48 horas del último consumo, llega a la máxima expresión durante el segundo o tercer día y desaparece entre el séptimo y el décimo. El cuadro clínico es, inicialmente, de afectación básicamente vegetativa, con aparición de bostezos, sudoración, lagrimeo y rinorrea, que van aumentando progresivamente.

Con el paso de las horas, se añaden trastornos del sueño, midriasis, piloerección, temblores, distermia, anorexia, mialgias, dolor osteoarticular, aumento de ansiedad, inquietud e irritabilidad. A las 18-24 horas, comienzan a aparecer alteraciones de la temperatura y el ritmo cardíaco, pérdida de peso, insomnio, náuseas y agitación psicomotriz. A las 24-36 horas aparecerán, finalmente, vómitos, diarreas y espasmos abdominales difusos. Ocasionalmente, aparecen eyaculaciones espontáneas en los varones y orgasmos en las mujeres. Analíticamente, se detectan alteraciones de la glucemia y hemoconcentración con leucocitosis y eosinopenia. El síndrome de abstinencia de los derivados opiáceos sintéticos y semisintéticos es parecido al descrito, si bien los de acción breve tipo meperidina tienden a producir uno más corto pero de mayor intensidad; en los derivados de vida media larga, tipo metadona, es menos intenso pero de más duración.

El síndrome de abstinencia *retardado* persiste pasados los 10-15 días de su abstinencia, y puede prolongarse durante meses o años, o incluso instaurarse permanentemente. El *condicionado* es el resultado del efecto de los fenómenos de condicionamiento efectuados con el medio ambiente en que el sujeto se ha administrado el opiáceo. El síndrome de abstinencia *precipitado* es el producido por antagonistas opiáceos (naltrexona, naloxona) que poseen una mayor afinidad por los receptores opiáceos que la heroína de manera que en consumidores regulares desplazan el opiáceo del receptor y provocan la aparición de los síntomas a los pocos minutos.

Tratamiento

El proceso de desintoxicación de opiáceos, el uso y la dosificación de los distintos fármacos, la práctica a nivel ambulatorio o en régimen de ingreso, etc., no son procedimientos generalizados y se pueden realizar de distintas maneras. Además, en el mantenimiento de la abstinencia se debe realizar un abordaje psicoterapéutico.

Desintoxicación

Se puede realizar el tratamiento de desintoxicación progresivamente, descendiendo los fármacos agonistas opiáceos (principalmente, metadona o buprenorfina), solos o junto con agonistas α-adrenérgicos (clonidina, guanfacina, lofexidina) que controlen la activación neurovegetativa.

 Dichos fármacos también pueden ser utilizados, sin fármacos opiáceos, como tratamiento de desintoxicación.

La metadona es un medicamento con importantes interacciones con otros fármacos (antiepilépticos, antidepresivos, antituberculostáticos, antirretrovirales), por lo que es frecuente tener que ajustar las dosis cuando se introduce o retira alguno de ellos. La buprenorfina presenta menos riesgos de depresión respiratoria e interacciones.

Como fármacos coadyuvantes para el control de la sintomatología de ansiedad, se pueden utilizar limitadamente benzodiacepinas de vida media larga y, ocasionalmente, antipsicóticos con perfil sedativo en dosis bajas o antidepresivos con dicha acción. Puede ser necesario complementar el tratamiento con analgésicos para el control de las mialgias.

Deshabituación

La retirada de los opiáceos sin abstinencia es el objetivo primario más frecuente. Sin embargo, existen dependientes que obtienen efectos psicótropos beneficiosos de los opiáceos y los pueden usar como automedicación y/o existen recaídas de repetición, por lo que es imposible realizar un tratamiento sin opiáceos. En estos pacientes, se debe plantear un tratamiento de mantenimiento con opiáceos.

 Existen distintas modalidades de programas de mantenimiento con opiáceos (metadona, buprenorfina, morfina).

En España se aplican de rutina los programas de metadona y buprenorfina. El tratamiento persigue evitar el refuerzo que produciría el consumo del opiáceo. Las dosis habituales de metadona oscilan entre 40 y 100 mg. Sin embargo, hay pacientes que pueden intoxicarse con dosis inferiores o necesitar dosis muy superiores en el tratamiento de mantenimiento, por sus especiales características metabolizadoras (ultrarrápidos o ultralentos).

Las dosis habituales con buprenorfina son de 8-16 mg, aunque hay pacientes que reciben dosis inferiores. Se administra por vía sublingual. Las distintas presentaciones llevan asociadas naloxona, que no se absorbe, pero previene el mal uso por otras vías. Existen presentaciones intramusculares que se administran entre una vez a la semana o una vez al mes. Durante el tratamiento con buprenorfina, se debe evitar el consumo de alcohol y el empleo de sedantes e hipnóticos, ya que existe el riesgo de potenciar la acción depresora central.

Además de los programas con agonistas, se han planteado programas de antagonistas con naltrexona de la que se administran 50 mg al día o en días alternos, doblando la dosis cada 48 horas o triplicándola si la administración es cada 72 horas. Antes del inicio del tratamiento con naltrexona, se debe realizar la prueba de la naloxona, que consiste en la administración subcutánea de dos ampollas. El paciente recibe la primera dosis y tras 30 minutos la segunda. Si no aparece ningún tipo de síntomas de abstinencia en 30-60 minutos, se inicia el tratamiento con naltrexona. Si aparecen síntomas, se detiene la prueba y se repite a las 48 horas. No se debe realizar hasta que no haya transcurrido 1 semana desde el último día en el que el paciente consumió opiáceos de vida media corta, y hasta que hayan pasado 10 días si recibió metadona.

CANNABIS Y CANABINOIDES

El cannabis contiene más de 60 cannabinoides, muchos de cuyos efectos no se conocen. Son agonistas de los receptores cannabinoides de tipo 1 (centrales) y de los receptores cannabinoides de tipo 2 (periféricos). Por su parte, los cannabinoides sintéticos son compuestos químicos artificiales que simulan los efectos de los cannabinoides naturales; se incluyen como nuevas sustancias psicoactivas.

Cannabis

La sustancia psicoactiva más importante es el delta 9-tetrahidrocannabinol.

> **!** Los cannabinoides son sustancias muy lipofílicas que se acumulan en el organismo.

Su concentración plasmática es muy variable, en función de la experiencia del consumidor; los consumidores más experimentados logran concentraciones más altas. Alrededor de un 10 % de las personas que han probado el cannabis lo utilizarán de una manera frecuente o por períodos prolongados.

El consumo activo puede producir un abandono del interés por las actividades no relacionadas con el consumo y de las actividades escolares. El consumo ocasional o recreacional en los jóvenes es especialmente peligroso por el riesgo de cronificación de su utilización y por las complicaciones psicopatológicas. Su uso es un factor de riesgo para la ansiedad en los adolescentes y adultos jóvenes, y se ha relacionado con las dosis utilizadas fundamentalmente en la población juvenil, especialmente en la femenina. En la actualidad, desafortunadamente, existe un proceso de banalización del consumo de esta sustancia y de sus efectos psiquiátricos. No están suficientemente diluidadas las alteraciones psicopatológicas inducidas por el consumo de cannabis; actualmente, se puede afirmar que este no es inocuo para la salud. Las alteraciones están mediatizadas e influidas por la dosis utilizada, el ambiente del consumo y la experiencia del consumidor.

Los trastornos descritos relacionados con el consumo de cannabis varían en función de las clasificaciones diagnósticas. En ocasiones, es difícil discriminar si existe un auténtico abuso, ya que el concepto de abuso de sustancias no es exactamente igual en las clasificaciones diagnósticas. Las personas que desarrollan trastorno por consumo (dependencia) de cannabis empiezan habitualmente a consumir antes; las primeras sensaciones de pérdida de control son más tempranas; la tolerancia de esta sustancia tarda más en instaurarse, y alrededor del 25 % de los sujetos presentan la dependencia en los 3 primeros años. El 40 % de los que desarrollan la dependencia se intoxicaban en situaciones en las que tal intoxicación podía tener consecuencias negativas (laborales o sociales). Pasados 10 años de consumo ocasional o sin abuso, es raro desarrollar un síndrome de dependencia. En la actualidad,

no está suficientemente diluido el tratamiento psicofarmacológico de los distintos trastornos relacionados con el consumo de cannabis.

El consumo de cannabis cursa con sensación de bienestar, que es máxima a los 10-30 minutos, cuando los niveles plasmáticos son mayores. Los efectos suelen durar 2-4 horas. La afectación conductual y psicomotora puede prolongarse durante horas, especialmente si la administración se realiza por vía oral. En dosis bajas produce euforia, risas inadecuadas, sensación de bienestar, sedación, aumento de la autoconfianza, deterioro de la memoria inmediata y de la capacidad de juicio, dificultades para llevar a cabo operaciones mentales complejas y alteraciones perceptivas. Las percepciones sensoriales cambian; aparece sensación de relajación y transformación de la percepción temporal; es frecuente su enlentecimiento. Se ha descrito aumento del deseo sexual.

Desde el punto de vista fisiológico, el consumo de cannabis produce sequedad de boca, aumento de la sed, del apetito y de la sensación de hambre, náuseas y síntomas irritativos del aparato digestivo, miosis leve, disminución de la presión intraocular y visión amarillenta. El reflejo fotomotor permanece normal. También aparece taquicardia leve e hipertensión. Este efecto puede ser anulado parcialmente por la disminución de las resistencias periféricas. En dosis medias, se presentan cambios en la vigilancia, concentración, memoria y actividades psicomotoras. Puede aparecer ansiedad (lo que es poco frecuente), disforia o retraimiento social. Es frecuente la aparición de síntomas maniformes.

Desde la perspectiva médica, aparecen las acciones de tipo adrenérgico: taquicardia, aumento de la presión arterial, hiperreflexia, temblor, náuseas, debilidad muscular, enrojecimiento conjuntival, polaquiuria, temblor fino y ataxia (muy raramente). La taquicardia leve y la hipertensión pueden ser anuladas parcialmente por la disminución de las resistencias periféricas. Las dosis elevadas disminuyen el gasto y las resistencias periféricas, y muy excepcionalmente provocan arritmia grave o extrasistolia. Las dosis muy altas pueden producir síntomas de desrealización y despersonalización, alucinaciones visuales, suspicacia e incluso ideación paranoide transitoria.

La sobredosis de cannabis no es mortal cuando el consumo es exclusivo de esta sustancia. Cursa con taquicardia, ataxia, temblor, labilidad afectiva y aumentos súbitos de la ansiedad. En ocasiones, la sintomatología puede llegar a ser como una crisis de angustia, similar a un ataque de pánico. El paciente esta desorientado temporoespacialmente; en los casos más graves, se producirá un *delirium*. Su aparición es rara y es indistinguible de los cuadros confusionales de otras etiologías. El curso es autolimitado y suele aparecer tras el consumo masivo o de grandes cantidades, en el contexto de policonsumo o en consumidores noveles.

El síndrome de abstinencia descrito aparece cuando se abandona el consumo de dosis altas de cannabis en los denominados *consumidores intensos* o *heavy users*. La vida media del cannabis en las grasas es de 8 días debido a que es un compuesto muy lipofílico y se acumula fácilmente en el organismo. El consumo con frecuencia superior a la semanal produce almacenamiento del tetrahidrocannabinol, lo que mediatiza la presencia de un síndrome de abstinencia.

La vida media larga hace que el síndrome sea, normalmente, de escasa intensidad. Generalmente, no suele precisar tratamiento.

La desintoxicación de cannabis no está estandarizada. Se utilizan fármacos para el tratamiento de la sintomatología de ansiedad y somática que el paciente presente. Se pueden utilizar benzodiacepinas u otros fármacos con perfil sedante durante períodos autolimitados de tiempo.

 En relación con las complicaciones psicopatológicas de los consumidores de cannabis, los trastornos de ansiedad y los afectivos son los más frecuentes, ya que el consumo de esta sustancia puede producir síntomas de ansiedad hasta en el 22 % de los casos, especialmente en noveles o en consumidores de grandes cantidades.

La sintomatología de ansiedad aguda está relacionada con la intoxicación; puede llegar a constituir crisis que pueden asociarse a sintomatología paranoide. Se ha documentado una mayor incidencia de intentos de suicidio en pacientes con abuso o dependencia de cannabis. La presencia de sintomatología depresiva o seudodepresiva, que en la actualidad se relaciona con el estado de intoxicación crónica o subaguda mantenida, fue denominada *síndrome amotivacional* en 1968.

El consumo de cannabis puede producir sintomatología psicótica de hasta 6 semanas de duración, que cursa con alteraciones motoras y sintomatología afectiva y psicótica. El comienzo suele ser brusco tras el consumo. Se debe tratar como el resto de los trastornos psicóticos agudos. La psicosis cannábica se refiere a cuadros psicóticos que aparecen en el contexto de una intoxicación y persisten a pesar de eliminarse la droga, aunque su existencia no está totalmente aceptada.

 En cuanto a la asociación entre la dependencia de cannabis y la psicosis, se han planteado diversas relaciones: la posibilidad de que el cannabis produzca cuadros esquizofrénicos en pacientes que nunca los padecerían, que precipite dichos trastornos en pacientes vulnerables, que reactiven sintomatología psicótica en esquizofrénicos y que la esquizofrenia predisponga al consumo de cannabis.

Para dilucidar estas cuestiones, se han realizado evaluaciones de grupos de pacientes diagnosticados de esquizofrenia o estudios de cohortes de muestras de población de niños, adolescentes o adultos jóvenes.

Los pacientes con esquizofrenia consumen más cannabis que la población general. En ellos, el inicio del consumo está asociado con el desarrollo de abuso y dependencia, y puede reactivar la sintomatología positiva. También se conoce que la presencia de síntomas psicóticos se relaciona con el consumo de cannabis, que dicho consumo puede precipitar la aparición de trastornos psicóticos en pacientes vulnerables para la esquizofrenia, y que cada día existen más evidencias de que el consumo de cannabis puede ser un factor causal en el desarrollo de esquizofrenia.

Los factores más influyentes descritos frecuentemente son el inicio del consumo en edades precoces y la dosis utilizada.

A lo largo de la vida, los consumidores regulares de grandes cantidades tienen más probabilidades de presentar peor nivel educativo, fracasos en los intentos de acceder a niveles académicos superiores y una adaptación psicosocial globalmente más pobre de la que potencialmente presentaban antes del inicio del consumo. Su uso en las embarazadas se ha relacionado con la presencia de trastorno por déficit de atención e hiperactividad y trastornos ansioso-depresivos.

Cannabinoides sintéticos

Se venden en distintos formatos (sales, inciensos, etc.) y pueden ser consumidos vaporizados, inhalados o incluso en forma líquida. Su diversidad química y su velocidad de aparición hacen que la detección, el control y el tratamiento de este grupo de compuestos sea complejo (habitualmente, es sintomático). Se han asociado con la presencia de cuadros confusionales o psicóticos transitorios. La detección en las analíticas habituales de orina suele ser muy compleja.

ALUCINÓGENOS

Son un grupo heterogéneo de sustancias que se caracterizan por la producción de cambios o alteraciones sensoperceptivas, que cursan desde simples ilusiones hasta auténticas alucinaciones visuales, auditivas o cenestésicas. También se han denominado *psicomiméticos* o *psicodislépticos*.

 Tienen un potente efecto serotoninérgico, y en la actualidad se los denomina habitualmente *psicodélicos*.

Algunos alucinógenos son de origen natural y proceden de plantas, como la mezcalina y la psilocibina. Otros son productos sintetizados químicamente, como la dietilamida del ácido lisérgico 25 (conocida como *LSD*) o las anfetaminas alucinógenas. La fenciclidina (conocida como *PCP* o *polvo de ángel*) ha sido clasificada como alucinógeno, y puede consumirse por vía oral, fumada, inhalada o intravenosa. El efecto farmacodinámico fundamental es el antagonismo de los receptores del ácido N-metil-D-aspártico.

El consumo de estas sustancias produce determinados síntomas, como vértigos, somnolencia, debilidad muscular, temblor y parestesias. Desde el punto de vista psicopatológico, provoca distorsiones sensoperceptivas e hiperactividad emocional. No está delimitado cuándo aparecen los efectos indeseables, como son los síntomas de ansiedad o las crisis de pánico, que pueden cursar con sintomatología referencial y paranoide; estos episodios han sido denominados *malos viajes*. En ocasiones, estos síntomas se prolongan y adquieren las características de un trastorno psíquico primario. Otros trastornos relacionados con los alucinógenos, que ocasionalmente aparecen con otras sustancias (como el cannabis), son los *flashback*s, en los que el paciente reexperimenta alteraciones sensoperceptivas sin que exista consumo reciente; no obstante, son poco frecuentes.

No existe un tratamiento estándar para los consumidores de alucinógenos. En la actualidad, su consumo puntual se produce en personas que buscan experimentar con las drogas. El consumo repetido se produce en consumidores de múltiples sustancias. El tratamiento es sintomático.

 En los últimos años, se ha reactivado el estudio y el uso de este grupo de sustancias para el tratamiento de trastornos obsesivos, por estrés postraumático, afectivos e incluso para el tratamiento de las adicciones.

Las evidencias aún son parciales debido a las dificultades para el estudio científico de sus efectos terapéuticos, aunque se está implantando su uso clínico.

OTRAS SUSTANCIAS

Existen otras sustancias que deben ser consideradas en el contexto de intoxicaciones y que pueden producir trastorno por consumo.

Poppers

Poppers es el nombre popular de varias formas de alquilnitritos, incluyendo el nitrito de isobutilo, el nitrito de butilo y el nitrito de amilo. Los *poppers* son utilizados inhalados. Sus efectos se sienten en unos segundos y pueden durar 1-2 minutos.

 Causan que los músculos que están alrededor de vasos sanguíneos se relajen y hagan que el ritmo cardíaco aumente en su bombeo de sangre. La sangre rica en oxígeno que alcanza al cerebro produce una sensación de apresuramiento (*rush*).

Mefedrona (4-metilmetcatinona)

Sustancia tipo estimulante y entactógeno. Produce un incremento de los niveles de alerta, euforia, excitación, locuacidad y habla rápida. Sus efectos secundarios son el sobrecalentamiento con sudoración exagerada y la deshidratación; además, aumenta el ritmo cardíaco y provoca náuseas e insomnio, entre otras consecuencias. Se suele consumir en contexto de

policonsumo secuencial o simultáneo de mefedrona con gammahidroxibutirato o con cocaína.

Escopolamina

La escopolamina o hioscina (alcaloide muscarínico), conocida como *burundanga*, es una sustancia altamente tóxica. Es un depresor del sistema nervioso central y presenta efecto anticolinérgico. Clínicamente, produce efecto sedativo, antiespasmódico y analgésico local. Se ha utilizado para producir la sumisión química: en altas dosis, produce confusión, psicosis, parálisis y coma. El tratamiento de la intoxicación es sintomático.

Inhalantes

Los inhalantes son un grupo heterogéneo que incluyen las colas, los disolventes, los anestésicos, los aerosoles, los adhesivos y los pegamentos: tolueno, xileno, acetato de etilo, barnices, pinturas de aerosol, acetona, butano, etcétera.

 En general, son sustancias muy liposolubles que atraviesan fácilmente la barrera hematoencefálica.

Pueden producir euforia, exaltación del humor, alteraciones de la conducta, alucinaciones, somnolencia y confusión. Su consumo agudo produce una intoxicación con los síntomas de depresión del sistema nervioso central. Su consumo crónico produce síntomas y signos cutáneos, y se han descrito casos de neurotoxicidad. En ocasiones, aparecen complicaciones cardiorrespiratorias. Su tratamiento es sintomático.

Ketamina

La ketamina es una arilciclohexilamina. Está relacionada químicamente con la fenciclidina.

 Es un antagonista del receptor N-metil-D-aspártico

Se utiliza como sustancia anestésica que tiene efecto depresor sobre el sistema nervioso central, fundamentalmente en veterinaria. La intoxicación produce efectos similares a la intoxicación alcohólica, con alteraciones sensoperceptivas. Su derivado, la *esketamina*, se utiliza en las depresiones resistentes.

 PUNTOS CLAVE

- Los trastornos por consumo de sustancias se asocian frecuentemente a la presencia de otros trastornos mentales (patología dual).
- Los estimulantes producen sus efectos como inhibidores de la recaptación de dopamina o facilitando su excreción. Algunos de los efectos clínicos tienen que ver con estas acciones.
- Los opiáceos son depresores del sistema nervioso central y están relacionados con trastornos afectivos. Se ha relacionado su consumo con múltiples enfermedades médicas.

- El consumo de cannabis o de cannabinoides sintéticos puede producir un cuadro clínico psicótico.
- Las sustancias alucinógenas producen alteraciones sensoperceptivas y del curso o contenido del pensamiento. Son sustancias agonistas serotoninérgicas. Se está estudiando su utilidad terapéutica.
- Otras sustancias (como los *poppers*, los inhalantes, la mefedrona, la escopolamina y la ketamina) deben ser consideradas en las situaciones de intoxicación. Su uso habitualmente se realiza en un contexto de policonsumo de sustancias.

BIBLIOGRAFÍA

Connor JP, Stjepanović D, Budney AJ, Le Foll B, Hall WD. Clinical management of cannabis withdrawal. Addiction. 2022;117(7):2075-2095.

Devin J, Lyons S, Murphy L, O'Sullivan M, Lynn E. Factors associated with suicide in people who use drugs: a scoping review. BMC Psychiatry. 2023;23(1):655.

Fergusson DM, Horwood LJ, Swain-Campbell NR. Cannabis dependence and psychotic symptoms in young people. Psychol Med. 2003;33(1):15-21.

Jaster AM, González-Maeso J. Mechanisms and molecular targets surrounding the potential therapeutic effects of psychedelics. Mol Psychiatry. 2023;28(9): 3595-3612.

Kuppalli S, Seth R, Orhurhu V, Urits I, Kaye AD, Hunter C et al. Recent advances in the treatment of opioid use disorder. Curr Pain Headache Rep. 2021;25(4):23.

Ortiz-Medina MB, Perea M, Torales J, Ventriglio A, Vitrani G, Aguilar L et al. Cannabis consumption and psychosis or schizophrenia development. Int J Soc Psychiatry. 2018;64(7):690-704.

Roncero C, Valriberas-Herrero I, Mezzatesta-Gava M, Villegas JL, Aguilar L, Grau-López L. Cannabis use during pregnancy and its relationship with fetal developmental outcomes and psychiatric disorders. A systematic review. Reprod Health. 2020;17(1):25.

Rosenberg MF, Anthony JC. Early clinical manifestations of cannabis dependence in a community sample. Drug Alcohol Depend. 2001;64(2):123-31.

Thomas H. A community survey of adverse effects of cannabis use. Drug Alcohol Depend. 1996;42(3):201-7.

Vahabzadeh M, Mégarbane B. A two-decade review of butane toxicity as a substance of abuse. Basic Clin Pharmacol Toxicol. 2022;131(3):155-164.

17.4 Bases para el abordaje de la patología dual

J. Martínez Raga y M. López Cerveró

OBJETIVOS

- Conocer las particularidades del tratamiento del trastorno del déficit de atención e hiperactividad dual y ser capaz de especificarlas.
- Conocer la relevancia clínica y epidemiológica de la patología dual en la práctica clínica.
- Entender la importancia de la adherencia terapéutica, así como sus particularidades y repercusiones en el paciente dual.
- Revisar los aspectos relevantes en el proceso de evaluación y diagnóstico del paciente con patología dual.
- Caracterizar las peculiaridades clínicas, la evaluación, la influencia en el curso y el pronóstico de los pacientes con patología dual.
- Conocer los modelos asistenciales en este medio para los pacientes con trastornos adictivos y otros trastornos mentales.
- Reconocer las dificultades en la adherencia al tratamiento de los pacientes duales.
- Describir el estado actual de las evidencias de los distintos tratamientos psicofarmacológicos utilizados en los diferentes grupos de pacientes duales.
- Conocer los distintos tratamientos psicoterapéuticos individuales o grupales utilizados en pacientes duales.
- Detallar las dificultades relacionadas con la adherencia terapéutica y con la atención integral de los pacientes con patología dual.
- Entender las características y la importancia del tratamiento integrado.
- Conocer los elementos del tratamiento integral o multimodal.
- Saber cuáles son las particularidades del tratamiento de la depresión dual y ser capaz de detallarlas.
- Reconocer cuáles son las particularidades del tratamiento de los trastornos de ansiedad dual y ser capaz de precisarlas.
- Exponer las particularidades del tratamiento del trastorno bipolar dual y ser capaz de pormenorizarlas.
- Conocer las particularidades del tratamiento de esquizofrenia dual y ser capaz de especificarlas.
- Saber que los datos provenientes de múltiples estudios epidemiológicos son esenciales para entender mejor la dimensión de las adicciones y la patología dual, y para poder elaborar tanto programas de tratamiento mejor adaptados a las necesidades de los pacientes como intervenciones terapéuticas más eficaces.

INTRODUCCIÓN

Los trastornos adictivos coexisten a menudo con otros trastornos mentales. Se ha utilizado una variedad de términos para referirse a esta realidad tan frecuente en la práctica clínica. Entre los más habituales, se incluyen los de *diagnóstico dual, trastorno dual, trastornos concurrentes, trastornos coexistentes* o el de *comorbilidad psiquiátrica*. Sin embargo, muchas de estas denominaciones comportan implicaciones muy diferentes en cuanto a la interrelación de los trastornos presentes.

! *Patología dual* es el término reconocido y aceptado en castellano para referirse a la existencia o concurrencia simultánea o secuencial, a lo largo del ciclo vital, de dos o más trastornos psiquiátricos independientes pero necesariamente interactivos, al menos uno de los cuales es un trastorno por uso de sustancias (TUS) u otro trastorno adictivo (**Fig. 17.4-1**). Su equivalencia en inglés es *dual disorders*.

El que la concurrencia de los trastornos duales pueda ser también secuencial y no se limite exclusivamente a la que esté

presente en el momento en que se esté evaluando al paciente es de gran relevancia debido a la noción de que la mayor

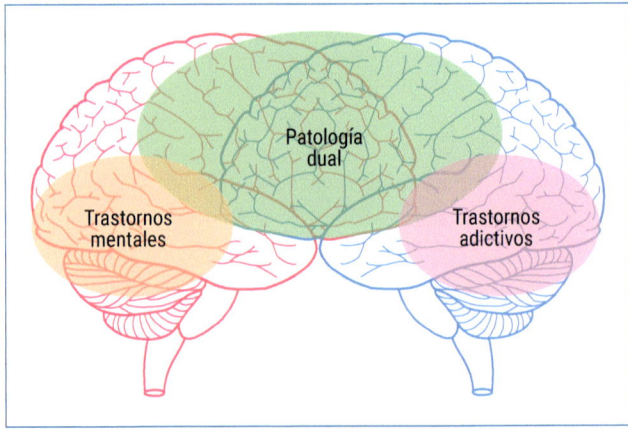

Figura 17.4-1. Definición consensuada de la patología dual, trastorno dual (en inglés, *dual disorders*). Existencia o concurrencia simultánea o secuencial, a lo largo del ciclo vital, de dos o más trastornos psiquiátricos independientes pero necesariamente interactivos, al menos uno de los cuales es un trastorno por uso de sustancias u otro trastorno adictivo.

parte de enfermedades mentales, incluyendo los trastornos adictivos, y con ello también la patología dual, son trastornos del neurodesarrollo que aparecen en diversos momentos del ciclo vital y que pueden aumentar la vulnerabilidad o precipitar la aparición de otros trastornos. De hecho, tanto desde el punto de vista de la prevención como desde la perspectiva del tratamiento es importante tener en cuenta la aparición secuencial de ambas expresiones sintomáticas longitudinalmente a lo largo de la experiencia vital.

> **!** Los datos provenientes de un amplio número de estudios epidemiológicos indican que la patología dual es elevada tanto en la población general como en muestras clínicas; por lo tanto, constituye la norma y no la excepción. De hecho, se estima que alrededor del 40-60 % de los pacientes con trastorno de ansiedad, trastorno depresivo, trastorno por déficit de atención e hiperactividad (TDAH) u otros trastornos mentales presentan o han presentado en algún momento de su vida algún trastorno adictivo. La concurrencia de TUS y el trastorno depresivo es la patología dual más frecuente.

Estas tasas son más elevadas cuanto mayor es la gravedad de los trastornos, de modo que más del 75 % de los pacientes con un trastorno mental grave presentan o han presentado un TUS. Sin embargo, especialmente en pacientes con trastorno mental grave, con frecuencia hay un infradiagnóstico de los TUS concurrentes y, por lo tanto, de la patología dual. Por otro lado, hay que tener en cuenta que el tabaco es comúnmente ignorado en estudios epidemiológicos, a pesar de que la adicción a esta sustancia está ampliamente extendida entre los sujetos que presentan cualquier trastorno mental, por lo que las tasas de patología dual probablemente aún sean más elevadas si se tiene en cuenta el trastorno por uso de tabaco.

Por lo general, la mayoría de los estudios epidemiológicos, particularmente los realizados antes de la publicación del DSM-5, no incluyen la prevalencia de adicciones comportamentales. Por otro lado, se estima que aproximadamente el 70 % de los pacientes que se encuentran en tratamiento por un trastorno adictivo presentan otro trastorno mental. Sin embargo, se considera que estos datos reflejarían una subestimación en parte debida a que, a menudo, en la evaluación del paciente solo se consideran categorías diagnósticas y no dimensiones sintomáticas. Claramente, esta elevada asociación que constituye la patología dual no puede ser explicada de forma accidental, por el azar o por mera coincidencia, por lo que es razonable valorar que ambas expresiones patológicas comparten factores y sustratos cerebrales comunes.

RELEVANCIA DE LA PATOLOGÍA DUAL

La relación entre cualquier enfermedad mental y el consumo problemático de sustancias o la adicción es compleja; pueden interaccionar entre sí y afectar el curso de los trastornos, la gravedad de los síntomas, la respuesta al tratamiento o la afectación funcional en el individuo. El consumo de sustancias puede ser un factor de riesgo para que una persona desarrolle o presente una exacerbación de los síntomas de otros trastornos mentales, y viceversa. Sin embargo, la compleja interacción

de diversos factores, incluyendo una vulnerabilidad genética común junto con otros factores de riesgo biológico, la exposición a estresores de diversa índole de forma prolongada durante la infancia o durante la edad adulta, incluyendo la exposición a episodios traumáticos (situaciones de abuso, acoso, etc.), así como elementos relacionados con el desarrollo psicológico del sujeto, ayudan a entender la vulnerabilidad y la aparición de la patología dual.

> **!** • La concurrencia de un trastorno adictivo con otros trastornos psiquiátricos, es decir, la patología dual, se asocia con una mayor gravedad clínica y con una mayor predisposición a experimentar múltiples complicaciones en lo personal y social, así como un empeoramiento en la calidad de vida y en la funcionalidad y un mayor coste del tratamiento (**Fig. 17.4-2**).
> • Comparados con los pacientes que presentan un único trastorno, ya sea adictivo o mental, aquellos sujetos con patología dual presentan mayor gravedad psicopatológica, peor evolución clínica global y respuesta al tratamiento y peor adherencia y cumplimiento terapéutico. Asimismo, tienen mayor predisposición a presentar conductas de riesgo y, con ello, mayor vulnerabilidad a contraer infecciones por el virus de la inmunodeficiencia humana, el virus de la hepatitis B o el virus de la hepatitis C, entre otros. También presentan tasas más elevadas de desempleo y de exclusión social, así como mayor frecuencia de problemas de violencia y conductas delictivas (v. **Fig. 17.4-2**).

Los pacientes con patología dual presentan también un riesgo más elevado de tener conductas suicidas y un aumento notable en la prevalencia de suicidio. De hecho, en general, el suicidio es una de las principales causas de muerte entre las personas con un TUS o un trastorno adictivo, y particularmente entre aquellas que también presentan otros trastornos mentales. No solo el consumo de alcohol o el consumo de drogas no legales, sino también el consumo de tabaco se ha asociado con una mayor vulnerabilidad de experimentar ideación suicida y de presentar tentativas de suicidio o de

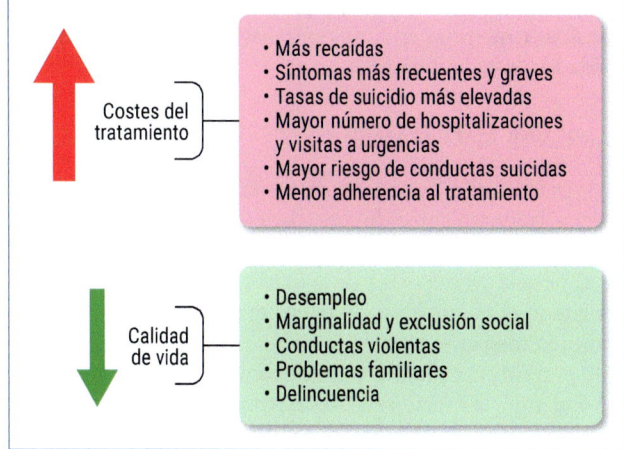

Figura 17.4-2. Consecuencias negativas y complicaciones de la patología dual en comparación con presentar únicamente un trastorno adictivo, o bien algún otro trastorno psiquiátrico.

suicidio completado. De hecho, como han evidenciado los datos de un metaanálisis, el consumo de tabaco se asocia con un aumento del riesgo de suicidio, en una relación dosis-respuesta, de modo que el riesgo de suicidio aumentaría en un 24 % por cada aumento de 10 cigarrillos consumidos al día. Por ello, en el abordaje del paciente con patología dual, es necesario realizar una evaluación completa y que abarque todas las sustancias que el sujeto pueda estar consumiendo o con las que haya tenido un consumo problemático en el pasado, y es esencial no olvidarse del consumo de tabaco tanto por su elevada prevalencia en este grupo de pacientes (que además son consumidores de una mayor cantidad diaria de cigarrillos) como por las graves consecuencias que genera sobre la salud.

Por todo lo mencionado, la detección, el diagnóstico y el tratamiento correctos de los pacientes con patología dual son generalmente más complicados que los de los pacientes que únicamente presentan un TUS u otro trastorno psiquiátrico, y continúan siendo un reto para los profesionales en el campo de la salud mental y las adicciones. De hecho, el abordaje terapéutico de un paciente con una depresión o un trastorno de ansiedad, un trastorno del espectro psicótico, un TDAH o un trastorno de personalidad, cuando se acompañan de un trastorno adictivo, o viceversa, es diferente. Asimismo, no es infrecuente que los pacientes con un TUS u otro trastorno adictivo no sean correctamente diagnosticados de los trastornos concurrentes que pudieran estar presentes, lo que conlleva una identificación no ajustada de las circunstancias clínicas del sujeto y, con ello, a menudo, un inadecuado abordaje terapéutico de este.

Ante el elevado impacto sobre el individuo, la sociedad y el sistema sanitario, son necesarios abordajes multidisciplinares que atiendan de forma conjunta o simultánea tanto los trastornos adictivos como el resto de los trastornos mentales que el paciente con patología dual pudiera presentar, es decir, mediante lo que se conocen como *tratamientos integrados*. No obstante, la medicación es a menudo un elemento necesario en el tratamiento del paciente dual, siempre en función de su estado, los síntomas presentes y su gravedad. Sin embargo, está comúnmente aceptado que el abordaje del paciente con patología dual debe ser integral o multimodal, entendiendo como tal la combinación de abordajes psicofarmacológicos, intervenciones psicológicas y aquellas estrategias psicosociales que sean requeridas en función de las necesidades y particularidades de cada individuo.

BARRERAS AL TRATAMIENTO

En la práctica clínica, una preocupación habitual es poder proporcionar tratamientos eficaces adaptados a la gravedad clínica y las circunstancias sociales y personales del paciente. A pesar de su elevada prevalencia y de la mayor gravedad que conlleva, a menudo el tratamiento del paciente con patología dual está enfocado mediante estrategias aisladas que abordan por separado el trastorno adictivo y los otros trastornos psiquiátricos. Sin embargo, la relación entre estos trastornos es bidireccional, de modo que hay una interconexión tanto en lo referente a los síntomas y problemas sociales que está experimentando el paciente y los substratos neurobiológicos subyacentes como con su evolución clínica y su pronóstico.

Por lo general, los programas y unidades especializadas para el tratamiento de las adicciones tienen un enfoque centrado en las sustancias o en la conducta generadora de la adicción, y este enfoque no se adecua a las necesidades y complejidades de los pacientes con patología dual. De hecho, aunque se ha recomendado la creación de unidades o programas especializados para el tratamiento integral de los pacientes con patología dual, como ya existen para los trastornos de la conducta alimentaria o para los primeros episodios psicóticos, las iniciativas de este tipo que se han puesto en marcha son muy escasas. Lo habitual es que el paciente sea atendido en centros de salud mental o en centros especializados en el tratamiento de los trastornos adictivos. En este sentido, uno de los retos importantes en el abordaje del paciente con patología dual es mejorar el acceso al tratamiento y la coordinación entre los equipos y los profesionales involucrados.

En la mayoría de los países, coexisten dos redes terapéuticas separadas para los trastornos adictivos y para el resto de los trastornos mentales, lo que genera una mayor dificultad de coordinación entre los profesionales involucrados, incrementa las barreras de acceso al tratamiento, conlleva unos mayores costes de la atención y, a menudo, dificulta la planificación a largo plazo y reduce la efectividad del tratamiento. Como consecuencia, aún en la actualidad, es frecuente la tendencia a derivar al paciente con TUS y con otros trastornos mentales de la red de salud mental a la red de centros para el tratamiento de los trastornos adictivos, o viceversa, lo que da lugar al conocido como *fenómeno de la puerta equivocada*, según el cual, el enfermo no encuentra la entrada correcta al sistema sanitario. Esto dificulta la adherencia del paciente al tratamiento y se asocia con mayores tasas de abandono del seguimiento y de recaídas y hospitalizaciones más frecuentes. En algunos casos, especialmente en el trastorno mental grave, es frecuente que los pacientes sean excluidos por completo de los recursos terapéuticos. Esta situación se agrava aún más para aquellos con mayores necesidades sociales o con problemas legales.

También hay que tener en cuenta que los sujetos con patología dual suelen quedar excluidos de los ensayos clínicos y de otro tipo de estudios que evalúan la eficacia de los tratamientos farmacológicos y psicosociales, lo que dificulta la elaboración de recomendaciones y guías clínicas o terapéuticas basadas en la evidencia para el tratamiento de estas personas. De hecho, no solo los ensayos clínicos de fármacos para trastornos psiquiátricos, fuera del campo de las adicciones, sistemáticamente excluyen a todos los pacientes con consumo de alcohol u otras sustancias (salvo, por lo general, el tabaco), sino que también muchos de los grandes estudios realizados en el campo de las adicciones en las últimas décadas (como el Project Matching Alcoholism Treatment to Client Heterogeneity, el UK Alcohol Treatment Trial o el Combined Pharmacotherapies and Behavioral Intervention Study) manejaban criterios que excluían a pacientes con otros trastornos psiquiátricos.

Otro aspecto importante es la mayor discriminación y el mayor estigma que experimentan los enfermos con patología dual tanto en la comunidad como en los recursos terapéuticos. A menudo, se les considera pacientes más difíciles, peligrosos o impredecibles, o con menor motivación que los que presentan un solo tipo de trastorno, ya sea adictivo, depresivo, psicótico u otro trastorno mental. Las etiquetas diagnósticas también pueden condicionar y perpetuar la discriminación y el estigma, al igual que el uso de ciertas sustancias o determinados patrones de consumo, como es la atención fuera de los recursos normalizados. A su vez, todo ello contribuirá a dificultar el acceso y la permanencia del paciente en el tratamiento y, por lo tanto, influirá negativamente en su evolución y pronóstico.

DIFICULTADES EN LA EVALUACIÓN Y EL DIAGNÓSTICO

En la práctica clínica, la patología dual tiende a estar *infradiagnosticada* y, por lo tanto, *infratratada*, a pesar de la elevada incidencia de complicaciones y la considerable carga de enfermedad que conlleva. De hecho, la detección, la planificación terapéutica y el diagnóstico correctos del paciente dual constituyen un reto frecuente en la práctica clínica tanto cuando la demanda asistencial proviene de su trastorno adictivo como cuando procede de otra sintomatología psiquiátrica. En parte, esto se debe a la ocultación, minimización o negación del consumo de sustancias o de conductas adictivas en pacientes que acuden a consulta o se encuentran en tratamiento por otros trastornos psiquiátricos, y también a la no detección de otra psicopatología en pacientes consumidores de sustancias debido a que la gravedad del trastorno adictivo hace que se atribuyan a este todos los síntomas y problemas presentes.

> **!** La evaluación clínica con la detección y el diagnóstico de todos los trastornos coexistentes es esencial para lograr una buena respuesta al tratamiento y la evolución deseada en pacientes con patología dual. Por ello, se debe evaluar la presencia de TUS en todo paciente que acude a tratamiento por síntomas de algún trastorno psiquiátrico, y viceversa.

La detección correcta de otros trastornos psiquiátricos entre las personas que consumen sustancias de abuso es esencial para una planificación adecuada del tratamiento. La identificación de la sintomatología correspondiente a otros trastornos psiquiátricos en pacientes con un trastorno adictivo puede estar dificultada por los efectos agudos de las sustancias o por episodios repetidos de intoxicación, y la presencia de síntomas de abstinencia o los efectos crónicos del consumo de sustancias pueden simular síntomas propios de un trastorno de ansiedad, un trastorno depresivo, un episodio psicótico o maníaco, o las alteraciones cognitivas propias de un TDAH. Asimismo, en pacientes con consumo reciente, la diferenciación entre los episodios inducidos por el consumo de sustancias, de sintomatología psiquiátrica primaria, constituye otra de las dificultades con las que se enfrenta el clínico para la realización de un diagnóstico certero.

Otro factor relevante que dificulta la detección de parte de los trastornos presentes en un paciente dual es la falta de la formación adecuada de los clínicos para diagnosticar y tratar los trastornos duales. Asimismo, no es infrecuente que los psiquiatras no se impliquen en el tratamiento de los TUS, y, a su vez, que los facultativos en centros de adicciones no aborden el resto trastornos psiquiátricos.

El proceso diagnóstico para evaluar la presencia de uno o varios trastornos es a menudo complejo debido a las dificultades para diferenciar el solapamiento de los síntomas. Como en el resto de las enfermedades mentales, el diagnóstico se basa en la entrevista clínica. Un diagnóstico de patología dual debe ser individualizado, y se han de valorar las diferentes dimensiones sintomáticas desde una perspectiva longitudinal.

> **!** Si bien en pacientes que inician tratamiento por su trastorno adictivo puede ser necesario un período de abstinencia para distinguir entre los efectos de la intoxicación por sustancias o la abstinencia y los síntomas de otros trastornos mentales, la valoración de cada síntoma o trastorno debe comenzar tan pronto como sea posible, sin períodos arbitrarios de espera o abstinencia, sin el requerimiento de la estabilización sintomática, sobre las bases de una historia longitudinal integrada.

Existen diversos instrumentos específicos de valoración psicométrica que pueden ser valiosos en el proceso de evaluación diagnóstica. Entre ellos, destaca la Psychiatry Research Interview for Substance and Mental Disorders, una entrevista semiestructurada diseñada para realizar el diagnóstico de trastornos mentales comórbidos en personas con TUS; diferencia los trastornos primarios de los inducidos y está traducida y validada en castellano, con buenas propiedades psicométricas. Aunque esta entrevista podría considerarse como el instrumento de referencia para la evaluación de los trastornos duales, su uso en la práctica clínica diaria es limitado debido a que es larga y requiere de un profesional formado para su administración. Otro instrumento potencialmente útil es la Dual Diagnosis Screening Interview, una herramienta de administración más breve que ha mostrado buenas propiedades psicométricas y permite detectar la presencia a lo largo de la vida de algunos de los trastornos psiquiátricos más frecuentes (depresión, manía, psicosis, pánico, fobia social y fobia específica) en pacientes con TUS. En cualquier caso, estos instrumentos, o los cuestionarios y entrevistas estructuradas para valoración de los diferentes trastornos mentales, o de autopase o heteroaplicadas, no deben sustituir en ningún caso a la entrevista clínica.

ADHERENCIA TERAPÉUTICA

La OMS ha definido la adherencia como «el grado en el que la conducta de un paciente, en relación con la toma de medicación, el seguimiento de una dieta o la modificación de hábitos de vida se corresponde con las recomendaciones acordadas con el profesional sanitario». Los pacientes con patología dual presentan, por lo general, tasas más bajas de adherencia y cumplimiento terapéutico, y, como consecuencia, tasas más elevadas de recaídas, morbilidad, mortalidad y deterioro de la calidad de vida que los sujetos que presentan un único trastorno. Esto se debe, en parte, a su mayor complejidad clínica y psicopatológica, a la heterogeneidad de los sujetos con trastornos adictivos que a su vez presentan un trastorno depresivo, un trastorno de ansiedad, esquizofrenia, un TDAH u otros trastornos mentales. A ello se añaden las barreras estructurales al tratamiento mencionadas en el apartado anterior. De hecho, la falta de adherencia es uno de los principales obstáculos para una atención efectiva, más que la falta de eficacia del tratamiento farmacológico.

Asimismo, la coexistencia con un consumo problemático de sustancias o con un TUS es uno de los principales factores relacionados con la falta de adherencia en pacientes con cualquier trastorno mental. Es frecuente que el paciente dual deje de tomar sus antipsicóticos o sus antidepresivos (o su tratamiento farmacológico en general) durante períodos de consumo activo debido a la preocupación por la interacción de los fármacos y las drogas. Sin embargo, la falta adherencia no es exclusiva de los tratamientos de los trastornos mentales. Se han descrito tasas similares de adherencia al tratamiento en pacientes con otras enfermedades crónicas (como la hipertensión, la diabetes, las enfermedades cardiovasculares o el asma) a las observadas en pacientes con TDAH, trastorno bipolar, esquizofrenia o depresión.

La adherencia al tratamiento no debe ser considerada como una condición dicotómica para valorar en términos absolutos, ya que, como muestran numerosos estudios, pocas personas presentan un cumplimiento total o un incumplimiento absoluto de la medicación. La mayoría de las personas, independientemente de su patología, se sitúan en algún punto intermedio, y se saltan las dosis en ocasiones, o se las toman incorrectamente (unas veces toman más y otras menos de lo indicado por el facultativo), o se administran la medicación de forma ocasional o esporádica, o abandonan el tratamiento farmacológico durante períodos variables.

Por lo general, se considera que un cumplimiento satisfactorio debe estar al menos en el 70-80 % de la medicación prescrita, si bien hay cada vez más datos que sugieren que incluso unos pocos fallos en la toma de las dosis pueden ser importantes de cara a la eficacia y tolerabilidad óptimas de cualquier medicación. A menudo, una adherencia inadecuada o insuficiente al tratamiento farmacológico propicia cambios en la medicación, aumentos de las dosis pautadas o adición de fármacos complementarios o potenciadores, medidas todas ellas innecesarias y que con frecuencia conducen únicamente a la sobremedicación, que potencia el riesgo de aparición de interacciones farmacológicas y, con ello, una mayor incidencia de efectos adversos, así como una elevada probabilidad de abandono completo del seguimiento, no solo de la medicación, sino de todas las intervenciones terapéuticas y sobre la salud. Esto precipita y perpetúa una recaída y un mayor deterioro psicosocial y funcional, así como un mayor gasto sanitario (**Fig. 17.4-3**).

! En pacientes con patología dual, la baja adherencia terapéutica, incluso una adherencia parcial, se asocia con una menor probabilidad de remisión, un aumento en las tasas de recaídas y recurrencias, un mayor número de visitas a urgencias y de hospitalizaciones por cualquier causa, así como con un mayor riesgo de presentar conductas suicidas (**Fig. 17.4-4**).

Si bien la falta de adherencia, más que de eficacia, es considerada como uno de los principales obstáculos para una atención efectiva, no hay que tomarla como un problema limitado exclusivamente al cumplimiento del tratamiento farmacológico, sino que también hay que considerar el resto de medidas e intervenciones terapéuticas acordadas: las medidas conductuales, las estrategias de contingencias o el tratamiento psicoterapéutico individual o grupal.

Junto con otras estrategias (como evitar pautas posológicas o medidas conductuales excesivamente complejas, o la imprescindible necesidad de mejorar de manera continuada la alianza terapéutica), una estrategia útil para potenciar la adherencia terapéutica es involucrar de forma activa al paciente dual en el proceso terapéutico mediante la toma de decisiones compartidas, en parte porque una atención de salud mental eficaz debe estar centrada en la persona. La toma de decisiones compartidas es un elemento fundamental del paradigma de la recuperación, y cada vez está más generalizada en la prestación de servicios de salud mental, a pesar de que muchos pacientes con enfermedades mentales graves y persistentes (como es el caso de aquellos con patología

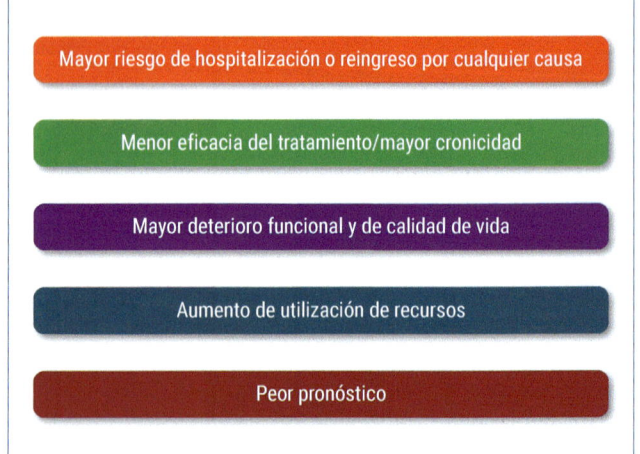

Figura 17.4-4. Consecuencias adversas sobre el paciente con patología dual de una mala adherencia terapéutica.

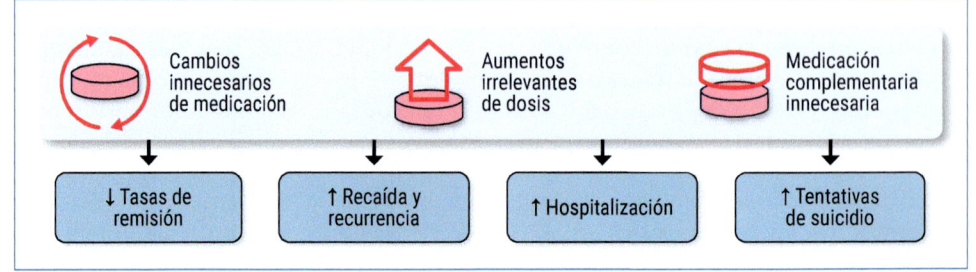

Figura 17.4-3. Consecuencias sobre las decisiones terapéuticas de una adherencia insuficiente al tratamiento farmacológico, es decir, saltarse la dosis o tomar unas veces más y otras menos dosis de las pautadas, tomar la medicación de forma ocasional o esporádica, o abandonar el tratamiento durante ciertos períodos.

dual) refieren que su papel percibido en la toma de decisiones médicas suele ser pasivo.

La estrategia de *toma de decisiones compartidas* se basa en la premisa de que todas las partes involucradas en el proceso terapéutico deben colaborar en la adopción de decisiones médicas complejas, de modo que la atención médica pasa de un modelo de consentimiento informado a la elección informada entre alternativas razonables. Por una parte, el profesional sanitario (o el equipo terapéutico) aporta su experiencia en la comprensión del problema médico, las posibles intervenciones y los beneficios y riesgos potenciales de las posibles alternativas; por otra, el paciente (a menudo apoyado por familiares u otras personas relevantes) aporta su experiencia para comprender sus objetivos, temores, apoyos y preferencias, así como sus expectativas y objetivos a corto y a largo plazo. La toma de decisiones compartidas implica que ambas partes expongan sus respectivos puntos de vista y negocien colaborativamente un plan que ambos consideren realista, práctico, coherente con la evidencia científica, congruente con las preferencias del paciente y ético. Sin embargo, en un estudio reciente, se ha observado en pacientes en tratamiento por un trastorno adictivo (la mayoría de ellos con patología dual) que aquellos que perciben una implicación mayor de la deseada podrían experimentar un exceso de responsabilidad que podría influir negativamente en la continuación del tratamiento y en el consumo de sustancias.

En el abordaje de los trastornos crónicos, como también es el caso de la patología dual, la toma de decisiones compartidas es particularmente importante, ya que permite potenciar la autonomía del paciente y mejorar la alianza terapéutica, lo que a su vez permite optimizar los resultados a largo plazo y plantear una mayor flexibilización a la hora de introducir nuevas estrategias terapéuticas. Con ello, se posibilita introducir nuevos objetivos realistas en el curso del tratamiento conforme se va avanzando en el proceso de cambio o en el caso de no progresar según lo previsto por ambas partes.

De hecho, la alianza terapéutica tiene un papel clave a la hora de predecir la evolución del TUS en el proceso terapéutico y, como ocurre con otras enfermedades crónicas, es fundamental capacitar al paciente para que conozca sus propias enfermedades mentales y participe activamente en su gestión.

La mayoría de los enfermos con algún trastorno mental expresan su deseo de participar en la toma de decisiones relativas a la medicación, las medidas psicoterapéuticas o las hospitalizaciones, o en sus objetivos en relación con la abstinencia o la reducción del consumo. Hay que tener en cuenta, además, que las percepciones y expectativas subjetivas del paciente con relación a la eficacia de las intervenciones, su situación en el proceso de cambio y los efectos adversos de las diversas medidas aplicadas son fundamentales para mejorar los resultados de cualquier plan terapéutico y alcanzar una evolución satisfactoria para todos.

ABORDAJE TERAPÉUTICO DEL PACIENTE CON PATOLOGÍA DUAL

Hasta la fecha, y a pesar de la elevada prevalencia de la patología dual, las guías clínicas para el manejo de los TUS o aquellas centradas en pacientes con trastornos mentales concretos proporcionan muy escasas pautas o recomendaciones para el diagnóstico y manejo del paciente dual. Asimismo, existen limitadas evidencias clínicas provenientes de ensayos clínicos aleatorizados y controlados con placebo, por lo que la mayoría de las recomendaciones clínicas provienen de las denominadas *evidencias del mundo real*, y, por lo tanto, de estudios abiertos, empíricos u observacionales.

> **!** El enfoque terapéutico de elección para el paciente con patología dual es el tratamiento integrado, de modo que se aborden simultáneamente tanto los trastornos adictivos como los otros trastornos mentales concurrentes mediante un solo profesional o equipo terapéutico multidisciplinar. Sin embargo, en la literatura médica se distinguen además dos modelos de tratamiento no integrado, muy extendidos en este medio, favorecidos en gran medida por la existencia de dos redes de tratamiento: el tratamiento secuencial y el tratamiento en paralelo (**Fig. 17.4-5**).

Por una parte, el tratamiento secuencial implica que primero se aborda un grupo de trastornos y posteriormente el otro, de modo que, o bien se prioriza primero el trastorno mental (para que una vez estabilizado se aborde el consumo de sustancias), o bien se aborda primero el TUS y, una vez alcanzada la abstinencia, se aborda el trastorno mental concurrente. Por otro lado, el tratamiento en paralelo permite tratar tanto el trastorno mental como el trastorno adictivo, si bien mediante equipos diferentes, lo cual conlleva con frecuencia problemas de coordinación. La bibliografía existente sugiere que hay resultados mixtos en cuanto a la eficacia de este modelo.

En la planificación del tratamiento de la patología dual, hay que tener en cuenta que intervienen factores genéticos, biológicos, psicológicos y sociales o ambientales tanto en la etiología de los trastornos adictivos como en la del resto de trastornos mentales. Por ello, como ocurre con otros trastornos mentales, el paciente dual debe abordarse siempre desde una perspectiva biopsicosocial.

Recientemente, la Red Científica Informal de la Oficina de Drogas y Delincuencia de las Naciones Unidas y la Organización Mundial de la Salud acordó una serie recomendaciones sobre el abordaje de la patología dual para profesionales sanitarios y gestores (**Tabla 17.4-1**).

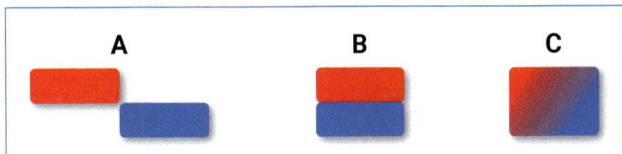

Figura 17.4-5. Modelos de tratamiento en patología dual. **A)** Secuencial: el abordaje se realiza de forma separada; de este modo, primero se aborda el trastorno adictivo, y posteriormente el trastorno mental concurrente. **B)** Paralelo: el tratamiento se aplica de forma simultánea, si bien mediante dos equipos terapéuticos independientes; por un parte, el trastorno adictivo y, por otra, los otros trastornos mentales. **C)** Integrado: el abordaje se realiza de forma simultánea de todos los trastornos concurrentes y mediante un único equipo terapéutico.

Tabla 17.4-1. Recomendaciones de la Red Científica Informal de la Oficina de Drogas y Delincuencia de las Naciones Unidas y la Organización Mundial de la Salud sobre el abordaje de la patología dual

- La patología dual debe abordarse como parte integral de la cobertura sanitaria universal
- Los responsables políticos deben diseñar estrategias para abordar los factores biopsicosociales comunes que están asociados con el desarrollo de los trastornos duales
- La elevada prevalencia y la discapacidad asociada con los trastornos duales requieren la intervención activa de los responsables políticos en lo referente a los sistemas y el apoyo activo de los profesionales sanitarios
- El profesional sanitario debe recibir formación en el abordaje de la patología dual y se le debe conceder suficiente apoyo económico para ello
- El cribado sistemático de otros trastornos mentales mediante instrumentos validados por parte de los profesionales sanitarios es un elemento esencial de una atención adecuada a las personas con trastornos por uso de sustancias
- Debe facilitarse el acceso a un tratamiento adecuado, independientemente del punto de entrada a la red de tratamiento, de acuerdo con el principio de «ninguna puerta equivocada»
- Para una atención efectiva de los trastornos duales, se requiere un abordaje con conocimientos sobre género y sexo y libre de estigmas
- Se requieren intervenciones específicas en función de la edad a lo largo de la vida, especialmente para menores y ancianos
- Se requieren intervenciones de prevención que aborden los factores de riesgo comunes, como las adversidades tempranas en la vida para chicos o chicas que viven con padres y/o cuidadores con patología dual
- Debería prestarse atención a otras poblaciones vulnerables y de riesgo, de acuerdo con las necesidades locales
- Debe asegurarse el acceso a servicios para trastornos duales en el sistema de justicia penal, especialmente en los centros penitenciarios o de detención juvenil
- Debe fomentarse la recogida y el análisis de datos para controlar la magnitud del problema, la calidad de la atención y los resultados de las políticas e intervenciones
- La implementación y ampliación de intervenciones eficaces y eficientes es una prioridad, teniendo en cuenta las especificidades culturales y nacionales
- Se insta a seguir apoyando la investigación científica sobre intervenciones nuevas y mejoradas para prevenir y tratar los trastornos psiquiátricos comórbidos en personas con trastornos por uso de drogas

Adaptada de: Volkow ND, Torrens M, Poznyak V, Sáenz E, Busse A, Kashino W et al. Managing dual disorders: a statement by the Informal Scientific Network, UN Commission on Narcotic Drugs. World Psychiatry. 2020;19:396-397.

@≤Características generales del tratamiento integrado

Con el reconocimiento de la patología dual en la década de 1980, se ha impulsado el desarrollo de programas integrados de tratamiento basados en las evidencias científicas para pacientes con trastornos adictivos y otros trastornos mentales. De hecho, la literatura científica acumulada en las últimas tres décadas apoya la mayor efectividad y eficiencia de tratamientos integrados para la patología dual. Asimismo, el tratamiento de la patología dual requiere intervenciones integradas y de alta intensidad. El abordaje eficaz del paciente con TUS y otros trastornos mentales concurrentes requiere múltiples intervenciones específicas que pueden variar con el tiempo para cualquier paciente individual y que pueden implicar a más de un tera-

peuta. Por lo tanto, es imprescindible un enfoque colaborativo, con la participación de psiquiatras o expertos en adicciones, psicólogos y otros terapeutas, así como del propio paciente.

El tratamiento integrado difiere de los enfoques tradicionales en la valoración y al desarrollar el plan de tratamiento se consideran tanto los trastornos adictivos como el resto de los trastornos mentales presentes. Con ello se persigue evitar que el paciente acabe excluido o confundido, y que así se pierda yendo y viniendo entre distintos programas de salud mental y de adicciones. Es esencial que el personal esté adecuadamente formado para comprender la complejidad de las interacciones entre los diferentes trastornos presentes en cada caso y para aplicar las intervenciones que hayan demostrado ser eficaces en patología dual.

El paradigma de la vulnerabilidad individual debe posibilitar un cambio en el abordaje terapéutico que permita que una evaluación individualizada y un diagnóstico personalizado den lugar a un plan de tratamiento adecuado a las necesidades del paciente. Los trastornos duales deben ser valorados y tratados simultáneamente como trastornos primarios cuando coexisten temporalmente y como trastornos relacionados cuando se presentan de forma secuencial a lo largo del ciclo vital.

> ! El abordaje integrado de la patología dual requiere un enfoque multimodal y multidisciplinar que integre todas aquellas estrategias farmacológicas, psicoterapéuticas y psicosociales, tanto individuales como grupales, que pueda necesitar el paciente (**Fig. 17.4-6**).

No obstante, para desarrollar terapias multimodales que sean eficaces y eficientes, es necesario comprender los factores predisponentes, precipitantes y protectores de tipo biológico, psicológico y social de los trastornos mentales concurrentes, así como entender la trayectoria e interacción de los diversos trastornos a lo largo del curso evolutivo del paciente. Esto contribuirá a desarrollar un plan terapéutico individualizado, de acuerdo con las actuales evidencias científicas, que incorpore a su vez la psiquiatría de precisión. De hecho, es importante tener en cuenta que el plan de tratamiento será más eficaz cuanto más se adapte a las necesidades de cada paciente. Por lo tanto, es altamente recomendable elaborar un plan individualizado de tratamiento en función del nivel de gravedad de los síntomas que sea capaz de adaptarse a la evolución clínica, el grado de motivación y las expectativas del paciente. Este plan individualizado debe incluir y enlazar de una manera continua, entre otras tareas, la detección, la evaluación pormenorizada, la tipificación y clasificación del nivel de gravedad de los diversos problemas y la planificación del abordaje terapéutico y de los diversos tratamientos. Con ello se facilita a su vez que se puedan alcanzar otros dos objetivos del abordaje: la retención del paciente en el tratamiento y la continuidad de cuidados en el seguimiento.

Aspectos generales del tratamiento farmacológico y psicológico de la patología dual

En cuanto al tratamiento propiamente dicho, en concreto los tratamientos psicoterapéuticos y psicofarmacológicos para

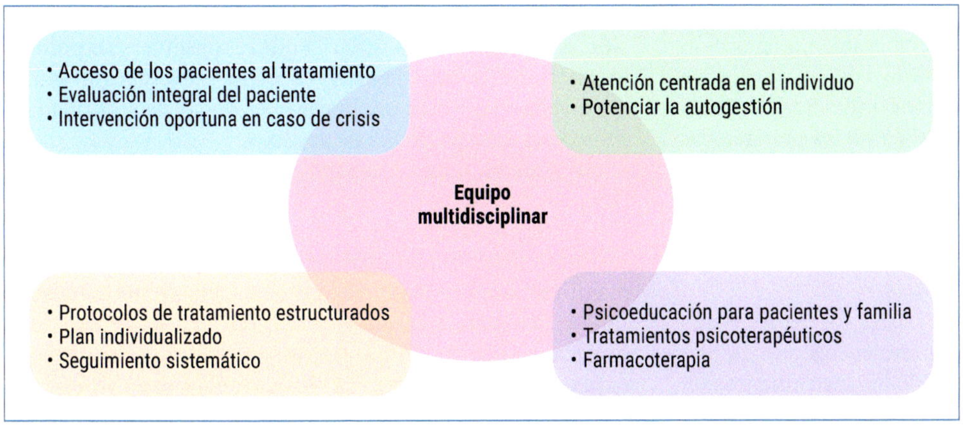

Figura 17.4-6. Modelo de tratamiento integral en patología dual.

pacientes con patología dual, habrá que considerar las estrategias que se han mostrado eficaces en las diversas variedades de patología dual. No obstante, existen algunos aspectos generalizables de las intervenciones terapéuticas.

> **!** Aunque no se ha identificado ninguna intervención terapéutica específica que sea eficaz tanto para el TUS como para los otros trastornos mentales concurrentes, por lo general, aquellos fármacos y aquellos abordajes psicoterapéuticos que se han demostrado eficaces para el tratamiento de los diferentes trastornos psiquiátricos también lo serán en los pacientes duales. Y aquellas intervenciones que no son útiles en el abordaje de los trastornos adictivos ni en el tratamiento de otros trastornos mentales tampoco lo serán para los pacientes con patología dual.

Con relación a las intervenciones psicosociales, determinados abordajes, como la entrevista o la terapia motivacional (especialmente en las primeras etapas del tratamiento) o la terapia de orientación cognitivo-conductual (tanto individual como grupal), adaptadas a los trastornos específicos, así como la psicoeducación o las terapias de familia, son igualmente útiles tanto para los pacientes con un único trastorno como para aquellos con patología dual. Asimismo, aquellos tratamientos farmacológicos o psicológicos que se asocian con una reducción del consumo o que han demostrado ser eficaces para el abordaje de los síntomas del trastorno adictivo (como el *craving*) o para el tratamiento de los síntomas abstinenciales son igualmente eficaces en los pacientes duales.

> **!** La combinación de diversas estrategias psicoterapéuticas, en especial la combinación de terapia motivacional y terapia cognitivo-conductual, ha demostrado ser particularmente eficaz en diversos tipos de patología dual. La terapia de familia o el apoyo familiar se ha visto útil como complemento de los tratamientos psicológicos o farmacoterapéuticos. En cualquier caso, el abordaje psicoterapéutico debe abordar, entre otros elementos, la capacidad de detectar aquellas señales y aquellos síntomas indicativos de una desestabilización o de una posible recaída, el manejo del *craving*, los cambios de estilo de vida saludables, la elaboración de planes ante caídas y recaídas o la reestructuración cognitiva de las creencias que perpetúan el malestar psíquico o el consumo de sustancias.

Un abordaje terapéutico que ha recibido más atención en los últimos años para el tratamiento de los TUS solo o en asociación con diversos trastornos mentales, con resultados prometedores, es la *terapia de manejo de contingencias*. Se basa en el condicionamiento operante adaptado al tratamiento de los trastornos adictivos que recurre a diversos premios o recompensas, como dinero, vales canjeables en comercios u otro tipo de incentivos, para reforzar determinadas conductas o cambios de conducta, como puede ser el mantenimiento de la abstinencia, la adherencia a la medicación o la asistencia a las visitas de seguimiento. Por lo tanto, las recompensas son contingentes al cambio conductual acordado. Aunque se ha sugerido un efecto positivo de la terapia de manejo de contingencias en pacientes con diversos TUS y trastornos psicóticos o con trastorno por estrés postraumático, en comparación con el tratamiento habitual, este efecto beneficioso es modesto y se asocia únicamente con una mejoría parcial de alguno de los síntomas o en la adherencia a aspectos concretos del tratamiento, como muestran los resultados de diversos metaanálisis.

Por lo general, la medicación es un elemento necesario en el tratamiento del paciente y debe ser adecuada a los síntomas de los trastornos concurrentes y a su gravedad. En cualquier caso, las intervenciones psicofarmacológicas son a menudo complejas, con combinaciones de fármacos, y se ha de tener en cuenta no solo la heterogeneidad clínica de la patología, sino también la ausencia de ensayos clínicos o la exclusión sistemática de los pacientes con consumo de sustancias de los ensayos clínicos previos a la aprobación de un fármaco. No obstante, el uso de medicación es habitual en pacientes con trastornos adictivos que también presentan otros trastornos mentales.

> **!** El abordaje farmacoterapéutico del paciente con patología dual debe contemplar no solo la eficacia de los fármacos posibles, sino también aspectos relacionados con su tolerabilidad y seguridad, incluyendo su riesgo en sobredosis o su potencial de abuso, o las posibles interacciones tanto entre los diversos fármacos como con las sustancias que el sujeto pudiera consumir.

A menudo es necesario plantear un tratamiento farmacológico combinado, de modo que se incluyan tanto los fármacos para el trastorno adictivo como aquellos para el resto de los trastornos mentales coexistentes. Por ello, habrá que considerar determinados aspectos, como el mecanismo de acción y el perfil de eficacia de los diversos fármacos, sus perfiles de tolerabilidad, el riesgo de interacciones o toxicidad en caso de sobredosis si hay riesgo suicida, así como las preferencias del paciente y, por supuesto, las características clínicas, la gravedad y el predominio sintomático.

Tratamiento de la depresión dual

La comorbilidad entre los TUS y los trastornos depresivos es la patología dual más común, con prevalencias que oscilan entre el 12 y el 80 %, dependiendo de los instrumentos de evaluación o los criterios diagnósticos utilizados, pero sobre todo de las características de muestras estudiadas, es decir, si el estudio se ha realizado en la población general o en muestras de pacientes; también difieren en función del tipo de recurso asistencial y de la sustancia principal que consumen. Asimismo, se ha descrito que la presencia de un episodio de un trastorno depresivo se asocia con un aumento por 4,3 veces en el riesgo de TUS. Como ocurre con otras formas de patología dual, existe una relación bidireccional entre la depresión y el consumo problemático de sustancias, de modo que las personas con un trastorno depresivo presentan una mayor vulnerabilidad a desarrollar un TUS; a su vez, las personas con un trastorno adictivo tienen un mayor riesgo de desarrollar una depresión. Esta interrelación también afecta de forma negativa las características clínicas, la evolución y el pronóstico de ambos trastornos.

> **!** Como se evidenció en el estudio Sequenced Treatment Alternatives to Relieve Depression (conocido como *STAR*D*), en comparación con los que únicamente presentaban un trastorno depresivo o un TUS, aquellos pacientes con ambos trastornos presentaban una mayor probabilidad de una aparición más temprana de depresión, de experimentar mayor sintomatología depresiva y de un mayor deterioro funcional o un mayor riesgo de suicidio.

Asimismo, estudios tanto en la población general como en muestras de pacientes indican que la depresión dual es más frecuente en las mujeres que en los varones. Y, además, la depresión es el doble de frecuente en las mujeres con patología dual que en aquellas que no presentan TUS, lo que indicaría que las mujeres con trastornos adictivos constituyen un colectivo especialmente vulnerable.

> **!** Aunque algunas guías clínicas recomiendan que se realice el diagnóstico de trastorno depresivo independiente y no inducido por sustancias después de un período de abstinencia, los estudios indican que la depresión inducida por sustancias aumenta el riesgo de tener un trastorno depresivo independiente, por lo que muchos autores consideran que el tratamiento debe iniciarse lo antes posible.

En la selección del tratamiento farmacológico de la depresión dual, al igual que sucede en otras formas de patología dual, hay que tener en cuenta no solo la eficacia de la medicación, sino también las sustancias que se consumen, las posibles interacciones farmacológicas y la tolerabilidad y seguridad de los diversos fármacos, incluyendo el riesgo de seguridad en sobredosis o su potencial de abuso.

En general, como muestran diversas revisiones sistemáticas con metaanálisis, se ha observado que, en pacientes con depresión dual, para reducir los síntomas de depresión, los antidepresivos son más eficaces que el placebo, con una magnitud del beneficio de la medicación sobre el placebo similar al descrito en ensayos clínicos con pacientes diagnosticados únicamente de depresión. Aunque no existen datos de estudios comparativos con diversos antidepresivos y, por lo tanto, que permitan valorar adecuadamente su eficacia comparativa en esta población, los datos de los metaanálisis sugieren que los antidepresivos tricíclicos o la nefazodona serían más eficaces para abordar los síntomas depresivos que los inhibidores selectivos de la recaptación de serotonina (ISRS).

Asimismo, los efectos de los antidepresivos sobre el consumo de sustancias son modestos. Cuando el ISRS se combina con fármacos específicos para la adicción, se observa mayor efecto antidepresivo junto con mayores tasas de abstinencia de alcohol. Por otro lado, un metaanálisis más reciente que valoraba la eficacia de los ISRS en el tratamiento de la depresión, los trastornos de ansiedad, el trastorno por estrés postraumático o el consumo de sustancias en pacientes con patología dual mostró que los ISRS eran moderadamente eficaces en el tratamiento de la depresión y la ansiedad en individuos con un TUS concurrente, así como para mantener la abstinencia, y para facilitar y reducir el consumo de sustancias.

Otros antidepresivos no ISRS, como la mirtazapina, la venlafaxina, la agomelatina, la tianeptina o la trazodona, han mostrado resultados moderados tanto sobre los síntomas depresivos como en el consumo de sustancias, similares a los de los ISRS en el tratamiento de pacientes con depresión dual. Recientemente, se ha sugerido la posible utilidad de la vortioxetina, un antidepresivo multimodal, en el abordaje de la depresión y el TUS en pacientes duales.

El aerosol nasal de esketamina, el enantiómero S de la ketamina, es una nueva opción farmacológica para el tratamiento de la depresión resistente, con una rápida acción y buena eficacia antidepresiva, y ha sido valorado de forma preliminar en pacientes que, además de la depresión resistente al tratamiento, también presentaban un TUS. Se observó que la esketamina nasal era eficaz para el tratamiento de la depresión resistente al tratamiento y un TUS, independientemente de la sustancia de abuso, probablemente debido a las acciones de la esketamina a nivel glutamatérgico, entre otras áreas, en la corteza prefrontal y las regiones mesolímbicas, cuya desregulación es una de las consecuencias del consumo crónico de sustancias. Recientemente también se ha planteado la utilidad de la estimulación magnética transcraneal repetitiva como una opción de tratamiento segura y viable en el tratamiento de pacientes con un trastorno depresivo o con otros trastornos psiquiátricos y que a su vez presentan un consumo problemático de sustancias o un TUS.

Son pocos los estudios que han valorado la eficacia de las intervenciones psicoterapéuticas en el abordaje de pacientes duales. Una revisión sistemática y metaanálisis ha valorado la eficacia de la combinación de la entrevista motivacional y la terapia cognitivo-conductual para el tratamiento de pacientes con trastorno por uso de alcohol y trastornos depresivos; se ha observado un pequeño pero clínicamente significativo efecto de esta combinación de terapias psicológicas sobre ambos trastornos en comparación con el tratamiento habitual.

> **!** Si bien son necesarios más estudios, se considera que determinados abordajes psicológicos (como la terapia cognitivo-conductual o la entrevista motivacional) son un componente esencial del abordaje de los pacientes con un trastorno depresivo y un TUS.

Tratamiento de trastorno bipolar dual

El trastorno bipolar es una de las entidades clínicas más sólidamente asociadas con los trastornos adictivos, con un elevado impacto clínico y funcional. La prevalencia de los TUS en pacientes con trastorno bipolar es superior al 30 % de los pacientes en la comunidad, y más del 40 % en el ámbito clínico, excluyendo también el tabaco. El alcohol es la sustancia más habitual (20-30 %), seguido del cannabis (alrededor del 20 %) y la cocaína (alrededor del 10 %). Asimismo, un diagnóstico de trastorno bipolar es 5-8 veces más frecuente en pacientes con un TUS que entre aquellos sin este. Además, con frecuencia, el trastorno bipolar no solo coexiste con el TUS, sino también con otros trastornos psiquiátricos, como los trastornos de ansiedad, los trastornos del control de los impulsos y el TDAH, entre otros. La presencia de múltiples trastornos psiquiátricos concurrentes no solo confunde y agrava los síntomas que presentan los pacientes con trastorno bipolar, sino que también puede aumentar la vulnerabilidad a desarrollar TUS.

En el proceso de evaluación y tratamiento de los pacientes con trastorno bipolar dual, se deben tener en cuenta una serie de aspectos, incluyendo la identificación y el diagnóstico del trastorno bipolar en el contexto del TUS, y viceversa, evaluar la gravedad y persistencia de los consumos, particularmente en el contexto de un episodio maníaco, o la selección de los abordajes farmacoterapéuticos y psicoterapéuticos que se consideren más adecuados para cada paciente, teniendo en cuenta la fase de tratamiento, desde el abordaje de los posibles síntomas abstinenciales o el control de la sintomatología efectiva aguda hasta el tratamiento de mantenimiento o de prevención de recaídas para ambos trastornos. Por ello, además, como ocurre con el resto de las variedades de patología dual, es necesario un abordaje integrado e integral. Hay que tener en cuenta que la proporción de pacientes refractarios al tratamiento están sobrerrepresentados en el grupo de pacientes de trastorno bipolar con TUS comórbido.

El tratamiento farmacológico es considerado un elemento esencial en la gran mayoría de pacientes con trastorno bipolar y que además presentan un TUS. Sin embargo, son muy escasos los estudios que han valorado la eficacia de la medicación para el trastorno bipolar dual. No obstante, se considera que aquellos fármacos eutimizantes que son eficaces para el trastorno bipolar, así como medicamentos eficaces para el tra-

tamiento de los diferentes TUS, también parecen ser eficaces en el abordaje integral del paciente dual.

Desde el punto de vista psicoterapéutico, las escasas evidencias han permitido recomendar la terapia cognitivo-conductual y, en especial, la *terapia grupal integrada*, un abordaje manualizado con 12-20 sesiones grupales semanales que incluye elementos de terapia cognitivo-conductual y psicoeducación. Sendos ensayos clínicos, en los que se comparaba la terapia grupal integrada con el tratamiento del grupo de apoyo a la medicación y con ningún tratamiento, evidenciaron su eficacia a largo plazo, tanto para la prevención de las recaídas en el trastorno por uso de alcohol y de otras sustancias como en el trastorno bipolar.

> **!** Un aspecto importante de los diversos estudios es que la abstinencia temprana de alcohol u otras sustancias se asocia y permite predecir la abstinencia a largo plazo. Asimismo, la reducción de los consumos en los primeros 6 meses de tratamiento también se asocia con la abstinencia completa al cabo de 5 años. Esto resulta de involucrar al paciente y considerar sus expectativas de tratamiento al establecer el plan y los objetivos terapéuticos.

Tratamiento de trastornos de ansiedad dual

Los datos de estudios epidemiológicos también muestran una sólida relación bidireccional entre los trastornos de ansiedad (incluyendo el de ansiedad generalizada, el de pánico, el de estrés postraumático o el de ansiedad social) y los TUS. Como ocurre con la mayoría de los tipos de patología dual, existen limitados datos provenientes de ensayos clínicos para el abordaje de pacientes con trastornos de ansiedad y TUS. Sin embargo, en la práctica clínica, es necesario utilizar las estrategias específicas que puedan ser eficaces para cada uno de los trastornos de ansiedad y cada uno de los trastornos adictivos por separado. Asimismo, es imprescindible el diagnóstico temprano, y el inicio del tratamiento dirigido a ambos trastornos es esencial para un tratamiento satisfactorio de los trastornos de ansiedad y los TUS concurrentes.

Existen muy pocos estudios que hayan valorado de manera adecuada el abordaje de los pacientes con un trastorno de ansiedad y otro adictivo. Sin embargo, para mejorar el pronóstico de los pacientes con ansiedad dual, es recomendable combinar las intervenciones farmacológicas y psicosociales necesarias. Aunque existen escasos estudios sobre el abordaje psicoterapéutico de los trastornos de ansiedad y los TUS coexistentes, la terapia cognitivo-conductual unida a la entrevista motivacional se ha observado eficaz, especialmente cuando se realizan programas de intervención prolongados. En cuanto al tratamiento farmacológico, como en todos los casos de patología dual, es recomendable evitar fármacos con escaso potencial de abuso, y, en particular, se intentará no utilizar benzodiacepinas, salvo en períodos muy breves para el tratamiento de sintomatología abstinencial o en situaciones de crisis. Como se ha explicado, los ISRS son moderadamente útiles en el abordaje de los trastornos de ansiedad y del trastorno por estrés postraumático, así como para facilitar y reducir el consumo de sustancias, particularmente en combinación con terapia cognitivo-conductual. La pregabalina y la gabapentina son otras opciones farmacológicas que se han de considerar, si bien hay que tener en cuenta también el potencial de abuso descrito de estos fármacos.

Tratamiento de la psicosis dual

Los pacientes con trastornos psicóticos en general y con esquizofrenia en particular, frecuentemente, presentan un consumo problemático de sustancias. Este consumo dificulta la valoración de un episodio psicótico; asimismo, agrava el curso y el pronóstico del trastorno psicótico y dificulta su tratamiento psicofarmacológico y psicoterapéutico. De hecho, el consumo de sustancias en pacientes con esquizofrenia se asocia con una mayor disfunción cognitiva o una mayor gravedad de los síntomas cognitivos, que a su vez contribuyen al mantenimiento de la conducta adictiva (**Fig. 17.4-7**). Se estima que el 40-60 % de los pacientes con esquizofrenia presentan un TUS asociado a lo largo de su vida, excluyendo el tabaco. Sin embargo, en los pacientes con esquizofrenia, la sustancia prevalente es el tabaco (cerca del 90 %), seguida del cannabis (40-60 %) y el alcohol (20-60 %).

El cannabis merece particular mención por su relación con la aparición de trastornos psicóticos. El consumo temprano de esta sustancia se asocia a través de la acción del sistema endocannabinoide con drásticos cambios cerebrales estructurales y funcionales agudos. De esta forma, es un factor modificador del riesgo de psicosis en los adultos jóvenes.

> **!**
> - El consumo de cannabis en la adolescencia (particularmente el consumo diario) y de cannabis de alta potencia se asocia con un aumento del riesgo de desarrollar esquizofrenia, un inicio más precoz de la sintomatología psicótica y un curso más grave de la enfermedad. De hecho, el riesgo de desarrollar esquizofrenia parece ser mayor cuando el consumo de cannabis comienza en la adolescencia (antes de los 15 años) y persiste durante más de 6 años.
> - La mayoría de los estudios indican que, en pacientes con trastornos psicóticos y TUS, los antipsicóticos producen un claro beneficio sobre la sintomatología psicótica, con una eficacia similar a la observada en pacientes no consumidores. Sin embargo, su efecto sobre el trastorno adictivo es limitado.

Como ocurre con otras formas de patología dual, en los pacientes con esquizofrenia dual, además de la medicación

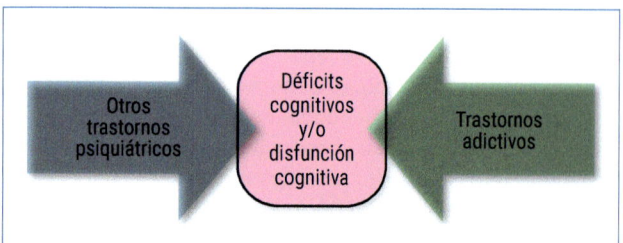

Figura 17.4-7. Repercusión neuropsicológica asociada con la esquizofrenia dual.

antipsicótica, se debe considerar la utilización de aquellos fármacos que puedan ser necesarios para tratar el TUS, como es el caso de los interdictores, los *anticraving*, los agonistas o antagonistas opiáceos y otros fármacos que fuera de indicación han demostrado ser útiles en el tratamiento de los síntomas del TUS.

Los estados hipodopaminérgicos basales, que se desarrollan como consecuencia de TUS crónicos o de larga evolución, empeorarían con la administración de antipsicóticos con un mecanismo de acción predominante de antagonistas puros del receptor dopaminérgico D_2. Como consecuencia, se potenciarían los estados de anhedonia, apatía y pérdida de motivación, con alteración de las conductas de búsqueda de placer y de la sensación de placer y menor interés por realizar cualquier actividad, como se puede observar con el consumo crónico de sustancias, debido a las alteraciones causadas en el circuito dopaminérgico mesocorticolímbico. Asimismo, habría una mayor incidencia de síntomas extrapiramidales y mayor riesgo de hiperprolactinemia; se facilitaría la aparición de episodios depresivos pospsicóticos, que dificultarían la recuperación funcional y empeorarían el pronóstico, y el diagnóstico diferencial con los síntomas negativos se complicaría.

En esta línea, estudios realizados en la década de 1990 detectaron un aumento del consumo o una peor respuesta antipsicótica asociados al tratamiento con antipsicóticos de primera generación en pacientes con esquizofrenia y TUS. Por una parte, se observó un aumento del consumo de sustancias en animales de experimentación con la administración continuada de haloperidol. Asimismo, se halló una peor respuesta al tratamiento con haloperidol oral, al haloperidol depot o con decanato de flufenacina en aquellos pacientes con antecedentes de consumo de sustancias, en comparación con aquellos que no habían sido consumidores. De igual modo, en estudios de laboratorio con pacientes con esquizofrenia que además eran fumadores, se observó un mayor consumo de cigarrillos con la administración de haloperidol que cuando los sujetos permanecían sin antipsicótico. Hay que tener en cuenta, además, que *los pacientes duales son más vulnerables a los efectos extrapiramidales* y que aparecen más comúnmente asociados a los antipsicóticos de primera generación.

Aunque en la práctica clínica es preferible evitar los antipsicóticos de primera generación en pacientes con esquizofrenia dual, en general, la presencia de TUS influye negativamente en la respuesta a los antipsicóticos tanto en individuos con un primer episodio psicótico como en aquellos con un trastorno psicótico de larga evolución. Por ello, a lo largo de las últimas décadas, ha habido un creciente interés por encontrar abordajes farmacológicos eficaces para la esquizofrenia dual. Debido a su perfil farmacológico diferencial, la clozapina ha sido uno de los fármacos antipsicóticos más estudiados.

> **!**
> Diversos estudios sugieren que la clozapina se asocia con una significativa mayor probabilidad de permanecer abstinente del consumo de sustancias y una menor probabilidad de hospitalización psiquiátrica en comparación con otros antipsicóticos.

Sin embargo, la eficacia de la clozapina en el tratamiento de pacientes con esquizofrenia dual procede principalmente de estudios observacionales no controlados y series de casos que muestran la disminución de los síntomas psicóticos en pacientes con esquizofrenia dual junto con un decrecimiento del *craving* y una reducción del 66-84 % en el consumo de sustancias, en comparación con la reducción del 34 % observada con los antipsicóticos de primera generación.

> ! Los resultados de estudios aleatorizados mostraron la mayor eficacia de la clozapina sobre los antipsicóticos de primera generación en pacientes con esquizofrenia policonsumidores, y una eficacia superior a la risperidona en pacientes policonsumidores o en aquellos con trastorno por uso de cannabis. Sin embargo, no fue superior a la olanzapina o la ziprasidona. Los resultados con otros antipsicóticos de segunda generación son modestos.

Debido a la baja adherencia terapéutica de los pacientes con esquizofrenia dual (peor que en los pacientes psicóticos sin consumo de sustancias), se ha propuesto el beneficio potencial de los antipsicóticos inyectables de liberación prolongada en pacientes con esquizofrenia y un TUS. Se han observado resultados positivos sobre los síntomas psicóticos, la prevención de recaídas y la evolución global. De hecho, la guía de la Federación Mundial de Sociedades de Psiquiatría Biológica para el tratamiento biológico de la esquizofrenia incluye entre las recomendaciones para pacientes con esquizofrenia dual el uso de antipsicóticos inyectables de liberación prolongada, también en pacientes en etapas tempranas de su trastorno psicótico.

Debido a su acción moduladora de la acción dopaminérgica, se ha planteado el uso de los *antipsicóticos agonistas parciales* en el tratamiento de los pacientes duales. Diversos estudios han mostrado la eficacia del aripiprazol sobre el *craving* y el consumo de sustancias en pacientes con esquizofrenia y trastorno por uso de cannabis y cocaína. Asimismo, los resultados de estos estudios sugieren la utilidad del aripiprazol inyectable de liberación prolongada en el abordaje de pacientes con esquizofrenia y TUS. Recientemente, se ha sugerido el papel de fármacos con acción sobre el receptor dopaminérgico D_3 (DRD_3), como es el caso de la caripracina, como diana para el tratamiento de la patología dual, en parte por la observación de la asociación del DRD_3 con el sistema dopaminérgico mesolímbico ventral, áreas asociadas con la recompensa, la emoción, la motivación, la conducta de búsqueda de drogas y las recaídas. Asimismo, una característica única del DRD_3 es que la administración repetida de sustancias que liberan dopamina (cocaína, nicotina, alcohol, etc.) provoca una regulación al alza de la expresión del DRD_3 (sensibilización), todo lo contrario de lo que ocurre con el DRD_2, que está regulado a la baja. Por todo ello, se han propuesto los antipsicóticos agonistas parciales (como el aripiprazol o la caripracina) como fármacos de primera elección para el tratamiento de pacientes con trastornos psicóticos duales.

También es importante considerar los tratamientos psicosociales, no ya como intervenciones únicas para pacientes con trastornos psicóticos y TUS, sino en un abordaje multimodal junto con la medicación. Como reflejan los datos de un metaanálisis, ciertos tratamientos psicológicos (como la entrevista y la terapia motivacionales, la terapia de prevención de recaídas y la terapia cognitivo-conductual) se asocian con un efecto beneficioso en pacientes con esquizofrenia dual, particularmente en relación con aspectos relacionados con el TUS, como el *craving* o la reducción del consumo.

Tratamiento del trastorno por déficit de atención e hiperactividad dual

El TDAH es el trastorno psiquiátrico de inicio en la infancia más frecuente, con una prevalencia a nivel mundial en niños y adolescentes de 3,4-7,2 %, si bien, como muestran los estudios, alrededor de dos tercios de los niños y adolescentes diagnosticados de TDAH continúan con síntomas en la edad adulta. Se estima que el 2,5-4,5 % de la población adulta tiene este trastorno. Hasta un 80 % de los adolescentes y los adultos con TDAH presentan al menos otro trastorno psiquiátrico asociado. Los síntomas de estos trastornos mentales concurrentes (por ejemplo, desmotivación, problemas de sueño, mala concentración, inquietud, irritabilidad, baja autoestima, labilidad, etc.) se solapan a menudo con los síntomas de TDAH en el paciente adulto, por lo que a menudo enmascaran y dificultan el diagnóstico de este trastorno. Asimismo, la presencia de otros trastornos psiquiátricos es un aspecto dimensional de la heterogeneidad clínica del TDAH y un factor que contribuye a su gravedad y persistencia en la edad adulta.

Entre los trastornos psiquiátricos más frecuentes en el paciente adolescente o adulto con TDAH destacan los TUS: el TDAH se asocia con un triple de riesgo de desarrollar un TUS. Así, se considera que el TDAH es un factor de riesgo independiente para desarrollar un trastorno adictivo. Además, esta patología dual se asocia con importantes complicaciones en la esfera individual, social, médica, familiar y psicopatológica.

> ! Como se evidencia en una amplia revisión sistemática con metaanálisis y análisis metarregresión, múltiples estudios muestran que entre el 15 y el 25 % de los adultos y cerca del 50 % de los adolescentes que acuden a tratamiento por un trastorno por uso de alcohol, tabaco, cannabis, cocaína u opioides presentan un TDAH, independientemente de la duración de la abstinencia y del momento o ámbito del estudio.

De igual modo, se ha estimado que la prevalencia de TUS en pacientes con TDAH es aproximadamente el doble que en la población general. El cannabis, y no la cocaína, es la sustancia de abuso más frecuente en personas con TDAH. Además, comparadas con las que no lo tienen, las personas con TDAH presentan tasas de trastorno de juego más elevadas y problemas más graves derivados del juego. Se estima que la prevalencia del TDAH en los adultos con problemas de juego patológico es del 10-20 %. Asimismo, se ha observado que el TDAH se asocia con un mayor tiempo de uso de pantallas (televisión, móviles, videoconsolas, etcétera).

En los adultos, el TDAH (y, por extensión, el TDAH dual) no es más difícil de diagnosticar y tratar que otras enfermedades mentales. Además, desde la perspectiva individual, familiar y de la sociedad, los beneficios a largo plazo del tratamiento en general y del tratamiento farmacológico en particular del TDAH se extienden más allá de la mejoría de los síntomas específicos del trastorno.

! En los pacientes con TDAH y un trastorno adictivo concurrente, se recomienda tratar ambos trastornos de forma simultánea y de manera independiente (mediante aquellas estrategias eficaces para cada uno de los trastornos) y de la manera más precoz posible. Es decir, tan pronto como se haya completado la evaluación, se debe considerar iniciar el tratamiento adecuado tanto para el TDAH como para el TUS y otros trastornos mentales.

En esta línea, en un estudio doble ciego y controlado con placebo en el que se evaluaba la eficacia de las anfetaminas de liberación prolongada en el tratamiento de adultos con trastorno por uso de cocaína y TDAH, se mostró que la abstinencia de cocaína era más probable cuando está precedida por la mejoría de los síntomas de TDAH.

Se recomienda, además, combinar los tratamientos psicológicos y farmacológicos adecuados para esta patología dual. Un elemento importante en el abordaje del TDAH (y, por lo tanto, en el TDAH dual) es la medicación. Sin embargo, a menudo, la preocupación por el riesgo de abuso o mal uso de los fármacos utilizados habitualmente para este trastorno constituye un obstáculo para prescribirlos en pacientes con TDAH y abuso de sustancias. Pero, como reflejan las guías clínicas internacionales, las evidencias acumuladas en la literatura científica indican que los fármacos no estimulantes (como la atomoxetina o la guanfacina de liberación prolongada) carecen de potencial de abuso, y los psicoestimulantes de acción prolongada (lisdexanfetamina y metilfenidato de liberación del sistema oral de liberación osmótica) presentan un riesgo de abuso muy bajo. Asimismo, los datos de múltiples estudios muestran que la prescripción de fármacos para el TDAH durante la adolescencia no se asocia con un mayor riesgo de desarrollar un TUS; incluso algunos estudios han evidenciado que el tratamiento con psicoestimulantes se asociaría con un menor riesgo a largo plazo de desarrollar problemas relacionados con el abuso de sustancias.

! Una reciente revisión sistemática y metaanálisis ha evidenciado que un inicio a edades más tempranas y una mayor duración del tratamiento farmacológico del TDAH se asocian con una reducción del riesgo de desarrollar un TUS.

Las diferentes guías clínicas y consensos de expertos recomiendan los psicoestimulantes de liberación prolongada (lisdexanfetamina y metilfenidato de liberación del sistema oral de liberación osmótica) como tratamiento de primera elección para los pacientes con TDAH dual debido a su eficacia, su buen perfil de tolerabilidad y su bajo riesgo de abuso, mientras que los fármacos no estimulantes se reservarían como fármacos de segunda elección debido a su eficacia relativa y a la preocupación por el incumplimiento terapéutico. Por lo general, por su potencial de abuso, los estimulantes de liberación inmediata deben evitarse en pacientes con TDAH y TUS.

! En pacientes duales, hay que considerar dosis de medicación en el rango alto o superiores a las habituales en pacientes con TDAH sin otros trastornos mentales asociados. Asimismo, se ha visto que el tratamiento mediante estimulantes de acción prolongada para el TDAH triplicaba el tiempo que los individuos permanecieron en tratamiento por un trastorno adictivo.

Además, en cualquier caso, es imprescindible no solo considerar los tratamientos farmacológicos necesarios para los trastornos adictivos o para potenciar el tratamiento de los déficits atencionales, funciones ejecutivas o la desregulación emocional propias del TDAH, sino también aquellas estrategias psicológicas y psicosociales necesarias para abordar las necesidades de cada paciente con TDAH dual.

 PUNTOS CLAVE

- Las personas con patología dual constituyen un grupo muy heterogéneo de pacientes, muy frecuente en la práctica clínica tanto en recursos de salud mental como en recursos de adicciones, con unas necesidades y una complejidad mayor en la evaluación, el diagnóstico y la adherencia y respuesta al tratamiento que quienes tienen un único trastorno. Además, presentan una mayor gravedad clínica y un peor funcionamiento global ue pacientes con un solo trastorno.
- Son imprescindibles las estrategias y los abordajes integrados de evaluación y tratamiento de todos los problemas y trastornos concurrentes que, desde un enfoque multimodal y multidisciplinar, incluyan todas aquellas estrategias farmacoterapéuticas, psicoterapéuticas y psicosociales que hayan demostrado ser eficaces, en función de todos los trastornos presentes y las particularidades individuales de cada paciente.
- Se ha evidenciado que, por lo general, aquellos tratamientos que han probado ser eficaces para tratar los trastornos

adictivos, la depresión, el TDAH, la esquizofrenia, los trastornos de ansiedad o cualquier otro trastorno mental también son eficaces para pacientes con patología dual, si bien es necesario adaptarlos a sus necesidades diferenciales.
- En cualquier caso, aunque existen muy limitadas evidencias provenientes de ensayos clínicos, los datos de estudios observacionales, la experiencia acumulada a nivel internacional en las últimas cuatro décadas y las recomendaciones provenientes de las guías clínicas proporcionan una base sólida para esta práctica clínica en el manejo del paciente dual:
  - Es necesario llevar a cabo un cribado, una evaluación y un diagnóstico adecuados que permitan valorar la presencia de síntomas de otros trastornos mentales en aquellas personas que acuden a tratamiento por un trastorno adictivo, y valorar el consumo de sustancias en aquellas que acuden a tratamiento por síntomas de cualquier trastorno psiquiátrico.

(Continúa)

PUNTOS CLAVE *(Cont.)*

- El tratamiento del paciente con patología dual ha de ser integrado, por lo que se deben tener en cuenta todos los trastornos presentes y, además, que el tratamiento del trastorno psiquiátrico no abarca necesariamente el del trastorno adictivo, y viceversa; ha de considerarse la necesidad de implantar tratamientos específicos de todos los trastornos concurrentes.
- Los programas de tratamiento integrado deben ser accesibles e intensivos, y tienen que asegurar la continuidad de los cuidados y del tratamiento de los sujetos.
- El tratamiento debe contemplar abordajes farmacológicos y psicoterapéuticos para todos los trastornos presentes, adaptados a la gravedad clínica, la situación del paciente y sus expectativas y necesidades.
- Deben plantearse estrategias terapéuticas con la mayor tolerabilidad y la menor complejidad posibles, que puedan ser beneficiosas para todos los trastornos concurrentes, o que al menos mejoren unos síntomas sin empeorar otros.
- El tratamiento de los síntomas del trastorno no adictivo debe iniciarse aunque el paciente esté en una situación de consumo activo, salvo que la gravedad de su estado así lo desaconseje.
- El tratamiento del trastorno adictivo debe iniciarse independientemente de su sintomatología aguda, excepto en aquellos casos en los que la valoración de la gravedad del enfermo así lo desaconseje.
- Nunca se debe suspender la medicación para una patología psiquiátrica por el hecho de que el paciente esté consumiendo drogas.
- Deben considerarse aquellos recursos y estrategias adaptados a la gravedad clínica y las circunstancias personales del sujeto.

BIBLIOGRAFÍA

Abroms M, Sher L. Dual disorders and suicide. J Dual Diagn. 2016 Apr-Jun;12(2):148-9.

Adan A, Torrens M. Special Issue: Diagnosis and management of addiction and other mental disorders (Dual Disorders). J Clin Med. 2021 Mar 22;10(6):1307.

Arias F, Szerman N, Vega P, Mesias B, Basurte I, Morant C, et al. [Madrid study on the prevalence and characteristics of outpatients with dual pathology in community mental health and substance misuse services]. Adicciones. 2013;25:118-27.

Basurte-Villamor I, Vega P, Roncero C, Martínez-Raga J, Grau-López L, Aguilar L, et al. A Feasibility study of patients with major depression and substance use disorders: Vortioxetine as maintenance treatment. Neuropsychiatr Dis Treat. 2022;18:965-976.

Beaulieu S, Saury S, Sareen J, Tremblay J, Schütz CG, McIntyre RS, et al. The Canadian Network for Mood and Anxiety Treatments (CANMAT) task force recommendations for the management of patients with mood disorders and comorbid substance use disorders. Ann Clin Psychiatry. 2012;24(1):38-55.

Chiappini S, d'Andrea G, De Filippis S, Di Nicola M, Andriola I, Bassetti R, et al. Esketamine in treatment-resistant depression patients comorbid with substance-use disorder: A viewpoint on its safety and effectiveness in a subsample of patients from the REAL-ESK study. Eur Neuropsychopharmacol. 2023;74:15-21.

Compton WM, Thomas YF, Stinson FS, Grant BF. Prevalence, correlates, disability, and comorbidity of DSM-IV drug abuse and dependence in the United States: results from the national epidemiologic survey on alcohol and related conditions. Arch Gen Psychiatry. 2007;64(5):566-76

Davis LL, Frazier E, Husain MM, Warden D, Trivedi M, Fava M, et al. Substance use disorder comorbidity in major depressive disorder: a confirmatory analysis of the STAR*D cohort. Am J Addict. 2006;15(4):278-85.

Destoop M, Docx L, Morrens M, Dom G. Meta-Analysis on the effect of contingency management for patients with both psychotic disorders and substance use disorders. J Clin Med. 2021;10:616.

Di Forti M, Quattrone D, Freeman TP, Tripoli G, Gayer-Anderson C, Quigley H, et al. The contribution of cannabis use to variation in the incidence of psychotic disorder across Europe (EU-GEI): a multicentre case-control study. Lancet Psychiatry. 2019;6(5):427-436.

Dowling NA, Cowlishaw S, Jackson AC, Merkouris SS, Francis KL, Christensen DR. Prevalence of psychiatric co-morbidity in treatment-seeking problem gamblers: A systematic review and meta-analysis. Aust N Z J Psychiatry. 2015;49(6):519-39.

Drake RE, Cimpean D, Torrey WC. Shared decision making in mental health: prospects for personalized medicine. Dialogues Clin Neurosci. 2009;11(4):455-63.

D'Souza DC, DiForti M, Ganesh S, George TP, Hall W, Hjorthøj C, et al. Consensus paper of the WFSBP task force on cannabis, cannabinoids and psychosis. World J Biol Psychiatry. 2022;23(10):719-742.

Faraone SV, Banaschewski T, Coghill D, Zheng Y, Biederman J, Bellgrove MA, et al. The World Federation of ADHD International Consensus Statement: 208 Evidence-based conclusions about the disorder. Neurosci Biobehav Rev. 2021: 128:789-818.

Fluyau D, Mitra P, Jain A, Kailasam VK, Pierre CG. Selective serotonin reuptake inhibitors in the treatment of depression, anxiety, and post-traumatic stress disorder in substance use disorders: a Bayesian meta-analysis. Eur J Clin Pharmacol. 2022;78(6):931-942.

Hakobyan S, Vazirian S, Lee-Cheong S, Krausz M, Honer WG, Schutz CG. Concurrent disorder management guidelines. Systematic review. J Clin Med. 2020;9(8):2406.

Horsfall J, Cleary M, Hunt GE, Walter W. Psychosocial treatments for people with co-occurring severe mental illnesses and substance use disorders (Dual Diagnosis): A review of empirical evidence Harv Rev Psychiatry. 2009;17:24-34.

Kooij JJS, Bijlenga D, Salerno L, Jaeschke R, Bitter I, Balázs J, et al. Updated European Consensus Statement on diagnosis and treatment of adult ADHD. Eur Psychiatry 2019;56:14-34.

Levin FR, Choi CJ, Pavlicova M, Mariani JJ, Mahony A, Brooks DJ, et al. How treatment improvement in ADHD and cocaine dependence are related to one another: A secondary analysis. Drug Alcohol Depend. 2018;188:135-140.

Martínez-Raga J, Knecht C, de Álvaro R, Szerman N, Ruiz P. Addressing dual diagnosis patients suffering from attention deficit hyperactivity disorders and comorbid substance use disorders: a review of treatment considerations. Addict Dis Treat. 2013;12:213-30.

Martinotti G, Chiappini S, Mosca A, Miuli A, Santovito MC, Pettorruso M, et al. Atypical antipsychotic drugs in dual disorders: Current evidence for clinical practice. Curr Pharm Des. 2022;28(27):2241-2259.

Minkoff K, Covell NH. Recommendations for integrated systems and services for people with co-occurring mental health and substance use conditions. Psychiatr Serv. 2022;73(6):686-689.

Nunes EV, Levin FR. Treatment of depression in patients with alcohol or other drug dependence: A meta-analysis. JAMA 2004;291(15):1887-1896.

Pettinati HM, Oslin DW, Kampman KM, Dundon WD, Xie H, Gallis TL, et al. A double-blind, placebo-controlled trial combining sertraline and naltrexone for treating co-occurring depression and alcohol dependence. Am J Psychiatry. 2010;167(6):668-75.

Poorolajal J, Darvishi N. Smoking and suicide: a meta-analysis. PLoS One. 2016;11:e0156348.

Rafizadeh R, Danilewitz M, Bousman CA, Mathew N, White RF, Bahji A, et al. Effects of clozapine treatment on the improvement of substance use disorders other than nicotine in individuals with schizophrenia spectrum disorders: A systematic review and meta-analysis. J Psychopharmacol. 2023; 37(2):135-143.

Riper H, Andersson G, Hunter SB, de Wit J, Berking M, Cuijpers P. Treatment of comorbid alcohol use disorders and depression with cognitive-behavioural therapy and motivational interviewing: a meta-analysis. Addiction. 2014;109(3):394-406.

Rodas JD, Sorkhou M, George TP. Contingency management for treatment of cannabis use disorder in co-occurring mental health disorders: A systematic review. Brain Sci. 2023;13(1):36.

Sáiz PA, Flórez G, Arrojo M, Bernardo M, González-Pinto A, Goikolea JM, et al. Clinical practice guideline on pharmacological and psychological management of adult patients with an anxiety disorder and comorbid substance use. Adicciones. 2022;34(2):157-167.

Salloum IM, Brown ES. Management of comorbid bipolar disorder and substance use disorders. Am J Drug Alcohol Abuse. 2017;43(4):366-376.

San L, Arranz B, Martínez-Raga J. Antipsychotic drug treatment of schizophrenic patients with substance abuse disorders. Eur Addict Res. 2007;13(4):230-43.

Sokolof P, Le Foll B. The dopamine D3 receptor, a quarter century later. Eur J Neurosci. 2017;45:2-19.

Szerman N, Basurte-Villamor I, Vega P, Martínez-Raga J, Parro-Torres C, Cambra Almerge J, et al. Once-monthly long-acting injectable aripiprazole for the treatment of patients with schizophrenia and co-occurring substance use disorders: A Multicentre, observational study. Drugs Real World Outcomes. 2020;7(1):75-83.

Szerman N, Torrens M, Maldonado R, Balhara YPS, Salom C, Maremmani I, et al. Addictive and other mental disorders: a call for a standardized definition of dual disorders. Transl Psychiatry. 2022;12(1):446.

Tang VM, Ibrahim C, Rodak T, Goud R, Blumberger DM, Voineskos D, et al. Managing substance use in patients receiving therapeutic repetitive transcranial magnetic stimulation: A scoping review. Neurosci Biobehav Rev. 2023;155:105477.

Tirado Muñoz J, Farré A, Mestre-Pintó J, Szerman N, Torrens M. Dual diagnosis in Depression: treatment recommendations. Adicciones. 2018;30(1):66-76.

Torrens M, Fonseca F, Mateu G, Farré M. Efficacy of antidepressants in substance use disorders with and without comorbid depression. A systematic review and meta-analysis. Drug Alcohol Depend. 2005;78(1):1-22.

Volkow ND, Torrens M, Poznyak V, Sáenz E, Busse A, Kashino W, et al. Managing dual disorders: a statement by the Informal Scientific Network, UN Commission on Narcotic Drugs. World Psychiatry. 2020;19:396-397.

Weiss RD, Griffin ML, Kolodziej ME, Greenfield SF, Najavits LM, Daley DC, et al. A randomized trial of integrated group therapy versus group drug counseling for patients with bipolar disorder and substance dependence. Am J Psychiatry. 2007;164:100-7.

Wilens TE, Woodward DW, Ko JD, Berger AF, Burke C, Yule AM. The Impact of pharmacotherapy of childhood-onset psychiatric disorders on the development of substance use disorders. J Child Adolesc Psychopharmacol. 2022;32(4):200-214.

Trastornos neurocognitivos 18

18.1 Demencias

M. Á. Franco Martín, J. L. Muñoz Sánchez y E. Parra Vidales

OBJETIVOS

- Conocer las características clínicas de los distintos tipos de demencias.
- Saber cuáles son las diferencias entre el *deterioro cognitivo leve* y las *demencias*.
- Dominar los modelos diagnósticos actuales y profundizar en las características específicas presentes en la CIE-11 y el DSM-5-TR para el diagnóstico de estos trastornos.
- Describir el estado del conocimiento actual sobre la exploración cognitiva y las pruebas de neuroimagen para el diagnóstico de los distintos tipos de demencias.
- Conocer las estrategias terapéuticas disponibles para el tratamiento de las demencias.

INTRODUCCIÓN

La demencia no es una enfermad como tal, sino un síndrome clínico que cursa con un deterioro progresivo de las funciones cognitivas con una intensidad suficiente como para alterar las actividades de la vida diaria de la persona.

El diagnóstico de la demencia es eminentemente clínico y exige la realización de un exhaustivo diagnóstico diferencial, fundamentalmente con los trastornos depresivos y el síndrome confusional agudo. Por lo general, el proceso diagnóstico se realiza de forma ambulatoria, sin requerir la hospitalización del paciente. Únicamente será necesario el ingreso de pacientes con un elevado componente de sintomatología conductual o de los pacientes en los que exista una elevada sospecha de una etiología secundaria a otra enfermad médica. Hay que tener en cuenta que el ingreso hospitalario de un paciente con deterioro cognitivo puede generarle un estado de mayor confusión.

El diagnóstico de la demencia es complejo por las variaciones que existen entre los diferentes individuos en relación con la capacidad intelectual, el nivel educativo y las aptitudes pasadas. Estos aspectos determinan la reserva cognitiva de cada sujeto, y se han de tener muy en cuenta en la evaluación de una persona con sospecha de deterioro cognitivo. En este sentido, se ha demostrado una relación inversa entre el nivel de reserva cognitiva y el riesgo de padecer una demencia. Los diferentes niveles de reserva cognitiva implican que personas de la misma edad tengan manifestaciones clínicas diferentes ante la existencia de un deterioro cognitivo, y esto es de vital importancia en las primeras fases de un deterioro cognitivo

progresivo. En este sentido, siempre se deben buscar posibles cambios o diferencias en relación con las aptitudes que el paciente poseía en el pasado.

CLASIFICACIÓN DIAGNÓSTICA Y CRITERIOS

Es importante diferenciar el deterioro cognitivo leve de la demencia. Los criterios diagnósticos para los distintos tipos de demencia tienen su utilidad fundamentalmente en el ámbito de la investigación clínica.

Deterioro cognitivo leve

El término *deterioro cognitivo leve* fue introducido por Barry Reisberg en 1988 y posteriormente fue definido por Charles Flicker en 1991 sobre la base del grado 3 de la Global Deterioration Scale, de Reisberg.

En 1999, Ronald C. Petersen publicó los criterios diagnósticos del deterioro cognitivo leve (**Tabla 18.1-1**).

> Petersen definió el deterioro cognitivo leve como un síndrome que cursa con un déficit cognitivo mayor al esperado para la edad y el nivel cultural de la persona, pero sin que exista una alteración de las actividades de la vida diaria y sin que se cumplan los criterios de demencia.

Petersen destaca que la alteración de la memoria es el problema principal, y que el resto de las funciones cognitivas pueden preservarse.

Tabla 18.1-1. Criterios diagnósticos de Petersen de deterioro cognitivo leve

Quejas de fallos de memoria, preferiblemente corroboradas por un informador fiable

Rendimiento cognitivo general normal

Evidencia objetiva de defectos de memoria inferior a 1,5 desviaciones estándar en relación con la media de su edad

Ausencia de defectos funcionales relevantes en actividades de la vida diaria

Ausencia de criterios diagnósticos de demencia

Inicialmente, se enfocó el deterioro cognitivo leve como una condición previa a la enfermedad de Alzheimer (EA), pero posteriormente se objetivó que no todas sus formas evolucionan hacia la EA, y se estableció que en el deterioro cognitivo leve podrían verse afectados otros dominios cognitivos además de la memoria.

Criterios diagnósticos de la demencia

El DSM-5-TR introduce el concepto de *trastorno neurocognitivo*, que incluye el *delirium*, el trastorno neurocognitivo mayor y el trastorno neurocognitivo menor. El trastorno neurocognitivo mayor y el menor se diferencian en la intensidad de los síntomas y en la repercusión funcional del paciente. En este sentido, el trastorno neurocognitivo mayor podría equipararse al concepto de demencia y el trastorno neurocognitivo menor, al de deterioro cognitivo leve. Asimismo, el DSM-5-TR contempla distintos subtipos etiológicos en su clasificación de trastornos neurocognitivos (**Tabla 18.1-2**).

En 1984, el National Institute of Neurological and Communicative Disorders y la Alzheimer's Disease and Related Disorders Association consensuaron sus primeros criterios de la EA (**Tabla 18.1-3**).

En 2007, el grupo de Bruno Dubois publicó otros criterios diagnósticos que son exclusivos para la EA e incluyen la presencia de biomarcadores (**Tabla 18.1-4**). Otro aspecto relevante de estos criterios es que incluyen dentro de la EA diferentes estados presintomáticos que serían contrapuestos al deterioro cognitivo leve, el cual englobaría los casos en los que no existe evidencia de una EA. Hay que destacar que, en estos criterios diagnósticos, a diferencia de lo que sucede en los del National Institute of Aging y la Alzheimer's Association (conocidos como *NIAAA*), no se tienen en cuenta los síntomas psicológicos y conductuales que tienen lugar en la EA o la afectación funcional que se da en estos pacientes. En este sentido, los criterios diagnósticos de Dubois se centran

Tabla 18.1-2. Criterios diagnósticos propuestos en el DSM-5-TR para el trastorno neurocognitivo mayor

A. Evidencia de un declive cognitivo sustancial desde un nivel previo de mayor desempeño en uno o más de los dominios cognitivos referidos:

1. Preocupación del individuo, de un tercero informado o del facultativo con respecto a un declive sustancial en las funciones cognitivas
2. Declive en el desempeño neuropsicológico que implique un desempeño en los test del rango de dos o más desviaciones estándares por debajo de lo esperado en la evaluación neuropsicológica reglada o ante una evaluación clínica equivalente

B. Los déficits cognitivos son suficientes para interferir con la independencia (p. ej., requieren asistencia para las actividades instrumentales de la vida diaria y tareas complejas, como el manejo de medicación o dinero)

C. Los déficits cognitivos no ocurren exclusivamente en el contexto de un *delirium*

D. Los déficits cognitivos no son atribuibles de forma primaria a la presencia de otros trastornos mentales (p. ej., trastorno depresivo mayor, esquizofrenia)

Tabla 18.1-3. Criterios diagnósticos para la enfermedad de Alzheimer del National Institute of Neurological and Communicative Disorders y la Alzheimer's Disease and Related Disorders Association

A. Criterios para el diagnóstico clínico de *enfermedad de Alzheimer probable*:

1. Demencia diagnosticada mediante examen clínico y documentada con el Miniexamen Mental de Folstein, la Escala de Demencia de Blessed u otras similares, y confirmada con test neuropsicológicos
2. Deficiencias en dos o más áreas cognitivas
3. Empeoramiento progresivo de la memoria y de otras funciones cognitivas
4. No alteración del nivel de conciencia
5. Comienzo entre los 40 y los 90 años, con mayor frecuencia después de los 65
6. Ausencia de alteraciones sistémicas u otras enfermedades cerebrales que pudieran producir el deterioro progresivo observado de la memoria y de las otras funciones cognitivas

B. Apoyan el diagnóstico de *enfermedad de Alzheimer probable*:

1. Deterioro progresivo de alguna función cognitiva específica (afasia, apraxia, agnosia)
2. Alteraciones conductuales y en la realización de las actividades diarias habituales
3. Antecedentes familiares de trastorno similar, especialmente si obtuvo confirmación anatomopatológica
4. Pruebas complementarias:
   a) Líquido cefalorraquídeo normal en las determinaciones estándar
   b) EEG normal, o con alteraciones inespecíficas, como incremento de la actividad de ondas lentas
   c) Atrofia cerebral en TAC, objetivándose progresión en observación seriada

(Continúa)

Tabla 18.1-3. Criterios diagnósticos para la enfermedad de Alzheimer del National Institute of Neurological and Communicative Disorders y la Alzheimer's Disease and Related Disorders Association *(cont.)*

C. Aspectos clínicos compatibles con el diagnóstico de *enfermedad de Alzheimer probable* tras excluir otras causas de demencia:

1. Mesetas en la progresión de la enfermedad
2. Síntomas asociados de depresión, insomnio, incontinencia, ideas delirantes, ilusiones, alucinaciones, accesos emocionales (físicos o verbales), alteraciones de la conducta sexual, pérdida de peso
3. Otras alteraciones neurológicas en algunos pacientes, especialmente en los que se hallan en fase avanzada, como hipertonía, mioclonías o alteración de la marcha
4. Convulsiones en fase avanzada de la enfermedad
5. TAC cerebral normal para la edad del paciente

D. Aspectos que convierten el diagnóstico de *enfermedad de Alzheimer probable* en *incierto* o *improbable*:

1. Instauración brusca o muy rápida
2. Manifestaciones neurológicas focales, como hemiparesia, alteración de la sensibilidad o de los campos visuales o incoordinación en fases tempranas de la evolución
3. Convulsiones o alteraciones de la marcha al inicio o en fases muy iniciales de la enfermedad

E. Diagnóstico clínico de *enfermedad de Alzheimer posible*:

1. Demencia, con ausencia de otras alteraciones sistémicas, psiquiátricas y neurológicas que puedan causar esa demencia, pero con una instauración, manifestaciones o patrón evolutivo que difieren de lo expuesto para el diagnóstico de enfermedad de Alzheimer probable
2. Presencia de una segunda alteración, cerebral o sistémica, que podría producir demencia, pero que no es considerada por el clínico como la causa de esta demencia
3. En investigación, cuando se produce deterioro gradual e intenso de una única función cognitiva en ausencia de otra causa identificable

F. Criterios para el diagnóstico de *enfermedad de Alzheimer definitiva*:

1. Criterios clínicos de *enfermedad de Alzheimer probable*
2. Comprobación histopatológica obtenida a través de biopsia o autopsia

EEG: electroencefalograma; TAC: tomografía axial computarizada.

Tabla 18.1-4. Criterios diagnósticos de Dubois para la enfermedad de Alzheimer probable[a]

Criterio principal	A. Presencia de un trastorno de memoria episódica inicial y significativo que incluya las siguientes características:
	1. Pérdida de memoria progresiva y gradual durante al menos 6 meses comunicada por el paciente o un informador fiable 2. Objetivar mediante test neuropsicológicos la pérdida de memoria episódica. Normalmente consiste en recoger fallos de reconocimiento que no mejoran o no se normalizan con claves 3. El defecto de memoria episódica puede ser aislado o asociarse a otras alteraciones cognitivas
	B. Presencia de atrofia en el lóbulo temporal medial:pérdida de volumen del hipocampo, la amígdala y la corteza entorrinal, evidenciada por resonancia magnética utilizando medidas visuales directas o por técnicas de volumetría
Características adicionales	C. Alteraciones de biomarcadores en líquido cefalorraquídeo:
	1. Disminución de Aβ42 o aumento de la concentración de tau total o tau fosforilada, o combinaciones de ellos 2. Otros posibles marcadores futuros
	D. Alteraciones características de neuroimagen funcional con tomografía por emisión de positrones:
	1. Hipometabolismo de glucosa bilateral en regiones temporales y parietales 2. Otras alteraciones con radioligandos que sean validadas, como se prevé con el compuesto B de Pittsburgh o el FDDNP
	E. Evidencia de una mutación autosómica dominante en un familiar de primer grado

[a] Precisa el criterio A más al menos uno de B, C, D o E. FDDNP: 2-(1-{6-[(2-[fluorine-18]fluoroethyl)(methyl)amino]-2-naphthyl}-ethylidene) malononitrile.

en la afectación de la memoria episódica que ocurre al inicio de la EA y en sus biomarcadores.

Dado que los primeros criterios del National Institute of Neurological and Communicative Disorders y la Alzheimer's Disease and Related Disorders Association poseían una serie de carencias relacionadas con los avances en el estudio de la EA, fueron actualizados en 2011. Esta actualización fue realizada conjuntamente por el National Institute of Aging estadounidense y la Alzheimer's Association; por ello, sus criterios se denominan con las siglas *NIAAA*, como se adelantó en líneas anteriores. Estos criterios diagnósticos incluyen la demencia en general (**Tabla 18.1-5**) y la EA de forma par-

ticular (**Tabla 18.1-6**). Asimismo, incluyen el concepto de deterioro cognitivo leve y diferencian el deterioro cognitivo leve debido a EA con alto grado de certeza, el deterioro cognitivo leve debido a EA con grado intermedio de certeza y el deterioro cognitivo leve probablemente no debido a EA. Estos grados se distinguirían en función de los resultados positivos o negativos de los diferentes biomarcadores.

PROCEDIMIENTO DIAGNÓSTICO

El elemento más importante en el proceso diagnóstico de la demencia es una anamnesis completa y un correcto diagnós-

Tabla 18.1-5. Criterios generales para el diagnóstico de demencia del National Institute of Aging estadounidense y la Alzheimer's Association

Se realiza diagnóstico de demencia cuando hay síntomas cognitivos o conductuales que:

A. Interfieren con la capacidad de funcionar normalmente en el trabajo o en las actividades habituales

B. Suponen un deterioro con respecto a los niveles de rendimiento y funcionamiento previos

C. No se explican por la presencia de un *delirium* o de un trastorno psiquiátrico mayor

D. Se detectan y diagnostican por la combinación de la historia clínica obtenida en la entrevista con el paciente y un informador que lo conoce, y la valoración objetiva del estado mental, sea una evaluación neuropsicológica formal o una evaluación cognitiva en la cabecera del paciente

E. La alteración cognitiva o conductual involucra al menos dos de los cinco aspectos siguientes:

1. Capacidad alterada de adquirir y recordar nueva información
2. Alteración o cambios en el razonamiento, manejo de tareas complejas o capacidad de juicio
3. Alteración de las capacidades perceptivas y visoespaciales
4. Alteración de las funciones del lenguaje
5. Cambio de personalidad o en el comportamiento

Tabla 18.1-6. Criterios específicos para la enfermedad de Alzheimer probable del National Institute of Aging estadounidense y la Alzheimer's Association

El paciente cumple los criterios NIAAA generales de demencia y además aparecen las siguientes características:

A. El cuadro presenta un inicio insidioso

B. Hay antecedentes claros de un empeoramiento cognitivo progresivo referido u observado

C. El déficit inicial y más prominente puede seguir un patrón de presentación amnésico (acompañado de afectación en al menos otro dominio cognitivo) o no amnésico (trastorno del lenguaje, trastorno visoperceptivo o disfunción ejecutiva)

NIAAA: National Institute of Aging; Alzheimer's Association.

tico diferencial. Las principales manifestaciones clínicas son los síntomas de la esfera cognitiva y otros síntomas neurológicos, así como los neuropsiquiátricos y los de la esfera conductual, si bien serán diferentes, según los distintos síndromes demenciales.

Anamnesis y diagnóstico diferencial

La exploración clínica del paciente y la realización de pruebas complementarias son aspectos claves, pero, si no se dispone de una amplia información tanto del paciente como de su entorno social y familiar, el enfoque diagnóstico puede no llegar a ser el correcto.

Es muy importante realizar una exhaustiva revisión de todos los antecedentes médicos recogidos en la historia clínica, así como recabar información sobre los antecedentes familiares del paciente. Para ello, es necesario llevar a cabo también una entrevista con los familiares o cuidadores del enfermo. Asimismo, es primordial recoger información sobre el nivel educativo y la historia laboral del sujeto, sobre sus hábitos y actividades habituales actuales y pasadas y sobre el tipo de relaciones sociofamiliares que mantiene en el momento actual y que mantenía en el pasado. Igualmente, hay que recoger información sobre el rendimiento que el paciente mantiene para la realización de las actividades de la vida diaria y para la gestión de las finanzas domésticas habituales, indagando sobre posibles variaciones que puedan existir respecto a los meses y años previos. Las alteraciones del comportamiento y los cambios en la personalidad son aspectos sobre los que hay que indagar, ya que pueden alertar con frecuencia sobre la posible existencia de un deterioro cognitivo.

Es primordial conocer si la sintomatología es de nueva aparición, o de intermedia o larga evolución, e intentar siempre determinar si se trata de síntomas agudos, subagudos o crónicos. Una instauración de los síntomas de forma aguda o subaguda siempre va a requerir la realización de un diagnóstico diferencial con otras entidades médicas, como pueden ser las de origen infeccioso o tóxico-metabólico. En la gran mayoría de los tipos de demencia, la instauración de la sintomatología va a ser gradual (meses o años), por lo que siempre debe sospecharse la existencia de otras posibles entidades médicas cuando esta instauración es aguda o subaguda, como ocurre, por ejemplo, en el *delirium* o en la depresión. Asimismo, las variaciones bruscas de la sintomatología con exacerbaciones y disminuciones en horas o días orientan a la posible existencia de otros procesos médicos diferentes a la demencia como causa del cuadro sintomatológico. Sin embargo, hay que señalar que en la demencia también pueden existir fluctuaciones sintomatológicas, pero son de menor intensidad y se prolongan en el tiempo.

Principales manifestaciones clínicas

En la EA o neurodegeneración progresiva generalizada existe una gran heterogeneidad respecto al desarrollo y progresión de los síntomas y el declive clínico. En las formas típicas de la EA, al inicio se suelen presentar tanto una alteración en la memoria reciente como algunas dificultades muy leves en el razonamiento u otras funciones cognitivas. Según evoluciona la enfermedad, estos pacientes pueden presentar un mayor deterioro de la memoria y alteraciones más significativas en el resto de las funciones cognitivas. Es habitual que se produzca una afectación del lenguaje consistente en la disminución de la producción verbal espontánea, la incapacidad para encontrar las palabras (anomia) y la utilización de palabras incorrectas durante el discurso (parafasias). Asimismo, pueden aparecer alteraciones de las capacidades visoespaciales, por lo que los pacientes pueden desorientarse en un entorno conocido o familiar. En fases moderadas o graves de la enfermedad, generalmente, se ven afectadas de forma significativa todas las funciones cognitivas, y el paciente presenta limitaciones importantes en su funcionamiento vital. Por otro lado, a lo largo del curso de la EA pueden aparecer síntomas neuropsiquiátricos y de tipo conductual. La mayor parte de los pacientes muestran apatía o agitación. Asimismo, pueden presentarse delirios o alucinaciones. En etapas avanzadas, suelen existir alteraciones conductuales, como agresividad, vagabundeo o conductas bizarras. Los enfermos con EA muestran escasas alteraciones físicas hasta fases avanzadas de la enfermedad; las más habituales son los signos de liberación frontal, el reflejo de sacudida mandibular y los signos de Babiński.

Los pacientes con demencia con cuerpos de Lewy (DCL) muestran manifestaciones cognitivas con características similares a las de los pacientes con EA, pero se diferencian de estos en las características no cognitivas de la enfermedad. Los pacientes con DCL presentan con elevada frecuencia alteraciones parkinsonianas que aparecen al inicio de la demencia y durante su transcurso. Estos sujetos presentan también con frecuencia fluctuaciones en su estado mental y alucinaciones visuales. Las alucinaciones visuales son una alteración característica de la DCL, pueden aparecer desde el inicio y se mantienen durante toda la evolución de la enfermedad. Generalmente, estas alucinaciones consisten en la visión detallada de personas o animales, y generan una repercusión importante en el paciente. Como dato característico de la DCL, aproximadamente el 60 % de los pacientes presentan un trastorno motor del sueño de la fase del movimiento ocular rápido, conocida como *REM*, que puede iniciarse antes que la demencia y que también se observa en los pacientes con enfermedad de Parkinson.

La demencia frontotemporal (DFT) es una entidad que incluye una variante conductual y otras variantes con afectación predominante del lenguaje en las primeras fases de la enfermedad. Su inicio generalmente antecede en una o dos décadas a la EA no hereditaria y evoluciona hacia el fallecimiento en 4-5 años. La sintomatología predominante de estos pacientes es la relacionada con la pérdida de la función frontal, aunque también existe una sintomatología derivada de la afectación del lóbulo temporal. Los pacientes con DFT presentan una alteración importante en la percepción, una disfunción ejecutiva y una alteración grave del comportamiento, con afectación significativa de las habilidades sociales. Suelen mostrar además una marcada rigidez cognitiva e hipoprosexia, o alteraciones del discurso y del lenguaje, como ecolalia y perseveración. Asimismo, si existe mayor afectación del área perisilviana, pueden aparecer parafasias o anomia. Por afectación del lóbulo temporal, es habitual que presenten dificultades importantes en la memoria y desinhibición. A diferencia de la EA, en las fases iniciales de la enfermedad no se suelen observar alteraciones visoespaciales por la preservación de los lóbulos parietales; no se pierde, por ejemplo, el sentido de la orientación. En un estadio más avanzado, los pacientes con DFT desarrollan rigidez muscular, enlentecimiento de la marcha y aparición de los reflejos de liberación frontal.

La demencia vascular es un trastorno heterogéneo en función de los múltiples mecanismos subyacentes. Este tipo de demencia puede tener su origen en infartos cerebrales múltiples de gran tamaño, infartos múltiples de pequeño tamaño (lacunares), infartos cerebrales de localización crítica o infartos que afectan de manera prácticamente exclusiva a la sustancia blanca cerebral. A diferencia de lo que ocurre en los anteriores tipos de demencia los pacientes suelen presentar una evolución clínica escalonada y pueden aparecer signos físicos variables durante todo el curso de la enfermedad. Es importante destacar que la hipertensión arterial es considerada como un importante factor de riesgo de demencia

vascular. Estos pacientes pueden llegar a presentar síntomas como disartria, hemiparesia, hemianopsia o ataxia, así como afasia y parálisis seudobulbar en casos más graves. De la misma manera, estos sujetos también pueden presentar con más frecuencia síntomas de depresión, ansiedad o un síndrome de apatía con entidad propia. Hay que señalar que, con base en esta sintomatología de la esfera neuropsiquiátrica de los pacientes con demencia vascular, se ha desarrollado en las dos últimas décadas el concepto de *depresión vascular*. Tiene lugar en personas de edad avanzada sin antecedentes depresivos relevantes en los que hay evidencia de lesiones vasculares cerebrales y que muestran una sintomatología predominante de apatía, sin ideación depresiva (**Tabla 18.1-7**).

Exploración de la demencia

Una exploración detallada del estado mental del paciente combinada con su historia neuropsiquiátrica y otros hallazgos del examen neurológico permiten a los profesionales llegar a un diagnóstico de certeza y diseñar un enfoque terapéutico adecuado.

Exploración física

Es imprescindible la realización de una exploración física completa que descarte otras patologías que puedan estar relacionadas con el cuadro clínico existente. Es especialmente importante la práctica de una exploración neurológica exhaustiva que incluya un examen de los pares craneales, el sistema motor, la sensibilidad y los reflejos. Una evaluación de la marcha y la postura, junto con el cribado de otros posibles signos de parkinsonismo, puede aportar datos muy relevantes para el diagnóstico diferencial del tipo de demencia.

Estudios de laboratorio

Los estudios de laboratorio incluyen el estudio hematológico, de orina y del líquido cefalorraquídeo.

Tabla 18.1-7. Características clínicas de la depresión vascular

Características principales
1. Evidencia clínica de enfermedad vascular o de factores de riesgo vascular
2. Presencia de lesiones cerebrales isquémicas detectadas por neuroimagen
3. Inicio de la depresión a edad tardía o cambio en esta

Características secundarias
1. Deterioro cognitivo, sobre todo frontal
2. Enlentecimiento psicomotor, apatía
3. Ideación depresiva limitada
4. Baja conciencia de enfermedad ósea/anquilosis
5. Ausencia de antecedentes familiares de trastorno afectivo
6. Impedimento o minusvalía física (discapacidad)

Hematológico

Es recomendable la determinación de pruebas sanguíneas de rutina, como un hemograma y una bioquímica básica que incluya niveles de glucosa, urea, creatinina, colesterol, ácido fólico y vitamina B_{12}. También se recomienda la realización de un perfil tiroideo con tirotropina y tiroxina. Si existe la sospecha de posibles enfermedades de transmisión sexual, se recomienda la realización de pruebas serológicas de sífilis y del virus de la inmunodeficiencia humana.

> **!** Los niveles bajos de vitamina B_{12} (< 400 pg/mL) se asocian con deficiencias cognitivas y sintomatología de la esfera neuropsiquiátrica; generalmente, se requiere suplementación de esta.

Es útil determinar los niveles de ácido metilmalónico para determinar la necesidad de suplementar con vitamina B_{12}. Asimismo, también puede ser de utilidad la determinación de niveles plasmáticos de homocisteína, dado que la hiperhomocisteinemia se ha asociado con mayor riesgo de demencia.

En las personas jóvenes con deterioro cognitivo con sospecha de enfermedad de Wilson, se recomienda la realización de una determinación de ceruloplasmina y cobre en orina de 24 horas. Si existe la sospecha de un posible consumo de sustancias o exposición a tóxicos, se recomienda la determinación de plomo o mercurio, o las determinaciones de fármacos digitálicos, anticonvulsivantes o litio.

Orina

Se recomienda la realización de un sistemático de orina de forma rutinaria. Una infección del aparato urinario puede generar confusión, un agravamiento del estado cognitivo o un trastorno conductual. Es indicación la realización de un análisis de orina en personas con sospecha de abuso de sustancias, exposición a tóxicos o sospecha de enfermedad de Wilson.

Líquido cefalorraquídeo

La punción lumbar no está indicada de rutina para el diagnóstico de demencia, sino solo para pacientes con deterioro cognitivo rápidamente progresivo, cuando existe una serología positiva para lúes, y en el caso de sospecha de una infección del sistema nervioso central. La punción lumbar en la enfermedad de Creutzfeldt-Jakob sería de utilidad para la confirmación diagnóstica. En la EA no se recomienda la determinación de los niveles de β-amiloide ni de la proteína tau de forma rutinaria.

Estudios de imagen cerebral

Los estudios por imagen cerebral desempeñan un papel muy relevante en el diagnóstico de los trastornos cognitivos y la demencia. Permiten la visualización detallada de las estructuras cerebrales, lo que aporta información esencial sobre la distribución y gravedad de las lesiones existentes. Sin embargo, es importante tener en cuenta que los estudios de imagen cerebral no sustituyen a la anamnesis ni al resto de las exploraciones descritas. De hecho, el hallazgo de anormalidades en los estudios por imagen cerebral no implica necesariamente la existencia de alteraciones cognitivas.

Si existen datos clínicos sobre la presencia de un deterioro cognitivo relevante, el siguiente paso sería la determinación de la causa, para lo cual los estudios de la imagen cerebral desempeñan un papel muy importante.

> **!** El diagnóstico no puede basarse exclusivamente en los estudios de imagen, pero la detección de anormalidades específicas (o su ausencia) puede ser clave para confirmar o descartar un posible diagnóstico.

La correcta integración de los resultados obtenidos en los estudios de imagen cerebral en el contexto clínico por parte del médico puede suponer la diferencia entre una orientación diagnóstica acertada y una errónea.

Los estudios de imagen cerebral se pueden clasificar en métodos estructurales y funcionales. Ambos aportan una información diferente pero complementaria sobre el cerebro.

Estudios de imagen cerebral estructural

En la evaluación inicial, se recomienda que se incluya una tomografía axial computarizada cerebral o una resonancia magnética cerebral; generalmente, en términos de calidad y precisión diagnóstica, es preferible la realización de una resonancia magnética. No obstante, en atención primaria sería recomendable la realización de una tomografía axial computarizada cerebral (ya que se obtiene una imagen relativamente completa de la estructura cerebral del paciente) y que se reservara la resonancia magnética para la atención especializada (como complemento o en lugar de la tomografía axial computarizada). Esto se debe a que la tomografía axial computarizada sin contraste también es muy eficiente en muchas condiciones agudas, ya que rápidamente puede detectar o excluir trastornos. De hecho, la tomografía axial computarizada aporta información anatómica sobre el tejido óseo, las calcificaciones intracraneales, los ventrículos y los surcos. Además, es el método de elección cuando se sospecha una hemorragia subaracnoidea aguda (que puede ser difícil de detectar en la resonancia magnética) y en el traumatismo craneoencefálico agudo, así como en el accidente cerebrovascular agudo debido a su mejor disponibilidad y su tiempo más corto de exploración.

Desde un punto de vista práctico, la tomografía axial computarizada es mejor para las personas de avanzada edad con deterioro cognitivo, ya que el examen dura solo unos segundos (en comparación con las decenas de minutos de la resonancia magnética), el paciente se acuesta con mayor libertad durante el examen y es mucho menos ruidoso.

Por otra parte, la resonancia magnética ofrece más ventajas por ser una herramienta muy poderosa que puede proporcionar excelente información tanto anatómica como fisiológica de forma no invasiva y sin radiación ionizante. Tiene una mayor resolución y contraste, lo que permite visualizar con exactitud la sustancia gris e identificar hiperintensidades en la sustancia blanca cerebral. También posibilita una mejor visualización de las áreas que tienen un papel relevante en la cognición (por ejemplo, el hipocampo). Asimismo, dado que la resonancia no posee los riesgos asociados a la radiación que tiene la tomografía axial computarizada, permite una mayor posibilidad de repetición. Sin embargo, un inconveniente es el tiempo que se precisa para la realización del estudio, que es mayor que el del otro método; por eso, en los pacientes con deterioro cognitivo que tienen una baja cooperación, se requeriría sedación farmacológica.

La pérdida de volumen cerebral en relación con la atrofia cerebral es la alteración más frecuentemente encontrada en los pacientes con demencia. Sin embargo, hay que tener en cuenta que la edad es un factor que determina el volumen cerebral del individuo: se produce un declive progresivo que suele ser más significativo a partir de los 70 años. En este sentido, sería importante considerar el volumen de regiones cerebrales implicadas en las diferentes enfermedades que evolucionan a demencia, como ocurre en la EA, por ejemplo.

El tamaño del hipocampo se puede determinar sin mucha dificultad en las resonancias magnéticas coronales, lo que permite distinguir la EA del envejecimiento normal. En la DFT se suele evidenciar una atrofia focal circunscrita a la corteza frontal superior y a la temporal anterior. El ensanchamiento ventricular puede ser un marcador indicativo de una enfermedad que evoluciona a demencia. Generalmente, el ensanchamiento ventricular suele deberse a una pérdida del volumen cerebral, pero también hay que tener presente que puede obedecer a una hidrocefalia tanto obstructiva como a presión normal. En este aspecto, los estudios de imagen estructural son claves para identificar la hidrocefalia a presión normal.

Los estudios de imagen estructural son bastantes sensibles a la enfermedad cerebrovascular, especialmente la resonancia magnética nuclear en la enfermedad de los pequeños vasos. Por ello, se considera que la mayor dificultad es la determinación de la relevancia de estas lesiones vasculares en el contexto clínico, ya que contribuye a la gravedad de la demencia, y las demencias mixtas con elevada carga vascular constituirían el grupo más frecuente. Por otro lado, las lesiones isquémicas cerebrales de pequeño vaso forman parte del envejecimiento cerebral normal y estarían presentes hasta en el 60 % de las personas mayores de 65 años cognitivamente sanas. No obstante, hay que destacar que la extensión de las lesiones cerebrovasculares desempeña un papel importante en la demencia y constituye un mayor riesgo de lesiones vasculares, así como unas alteraciones más extensas de la sustancia blanca. En ocasiones, alguna de estas lesiones posee una localización anatómica más estratégica que otras, lo que provoca una mayor repercusión clínica. Asimismo, la conjunción de un elevado número de lesiones en una zona específica supondría también una mayor repercusión clínica que si no existiera dicha conjunción.

Estudios de imagen cerebral funcional

Los estudios de imagen cerebral funcional tienen su utilidad cuando no se dispone de una certeza diagnóstica suficiente o cuando se precisa la realización de un diagnóstico precoz en sujetos presintomáticos o sintomáticos leves. Incluyen un conjunto de técnicas que revelan propiedades bioquímicas, fisiológicas o eléctricas del sistema nervioso central. Las más desarrolladas de estas técnicas son la tomografía computarizada

por emisión de fotón único (SPECT), la tomografía por emisión de positrones (PET) y la resonancia magnética funcional. Las dos primeras son las técnicas más utilizadas y validadas en la práctica clínica, mientras que la tercera aún se limita a la investigación en demencias, y es la más adecuada para estudios de activación o conectividad cerebral. La espectroscopia por resonancia magnética es otra técnica funcional que tiene utilidad clínica en la evaluación de tumores cerebrales, aunque sin aplicaciones clínicas definidas en el campo de las demencias.

El funcionamiento de las técnicas de neuroimagen funcional se basa en la distribución de fármacos marcados radioactivamente que informan el metabolismo cerebral del individuo. Los métodos que miden el flujo sanguíneo y el metabolismo cerebral son los más utilizados, pero los estudios dopaminérgicos y de amiloide también son muy relevantes. Asimismo, es muy importante registrar la medicación del paciente y mantener las condiciones idóneas de la sala durante la realización de un estudio de imagen funcional, ya que la distribución del radiofármaco puede modificarse y los resultados alterarse.

La PET y la SPECT se diferencian en el tipo de isótopo radiactivo que utilizan, así como en la instrumentación y los algoritmos de adquisición para el desarrollo de las imágenes. En la PET, los trazadores emiten positrones; en la SPECT, los trazadores se basan en la emisión de fotón único (radiación gamma). Tanto la PET con 18F-fluorodesoxiglucosa como la SPECT de perfusión han demostrado ser útiles para revelar las alteraciones funcionales subyacentes a diversas enfermedades neurodegenerativas. Aunque el foco de la neuroimagen nuclear se ha desplazado hacia la PET, el menor coste y la mayor disponibilidad de la SPECT la convierten en una alternativa aún válida para el estudio de pacientes con demencia.

> ! La sensibilidad y la especificidad de la SPECT de perfusión para distinguir pacientes con EA de individuos sanos en comparación con la PET 18F-fluorodesoxiglucosa son ligeramente inferiores (80 y 85 % frente a 90 y 89 %, respectivamente). Asimismo, la precisión diagnóstica de la SPECT de perfusión para diferenciar la EA de la DCL es significativamente menor respecto a la PET con 18F-fluorodesoxiglucosa.

También ha demostrado ser superior la precisión diagnóstica de la PET con 18F-fluorodesoxiglucosa a la de la SPECT de perfusión para diferenciar EA de la demencia vascular.

Por otro lado, la evolución de las técnicas nucleares hacia la imagen molecular ha permitido la detección *in vivo* de fenómenos característicos de las enfermedades neurodegenerativas (como trastornos de la función dopaminérgica, depósitos de β-amiloide o agregados de proteína tau) utilizando trazadores específicos.

SPECT de perfusión

La SPECT es una técnica de imagen funcional en la que se inyecta un radiotrazador emisor de rayos gamma en el paciente y luego se obtienen imágenes tomográficas de su distribución. Existe una estrecha relación entre la perfusión y el metabolismo neuronal tanto en condiciones fisiológicas como en la mayoría de los procesos patológicos, lo que permite identificar regiones hipometabólicas: disminución de la perfusión mediante trazadores de flujo sanguíneo. Por lo general, un tiempo total de adquisición de 30 minutos es suficiente para lograr una calidad de imagen óptima.

 Es relevante para diferenciar la EA de la DFT, aunque la sensibilidad de la prueba puede variar del 45 al 95 % y la especificidad, del 67 al 100 %.

DaT-SCAN SPECT

El radiotrazador se une al transportador de dopamina, que facilita la recaptación axonal de dopamina. El DaT-SCAN SPECT (prueba que combina el escaneo del transportador de dopamina con la tecnología de imágenes SPECT) tiene su principal utilidad en el diagnóstico de la enfermedad de Parkinson. En el ámbito de las demencias, este estudio puede tener utilidad en el diagnóstico de la DCL y la demencia en la enfermedad de Parkinson. Asimismo, el DaT-SCAN SPECT permite diferenciar la DCL y la EA, lo que aporta una mayor exactitud diagnóstica.

Tomografía por emisión de positrones con fluorodesoxiglucosa

Es una técnica de imagen funcional que permite obtener imágenes tomográficas de la distribución regional en el cerebro de radiofármacos marcados con isótopos emisores de positrones. El radiofármaco más utilizado en la práctica clínica es el análogo de glucosa 18F-fluorodesoxiglucosa. El metabolismo cerebral depende particularmente de la glucosa como principal sustrato energético, y el paciente debe permanecer en reposo psicofísico al menos 30 minutos tras la inyección del radiofármaco debido al prolongado período de captación cerebral de glucosa. En las enfermedades que cursan con demencia, existe un hipometabolismo global de glucosa que tiene patrones regionales característicos, dependiendo del tipo de enfermedad. Además, el patrón de hipometabolismo puede proporcionar información importante cuando el cuadro clínico es de presentación atípica o para diferenciar trastornos con características clínicas similares. Asimismo, la PET con fluorodesoxiglucosa puede desempeñar un papel relevante en el diagnóstico de pacientes en un estadio preclínico o muy leve de la enfermedad.

 La PET con fluorodesoxiglucosa tiene gran utilidad para distinguir la EA de la DFT debido a que estas dos enfermedades tienen patrones diferentes de hipometabolismo. La DFT cursa con mayor hipometabolismo en las regiones cerebrales anteriores, incluyendo la corteza frontal, la región temporal anterior y la corteza cingulada anterior. La variante conductual de la DFT suele cursar con hipometabolismo predominante del hemisferio derecho, mientras que en la afasia progresiva primaria se aprecia un mayor hipometabolismo del hemisferio dominante. En la EA, sin embargo, existe un mayor hipometabolismo en la región temporoparietal posterior y en la corteza cingulada posterior. En la DCL y en la demencia de la enfermedad de Parkinson, se aprecia un patrón similar de hipometabolismo al que tiene lugar en la EA, salvo que en estas entidades existe además un hipometabolismo occipital.

Tomografía por emisión de positrones de β-amiloide

La PET de β-amiloide es una herramienta no invasiva que permite la estimación de la carga de β-amiloide en el cerebro durante la vida de los pacientes, lo que posibilita el diagnóstico temprano y las posibles intervenciones terapéuticas. Asimismo, también puede apoyar el diagnóstico diferencial de las demencias. El marcador PET de β-amiloide más utilizado es el compuesto B de Pittsburgh, que detecta con precisión el β-amiloide. Se han desarrollado otros trazadores similares al compuesto B de Pittsburgh marcados con β-amiloide PET 18 F con una vida media de descomposición más larga, lo que permite una centralización de la producción del trazador y la distribución remota del producto final a numerosos centros con PET. Así se reducen los costes de producción y se facilita el acceso de los pacientes a esta prueba.

El protocolo de imagen y la cuantificación de la carga de β-amiloide en el cerebro pueden variar según el radiotrazador, pero generalmente existen criterios bien establecidos para determinar si un paciente tiene depósitos significativos de β-amiloide. Es importante señalar que el resultado negativo de la PET de amiloide puede descartar casi por completo la EA. Sin embargo, la sensibilidad de esta prueba en la EA no es tan alta como su especificidad, y existen resultados positivos en porcentajes significativos de pacientes con otros tipos de demencia. En un metaanálisis sobre la prevalencia de exploraciones positivas de la PET de β-amiloide, se encontraron resultados positivos en el 88 % de los pacientes con EA, en el 51 % de pacientes con DCL, en el 30 % de los pacientes con enfermedad cerebrovascular, en el 12 % de los pacientes con DFT, en el 38 % de los pacientes con degeneración corticobasal y en el 24 % de los ancianos sanos que servían como controles.

Resonancia magnética funcional

La resonancia magnética funcional puede identificar una disfunción sináptica temprana, que se detecta como variaciones en la señal dependiente del nivel de oxígeno en sangre incluso antes de la pérdida de volumen cortical. En este sentido, la resonancia magnética funcional podría ayudar a predecir procesos patológicos antes que otros biomarcadores, además de ser menos invasiva y costosa que los biomarcadores utilizados en la actualidad. Sin embargo, la variabilidad interindividual en los métodos de resonancia magnética funcional ha impedido que esta tecnología se use clínicamente. Hay que destacar que el análisis de los datos de resonancia magnética funcional de los pacientes con EA ha recibido un gran interés de investigación hasta el momento, y que los hallazgos han revelado muchos aspectos, como los cambios en la conectividad cerebral.

Electroencefalografía

Proporciona una medida global no invasiva de la actividad neuronal, y es un marcador funcional principal de la disfunción cerebral y pérdida de sinapsis en las demencias. Su utilidad para el estudio de una persona con deterioro cognitivo es limitada. En la electroencefalografía se ha identificado enlentecimiento del ritmo dominante posterior, aumento de la actividad lenta difusa (theta o delta) y descargas generalizadas de actividad lenta. Sin embargo, estas alteraciones de la electroencefalografía halladas en la EA no parecen poseer la sensibilidad y especificidad suficiente como para que el electroencefalograma pueda considerarse un biomarcador de EA en la práctica clínica habitual. En la DFT, la electroencefalografía es normal en la mayor parte de los casos.

La principal utilidad de la electroencefalografía se observa en el diagnóstico de la enfermedad de Creutzfeldt-Jakob: es clave la realización de esta prueba ante la existencia de un deterioro cognitivo rápidamente progresivo. La enfermedad de Creutzfeldt-Jakob posee un patrón electroencefalográfico característico con desorganización de los ritmos de base y un aumento de la actividad lenta generalizada (theta-delta). Con la evolución de la enfermedad, aparecen ondas bifásicas y trifásicas agudas a intervalos irregulares.

Marcadores genéticos

No se recomienda la determinación de ningún marcador genético de forma rutinaria para el diagnóstico de un individuo con deterioro cognitivo. El estudio genético puede ser de indicación en la enfermedad de Huntington para confirmar el diagnóstico o para detectar la enfermedad de forma presintomática. En lo referente a la EA, aproximadamente el 1 % de todos los casos están causados por mutaciones en genes autosómicos dominantes. En los casos de EA, tanto de inicio temprano como tardío, en los que existe agregación familiar, se ha constatado que la heredabilidad estaría en el 60-80 %.

> ! En la práctica clínica habitual, únicamente sería de indicación el estudio genético en personas con EA de inicio temprano con agregación familiar (mutaciones en el gen de la proteína precursora de amiloide y de los genes de presenilina 1 y 2).

Asimismo, la proteína transportadora de colesterol apolipoproteína E se asocia con la EA familiar y esporádica de comienzo tardío, pero no se recomienda estudiar la presencia del alelo e4 de apolipoproteína E en personas asintomáticas. La DFT es altamente hereditaria, con un 30-50 % de los casos con antecedentes familiares de DFT o enfermedades relacionadas, de los cuales un 10-20 % es autosómico dominante.

> ! Los tres genes principales que contribuyen a los casos autosómicos dominantes son *MAPT* (gen tau de la proteína asociada a microtúbulos), *GRN* (gen precursor de granulina) y *C9orf72* (gen del marco de lectura abierto 72 del cromosoma 9).

Exploración psicopatológica

La mayor parte de los pacientes con demencia presentan síntomas psiquiátricos a lo largo de la evolución de la enfermedad. En muchas ocasiones, estos síntomas o su repercusión conductual pueden ser la primera manifestación de un deterioro cognitivo. En estos casos, es frecuente que el cuadro clínico psicopatológico no se relacione con un posible deterioro cognitivo incipiente, lo que genera un retraso del diagnóstico.

Por otra parte, las alteraciones psicopatológicas en estadios más avanzados se caracterizan por alteración conductual grave y un importante sufrimiento en el paciente o en sus familiares y cuidadores. En consecuencia, es importante realizar un estudio del estado mental y el tratamiento sintomático de los síntomas psiquiátricos asociados a la demencia. Dada la gran importancia de las manifestaciones psiquiátricas en el deterioro cognitivo y la demencia, se ha considerado desarrollar más adelante en este capítulo un apartado específico (v. Apartado *Trastornos de conducta y neuropsiquiátricos asociados al síndrome demencial*).

Exploración cognitiva/cognoscitiva

La valoración del funcionamiento cognitivo de una persona tiene gran importancia en el estudio diagnóstico de un sujeto con sospecha de deterioro cognitivo. La evaluación neuropsicológica se realiza mediante la administración de pruebas cognitivas estandarizadas, proporciona una amplia información sobre los dominios cognitivos de una persona y desempeña un papel clave en el diagnóstico diferencial de los distintos tipos de demencia. Asimismo, las pruebas neuropsicológicas de cribado cognitivo son una herramienta muy útil para detectar la existencia de un deterioro cognitivo en pocos minutos. Es importante señalar que las pruebas de cribado cognitivo pueden ser fácilmente aplicadas en la consulta médica por el propio médico o el personal de enfermería; sin embargo, una evaluación neuropsicológica completa y específica requiere un mayor tiempo y debe ser aplicada por un neuropsicólogo.

Como parte de una evaluación integral, el neuropsicólogo lleva a cabo una entrevista clínica exhaustiva que revisa la situación actual, así como las características premórbidas del paciente y los factores psicosociales que pueden estar influyendo. Esta información se integra en los resultados de las pruebas cognitivas aplicadas en cada caso para construir una visión holística del estado cognitivo real del paciente.

En función de las necesidades clínicas de cada paciente, se encuentran disponibles las diferentes formas de evaluación que se desarrollan en las siguientes líneas.

Entrevista. Se realiza tanto al paciente como a sus familiares para conocer la percepción del enfermo sobre su situación y sus limitaciones, la importancia que les conceden, el nivel de conciencia de déficit y las expectativas de futuro. Sobre todo, permite valorar el estado emocional del paciente y el de su entorno familiar.

Pruebas de cribado cognitivo. Son pruebas breves y fáciles de aplicar (entre 5 y 30 minutos). Constan de varias preguntas que exploran las diferentes funciones cognitivas. La puntación global permite tanto discernir entre *normal y patológico* como destacar a los sujetos que precisen una evaluación neuropsicológica más detallada. Tienen una alta sensibilidad, pero con un índice de especificidad pequeño, lo que deriva en falsos positivos y falsos negativos. Dentro de este grupo, las más relevantes son el Mini-Mental State Examination (MMSE), el Miniexamen Cognoscitivo (MEC), el Montreal Cognitive Assessment (MoCA), el Test del Reloj, el Test de Alteración de la Memoria (T@m), el Test de los 7 Minutos (7 Minute Screen), el Test de Pfizer y el Addenbrooke's Cognitive Examination (ACE-III). Los empleados más habitualmente en España son el MMSE y el MEC, aunque con el límite de medir poco las funciones frontales, por lo que suelen complementarse por el Test del Reloj. Es difícil determinar cuál de ellos supera al resto; por tanto, en la práctica clínica puede emplearse cualquiera de los citados, sabiendo que son pruebas de cribado y no diagnósticas ni de valoración del tratamiento, aunque se empleen con frecuencia con esos fines.

Baterías neuropsicológicas generales. Son instrumentos diseñados para una valoración más amplia y detallada, ya que evalúan de forma general todas las funciones cognitivas. Las más relevantes son las siguientes: *a)* Cambridge Cognitive Examination Revised (CAMCOG-R), que es el instrumento más usado en la práctica clínica debido a que se ajusta a generaciones más recientes y permite una valoración más extensa de la función ejecutiva; *b)* la Subescala Cognitiva de la Alzheimer's Disease Assessment Scale (ADAS-Cog), usada sobre todo en investigación debido a su alta capacidad para detectar cambios en el efecto del tratamiento en los casos de personas con deterioro de leve a moderado, y *c)* el Test Barcelona-R (TBR), aplicado por neuropsicólogos con una formación específica en este debido a la complejidad de su empleo.

Baterías neuropsicológicas específicas. Son instrumentos diseñados para la valoración de un proceso cognitivo específico que se quiere estudiar a fondo. Cabe destacar el uso del Test de Memoria Conductual Rivermead (Rivermead Behavioural Memory Test [RBMT]), que es una de las baterías de memoria de mayor validez ecológica, y que se usa para valorar la memoria episódica (memoria autobiográfica), la memoria prospectiva (la que permite recordar que hay que hacer algo en un momento determinado) y el aprendizaje de nombres; la Escala de Memoria de Wechsler, diseñada para evaluar los diferentes sistemas de memoria, entre ellos la memoria a corto plazo, la memoria de trabajo y la memoria a largo plazo episódica, y el Behavioural Assessment of Dysexecutive Syndrome (BADS) para alteraciones de las funciones ejecutivas. Todas estas pruebas son ampliamente usadas según el entorno asistencial.

Pruebas neuropsicológicas específicas. Vienen determinadas por la necesidad de realizar una exploración detallada de los principales procesos cognitivos. Algunas de las pruebas específicas más utilizadas en demencia son el Trail Making Test (TMT) para evaluar la velocidad de procesamiento y la función ejecutiva; Stroop, que mide la flexibilidad cognitiva, la resistencia a la interferencia procedente de estímulos externos, la adaptación al estrés cognitivo y la creatividad; la figura compleja de Rey para evaluar posibles déficits perceptivos, y el Frontal Assessment Battery (FAB), que evalúa la función ejecutiva de manera rápida y da una información completa en pocos minutos. Hay muchas más, pero estas son las más relevantes.

Instrumentos de evaluación funcional. El uso de estas escalas aporta información relacionada con las repercusiones de los distintos déficits en la vida cotidiana y con el nivel de autonomía del sujeto en actividades básicas, instrumentales y avanzadas. Si bien no se trata de pruebas neuropsicoló-

gicas, adquieren una alta relevancia en la evaluación neuropsicológica debido a que la información que se extrae de ellas permite una interpretación más fiable de los resultados obtenidos en las pruebas neuropsicológicas aplicadas. Las más conocidas son el índice de Lawton para evaluar las actividades instrumentales de la vida diaria y el índice de Barthel para la valoración funcional de las actividades de la vida diaria.

Estadiaje clínico de la demencia

La Valoración Clínica de Demencia (Clinical Dementia Rating [CDR]) y la Escala de Deterioro Global (Global Deterioration Scale [GDS]) son los instrumentos habitualmente empleados para determinar la gravedad de la demencia, y en investigación clínica, para su gradación. Incluyen la evaluación de la cognición del paciente, así como una evaluación de sus comportamientos en el entorno y sus actividades de la vida diaria. Ambas escalas clasifican a los sujetos en estadios que van desde la cognición normal hasta la etapa más avanzada de demencia. Resulta destacable que los resultados generalmente no se ven afectados por el nivel educativo de los pacientes.

La Escala de Deterioro Global fue desarrollada por Barry Reisberg en 1982 (**Tabla 18.1-8**). Consta de siete estadios diferenciados que van desde la normalidad hasta los grados más graves de la demencia en la EA. El estadio 1 no refleja deterioro cognitivo, el estadio 2 refleja un deterioro cognitivo muy leve y los estadios 3-7 se definen, respectivamente, como deterioro cognitivo leve, moderado, moderadamente grave, grave y muy grave. Cada estadio está asociado con fases clínicas que van desde la normalidad (estadio 1) hasta la demencia avanzada (estadio 7) y va acompañado por una breve descripción de las características clínicas (estado funcional, conductual y psicopatológico) asociadas con cada uno de ellos. Finalmente, cada estadio tiene una etiqueta diagnóstica: *normal* y *envejecido normal* para los estadios 1 y 2, *compatible con EA incipiente* para el estadio 3 y *EA leve* a *EA grave* para los estadios 4-7.

En el año 1982 también se publicó la Valoración Clínica de Demencia, que fue desarrollada por Charles P. Hughes en la Universidad de Washington (**Tabla 18.1-9**). Es una escala global de cinco puntos que mide la gravedad de la demencia. Sus contenidos se dividen en seis dominios (memoria, orientación, juicio y resolución de problemas, funcionamiento en el entorno, rendimiento en actividades domésticas y en aficiones y cuidado personal).

Cada dominio se clasifica en cinco niveles de deterioro:

- 0 = ninguno.
- 0,5 = cuestionable.
- 1 = leve.
- 2 = moderado.
- 3 = grave.

Consta de una entrevista semiestructurada que se realiza al paciente y que precisa de una entrevista previa a un informante fiable, que suele ser un familiar o cuidador. El profesional determina la mejor puntuación para cada dominio usando toda la información clínica obtenida para evaluar el grado de disminución del nivel de funcionamiento previo del paciente.

Tabla 18.1-8. Escala de Deterioro Global de Reisberg (Global Deterioration Scale)

GDS-1. Ausencia de alteración cognitiva

- Se corresponde con el individuo normal
- Ausencia de quejas subjetivas de déficit de memoria
- Ausencia de trastornos de memoria evidentes en la entrevista clínica

GDS-2. Alteración cognitiva muy leve

- Se corresponde con el deterioro de memoria asociado a la edad
- Quejas subjetivas de defectos de memoria, más frecuentemente en las siguientes áreas:
  - Olvidar dónde ha colocado objetos familiares
  - Olvidar nombres previamente bien conocidos
- No hay evidencia objetiva de defectos de memoria en el examen clínico
- No hay déficit objetivo en el trabajo o en situaciones sociales
- Hay una preocupación apropiada en relación con la sintomatología

GDS-3. Alteración cognitiva leve. Se corresponde con el deterioro cognitivo leve

- Primeros defectos claros que se manifiestan en más de una de las siguientes áreas:
  - El paciente puede haberse perdido al ir a un lugar no familiar
  - Los compañeros de trabajo detectan un rendimiento laboral relativamente pobre
  - Las personas más cercanas detectan defectos en la evocación de palabras y nombres
  - Al leer un párrafo de un libro retiene relativamente poco material
  - Puede mostrar disminución en la facilidad para recordar nombres al conocer a nuevas personas
  - Puede haber perdido o colocado en un lugar erróneo un objeto de valor
  - En la exploración clínica puede hacerse evidente un defecto de concentración
- Un defecto objetivo de memoria únicamente se evidencia con una entrevista intensiva
- Disminución en el desempeño en ambientes laborales o sociales demandantes
- La negación o desconocimiento de los defectos se comienza a hacer manifiesta
- Los síntomas se acompañan de ansiedad discreta a moderada

GDS-4. Alteración cognitiva moderada. Se corresponde con una demencia en estadio leve

- Defectos claramente definidos en una entrevista clínica cuidadosa que son manifiestos en las áreas siguientes:
  - Conocimiento disminuido de los acontecimientos actuales y recientes
  - Puede presentar cierto déficit en el recuerdo de su propia historia personal
  - Defecto de concentración puesto de manifiesto en la sustracción seriada de sietes
  - Disminución en la habilidad para realizar viajes, manejar finanzas, etcétera
- Frecuentemente no hay defectos en las áreas siguientes:
  - Orientación en tiempo y persona
  - Reconocimiento de personas y caras familiares
  - Capacidad de desplazarse a lugares familiares
- Incapacidad para realizar tareas complejas
- La negación es el mecanismo de defensa dominante
- Frecuentemente ocurre aplanamiento afectivo y abandono de las situaciones más exigentes

GDS-5. Alteración cognitiva moderada-grave. Se corresponde con una demencia en estadio moderado

- El paciente no puede sobrevivir mucho tiempo sin alguna asistencia
- No recuerda durante la entrevista datos relevantes de su vida actual: su dirección o teléfono de muchos años, los nombres de familiares próximos (como los nietos), el nombre de la escuela donde se graduó, etcétera
- Es frecuente cierta desorientación en tiempo (fecha, día de la semana, estación, etc.) o en lugar
- Una persona con educación formal puede tener dificultad contando hacia atrás desde 40 de cuatro en cuatro, o desde 20 de dos en dos
- Mantiene el conocimiento de muchos de los hechos de mayor interés concernientes a sí mismo y a otros
- Invariablemente sabe su nombre y, generalmente, el de su cónyuge e hijos
- No requiere asistencia en el aseo ni en la alimentación, pero puede tener cierta dificultad en la elección de la vestimenta adecuada

GDS-6. Alteración cognitiva grave. Se corresponde con una demencia en estadio moderadamente grave

- Ocasionalmente puede olvidar el nombre de su cónyuge, del que, por otra parte, depende totalmente para sobrevivir
- Desconoce los acontecimientos y experiencias recientes de su vida
- Mantiene cierto conocimiento de su vida pasada, pero muy incompleto
- Generalmente desconoce su entorno, el año, la estación, etcétera
- Puede tener dificultades para contar desde 10 hacia atrás, y algunas veces hacia adelante
- Requiere cierta asistencia en las actividades cotidianas
- Puede tener incontinencia o requerir ayuda para desplazarse, pero ocasionalmente puede ir a lugares familiares
- El ritmo diurno está frecuentemente alterado
- Casi siempre recuerda su nombre
- Frecuentemente sigue siendo capaz de distinguir entre las personas familiares y no familiares de su entorno

(Continúa)

Tabla 18.1-8. Escala de Deterioro Global de Reisberg (Global Deterioration Scale) *(cont.)*

GDS-6. Alteración cognitiva grave. Se corresponde con una demencia en estadio moderadamente grave *(cont.)*

- Ocurren cambios emocionales y de personalidad bastante variables que pueden incluir:
  - Conducta delirante: puede acusar de impostor a su cónyuge, o hablar con personas inexistentes o con su imagen en el espejo
  - Síntomas obsesivos, como actividades repetitivas de limpieza
  - Síntomas de ansiedad, agitación e incluso conducta violenta, previamente inexistente
  - Abulia cognitiva, pérdida de voluntad o autodeterminación, ya que no logra elaborar y/o mantener un pensamiento que le permita lograr una acción con propósito

GDS-7. Alteración cognitiva muy grave. Se corresponde con una demencia grave

- Pérdida progresiva de todas las habilidades verbales. Frecuentemente, no hay discurso, solo algunas palabras inteligibles o sonidos que simulan palabras aisladas
- Incontinencia de orina. Requiere asistencia en el aseo y en la alimentación
- Se van perdiendo las habilidades psicomotoras básicas, como la deambulación
- El cerebro es incapaz de decir al cuerpo lo que ha de hacer
- Frecuentemente, aparecen rigidez generalizada y reflejos primarios o de desarrollo

GDS: Global Deterioration Scale.

Tabla 18.1-9. Valoración Clínica de Demencia (Clinical Dementia Rating) de Hughes

	Deterioro				
	Ninguno 0	Dudoso 0,5	Leve 1	Moderado 2	Grave 3
Memoria	Sin pérdida de memoria o leves olvidos inconstantes	Olvidos leves constantes; recolección parcial de acontecimientos; olvidos «benignos»	Pérdida moderada de memoria, más marcada para acontecimientos recientes; el defecto interfiere con las actividades diarias	Pérdida grave de memoria: solo retiene materias con mucho aprendizaje; las materias nuevas se pierden con rapidez	Pérdida grave de memoria: solo retiene fragmentos
Orientación	Completamente orientado	Completamente orientado, pero con leve dificultad para las relaciones temporales	Dificultad moderada con las relaciones temporales; orientado en el lugar del examen; puede tener algo de desorientación geográfica en otro lugar	Dificultad grave con las relaciones temporales; habitualmente desorientado en el tiempo, a menudo en el lugar	Orientado solo en persona
Razonamiento y solución de problemas	Resuelve los problemas diarios y se encarga bien de los negocios y finanzas; razonamiento bueno con relación al comportamiento previo	Leve dificultad para resolver problemas, similitudes y diferencias	Dificultad moderada para hacer frente a problemas, similitudes y diferencias; razonamiento social habitual mantenido	Grandes dificultades para hacer frente a problemas, similitudes y diferencias; juicio social habitual limitado	Incapaz de razonar o resolver problemas
Actividades fuera de casa	Función independiente a su nivel habitual en el trabajo, compras, voluntariado y agrupaciones sociales	Leve dificultad en estas actividades	Incapaz de ser independiente en estas actividades, aunque aún puede participar en alguna; parece normal a primera vista	Incapaz de ser independiente fuera de casa; parece estar lo suficientemente bien como para realizar funciones fuera de casa	Incapaz de ser independiente fuera de casa; parece demasiado enfermo como para realizar funciones fuera de su casa
Actividades domésticas y aficiones	Vida en casa, aficiones e intereses intelectuales bien conservados	Vida en casa, aficiones e intereses intelectuales algo limitados	Dificultad leve pero clara de su actividad doméstica; abandono de las tareas más difíciles; abandono de las aficiones e intereses más complicados	Solo realiza tareas simples; intereses muy restringidos y mal mantenidos	Sin función significativa en casa
Cuidado personal	Completamente capaz de cuidarse por sí mismo		Necesita recordatorios	Requiere ayuda para vestirse, asearse y encargarse de sus efectos personales	Requiere mucha ayuda para su cuidado personal; incontinencia frecuente

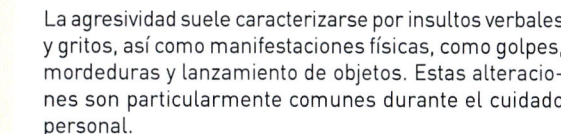

TRASTORNOS DE CONDUCTA Y NEUROPSIQUIÁTRICOS ASOCIADOS AL SÍNDROME DEMENCIAL

La mayoría de los pacientes con demencia experimentan síntomas neuropsiquiátricos durante su enfermedad, también denominados *síntomas conductuales y psicológicos de la demencia*, según la International Psychogeriatrics Association. Entre otros síntomas, estos pacientes pueden presentar depresión, apatía, ansiedad, desinhibición, irritabilidad, agresividad, delirios o alucinaciones. Dichos síntomas, a menudo, causan una angustia considerable tanto a los pacientes como a sus cuidadores, exacerban el deterioro cognitivo y físico del enfermo y son fuertes factores predictivos de un ingreso temprano en un centro residencial geriátrico. En definitiva, tienen efectos negativos en la calidad de vida tanto de los sujetos como de los cuidadores y se asocian con un aumento de los costes de atención médica y social.

Los síntomas neuropsiquiátricos varían considerablemente en su prevalencia y trayectoria. Pueden persistir o ser episódicos con el tiempo.

> **!** La apatía y la desinhibición pueden volverse más graves y prevalentes con el tiempo en relación con el deterioro progresivo de las regiones cerebrales responsables de la motivación y la inhibición, como el cíngulo anterior y la corteza frontal.

Es posible que otros síntomas no sigan una trayectoria tan lineal. La sintomatología depresiva, por ejemplo, puede remitir en etapas posteriores de la demencia a medida que se deterioran las habilidades cognitivas necesarias para mantener las cogniciones depresivas. Finalmente, ciertos síntomas pueden permanecer estables durante el curso de la demencia. Por ejemplo, los delirios y las alucinaciones pueden aparecer con niveles de frecuencia y gravedad similares o ligeramente crecientes en diferentes etapas de la demencia. Por otro lado, generalmente, existe una elevada concurrencia de síntomas neuropsiquiátricos en un mismo paciente, lo que supone un desafío para su tratamiento por parte de los médicos y para su cuidado por parte de los familiares o cuidadores.

> **!** La prevalencia de los síntomas neuropsiquiátricos en pacientes con EA puede ser del 56-98 % en entornos comunitarios, y del 91-96 % en hospitales o centros residenciales geriátricos.

Asimismo, la prevalencia de estos síntomas varía significativamente entre los diferentes estudios y entre el tipo de síntoma. La depresión, la apatía, la irritabilidad, la agitación y la deambulación errática parecen mostrar una prevalencia más alta que otros síntomas, mientras que la prevalencia de la ansiedad, las alucinaciones y la euforia parece inferior a la de otros.

Agitación y agresividad

La agitación y la agresividad se encuentran entre los síntomas neuropsiquiátricos más frecuentes y suponen un desafío para la atención a estos pacientes en la práctica clínica.

> **!** La agresividad suele caracterizarse por insultos verbales y gritos, así como manifestaciones físicas, como golpes, mordeduras y lanzamiento de objetos. Estas alteraciones son particularmente comunes durante el cuidado personal.

Los síntomas de agitación incluyen inquietud excesiva, deambulación de un lado a otro, actividades motoras asociadas con la ansiedad (como retorcerse las manos o seguir a un cuidador por la casa) y signos verbales de angustia (como gritar y chillar). Estos síntomas afectan significativamente a la mayoría de los pacientes en su vida diaria. Además, hay que destacar que, generalmente, generan una repercusión emocional en la propia persona, así como para sus cuidadores, y dan como resultado una mayor carga de cuidado y la posibilidad de que los cuidadores presenten sintomatología depresiva. La agitación y la agresividad también se asocian con una reducción en la calidad de vida de los pacientes, y suelen ser un factor principal en la decisión de trasladar a una persona con demencia a un entorno de atención residencial.

Actualmente, el manejo de la agitación y la agresividad sigue siendo un desafío para los médicos y los cuidadores debido a la falta de fármacos seguros y eficientes, y por la dificultad para implementar tratamientos no farmacológicos en el entorno cotidiano. El tratamiento de la agitación y la agresividad en personas con demencia debe ir siempre guiado por las presuntas causas de la conducta; siempre que se pueda, será de interés aplicar un análisis funcional de la conducta y poder diferenciar entre las causas físicas del malestar, las ambientales o las de origen primario.

En este sentido, es importante realizar antes del inicio de cualquier tratamiento una evaluación clínica del paciente, con especial atención a su estado físico. Debe descartarse, por ejemplo, la existencia de ciertos procesos, como la infección del aparato urinario o los problemas dentales. El dolor y la deshidratación también son comunes, particularmente en las personas que se encuentran en las últimas etapas de la demencia. Si estos problemas no se abordan, a menudo conducen a la agitación y la agresividad, en parte debido a la incapacidad de la persona con demencia para comunicar su incomodidad y su necesidad insatisfecha. En la práctica clínica, se utilizan diferentes tratamientos farmacológicos para la agitación y la agresividad, aunque muchos de ellos tienen una evidencia muy limitada para respaldar su uso. El tratamiento más utilizado es la medicación antipsicótica, a pesar del conocido perfil de riesgo de estos fármacos.

Apatía

La apatía es uno de los síntomas neuropsiquiátricos más prevalentes y persistentes de la demencia. Es común en diferentes trastornos neurológicos y psiquiátricos, y también se ha descrito en asociación con otras afecciones médicas. Asimismo, existe un amplio reconocimiento de que es un síntoma neuropsiquiátrico importante en la EA y otras demencias. Tradicionalmente, se ha descrito como un síntoma, pero también puede ser considerada como un síndrome con entidad y criterios diagnósticos propios. Este síndrome incluye una disminución de la motivación y la iniciativa, el aplanamiento e indiferencia emocionales y el deterioro de la capacidad para persistir en las actividades.

Se han desarrollado instrumentos de medida de la apatía. El más relevante en personas con demencia es la Apathy Evaluation Scale (AES) debido a que ha sido adaptada a esta población.

Etiológicamente, el síndrome de apatía está relacionado con diversas afecciones neuropsiquiátricas, incluidas las patologías cerebrales vasculares, traumáticas y degenerativas. La neurobiología de la apatía no se encuentra completamente definida, pero parece estar relacionada con lesiones en áreas cerebrales que median el impulso y la motivación, que participan en la elaboración de planes de acción y que se asocian con alteraciones tanto neuropatológicas como neuroquímicas de los circuitos frontosubcorticales.

Como un trastorno de la motivación más que del estado de ánimo, la apatía es distinta de la depresión: tiene características clínicas, psicopatología, tratamiento e implicaciones pronósticas diferentes. Los pacientes con apatía muestran una marcada disminución de la actividad o del pensamiento dirigido a un objetivo y carecen de respuestas emocionales relacionadas con este. Los estados más graves incluyen la abulia o incluso el mutismo acinético. Al igual que la depresión, la apatía puede considerarse un síntoma de otro síndrome o como un síndrome. En este sentido, la exploración de síntomas depresivos es fundamental para el diagnóstico del síndrome de apatía y su diferenciación. Es característico que los pacientes con este síndrome no posean una ideación depresiva ni parezcan angustiados por su sintomatología, y que se muestren indiferentes. Es también habitual que los familiares o personas del entorno sean quienes generalmente muestren angustia y preocupación por el estado del paciente. Por ello, una intervención muy útil es impartir psicoeducación a los cuidadores o familiares del sujeto sobre la naturaleza del cuadro. Comprender la apatía como una parte del proceso patológico ayuda al cuidador a tomar la iniciativa, y puede ser un tratamiento efectivo en casos leves. En pacientes con un síndrome de apatía grave, se han ensayado diferentes opciones de tratamiento, aunque no hay ningún fármaco aprobado para esta indicación por el momento. No obstante, el metilfenidato ha demostrado ser un fármaco seguro y eficaz para el tratamiento de la apatía en la EA.

Sintomatología depresiva

La depresión en las personas con demencias es frecuente, especialmente en los entornos residenciales, y puede ser infratratada. Las estimaciones de la depresión en la demencia son muy variables; la prevalencia entre los estudios difiere a causa de las diferencias en las poblaciones, la gravedad de la demencia y la forma de medición de la depresión. Asimismo, la depresión en la demencia se asocia con peor cognición, mayor carga para el cuidador, peor función física, mayor mortalidad, ingreso en centros residenciales y peor calidad de vida. Por otra parte, la sintomatología depresiva puede aparecer en todas las etapas de la demencia, y puede ser un síntoma temprano o constituir un factor de riesgo de esta.

La exploración de síntomas depresivos en las personas con demencia es compleja debido a que generalmente estas presentan un deterioro de la memoria, de las habilidades expresivas y del reconocimiento. Es habitual que estos sujetos puedan no recordar los síntomas y que tengan grandes dificultades para expresar su estado anímico, por lo que resulta esencial obtener información fiable de los familiares o cuidadores. Por otro lado, es importante señalar que la apatía en las demencias puede presentarse no solo como un síntoma de la depresión, sino que también puede tener identidad propia como consecuencia de una afectación frontal, en cuyo caso puede confundirse con la depresión. Hay que destacar, asimismo, que las ideas delirantes son frecuentes en las personas con demencia; en comparación con la depresión con síntomas psicóticos de los pacientes sin deterioro cognitivo, la sintomatología psicótica es generalmente menos grave y persistente.

Dada la presentación atípica de la depresión en la demencia y la ausencia de criterios diagnósticos específicos, la utilización de instrumentos de evaluación puede ser de ayuda para un correcto diagnóstico. El instrumento más utilizado para la evaluación de la depresión en las personas con demencia es la Cornell Scale for Depression in Dementia. Por su parte, la Hamilton Depression Scale, un instrumento muy utilizado para detección de la depresión en pacientes cognitivamente sanos, también parece haber mostrado utilidad en pacientes con demencia. Asimismo, la Geriatric Depression Scale podría ser de utilidad para la detección de la depresión en la demencia.

En lo referente al tratamiento farmacológico de la depresión en pacientes con demencia, la base de la evidencia actual para los fármacos antidepresivos en esta población es limitada, aunque los datos existentes informan de que los inhibidores selectivos de la recaptación de serotonina son eficaces y generalmente bien tolerados, por lo que constituyen la primera línea del tratamiento antidepresivo en los pacientes con demencia.

La depresión vascular se ha propuesto como un subtipo de depresión en la vejez, pero la progresión de esta entidad parece estar en relación con la demencia vascular. La hipótesis de la depresión vascular se originó a partir del hallazgo de que los pacientes diagnosticados de depresión a una edad tardía presentaban tasas más altas de hiperintensidades en imágenes de resonancia magnética cerebral que los pacientes con un diagnóstico de depresión a un inicio temprano. Además, se observó que estas personas tenían mayores alteraciones neuropsicológicas, y que la gravedad de las hiperintensidades se asociaba con un daño estructural en el tejido corticoestriatal y una respuesta más pobre al tratamiento.

Los aspectos claves de la presentación clínica de la depresión vascular son la evidencia de enfermedad cerebrovascular o factores de riesgo vascular y el inicio del cuadro depresivo a partir de los 65 años. Además, estos pacientes suelen presentar un deterioro cognitivo con afectación de las funciones ejecutivas, inhibición psicomotora, ideación depresiva limitada, falta de insight, discapacidad y ausencia de antecedentes personales y familiares de depresión.

En cuanto al tratamiento de la depresión vascular, habría que destacar que existe una escasa respuesta clínica al tratamiento antidepresivo convencional. Sin embargo, parece existir una mayor respuesta clínica al tratamiento con fármacos estimulantes, como el metilfenidato o con la asociación de fármacos antihipertensivos al tratamiento antidepresivo.

Psicosis: delirios y alucinaciones

Una gran parte de los pacientes con demencia presentan síntomas psicóticos durante el curso de la enfermedad, los cuales son consecuencia de sus síntomas cognitivos. Por ejemplo, en la EA, aproximadamente el 40 % de los pacientes experimentan síntomas psicóticos en algún momento de su enfermedad. Asimismo, una vez presentes, los síntomas psicóticos suelen persistir durante al menos 1 año en la mayoría de los pacientes. Tanto los delirios como las alucinaciones se asocian con una mayor gravedad de la demencia, mayores déficits cognitivos y una menor funcionalidad, una mayor gravedad de otros síntomas neuropsiquiátricos y una mayor carga para el cuidador. Si bien los delirios y las alucinaciones a menudo ocurren simultáneamente, existe evidencia de que tienen correlatos clínicos, genéticos y neuropatológicos distintos.

A diferencia de lo que ocurre en personas cognitivamente sanas, los delirios de las personas con demencia poseen una escasa sistematización; generalmente, los sujetos presentan unas ideas delirantes simples y no extravagantes. Las ideas delirantes más comunes incluyen ideas de robo, persecución, infidelidad, abandono o la creencia de que los familiares fallecidos aún viven. Otras ideas delirantes están relacionadas con errores en la identificación; por ejemplo, puede que el sujeto crea que su domicilio no es su domicilio; que un miembro de su familia es otra persona, ha sido duplicado o es un impostor (delirio de Capgras), o que personas extrañas están viviendo en su domicilio (delirio del huésped fantasma). Otras ideas delirantes también comunes incluyen la percepción errónea de que lo que se ve en la televisión, el espejo o las imágenes fotográficas son personas u objetos reales. Las alucinaciones visuales en las personas con demencia son más frecuentes que las auditivas, al contrario de lo que ocurre en la mayoría de los trastornos psicóticos. En este sentido, es habitual que estos pacientes afirmen ver a familiares o amigos ya fallecidos, así como a niños pequeños u otras personas desconocidas, aunque también se han descrito en la literatura médica experiencias somáticas, táctiles y olfativas. Finalmente, hay que destacar que las alucinaciones en las personas con demencia se asocian con un mayor deterioro cognitivo y con un declive cognitivo más rápido.

En cuanto al tratamiento de los delirios y alucinaciones que presentan las personas con demencia, existen opciones de tratamiento tanto farmacológicas como no farmacológicas; incluso, en algunos casos, no se considera necesario ningún tratamiento. En este aspecto, hay que resaltar que, alrededor de la mitad de las personas con demencia que presentan sintomatología psicótica, esta sintomatología no genera una repercusión emocional o conductual relevante. Por ello, una psicoeducación del familiar o cuidador puede ser suficiente si no existe una repercusión emocional o conductual significativa en el paciente. Esta intervención requiere la explicación de la naturaleza de la sintomatología que presenta el paciente, así como la recomendación de evitar discutir o enfrentarse con el paciente sobre sus ideas delirantes o alucinaciones. Sin embargo, habitualmente, estos síntomas producen una repercusión importante en el paciente, lo que justificaría el inicio de un tratamiento psicofarmacológico. Los antipsicóticos y los inhibidores de la colinesterasa parecen ser los fármacos más eficaces para el tratamiento de los síntomas psicóticos de la demencia.

Instrumentos de evaluación de los síntomas neuropsiquiátricos de la demencia

El Neuropsychiatric Inventory (NPI) y el Cohen-Mansfield Agitation Inventory (CMAI) son escalas de calificación bien conocidas que tienen también gran utilidad en el ámbito de la investigación clínica para la evaluación de la eficacia de los tratamientos. El NPI es una escala de calificación neuropsiquiátrica integral que incluye síntomas como la agitación, la depresión, los delirios y la apatía. El CMAI se construyó específicamente para medir conductas alteradas en el anciano. En general, estas conductas se pueden agrupar en conductas físicamente agresivas, físicamente no agresivas y verbalmente agitadas.

El NPI evalúa 12 síntomas neuropsiquiátricos comunes en la demencia. La gravedad y frecuencia de cada uno de estos se determina mediante una serie de preguntas que se le hacen al cuidador del paciente. La gravedad se clasifica en 1, 2 o 3 (leve, moderada o grave) y la frecuencia, de 1 a 4 (1 = ocasionalmente, menos de una vez por semana; 4 = con mucha frecuencia, una o más veces por día o continuamente). La puntuación máxima posible para cada dominio es de 12 (frecuencia × gravedad). Al sumar las puntuaciones de cada dominio individual se obtiene una puntuación total del NPI. También se pide a los cuidadores que evalúen su propio nivel de angustia utilizando una escala de seis puntos, en la que 0 equivale a ninguna angustia y 5 indica una angustia muy grave o extrema. Nuevamente, la suma de puntuaciones para cada dominio conductual da una puntuación total de la angustia.

El CMAI es una escala de calificación de siete puntos que evalúa la frecuencia con la que los ancianos presentan hasta 29 conductas alteradas. Se tarda unos 10-15 minutos en administrar. Los cuidadores, a los que se debe proporcionar una formación adecuada, valoran la escala.

Cada conducta se califica con referencia a las 2 semanas anteriores, utilizando las siguientes calificaciones:

- 1 = nunca.
- 2 = menos de una vez por semana.
- 3 = una o dos veces por semana.
- 4 = varias veces por semana.
- 5 = una o dos veces por día.
- 6 = varias veces por día.
- 7 = varias veces por hora.

TRATAMIENTO FARMACOLÓGICO DE LA DEMENCIA

Generalmente, los pacientes con demencia son personas de edad avanzada con múltiples patologías concomitantes y con una polimedicación. Por ello, antes de iniciarse un tratamiento para la demencia, siempre se debe considerar el estado general del paciente y se han de valorar las enfermedades concomitantes. Asimismo, es primordial revisar los tratamientos activos del enfermo para detectar posibles efectos no deseados y evitar potenciales contraindicaciones o interacciones farmacológicas. Por ejemplo, los pacientes con EA son más sensibles a los efectos nocivos en la cognición de algunos fármacos con acción anticolinérgica de forma primaria o secundaria. En general, para los sujetos con demencia, se requieren intervenciones rigurosas nutricionales, farmacológicas y no farmacológicas, lo cual es un desafío para los servicios de atención médica.

Hasta el momento no se ha desarrollado un tratamiento curativo para la EA u otras demencias degenerativas. Los fármacos disponibles para tratar estas enfermedades únicamente han logrado retrasar de forma muy ligera el proceso de deterioro cognitivo y aliviar o mejorar la sintomatología no cognitiva que sufren estos pacientes. Una de las dianas terapéuticas más estudiadas es el sistema colinérgico, con inhibidores de la colinesterasa, que aún representan el pilar de la terapia en la EA, la DCL y la demencia de la enfermedad de Parkinson y, aunque menos aceptada, incluso la demencia vascular. Por otro lado, en lo referente al desarrollo de nuevos tratamientos para la demencia, hay que señalar que actualmente existe un menor progreso en el desarrollo de agentes potenciadores cognitivos, pero se dispone de una mejor caracterización de los participantes en los ensayos clínicos, del uso de biomarcadores y de la implementación de resultados más sensibles, lo que podría ayudar a mejorar de forma significativa los resultados terapéuticos. En el campo de la investigación de nuevos potenciadores cognitivos para la EA, las terapias con β-amiloide han mostrado avances con la reciente aprobación en Estados Unidos del anticuerpo monoclonal aducanumab y del lecanemab. Además, otros enfoques de β-amiloide, así como tratamientos para la patología de tau, la inflamación y la disfunción sináptica están bien representados actualmente en la línea de desarrollo de fármacos para la EA. Sin embargo, en los últimos años, sí ha habido un mayor progreso en el desarrollo de nuevas terapias para los síntomas conductuales de la EA.

La pérdida de neuronas colinérgicas en el cerebro conduce al deterioro de la transmisión colinérgica, y es la principal causa de deterioro cognitivo en pacientes con EA. Debido al papel esencial de la acetilcolina (ACol) en la función cognitiva, se planteó una hipótesis colinérgica para la patogenia de la EA, basada en la pérdida progresiva de la inervación colinérgica límbica y neocortical y la reducción de la síntesis de ACol. Sobre la base de esta hipótesis colinérgica, los síntomas de la EA estarían directamente relacionados con la degeneración de las neuronas colinérgicas de la corteza y el hipocampo, lo que se traduce en niveles más bajos de ACol y una reducción de la transmisión colinérgica. Dado que la ACol está involucrada en varios procesos fisiológicos, como la memoria, la atención, el aprendizaje, la información sensorial y otras funciones críticas, la degeneración de las neuronas colinérgicas en el cerebro conduce a niveles reducidos de ACol, lo que afectaría la transmisión colinérgica y generaría déficits cognitivos. Sobre la base de la hipótesis colinérgica se desarrollaron los inhibidores de la colinesterasa, que actúan inhibiendo las dos enzimas responsables de la degradación de

la ACol: la acetilcolinesterasa (ACE) o la butirilcolinesterasa (BCE).

Hay que destacar que otra vía terapéutica clave para el tratamiento sintomático de la EA sería la del sistema glutamatérgico. El glutamato es el principal neurotransmisor excitador del cerebro y tiene un papel relevante en la mayor parte de las sinapsis excitadoras. Las neuronas glutamatérgicas tienen gran importancia en muchas funciones fisiológicas al activar tres tipos de receptores, que se dividen en los subtipos N-Metil-D-aspártico (NMDA), ácido α-amino-3-hidroxi-5-metil-4-isoxazolpropiónico y kainato. La sobreactivación de los receptores NMDA de glutamato y un influjo continuo de calcio a través de los canales ocasionan finalmente lesiones neuronales y un mayor declive de las funciones cognitivas. En este aspecto, la evidencia sugiere que el sistema glutamatérgico en general y los receptores NMDA en particular podrían desempeñar un papel importante en la disfunción sináptica y la muerte neuronal provocada por β-amiloide en la EA. Esto implica que los antagonistas del receptor NMDA con características especiales podrían prevenir o atenuar estos procesos patológicos. De hecho, la memantina, que es un antagonista no competitivo del receptor NMDA con propiedades de bloqueo rápidas y dependientes del voltaje, es capaz de bloquear selectivamente la activación patológica del receptor NMDA tónico en presencia de oligómeros de β-amiloide solubles.

Tanto las disfunciones colinérgicas como las glutamatérgicas son actualmente dianas neuroquímicas clave para la sintomatología de la EA, pero los fármacos que alteran estas dos vías parecen no tener aplicaciones reales en la cura clínica de esta enfermedad. Así, el diseño de tratamientos combinados parece ser el método para mejorar la situación actual, como sería el caso del tratamiento conjunto con inhibidores de la colinesterasa y memantina para la EA. En este sentido, dado que los inhibidores de la colinesterasa y la memantina tienen mecanismos de acción diferentes, el tratamiento combinado puede aportar beneficios cuando se compara con un inhibidor de la colinesterasa de forma individual.

Fármacos inhibidores de la colinesterasa

Los fármacos inhibidores de la colinesterasa o anticolinesterásicos son actualmente un tratamiento sintomático para la EA. Su eficacia clínica está relacionada con el aumento de los niveles de ACol, lo que conduciría a una neurotransmisión colinérgica mejorada que tendría impacto en el rendimiento cognitivo del paciente, en sus actividades de la vida diaria y en su conducta. No obstante, algunos investigadores hacen referencia a que estos fármacos podrían tener también un efecto modificador de la enfermedad, aunque sea modesto, al reducir la tasa de atrofia en el hipocampo, la corteza y el prosencéfalo basal, y posiblemente al retrasar la progresión del deterioro cognitivo leve a la demencia. Asimismo, es importante señalar que los inhibidores de la colinesterasa parecen no ser específicos de la EA, ya que todas las enfermedades neurodegenerativas con una implicación colinérgica establecida teóricamente podrían beneficiarse de su uso. Sin embargo, los inhibidores de la colinesterasa solo están autorizados por los sistemas nacionales de salud de la mayoría de los países en la EA leve a moderada, exceptuando el caso de la rivastigmina, que además está autorizada para el tratamiento de la demencia en la enfermedad de Parkinson idiopática.

En cualquier caso, hasta el momento, los inhibidores de la colinesterasa son los potenciadores cognitivos más efectivos para el tratamiento de la EA. Existen cuatro fármacos anticolinesterásicos: la tacrina, el donepecilo, la rivastigmina y la galantamina. Todos son inhibidores reversibles de la enzima ACE, y la rivastigmina es además un inhibidor reversible de la enzima BCE. La eficacia de estos fármacos es muy similar, pero, en cuanto a los efectos secundarios, la tacrina mostró efectos hepatotóxicos, lo que llevó a su retirada del mercado.

La eficacia de estos fármacos sobre la función cognitiva se ha evaluado en ensayos clínicos doble ciego controlados con placebo de hasta 6 meses de duración. A esto se añade que cada vez hay más evidencia de que, además de sus efectos sobre la cognición, los inhibidores de la colinesterasa también poseen eficacia sobre los síntomas neuropsiquiátricos de la EA.

Donepecilo

Es un inhibidor reversible rápido de la enzima ACE basado en piperidina. Está indicado en pacientes con EA de leve a moderada. Se recomienda iniciar el tratamiento con una dosis de 5 mg administrada por vía oral por la noche y durante 4-6 semanas antes de aumentar la dosis diaria a 10 mg.

El donepecilo alcanza las concentraciones plasmáticas máximas a las 2-4 horas de la administración oral. La biodisponibilidad es del 100 % y su absorción no se ve afectada por la presencia de alimentos. Asimismo, se une en gran medida a proteínas (alrededor del 93-96 %). Las concentraciones plasmáticas aumentan de forma lineal según se incrementa la dosis, y la semivida del fármaco es de alrededor de 70 horas. Este fármaco es metabolizado en gran parte por las isoenzimas 3A4 y 2D6 del citocromo P450, y sufre un extenso metabolismo de primer paso, con el resultado de diferentes metabolitos, de los cuales solo uno de ellos es activo y tiene una actividad similar a la del fármaco original. La eliminación de donepecilo y sus metabolitos se realiza principalmente por vía renal.

Hay que destacar que este fármaco es un tratamiento seguro y bien tolerado en dosis de hasta 10 mg/día. La mayoría de los episodios adversos son de naturaleza leve, transitoria y colinérgica. Los efectos adversos más comunes son náuseas, diarrea, insomnio, vómitos, calambres musculares, fatiga y anorexia.

Rivastigmina

La rivastigmina es un inhibidor lentamente reversible de la ACE y la BCE. Se ha propuesto que, dado que tanto la ACE como la BCE degradan la ACol en el cerebro, una inhibición dual de ambas enzimas podría producir efectos biológicos más potentes y beneficios clínicos mayores y más sostenidos. Además, se ha demostrado que, en el caso de deficiencia de ACE, BCE es capaz de aumentar su actividad para compensar la función de ACE. Este fármaco, al igual que otros inhibidores de la colinesterasa, produce mejoras modestas en la función cognitiva y retrasa el deterioro cognitivo en comparación con el placebo en pacientes con EA.

La rivastigmina se ha evaluado en el tratamiento de sujetos con EA de leve a moderada. Asimismo, también ha demostrado eficacia clínica sobre los síntomas psicológicos y conductuales de la EA. Por otro lado, hay que destacar que este inhibidor de la colinesterasa posee eficacia clínica en la demencia asociada a la enfermedad de Parkinson y en la DCL tanto en la esfera cognitiva como en la sintomatología neuropsiquiátrica. Inicialmente, el rango de dosis sugerido para la rivastigmina fue de 6-12 mg/día; está disponible en cápsulas de 1,5 mg, 3 mg, 4,5 mg y 6 mg. Los pacientes pueden comenzar la terapia con 1,5 mg/12 horas, dosis que se puede aumentar gradualmente (cada 2-4 semanas) hasta la dosis máxima de 6 mg/12 horas. Se recomienda la administración con alimentos para maximizar la tolerabilidad y la absorción. También está disponible una formulación del fármaco en solución oral (2 mg/mL) y en parche transdérmico. Actualmente, se encuentran disponibles parches transdérmicos en dosis de 4,6 mg/24 horas, 9,5 mg/24 horas, 13,3 mg/24 horas, 4,6 mg/2 por semana y 9,5 mg/2 por semana. Mediante esta vía de administración, se reducen significativamente los efectos secundarios gastrointestinales, aunque pueden producirse en raras ocasiones efectos de irritación cutánea en la zona de contacto del parche.

La rivastigmina se absorbe con rapidez cuando se administra por vía oral, y tiene una vida media de eliminación de 2 horas aproximadamente. Por su baja unión a las proteínas, este fármaco no depende del sistema hepático del citocromo P450 ni para la inactivación ni para la eliminación, por lo que el potencial de interacciones significativas con otros fármacos es mínimo. Esta característica es muy importante para un fármaco destinado a personas de edad avanzada que suelen tomar muchos medicamentos diferentes para patologías concurrentes.

Al igual que sucede con otros inhibidores de la colinesterasa, los efectos adversos más comúnmente asociados con la rivastigmina son de naturaleza colinérgica e incluyen náuseas, vómitos, diarrea y anorexia. Otros efectos secundarios que pueden presentarse son mareos, dolor de cabeza, fatiga, malestar general, sudoración, astenia, somnolencia, dispepsia y sinusitis. La mayoría de estos efectos adversos son de intensidad leve a moderada, están relacionados con la dosis y tienen una duración limitada.

Galantamina

La galantamina es un alcaloide terciario que actúa como un inhibidor selectivo y competitivo de la ACE. Además de inhibir la ACE, interactúa directamente con los receptores nicotínicos de ACol y potencia su acción. El uso de la galantamina está indicado para pacientes adultos con demencia de leve a moderada de tipo EA. No obstante, existe una sólida evidencia sobre la eficacia de la galantamina en pacientes con demencia vascular o mixta (EA-vascular).

La galantamina se absorbe rápidamente después de la administración oral, con una biodisponibilidad cercana al 90 %. La semivida de eliminación es de aproximadamente 7 horas y posee una farmacocinética lineal. La unión a proteínas es del 18 %, y es metabolizada por las isoenzimas hepáticas de citocromo P450 (principalmente citocromo 2D6 y citocromo 3A4) y por glucuronidación. En este sentido, los inhibidores potentes de citocromo 3A4 y citocromo 2D6 pueden potenciar los efectos colinérgicos de la galantamina.

Se administra por vía oral dos veces al día, preferiblemente con las comidas de la mañana y la noche. La dosis inicial recomendada es de 8 mg/día durante 4 semanas. La dosis inicial de mantenimiento es de 16 mg/día durante al menos 4 semanas. Después de este tiempo, se debe considerar individualmente un aumento a la dosis de mantenimiento recomendada de 24 mg/día tras evaluar su beneficio clínico y tolerabilidad.

La galantamina es bien tolerada en pacientes con EA, y los efectos adversos son los esperados de un inhibidor de la ACE. Los más comunes son náuseas, vómitos, dolor abdominal, diarrea, anorexia y mareo. Estos efectos son transitorios y generalmente de gravedad leve a moderada.

Memantina

La memantina es un antagonista no competitivo dependiente de voltaje de baja afinidad del receptor de NMDA. Este fármaco bloquea la acción del glutamato en este sitio, lo que reduce la excitotoxicidad inducida por NMDA y se traduce en una mejora de la transmisión sináptica. Durante la activación patológica del receptor NMDA, la memantina bloquea la entrada excesiva de calcio a través del canal. De esta forma, ejerce una acción neuroprotectora, pero solo interactúa con el canal cuando está patológicamente activado bajo una concentración excesiva de glutamato en la hendidura sináptica, como es el caso de la EA. Además, este fármaco actúa con una potencia moderada como antagonista del receptor de serotonina 5HT$_3$ y ejerce un efecto más débil pero significativo como antagonista del receptor nicotínico de ACol.

La memantina está aprobada para su uso en pacientes con EA de moderada a grave como tratamiento de los síntomas cognitivos. La dosis de mantenimiento recomendada es de 20 mg/día, y se puede tomar con alimentos o sin ellos. Además, la memantina ha demostrado eficacia en los síntomas psicológicos y conductuales asociados a la EA. Asimismo, este fármaco ha demostrado eficacia en combinación con un inhibidor de la colinesterasa, y produce beneficios en los dominios cognitivos clave de la EA por encima de los logrados con el inhibidor de la colinesterasa solo. La dosis debe ajustarse: se comienza con 5 mg/día durante la primera semana, y luego se aumenta en 5 mg/día cada semana hasta alcanzar la dosis de mantenimiento en la cuarta semana.

La memantina oral se absorbe completamente, con una biodisponibilidad del 100 %. La concentración sérica máxima se alcanza a las 3-7 horas después de la ingestión, y los alimentos no afectan a su absorción. La farmacocinética es lineal en el rango de dosis terapéuticas. Tiene una semivida de más de 70 horas y sufre un metabolismo hepático mínimo, de modo que hasta el 82 % se excreta sin cambios en la orina. En este sentido, hay que destacar que la memantina no induce ni inhibe las enzimas hepáticas del citocromo P450. La dosis de 20 mg/día de memantina es generalmente bien tolerada en pacientes con EA de moderada a grave cuando se usa sola o en combinación con inhibidores de la colinesterasa. La mayoría de los efectos adversos son de gravedad leve a moderada e incluyen alucinaciones, confusión, mareos, dolor de cabeza y cansancio.

Aducanumab y lecanemab

De acuerdo con la hipótesis de la cascada amiloide, la acumulación extracelular de agregados de β-amiloide es la principal causa de disfunción sináptica, neuroinflamación y pérdida neuronal. También es el desencadenante de la patología tau. Por este motivo, el β-amiloide es un objetivo atractivo para la intervención terapéutica. En este sentido, la inmunoterapia ha surgido como una opción de tratamiento prometedora para la EA. Varios anticuerpos monoclonales dirigidos contra el β-amiloide se encuentran actualmente en ensayos clínicos con diversos grados de éxito. El aducanumab es un anticuerpo monoclonal de inmunoglobulina humana gamma 1 selectivo para las formas agregadas de β-amiloide. Ejerce su mecanismo de acción cruzando la barrera hematoencefálica y se une selectivamente a oligómeros solubles agregados y conformaciones de fibrillas insolubles de placas de β-amiloide en el cerebro. En comparación con otros anticuerpos estudiados, aducanumab se une al extremo N-terminal del β-amiloide, y se ha demostrado que discrimina entre los monómeros de β-amiloide y los agregados oligoméricos o fibrilares. La mayor selectividad del aducanumab por las formas agregadas de Aβ da como resultado la reducción de las placas de Aβ en el cerebro.

En junio 2021, el aducanumab se convirtió en la primera terapia modificadora de la EA aprobada por la Administración de Alimentos y Medicamentos de Estados Unidos, y en el primer fármaco para la EA aprobado desde que en el año 2003 se aprobó la memantina. Sin embargo, esta decisión de aprobación generó una gran controversia en la comunidad científica. Los resultados divergentes entre los dos ensayos clínicos y su análisis *post hoc* no mostraron suficiente evidencia de beneficio clínico. Además, la comunidad científica puso de manifiesto la ausencia de un tercer ensayo clínico de fase 3 para demostrar la eficacia de este fármaco. Por otro lado, el aducanumab parece tener un beneficio modesto en la EA, lo que, junto con su alto coste y acontecimientos adversos (ARIA, anomalías en las imágenes relacionadas con amiloides), genera dudas sobre si los beneficios superan el riesgo y la carga de costes para los sistemas de atención médica. En este sentido, la Agencia Europea de Medicamentos y la Agencia de Productos Farmacéuticos y Dispositivos Médicos de Japón rechazaron la autorización de su comercialización en diciembre de 2021.

Tratamiento de los síntomas neuropsiquiátricos de la demencia

Los síntomas neuropsiquiátricos se observan con frecuencia en todos los tipos de demencias, causan angustia a los pacientes y cuidadores y son un factor importante para predecir la institucionalización en centros geriátricos. Esta sintomatología (la agitación, la agresividad y la psicosis incluidas) se ha tratado tradicionalmente con antipsicóticos. Sin embargo, el riesgo de efectos adversos cerebrovasculares y el aumento de la mortalidad han obligado a considerar enfoques alternativos para su tratamiento, incluidos los inhibidores de la colinesterasa, la memantina y un mayor énfasis en las terapias no farmacológicas. El manejo de la demencia vascular implica principalmente la identificación y el tratamiento de los factores de riesgo vascular y la mejora de la sintomatología no cognitiva. La DCL se trata síntomaticamente con el uso de medicación antiparkinsoniana cuando sea necesario y los inhibidores de la colinesterasa. El manejo de la sintomatología neuropsiquiátrica es más complejo, y se deben evitar los fármacos antipsicóticos debido a los efectos secundarios parkinsonianos y la probabilidad de reacciones de hipersensibilidad prolongadas y graves.

El manejo no farmacológico de los síntomas neuropsiquiátricos de la demencia es la opción de tratamiento de primera línea. En este sentido, las intervenciones conductuales, el ejercicio, la musicoterapia o la estimulación multisensorial parecen producir resultados positivos. Asimismo, los tratamientos no farmacológicos también pueden dirigirse a los cuidadores e incluir educación, apoyo y manejo de casos. Sin embargo, en determinados pacientes, una intervención no farmacológica no es suficiente para reducir o controlar los síntomas, lo que genera un importante sufrimiento a los sujetos y puede producir situaciones de riesgo para ellos o sus cuidadores. Por tanto, el tratamiento farmacológico puede ser necesario como una medida temporal.

Actualmente, para tratar los síntomas neuropsiquiátricos de la demencia, no hay medicamentos aprobados por la Administración de Alimentos y Medicamentos de Estados Unidos. En la Unión Europea, únicamente el antipsicótico risperidona está indicado para el tratamiento a corto plazo de pacientes con EA que muestran un comportamiento agresivo grave y persistente refractario a las intervenciones no farmacológicas. Sin embargo, los antidepresivos, otros antipsicóticos, los anticonvulsivantes, los inhibidores de la colinesterasa o la memantina se usan con frecuencia fuera de indicación para este fin.

Antipsicóticos

Los antipsicóticos son los fármacos más estudiados para el tratamiento de la sintomatología neuropsiquiátrica de la demencia. Existe cierta evidencia que respalda su uso en este ámbito. Sin embargo, los beneficios de estos medicamentos en los pacientes con demencia deben evaluarse teniendo en cuenta que existe un mayor riesgo de mortalidad. Las recomendaciones de las guías sugieren que se pueden considerar algunos antipsicóticos atípicos para el tratamiento de la agitación, la agresividad y la psicosis que son graves, persistentes y que provocan una angustia significativa para el paciente o representan un riesgo para la seguridad de las personas con demencia o para quienes las rodean.

La American Psychiatric Association recomienda que la medicación antipsicótica solo se use para el tratamiento de la agitación o la psicosis en pacientes con demencia cuando los síntomas sean graves, peligrosos y/o causan una angustia significativa al paciente. Sin embargo, los beneficios clínicos de los antipsicóticos para los síntomas neuropsiquiátricos de la demencia son modestos, y su uso se asocia con un mayor riesgo de mortalidad y accidente cerebrovascular, así como con efectos secundarios más comunes, como caídas, sedación y mayor deterioro cognitivo. No obstante, a pesar de estos

inconvenientes, se prescriben antipsicóticos al 20-30 % de las personas con demencia, aunque parece que su uso podría estar decreciendo con el tiempo. Para el tratamiento de los síntomas neuropsiquiátricos de la demencia, los antipsicóticos atípicos son preferibles a los típicos debido a que tienen menos efectos secundarios, especialmente los efectos extrapiramidales. De todos los antipsicóticos atípicos, la risperidona es el único fármaco que posee la indicación de uso para el tratamiento a corto plazo de pacientes con EA que muestran agresividad grave y persistente refractaria a las intervenciones no farmacológicas.

La risperidona sigue siendo una opción terapéutica habitual para los pacientes con EA y síntomas neuropsiquiátricos, especialmente aquellos con una agitación más intensa y conductas agresivas. Su uso debe restringirse a pacientes con sintomatología neuropsiquiátrica grave que no responde adecuadamente a los tratamientos no farmacológicos. En este caso, se debe emplear una dosis baja (0,25-2 mg/día) y una duración del tratamiento corta (6-12 semanas). Además, este fármaco debe evitarse en personas con antecedentes de accidentes cerebrovasculares o con factores de riesgo de ictus. Asimismo, debe observarse a los sujetos para detectar parkinsonismo y riesgo de caídas. La risperidona debe suspenderse después de 12 semanas de tratamiento si aumenta el riesgo de episodios adversos o si no se observa ningún beneficio.

La quetiapina ha demostrado ser eficaz para el tratamiento de los síntomas neuropsiquiátricos de la demencia. La dosis generalmente empleada en estos pacientes se encuentra en un rango de 50-200 mg/día. Los efectos secundarios más significativos de este fármaco en personas con demencia serían la sedación y la hipotensión ortostática. Sin embargo, la quetiapina tiene un mejor perfil que otros antipsicóticos atípicos (exceptuando la clozapina) en términos de efectos secundarios extrapiramidales, y se ha convertido en una opción de tratamiento para la psicosis en la enfermedad de Parkinson y la sintomatología neuropsiquiátrica de la DCL y la demencia en la enfermedad de Parkinson.

El aripiprazol, respecto a otros antipsicóticos, posee un buen perfil de seguridad y tolerabilidad en pacientes ancianos, que son más susceptibles a efectos adversos, como síndrome extrapiramidal, efectos adversos anticolinérgicos e hipotensión ortostática. En este sentido, tiene una baja incidencia de síndrome extrapiramidal y es seguro a nivel cardiológico, pero su principal ventaja es la baja incidencia de somnolencia respecto a otros antipsicóticos tanto típicos como atípicos. La dosis habitualmente utilizada se encuentra entre 5 y 10 mg/día. El bajo riesgo de efectos sedativos del aripiprazol es importante en pacientes mayores y especialmente en pacientes ancianos con demencia, ya que las caídas y los accidentes que resultan en fracturas tienen consecuencias de gran alcance. Por lo tanto, el riesgo de este tipo de efectos adversos debe considerarse siempre al tomar decisiones sobre el tratamiento. Asimismo, el aripiprazol parece haber mostrado eficacia y buen nivel de tolerabilidad en el tratamiento de los síntomas psicóticos de pacientes con DCL.

Antidepresivos

Los antidepresivos se usan comúnmente en el tratamiento de los síntomas neuropsiquiátricos de la demencia debido a

su bajo potencial de efectos secundarios en comparación con otras intervenciones farmacológicas y a la alta comorbilidad de la depresión con la demencia. Sin embargo, la evidencia de la eficacia de los antidepresivos en los síntomas neuropsiquiátricos de la demencia es limitada, lo que pone de manifiesto que estos fármacos parecen ser más útiles para tratar la agitación y menos para la depresión, la apatía, la ansiedad o la psicosis en la demencia.

El citalopram posee la evidencia más sólida de eficacia en la agitación en la demencia. Pero existe un riesgo de prolongación del intervalo QT. Aunque hay menos evidencia, el escitalopram también puede ser eficaz y constituir un buen punto de partida para el uso de antidepresivos en síntomas neuropsiquiátricos de la demencia. La evidencia de la eficacia de la sertralina es también limitada, aunque su seguridad cardiológica es un punto fuerte y se debe tener en cuenta en los pacientes con demencia. Asimismo, se deben evitar la paroxetina y los antidepresivos tricíclicos debido a sus propiedades anticolinérgicas. La trazodona es un antidepresivo que en dosis bajas (50 mg) es bien tolerado y mejora el sueño en pacientes con demencia y trastornos del sueño. Aunque la mirtazapina, en dosis de 15 mg, es un fármaco muy utilizado para el tratamiento de los pacientes geriátricos con depresión, parece que no es una una opción adecuada de tratamiento para pacientes con demencia y trastorno del sueño por su baja eficacia y el riesgo de sedación diurna.

Benzodiacepinas

Aunque las benzodiacepinas son fármacos ampliamente usados, la evidencia de la eficacia en los síntomas neuropsiquiátricos de la demencia es limitada y está cargada de graves efectos adversos. En este sentido, se recomienda evitar estos fármacos por el riesgo de empeoramiento cognitivo, confusión, alteraciones de la marcha y caídas. Únicamente existe evidencia que apoya el uso de clonacepam para el trastorno de conducta del sueño en la fase de movimiento ocular rápido (REM).

Anticonvulsivantes

La carbamacepina podría tener un papel relevante en el tratamiento de los síntomas neuropsiquiátricos de la demencia, pero los problemas de tolerabilidad y las interacciones farmacológicas limitan su uso. Asimismo, el ácido valproico ha demostrado ser eficaz para el tratamiento de la sintomatología neuropsiquiátrica en este grupo de población, pero actualmente hay evidencia consistente que desaconseja su uso por la existencia de potenciales efectos adversos de

gravedad, como la trombocitopenia y la hiperamonemia, que serían especialmente problemáticas en los pacientes con demencia.

La gabapentina y la pregabalina pueden ser de utilidad para los pacientes resistentes al tratamiento o que no toleran adecuadamente los escasos fármacos que tienen evidencia de eficacia en los síntomas neuropsiquiátricos de la demencia. Su inicio de acción es más o menos rápido (al menos en comparación con algunos fármacos, como los antidepresivos inhibidores selectivos de recaptación de serotonina), y el perfil de efectos secundarios es relativamente leve. Aunque la evidencia de sus beneficios en estas personas es muy escasa, la lamotrigina podría ser eficaz y bien tolerada en pacientes con demencia que presentan sintomatología neuropsiquiátrica.

Inhibidores de la colinesterasa y memantina

La evidencia de los inhibidores de la colinesterasa para el tratamiento de los síntomas neuropsiquiátricos es inconsistente. Un resumen de revisiones sistemáticas sugiere que los inhibidores de la colinesterasa donepecilo y galantamina pueden tener un papel en el tratamiento de los síntomas neuropsiquiátricos de la demencia cuando otros tratamientos no farmacológicos han fallado. Por el contrario, otras revisiones sistemáticas y metaanálisis han informado que los inhibidores de la colinesterasa no tienen un efecto significativo sobre los síntomas neuropsiquiátricos. Una revisión Cochrane sobre el tratamiento con donepecilo en pacientes con EA tampoco encontró efectos significativos de este fármaco sobre los síntomas neuropsiquiátricos. Sin embargo, estudios observacionales han demostrado que las personas con EA que usan inhibidores de la colinesterasa tienen menos probabilidades de que se les prescriban antipsicóticos y ansiolíticos que las personas que no los usan. Por otra parte, los inhibidores de la colinesterasa parecen ser eficaces en el tratamiento de la sintomatología neuropsiquiatra de los pacientes con DCL y demencia en la enfermedad de Parkinson.

La memantina también podría desempeñar un papel relevante en el tratamiento de los síntomas neuropsiquiátricos de la demencia. Un metaanálisis sugiere que es eficaz para el tratamiento de la mayoría de los síntomas neuropsiquiátricos en pacientes con EA. Asimismo, otro estudio respalda la eficacia de la memantina para el tratamiento de los pacientes con EA con agitación. Por otro lado, hay que destacar que este fármaco es una opción de tratamiento que se ha de considerar para los síntomas neuropsiquiátricos de la DFT.

PUNTOS CLAVE

- En 1999, Ronald C. Petersen publicó los criterios diagnósticos del deterioro cognitivo leve y lo definió como un síndrome que cursa con un déficit cognitivo mayor al esperado para la edad y el nivel cultural de la persona, pero sin que

exista una alteración de las actividades de la vida diaria y sin que se cumplan los criterios de demencia.
- El elemento más importante en el proceso diagnóstico de la demencia es una anamnesis completa y un correcto diag-

(Continúa)

PUNTOS CLAVE *(Cont.)*

nóstico diferencial. Las principales manifestaciones clínicas son los síntomas de la esfera cognitiva y otros síntomas neurológicos, así como los síntomas neuropsiquiátricos y de la esfera conductual, si bien serán diferentes según los distintos síndromes demenciales.

- Los niveles bajos de vitamina B_{12} (< 400 pg/mL) se asocian con deficiencias cognitivas y sintomatología de la esfera neuropsiquiátrica; generalmente, se requiere suplementación de esta.

- El diagnóstico no puede basarse exclusivamente en los estudios de imagen, pero la detección de anormalidades específicas (o la ausencia de ellas) puede ser clave para confirmar o descartar un posible diagnóstico.

- La sensibilidad y la especificidad de la SPECT de perfusión para distinguir la EA de individuos sanos, en comparación con la PET 18F-fluorodesoxiglucosa, son ligeramente inferiores (80 y 85 % frente a 90 y 89 %, respectivamente). Asimismo, la precisión diagnóstica de la SPECT de perfusión para diferenciar la EA de la DCL es significativamente menor respecto a la PET con 18F-fluorodesoxiglucosa. Es relevante para diferenciar la EA de la DFT, aunque la sensibilidad de la prueba puede variar del 45 al 95 % y la especificidad, del 67 al 100 %.

- La PET con fluorodesoxiglucosa tiene gran utilidad para distinguir la EA de la DFT, debido a que estas dos enfermedades tienen patrones diferentes de hipometabolismo. La DFT cursa con mayor hipometabolismo en las regiones cerebrales anteriores, incluyendo la corteza frontal, la región temporal anterior y la corteza cingulada anterior. La variante conductual de la DFT suele cursar con hipometabolismo predominante del hemisferio derecho,

mientras que en la afasia progresiva primaria se aprecia un mayor hipometabolismo del hemisferio dominante. En la EA, sin embargo, existe un mayor hipometabolismo en la región temporoparietal posterior y en la corteza cingulada posterior. En la DCL y en la demencia de la enfermedad de Parkinson, se aprecia un patrón similar de hipometabolismo al que tiene lugar en la EA, salvo que en estas entidades existe además un hipometabolismo occipital.

- En la práctica clínica habitual, únicamente sería de indicación el estudio genético en personas con EA de inicio temprano con agregación familiar (mutaciones en el gen de la proteína precursora de amiloide y de los genes de presenilina 1 y 2).

- Los tres genes principales que contribuyen a los casos autosómicos dominantes son *MAPT* (gen tau de la proteína asociada a microtúbulos), *GRN* (gen precursor de granulina) y *C9orf72* (gen del marco de lectura abierto 72 del cromosoma 9).

- La apatía y la desinhibición pueden volverse más graves y prevalentes con el tiempo en relación con el deterioro progresivo de las regiones cerebrales responsables de la motivación y la inhibición, como el cíngulo anterior y la corteza frontal.

- La prevalencia de los síntomas neuropsiquiátricos en pacientes con EA puede ser del 56-98 % en entornos comunitarios y del 91-96 % en hospitales o centros residenciales geriátricos.

- La agresividad suele caracterizarse por insultos verbales y gritos, así como por manifestaciones físicas, como golpes, mordeduras y lanzamiento de objetos. Estas alteraciones son particularmente comunes durante el cuidado personal.

BIBLIOGRAFÍA

Abraha I, Rimland JM, Trotta FM, Dell'Aquila G, Cruz-Jentoft A, Petrovic M et al. Systematic review of systematic reviews of non-pharmacological interventions to treat behavioural disturbances in older patients with dementia. The SENATOR-OnTop series. BMJ Open. 2017;7(3):e012759.

Álvarez-Fernández B, Bernal-López MR, Gómez-Huelgas R. Role of aripiprazole in the management of behavioural and psychological symptoms of dementia: a narrative review. Psychogeriatrics. 2022;22(1):137-144.

Arvanitakis Z, Shah RC, Bennett DA. Diagnosis and management of dementia: review. JAMA. 2019;322(16):1589-1599.

Azhar L, Kusumo RW, Marotta G, Lanctôt KL, Herrmann N. Pharmacological management of apathy in dementia. CNS Drugs. 2022;36(2):143-165.

Ballard C, Kales HC, Lyketsos C, Aarsland D, Creese B, Mills R et al. Psychosis in Alzheimer's disease. Curr Neurol Neurosci Rep. 2020;20(12):57.

Bessey LJ, Walaszek A. Management of behavioral and psychological symptoms of dementia. Curr Psychiatry Rep. 2019;21(8):66.

Bos D, Wolters FJ, Darweesh SKL, Vernooij MW, De Wolf F, Ikram MA et al. Cerebral small vessel disease and the risk of dementia: a systematic review and meta-analysis of population-based evidence. Alzheimers Dement. 2018;14(11):1482-1492.

Cummings JL, Mega M, Gray K, Rosenberg-Thompson S, Carusi DA, Gornbein J. The Neuropsychiatric Inventory: comprehensive assessment of psychopathology in dementia. Neurology. 1994;44(12):2308-14.

Dening T, Baber W, Chang M, Yates J. The struggle of apathy in dementia. Aging Ment Health. 2022;26(10):1909-1911.

Dyer SM, Harrison SL, Laver K, Whitehead C, Crotty M. An overview of systematic reviews of pharmacological and non-pharmacological interventions for the treatment of behavioral and psychological symptoms of dementia. Int Psychogeriatr. 2018;30(3):295-309.

Franco Martín MA, Parra Vidales E, Van der Roest H. Instrumentos de evaluación. En: Agüera Ortiz L, Martín Carrasco M, Sánchez Pérez M. Psiquiatría geriátrica. Madrid: Elsevier; 2021. p. 100-126.

Kales HC, Gitlin LN, Lyketsos CG. Assessment and management of behavioral and psychological symptoms of dementia. BMJ. 2015;350:h369.

Kobayashi H, Ohnishi T, Nakagawa R, Yoshizawa K. The comparative efficacy and safety of cholinesterase inhibitors in patients with mild-to-moderate Alzheimer's disease: a Bayesian network meta-analysis. Int J Geriatr Psychiatry. 2016;31(8):892-904.

Lamballais S, Zijlmans JL, Vernooij MW, Ikram MK, Luik AI, Ikram MA. The risk of dementia in relation to cognitive and brain reserve. J Alzheimers Dis. 2020;77(2):607-618.

Levy ML, Cummings JL, Fairbanks LA, Masterman D, Miller BL, Craig AH et al. Apathy is not depression. J Neuropsychiatry Clin Neurosci. 1998; 10(3):314-9.

Lobo A, Ezquerra J, Gómez Burgada F, Sala JM, Seva Díaz A. El miniexamen, cognoscitivo (un test sencillo, práctico, para detectar alteraciones intelectuales en pacientes médicos) [Cognocitive mini-test (a simple practical test to detect intellectual changes in medical patients)]. Actas Luso Esp Neurol Psiquiatr Cienc Afines. 1979;7(3):189-202.

Lu PH, Lee GJ. The role of neuropsychology in the assessment of the cognitively impaired elderly. Neurol Clin. 2017;35(2):191-206.

Marin RS. Differential diagnosis and classification of apathy. Am J Psychiatry. 1990;147(1):22-30.

Masdeu JC. Neuroimaging of diseases causing dementia. Neurol Clin. 2020;38(1):65-94.

Mintzer J, Lanctôt KL, Scherer RW, Rosenberg PB, Herrmann N, Van Dyck CH et al. Effect of methylphenidate on apathy in patients with Alzheimer disease: The ADMET 2 Randomized Clinical Trial. JAMA Neurol. 2021;78(11):1324-1332.

Ossenkoppele R, Jansen WJ, Rabinovici GD, Knol DL, Van der Flier WM, Van Berckel BN et al. Prevalence of amyloid PET positivity in dementia syndromes: a meta-analysis. JAMA. 2015;313(19):1939-49.

Robert P, Onyike CU, Leentjens AF, Dujardin K, Aalten P, Starkstein S et al. Proposed diagnostic criteria for apathy in Alzheimer's disease and other neuropsychiatric disorders. Eur Psychiatry. 2009;24(2):98-104.

Tan EYL, Köhler S, Hamel REG, Muñoz-Sánchez JL, Verhey FRJ, Ramakers IHGB. Depressive symptoms in mild cognitive impairment and the risk of dementia: a systematic review and comparative meta-analysis of clinical and community-based studies. J Alzheimers Dis. 2019;67(4):1319-1329.

Van der Linde RM, Dening T, Stephan BC, Prina AM, Evans E, Brayne C. Longitudinal course of behavioural and psychological symptoms of dementia: systematic review. Br J Psychiatry. 2016;209(5):366-377.

Yunusa I, Alsumali A, Garba AE, Regestein QR, Eguale T. Assessment of reported comparative effectiveness and safety of atypical antipsychotics in the treatment of behavioral and psychological symptoms of dementia: a network meta-analysis. JAMA Netw Open. 2019;2(3): e190828.

18.2 Delirium *y trastornos amnésicos*

S. Álvarez Sesmero, J. M. Montero Mejías y Á. Rodríguez Torres

OBJETIVOS

- Aprender la epidemiología, fisiopatología, presentaciones clínicas, evaluación y manejo del *delirium* en los adultos y los ancianos, además del pronóstico y la mortalidad asociados.
- Comprender el papel de los diversos factores predisponentes y precipitantes en el aumento del riesgo de *delirium*.
- Reconocer el significado y las limitaciones de las pruebas de laboratorio e imagen tanto rutinarias como especiales que se utilizan habitualmente para evaluar a un paciente con *delirium*.
- Aprender la relación especial entre la demencia y el delirio, y el papel de ciertos medicamentos en la predisposición de los ancianos al *delirium*.
- Adquirir una comprensión clara de las indicaciones específicas y la eficacia de diversos tratamientos, incluidas las estrategias farmacológicas y no farmacológicas comúnmente utilizadas en el manejo del paciente adulto y anciano con *delirium*.
- Conocer los diferentes tipos de amnesias en función del tiempo, la extensión y la evolución del cuadro clínico.
- Comprender la diversa etiopatogenia de los trastornos amnésicos.
- Conocer las manifestaciones clínicas básicas de los trastornos amnésicos, así como los cuadros clínicos más frecuentes.
- Aprender los criterios diagnósticos más utilizados de los trastornos amnésicos y conocer la clasificación desarrollada en el DSM-5-TR.
- Conocer las características de las entidades con las que frecuentemente se ha de desarrollar el diagnóstico diferencial de los trastornos amnésicos.
- Adquirir los conocimientos básicos sobre el proceso para llevar a cabo una adecuada evaluación neuropsicológica en los trastornos amnésicos.

DELIRIUM

El término latino *delirium* proviene del verbo *delirare*, que tiene su origen en la agricultura y significa literalmente «salirse del surco», «delirar». Las primeras referencias de la literatura médica antigua a este síndrome aparecen en la obra de Hipócrates, quien describe un síndrome de inicio agudo consistente en alteraciones conductuales y del sueño y déficit cognitivo con la aparición de la fiebre. Posteriormente, Celso, bajo el término *phrenitis*, es el primero en enumerar diferentes causas no febriles para la aparición de estas alteraciones mentales.

 El término *delirium* y su significado han evolucionado desde que se acuñó. En la actualidad, hace referencia a un síndrome clínico agudo y fluctuante, caracterizado por una alteración en la atención y el nivel de conciencia, junto con disfunción cognitiva, que se desarrolla en un breve período, se presenta en el marco de una enfermedad aguda y no puede ser explicado solo por la existencia o el desarrollo de una demencia.

Sus características principales y criterios diagnósticos más extendidos vienen recogidos en el DSM-5-TR (**Tabla 18.2-1**).

Tabla 18.2-1. Criterios diagnósticos del *delirium* en el DSM-5-TR

Criterio A	Alteración de la atención y la conciencia (reducción de la orientación al entorno)
Criterio B	La alteración se desarrolla en un corto período (horas o pocos días) y tiende a fluctuar a lo largo del día
Criterio C	Alteración adicional en la cognición (p. ej., déficit de memoria, desorientación, lenguaje, habilidad visoespacial o percepción)
Criterio D	Las alteraciones de los criterios A y C no se explican por otra alteración neurocognitiva preexistente, establecida o en curso, ni suceden en el contexto de un nivel de estimulación reducido, como una situación de coma
Criterio E	Se evidencia en la historia, en la exploración física o en los hallazgos de laboratorio que la alteración es una consecuencia fisiológica de otra alteración médica, intoxicación de sustancias o su retirada, por ejemplo, por drogas de abuso o medicación, exposición a tóxicos o por múltiples etiologías

Los pacientes ven alterados sus niveles de alerta y conciencia, desde una disminución generalizada de la respuesta cercana al coma hasta una hipervigilancia y agitación física grave. Pueden, además, experimentar síntomas de psicosis, como alucinaciones, ideas delirantes y alteraciones del estado anímico. Estas alteraciones, que se presentan de forma aguda, suelen fluctuar en su duración y gravedad, y generan un importante sufrimiento a pacientes, familiares y cuidadores.

 La aparición del *delirium* se relaciona estrechamente con la disminución de la capacidad funcional y cognitiva, así como con la fragilidad en los ancianos. Por esta razón, se trata además de uno de los síndromes geriátricos más importantes y una de las formas más frecuentes de manifestación clínica de enfermedad aguda o de toxicidad por fármacos en este grupo etario, así como de una de las evoluciones adversas más frecuentes, especialmente en el ámbito hospitalario.

Como se verá a continuación, el *delirium* es un síndrome cuya etiología es multifactorial. Se infradiagnostica con frecuencia y genera un impacto clínico multidimensional, por lo que precisa un abordaje integral.

Epidemiología

La prevalencia del *delirium* varía considerablemente según el tipo de paciente y el entorno estudiado: comunitario, hospitalario o residencial. Sin embargo, del análisis de sus cifras se puede obtener una serie de conclusiones generales.

La prevalencia global en la comunidad, aunque es menos conocida y más difícil de calcular, se estiman un 1-2 %. En los estudios realizados en España en el ámbito hospitalario, las cifras varían entre el 16,2 y el 25,4 % en pacientes ingresados en servicios médicos; en ancianos hospitalizados, es del 10-56 %. Las cifras aumentan en circunstancias específicas: son más altas en procedimientos cardiotorácicos, intervenciones traumatológicas, cirugía vascular y en pacientes ingresados en la unidad de cuidados intensivos. La prevalencia aumenta cuanto mayor es la edad, en presencia de demencia y cuanto mayor es la gravedad de la patología que motivó el ingreso. La mortalidad intrahospitalaria sitúa al *delirium*, según ciertos estudios, en cifras similares al infarto de miocardio o la sepsis. Por último, en los ancianos institucionalizados, la prevalencia se sitúa en el 32-62 %, cifra que alcanza el 83 % en unidades de cuidados paliativos.

Magnitud del problema

El desarrollo de *delirium* está asociado a un aumento de la morbimortalidad, de los costes sanitarios y de las complicaciones hospitalarias, a un mayor riesgo de yatrogenia por fármacos, a una disminución de la capacidad funcional y cognitiva, disminución, también, de la calidad de vida y a un mayor riesgo de institucionalización.

Las tasas de mortalidad en los pacientes hospitalizados por *delirium* varían entre un 10 y un 25 %. Este porcentaje se ve incrementado en los casos en los que el *delirium* se desarrolla durante la hospitalización; entonces alcanza cifras de hasta el 76 %. Se asocia con un mayor riesgo de complicaciones

médicas y no médicas, como la malnutrición, las úlceras por presión o la aspiración.

A pesar de haberse considerado clásicamente como un proceso agudo y reversible, en la actualidad se asocia a un deterioro funcional y cognitivo dado que las alteraciones asociadas a este síndrome se perpetúan durante el seguimiento, pese al tratamiento y corrección de la causa precipitante.

El *delirium* ha recibido poca atención hasta las tres o cuatro últimas décadas, cuando se ha descrito. Su desarrollo se asocia con un incremento en los costes de la atención sanitaria y social (debido a ese deterioro funcional y cognitivo), que incrementan las estancias hospitalarias, los traslados a unidades de rehabilitación o recuperación funcional, las ayudas domiciliarias y la institucionalización al alta.

Aunque la financiación en investigación sobre el *delirium* y la conciencia pública sobre esta dolencia hayan aumentado en los últimos años, aún están muy por detrás del interés que tienen y despiertan otros asuntos en los servicios de salud pública.

Fisiopatología

Las bases fisiopatológicas para el desarrollo del *delirium* no se comprenden aún en profundidad. En parte, esto se debe a la dificultad para realizar estudios convencionales en pacientes graves. Se acepta que surge de la interacción entre una vulnerabilidad o predisposición subyacente a la que se superpone un agente estresor. Esta vulnerabilidad es entendida como una capacidad reducida del sistema nervioso central para responder a las agresiones o, lo que es lo mismo, a una menor reserva cerebral y cognitiva.

 Los pacientes ancianos, los frágiles y los que padecen deterioro cognitivo serán más susceptibles a padecer *delirium* por tener una menor reserva cognitiva.

Los principios o procesos fundamentales incluyen varias teorías y múltiples mecanismos involucrados que no hay que entender como excluyentes, sino como interrelacionados, y cuya vía final común es una disfunción en múltiples regiones cerebrales y sistemas de neurotransmisión que culmina en una alteración de las redes cerebrales. Por esto, en alguna ocasión se ha hecho referencia al *delirium* como un fallo cerebral agudo, lo que sugiere que entender el delirio puede ayudar a dilucidar los mecanismos esenciales del funcionamiento del cerebro.

Entre los mecanismos que conducen al *delirium* durante la enfermedad aguda se incluyen una respuesta inflamatoria sistémica (con aumento de citocinas proinflamatorias circulantes, como IL-1, IL-1-β [interleucinas] y el factor de necrosis tumoral), hipoxemia, alteración del flujo sanguíneo y de la perfusión tisular y alteraciones en el metabolismo, como hiponatremia o hipernatremia e hipoglucemia.

Esta respuesta afecta directamente a la función neuronal:

- Produce disfunción y la propia muerte celular.
- Contribuye a las alteraciones conductuales del *delirium*.
- Causa un daño cerebral que favorece el desarrollo de nuevos episodios de *delirium* y acelera el desarrollo del deterioro cognitivo a largo plazo.

El sistema vascular cerebral puede deteriorarse tanto por la propia patología degenerativa existente como por factores estresores superpuestos, como la inflamación sistémica, lo que provoca lesiones endoteliales y daños en la barrera hematoencefálica, dificulta el transporte de oxígeno y glucosa y contribuye a la aparición de estrés oxidativo y a una insuficiencia energética cerebral. Además, este daño a nivel microvascular aumenta la permeabilidad a la medicación sistémica, lo que puede provocar efectos deletéreos sobre la función cerebral.

Del mismo modo, las situaciones de estrés (como la enfermedad aguda o una intervención quirúrgica) producen la activación del sistema inmunitario y de la respuesta simpática, y un aumento en la actividad del eje hipotálamo-hipófisis-suprarrenal. Esto supone el aumento de los niveles de cortisol en sangre, lo que en procesos disruptivos como la sepsis grave y el *shock* séptico se considera un factor de riesgo asociado a disfunción cerebral.

Se cree que puede estar implicada una alteración en el sistema reticular activador ascendente. Estos núcleos, distribuidos por el cerebro y el tronco del encéfalo, están implicados en la activación cortical y modulan e integran su respuesta, que se encuentra mediada por neurotransmisores, como la acetilcolina, la dopamina y el ácido gamma-aminobutírico. Determinados medicamentos pueden alterar dicha excitación y contribuyen al *delirium*. Entre ellos destacan los sedantes gabaérgicos, los anestésicos, los anticolinérgicos y los antihistamínicos. Estas alteraciones de los neurotransmisores explican la posible utilidad de medicación antipsicótica durante el *delirium*, que se discutirá en su apartado correspondiente.

La neuroinflamación, el estrés oxidativo, el daño neuronal, la desregulación neuroendocrina y la interferencia en los sistemas de neurotransmisión son determinantes en la aparición de síntomas cognitivos y conductuales presentes en el *delirium*. Además, la posibilidad de que el estrés agudo altere la función en el cerebro vulnerable puede verse potenciada aún más por una nutrición e hidratación deficientes y por la insuficiencia renal y hepática asociada con el envejecimiento, lo que provoca un metabolismo más lento y una eliminación de fármacos y metabolitos potencialmente neurotóxicos. Un mejor conocimiento de estos mecanismos y factores permitirá en un futuro identificar posibles biomarcadores para la prevención, el diagnóstico y la monitorización de la respuesta al tratamiento.

Etiología

La etiología del *delirium* es compleja y multifactorial. Aunque en la mayoría de los casos pueda haber una sola causa para el desarrollo del síndrome, en los pacientes ancianos es resultado de la relación entre su vulnerabilidad (es decir, la presencia de factores predisponentes) y la aparición de agentes dañinos (la presencia de factores desencadenantes).

De este modo, un paciente altamente vulnerable a la aparición de *delirium* (por ejemplo, pacientes con demencia o con otras enfermedades graves) puede presentar este síndrome después de haber sido expuesto a estímulos mínimos, como una dosis única de medicación hipnótica.

Según los modelos de predicción validados para el *delirium*, los efectos de múltiples factores de riesgo parecen ser acumulativos. Clínicamente, la importancia de la naturaleza multifactorial del *delirium* es que la eliminación o el tratamiento de un factor de riesgo por sí solo no suele resolverlo. Por el contrario, en lugar de ello, a menudo es necesario abordar muchos o todos los factores predisponentes y precipitantes del *delirium* para que sus síntomas mejoren (**Tabla 18.2-2**).

Factores predisponentes y de riesgo

Entre todos los factores de riesgo, se considera que los más relevantes son la edad avanzada (> 70 años) y la presencia de deterioro cognitivo o demencia. Esta última se relaciona con un aumento del riesgo de 2 a 5 veces más cuando está presente.

Otros factores que se creen predisponentes y no son modificables son los antecedentes de *delirium*, la fragilidad, la dependencia funcional, la comorbilidad con enfermedades del sistema nervioso central (como la enfermedad de Parkinson) u otras enfermedades sistémicas, la depresión u otras enfermedades psiquiátricas, el abuso de alcohol o el déficit sensorial (vista o audición).

Factores precipitantes o desencadenantes

Se considera que los factores precipitantes o desencadenantes son aquellos que provocan una agresión a la homeostasis cerebral. Abarcan una amplia lista, que se puede dividir entre los

Tabla 18.2-2. Principales factores predisponentes y precipitantes relacionados con el desarrollo de *delirium*	
Factores predisponentes (no modificables)	**Factores precipitantes (modificables)**
• Sexo masculino • Edad (> 70 años) • Bajo nivel de educación • Antecedentes de *delirium*, ictus, enfermedad neurológica, depresión • Actividades física y cognitiva reducidas: inmovilismo, dependencia • Demencia o deterioro cognitivo • Fragilidad • Alteración sensorial: déficit visual o auditivo • Coexistencia de enfermedades: múltiples enfermedades coexistentes, enfermedad renal o hepática basal y gravedad de las enfermedades de base • Enfermedad terminal • Trastorno de la ingesta: situación nutricional e hidratación deficientes • Fármacos: sobre todo varios psicótropos • Uso o dependencia de tóxicos y alcoholismo	• Deterioro sensorial (visión y audición principalmente) • Factores relacionados con la hospitalización: restricción física, cateterismo vesical, de vías periféricas o centrales, ingreso en unidad de cuidados intensivos en unidad coronaria • Polifarmacia: según el número y la dosis de fármacos con actividad deletérea sobre el SNC • Enfermedad neurológica aguda: ictus, meningitis o encefalitis • Enfermedades intercurrentes: metabólicas, hidroelectrolíticas, infecciones, traumatismos, cardiopulmonares, deshidratación o malnutrición, fiebre y dolor • Cirugías: cardíaca, ortopédica, abdominal • Otros: alteración del ritmo sueño-vigilia o privación de sueño

SNC: sistema nervioso central.

factores asociados a la enfermedad que se presenta y los que aparecen asociados a los cuidados hospitalarios.

 La polifarmacia quizá sea el factor de riesgo que se considera más fácilmente modificable. La lista de fármacos que se relacionan con la aparición de *delirium* es extensa (Tabla 18.2-3).

El riesgo se relaciona con el número de fármacos, la aparición de efectos secundarios, la posible presencia de interacciones farmacológicas y la yatrogenia (es frecuente, en la práctica clínica, la indicación de un fármaco para tratar un efecto secundario de otro fármaco en lugar de retirar este).

Típicamente, los pacientes van a presentar más de un factor precipitante. La deshidratación o la malnutrición, las infecciones, las alteraciones metabólicas o electrolíticas, la cirugía, la utilización de dispositivos invasivos o el estrés psicológico son algunos ejemplos. La inmovilidad, así como el uso de dispositivos que contribuyen a ella, está estrechamente relacionada con el *delirium* y el deterioro funcional. El dolor y su manejo inadecuado también están presentes en esta extensa lista.

Características clínicas y criterios diagnósticos

El cuadro clínico del *delirium* cursa con alteración de las funciones cognitivas, que se inicia de manera aguda y sigue un curso fluctuante. Por otra parte, para la clasificación de este síndrome, se toman como base los criterios de Lipowsky.

Tabla 18.2-3. Fármacos potencialmente inductores de *delirium*

Analgésicos	Antiinflamatorios no esteroideos y opioides
Antibióticos y antivirales	Aminoglucósidos, cefalosporinas, linezolid, macrólidos, aciclovir, anfotericina B o interferón
Anticolinérgicos	Atropina, escopolamina
Anticonvulsionantes	Carbamacepina, fenitoína, ácido valproico o fenobarbital
Antidepresivos	Mirtazapina, inhibidores de la recaptación de serotonina, amitriptilina o trazodona
Corticoesteroides	Cualquiera
Antihistamínicos	Famotidina, ranitidina o cimetidina
Antineoplásicos	Metotrexato, fluorouracilo o interferón α
Antiparkinsonianos	Levodopa, bromocriptina, ropirinol o amantadina
Benzodiacepinas	Cualquiera
Cardiovasculares e hipotensores	Antiarrítmicos, betabloqueantes, digoxina, diuréticos o inhibidores de la enzima convertidora de angiotensina
Gastrointestinales	Antieméticos, antiespasmódicos o loperamida
Relajantes musculares	Baclofeno
Antipsicóticos	Fenotiacinas

Características clínicas

Una de las primeras manifestaciones del *delirium* suele ser la alteración del estado de conciencia, que se traduce en incapacidad para mantener, focalizar o derivar la atención. Se suele presentar de manera sutil y normalmente pasa desapercibido para el paciente y su entorno. Tiene lugar una perturbación de la memoria, especialmente de la de fijación, y puede llegar a cursar con amnesia del episodio tras su resolución. Es común la existencia de problemas de orientación, principalmente en tiempo y espacio, más raramente en persona. Los pacientes pueden presentar un pensamiento desorganizado, con oscilaciones que van desde asociaciones laxas al pensamiento tangencial. A su vez, las alteraciones en el lenguaje varían desde una disartria leve hasta una disfasia o aparición de mutismo en los casos más graves.

Las alteraciones perceptivas y sensoriales suelen ser bastante frecuentes, y se presentan como ilusiones, ideas delirantes (paranoicas y de persecución, principalmente) y alucinaciones mayoritariamente visuales, poco estructuradas y de duración breve. Se presenta con bastante frecuencia una alteración del ciclo sueño-vigilia, con períodos de insomnio nocturno y somnolencia diurna que incrementan la desorientación y la agitación. Pueden aparecer cambios brucos del estado emocional, con miedo, depresión, apatía, irritabilidad, ansiedad o euforia. También son frecuentes las alteraciones somáticas y vegetativas: temblor fino, mioclonías, signos de liberación frontal, alteraciones de la marcha, incontinencia urinaria, taquicardia, sudoración, etcétera.

 Aunque, clásicamente, el *delirium* se ha descrito como un cuadro reversible y de duración variable, que cede en la primera semana y puede durar de horas a pocos meses, en el paciente anciano esta característica de reversibilidad no siempre se cumple.

En muchas ocasiones, debido a una atención tardía, al desconocimiento de la patología o por una valoración diagnóstica superficial, se puede culpar de manera errónea a otras causas, como al propio envejecimiento o a la presencia de demencia o de depresión, que buscan justificar la desorientación y la confusión, sin descartar la etiología correcta del cuadro clínico.

Fenotipos

Clásicamente, el *delirium* se ha clasificado y dividido en función del patrón de comportamiento psicomotor sobre la base de los criterios de Lipowsky.

De esta manera, se conocen los siguientes subtipos:

- **Hipoactivo**:
  - Se caracteriza por la disminución de la respuesta de estímulos externos, apatía e inhibición conductual.
  - A menudo es infradiagnosticado, especialmente en pacientes con antecedentes de demencia o depresión.
  - Es el fenotipo que con más frecuencia se presenta en los ancianos y el de peor pronóstico, ya que asocia múltiples complicaciones médicas (riesgo de malnutrición o de aparición de úlceras por presión, por ejemplo).

- **Hiperactivo**:
  - Se trata del subtipo de más fácil identificación: los pacientes presentan un estado de hiperalerta con agitación e inquietud, alucinaciones, delirios e inestabilidad emocional.
  - Su presencia aumenta el riesgo de caídas y de conductas autoagresivas, como el arrancamiento de vías periféricas.
  - Es el subtipo menos frecuente.
- **Mixto**:
  - El paciente fluctúa a lo largo del día: presenta manifestaciones de los subtipos hipoactivo e hiperactivo.
  - Es el segundo fenotipo más frecuente.

En la actualidad, con el desarrollo de una nomenclatura y unos conceptos nuevos, algunos autores defienden el establecimiento de nuevos subtipos:

- **Subsindrómico**:
  - El paciente presenta algunos de los síntomas y de las características clínicas, pero no cumple todos los criterios diagnósticos.
  - Su presencia se asocia a:
    - Mayor estancia hospitalaria.
    - Mayor mortalidad tras el alta hospitalaria.
    - Disminución de la capacidad funcional y cognitiva.
- **Persistente**:
  - Muchos pacientes, especialmente ancianos, no se recuperan completamente del cuadro y desarrollan este fenotipo.
  - Se ha relacionado con una peor capacidad funcional y cognitiva en el seguimiento, una mayor tasa de institucionalización y una mayor mortalidad.

Esta clasificación favorece la identificación del *delirium* y su diagnóstico. Facilita el manejo y la aplicación de un tratamiento racional y permite identificar una serie de factores de riesgo y desencadenantes para cada subtipo: el hiperactivo se asocia con frecuencia al tratamiento con fármacos anticolinérgicos o con el síndrome de abstinencia; el hipoactivo, con el tratamiento con sedantes o con encefalopatías metabólicas.

Criterios diagnósticos

El diagnóstico de este síndrome es puramente clínico. Se basa en lo establecido por el consenso de grupos de expertos, como los criterios establecidos por la American Psychiatric Association, que están recogidos en el DSM-5-TR y han experimentado pocos cambios desde su incorporación al espectro de enfermedades psiquiátricas en el DSM-III en la década de los 80. Otra clasificación que establece criterios diagnósticos para el *delirium* es la CIE-11.

Por lo general, ambas clasificaciones se consideran igual de válidas, difieren poco entre sí y se pueden resumir de la siguiente manera:

- Se produce una alteración en la atención, con disminución de la capacidad para dirigirla, focalizarla, mantenerla y cambiarla, así como una alteración en el nivel de conciencia.

- Esta alteración (y la sintomatología) se desarrollan en un breve período, generalmente en horas o días. Supone un cambio sustancial y llamativo con respecto a la situación basal del paciente. Además, tiende a fluctuar durante el día.
- Se asocia con una perturbación de las funciones cognitivas, como un déficit de memoria, desorientación, capacidad visoespacial o de la percepción.
- Los déficit o alteraciones no pueden ser explicados por patologías ya conocidas o por trastornos cognitivos previamente establecidos, ni presentarse en el contexto de alteraciones graves del estado de conciencia, como el coma.
- Por la historia clínica, la exploración física o los hallazgos en las pruebas de laboratorio, debe haber evidencia de que estas alteraciones son consecuencia de una patología médica, de una intoxicación por sustancias o por su retirada o por los efectos secundarios de fármacos.

Otras características que suelen acompañar o presentarse dentro de este síndrome incluyen:

- Alteraciones psicomotrices, como letargia o hiperactividad, con unos niveles de actividad simpática aumentados y alteraciones en la estructura y duración del sueño.
- Alteraciones del estado anímico, con presencia de miedo, depresión, euforia, etcétera.

Evaluación del paciente

En la gran mayoría de los casos, el *delirium* es infradiagnosticado. Requiere llevar a cabo una correcta evaluación del sujeto que permita, en primer lugar, identificar pacientes de riesgo para, posteriormente, reconocer no solo el síndrome, sino su factor o proceso desencadenante.

El procedimiento de evaluación no es sencillo: este síndrome está presente en el marco de una enfermedad médica subyacente y puede pasar desapercibido no solo para el paciente, sino también para los familiares o el personal sanitario por atribuirse erróneamente su sintomatología a la edad del sujeto, a una demencia o a otros trastornos mentales, como la depresión.

 El *delirium* debería ser considerado siempre una urgencia médica. Dentro de su evaluación, se debe incluir una apropiada historia clínica y psiquiátrica, una exploración física y neurológica, unas pruebas diagnósticas validadas y las pruebas complementarias necesarias, ya que, para muchos autores, la mejor medida en su manejo es la identificación de la causa subyacente (**Fig. 18.2-1**).

Historia clínica

En primer lugar, es preciso obtener información del paciente, incluyendo sus antecedentes médicos, psiquiátricos y quirúrgicos, el uso de fármacos y la presencia de hábitos tóxicos. Es indispensable realizar una valoración multidimensional que permita conocer la situación médica, funcional, cognitiva y social previa del sujeto. Hay que preguntar a su entorno: los familiares y cuidadores aportarán información sobre los síntomas, la forma de inicio, la duración y las circunstancias que precedieron al inicio del cuadro.

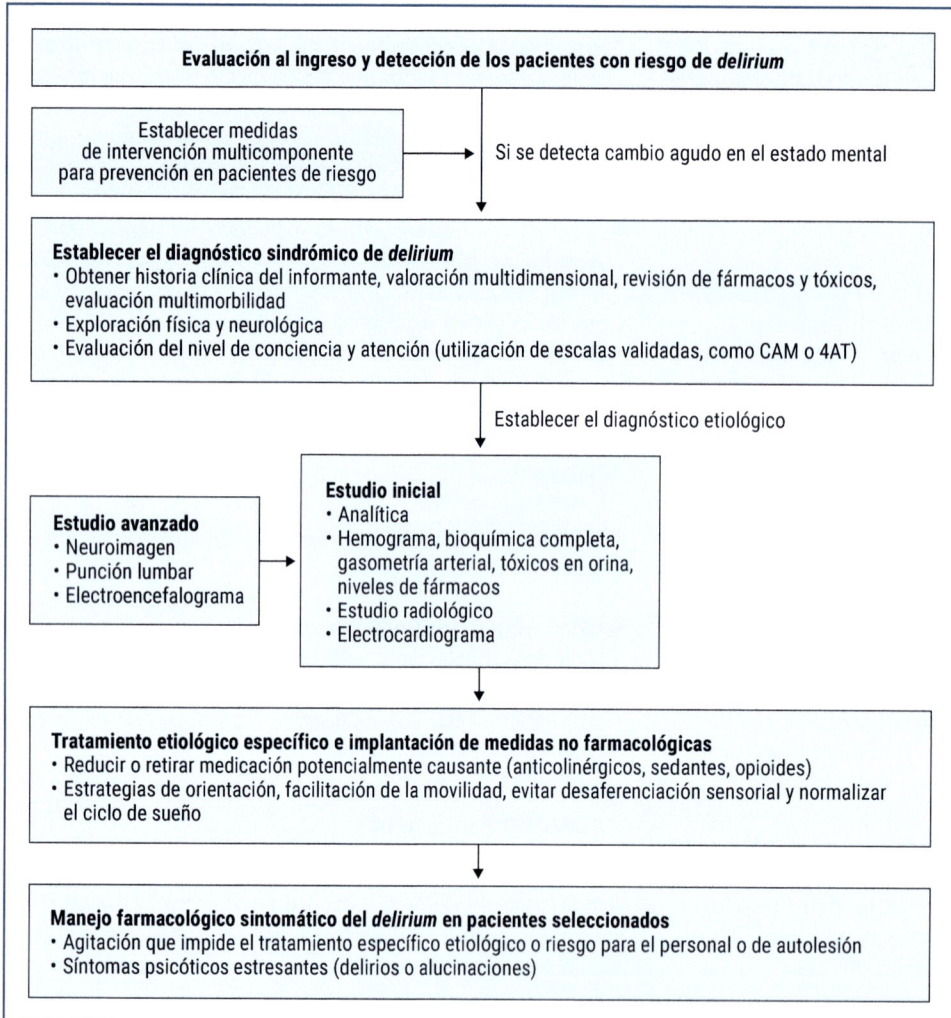

Figura 18.2-1. Evaluación del *delirium*.
4AT: test de las 4 A (Alerta o vigilancia, AMT [test mental abreviado], Atención, cambio Agudo); CAM: *Confusion Assessment Method*.

Examen físico

En este apartado, se debe incluir una valoración de los signos vitales: hay que prestar atención al estado de hidratación y a la presencia de fiebre o signos de infección, insuficiencia cardíaca, retención aguda de orina o impactación fecal, síndrome coronario agudo o traumatismo. Para descartar la presencia de signos meníngeos o focalidad neurológica, esta exploración se debe completar con un examen neurológico.

Examen mental

La valoración cognitiva se realizará evaluando en el paciente, por observación directa y con ayuda del informante, la presencia de alteraciones en la orientación, la atención, el nivel de conciencia, la memoria, el lenguaje y la conducta. Dado que la valoración cognitiva no es suficiente para el diagnóstico de *delirium* (pues puede verse alterada por la presencia de otras causas subyacentes, como la demencia, déficits sensoriales o algún otro trastorno psiquiátrico), no debe limitarse a la impresión subjetiva del facultativo.

Como método de apoyo para el observador, se recomienda el uso de escalas diagnósticas validadas para la valoración de *delirium*, frente al uso de pruebas de cribado cognitivo (por ejemplo, el Mini-Mental State Examination), que pueden ser útiles en el seguimiento de la evolución, pero que no son adecuadas por la ausencia de evidencia para su uso en esta circunstancia de presentación. El resto de las escalas se basan en la valoración de ítems más sensibles en *delirium*, como la atención, la concentración, la orientación y el reconocimiento.

La escala más ampliamente usada es el CAM (Confusion Assessment Method), que se encuentra validada al castellano y tiene una alta sensibilidad y especificidad, así como una importante reproducibilidad interobservador (**Tabla 18.2-4**). Esta escala ha experimentado diferentes modificaciones, que permiten su uso en distintos escenarios, como es el caso de la Confusion Assessment Method for the Intensive Care Unit, que permite su aplicación y la detección del *delirium* en pacientes de unidades de cuidados intensivos, o el CAM modificado y adaptado para su uso en los servicios de urgencias, así como otras versiones más cortas de la escala, que permiten su aplicación en unidades de cuidados paliativos e incluso en el medio residencial.

Otro ejemplo de método o prueba de cribado breve para uso de personal entrenado es el llamado *4AT* (test de las 4 A: Alerta o vigilancia, AMT [test mental abreviado], Atención, cambio Agudo). Mediante esta prueba, que además está vali-

Tabla 18.2-4. Criterios diagnósticos del CAM

1. **Comienzo agudo y curso fluctuante**. ¿Ha observado un cambio agudo en el estado mental del paciente? Si la contestación es «No», no siga con el cuestionario
2. **Alteración de la atención**. ¿El paciente se distrae con facilidad o tiene dificultad para seguir una conversación? Si la contestación es «No», no siga con el cuestionario
3. **Pensamiento desorganizado**. ¿El paciente manifiesta ideas o conversaciones incoherentes o confunde a las personas?
4. **Alteración del nivel de conciencia**. ¿Está alterado el nivel de conciencia del paciente (vigilante, letárgico, estuporoso)?

Para el diagnóstico de *delirium*, es necesario que se cumplan los dos primeros criterios y por lo menos uno de los dos últimos.

CAM: Confusion Assessment Method.

Tabla 18.2-5. Pruebas complementarias en el diagnóstico etiológico de *delirium*

Pruebas analíticas y de laboratorio:	Pruebas especiales:
• Examen de orina • Hemograma con fórmula diferencial • Velocidad de sedimentación globular • Proteína C reactiva • Electrólitos • Glucosa • Niveles de calcio • Perfil hepático • Urea • Creatinina • Perfil tiroideo • Niveles de vitamina B$_{12}$ • Radiografía de tórax • Niveles séricos de fármacos habituales del paciente (litio, digoxina, quinidina) • Determinación de gases arteriales	• Electrocardiograma • Electroencefalograma: sospecha de un estatus epiléptico no convulsivo • Neuroimagen: presencia de signos neurológicos focales, sospecha de hematoma subdural, síntomas atípicos o *delirium* prolongado o cuando no se identifica la causa de *delirium* • Punción lumbar: sospecha de meningitis o encefalitis. En los ancianos, la presencia de fiebre en el seno de un *delirium* corresponde, la mayor parte de las veces, a causas metabólicas o infecciones fuera del SNC (p. ej., urinarias)

SNC: sistema nervioso central.

dada para la detección del deterioro cognitivo en unidades de agudos, se evalúa el estado de conciencia, la orientación (se pregunta al paciente su edad, la fecha de nacimiento, el lugar en el que se encuentra y el año actual), la atención (se pide al sujeto que diga, por ejemplo, los meses del año al revés) y la presencia de un cambio agudo o un curso fluctuante.

Existen, asimismo, escalas que valoran la gravedad del *delirium*, como la *Delirium* Rating Scale-Revised-98, ampliamente utilizada y validada al castellano, o la más recientemente desarrollada Confusion Assessment Method-S, que además tiene alto valor predictivo de estancia y costes hospitalarios, de institucionalización y muerte. Otras escalas son observacionales e incluyen alteraciones cognitivas y comportamentales que son valoradas por el personal de enfermería.

Identificación de la causa subyacente y pruebas complementarias

La realización de pruebas de laboratorio y otras pruebas diagnósticas deberá estar guiada siempre por el criterio clínico y la sospecha diagnóstica, teniendo en cuenta las características específicas del paciente (Tabla 18.2-5).

La elaboración de una historia clínica y una exploración física rigurosas, una revisión de la medicación, pruebas de laboratorio dirigidas (por ejemplo, alteraciones iónicas, niveles de glucosa, funciones renal y hepática, estudio de orina, hemograma y saturación de oxígeno), junto con la búsqueda de una infección oculta suelen bastar para identificar en la mayoría de los casos los potenciales contribuidores para el desarrollo de *delirium*. Obtener valores adicionales en pruebas de laboratorio (como la función tiroidea, los niveles de vitamina B$_{12}$, la presencia de tóxicos o niveles de fármacos, serologías o niveles de amonio en sangre) debería basarse en la presentación clínica del paciente.

Pruebas adicionales (como una radiografía de tórax, un electrocardiograma o una gasometría arterial) pueden estar indicadas en pacientes con enfermedades pulmonares o cardíacas. La realización de una punción lumbar con estudio de líquido cefalorraquídeo, pruebas de imagen cerebral o un electroencefalograma es más controvertida y apropiada para casos concretos. De este modo, las pruebas de punción lumbar y estudio del líquido cefalorraquídeo se indican para los pacientes con *delirium* y fiebre con la sospecha de meningitis o encefalitis; las de imagen cerebral, como

la resonancia magnética o la tomografía computarizada, se reservan para casos con aparición de una focalidad neurológica no conocida previamente, ante un traumatismo craneoencefálico o ante otra causa no identificada para el cuadro, y la realización del electroencefalograma se reserva para casos más concretos, como la sospecha de crisis epilépticas.

Diagnóstico diferencial

El diagnóstico diferencial del *delirium* puede ser extenso e incluye la demencia, los síndromes neurológicos focales y las enfermedades psiquiátricas (Tabla 18.2-6). De entre todas ellas, el deterioro cognitivo y la demencia son las entidades más relevantes por su elevada incidencia en los pacientes ancianos.

Diferenciar un estado confusional de larga evolución (demencia) del *delirium* aislado o del superpuesto a una demencia es importante, pues hasta el 50 % de los pacientes hospitalizados con demencia desarrollan este síndrome. Estas dos entidades están diferenciadas o se reconocen principalmente por la presentación de los síntomas. De este modo, en la demencia, las alteraciones se producen de una manera más insidiosa o gradual y siguen un desarrollo progresivo, frente al *delirium*, con el que se presentan de una manera más abrupta y además se asocian a la alteración del nivel de conciencia y a un déficit de atención.

Aunque ciertas alteraciones (como las ilusiones, las alucinaciones y las de la percepción) se suelen presentar con menor frecuencia en el *delirium* y pueden llevar a pensar en otros cuadros (como una demencia por cuerpos de Lewy), el reconocimiento de las características clave del síndrome (el inicio agudo, la falta de atención, el nivel de conciencia alterado) mejorará su identificación.

Tabla 18.2-6. Diagnóstico diferencial				
	Demencia	**Depresión**	**Esquizofrenia**	*Delirium*
Principal característica	Pérdida de memoria	Anhedonia	Alteración del contacto con la realidad	Confusión e inadecuación
Inicio	Insidioso	Subagudo	Subagudo	Agudo
Curso en 24 h	Estable	Estable	Estable	Fluctuante
Estado de conciencia	Vigil	Vigil	Vigil	Alterado
Orientación	Alterada	Intacta	Intacta	Alterada
Memoria	Deteriorada	Conservada	Conservada	Deteriorada
Atención	Déficit parcial	Déficit parcial	Déficit parcial	Déficit grave
Delirios y alucinaciones	Tardías, visuales	Poco frecuentes, auditivas	Frecuentes, auditivas	Frecuentes, visuales
Actividad psicomotora	Conservada	Lenta	Variable	Variable

Llevar a cabo esta diferenciación es fundamental, debido a que:

- Sin una evaluación adecuada, el *delirium* conlleva un pronóstico más grave.
- El manejo y el tratamiento de ciertas afecciones, como los trastornos afectivos o la depresión, pueden implicar el uso de fármacos, que podrían exacerbar y empeorar un caso no reconocido de *delirium*.

 En la práctica clínica diaria, el diagnóstico diferencial del *delirium* se convierte en un auténtico reto. Debido a su potencial riesgo, algunos autores defienden que los casos dudosos o sospechosos de *delirium* se manejen como este síndrome hasta que se complete la búsqueda de causas precipitantes y se obtenga la información que falte.

Prevención

La mayor parte de la evidencia disponible va a favor de establecer una serie de medidas de prevención primaria, con medidas no farmacológicas y multicomponentes sobre aquellos pacientes que tengan un riesgo alto de presentar *delirium*.

 No se dispone de una conducta específica o concreta para evitar el *delirium* ni se ha determinado ninguna, pero sí se ha demostrado que intervenciones no farmacológicas y el manejo de factores de riesgo modificables podrían reducir su incidencia. Uno de los ejemplos de este tipo de intervención es el programa Hospital Elder Life Program (1993).

Entre las intervenciones diseñadas para modificar los factores de riesgo para el *delirium*, se encuentran las siguientes:

- Elaborar protocolos de orientación mediante el uso de relojes, calendarios, habitaciones con vistas al exterior y orientación verbal.

- Proporcionar estimulación cognitiva:
  - Los pacientes con deterioro cognitivo se benefician de la actividad, como las visitas de familiares y conocidos.
  - Se deberá evitar una sobreestimulación, especialmente por la noche.
- Asegurar una nutrición e hidratación adecuadas.
- Favorecer hábitos de sueño:
  - Evitar procedimientos e intervenciones por parte de personal sanitario durante las horas de sueño, como la toma de constantes o el suministro de medicación.
  - Disminuir el ruido durante la noche.
- Tratar adecuadamente la movilidad del sujeto:
  - Movilizar y minimizar tempranamente el uso de restricciones físicas en pacientes con movilidad reducida.
  - Evitar cuando se pueda medidas que disminuyan la movilidad del paciente y revisar la indicación de estas (como sondaje, medicación intravenosa u oxigenoterapia).
- Usar de manera sistemática gafas y audífonos en pacientes con déficit sensorial.
- Evitar u optimizar el uso de fármacos que favorezcan la aparición de este síndrome, como es el caso de las benzodiacepinas, los opioides o los antihistamínicos.
- Evitar y tratar enfermedades médicas reconocidas como predisponentes o agravantes de *delirium*, siempre que sea posible.
- Manejar y abordar adecuadamente el dolor, prestando especial atención a aquellos pacientes con dificultad para expresar o comunicar su presencia y sus características.

Existen diferentes líneas y trabajos de investigación que estudian el potencial beneficio del uso de diferentes fármacos, como los inhibidores de la colinesterasa, los antipsicóticos (hay revisiones que demuestran que su empleo de manera profiláctica en dosis bajas produce una reducción de la incidencia del *delirium*, pero no de su grado de gravedad ni de su duración), la gabapentina, la melatonina y los analgésicos no opioides. A pesar de esto, la experiencia y la evidencia disponibles no apoyan el uso de medicación o intervención farmacológica para disminuir la incidencia del *delirium*, incluso en ámbitos de riesgo alto, como las unidades de agudos, las unidades de cuidados intensivos o los posoperatorios.

Manejo farmacológico

El tratamiento del *delirium* es complejo, ya que implica abordar múltiples aspectos: por un lado, se deben tratar las enfermedades subyacentes con tratamiento específico una vez que son identificadas; por otro, se han de manejar las alteraciones psicoconductuales asociadas.

 Tradicionalmente, el manejo del *delirium* se ha dividido en las denominadas *estrategias no farmacológicas* y en las llamadas *estrategias farmacológicas*, basadas en el uso de medicación antipsicótica.

Las intervenciones no farmacológicas se basan en el uso de protocolos estructurados que incluyen determinadas recomendaciones respecto a la movilización precoz, la nutrición e hidratación, el manejo del dolor, los cuidados de la piel, y para minimizar el riesgo de neumonías aspirativas, entre otras. Las modificaciones ambientales pueden ser suficientes para controlar grados leves de agitación y/o confusión. La utilización de medidas de contención física se debe reservar como último recurso, ya que con frecuencia aumentan la agitación y asocian otros problemas derivados de la pérdida de movilidad, como la aparición de úlceras por presión o la aspiración. En la actualidad, son varios los autores que creen más conveniente denominar este manejo *tratamiento multidominio del delirium*; además, debe incluir a los familiares y los cuidadores del paciente.

En cuanto al tratamiento farmacológico, no se ha demostrado beneficio y no existen recomendaciones para el uso de ninguna terapia medicamentosa específica. Por lo general, se reserva su uso para cuando se presentan síntomas graves no controlables con las intervenciones no farmacológicas, como

pueden ser la autolesión del paciente o la lesión a la familia, los cuidadores y el personal sanitario, cuando haya riesgo de disrupción del proceso terapéutico, o cuando estas alteraciones supongan una situación estresante para el propio sujeto. Por norma general, se acepta que el *delirium* hipoactivo no debe ser tratado de manera farmacológica.

La prescripción farmacológica debe hacerse:

- Tras haber evaluado antes el riesgo-beneficio.
- Tras individualizar y elegir el fármaco según las características del paciente y sus posibles efectos adversos.
- Tras haber determinado la dosis y la posología adecuadas.
- Cuando haya la posibilidad de monitorizar y controlar la eficacia y la toxicidad del fármaco.

El inicio de este tipo de terapias tiene consideraciones éticas: siempre se deberá educar al paciente y advertirle, cuando se pueda, de los posibles efectos adversos y las indicaciones de estos medicamentos. También habrá que advertir a los cuidadores.

La medicación disponible para el tratamiento del *delirium* engloba al grupo de los fármacos antipsicóticos, las benzodiacepinas, otros grupos menores, como los inhibidores de la acetilcolinesterasa, los antidepresivos, los fármacos con acción sedante o sustancias como la melatonina (**Tabla 18.2-7**).

A continuación, se desarrollan las indicaciones sobre esta medicación.

Antipsicóticos. Tanto de primera generación o convencionales como de segunda generación o atípicos. Son de elección, a pesar de sus efectos secundarios. No hay acuerdo ni unanimidad en la elección de un determinado antipsicótico sobre otro. Se deberá valorar el perfil de los efectos secundarios de cada fármaco.

Benzodiacepinas. Su principal indicación se da en casos más bien concretos, como en la abstinencia por alcohol o cuando hay contraindicación en el uso de antipsicóticos. También se ha descrito su utilidad como coadyuvantes de los

Tabla 18.2-7. Principales características y recomendaciones para los fármacos usados en el tratamiento del *delirium*

Fármaco	Dosis y vías	Recomendaciones
Antipsicóticos típicos:		
• Haloperidol • Clorpromacina	0,5-1 mg/2-12 h (v. o., i. v., i. m., s. c.) 12,5-25 mg/4-12 h (v. o., i. v., i. m.)	• Clásicamente, el haloperidol se considera la primera opción de tratamiento • Se han de vigilar el intervalo QT y los efectos extrapiramidales
Antipsicóticos atípicos:		
• Risperidona • Olanzapina • Quetiapina • Ziprasidona • Aripiprazol	0,25-1 mg (v. o.) 2,5-5 mg (v. o., i. m.) 25-50 mg (v. o.) 20 mg/12 horas (v. o.) 10-15 mg (v. o.)	• Aunque no existe consenso, se acepta risperidona como una de las primeras opciones, por su efecto antipsicótico y menor efecto anticolinérgico • La quetiapina está especialmente indicada en pacientes con enfermedad de Parkinson
Benzodiacepinas:		
• Loracepam • Clonacepam • Clometiazol	1-2 mg/4-6 h 0,5-1 mg/4-6 h 192-384 mg/4-6 h	• Reservado para el *delirium* por deprivación

i. m.: por vía intramuscular; i. v.: por vía intravenosa; s. c.: por vía subcutánea; v. o.: por vía oral.

neurolépticos. Tienen beneficios en el control inmediato de la agitación, en el control de la ansiedad o para asegurar el sueño, pero pueden empeorar la confusión y producir sedación.

Inhibidores de la acetilcolinesterasa. No tienen un papel en el tratamiento ni en el manejo sintomático del *delirium*, tampoco en su prevención. Recientemente, se ha publicado un ensayo aleatorizado en el que, al comparar la rivastigmina con un placebo, se describió un aumento de la mortalidad, por lo que tuvo que ser detenido.

Fármacos con acción sedante. Entre ellos, se encuentran la dexmetomidina y el propofol, usado con frecuencia en unidades de cuidados intensivos para controlar la ansiedad y el dolor. Se discute su uso, pues se cree que en ocasiones puede contribuir al desarrollo de *delirium*. En los casos de *delirium* terminal, se consideran una alternativa el midazolam y la metadona cuando también exista dolor refractario.

Otros fármacos. Se ha estudiado el uso de fármacos estimulantes, como el metilfenidato en los casos de *delirium* hipoactivo, pero por la ausencia de evidencia firme, y ante el potencial riesgo de producir agitación o empeorar síntomas psicóticos, no se recomienda su uso. La melatonina únicamente ha demostrado cierta utilidad en la prevención, no en el tratamiento del *delirium* instaurado. Por último, en determinadas instituciones y según ciertos expertos, en todos los pacientes con *delirium* el uso de tiamina debe ser, al menos, considerado.

Debido a que la completa resolución del *delirium* en determinados pacientes puede requerir semanas o meses, este tipo de terapias, cuando sean necesarias, deben ser planificadas para extenderse más allá de la hospitalización.

TRASTORNOS AMNÉSICOS

El término *amnesia* proviene del griego *amnēsía*, que significa «olvido». Se entiende por amnesia la incapacidad de aprender nueva información con un nivel de atención normal o de rememorar información previamente aprendida. Los trastornos amnésicos son aquellos en los que esta es la característica principal y se produce un impacto significativo en el funcionamiento de la persona. Es importante destacar que no se puede realizar este diagnóstico en el curso de un *delirium* o una demencia.

Clasificación

Las amnesias pueden ser catalogadas en función de múltiples variantes, si bien las más didácticas y útiles son las siguientes:

- **En relación con el tiempo**:
  - Amnesia anterógrada o de fijación:
    - Se caracteriza por la incapacidad para la aprehensión-fijación de nueva información a partir del momento en que se instaura dicha amnesia.
    - Esta incapacidad para recordar unos hechos ocurridos después de un momento temporal concreto (por ejemplo, una lesión cerebral) se relaciona con la dificultad para aprender y adquirir nuevos conocimientos.

  - Amnesia retrógrada o de evocación:
    - Es la incapacidad para recordar hechos ocurridos antes de un suceso para recuperar información pasada ya aprendida.
    - En la amnesia lacunar completa, la persona no recuerda nada de lo sucedido en un lapso. Es este el tipo de amnesia presente tras períodos de trastorno del nivel de conciencia, como la obnubilación, los estados confusionales o el estado de coma.

- **En función de su extensión**:
  - Amnesia sistemática:
    - Afecta a recuerdos entre los que no existe ninguna asociación de tipo temporal.
    - Estos recuerdos no se hallan ligados por un contenido o componente afectivo común.
  - Amnesia cualitativa parcial:
    - Se da sobre los recuerdos ligados a una determinada función sensorial (vista, oído, olfato, etcétera).
    - Se produce casi siempre por lesiones orgánicas, aunque también pueden ser de naturaleza psicógena.
  - Amnesia selectiva: imposibilidad de evocar voluntariamente determinados recuerdos que no se han destruido, puesto que son rememorados involuntariamente bajo los efectos de la hipnosis.

- **En función de su evolución**:
  - Amnesia reversible: se considera en contraposición a la irreversible (y, por lo tanto, permanente: aquella que, una vez instaurada, persiste definitivamente).
  - Amnesia progresiva:
    - Se observa, fundamentalmente, en los procesos demenciales.
    - Evoluciona en extensión abarcando progresivamente los recuerdos más antiguos; sigue la denominada *ley de Ribot*: los primeramente afectados son los más recientes e inmediatos.
  - Amnesia periódica:
    - Amnesia disociativa que suele aparecer en los trastornos de personalidades múltiples o alternantes ampliamente estudiados por Morton, Prince y Janet.
    - Se caracteriza por que determinados recuerdos no sobreviven a la crisis y, sin embargo, pueden ser recuperados en una crisis análoga.

Etiopatogenia

Las causas de estas patologías son muy diversas, si bien algunas de las guías más aceptadas diferencian entre aquellos trastornos amnésicos que se deben a una enfermedad médica y aquellos inducidos por sustancias.

Las estructuras cerebrales involucradas son las que integran el diencéfalo (núcleos dorsomediales y medios del tálamo) y el lóbulo temporal medio, como el hipocampo, los cuerpos mamilares y la amígdala. La amnesia suele ser el resultado de un daño bilateral, aunque el hemisferio izquierdo se ha implicado más en estas funciones. Cuando se afecta el lóbulo frontal, suelen aparecer determinados síntomas, como la confabulación y la apatía.

Cuadro clínico

El síntoma central de estos trastornos es la incapacidad para aprender nueva información (amnesia anterógrada) y/o para recordar experiencias previamente aprendidas (amnesia retrógrada). Junto a la amnesia, pueden aparecer otros muchos síntomas.

Manifestaciones generales

La memoria a corto plazo está deteriorada (por ejemplo, los pacientes pueden no recordar lo que han comido hoy), no tanto la memoria a largo plazo (por ejemplo, se conservan recuerdos infantiles) ni la inmediata (por ejemplo, al pedirle al paciente que repita seis dígitos). El período amnésico puede incluir el tiempo transcurrido tras la causa o el anterior a ella. El inicio de los síntomas suele ser brusco (en los casos de traumatismos craneoencefálicos, accidentes cerebrovasculares o intoxicaciones) o insidiosos (como en los tumores cerebrales o en los déficits nutricionales). Se considera que la amnesia es de corta duración cuando el episodio dura menos de 1 mes y de larga duración cuando se prolonga más de 1 mes.

Cuadros clínicos más relevantes

Como se ha dicho, junto a la amnesia, pueden aparecer otros muchos síntomas, que variarán en función del cuadro clínico completo secundario a la causa específica de la enfermedad.

A continuación, se estudiarán algunos de los cuadros clínicos más relevantes.

Amnesia postraumática. Es una de las formas más frecuentes de amnesia. Como su nombre indica, obedece a un traumatismo craneoencefálico. La amnesia sería el resultado de varios factores, entre los que se incluyen la pérdida de conciencia derivada del traumatismo, la amnesia retrógrada (que puede abarcar desde unos pocos minutos a varios años anteriores al traumatismo) y la amnesia anterógrada, de duración igualmente variable. Se define como el período de latencia, sin recuerdos, que transcurre desde el despertar del coma hasta el momento en que la persona es capaz de reconocer a sus familiares, el entorno en que se encuentra, a sí misma, etc. Está muy matizada por el período confusional habitual en el caso de un traumatismo craneoencefálico o de un accidente cerebrovascular. La duración de este tipo de amnesia, junto a la puntuación en la Escala de Coma de Glasgow, suele tomarse como uno de los mejores indicadores pronósticos de la recuperación posterior de un paciente que ha pasado por un coma.

Amnesia secundaria a accidentes cerebrovasculares. Se ha descrito en lesiones que afectan al área del fórnix o del hipocampo. También la afectación de las arterias cerebrales posteriores (y, por lo tanto, de las regiones temporales mediales subsidiarias de dichas arterias) provoca amnesia comúnmente. Se ha constatado la existencia de amnesias secundarias a la rotura de aneurismas de la comunicante anterior y tras infartos talámicos mediales bilaterales.

Síndromes de amnesia transitoria. Las convulsiones epilépticas son causa frecuente de amnesia en la práctica clí-

nica. Son un hallazgo posictal constante. Los estados epilépticos temporales pueden producir períodos prolongados de amnesia. La terapia electroconvulsiva ocasiona un período de confusión tras la convulsión, con la consiguiente amnesia anterógrada y retrógrada que tiende a resolverse tras el cese del tratamiento. Se han descrito pérdidas permanentes de la memoria de ciertos acontecimientos ocurridos antes, durante o después de la terapia electroconvulsiva. Sin embargo, no hay estudios objetivos que hayan demostrado la alteración de la capacidad de recordar o de adquirir nueva información tras este tratamiento. Ciertos factores parecen incrementar la magnitud de este tipo de efectos secundarios, como la administración bilateral, la excesiva intensidad de corriente, sesiones muy próximas en el tiempo y altas dosis de anestésico barbitúrico.

 La amnesia global transitoria se caracteriza por la instauración aguda de una amnesia anterógrada de horas de duración (media de 4,2 horas) en ausencia de focalidad neurológica o sintomatología epiléptica, con recuperación posterior total, a excepción de la persistencia de una amnesia lacunar del episodio (el paciente no es capaz de recordar lo ocurrido durante el episodio) y un breve período de amnesia retrógrada permanente en la mayoría de los casos. A menudo, se trata de un único episodio (un 8 % tiene otro episodio). Se da, preferentemente, en varones de mediana y avanzada edad (frecuentemente, entre los 50 y los 80 años). Su etiología sigue siendo desconocida, si bien, desde su descripción por Fisher y Adams en 1958, se han señalado diversas causas, como la enfermedad cerebrovascular, epilepsia, migrañas, tumores cerebrales, hemorragia cerebral y sobredosis de drogas. Las tomografías cerebrales practicadas a estos pacientes son normales, aunque los estudios del flujo cerebral revelan una disminución del flujo sanguíneo en las regiones hemisféricas posteriores y temporoinferiores.

Lagunas de memoria debidas al alcohol. Suelen aparecer tras períodos de importante abuso del alcohol. Es típico que el paciente no recuerde nada de lo ocurrido el día anterior, cuando se encontraba intoxicado.

Síndrome de Korsakoff. Es un síndrome amnésico de características subagudas provocado por el déficit de tiamina. Generalmente, lo presentan pacientes con marcada ingesta etílica crónica y asociada malnutrición. Este cuadro también puede darse en situaciones de anorexia, hiperémesis, cirugías gástricas y dietas bizarras. Suele asociarse a la encefalopatía de Wernicke, caracterizada por oftalmoplejía, ataxia y confusión, de forma que en el 85 % de los casos no tratados aparece un síndrome amnésico. Se afecta más la memoria reciente que la remota. Son frecuentes la confabulación, la apatía y la actitud pasiva. La reposición de tiamina mejora el cuadro clínico. Cabe esperar que aparezcan mejorías hasta transcurrido 1 año de tratamiento. Aproximadamente un tercio de los pacientes se recupera completamente.

Esclerosis múltiple. En el 40-60 % de los pacientes afectos aparecen quejas acerca de la memoria. Estos problemas se asocian a la formación de placas en el lóbulo temporal y las regiones diencefálicas. Es característico que la memoria inmediata esté preservada y que las memorias de corto y largo plazo estén alteradas.

Criterios diagnósticos

A continuación, se expondrán los criterios del DSM-5-TR, dado que son los más utilizados en la práctica clínica en la actualidad.

Según esta guía, existen dos posibles diagnósticos de trastornos amnésicos:

- Trastorno amnésico debido a (indicar enfermedad médica):
  - El deterioro de la memoria se manifiesta por un déficit de la capacidad para aprender información nueva o por la incapacidad para recordar información aprendida previamente.
  - La alteración de la memoria provoca un deterioro significativo de la actividad laboral o social y representa una merma importante del nivel previo de actividad.
  - La alteración de la memoria no aparece exclusivamente en el transcurso de un *delirium* o de una demencia.
  - Demostración, a través de la historia, de la exploración física o de las pruebas de laboratorio, de que la alteración es un efecto directo de la enfermedad médica (incluyendo un traumatismo físico).
  - Especificar si:
    - Transitorio: si el deterioro de la memoria dura menos de 1 mes.
    - Crónico: si el deterioro de la memoria dura más de 1 mes.
- Trastorno amnésico persistente inducido por sustancias:
  - El deterioro de la memoria se manifiesta por un déficit de la capacidad para aprender información nueva o por la incapacidad para recordar información aprendida previamente.
  - La alteración de la memoria provoca un deterioro significativo de la actividad laboral o social y representa una merma importante del nivel previo de actividad.
  - La alteración de la memoria no aparece exclusivamente en el transcurso de un *delirium* o de una demencia, y se mantiene más allá de la duración habitual de la intoxicación o abstinencia de sustancias.
  - Demostración, a través de la historia, de la exploración física o de las pruebas de laboratorio, de que la alteración de la memoria está relacionada etiológicamente con los efectos persistentes de la sustancia (por ejemplo, una droga de abuso o un medicamento).

Es importante señalar que, pese a ser estos aún los criterios más utilizados en la práctica clínica actual, en el DSM-5-TR, los trastornos amnésicos se encuentran englobados junto con el *delirium*, la demencia y otros trastornos cognoscitivos bajo la denominación *trastornos neurocognitivos* (TNC). Bajo este epígrafe, se encuentran los nuevos diagnósticos de los trastornos amnésicos, que son los siguientes: TNC debido a lesión cerebral traumática, TNC debido a infección por virus de la inmunodeficiencia humana, TNC inducido por sustancias/medicamentos, TNC debido a enfermedad por priones, (…), TNC debido a otra afección médica, TNC debido a múltiples etiologías y TNC no especificado.

Diagnóstico diferencial

A continuación, se desarrollan las entidades con las que más frecuentemente se ha de realizar el diagnóstico diferencial con los trastornos amnésicos.

Trastorno neurocognitivo mayor/demencia. Se produce una pérdida de las funciones cerebrales (memoria, pensamiento, lenguaje, juicio, etc.) de forma insidiosa y progresiva, generalmente irreversible. También pueden aparecer síntomas psicológicos y conductuales. Dicha entidad aparece por lo regular a una edad avanzada, es poco frecuente en personas menores de 60 años.

Delirium. Como ya se ha estudiado, es un síndrome de etiología compleja y a menudo multifactorial que culmina en un patrón de signos y síntomas referentes al nivel de conciencia, nivel atencional y deterioro de funciones cognitivas. Clásicamente, tiene un inicio súbito (horas o días), su evolución es breve y fluctuante, y mejora rápidamente si se identifica y elimina el factor causal. Suele darse más frecuentemente en personas de edad avanzada, con patología orgánica o tras intervención quirúrgica y en ambientes hospitalarios.

Intoxicación aguda o abstinencia de sustancias. Para realizar el diagnóstico de trastorno amnésico persistente inducido por sustancias, es fundamental que el cuadro clínico no esté asociado a otro agudo de intoxicación o abstinencia a la sustancia. Los signos y síntomas de la intoxicación o la abstinencia serán variables en función de la sustancia consumida.

Amnesia disociativa. Incapacidad para recordar información autobiográfica importante, generalmente de naturaleza traumática o estresante, que es incompatible con el olvido ordinario.

Evaluación y tratamiento

Para la evaluación de los trastornos amnésicos, es importante distinguir dos vertientes. Por un lado, se llevarán a cabo los exámenes médicos necesarios para diagnosticar la patología causal de los signos y síntomas del paciente, entre ellos, los propios del trastorno amnésico. Por otro, se realizará una exploración de la memoria.

La evaluación objetiva de la capacidad mnésica puede realizarse siguiendo diferentes procesos y niveles de concreción, dependiendo del cuadro objeto de evaluación y de las necesidades del clínico. Inicialmente, se pueden llevar a cabo pruebas de cribado sencillas y una exploración informal de cualidades de la memoria.

Estas pruebas sencillas e informales pueden ser:

- Para la memoria anterógrada verbal:
  - Recuerdo de un nombre y dirección transcurridos 5 minutos.
  - Recuerdo de una conversación previa mantenida con el clínico.
- Para la memoria anterógrada no verbal:
  - Aprender un recorrido por el pasillo.
  - Memoria de caras.

- Para la memoria retrógrada: recordar acontecimientos históricos, como resultados electorales, guerras, personajes famosos, etcétera.

Para una valoración neuropsicológica avanzada y una adecuada estimación de los niveles de memoria afectados y su cuantificación, se requiere una exploración neuropsicológica más exhaustiva, en especial cuando se trata de personas jóvenes o con un rendimiento premórbido superior a la media de su población de referencia.

Algunas de las pruebas más relevantes para esta exploración son los siguientes:

- Escala de Memoria de Wechsler:
  - Constituye una de las baterías más completas para la exploración exhaustiva de diferentes subtipos de memoria, incluidas la memoria visual, la topográfica y la localización espacial y verbal, el aprendizaje y la memoria, o la memoria lógica.
  - Tiempo de duración: 90 minutos.

- También existe la posibilidad de seleccionar algunas subpruebas para obtener índices concretos de aspectos parciales de la memoria.
  - Es apta para edades entre 16 y 89 años.
- Prueba Barcelona de Exploración Neuropsicológica:
  - Incluye algunas subpruebas específicas para la valoración de la capacidad mnésica del paciente.
  - Tiene pruebas tipo de memoria de textos, con buena normalización por subgrupos en función de la edad y también del nivel formativo previo.
  - Es apta para personas a partir de 20 años.
- Escala de Inteligencia General de Wechsler:
  - Permite la obtención de un índice de memoria de trabajo con la administración de tres de sus subpruebas (dígitos, letras y números, aritmética), sin la necesidad de administrar la batería completa.
  - Es apta para edades a partir de los 16 años.

Por último, el *tratamiento* de estas entidades es aquel destinado a la patología de base que provoca el trastorno amnésico, así como ejercicios de rehabilitación para la memoria.

PUNTOS CLAVE

- El *delirium* es un síndrome agudo y fluctuante de alteración del nivel de atención y conciencia acompañado de una disfunción cognitiva en el contexto de una enfermedad aguda.
- La aparición de este síndrome aumenta la morbimortalidad y conlleva un aumento de la institucionalización y el empeoramiento de la calidad de vida. Por tanto, la prevención es lo más importante.
- Se deben identificar los factores predisponentes modificables

para actuar sobre ellos antes de la aparición del *delirium*.
- El tratamiento farmacológico es la última opción en el manejo del *delirium*. No existe ningún fármaco específico para su manejo.
- Los trastornos amnésicos se caracterizan por la imposibilidad de aprender o recordar información.
- Los síndromes amnésicos más relevantes son la amnesia global transitoria, los traumatismos craneoencefálicos y el síndrome de Korsakoff.

BIBLIOGRAFÍA

Adamis D, Treloar A, Martin FC, Macdonald AJD. A brief review of the history of delirium as a mental disorder. Hist Psychiatry. 2007;18(4): 459-69.

American Psychiatric Association. Guía de consulta de los criterios diagnósticos del DSM-5 (R): Spanish edition of the desk reference to the diagnostic criteria from DSM-5 (R). Arlington: American Psychiatric Association Publishing; 2014.

American Psychiatric Association DSM-5. Manual diagnóstico y estadístico de los trastornos mentales. Madrid: Editorial Médica Panamericana; 2014.

Bowman EML, Cunningham EL, Page VJ, McAuley DF. Phenotypes and sub-phenotypes of delirium: a review of current categorisations and suggestions for progression. Crit Care. 2021;25(1):334.

Cole MG, Bailey R, Bonnycastle M, McCusker J, Fung S, Ciampi A et al. Partial and no recovery from delirium in older hospitalized adults: frequency and baseline risk factors. J Am Geriatr Soc. 2015;63(11):2340-8.

Eguíluz I, Segarra R. Introducción a la psicopatología. Una visión actualizada. 3ª ed. Madrid: Editorial Médica Panamericana; 2021.

Fong TG, Inouye SK. The inter-relationship between delirium and dementia: the importance of delirium prevention. Nat Rev Neurol. 2022;18(10):579-96.

Goez Sudupe LF, Agüera Ortiz LF. Delirium. En: Aguera Ortiz L, Carrasco MM, Sánchez Pérez M, editores. Psiquiatría geriátrica. 3ª ed. Madrid: Elsevier; 2021.

Hshieh TT, Inouye SK, Oh ES. Delirium in the elderly. Clin Geriatr Med. 2020;36(2):183-99.

Inouye SK. Predisposing and precipitating factors for delirium in hospitalized older patients. Dement Geriatr Cogn Disord. 1999;10(5):393-400.

Inouye SK, Growdon M, Fong T. Delirium. En: Halter JB, Ouslander JG, Studenski S, Kevin P, Asthana S, Supiano MA et al., editores. Hazzard's geriatric medicine and gerontology. 8ª ed. McGraw-Hill; 2022.

Kashima H, Kato M, Yoshimasu H, Muramatsu T. Current trends in cognitive rehabilitation for memory disorders. Keio J Med. 1999;48(2):79-86.

Lipowski ZJ. Transient cognitive disorders (delirium, acute confusional states) in the elderly. Am J Psychiatry. 1983;140(11):1426-36.

Mailhot T, Inouye S, Saczynski J. Delirium. En: Steffens DC, Zdanys KF, editores. The American Psychiatric Association Publishing Textbook of Geriatric Psychiatry. American Psychiatric Association Publishing; 2022.

Maldonado JR. Acute brain failure. Crit Care Clin. 2017;33(3):461-519.

Maldonado JR. Pathoetiological model of delirium: a comprehensive understanding of the neurobiology of delirium and an evidence-based approach to prevention and treatment. Crit Care Clin. 2008;24(4):789-856.

Marcantonio ER. Delirium in hospitalized older adults. N Engl J Med. 2018;378(1):96-7.

Organización Mundial de la Salud. Clasificación Internacional de Enfermedades. 11ª ed. (CIE-11) [Internet]. Ginebra: Organización Mundial de la Salud; 2023 [consulta el 24 de abril de 2024]. Disponible en: https://icd.who.int/browse11/l-m/es

Romero Rizos L, Avendaño Céspedes A. El anciano con delirium: programas de intervención. En: Abizanda Soler P, Rodríguez Manas L, editores. Tratado de medicina geriátrica: fundamentos de la atención sanitaria a los mayores. 2ª ed. Madrid: Elsevier; 2020.

Rubio Valladolid G. Fundamentos de psiquiatría: bases científicas para el manejo clínico. Madrid: Editorial Médica Panamericana; 2015.

Ruiz P, editor consultor. Kaplan y Sadock. Sinopsis de psiquiatría. 11ª ed. Barcelona: Wolters Kluwer; 2015.

Slooter AJC. Delirium, what's in a name? Br J Anaesth. 2017;119(2): 283-5.

Victor M, Adams RD, Collins GH. The Wernicke-Korsakoff syndrome and related neurologic disorders due to alcoholism and malnutrition. 2ª ed. Filadelfia: F. A. Davis Company; 1989.

Wilson JE, Mart MF, Cunningham C, Shehabi Y, Girard TD, MacLullich AMJ et al. Delirium. Nat Rev Dis Primers. 2020;6(1):90.

Yudofsky SC, Hales RE, editores. American Psychiatry Publishing Textbook of Neuropsychiatry and Clinical Neurosciences. 4ª ed. Washington, D. C.: American Psychiatric Association.

18.3 Trastornos mentales secundarios a enfermedades médicas

A. Serrano García y M. Á. Franco Martín

OBJETIVOS

- Conocer la sintomatología psicopatológica y psiquiátrica asociada a la patología somática.
- Identificar las principales enfermedades generales distribuidas por apartados que se asocian con frecuencia a patología psiquiátrica y que pueden confundirse con trastornos mentales primarios.
- Determinar los elementos principales de la relación entre el cuerpo y la mente, y cómo actuar en la práctica clínica.

INTRODUCCIÓN

Uno de los argumentos que apoyan la ausencia de disociación cuerpo-mente lo constituyen los trastornos mentales debidos a enfermedad médica, que se caracterizan por la presencia de síntomas mentales justificados fisiopatológicamente de forma directa con una enfermedad somática.

En este sentido, cabría establecer que los síntomas psiquiátricos presentes en algunas enfermedades corresponden a dimensiones clínicas de estas afecciones, en el mismo nivel de relevancia que otras alteraciones más fácilmente mensurables, como las variaciones en la presión arterial o la fiebre, entre otras. Y, por otra parte, ya Kraepelin estableció la hipótesis de que la *dementia praecox* era un trastorno endocrino, consecutivo a la ausencia de tiroxina durante los primeros estadios del desarrollo de la persona, que causaba una alteración en la maduración de la conducta.

ENFERMEDADES ENDOCRINOLÓGICAS Y METABÓLICAS

Cuando se estudia la interacción entre cuerpo y mente, el eje hipotálamo-hipófisis-suprarrenal cobra una relevancia fundamental; sin embargo, el interés por el estudio de los síntomas psiquiátricos derivados de las diferentes entidades clínicas endocrinológicas ha recibido una atención mucho menor. El enfoque interdisciplinar es imprescindible para abordar estos cuadros y lograr los mejores resultados posibles para los pacientes.

Véanse los síntomas o trastornos más habitualmente asociados a las diferentes enfermedades endocrinológicas (Tabla 18.3-1).

Síndrome de Cushing

El síndrome de Cushing aparece cuando existe un exceso de cortisol de forma mantenida, ya sea por un exceso de producción endógena de corticotropina o de cortisol, o por una aportación exógena de la hormona. Existe una amplia

Tabla 18.3-1. Enfermedades endocrinas y síntomas psiquiátricos

Enfermedad endocrina	Síntomas psiquiátricos
Hipercortisolismo	Ansiedad, trastorno de pánico, irritabilidad, manía, hipomanía
Hipocortisolismo	Pequeños cambios cognitivos, depresión y, ocasionalmente, trastornos psicóticos
Diabetes *mellitus* de tipo 1	Depresión, agitación psicomotriz, insomnio, trastornos de la alimentación
Diabetes *mellitus* de tipo 2	Depresión, trastornos de la alimentación, pobre autoimagen
Hipertiroidismo	Ansiedad, irritabilidad, labilidad emocional (disforia), manía, hipomanía, psicosis, insomnio, alteraciones de la atención, hiperactividad, depresión, inquietud, fatiga y *delirium*
Hipotiroidismo	Locura mixedematosa, alteraciones de la atención y cognitivas, amnesia, depresión
Feocromocitoma	Ansiedad, trastorno de pánico, temblor
Hiperparatiroidismo	Ansiedad, depresión, cambios de personalidad, problemas cognitivos con ocasionales *deliriums*, psicosis
Hipoparatiroidismo	Depresión, cuadros confusionales
Hiperandrogenismo masculino	Incremento de la agresividad, ira, paso al acto, comportamiento dominante, comportamiento antisocial
Menopausia	Depresión, trastornos de ansiedad

Adaptada de: Conner SH, Solomon S. Psychiatric manifestations of endocrine disorders. Hum Endocrinol. 2017;2(1):1-7.

evidencia sobre la presencia de trastornos mentales asociados. Se ha descrito que la *depresión mayor* es una complicación que puede afectar al 50-60 % de los pacientes con síndrome de Cushing. Habitualmente se asocia significativamente con el sexo femenino, la edad avanzada, niveles más altos de cortisol urinario, una situación clínica relativamente más grave y la ausencia de un adenoma hipofisario. Si bien la depresión es uno de los cuadros más importantes asociados con el síndrome de Cushing, otros autores han descrito que alrededor del 66 % de los pacientes experimentan *ansiedad generalizada* o *trastornos de pánico*. Igualmente, se ha descrito una asociación significativa en los pacientes con síndrome de Cushing con un estado de ánimo más irritable, niveles más altos de estrés y un menor bienestar físico. La aparición de manía e hipomanía también ha sido sociada a este cuadro.

Sin embargo, y a pesar de la relación de este cuadro clínico psiquiátrico con el síndrome de Cushing, existe una importante controversia sobre si los síntomas psiquiátricos secundarios a este síndrome se resuelven por completo después de la remisión de la enfermedad. Varios estudios han encontrado mejoras significativas o incluso una remisión completa de la ansiedad, la hipomanía, la manía, la depresión y la irritabilidad después de la corrección del hipercortisolismo. En esta misma dirección, algunos estudios han planteado que los inhibidores de los corticoesteroides, como el ketoconazol o la metirapona, pueden ser más eficaces para el tratamiento de los síntomas psicopatológicos de estos pacientes que los fármacos antidepresivos.

Por otra parte, otros estudios han encontrado que los síntomas persisten tras la normalización de los niveles de cortisol. Se ha observado que los efectos sobre la ansiedad, la depresión, la atención y el estado de ánimo persisten mucho después del tratamiento y mejoría del síndrome de Cushing. Una justificación de este hecho empírico podría ser que el exceso de glucocorticoides causa atrofia cerebral, que puede dar lugar a los síntomas neurocognitivos observados y que es parcialmente irreversible incluso después de la remisión de la enfermedad. Incluso se ha planteado que los síntomas psiquiátricos podrían exacerbarse tras la remisión de la enfermedad por una disminución del cortisol.

Enfermedad de Addison

La enfermedad de Addison, también conocida como *insuficiencia suprarrenal*, es un cuadro que se presenta cuando el cuerpo no produce suficiente cantidad de determinadas hormonas, principalmente cortisol, aunque también aldosterona. Varios estudios han descrito la presencia de síntomas de irritabilidad, alteraciones del estado de ánimo, angustia, depresión y, ocasionalmente, psicosis. Se ha planteado que los síntomas psiquiátricos pueden incluso ser los únicos presentes en los pacientes con enfermedad de Addison. Se han propuesto distintos mecanismos potenciales para explicar los síntomas neuropsiquiátricos de la enfermedad de Addison; sin embargo, no parece haberse alcanzado un consenso. Algunos estudios han encontrado que los síntomas psiquiátricos mejoran de forma significativa una vez que la enfermedad de Addison se corrige con la terapia adecuada con corticoesteroides. Por este motivo, algunos autores recomiendan la

realización de determinaciones de cortisol y corticotropina de forma sistemática en la exploración psiquiátrica, puesto que, a menudo, la enfermedad de Addison no es considerada cuando hay una psicopatología bien reconocible.

Diabetes *mellitus* de tipo 1 y 2

La diabetes *mellitus* de tipo 1 es producida por una insuficiencia en la producción de insulina por parte del páncreas, a diferencia de la diabetes *mellitus* de tipo 2, en la que aparece una resistencia al efecto de la insulina. Varios autores han encontrado asociaciones entre los síntomas psiquiátricos y la diabetes *mellitus* de tipo 1, incluyendo agitación psicomotora, dificultad para dormir y trastornos alimentarios. En los adolescentes con diabetes *mellitus* de tipo 1, se ha descrito que los problemas conductuales y psicosociales tienen un gran impacto sobre el control de su enfermedad y en los resultados generales de su vida. Este cuadro puede ser difícil de manejar para los adolescentes debido a tres cuestiones fundamentalmente: la influencia de los padres, la de los compañeros y la depresión, que pueden conducir al incumplimiento terapéutico en los pacientes.

En la diabetes *mellitus* de tipo 2, se ha encontrado una asociación significativa con la depresión y la pobre autoimagen, lo que da lugar a un impacto considerable en el control de la diabetes *mellitus* y la calidad de vida de los pacientes. El 16 % de los pacientes con diabetes *mellitus* de tipo 2 presentan trastornos alimentarios y el 12,2 %, trastornos por atracón. Los trastornos alimentarios también se observan en diabéticos de tipo 1; no es raro encontrar pacientes que omiten intencionalmente la toma de insulina para inducir hiperglucemia y provocar la pérdida de glucosa en la orina para perder peso. Los denominadores comunes para el desarrollo de trastornos alimentarios en pacientes diabéticos de tipo 1 y tipo 2 son el aumento de peso corporal, la insatisfacción corporal, el sexo femenino, los antecedentes de dieta y los antecedentes de depresión. Los signos clínicos que deben hacer sospechar al médico son fundamentalmente un control glucémico deficiente, episodios recurrentes de cetoacidosis diabética, hipoglucemia recurrente secundaria a sobredosis intencional, citas clínicas perdidas, autoestima baja y manipulación dietética.

Hipertiroidismo e hipotiroidismo

El *hipertiroidismo* agrupa los trastornos que cursan con exceso de hormona tiroidea en el suero y una reducción de los valores de la tirotropina. La causa más común es la enfermedad de Graves-Basedow, cuyo origen es autoinmunitario. Es el propio organismo el que genera anticuerpos que estimulan la glándula para que sintetice más hormonas tiroideas. Hasta el 60 % de los pacientes con hipertiroidismo presentan un trastorno de ansiedad. También se han descrito como asociados a la enfermedad de Graves-Basedow cuadros que incluyen hipomanía, manía, depresión, psicosis, insomnio, problemas de atención y exceso de actividad, inquietud, fatiga y *delirium*. El principal problema es que se asemejan y confunden con estos mismos trastornos psiquiátricos y psicopatología primaria, y que se asimilan a un hiperadrenérgico secundario. Con frecuencia, el inicio de los síntomas es agudo y repentino, lo que lleva a una focalización sobre la psicopatología y no sobre su causa. Los cuadros de manía, ansiedad y excitabilidad suele ocurrir en las primeras fases, y los de depresión y trastornos cognitivos, en fases más evolucionadas. En cuanto al tratamiento, existen discrepancias entre algunos estudios: unos han encontrado que los síntomas psiquiátricos, como la ansiedad, generalmente mejoran con el tratamiento del hipertiroidismo; otros estudios informaron de que los síntomas psiquiátricos persistieron a pesar del tratamiento antitiroideo apropiado.

El *hipotiroidismo* es el cuadro clínico que se deriva de una reducida actividad de la glándula tiroides. Las hormonas tiroideas (T4/T3), cuya síntesis está regulada por la tirotropina secretada en la hipófisis, tienen como misión fundamental regular las reacciones metabólicas del organismo. Desde el siglo XIX, se describieron los efectos del hipotiroidismo sobre el estado psíquico, con la aparición de delirios y alucinaciones en fases avanzadas de cuadros de mixedema. En 1949, Asher reiteró esta relación de psicosis e hipotiroidismo, y acuñó el término *locura mixedematosa*. Desde entonces, se han realizado numerosos estudios para caracterizar los síntomas psicológicos asociados al hipotiroidismo. En un estudio de 2.142 personas diagnosticadas con trastornos de la tiroides, Ittermann *et al.* encontraron pruebas sustanciales de que el hipotiroidismo no tratado se asocia significativamente con la depresión. Otros estudios han hallado esta correlación en pacientes con hipotiroidismo y han observado problemas psíquicos adicionales asociados con esta enfermedad, incluidos déficits de atención y trastornos cognitivos.

Feocromocitoma

Un feocromocitoma es un tumor que suele comenzar en las células de una de las glándulas suprarrenales. Aunque, por lo general, son benignos, con frecuencia los feocromocitomas causan que la glándula suprarrenal produzca demasiadas hormonas. Tanto en adultos como en niños se han descrito cuadros de ansiedad asociados a pacientes con feocromocitoma y con catecolaminas elevadas. En el 20-40 % de los pacientes con feocromocitoma aparecen síntomas como la ansiedad y el trastorno de pánico; la ansiedad es el cuarto síntoma más común observado en los feocromocitomas. Es relativamente fácil que el médico confunda los síntomas psiquiátricos de estos tumores con otros trastornos neuropsiquiátricos, por lo que es imperativo tener presente este diagnóstico, especialmente si persiste o empeora un patrón de episodios hipertensivos en el paciente.

Hiperparatiroidismo e hipoparatiroidismo

El *hiperparatiroidismo* se produce cuando las glándulas paratiroides segregan de forma excesiva hormonas paratiroideas al torrente sanguíneo. El hiperparatiroidismo a menudo no presenta síntomas. Los síntomas, cuando aparecen, se deben a la hipercalcemia y consisten en debilidad y fatiga, estreñimiento, pérdida de apetito, falta de concentración, pérdida de memoria, confusión y aumento de la micción. Los pacientes con hiperparatiroidismo presentan el doble de posibilidades de desarrollar un cuadro depresivo que los pacientes sanos; su gravedad, reflejada por el nivel de calcio sérico, está relacionada con la depresión. En los pacientes con hiperparatiroidismo se ha descrito una mejora significativa en la calidad de vida después de la cirugía de paratiroides. También se han descrito casos de psicosis. Igualmente, se ha observado un cambio de personalidad en estos pacientes. Si bien el mecanismo subyacente a las alteraciones psiquiátricas asociadas al hiperparatiroidismo no está claro, hasta el 90 % de los pacientes que tenían depresión antes de la paratiroidectomía han visto que el trastorno depresivo remitía después de la cirugía.

El *hipoparatiroidismo* es una carencia de la hormona paratiroidea causada a menudo por un trastorno autoinmunitario, una lesión relacionada con el tratamiento de las glándulas paratiroideas o la extirpación de las glándulas durante una cirugía. Los síntomas psiquiátricos están presentes hasta en un tercio de los pacientes, y se correlacionan con la duración de la enfermedad, el sexo femenino, el calcio sérico y el producto calcio-fósforo, pero no con calcificación intracraneal. Los síntomas psiquiátricos en pacientes con hipoparatiroidismo no mejoran con antidepresivos y antipsicóticos convencionales hasta que se corrigen los niveles de calcio sérico.

Hiperandrogenismo e hipoandrogenismo

El *hiperandrogenismo* o exceso de andrógenos es un cuadro caracterizado por niveles excesivos de andrógenos. Se ha descrito que los niveles basales de testosterona se correlacionan positivamente con la agresión y el comportamiento antisocial. Kreuz y Rose encontraron en su evaluación de la población criminal joven que los criminales que cometieron crímenes violentos durante su adolescencia tenían niveles más altos de testosterona. Estos estudios de criminales, sin embargo, deben tomarse con cierta reserva debido a que los tamaños de muestra son pequeños y a las condiciones no naturales asociadas con ellos. Otros estudios también han encontrado esta asociación entre la agresión y los andrógenos, y además han relacionado los niveles elevados de andrógenos con otros síntomas psíquicos, como la ira, la impulsividad, los rasgos competitivos y la violencia. Al observar a los adolescentes, varios estudios han encontrado una correlación positiva entre la agresión, la ira y el mal comportamiento con la contribución de diferentes formas de andrógenos, como la testosterona, la androstenediona y la deshidroepiandrosterona.

El *hipoandrogenismo* (o déficit de andrógenos), por el contrario, se ha relacionado con la presencia de síntomas depresivos en varones. En cuanto al tratamiento, la terapia de reemplazo con testosterona en pacientes con hipogonadismo masculino da lugar a una mejora significativa de los síntomas depresivos.

Menopausia

La menopausia es un período fisiológico normal en la vida de las mujeres asociado a cambios hormonales que da lugar al cese permanente de la menstruación. Sin embargo, los síntomas pueden empezar varios años antes. El estado hormonal cambiante asociado a los efectos psicológicos del momento y su impacto personal y social se encuentran fuertemente ligados con la aparición de sintomatología depresiva. En este estado transicional, la probabilidad de aparición de un trastorno depresivo se multiplica por 2,5. En cuanto al mecanismo que explica el aumento del riesgo de síntomas depresivos en la menopausia, se han propuesto varios, pero aún no hay consenso sobre una causa específica. Se ha descrito igualmente que las terapias hormonales sustitutivas con estrógenos son muy efectivas en todos los síntomas de la menopausia, incluida la depresión.

Enfermedad de Wilson

La enfermedad de Wilson es un trastorno metabólico hereditario relacionado con alteraciones del metabolismo del cobre y se presenta de modo heterogéneo, predominantemente con síntomas hepáticos y neuropsiquiátricos. En la mayoría de los casos, se puede tratar con éxito con quelantes del cobre; por lo general, mejoran tanto la función hepática como los síntomas neuropsiquiátricos. Aunque la mayoría de los pacientes con enfermedad de Wilson presentan síntomas psiquiátricos en algún estadio de la enfermedad, actualmente no existen pautas para el tratamiento de las manifestaciones psiquiátricas. El tratamiento de los síntomas psiquiátricos de esta enfermedad, a menudo, se guía por la experiencia psiquiátrica general, que con cierta frecuencia no considera la especificidad de la enfermedad de Wilson y el riesgo de complicaciones neurológicas y/o hepáticas graves. Desde el punto de vista neurológico, la enfermedad de Wilson afecta principalmente a los ganglios de la base y puede presentarse como alteración de los movimientos involuntarios, disfagia, disartria y disfunción autonómica. Un tratamiento precoz y una rápida recuperación del balance cúprico serán esenciales para mitigar la sintomatología neuropsiquiátrica.

Los síntomas psiquiátricos pueden ocurrir antes, durante o después del diagnóstico y el tratamiento de la enfermedad de Wilson. De hecho, y como señala una revisión reciente, la sintomatología psiquiátrica puede llevar a un retraso en el diagnóstico de la enfermedad, con lo que se atribuiría toda la sintomatología a la patología mental. El 30-40 % de los pacientes presenta manifestaciones psiquiátricas en el momento del diagnóstico. Los primeros síntomas psiquiátricos de esta enfermedad pueden aparecer en la infancia, principalmente como una disminución del rendimiento escolar, un comportamiento inapropiado o impulsividad. Los síntomas clínicos suelen ser inespecíficos, lo que genera dificultades en el diagnóstico. Es común observar síndromes psiquiátricos clásicos en la edad adulta temprana tardía, que incluyen cambios de comportamiento y personalidad, ansiedad, depresión, cuadros maníacos e hipomaníacos, déficits cognitivos, alteraciones del sueño y disfunciones sexuales, incluido el deseo sexual excesivo. Algunos pacientes también presentan abuso de sustancias.

Los trastornos del estado de ánimo son la manifestación psiquiátrica más común en la enfermedad de Wilson. Entre el 20 y el 60 % de sus pacientes desarrollan depresión a lo largo de la enfermedad, con una alta tasa de intentos de suicidio, que oscila entre el 4 y el 16 %. Todos los medicamentos antidepresivos disponibles, así como la terapia electroconvulsiva, se han utilizado con éxito en el tratamiento de síndromes depresivos en esta enfermedad.

En cuanto al tratamiento de la sintomatología psicótica en el caso de la enfermedad de Wilson, una recomendación generalizada es evitar el uso de antipsicóticos clásicos, puesto que pueden dar lugar a la aparición de parkinsonismo y otra sintomatología extrapiramidal. La olanzapina ha demostrado buena eficacia y seguridad para su uso en el tratamiento de los síntomas psicóticos y maníacos de la enfermedad de Wilson. En general, el criterio debería ser que tuviera bajo riesgo de sintomatología extrapiramidal y hepatotoxicidad, como es el caso de la quetiapina u olanzapina en psicosis o el litio en la manía. También se identifican las intervenciones psicoterapéuticas para fomentar la adherencia a la medicación.

Alteraciones del ciclo de la urea

El ciclo de la urea es la vía metabólica en el hígado que elimina el exceso de nitrógeno endógeno y exógeno a través de la desintoxicación del amoníaco en urea. Las enfermedades del ciclo de la urea incluyen un grupo de seis deficiencias enzimáticas distintas de origen genético, todas las cuales dan como resultado una disfunción del ciclo de la urea y un aumento en el nivel de amoníaco sérico con las subsiguientes anomalías de los aminoácidos en sangre (glutamina, ornitina, citrulina y arginina). La deficiencia de ornitina transcarbamilasa es la más común, ya que es una afección recesiva ligada al cromosoma X, mientras que las otras deficiencias tienen un patrón de herencia autosómico recesivo.

Estas enfermedades pueden causar confusión, trastornos del comportamiento o alucinaciones que pueden sugerir una forma atípica de depresión, un trastorno psicótico agudo o incluso un cuadro similar a la esquizofrenia. Los pacientes a menudo tienen intolerancia a las proteínas y cambian espontáneamente su dieta, volviéndose vegetarianos o anoréxicos. La disfunción metabólica de inicio tardío puede parecer espontánea o estar asociada con simples cambios en la dieta que implican una mayor ingesta de proteínas (cambio de leche, dieta basada en carne). El hipercatabolismo proteico o el inicio de un tratamiento (por ejemplo, con corticoesteroides o valproato) a veces es un factor desencadenante. Los síntomas psiquiátricos que se presentan casi siempre van acompañados de dolor de cabeza y/o síntomas gastrointestinales (náuseas, vómitos). El tratamiento basado en la restricción proteica permite evitar descompensaciones agudas.

Trastornos de la remetilación

La característica común a los trastornos de remetilación es la alteración en la remetilación de la homocisteína a metionina (una reacción catalizada por la metionina sintetasa), generalmente causada por deficiencia de metileno tetrahidrofolato reductasa o deficiencias del metabolismo de la cobalamina y la subsiguiente deficiencia funcional de folato o vitamina B_{12}, a pesar de la normalidad de los niveles sanguíneos. Se recomienda medir la homocisteína total en plasma en cualquier paciente que presente una combinación de síntomas neurológicos y/o visuales y/o hematológicos, degeneración subaguda de la médula espinal, síndrome hemolítico urémico atípico o trombosis vascular inexplicable. Igualmente, se recomienda iniciar el tratamiento con hidroxocobalamina parenteral sin demora ante cualquier sospecha de trastorno de remetilación, ya que mejora significativamente la supervivencia y la incidencia de complicaciones graves disminuye. El tratamiento con betaína en personas con deficiencia de metileno tetrahidrofolato reductasa mejora el resultado y previene la enfermedad cuando se administra temprano.

Los cuadros psiquiátricos más habituales corresponden a la aparición de síntomas psicóticos, que pueden acompañarse de trastornos de la conciencia y enfermedades neurológicas periféricas (paraplejía subaguda, neuropatía periférica y coma). Dichos episodios pueden ocurrir incluso después de los 50 años y pueden ser desencadenados por una operación quirúrgica. Las imágenes cerebrales a veces muestran desmielinización, pero pueden ser completamente normales. El tratamiento precoz es muy eficaz y previene complicaciones neurológicas.

Porfiria aguda intermitente

La *porfiria aguda intermitente* es una enfermedad autosómica dominante con penetrancia variable, vinculada a la deficiencia de una enzima implicada en la biosíntesis del hemo: porfobilinógeno-desaminasa. La prevalencia es de 10/100.000 en la población general y de 21/10.000 en la población hospitalaria psiquiátrica de los Estados Unidos. Los ataques agudos de porfiria, a menudo, se desencadenan por tratamientos porfirinógenos (anticonceptivos de estrógeno/progesterona, barbitúricos, sulfonamidas, antiepilépticos), sepsis o por ingesta de alcohol. Las manifestaciones más típicas son los síntomas psiquiátricos, el dolor intermitente (especialmente abdominal) y la afectación neurológica (que incluso puede manifestarse como tetraplejía y conducir erróneamente al diagnóstico de síndrome de Guillain-Barré).

Los ataques suelen comenzar con cambios menores en el comportamiento, como ansiedad, impaciencia o insomnio. La afectación del sistema nervioso periférico puede ocurrir tempranamente (parálisis, alteraciones sensoriales). A veces se observan cambios repentinos en el comportamiento, como agresividad, impulsividad o intentos de suicidio. También se han descrito síntomas psicóticos aislados. La aparición mensual durante la fase lútea en las mujeres puede apuntar erróneamente hacia un diagnóstico de trastorno bipolar. La exacerbación por el alcohol puede parecerse a la presentación de una ingesta excesiva de alcohol (intoxicación aguda). En general, el diagnóstico de porfiria aguda intermitente debe considerarse en cualquier síndrome psiquiátrico con dolor inexplicable, especialmente si el dolor es de naturaleza cíclica. Los niveles de porfobilinógeno urinario aumentan mucho, pero pueden ser normales entre los ataques. El tratamiento sintomático se basa en la eliminación de la causa exógena (medicamentos o alcohol) combinada con una infusión de arginato de hemo.

Enfermedad de Niemann-Pick tipo C

La enfermedad de Niemann-Pick tipo C es una afección de almacenamiento lisosomal asociada con una anomalía en el transporte celular de lípidos que provoca la acumulación de colesterol y glucoesfingolípidos en el cerebro y otros tejidos. Se debe a mutaciones en cualquiera de los genes *NPC1* o *NPC2*. El espectro clínico de la enfermedad de Niemann-Pick tipo C varía desde formas viscerales rápidamente mortales en recién nacidos hasta la forma adulta, una enfermedad neurodegenerativa lentamente progresiva. Sin embargo, es muy probable que una proporción significativa de pacientes no sea diagnosticada, o sea incorrectamente diagnosticada, debido al escaso conocimiento de la enfermedad y a la naturaleza relativamente inespecífica de los signos clínicos iniciales.

Los trastornos psiquiátricos son la presentación más común en adultos (38 % de los pacientes en el estudio de Sévin *et al.*). Las manifestaciones psiquiátricas de la enfermedad de Niemann-Pick tipo C pueden permanecer sin otra sintomatología durante varios años. Suelen ser de naturaleza psicótica, aunque se han descrito síndromes depresivos, trastorno bipolar y trastorno obsesivo-compulsivo. El inicio puede ser gradual o agudo, con remisiones y recaídas espontáneas. La mayoría de los pacientes que inicialmente tienen síntomas psicóticos no presentan anomalías evidentes en el examen neurológico o estas anomalías se han atribuido erróneamente al tratamiento con neurolépticos. Tan es así que a la mayoría de los pacientes se les diagnostica esquizofrenia u otras formas de psicosis. Junto con los trastornos psiquiátricos, los pacientes desarrollan signos motores tempranos: ataxia, movimientos anormales y, un hallazgo casi constante, parálisis supranuclear vertical de la mirada.

El diagnóstico de la enfermedad se basa en la demostración de la acumulación de colesterol libre en fibroblastos en cultivo con la ayuda de una tinción específica y la demostración de mutaciones específicas en los genes *NPC1* y *NPC2*. El tratamiento con miglustat reduce la acumulación de esfingolípidos neuronales y enlentece o retrasa la progresión de la enfermedad neurológica. Otros tratamientos son de naturaleza sintomática.

Homocistinuria

La homocistinuria es una enfermedad hereditaria autosómica recesiva muy rara (prevalencia 1/200.000) del metabolismo de la metionina; se debe a la deficiencia de cistationina beta-sintasa, que está codificada por el gen *CBS (21q22.3)*. Las mutaciones causales en este gen conducen a un metabolismo anormal de la metionina, con la posterior acumulación de homocisteína en la sangre y deficiencia de cisteína. Se caracteriza por niveles plasmáticos de homocisteína total muy altos (más de 100 μM/L).

El sistema cardiovascular, los ojos y el sistema nervioso se ven afectados en la gran mayoría de los casos. Los síntomas más típicos son anomalías esqueléticas de aspecto marfanoide, deterioro intelectual, *ectopia lentis* y aumento del riesgo de trombosis y trastornos hematológicos. Las complicaciones psiquiátricas se encuentran en el 51 % de los pacientes adultos e incluyen trastornos del comportamiento (por ejemplo, violencia física, abuso de drogas o alcohol), trastornos de la personalidad (hiperactividad, gasto excesivo y desinhibición), depresión y trastorno obsesivo-compulsivo. Sin embargo, los casos de psicosis o esquizofrenia son poco frecuentes.

Xantomatosis cerebrotendinosa

La xantomatosis cerebrotendinosa es un trastorno metabólico hereditario secundario a mutaciones del gen *CYP27A1* (prevalencia 1-9/100.000), situado en el brazo largo del cromosoma 2. La xantomatosis cerebrotendinosa se caracteriza bioquímicamente por deficiencia de esterol 27-hidroxilasa. Esta enzima está implicada en la degradación del colesterol. La deficiencia metabólica provoca una acumulación gradual de colesterol y especialmente de su metabolito, el colestanol, en varios tejidos, incluidos el cerebro y los tendones. Clínicamente, los pacientes suelen tener catarata juvenil y xantomas tendinosos asociados con signos neurológicos (ataxia cerebelosa, paraplejía espástica y demencia) y trastornos psiquiátricos (manifestaciones psicóticas, alucinaciones). Los diagnósticos generalmente se logran en la edad adulta, cuando el cuadro ya está avanzado. En caso de sospecha de xantomatosis cerebrotendinosa, deben analizarse los niveles de colestanol y, en particular, la determinación de la relación colesterol/colestanol (normal <1:1.000). El tratamiento con ácido quenodesoxicólico permite estabilizar o mejorar los signos psiquiátricos.

ENFERMEDADES NEUROLÓGICAS

En las últimas décadas, el campo de la neuropsiquiatría ha resurgido como una rama adecuada de la medicina para abordar la intrincada encrucijada de la disfunción cerebral y los fenómenos conductuales. Múltiples enfermedades neurológicas muestran altas tasas de psicopatología, a pesar de los diversos orígenes fisiopatológicos y patogénicos. En ocasiones, es difícil diferenciar entre la sintomatología neurológica y la psicopatológica en cuanto a su evolución y tratamiento; en su pronóstico, ambas van muy unidas.

Daño cerebral traumático

El daño cerebral traumático está asociado con consecuencias tanto neurológicas como psiquiátricas. Por lo general, las consecuencias neurológicas se estabilizan con el tiempo, pero los trastornos psiquiátricos tienden a remitir y reaparecer durante muchos años después de la lesión.

El cuadro psiquiátrico más frecuente después de un traumatismo craneoencefálico es la depresión mayor. Presenta un fenotipo bastante típico, con tristeza persistente, anhedonia, falta de sueño, apetito y energía, sentimientos de culpa, pensamientos de inutilidad, impotencia y, en ocasiones, suicidio. El funcionamiento social previo a la lesión y la presencia de lesiones frontales dorsolaterales izquierdas o las lesiones de los ganglios de la base izquierdos en la neuroimagen realizada tras la lesión son factores de riesgo para la aparición de depresión mayor. No obstante, en estos casos, es importante establecer un diagnóstico diferencial entre un síndrome frontal amotivacional-apático, asociado habitualmente a una disfunción de la corteza frontal medial (principalmente, la corteza dorsal del cingulado anterior), y un trastorno depresivo reactivo a los acontecimientos vividos (asociado al estrés) de un trastorno depresivo mayor. El tratamiento con antidepresivos no ha mostrado claramente eficacia, si bien los ensayos clínicos son

escasos, aunque en parte es por las grandes dificultades que muchos profesionales tienen para establecer ese diagnóstico diferencial, que será estratégico para el tratamiento: en el primer caso, el mejor tratamiento serán los estimulantes; en el segundo, psicoterapia, y en el tercero, antidepresivos. En general, la psicoterapia parece ser útil para los pacientes en todos los casos.

Los episodios maníacos son mucho menos comunes que los trastornos depresivos, y se asocian con un fenotipo atípico de irritabilidad, agitación, impulsividad, violencia y, en ocasiones, delirios de persecución o alucinaciones auditivas. Deben distinguirse de los cambios de personalidad asociados al daño cerebral. Estos últimos consisten principalmente en impulsividad y desinhibición sin cambios asociados en el sueño o el apetito, síntomas psicóticos o agresión impulsiva, que están más relacionados con las lesiones orbitofrontales. Dada la falta de estudios terapéuticos específicos, el manejo de la manía y el cambio de personalidad después de un traumatismo craneoencefálico es comparable al de la manía primaria.

Los trastornos de ansiedad en los pacientes con daño cerebral incluyen el trastorno por estrés postraumático (vinculado al estrés agudo y la sensación de muerte asociados al daño cerebral), el trastorno obsesivo-compulsivo (asociado sobre todo a respuestas perseverantes y estereotípicas con el síndrome frontal) y el trastorno de ansiedad generalizada (relacionado con lesiones corticales hemisféricas derechas). Respecto al manejo, lo más común es que los pacientes sean tratados de la misma manera que otros sujetos ansiosos sin daño cerebral.

Ya se planteó anteriormente la importancia y frecuencia de la apatía en los traumatismos craneoencefálicos (pueden alcanzar una frecuencia de entre el 20 y el 70 % de los casos). Se caracteriza por la pérdida de interés en las actividades cotidianas, compromiso deficiente en las relaciones interpersonales, motivación reducida y disminución de la capacidad de respuesta emocional. La apatía no siempre se da asociada a un cuadro depresivo. Generalmente, el daño al lóbulo frontal mesial y las estructuras subcorticales (sobre todo, estriado ventral, tálamo medial y área tegmental ventral) se ha implicado en el desarrollo de apatía después de una lesión cerebral. Los estimulantes, los agentes dopaminérgicos (por ejemplo, amantadina o bupropión) y los inhibidores de la colinesterasa se han considerado y utilizado empíricamente para el tratamiento, pero la experiencia clínica sugiere que su eficacia es bastante limitada. Como se señaló antes, es relevante poder diferenciar entre *depresión* y *apatía* por cuanto constituye un elemento clave en el tratamiento y pronóstico.

Los problemas específicos de comportamiento son comunes después de una lesión cerebral y tienden a interferir con la rehabilitación. Los más habituales son la inadecuación social, la impulsividad, la agresión y la falta de juicio, que a veces conducen a comportamientos inseguros. Se asocian con frecuencia a la afectación del circuito orbitofrontal; especialmente, a las zonas 11 y 12 del área de Brodmann. El manejo de estos comportamientos es complejo y requiere una evaluación cuidadosa de la presencia de otros síndromes psiquiátricos, como manía, psicosis o depresión. En su ausencia, estos comportamientos generalmente se manejan empíricamente con intervenciones farmacológicas y no farmacológicas que están poco estudiadas. Las manipulaciones ambientales combinadas con el uso de terapia farmacológica empírica (como amantadina, bromocriptina, psicoestimulantes, antipsicóticos o antidepresivos) pueden tener éxito.

El *síndrome posconmocional* asociado con daño cerebral comprende un grupo de fenómenos clínicos, que se observan con mayor frecuencia después de un daño leve. El síndrome posconmocional se ha asociado con síntomas físicos, cognitivos y emocionales, como dolores de cabeza, mareos, fatiga, sensibilidad al ruido, lagunas de memoria, falta de concentración, tristeza, ira, ansiedad y labilidad emocional. Hasta el 90 % de los pacientes que desarrollan síndrome posconmocional se recuperan espontáneamente en los primeros 3 meses después de la lesión. Sin embargo, un subgrupo del 10-15 % de los pacientes tienen síndrome posconmocional residual crónico, que puede durar años.

Daño cerebral vascular

Los trastornos psiquiátricos más comunes que se observan después de un accidente cerebrovascular incluyen el deterioro cognitivo y la demencia, la depresión, la manía y los trastornos de ansiedad. Se han informado déficits cognitivos de varios tipos, típicamente en relación con la localización de la lesión cerebral. Con frecuencia, los accidentes cerebrovasculares del hemisferio izquierdo causan disfasia, mientras que los accidentes cerebrovasculares del hemisferio derecho se asocian con anosognosia, falta de atención, deterioro del razonamiento espacial y síndromes de negligencia. La motivación, la memoria, el juicio y el control de los impulsos pueden verse afectados después de un accidente cerebrovascular frontal. Además, la enfermedad vascular cerebral se asocia con la aparición de demencia. Esto puede ser el resultado de un accidente cerebrovascular que afecta una sola área crítica (como el tálamo), de varios accidentes cerebrovasculares que afectan áreas importantes para la cognición o de una insuficiencia vascular crónica que conduce a cambios en la sustancia blanca con problemas cognitivos asociados (*deterioro cognitivo vascular*).

La depresión posterior al ictus puede diferenciarse de la desmoralización relacionada con el ictus en función de su gravedad y naturaleza duradera. Tanto los síndromes depresivos mayores como los menores se han asociado con el accidente cerebrovascular. Hasta el 25 % de los pacientes hospitalizados con un accidente cerebrovascular agudo desarrollan depresión mayor, que es fenomenológicamente indistinguible de la depresión mayor idiopática. Nuevamente, aquí será estratégica la diferenciación entre el síndrome depresivo y el síndrome apático, pues requerirán abordajes diferentes.

Por otra parte, la diferenciación clínica de la sintomatología depresiva asociada a la patología vascular cerebral ha llevado a la descripción de la llamada *depresión vascular* a partir del año 1997, especialmente entre personas mayores, como un cuadro depresivo diferencial que se da principalmente entre personas con patología cerebrovascular, especialmente asociado a lesiones en sustancia blanca en zona subcortical. Su identidad clínica ha llevado a establecer incluso unos criterios diagnósticos que no todos los psiquiatras conocen, pero que son de importancia para diferenciarlo del resto de depresiones.

Esto, además, va a tener importantes connotaciones sobre el tratamiento tanto por su eficacia como por la tipología de tratamientos que se emplearán.

El trastorno de ansiedad generalizada posterior al accidente cerebrovascular se ha descrito en hasta una cuarta parte de los pacientes con accidente cerebrovascular agudo. Los sujetos muestran preocupación, inquietud, fatiga, falta de concentración y trastornos del sueño sin tristeza, depresión o anhedonia. Estos síntomas de ansiedad pueden ser muy debilitantes y empíricamente responden bien a las terapias tradicionales contra la ansiedad.

Enfermedad de Parkinson

La enfermedad de Parkinson se ha asociado con trastornos cognitivos, trastornos afectivos, fenómenos psicóticos, trastornos del control de impulsos y conductas repetitivas problemáticas. En una era en la que los síntomas motores pueden controlarse relativamente bien con L-dopa en las etapas temprana y media de la enfermedad de Parkinson, los síndromes psiquiátricos suelen ser una fuente importante de discapacidad, angustia y deterioro de la calidad de vida tanto para los pacientes como para los cuidadores.

La mayoría de los pacientes con enfermedad de Parkinson experimentan algún deterioro cognitivo; un 25-40 % desarrollan demencia en el transcurso de su enfermedad. Los estudios longitudinales sugieren que el tipo y la gravedad de los trastornos cognitivos dependen del estadio. En las primeras etapas, los pacientes desarrollan principalmente problemas con la memoria y el procesamiento de la información, probablemente como resultado de la afectación primaria de las estructuras subcorticales de la enfermedad. En etapas posteriores, en muchos pacientes surgen deficiencias en las funciones corticales, como dispraxia y amnesia. Un subgrupo de pacientes, que pueden tener enfermedad de Alzheimer comórbida, desarrolla déficits pronunciados del lenguaje.

Los trastornos depresivos son comunes en la enfermedad de Parkinson, con una prevalencia del 40-50 % a lo largo de su curso. Menos de la mitad tienen depresión mayor; la mayoría de los pacientes tienen formas más leves de depresión. Estos episodios pueden tener fenotipos diferentes a la depresión idiopática, con ansiedad e irritabilidad prominentes. La anhedonia es común, al igual que una reducción del nivel de interés y compromiso en el funcionamiento diario. La depresión comúnmente no se detecta ni se trata en la enfermedad de Parkinson, aunque puede ser el primer síntoma a través del cual se manifieste la enfermedad, y esto agrava su persistencia y la discapacidad asociada. Hasta este momento, no se han descrito factores de riesgo claros para la aparición de depresión en la enfermedad de Parkinson.

Hasta el 40 % de los pacientes con esta enfermedad tienen síntomas de ansiedad. El trastorno de pánico es muy común, con una prevalencia de hasta el 25 %. Los ataques de pánico son bastante típicos en su forma. La comorbilidad de los trastornos depresivos y de ansiedad en esta enfermedad es frecuente. Las fluctuaciones en los niveles de L-dopa, denominadas *estados de encendido y apagado*, se han asociado con la depresión, pero especialmente con la ansiedad. Los pacientes describen con frecuencia la aparición de síntomas ansiosos, durante un período de inactividad, que persisten incluso después de que mejore la función motora. Con el tiempo, esto da lugar a una ansiedad situacional más sostenida, a veces grave.

Las alucinaciones ocurren hasta en el 50 % de los pacientes con la enfermedad de Parkinson, y el 30 % experimenta delirios durante el curso de la enfermedad. Las alucinaciones visuales suelen ser imágenes únicas o escenas complejas de personas bien formadas. Otras alucinaciones incluyen una sensación de presencia o visiones breves que pasan de lado en el campo visual. Los delirios tienden a ser de naturaleza persecutoria, con temas de persecución muy elaborados, frecuentemente vinculados con las experiencias alucinatorias. El desarrollo de estos fenómenos psicóticos en la enfermedad de Parkinson se ha relacionado con la terapia dopaminérgica, pero puede ser anterior al uso de estos agentes. La asociación entre la dosis de la terapia y la aparición de los síntomas es débil. Muchos pacientes tienen síntomas antes de comenzar a tomar L-dopa o después de suspenderla.

Los trastornos del control de impulsos se han descrito recientemente como bastante comunes en pacientes con enfermedad de Parkinson. La hipersexualidad, el gasto excesivo, el juego patológico y la sobrealimentación se han descrito por separado de los que ocurren en el contexto de un estado maníaco. Estos pueden ser muy problemáticos en el contexto clínico y poner en riesgo a los pacientes o cuidadores. También se han descrito comportamientos repetitivos. Estas conductas son obsesivo-compulsivas en su presentación, bastante estereotipadas, y su ejecución se asocia con el alivio del sentimiento ansioso.

Esclerosis múltiple

La esclerosis múltiple se caracteriza por desmielinización, lesión axonal, inflamación y gliosis que afectan al cerebro, la médula espinal y los nervios ópticos. Puede caracterizarse por exacerbaciones episódicas separadas o ser progresiva. Por lo general, implica lesiones neurológicas multifásicas y multifocales. Los cuadros psiquiátricos observados en la esclerosis múltiple incluyen depresión mayor, manía, deterioro cognitivo y psicosis.

La alta prevalencia de la depresión se reconoció en la caracterización temprana de la esclerosis múltiple de Charcot. En el curso de esta enfermedad, la prevalencia de la depresión mayor oscila entre el 40 y el 60 %. El diagnóstico de depresión en un paciente con esclerosis múltiple puede ser difícil porque muchos síntomas (como el trastorno del sueño, la fatiga y la apatía) se superponen con la enfermedad primaria. La ideación suicida es bastante frecuente en pacientes con esta enfermedad, con una prevalencia que llega a alcanzar el 30 %. La depresión no se ha correlacionado con la gravedad de la discapacidad en la esclerosis múltiple, sino que se cree que es el resultado de la patogenia de la enfermedad cerebral, en la que el sistema inmunitario desempeña un papel importante.

Se han informado casos de euforia y otros síntomas maníacos en pacientes con esclerosis múltiple desde los días de Charcot. Hasta el 10 % de los pacientes desarrollan euforia o formas más graves de manía. Además, la euforia y la manía pueden ser también el resultado de los tratamientos de la esclerosis múltiple y, en particular, del uso de esteroides. Los estudios de imágenes cerebrales han sugerido vínculos entre la aparición de euforia y la pérdida de materia cerebral en la corteza prefrontal. En su mayor parte, el tratamiento de la euforia y la manía en el contexto de la esclerosis múltiple es comparable a su tratamiento en otros entornos.

Epilepsia

La personalidad epiléptica ha sido descrita por múltiples autores a lo largo de la historia de la medicina y estaría caracterizada por perseveración, adherencia y pegajosidad, pobreza en las asociaciones psíquicas y afectividad también pegajosa e irritable, rasgos que se traducen en toda la conducta. Junto a esto, aparece también un pensamiento y un lenguaje prolijo, con gran profusión de detalles y lentitud. Hasta el 50 % de los pacientes con epilepsia presentan síndromes psiquiátricos; los trastornos cognitivos, del estado de ánimo, de ansiedad y psicóticos son los más frecuentes. Dado que las epilepsias son condiciones heterogéneas y crónicas, esta complejidad también se refleja en los trastornos psiquiátricos asociados. En su mayor parte, los trastornos psiquiátricos se han categorizado según sean expresiones directas de una convulsión, características de un estado postictal o fenómenos que ocurren durante el período interictal. La mayoría de los síndromes psiquiátricos en la epilepsia ocurren en el período interictal y, por lo tanto, probablemente tengan más que ver con el estado del cerebro en ausencia de una descarga eléctrica excesiva que con la descarga misma.

La disfunción cognitiva en la epilepsia se manifiesta a través de lentitud mental, disfunción de la memoria y problemas de atención en el 30-50 % de los pacientes. Si la edad de inicio de la epilepsia es la niñez, pueden desarrollarse problemas de aprendizaje y déficits del lenguaje debido a los efectos de la enfermedad primaria en la maduración del cerebro. Las causas de la disfunción cognitiva en pacientes con epilepsia son complejas e incluyen la enfermedad cerebral subyacente, los efectos de las convulsiones repetitivas en el funcionamiento del cerebro (edemas cerebrales repetidos) y los efectos a corto y largo plazo de los tratamientos con medicamentos antiepilépticos.

Los trastornos depresivos son el cuadro psiquiátrico más común que se observa en pacientes con epilepsia, pero tienden a ser infradetectados y subtratados. Hasta el 50 % puede desarrollar depresión mayor. La presentación clínica de los trastornos depresivos es en su mayor parte típica de la depresión idiopática. Sin embargo, alrededor de un tercio de los pacientes con epilepsia presentan cuadros depresivos de características atípicas. Las tasas de suicidio son 4 veces más altas en pacientes con epilepsia y 25 veces más altas en pacientes con epilepsia del lóbulo temporal que en la población general. Cabe destacar que algunos fármacos antiepilépticos, como levetiracetam, pueden inducir cambios de humor y, por lo tanto, deben usarse con cuidado en pacientes con epilepsia y depresión.

La tasa de síndromes maníacos parece ser alta en la epilepsia; generalmente, tienen una presentación atípica y es más probable que se presenten con irritabilidad e hiperactividad que en el trastorno bipolar idiopático. Esto ha llevado a la creencia de que el daño cerebral asociado con la epilepsia es un componente importante en la aparición de manía y epilepsia del lóbulo temporal.

Es característica en la epilepsia la llamada *personalidad epileptoide*, que en realidad son rasgos de personalidad de perfil obsesivo-compulsivo que se asocian con frecuencia a la epilepsia, especialmente a la del lóbulo temporal, y que junto a la sintomatología anterior hace difícil el manejo clínico en algunos casos.

La prevalencia de síntomas psicóticos en los períodos interictales es del orden del 5-7 % en pacientes con epilepsia. En pacientes con epilepsia del lóbulo temporal, estos trastornos suelen ser similares a los de la esquizofrenia en su presentación. Se han descrito delirios paranoides o persecutorios y alucinaciones tanto visuales como auditivas. También se han descrito *síntomas negativos* de la esquizofrenia, como desmotivación, apatía, afecto aplanado y comportamiento desorganizado, en asociación con delirios y alucinaciones.

Enfermedad de Huntington

La enfermedad de Huntington es un trastorno neurodegenerativo del sistema nervioso central (SNC) caracterizado por movimientos coreicos no deseados, trastornos psiquiátricos y del comportamiento y demencia. Los pacientes experimentan síntomas psiquiátricos y deterioro cognitivo. La enfermedad de Huntington es una afección hereditaria autosómica dominante causada por una expansión del triplete citosina-adenina-guanina (36 repeticiones o más) en el brazo corto del cromosoma 4p16.3. Cuanto más larga sea la repetición de citosina-adenina-guanina, más temprano será el inicio de la enfermedad. No existe cura y el cuadro es progresivo. En la enfermedad de Huntington la causa más común de muerte es la neumonía, seguida del suicidio.

Las manifestaciones psiquiátricas son una parte importante de la enfermedad de Huntington. Se presentan con mucha frecuencia en la etapa temprana de la enfermedad, a menudo antes del inicio de los síntomas motores. El porcentaje de pacientes con cuadros psiquiátricos varía entre el 33 y el 76 %. El diagnóstico más frecuente es la depresión; este es difícil porque la pérdida de peso, la apatía y la inactividad también ocurren en la enfermedad de Huntington. Suele haber baja autoestima, sentimientos de culpa y ansiedad. La apatía está relacionada con el estadio de la enfermedad, mientras que la ansiedad y la depresión no lo están. El suicidio ocurre con mayor frecuencia en individuos sintomáticos tempranos y también en portadores presintomáticos de la mutación; los momentos de mayor riesgo para estos son los situados en torno a la prueba genética diagnóstica y en la etapa en que comienza a disminuir la autonomía. La ansiedad también se presenta con frecuencia (34-61 %), a veces en relación con la incertidumbre sobre el inicio y/o el curso de la enfermedad. Pueden igualmente aparecer cuadros de tipo obsesivo-compulsivo y, en las primeras etapas de la enfermedad, conducta hipersexual. La irritabilidad es a menudo el primer signo, en retrospectiva, pero de hecho ocurre durante todas las etapas de la enfermedad. La pérdida de interés y el aumento de la conducta pasiva se consideran parte del síndrome de apatía. Puede ser difícil discriminar la apatía de la depresión. Puede aparecer psicosis, principalmente en las últimas etapas de la

enfermedad. En la mayoría de los casos, esto va de la mano del deterioro cognitivo. El cuadro clínico completo es comparable a la esquizofrenia con alucinaciones auditivas e ideas paranoides.

ENFERMEDADES AUTOINMUNITARIAS

El sistema inmunitario está implicado principalmente en la defensa del organismo y el mantenimiento de la homeostasis. Existe un interés creciente en las relaciones etiopatogénicas y pronósticas del sistema inmunitario en los trastornos mentales, avalado por estudios que sugieren la existencia de una desregulación de la respuesta inmunitaria y un estado proinflamatorio en pacientes con enfermedad mental, así como la elevada prevalencia de síntomas neuropsiquiátricos en pacientes con enfermedades autoinmunitarias o que reciben tratamientos inmunológicos.

Lupus eritematoso sistémico

El lupus eritematoso sistémico es una enfermedad crónica en la que el sistema inmunitario del paciente ataca a diferentes órganos y tejidos y provoca daño e inflamación. Puede afectar prácticamente a cualquier órgano en forma de brotes, durante los cuales el paciente puede padecer dolores musculares y articulares, pérdida de peso, fiebre, cansancio, manchas en la piel tras exposición solar, etc. Estos brotes se pueden presentar de forma grave o leve en intensidad y duración, y se combinan con períodos de remisión durante los cuales el paciente está asintomático.

Hasta el 75 % de los pacientes con lupus eritematoso sistémico tienen afectación cerebral; los síntomas psiquiátricos suelen aparecer en los primeros años de la afección, como ansiedad, depresión y psicosis. Si bien los síntomas afectivos pueden tener un origen adaptativo relacionado con padecer una enfermedad sistémica y sus limitaciones funcionales, en otros casos existen manifestaciones psicopatológicas asociadas con carácter primario a la enfermedad, coincidiendo con el aumento de parámetros de actividad inmunológica (anticuerpos antinucleares y anticuerpos antiácido desoxirribonucleico).

La psicosis en asociación con lupus se considera un criterio diagnóstico para el lupus eritematoso sistémico. Suele asociarse a anticuerpos antirribosomales P positivos, si bien no es específico de psicosis, ya que también se asocia a ansiedad o depresión. Hasta un 80 % de los pacientes con lupus eritematoso sistémico presentan síntomas cognitivos de leves a moderados, mientras que estos son graves en un 3-5 % de los casos. Los dominios más afectados son la atención, la memoria visual y verbal, las funciones ejecutivas y la velocidad de procesamiento de la información. Estudios de neuroimagen mediante resonancia estructural cerebral han demostrado la existencia de atrofia cortical, lesiones en la sustancia blanca subcortical y cambios difusos en la sustancia gris.

Encefalitis autoinmunitarias

Los casos de encefalitis autoinmunitarias se caracterizan por un inicio agudo con crisis epiléptica del lóbulo temporal, síntomas conductuales de manifestaciones psiquiátricas y afectación cognitiva. Se han implicado anticuerpos contra autoantígenos a nivel sináptico o intracelular. Estos anticuerpos pueden estar dirigidos contra subunidades del receptor ácido N-metil-D-aspártico, canales de potasio dependientes de voltaje, complejos y contacto asociado con 2 (proteína asociada a la contractina 2[CASPR2]), subunidades GluR1 y GluR2 del receptor de aminoácidos 3-hidroxi-5-metil-1-4-isoxazol-propiónico y subunidades B1 de los receptores B del ácido gamma-aminobutírico.

Las manifestaciones psiquiátricas pueden preceder a los síntomas neurológicos o incluso dominar los síntomas en las primeras etapas de las encefalitis autoinmunitarias. Incluyen síntomas afectivos, trastorno esquizofreniforme o incluso síntomas catatoniformes. Hasta dos tercios de los pacientes con encefalitis autoinmunitaria por anticuerpos antirreceptor del ácido N-metil-D-aspártico consultan inicialmente en servicios de salud mental.

La forma de presentación clínica depende de la edad. En los niños, los síntomas que predominan al inicio incluyen crisis epilépticas, movimientos anormales y alteración conductual. En los adolescentes y adultos jóvenes, predominan la alteración conductual y la psicosis. En los pacientes de más de 45 años, predominan los déficits de memoria y las alteraciones conductuales. Los pacientes tienden a tolerar mal los antipsicóticos y podría existir cierta predisposición a desarrollar síndromes neurolépticos malignos.

Trastornos pediátricos neuropsiquiátricos autoinmunitarios asociados con estreptococos

Los trastornos pediátricos neuropsiquiátricos autoinmunitarios asociados a estreptococos (conocidos como *PANDAS*, por las siglas de *pediatric autoimmune neuropsychiatric disorders associated with streptococcus*) corresponden a un síndrome pediátrico raro descrito en niños que, tras sufrir una infección por estreptococo betahemolítico del grupo A, desarrollan tics, movimientos involuntarios y síntomas obsesivo-compulsivos. Se ha apuntado a la existencia de una reactividad cruzada entre los anticuerpos antiestreptococos y las proteínas (autoantígenos) de los ganglios basales del cerebro. Entre ellas, se encuentran ciertas enzimas (aldolasas y enolasas) que intervienen en la neurotransmisión, el metabolismo neuronal y la señalización celular, con una estructura similar a la de las proteínas del estreptococo. Ser seropositivo para anticuerpos contra los ganglios basales en pacientes con trastorno obsesivo-compulsivo se ha asociado con niveles elevados de glicina en el líquido cefalorraquídeo, lo que sugiere que estos contribuyen al aumento del tono glutamatérgico que se ha descrito en pacientes con trastorno obsesivo-compulsivo.

PSICODERMATOLOGÍA

La psicodermatología es el resultado de la integración íntima de dos especialidades médicas principales: la psiquiatría y la dermatología. Debido a que la piel es la parte más accesible del cuerpo humano, no es raro que muchas personas manifiesten impulsos agresivos, ansiedad o comportamiento autodestructivo a través del órgano cutáneo, lo que provoca síntomas dermatológicos. De otra manera, personas con enfermedades dermatológicas que comprometen su autoimagen pueden sentirse deprimidas, avergonzadas o ansiosas como resultado de sus enfermedades.

Esta disciplina abarca cuadros muy diversos entre sí, desde aquellos en los cuales el estrés desempeña un factor agravante hasta cuadros psicóticos con síntomas dermatológicos. Con base en lo anterior, cualquier paciente que se presente con alteraciones cutáneas y síntomas psicopatológicos debe ser evaluado en conjunto como un paciente psicodermatológico, y con ello orientarse en tres vertientes generales, siguiendo la clasificación propuesta por Koo y Lebwohl:

- Un trastorno psicofisiológico: la esfera psíquica está implicada en su patología, entre otras múltiples causas (alopecia, psoriasis, etcétera).
- Un trastorno psiquiátrico primario: la enfermedad primaria es psiquiátrica y se manifiesta con síntomas o signos cutáneos (delirio de Ekbom, dermatitis artefacta, etcétera).
- Un trastorno psiquiátrico secundario: la enfermedad dermatológica genera repercusiones psicopatológicas (vitíligo, *alopecia aerata*, psoriasis, etcétera).

Trastornos psicofisiológicos

Los trastornos psicofisiológicos son aquellos en los que el curso de una determinada enfermedad de la piel se ve afectada por el estado psicológico de un paciente. Estos trastornos a menudo son precipitados o exacerbados por el estrés emocional y/o la ansiedad en un número importante de casos. Los cuadros dermatológicos más frecuentes en esta categoría son la psoriasis, el acné, la *alopecia areata*, la rosácea, la urticaria y el vitíligo.

En el manejo de estos pacientes, es imprescindible tratar de determinar el alcance del papel que desempeña el estrés psicosocial y laboral en un caso dado para evitar el círculo vicioso de exacerbación de estrés-enfermedad y, finalmente, el deterioro de la enfermedad primaria.

Estos pacientes generalmente tienen una buena comprensión de sus enfermedades, pero la mayoría no son capaces de descifrar el papel de los factores psicológicos en su enfermedad de la piel. La terapia no farmacológica y la farmacológica, como las benzodiacepinas y los inhibidores selectivos de la recaptación de serotonina (ISRS), son útiles. Generalmente, los pacientes pueden ser tratados en los servicios de dermatología y/o atención primaria. En los no respondedores, se requiere una derivación psiquiátrica; el objetivo y el beneficio esperado deben discutirse con el paciente antes de la derivación.

Trastornos mentales primarios

En este apartado, se estudiarán el delirio de parasitación, el trastorno de excoriación, la tricotilomanía y la dermatitis artefacta.

Delirio de parasitación

El delirio de parasitación, también conocido como *síndrome de Ekbom*, es un trastorno raro cuya prevalencia exacta se desconoce. Presenta las características de un trastorno delirante de tipo somático en el que el paciente desarrolla una creencia delirante de que su cuerpo está infestado de parásitos. Habitualmente, el perfil característico es una mujer de mediana edad que acude a consulta en estado ansioso, rumiante y abrumado después de haber visitado a varios médicos sin satisfacción. Generalmente, los pacientes describen cuadros de alucinaciones visuales y táctiles de los parásitos arrastrándose, excavando y mordiendo todo su cuerpo. Las excoriaciones son habituales y, a veces, se producen extensamente en un intento de extraer el parásito. A menudo, como evidencia de infección parasitaria, los sujetos llevan a la consulta pelusas de ropa, costras de piel o desechos, que se malinterpretan como partes del parásito, larvas, óvulos o el organismo completo (signo de la «caja de cerillas»).

Inicialmente debe descartarse la infestación real. Tras esto, el diagnóstico diferencial incluye trastornos psiquiátricos, como esquizofrenia, depresión psicótica, episodio de psicosis en paciente maníaco, así como causas orgánicas, como abstinencia de cocaína, anfetaminas o alcohol, deficiencia de vitamina B_{12}, esclerosis múltiple, sífilis y enfermedad cerebrovascular.

Generalmente, estos pacientes presentan un manejo complicado y es recomendable que la medicación antipsicótica sea iniciada por el dermatólogo, en consulta con el psiquiatra, antes de la derivación.

Trastorno de excoriación

Las excoriaciones neuróticas o pellizcos patológicos de la piel se caracterizan por una necesidad infundada e indomable de rascarse la piel acompañada de daño tisular visible y deterioro funcional. Este cuadro se da predominantemente en las mujeres. La edad habitual de aparición varía entre los 30 y los 50 años. Generalmente, el estrés psicosocial precede a la exacerbación en alrededor del 30-90 % de los casos. Habitualmente, el cuadro presenta una cualidad compulsiva, que puede implicar pellizcar, tirar, pinchar, apretar o arañar la piel. Puede ser episódico, irregular o constante. Los pacientes admiten la necesidad de rascarse (inconsciente o deliberadamente) la piel, a diferencia de los pacientes con dermatitis artefacta.

Las lesiones son polimórficas. Las más nuevas son erosiones costrosas excoriadas y anguladas, mientras que las más antiguas tienen un centro cicatrizado despigmentado y una periferia hiperpigmentada. El número de lesiones varía y generalmente, se encuentran en todas las etapas de desarrollo. Su distribución refleja su naturaleza autoinfligida, con lesiones concentradas en los sitios más accesibles.

La excoriación neurótica se diferencia de la dermatitis artefacta por su naturaleza consciente y compulsiva. Sin embargo, el paciente debe ser evaluado por todas las causas cutáneas y sistémicas de prurito antes de hacer este diagnóstico. La psicoterapia de apoyo, la terapia cognitivo-conductual y los programas de reversión de hábitos junto con los antidepresivos pueden ser de utilidad.

Tricotilomanía

El término *tricotilomanía* significa literalmente un deseo mórbido o impulsividad de arrancarse los pelos. Es uno de los tipos de alopecia traumática. Se desconoce la incidencia exacta en la población general. Parece existir una distribución de edad bimodal: por una parte, casos infantiles que se presentan entre los 5 y los 15 años, con un buen pronóstico; por otra, casos adultos que se presentan en etapas posteriores de la vida con un resultado relativamente peor. Los casos de la infancia son trastornos habituales sin psicopatología grave, a veces asociados con morderse las uñas y chuparse el dedo. En los adultos, existe una preponderancia femenina, asociada con la depresión, el trastorno de ansiedad y el trastorno obsesivo-compulsivo. La depilación es más común en el cuero cabelludo y rara vez en las cejas, las pestañas, el vello púbico y el vello del torso. La pérdida de cabello puede ser mínima o extensa. En los adultos, especialmente, la pérdida de cabello tiene efectos psicosociales y los pacientes, por lo general, tratan de disimular este defecto. Los pelos arrancados se pueden acariciar, lamer y, a veces, tragar (tricofagia), lo que puede dar lugar a un tricobezoar.

El diagnóstico es principalmente clínico, pero se puede realizar una biopsia del cuero cabelludo en casos ambiguos. El manejo en estos casos depende de la edad del paciente. Los casos infantiles tienen buen pronóstico. La identificación del factor estresante, la educación de los padres y la modificación de la conducta ayudan a los niños en edad preescolar. En los adolescentes y adultos jóvenes que no se dan cuenta de que se tiran del pelo, la información o el conocimiento del diagnóstico ayuda a persuadirlos para que consulten a un psiquiatra o un psicólogo y participen en un tratamiento no farmacológico, como la terapia cognitivo-conductual.

Dermatitis artefacta

La dermatitis artefacta es una enfermedad de la piel causada por la acción deliberada de un paciente plenamente consciente sobre la piel, el cabello, las uñas o las mucosas. Este cuadro generalmente se inicia durante la adolescencia o en adultos menores de 30 años. La proporción mujer/varón varía de 20:1 a 4:1, mientras que en los niños la incidencia es igual en ambos sexos.

La fisiopatología de la dermatitis artefacta es poco conocida, pero puede ser multifactorial, incluida una interacción compleja de la genética, los factores psicosociales y los antecedentes personales o familiares de enfermedades psiquiátricas. Los niños afectados suelen presentar trastornos de ansiedad o inmadurez de los estilos de afrontamiento en respuesta a una relación disfuncional entre padres e hijos, intimidación, abuso sexual y/o de sustancias.

Las dos características de la dermatitis artefacta son los signos físicos y su fabricación. El sitio más común de afectación es la cara, seguida del dorso de las manos y el antebrazo. Las lesiones son polimórficas, extrañas, claramente delimitadas de la piel normal circundante y pueden parecerse a muchas reacciones inflamatorias en la piel. Son toscas, anguladas y tienen tendencia a la configuración lineal. Se producen por todos los medios conocidos de dañar la piel. La quemadura química autoinfligida puede mostrar un *signo de goteo*. Las áreas necróticas en sacabocados o las ampollas circulares uniformes o las erosiones son típicas de las quemaduras por cigarrillos. La induración dérmica y la necrosis pueden ocurrir por la inyección de sustancias extrañas, como leche, aceite o grasa. Otra presentación común son las heridas infectadas crónicas que no cicatrizan. Las complicaciones infecciosas pueden ser graves.

Generalmente, el paciente en la consulta no es capaz de proporcionar un historial claro de la evolución de las lesiones y, por lo general, niega cualquier papel en su producción. A la hora de manejar estos cuadros, el médico debe evitar la confrontación inmediata con respecto a la sospecha de que las lesiones son autoinfligidas, lo que podría conducir a que el paciente huyera del tratamiento. Es fundamental que el médico desarrolle una relación con el sujeto mediante visitas frecuentes, tratamiento sintomático y exploración gradual de la personalidad compleja y el trastorno conductual que subyace a esta afección.

Trastornos mentales secundarios

Los trastornos de la piel rara vez ponen en peligro la vida, pero se asocian con una morbilidad significativa y afectan la calidad de vida. La prevalencia general de trastornos psicológicos entre pacientes con enfermedades de la piel es del 30-60 %. Los problemas de la piel, especialmente las enfermedades crónicas, que afectan las partes del cuerpo expuestas, debido a la visibilidad y la desfiguración resultante, dan lugar a sentimientos de vergüenza, tristeza, ansiedad, pobre autoimagen, baja autoestima y, ocasionalmente, ideación suicida en los pacientes. Además, los sujetos tienen que afrontar el aislamiento social y, en ocasiones, encuentran dificultades para conseguir trabajo.

La presencia de cuadros psicopatológicos es frecuente en pacientes con psoriasis grave y acné; se ha encontrado una prevalencia de trastorno depresivo mayor del 8,4 % y de ideación suicida del 5,5 %. El abuso de alcohol es más común en pacientes con psoriasis; la cantidad de ingesta diaria se correlaciona con la gravedad de la psoriasis y su mala respuesta al tratamiento. Hasta el 25 % de los pacientes con vitíligo presentan morbilidad psiquiátrica, principalmente trastorno de adaptación.

En las dermatosis desfigurantes crónicas, el especialista tratante debe evaluar los efectos psicológicos de su enfermedad. Si el dermatólogo sospecha una morbilidad psicológica secundaria significativa, se debe valorar iniciar tratamiento o plantear la derivación psiquiátrica.

ENFERMEDADES INFECCIOSAS

Las enfermedades infecciosas pueden desempeñar un papel importante en la etiología de los trastornos neuropsiquiátricos. Común y directamente, producen síntomas neuropsiquiátricos, incluida la infección directa del SNC, la infección por el virus de la inmunodeficiencia humana (VIH) y la enfermedad por coronavirus de 2019 (COVID-19).

Es preciso tener en cuenta la posibilidad de una infección del SNC, especialmente cuando los pacientes presentan síntomas psiquiátricos de nueva aparición sin antecedentes de enfermedad psiquiátrica previa. Es común pasar por alto la enfermedad médica o neurológica al asumir un diagnóstico psiquiátrico primario, que incluye comportamiento sexual de riesgo, exposiciones transmitidas por la sangre e historial de viajes. Por otra parte, aunque es necesario un estudio diagnóstico completo para identificar y tratar la infección, es igualmente importante una caracterización completa de los síntomas psiquiátricos y cognitivos asociados con la infección, y también recordar que, a menudo, es necesario un tratamiento simultáneo con antibióticos y medicamentos psicotrópicos.

Virus de la inmunodeficiencia humana y sida

Existe amplia evidencia sobre la presencia de trastornos psiquiátricos en pacientes ambulatorios con VIH o sida. En general, los estudios indican altas tasas de abuso de sustancias y trastornos depresivos y de ansiedad. Entre los pacientes hospitalizados con VIH, el *delirium*, la demencia y los trastornos del espectro maníaco parecen ser los más comunes. Los trastornos por uso de sustancias se diagnostican en el 11-36 % de los pacientes hospitalizados con sida y hasta en el 63 % de los pacientes que son VIH positivos sin sida.

La evaluación psiquiátrica del paciente hospitalizado con VIH o sida consiste en un amplio diagnóstico diferencial, y se enfoca en identificar etiologías subyacentes potencialmente reversibles. Son esenciales una evaluación psiquiátrica exhaustiva (incluidos los síntomas de presentación y los antecedentes personales y familiares de enfermedades psiquiátricas y de abuso de sustancias) y un examen del funcionamiento cognitivo.

Los trastornos diagnosticados en pacientes con VIH o sida con mayor frecuencia pertenecen al espectro depresivo, con una prevalencia del 27-83 %, incluida la depresión secundaria a una afección médica. Los síntomas depresivos a menudo se atribuyen a un trastorno de adaptación o a factores médicos (orgánicos) que pueden ser transitorios. El trastorno depresivo mayor puede aparecer como una reacción al diagnóstico de VIH, al estigma del VIH o por los efectos directos del VIH en el SNC mediados por la alteración del metabolismo de las citocinas y los neurotransmisores. Identificar y tratar el cuadro depresivo es importante para el manejo a largo plazo porque su persistencia asocia con una menor adherencia a la terapia antirretrovírica.

La ansiedad es común en pacientes que son VIH positivos; se estima que ocurre en el 22-47 %. Se ha encontrado que la prevalencia de trastorno de ansiedad generalizada oscila entre el 6,5 y el 20 % en muestras de VIH. Los pacientes que son VIH positivos con deterioro neurocognitivo subclínico o manifiesto son más sensibles a los efectos secundarios de los medicamentos ansiolíticos, por lo que deben comenzar con dosis bajas. Se han descrito interacciones farmacológicas con ansiolíticos y medicamentos para el sida.

El *delirium* se diagnostica en el 8-29 % de los pacientes, independientemente del estadio del VIH; a menudo, coincide con la demencia asociada al VIH, diagnosticada en el 8-22 % de los casos. Para su abordaje, se recomienda una combinación de intervenciones psicoeducativas, ambientales y farmacológicas, principalmente con medicamentos neurolépticos. Se deben evitar las benzodiacepinas, excepto en casos de agitación intensa que no responde a los agentes antipsicóticos o en pacientes que experimentan delirio secundario a la abstinencia de alcohol u otros agentes depresores del SNC, y los sujetos deben ser supervisados por el riesgo de aparición de sintomatología extrapiramidal, pues los pacientes con VIH presentan una mayor susceptibilidad.

La prevalencia de manía es bastante mayor en los pacientes con VIH comparados con la población general. Estos cuadros de manía secundaria no solo se deben a la infección, sino también a la medicación —el efavirenz, la zidovudina y la didanosina, entre otros fármacos—, así como a infecciones oportunistas del SNC. Generalmente, los cuadros maníacos asociados al VIH suelen ser más resistentes al tratamiento que la manía primaria.

La infección por VIH puede estar directamente relacionada con la aparición de psicosis. Las estimaciones de la prevalencia de la psicosis de inicio reciente en pacientes con VIH oscilan entre el 0,5 y el 15 %. Los pacientes con psicosis secundaria asociada con el VIH muestran más trastornos de la conciencia, la orientación, la atención y la memoria que aquellos con enfermedades mentales graves primarias. Suelen presentar ideas delirantes menos bizarras, tienen un curso más variable y es más probable que presenten una eventual remisión de su psicosis.

Encefalitis herpética

Varios virus pueden causar encefalitis vírica; el virus del herpes simple es la fuente más común de encefalitis vírica aguda. La encefalitis herpética deja hasta el 80 % de las personas que sobreviven a la infección con una serie de secuelas cognitivas y neuropsiquiátricas residuales. Cognitivamente, los pacientes pueden experimentar limitaciones significativas en la formación de memoria anterógrada con deterioro adicional en la memoria retrógrada. Aunque la infección por virus del herpes simple a menudo es bilateral, las deficiencias observadas clínicamente pueden depender de la lateralización de las lesiones cerebrales relacionadas con la infección. En particular, la afectación del hemisferio derecho a menudo conduce a déficits sutiles con menos deterioro funcional. Sin embargo, el daño neuronal hemisférico izquierdo crea dificultades en la función del lenguaje y la memoria verbal. Se encuentran alteraciones adicionales, como afasia semántica o mutismo, hasta en el 46 % de los pacientes y, más raramente, también se ha documentado agnosia auditiva. Las consecuencias a largo plazo de la encefalitis herpética incluyen deterioro de la memoria y cambios en el comportamiento y la personalidad. Los pacientes pueden exhibir síntomas de agresión y desinhibición compatibles con un síndrome de Klüver-Bucy, especialmente cuando se afecta la amígdala/lóbulos temporales mediales: agnosia visual, hiperoralidad, hipersexualidad, hipermetamorfosis y afecto embotado. El tratamiento temprano puede mejorar algunos de estos síntomas; sin embargo, particularmente en jóvenes y ancianos, las alteraciones cognitivas secundarias al virus del herpes simple pueden conducir a una demencia postencefalítica.

Aunque el tratamiento con aciclovir de la infección por virus del herpes simple en la encefalitis herpética está ampliamente aceptado, no existe un tratamiento específico bien definido para los síntomas cognitivos y neuropsiquiátricos asociados. Se ha propuesto que el uso de neurolépticos de forma controlada puede ser útil para tratar los trastornos del comportamiento en el período agudo. Otros tratamientos utilizados en la práctica clínica para las secuelas neuroconductuales del virus herpes simple incluyen anticonvulsivantes, benzodiacepinas, antipsicóticos, estimulantes, estabilizadores del ánimo e inhibidores de la colinesterasa.

Neurosífilis

La presencia de sífilis se ha documentado desde varios siglos atrás; sin embargo, con la epidemia de VIH, ha tenido un resurgimiento mundial. Se trata de un problema de salud relevante porque la sífilis facilita la coinfección con el VIH. Este causa un deterioro de la inmunidad mediada por células, lo que acelera la progresión de la sífilis, por lo que los pacientes con VIH tienen una mayor frecuencia de neurosífilis. La neurosífilis se ha relacionado con una amplia variedad de síndromes cognitivos y psiquiátricos. La neurosífilis sintomática sin tratamiento se desarrolla en el 4-9 % de los pacientes infectados con sífilis.

Aunque la neurosífilis clásicamente se presentaba con tabes dorsal o paresia generalizada, hoy en día estos cuadros son menos comunes. En cambio, los pacientes con neurosífilis pueden ser asintomáticos o presentar convulsiones, síntomas oculares o cambios psíquicos y de comportamiento. La neurosífilis temprana puede ocurrir dentro de los 5 años posteriores a la infección, mientras que la neurosífilis tardía generalmente ocurre entre los 5 y los 25 años desde la infección. La infección por VIH, sin embargo, puede acelerar la progresión clínica a neurosífilis sintomática. La forma de paresia general de neurosífilis es el tipo más comúnmente asociado con síntomas psiquiátricos. La presentación psiquiátrica de neurosífilis generalmente comienza de manera insidiosa, con cambios de humor que incluyen síntomas de manía o depresión. Hasta el 27 % de los pacientes con la forma de paresia general de la neurosífilis desarrollan un cuadro depresivo caracterizado por melancolía, ideación suicida y retraso psicomotor. Los pacientes también pueden presentar psicosis de inicio agudo o insidioso, que puede simular esquizofrenia. Los cambios de personalidad en pacientes con neurosífilis pueden incluir labilidad emocional, conductas antisociales, anhedonia, retraimiento social, temperamento explosivo, vértigo o hipersexualidad. Sin embargo, a medida que la neurosífilis progresa, el funcionamiento intelectual empeora, lo que da lugar a un cuadro demencial.

Es importante destacar que, aunque es necesario un tratamiento rápido de la neurosífilis para detener la progresión de la enfermedad, no se espera que el estado mental de los pacientes mejore por completo debido a la pérdida neuronal. Existen escasos estudios que aborden específicamente el tratamiento de los síntomas psiquiátricos asociados con la neurosífilis. No hay consenso acerca de que el tratamiento antibiótico de esta enfermedad produzca una mejora persistente en la cognición. Un estudio recomendó el uso de un antipsicótico típico, haloperidol, o los agentes atípicos, quetiapina o risperidona, para tratar la psicosis en pacientes con neurosífilis. También se recomendó un anticonvulsivo, como el valproato, para tratar la agitación y como estabilizador anímico. Informes de casos más pequeños respaldaron los antipsicóticos atípicos (como la olanzapina y la quetiapina) en el tratamiento de la psicosis asociada con la neurosífilis.

Enfermedad de Creutzfeldt-Jakob

Existen varias enfermedades causadas por priones, un agente infeccioso compuesto por una proteína que normalmente se encuentra en todos los seres humanos. Estas enfermedades se conocen como *encefalopatías espongiformes transmisibles* y se encuentran en muchos mamíferos, incluido el ganado, en forma de encefalopatía espongiforme bovina, en ovejas y en humanos. Se cree que las enfermedades priónicas aparecen cuando la forma natural de la proteína priónica adquiere un estado conformacional anormal que facilita la conversión de la proteína priónica circundante a la forma patógena, lo que en última instancia conduce a la muerte celular. En el SNC, este proceso conduce a una marcada neurodegeneración que causa cambios espongiformes y, en consecuencia, una astrocitosis reactiva.

Aunque clásicamente se creía que la enfermedad de Creutzfeldt-Jakob esporádica se presentaba principalmente con manifestaciones neurológicas con algunos síntomas psiquiátricos que aparecían tarde en el curso de la enfermedad, más recientemente se ha demostrado que los síntomas psiquiátricos comúnmente se dan en el momento del diagnóstico y durante la progresión de la enfermedad. A diferencia de la enfermedad de Creutzfeldt-Jakob esporádica, los síntomas psiquiátricos y neuropsiquiátricos son a menudo los aspectos más prominentes en la presentación clínica de la variante enfermedad de Creutzfeldt-Jakob.

Los síntomas psiquiátricos de la enfermedad de Creutzfeldt-Jakob incluyen un estado de ánimo depresivo y apatía. Se ha descrito una fase prodrómica caracterizada por fatiga, pérdida de peso, problemas para dormir y comportamiento inusual. Los pacientes también pueden mostrar respuestas emocionales inusualmente intensas, ansiedad, agitación y síntomas psicóticos, como delirios y alucinaciones. A veces, las presentaciones de depresión o psicosis primaria en la enfermedad de Creutzfeldt-Jakob han hecho que sea difícil distinguirlas de los trastornos psiquiátricos primarios y dan lugar a diagnósticos erróneos o retrasos en el diagnóstico de esta enfermedad.

En la actualidad, no existe un tratamiento eficaz para la enfermedad de Creutzfeldt-Jakob. Entre los enfoques terapéuticos que se han ensayado, se ha tratado de bloquear la acumulación de la forma patógena de la proteína prion. El agente antipalúdico quinacrina y las fenotiacinas se han probado con poco éxito en ensayos con animales y seres humanos. Otro enfoque reciente ha sido el desarrollo de vacunas para la producción de anticuerpos contra la proteína priónica, aunque los resultados han sido inciertos.

Enfermedad de Lyme

La enfermedad de Lyme, causada por la infección de la espiroqueta *Borrelia burgdorferi*, se ha asociado con múltiples manifestaciones clínicas, que incluyen síntomas neuropsiquiátricos o neuroborreliosis. Existe una gran controversia con respecto a las manifestaciones neuropsiquiátricas de la neuroborreliosis,

que se relaciona con el hecho de que los síntomas suelen ser inespecíficos (fatiga, trastornos del sueño, quejas cognitivas generalizadas, bajo estado de ánimo); las pruebas serológicas pueden mostrar evidencia de exposición sistémica previa, pero no pueden determinar si existe o no una enfermedad aguda, y los síntomas pueden persistir después del tratamiento antibiótico agudo. Sin embargo, se ha evidenciado que la *Borrelia burgdorferi* puede adherirse a las células endoteliales en la barrera hematoencefálica, causando vasculitis y aumento de la permeabilidad de la barrera hematoencefálica, lo que lleva a la invasión del SNC y la adherencia a los astrocitos, lo que resulta en una cascada inflamatoria perjudicial y puede dar lugar a los síntomas neuropsiquiátricos.

Desde el punto de vista psiquiátrico, los pacientes con síntomas agudos y/o crónicos de neuroborreliosis pueden presentar depresión, labilidad del estado de ánimo, irritabilidad, ansiedad, ataques de pánico y, más raramente, manía, psicosis y síntomas obsesivo-compulsivos. En cuanto al tratamiento con medicamentos psicotrópicos para la comorbilidad psiquiátrica, la literatura médica es bastante escasa. El tratamiento generalmente es sintomático y aborda los síntomas de depresión, fatiga y quejas cognitivas, labilidad del estado de ánimo y psicosis. Sin embargo, dada la participación subcortical de la espiroqueta, es importante evaluar los efectos secundarios extrapiramidales con el uso de medicamentos neurolépticos.

COVID-19 y COVID persistente (*fog brain*)

La COVID-19 es la enfermedad causada por el coronavirus conocido como *coronavirus 2 del síndrome respiratorio agudo grave*. La Organización Mundial de la Salud tuvo noticia por primera vez de la existencia de este nuevo virus el 31 de diciembre de 2019 al ser informada de un grupo de casos de «neumonía vírica» que se habían declarado en Wuhan (China). La mayoría de las personas infectadas por el virus experimentan una enfermedad respiratoria de leve a moderada y se recuperan sin requerir un tratamiento especial. Sin embargo, algunas enferman gravemente.

Independientemente de la gravedad de la infección, algunos pacientes desarrollarán COVID persistente, que es el cuadro clínico que ocurre en individuos con antecedentes de infección probable o confirmada por coronavirus 2 del síndrome respiratorio agudo grave, generalmente 3 meses después del inicio, con síntomas que duran al menos 2 meses y no pueden explicarse con un diagnóstico alternativo.

La fatiga, la disfunción cognitiva (niebla mental, problemas de memoria, trastorno de atención) y los trastornos del sueño parecen ser características clave del síndrome pos-COVID-19. Las manifestaciones psiquiátricas (trastornos del sueño, ansiedad y depresión) son comunes y su prevalencia aumenta significativamente con el tiempo.

Las opciones de tratamiento actualmente son limitadas, ya que no hay una comprensión suficiente de los mecanismos que sustentan la COVID persistente. Se necesitan estudios observacionales longitudinales a más largo plazo para comprender completamente la fisiopatología de los síntomas y las complicaciones asociadas, su curso clínico, los grupos de síntomas y los síndromes. Esta evidencia será crucial para comprender la historia natural de la COVID persistente y los tipos de intervenciones que puedan realizarse. Se ha planteado que los pacientes con COVID persistente presenten un grado de inflamación persistente y de bajo nivel. No existe ningún fármaco que alivie sus síntomas de forma eficaz. También se ha planteado la hipótesis de que los fármacos que activan el factor de transcripción intracelular, el factor nuclear eritroide derivado 2, puedan aumentar la expresión de enzimas para sintetizar el antioxidante intracelular glutatión, que contrarreste los radicales libres que causan el estrés oxidativo. La hormona melatonina ha sido identificada como un activador de factor nuclear eritroide derivado 2.

Otros virus (virus de Epstein-Barr, citomegalovirus)

Las alteraciones de las funciones neurocognitivas son una característica central de la respuesta de la enfermedad aguda a la infección; sin embargo, los mecanismos subyacentes siguen sin estar claros. Se ha identificado una asociación entre la alteración neurocognitiva durante la enfermedad aguda y los polimorfismos funcionales en los genes de citocinas inflamatorias. Específicamente, el alto alelo G productor de citocinas del polimorfismo de nucleótido único *IL-6-174G/C* se asoció con un rendimiento neurocognitivo más pobre cuando los sujetos estaban enfermos.

Se han descrito igualmente casos de encefalitis víricas, generalmente en individuos inmunodeprimidos, que han sido diagnosticadas mediante la detección del virus o sus anticuerpos en el líquido cefalorraquídeo. Es preciso señalar que en estos casos pueden darse síntomas de tipo psiquiátrico en ausencia de signos neurológicos o datos de infección aguda.

ENFERMEDADES CARDIOLÓGICAS

Existen considerables interacciones entre el corazón y el cerebro, lo que se explica en parte por las similitudes en las propiedades de los tejidos. Ambos son órganos eléctricamente activos y tienen altos requerimientos de energía y una baja capacidad de regeneración después de la muerte celular. Desde una perspectiva fisiopatológica, determinadas comorbilidades, como la hipertensión, la diabetes *mellitus*, la hiperlipidemia y la inflamación sistémica, así como la edad y múltiples factores estresantes, pueden tener un impacto en términos de salud cardíaca y mental, y los mecanismos genéticos o epigenéticos pueden afectar al corazón y el cerebro de manera comparable. Por ejemplo, la disfunción autonómica y la inflamación pueden contribuir al aumento del riesgo de mortalidad cardiovascular asociado con la depresión.

El estrés externo y las emociones negativas pueden tener un impacto adverso sobre los circuitos reguladores neurohormonales. La disfunción nerviosa autonómica puede desencadenar múltiples cambios biológicos, incluido el aumento del tono simpático, la activación del sistema inmunológico innato y adaptativo, niveles circulantes más altos de hormonas del estrés (por ejemplo, cortisol y citocinas proinflamatorias) y desregulación metabólica. La inflamación sistémica puede dar lugar a un estado procoagulante y disfunción/lesión endotelial. Todo esto contribuye al desarrollo y progresión de la aterosclerosis y aumenta el riesgo de arritmias, como

fibrilación auricular, episodios clínicos cardíacos y cerebrales y enfermedad sistémica en general.

Síndrome de *tako-tsubo*

El síndrome de *tako-tsubo*, también denominado *miocardiopatía por estrés* o *síndrome del corazón roto*, representa una forma aguda reversible de lesión miocárdica caracterizada por anomalías transitorias del movimiento de la pared del miocardio; a menudo, se acompaña de síntomas de insuficiencia cardíaca aguda. La anomalía del movimiento de la pared cardíaca más habitual corresponde a un patrón de globo apical del ventrículo izquierdo durante la sístole. También pueden verse afectadas otras partes del miocardio.

La patobiología del síndrome de *tako-tsubo* es en gran parte desconocida, pero los mecanismos sugeridos incluyen la hipoconectividad de las regiones centrales del cerebro, que conduce a un procesamiento límbico y autónomo alterado en respuesta al estrés, y una liberación excesiva de hormonas y neuropéptidos (por ejemplo, el neuropéptido Y) en respuesta a episodios estresantes.

El diagnóstico de este cuadro puede realizarse mediante un cateterismo cardíaco, puesto que actualmente no existe una herramienta no invasiva para su diagnóstico. A nivel cardiológico, el objetivo del tratamiento es la descongestión y el soporte hemodinámico, y las intervenciones deben adaptarse a los patrones de presentación individuales. La comorbilidad psiquiátrica preexistente requiere una atención especial. El aumento rápido de la dosis de algunos psicofármacos (por ejemplo, inhibidores de la recaptación de serotonina y noradrenalina, litio) que tienden a aumentar las catecolaminas endógenas o la terapia electroconvulsiva (que también induce un aumento abrupto y transitorio de los niveles de catecolaminas) pueden predisponer al desarrollo de este síndrome.

No existe una directriz clara respecto al tratamiento de la comorbilidad psiquiátrica en este síndrome. Se ha apuntado que debe evitarse el uso de antidepresivos que eleven los niveles de catecolaminas. Sin embargo, incluso los ISRS, que *a priori* parecen más seguros, podrían ver incrementada la mortalidad y retrasar la recuperación de la función del ventrículo izquierdo. En general, actualmente, no hay evidencia de beneficio terapéutico de ningún tratamiento psicofarmacológico, y se desconocen los tratamientos que podrían prevenir la recurrencia de síndrome de *tako-tsubo*.

Infarto de miocardio

Las personas deprimidas son más propensas a desarrollar angina de pecho o infarto de miocardio que aquellas que no lo están. La depresión puede ser un factor de riesgo de mortalidad cardíaca en pacientes con enfermedad arterial coronaria establecida. Por lo tanto, se observa la existencia de un círculo vicioso que vincula la enfermedad coronaria con la depresión mayor y la depresión con la enfermedad coronaria.

Se ha demostrado que el tratamiento de la depresión mejora la calidad de vida de los pacientes con enfermedad coronaria. El tratamiento de los síntomas depresivos da lugar a mejoras en la adherencia a la modificación de hábitos saludables, a los medicamentos recetados y a los programas de rehabilitación. Por lo tanto, los pacientes con enfermedad coronaria conocida y depresión deben ser tratados tanto con terapia cognitivo-conductual como con programas de rehabilitación cardíaca y tratamiento farmacológico.

En cuanto al tratamiento farmacológico, los ISRS pueden ser preferibles a los antidepresivos tricíclicos por su buena tolerabilidad y ausencia de efectos secundarios cardiovasculares significativos. El bupropión actúa como modulador de la actividad dopaminérgica y noradrenérgica, y presenta una mayor potencia antidepresiva que los ISRS. Además, tiene beneficios adicionales al causar reducción de peso y facilitar la abstinencia de tabaco. Hoy por hoy, no se ha evidenciado que los pacientes con enfermedad coronaria tratados con ISRS o antidepresivos tricíclicos presenten una mayor supervivencia. Estos medicamentos mejoran los síntomas de la depresión y la calidad de vida, pero ninguno mejora la supervivencia.

ENFERMEDADES DEL APARATO GASTROINTESTINAL

El cerebro y el aparato gastrointestinal son órganos sensoriales críticos responsables de detectar las señales derivadas del entorno interno y externo, y de transmitirlas, integrarlas y responder a ellas. En la interfaz de esta función sensorial, las células inmunitarias en los intestinos y el cerebro examinan constantemente los factores ambientales y provocan respuestas que informan sobre el estado fisiológico del cuerpo. Investigaciones recientes revelan que la comunicación cruzada a lo largo del eje intestino-cerebro regula la nocicepción inflamatoria, las respuestas inflamatorias y la homeostasis inmunitaria.

Síndrome del intestino irritable

El síndrome del intestino irritable (SII) es el trastorno más común de la interacción cerebro-intestino y se presenta en hasta el 4,8 % de la población. El SII se define por dolor abdominal recurrente crónico asociado con motilidad intestinal alterada en ausencia de enfermedad orgánica detectable. Esta definición restringida al intestino pasa por alto el hallazgo de que hasta el 50 % de las personas que cumplen los criterios diagnósticos de un trastorno de ansiedad tienen SII. Si bien en la mayoría de los pacientes con SII se han identificado precipitantes relacionados con el SNC en la vida temprana y adulta (por ejemplo, trauma psicológico, estrés, abuso, negligencia materna), aproximadamente la mitad de los pacientes con SII se presentan después de un desencadenante intestinal. Por lo tanto, la relación entre la ansiedad-depresión y el SII es de naturaleza bidireccional.

El tratamiento inicial del SII debe incluir educación del paciente, tranquilidad y tratamientos de primera línea, como fibra y laxantes osmóticos para el estreñimiento, opioides para la diarrea y antiespasmódicos para el dolor. Para los pacientes que no responden a esos tratamientos, es posible que deba ampliarse la exploración en busca de otros trastornos de la motilidad. Estos trastornos incluyen trastorno de evacuación rectal, tránsito colónico anormal y diarrea por ácidos biliares. Su identificación va seguida de un tratamiento individualizado, como el reentrenamiento del suelo pélvico para los trastornos de evacuación rectal y agentes secretores para el estreñimiento, aunque solo hay pruebas limitadas de que este enfoque de tratamiento individualizado sea eficaz. Los antidepresivos tricíclicos y los ISRS son más efectivos que el placebo para aliviar los síntomas globales del SII y parecen reducir el dolor abdominal. El tratamiento con antidepresivos tricíclicos generalmente se inicia con una dosis muy baja administrada antes de acostarse; incluso con aumentos graduales, no suele alcanzar las dosis que se usan para tratar la depresión. Generalmente, se pueden utilizar 25-50 mg de amitriptilina, aunque se puede comenzar con una dosis muy baja de 10 mg al día. Actualmente, la evidencia para el uso de ISRS es limitada e inconsistente. Estos agentes pueden ser más beneficiosos en el tratamiento de pacientes con ansiedad concomitante y SII con predominio de estreñimiento; en general, presentan menos efectos secundarios que los tricíclicos.

Enfermedad inflamatoria intestinal

La presencia de problemas mentales entre las personas que sufren de enfermedad inflamatoria intestinal (EII) se desencadena por múltiples factores e interacciones entre el aparato gastrointestinal, el sistema inmunológico y el sistema nervioso.

Las comorbilidades pueden afectar significativamente la gravedad de la EII, lo que induce recaídas frecuentes y un mayor riesgo de desarrollar cuadros psiquiátricos. Además, se ha demostrado que los pacientes con EII y trastornos psiquiátricos desarrollan exacerbaciones de su proceso gastrointestinal con mayor frecuencia. Por otra parte, a menudo, los síntomas de los trastornos mentales entre los pacientes con EII se descuidan y son pasados por alto.

Hasta el 27 % de los pacientes con EII pueden sufrir depresión en comparación con el 12 % de los controles sanos. La tasa de incidencia de depresión después del primer, tercer y sexto año del diagnóstico se estima en 2,7, 5,2 y 8 % para enfermedad de Crohn y en 2,6, 6,6 y 10,8 % para colitis ulcerosa, respectivamente. En caso de ansiedad, la tasa de incidencia en estas líneas de tiempo fue de 3,0, 6,9 y 11,5 % para enfermedad de Crohn y de 4,2, 9,9 y 16,7 % para colitis ulcerosa, respectivamente. La prevalencia de ansiedad entre los pacientes con EII alcanza el 35 % durante la remisión y aumenta al 80 % durante los brotes. Un metaanálisis no ha hallado relación entre la depresión y la actividad de la EII en el análisis agrupado (HR 1,04, IC del 95 %: 0,97-1,12), y solo en los estudios específicos de enfermedad de Crohn se observaba esta relación.

Los resultados sobre la incidencia de trastorno bipolar en pacientes con EII son confusos. Algunos estudios mostraron que los pacientes con EII presentan una menor probabilidad de desarrollarlo que la población general, mientras que otros han obtenido el resultado contrario. Otros cuadros en los que se ha observado una mayor incidencia en pacientes con EII son el trastorno de ansiedad generalizada, el trastorno de pánico y el trastorno obsesivo-compulsivo.

No existe un fármaco de elección para las comorbilidades psiquiátricas en la EII, y aún está por comprobarse la influencia en el curso de las enfermedades de dichas sustancias. Sin embargo, se ha demostrado que la fluoxetina y el citalopram ayudan a los pacientes con depresión concomitante a disminuir el número de recaídas de la EII.

ENFERMEDADES NEUMOLÓGICAS

En este apartado, se estudiará la presencia de problemas mentales en la enfermedad pulmonar obstructiva crónica, el asma y la apnea obstructiva del sueño.

Enfermedad pulmonar obstructiva crónica

Los síntomas de depresión y ansiedad suelen ser escasamente evaluados y no tratados en los pacientes con enfermedad pulmonar obstructiva crónica, lo que da lugar a efectos nocivos sobre el funcionamiento físico y la interacción social, que aumenta a su vez la fatiga y la utilización de recursos sanitarios. La depresión y la ansiedad son difíciles de identificar y tratar porque sus síntomas a menudo se superponen con los de la enfermedad pulmonar obstructiva crónica. Menos de un tercio de los pacientes con esta enfermedad y depresión o síntomas de ansiedad comórbidos están recibiendo el tratamiento adecuado. Los factores que contribuyen a esta falta de provisión de tratamiento son variados e incluyen barreras percibidas por el paciente; por ejemplo, falta de conocimiento y resistencia a recibir terapia con medicamentos antidepresivos, cumplimiento deficiente del tratamiento y falta de un enfoque de diagnóstico estandarizado, y escasez de recursos adecuados para el tratamiento de la salud mental. La evidencia de la eficacia de la terapia con fármacos antidepresivos en pacientes con enfermedad pulmonar obstructiva crónica con depresión y ansiedad comórbidas no es concluyente. Hay algunos hallazgos prometedores con respecto a la rehabilitación pulmonar, la terapia psicológica y el modelo de atención colaborativa para reducir los síntomas de depresión y ansiedad en pacientes con esta enfermedad, pero están limitados por períodos de seguimiento a corto plazo.

Asma

Aunque se acepta que la ansiedad y la depresión son más comunes en pacientes asmáticos y que existe una estrecha correlación entre los trastornos psicológicos y los resultados del tratamiento del asma (como un peor control de los síntomas), las implicaciones y las consecuencias prácticas de este vínculo siguen siendo débiles.

Una revisión sistemática muestra una mejora significativa de los trastornos psíquicos comórbidos (trastorno por estrés postraumático, depresión y trastorno de pánico) mediante la utilización de *biofeedback*, en particular, cuando se combina con terapia cognitivo-conductual.

Apnea obstructiva del sueño

La apnea obstructiva del sueño puede provocar complicaciones neuropsiquiátricas. Aquellos pacientes que se presentan con trastornos cognitivos y/o afectivos y que también tienen quejas relacionadas con el sueño, como ronquidos e hipersomnolencia diurna significativa, pueden tener apnea obstructiva del sueño. La sospecha clínica debe reforzarse mediante la obtención de un historial del compañero de cama; posteriormente, un polisomnograma permitirá confirmar el diagnóstico. El tratamiento de la apnea obstructiva del sueño generalmente conduce a una resolución, o al menos a un mejor control, del trastorno neuropsiquiátrico. Es preciso ser consciente, a la hora de plantear el tratamiento de un paciente, de que algunos fármacos sedantes pueden empeorar la apnea del sueño y, por lo tanto, agravar la alteración neuropsiquiátrica.

ENFERMEDADES ONCOLÓGICAS

Los avances en los tratamientos contra el cáncer han dado lugar a que la mitad de las personas a las que se les diagnostica esta enfermedad puedan sobrevivir durante al menos 10 años, lo que define muchos cánceres como enfermedades crónicas. Las enfermedades psiquiátricas, como la depresión y la ansiedad, son complicaciones comunes del cáncer, que influyen en la calidad de vida, la adherencia al tratamiento, la supervivencia y los costes del tratamiento. La depresión y la ansiedad afectan hasta al 20 % y al 10 % de los pacientes con cáncer, respectivamente. La depresión se asocia con mala adherencia al tratamiento oncológico, menor supervivencia y aumento del riesgo de suicidio. Algunos cánceres de páncreas y pulmón pueden liberar mediadores químicos que pueden causar depresión. Y los tratamientos contra el cáncer también están asociados con la depresión.

DOLOR CRÓNICO

El dolor crónico como estado de estrés es uno de los factores relevantes que pueden dar lugar a la aparición de depresión, y su coexistencia tiende a que se agraven ambos trastornos. En los últimos años, los estudios han encontrado superposiciones considerables entre los cambios en la neuroplasticidad inducidos por el dolor y la depresión y los cambios en los mecanismos neurobiológicos. Tales superposiciones son vitales para facilitar la aparición y el desarrollo del dolor crónico y la depresión inducida por este.

Generalmente, el dolor crónico se define como cualquier dolor persistente o intermitente que dura más de 3 meses, que se puede categorizar como dolor neuropático o como dolor nociceptivo. El neuropático es inducido por una lesión o enfermedad que afecta al sistema nervioso, y el nociceptivo se produce como consecuencia de un daño real o potencial en el tejido no neural. El dolor crónico es un importante problema de salud pública, con estudios epidemiológicos que informan de que en los Estados Unidos y Europa aproximadamente una quinta parte de la población general está afectada. Hasta el 85 % de los pacientes con dolor crónico se ven afectados por una depresión grave. Los pacientes que sufren de depresión inducida por dolor crónico presentan un peor pronóstico que aquellos que solo tienen dolor crónico; y este y la depresión están estrechamente relacionados en términos de aparición y desarrollo, y pueden promover mutuamente su propio progreso de gravedad.

A la hora de tratar la depresión y el dolor crónico, se ha observado que los antidepresivos tricíclicos son útiles para aliviar muchos dolores crónicos, especialmente el dolor neuropático. Debido a que los cambios en la neuroplasticidad son similares en los cuadros dolorosos y depresivos, los estudios enfocados en la aplicación de fármacos antidepresivos han sido frecuentes en los últimos años. Desipramina, amitriptilina y fluoxetina han demostrado que pueden reducir el dolor que experimentan los pacientes con neuralgia posherpética. Numerosos estudios han confirmado que los antidepresivos inhibidores de la recaptación de serotonina y noradrenalina son eficaces en pacientes con dolor neuropático crónico. Desde los años 60 se ha utilizado también ketamina para el tratamiento del dolor, y en el año 2000 se describió su efecto para la mejoría rápida de los síntomas depresivos. Los estudios han encontrado que la ketamina no solo aumentó la cantidad de conexiones sinápticas en la corteza prefrontal, sino que también mejoró rápidamente los déficits causados por el estrés crónico. Además, al antagonizar el receptor glu-

tamatérgico ácido N-metil-D-aspártico, se descubrió que la ketamina acelera la liberación de glutamato presináptico, lo que mejora la actividad regional de la red excitatoria y, finalmente, conduce a un cambio significativo en la plasticidad y la conectividad sinápticas. Esto logra el propósito de la analgesia y la eficacia antidepresiva. Sin embargo, estos fármacos tienen efectos secundarios, como mareos, visión borrosa, dolor de cabeza, náuseas o vómitos, sequedad de boca, falta de coordinación e inquietud. Por lo tanto, la seguridad y la eficacia de la ketamina y otros antagonistas de los receptores de ácido N-metil-D-aspártico para el tratamiento de la depresión inducida por el dolor crónico aún deben explorarse más a fondo.

PUNTOS CLAVE

- Existen muchos trastornos somáticos que se manifiestan con sintomatología psiquiátrica. Unos al comienzo, otros como consecuencia y otros de forma reactiva.
- Es preciso para el psiquiatra poder identificar la patología psiquiátrica primaria y la psicopatología secundaria a un

- trastorno no primariamente psiquiátrico, y diferenciarlas.
- Un aspecto diferencial de la práctica psiquiátrica es la integración entre cuerpo y mente y la asociación entre ambos. Su conocimiento hace de la psiquiatría una especialidad diferencial y necesaria.

BIBLIOGRAFÍA

Agirman G, Yu KB, Hsiao EY. Signaling inflammation across the gut-brain axis. Science. 2021;374(6571):1087-1092.

Aizenstein HJ, Baskys A, Boldrini M, Butters MA, Diniz BS, Jaiswal MK et al. Vascular depression consensus report – a critical update. BMC Med. 2016;14(1):161.

Anglin RE, Rosebush PI, Mazurek MF. The neuropsychiatric profile of Addison's disease: revisiting a forgotten phenomenon. J Neuropsychiatry Clin Neurosci. 2006;18(4):450-9.

Arciniegas DB, Anderson CA. Viral encephalitis: neuropsychiatric and neurobehavioral aspects. Curr Psychiatry Rep. 2004;6(5):372-9.

Bächle C, Lange K, Stahl-Pehe A, Castillo K, Holl RW, Giani G et al. Associations between HbA1c and depressive symptoms in young adults with early-onset type 1 diabetes. Psychoneuroendocrinology. 2015;55:48-58.

Blase K, Vermetten E, Lehrer P, Gevirtz R. Neurophysiological approach by self-control of your stress-related autonomic nervous system with depression, stress and anxiety patients. Int J Environ Res Public Health. 2021;18(7):3329.

Bové KB, Watt T, Vogel A, Hegedüs L, Bjoerner JB, Groenvold M et al. Anxiety and depression are more prevalent in patients with Graves' disease than in patients with nodular goitre. Eur Thyroid J. 2014;3(3):173-8.

Camilleri M. Diagnosis and treatment of irritable bowel syndrome: a review. JAMA. 2021;325(9):865-877.

Caramelli M, Ru G, Acutis P, Forloni G. Prion diseases: current understanding of epidemiology and pathogenesis, and therapeutic advances. CNS Drugs. 2006;20(1):15-28.

Choi K, Chun J, Han K, Park S, Soh H, Kim J et al. Risk of anxiety and depression in patients with inflammatory bowel disease: a nationwide, population-based study. J Clin Med. 2019;8(5):654.

Cleymaet S, Nagayoshi K, Gettings E, Faden J. A review and update on the diagnosis and treatment of neuropsychiatric Wilson disease. Expert Rev Neurother. 2019;19(11):1117-1126.

Conner SH, Solomon S. Psychiatric manifestations of endocrine disorders. Hum Endocrinol. 2017;2(1):1-7.

Demily C, Sedel F. Psychiatric manifestations of treatable hereditary metabolic disorders in adults. Ann Gen Psychiatry. 2014;13(1):27.

Espíritu RP, Kearns AE, Vickers KS, Grant C, Ryu E, Wermers RA. Depression in primary hyperparathyroidism: prevalence and benefit of surgery. J Clin Endocrinol Metab. 2011;96(11):E1737-45.

Feinstein A. An examination of suicidal intent in patients with multiple sclerosis. Neurology. 2002;59(5):674-8. .

Flessner CA, Woods DW. Phenomenological characteristics, social problems,

and the economic impact associated with chronic skin picking. Behav Modif. 2006;30(6):944-63.

Gerhard DM, Wohleb ES, Duman RS. Emerging treatment mechanisms for depression: focus on glutamate and synaptic plasticity. Drug Discov Today. 2016;21(3):454-64.

Ghadri JR, Wittstein IS, Prasad A, Sharkey S, Dote K, Akashi YJ et al. International Expert Consensus Document on Takotsubo Syndrome (Part I): Clinical Characteristics, Diagnostic Criteria, and Pathophysiology. Eur Heart J. 2018;39(22):2032-2046. .

Huemer M, Diodato D, Schwahn B, Schiff M, Bandeira A, Benoist JF et al. Guidelines for diagnosis and management of the cobalamin-related remethylation disorders cblC, cblD, cblE, cblF, cblG, cblJ and MTHFR deficiency. J Inherit Metab Dis. 2017;40(1):21-48.

Jarrott B, Head R, Pringle KG, Lumbers ER, Martin JH. LONG COVID – A hypothesis for understanding the biological basis and pharmacological treatment strategy. Pharmacol Res Perspect. 2022;10(1):e00911.

Jeltsch-David H, Muller S. Neuropsychiatric systemic lupus erythematosus: pathogenesis and biomarkers. Nat Rev Neurol. 2014;10(10):579-96.

Koo J, Lebwohl A. Psychodermatology: the mind and skin connection. Am Fam Physician. 2001;64(11):1873-8.

Kreuz LE, Rose RM. Assessment of aggressive behavior and plasma testosterone in a young criminal population. Psychosom Med. 1972;34(4):321-32.

Kurita N, Horie S, Yamazaki S, Otoshi K, Otani K, Sekiguchi M et al. Low testosterone levels, depressive symptoms, and falls in older men: a cross-sectional study. J Am Med Dir Assoc. 2014;15(1):30-5.

Layers J. Developmental relationships between brain and thyroid. En: Michael RP, editor. Endocrinology and human behaviour. Oxford: Oxford University Press; 1968.

Lee CW, Chen JY, Ko CC, Chuang MH, Tsai WW, Sun CK et al. Efficacy of methylphenidate for the treatment of apathy in patients with Alzheimer's disease: a systematic review and meta-analysis of randomized controlled studies. Psychopharmacology (Berl). 2022;239(12):3743-3753.

Lenders JW, Eisenhofer G, Mannelli M, Pacak K. Phaeochromocytoma. Lancet. 2005;366(9486):665-75.

Lorincz MT, Rainier S, Thomas D, Fink JK. Cerebrotendinous xanthomatosis: possible higher prevalence than previously recognized. Arch Neurol. 2005;62(9):1459-63.

Lyketsos CG, Kozauer N, Rabins PV. Psychiatric manifestations of neurologic disease: where are we headed? Dialogues Clin Neurosci. 2007;9(2):111-24.

Marks MR, Dux MC, Rao V, Albrecht JS. Treatment patterns of anxiety and posttraumatic stress disorder following traumatic brain injury. J Neuropsychiatry Clin Neurosci. 2022;34(3):247-253.

Marsh L, McDonald WM, Cummings J, Ravina B; NINDS/NIMH Work Group on Depression and Parkinson's Disease. Provisional diagnostic criteria for depression in Parkinson's disease: report of an NINDS/NIMH Work Group. Mov Disord. 2006;21(2):148-58.

Mauas V, Kopala-Sibley DC, Zuroff DC. Depressive symptoms in the transition to menopause: the roles of irritability, personality vulnerability, and self-regulation. Arch Womens Ment Health. 2014;17(4):279-89.

Munjal S, Ferrando SJ, Freyberg Z. Neuropsychiatric aspects of infectious diseases: an update. Crit Care Clin. 2017;33(3):681-712.

Picardi A, Adler DA, Abeni D, Chang H, Pasquini P, Rogers WH et al. Screening for depressive disorders in patients with skin diseases: a comparison of three screeners. Acta Derm Venereol. 2005;85(5):414-9.

Pinhas-Hamiel O, Levy-Shraga Y. Eating disorders in adolescents with type 2 and type 1 diabetes. Curr Diab Rep. 2013;13(2):289-97.

Pitman A, Suleman S, Hyde N, Hodgkiss A. Depression and anxiety in patients with cancer. BMJ. 2018;361:k1415.

Pivonello R, Simeoli C, De Martino MC, Cozzolino A, De Leo M, Iacuaniello D et al. Neuropsychiatric disorders in Cushing's syndrome. Front Neurosci. 2015;9:129.

Practice guideline for the treatment of patients with HIV/AIDS. Work Group on HIV/AIDS. American Psychiatric Association. Am J Psychiatry. 2000;157(supl 11):1-62.

Premraj L, Kannapadi NV, Briggs J, Seal SM, Battaglini D, Fanning J et al. Mid and long-term neurological and neuropsychiatric manifestations of post-COVID-19 syndrome: a meta-analysis. J Neurol Sci. 2022;434:120162.

Reich A, Kwiatkowska D, Pacan P. Delusions of parasitosis: an update. Dermatol Ther (Heidelb). 2019;9(4):631-638.

Rodríguez-Cerdeira C. Psychodermatology: past, present and future. Open Dermatol J. 2011;5(1):21-7.

Roos RA. Huntington's disease: a clinical review. Orphanet J Rare Dis. 2010;5(1):40.

Sair A, Şair YB, Saracoğlu İ, Sevincok L, Akyol A. The relation of major depression, OCD, personality disorders and affective temperaments with temporal lobe epilepsy. Epilepsy Res. 2021;171:106565.

Sánchez FM, Zisselman MH. Treatment of psychiatric symptoms associated with neurosyphilis. Psychosomatics. 2007;48(5):440-5.

Schnabel RB, Hasenfuß G, Buchmann S, Kahl KG, Aeschbacher S, Osswald S et al. Heart and brain interactions. Pathophysiology and management of cardio-psycho-neurological disorders. Herz. 2021;46(2):138-149.

Sévin M, Lesca G, Baumann N, Millat G, Lyon-Caen O, Vanier MT et al. The adult form of Niemann-Pick disease type C. Brain. 2007;130(pt 1):120-33.

Sheng J, Liu S, Wang Y, Cui R, Zhang X. The link between depression and chronic pain: neural mechanisms in the brain. Neural Plast. 2017;2017:9724371.

Skovby F, Gaustadnes M, Mudd SH. A revisit to the natural history of homocystinuria due to cystathionine beta-synthase deficiency. Mol Genet Metab. 2010;99(1):1-3.

Sonino N, Fallo F, Fava GA. Psychological aspects of primary aldosteronism. Psychother Psychosom. 2006;75(5):327-30.

Soria V, Uribe J, Salvat-Pujol N, Palao D, Menchón JM, Labad J. Psychoneuroimmunology of mental disorders. Rev Psiquiatr Salud Ment (edición en inglés). 2018;11(2):115-124.

Swedo SE, Seidlitz J, Kovacevic M, Latimer ME, Hommer R, Lougee L et al. Clinical presentation of pediatric autoimmune neuropsychiatric disorders associated with streptococcal infections in research and community settings. J Child Adolesc Psychopharmacol. 2015;25(1):26-30.

Titulaer MJ, McCracken L, Gabilondo I, Armangué T, Glaser C, Iizuka T et al. Treatment and prognostic factors for long-term outcome in patients with anti-NMDA receptor encephalitis: an observational cohort study. Lancet Neurol. 2013;12(2):157-65.

Torales JC, Malatesta EM, González LL, González IA, López RD, Barrios JI et al. Psychodermatology: an introduction to its concepts, nosology and approach models. An Fac Cienc Méd. 2020;53(2):127-36.

Wall CA, Rummans TA, Aksamit AJ, Krahn LE, Pankratz VS. Psychiatric manifestations of Creutzfeldt-Jakob disease: a 25-year analysis. J Neuropsychiatry Clin Neurosci. 2005;17(4):489-95.

Worthington A, Wood RL. Apathy following traumatic brain injury: a review. Neuropsychologia. 2018;118(pt B):40-47.

Trastornos de la personalidad

19

M. J. Jaén Moreno, F. Sarramea Crespo y M. J. Moreno Díaz

OBJETIVOS

- Describir el marco conceptual y clínico de los trastornos de la personalidad.
- Describir el estado del conocimiento actual sobre aspectos etiológicos y epidemiológicos de los trastornos de la personalidad.
- Conocer los modelos diagnósticos actuales y profundizar en las características específicas presentes en la CIE-11 y el DSM-5-TR para el diagnóstico de los trastornos de la personalidad.
- Conocer las estrategias terapéuticas disponibles para el tratamiento de estos trastornos.

INTRODUCCIÓN

En los últimos años, los trastornos de la personalidad han alcanzado un gran interés en la práctica clínica diaria. Esto se debe a su elevada prevalencia, a su complejidad diagnóstica y terapéutica y a la especial repercusión que suponen en cuanto al coste personal, socioeconómico y de esperanza de vida para el paciente.

Estos trastornos han sido definidos en el DSM-5-TR como un patrón permanente de experiencia interna y de comportamiento que se aparta acusadamente de las expectativas de la cultura del sujeto; se trata de un fenómeno generalizado y poco flexible, estable en el tiempo, que tiene su inicio en la adolescencia o en la edad adulta temprana y que da lugar a un malestar o un deterioro.

Con el objetivo de acercar los trastornos de la personalidad a la atención médica diaria y aumentar la sensibilidad y especificidad de su diagnóstico, en las últimas revisiones de los sistemas clasificatorios se ha considerado un modelo dimensional basado en rasgos. Este modelo se aleja del enfoque categorial imperante hasta el momento. En el DSM-5-TR, se mantiene el modelo categorial (aún en vigor) en su sección II, pero, en su sección III, se presenta un modelo híbrido categorial-dimensional al objeto de mantener una continuidad con el modelo actual. Sin embargo, en la CIE-11 se apuesta únicamente por el dimensional, que resulta muy novedoso al centrar el foco en la gravedad de los rasgos.

Los trastornos de la personalidad son permanentes, generalizados, poco flexibles y estables en el tiempo, de inicio en la adolescencia o en la edad adulta temprana. Se alejan de la cultura del sujeto y generan un malestar o un deterioro.

DESARROLLO HISTÓRICO DEL CONCEPTO DE TRASTORNO DE LA PERSONALIDAD

El actual término *trastorno de la personalidad* tiene una historiografía compleja. En Pinel (1745-1826) y su descripción de la manía sin delirio se encuentra la primera referencia. El afán de Pinel por clasificar todo lo que la inmediatez sintomatológica ofrecía, combinado con su espíritu antropológico de comprensión del enfermar alienado desde la teoría de las pasiones, lo lleva a formular la categoría diagnóstica *manía sin delirio* (1801), que agruparía a los trastornos comportamentales propios de locos en los que no se encuentran síntomas visibles de alteración del pensamiento y de la inteligencia, definitorios de la alienación.

En esta misma línea de comprensión escolástica, pero ya instalado en la plenitud del método anatomoclínico, se sitúa Esquirol (discípulo de Pinel) con su formulación de las monomanías (1838). Estas se producen por falta de voluntad; por tanto, dominan los instintos. Las monomanías constituyen formas sindrómicas de manifestación de la alienación. Con Esquirol, comienza una fecunda fuerza de delimitación nosográfica de los trastornos de personalidad y la inclusión del informe pericial forense en los tribunales de justicia (lugar donde epidemiológicamente se ofrece mayor cantidad de observación de monomanías).

J. C. Prichard, en 1835, describe bajo la rúbrica *locura moral* un trastorno que consiste en la perversión morbosa de los sentimientos naturales, los afectos, las inclinaciones, el carácter, los hábitos, las disposiciones morales y los impulsos, sin defecto en el intelecto y sin alucinaciones ni ilusiones. De este modo, Prichard inaugura en Inglaterra la preocupación forense del alienismo que, dentro de la asistencia humanitaria del *non restraint*, lleva a Tuke a englobar en 1856 a estos mismos enfermos en el término *locura inhibitoria*, que hace alusión a una etiología que estaría en la ausencia del freno y que propicia una voluntad forzada en la asunción de pautas morales. En la misma línea de búsqueda de las causas, y no solo de la descripción sintomatológica, se encuentra la rúbrica *idiota moral*, que acuña David Skae en 1863, también en Inglaterra.

En el 1857, Morel publica el *Tratado de las degeneraciones físicas, intelectuales y morales de la especie humana y de las causas que producen estas enfermizas variaciones*. Con él, introduce en la psiquiatría una teoría causal, formal, material y teleológica con la que se dará un paso espectacular en el deslindamiento de los tipos clínicos que hoy conforman gran parte de los denominados *trastornos de personalidad*. La teoría moral de la degeneración de Morel (más tarde modificada por su discípulo Magnan) viene a dar respuesta científica a una necesidad de orden social y a una teoría causal del enfermar psíquico en tanto se va a tener en cuenta la predisposición hereditaria. La anomalía mental sería el producto de una constitución anormal, transmisible y progresiva hacia la decadencia. Las concepciones etiológicas de Kraepelin, fiel al método anatomoclínico y con la atención centrada en el curso patocrónico como forma de delimitar las entidades nosológicas, se inspiran en Moebius, quien, en 1892, bajo la denominación *endógeno*, formuló la etiología de la predisposición patológica basándose en las teorías de Morel.

Kraepelin describe en 1896 los estados psicopáticos constitucionales, que ya en el transcurso del siglo XX (1904) denomina *personalidades psicopáticas*. Estos estados son, epifenoménicamente, una repetición de la rúbrica de Morel y Magnan de la degeneración del carácter, que se había formulado como elemento de predisposición patológica a los episodios morbosos; pero, en Kraepelin, además de su contenido de explicitación etiológica (endógena), existe un intento nosográfico de cubrir la esfera residual de expresión clínica al situarlos en una hipotética línea fronteriza entre la enfermedad mental y las expresiones comportamentales de los individuos raros.

Es con el psiquiatra alemán K. Schneider con quien el término *psicópata* adquiere una mayor relevancia clínica y con quien comienza a tener muy distintas derivaciones pragmáticas en las nosografías psiquiátricas. Este autor, en su publicación *Las personalidades psicopáticas* (1923), describe las personalidades anormales como desviaciones estadísticas de un tipo medio de personalidad; y, dentro de ellas, aquellas que sufren o hacen sufrir a la sociedad a causa de su propia anormalidad, para quienes reserva el término *psicopáticos*. Este autor recalca que estas personalidades no son morbosas en el sentido de que no existe ningún fundamento para referirlas a enfermedades o malformaciones.

La obra *Estructura del cuerpo y carácter* (1921), de E. Kretschmer, supone el intento de enlazar la psicología con la psiquiatría a través de la creación de una patocaracterología que se desliza sobre la constitución corporal y es el inicio de diversas líneas en el estudio y la investigación actuales de las anormalidades en la personalidad:

- La teoría constitucionalista, empeñada en buscar la relación existente entre la morfología corporal y la expresión psíquica de las diferencias temperamentales mediante la agrupación en tipos y rasgos psicológicos.

- El deslizamiento cuantitativo entre las denominaciones *normal, anormal* y *enfermo*.
- La personalidad básica como factor de intelección diagnóstica multidimensional.

En 1948, la Organización Mundial de la Salud (OMS) publicó por primera vez una clasificación internacional de las enfermedades mentales (CIE-6), que no reservaba específicamente un apartado para los trastornos de la personalidad.

En 1952, la American Psychiatric Association dio a luz su primera versión del DSM. Inspirado en la psiquiatría organicista de Meyer y en la taxonomía efectuada por K. Menninger para la Administración de Veteranos de Estados Unidos, abusaba del concepto meyeriano *reacción*. En 1968, coincidió la difusión de la CIE-8 (1967) con la del DSM-II, y en ambos apareció la rúbrica *trastorno de personalidad*. Aun cuando no pueden superponerse, son el inicio de una corriente mundial de comunicación e intercambio fiable nosográfico.

La CIE-9 (1978) y el DSM-III (1980) incorporaron sobre las descripciones criteriológicas de Pinel y Kraepelin los fundamentos de la observación epidemiológica y la contrastación transcultural. La mayor novedad fue la del DSM-III y su sistema multiaxial de cinco ejes. En el eje II se incluyeron los trastornos de personalidad y otros trastornos del desarrollo. Estos aparecen recogidos en tres grupos: el primero, los raros y excéntricos, que incluye al paranoide, el esquizoide y el esquizotípico; el segundo, los dramáticos, los emotivos e inestables, en el que se reunían el histriónico, el narcisista, el antisocial y el límite, y el tercero, los ansiosos o temerosos, en el que aparecían el dependiente, el evitativo, el compulsivo y el pasivo-agresivo. También se tienen en cuenta las categorías *atípico, mixto* y *otros trastornos de personalidad*. En la CIE-9, los trastornos de personalidad se integraban en un apartado junto a los trastornos neuróticos y otros trastornos mentales no psicóticos y se clasificaban de la siguiente manera: paranoide, afectivo, esquizoide, explosivo, obsesivo-compulsivo, histriónico, dependiente, insociable, otros (narcisista, huidizo, límite, pasivo-agresivo) y el no especificado.

El grupo de trabajo del DSM-IV (1994) se planteó guardar una máxima compatibilidad con la CIE-10, publicada en 1992. Sus objetivos eran la revisión sistemática de la literatura médica publicada hasta el momento, reanalizar los datos ya recogidos y, por último, los estudios de campo. En el DSM-IV se siguen manteniendo los trastornos de personalidad junto con el retraso mental en el eje II, y conformados de la misma forma que en el DSM-III, llamando *A, B* y *C* a los grupos en los que se reúnen.

La CIE-10 ofrece una clasificación de los trastornos de personalidad más acorde a lo formulado por el DSM-III. Así, en esta versión, se encuentra el paranoide, el esquizoide, el disocial, el de inestabilidad emocional tipo impulsivo y límite, el histriónico, el anancástico, el ansioso y el dependiente, así como otros trastornos específicos e inespecíficos de la personalidad. El esquizotípico se sigue manteniendo dentro del apartado de las esquizofrenias.

Las últimas revisiones clasificatorias llevadas a cabo son el DSM-5-TR (2022) y la CIE-11 (2022), de las que se tratará ampliamente en las siguientes líneas.

ETIOLOGÍA DE LOS TRASTORNOS DE LA PERSONALIDAD

La personalidad se define como un patrón complejo de características psicológicas profundamente enraizadas que se expresan de forma automática en todas las áreas de la actividad psicológica; es decir, configura la constelación completa de la persona.

La personalidad es un complicado entramado que surge de la interacción bidireccional entre el temperamento y el carácter. El temperamento es la parte biológicamente determinada y se hereda de forma moderada en alrededor de un 50 %; es relativamente estable desde la infancia hasta la edad adulta y es constante en su estructura en distintas culturas y grupos étnicos. El carácter o núcleo conceptual de la personalidad surge de la transacción del temperamento con el mundo social; es decir, es el fruto de la adhesión de la persona a los valores y costumbres de su grupo social. El desarrollo de los rasgos del carácter, o lo que es lo mismo, la internalización de las representaciones conceptuales de uno mismo y del mundo externo, optimiza la adaptación de las emociones básicas a los cambios en el ambiente.

Con el transcurrir de los años, se han trazado múltiples teorías para explicar el origen, la evolución y la dinámica de la personalidad. Esta pluralidad de teorías se debe a las diferentes doctrinas que sustentan cada una de ellas y a la frecuente confusión entre los términos *temperamento, carácter y personalidad.*

Todas ellas pueden agruparse en tres grandes grupos, que se desarrollan a continuación.

Teorías que se basan en la esencia ontogénica. Aquí se incluyen las teorías constitucionalistas morfológicas que relacionan el biotipo (constitución) con el psicotipo (temperamento) y con la enfermedad mental. Surgieron de la escuela hipocrática de los hábitos, ampliada en la humoral de Galeno, y se evidenciaron en la del biotipo y psicotipo de Kretschmer. Los estudios de Eysenck, Zuckerman, Millon, Siever y Davis (incluso los de Cloninger) son una buena muestra del resurgir constitucionalista, que entiende la constitución y el temperamento como elementos básicos conformadores de la personalidad.

Teorías filogenéticas finalistas. Se basan en la individualidad del hombre, en las diferentes historias personales que cada sujeto recorre por aprendizaje o por mecanismos inconscientes. Han sido respaldadas por dos escuelas clásicamente enfrentadas: la psicoanalítica y la conductista. Para Freud, la teoría de la personalidad se conforma en su hipótesis topográfica (inconsciente, preconsciente y consciente) y en la estructural (ello, yo y superyó), en la que el peso de la responsabilidad comportamental recae en la dinámica entre la búsqueda de placer y la adaptación a los principios normativos de la realidad. Los rasgos de la personalidad se configuran en función de los mecanismos de defensa del yo; el carácter será el fruto de la supervivencia propia de las etapas de desarrollo libidinal: oral, anal y fálica. Adler incluye aspectos personalísticos que influirán en gran medida en el carácter: el sentimiento de inferioridad y el hacerse valer compensatorio o sentimiento de superioridad. Las formulaciones por parte de Jung de los tipos de personalidad, el papel de las relaciones

de objeto descrito por Melanie Klein, la explicitación de la teoría del *self* de O. Kernberg y las orientaciones del carácter de Fromm han dotado al estudio de la personalidad de un amplio abanico de posibilidades para su entendimiento. Desde la óptica conductista, se puso el acento en la conducta emergente y en el complejo proceso de aprendizaje. La importancia de lo externo y lo ambiental conlleva el menoscabo de la variabilidad individual y la predisposición estable del individuo. Son muchos los autores que, desde las teorías de Pávlov, desarrollaron un amplio campo para el estudio de la personalidad. Entre ellos, Skinner, Hull y Bandura.

Teorías pragmáticas de la medición. Se ocupan de la detección de rasgos (factores) que singularizan los tipos humanos y definen las diferentes formas de estructura factorial de la personalidad. Su utilidad a nivel teórico comprende el valor predictivo comportamental del rasgo y se basa en la utilización de cuestionarios e inventarios de personalidad que posteriormente serán analizados matemáticamente. Desde esta perspectiva, diversos autores han propuesto distintos tipos de rasgos y factores para considerar desde el punto de vista comportamental y psicológico. Allport, Cattell, Eysenck (neuroticismo, extraversión y psicoticismo), Goldberg y Costa y McCrei (los cinco grandes factores: apertura a la experiencia, responsabilidad, extraversión, afabilidad, inestabilidad emocional) son algunos de los autores cuyos modelos han tenido mayor repercusión.

Las teorías explicitadas hasta este momento ofrecen una perspectiva parcial del estudio de la personalidad que a nadie contenta. Tampoco satisface la influencia que, en este campo de las tipologías de la personalidad, han tenido las sucesivas clasificaciones nosográficas de los trastornos de la personalidad tanto del DSM como de la CIE. Todo ello ha contribuido a una reformulación del constructo sobre la base de la integración y el uso del fondo psicobiológico junto con la raigambre experiencial a fin de que sean útiles para su aplicación práctica, para conocer tanto las variantes como los trastornos de la personalidad.

Modelos integradores

Estos modelos surgieron del estudio de sujetos afectos de trastornos de personalidad en los que se detectaron anomalías de la neurotransmisión, lo que dio lugar a las teorías psicobiológicas y biosociales de la personalidad.

Uno de los más relevantes es el de aprendizaje biosocial de Millon (1969). Fue desarrollado para mejorar los sistemas clasificatorios DSM-I y DSM-II, que tanta influencia tuvieron en sus ediciones posteriores (DSM-III, DSM-III-R y DSM-IV). Este autor plantea que, aunque los factores biológicos establecen los fundamentos que guían el desarrollo de la personalidad, serán los factores ambientales los que darán forma a su expresión. Sobre la base de la teoría del refuerzo como sinónimo de recompensa, satisfacción o placer, el autor analiza las tres polaridades: placer-dolor, sujeto-objeto y actividad-pasividad. Estas derivarán en patrones que se corresponderán, de manera bastante ajustada, a la clasificación de los trastornos de personalidad del DSM-III. En 1990, reformula su modelo como *evolutivo.* Los trastornos de personalidad son considerados como estilos de funcionamiento desadaptado del sujeto al enfrentarse a los diferentes entornos, y se describen bajo los principios evolutivos y ecológicos de existencia, adaptación, repetición y abstracción; las funciones de supervivencia y las polaridades antes señaladas. Así surgen las personalidades deficientes de placer (esquizoide, evitativa y depresiva), las personalidades interpersonalmente desequilibradas (dependiente, histriónica, narcisista y antisocial), las personalidades con conflictos intrapsíquicos (sádica, compulsiva, negativista y masoquista) y las personalidades defectivas estructuralmente (esquizotípica, límite y paranoide).

Los modelos psicobiológicos que más han aportado a la etiología de los trastornos de la personalidad son los que se desarrollan a continuación.

Modelo diseñado por Gray. En 1981, este autor, discípulo de Eysenck, alzaprimó los factores de la ansiedad y la impulsividad sobre el neuroticismo y la extraversión. La ansiedad estaría en correlación con la presencia del castigo, los estímulos nuevos y la falta de refuerzo, mientras que la impulsividad atendería a las señales de reforzamiento y ausencia de castigo.

Modelo formulado por Zuckerman. En 1979, como búsqueda de sensaciones, engloba la necesidad imperiosa del sujeto de mantener su homeostasis intrapsíquica mediante la experimentación de peligro físico, aventura y riesgo social. Este constructo se conforma por cuatro factores: búsqueda de emoción y aventura, búsqueda de experiencias, desinhibición y susceptibilidad al aburrimiento. En los estudios genéticos, se determinó una heredabilidad del 58 % para los tres primeros factores. La alta búsqueda de sensaciones se relaciona con bajos niveles de monoaminoxidasa plaquetaria y altos niveles de dopamina.

Modelo psicobiológico definido por Cloninger. Considera las distintas dimensiones psicobiológicas del temperamento y el carácter. Fue el resultado de amplias investigaciones genéticas, investigación en animales, estudios biológicos de redes cerebrales implicadas en el aprendizaje, informes de confidentes y cuestionarios aplicados en la población general y en población con trastornos de personalidad. El fondo temperamental se heredaría de forma independiente y sus manifestaciones comportamentales serían muy precoces. Cada dimensión temperamental tendría su mediador bioquímico, o sea, su neurotransmisor específico. La evitación del daño estaría relacionada con los sistemas de inhibición de la conducta y, por tanto, implicaría al ácido gamma-aminobutírico y a la serotonina. Los sujetos evitadores de daño serían temerosos, pasivos, cautelosos y tímidos. La búsqueda de novedad es la tendencia heredada a responder fuertemente a estímulos nuevos y señales de recompensa (o alivio de castigo), que conduce a una actividad exploratoria en búsqueda de recompensas, así como en la evitación de la monotonía y el castigo. Esta dimensión es coordinada por los sistemas dopaminérgicos. Los sujetos son impulsivos, extravagantes, irritables y exploradores. La dependencia de la recompensa está regulada por la noradrenalina y se sustenta en el refuerzo social, e implica variaciones neurobiológicas en cuanto a la sensibilidad a las señales sociales, el malestar en relación con la separación social y dependencia de la aprobación de los demás. Por último, la dimensión de

persistencia es la que permite al sujeto anhelar, ambicionar y conseguir determinados logros. Los estudios llevados a cabo en humanos han demostrado que se relaciona débilmente con la dependencia de la recompensa y que es heredada de forma independiente. Las dimensiones del carácter, que son autodirección, cooperación y autotrascendencia, se relacionarían con la madurez y la autoestima, la empatía y la interacción social, y la capacidad de trascender de los propios límites, respectivamente. Estas dimensiones pueden medirse mediante el Inventario de Temperamento y Carácter de 1993, posteriormente revisado en 1999. Para Cloninger, los trastornos de personalidad se definen como variaciones extremas de los rasgos del carácter asociados al fracaso para conseguir los logros de identidad, vinculación e intimidad. Las puntuaciones en autodirección y cooperación señalarían la presencia o ausencia de trastorno, y el tipo vendría dado por la combinación de la fórmula dimensional del temperamento, como sucede en el grupo A de la clasificación DSM, que se correlaciona con puntuaciones bajas en dependencia de la recompensa; el grupo B se correlaciona con altas puntuaciones en búsqueda de novedad, y el C, con alta evitación de daño.

El modelo teórico de Cloninger ha sido un referente fundamental en la reelaboración de los últimos manuales diagnósticos a nivel mundial, en donde uno de los aspectos principales era intentar pasar de un modelo categorial a uno dimensional para el estudio de los trastornos de personalidad. En el DSM-5-TR, el modelo dimensional queda reservado a su sección III; en la CIE-11, la dimensionalidad fundamenta por completo la nueva clasificación de los trastornos de personalidad, y se basa en la gravedad y en los rasgos sobresalientes.

 Los trastornos de personalidad, como la mayoría de las otras categorías diagnósticas psiquiátricas, son complejos en su etiología, lo que implica que se deben tener en cuenta tanto los factores biológicos como los ambientales que pueden incidir en su aparición.

Genética

La comprensión del papel de los genes en la etiología de los trastornos y rasgos de personalidad precisa de un fenotipo. Por ello, los estudios llevados a cabo han utilizado el sistema de clasificación DSM, puesto que se basa, principalmente, en similitudes fenotípicas. Los rasgos de personalidad normales están influidos genéticamente, con una heredabilidad de entre el 30 y el 60 %. Esto mismo se ha detectado en los estudios que utilizan un sistema de clasificación dimensional para los trastornos de la personalidad basados en autoinformes.

Se desarrollan los grupos a continuación.

Grupo A. En estudios con gemelos, se ha estimado que la heredabilidad era del 21-28 % para el trastorno paranoide, del 26-29 % para el trastorno esquizoide y del 28-61 % para el trastorno esquizotípico de la personalidad, sin encontrar efectos ambientales compartidos ni diferencias de sexo. Estudios más recientes han arrojado porcentajes más altos; sobre todo, en el trastorno de la personalidad esquizotípica, que puede llegar a alcanzar hasta un 72 %.

Grupo B. La heredabilidad estimada para los trastornos de este grupo fue del 38 % para el trastorno de personalidad antisocial; el 31 % para el trastorno de la personalidad histriónica; el 24 % para el trastorno de la personalidad narcisista, y el 35 % para el trastorno de la personalidad límite. El modelo multivariante más simple, pero con mayor poder explicativo, incluía un factor genético que influía en los cuatro trastornos de personalidad del grupo B; un factor genético que influía solo en el trastorno de personalidad antisocial y el trastorno de la personalidad límite, y factores genéticos específicos para cada trastorno de personalidad. Por tanto, el trastorno de la personalidad límite y antisocial parecen compartir factores de riesgo genéticos y ambientales, lo que puede indicar que, etiológicamente, el grupo B tiene una subestructura en la que el trastorno antisocial y el trastorno límite están más estrechamente relacionados entre sí que con los otros trastornos del grupo B.

Grupo C. Estudios en gemelos ofrecieron estimaciones de heredabilidad para el trastorno de personalidad por evitación, dependiente y obsesivo-compulsivo del 28-35 %, 31-57 % y 27-77 %, respectivamente. No se encontraron efectos ambientales compartidos ni diferencias de sexo. Los factores genéticos y ambientales comunes representaron solo el 11 % de la varianza en el trastorno de personalidad obsesivo-compulsiva, lo que indica que este trastorno es en su mayoría etiológicamente distinto de los otros trastornos de personalidad del grupo C.

Genética/ambiente

Un estudio multivariado en gemelos, llevado a cabo por Kendal *et al.*, que utilizó los diez trastornos de personalidad del DSM-IV, arrojó tres factores genéticos, tres ambientales y los específicos de cada trastorno. El primer factor genético era el reflejo de una amplia vulnerabilidad a la patología del trastorno de personalidad y/o a la emocionalidad negativa, y estaba relacionado con la predisposición genética al neuroticismo como rasgo de personalidad normal. Englobaba trastornos de los tres grupos: paranoide, histriónico, límite, narcisista, dependiente y obsesivo-compulsivo. El segundo factor solo incluyó el antisocial y el límite, y sugería una predisposición a un fenotipo amplio de conducta impulsiva/agresiva. El tercer factor tenía cargas altas solo para el trastorno esquizoide y por evitación, y reflejaba desde la perspectiva de la personalidad normal a la introversión. Finalmente, cabe señalar que el obsesivo-compulsivo tenía la mayor carga genética específica del trastorno, como antes ya se había señalado. El primer factor común ambiental tenía altas cargas no solo en los cuatro trastornos de personalidad del grupo B (histriónico, límite, antisocial y narcisista), sino también en el obsesivo-compulsivo y el paranoide. El segundo factor tenía cargas sustanciales solo en los tres del grupo A: paranoide, esquizoide y esquizotípico. El tercer factor ambiental poseía cargas altas en dos de los tres del grupo C (evitativo y dependiente) y una carga más débil en el límite. Todos los trastornos de personalidad tenían cargas ambientales únicas específicas del trastorno en cuestión, a excepción del esquizotípico, probablemente porque tuvo una carga muy alta en el segundo factor común ambiental.

Los autores concluyeron que los factores de riesgo genético no reflejaban lo caracterizado desde una perspectiva dimensional para cada grupo A, B y C. El hecho de que sí se correspondieran estos grupos con los factores ambientales obtenidos inclinaba a considerar que ahí residiera la justificación de las comorbilidades intragrupales.

Por todo ello, la interacción gen/ambiente ha recibido gran atención a la hora de deslindar el problema de la etiología de los trastornos de personalidad. Estudios de adopción y de gemelos han demostrado que esta relación puede estar mediatizada por los rasgos heredados de la personalidad normal. Así, Kendal y Baker señalaron que el neuroticismo se asociaba con un riesgo elevado de problemas conyugales, pérdida del trabajo, dificultades financieras y problemas para las relaciones interpersonales, y que un 30-42 % de la heredabilidad del divorcio podría atribuirse a factores genéticos que afectan las diferencias individuales en la personalidad de uno de los cónyuges.

En esta línea, se ha demostrado esta interacción en la institucionalización temprana, que se conforma en un factor de riesgo para la aparición *a posteriori* de comportamiento antisocial, maltrato infantil y el entorno socioeconómico alto como favorecedor del comportamiento antisocial adolescente; la negatividad de los padres y la poca calidez como factor predictivo del comportamiento antisocial, y trastornos de la crianza y el diagnóstico de trastorno del espectro esquizofrénico y las experiencias traumáticas en la infancia, en especial el abuso, del tipo que sea, para el desarrollo de trastorno de personalidad, en especial, el límite.

Genética/neurotransmisión

Estudios empíricos han confirmado variantes genéticas relacionadas con el riesgo de aparición de trastorno de personalidad sobre la base de los genes implicados en la regulación de la neurotransmisión. Así, parece que el grupo A está asociado con el receptor de dopamina-2. También se han encontrado asociaciones significativas con rasgos de personalidad esquizotípicos en varios estudios con el gen que codifica la catecol-*O*-metiltransferasa, una enzima involucrada en la degradación de las catecolaminas; en el grupo B se hallaron polimorfismos en el gen que codifica la enzima monoamina, en concreto, la oxidasa A, involucrada en la degradación de aminas biogénicas, como la serotonina y la noradrenalina. Se ha informado sobre las asociaciones entre el trastorno de la personalidad límite y el gen que codifica el receptor de serotonina $5HT_{2A}$ y el gen transportador de serotonina (*5-HTTLPR*). Del mismo modo, se ha descrito asociación significativa entre el trastorno de la personalidad límite y un polimorfismo en el gen que codifica el receptor de dopamina DAT1 en pacientes deprimidos, y un polimorfismo en el gen de la triptófano-hidroxilasa-2. Las personas que tenían un polimorfismo en un gen (*GABRA2*) asociado con la dependencia del alcohol poseían mayor riesgo de trastorno de personalidad antisocial; en el grupo C, se ha descrito una asociación entre los síntomas del trastorno de personalidad por evitación y obsesivo-compulsivo y el polimorfismo del receptor de dopamina D3.

DIAGNÓSTICO Y PRESENTACIÓN CLÍNICA DE LOS TRASTORNOS DE LA PERSONALIDAD

Las personas con un trastorno de la personalidad son ajenas al impacto que tienen sobre otros y no son conscientes de la disfunción social, personal o laboral que sufren. Por ello, la existencia de problemas en su personalidad pocas veces los lleva a consultar con un profesional. Lo más habitual es que el contacto con el sistema sanitario sea por otras causas, como un trastorno del estado de ánimo, un trastorno adaptativo, un trastorno de ansiedad, el consumo de sustancias o problemas en sus relaciones personales, laborales o sociales.

Cuando el médico sospeche la presencia de un trastorno de la personalidad, la anamnesis no deberá centrarse solo en la psicopatología, sino que tendrá que ampliarse al estudio y análisis meticuloso de los antecedes personales y sociales del paciente. Se cuenta para este cometido con la ayuda de evaluaciones estructuradas e instrumentos para la valoración de los pacientes, como el Inventario de Personalidad para la CIE-11, el Standardized Assessment of Severity of Personality Disorder o el Inventario de Personalidad para el DSM-5-TR. Todos estos instrumentos se encuentran validados al español y se basan en las clasificaciones actuales. Aunque suelen emplearse más en el contexto de la investigación, pueden utilizarse en la práctica clínica diaria.

> ❗ Al ser egosintónicos, quienes padecen un trastorno de la personalidad suelen consultar con el sistema sanitario por otras causas, como un trastorno del estado de ánimo, un trastorno adaptativo, un trastorno de ansiedad, el consumo de sustancias o problemas en sus relaciones personales, laborales o sociales.

Como se ha expuesto, en este momento hay dos clasificaciones disponibles para el diagnóstico de los trastornos de la personalidad. Por un lado, el DSM-5-TR (sección II), que se basa en un modelo categorial; por otro, la CIE-11, que se desarrolla a partir de un modelo dimensional. Además, en la sección III del DSM-5-TR, se presenta un modelo híbrido categorial-dimensional.

El modelo categorial viene definido desde el modelo médico tradicional en el que *sano* se contrapone a *enfermo*. Este ha tenido la ventaja de facilitar la comunicación entre profesionales, de que los criterios que definen las categorías sean fácilmente memorizables y de que su aplicación resulte relativamente sencilla. También ha permitido crear diseños replicables para la investigación y ha contribuido a la organización de los recursos sanitarios.

El modelo dimensional se distingue del categorial y se contrapone a él al desarrollarse alrededor del concepto de continuidad y lo cuantitativo. Está fundamentado en la teoría del *continuum*, en la que los conceptos de normalidad y anormalidad tan solo representan sus extremos. Con este modelo se pretenden solventar los problemas ocasionados por el categorial, como la comorbilidad entre diagnósticos, el establecimiento de los límites a la hora de considerar la presencia o ausencia de un trastorno, la alta frecuencia con la que se diagnostica el trastorno de la personalidad no especificado o

la necesidad del clínico de tener amplios conocimientos para llegar al diagnóstico.

> Actualmente, hay disponibles dos modelos en vigor. Por un lado, el DSM-5-TR, en su sección II, se basa en uno categorial; por otro, la CIE-11 se basa en uno dimensional.

Trastornos de la personalidad en el DSM-5-TR

Como se acaba de explicar, el modelo de la sección II del DSM-5-TR es categorial; además, en su sección III, este manual presenta un modelo híbrido categorial-dimensional.

Modelo categorial. Sección II

Los trastornos de la personalidad son definidos en el DSM-5-TR como los «patrones perdurables de experiencia interna y comportamiento que se alejan de las experiencias culturales del individuo en al menos dos ámbitos (cognición, afectividad, funcionamiento interpersonal o control de impulsos). Este patrón será dominante en la vida del sujeto (provocando deterioro en varias áreas), estable y de larga duración». En el DSM-5-TR se dividen los trastornos de la personalidad en tres grupos: A, B y C.

A continuación, se desarrollan los trastornos de la personalidad del grupo A, que incluye los extraños y distantes (paranoide, esquizoide y esquizotípico).

Trastorno de la personalidad paranoide. Los individuos con este trastorno (**Tabla 19-1**), debido a la intensa desconfianza y suspicacia que presentan, son difíciles de tratar. Suelen discutirlo todo, son litigantes y no aceptan críticas. Son autosuficientes por su incapacidad para confiar y suelen culpar a los demás de sus propios defectos. En situaciones de estrés pueden desarrollar episodios psicóticos breves. A lo largo del tiempo, los rasgos suelen ir atenuándose a medida que el sujeto va madurando y se reduce el estrés; en otros casos, continúan presentes durante toda la vida.

Trastorno de la personalidad esquizoide. En las personas con este trastorno (**Tabla 19-2**), predomina el distanciamiento de las relaciones sociales y la poca variedad en la expresión emocional. Los sujetos responden de forma pasiva ante situaciones adversas y no suelen contestar ante confrontaciones directas. Debido a las dificultades para las relaciones sociales, suelen tener pocas amistades. En el entorno de trabajo, preferirán contextos en los que predomine el aislamiento. Las situaciones de estrés pueden desencadenar un episodio psicótico en estos pacientes.

Trastorno de la personalidad esquizotípica. El patrón general de deficiencias sociales e interpersonales se manifiesta por un malestar agudo y por la poca capacidad para las relaciones estrechas, así como por distorsiones cognitivas o perceptivas y comportamiento extraños (**Tabla 19-3**). Los pacientes son individuos que no suelen consultar por sus alteraciones de la personalidad, sino por síntomas asociados, como la ansiedad o las alteraciones del ánimo. También pue-

Tabla 19-1. Criterios diagnósticos del DSM-5-TR para el trastorno de la personalidad paranoide

F60.0

A. Desconfianza y suspicacia intensa frente a los demás, de tal manera que sus motivos se interpretan como malévolos. Comienza en las primeras etapas de la edad adulta y, está presente en diversos contextos y se manifiesta por cuatro (o más) de los siguientes hechos:

1. Sospecha, sin base suficiente, de que los demás explotan, causan daño o decepcionan al individuo
2. Preocupación con dudas injustificadas acerca de la lealtad o confianza de los amigos o colegas
3. Poca disposición a confiar en los demás debido al miedo injustificado a que la información se utilice maliciosamente en su contra
4. Lectura encubierta de significados denigrantes o amenazadores en comentarios o actos sin malicia
5. Rencor persistente (es decir, no olvida los insultos, injurias o desaires)
6. Percepción de ataque a su carácter o reputación que no es apreciable por los demás y disposición a reaccionar rápidamente con enfado o a contraatacar
7. Sospecha recurrente, sin justificación, respecto a la fidelidad del cónyuge o la pareja

B. No se produce exclusivamente en el curso de la esquizofrenia, un trastorno bipolar o un trastorno depresivo con características psicóticas, u otro trastorno psicótico, y no se puede atribuir a los efectos fisiológicos de otra afección médica

Nota: si los criterios se cumplen antes del inicio de la esquizofrenia, se añadirá «previo», es decir, «trastorno de la personalidad paranoide (previo)»

Tabla 19-2. Criterios diagnósticos del DSM-5-TR para el trastorno de la personalidad esquizoide

F60.1

A. Patrón dominante de desapego en las relaciones sociales y poca variedad de expresión de las emociones en contextos interpersonales, que comienza en las primeras etapas de la edad adulta y está presente en diversos contextos, y que se manifiesta por cuatro (o más) de los siguientes hechos:

1. No desea ni disfruta las relaciones íntimas, incluido el formar parte de una familia
2. Casi siempre elige actividades solitarias
3. Muestra poco o ningún interés en tener experiencias sexuales con otra persona
4. Disfruta con pocas o con ninguna actividad
5. No tiene amigos íntimos ni confidentes aparte de sus familiares de primer grado
6. Se muestra indiferente a las alabanzas o a las críticas de los demás
7. Se muestra emocionalmente frío, con desapego o con afectividad plana

B. No se produce exclusivamente en el curso de la esquizofrenia, un trastorno bipolar o un trastorno depresivo con características psicóticas, otro trastorno psicótico o un trastorno del espectro autista, y no se puede atribuir a los efectos fisiológicos de otra afección médica

Nota: si los criterios se cumplen antes del inicio de la esquizofrenia, se añadirá «previo», es decir, «trastorno de la personalidad esquizoide (previo)»

Tabla 19-3. Criterios diagnósticos del DSM-5-TR para el trastorno de la personalidad esquizotípica

F21

A. Patrón dominante de deficiencias sociales e interpersonales que se manifiesta por un malestar agudo y poca capacidad para las relaciones estrechas, así como por distorsiones cognitivas o perceptivas y comportamiento excéntrico, que comienza en las primeras etapas de la edad adulta y está presente en diversos contextos, y que se manifiesta por cinco (o más) de los siguientes hechos:

1. Ideas de referencia (con exclusión de delirios de referencia)
2. Creencias extrañas o pensamiento mágico que influye en el comportamiento y que no concuerda con las normas subculturales p. ej., supersticiones, creencia en la clarividencia, la telepatía o un «sexto sentido»; en niños y adolescentes, fantasías o preocupaciones extravagantes)
3. Experiencias perceptivas inhabituales, incluidas ilusiones corporales
4. Pensamientos y discurso extraños (p. ej., vago, circunstancial, metafórico, supereelaborado o estereotipado)
5. Suspicacia o ideas paranoides
6. Afecto inapropiado o limitado
7. Comportamiento o aspecto extraño, excéntrico o peculiar
8. No tiene amigos íntimos ni confidentes aparte de sus familiares de primer grado
9. Ansiedad social excesiva que no disminuye con la familiaridad y tiende a asociarse a miedos paranoides más que a juicios negativos sobre sí mismo

B. No se produce exclusivamente en el curso de la esquizofrenia, un trastorno bipolar o un trastorno depresivo con características psicóticas, otro trastorno psicótico o un trastorno del espectro del autismo

Nota: si los criterios se cumplen antes del inicio de la esquizofrenia, se añadirá «previo», es decir, «trastorno de la personalidad esquizotípico (previo)»

den experimentar un episodio psicótico en respuesta al estrés, que puede incluso hacerse tan intenso que cumpla los criterios del trastorno esquizofreniforme o esquizofrenia.

En las siguientes líneas, se desarrollan los trastornos de la personalidad del grupo B, que incluye a los dramáticos, impulsivos, explotadores y erráticos (antisocial, límite, narcisista e histriónico).

Trastorno de la personalidad antisocial. Los sujetos que lo padecen (**Tabla 19-4**) carecen de empatía y son crueles y despectivos con los sentimientos y derechos de los demás. Suelen presentar una alta concepción de sí mismos y tienden a utilizar su encanto a la hora de engañar a los demás. Pueden ser irresponsables en sus relaciones familiares. Debido a sus actos, en muchos casos ingresan en el entorno penitenciario. Hay estudios que plantean una disminución en la intensidad de los rasgos a lo largo de la vida, aunque muchos de ellos permanecen inalterables.

Trastorno de la personalidad límite. Implica un patrón general de inestabilidad en las relaciones personales, la autoi-

magen y los afectos, además de una elevada impulsividad (**Tabla 19-5**). Los sujetos suelen boicotearse a sí mismos y están marcados por el miedo a un posible rechazo. También es común la presencia de conductas, gestos o amenazas suicidas recurrentes, así como de autolesiones. El riesgo suicida va disminuyendo con la edad de forma progresiva. Hacia la mitad de la vida, los individuos pueden llegar a obtener una estabilidad en su funcionamiento interpersonal.

Trastorno de la personalidad histriónica. Los pacientes muestran una emotividad generalizada y una excesiva búsqueda de atención, lo que dificulta sus relaciones interpersonales (**Tabla 19-6**). Suelen aburrirse con facilidad y su búsqueda de sensaciones puede llevarlos a tener problemas con la ley o con sustancias psicoactivas. Prefieren la satisfacción inmediata, por lo que pueden verse frustrados ante situaciones en las que no la ven cubierta. La sintomatología suele ir disminuyendo con la edad.

Trastorno de la personalidad narcisista. Está caracterizado por la grandiosidad, la necesidad de admiración y la falta de empatía, rasgos que condicionan sus relaciones interperso-

---

Tabla 19-4. Criterios diagnósticos del DSM-5-TR para el trastorno de la personalidad antisocial

F60.2

A. Patrón dominante de inatención y vulneración de los derechos de los demás, que se produce desde los 15 años de edad y se manifiesta por tres (o más) de los siguientes hechos:

1. Incumplimiento de las normas sociales respecto a los comportamientos legales, que se manifiesta por actuaciones repetidas que son motivo de detención
2. Engaño, que se manifiesta por mentiras repetidas, utilización de alias o estafa para provecho o placer personal
3. Impulsividad o fracaso para planear con antelación
4. Irritabilidad y agresividad, que se manifiesta por peleas o agresiones físicas repetidas
5. Desatención imprudente de la seguridad propia o de los demás
6. Irresponsabilidad constante, que se manifiesta por la incapacidad repetida de mantener un comportamiento laboral coherente o cumplir con las obligaciones económicas
7. Ausencia de remordimiento, que se manifiesta con indiferencia o racionalización del hecho de haber herido, maltratado o robado a alguien

B. El individuo tiene como mínimo 18 años

C. Existen evidencias de la presencia de un trastorno de la conducta con inicio antes de los 15 años

D. El comportamiento antisocial no se produce exclusivamente en el curso de la esquizofrenia o de un trastorno bipolar

---

Tabla 19-5. Criterios diagnósticos del DSM-5-TR para el trastorno de la personalidad límite

F60.3

A. Patrón dominante de inestabilidad de las relaciones interpersonales, de la autoimagen y de los afectos, e impulsividad intensa, que comienza en las primeras etapas de la edad adulta y está presente en diversos contextos, y que se manifiesta por cinco (o más) de los siguientes hechos:

1. Esfuerzos desesperados para evitar el desamparo real o imaginado
   Nota: no incluir el comportamiento suicida ni de automutilación que figuran en el criterio 5
2. Patrón de relaciones interpersonales inestables e intensas que se caracteriza por una alternancia entre los extremos de idealización y de devaluación
3. Alteración de la identidad: inestabilidad intensa y persistente de la autoimagen y del sentido del yo
4. Impulsividad en dos o más áreas que son potencialmente autolesivas (p. ej., gastos, sexo, drogas, conducción temeraria, atracones alimentarios)
   Nota: no incluir el comportamiento suicida ni de automutilación que figuran en el criterio 5
5. Comportamiento, actitud o amenazas recurrentes de suicidio, o comportamiento de automutilación
6. Inestabilidad afectiva debida a una reactividad notable del estado de ánimo (p. ej., episodios intensos de disforia, irritabilidad o ansiedad que generalmente duran unas horas y, rara vez, más de unos días)
7. Sensación crónica de vacío
8. Enfado inapropiado e intenso, o dificultad para controlar la ira (p. ej., exhibición frecuente de genio, enfado constante, peleas físicas recurrentes)
9. Ideas paranoides transitorias relacionadas con el estrés o síntomas disociativos graves

Tabla 19-6. Criterios diagnósticos del DSM-5-TR para el trastorno de la personalidad histriónica

F60.4

Patrón dominante de emotividad excesiva y de búsqueda de atención, que comienza en las primeras etapas de la edad adulta y está presente en diversos contextos, y que se manifiesta por cinco (o más) de los siguientes hechos:

1. Se siente incómodo en situaciones en las que no es el centro de atención
2. La interacción con los demás se caracteriza con frecuencia por un comportamiento sexualmente seductor o provocativo inapropiado
3. Presenta cambios rápidos y expresión plana de las emociones
4. Utiliza constantemente el aspecto físico para atraer la atención
5. Tiene un estilo de hablar que se basa excesivamente en las impresiones y que carece de detalles
6. Muestra autodramatización, teatralidad y expresión exagerada de la emoción
7. Es sugestionable (es decir, fácilmente influenciable por los demás o por las circunstancias)
8. Considera que las relaciones son más estrechas de lo que son en realidad

nales (Tabla 19-7). Quienes lo padecen son sensibles a la crítica: ante estas situaciones, reaccionan con hostilidad e incluso con retraimiento social. Se observa una disminución de la intensidad de los rasgos a partir de los 40 años, coincidiendo con las crisis de madurez, a las que son más vulnerables. En general, es un trastorno crónico. Su abordaje terapéutico es complejo, como se verá más adelante.

Se estudian a continuación los trastornos de personalidad del grupo C: temerosos y ansiosos (personalidad evitativa, dependiente y obsesivo-compulsiva).

Trastorno de la personalidad evitativa. Se define por la inhibición social, los sentimientos de incompetencia y la hipersensibilidad a la evaluación negativa (Tabla 19-8). Los sujetos evalúan a las personas con las que entran en contacto y, en ocasiones, su actitud temerosa puede llevarlos a sufrir burlas, lo que, por otro lado, confirma sus temores. Suelen presentar problemas en su vida social y laboral por la baja autoestima y la hipersensibilidad al rechazo. Se acompaña de una importante discapacidad, tanto a nivel social como laboral, aunque muchos llegarán a ser capaces de manejarse en situaciones controladas.

Tabla 19-7. Criterios diagnósticos del DSM-5-TR para el trastorno de la personalidad narcisista

F60.81

Patrón dominante de grandeza (en la fantasía o en el comportamiento), necesidad de admiración y falta de empatía, que comienza en las primeras etapas de la vida adulta y se presenta en diversos contextos, y que se manifiesta por cinco (o más) de los siguientes hechos:

1. Tiene sentimientos de grandeza y prepotencia (p. ej., exagera sus logros y talentos, espera ser reconocido como superior sin contar con los correspondientes éxitos)
2. Está absorto en fantasías de éxito, poder, brillantez, belleza o amor ideal ilimitado
3. Cree que es «especial» y único, y que solo pueden comprenderle o solo puede relacionarse con otras personas (o instituciones) especiales o de alto estatus
4. Tiene una necesidad excesiva de admiración
5. Muestra un sentimiento de privilegio (es decir, expectativas no razonables de tratamiento especialmente favorable o de cumplimiento automático de sus expectativas)
6. Explota las relaciones interpersonales (es decir, se aprovecha de los demás para sus propios fines)
7. Carece de empatía: no está dispuesto a reconocer o a identificarse con los sentimientos y necesidades de los demás
8. Con frecuencia envidia a los demás o cree que estos sienten envidia de él
9. Muestra comportamientos o actitudes arrogantes, de superioridad

Tabla 19-8. Criterios diagnósticos del DSM-5-TR para el trastorno de la personalidad evitativa

F60.6

Patrón dominante de inhibición social, sentimientos de incompetencia e hipersensibilidad a la evaluación negativa, que comienza en las primeras etapas de la edad adulta y está presente en diversos contextos, y que se manifiesta por cuatro (o más) de los siguientes hechos:

1. Evita las actividades laborales que implican un contacto interpersonal significativo por miedo a la crítica, la desaprobación o el rechazo
2. Se muestra poco dispuesto a establecer relación con los demás a no ser que esté seguro de ser apreciado
3. Se muestra retraído en las relaciones estrechas porque teme que lo avergüencen o ridiculicen
4. Le preocupa ser criticado o rechazado en situaciones sociales
5. Se muestra inhibido en las nuevas situaciones interpersonales debido al sentimiento de no estar a la altura
6. Se ve a sí mismo como socialmente inepto, con poco atractivo personal o inferior a los demás
7. Se muestra extremadamente reacio a asumir riesgos personales o a implicarse en nuevas actividades porque le pueden resultar embarazosas

Trastorno de la personalidad dependiente. Los individuos que lo presentan tienen una necesidad excesiva de ser cuidados, lo que conlleva comportamientos de sumisión, apego exagerado y miedo a la separación (Tabla 19-9). Tienden a menospreciar sus capacidades, lo que dificulta que tomen decisiones cotidianas. Las críticas las toman como una prueba de la falta de su competencia. El rendimiento laboral estará limitado en aquellas circunstancias en las que la iniciativa o la autonomía sean necesarias, por lo que no suelen optar a puestos de responsabilidad. Además, pueden tener un funcionamiento familiar inadecuado.

Trastorno de la personalidad obsesivo-compulsiva. Las personas con este trastorno se caracterizan por una preocupación excesiva por el orden, el perfeccionismo y el control mental e interpersonal a expensas de la flexibilidad, la franqueza y la eficiencia (Tabla 19-10). Suelen molestarse en situaciones en las que no pueden mantener el control y no se implican si no están seguras de que el resultado o lo que van a decir es perfecto. No se posee mucha información sobre su evolución: algunas pueden llegar a adaptarse y mantener una adecuada posición sociolaboral, mientras que, en otros sujetos, el trastorno precede al diagnóstico de una esquizofrenia o un trastorno depresivo mayor.

En el caso de que un paciente cumpla los criterios para más de un trastorno, estos deben ser diagnosticados por separado.

Modelo alternativo de los trastornos de la personalidad. Sección III

Se trata de un modelo híbrido categórico-dimensional propuesto por el comité asesor de la American Psychiatric Association y ubicado en la sección III («Medidas y modelos emergentes»). Su objetivo es preservar la práctica clínica actual, mientras se introduce un nuevo enfoque:
- El diagnóstico de un trastorno de la personalidad requiere dos valoraciones:
  – Una evaluación de deterioro en el funcionamiento de la personalidad (criterio A).
  – Una evaluación de los rasgos de personalidad patológicos (criterio B).
- Las dificultades en el funcionamiento y en la expresión de los rasgos:
  – Se encuentran generalizadas en diversos contextos del sujeto (criterio C).
  – Son relativamente estables en el tiempo y se iniciaron en el final de la adolescencia o al inicio de la edad adulta (criterio D).

Tabla 19-9. Criterios diagnósticos del DSM-5-TR para el trastorno de la personalidad dependiente

F60.7

Necesidad dominante y excesiva de que le cuiden, lo que conlleva un comportamiento sumiso y de apego exagerado, y miedo a la separación, que comienza en las primeras etapas de la edad adulta y está presente en diversos contextos, y que se manifiesta por cinco (o más) de los siguientes hechos:

1. Le cuesta tomar decisiones cotidianas sin el consejo y la tranquilización excesiva de otras personas
2. Necesita a los demás para asumir responsabilidades en la mayoría de los ámbitos importantes de su vida
3. Tiene dificultad para expresar el desacuerdo con los demás por miedo a perder su apoyo o aprobación
   Nota: no incluir los miedos realistas de castigo
4. Tiene dificultad para iniciar proyectos o hacer cosas por sí mismo (debido a la falta de confianza en el propio juicio o capacidad y no por falta de motivación o energía)
5. Va demasiado lejos para obtener la aceptación y apoyo de los demás hasta el punto de hacer voluntariamente cosas que le desagradan
6. Se siente incómodo o indefenso cuando está solo por miedo exagerado a ser incapaz de cuidarse a sí mismo
7. Cuando termina una relación estrecha, busca con urgencia otra relación para que le cuiden y apoyen
8. Siente una preocupación no realista por miedo a que lo abandonen y tenga que cuidar de sí mismo

---

Tabla 19-10. Criterios diagnósticos del DSM-5-TR para el trastorno de la personalidad obsesivo-compulsiva

F60.5

Patrón dominante de preocupación por el orden, el perfeccionismo y el control mental e interpersonal, a expensas de la flexibilidad, la franqueza y la eficiencia, que comienza en las primeras etapas de la vida adulta y está presente en diversos contextos, y que se manifiesta por cuatro (o más) de los siguientes hechos:

1. Se preocupa por los detalles, las normas, las listas, el orden, la organización o los programas hasta el punto de que descuida el objetivo principal de la actividad
2. Muestra un perfeccionismo que interfiere con la terminación de las tareas (p. ej., es incapaz de completar un proyecto porque no se cumplen sus propios estándares demasiado estrictos)
3. Muestra una dedicación excesiva al trabajo y la productividad que excluye las actividades de ocio y los amigos (que no se explica por una necesidad económica manifiesta)
4. Es demasiado consciente, escrupuloso e inflexible en materia de moralidad, ética o valores (que no se explica por una identificación cultural o religiosa)
5. Es incapaz de deshacerse de objetos deteriorados o inútiles, aunque no tengan un valor sentimental
6. Está poco dispuesto a delegar tareas o trabajo a menos que los demás se sometan exactamente a su manera de hacer las cosas
7. Es avaro hacia sí mismo y hacia los demás; considera el dinero como algo que se ha de acumular para catástrofes futuras
8. Muestra rigidez y obstinación

– No se explican mejor por otro trastorno mental (criterio E).
– No son secundarias a sustancias o a patología médica (criterio F).
– No son normales en el contexto del desarrollo del sujeto o en su entorno sociocultural (criterio G).

Se incluyen los diagnósticos específicos de personalidad antisocial, evitativa, límite, narcisista, obsesivo-compulsiva y esquizotípica, y un diagnóstico de trastorno de la personalidad especificado por rasgos.

Los dominios de rasgos incluidos en este último son:

- Afecto negativo: inestabilidad emocional, ansiedad, inseguridad de separación, sumisión, hostilidad, perseverancia, depresión, desconfianza, afecto restringido.
- Desapego: evitación, evitación de la intimidad, anhedonia, depresión, afecto restringido, suspicacia.
- Antagonismo: manipulación, falsedad, grandiosidad, búsqueda de atención, insensibilidad, hostilidad.
- Desinhibición: irresponsabilidad, impulsividad, distraibilidad, asunción de riesgos, perfeccionismo rígido.
- Psicoticismo: creencias y experiencias inusuales, excentricidad, desregulación cognitiva y perceptiva.

Definición de los trastornos de la personalidad en CIE-11

Al amparo de la OMS, en 2011 se constituyó el grupo de trabajo para el desarrollo de la nueva CIE. A la hora de clasificar los trastornos de la personalidad, se apostó por un enfoque dimensional frente al categorial, que se había empleado hasta entonces, al objeto de solventar algunos de los inconvenientes existentes que ya se han señalado. En 2018, la OMS publicó una versión preliminar; en la 72ª Asamblea Mundial de la Salud en Ginebra (Suiza), celebrada en 2019, fue aprobada la definitiva, y se propuso una transición desde la 10ª versión a la 11ª, período que finalizó en enero de 2022.

Según esta última versión, el proceso diagnóstico de los trastornos de la personalidad pasa a ser dimensional y se lleva a cabo en tres etapas bien diferenciadas:

1) Se determina si existe un trastorno de la personalidad.
2) Se establece la gravedad (leve, moderada o grave).
3) Se definen las características en función de los dominios de rasgos.

Primera etapa. Determinar si existe un trastorno de la personalidad

En esta etapa, el profesional sanitario debe determinar la existencia o ausencia de un trastorno de la personalidad teniendo en cuenta la siguiente definición, que proporciona la propia CIE-11: «El trastorno de la personalidad se caracteriza por problemas en el funcionamiento de algunos aspectos del yo (por ejemplo, identidad, autoestima, precisión de la visión de uno mismo, autodirección) o algún tipo de disfunción interpersonal (por ejemplo, capacidad para

desarrollar y mantener relaciones cercanas y mutuamente satisfactorias, capacidad para comprender las perspectivas de otros y para manejar conflictos en las relaciones) y que han persistido durante un período prolongado (por ejemplo, 2 años o más). La alteración «se manifiesta» en patrones inadaptados de cognición, experiencia y expresión emocional y de comportamiento (por ejemplo, inflexibles o mal regulados) y «se manifiesta» en una variedad de situaciones personales y sociales (es decir, no se limita a relaciones o papeles sociales específicos). Los patrones de comportamiento que caracterizan la alteración no son apropiados para el desarrollo y no pueden explicarse, principalmente, por factores sociales o culturales, incluido el conflicto sociopolítico. La alteración está asociada con un malestar considerable o un deterioro significativo a nivel personal, familiar, social, educativo, laboral o en otras áreas importantes de funcionamiento».

Por tanto, podrían definirse como características esenciales y obligatorias las siguientes:

- Alteración duradera (por ejemplo, al menos 2 años), caracterizada por la presencia de problemas en el funcionamiento de algunos aspectos del yo y/o disfunción interpersonal.
- La alteración se manifiesta en patrones emocionales de cognición, experiencia y expresión y en comportamientos desadaptativos.
- Se manifiesta a través de una variedad de situaciones personales y sociales (no se limita a relaciones o papeles sociales específicos), aunque puede ser evocado de forma constante por unas circunstancias concretas y no por otras.
- Los síntomas no se deben a los efectos directos de un medicamento o una sustancia, incluidos los efectos de la abstinencia, y no se explican mejor por otro trastorno mental, enfermedad del sistema nervioso o patología médica.
- El trastorno de personalidad está asociado a un sufrimiento sustancial o un deterioro significativo en el funcionamiento personal, familiar, social, educativo, ocupacional u otras áreas importantes.
- El trastorno de la personalidad no debe diagnosticarse si los patrones de comportamiento que lo caracterizan son apropiados para el momento del desarrollo en que se presentan (por ejemplo, problemas relacionados con el establecimiento de una identidad independiente durante la adolescencia) o pueden explicarse principalmente por factores sociales o culturales, incluidos los conflictos sociopolíticos.

Segunda etapa. Establecer la gravedad

Si se considera que el paciente cumple con los criterios para el diagnóstico de un trastorno de la personalidad, se deberá consignar la gravedad sobre la base de los siguientes criterios (**Tabla 19-11**):

- Leve (6D10.0):
  – Se cumplen todos los requisitos generales para el diagnóstico de trastorno de la personalidad.

Tabla 19-11. Características de los diferentes niveles de gravedad de los trastornos de la personalidad según la CIE-11			
	Leve (6D10.0)	Moderado (6D10.1)	Grave (6D10.2)
General (6D10)	Se cumplen todos los requisitos generales para el diagnóstico de trastorno de la personalidad		
Funcionamiento del yo	Afectación de algunas áreas de funcionamiento que pueden no ser evidentes en algunos contextos	Afectación de múltiples áreas del funcionamiento de la personalidad. Sin embargo, algunas áreas pueden verse menos afectadas	Afectación grave del funcionamiento del yo
Funcionamiento de las relaciones interpersonales	Problemas en muchas relaciones interpersonales o en el desempeño de los papeles ocupacionales o sociales esperados, pero algunas relaciones se mantienen o algunos papeles se llevan a cabo	Hay problemas marcados en la mayoría de las áreas y el desempeño está comprometido. Es posible que las relaciones estén marcadas por el conflicto, la evitación, el retiro o la dependencia extrema	Afectación de prácticamente todas las relaciones, y la capacidad y la voluntad para desempeñar papeles sociales y laborales están ausentes o gravemente comprometidas
Gravedad de las manifestaciones	Leve, no se asocian con daños sustanciales a sí mismo ni a los demás	Moderada, a veces pueden asociarse a daños a sí mismo o a otras personas	Grave, a menudo se asocian con daños a sí mismo o a otras personas
Interferencia con el funcionamiento	Puede estar asociada con malestar significativo o con deterioro en áreas concretas o estar presente en múltiples áreas, pero de manera leve	Deterioro marcado en áreas personales, familiares, educativas, ocupacionales y otras, aunque puede mantenerse el funcionamiento en algún área concreta	Deterioro grave en todas o casi todas las áreas de la vida

Adaptada de: Organización Mundial de la Salud. Clasificación Internacional de Enfermedades. 11ª ed. (CIE-11).

- Funcionamiento del yo:
  - Las alteraciones afectan a algunas áreas del funcionamiento (por ejemplo, problemas con la autodirección en ausencia de problemas con la estabilidad y la coherencia de la identidad o la autoestima).
  - Pueden no ser evidentes en algunos contextos.
- Funcionamiento en las relaciones interpersonales:
  - Hay problemas en muchas relaciones interpersonales o en el desempeño de los papeles ocupacionales y sociales esperados.
  - Sin embargo, algunas relaciones se mantienen o se desempeñan algunos papeles en ellas.
- Gravedad de las manifestaciones. Generalmente de gravedad leve, no se asocian con daños sustanciales a sí mismos ni a los demás.
- Interferencia con el funcionamiento. Puede estar asociada con un malestar significativo o con un deterioro en las áreas personales, familiares, sociales, educativas, ocupacionales u otras áreas importantes del funcionamiento, que pueden ser circunscritas (relaciones románticas, empleo) o en múltiples pero de manera leve.
- Moderado (6D10.1):
  - Se cumplen todos los requisitos generales para el diagnóstico de trastorno de la personalidad.
  - Funcionamiento del yo:
    - Las alteraciones afectan a múltiples áreas del funcionamiento de la personalidad (por ejemplo, identidad o sentido de sí mismo, capacidad para establecer relaciones íntimas, capacidad para controlar los impulsos y modular el comportamiento).
    - Sin embargo, algunas áreas del funcionamiento de la personalidad pueden verse relativamente menos afectadas.

- Funcionamiento en las relaciones interpersonales:
  - Hay problemas marcados en la mayoría de las relaciones interpersonales, y el desempeño de la mayoría de los papeles sociales y ocupacionales esperados están comprometidos en cierta medida.
  - Es probable que las relaciones se caractericen por el conflicto, la evitación, el retiro o la dependencia extrema (por ejemplo, pocas amistades, conflictos persistentes en las relaciones laborales y los consiguientes problemas laborales, relaciones románticas caracterizadas por perturbaciones graves o una sumisión inadecuada).
- Gravedad de las manifestaciones. Generalmente de gravedad moderada. El trastorno moderado de la personalidad a veces se asocia con daños a sí mismos o a otras personas.
- Interferencia en el funcionamiento. Se relaciona con un deterioro marcado en las áreas personales, familiares, sociales, educativas, ocupacionales o en otras áreas importantes del funcionamiento, aunque puede mantenerse este en alguna área circunscrita.
- Grave (6D10.2):
  - Se cumplen todos los requisitos generales para el diagnóstico de trastorno de la personalidad.
  - Funcionamiento del yo. Hay alteraciones graves; por ejemplo:
    - El sentido del yo puede ser tan rígido que el sujeto rehúse a participar en todas o en casi todas las situaciones.
    - La visión de sí mismo puede caracterizarse por autodesprecio, grandiosidad o excentricismo.
  - Funcionamiento en las relaciones interpersonales:
    - Los problemas en el funcionamiento interpersonal afectan de manera grave a prácticamente todas las relaciones.

- La capacidad y la voluntad para desempeñar los papeles sociales y laborales esperados están ausentes o los comprometen gravemente.
  - Gravedad de las manifestaciones:
    - Las manifestaciones específicas de la alteración de la personalidad son graves y afectan a la mayoría de las áreas de funcionamiento de la personalidad, si no a todas.
    - El trastorno de la personalidad grave a menudo se asocia con daños a sí mismos u a otras personas.
  - Interferencia en el funcionamiento. Se asocia con un deterioro grave en todas o casi todas las áreas de la vida, incluidas las personales, familiares, sociales, educativas, ocupacionales y otras áreas importantes del funcionamiento.

En el caso de que la gravedad de las alteraciones de la personalidad no sea lo suficiente como para identificar un trastorno de la personalidad (por ejemplo, leve), puede asignarse la categoría de dificultad de la personalidad (QE50.7); no se considera un trastorno *per se*, pero está disponible para uso clínico y se ubica en la sección para entidades no patológicas que influyen en el estado de salud y en la asistencia médica. Se trataría de un individuo con dificultades persistentes en el tiempo (por ejemplo, al menos 2 años) en la forma en que experimenta y piensa sobre sí mismo, sobre los demás y sobre el mundo. En este caso, las dificultades se manifiestan de forma intermitente (por ejemplo, en momentos de estrés) y con una intensidad baja. Las dificultades están asociadas a algunos problemas de funcionamiento, pero no son lo suficientemente graves como para causar una interrupción notable en las relaciones sociales, laborales e interpersonales, y pueden limitarse a situaciones específicas.

Tercera etapa. Definir las características en función de los dominios de rasgos

Una vez acreditada la presencia de un trastorno de la personalidad y calificada la gravedad, se consignarán los rasgos o patrones de personalidad sobresalientes, patológicos o no, en función de la gravedad de la que se acompañen. Estos pueden emplearse tanto para describir las características de los trastornos de la personalidad como para las dificultades de la personalidad. En la CIE-11, queda claro que no se trata de categorías diagnósticas, sino de un conjunto de dimensiones que se corresponden con la estructura subyacente de la personalidad (6D11: rasgos o patrones de la personalidad prominentes), lo que permite aplicar, si es necesario, tantos especificadores como sean necesarios para describir el funcionamiento de la personalidad.

Los dominios de rasgos propuestos en la clasificación son (**Tabla 19-12**):

- Afectividad negativa. Tendencia a expresar una amplia gama de emociones negativas.
- Desapego. Tendencia a mantener una distancia interpersonal (distanciamiento social) y emocional (distanciamiento emocional).
- Comportamiento disocial. Indiferencia por los derechos y sentimientos de los demás; abarca tanto el egocentrismo como la falta de empatía.
- Desinhibición. Tendencia a actuar de manera precipitada, sin considerar las consecuencias negativas, ante estímulos internos o externos inmediatos.
- Características anancásticas. Predomina un enfoque rígido y estrecho en el estándar de perfección.
- Patrón límite. Inestabilidad generalizada de las relaciones interpersonales, la autoimagen y los afectos, así como una marcada impulsividad.

Aunque no existe un paralelismo exacto entre la CIE-11 y el modelo híbrido del DSM-5-TR, los autores han realizado un alineamiento entre ambos a partir de la gravedad/nivel de funcionamiento, dominio de rasgos/rasgos patológicos y la continuidad con la práctica clínica/tipos híbridos (**Tabla 19-13**).

> ! El diagnóstico, según la CIE-11, se realiza en tres etapas: primero, se determina la existencia o ausencia de un trastorno de la personalidad; después, se establece la gravedad (leve, moderada o grave); por último, se definen las características en función de los dominios de rasgos.

EPIDEMIOLOGÍA Y COMORBILIDAD DE LOS TRASTORNOS DE LA PERSONALIDAD

La prevalencia de los trastornos de la personalidad no ha sido descrita de forma tan detallada en la literatura médica como la de otros trastornos mentales.

Epidemiología

Los estudios epidemiológicos se encuentran con las limitaciones metodológicas esperables en los cuadros de esta complejidad. Estas limitaciones son las siguientes:

- La propia naturaleza de los trastornos de personalidad:
  - La dificultad de reconocimiento en el sujeto de sus síntomas por la egosintonía que los caracteriza.
  - La relativa cronicidad. El comienzo en la infancia o adolescencia dificulta que se pueda establecer un momento exacto de aparición y disminución en edades avanzadas de la vida.
- Los criterios empleados para su diagnóstico en las clasificaciones DSM o CIE.
- Los métodos de evaluación:
  - No existe homogeneidad en los diferentes estudios.
  - Algunos de los empleados no han sido normalizados en la población general, sino en poblaciones de pacientes psiquiátricos.
  - El problema metodológico en torno a la elección de la persona que se va a entrevistar:
    - Paciente o informante representativo.
    - Poca especificidad de los métodos evaluadores, que establecen una alta comorbilidad entre distintos trastornos de personalidad.

Tabla 19-12. Rasgos o patrones de personalidad prominentes (6D11) en CIE-11

Afectividad negativa. Tendencia a experimentar una amplia gama de emociones negativas (6D11.0)

Experimentar una amplia gama de emociones negativas con una frecuencia e intensidad desproporcionada para la situación

Labilidad emocional y regulación deficiente de las emociones

Actitudes negativistas

Autoestima y confianza en sí mismo bajas

Desconfianza de los demás

Desapego. Tendencia a mantener distancia interpersonal y emocional (6D11.1)

Desapego social (evitar interacciones sociales, falta de amistades y evitar la intimidad)

Desapego emocional (reserva, aislamiento, expresión y experiencia emocionales limitadas)

Comportamiento disocial. Indiferencia por los derechos y sentimientos de los demás (6D11.2)

Egocentrismo (sentido de autorización, expectativa de admiración de los demás, comportamientos positivos o negativos para buscar la atención de los demás, preocupación por las propias necesidades, deseos y comodidad y no por las de los otros)

Falta de empatía (indiferencia hacia la forma en que las acciones de uno incomodan a los demás o los perjudican de algún modo, lo que puede incluir ser engañoso y manipulador, explotador de los demás, ser agresivo físicamente, insensible ante el sufrimiento de los demás y cruel para lograr sus objetivos)

Desinhibición. Tendencia a actuar de manera precipitada ante estímulos internos o externos inmediatos (sensaciones, emociones, pensamientos) sin considerar las posibles consecuencias (6D11.3)

Impulsividad

Distracción

Irresponsabilidad

Imprudencia

Falta de planificación

Características anancásticas. Enfoque rígido y estrecho en el estándar de perfección y de lo correcto e incorrecto, así como el control del comportamiento de uno mismo y de los demás y de las situaciones para garantizar la conformidad de los estándares (6D11.4)

Perfeccionismo (preocupación por las reglas sociales, las obligaciones y las normas de lo correcto y lo incorrecto, la atención escrupulosa al detalle, las rutinas diarias rígidas y sistemáticas, la programación y planificación excesivas, el énfasis en la organización, el orden y la pulcritud)

Limitación emocional y del comportamiento (control rígido de la expresión emocional, obstinación e inflexibilidad, evitación del riesgo, perseverancia y deliberación)

Patrón límite. Patrón generalizado de inestabilidad de las relaciones interpersonales, la autoimagen y los afectos, así como una marcada impulsividad (6D11.5)

Esfuerzos frenéticos para evitar el abandono real o imaginario

Patrón de relaciones interpersonales inestables e intensas

Alteración de la identidad que se manifiesta en la autoimagen o sentido del yo

Tendencia a actuar precipitadamente en estados de gran afectividad negativa que conlleva comportamientos potencialmente dañinos para uno mismo

Episodios recurrentes de autolesiones

Inestabilidad emocional debida a una marcada reactividad emocional

Sentimientos crónicos de vacío

Enojo intenso e inapropiado o dificultad para controlarlo

Síntomas disociativos transitorios o características de tipo psicótico en situaciones de alta excitación afectiva

Adaptada de: Organización Mundial de la Salud. Clasificación Internacional de Enfermedades. 11ª ed. (CIE-11).

- Las poblaciones que son objeto de estudio:
  - Falta de homogeneidad en el tamaño muestral y en las poblaciones que componen los distintos estudios, lo que dificulta la comparación de resultados.

- En algunos trabajos, las muestras no son suficientemente amplias como para identificar un número satisfactorio de casos de algunos tipos de trastornos de personalidad.

Tabla 19-13. Alineamiento entre la CIE-11 y el modelo alternativo para los trastornos de la personalidad del DSM-5-TR

CIE-11. Grado de gravedad del trastorno de la personalidad	DSM-5-TR. Criterio A. Nivel de funcionamiento de la personalidad
No	Nivel 0. Funcionamiento saludable y adaptativo
Dificultad de la personalidad	Nivel 1. Deterioro leve
Leve	Nivel 2. Deterioro moderado
Moderado	Nivel 3. Deterioro grave
Grave	Nivel 4. Deterioro extremo
CIE-11. Dominio de rasgos	**DSM-5-TR. Rasgos patológicos**
Afectividad negativa	Afecto negativo
Desapego	Desapego
Desinhibición	Desinhibición
Comportamiento disocial	Antagonismo
Anancastia	(Perfeccionismo rígido y perseveración)*
(Trastorno esquizotípico 6A22)	Psicoticismo
Continuidad con la práctica clínica	**Tipos híbridos**
Patrón límite	Antisocial, evitativa, límite, narcisista, obsesivo-compulsiva, esquizotípica, especificada por rasgos

Adaptada de: Mulder 2021.
* Facetas dentro de desinhibición y afecto negativo, respectivamente.

– Existen muy pocos trabajos epidemiológicos llevados a cabo en países en vías de desarrollo, en niveles específicos socioculturales, en diferentes servicios médicos, etcétera.

Diversos estudios transversales llevados a cabo en diferentes países de Europa y en Estados Unidos señalan que esta prevalencia oscila entre un 4 y un 15 %. En 2009, la OMS realizó un estudio en 13 países de los cinco continentes: se estimó una prevalencia del 6,1 % para tener cualquier trastorno de la personalidad. La prevalencia estimada fue más alta en la población americana que en la europea. Aproximadamente, en el 50 % de los pacientes psiquiátricos aparecen trastornos de personalidad, lo que en la población carcelaria aumenta hasta el 65 %.

Según el DSM-5-TR, las prevalencias obtenidas en la población general son las siguientes:

• Grupo A (prevalencia global del 3,6 %):
  – El trastorno de personalidad paranoide oscila entre el 2,3 y el 4,4 %.
  – El esquizoide oscila entre el 3,1 y el 4,9 %.
  – El esquizotípico oscila entre el 3,9 y el 4,6 %.
  – Los tres son más frecuentes en los varones.
• Grupo B (prevalencia global del 1,5 %):
  – El trastorno de personalidad antisocial varía entre el 0,6 y el 3,6 %.

– El límite supone el 2,7 % y es más frecuente en las mujeres que en los varones.
  – El histriónico se sitúa en alrededor del 2 %, sin que se haya comprobado que se presente más en mujeres.
  – El narcisista puede llegar hasta el 6,2 % en la población general, cifra que se incrementa hasta el 16 % en la población psiquiátrica.
• Grupo C (prevalencia global del 2,7 %):
  – El trastorno de personalidad evitativa se sitúa alrededor del 2,4 %.
  – El dependiente es más frecuente en las mujeres que en los varones y varía entre el 0,4 y el 0,6 %.
  – Para el obsesivo-compulsivo, se estima una prevalencia del 2-8 %. Es más frecuente en los varones que en las mujeres.

En los pacientes psiquiátricos en seguimiento ambulatorio, la prevalencia de los trastornos de la personalidad se estima en un 40 %. En los que acuden a los servicios de urgencias, supone el 35 % en los intentos de suicidio y el 22 % en los que consultan por autolesiones.

Teniendo en cuenta la edad, se ha descrito que la prevalencia de los trastornos de la personalidad suele disminuir conforme esta avanza, lo que es inversamente proporcional para los grupos A y B.

 En 2009, la OMS estimó una prevalencia del 6,1 % para tener cualquier trastorno de la personalidad. Aproximadamente, en el 50 % de los pacientes psiquiátricos aparecen trastornos de personalidad, lo que en la población carcelaria aumenta hasta el 65 %.

Comorbilidad

El DSM-III introdujo el sistema multiaxial de registro diagnóstico. En este sistema, los trastornos de personalidad se separaron de los mentales y se les adjudicó el eje II. Desde ese momento, se comprobó que la mayoría de los pacientes con trastorno de la personalidad cumplía criterios para un trastorno mental. Las tasas han variado, según los estudios, desde las dos terceras partes al 100 %. A esta concurrencia entre trastornos del eje I y II es a lo que se llama frecuentemente *comorbilidad*. No obstante, en la mayoría de los casos en los que se emplea este término, no se dispone de conocimientos suficientes de los trastornos mentales que se ajusten a su definición formal, que requieren que un trastorno comórbido sea completamente distinto de la enfermedad o cuadro de base. El sistema clasificatorio DSM, basado en el modelo categorial y, por tanto, en la cuantificación de criterios, ha favorecido la comorbilidad entre ejes y, con frecuencia, que el paciente pueda ser diagnosticado de más de un trastorno de personalidad.

Las explicaciones que se han ofrecido para justificar esta comorbilidad integran aspectos relacionados con la etiología, el espectro y la vulnerabilidad. Así, puede que los trastornos comórbidos compartan una etiología común, pero sean expresiones fenotípicas diferentes (por ejemplo, una esquizofrenia y el trastorno de personalidad esquizotípica o esquizoide); que según el mecanismo patológico, un trastorno sea la versión más leve de otro trastorno de su espectro de gravedad (por ejemplo, de trastorno de personalidad dependiente y depresión mayor); que un trastorno preceda y aumente el riesgo de sufrir otro, lo que implicaría vulnerabilidad a presentar ese segundo trastorno (por ejemplo, trastorno de personalidad evitativa y fobia social); o bien, que un segundo trastorno surja como complicación de otro previo (trastorno depresivo y trastorno de la personalidad límite).

De una u otra manera, lo cierto es que hoy en día se puede aseverar que alrededor de la mitad de los pacientes diagnosticados de un trastorno de la personalidad cumplen criterios de otro trastorno mental; principalmente, consumo de sustancias, trastornos afectivos, trastornos de ansiedad, trastornos de la conducta alimentaria, trastornos del control de los impulsos y conducta suicida. Huang *et al.* describen un mayor porcentaje de comorbilidad para el grupo B (74,1 %) y C (64,3 %) que para el A (44,1 %).

La comorbilidad entre los propios trastornos de personalidad también es muy frecuente, bien del mismo grupo o con los de otros grupos. Diversos estudios han identificado que es frecuente hallar hasta dos o tres trastornos de personalidad en un mismo individuo, lo que llega hasta seis o siete en la población carcelaria.

> **!** Alrededor de la mitad de los pacientes diagnosticados de un trastorno de la personalidad cumplen criterios de otro trastorno mental. La comorbilidad entre los propios trastornos de personalidad también es muy frecuente.

A continuación, se desarrolla la comorbilidad específica de los trastornos del grupo A.

Trastorno de la personalidad paranoide. Puede asociarse con depresión mayor, consumo de sustancias, trastorno obsesivo-compulsivo y, por supuesto, con un trastorno de ideas delirantes persistentes. La comorbilidad con otros trastornos de personalidad es frecuente, sobre todo, con los de su propio grupo (esquizoide y esquizotípico), el narcisista, el límite y el evitativo.

Trastorno de la personalidad esquizoide. Puede aparecer como antecedente de una esquizofrenia, un trastorno de ideas delirantes y una depresión mayor. Suele ser concurrente con el trastorno de personalidad evitativa, el paranoide y el esquizotípico.

Trastorno de la personalidad esquizotípica. Se asocia con gran frecuencia con el trastorno depresivo mayor, el trastorno esquizofreniforme y la esquizofrenia. Respecto a la comorbilidad con otros trastornos de personalidad, estos suelen ser el esquizoide, el paranoide, el evitativo y el límite.

En las siguientes líneas, se estudia la comorbilidad específica de los trastornos del grupo B.

Trastorno de la personalidad límite. Alrededor del 80 % de los pacientes con este trastorno padecen a lo largo de su vida algún tipo de trastorno de ansiedad, del estado ánimo y/o trastorno por abuso de sustancias. También ha sido puntualizada en ellos una alta relación con el trastorno por estrés postraumático, los trastornos de conducta alimentaria (en especial, bulimia), el déficit de atención e hiperactividad y el trastorno bipolar I y II. El trastorno de la personalidad

límite puede coexistir con la mayoría de los trastornos de personalidad.

Trastorno de la personalidad antisocial. Es altamente comórbido con otros trastornos psiquiátricos, como el abuso de sustancias (13 veces más riesgo), el trastorno de control de los impulsos, los trastornos del estado de ánimo, los trastornos de ansiedad y los trastornos de síntomas somáticos. Suele ser concurrente con el narcisista, el límite y el histriónico.

Trastorno de la personalidad histriónica. Los pacientes con este trastorno tienen más riesgo de trastorno depresivo mayor, trastorno de síntomas somáticos y trastorno conversivo. Suele asociarse con los trastornos de personalidad de su propio grupo, en especial con el límite y con el dependiente.

Trastorno de la personalidad narcisista. El consumo de sustancias, en especial la cocaína, es frecuente en estos pacientes, al igual que el trastorno depresivo mayor. Suele ser concurrente con los de su grupo y con el paranoide.

A continuación, se estudiará la comorbilidad específica de los trastornos del grupo C.

Trastorno de la personalidad evitativa. Los trastornos de ansiedad, en especial la ansiedad social, y los trastornos afectivos se asocian con gran frecuencia a este trastorno. Los trastornos de personalidad concurrentes suelen ser el esquizoide, el esquizotípico, el paranoide, el límite y el dependiente.

Trastorno de la personalidad dependiente. Puede tener comorbilidad con el trastorno de síntomas somáticos y presenta mayor riesgo para el trastorno depresivo mayor, los trastornos adaptativos y los ansiosos. Suele asociarse con los trastornos de personalidad de su grupo y con el límite.

Trastorno de la personalidad obsesivo-compulsiva. Al contrario de lo que pudiera parecer, no se ha encontrado una relación constante con el trastorno obsesivo-compulsivo. Se asocia a trastornos depresivos, el ansioso y la esquizofrenia. Raramente presenta comorbilidad con otros trastornos y, si es así, lo hace con los de su mismo grupo.

MANEJO TERAPÉUTICO DE LOS TRASTORNOS DE LA PERSONALIDAD

En la actualidad, las evidencias existentes para el manejo terapéutico de los trastornos de la personalidad son insuficientes. Esto se debe, entre otras causas, a la elevada dificultad para llevar a cabo estudios clínicos que permitan extraer conclusiones veraces. Ejemplos de estas dificultades son el empleo de poblaciones heterogéneas, las diferencias entre los criterios diagnósticos empleados, que los estudios se centren en algunos subtipos de trastornos (límite y antisocial) o la influencia de las comorbilidades en la sintomatología. Por esto, en muchos casos, las recomendaciones terapéuticas se basan solamente en la práctica clínica.

Los dos enfoques terapéuticos para los trastornos de la personalidad son el psicológico y el farmacológico. En general, se entiende que los pacientes requerirán un plan multidisciplinar que los combine. Las intervenciones psicológicas constituyen la primera línea terapéutica para el manejo de los trastornos de la personalidad. Se dispone de múltiples enfoques (cognitivo, comportamental, psicoanalítico, etc.). Puede aplicarse en diferentes contextos sanitarios (por ejemplo, hospitalización, hospital de día, seguimiento ambulatorio, etc.), con distinta duración o intensidad en el seguimiento, y en diversos modos de tratamiento (individual, grupal o mixto).

El tratamiento farmacológico en los pacientes con trastorno de la personalidad se propone con el objetivo de mejorar síntomas concretos, como la angustia, las alteraciones de la afectividad, la inestabilidad emocional, las alteraciones cognitivo-perceptivas o las conductas de riesgo o autolesivas; también para el tratamiento de las comorbilidades con otros trastornos mentales. Estudios de seguimiento, principalmente realizados en el trastorno de la personalidad límite, sugieren que el tratamiento farmacológico reduce la sintomatología a corto plazo, pero no es tan efectivo a largo plazo. Por el momento, ningún fármaco está autorizado para su uso específico en los trastornos de personalidad.

> **!** Las intervenciones psicológicas constituyen la primera línea terapéutica para el manejo de los trastornos de la personalidad. El tratamiento farmacológico se propone con el objetivo de mejorar síntomas concretos, así como para el tratamiento de las comorbilidades.

Manejo terapéutico del grupo A

Las personas con diagnóstico de trastorno de la personalidad del grupo A (paranoide, esquizoide y esquizotípico), cuyas características principales son la aversión social, la incapacidad para formar relaciones cercanas y la indiferencia hacia estas, suponen un reto para el médico dada su poca autoconciencia y empatía. Al no disponer de suficientes estudios controlados y aleatorizados, las recomendaciones que se explicitarán para su enfoque terapéutico estarán basadas en la evidencia clínica.

El trastorno de la personalidad paranoide se caracteriza por un patrón generalizado de suspicacia y desconfianza hacia los demás. En estos pacientes, se considera de elección la terapia cognitiva o el entrenamiento en habilidades sociales. Estos sujetos se adaptan mejor a la terapia individual que a la grupal. Es importante que el terapeuta mantenga la distancia y evite interpretaciones que puedan potenciar la hostilidad y la agresividad que subyace en ellos. En el progreso de la terapia, pueden presentarse situaciones amenazadoras, por lo que el terapeuta tendrá que marcar unos límites claros, de forma amable pero firme. No se dispone de evidencias en cuanto a la utilidad del uso de tratamiento farmacológico, aunque los antipsicóticos en dosis bajas, así como algunos anticomiciales, se utilizan para disminuir la intensidad de los rasgos principales, que son los que les producen un mayor desajuste personal, familiar, laboral o social.

En el trastorno de la personalidad esquizoide, como ya se dijo para el paranoide, la terapia es el tratamiento de elección. En estos casos, el distanciamiento y la restricción de la expresión emocional que los caracterizan favorecen que los pacientes se muestren distantes al principio, pero esta actitud irá despareciendo en cuanto se adapten a la terapia y al terapeuta, una vez consigan tener confianza en el proceso. En estos sujetos, se ha demostrado la utilidad de la terapia de grupo, ya que les proporciona cierto contacto social. Respecto a la eficacia del tratamiento farmacológico, no se tienen evidencias, pero podría emplearse para síntomas específicos, siempre que los beneficios superen a los riesgos.

Las características de la personalidad esquizotípica hacen que el manejo terapéutico no difiera del anterior. El terapeuta deberá tener precaución ante las creencias y comportamientos excéntricos del sujeto al objeto de no ridiculizarlo y perder la alianza terapéutica que se haya establecido. El tratamiento con antipsicóticos se ha mostrado beneficioso para tratar las distorsiones cognitivas y perceptivas.

Manejo terapéutico del grupo B

Los pacientes incluidos en este grupo B (narcisistas, histriónicos, antisociales y límites) se definen como dramáticos, impulsivos, explotadores y erráticos. Las principales líneas de investigación, en cuanto a su terapéutica, se han centrado en el trastorno de la personalidad límite y en el antisocial. No existen prácticamente evidencias para el histriónico y el narcisista.

Los pacientes con un trastorno de la personalidad histriónica, en los que predomina la emotividad excesiva y la búsqueda de atención, se beneficiarán del uso de psicoterapia de orientación psicoanalítica a fin de sacar a la luz sus verdaderos sentimientos reprimidos. El uso de psicofármacos estaría orientado hacia el tratamiento de los síntomas que suelen presentar: ansiedad, somatizaciones o cambios en el estado de ánimo.

En el caso de los trastornos de personalidad narcisista, el predominio del patrón de grandiosidad y necesidad de admiración dificulta la realización y/o mantenimiento de la terapia. El paciente debería renunciar a su narcisismo para progresar, y eso es una ardua tarea. No hay evidencias de efectividad de los diferentes enfoques psicoterapéuticos. Algunos autores proponen que el uso de psicoterapia psicoanalítica podría ser de utilidad; otros se inclinan por planteamientos de terapia grupal. El tratamiento farmacológico, como en el caso del trastorno anterior, siempre estará orientado para el tratamiento de las comorbilidades.

Para el trastorno de la personalidad antisocial, algunas revisiones plantean la terapia cognitivo-conductual y el entrenamiento en habilidades sociales podrían contribuir a reducir la reincidencia delictiva. Actualmente, algunas guías clínicas, como la del National Institute of Health and Care Excellence, desaconsejan el uso de tratamiento farmacológico de forma rutinaria en estos pacientes, aunque sí se emplearían, como ya se ha explicado, en las comorbilidades existentes, lo que evitaría el uso de fármacos con alto poder adictivo, como las benzodiacepinas.

El tratamiento del trastorno de la personalidad límite es el que más se ha investigado. La intervención psicológica es el tratamiento de elección. Las dos terapias más empleadas y de las que se tiene más evidencia son la terapia dialéctico-comportamental y la terapia basada en la mentalización. Aunque no se han comparado entre sí, los estudios existentes muestran que ambas tienen resultados similares a los 12 meses de tratamiento. La terapia dialéctico-comportamental se centra en mejorar la desregulación afectiva a través de la modulación de la actividad de la amígdala y la conectividad prefrontal-límbica, atenúa la hiperactividad basal de la amígdala y se correlaciona con cambios en la medida de la regulación de la emoción y con un mayor uso de las estrategias para dicha regulación. Se ha demostrado su utilidad para el manejo de la ira y del parasuicidio.

La terapia focalizada en la transferencia y la centrada en esquemas también han demostrado su utilidad, sobre todo, en la hipersensibilidad al rechazo y la desregulación afectiva. Intervenciones grupales como el tratamiento psicológico de la desregulación emocional persistente y el tratamiento emocional de la regulación emocional (basado en la terapia dialéctico-comportamental y en la terapia de aceptación y compromiso) serían adecuadas para mejorar los problemas interpersonales.

Todos estos tratamientos psicológicos especializados parecen tener efectos similares, a pesar de distintas teorías e intervenciones que utilizan.

El trastorno de la personalidad límite constituye alrededor del 20 % de los ingresos hospitalarios y de las derivaciones de pacientes ambulatorios, lo que conlleva una serie de problemas a la hora de abordaje terapéutico. En primer lugar, supone una gran responsabilidad para los profesionales de la salud mental, puesto que no se pueden proporcionar tratamientos especializados para este número de pacientes. En segundo lugar, aunque estas terapias han mejorado mucho los resultados sintomáticos, no han logrado mejorar significativamente el funcionamiento social. En tercer lugar, estas terapias necesitan una formación ampliada de los terapeutas y un mayor compromiso por parte de los pacientes. Esto hace que, aunque la intervención psicológica es la propuesta principal, con frecuencia se utilicen tratamientos farmacológicos únicamente o en tratamiento combinado. El uso de fármacos, como se ha dicho, se encuentra extendido, pero no hay certeza de que mejore la gravedad del trastorno de la personalidad límite y no debería ser una alternativa al tratamiento psicoterapéutico. No existe ningún medicamento con indicación específica para este trastorno. Las evidencias sobre el uso de inhibidores selectivos de la recaptación de serotonina son insuficientes para indicarlo; tan solo serían recomendables en combinación con la terapia específica en los pacientes en los que existiera desregulación afectiva y descontrol impulsivo-conductual.

El antipsicótico de segunda generación más estudiado ha sido la olanzapina. Los hallazgos señalan beneficios limitados respecto a la falta de cooperación y la emoción. El aripiprazol mostró una eficacia superior sobre la desconfianza y el contenido de pensamiento inusual. El uso de antipsicóticos requiere valorar el tándem riesgo/beneficio. Algunos estudios sugieren que el uso de la quetiapina en dosis de 150 mg puede ser efectivo para el tratamiento de la impulsividad, los síntomas afectivos y para mejorar el funcionamiento ejecutivo en este tipo de trastorno. Sin embargo, no hay suficiente evidencia para su utilización. No obstante, como señalan las guías clínicas para su tratamiento, se ha de tener en cuenta que no se recomienda el tratamiento farmacológico, a excepción de que se presente comorbilidad o en el caso de que las intervenciones psicológicas no fuesen efectivas o no estuviesen disponibles.

En los casos en los que se presente una crisis aguda (intentos de suicidio, heteroagresividad, autolesiones que puedan poner en peligro la vida del sujeto, frecuentes ingresos hospitalarios urgentes o comportamientos de alto riesgo), la actuación dependerá de si el paciente se encuentra en tratamiento psicoterapéutico adecuado. En caso de no haber recibido tratamiento previo, lo primero será analizar el comportamiento que ha llevado a la crisis y definir qué ha contribuido a su aparición como factores desencadenantes, de mantenimiento o de vulnerabilidad (alteraciones del sueño, abuso de sustancias, etc.). La relación terapéutica deberá orientarse hacia las necesidades reales del sujeto, a la posibilidad de modificar estas conductas y a que adquiera herramientas de resolución de problemas. En caso de producirse un ingreso hospitalario, se recomienda que sea lo más corto posible, trabajar el momento del alta desde el primer día e iniciar la psicoeducación lo antes que se pueda. El uso de fármacos en el contexto de una descompensación aguda estaría enfocado a la mejora de la sintomatología comórbida; por ejemplo, el uso de sedantes o antipsicóticos de baja potencia para el tratamiento de la agitación o problemas graves de sueño. Es indispensable no usar medicación que pueda ser letal en sobredosis ni que el tratamiento sustituya la intervención psicológica. Asimismo, se debe investigar la concurrencia de consumo de alcohol o drogas en esa descompensación al objeto de configurar una terapéutica específica.

Para el manejo longitudinal, publicaciones recientes recomiendan priorizar el tratamiento psicológico adecuado con el objetivo de iniciarlo de forma precoz para disminuir el riesgo de cronicidad. En caso de que no se pueda llevar a cabo, podría sustituirse por psicoeducación y atención psicosocial. Es fundamental incorporar al paciente a la toma de decisiones sobre su plan terapéutico y definir el marco en el que se llevará a cabo. Hay que tener en cuenta la disponibilidad del terapeuta entre sesiones, el número de estas, qué hacer en caso de crisis, etc. Si no se obtiene mejoría en 6 meses, conviene modificar el tratamiento psicológico e incluso valorar el cambio de terapeuta. El uso de fármacos sería complementario a la psicoterapia, como ya se ha expuesto, siempre que se fijen los síntomas diana y un período para revisar su efectividad. El objetivo es evitar la polifarmacia y aquellos tratamientos que puedan ser letales en sobredosis.

Manejo terapéutico del grupo C

Se dispone de escasas evidencias respecto al tratamiento de los trastornos de la personalidad del grupo C (evitativo, dependiente y obsesivo-compulsivo). Algunas terapias se han mostrado útiles, como la psicoterapia de orientación psicoanalítica, la terapia cognitiva, la cognitivo-conductual y la de esquemas, para mejorar la sociabilidad y disminuir el malestar. Según los resultados existentes, todos se beneficiarían del tratamiento psicoterapéutico, incluso una vez terminada la terapia. No hay datos consistentes sobre las diferencias entre los trastornos para la respuesta a uno u otro tipo de intervención psicológica. Igualmente, no se dispone de ensayos clínicos aleatorizados para el tratamiento farmacológico, por lo que este debería orientarse hacia el control de la sintomatología específica, como la ansiedad o las alteraciones del ánimo y de los posibles trastornos comórbidos.

Implicaciones del modelo de la CIE-11 en el manejo terapéutico

La investigación llevada a cabo hasta el momento sugiere que el funcionamiento de la personalidad es más maleable que los rasgos. Realizar tratamientos enfocados en la gravedad que presenta el paciente, y no tanto en los rasgos concretos, contribuiría a la mejora del funcionamiento del individuo. Del mismo modo, la utilización de un modelo dimensional frente a uno categorial ofrecería un mayor conocimiento de la evolución y la respuesta a la intervención terapéutica mediante la evaluación de la gravedad (por ejemplo, un paciente tras

la psicoterapia podría mejorar de moderado a leve en su funcionamiento).

El objetivo actual radica en adaptar los protocolos existentes sobre la base de los objetivos que se han de alcanzar para cada nivel de gravedad. Bach *et al.* han realizado en este sentido una propuesta para adaptar los principales enfoques psicoterapéuticos a la clasificación de la gravedad (**Tabla 19-14**).

Tabla 19-14. Propuesta de estrategias terapéuticas en función del grado de gravedad acorde a la CIE-11

	Leve	Moderado	Grave
General	• Se beneficia de entornos de tratamiento menos estructurados e intensivos • Es necesario poco esfuerzo para mantener la alianza y evitar rupturas irreparables • La terapia de grupo suele ser suficiente sin sesiones de apoyo individuales	• Se beneficia de entornos de tratamiento moderadamente estructurados • El clínico debe estar más preparado para manejar rupturas en la alianza; aumenta el riesgo de abandono	• Se beneficia de entornos de tratamiento altamente estructurados y límites claros • El clínico debe trabajar muy conscientemente en la construcción de alianzas, la reparación de rupturas y la prevención del abandono • Incluye un contrato de tratamiento cuidadosamente articulado o formulación de caso • Prioridad a los riesgos suicidas y homicidas, las autolesiones y la violencia, y las conductas que interfieren con la terapia
Terapia centrada en la transferencia	• Las interpretaciones transferenciales se refieren a acontecimientos presentes (aquí y ahora) en relación con acontecimientos pasados (allí y entonces) • La intervención es interpretativa y confrontativa más que de apoyo	• La transferencia se vuelve cada vez más caótica y distorsionada, representa tanto el pasado como el presente • Un equilibrio de interpretativo y de apoyo, en el que las interpretaciones están dirigidas a la clarificación, descubriendo el significado aquí y ahora, y solo una confrontación suave	• Principalmente, un enfoque de apoyo centrado en el presente (aquí y ahora) • Las distorsiones transferenciales extremas y de alta carga afectiva se desarrollan rápidamente y, a menudo, conducen a la interrupción del tratamiento
DBT	• Centrada en los problemas interpersonales y otros de calidad de vida • Se puede considerar una DBT menos integral (p. ej., clase de habilidades y equipo de consulta) con la posibilidad de un tratamiento más integral si los problemas no mejoran	• Centrada en las autolesiones y el comportamiento suicida cuando estén presentes • Mayor enfoque en otros comportamientos desestabilizadores (incluidos los que interfieren con la terapia) • Se requiere DBT integral (terapia individual, clase de habilidades, entrenamiento telefónico y consulta) de un equipo de tratamiento	• Enfoque principal en la reducción de comportamientos suicidas y autolesivos, comportamientos que interfieren con la terapia y otros comportamientos gravemente desestabilizadores • Se requiere DBT integral (terapia individual, clase de habilidades, entrenamiento telefónico y consulta) de un equipo de tratamiento
Terapia basada en la mentalización	• Generalmente, aumenta la capacidad de mentalizar • Los pacientes en este nivel suelen ser menos difíciles de alcanzar y más abiertos a nueva información debido a una confianza epistémica relativamente intacta	• Restaurar la mentalización cuando se pierde, reequilibrando los polos de mentalización: yo-otro, afecto-cognición e interno-externo	• Aumentar la confianza epistémica y disminuir la hipervigilancia epistémica al ver el mundo como lo ve el paciente, y proporcionar una perspectiva alternativa útil
Terapia centrada en esquemas	• Asistir al adulto sano del paciente en la satisfacción de sus propias necesidades emocionales mediante confrontación empática, técnicas cognitivo-conductuales y trabajo experiencial (experiencias emocionales correctivas)	• Desarrollar el adulto sano del paciente para satisfacer sus propias necesidades emocionales, mientras que el terapeuta muestra calidez, seguridad y aceptación para satisfacer las necesidades que el paciente no puede satisfacer, y ayuda al paciente a integrar diferentes modos de sí mismo	• Compensar la falta de un funcionamiento adulto saludable mediante un apoyo intensivo y una crianza limitada • Modos de combate o límite relacionados con hacerse daño a uno mismo o a los demás • Fomentar la integración de los modos del yo disociados a través del trabajo experiencial y el apoyo terapéutico

Adaptada de: Bach B, Simonsen S. How does level of personality functioning inform clinical management and treatment? Implications for ICD-11 classification of personality disorder severity. Curr Opin Psychiatry. 2021;34(1):54-63.
DBT: terapia dialéctico-comportamental.

PUNTOS CLAVE

- Los trastornos de la personalidad se definen como un patrón permanente de experiencia interna y de comportamiento que se aparta acusadamente de las expectativas de la cultura del sujeto. Se trata de un fenómeno generalizado y poco flexible, estable en el tiempo, que tiene su inicio en la adolescencia o en la edad adulta temprana y que da lugar a un malestar o un deterioro.
- La OMS estima la prevalencia de tener cualquier trastorno de la personalidad en un 6,1 %. Este dato asciende al 50 % en el caso de los pacientes que acuden a consulta de salud

mental y al 65 % de los que se encuentran en instituciones carcelarias.
- Hay dos clasificaciones diagnósticas disponibles: el DSM-5-TR (modelo categorial) y la CIE-11 (modelo dimensional).
- Las intervenciones psicológicas constituyen la primera línea terapéutica para el manejo de los trastornos de la personalidad. El tratamiento farmacológico se propone con el objetivo de mejorar síntomas concretos, así como para el tratamiento de las comorbilidades.

BIBLIOGRAFÍA

American Psychiatric Association. Guía de Consulta de los Criterios Diagnósticos del DSM-5-TR. 5.ª ed. Madrid: Editorial Médica Panamericana; 2023.

Bach B, First MB. Application of the ICD-11 classification of personality disorders. BMC Psychiatry. 2018;18(1):1-14.

Bach B, Kramer U, Doering S, Di Giacomo E, Hutsebaut J, Kaera A et al. The ICD-11 classification of personality disorders: a European perspective on challenges and opportunities. Borderline Personal Disord Emot Dysregulation. 2022;9(1):1-11.

Bach B, Simonsen S. How does level of personality functioning inform clinical management and treatment? Implications for ICD-11 classification of personality disorder severity. Curr Opin Psychiatry. 2021;34(1): 54-63.

Bateman AW, Gunderson J, Mulder R. Treatment of personality disorder. Lancet. 2015;385(9969):735-43.

Beckwith H, Moran PF, Reilly J. Personality disorder prevalence in psychiatric outpatients: a systematic literature review. Personal Ment Health. 2014;8(2):91-101.

Bohus M, Stoffers-Winterling J, Sharp C, Krause-Utz A, Schmahl C, Lieb K. Borderline personality disorder. Lancet. 2021;398(10310): 1528-40.

Boland R, Verduin ML. Trastornos de la personalidad. En: Ruiz P, editor. Kaplan y Sadock. Sinopsis de psiquiatría. 12ª ed. Barcelona: Wolters Kluwer; 2022. p. 560-79.

Bozzatello P, Garbarini C, Rocca P, Bellino S. Borderline personality disorder: risk factors and early detection. Diagnostics (Basel). 2021;11(11): 2142.

Coid J, Yang M, Tyrer P, Roberts A, Ullrich S. Prevalence and correlates of personality disorder in Great Britain. Br J Psychiatry. 2006;188: 423-31.

Del Casale A, Bonanni L, Bargagna P, Novelli F, Fiaschè F, Paolini M et al. Current clinical psychopharmacology in borderline personality disorder. Curr Neuropharmacol. 2021;19(10):1760-79.

Fazel S, Danesh J. Serious mental disorder in 23000 prisoners: a systematic review of 62 surveys. Lancet. 2002;359(9306):545-50.

Gartlehner G, Crotty K, Kennedy S, Edlund MJ, Ali R, Siddiqui M et al. Pharmacological treatments for borderline personality disorder: a systematic review and meta-analysis. CNS Drugs. 2021;35(10): 1053-67.

Gutiérrez F, Aluja A, Ruiz J, García LF, Gárriz M, Gutiérrez-Zotes A et al. Personality disorders in the ICD-11: Spanish validation of the PiCD and the SASPD in a mixed community and clinical sample. Assessment. 2021;28(3):759-72.

Huang Y, Kotov R, De Girolamo G, Preti A, Angermeyer M, Benjet C et al. DSM-IV personality disorders in the WHO World Mental Health Surveys. Br J Psychiatry. 2009;195(1):46-53.

Huertas R. Locura y degeneración. Madrid: Cuadernos Galileo de la Historia de la Ciencia; 1987.

Jiménez-Benítez M. Conceptualización y diagnóstico dimensional del trastorno de personalidad en el CIE-11. Rev Psicol Univ Antioquia. 2021;12(2): 1-29.

Kendler KS, Aggen SH, Gillespie N, Krueger RF, Czajkowski N, Ystrom E et al. The structure of genetic and environmental influences on normative personality, abnormal personality traits, and personality disorder symptoms. Psychol Med. 2019;49(8):1392-9.

Kendler KS, Czajkowski N, Tambs K, Torgersen S, Aggen SH, Neale MC et al. Dimensional representations of DSM-IV Cluster A personality disorders in a population-based sample of Norwegian twins: a multivariate study. Psychol Med. 2006;36(11):1583-91.

Kraus B, Dammann G, Rudaz M, Sammet I, Jeggle D, Grimmer B. Changes in the level of personality functioning in inpatient psychotherapy. Psychother Res. 2021;31(1):117-31.

Lenzenweger MF, Lane MC, Loranger AW, Kessler RC. DSM-IV personality disorders in the National Comorbidity Survey Replication. Biol Psychiatry. 2007;62(6):553-64.

Ma G, Fan H, Shen C, Wang W. Genetic and neuroimaging features of personality disorders: state of the art. Neurosci Bull. 2016;32(3): 286-306.

Medina A, Moreno MJ. Los trastornos de la personalidad: un estudio médico filosófico. 1ª ed. Córdoba: Nanuck S. L.; 1998.

Merguir S. De Praga a París. México: Fondo de Cultura Económica; 1987.

Millon R, Davis RD. Trastornos de la personalidad. Más allá de DSM-IV. Barcelona: Masson; 1988.

Newton-Howes G, Austin S, Foulds J. The prevalence of personality disorder in mental state disorder. Curr Opin Psychiatry. 2022;35(1):45-52.

Organización Mundial de la Salud. Clasificación Internacional de Enfermedades. 11ª ed. (CIE-11) [Internet]. Ginebra: Organización Mundial de la Salud; 2023 [consulta el 4 de abril de 2023].

Pichot P. Un siecle de psychiatrie. París: Roche; 1983.

Porter R. Historia social de la locura. Barcelona: Crítica; 1987.

Reichborn-Kjennerud T. The genetic epidemiology of personality disorders. Dialogues Clin Neurosci. 2010;12(1):99-110.

Sass H, Herpertz S. Trastorno de la personalidad. En: Berrios GE, Porter R. Una historia de la psiquiatría clínica. 1ª ed. Madrid: Triacastela; 2012. p. 733-758.

Schneider K. Patopsicología clínica. Madrid: Paz Montalvo; 1975.

Stinson FS, Dawson DA, Goldstein RB, Chou SP, Huang B, Smith SM et al. Prevalence, correlates, disability, and comorbidity of DSM-IV narcissistic personality disorder: results from the wave 2 national epidemiologic survey on alcohol and related conditions. J Clin Psychiatry. 2008;69(7): 1033-45.

Storebø OJ, Stoffers-Winterling JM, Völlm BA, Kongerslev MT, Mattivi JT, Jørgensen MS et al. Psychological therapies for people with borderline personality disorder. Cochrane Database Syst Rev. 2020 [consulta el 23 de mayo de 2023];(5):CD012955.

Torgersen S, Kringlen E, Cramer V. The prevalence of personality disorders in a community sample. Arch Gen Psychiatry. 2001;58(6):590-6.

Torgersen S, Lygren S, Øien PA, Skre I, Onstad S, Edvardsen J et al. A twin study of personality disorders. Compr Psychiatry. 2000;41(6): 416-25.

Tyrer P, Crawford M, Sanatinia R, Tyrer H, Cooper S, Muller-Pollard C et al. Preliminary studies of the ICD-11 classification of personality disorder in practice. Personal Ment Health. 2014;8(4):254-63.

Tyrer P, Reed GM, Crawford MJ. Classification, assessment, prevalence, and effect of personality disorder. Lancet. 2015;385(9969):717-26.

Volkert J, Gablonski TC, Rabung S. Prevalence of personality disorders in the general adult population in Western countries: systematic review and meta-analysis. Br J Psychiatry. 2018;213(6): 709-15.

Werner KB, Few LR, Bucholz KK. Epidemiology, comorbidity, and behavioral genetics of antisocial personality disorder and psychopathy. Psychiatr Ann. 2015;45(4):195-9.

Winsper C. Borderline personality disorder: course and outcomes across the lifespan. Curr Opin Psychol. 2021;37:94-7

Zilboorg G. Historia de la psicología médica. Buenos Aires: Psique; 1952.

Psiquiatría en situaciones y poblaciones especiales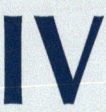

La conducta suicida

20

L. M. Rojo Bofill y L. Giner Jiménez

OBJETIVOS

- Definir el concepto de conducta suicida y sus tipos.
- Revisar los datos epidemiológicos más relevantes de la conducta suicida.
- Conocer los factores de riesgo y protección asociados con las conductas suicidas.
- Identificar los métodos suicidas más habituales y sus diferencias epidemiológicas.
- Describir las herramientas terapéuticas más relevantes en la conducta suicida.
- Repasar las medidas preventivas en el abordaje de la conducta suicida.

INTRODUCCIÓN

El término *conducta suicida* engloba desde los gestos autolesivos hasta los suicidios consumados. Su importancia en la práctica psiquiátrica radica, en primer lugar, en sus posibles consecuencias mortales; en segundo lugar, en su asociación con casi todos los trastornos psiquiátricos y, por tanto, en ser potencialmente objeto de asistencia para cualquier profesional de la salud mental, independientemente del recurso donde ejerza su labor. Además, las implicaciones de la conducta suicida exceden los límites de la práctica médica e incumben a los distintos ámbitos de la sociedad. Hay un interés y una preocupación general crecientes por la conducta suicida en los últimos años, que ponen al psiquiatra y a la salud mental, a menudo, en el foco de los debates sociales. Todo lo expuesto obliga al profesional de la salud mental a conocer con detalle los aspectos más relevantes de esta conducta.

DEFINICIÓN

La conceptualización de la conducta suicida ha sido objeto de múltiples formulaciones. En general, se entiende que incluye dos situaciones fundamentales:

- Intento de suicidio. Fue definido en el DSM-5 como la «secuencia de comportamientos iniciados por el propio individuo, quien en el momento de iniciarlos espera que el conjunto de acciones llevará a la muerte».
- Suicidio consumado. La situación en la que dicha secuencia de comportamiento lleva al fallecimiento del individuo.

Es decir, la conducta suicida se caracteriza por dos elementos: primero, ser un daño autoinfligido, y segundo, que el sujeto tiene la intención de que este daño provoque la muerte. Esto último diferencia la conducta suicida y la autolesión no suicida, que, según indican el DSM-5 y su revisión, no tendría como fin último provocar el fallecimiento, sino que perseguiría otros fines, como reducir el malestar, hacer frente a un conflicto o generar un estado psíquico positivo. Es interesante reseñar que el DSM-5 incluyó el trastorno del comportamiento suicida en su apartado «Afecciones que necesitan más estudio». Sin embargo, en su revisión, el DSM-5-TR, este trastorno ha sido retirado. En estos momentos, el DSM-5-TR incluye el comportamiento suicida en su apartado «Otros problemas que pueden ser objeto de atención clínica».

Por otra parte, se ha planteado que algunas conductas o trastornos, como el consumo prolongado de alcohol u otros tóxicos o algunos trastornos de la conducta alimentaria, puedan actuar como equivalentes autolesivos. No obstante, estos no se incluyen, de forma general, en la definición de conducta suicida.

 La conducta suicida no la define su resultado, sino la intención del sujeto en el momento de iniciar la acción.

EPIDEMIOLOGÍA

La magnitud del problema de salud que constituye la conducta suicida se hace evidente al analizar las cifras globales de suicidio. La Organización Mundial de la Salud ha estimado que cada año mueren más de 700.000 personas por este motivo. Estas muertes se distribuyen de forma heterogénea: son más elevadas en el continente asiático y en Estados Unidos. No obstante, hay que destacar que las cifras de muerte por suicidio están subestimadas por distintos factores, como los problemas en la fiabilidad de los organismos contabilizadores en países menos desarrollados, la estigmatización, la penalización de la conducta suicida y las dificultades en la diferenciación con algunos tipos de muertes accidentales. Si se toman los datos de la Organización Mundial de la Salud, España presenta una tasa de suicidio inferior a la mayoría de los países de Europa, con cifras algo superiores a Italia o Grecia.

> **!** Según el Instituto Nacional de Estadística, en el caso de España, en 2021 la tasa de muerte por suicidio fue de 8,5 por cada 100.000 habitantes; es más del doble en los varones (12,9) que en las mujeres (4,2). Además, las tasas de suicidio van aumentando conforme se incrementa el tramo de edad, con máximas en individuos entre 85 y 89 años. También hay que destacar que el suicidio constituye una de las cinco principales causas de muerte entre los jóvenes en España; su posición varía según el año con respecto a las muertes por tumores y por accidentes de tráfico en personas entre los 15 y los 25 años.

Frente a estas cifras, es importante reseñar que los intentos de suicidio presentan una frecuencia considerablemente más alta: los datos oscilan en un intervalo de entre 10 y 30 veces mayor con respecto a los suicidios consumados.

FACTORES ASOCIADOS

Son múltiples las aproximaciones que se han realizado al abordar la etiología de la conducta suicida. En todo caso, son evidentes las influencias de factores biológicos, psicológicos y sociales. Por su importancia histórica en el estudio de la conducta suicida y en el desarrollo de la psiquiatría social, se deben destacar los planteamientos de Émile Durkheim, que pone el foco en las causas sociales para definir cuatro causas de suicidio (**Tabla 20-1**).

Además de la influencia social, es evidente la de los patrones y rasgos psicológicos en el desarrollo de la conducta suicida. Así, la rigidez cognitiva, la presencia de un locus de control externo y las habilidades para resolver problemas, entre otras circunstancias, se han vinculado al desarrollo de esta conducta. También la impulsividad y la agresividad se han asociado a un mayor riesgo; al igual que la desesperanza, se han vinculado a marcadores biológicos constatados.

Tabla 20-1. Tipos de suicidio según Émile Durkheim

Suicidio egoísta	Se da en sociedades en las que existe un exceso de individualismo y no hay una presión social (o de partes de la sociedad, como la propia familia) para que el sujeto no se suicide; no existe entonces oposición para que el sujeto pase al acto
Suicidio altruista	Se da en situaciones en las que el individuo considera que es más útil para la sociedad su muerte que mantenerse vivo
Suicidio anómico	Se da en sociedades en las que existe una escasez o gran flexibilidad de límites; es típica de los períodos en los que se dan cambios sociales o de sociedades en transición
Suicidio fatalista	Se da en situaciones en las que existen reglas o normas muy estrictas y rígidas que asfixian al individuo, como en el caso de la esclavitud

En general, la bibliografía actual avala la influencia clara de factores biológicos que predisponen a la conducta suicida, entre los que se pueden destacar dos tipos, que se desarrollan a continuación.

Factores genéticos. Existen datos contrastados que defienden que la predisposición a llevar a cabo una conducta suicida es altamente heredable, de forma independiente a la presencia de trastornos mentales. Esta es, de hecho, 3 veces más frecuente en familiares de primer grado. Los estudios gemelares han hallado una mayor concordancia en gemelos monocigotos y dicigotos que es independiente del ambiente común, como defienden los hallazgos en estudios de adopción. Además, se han postulado algunos genes que modularían la conducta suicida. Entre ellos, el más estudiado ha sido el *5HTTR* (también llamado *SLC6A4*), del transportador de la serotonina. Existe un polimorfismo en la región promotora de este gen que condiciona la aparición de un alelo S o corto, frente a un alelo L o largo. La presencia del primero se ha vinculado a un mayor riesgo de conducta suicida.

Neurobiología. Son muchos los marcadores biológicos que se han asociado a la conducta suicida (la neurotransmisión gabaérgica y glutamatérgica, el eje hipotálamo-hipófisis-suprarrenal, el factor neurotrófico derivado del cerebro, entre otros); presentan especial relevancia el sistema noradrenérgico y, sobre todo, el serotoninérgico. Variaciones en la actividad serotoninérgica se han demostrado, de forma constante, vinculadas a la conducta impulsiva tanto heteroagresiva como autoagresiva. De entre los hallazgos que avalan la asociación entre el sistema serotoninérgico y la conducta suicida, tiene gran importancia que niveles reducidos de un metabolito de la serotonina, el ácido 5-hidroxiindolacético, en líquido cefalorraquídeo se hayan relacionado con un incremento de dicha conducta.

Así, parece claro que existen factores biológicos, psicológicos y sociales que influyen en el riesgo de llevar a cabo una conducta suicida. Desde un punto de vista preventivo, cobra importancia conocerlos: tanto los que no pueden ser modificados, que definen poblaciones de riesgo sobre las que trabajar, como los modificables, sobre los que pueden implementarse acciones específicas.

> El alelo corto (S) del polimorfismo de la región promotora del gen *5HTTR* y una reducción del ácido 5-hidroxiindolacético se han relacionado con un incremento del riesgo suicida.

Factores de riesgo

Son diversos los factores de riesgo que se han vinculado a la conducta suicida. Entre otros, destacan los que se analizan a continuación.

Antecedentes personales de conducta suicida. Es el factor que más riesgo conlleva de llevar a cabo un nuevo intento autolítico y de morir por suicidio consumado. En general, se estima que el riesgo es unas 40 veces superior que el de personas sin conducta suicida previa y que va incrementándose en la medida en la que una persona repite más intentos autolíticos. Se calcula que entre el 30 y el 50 % de las personas que han consumado el suicidio habían tenido intentos previos.

Sexo. El sexo masculino presenta una tasa mayor de suicidio consumado que el femenino, con un riesgo aproximadamente 3 veces superior en los varones. Este balance se invierte en algunas regiones de Asia. El sexo, además, y todas sus implicaciones biológicas, psicológicas y sociales, modula también el papel de algunos factores de riesgo (como el estado civil) e influye en los métodos autolíticos escogidos, generalmente más letales en los varones. Por otra parte, en el caso de los intentos de suicidio, la proporción se invierte y la ratio hombre/mujer sería de 2:3.

Edad. Las tasas de suicidio aumentan con la edad, así como la proporción de conducta suicida que desemboca en la muerte. En el caso de los jóvenes, aspectos vinculados a la crianza, como la presencia de trastornos psiquiátricos en los padres, la separación de los progenitores o el maltrato cobran gran importancia, frente al anciano, en el que las enfermedades físicas, la pérdida de funcionalidad y la pérdida del cónyuge presentan un papel relevante.

Antecedentes familiares de conducta suicida. La conducta suicida se hereda de forma independiente a la enfermedad mental. También existe un componente hereditario en trastornos psiquiátricos, como los trastornos afectivos o la esquizofrenia, que se han relacionado con un incremento del riesgo suicida. Además, no se debe menospreciar el riesgo aumentado que conllevan los acontecimientos vitales asociados a la presencia de conducta suicida en un familiar.

Situación laboral. El desempleo se ha relacionado de forma clara con un incremento del riesgo suicida. También algunas profesiones se han relacionado con un mayor riesgo suicida: las relacionadas con situaciones de gran estrés (como los agentes financieros) o con mayor acceso a medios letales (como agricultores, policías o médicos).

Estado civil. El divorcio y la viudedad son las situaciones afectivas de pareja más asociadas con el riesgo suicida, especialmente en el caso de los varones.

Trastornos psiquiátricos. La existencia de patología psiquiátrica es un factor intensamente asociado al riesgo suicida tanto cuando se consideran los intentos como los suicidios consumados. Un metaanálisis reciente ha estimado que entre el 60 y el 90 % de los casos tienen un trastorno psiquiátrico en el momento de la muerte. El mayor porcentaje se refiere a países occidentales. Los *trastornos afectivos* son los que están más presentes en cualquier tipo de conducta suicida. Se estima que los trastornos depresivos confieren un riesgo 20 veces superior al de la población general; se ha relacionado con aspectos como las ideas de culpa, la desesperanza, las dificultades con el sueño, la apatía o la afectación de la autoestima. En el caso del trastorno bipolar, el riesgo es también aproximadamente 20 veces superior al de la población general. Está especialmente incrementado en sus fases iniciales y se ha relacionado con el cuadro clínico depresivo, con estados mixtos y también con la presencia de irritabilidad en la fase maníaca. El segundo trastorno asociado es el grupo de los *trastornos relacionados con el consumo de sustancias*. En general, no solo por el consumo en sí y sus consecuencias, sino por los factores de riesgo comunes, se estima que este grupo, sobre todo en casos de policonsumo, presenta un riesgo también cercano a 20 veces superior al de la población general. Entre las sustancias consumidas, por su prevalencia y consecuen-

cias, destaca el consumo de alcohol. En este caso el riesgo se ha relacionado con el enolismo crónico, y también con el consumo agudo, cuyas consecuencias psicofísicas (como la desinhibición, el incremento de la impulsividad y la reducción en la estimación de los riesgos) pueden desencadenar la conducta suicida e incluso ser aprovechadas para llevarla a cabo. La *esquizofrenia* se ha relacionado con un riesgo unas 8,5 veces mayor de muerte por suicidio, de forma que aproximadamente el 5 % de las personas con esquizofrenia se suicidan. Este riesgo se incrementa cuando el cuadro cursa con síntomas depresivos, el inicio es temprano, existe una importante interferencia sociolaboral o existen múltiples descompensaciones psicóticas. Los *trastornos de la personalidad* presentan un riesgo aproximadamente 6 veces superior de suicidio. Este riesgo se vincula con rasgos psicológicos asociados a la conducta suicida y con la frecuente comorbilidad con otros trastornos psiquiátricos. Más allá de estos trastornos específicos, existe, en general, un riesgo de suicidio incrementando en la mayoría de los trastornos mentales; es el caso de los *trastornos de la conducta alimentaria*, los *trastornos de ansiedad* o los *trastornos del espectro obsesivo*, especialmente cuando presentan comorbilidad con trastornos afectivos.

Enfermedades somáticas. Se ha evidenciado un mayor riesgo suicida vinculado a la infección por el virus de la inmunodeficiencia humana, distintos tipos de cáncer y trastornos neurológicos, como la enfermedad de Huntington o la enfermedad de Parkinson. En general, la asociación entre la conducta suicida y los trastornos orgánicos se ha relacionado con la presencia de dolor y la pérdida de la funcionalidad, y cobra gran importancia, como se ha explicado, en el paciente anciano. Asimismo, la presencia de trastornos afectivos en estas patologías aumenta de forma sinérgica el riesgo de suicidio.

 El factor que se relaciona con un mayor riesgo de suicidio es el antecedente de conducta suicida previa.

Factores protectores

Más allá del efecto protector que pueda suponer cualquier factor que reduzca las posibilidades de presentar situaciones que generen un riesgo suicida, destacan ciertos factores protectores. Algunos ellos son:

- Apoyo y participación social. Mantener una interacción activa con la comunidad reduce el riesgo suicida, no solo contar con una fuerte red de apoyos.
- Religión:
  - Las personas con creencias religiosas férreas, que suelen vincularse a un rechazo de la conducta suicida, tienen un riesgo autolesivo menor.
  - A la hora de considerar este efecto protector, también hay que tener en cuenta el pertenecer a una comunidad religiosa que otorgue una sólida red social de apoyos.
  - En general, se estima que la conducta suicida es, entre las religiones monoteístas predominantes, más frecuente en cristianos protestantes, y menos en musulmanes, aunque se ha planteado que estas conclusiones podrían estar influidas por otros factores confusores.

- Maternidad:
  - Más allá de las diferencias habituales entre sexos, el embarazo y el ser madre, sobre todo durante los primeros años, constituye un factor protector en la mujer.
  - Frente a esto, algunos trastornos mentales relacionados con el periparto, como la depresión posparto, incrementan el riesgo suicida.

 Existe una serie de factores biológicos, psicológicos y sociales que se asocian a una mayor o menor predisposición a presentar conducta suicida. Sobre ellos, actuarían factores precipitantes para el paso al acto.

Modelos explicativos

El modelo de diátesis-estrés de Mann para explicar la conducta suicida plantea que un acontecimiento o situación actuaría generando en un sujeto predispuesto una conducta suicida. Según este autor, esta predisposición estaría principalmente condicionada por los niveles de noradrenalina, relacionados con la desesperanza, y de serotonina, vinculados a la impulsividad.

Más adelante, Oquendo y su grupo plantearon un modelo algo más integrado con los conocimientos que relacionan la conducta suicida con el eje hipotálamo-hipófisis-suprarrenal. Así, existirían dos tipos de factores predisponentes principales asociados al desarrollo: en primer lugar, la presencia de ciertos alelos en genes, principalmente relacionados con los sistemas serotoninérgico, noradrenérgico y dopaminérgico; y, en segundo lugar, experiencias adversas durante la infancia, como el maltrato, el abuso sexual, la pérdida de un progenitor o la desestructuración familiar. Estos factores actuarían generando disfunciones o endofenotipos neuroendocrinos en el eje hipotálamo-hipofisario, niveles elevados de dopamina y noradrenalina y niveles reducidos de serotonina en el organismo. Esto se encontraría vinculado, asimismo, a la presencia de endofenotipos clínicos asociados a la conducta suicida: concretamente, el pesimismo, el neuroticismo y la desesperanza (relacionados con un incremento de noradrenalina y de dopamina), y la agresividad e impulsividad (asociadas a niveles elevados de dopamina y reducidos de serotonina). En este contexto, un estresor desencadenante actuaría activando un eje hipotálamo-hipófisis-suprarrenal ya alterado, lo que generaría la conducta suicida.

TIPOS Y FRECUENCIA DE LOS MÉTODOS SUICIDAS

Los mecanismos suicidas se clasifican en cuatro grupos: traumatismos, intoxicaciones, asfixia y tipos combinados. Su frecuencia varía en función de múltiples aspectos culturales y sociodemográficos.

- **Traumatismos**:
  - Implican la existencia de una fuerza que actúa sobre el individuo y le ocasiona la muerte.
  - Incluyen:
    - La colisión con un objeto exterior en movimiento, como en el caso del atropello.
    - El empleo de objetos que realizan una acción específica sobre la persona, como el uso de un arma.
    - La colisión en la que la fuerza la genera el individuo sobre una superficie, como en el caso de la precipitación.
- **Intoxicaciones**. Ya sea por fármacos, plaguicidas, cáusticos, venenos y otras sustancias químicas que pueden acceder al organismo por múltiples vías (generalmente ingeridas, pero también por otras, como la inhalada) y ocasionar la muerte.
- **Asfixia**. Se llega a la muerte al impedir la respiración, por lo general a través del ahorcamiento o, menos frecuentemente, la sumersión o la sofocación.
- **Tipos combinados**. En ocasiones, se recurre a la mezcla de varios mecanismos, del mismo o de distinto tipo, para autoprovocarse la muerte.

En cuanto a la **frecuencia de los métodos suicidas**, el ahorcamiento o la ingesta de plaguicidas son más típicos de medios rurales, frente a otros, como la intoxicación por psicofármacos, que es relativamente más frecuente en medios urbanos. También el sexo influye en el mecanismo suicida escogido: por ejemplo, las muertes por asfixia o por arma de fuego son más frecuentes entre los varones, frente a la intoxicación farmacológica (por ejemplo), en la que no existen grandes diferencias en función del sexo en España.

Hay condicionantes culturales y sociales que pueden justificar esta diferencia, aunque un factor muy relevante es la accesibilidad. Esto explica, además, las divergencias que se encuentran entre países. Así, las muertes por arma de fuego son significativamente más frecuentes en Estados Unidos que en España, y los fármacos empleados para provocarse una intoxicación varían en función de la facilidad de adquisición o la frecuencia de prescripción médica.

Con todo, a nivel mundial, según datos de la Organización Mundial de la Salud, los métodos suicidas más empleados son los pesticidas, el ahorcamiento y las armas de fuego. En España, sin embargo, la distribución varía. El más empleado es el ahorcamiento, con una frecuencia mayor en el sexo masculino; en segundo lugar, se encontraría la precipitación; el tercero es la intoxicación (principalmente mediante fármacos), que tiene generalmente una menor letalidad que los dos primeros, y que se encuentra con mayor frecuencia relativa en los intentos de suicidio que en los suicidios consumados (**Fig. 20-1**). Estos tres métodos constituyen, aproximadamente, el 90 % de los empleados en los suicidios de España.

EVALUACIÓN DEL RIESGO SUICIDA

La evaluación del riesgo suicida constituye una labor compleja que presenta importantes implicaciones. En general, se entiende que la mejor forma de evaluarlo es a través de la entrevista clínica realizada por personal con suficiente experiencia. Así, deberán tenerse en cuenta aspectos directamente relacionados con la ideación y la conducta suicidas realizadas, y también aquellos factores que determinan un

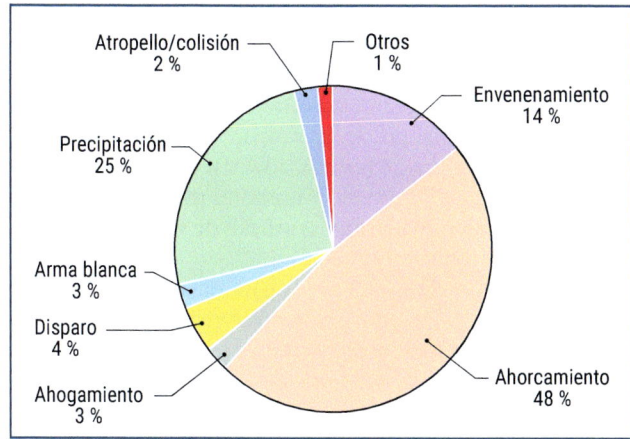

Figura 20-1. Métodos de suicidio en España en 2021 según el Instituto Nacional de Estadística.

riesgo incrementado de presentar esta ideación o de pasar al acto.

De este modo, el clínico deberá evaluar la existencia de factores de riesgo, ya descritos previamente, pero entre los que destacarían la presencia y la gravedad de un trastorno mental, incluyendo el uso de sustancias y la existencia de conductas suicidas previas. Además, se deberán tener en cuenta la presencia de una red de apoyo social y otros aspectos que puedan modular el riesgo autolesivo y el destino al alta. En definitiva, se tendrán que realizar una detallada entrevista psiquiátrica y una adecuada exploración psicopatológica.

Por otra parte, existen algunos aspectos vinculados a la ideación y la conducta suicidas existentes en esos momentos. En el caso de existir una ideación autolesiva, deberá prestarse especial interés a si esta consiste en una ideación pasiva, sin un plan inmediato de paso al acto, o si se trata de una ideación activa con un deseo y plan suicida a corto plazo. El grado de estructura de la ideación y su persistencia en el tiempo, así como la existencia de actuaciones para preparar la muerte, se vinculan a un riesgo autolítico elevado.

En el caso de que se esté valorando un gesto autolesivo reciente, va a ser determinante su grado de planificación, incluyendo la toma de medidas para no ser descubierto, la letalidad del método empleado y la expectativa de morir con el gesto (no siempre relacionada con el riesgo real), así como la crítica de la conducta suicida realizada.

Por otra parte, hay que reseñar que existen escalas desarrolladas para detectar el riesgo suicida. Independientemente de las que abordan este riesgo de forma indirecta, como las que valoran la presencia de cuadro clínico depresivo e incluyen ítems relacionados con el suicidio, algunas lo hacen de forma específica. Algún ejemplo es la Escala Columbia para Evaluar el Riesgo de Suicidio, la Escala de Paykel para la evaluación de la ideación suicida, la Sad Persons o las escalas de Beck para la ideación y para la intencionalidad suicida.

> ! El empleo de las escalas para detectar el riesgo suicida no está extendido como método principal de evaluación. Ante todo, la entrevista clínica es la herramienta fundamental.

TRATAMIENTO

La prevención de la conducta suicida consiste en el abordaje de las circunstancias que la condicionan y favorecen. Es necesario, por tanto, un buen estudio individualizado de cada caso y de los aspectos biopsicosociales que influyen en la aparición y repetición de esta conducta. Ello implica, por una parte, una adecuada cooperación entre los distintos profesionales sociosanitarios que desde diferentes puntos de vista puedan intervenir. Esto incluye, entre otros, a médicos generales y de urgencias, psiquiatras, psicólogos, enfermeros o trabajadores sociales. El abordaje no debería centrarse únicamente en una perspectiva psiquiátrica o psicológica. Debe realizarse un trabajo que permita afrontar las dificultades laborales o la red de apoyos, entre otros. Dicho esto, si se diagnostica un trastorno mental que esté íntimamente vinculado con la conducta suicida, este debe tratarse.

Sin embargo, existen intervenciones en salud mental que han demostrado ser útiles en el tratamiento de la conducta suicida de forma específica y no vinculada al abordaje de los trastornos mentales acompañantes. Es destacable el empleo de intervenciones psicoterapéuticas, de tratamiento farmacológico y una organización específica de la asistencia en salud mental.

En lo que respecta a la psicoterapia, el modelo de tratamiento que con mayor robustez ha demostrado reducir la ideación y la conducta suicidas es la terapia cognitivo-conductual. Este tipo de intervención es el más ampliamente empleado, aplicable en numerosos recursos asistenciales y, por tanto, fácilmente integrable en cualquier programa terapéutico. De entre otras intervenciones más específicas, habría que destacar el papel de la terapia dialéctico-comportamental, de especial utilidad en la reducción de conductas suicidas (no tanto, al parecer, en la ideación autolítica), principalmente en personas con un trastorno de la personalidad límite.

En cuanto al tratamiento farmacológico, se debe señalar, en primer lugar, que debe emplearse una pauta que conlleve el menor riesgo posible de toxicidad en el caso de que la persona ingiriera los medicamentos con finalidad autolítica. Esto es, debe utilizarse una pauta lo más simplificada posible, con el menor número de fármacos diferentes y, de entre las posibilidades que haya, los menos letales en caso de sobredosis. Además, en caso de riesgo suicida alto, se deben prescribir fármacos en cajas que contengan el menor número posible de dosis; si es necesario, habrá que solicitar a otra persona que los guarde y supervise.

El uso de antidepresivos parece tener un efecto en la reducción de los suicidios en las poblaciones que han sido estudiadas. En los individuos con cuadros depresivos, han demostrados ser eficaces en la disminución de la gravedad de la sintomatología depresiva, algo también relacionado con la mejoría de la ideación suicida. Entre los antidepresivos, y debido a su menor toxicidad con respecto a otros grupos farmacológicos, los inhibidores selectivos de la recaptación de serotonina son los que se han recomendado como tratamiento de primera línea junto con los antidepresivos duales. Se han restringido, en la medida de lo posible, los antidepresivos tricíclicos para casos específicos.

Entre los pacientes en edad infantojuvenil, algunos estudios de principios de siglo notificaron un incremento de las ideas y las conductas suicidas al administrarles estos medicamentos, aunque no tanto en los suicidios consumados, lo cual originó una preocupación en el tratamiento de la depresión en esta población y conllevó la inclusión de una alerta en los prospectos de las medicaciones. Sin embargo, los hallazgos más recientes al respecto no aclaran si existe tal asociación, ya que hay datos contradictorios.

De una manera u otra, la evidencia científica ha demostrado que su efecto global es el de una reducción del riesgo suicida y que el balance riesgo/beneficio favorece su empleo con una especial supervisión de la persona tratada. No obstante, esto debe ser explicado con detalle al paciente y a sus personas responsables para que conozcan los riesgos inherentes y se pueda realizar una adecuada vigilancia de las señales de alarma.

Al margen de los fármacos antidepresivos, cabe destacar la reducción del riesgo de suicidio producido por dos fármacos en poblaciones determinadas. Por una parte, el litio es el único estabilizador del ánimo que ha demostrado disminuir el riesgo autolítico en personas con un trastorno bipolar o con depresión unipolar, por lo que su empleo está recomendado en estos pacientes si se pretende reducir el riesgo suicida. No obstante, este fármaco presenta un estrecho margen terapéutico y un riesgo de muerte nada desdeñable en caso de sobredosis. Por ello, su empleo debería de ser especialmente supervisado en el caso de existir riesgo suicida elevado. Por otra parte, en personas con esquizofrenia, la clozapina ha demostrado tener una acción específica reduciendo el riesgo suicida en sujetos con esquizofrenia, acción que no ha sido descrita en otros fármacos antipsicóticos.

Tanto en el caso de los fármacos antidepresivos como en el del litio o la clozapina, este efecto independiente sobre el riesgo de suicidio parece estar vinculado, principalmente, a la acción de estos fármacos en la reducción de la impulsividad y la agresividad.

 La terapia cognitivo-conductual, los fármacos antidepresivos, el litio y la clozapina son los tratamientos más recomendados, si están indicados en la patología de base, para reducir el riesgo suicida.

En lo que se refiere a la organización de la asistencia del paciente tras un intento autolítico, algunas intervenciones concretas parecen reducir el riesgo de la aparición de nuevos actos suicidas. Una vez finalizada la intervención específica sobre este intento autolítico, se debe programar un seguimiento estrecho, con un primer contacto precoz y una intervención intensiva por profesionales de salud mental. Dicha intervención debería contar, además, con la clarificación de los medios para solicitar ayuda en caso de un incremento del riesgo suicida percibido por el paciente o su entorno. Esto debería incluir, por supuesto, la posibilidad de acceder a una evaluación y un tratamiento urgentes por parte de un profesional sanitario en caso de requerirse y, si procediera, el ingreso hospitalario.

No se debe olvidar que un alto porcentaje de las personas que realizan un intento autolítico (aproximadamente la mitad) puede repetirlo a lo largo del siguiente mes; tampoco que muchas de las personas que han realizado un gesto suicida cuentan con factores de riesgo que interfieren en su seguimiento, como algunos trastornos mentales o factores psicológicos, por lo que puede ser preciso un abordaje asertivo. En este sentido, se ha de realizar, además, un trabajo sobre el entorno del paciente, con su consentimiento, que permita a las personas cercanas detectar las señales de alarma que hagan necesario intervenir.

Por último, en el caso de que la conducta autolítica derive en un suicidio consumado, es muy recomendable el contacto con las personas allegadas al fallecido a fin de aclarar posibles dudas o incluso identificar situaciones de riesgo para la aparición de conducta suicida en ellas.

PREVENCIÓN

La prevención de la conducta suicida es una labor importante para el profesional de la salud mental, pero debe ser realizada necesariamente en conjunto con intervenciones de salud pública. Así, el suicido es un grave problema biopsicosocial y son muchos los agentes que deben estar involucrados en esta tarea.

 Las intervenciones de prevención de la conducta suicida pueden dividirse según incluyan estrategias de prevención universal, selectiva o indicada.

Se consideran *medidas de prevención universal* aquellas que actúan sobre la población en su conjunto; las de *prevención selectiva* son las que se dirigen a grupos poblacionales que, en general, tienen un mayor riesgo de suicidio, y las de *prevención indicada* se dirigen a personas que tienen un incremento detectado del riesgo de suicidio.

Intervenciones de prevención universal

A continuación, se estudiarán las intervenciones de prevención universal del suicidio.

Restricción del acceso a los métodos de suicidio. La epidemiología de la conducta suicida depende, en gran medida, del acceso a métodos letales. La reducción del acceso a estos medios, que depende principalmente de iniciativas políticas, ha demostrado ser eficaz en la disminución de los suicidios consumados. Un ejemplo claro es la limitación del acceso a armas de fuego, que restringe su empleo con finalidad autolítica. En algunos países, también se ha regulado con buenos resultados el acceso a algunos plaguicidas de alta letalidad. Otros ejemplos serían las limitaciones de la adquisición de algunos fármacos o la restricción del acceso a algunos edificios desde los que es habitual precipitarse. Estas restricciones, no obstante, pueden ser tomadas también a nivel individual, como métodos de prevención indicada. Un ejemplo sería la de los profesionales prescriptores de fármacos al pautar medicamentos de menor toxicidad y reducir la polifarmacia.

Educación poblacional. Se han desarrollado diversos programas para educar a la población general sobre aspectos relacionados con la depresión y el suicidio. Algunos de ellos se han empleado de forma amplia a través de los medios de comunicación, frente a otros que se han desarrollado en algunos grupos concretos, como los institutos de educación secundaria. Globalmente, estos programas han demostrado reducir el estigma hacia estas entidades, pero no han reducido la conducta suicida. Sí hay que destacar que aquellos en los que los profesionales se dirigían directamente a jóvenes, por ejemplo, en institutos, sí redujeron los intentos autolíticos (no aquellos que actuaban sobre profesores o padres).

Actuaciones de los medios de comunicación. La manera en la que los medios de comunicación transmiten la información relacionada con el suicidio es un claro modulador de cómo la población general recibe la noticia. Así, los medios pueden facilitar que la población consulte en caso de que exista un riesgo autolesivo. Transmitir cierta información puede ayudar a educar y concienciar, así como a reducir el estigma asociado al suicidio. Sin embargo, también se han descrito fenómenos de imitación que pueden ser facilitados por la información transmitida. Los suicidios por imitación, también conocidos como *efecto copycat* o *Werther*, han sido bien estudiados. Están relacionados no solo con aspectos vinculados al suicidio que es informado (por ejemplo, si se trata de una persona famosa o un referente), sino también con el individuo que recibe la información (por ejemplo, si se trata de una persona vulnerable, como los jóvenes o las personas con un trastorno mental; también si esa persona se siente identificada, de alguna manera, con el fallecido). Con todo, la manera en la que se relata el suicidio en los medios de comunicación influye de forma determinante en el efecto que tiene en la población. Por ello, la Organización Mundial de la Salud ha desarrollado una guía para profesionales de los medios de comunicación a este respecto (**Tabla 20-2**).

Intervenciones de prevención selectiva

A continuación, se desarrollan las intervenciones de prevención selectiva del suicidio.

Entrenamiento de guardianes comunitarios. Los guardianes o facilitadores comunitarios, también llamados *gatekeepers*, son personas que, pese a ser ajenas al sistema sanitario, actúan como figuras de referencia en grupos poblacionales con cierto riesgo autolesivo. Sería el caso de los profesores, entrenadores de jóvenes y líderes de algunos grupos religiosos, entre otros. Se han desarrollado programas cuyo objetivo es capacitar a estas personas para identificar señales de alarma y derivar a quien lo necesite al sistema sanitario, así como para transmitir información útil que ayude a prevenir la conducta suicida. No obstante, no existe suficiente evidencia científica sobre su eficacia en la reducción del riesgo autolítico.

Herramientas de cribado. La realización de pruebas de cribado para identificar individuos con riesgo suicida que permitan su detección y derivación a profesionales de salud mental ha sido planteada como medida preventiva. No obstante, no existe evidencia suficiente para su recomendación.

Tabla 20-2. Cómo transmitir de forma responsable información sobre el suicidio

Qué hacer	Qué no hacer
Proporcionar información detallada sobre dónde buscar ayuda	Situar las historias sobre el suicidio de manera prominente y repetirlas innecesariamente
Educar a la población sobre hechos relacionados con el suicidio y su prevención, sin difundir mitos	Emplear un lenguaje sensacionalista o que normaliza el suicidio o lo presenta como una solución constructiva para los problemas
Informar sobre historias que expliquen cómo hacer frente a los estresores vitales y los pensamientos suicidas, y cómo buscar ayuda	Describir explícitamente el método empleado
Actuar con especial cautela al informar sobre suicidios de personas famosas	Dar detalles sobre el lugar
Actuar con especial cautela al entrevistar a familiares o amigos del fallecido	Emplear titulares sensacionalistas
Reconocer que los profesionales que trabajan en los medios de comunicación pueden verse afectados por historias sobre el suicidio	Utilizar fotografías, vídeos o enlaces a redes sociales

Adaptada de: *Organización Mundial de la Salud. Preventing suicide: a resource for media professionals, update 2017. Ginebra: Organización Mundial de la Salud; 2017.*

Intervenciones de prevención indicada

Las intervenciones de prevención indicada del suicidio son las siguientes:

- Intervenciones por internet y teléfonos de ayuda. Pese a que pueden tener un efecto en la prevención de la conducta suicida, no existe suficiente evidencia de su papel protector.
- Tratamiento de los trastornos mentales:
  - Los trastornos mentales se encuentran detrás de la inmensa mayoría de los suicidios consumados.
  - El tratamiento de estos trastornos es una actuación muy relevante para reducir el riesgo suicida.
- Actuaciones clínicas tras intento de suicidio.
- Formación de profesionales sanitarios:
  - Los profesionales sanitarios no directamente relacionados con la salud mental (especialmente, los médicos de atención primaria) constituyen una pieza fundamental en la prevención del suicidio.
  - Se estima que casi la mitad de las personas fallecidas por suicidio habían sido atendidas por otro profesional sanitario durante el mes anterior.
  - La implementación de cursos formativos para estos profesionales, centrados especialmente en la detección y el abordaje de la depresión y del riesgo suicida, ha demostrado reducir las conductas autolesivas y los suicidios consumados.

PUNTOS CLAVE

- La definición del *comportamiento suicida* se basa en la intención de la persona al iniciar el acto, y no en otros aspectos, como la letalidad real o el resultado final.
- La tasa de suicidio es algo menor en España que la media europea; es algo mayor en los varones y en la población anciana.
- La conducta suicida tiene una etiología biopsicosocial,

y así deben ser las iniciativas preventivas aplicadas y su tratamiento.
- Los métodos suicidas empleados varían según numerosos factores que condicionan, principalmente, su accesibilidad.
- La prevención del suicidio requiere no solo intervenciones clínicas, sino también políticas de salud pública que incluyan diversos agentes sociales.

BIBLIOGRAFÍA

American Psychiatric Association. DSM-5-TR update. Supplement to diagnostic and statistical manual of mental disorders. 5ª ed. Text revision. Washington, D. C.: American Psychiatric Association; 2022.

American Psychiatric Association. Guía de Consulta de los Criterios Diagnósticos del DSM-5-TR. 5ª ed. Madrid: Editorial Médica Panamericana; 2023.

American Psychiatric Association DSM-5. Manual diagnóstico y estadístico de los trastornos mentales. Madrid: Editorial Médica Panamericana; 2014.

Bachmann S. Epidemiology of suicide and the psychiatric perspective. Int J Environ Res Public Health. 2018;15(7):1425.

Baldessarini RJ, Hennen J. Genetics of suicide: an overview. Harv Rev Psychiatry. 2004;12(1):1-13.

Bostwick JM, Pabbati C, Geske JR, McKean AJ. Suicide attempt as a risk factor for completed suicide: even more lethal than we knew. Am J Psychiatry. 2016;173(11):1094-1100.

Carballo JJ, Akamnonu CP, Oquendo MA. Neurobiology of suicidal behavior. An integration of biological and clinical findings. Arch Suicide Res. 2008;12(2):93-110.

Courtet P, Gottesman II, Jollant F, Gould TD. The neuroscience of suicidal behaviors: what can we expect from endophenotype strategies? Transl Psychiatry. 2011;1(5):e7.

DeCou CR, Comtois KA, Landes SJ. Dialectical behavior therapy is effective for the treatment of suicidal behavior: a meta-analysis. Behav Ther. 2019;50(1):60-72.

Departamento de Salud del Gobierno Vasco y Osakidetza. Estrategia de Prevención del Suicidio en Euskadi. Vitoria: Servicio Central de Publicaciones del Gobierno Vasco; 2019.

Dudley M, Goldney R, Hadzi-Pavlovic D. Are adolescents dying by suicide taking SSRI antidepressants? A review of observational studies. Australasian Psychiatry. 2010;18(3):242-245.

Durkheim É. El suicidio. Madrid: Akal Ediciones; 1996.

García-Portilla González MP, Bascarán Fernández MT, Sáiz Martínez PA, Parellada Redondo M, Bousoño García M, Bobes García J. Banco de instrumentos básicos para la práctica de la psiquiatría clínica. 8ª ed. Madrid: Editorial Cyesan; 2022.

Gunnell D, Saperia J, Ashby D. Selective serotonin reuptake inhibitors (SSRIs) and suicide in adults: meta-analysis of drug company data from placebo controlled, randomised controlled trials submitted to the MHRA's safety review. BMJ. 2005;330(7488):385.

Hoertel N, Cipel H, Blanco C, Oquendo MA, Ellul P, Leaune E et al. Cerebrospinal fluid levels of monoamines among suicide attempters: a systematic review and random-effects meta-analysis. J Psychiatr Res. 2021;136:224-235.

Instituto Nacional de Estadística. Causa básica de defunción. Resultados nacionales. Enero-junio 2022 [Internet]. Madrid: Instituto Nacional de Estadística; 2023 [consulta el 1 de mayo de 2024]. Disponible en: https://www.ine.es/jaxi/Datos.htm?tpx=55779

Instituto Nacional de Estadística. Defunciones por suicidios. Resultados nacionales [Internet]. Madrid: Instituto Nacional de Estadística; 2023.

Isometsä ET. Psychological autopsy studies – a review. Eur Psychiatry. 2001;16(7):379-85.

Lin PY, Tsai G. Association between serotonin transporter gene promoter polymorphism and suicide: results of a meta-analysis. Biol Psychiatry. 2004;55(10):1023-30.

Lonnqvist J. Major psychiatric disorders in suicide and suicide attempts. En: Wasserman D, Wasserman C, editoras. Oxford textbook of suicidology and suicide prevention: a global perspective. Oxford: Oxford University Press; 2009. p. 275-86.

Luoma JB, Martin CE, Pearson JL. Contact with mental health and primary care providers before suicide: a review of the evidence. Am J Psychiatry. 2002;159(6):909-16.

Mann JJ, Ellis SP, Waternaux CM, Liu X, Oquendo MA, Malone KM et al. Classification trees distinguish suicide attempters in major psychiatric disorders: a model of clinical decision making. J Clin Psychiatry. 2008;69(1):23-31.

Mann JJ, Michel CA, Auerbach RP. Improving suicide prevention through evidence-based strategies: a systematic review. Am J Psychiatry. 2021;178(7):611-624.

Mann JJ. Neurobiology of suicidal behaviour. Nat Rev Neurosci. 2003;4(10):819-28.

Meltzer HY, Okayli G. Reduction of suicidality during clozapine treatment of neuroleptic-resistant schizophrenia: impact on risk-benefit assessment. Am J Psychiatry. 1995;152(2):183-90.

Organización Mundial de la Salud. The Global Health Observatory. Suicide rates [Internet]. Ginebra: Organización Mundial de la Salud; 2023 [consulta el 1 de mayo de 2024]. Disponible en: https://www.who.int/data/gho/data/themes/mental-health/suicide-rates

Organización Mundial de la Salud. Preventing suicide: a resource for media professionals, update 2017. Ginebra: Organización Mundial de la Salud; 2017.

Roy A, Segal NL, Sarchiapone M. Attempted suicide among living co-twins of twin suicide victims. Am J Psychiatry. 1995;152(7):1075-6.

Schmidtke A, Bille-Brahe U, DeLeo D, Kerkhof A, Bjerke T, Crepet P et al. Attempted suicide in Europe: rates, trends and sociodemographic characteristics of suicide attempters during the period 1989-1992. Results of the WHO/EURO Multicentre Study on Parasuicide. Acta Psychiatr Scand. 1996;93(5):327-38.

Statham DJ, Heath AC, Madden PA, Bucholz KK, Bierut L, Dinwiddie SH et al. Suicidal behaviour: an epidemiological and genetic study. Psychol Med. 1998;28(4):839-55.

Testoni I, Francescon E, De Leo D, Santini A, Zamperini A. Forgiveness and blame among suicide survivors: a qualitative analysis on reports of 4-year self-help-group meetings. Community Ment Health J. 2019;55(2):360-368.

Wu H, Lu L, Qian Y, Jin XH, Yu HR, Du L et al. The significance of cognitive-behavioral therapy on suicide: an umbrella review. J Affect Disord. 2022;317:142-148.

Zalsman G, Hawton K, Wasserman D, Van Heeringen K, Arensman E, Sarchiapone M et al. Evidence-based national suicide prevention taskforce in Europe: a consensus position paper. Eur Neuropsychopharmacol. 2017;27(4):418-421.

Zalsman G, Hawton K, Wasserman D, Van Heeringen K, Arensman E, Sarchiapone M et al. Suicide prevention strategies revisited: 10-year systematic review. Lancet Psychiatry. 2016;3(7):646-59.

Otros problemas que pueden ser objeto de atención clínica

21

J. D. Molina Martín y L. S. Vega González

 OBJETIVOS

- Definir diversos problemas clínicos que, sin ser enfermedades o trastornos, pueden ser objeto de atención clínica, como la simulación, la falta de adherencia y cumplimiento terapéutico, el duelo normal y otros problemas cotidianos de la vida.
- Reconocer las principales desigualdades sociales de salud y el gradiente social en la salud mental.
- Realizar el diagnóstico diferencial entre estos problemas y aquellos subsidiarios de tratamiento clínico.
- Conocer la técnica de la *indicación de no-tratamiento* en psiquiatría y salud mental.

INTRODUCCIÓN

Las afecciones clínicas y los problemas que se citan en este capítulo no son trastornos mentales. Los motivos de consulta que se van a describir a continuación son merecedores de atención clínica y recogen situaciones en las que el profesional no encuentra una evidencia suficiente que justifique en sí misma un diagnóstico de enfermedad o trastorno mental. Sin embargo, en las ocasiones en las que el paciente presenta además una enfermedad o trastorno mental de base, pueden afectar de alguna forma a su diagnóstico, curso, pronóstico o tratamiento.

Algunos ejemplos son los siguientes:

- Una persona previamente diagnosticada y adecuadamente tratada de un trastorno depresivo recurrente unipolar puede solicitar atención clínica por un conflicto de pareja que no tiene relación con el trastorno en sí mismo.
- Un paciente inmigrante diagnosticado de trastorno bipolar puede tomar irregularmente su tratamiento estabilizador del ánimo o abandonarlo por problemas económicos o administrativos para acceder a la asistencia sanitaria.
- Una persona con esquizofrenia puede presentar una descompensación psicótica al sufrir estrés en el medio laboral, motivo de consulta actual.
- Un anciano en situación de soledad no deseada puede abandonar el seguimiento médico de sus patologías médicas y sufrir un mayor deterioro cognitivo por ello.

En el DSM-5-TR se presentan una serie de estos problemas que pueden ser objeto de atención clínica con sus correspondientes códigos CIE-10-MC (habitualmente códigos Z, equivalentes a los denominados *códigos V* en la CIE-9-MC), agrupados en 14 categorías (**Tabla 21.1**).

Tabla 21-1. Afecciones y problemas objeto de atención clínica

1. **Conducta suicida** (conducta potencialmente autolesiva con al menos cierta intención de morir) y autolesión no suicida (daño intencionalmente infligido al propio organismo sin intención suicida)
2. **Maltrato y negligencia** (p. ej., maltrato infantil y del adulto y problemas de negligencia como el maltrato físico, el abuso sexual, la desatención y el maltrato psicológico)
3. **Problemas de relación** (p. ej., de la relación padres-hijo, entre hermanos, en la relación conyugal o de pareja o por separación o divorcio)
4. **Problemas educativos** (p. ej., analfabetismo o bajo nivel educativo, escolarización inexistente o inalcanzable, fracaso escolar o rendimiento académico bajo)
5. **Problemas ocupacionales** (p. ej., desempleo o amenaza de pérdida de empleo, condiciones laborales estresantes o perjudiciales, acoso laboral, conflictos con jefes y/o compañeros de trabajo)
6. **Problemas de vivienda** (p. ej., vivir sin hogar o en condiciones de infravivienda, conflictos con vecinos, inquilinos o arrendador)
7. **Problemas económicos** (p. ej., ingresos económicos bajos, pobreza extrema, falta de comida suficiente o agua potable)
8. **Problemas relacionados con el entorno social** (p. ej., soledad no deseada, dificultades de adaptación cultural, rechazo o exclusión social)
9. **Problemas relacionados con la interacción con el sistema legal** (p. ej, condena penal, encarcelamiento o excarcelación u otros problemas con circunstancias legales)
10. **Problemas relacionados con otras condiciones psicosociales, personales y medioambientales** (p. ej., problemas relacionados con un embarazo no deseado o ser víctima de delincuencia o terrorismo)
11. **Problemas relacionados con el acceso a la atención médica o sanitaria de otro tipo** (p. ej., inaccesibilidad o inexistencia de centros sanitarios)
12. **Circunstancias de la historia personal** (p. ej., antecedentes personales de trauma psicológico, despliegue militar)
13. **Otros encuentros con servicios de salud para orientación o consejo médico** (p. ej., orientación sexual u otro asesoramiento o consulta)
14. **Otras afecciones o problemas que puedan ser objeto de consulta clínica** (p. ej., simulación, incumplimento de tratamiento médico, vagabundeo asociado a un trastorno mental, duelo no complicado o problemas de las distintas etapas de la vida)

Las categorías que se desarrollan en este capítulo siguiendo la CIE-11 se proporcionan para aquellos casos en los que ciertas circunstancias que no son enfermedades, lesiones, traumatismos o causas externas clasificables en otro lugar se registren como *diagnósticos* o *problemas*. En el campo de la salud mental, esto puede ocurrir principalmente de dos maneras: *a)* cuando una persona que puede o no estar enferma acude o es derivada a los servicios de salud para algún propósito específico, como solicitar una valoración, atención (tratamiento farmacológico y/o psicológico, orientación sobre su capacidad laboral o legal u otra) o un informe para solicitar alguna ayuda psicosocial según la legislación vigente debido al malestar generado por determinados problemas de la vida en su salud, o cuando quiere consultar un problema que no es en sí mismo una enfermedad o lesión, y *b)* cuando existe alguna circunstancia o problema que influye en el estado de salud de la persona, pero que no es en sí mismo una enfermedad o lesión actual.

La información sobre este tipo de circunstancias o problemas puede obtenerse por medio de encuestas de población. La persona entrevistada puede estar enferma en ese momento o no. O esos datos pueden haber sido registrados como información adicional para tener en cuenta cuando el sujeto reciba atención clínica por alguna enfermedad o lesión codificada. La CIE-11 no utiliza los códigos V o Z.

CONTACTO CON LOS SERVICIOS DE SALUD SIN ENFERMEDAD O TRASTORNO

La Organización Mundial de la Salud (OMS) establece que la salud mental es el estado de bienestar en el que las personas se dan cuenta de las capacidades que les ayudan a hacer frente a las tensiones normales de la vida, trabajar productivamente y contribuir a su bienestar comunitario y a su resiliencia. La buena «capacidad de amar y trabajar» a la que se refería Sigmund Freud cuando le preguntaron qué era para él una persona sana, madura e integrada en la sociedad. Por lo tanto, la salud mental es una parte integral de la salud que incluye diferentes aspectos de las actividades que están directa e indirectamente relacionadas con la promoción del bienestar mental, la prevención y el tratamiento de los trastornos mentales, además de la rehabilitación psicosocial de las personas con trastornos mentales. En este contexto, la OMS recomienda que los servicios de salud mental estén disponibles en todos los niveles posibles, principalmente en la comunidad y en los entornos médicos.

Antes de abordar estos motivos de contacto con los servicios de salud, hay que empezar subrayando la idea de que en algunos países en los que estos recursos están disponibles se da el fenómeno de que no se accede a ellos por una serie de factores limitantes.

Está documentado que estas barreras para la utilización de los servicios de salud mental incluyen:

- La vergüenza por ser etiquetado con un diagnosticado psiquiátrico (ya sea por autoestigma o por estigma realmente percibido) o por acudir a un dispositivo psiquiátrico (estigma por asociación).
- La marginación de las personas con enfermedades mentales crónicas y/o graves.

- La escasez de recursos humanos y financieros asignados a los servicios psiquiátricos.
- La lejanía geográfica o la dificultad de acceso por motivos administrativos o de otro tipo.
- En países sin un sistema sanitario público y universal, la dificultad para pagar los servicios prestados.

En el extremo contrario, varios autores han estudiado el comportamiento de las personas que, creyéndose sanas, acuden a consulta médica con el propósito de prevenir una enfermedad o detectar la enfermedad mental en un estadio asintomático o subumbral (por ejemplo, cuando se está sufriendo un acontecimiento vital adverso, como un duelo, otro problema crónico de salud o una problemática socioeconómica, laboral o relacional grave).

Rosenstock plantea un modelo en el que la decisión de acudir al sistema de salud para obtener una intervención preventiva o de detección en ausencia de síntomas que afecten funcionalmente al individuo no se tomará si no se cumplen ciertas condiciones (por ejemplo, ante el malestar psíquico con correlatos cognitivos o físicos en el contexto de una relación de pareja disfuncional, una situación laboral hostil o un cambio vital, sin que se cumplan los criterios diagnósticos de un trastorno afectivo o de ansiedad clínicamente significativo).

Las tres condiciones del modelo de Rosenstock que se han de cumplir son las siguientes:

- El individuo está psicológicamente preparado para actuar en relación con una situación de salud particular. El grado de disposición a actuar viene definido por el hecho de que el sujeto se sienta vulnerable a la enfermedad en cuestión y, en este caso, si la persona considera que no acudir tendría consecuencias personales.
- El individuo cree que el asesoramiento es útil y apropiado para él; que, además, su uso reduciría la vulnerabilidad o la gravedad percibida del trastorno en cuestión, y, por último, que no hay presentes barreras psicológicas serias para la acción propuesta.
- Se produce una señal o estímulo molesto (un signo o síntoma) que motiva al individuo a acudir al sistema de salud.

Por último, la comprensión de los flujos de la demanda en países como España, en donde existe un sistema público de salud universal y gratuito organizado en diferentes escalones asistenciales, es esencial para comprender los motivos de consulta realizados en el nivel especializado de salud mental. El sistema español actual de atención a la salud mental busca aportar estructuras asistenciales que satisfagan de manera integral las necesidades de tratamiento y prevención de la enfermedad mental al menor coste posible tanto desde el punto de vista médico como desde el psicosocial. En este sentido, la atención primaria tiene un papel primordial. Siguiendo el modelo clásico de Goldberg y Huxley, alrededor de un 25 % de la población que consulta en el primer escalón de los servicios sanitarios (el de la atención primaria) tiene alguna alteración psiquiátrica, aunque solo el 4 % de los pacientes es derivado a los servicios de salud mental (**Fig. 21-1**).

Ya en 1994, Starfield publicó un estudio en el que se demostraba que, en los países con sistemas de atención pri-

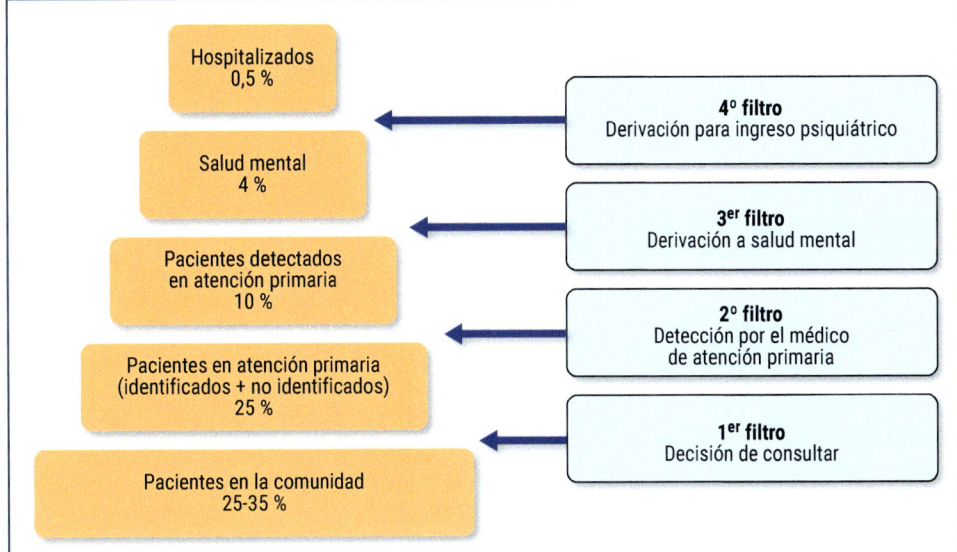

Figura 21-1. Modelo de Goldberg y Huxley.
Adaptada de: Goldberg D, Huxley P. Mental illness in the community. The pathway to psychiatric care. Londres: Tavistock/Routledge; 1980; y Goldberg D, Huxley P. Models for mental illness. Common mental disorders, a biosocial model. Londres: Tavistock/Routledge; 1992.

maria más desarrollados, el coste sanitario era menor, la satisfacción y la salud de los usuarios eran mejores y el consumo de psicofármacos era inferior. Por tanto, el médico de familia debe ser considerado una figura clave en el diagnóstico, tratamiento y prevención de la enfermedad mental.

El clásico modelo piramidal descrito por Goldberg y Huxley explica cómo se distribuye la morbilidad psiquiátrica en la comunidad (v. **Fig. 21-1**). Estos autores proponen un modelo para la provisión de servicios desde la comprensión de los flujos de demanda.

Así, describen cinco niveles escalonados de asistencia para el manejo del enfermo psiquiátrico:

- Nivel 1. Comunitario.
- Nivel 2. Total de la atención primaria.
- Nivel 3. Pacientes detectados y tratados en atención primaria.
- Nivel 4. Servicios de salud mental ambulatorios.
- Nivel 5. Servicios psiquiátricos hospitalarios.

Además, establecen cuatro filtros que es preciso superar para ir ascendiendo en la utilización de crecientes niveles de especialización en la asistencia psiquiátrica:

- Filtro 1. Entre los niveles 1 y 2: la decisión de consultar.
- Filtro 2. Entre los niveles 2 y 3: capacidad de detección de los servicios de atención primaria.
- Filtro 3. Derivación a servicios de salud mental o paso del nivel 3 al 4.
- Filtro 4. Ingreso en unidades psiquiátricas hospitalarias.

El primer filtro aporta información sobre qué trastornos se consultan con más facilidad que otros y por qué, las conductas de búsqueda de ayuda y sus determinantes (muchas veces culturales y socioeconómicos) y las circunstancias asociadas a aquellos casos que no consultan a pesar de padecer trastorno mental; o a la inversa, las que consultan, aunque no lo padecen. Estos autores plantean asimismo que existe un porcentaje de pacientes que no pasan el segundo filtro, es decir, que no es

detectado como posible caso psiquiátrico por el médico de atención primaria. Este porcentaje llega hasta un 25 %. Las causas son variables: desde la escasa formación del médico no psiquiatra o la falta de tiempo en la consulta de atención primaria para realizar una adecuada exploración y evaluación del caso hasta la poca sensibilidad a la problemática psíquica de los pacientes o la organicidad o somatización que rodea a las demandas de un gran número de pacientes con trastorno mental.

De nuevo, hay que insistir en que las afecciones clínicas y los problemas que se van a citar a continuación no son enfermedades o trastornos mentales en sí mismos. Se incluyen en las clasificaciones CIE-11 o DSM-5-TR para llamar la atención sobre la diversidad de problemas adicionales que se pueden identificar en la práctica clínica rutinaria, y para ofrecer un listado sistemático que sirva a los clínicos para documentarla y a los gestores sociosanitarios para organizar la asistencia. Estos datos se pueden incluir en la historia clínica del consultante si aportan información útil en circunstancias que puedan afectar a su cuidado, independientemente de la relevancia con respecto a la visita en curso.

La CIE-11 fue adoptada en la OMS en mayo de 2019. Los Estados miembros se comprometieron a empezar a utilizarla para la notificación de la mortalidad y la morbilidad en 2022. Presenta una clasificación estructurada en 26 capítulos, entre los cuales se encuentran, en el capítulo 6, los trastornos mentales, del comportamiento y del neurodesarrollo. Además, el capítulo 24 de la CIE-11 presenta de manera independiente el apartado «Factores que influyen en el estado de salud o el contacto con los servicios de salud», que contiene los siguientes bloques:

- Motivos de contacto con los servicios de salud.
- Factores que influyen en el estado de salud.

MOTIVOS DE CONTACTO CON LOS SERVICIOS DE SALUD

Las categorías 13 y 14 de la DSM-5-TR (v. **Tabla 21-1**) las agrupa la CIE-11 en 20 bloques (**Tabla 21-2**), que son los que vamos a utilizar para revisar este apartado. Cada una de ellas

<table>
<tr><td colspan="1">

Tabla 21-2. Motivos de contacto con los servicios de salud en la CIE-11

1. Contacto con los servicios de salud con el propósito de hacer un examen o una investigación
2. Contacto con los servicios de salud para asesoramiento
3. Contacto con los servicios de salud por razones asociadas con la reproducción
4. Circunstancias relacionadas con la atención médica que influyen en el episodio de atención, sin daño o lesión
5. Factores relacionados con los servicios médicos y otros servicios de salud
6. Donantes de órganos o tejidos
7. Colocación, ajuste o manejo de dispositivos
8. Dependencia de máquinas o dispositivos habilitadores
9. Presencia de dispositivos, implantes o injertos
10. Estados quirúrgicos o posquirúrgicos
11. Convalecencia
12. Contacto con servicios de salud para intervenciones quirúrgicas específicas
13. Contacto con servicios de salud para intervenciones no quirúrgicas y que no involucren dispositivos
14. Contacto con servicios de salud relacionados con la vacunación o ciertas medidas profilácticas
15. Intervenciones no realizadas
16. Contacto con los servicios de salud asociado con la salud de otros
17. QC30. Simulación de enfermedad
18. Antecedente personal o familiar o efecto tardío de problemas de salud previos
19. Factores de riesgo asociados con infecciones o algunas otras condiciones
20. Preocupación acerca de la apariencia del cuerpo

</td></tr>
</table>

Adaptada de: Organización Mundial de la Salud. Clasificación Internacional de Enfermedades. 11ª ed. (CIE-11).

está compuesta a su vez por un listado que se puede desplegar en el sitio web en el que está alojada la clasificación (https://icd.who.int/browse11), en el que se van a encontrar tanto problemas merecedores de atención clínica como situaciones que pueden afectar de alguna otra forma al diagnóstico, curso, pronóstico y tratamiento de cualquier enfermedad. Aunque se señalarán continuación solo aquellos motivos de consulta más específicos de contacto con las consultas de salud mental, no hay que olvidar que cualquiera de ellos puede llegar a ser codificado como una afección clínica o problema si el motivo de la visita ayuda a explicar la necesidad de una prueba, un procedimiento o un tratamiento.

Contacto con los servicios de salud con el propósito de hacer un examen o una investigación

Dentro de la primera categoría descrita, se recogen dos motivos por los que este contacto se puede producir en los servicios de psiquiatría en la CIE-11:

- QA00. Examen general o investigación de personas sin síntomas ni información sobre el diagnóstico (por ejemplo, examen psiquiátrico general o previo a cirugía bariátrica o para comparación normal o control en una investigación).
- QA01. Examen o contacto con fines administrativos (por ejemplo, examen para acceder al carné de conducir, las Fuerzas Armadas o un seguro médico, o para una adopción o acogimiento de un menor u otro fin legal).

Contacto con los servicios de salud para asesoramiento

No es infrecuente que el psiquiatra esté involucrado en esta segunda categoría, relacionada con diferentes aspectos sobre los que se hacen campañas comunitarias de información y prevención de salud. Por ejemplo, sobre asesoramiento dietético, tabaquismo, uso de alcohol y drogas o sobre actitudes y comportamientos sexuales propios o de un tercero.

Además, las relaciones interpersonales, especialmente las íntimas y las del grupo familiar, tienen un impacto significativo sobre la salud de los individuos. Un conflicto de tipo relacional puede ser un motivo de contacto con los servicios de salud mental en el contexto de una petición de recomendaciones o en el de tener una consideración clínica por ser un problema que afecte al curso, pronóstico o tratamiento del trastorno previo mental o médico del individuo.

Otro foco de situaciones de atención en consulta para asesoramiento puede ser el malestar que provoca una crisis de fe o la conversión a otra religión o las dudas sobre cualquier valor espiritual, aunque no sea necesariamente referido a una institución religiosa. En ocasiones, el psiquiatra debe ayudar a diferenciar entre una experiencia espiritual o religiosa sana y la psicopatología psicótica, maníaca, disociativa, caracterial o de otro tipo en un individuo que acude a consulta por iniciativa propia o de su entorno. Los temas relacionados con la muerte inminente propia o de un ser cercano, el miedo ante un próximo tratamiento y el temor a presentar síntomas de una enfermedad aún no diagnosticada son tres situaciones en las que la gestión de las emociones se convierte en motivo de consulta.

Otras circunstancias motivo de contacto con los servicios de salud

Otras circunstancias que motivan el contacto con los servicios de salud son las siguientes:

- QA10. Contacto con los servicios de salud para vigilancia o asesoramiento dietético.
- QA11. Contacto con los servicios de salud para vigilancia o asesoramiento por el consumo de alcohol.
- QA12. Contacto con los servicios de salud para vigilancia o asesoramiento por uso de drogas.
- QA13. Contacto con los servicios de salud para asesoramiento por uso de tabaco.
- QA14. Contacto con los servicios de salud para asesoramiento sobre el virus de la inmunodeficiencia humana.
- QA15. Asesoramiento relacionado con la sexualidad.
- QA16. Asesoramiento psicológico o comportamental de tipo individual.
- QA17. Asesoramiento de pareja o conyugal.
- QA18. Asesoramiento familiar.
- QA19. Asesoramiento grupal.
- QA1A. Consideración de temas relacionados con la muerte inminente.
- QA1B. Preocupación o temor por tratamiento médico.

- QA1C. Persona sin diagnóstico que teme presentar síntomas.

Los autores proponen agrupar desde la tercera hasta la decimocuarta categoría (v. **Tabla 21-2**), ya que, en cada una de ellas, la CIE-11 despliega una serie de circunstancias relacionadas con diferentes encuentros sanitarios. El profesional de salud mental puede estar involucrado en ellas como interconsultor del médico de atención primaria o de otros especialistas (por ejemplo, al evaluar psiquiátricamente a un paciente que solicita la eutanasia o al que se le indica cirugía bariátrica o un trasplante hepático) o al formar parte de unidades multidisciplinares.

A continuación, se destacan algunas de estas circunstancias y un ejemplo de cada una de ellas:

- Razones asociadas con la reproducción (ejemplo: QA49. Problemas relacionados con embarazo no deseado).
- Donantes de órganos o tejidos, dependencia de máquinas o dispositivos habilitadores (ejemplo: QB42. Dependencia de la diálisis renal).
- Intervenciones no realizadas (ejemplo: QC11. Procedimiento no realizado debido a la decisión del paciente por razones de creencia o religión o presión grupal).
- Contacto con los servicios de salud asociado con la salud de otros (ejemplos: QC20. Persona que consulta en nombre de otra persona. QC21. Persona sana que acompaña a la persona enferma).

Simulación de enfermedad

Las simulación de enfermedad (trastorno ficticio, fingido o falso), codificada como QC30 según la traducción al español de la CIE-11, e incluida en la DSM-5-TR en el última categoría mostrada en la **tabla 21-1**, consiste en «fingir la producción intencional o la exageración de síntomas físicos o psicológicos o la mala atribución de síntomas genuinos a un episodio no relacionado, o una serie de episodios, cuando dicha conducta está específicamente motivada por incentivos externos o recompensas tales como la evitación del deber o del trabajo, de un castigo, la obtención de medicamentos o drogas o recibir una recompensa no merecida, como una baja laboral, una prestación por discapacidad o una indemnización por daños y perjuicios».

En la década de los 40, algunos autores consideraron la simulación como una forma de enfermedad mental que se caracterizaba por una personalidad inadecuada, antisocial e inmadura. Desde el inicio, esta postura fue duramente criticada. Actualmente, se considera que la simulación no es atribuible a un trastorno mental ni constituye un diagnóstico de enfermedad ni hay explicación racional para categorizarla como un síndrome psicopatológico específico. Más bien se considera a nivel clínico y legal como un tipo de conducta encaminada a obtener un beneficio. El desarrollo mismo del concepto está encaminado a distinguir si el sujeto presenta una enfermedad mental o, por el contrario, finge una dolencia, lo cual tiene importantes consecuencias tanto clínicas como legales.

El problema de la simulación de trastornos mentales resulta preocupante. Estudios recientes demuestran que las justas prestaciones de incapacidad laboral temporal y permanente, así como las indemnizaciones económicas tanto laborales como de seguros por enfermedad y accidente, han fomentado en algunos casos el fraude mediante la exageración de lesiones reales (sobresimulación), la provocación de nuevas lesiones y la verdadera simulación de síntomas inexistentes (aunque, en ocasiones, esta simulación es difícil de sospechar y objetivar), lo que ha incrementado de forma espuria el gasto sociosanitario. Esto ocurre en especial con síntomas difíciles de objetivar y cuantificar, como el dolor, el mareo o la depresión. Por otro lado, en determinadas circunstancias, la simulación puede constituir un comportamiento adaptativo: por ejemplo, fingir una enfermedad cuando se está cautivo del enemigo en tiempo de guerra.

De cara a la comprensión del fenómeno, Resnick distingue las siguientes formas de simulación:

- La simulación propiamente dicha:
  - El sujeto finge síntomas y signos que no existen.
  - Supone la invención de un cuadro clínico donde no lo había.
  - Es difícil de sostener por parte del supuesto paciente y de detectar por parte del médico.
  - Es poco frecuente.
- La simulación por exageración o sobresimulación, en la que el paciente aumenta la intensidad y el número de los síntomas de la enfermedad real que verdaderamente padece.
- La simulación por perseveración, en la que el paciente finge el mantenimiento de los síntomas de un cuadro clínico ya resuelto para obtener un beneficio, por ejemplo, una baja laboral o su alargamiento injustificado.
- La metasimulación es la simulación de un cuadro que el sujeto conoce por haberlo experimentado previamente, por trabajar en contextos sanitarios o por tener referencias de este través de familiares o amigos.
- La disimulación:
  - Es la ocultación o minimización de los síntomas que el paciente realmente padece, de aspectos relevantes de su enfermedad y/o de sus consecuencias.
  - La persona procura en este caso esconder o modificar su enfermedad para obtener un beneficio o utilizar el beneficio obtenido.
  - Es frecuente en los exámenes de admisión a un trabajo u oposición, en la contratación de seguros, en la solicitud de custodia de los hijos u otras circunstancias.
- La falsa imputación:
  - Adscribir los síntomas actuales a una causa conscientemente reconocida como no relacionada. Por ejemplo, imputar una patología psiquiátrica producida por un conflicto familiar a estrés en el trabajo con fines de lograr alguna forma de beneficio.

Algunas circunstancias en las que debe sospecharse simulación son las siguientes:

- Contexto médico legal de la presentación (por ejemplo, el individuo ha sido remitido al clínico por un abogado para que lo examine o el propio individuo va por voluntad propia estando en pleno proceso judicial o a la espera de acusación).

- Marcada discrepancia entre las quejas o discapacidad que refiere el individuo y los hallazgos y observaciones objetivos por parte del médico.
- Falta de cooperación durante el proceso diagnóstico y para cumplir la pauta de tratamiento prescrita.
- La presencia de un trastorno de personalidad antisocial.

Respecto al diagnóstico diferencial, los trastornos facticios comparten con la simulación la característica de la producción intencionada de los síntomas físicos o psicológicos que son desproporcionados o falsos. Tanto el manual DSM-5-TR como la clasificación CIE-11 diferencian ambas categorías. La simulación difiere de un trastorno facticio en que la motivación de la generación de los síntomas en la primera es un incentivo externo, mientras que en el trastorno facticio no hay incentivos externos, sino una necesidad intrapsíquica para alcanzar o mantener el papel de enfermo. El también denominado coloquialmente *síndrome de Münchhausen*, descrito en 1951 por Asher, haría referencia a la forma más grave y crónica del trastorno facticio, caracterizada por mitomanía (mentira patológica) y el ser capaz de provocarse los síntomas físicos más graves con tal de lograr o prolongar el papel de enfermo, lesionado o incapacitado.

Es importante hacer el diagnóstico diferencial no solo con otros trastornos facticios (6D50-6D5Z), como el trastorno facticio impuesto a otro (6D51) y el trastorno facticio impuesto a uno mismo, también conocido como *paciente peregrino* (6D50) —de médico en médico, de hospital en hospital—, sino también con el trastorno de distrés corporal (6C20) y la hipocondriasis (6B23), que se analizan a continuación.

El trastorno facticio impuesto a otra persona (también conocido como *síndrome de Münchhausen por poderes*) se caracteriza por que el sujeto finge, falsifica o induce signos y síntomas médicos, psicológicos o del comportamiento, o lesiones en otra persona, más comúnmente un niño dependiente, asociado con un engaño descubierto. Si un trastorno o enfermedad preexistente está presente en la otra persona, el individuo agrava intencionalmente los síntomas existentes o falsifica o induce síntomas adicionales. La persona busca tratamiento para la otra persona o, de lo contrario, se presenta como enferma, herida o discapacitada en función de los signos, síntomas o lesiones fingidos, falsificados o inducidos. El comportamiento engañoso no está motivado únicamente por recompensas o incentivos externos obvios (por ejemplo, obtener pagos por incapacidad o evitar el enjuiciamiento penal por abuso de menores o mayores).

El trastorno de distrés corporal se caracteriza por la presencia de síntomas corporales que afectan al individuo y por una atención excesiva dirigida a estos, que puede manifestarse por el contacto repetido con prestadores de atención médica. Si otra afección de salud está causando o contribuyendo a los síntomas, el grado de atención es claramente excesivo en relación con su naturaleza y progresión. La atención excesiva no se alivia con el examen clínico ni con los estudios apropiados ni la tranquilización por parte del profesional sanitario. Los síntomas corporales son persistentes y están presentes la mayo-

ría de los días durante al menos varios meses. La angustia, la preocupación y los síntomas asociados tienen al menos algún impacto en el funcionamiento del individuo (por ejemplo, tensión en las relaciones, funcionamiento académico u ocupacional menos efectivo, abandono de actividades de ocio específicas).

En la hipocondría, se evidencia una preocupación o un miedo persistente por la posibilidad de tener una o más enfermedades graves, progresivas o potencialmente mortales. Dicha preocupación se acompaña de conductas repetitivas y excesivas relacionadas con la salud, como revisar reiteradamente el cuerpo en busca de evidencias de enfermedad, dedicar cantidades excesivas de tiempo a buscar información sobre la enfermedad temida, buscar reiteradamente la seguridad de estar o no enfermo (por ejemplo, con sucesivas consultas o exploraciones médicas) y/o comportamientos de evitación desadaptativos relacionados con la salud (por ejemplo, evitando citas médicas, analíticas o pruebas complementarias programadas). Los síntomas resultan en una angustia o un deterioro significativo en las áreas de funcionamiento personal, familiar, social, educativo, ocupacional u otras importantes.

Antecedentes personales o familiares o efecto tardío de problemas de salud previos

En esta categoría, se encuentran los motivos *antecedentes personales de trastorno mental o del comportamiento* (QC46) y *antecedente familiar de trastorno mental o del comportamiento* (QC65). Y, junto a ellos, uno de los fenómenos más limitantes de la eficacia terapéutica y que más retos para el futuro plantea en la práctica clínica, el QC49: antecedentes personales de incumplimiento de tratamiento o régimen médico.

La importancia de este tema ha dado lugar a reuniones y consensos internacionales desde la década de los años 70 hasta la actualidad, donde se han utilizado diversos términos que conviene aclarar. La definición de *adherencia* asumida por la OMS en la Reunión sobre Adherencia Terapéutica hace referencia al grado en que el comportamiento de una persona se corresponde con las recomendaciones acordadas con un proveedor de asistencia. En la misma reunión, además de esta conceptualización, se subrayó la necesidad de diferenciar al menos entre los conceptos *adherencia* y *cumplimiento*. La adherencia es el grado de acuerdo del paciente con las recomendaciones médicas; el cumplimiento se refiere al grado en que la prescripción médica se lleva a cabo, aunque no haya acuerdo del paciente con la indicación. Es decir, las personas adherentes toman una decisión consensuada a la que han podido contribuir, mientras que las personas cumplidoras obedecen pasivamente, sin una implicación activa.

El DSM-5-TR incorpora también como motivo de contacto con los servicios de salud el *incumplimiento de tratamiento médico*, y subraya que esta categoría se debe utilizar cuando el objeto de la atención clínica es la falta de cumplimiento de un aspecto importante del tratamiento de un trastorno mental o de otra afección médica. Los motivos de dicho incumplimiento pueden ser el malestar sobreañadido a causa del propio tratamiento (por efectos secundarios de la medicación, estigma percibido y/o autoestigma), el coste económico inasumible del tratamiento, las opiniones o creencias religiosas o culturales peculiares sobre el tratamiento propuesto, el deterioro senil y/o la propia presencia de algún trastorno mental (por ejemplo, esquizofrenia o trastorno de personalidad). Esta categoría se debe utilizar solamente cuando el problema sea lo bastante grave como para necesitar atención clínica independiente, pero no cumpla los criterios diagnósticos de los factores psicológicos que afectan a otras afecciones médicas.

Preocupación acerca de la apariencia del cuerpo

Esta última categoría (v. **Tabla 21-2**) incorpora el contacto con los servicios de salud por *preocupación acerca de la imagen corporal relacionada con el embarazo* (QD31), así como la *preocupación acerca de la apariencia de la mama* (QD30), en cuyo diagnóstico diferencial se incluye específicamente el trastorno dismórfico corporal (6B21). Este trastorno se caracteriza por la preocupación persistente por uno o varios defectos o imperfecciones percibidos en la apariencia corporal que son imperceptibles o solo ligeramente perceptibles para los demás.

Los individuos con este trastorno experimentan timidez excesiva, a menudo con ideas de referencia (es decir, la convicción de que las personas se están dando cuenta, juzgando o hablando sobre la imperfección o el defecto percibidos). En respuesta a su preocupación, los individuos se involucran en comportamientos repetitivos y excesivos que incluyen examinar la apariencia o la gravedad de la imperfección o el defecto percibidos, intentos excesivos de camuflar o alterar el defecto percibido o marcada evitación de situaciones sociales o desencadenantes que aumentan el malestar por la imperfección o el defecto percibidos. Los síntomas son lo suficientemente graves como para provocar un malestar o deterioro significativos en lo personal, familiar, social, educacional y ocupacional o en otras áreas importantes de funcionamiento.

FACTORES QUE INFLUYEN EN LA SALUD

Los sentimientos desagradables y malestares que se experimentan cuando se sufre un percance en la vida (la tristeza, la ansiedad, la preocupación, el miedo, la rabia, la indignación, el aburrimiento, la impotencia, la desgana, etc.) forman parte de la condición humana y tienen incluso una función adaptativa y de crecimiento personal, así como una utilidad evolutiva para orientarse en la superación de dichas dificultades y adversidades vitales (replegarse sobre uno mismo cuando se pierde algo o a alguien valioso, prepararse para la lucha o la huida ante un peligro, centrarse en la búsqueda de salidas a los problemas, alertarse de un peligro del que hay que distanciarse, señalarse al resultar ofendido o maltratado, empujarse al cambio, invocar protección o ayuda del entorno, entre otros).

Sin embargo, reflejo de la creciente psicologización y psiquiatrización de la vida cotidiana, que forma parte del fenómeno más global de la medicalización, ampliamente estudiado en los últimos años, estas experiencias vitales que no son enfermedades o trastornos clasificables en otro apartado de las clasificaciones diagnósticas internacionales actuales constituyen un motivo de consulta cada vez más prevalente en los servicios sanitaros occidentales. Algunos estudios recientes en este medio apuntan a que casi un cuarto de las consultas de salud mental derivadas desde atención primaria (el 24,4 %) y un porcentaje probablemente mucho mayor en las de atención primaria no presentan un trastorno mental diagnosticable y se corresponderían con lo que las clasificaciones internacionales más utilizadas han venido denominando *códigos V* (DSM-5 o CIE-9) y *códigos Z* (CIE-10). Además, la mitad de estas personas (el 50,4 %) llegan a los servicios de salud mental con al menos un psicofármaco pautado. Los antidepresivos (solos o en asociación) suponen el 44,7 % de dichos tratamientos.

En la vida cotidiana surgen irremediablemente problemas ordinarios, como frustraciones y desengaños, rupturas, pérdidas materiales o de relaciones, dificultades en el ambiente laboral, problemas financieros o con la vivienda, entre otros, que podrían categorizarse como *problemas de la vida*. Cuando la intensidad de estos problemas es excesiva, las adversidades se acumulan y la reacción a estos acontecimientos estresantes puede llegar a ser desproporcionada. Entonces, se desarrollan síntomas físicos, cognitivos y/o conductuales congruentes con la alerta o el desánimo (según los rasgos caracteriales propios y las vulnerabilidades individuales). Se habla entonces de *trastorno de adaptación*, categoría diagnóstica difícil de delimitar y que, sin embargo, es una de las más utilizadas por parte de los clínicos en atención primaria y las consultas ambulatorias de psiquiatría y salud mental en este medio, a pesar de la insatisfacción que genera su uso.

La ley de Yerkes y Dodson, enunciada por estos psicólogos en 1908, plantea que el rendimiento mejora ante una situación estresante cuando las personas alcanzan un grado óptimo de activación o *arousal*, si bien tiende a decaer o incluso a producir un colapso cuando este se supera. Por ejemplo, ante una evaluación académica, una competición deportiva o un problema de la vida que se ha de superar, un cierto nivel de excitación es adaptativo. La falta de habilidad para afrontar la tarea o el reto, la gran dificultad o intensidad o acumulación de las adversidades y determinados rasgos de personalidad del individuo (personalidad inmadura, ansioso-depresiva, fóbico-evitativa, dependiente u otras) son determinantes para que la reacción acabe siendo patológica o desadaptativa.

No es sencillo trazar la frontera entre los referidos códigos V o Z y los trastornos mentales propiamente dichos, porque probablemente no la hay y se trate del sufrimiento y el malestar subumbral que bordea la salud y la enfermedad. La codificación de estas circunstancias no biomédicas como *problemas* (códigos V, Z o las que describe la CIE-11 [**Tabla 21-3**] o el DSM-5-TR), habitualmente infrautilizados e incluso desconocidos por los médicos, pone en evidencia la necesidad de considerar aquellos aspectos del entorno social del paciente no encuadrables dentro de un proceso clínico convencional.

Esto tiene importantes repercusiones en:

- El manejo preferentemente clínico (o no) de dichos problemas (por ejemplo, la no intervención especializada en el duelo no complicado, las ilegalidades laborales o la soledad no deseada).

Tabla 21-3. Factores que influyen en la salud según la CIE-11

- Problemas asociados con las finanzas
- Problemas asociados con el agua o la nutrición
- Problemas asociados con el medio ambiente
- Problemas asociados con el empleo o el desempleo
- Problemas asociados con la educación
- Problemas asociados con el entorno social o cultural
- Problemas asociados con los comportamientos de salud
- Problemas asociados con la asistencia o el seguro social
- Problemas asociados con el sistema de justicia
- Problemas asociados con las relaciones entre las personas
- Problemas asociados con la ausencia, la pérdida o la muerte de otra persona
- Problemas relacionados con el grupo de apoyo primario, incluyendo las circunstancias familiares
- Problemas asociados con acontecimientos traumáticos o perjudiciales
- Ausencia, carencia o pérdida de una estructura corporal
- Dificultad o necesidad de asistencia con las actividades

Adaptada de: Organización Mundial de la Salud. Clasificación Internacional de Enfermedades. 11ª ed. (CIE-11).

- La planificación sociosanitaria (por ejemplo, cómo la insuficiente protección social o laboral deteriora a corto, medio y largo plazo los indicadores de salud tanto del individuo que la padece como de los familiares que de él dependen, en especial los menores de edad).
- La gestión clínica (por ejemplo, para analizar qué tipo de problemáticas y diagnósticos consumen y cuánto tiempo de los profesionales especializados en salud mental, y así poder distribuir los recursos de manera eficiente).
- La organización social y política de una comunidad (favoreciendo las políticas de protección social y los servicios públicos o la iniciativa y el esfuerzo individual y los servicios privados o un complejo equilibrio dinámico entre ambos).

El nombre asignado a un problema orienta a la movilización de un determinado tipo de recursos o de otros. Así, la codificación como *trastorno adaptativo* subraya los aspectos personales del malestar y apela a respuestas individuales (preventivas o terapéuticas), frente a la de *problemas relacionados con bajos ingresos*, que subraya la responsabilidad social en su origen y resolución.

Se revisa a continuación, siguiendo la CIE-11, algunos de los factores que influyen en la salud física y mental de las personas (v. **Tabla 21-3**).

Problemas asociados a factores sociales adversos

Las desigualdades en la salud de la población objetivadas en todos los estudios epidemiológicos y de salud pública revisados en las publicaciones de la OMS no son un fenómeno natural. Tampoco están determinadas por factores exclusivamente biológicos, sino que se deben principalmente a los mecanismos estructurales que determinan las jerarquías y diferencias sociales. Estos determinantes sociales de las inequidades en salud son elementos como los ingresos económicos, la educación, las condiciones de trabajo, el lugar de residencia, el género, la raza o la etnia, entre otros. Todos

ellos están claramente asociados con las circunstancias en las que las personas nacen, crecen, viven, trabajan y envejecen; condiciones que pueden causar directa o indirectamente una enfermedad o no, condiciones que pueden ser patógenas o protectoras en mayor o menor medida.

Existe una amplia literatura científica que muestra la correlación inversa entre diversos indicadores de salud física y mental y factores socioeconómicos (muchos de ellos correlacionados entre sí y acumulativos), como la pobreza y los bajos ingresos económicos, la alimentación inadecuada, la vivienda en malas condiciones de habitabilidad o la carencia de esta, el desempleo, las condiciones laborales adversas o el bajo nivel educativo. El término *gradiente social* o *gradiente socioeconómico en salud*, que maneja la OMS, describe el fenómeno constatado de que, cuanto mayor sea la desventaja socioeconómica, peor será el estado de salud y menor la esperanza de vida. Esta correlación es evidente en todas las sociedades estudiadas. El 80,4 % del 20 % más rico de la población de la Unión Europea considera que goza de buena o muy buena salud, frente al 61,2 % de la población más pobre. Este gradiente social también se aplica a los riesgos de enfermedad mental, como ha puesto de manifiesto la enfermedad por coronavirus de 2019 (COVID-19). Las personas con estatus socioeconómico más bajo tienen menos probabilidades de recibir tratamiento por problemas psiquiátricos y de salud mental, en especial en períodos de crisis económica y debilitación de los servicios públicos.

Reconocer y abordar las desigualdades en salud es importante para las personas a título individual y para mantener el bienestar social. Los investigadores confirman que las grandes desigualdades socioeconómicas reducen la cohesión social, lo que genera más estrés, miedo e inseguridad para todos. Los niveles de desigualdad en salud sirven como un buen indicador para saber si las sociedades están logrando generar realmente bienestar. Muestran si la economía está contribuyendo a lo que los ciudadanos indican sistemáticamente que más valoran: su salud.

Por el contrario, indicadores como las enfermedades o muertes prematuras, la obesidad o la tasa de suicidios se relacionan directamente con cinco factores que la OMS ha identificado y que explican el 90 % de las desigualdades en salud:

- La calidad y accesibilidad a la asistencia sanitaria.
- La inseguridad financiera.
- Tener una vivienda y un entorno vecinal de mala calidad o carecer de esta.
- La exclusión social.
- La falta de un trabajo digno y las malas condiciones laborales.

Todos los indicadores de morbilidad neuropsiquiátrica en adultos procedentes de la Encuesta Nacional de Salud en España (2019) mostraron un gradiente según la posición socioeconómica más profundo en las mujeres. Esta mayor morbilidad en las mujeres y en las clases bajas se refleja perfectamente en el consumo de psicofármacos (el consumo crece significativamente a medida que disminuye la renta, sobre todo en las mujeres), pero no así en el uso y acceso a los servicios de salud mental. En los adultos, el gradiente social se observó en la frecuencia de alguna enfermedad mental (13,5 % en la clase más desfavorecida frente al 5,9 % en la más favorecida) y en la discapacidad debida a un trastorno mental, que perfila un gradiente completo (desde el 5,3 % en la clase más baja hasta el 1,9 % en la más alta).

La evidencia científica muestra de forma creciente una clara relación entre el trabajo y la salud: se reconocen tanto los efectos positivos o protectores del trabajo de calidad remunerado como los efectos nocivos de este cuando la persona carece de él o ha de trabajar en condiciones adversas, precarias y/o claramente injustas. Según datos de la Encuesta Nacional de Salud en España de 2019, la prevalencia de depresión es 2,5 veces más frecuente entre quienes se encuentran en situación de desempleo (7,9 %) que entre quienes trabajan, y alcanza el 30 % entre las personas incapacitadas para trabajar.

Tan importante como no medicalizar o psiquiatrizar los problemas de la vida es saber detectar cuándo el paciente que consulta por acoso en el trabajo, fracaso académico, vivienda en malas condiciones o por una trayectoria vital de descenso hasta la marginación social presenta un cuadro psicopatológico afectivo, obsesivo, psicótico, caracterial, de deterioro cognitivo u otra condición neuropsiquiátrica individual sobre la que sea oportuno intervenir médicamente, junto al resto de medidas psicosociales de protección y apoyo que estén indicadas.

Determinados factores socioculturales, como la aculturación (no rara en las segundas generaciones de migrantes con bajo estatus socioeconómico, en especial en las grandes ciudades), la exclusión o rechazo social, la discriminación y la estigmatización social (por razones de identidad sexual, raza, religión, determinadas enfermedades [psiquiátricas, infecciosas, sexuales u otras] u otro motivo), son también determinantes de una baja calidad de vida y salud.

No reconocer este gradiente social en las personas con problemas de salud mental y no intervenir en los factores socioeconómicos adversos que los determinan pueden desmoralizar aún más a quien los padece y ser poco eficiente en las intervenciones preventivas y/o terapéuticas, prioritariamente orientadas al individuo, como recuerda el clásico gráfico de Taket (**Fig. 21-2**).

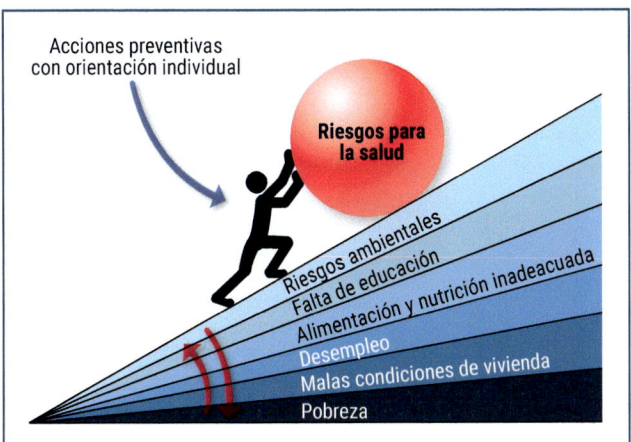

Figura 21-2. Gradiente social y riesgos para la salud.

Problemas asociados a los comportamientos de salud

Además de los trastornos adictivos o de la conducta alimentaria, bien delimitados nosológicamente, existe diversa problemática de salud subsidiaria de atención clínica sin ser un trastorno o enfermedad: sedentarismo, consumo de sustancias peligrosas, uso peligroso de juegos de azar o videojuegos digitales, problemas por una alimentación o hábitos alimenticios inadecuados, problemas con los comportamientos relativos a la higiene corporal y/o bucodental u otros problemas relativos a la salud psicológica o el bienestar. La CIE-11 también menciona los problemas relativos a los conocimientos sobre la salud: nombrarlos abre la puerta al diseño y puesta en marcha de diversas actividades de educación para la salud.

Reconocer y abordar individual, familiar y socialmente tanto el autoestigma como el proceso de estigmatización y discriminación que sufren muchas personas con trastorno mental grave es una intervención que mejora claramente la calidad de vida de quien lo padece. Asimismo, mejorar la adherencia y el cumplimiento del tratamiento disminuye los síntomas ansioso-depresivos asociados y mejora la autoestima y la calidad de vida personal.

Problemas asociados con las relaciones entre las personas

En las distintas enfermedades psiquiátricas y trastornos de personalidad delimitados como tales, el factor relacional es un elemento fundamental tanto en el diagnóstico como en el objetivo terapéutico. Pero aun sin llegar a constituir un diagnóstico psiquiátrico específico, las dificultades y problemas asociados a las interacciones interpersonales o a la relación con la pareja son un motivo habitual de consulta clínica. En la etapa infantojuvenil, como se puso de manifiesto durante el confinamiento por la pandemia COVID-19, dichos problemas en la interacción interpersonal son claves.

La cantidad y la calidad de apoyo social y emocional que recibe la gente varían según su estatus socioeconómico. La pobreza extrema puede contribuir al aislamiento y la marginación social y, por ello, empeorar los indicadores de salud de quienes la padecen.

Por otra parte, el complejo fenómeno de la soledad no deseada está cada vez más presente en las sociedades occidentales dados los cambios sociológicos y demográficos que se están produciendo en ellas. Numerosos estudios recogidos por el Observatorio Estatal de la Soledad No Deseada español señalan que la soledad no deseada es mayor entre los adolescentes y jóvenes y en las personas mayores que en el resto de la población. Además, las personas con discapacidad y otros grupos, como las personas cuidadoras, inmigrantes o las personas retornadas, entre otras, son especialmente susceptibles de padecerla.

En menos de 50 años, uno de cada tres españoles tendrá más de 65 años. De los casi dos millones de mayores de 65 años que actualmente viven solos en España (siete de cada 10 son mujeres), seis de cada 10 reconocen sentir soledad. Treinta millones de personas se sienten solas con frecuencia en la Unión Europea. Esta soledad no deseada está claramente asociada a peores indicadores de salud, incluyendo síntomas de ansiedad, depresión, deterioro cognitivo más rápido e incluso ideación suicida en casos extremos. Como están realizando acertadamente ya en países como el Reino Unido o Japón, el problema no se ha de abordar principalmente con medidas sanitarias (psicofarmacológicas, psicoterapéuticas), sino sociales o sociosanitarias. Este enfoque social es una medida de prevención cuaternaria básica que minimizará los efectos yatrogénicos de las intervenciones sanitarias injustificadas e ineficientes.

Problemas asociados a la ausencia, pérdida o muerte de otra persona

Se habla de *duelo* para referirse al proceso psicológico íntimo de aceptación y superación de la pérdida de cualquier objeto o circunstancia valiosa para alguien (otra persona, y también la salud, el estatus socioeconómico, un animal de compañía, el empleo, la casa u otro objeto con el que se tenía una especial vinculación), por el cual el individuo se adapta y se dispone a continuar viviendo sin lo perdido. El duelo no es una enfermedad o trastorno, sino una reacción normal y esperable ante el dolor de la pérdida.

En el proceso de duelo normal, se han descrito numerosos fenómenos o síntomas que el médico debe reconocer y ponderar para evitar intervenciones yatrogénicas y para tranquilizar al doliente, a sus familiares y a su entorno, en especial ante algunos fenómenos que, a veces, se viven como muy amenazantes o indicadores de psicopatología (como son los fenómenos de presencia, los momentos de anestesia o bloqueo emocional o las alucinaciones visuales o auditivas transitorias descritas en la viudez). Por ejemplo, una viuda puede decir sin angustia que ha oído a su marido fallecido recientemente, que lo ha visto acercarse a su habitación o que ha notado su presencia cerca de ella. Muchas personas en duelo dan espontáneamente un significado espiritual positivo a estas experiencias, que les ayudan a despedirse del fallecido; pero otras (o sus familiares) pueden consultar al angustiarse por si ello es un indicio de enfermedad mental. La explicación sobre la naturaleza normal, transitoria y adaptativa durante el duelo suele ser muy reconfortante para la persona que consulta por este motivo (**Tabla 21-4**).

Algunas características de la sociedad actual (menor peso que en otras épocas de las creencias religiosas y menor presencia de los rituales religiosos y culturales del luto, mayor individualismo, familias menos extensas, menor cantidad y calidad de lazos y red de apoyo social, ocultación y evitación de la presencia de la muerte) complican los inevitables procesos de duelo, como se constató dolorosamente durante los primeros meses de la pandemia por COVID-19, cuando muchas personas no pudieron realizar estos rituales comunitarios de despedida. Por ello, cada vez más individuos pueden consultar a su médico de atención primaria durante este proceso, algunos de los cuales son derivados al médico psiquiatra o al psicólogo clínico para su valoración. En todo caso, hay que saber diferenciar el duelo normal del duelo complicado o patológico para así evitar intervenciones yatrogénicas y poco eficientes para el sistema sanitario.

Numerosos autores han descrito distintas fases por las que suele pasar una persona para superar el duelo. Kübler-Ross describe las etapas de negación, ira, negociación, depresión y aceptación. Neimeyer, las de evitación («¡No puede ser verdad! Tiene que ser un error»), la de asimilación («¿Cómo voy a seguir viviendo sin esta persona a la que tanto quería?») y la de acomodación («¿Qué va a ser de mi vida ahora?»). Parker y otros hablan de fase inicial de insensibilidad o *shock*, fase de protesta, fase de anhelo (en la que se anhela que la persona perdida vuelva y en la que puede negarse la permanencia de la pérdida), fase de desorganización y desesperanza (en la que al individuo se le hace difícil funcionar como antes en su medio) y una fase de conducta reorganizada, en la que la persona en duelo empieza a recuperar su vida.

Estas fases o etapas nunca deben entenderse como un trayecto lineal, fijo, universal y con un marco cronológico preciso: el duelo es un proceso individual, determinado culturalmente, con una historia única personal en la que los fenómenos antes citados pueden sucederse o simultanearse, con avances y aparentes retrocesos (por ejemplo, en los aniversarios o ante nuevos duelos). Por eso, hoy se habla más bien, siguiendo a Worden, de las *tareas* que uno debe ir realizando durante este período: aceptar la realidad de la pérdida, elaborar las emociones y el dolor de la pérdida, adaptarse a un medio en el que el fallecido está ausente, recolocar emocionalmente al fallecido y continuar viviendo. Este concepto de *tareas* implica una actitud más activa por parte del sujeto y de su entorno.

Tabla 21-4. Manifestaciones habituales en el duelo normal	
Sentimientos	Tristeza, rabia y enfado, irritabilidad, culpa y autorreproches, ansiedad, sentimientos de soledad, cansancio, impotencia, indefensión, *shock*, anhelo, anestesia emocional, alivio, emancipación, serenidad, descanso, etcétera
Sensaciones físicas	Molestias digestivas, dificultad para tragar o articular, opresión precordial, hipersensibilidad al ruido, despersonalización, sensación de falta de aire, debilidad muscular, pérdida de energía, sequedad de boca, trastornos del sueño, etcétera
Cogniciones	Incredulidad, confusión, dificultades de memoria, atención y concentración, preocupaciones, dudas y rumiaciones, pensamientos obsesivoides sobre situaciones vividas con la persona ahora fallecida o decisiones tomadas (o no) que le implicaban, pensamientos intrusivos con imágenes del fallecido, etcétera
Alteraciones sensoperceptivas	Ilusiones, alucinaciones visuales y auditivas (generalmente transitorias y seguidas de crítica), fenómenos de presencia, etcétera
Conductas	Hiperfagia o anorexia, alteraciones del sueño, sueños con el fallecido o la situación, distracciones, abandono de las relaciones sociales, evitación de lugares y situaciones, conductas de búsqueda o llamada del fallecido en voz alta, suspiros, inquietud, hiperalerta, llanto, visita de lugares significativos, atesoramiento de objetos relacionados con el fallecido, etcétera

Adaptada de: Worden JW. El tratamiento del duelo: asesoramiento psicológico y terapia. Barcelona: Ediciones Paidós Ibérica; 1997.

No se debe olvidar las interesantes observaciones de Wortman y Silver al estudiar los mitos sobre el afrontamiento del duelo sobre la base de numerosos estudios de campo. Entre estos mitos se encuentran las ideas de que las emociones positivas están necesariamente ausentes en los sujetos en duelo; que la no aparición de efectos negativos o dolorosos es indicadora de problemas, negación o sospecha de duelo enmascarado; que la culminación con éxito del proceso requiere siempre una suerte de costosa elaboración; que el mantenimiento del apego a lo perdido es siempre algo patológico, y que en un período de 1-2 años el sujeto normal se recupera de la pérdida.

Todo esto subraya la idea de que el proceso de duelo es totalmente individual. El criterio temporal que a veces se propone en las clasificaciones nosológicas («duelo patológico a partir de los 12 meses del fallecimiento del ser querido») es meramente orientativo. Es más importante valorar cómo era la relación y qué papel desempeñaba la persona fallecida en el psiquismo del consultante en duelo (cuanto más necesario para el mantenimiento del equilibrio mental personal y el afrontamiento de la vida cotidiana fuera, más complicado será el duelo), cómo ha realizado (o no) los rituales del duelo propios de su cultura (despedida, funeral) o si se detectan signos de negación, culpa o asuntos pendientes con el difunto.

Algunas circunstancias de la muerte del ser querido (muerte súbita, consultante no presente en el momento de la muerte, muerte por suicidio, homicidio o desapariciones, muerte de menores de edad, desconfianza o desacuerdo con el tratamiento médico recibido por el fallecido, etc.) pueden hacer más complicado el proceso de duelo. También pueden complicarlo algunos factores personales (vulnerabilidad psicopatológica prepérdida, estrategias de afrontamiento pasivas, antecedentes de duelos o traumas mal resueltos, ausencia de creencias religiosas, filosóficas o espirituales) y relacionales del deudo (cercanía con el fallecido, apego ambivalente y/o conflictos previos con él, falta de red sociofamiliar efectiva, dependencia hacia el fallecido). Si, tras la valoración, no se detectan indicios de duelo complicado o depresión clínicamente significativa (**Tabla 21-5**), el profesional debe realizar una devolución que no entorpezca el normal proceso personal de duelo, y ha de evitar su medicalización o psicologización. Esta indicación de no-tratamiento es una intervención de prevención cuaternaria que trata de minimizar los efectos yatrogénicos de las intervenciones médico-psicológicas, incluso los de las más bienintencionadas.

Tabla 21-5. Diagnóstico diferencial entre duelo normal y depresión

	Depresión	Duelo
Pérdida	• Temporalmente más lejana, inconsciente, repetida o no proporcionada al estado afectivo del sujeto • Sobreidentificación con el difunto, con ambivalencia aumentada	• Generalmente, más próxima, consciente y proporcionada a los afectos del sujeto • Identificación normal con el fallecido, con poca ambivalencia
Motivaciones	• Apatía • Pérdida de energía e interés	• Hiperactividad o inhibición psicomotriz
Emociones	• Afectos depresivos. Sentimientos de vacío • Ira, resentimiento. Ansiedades depresivas y persecutorias. Vergüenza. Culpa • Todos ellos, más estables que en el duelo normal • No responde a afectos	• Las mismas que en la depresión, pero menos estables, menos profundas y sobre una personalidad no melancólica o depresiva • Humor reactivo a afectos
Cogniciones	• Se afecta la capacidad de concentración • Ideación suicida duradera en los casos graves • Ideación negativa acerca del pasado, presente, futuro, de sí mismo y del mundo	• Concentración más variable • Ideación suicida ocasional, pero poco duradera en general • Cambian las ideas acerca del futuro, de sí mismo y del mundo
Evocación en el entorno	• Evoca impotencia e irritación	• Evoca empatía y simpatía
Cronología	• Los síntomas no disminuyen y empeoran	• Los síntomas disminuyen con el paso del tiempo
Respuesta a fármacos antidepresivos	• Respuesta positiva	• No responden a antidepresivos y cuando se pautan son mal tolerados

Adaptada de: Tizón JL. Pérdida, pena, duelo. Vivencias, investigación y asistencia. Barcelona: Ediciones Paidós Ibérica; 2004.

Problemas asociados a episodios traumáticos o perjudiciales

La mayor accesibilidad a los sistemas de salud facilita que una víctima de un delito, crimen o acto de terrorismo, un desastre o una guerra, con antecedentes de maltrato o experiencias traumáticas en la infancia o tras padecer un estrés agudo, pueda ser atendida clínicamente. Desde la neurociencia se considera que las personas más resilientes tienen mayor equilibrio emocional frente a las situaciones de estrés y soportan mejor la presión. Esto les permite una sensación de control frente a los acontecimientos y una mayor capacidad para afrontar las situaciones difíciles y estresantes. Por ello, no todos desarrollarán psicopatología ansioso-depresiva, de estrés postraumático o de otro tipo. Los factores de vulnerabilidad psicológica personal y los de resiliencia son claves a la hora de afrontar el estresor (**Tabla 21-6**).

Problemas asociados a la crianza

Se trata de circunstancias de gran relevancia para asegurar un buen desarrollo emocional y conductual de la persona desde el comienzo de la vida para afianzar un apego seguro, que es un factor protector clave a la hora de afrontar los problemas, malestares, frustraciones, separaciones y pérdidas que vendrán a lo largo de la vida. Algunos de estos

Tabla 21-6. Factores de vulnerabilidad y resiliencia

Resiliencia	Vulnerabilidad
Apego seguro en la infancia	Apego no seguro en la infancia
Buen autoconocimiento y autoestima	Pobre autoconocimiento y frágil autoestima
Buena capacidad empática	Pobre capacidad empática
Autonomía y buen control interno	Tendencia a la dependencia del apoyo y control externo
Estilo de afrontamiento positivo de la adversidad	Estilo negativo y quejumbroso ante la adversidad
Buen hábito de vivir el aquí y el ahora	Tendencia a rumiar demasiado el pasado y el futuro
Flexibilidad combinada con perseverancia	Rigidez y tendencia al abandono precoz de metas
Buena sociabilidad y red natural de apoyo	Sociabilidad y red natural de apoyo pobres
Buena tolerancia a la frustración y la incertidumbre	Baja tolerancia a la frustración y la incertidumbre
Buena capacidad reflexiva y mentalizadora	Pobre capacidad reflexiva y mentalizadora
Capacidad de expresar y narrar coherentemente lo ocurrido	Incapacidad de narrar lo ocurrido; tendencia a no expresar
Valores culturales y/o espirituales presentes y firmes	Valores culturales y espirituales ausentes o poco firmes
No psicopatología previa	Antecedentes de psicopatología previa

problemas, motivos de atención clínica en un sistema de salud desarrollado y enfocado a la prevención de futuros problemas de salud mental y a la provisión temprana de elementos de protección a la infancia, son la supervisión o control parental inadecuado, la sobreprotección de los padres, la alteración de las relaciones intrafamiliares en la infancia, el retiro del hogar y la crianza institucional en este período o los acontecimientos en la infancia que llevan a la perdida de la autoestima, como el abandono, el maltrato o el acoso escolar, entre otros.

Técnica de la indicación de no-tratamiento

Se ha señalado que el tratamiento de los códigos V o Z y los malestares de la vida cotidiana con medidas sanitarias especializadas (antidepresivos u otros psicofármacos, psicoterapia) no tiene fundamento científico, es clínicamente cuestionable y puede producir efectos yatrogénicos en los pacientes. Además, representa un gasto innecesario y poco eficiente en los servicios públicos de salud mental y perjudica a los pacientes más graves porque se proporciona mayor atención a quien la demanda y no tanto a quien la necesita, según la ley de cuidados inversos de Hart, quien ya en los años 70 observó cómo las poblaciones desfavorecidas necesitan más atención médica que las más socioeconómicamente favorecidas, pero reciben menos. Este cuidado inverso opera de forma más completa donde la atención médica está más determinada por las fuerzas del mercado y menos donde la presencia pública es más clara.

Las consecuencias negativas de intervenir en los malestares de la vida no asociados a enfermedades o trastornos mentales son múltiples y se observan en diversos ámbitos (éticos, psicológicos, sociales, diagnósticos, terapéuticos, yatrogénicos), como bien han estudiado Ortiz Lobo y sus colaboradores.

La técnica de la indicación de no-tratamiento es una intervención paradigmática de prevención cuaternaria en psiquiatría y salud mental. Tras una adecuada entrevista de evaluación, diagnóstico diferencial con trastornos mentales tratables, escucha y reformulación de la narrativa del paciente sobre su malestar, se acuerda con él (tras descartar un trastorno o enfermedad mental) no realizar ninguna intervención sanitaria especializada (más allá de reforzar hábitos de salud o de usar puntualmente un ansiolítico durante tiempo limitado) y mantener una espera vigilante, frente a las posturas intervencionistas, que pueden producir más daños que beneficios. Con esta intervención, además de evitar yatrogenia y normalizar el malestar del paciente, se busca provocar tanto una resignificación de los síntomas (que el paciente y su médico derivante etiquetaban como señales de enfermedad o trastorno y, por tanto, subsidiarios de una intervención sanitaria) como una respuesta emocional sana, legítima, adaptativa y adaptativamente necesaria. Con ello, además, se pretende aumentar la confianza del paciente en sí mismo, su capacidad y su responsabilidad para gestionar sus propias emociones, movilizando si es preciso para el afrontamiento de su problema ayudas más efectivas que las sanitarias, como pueden ser las de su propia red natural de apoyo, las sociales, las legales o sindicales, las espirituales u otras.

Desde un punto de vista práctico, la intervención se desarrolla en cinco fases, cada una de las cuales tiene unos objetivos específicos y requiere de habilidades concretas de entrevista (Tabla 21-7). Se puede aplicar este modelo al malestar del duelo normal o tras ciertos conflictos sociolaborales, para los cuales los psicofármacos o la psicoterapia no solo están contraindicados, sino que pueden ser francamente yatrogénicos. Cuando existen beneficios primarios o secundarios asociados al papel de enfermo (se buscan por ello tramitación de ayudas socioeconómicas, bajas laborales, liberación de obligaciones o ventajas en litigios en el medio legal, familiar, laboral o de otro tipo), dicho modelo de no-tratamiento suele fracasar al obtener el paciente etiquetado como *enfermo* una serie de beneficios y ventajas (económicas, de apoyo familiar, de liberación de responsabilidades desagradables, etc.) que de otra forma no podría obtener.

Tabla 21-7. Fases en la intervención de indicación de no-tratamiento

Fase	Objetivos	Trabajos
1ª Escucha empática	• Conocer lo que le sucede al paciente • Que el paciente sepa que el profesional lo sabe	• Cuál es el problema • Cómo se explica el problema • Qué quiere (demanda) • Qué papel otorga al clínico • Emociones asociadas
2ª Construcción de una visión inicial	• Acordar con el paciente una versión inicial de forma conjunta	
3ª Si no es un trastorno o enfermedad mental, deconstrucción de una narrativa de enfermedad	• Desvincular el problema que presenta el paciente de lo patológico/anormal y su solución del ámbito de lo sanitario	
4ª Resignificación	• Co-construir una nueva versión de lo que le ocurre en que: - La problemática que plantea el paciente quede vinculada a su contexto cotidiano saludable - La carga emocional esté legitimada y normalizada - El papel de enfermo cambie a uno más activo e independiente	• Del problema • De cómo se lo explica • De la demanda • De la relación terapéutica • Trabajo sobre las emociones
5ª Cierre de la intervención	• Despedirse	• Condiciones del fin de la entrevista • Medidas terapéuticas («prescripción social» de otros agentes sociales más adecuados para su problema, refuerzo de pautas higiénicas y hábitos de salud, ansiolíticos puntuales si precisa, etcétera) • Cómo tendría que volver a consultar si lo precisa

Adaptada de: Ortiz Lobo A, Sobrado de Vicente AM. El malestar que producen los problemas de la vida. AMF. 2013;9(7):366-72.

PUNTOS CLAVE

- Una buena formación en psiquiatría y sensibilidad del médico de atención primaria hacia los problemas de salud mental y la disposición de tiempo suficiente para explorar, evaluar y hacer un buen diagnóstico diferencial a sus pacientes facilitan la adecuada detección y derivación al escalón especializado de psiquiatría y salud mental de los casos que lo necesitan.

- Los motivos principales de incumplimiento del tratamiento médico en psiquiatría son la falta de conciencia de enfermedad propia de determinados trastornos mentales (psicosis, trastornos de personalidad u otros), el deterioro cognitivo asociado, los posibles efectos secundarios del psicofármaco, el estigma asociado a la enfermedad y/o el tratamiento, el coste económico de este, una mala alianza terapéutica y una pobre o nula adherencia al plan terapéutico propuesto.

- Una de cada cuatro consultas de salud mental derivadas desde atención primaria en este medio no presenta un trastorno mental diagnosticable. Es importante una adecuada evaluación y diagnóstico diferencial de estos casos para evitar intervenciones yatrogénicas y poco eficientes en el sistema sanitario.

- La literatura científica actual avala la existencia de un gradiente de salud o correlación inversa entre diversos indicadores de salud física y salud mental y determinados factores socioeconómicos, como la pobreza y los bajos ingresos económicos, la alimentación inadecuada, la vivienda en malas condiciones de habitabilidad o la carencia de ella, el desempleo o las condiciones laborales adversas o el bajo nivel educativo.

- En el duelo normal o no complicado, son normales numerosos fenómenos transitorios y adaptativos, aunque molestos o dolorosos, que el médico debe reconocer y ponderar para evitar intervenciones yatrogénicas (psicofármacos antidepresivos o psicoterapia). Solo se debe valorar el tratamiento médico-psicológico cuando se sospecha un duelo complicado o psicopatología depresiva o de otro tipo asociada.

- La intervención de no-tratamiento está indicada para determinados motivos de consulta clínica que no son enfermedades o trastornos médicamente diagnosticables. De manera colaborativa con el paciente, busca redefinir su problemática de la manera más adecuada para él, y evitar intervenciones yatrogénicas y poco eficientes.

BIBLIOGRAFÍA

American Psychiatric Association. Guía de Consulta de los Criterios Diagnósticos del DSM-5 TR, 5ª ed. Madrid: Editorial Médica Panamericana; 2023.

Beutel ME, Klein EM, Brähler E, Reiner I, Jünger C, Michal M et al. Loneliness in the general population: prevalence, determinants and relations to mental health. BMC Psychiatry. 2017;17(1):97.

Fundación ONCE. Web del Observatorio Estatal de la Soledad no Deseada. Madrid: Fundación ONCE; 2021.

Goldberg D, Huxley P. Mental illness in the community. The pathway to psychiatric care. Londres: Tavistock/Routledge; 1980.

Goldberg D Models for mental illness. Common mental disorders: a biosocial model. Londres: Tavistock/Routledge; 1992.

Hart JT. The inverse care law. Lancet. 1971;1:405-12.

Huber M, Wahlbeck K. Access to health care for people with mental disorders in Europe [Internet]. Viena: European Centre for Social Welfare Policy and Research; 2009 [consulta el 1 de mayo de 2024]. Disponible en: https://www.euro.centre.org/downloads/detail/109

Kröger H, Pakpahan E, Hoffman R. What causes health inequality? A systematic review on the relative importance of social causation and health selection. Eur J Public Health. 2015;25(6):951-60.

Kübler-Ross E. On death and dying. Nueva York: The Macmillan Company; 1969.

Lozano C, Ortiz A, González C. Tratamiento y uso de recursos en salud mental de pacientes sin patología. Rev Asoc Esp Neuropsiq. 2014;34(122):267-81.

Ministerio de Sanidad, Consumo y Bienestar Social. Encuesta Nacional de Salud ENSE, España 2017. Serie informes monográficos. Nº 1. Salud Mental [Internet]. Madrid: Ministerio de Sanidad, Consumo y Bienestar Social; 2019 [consulta el 1 de mayo de 2024]. Disponible en: https://www.sanidad.gob.es/estadEstudios/estadisticas/encuestaNacional/encuestaNac2017/SALUD_MENTAL.pdf

Organización Mundial de la Salud. Clasificación Internacional de Enfermedades. 1ª ed. (CIE-11) [Internet]. Ginebra: Organización Mundial de la Salud; 2023 [consulta el 23 de mayo de 2023]. Disponible en: https://icd.who.int/browse11/l-m/es

Organización Mundial de la Salud. Mental Health Action Plan 2013-2020. Ginebra: Organización Mundial de la Salud; 2015 [consulta el 1 de mayo de 2024]. Disponible en: http://apps.who.int/iris/bitstream/10665/89966/1/9789241506021_eng.pdf

Organización Mundial de la Salud. Mental health policy and service guidance package [Internet]. Ginebra: Organización Mundial de la Salud; 2003 [consulta el 1 de mayo de 2024]. Disponible en: https://www.who.int/publications/i/item/9241546468

Organización Mundial de la Salud. Promoting mental health: concepts, emerging evidence, practice (Summary Report) [Internet]. Ginebra: Organización Mundial de la Salud; 2004 [consulta el 1 de mayo de 2024]. Disponible en: https://apps.who.int/iris/bitstream/handle/10665/42940/9241591595.pdf

Organización Mundial de la Salud. The World Health Report 2001: Mental disorders affect one in four people [Internet]. Ginebra: Organización Mundial de la Salud; 2001 [consulta el 1 de mayo de 2024]. Disponible en: https://www.who.int/whr/2001/media_centre/press_release/en

Ortiz Lobo A, González González R, Rodríguez Salvanés F. La derivación a salud mental de pacientes sin un trastorno psíquico diagnosticable. Aten Primaria. 2006;38(10):563-9.

Ortiz Lobo A, Murcia L. La indicación de no-tratamiento: aspectos psicoterapéuticos. En: Retolaza A, coordinador. Trastornos mentales comunes: manual de orientación. Madrid: AEN; 2009. p. 179-93.

Ortiz Lobo A, Sobrado de Vicente AM. El malestar que producen los problemas de la vida. AMF. 2013;9(7):366-72.

Resnick PJ, West S, Payne JW. Malingering of posttraumatic disorders. En: Rogers R, editor. Clinical assessment of malingering and deception. 3ª ed. Nueva York: Guilford Press; 2008. p. 109-27.

Rosenstock IM. Why people use health services. The Milbank Quarterly. 2005;83(4):1-32.

Sánchez Merano, E. Desigualdades sociales en salud. El papel de la exclusión social en el gradiente socioeconómico en la distribución de la salud y las enfermedades. VIII Informe FOESSA. Documento de Trabajo 3.9. Madrid: FOESSA; 2019.

Starfield B. Is primary care essential? Lancet. 1994;344:1129-33.

Taket AR. Making partners: intersectoral action for health. Proceedings and outcome of a joint working group on intersectoral action for health. Copenhague: Organización Mundial de la Salud; 1990.

Tizón JL. Pérdida, pena, duelo. Vivencias, investigación y asistencia. Barcelona: Ediciones Paidós Ibérica; 2004.

Vázquez-Barquero JL, Herrán A, Vázquez-Bourgon ME. La enfermedad mental en atención primaria: una perspectiva general. En: Vázquez-Barquero JL, editor. Psiquiatría en atención primaria. Madrid: Grupo Aula Médica; 1998. p. 3-16.

Wilkinson R, Marmot M, editores. Los determinantes sociales de la salud. Los hechos irrefutables. Edición española, traducción de la 2ª edición de la OMS. Madrid: Oficina Regional para Europa de la OMS y Ministerio de Sanidad y Consumo; 2006.

Worden JW. El tratamiento del duelo: asesoramiento psicológico y terapia. Barcelona: Ediciones Paidós Ibérica; 1997.

Worden JW. Grief counseling and grief therapy. A handbook for the mental health practitioner. Nueva York: Springer Publishing Company; 1991.

Yerkes RM, Dodson JD. The relation of strength of stimulus to rapidity of habit-formation. J Comparative Neurol Psychol. 1908;18:459-82.

Psiquiatría en otros grupos o contextos poblacionales

22

22.1 Psiquiatría reproductiva

A. Iglesias Alonso y C. Iglesias García

OBJETIVOS

- Definir las fases del período reproductivo de la mujer.
- Explicar los efectos de los cambios reproductivos en la salud mental.
- Conocer los síntomas y trastornos mentales asociados a las distintas fases del período reproductivo.
- Aplicar actividades preventivas e intervenciones terapéuticas adecuadas a cada problema de salud mental.
- Manejar los problemas específicos de la reproducción en mujeres con trastornos mentales graves previos.
- Conocer y manejar los problemas mentales asociados a la infertilidad femenina.

INTRODUCCIÓN

La psiquiatría reproductiva es el área de la psiquiatría que estudia la asociación entre las fases reproductivas y la salud mental de la mujer.

En las últimas décadas, ha habido un crecimiento significativo del conocimiento y la comprensión de los cambios (fisiológicos y vivenciales) que se producen en las distintas fases del periodo reproductivo de la mujer y su influencia en la salud mental. Este cúmulo de conocimientos se ha ido trasladando a la práctica clínica, dando lugar a la puesta en marcha de programas clínicos especializados en psiquiatría reproductiva, atendidos por personal con capacitación específica. Los profesionales que se dediquen a esta disciplina deben tener conocimientos profundos de la fisiología del periodo reproductivo de la mujer y disposición para el trabajo interdisciplinar, ya que su ámbito de actuación se solapa con otras especialidades médicas, especialmente con la ginecología y obstetricia, así como con la urología y la medicina de familia.

MENSTRUACIÓN

En lo que se refiere a la menstruación, se estudiarán los síntomas y los trastornos premenstruales.

Síntomas premenstruales

Hasta el 75 % de las mujeres con ciclos menstruales regulares presentan algún síntoma premenstrual, entre los que destacan la hinchazón abdominal (que se da en el 90 % de los casos) y, con menor frecuencia, la sensibilidad mamaria o la cefalea. Estos síntomas suelen ser leves, no limitan funcionalmente a la mujer y no tienen entidad suficiente como para justificar un diagnóstico de trastorno mental.

 Los síntomas premenstruales, probablemente, se deben a las alteraciones en la interacción normal entre los ciclos de esteroides ováricos y los neurotransmisores y neurohormonas centrales (sistema serotoninérgico, endorfinas, y sistemas ácido gamma-aminobutírico y renina-angiotensina-aldosterona).

El abordaje debe ser conservador y ha de estar enfocado en los hábitos de vida saludables, especialmente los dietéticos. Es recomendable la restricción de sal, grasas, cafeína y azúcar. En el caso de que los síntomas se asocien con malestar psicológico relevante y no mejoren después de utilizar las medidas conservadoras durante 2-3 meses, podría estar indicada la utilización de fármacos inhibidores selectivos de la recaptación de serotonina (ISRS).

Trastornos premenstruales

Existe un grupo de mujeres, especialmente sensibles a las fluctuaciones de las hormonas sexuales, que sufren síntomas más intensos. Estos síntomas pueden aparecer durante todo el período reproductivo, suelen ser constantes entre ciclos, producen un impacto negativo en la calidad de vida y pueden afectar al rendimiento de la persona, lo que justifica el diagnóstico de trastorno premenstrual.

Los motivos por los que estas pacientes llegan a la consulta del psiquiatra suelen ser la presencia de síntomas emocionales o vegetativos intensos, ideas suicidas, incapacidad reiterada para el funcionamiento en la vida normal o comorbilidad psiquiátrica (sobre todo, trastornos del humor o de ansiedad).

Para hacer un diagnóstico diferencial de los trastornos premenstruales, hay que descartar la presencia de un trastorno depresivo subyacente (en este caso, los síntomas están presentes tanto en la fase folicular como en la lútea), la transición menopáusica, o trastornos tiroideos (hipertiroidismo o hipotiroidismo).

Síndrome premenstrual

El síndrome premenstrual está presente en un 20-30 % de las mujeres. Se caracteriza por una mezcla de síntomas físicos y mentales recurrentes durante la segunda mitad del ciclo menstrual (a veces, también los primeros días de la menstruación), entre los que se encuentran la hipovitalidad, el humor lábil o francamente triste, la irritabilidad, la tensión mental, las alteraciones cognitivas (olvidos, dificultades de concentración) y el incremento del apetito.

Los síntomas causan interferencia en algún aspecto de la vida de la mujer, y en un 5 % de los casos son lo suficientemente graves como para limitar significativamente el funcionamiento social u ocupacional de la persona. El síndrome premenstrual incrementa el riesgo de desarrollar trastornos de ansiedad o trastornos depresivos en el futuro, sin que se conozca la razón de esta asociación.

Trastorno disfórico premenstrual

El trastorno disfórico premenstrual se da entre el 2-8 % de las mujeres con ciclos normales, sin que la incidencia varíe dependiendo de circunstancias culturales, étnicas o socioeconómicas. Se caracteriza por la presencia de humor disfórico y lábil, irritabilidad y ansiedad, que aparecen recurrentemente en la fase premenstrual y mejoran al inicio de la menstruación. Para justificar el diagnóstico, la mujer debe experimentar malestar subjetivo y limitación funcional, pero no es necesaria la presencia de síntomas físicos.

 Para el diagnóstico del trastorno disfórico premenstrual no es necesaria la presencia de síntomas físicos.

Tratamiento de los trastornos menstruales

Como primera línea de tratamiento de los trastornos premenstruales se pueden utilizar antidepresivos (ISRS o inhibidores de la recaptación de serotonina y noradrenalina), que pueden administrarse de forma continuada o como *tratamiento de la fase lútea* (se empieza 14 días antes de la fecha esperada de la menstruación y se termina al inicio de esta). El alprazolam es el fármaco recomendado como segunda línea de tratamiento.

En los casos refractarios, se precisa tratamiento con un agonista de la hormona liberadora de gonadotropina. En los muy raros casos en los que haya síntomas gravemente incapacitantes, se podría considerar la ooforectomía bilateral.

Otros tratamientos con eficacia dudosa son los diuréticos para el edema grave o el danazol para la mastalgia. También la vitamina B_6, la vitamina E, el calcio, la vitamina D y el magnesio.

 En el tratamiento de la fase lútea de los trastornos menstruales, se inicia el tratamiento con antidepresivos 14 días antes de la fecha esperada de la menstruación y se termina al inicio de esta.

MATERNIDAD

La maternidad es uno de los hechos más importantes y gozosos de la vida de la mujer, pero también es un período de cambios que pone a prueba la capacidad de adaptación de la futura madre. En esta etapa de la vida, se producen variaciones hormonales que influyen en los sentimientos y en el carácter. El aspecto de la mujer cambia, aumenta el tamaño mamario, la pigmentación de determinadas zonas corporales, el peso y el perímetro abdominal. Además, pueden aparecer otros elementos causantes de malestar psicológico, como reacciones emocionales asociadas al conflicto derivado de una gestación no deseada, preocupaciones por el futuro personal y del recién nacido o expectativa aprensiva con respecto a la capacidad de manejar el dolor o al impacto que la gestación puede tener sobre enfermedades intercurrentes.

A pesar de todo, el balance de la gestación en términos de salud mental es positivo y los tratamientos por problemas mentales, los ingresos psiquiátricos o los suicidios son menos frecuentes que en otras épocas de la vida. No obstante, hay que ser consciente de los riesgos y se ha de garantizar una valoración pregestacional que tenga en cuenta la salud mental de la mujer, para lo que se obtendrá información sobre los antecedentes familiares y personales y otros factores que aumenten el riesgo de desarrollar trastorno mental. También es importante prestar atención a los malos resultados obstétricos previos y, en general, a los factores de vulnerabilidad materna.

 El balance de la gestación en términos de salud mental es positivo.

EMBARAZO

En el estudio de los problemas mentales asociados al embarazo, se deben tener presentes el embarazo en madres vulnerables, los síntomas afectivos en el embarazo normal y la seudociesis gravídica.

Embarazos en madres vulnerables

Las adolescentes, las mujeres que han sufrido una pérdida gestacional previa o las que tienen un embarazo de riesgo deben considerarse madres con especial vulnerabilidad para el desarrollo de problemas mentales.

Madres adolescentes

El embarazo adolescente o embarazo precoz se produce en una persona que, generalmente, no tiene ni el cuerpo ni la mente preparados para ello. La adolescente se encuentra inmersa en una serie de procesos de cambio (psicológicos, biológicos y sociales) que pueden verse seriamente interferidos por el embarazo. Además, el embarazo adolescente suele ser no deseado, con los conflictos que esto comporta, y suele darse en un entorno estresante en el que se mezclan la presión social y familiar, la dificultad para obtener apoyo y la incertidumbre por la expectativa de cambios bruscos e inesperados en la trayectoria vital prevista (abandono de estudios, matrimonio).

Se ha demostrado que las adolescentes embarazadas tienen más riesgo de padecer síntomas y trastornos de ansiedad y del humor. También peores resultados obstétricos, incluyendo bajo peso al nacer, prematuridad, aumento de muerte neonatal o exposición a infecciones de transmisión sexual.

Dar apoyo y promover habilidades para un funcionamiento saludable es una exigencia, sobre todo teniendo en cuenta que las adolescentes tienen más dificultades para acceder a una atención médica adecuada.

La atención debe ser integral (biopsicosocial), tiene que prestarse por un equipo multidisciplinar (ginecología, salud mental, pediatría y trabajo social) y ha de centrarse en la joven gestante, en su pareja, en el futuro bebé y en el entorno familiar más próximo. Se debe dar acompañamiento constante y continuo. Hay que favorecer en todo momento la confianza en el proceso que se vive y en la propia capacidad para afrontarlo, y facilitar a la joven el acceso a los recursos asistenciales siempre que ella lo necesite.

Madre con pérdida gestacional previa

Las mujeres que se enfrentan a un nuevo embarazo tras una pérdida gestacional previa presentan, con más frecuencia que el resto, síntomas depresivos y niveles elevados de ansiedad. Los profesionales deben ser conscientes de la mezcla de esperanza y aprensión que experimenta la futura madre durante los embarazos posteriores a una pérdida, y han de intentar contrarrestar los miedos dándole la información y el apoyo necesarios.

Madre con embarazo de riesgo

Embarazo de riesgo es el que presenta complicaciones o factores asociados que pueden perjudicar la salud de la madre y del feto antes del parto. Pueden ser factores de embarazo de riesgo la edad materna (menos de 15 o más de 35 años), el peso o la talla de la madre, incompatibilidades del Rh, alteraciones estructurales del aparato genital, enfermedades maternas o teratógenos.

La incertidumbre generada por la situación y la necesidad de control y seguimiento clínico exhaustivo pueden aumentar la vulnerabilidad materna al estrés y facilitar el desarrollo de problemas emocionales durante el embarazo y el posparto. Es muy importante que los profesionales de la salud sean proactivos en la valoración, el apoyo y el seguimiento emocional de estas gestantes. En embarazos de riesgo, es especialmente importante mantener al mínimo la ansiedad y el estrés, ya que niveles altos pueden aumentar el riesgo de parto prematuro.

Síntomas afectivos en el embarazo normal

En el embarazo normal, es frecuente que aparezca algún síntoma aislado de ansiedad o del estado de ánimo, que no debe considerarse patológico. Es un producto de sentimientos normales y está relacionado, generalmente, con el ajuste a la nueva situación que supone el inicio del embarazo (primer trimestre) y con la incertidumbre y los miedos propios de su finalización (tercer trimestre).

Entre los síntomas frecuentes están la hipersensibilidad a las emociones, los cambios de humor y la preocupación por la salud tanto fetal como materna. También pueden aparecer sentimientos de frustración y enfado por la pérdida de la independencia y la posible merma en el atractivo personal, así como sentimientos de inseguridad incrementados por la presión social asociada al embarazo.

Estas manifestaciones suelen ser transitorias y no requieren intervención profesional. En la pequeña proporción de gestantes que presentan síntomas algo más relevantes (más intensos o duraderos), la información y el apoyo terapéutico ayudan a controlarlos y disminuyen el riesgo de que se desarrolle un trastorno mental.

Seudociesis gravídica

Es un trastorno en el que la mujer tiene la creencia firme de estar embarazada, que se ve reforzada por el desarrollo de signos objetivos de embarazo (distensión abdominal sin protrusión umbilical, amenorrea, aparentes movimientos fetales, náusea, cambios mamarios, dolores de parto, agrandamiento uterino, ablandamiento del cérvix, frecuencia urinaria o pruebas de embarazo positivas). A veces, la idea persiste hasta las falsas contracciones del parto. El trastorno suele darse en mujeres que sufren ansiedad por lograr el embarazo; generalmente, mujeres que presentan esterilidad y llevan tiempo intentando conseguir un embarazo sin éxito.

Al diagnóstico se llega descartando que se trate de una gestación real mediante una exploración física, una ecografía y la comprobación del tamaño del útero. La prueba de embarazo puede ser un elemento de confusión, ya que en algunos casos de seudociesis puede dar resultado positivo. La analítica puede mostrar valores bajos de hormona foliculoestimulante y elevados de prolactina y progesterona. El diagnóstico diferencial también debe incluir otros procesos, como embarazo extrauterino, quiste del cuerpo lúteo, enfermedad trofoblástica, tumor hipofisario o tumor pélvico.

En el ámbito psiquiátrico, la seudociesis debe diferenciarse del delirio de embarazo. Ambas entidades tienen consideración nosológica diferente. La seudociesis se entiende como un trastorno somatomorfo de naturaleza histérica y psicosomática asociado a situaciones que producen tensión psicológica, mientras que el delirio de embarazo se considera como un trastorno mental del espectro de la psicosis. En el delirio de embarazo, los signos de gestación no están presentes.

Para su tratamiento, se necesita la cooperación entre el psiquiatra y el ginecólogo. Cuando la confrontación con la realidad no es suficiente para la resolución del cuadro, deben utilizarse la psicoterapia individual o familiar, asociada a psicofármacos para el tratamiento de síntomas concretos. Es un proceso que no recurre.

 La seudociesis gravídica es un trastorno de naturaleza histérica y psicosomática. Debe diferenciarse de delirio de embarazo, que se considera un trastorno de naturaleza psicótica en el que los signos del embarazo no están presentes.

PARTO

Aunque los datos no son uniformes, el modo en que se realiza el parto y la experiencia subjetiva de la madre parecen tener influencia en la salud mental materna: se evidencia un incremento del malestar psicológico en madres sometidas a intervenciones obstétricas, como la cesárea, en los meses siguientes a estas.

Es importante conocer que el potencial efecto deshumanizador de la tecnología puede revertirse con una buena relación terapéutica. Por ello, se recomienda realizar una atención perinatal integral, que incluya los factores psicológicos a la hora de determinar las decisiones obstétricas y una correcta evaluación riego/beneficio maternoinfantil.

El *miedo al parto* es un problema observado en las mujeres, independientemente de que hayan tenido embarazos previos o no, que tiene consecuencias para su salud e implicaciones para el buen desarrollo de las distintas fases del parto y el puerperio. Es habitual que las mujeres embarazadas con miedo al parto soliciten una cesárea electiva. La prevalencia varía entre los países y la etiología es desconocida, aunque se asocia con estrés, ansiedad, alteraciones del humor y falta de apoyo social. Distintas intervenciones prenatales, como la terapia cognitivo-conductual y la educación prenatal, asociadas a una mayor continuidad en la atención obstétrica, han dado como resultado un mejor manejo del miedo por parte de las mujeres y la disminución de la tasa de cesáreas.

PUERPERIO

El puerperio se divide en tres etapas:

- Primera etapa o fase de asimilación:
  - Los primeros 3 días.
  - La madre se centra en sus propias necesidades primarias, como dormir y comer.
  - Es importante escuchar y ayudar a la madre a interpretar los acontecimientos del parto para hacerlos más significativos.
  - No es un momento adecuado para enseñarle los cuidados del bebé.

- Segunda etapa o fase de transición:
  - Días 4 a 10.
  - La mujer controla más su independencia y empieza a asumir las tareas de la maternidad.
  - Es el momento óptimo para enseñar a la madre los cuidados del bebé.
- Tercera etapa o fase de «dejar ir»:
  - La madre puede sentir una profunda pérdida por la separación del bebé de su cuerpo y puede llorar por la pérdida.
  - Puede verse atrapada en un papel dependiente-independiente, en el que quiere sentirse segura y a la vez quiere tomar decisiones.

 La fase de transición (días 4 a 10 del puerperio) es el momento óptimo para enseñar a la madre los cuidados del bebé.

Tristeza posparto (*maternity blues, baby blues*)

Los estrógenos actúan sobre el sistema nervioso central y producen un efecto antidepresivo (al inhibir la monoaminoxidasa) y un efecto ansiolítico (al estimular los receptores de serotonina y progesterona). Alrededor de la mitad de las nuevas madres, en la semana siguiente al nacimiento, pueden experimentar tristeza asociada a la deprivación estrogénica posparto.

Se han identificado algunos factores que se asocian a un aumento del riesgo de padecer tristeza posparto. Entre ellos, se encuentran los antecedentes de depresión posparto, los síntomas depresivos anteparto, los cambios de humor menstruales, la utilización de anticonceptivos, el parto por cesárea, el no dar lactancia materna o tener un nivel educativo bajo.

 El cuadro clínico característico de tristeza posparto es fácilmente reconocible: consiste en episodios cortos de llanto y labilidad emocional, que empiezan 2-3 días después del nacimiento y duran 1-2 días.

Por lo general, la tristeza posparto se resuelve espontáneamente y no requiere más tratamiento que una espera vigilante y tranquilizar y apoyar a la mujer y a su familia. Es esencial que la paciente disponga de tiempo suficiente para dormir y descansar.

Depresión posnatal

Un 10-15 % de las madres tienen síntomas compatibles con un episodio depresivo mayor dentro de los 6 meses posteriores al parto. En el 50 % de los casos, este episodio depresivo se inicia antes del parto. La patogénesis es desconocida, aunque se contemplan algunos elementos implicados, como la susceptibilidad genética, fenómenos epigenéticos, cambios hormonales, problemas psicológicos y sociales y acontecimientos vitales estresantes.

Se han identificado multitud de factores asociados a un mayor riesgo de padecer una depresión posnatal. Los factores que tienen más peso son los antecedentes de depresión (durante el embarazo o antes) y la existencia de circunstancias vitales estresantes en el puerperio (por ejemplo, problemas socioeconómicos). Otros factores identificados son que la madre no tenga pareja; la multiparidad; antecedentes familiares de depresión posparto o cualquier enfermedad psiquiátrica; violencia en la pareja; antecedentes de abuso físico o sexual a lo largo de la vida; embarazo no deseado; actitudes negativas hacia el embarazo; miedo al parto; mala salud física perinatal; insatisfacción con la imagen corporal; determinados rasgos de personalidad, como el neuroticismo; antecedentes de síndrome premenstrual o trastorno disfórico premenstrual; alteraciones del sueño en el período perinatal; época del año del parto (la depresión posparto puede ser más frecuente durante la época del año en que disminuye la luz diurna); resultados adversos del embarazo y neonatales (muerte fetal, parto prematuro, muy bajo peso al nacer y muerte neonatal); tristeza posparto; lactancia materna no exclusiva, difícil, de duración relativamente corta o que cesa relativamente pronto; o estrés en el cuidado del bebé.

Las características clínicas son similares a las de otros episodios depresivos, con algunos aspectos singulares, como un mayor nivel de ansiedad y preocupaciones relacionadas con el estado de salud del niño o con la propia capacidad para proporcionarle cuidados adecuados. Además, la depresión posparto deteriora el funcionamiento de la mujer como madre y puede interferir en la lactancia, el cuidado del bebé y de otros niños, el vínculo maternoinfantil y la relación de la mujer con su pareja. Si no se trata, la depresión posparto puede afectar negativamente al niño al entorpecer su desarrollo físico y cognitivo y favorecer la aparición de psicopatología.

La tasa absoluta de suicidio durante el puerperio es baja (entre 1 y 5 por cada 100.000 nacimientos), e incluso inferior en madres primerizas. Los intentos de suicidio también son poco frecuentes durante el puerperio. Estas tasas se han incrementado en los últimos años y son significativamente mayores en madres con trastorno mental diagnosticado. En la depresión posnatal, pueden aparecer pensamientos recurrentes, no deseados y molestos de hacer daño al bebé, que no se suelen traducir en ninguna intención de dañar, pero que asustan mucho a la madre. El infanticidio es un acontecimiento poco frecuente (entre 2 y 7 por cada 100.000 bebés); el riesgo es mayor en las mujeres con síntomas psicóticos o que hayan tenido ingresos psiquiátricos previos. Las madres que matan a sus hijos suelen intentar suicidarse.

En el período posnatal, es importante poner los medios para identificar los síntomas depresivos precozmente con el fin de intervenir lo más rápidamente posible. El tratamiento es el utilizado habitualmente para tratar los episodios depresivos, bien sea con antidepresivos o con psicoterapia (de tipo cognitivo conductual breve o interpersonal). Los casos graves o en los que la madre tiene pensamientos de hacerse daño a sí misma o al niño requieren ingreso hospitalario.

 En la depresión posnatal, pueden aparecer pensamientos recurrentes, no deseados y molestos de hacerse daño o de hacer daño al bebé. Son muy angustiantes para la madre y deben tenerse en cuenta.

Psicosis posparto (psicosis puerperal)

Entre 1 y 2 de cada 1.000 mujeres pueden desarrollar un episodio psicótico agudo durante el posparto. La causa se desconoce, pero se asocia con la disminución de estrógenos y la consiguiente supersensibilidad de receptores dopaminérgicos, el aumento de los niveles de cortisol o la presencia de tiroiditis posparto. Los factores de riesgo incluyen la existencia de antecedentes familiares o personales de psicosis posparto o de antecedentes personales de otras psicosis. La privación de sueño podría actuar como desencadenante.

Los síntomas aparecen con más frecuencia en las 2 semanas siguientes al nacimiento, se instauran de manera brusca, empeoran rápidamente y fluctúan en el tiempo. Pueden incluir alucinaciones; delirios, que generalmente implican al bebé; insomnio grave y persistente; desorganización del pensamiento y de la conducta; sensación de perplejidad, desconcierto y desorientación, que puede semejar un *delirium*, y pensamientos de suicidio e infanticidio.

> **!** Existen tres tipos de presentaciones típicas de psicosis posparto: con síntomas afectivos predominantes (manía o depresión con síntomas psicóticos), con características esquizofreniformes y con características de psicosis aguda orgánica.

Los episodios pueden ser graves y prolongados, y pueden interferir seriamente en el vínculo maternofilial, que también se puede ver alterado en caso de hospitalización de la madre. El manejo correcto debe empezar con la prevención, detectando las personas en riesgo y proporcionándoles educación, apoyo y el tratamiento adecuado de los problemas de base. Cuando se manifiesta, la psicosis posparto constituye una emergencia médica y, por lo general, requiere una intervención rápida y hospitalización (a ser posible en una unidad maternoinfantil). Se precisa una evaluación médica exhaustiva que incluya anamnesis, exploración física y pruebas de laboratorio, y que permita realizar un diagnóstico diferencial con otras causas médicas de psicosis o con consumo de psicótropos.

> **!** En casos de psicosis posparto, deben mantenerse a la madre y al niño en un entorno seguro. Hay que evitar que el bebé se quede solo al cuidado de la madre.

El tratamiento farmacológico se realizará con antipsicóticos por un período mínimo de 3-6 meses. Para la elección de antipsicótico, se utilizarán los mismos criterios que se emplean en cualquier otro período de la vida. También se ha propuesto utilizar la combinación de antipsicóticos y litio por la elevada probabilidad de un diagnóstico subsecuente de trastorno bipolar. Para las personas que presentan psicosis posparto con síntomas compatibles con depresión mayor, pueden utilizarse antidepresivos, estabilizantes del humor y, en casos necesarios, terapia electroconvulsiva.

Duelo por pérdida gestacional o muerte perinatal

El término *pérdida gestacional* incluye el aborto (voluntario o espontáneo) y la muerte fetal (la que se produce antes de que el feto sea expulsado para que comience su vida extrauterina después de la vigésima semana de gestación). La *muerte perinatal* es la que sucede alrededor del parto. Ambas situaciones representan experiencias traumáticas y violentas que puede poner en peligro la salud de la mujer y que afectan a su entorno. Tras un acontecimiento de estas características, las madres pasan por distintas fases: *shock* emocional inicial y negación del hecho, búsqueda del porqué y de culpables (pareja, profesionales implicados), incertidumbre sobre qué pasará tras el diagnóstico y, por último, aceptación.

Durante este proceso, la madre puede sentir tristeza, culpabilidad, rabia, ira, vulnerabilidad, sensación de vacío, evitación social y sentimientos ambivalentes ante una nueva gestación. Aumenta la probabilidad de sufrir algún trastorno mental, sobre todo depresión, ansiedad y estrés postraumático. La edad materna avanzada, las pérdidas previas, las enfermedades crónicas, la falta de apoyo de la pareja o familiares cercanos y las circunstancias socioeconómicas adversas son factores que pueden aumentar el riesgo de desarrollar trastornos mentales en casos de pérdida gestacional o perinatal.

La muerte perinatal sucede durante el embarazo o alrededor del parto, lo que le confiere unas características especiales. Es un acontecimiento inesperado, que rompe las expectativas felices previas y que se vive como irreal, ya que la relación con el hijo (base del duelo) no es tangible, no está construida sobre recuerdos y pertenencias, sino por lazos afectivos de esperanzas y expectativas que se forjaron antes del contacto físico (a veces inexistente). Constituye, en muchos casos, la primera experiencia de duelo para la madre, que puede responder ante la pérdida de su hijo de una manera más grave e intensa que ante la pérdida de un familiar adulto. Aun así, el duelo perinatal es una pérdida poco reconocida socialmente, que suele terminar no siendo expresada por la madre de forma abierta.

! Los clínicos han de entender que la pérdida gestacional o perinatal es un momento realmente difícil en la vida de la madre, por lo que se debe estar alerta para prestar el apoyo necesario cuando se necesite. Resulta imprescindible conocer el significado que la pérdida tiene para los progenitores y realizar intervenciones adecuadas a sus expectativas.

El apoyo prestado por la pareja y el entorno es fundamental, y también se sabe que las acciones que permitan tener recuerdos del hijo perdido (facilitar el contacto con el recién nacido fallecido y la realización de fotografías y huellas de manos y pies, siempre y cuando sea voluntad de los padres) pueden disminuir la tensión y el malestar emocional en estos casos.

MATERNIDAD EN MUJERES CON TRASTORNOS MENTALES PREVIOS

Para las mujeres que tienen diagnosticados trastornos mentales graves, el embarazo, el parto y el puerperio son períodos en los que hay un incremento en el riesgo de recaída que varía según el tipo de trastorno, la forma en que se maneja la enfermedad y el estilo de vida previo al embarazo. Otros factores que se han asociado con un aumento del riesgo de recaída son la ausencia de pareja o tener parejas múltiples, el embarazo no deseado, incurrir en conductas de riesgo, ser víctimas de violencia, el desempleo, la edad joven, la exclusión social, el uso de sustancias o la mala asistencia antenatal. En estos casos, la elección de la estrategia terapéutica se complica, ya que el análisis de riesgos y beneficios debe incluir también el producto de la gestación. Se debe extremar la prudencia, realizar una evaluación cuidadosa y elegir el tratamiento que presente más seguridad maternofetal.

Trastorno bipolar y esquizofrenia

Dos tercios de las mujeres diagnosticadas de trastorno bipolar sufren una recaída de la enfermedad en el posparto. El riesgo se incrementa en casos de antecedentes familiares de psicosis posparto, más de cuatro episodios de la enfermedad antes del parto o retirada de la medicación durante el embarazo (más riesgo aún si la retirada es rápida). Por su parte, las mujeres diagnosticadas de esquizofrenia y sus bebés tienen un riesgo alto de resultados adversos en el embarazo, el parto y el puerperio, aunque la tasa de recaídas es menor en que el caso del trastorno bipolar.

! Con el fin de minimizar los riesgos, tanto en la esquizofrenia como en el trastorno bipolar, se deben fomentar los hábitos de vida saludables y la abstención de consumo de drogas y alcohol. También se ha de proporcionar el apoyo adecuado para paliar las desventajas sociales (hogar, alimentación, maltrato doméstico).

Es importante informar a las mujeres sobre el riesgo de recaída asociado a la interrupción de la medicación, incluidos los problemas de relación maternofilial. Se deben tratar proactivamente aspectos médicos como la obesidad y las complicaciones metabólicas.

! La toma de antipsicóticos durante el embarazo no parece tener un mayor riesgo global de mortinatos o abortos espontáneos, pero sí de parto por cesárea y desprendimiento de placenta, por lo que estas pacientes deben dar a luz en un entorno que permita una monitorización adecuada y una intervención en caso necesario.

Los hijos de madres diagnosticadas de esquizofrenia o que toman antipsicóticos tienen más riesgo de prematuridad y bajo peso al nacer, por lo que se recomienda considerar la evaluación del crecimiento fetal mediante exploraciones seriadas a las 28 y las 34 semanas.

Trastorno de ansiedad y pánico

En los trastornos de ansiedad y pánico, los estudios no arrojan datos concluyentes; incluso algunos muestran disminución de los síntomas durante el embarazo. Tampoco está claro el posible daño de los síntomas de ansiedad para el feto.

Trastornos por estrés postraumático

Los datos son ambiguos, pero existe la posibilidad de un aumento del riesgo de complicaciones del embarazo en estos casos.

Trastorno obsesivo-compulsivo

El trastorno puede debutar durante el embarazo. En los casos diagnosticados previamente, existen datos limitados que indican un empeoramiento moderado de los síntomas durante el embarazo (alrededor del 30 %).

Trastornos alimentarios

Este grupo de trastornos se desarrollan en mujeres jóvenes que están en edad fértil. La fertilidad no se suele ver afectada en los casos de bulimia nerviosa, las pacientes que padecen anorexia nerviosa acostumbran a presentar amenorrea por anovulación, por lo que les puede resultar difícil conseguir una gestación. Existen datos que muestran que los síntomas alimentarios suelen mejorar durante el período gestacional. No obstante, las pacientes pueden tener dificultad para la lactancia y un mayor riesgo de depresión posparto. Hay que tener especial cuidado con los cuadros de hiperémesis gravídica, que pueden enmascarar una recaída en el trastorno de la alimentación. También se deben controlar estrechamente las variaciones ponderales durante la gestación.

Trastorno de la personalidad

La mayoría de estas personas no tienen problemas relevantes. No parece que el diagnóstico de trastorno de la personalidad incapacite para llevar el embarazo, el parto y el posparto normalmente. En cualquier caso, es recomendable evaluar la capacidad de la madre para atender las necesidades del niño y es obligatorio prestar atención multidisciplinar cuando se trata de personas con estilos de vida caóticos, con uso de sustancias o comorbilidad.

PERIMENOPAUSIA

La perimenopausia es la fase de transición, más o menos larga, comprendida entre la actividad ovárica normal y su cese. Es un fenómeno gradual y de duración variable que precede a la menopausia fisiológica. Según la Organización Mundial de la Salud, comienza cuando aparecen los signos que anuncian la llegada de la menopausia y termina al menos 1 año después de la última menstruación.

Los fenómenos hormonales propios de esta fase de la vida pueden provocar síntomas físicos (como trastornos del ciclo, manifestaciones vasomotoras [sofocos y sudores nocturnos], sensibilidad mamaria, insomnio, migrañas, atrofia vaginal, trastornos sexuales) y síntomas emocionales de intensidad variable. También pueden agravar o revelar enfermedades tanto ginecológicas estrogenodependientes como extraginecológicas (físicas y mentales).

Síntomas emocionales transitorios

En la perimenopausia pueden aparecer síntomas emocionales transitorios, entre los que predominan los síntomas de ansiedad, del estado de ánimo, la irritabilidad y la impulsividad. Deben ser cuidadosamente valorados por si son lo suficientemente graves y duraderos como para constituir un trastorno mental definido (depresión mayor, trastorno de ansiedad, trastorno del sueño), sabiendo que no se ha identificado ninguna característica con capacidad predictiva concluyente. La intervención terapéutica en casos leves transitorios se circunscribe a la información y el apoyo a la mujer, explicando cuidadosamente las relaciones entre los cambios hormonales y la actividad cerebral.

Trastornos depresivos

La incidencia de trastornos depresivos durante la perimenopausia es más elevada que en otros momentos de la vida. Se incrementa aún más en las mujeres con antecedentes de depresión y varía en función del momento (es mayor en la perimenopausia tardía que en la incipiente y disminuye cuando la menopausia se ha instaurado). Este incremento se explica no solo por los cambios hormonales, sino también por el contexto psicosocial de transición en la vida de una mujer (cambios en la situación profesional, modificaciones de la estructura familiar).

 En los trastornos depresivos, el tratamiento depende de la gravedad de los síntomas depresivos y de si hay síntomas vasomotores coexistentes (aproximadamente el 85 % de las mujeres en la transición tardía los tienen).

Cuando hay síntomas depresivos leves y síntomas vasomotores leves, se suelen recomendar estrategias dirigidas al manejo no farmacológico de la tensión y a la mejora del bienestar emocional, como el ejercicio o técnicas para manejar el estrés (por ejemplo, la relajación o la atención plena). Los datos de evidencia que respaldan la eficacia de estas intervenciones son limitados.

En los casos que presentan síntomas del estado de ánimo más graves, pueden utilizarse la terapia hormonal, los ISRS, o una combinación de ambos. Los ISRS han demostrado eficacia en el tratamiento de la depresión perimenopáusica y, además, producen una mejoría modesta de los sofocos. Los datos también avalan la eficacia de los estrógenos para el tratamiento de la depresión en esta fase de la vida (no así cuando la menopausia ya está instaurada). El tratamiento conjunto con terapia hormonal y antidepresivos puede tener un efecto sinérgico. Entre las psicoterapias, la terapia cognitivo-conductual, la psicoterapia interpersonal y la terapia de resolución de problemas han producido mejorías de magnitud comparable.

El modo de iniciar el tratamiento farmacológico depende del síntoma predominante. Si la principal molestia es la depresión y los síntomas vasomotores no son graves, se puede empezar a tratar con un ISRS. Si los síntomas vasomotores son el síntoma principal y la depresión o los síntomas del estado de ánimo son leves, estaría indicada la terapia hormonal. Si son graves tanto la depresión como los síntomas vasomotores, se empezará con estrógenos asociados a un ISRS.

Alteraciones del sueño

Pueden padecerlos entre el 30 y el 60 % de las mujeres en la etapa perimenopáusica. Entre los factores asociados al insomnio figuran los síntomas vasomotores, los propios cambios hormonales reproductivos, un aumento de la prevalencia de la apnea obstructiva del sueño, o síndrome de piernas inquietas, y un mayor riesgo de trastornos comórbidos médicos y del estado de ánimo. El insomnio se asocia con el desarrollo de problemas de salud físicos (cardiometabólicos) y mentales (depresión).

Al igual que en la población general, la terapia cognitivo-conductual es efectiva tanto si hay síntomas vasomotores nocturnos como si no los hay. También se han observado mejoras del sueño con algunos fármacos, como la terapia hormonal menopáusica (en casos con síntomas vasomotores), los ISRS, la gabapentina, la eszopiclona y el suvorexant. También existen algunos datos positivos sobre el efecto del yoga y el ejercicio.

Consumo de sustancias

Durante la transición menopáusica, también existe un mayor riesgo de padecer trastornos por uso de sustancias, favorecido por la pérdida de la neuroprotección debida a los estrógenos y el incremento de la impulsividad asociado.

Las mujeres también pueden volverse más vulnerables a cantidades más bajas de alcohol a medida que envejecen, y hay datos que sugieren que un subgrupo de mujeres puede correr el riesgo de pasar a beber en exceso durante la transición menopáusica.

Además, cada vez más mujeres de mediana edad consumen cannabis para aliviar los síntomas de la perimenopausia, a pesar de la falta de datos que demuestren su eficacia para este fin. También se ha evidenciado un aumento de las prescripciones de opiáceos a largo plazo para el tratamiento del dolor, lo que podría suponer un riesgo de trastorno por uso de opiáceos en esta edad.

INFERTILIDAD

La infertilidad femenina se asocia con un incremento del riesgo de padecer un malestar psicológico asociado a la tensión derivada de sentimientos de frustración e incompetencia (por no poder cumplir con las expectativas sociales del *ser madre* como un papel central de la identidad femenina) y a la incertidumbre asociada a los tratamientos.

El propio tratamiento de la infertilidad también puede perjudicar. Ciertos fármacos, como el citrato de clomifeno (debido a su efecto sobre los niveles plasmáticos de estrógenos y progesterona), pueden producir irritabilidad, labilidad afectiva y fatiga. El fracaso del tratamiento suele dar lugar a alteración del ánimo y síntomas de ansiedad o ira que pueden persistir durante largos períodos.

Las mujeres con estilo de afrontamiento evitativo o con trastornos mentales previos son más propensas a los problemas mentales, especialmente cuando no disponen de un adecuado soporte social. El riesgo de malestar psicológico es aún mayor en mujeres con perdida gestacional previa o infertilidad de larga duración o asociada a diagnósticos médicos definitivos (fallo ovárico prematuro o endometriosis grave).

El efecto de la tensión emocional en la probabilidad de éxito de los tratamientos de fertilidad es dudoso. No obstante, existe la certeza de que una proporción significativa de abandonos prematuros de los tratamientos se deben a la presencia de malestar psicológico.

Las estrategias para evitar el estrés en las pacientes que inician tratamiento de infertilidad se basan en mejorar la calidad de la información que se les ofrece, identificar los factores de riesgo e intervenir sobre ellos. Se debe adoptar un enfoque centrado en la paciente y se ha de ser respetuoso con las preferencias, necesidades y valores personales.

La psicoterapia cognitivo-conductual (que incluya técnicas de relajación, control de la tensión emocional o entrenamiento en habilidades de afrontamiento) y la psicoterapia de apoyo han demostrado eficacia para disminuir el malestar emocional y aumentar las tasas de éxito de los tratamientos de fertilidad. Otras intervenciones (terapia de pareja e intervenciones basadas en la «atención plena») tienen menos nivel de evidencia en cuanto a su eficacia.

> **!** El uso de psicofármacos en la infertilidad es controvertido y debe limitarse a los casos que presenten síntomas de suficiente entidad como para justificar un diagnóstico de trastorno de ansiedad o trastorno depresivo. Siempre se hará previamente una adecuada valoración de los riesgos.

PUNTOS CLAVE

- Los cambios a los que se ve sometida la mujer durante el período reproductivo suponen factores de riesgo para la aparición de síntomas y trastornos mentales.
- La infertilidad y su tratamiento se asocian a un mayor riesgo de problemas mentales.
- La intervención en psiquiatría reproductiva debe ser multidisciplinar y ha de centrarse en la madre. Se debe aportar información cuidadosa y prestar apoyo respetandolas preferencias, las necesidades y los valores personales.

- En la valoración de las mujeres en las distintas fases del período reproductivo, se debe incluir la salud mental para dar una respuesta adecuada y precoz a los posibles síntomas emocionales.
- Las mujeres embarazadas con trastorno mental grave previo han de tener un seguimiento cercano. Hay que fomentar el cumplimiento terapéutico y los hábitos de vida saludables.
- En caso de ser necesario, el tratamiento farmacológico siempre debe instaurarse tras una cuidadosa valoración beneficio/riesgo.

BIBLIOGRAFÍA

Freeman MP. Perinatal psychiatry: an emerging specialty. J Clin Psychiatry. 2014;75(10):1086-7.

Howard LM, Molyneaux E, Dennis CL, Rochat T, Stein A, Milgrom J. Non-psychotic mental disorders in the perinatal period. Lancet. 2014;384(9956):1775-88.

Jones I, Chandra PS, Dazzan P, Howard LM. Bipolar disorder, affective psychosis, and schizophrenia in pregnancy and the post-partum period. Lancet. 2014;384(9956):1789-99.

Payne JL. Reproductive psychiatry: giving birth to a new subspecialty. Int Rev Psychiatry. 2019;31(3):207-209.

22.2 Abuso físico y sexual en adultos

L. Camarillo Gutiérrez, A. Muñoz San José y M. Navío Acosta

OBJETIVOS

- Describir los principales tipos de abusos contra las personas.
- Analizar las diferentes características que tienen el abuso puntual y el abuso continuado.
- Conocer las consecuencias que tiene para la salud mental de las víctimas el sometimiento a abuso físico y/o sexual.
- Aprender las diferentes vías de acción para abordar las secuelas de los abusos en la salud mental de las víctimas.
- Conocer el concepto de violencia de género como un caso particular y muy extendido de abuso físico y sexual.

CONCEPTOS Y DEFINICIONES

En primer lugar, se ha de diferenciar entre abuso físico y abuso sexual, entre otros conceptos fundamentales.

Abuso físico

El *abuso físico* es cualquier tipo de fuerza física que hiere a una persona o pone su salud en peligro. Por ejemplo, sacudidas, quemaduras, asfixia, tirón del cabello, golpes, bofetadas, patadas y cualquier tipo de daño con un arma, como una pistola o un cuchillo. Asimismo, puede incluir amenazas a la integridad física de la víctima o a la de sus hijos, mascotas o familiares. El abuso físico también puede ser la restricción de la libertad contra la voluntad de la persona, atándola o encerrándola en un espacio determinado. El abuso físico en una relación íntima (romántica o sexual) también se llama *violencia doméstica*, y *violencia de género* cuando es perpetrada, fundamentalmente, por un varón contra una mujer.

La violencia de género se refiere a la violencia dirigida contra un individuo o grupo por razón de su género. Tradicionalmente, la violencia de género se conceptualizaba como la ejercida por varones contra mujeres, pero en la actualidad se considera cada vez más que incluye una gama más amplia de hostilidades basadas en la identidad y la orientación sexuales, incluidas ciertas formas de violencia contra varones que no encarnan las formas dominantes de masculinidad. Tiene sus raíces en la desigualdad de género, el abuso de poder y las normas perjudiciales. El término se utiliza principalmente para subrayar el hecho de que las diferencias de poder estructurales basadas en el género exponen a las mujeres y las niñas a múltiples formas de violencia. Aunque estas sufren de forma desproporcionada la violencia de género, los hombres adultos y los niños varones también pueden ser objeto de ella. El término también se utiliza a veces para describir la violencia dirigida contra las poblaciones LGTBQI+ (siglas formadas por la inicial de *lesbiana, gay, transgénero y transexual, bisexual, intersexual, queer*; + se refiere a *otras*), al referirse a la violencia relacionada con las normas de masculinidad/feminidad y/o las normas de género.

La *violencia de pareja* se refiere a los comportamientos de la pareja o expareja que causan daño físico, sexual o psicológico, incluidas la agresión física, la coacción sexual, el maltrato psicológico y las conductas de control.

La *violencia contra la mujer* es un problema importante de salud pública y de derechos humanos; la violencia de pareja y la violencia sexual son formas sumamente generalizadas de violencia contra la mujer.

Algunas investigaciones, que comenzaron en América del Norte y Europa y luego se han ido ampliando a otras regiones, han mostrado que existe una prevalencia elevada de violencia contra la mujer a nivel mundial, con resultados perjudiciales para la salud física y mental en el corto y largo plazos.

En pocas ocasiones el abuso físico o sexual continuado se produce de manera exclusiva sin ir asociado a otro tipo de abuso, como el psicológico, el económico y la negligencia. Por ello, resulta pertinente hablar del abuso psíquico, que supone el uso de coacción, insultos, menosprecio, infravaloración, descalificación o conductas de dominio e imposición.

El *maltrato por negligencia* incluye el descuido en la higiene, la alimentación y los cuidados básicos, el no proporcionar la medicación prescrita o la privación del sueño, entre otras formas.

No hay que olvidar que, en muchos casos, los maltratadores son los cónyuges, los propios hijos en el caso de los ancianos, los cuidadores, y también los padres en el caso de los menores.

Se conoce poco acerca del *maltrato a los ancianos*; es un tema que permanece oculto y es de difícil acceso. El maltrato de las personas mayores es un problema social que existe en los países en desarrollo y desarrollados y, por lo general, no se notifica suficientemente en todo el mundo. De acuerdo con una revisión de la Organización Mundial de la Salud (OMS) que consta de 52 estudios realizados en 2017 en 28 países de diversas regiones y que abarcó 1 año, una de cada seis personas de 60 años o más (el 15,7 % de este grupo de edad) sufrieron alguna forma de maltrato. Tan solo en unos pocos países desarrollados hay tasas de prevalencia o estimaciones que se sitúan entre un 1 y un 10 %. Aunque se desconoce la magnitud del maltrato de los ancianos, es un problema creciente que supone una respuesta por parte de las Administraciones.

- El abuso físico en una relación íntima (romántica o sexual) también se llama *violencia doméstica*, y *violencia de género* cuando es perpetrada, fundamentalmente, por un varón contra una mujer.
- La *violencia contra la mujer* es un problema importante de salud pública y de derechos humanos; la violencia de pareja y la violencia sexual son formas sumamente generalizadas de violencia contra la mujer.

Abuso sexual

La *violencia sexual*, según la OMS, es cualquier acto sexual, la tentativa de consumar un acto sexual u otro acto dirigido contra la sexualidad de una persona mediante coacción por otro individuo, independientemente de su relación con la víctima, en cualquier ámbito. Comprende la violación, que se define como la penetración, mediante coerción física o de otra índole, de la vagina o el ano con el pene, otra parte del cuerpo o un objeto; el intento de violación; los tocamientos sexuales no deseados, y otras formas de violencia sexual sin contacto.

Las definiciones legales de violencia o agresión sexual varían entre países; por ejemplo, de acuerdo con los Centros para el Control y la Prevención de Enfermedades de Estados Unidos, la violencia sexual incluye cualquiera de las siguientes:

- Violación cometida o intento de violación. La violación puede ser vaginal, anal u oral. Puede involucrar el uso de una parte del cuerpo o un objeto.
- Forzar a una víctima a penetrar al perpetrador o a alguien más (ya sea hacerlo o intentarlo).
- Presionar a una víctima para que sea penetrada. La presión puede involucrar el terminar una relación o difundir rumores acerca de la víctima, o el uso indebido de la autoridad o la influencia.
- Cualquier contacto sexual no deseado. Esto incluye tocar a la víctima en los senos, los genitales, la parte interior de los muslos, el ano, el trasero y la entrepierna en partes desnudas o a través de la ropa.
- Hacer que la víctima toque al perpetrador haciendo uso de la fuerza o la intimidación.
- Acoso sexual o cualquier experiencia sexual no deseada que no involucre tocar. Esto incluye abuso verbal o compartir pornografía no deseada y puede ocurrir sin que la víctima se dé cuenta.

No hay que olvidar la *explotación sexual* como una forma indirecta de abuso sexual.

No existe un *perfil de agresor*. Puede ser un desconocido, pero en la mayoría de las ocasiones es un conocido del entorno más cercano: familiares, amigos, compañeros de trabajo o profesionales de confianza. El agresor puede utilizar la fuerza física o la amenaza para ejercer la violencia, pero en la mayoría de las ocasiones utiliza el chantaje emocional, el engaño y la extorsión, o puede anular la voluntad de la víctima mediante el uso de drogas.

La diferencia entre abuso y agresión sexual en España cambió en el año 2022. Aunque ambos formaban parte de los delitos contra la libertad e indemnidad sexuales, el abuso y la agresión sexual eran dos delitos diferentes, que castigaban conductas distintas contra la libertad e indemnidad sexuales. La Ley Orgánica 10/2022, de 6 de septiembre, de Garantía Integral de la Libertad Sexual, conocida popularmente como *ley del solo sí es sí*, es una norma que modifica los artículos del Código Penal contra la libertad sexual. Esta ley ha dado una nueva regulación a los delitos contra la libertad sexual para unificar los anteriores tipos de abuso y agresión sexual en uno solo, el de agresión sexual. De hecho, esta ley estableció una misma pena tanto para los casos en los que había violencia o intimidación como para aquellos en los que no la había.

No obstante, la posterior reforma realizada, mediante la Ley 4/2023, de 27 de abril, introdujo algunas novedades:

- Se mantiene la íntegra definición del consentimiento y, por tanto, la esencia de la regulación de los delitos contra la libertad sexual en los mismos términos ya recogidos en la Ley Orgánica 10/2022.
- Se establecen penas distintas y más graves para las agresiones sexuales cuando se realicen con violencia o intimidación o sobre una persona con la voluntad anulada.

Por tanto, se diferencian dos penas: una para los casos en los que media la violencia o la intimidación, y otra para el resto. Los dos delitos se cometen sin el consentimiento de la víctima. Sin embargo, la agresión sexual se realizaba con violencia o intimidación. Es decir, que este era un delito más grave que el abuso sexual.

Duración del abuso

El abuso físico y sexual puede ser ocasional o continuado en el tiempo. Las diferencias entre ambos tipos se estudian a continuación.

Ocasional. Puede ser el que ocurre, por ejemplo, en una violación sufrida a manos de un desconocido en un momento puntual. Muy comunes en este ejemplo son las violaciones y abusos sexuales cometidos en espacios solitarios y ocultos, muy habitualmente soportados por mujeres a manos de varones, si bien este tipo de violaciones también pueden padecerlas ellos. En estos casos, no se suele saber quién es el agresor, que aprovecha un momento de situación de vulnerabilidad de la víctima para perpetrar su agresión (espacios oscuros, solitarios, la víctima a veces se encuentra con sus capacidades mentales alteradas por el consumo de alguna sustancia, generalmente alcohol, etcétera).

De forma continuada. Son los abusos que se realizan de esta forma, durante un tiempo, incluso años, y que se producen por la misma o las mismas personas, que, por lo tanto, son conocidas por la víctima. En muchos casos, se convive con estos agresores o se tiene contacto frecuente con ellos en lugares supuestamente seguros, como los domicilios de las víctimas o de los agresores, o en espacios conocidos y frecuentados, como aulas de colegios, vestuarios de recintos deportivos, etc. El abuso físico y sexual continuado siempre va a ir asociado al abuso psicológico y emocional. Este tipo de abuso se mantiene mediante amenazas, chantajes y manipulaciones ejercidas por el maltratador hacia la víctima. El *abuso* y el *maltrato psicológicos* suponen la descalificación, la humillación, la vejación y el dominio de la víctima.

A nivel emocional, se manipula la voluntad de la víctima y, por lo tanto, la complicidad involuntaria, a través de chantajes y amenazas, ante las cuales esta accede a los deseos del agresor para evitar males mayores. El maltrato físico, si bien se puede ejercer sobre todos los grupos tanto de edad como de género, suele producirse en aquellas personas que son más vulnerables; por ejemplo, durante la infancia, en personas mayores, en personas dependientes, en personas discapacitadas y en mujeres a manos de varones. Lo mismo ocurre con el abuso sexual.

El *abuso sexual* puede ocurrir de forma casual, no premeditada, aprovechando el agresor una situación de supuesta impunidad e indefensión de la víctima. En estos casos, no es necesario que la conozca, aunque a veces sí es alguien conocido. En ocasiones el agresor conoce a la víctima, y aprovecha o provoca una situación en la que esta se encuentra indefensa. Pero la agresión no se suele repetir, por haber sido algo casual, como se ha dicho antes, a manos de un desconocido que no coincide habitualmente con la víctima, que es elegida al azar por la facilidad de acceso. En los casos en los que el agresor y la víctima se conocen, la agresión no se suele repetir después de que haya sido desvelada la identidad del agresor, bien porque se haya denunciado a este, bien porque la víctima esté alerta y no mantenga ningún contacto más con él.

En los casos en los que el abuso es continuado, la situación se complejiza. La mayoría de los abusos continuados son realizados por personas de confianza, familiares y cuidadores: personas a las que se ve con mucha frecuencia y de las cuales se depende en mayor o menor medida, lo cual va a tener unas consecuencias diferentes para la salud mental de la víctima.

Además del abuso sexual, puede haber situaciones puntuales de abuso físico, que se dan en situaciones como discusiones callejeras, comisión de robo con intimidación y agresiones, etc., en las que en principio no hay una intención de repetición por parte del agresor, pues la agresión es algo que se da en una circunstancia concreta o particular, en la que la víctima es elegida al azar por la facilidad de acceso o la vulnerabilidad, y no por ser alguien significativo para el agresor.

Como se ha explicado, el abuso continuado, bien sea sexual o físico, va acompañado de abuso psicológico, bien de forma directa y observable con insultos o descalificaciones, bien de manera sutil e indirecta a modo de chantaje emocional. Generalmente, las víctimas tienen una posición de inferioridad frente a sus agresores, que, en muchos casos, son las figuras que les deberían prestar cuidado y garantizar su seguridad. En estos casos, resulta fácil para el agresor abusar: en primer lugar, por la fácil accesibilidad, y en segundo, por el silencio de la víctima al ser dependiente de él.

En el más común y conocido de estos casos se enmarca el *abuso sexual infantil*, en el que un familiar de la víctima o una persona conocida comete actos abusivos de manera repetitiva. El menor no siempre es conocedor de que aquel acto no es adecuado, pues no tiene aún suficiente información sobre la normalidad o anormalidad de la actividad sexual.

No obstante, todas las víctimas reconocen haber percibido lo ilícito o inapropiado («sucio») de lo que les estaba ocurriendo, atendiendo a dos factores:

- El posterior aviso, chantaje, amenaza o compra (con regalos o privilegios) por parte del abusador, lo que hace de ello un acto secreto y oculto para el resto de las personas que son cuidadores también. El que una supuesta persona de seguridad y confianza mantenga esta actividad oculta para el resto de las personas despierta una duda y una sospecha en la víctima sobre la legitimidad del acto.
- La insistencia en la realización de dicho acto. Es, supuestamente, ofrecido como algo divertido o bueno, aun cuando la víctima no quiere participar o manifiesta que no le gusta. Existe una actitud de absoluto egoísmo en la insistencia de que el acto sea llevado a cabo por parte de la persona abusadora, ya que, claramente, la víctima no percibe la parte divertida o buena.

Es evidente que, dependiendo de la edad del menor, y a medida que este crezca, su conocimiento sobre la sexualidad aumentará. Por lo tanto, la víctima dará un nuevo sentido a sus experiencias, con la comprensión de que aquel acto era impropio.

En comparación con el abuso sexual infantil, las características del abuso físico en modo de agresiones son las siguientes:

- Es mucho más fácil y rápida la comprensión de que este acto es inapropiado.
- Ejerce un daño directo (en los abusos sexuales no siempre existe un daño directo).
- No suele producirse de forma oculta, aunque puede ocurrir.
- Es un acto mucho menos premeditado y más propio de un descontrol de la ira.
- En estos casos, además, la agresión es más obvia para el resto de las personas cuidadoras, que suelen intervenir en ayuda del menor. Existen también familias altamente disfuncionales en las que todos los miembros cometen abusos sexuales y, sobre todo, físicos, en las que esta ayuda no se produce, aunque son los casos menos frecuentes generalmente.

El abuso sexual infantil suele ser premeditado, mantenido y oculto. El abuso físico suele ser más impulsivo y exteriorizado, si bien puede ser igualmente mantenido. Estas vivencias infantiles no solo repercuten en la salud mental de las víctimas cuando son menores, sino que tienen graves consecuencias cuando pasan a la etapa adulta.

! El *abuso físico y sexual* ocurrido en el *adulto* tiene la característica de que este ya sabe que esos actos son ilícitos e inapropiados, a diferencia de los menores.

En los casos en los que el abuso es mantenido, pueden darse varias situaciones:

- Que la víctima dependa de su agresor para su supervivencia. Sería el caso de los ancianos, los enfermos y los discapacitados dependientes, a los que les resulta imposible la huida de dicha situación de maltrato.
- Que la víctima no dependa del agresor para la supervivencia, pero emocionalmente se sienta dependiente del agresor y no se vea capaz de salir de esa relación.
- Que se dé una mezcla de ambas circunstancias.

En el primer caso, y cuando ese abuso ha sido mantenido en el tiempo, las víctimas padecen un intenso estado depresivo, de alta desesperanza y con gran incapacidad para pedir ayuda, pues sienten que están en peligro y que las consecuencias de su desvelo van a ser peores, y las represalias, más graves. Es muy importante, como profesionales de la salud, saber que esto puede estar ocurriendo y no esperar a que el paciente lo cuente. Hay que prestar atención a cualquier indicio que haga sospechar: hematomas o moratones en diferentes grados de evolución, un estado depresivo llamativo, un paciente que mira constantemente al suelo o evita las miradas al cuidador antes de responder a lo que se le esté preguntando, el relato de caídas y golpes accidentales frecuentes o que el cuidador custodie siempre los informes y la documentación del paciente aferrándolos con desconfianza.

En el segundo caso, se produce una relación de dependencia y toxicidad en la que la víctima no depende del agresor para su supervivencia; sin embargo, piensa que no va a poder sobrevivir sin su compañía, bien porque piense que no tiene las capacidades para hacerlo, bien porque emocionalmente crea que no va a superar la pérdida de su afecto. Cuando esto sucede, es más difícil que la víctima quiera hacer pública su situación, y, por lo tanto, también es más difícil que pida ayuda, a no ser que finalmente haya tomado la decisión de hacer pública su situación para poder distanciarse y separarse de su agresor. Por tanto, en los casos en los que existe dependencia emocional, la víctima suele ocultar la situación durante bastante más tiempo. Hay que recordar que, en estas situaciones, se da una alternancia de momentos de agresividad y abuso con otros momentos denominados *luna de miel*, en los que parece haber un afecto sincero y no se dan muestras de violencia. Esta es una de las estrategias que consiguen que la víctima se mantenga al lado del abusador, ya que piensa que esta actitud violenta es reversible, ha finalizado o acabará desapareciendo, puesto que tiene pruebas de que hay momentos en los que no existe violencia y que es solo cuestión de tiempo que esta desaparezca. La víctima vive presa de esa alternancia tanto en la conducta del abusador como en su propia ambivalencia. No se ha de olvidar tampoco que estos vínculos se sostienen en una relación afectiva que, en su inicio, suele ser positiva; es el recuerdo de aquella fase o que mantiene a la víctima con la esperanza de recuperación de la etapa inicial.

Este tipo de relación de dependencia es el que se suele establecer entre las parejas. En este tipo de relaciones, si bien puede existir una capacidad de independencia y autonomía, se establece un modo de relación en la que el impedimento para finalizarla es la percepción de uno mismo como incapaz de sobrevivir ni hacerse valer si no es junto al otro miembro de la pareja.

Existen estudios que detectan una mayor dependencia emocional tanto en los maltratadores como en las víctimas. La dependencia emocional en la pareja implica una excesiva vinculación afectiva permanente de la otra persona, que resulta disfuncional, se asocia con una baja autoestima y encubre carencias afectivas. En muchos casos de violencia, el abusador utiliza la fuerza y la coacción para que la víctima, de la que depende emocionalmente, no le abandone por miedo a las consecuencias. La víctima permanece con el maltratador porque también depende emocionalmente de este y, mientras mantenga una actitud sumisa, él se mantendrá a su lado.

 El *abuso y el maltrato psicológicos* suponen la descalificación, la humillación, la vejación y el dominio de la víctima. El abuso continuado, bien sea sexual o físico, va acompañado de abuso psicológico.

MAGNITUD DEL PROBLEMA: PREVALENCIA DEL ABUSO FÍSICO Y SEXUAL

Por la falta de estudios y de notificación de casos, la prevalencia del abuso físico en los adultos es difícil de determinar. La violencia física grave producida por una pareja ha sido experimentada por aproximadamente un 22,3 % de las mujeres y un 14,0 % de los varones a lo largo de la vida. Asimismo, según una encuesta sobre violencia sexual y de pareja realizada en Estados Unidos en 2011, se estima que el 15,2 % de las mujeres y el 5,7 % de los varones han sufrido acoso a lo largo de su vida.

La prevalencia del abuso físico en los ancianos también es difícil de determinar, debido, además, a la falta de conciencia sobre el problema. Según la OMS, se estima que entre el 2 y el 6 % de los ancianos pueden experimentar abuso físico. Sin embargo, se cree que la cifra real puede ser mucho mayor debido a la falta de casos reportados y denuncias.

La prevalencia del abuso sexual es igualmente difícil de establecer, ya que tampoco existen estudios exhaustivos ni notificaciones fiables en la población. Sin embargo, se estima que, aproximadamente, el 20 % de las niñas y el 5-10 % de los niños varones pueden experimentar abuso sexual en algún momento de sus vidas.

Según el Informe sobre la Situación Mundial de la Prevención de la Violencia realizado en 2014 por la Organización Panamericana de la Salud, el 20 % de las mujeres y el 5-10 % de los varones informan haber sido sexualmente abusados de niños. En los ancianos, se piensa que la cifra es relativamente baja en comparación con otros grupos de edad. Sin embargo, apenas se tienen datos de este tipo de abuso para la gente mayor.

El abuso en los ancianos está poco visibilizado y reportado. Hay que estar atentos a las posibles manifestaciones. Es imprescindible preguntar en caso de sospecha.

La violencia tiene enormes consecuencias en lo social y en la salud. La violencia provoca muchas muertes todos los días, particularmente entre varones jóvenes y niños. Además de este índice de muertes, un alto número de varones (adultos y niños), mujeres y niñas sufren lesiones, discapacidad o problemas de salud como resultado de la violencia. La exposición a la violencia puede aumentar el riesgo de fumar, consumir alcohol o drogas y sufrir enfermedades mentales o tendencia al suicidio. También aumenta el riesgo de padecer enfermedades crónicas (como enfermedades del corazón, diabetes o cáncer), enfermedades infecciosas (como el virus de la inmunodeficiencia humana) y problemas sociales, como el crimen o más violencia.

Globalmente, aproximadamente 470.000 personas son víctimas de homicidio cada año. Alrededor del 38 % de todos los asesinatos de mujeres son cometidos por parejas íntimas. Una de cada tres mujeres ha experimentado violencia física y/o sexual, principalmente por parte de una pareja íntima.

IMPACTO EN LA SALUD MENTAL DE LAS PERSONAS: CONSECUENCIAS PSIQUIÁTRICAS Y PSICOLÓGICAS DEL ABUSO FÍSICO Y SEXUAL

En todas las víctimas de un abuso se produce una reacción a un *hecho traumático*, que es un suceso impactante que irrumpe de forma inesperada o repentina, excede la capacidad de la persona para manejar el problema y perturba los marcos de referencia conocidos y dominados que le sirven para manejarse en las situaciones que la rodean. El trauma, por tanto, se produce cuando el individuo no encuentra una explicación coherente con sus esquemas de referencia para comprender lo ocurrido y para reaccionar a ello. Gran parte de la dificultad a nivel psicológico consiste en la imposibilidad de digerir lo que ha pasado de forma comprensible y con cierta lógica.

Esta tarea de dar un significado ajustado a una lógica formal al suceso traumático consume una gran cantidad de energía psíquica, pues existe una disonancia cognitiva entre cómo deberían ser las cosas y lo que en la realidad le ha ocurrido a la víctima.

En primer lugar, esta persona trata de encontrar una explicación, de forma intencionada y consciente, que le proporcione cierta sensación de comprensión y de control sobre la situación. Pero, una vez que le resulta imposible encontrar esta explicación, la víctima queda agotada y su pensamiento se bloquea. Se pasa a un segundo momento, en el que, de forma inintencionada, su pensamiento sigue buscando una justificación que le permita entender lo ocurrido. En este sentido, el pensamiento queda, en gran parte, dedicado a esta tarea, sin intención voluntaria del individuo, por lo que la cantidad de energía mental y capacidad de pensamiento para el resto de las tareas queda mermado y limitado, y el afectado da la sensación de desconexión, bloqueo y disociación. En estos casos, se produce la *sintomatología postraumática*. Por esto, uno de los especificadores que señalan el DSM-5 y el DSM-5-TR para el trastorno por estrés postraumático (TEPT) es el inicio retardado, en el que los criterios no se cumplen al completo hasta al menos 6 meses después del episodio traumático.

Para las personas afectadas de *estrés postraumático*, los pensamientos repetitivos involuntarios, así como el recuerdo de escenas concretas, la reviviscencia de sentimientos y sensaciones y las pesadillas, son irrupciones de esta actividad mental que está sucediendo de manera inconsciente en su pensamiento y su vida consciente. Estas irrupciones se producen de forma inesperada y repentina, dejando al sujeto invadido de emociones que no se corresponden con lo que está viviendo en la realidad exterior y que le producen perplejidad y un profundo malestar. Desde el exterior, se observan personas desconectadas, bloqueadas, desconcentradas y con emociones incongruentes. Las manifestaciones disociativas, entre las que se encuentra el embotamiento emocional, son uno de los factores predictivos de riesgo para desarrollar un TEPT.

No obstante, cuando el abuso ha sido repetido a lo largo de la vida de la persona y, sobre todo, si es un hecho que viene ocurriendo desde la infancia, el trauma tiene efectos en la personalidad y en la dificultad para establecer vínculos saludables y seguros. Cuando en la infancia se sufre de abusos continuados por parte de cuidadores y conocidos, los vínculos de apego que se crean no son seguros. En la edad adulta, esto va a repercutir en la dificultad para evaluar el tipo de vínculo que se está estableciendo, y es más probable la repetición de posiciones de vulnerabilidad frente a los demás. Estas personas tienen más miedo a la hora de establecer relaciones o las construyen como compensación a las carencias que tienen, de forma que no valoran la adecuación o no de este tipo de vínculo que están creando, que, por otro lado, es el que tienen aprendido desde la infancia. Por esto, son mucho más vulnerables a que se repita la historia de abuso y sometimiento. Muchas de estas víctimas tienen problemas relacionados con el apego.

Entre los trastornos más comúnmente asociados al trauma se encuentran los trastornos adaptativos, el trastorno por estrés agudo, el TEPT y el trastorno por estrés postraumático complejo (TEPTC).

Las víctimas de abuso físico tienen un mayor riesgo de desarrollar trastornos psiquiátricos en comparación con la población general. La prevalencia del TEPT en las víctimas de abuso físico puede oscilar entre el 30 y el 60 %. La *depresión* también es común, con una prevalencia que puede variar entre el 20 y el 50 %.

En cuanto a los *trastornos de ansiedad*, se ha encontrado que aproximadamente el 30 % de las víctimas de abuso físico pueden desarrollarlos (trastorno de ansiedad generalizada, trastorno de pánico o fobias específicas, por ejemplo).

En el caso del abuso sexual, los datos son similares, si bien la probabilidad de desarrollar un trastorno mental es ligeramente superior. El TEPT tiene una prevalencia del 40-60 %; la depresión, del 30-50 %, y los trastornos de ansiedad, del 20-40 %. Por su parte, el 30 % de las personas que desarrollan un *trastorno de alimentación* refieren haber sufrido abusos sexuales.

En el caso de la violación, la prevalencia del TEPT suele ser del 50 % o superior, sobre todo, si el agresor es un extraño.

Sin embargo, algunos autores (por ejemplo, Foa) señalan que, cuando el entorno donde sucede la agresión y el agresor son conocidos y considerados seguros, existe más probabilidad de desarrollar un TEPT tras una agresión sexual.

El *TEPTC* estuvo postulado como uno de los posibles nuevos diagnósticos para ser incluido en la clasificación de trastornos mentales del DSM-5. Sin embargo, se quedó fuera (y también del DSM-5-TR).

La CIE-11 sí lo ha incluido; sus criterios son los mismos que los del TEPT:

- Reexperimentación del episodio traumático.
- Evitación de situaciones o recuerdos del acontecimiento.
- Sensación permanente de amenaza en forma de hipervigilancia y/o reacción de sobresalto aumentada.

Pero, además, a estos criterios hay que añadir los siguientes, denominados *trastornos de la organización del yo*:

- Problemas de regulación del afecto.
- Sentimiento respecto a uno mismo de estar disminuido, derrotado o sin valor; vergüenza, culpa o fracaso.
- Dificultades para mantener relaciones y sentirse cerca de los demás.

Judith Herman observó los síntomas de personas sometidas a situaciones extremas (violencia doméstica, violencia sexual o abusos infantiles) que no encajaban del todo en el diagnóstico de TEPT, y propuso el *TEPTC*. Las características de esta nueva propuesta eran la alteración de la regulación de los afectos, de la conciencia y de la autopercepción; la percepción alterada del agresor; los problemas en las relaciones, y el cambio en el sistema de valores.

Las alteraciones consistirían en los siguientes aspectos:

- Regulación de los afectos:
  - Una disforia permanente o impulsos suicidas o autolesiones.
  - Ira explosiva o inhibición.
  - Sexualidad compulsiva o excesivamente inhibida, o una alternancia entre ellas.
- Conciencia:
  - Amnesia de los sucesos traumáticos.
  - Episodios disociativos.
  - Revivir experiencias en forma de síntomas intrusivos propios del TEPT.
  - Preocupaciones recurrentes.
- Autopercepción: sensación de indefensión, vergüenza o culpa, o de estigma y de ser distinto a los demás.
- Percepciones del perpetrador:
  - Preocupación por el perpetrador o por vengarse de él.
  - O idealización o gratitud paradójica.
  - O aceptación del sistema de valores y racionalizaciones del perpetrador y su justificación.
- Relaciones con los otros:
  - Aislamiento y distanciamiento.
  - Y/o búsqueda constante de un rescatador.
  - Y/o fracasos constantes en la autoprotección.
  - Exposición a relaciones intensas de alto riesgo.

- Sistema de valores: sensación de indefensión, desesperación, incomprensión.

Este tipo de trastorno estaría producido por experiencias de larga duración, continuas, acumulativas, invasivas, de tipo interpersonal (como es el abuso sexual infantil, el maltrato, el abandono o la negligencia ejercida por los cuidadores, la violencia doméstica y/o de género o la explotación sexual), con frecuencia vividas en edad infantil (aunque pueden producirse en cualquier momento evolutivo), en ambientes de alto riesgo de los que la persona no puede escapar. El TEPT y el *trastorno por estrés agudo* se producen más en aquellas situaciones que son limitadas en el tiempo, y pueden estar producidas por elementos que no tienen por qué ser interpersonales, como, por ejemplo, una catástrofe natural.

Dentro del DSM-5-TR, los trastornos denominados *trastornos relacionados con traumas y factores de estrés* incluyen los siguientes:

- Trastorno de apego reactivo.
- Trastorno de relación social desinhibida.
- TEPT.
- Trastorno por estrés agudo.
- Trastorno de adaptación.
- Trastorno de duelo prolongado (es un trastorno nuevo en el DSM-5-TR, aunque estaba presente en el capítulo «Condiciones que requieren mayor estudio», de la sección III del DSM-5, bajo el nombre *trastorno de duelo complejo persistente*).
- Otro trastorno relacionado con traumas y factores de estrés especificado.
- Trastorno relacionado con traumas y factores de estrés no especificado.

Dentro de la CIE-11, los trastornos denominados *trastornos específicamente asociados con el estrés* incluyen:

- TEPT.
- TEPTC.
- Trastorno por duelo prolongado.
- Trastorno de adaptación.
- Trastorno de vinculación reactiva.
- Trastorno de compromiso social desinhibido.
- Otros trastornos especificados específicamente asociados con el estrés.
- Trastornos específicamente asociados con el estrés sin especificación.

Sin embargo, merece la pena hacer una reflexión sobre el *trastorno de la personalidad límite*, que se definiría de la siguiente manera: «Patrón dominante de inestabilidad de las relaciones interpersonales, de la autoimagen y de los afectos, e impulsividad intensa, que comienza en las primeras etapas de la edad adulta y está presente en diversos contextos».

Los trastornos de personalidad tienen alteraciones en los siguientes aspectos:

- Cognición: maneras de percibirse e interpretarse a uno mismo o a otras personas, y de interpretar los acontecimientos.

- Afectividad: amplitud, intensidad, labilidad e idoneidad de la repuesta emocional.
- Funcionamiento interpersonal.
- Control de los impulsos.

Como se puede comprobar, en los trastornos de personalidad están alteradas varias de las características que se ha visto que están alteradas también en el TEPTC. Además de esto, se tiene conocimiento, por numerosos estudios, de que gran parte de las personas que padecen trastorno de la personalidad límite tienen asociados antecedentes de traumas vitales a modo de abusos sexuales, agresiones y negligencia en los cuidados. En este sentido, hay autores para los que el trastorno de la personalidad límite es una forma crónica de TEPTC. Sin embargo, no todas las personas con trastorno de la personalidad límite tienen antecedentes traumáticos, por lo que los traumas no son imprescindibles para su diagnóstico, cosa que sí es para el TEPT y el TEPTC.

La literatura médica destaca el abuso sexual como uno de los factores de riesgo para desarrollar un trastorno de la conducta alimentaria. Según diferentes estudios, el 20-50 % de los pacientes con este trastorno han sufrido un abuso sexual.

Los trastornos de la conducta alimentaria cursan con distorsión de la imagen corporal, baja autoestima y necesidad de control sobre el cuerpo y la ingesta, considerada, en muchos casos, una debilidad y una gran dificultad para aceptar la ayuda y consejos de las personas que rodean al paciente.

Las personas que padecen un trastorno de la conducta alimentaria sienten su propio cuerpo como inadecuado o «sucio». El cuerpo representa la imagen exterior de toda su baja autoestima. El control del cuerpo, en muchos de los casos en los que se sufren abusos sexuales, es una forma de dominar el aspecto, al que las víctimas pueden estar culpabilizando de lo que les ha ocurrido; también es una forma de autocastigo, ya que estas se sienten responsables de sus vivencias de abuso. Además, en los trastornos de la conducta alimentaria, hay una necesidad de controlar la ingesta como una forma de dirigir las emociones y no dejarse desbordar por unos deseos que consideran inapropiados, «sucios» y desbordantes, para los que no hay límite. Estas formas de control, en muchos casos, suponen un intento de controlar las experiencias pasadas y la forma de prevenir posibles experiencias similares futuras.

El *autocastigo* y el *suicidio* tienen también la intención de manejar la culpa que produce este tipo de abusos, sobre todo cuando han ocurrido en la infancia. Asimismo, son una forma de expresión de la rabia contenida por la impotencia vivida en estos episodios.

> **!** El abuso sexual puede dar lugar a secuelas en la vida sexual de las víctimas que no siempre se reportan en las entrevistas.

Dependiendo de la gravedad del tipo de abuso, de la duración y del momento vital en el que este ocurra, las consecuencias serán más o menos graves y más o menos duraderas. Si bien los factores estresantes significativos son criterio de exclusión dentro las disfunciones sexuales del DMS-5, muchas víctimas de abusos sexuales pueden tener secuelas en la esfera sexual, como impotencia, vaginismo, disminución del deseo sexual, etcétera.

Véase la clasificación de los trastornos mentales producidos como consecuencia de un trauma según la CIE-11 y el DSM-5-TR (**Tablas 22.2-1** y **22.2-2**).

La evidencia científica ha demostrado que el cerebro expuesto a violencia sufre daños. La violencia es una de las causas que conducen a sufrir un *traumatismo craneoencefálico*, que puede tener diferente intensidad: desde un traumatismo craneoencefálico leve a uno grave con hematomas y hemorragias cerebrales. Además, y como consecuencia de esto, las personas manifiestan un gran número de *alteraciones neuropsicológicas* que afectan a diversas *funciones cognitivas*, como la velocidad de procesamiento, la atención, la memoria y las funciones ejecutivas, pueden acusar fatiga mental o cambios de personalidad, como impulsividad o apatía.

Personas que han sufrido una *encefalopatía hipóxico-isquémica* muestran alteraciones en los dominios de atención, la velocidad de procesamiento, la memoria y las funciones ejecutivas. También se ha encontrado que la exposición a la violencia, sin

Tabla 22.2-1. Trastornos relacionados con traumas y factores de estrés según el DSM-5-TR

F94.1. Trastorno de apego reactivo

F94.2. Trastorno de relación social desinhibida

F43.10. Trastorno por estrés postraumático

F43.0. Trastorno por estrés agudo

F43.21 y F43.22. Trastorno de adaptación

F43.81. Trastorno de duelo prolongado

F43.89. Otro trastorno relacionado con traumas y factores de estrés especificado

F43.9. Trastorno relacionado con traumas y factores de estrés no especificado

Reproducción autorizada por Editorial Médica Panamericana S.A. en nombre de la American Psychiatric Association. *Guía de Consulta de los Criterios Diagnósticos del DSM-5-TR*, 5ª edición. © 2023, American Psychiatric Association. Todos los derechos reservados.

Tabla 22.2-2. Trastornos específicamente asociados con el estrés según la CIE-11

6B40. Trastorno por estrés postraumático

6B41. Trastorno por estrés postraumático complejo

6B42. Trastorno por duelo prolongado

6B43. Trastorno de adaptación

6B44. Trastorno de vinculación reactiva

6B45. Trastorno de compromiso social desinhibido

6B4Y. Otros trastornos especificados específicamente asociados con el estrés

6B4Z. Trastornos específicamente asociados con el estrés, sin especificación

Adaptada de: Organización Mundial de la Salud. Clasificación de los Trastornos Mentales y del Comportamiento: descripción clínica y guía diagnóstica. 11ª ed. (CIE-11).

haberla sufrido directamente, puede producir daño cerebral en el eje hipotálamo-pituitario-suprarrenal, la corteza visual, la corteza auditiva y el hipocampo. Asimismo, se ha reportado que la exposición a la violencia puede alterar la conectividad cerebral.

VIOLENCIA DE GÉNERO

A continuación, se ofrecen datos sobre la violencia de género a nivel nacional e internacional, y se ofrecen unas pautas de actuación en el ámbito sanitario facilitadas por la OMS.

Datos a nivel internacional

Dentro del amplio tema del abuso físico y sexual, existe un caso de elevada prevalencia, que es el que se inflige a las mujeres por parte de sus parejas o exparejas. Según un análisis de los datos sobre la prevalencia de este problema en 161 países y zonas entre 2000 y 2018, realizado en 2018 por la OMS en nombre del Grupo de Trabajo Interinstitucional de las Naciones Unidas sobre la Violencia contra la Mujer, a nivel global, se estima que 736 millones de mujeres (alrededor de una de cada tres mujeres) ha experimentado alguna vez en su vida violencia física o sexual por parte de una pareja íntima, o violencia sexual perpetrada por alguien que no era su pareja (el 30 % de las mujeres de 15 años o más).

Estos datos no incluyen el acoso sexual, y algunos estudios nacionales muestran que la proporción puede llegar al 70 % de las mujeres. Las tasas de depresión, trastornos de ansiedad, embarazos no planeados, infecciones de transmisión sexual e infección por virus de la inmunodeficiencia humana son más altas en las mujeres que han experimentado este tipo de violencia en comparación con las que no la han sufrido. Igualmente sucede con muchos otros problemas de salud que pueden durar incluso después de que la violencia haya terminado.

Según los datos disponibles de 2018, se estima que una de cada siete mujeres ha experimentado violencia física y/o sexual por parte de su pareja o marido en los últimos 12 meses (el 13 % de las mujeres de 15 a 49 años).

La mayor parte de la violencia contra las mujeres es perpetrada por sus maridos o parejas íntimas o por parte de sus exmaridos o exparejas. Más de 640 millones de mujeres de 15 años o más han sido objeto de violencia de pareja (el 26 % de las mujeres de 15 años o más).

De las que han mantenido una relación, casi una de cada cuatro adolescentes de 15 a 19 años (el 24 %) ha experimentado violencia física y/o sexual por parte de su pareja o marido. El 16 % de las jóvenes de 15 a 24 años han experimentado esta violencia en los últimos 12 meses.

Además, según datos de 2021, el coste económico de la violencia de género en la Unión Europea se estimó en 366.000 millones de euros al año. La violencia contra las mujeres constituye el 79 % de este coste, lo que asciende a 289.000 millones de euros.

La violencia de pareja (física, sexual y psicológica) y las agresiones sexuales provocan en las mujeres graves problemas de salud física, mental, sexual y reproductiva a corto y largo plazo. También afectan a la salud y el bienestar de sus hijos. Este tipo de violencia genera un elevado coste social y económico para las mujeres, sus familias y la sociedad.

Esta violencia se relaciona con las siguientes consecuencias:

- Consecuencias mortales, como el homicidio o el suicidio.
- Lesiones. El 42 % de las mujeres víctimas de violencia de pareja refieren alguna lesión.
- Embarazos no deseados, abortos provocados, problemas ginecológicos e infecciones de transmisión sexual, entre ellas la infección por el virus de la inmunodeficiencia humana:
  - El estudio de la OMS de 2013 sobre la carga para la salud asociada con la violencia contra las mujeres reveló que las que han sufrido maltratos físicos o abusos sexuales tienen una probabilidad 1,5 veces mayor de padecer infecciones de transmisión sexual, incluida la infección por el virus de la inmunodeficiencia humana en algunas regiones, en comparación con las mujeres que no habían soportado violencia de pareja.
  - Estas mujeres también tienen el doble de probabilidades de sufrir abortos.
- La violencia de pareja durante el embarazo está asociada con un aumento en la probabilidad de abortos involuntarios, muertes fetales, partos prematuros y bebés con bajo peso al nacer. El mismo estudio de 2013 puso de manifiesto que las mujeres víctimas de violencia de pareja tenían un 16 % más de probabilidades de sufrir un aborto involuntario y un 41 % más de probabilidades de tener un parto prematuro que las mujeres que no padecían violencia de pareja.
- Depresión, estrés postraumático y otros trastornos de ansiedad, insomnio, trastornos alimentarios e intentos de suicidio. Según el análisis de 2013, las mujeres que han sufrido violencia de pareja tienen casi el doble de probabilidades de padecer depresión y problemas con el consumo de alcohol que las que no la soportan.
- Cefaleas, síndromes de dolor (de espalda, abdominal o pélvico crónico), trastornos gastrointestinales, limitaciones de la movilidad y mala salud general.
- Incremento del consumo de tabaco y drogas, así como de las prácticas sexuales de riesgo, sobre todo en la infancia. También se asocia a la comisión (por el varón) y el padecimiento (por la mujer) de actos de violencia.
- Los niños que crecen en familias en las que hay violencia pueden sufrir diversos trastornos conductuales y emocionales. Estos trastornos pueden asociarse también a la comisión o el padecimiento de actos de violencia en fases posteriores de su vida.
- La violencia de pareja también se ha asociado a mayores tasas de mortalidad y morbilidad en los lactantes y los niños (por ejemplo, por enfermedades diarreicas o malnutrición o por menores tasas de inmunización).

- En el mundo, se estima que 736 millones de mujeres (alrededor de una de cada tres mujeres) ha experimentado alguna vez en su vida violencia física o sexual por parte de una pareja íntima, o violencia sexual perpetrada por alguien que no era su pareja (el 30 % de las mujeres de 15 años o más).
- La violencia de pareja (física, sexual y psicológica) y las agresiones sexuales provocan en las mujeres graves problemas de salud física, mental, sexual y reproductiva a corto y largo plazo. También afectan a la salud y el bienestar de sus hijos.

Datos a nivel nacional

Tomando como referencia las reflexiones internacionales en torno a la violencia de género, y desde el convencimiento de la necesidad de una lucha activa desde todos los ámbitos sociales, políticos, económicos y culturales, que permitiera la superación de los obstáculos que dificultaban o imposibilitaban la igualdad real y efectiva entre mujeres y varones, España aprobó, por unanimidad de todos los grupos parlamentarios, la Ley Orgánica 1/2004, de 28 de diciembre, de Medidas de Protección Integral Contra la Violencia de Género.

> ! El artículo 1.1 de la Ley Orgánica 1/2004 establece que la violencia de género es aquella que «como manifestación de la discriminación, la situación de desigualdad y las relaciones de poder de los hombres sobre las mujeres, se ejerce sobre estas por parte de quienes sean o hayan sido sus cónyuges o de quienes estén o hayan estado ligados a ellas por relaciones similares de afectividad, aun sin convivencia», y «comprende todo acto de violencia física y psicológica, incluidas las agresiones a la libertad sexual, las amenazas, las coacciones o la privación arbitraria de libertad».

Según la Organización de las Naciones Unidas, la *violencia de género* se refiere a los actos dañinos dirigidos contra una persona o un grupo de personas debido a su género. Esta organización define la *violencia contra la mujer* como todo acto de violencia de género que resulte, o pueda tener como resultado, un daño físico, sexual o psicológico para la mujer, inclusive las amenazas de tales actos, la coacción o la privación arbitraria de libertad tanto si se produce en la vida pública como en la privada.

La OMS declaró la violencia de género como un *problema de salud pública* en 1996 porque provoca en las mujeres graves problemas de salud física, mental, sexual y reproductiva, a corto y largo plazo, y ocasiona daño físico, discapacidad, secuelas, un gran número de años perdidos de vida potencial y disminución de la calidad de vida.

Según la última macroencuesta de violencia contra la mujer, de 2019, una de cada dos mujeres (el 57,3 %) residentes en España de 16 o más años han sufrido violencia a lo largo de sus vidas por ser mujeres. Del total de mujeres de 16 o más años residentes en España, el 40,4 % han sufrido acoso sexual en algún momento de sus vidas. Véanse los resultados más significativos de la macroencuesta (**Tabla 22.2-3**).

Pautas de actuación en el ámbito sanitario

Ante cualquier mujer de la que se sospeche que es maltratada, la OMS recomienda las siguientes pautas de actuación desde el sistema sanitario:

- Preguntar con regularidad a todas las mujeres sobre la existencia de violencia de género.
- Estar alerta ante posibles signos y síntomas de maltrato y hacer un seguimiento.
- Registrarlo en la historia clínica.
- Ayudar a entender el malestar y los problemas de salud de la mujer como una consecuencia de la violencia y el miedo.
- Informar y remitir a las pacientes a los recursos disponibles de la comunidad.
- Mantener la privacidad y la confidencialidad de la información obtenida.
- Estimular y apoyar a la mujer a lo largo de todo el proceso, respetando su propia evolución.

Tabla 22.2-3. Resumen de prevalencias de violencia de alguna pareja (actual o pasada) a lo largo de la vida y en los 12 meses previos a las entrevistas

Tipo de violencia	A lo largo de la vida		Últimos 12 meses	
	Porcentaje sobre el total de mujeres residentes en España de 16 o más años	Número estimado de mujeres que sufren violencia	Porcentaje sobre el total de mujeres residentes en España de 16 o más años	Número estimado de mujeres que sufren violencia
1. Física	11,0 %	2.234.567	1,0 %	194.478
2. Sexual	8,9 %	1.810.948	1,3 %	269.852
3. **Física y/o sexual**	**14,2 %**	**2.905.489**	**1,8 %**	**374.175**
4. Emocional	23,2 %	4.744.106	5,4 %	1.101.661
5. Control	27,0 %	5.500.704	6,6 %	1.355.620
6. Económica	11,5 %	2.350.684	2,0 %	407.793
7. Miedo	13,9 %	2.827.243	3,7 %	761.844
8. **Psicológica** (emocional, control, económica, miedo)	**31,9 %**	**6.517.062**	**10,6 %**	**2.164.006**
9. **Violencia total (3 + 8)**	**32,4 %**	**6.605.825**	**10,8%**	**2.197.691**

Adaptada de: Delegación del Gobierno Contra la Violencia de Género. Macroencuesta de Violencia Contra la Mujer 2019 [Internet]. Madrid: Ministerio de Igualdad; 2019 [consulta el 2 de mayo de 2024]. Disponible en: https://violenciagenero.igualdad.gob.es/violenciaEnCifras/macroencuesta2015/pdf/Macroencuesta_2019_estudio_investigacion.pdf

- Evitar actitudes insolidarias o culpabilizadoras, ya que pueden reforzar el aislamiento, minar la confianza de las mujeres en ellas mismas y restar la probabilidad de que busquen ayuda.
- Establecer una coordinación con otros profesionales e instituciones.
- Colaborar en dimensionar el problema mediante el registro de casos.

Está comprobado que las mujeres suelen informar con mayor frecuencia al sistema sanitario que a otros organismos sobre situaciones vividas de malos tratos.

> **!** Si existe la sospecha de que el agresor o abusador es quien acompaña al paciente abusado, nunca se preguntará en presencia de aquel, pues eso podría acarrear el reproche y las represalias posteriores.

Las acciones recomendadas en los casos de sospecha de violencia contra la mujer, pero en los que ella no reconoce tener malos tratos, son las siguientes:

- Registrar en la historia los indicadores que sustentan esa sospecha.
- Informar a la mujer de la sospecha que se tiene.
- Ofertar la participación en intervenciones grupales, sobre todo, en los grupos de la mujer.
- Proporcionar asistencia para aliviar las consecuencias de la violencia.
- Programar citas frecuentes, intentando crear un clima de confianza para que ella pueda sincerarse con el profesional sanitario.
- En este caso, los objetivos serían la mejora de la salud, disminuir el tiempo de convivencia y fortalecer su red informal para que pueda salir de la mejor manera posible o puedan disminuir las situaciones de riesgo.

PREVENCIÓN E INTERVENCIÓN DESDE EL ÁMBITO DE LA SALUD

En los siguientes apartados, se explican los distintos tipos de acciones de salud pública que se han de emprender a nivel comunitario e individual para luchar contra la violencia estudiada en este capítulo.

Acciones de salud pública a nivel comunitario

La violencia se puede prevenir. Un enfoque de salud pública de cuatro pasos ofrece un marco que puede ser de utilidad para prevenir la violencia:

1. Definir el problema.
2. Identificar causas y factores de riego.
3. Diseñar y evaluar las intervenciones.
4. Incrementar en escala las intervenciones que resultan efectivas.

Si no se atiende la violencia, no se puede asegurar la salud y el bienestar para todos los grupos de edad.

La OMS, en la Asamblea Mundial de la Salud de mayo de 2016, refrendó un plan de acción mundial para fortalecer la función del sistema de salud a efectos de abordar la violencia interpersonal, en particular contra las mujeres y las niñas, y contra los niños en general.

Las principales recomendaciones del plan de acción de la OMS son:

- Concienciar para que la violencia contra la mujer se considere inaceptable y sea tratada como un problema de salud pública.
- Prestar servicios integrales de calidad centrados en las mujeres que padecen este tipo de violencia, y sensibilizar y capacitar a los prestadores de atención de la salud para que atiendan sus necesidades con empatía y sin actitudes moralistas.
- Prevenir la recurrencia de la violencia mediante la detección temprana de mujeres y niños afectados por ella y la prestación de cuidados, servicios de derivación y apoyo apropiados.
- Promover normas de género igualitarias como parte de las aptitudes para la vida y la incorporación de una educación integral sobre sexualidad en los planes de estudios dirigidos a los jóvenes.
- Generar pruebas sobre las medidas que funcionan y sobre la magnitud del problema mediante la realización de encuestas de población o la inclusión de la violencia contra la mujer en las encuestas poblacionales sobre demografía y salud, así como en los sistemas de vigilancia e información sanitaria.

La OMS ha elaborado una serie de directrices e instrumentos para capacitar a los prestadores de servicios de salud respecto a la violencia de pareja y la violencia sexual, y ofrece estos materiales de manera abierta y gratuita.

Acciones de salud pública a nivel individual

Además de las acciones recomendadas en el apartado de violencia contra la mujer, se revisarán a continuación los tratamientos que se han mostrado eficaces en la mejora de los síntomas de salud mental cuando hay trastornos establecidos como consecuencia del impacto de la violencia.

> Una gran mayoría de las personas que han sufrido abuso físico y, sobre todo, abuso sexual desarrollan un *sentimiento de culpa*, que supondrá una parte importante en el abordaje terapéutico. La culpa es un aspecto importante para trabajar en la recuperación de la víctima.

La culpa suele asociarse a la responsabilidad o implicación que la propia víctima vierte contra sí misma como una forma de explicación que justifique lo que le está ocurriendo. De esta forma, encuentra una coherencia lógica que le permite mantener, al menos, cierta sensación de control sobre lo que ha pasado: «Esto me ocurre porque en realidad me lo merezco, yo tengo la culpa». En otras circunstancias, la culpa está asociada a la posibilidad de haber evitado los abusos si se hubiera actuado de otra forma: haberlo hecho público antes, no haber ido al lugar concreto donde luego se cometió el maltrato o no haberse defendido suficientemente.

Como se ha mencionado, el trastorno más comúnmente asociado al abuso tanto físico como sexual es el TEPT. El tratamiento de elección es la psicoterapia, y en los casos en los que la sintomatología es muy incapacitante también lo es la combinación de psicoterapia y farmacoterapia.

Las psicoterapias pueden clasificarse, según el foco de intervención, en tratamientos centrados en el pasado, focalizados en el presente o mixtos. Los tratamientos centrados en el pasado tienen como foco de intervención el procesamiento de la memoria traumática, las emociones y las sensaciones corporales asociadas a la situación traumática. Los tratamientos focalizados en el presente están dirigidos a mejorar el funcionamiento personal a través del aprendizaje de habilidades cognitivas, conductuales e interpersonales. Los tratamientos mixtos, como su nombre indica, combinan la intervención del pasado y del presente.

Un componente esencial en las terapias centradas en el pasado es la exposición en vivo o en imaginación; los mejores resultados se obtienen en la exposición en vivo. El objetivo es que la víctima pueda recuperar su funcionalidad, exponerse y convivir con todos aquellos estímulos que habían quedado asociados al acontecimiento traumático con un componente fóbico y activador de malestar.

Según la Guía de Práctica Clínica de la American Psychiatric Association de 2017, las psicoterapias recomendadas para el tratamiento del TEPT con eficacia bien establecida son la terapia de exposición prolongada de Foa (2007) y la terapia cognitiva. Como terapias sugeridas en segunda elección, están la psicoterapia breve ecléctica y el tratamiento de desensibilización y reprocesamiento por medio de movimientos oculares o estimulación bilateral (*eye movement desensitization and reprocessing*) de Shapiro.

La terapia de exposición prolongada de Foa incorpora diferentes componentes, que incluyen:

- Psicoeducación.
- Entrenamiento en respiración y relajación.
- Exposición en imaginación.
- Exposición en vivo.
- Reestructuración cognitiva.

Los fármacos más comúnmente utilizados en el tratamiento farmacológico del TEPT son los antidepresivos. Dentro de estos, los inhibidores selectivos de la recaptación de serotonina y los inhibidores de la recaptación de serotonina y noradrenalina son los que más se utilizan para tratar los síntomas de depresión y ansiedad asociados con el TEPT.

Cuando los pacientes tienen asociado algún trastorno del estado de ánimo o cursan con síntomas de irritabilidad, impulsividad y la oscilación de estados de ánimo, se pueden emplear los estabilizadores del estado de ánimo, entre ellos el ácido valproico y la lamotrigina. Para tratar de forma temporal los síntomas de ansiedad, así como el insomnio, propios del TEPT, se pueden emplear ansiolíticos, como las benzodiacepinas y los hipnóticos e inductores del sueño.

Según refiere la OMS, se han intentado aplicar diversas estrategias para prevenir y combatir el maltrato a las personas mayores, pero por el momento se dispone de pocas pruebas de la eficacia de la mayoría de ellas. Las que se consideran más prometedoras son las intervenciones que realizan los cuidadores (que alivian la carga que soportan los allegados a la persona mayor), los programas de administración del dinero para las personas mayores con mayor riesgo de sufrir explotación económica, las líneas telefónicas de ayuda, los centros de acogida de emergencia y la implicación de equipos multidisciplinarios que pueden actuar desde varios ámbitos (como la justicia penal, la atención médica, la atención a la salud mental, los servicios de protección de los adultos y los servicios de atención prolongada).

 La intervención en caso de TEPT es un abordaje de psicoterapia como primera opción, que puede acompañarse de tratamiento farmacológico.

 PUNTOS CLAVE

- El abuso físico es cualquier tipo de fuerza física que hiere a una persona o pone su salud en peligro.
- La violencia sexual, según la Organización Mundial de la Salud, es cualquier acto sexual, la tentativa de consumar un acto sexual u otro acto dirigido contra la sexualidad de una persona mediante coacción por otra, independientemente de su relación con la víctima, en cualquier ámbito.
- Se denomina *violencia de género* a los actos dañinos dirigidos contra una persona o un grupo de personas en razón de su género, según la Organización de las Naciones Unidas.
- La violencia contra la mujer es un problema importante de salud pública y de derechos humanos; la violencia de pareja y la violencia sexual son formas sumamente generalizadas de violencia contra la mujer.
- La violencia tiene enormes consecuencias en lo social y en la salud. La violencia provoca muchas muertes todos

los días, particularmente entre hombres jóvenes y niños. Además de este índice de muertes, un alto número de hombres, mujeres, niños y niñas sufren lesiones, discapacidad o problemas de salud como resultado de la violencia. La exposición a la violencia puede aumentar el riesgo de fumar, consumir alcohol o uso de drogas; de sufrir enfermedades mentales o tendencia al suicidio; así como enfermedades crónicas como enfermedades del corazón, diabetes o cáncer; enfermedades infecciosas como el VIH y problemas sociales como el crimen o más violencia.
- La violencia de pareja (física, sexual y psicológica) y las agresiones sexuales provocan en las mujeres graves problemas de salud física, mental, sexual y reproductiva a corto y largo plazo. También afectan a la salud y el bienestar de sus hijos.

BIBLIOGRAFÍA

Acierno R, Hernández MA, Amstadter AB, Resnick HS, Steve K, Muzzy W et al. Prevalence and correlates of emotional, physical, sexual, and financial abuse and potential neglect in the United States: The National Elder Mistreatment Study. Am J Public Health. 2010;100(2):292-7.

American Psychiatric Association. Diagnostic and statistical manual of mental disorders. 5ª ed. (DSM-5). Washington D. C.: American Psychiatric Association; 2013.

American Psychiatric Association. Diagnostic and statistical manual of mental disorders (DSM-5-TR). 5ª ed. Text Revision. Washington D. C.: American Psychiatric Association; 2022.

American Psychiatric Association. Guía de Consulta de los Criterios Diagnósticos del DSM-5-TR. 5ª ed. Madrid: Editorial Médica Panamericana; 2023.

American Psychological Association. Clinical Practice Guideline for the Treatment of Posttraumatic Stress Disorder (PTSD) in Adults. Washington D. C.: American Psychological Association; 2017.

Amor P, Echeburúa E, Camarillo L, Ferre F, Sarasua B, Zubizarreta I. Emotional dependency and abuse in female victims of intimate partner violence. Behav Psychol. 2022;30(1):291-307.

Andersen SL, Tomada A, Vincow ES, Valente E, Polcari A, Teicher MH. Preliminary evidence for sensitive periods in the effect of childhood sexual abuse on regional brain development. J Neuropsychiatry Clin Neurosci. 2008;20(3):292-301.

Anderson CA, Arciniegas DB. Cognitive sequelae of hypoxic-ischemic brain injury: a review. NeuroRehabilitation. 2010;26(1):47-63.

Asamblea Mundial de la Salud nº 69. Plan de acción mundial de la OMS para fortalecer la función del sistema de salud en el marco de una respuesta nacional multisectorial para abordar la violencia interpersonal, en particular contra las mujeres y las niñas, y contra los niños en general. Ginebra: Organización Mundial de la Salud; 2016.

Azouvi P, Arnould A, Dromer E, Vallat-Azouvi C. Neuropsychology of traumatic brain injury: an expert overview. Rev Neurol (Paris). 2017;173(7-8): 461-72.

Biswas PS, Sen D, Chaudhury S, Saini R, Jagtap BL. Neuropsychological and psychosocial consequences of traumatic brain injury. PBSIJ. 2017;2(4):555595.

Bonilla Santos J, González Hernández A, Ríos AM, Arroyo LE. Neurociencia cognitiva. Evaluación e intervención en daño cerebral por trauma craneoencefálico. Universidad Cooperativa de Colombia; 2018.

Bott S, Guedes A, Goodwin M, Mendoza J A. Violencia contra las mujeres en América Latina y el Caribe: análisis comparativo de datos poblacionales de 12 países. Washington D. C.: Organización Panamericana de la Salud; 2014.

Brenninkmeyer F. Complex trauma in children: an overview of theoretical developments. En: Hendry A, editor. Creative therapies for complex trauma. Londres: Jessica Kingsley Publishers; 2017.

Camarillo Gutiérrez L, Ferre F, Echeburúa Odriozola E, Amor Andrés PJ. Escala de dependencia emocional de la pareja: propiedades psicométricas. Actas Españolas de Psiquiatría. 2020;48(4):145-53.

Campbell JC, Anderson JC, McFadgion A, Gill J, Zink E, Patch M et al. The effects of intimate partner violence and probable traumatic brain injury on central nervous system symptoms. J Womens Health (Larchmt). 2018;27(6):761-7.

Campbell JC, García-Moreno C, Sharps P. Abuse during pregnancy in industrialized and developing countries. Violence Against Women. 2004;10(7): 770-89.

Choi J, Jeong B, Polcari A, Rohan ML, Teicher MH. Reduced fractional anisotropy in the visual limbic pathway of young adults witnessing domestic violence in childhood. Neuroimage. 2012;59(2):1071-9.

Clark DA, Beck AT. Cognitive therapy of anxiety disorders: science and practice. Nueva York: Guilford Press; 2010.

Consejería de Sanidad de la Comunidad de Madrid. Protocolo de asistencia sanitaria urgente y coordinada a mujeres víctimas de violencia sexual en la Comunidad de Madrid (Código VISEM). Madrid: Consejería de Sanidad de la Comunidad de Madrid; 2022.

Danese A, McEwen BS. Adverse childhood experiences, allostasis, allostatic load, and age-related disease. Physiol Behav. 2012;106(1):29-39.

Delegación del Gobierno Contra la Violencia de Género. Macroencuesta de Violencia Contra la Mujer 2019. Madrid: Ministerio de Igualdad; 2019.

Echeburúa E, Amor P, Sarasua B, Zubizarreta I, Camarillo L, Ferre F. La dependencia emocional en hombres maltratadores de su pareja en tratamiento comunitario: un estudio piloto. Anuario de Psicología Jurídica. 2022;33(1):1-7.

Ellsberg M, Jansen HAFM, Heise L, Watts CH, García-Moreno C. Intimate partner violence and women's physical and mental health in the WHO multi-country study on women's health and domestic violence: an observational study. Lancet. 2008;371(9619):1165-72.

European Institute for Gender Equality. The costs of gender-based violence in the European Union. Vilna: European Institute for Gender Equality; 2021.

Foa EB, Hembree EA, Rothbaum BO. Prolonged exposure therapy for PTSD: emotional processing of traumatic experiences; therapist guide. Oxford: Oxford University Press; 2007.

Foa EB, Steketee G, Rothbaum BO. Behavioral/cognitive conceptualizations of post-traumatic stress disorder. Behavior Therapy. 1989;20(2): 155-76.

González Aguado F, González Cases JC, López Gironés ML, Polo Usaola C, Rullas Trincado J. Guía de atención a mujeres maltratadas con trastorno mental grave. Madrid: Sistema Nacional de Salud; 2010.

Herman JL. Complex PTSD: a syndrome in survivors of prolonged and repeated trauma. Journal of Traumatic Stress. 1992;5(3):377-91.

Herman JL. Trauma y recuperación: cómo superar las consecuencias de la violencia. Madrid: Espasa; 2004.

Kroll J. PTSD/borderlines in therapy: finding the balance. Nueva York: W. W. Norton & Company; 1993.

Kulkarni J. Complex PTSD – a better description for borderline personality disorder? Australas Psychiatry. 2017;25(4):333-5.

Kwako LE, Glass N, Campbell J, Melvin KC, Barr T, Gill JM. Traumatic brain injury in intimate partner violence: a critical review of outcomes and mechanisms. Trauma Violence Abuse. 2011;12(3):115-26.

Ley Orgánica 1/2004, de 28 de diciembre, de Medidas de Protección Integral contra la Violencia de Género. Boletín Oficial del Estado, nº 313 (29/12/2004).

Ley Orgánica 10/2022, de 6 de septiembre, de Garantía Integral de la Libertad Sexual. Boletín Oficial del Estado, n.º 215 (7/7/2022).

Ley Orgánica 4/2023, de 27 de abril, para la modificación de la Ley Orgánica 10/1995, de 23 de noviembre, del Código Penal, en los delitos contra la libertad sexual, la Ley de Enjuiciamiento Criminal y la Ley Orgánica 5/2000, de 12 de enero, reguladora de la responsabilidad penal de los menores. Boletín Oficial del Estado, n.º 101 (28/4/2023).

Lim L, Radua J, Rubia K. Gray matter abnormalities in childhood maltreatment: a voxel-wise meta-analysis. Am J Psychiatry. 2014;171(8):854-63.

McCrory E, De Brito SA, Viding E. Research review: the neurobiology and genetics of maltreatment and adversity. J Child Psychol Psychiatry. 2010;51(10):1079-95.

McPherson JI. Traumatic brain injury among refugees and asylum seekers. Disabil Rehabil. 2019;41(10):1238-42.

Moffitt TE. Childhood exposure to violence and lifelong health: clinical intervention science and stress biology research join forces. Dev Psychopathol. 2013;25(4 pt 2):1619-34.

Mueller I, Tronick E. Early life exposure to violence: developmental consequences on brain and behavior. Front Behav Neurosci. 2019;13:156.

Organización de las Naciones Unidas. Declaración sobre la eliminación de la violencia contra la mujer. Resolución de la Asamblea General 48/104 del 20 de diciembre de 1993. Nueva York: Organización de las Naciones Unidas; 1993.

Organización Mundial de la Salud. Estudio multipaís de la OMS sobre salud de la mujer y la violencia doméstica: primeros resultados sobre prevalencia, eventos relativos a la salud y respuestas de las mujeres a dicha violencia: resumen del informe. Ginebra: Organización Mundial de la Salud; 2005.

Organización Mundial de la Salud. Violencia contra las mujeres, estimaciones para 2018 – Resumen. Estimaciones mundiales, regionales y nacionales de la prevalencia de la violencia de pareja contra la mujer y estimaciones mundiales y regionales de la prevalencia de la violencia sexual fuera de la pareja contra las mujeres. Ginebra: Organización Mundial de la Salud; 2021.

Organización Mundial de la Salud. Global and regional estimates of violence against women. Prevalence and health effects of intimate partner violence and non-partner sexual violence. Ginebra: Organización Mundial de la Salud; 2013.

Organización Mundial de la Salud. The ICD-11 Classification of Mental and Behavioral Disorders. Clinical Descriptions and Diagnostic Guidelines. Ginebra: Organización Mundial de la Salud; 2019.

Organización Panamericana de Salud. Atención para las mujeres que han sufrido violencia: programa de capacitación de la OMS dirigido a los prestadores de servicios de salud. Washington D. C.: Organización Panamericana de la Salud; 2020.

Organización Panamericana de la Salud. Informe sobre la Situación Mundial de la Prevención de la Violencia 2014. Washington D. C.: Organización Panamericana de la Salud; 2016.

O'Toole LL, Schiffman JR. Gender violence: interdisciplinary perspectives. Nueva York: New York University Press; 1997.

Pillemer K, Burnes D, Riffin C, Lachs MS. Elder abuse: global situation, risk factors, and prevention strategies. Gerontologist. 2016;56(supl 2):S194-205.

Prevalence and characteristics of sexual violence, stalking, and intimate partner violence victimization — national intimate partner and sexual violence survey, United States, 2011. Am J Public Health. 2015;105(4):e11-e12.

Shapiro F. The role of eye movement desensitization and reprocessing (EMDR) therapy in medicine: addressing the psychological and physical symptoms stemming from adverse life experiences. Perm J. 2014;18(1): 71-7.

Yon Y, Mikton CR, Gassoumis ZD, Wilber KH. Elder abuse prevalence in community settings: a systematic review and meta-analysis. Lancet Glob Health. 2017;5(2):e147-56.

Zanarini MC. Childhood experiences associated with the development of borderline personality disorder. Psychiatr Clin North Am. 2000;23(1): 89-101.

22.3 Colectivos LGTBIQ+

A. Ortiz Villalobos, A. Muñoz San José y M. Navío Acosta

 OBJETIVOS

- Conocer qué significa cada una de las siglas LGTBIQ+.
- Diferenciar entre *identidad de género* y *orientación sexual*.
- Saber qué es el estrés de minorías y cuál es su relación con la psicopatología en las personas LGTBIQ+.
- Dominar los conceptos de LGTBI-fobia y LGTBI-fobia interiorizada.
- Conocer la prevalencia de trastornos de salud mental en población LGTBIQ+.
- Ser capaz de identificar adecuadamente los principales problemas de salud mental de la población LGTBIQ+.
- Conocer el concepto de psicoterapia afirmativa LGTBIQ+.
- Aplicar los conocimientos sobre colectivos LGTBIQ+ en la práctica clínica habitual.

DEFINICIONES Y CONCEPTOS

Este capítulo ha sido elaborado atendiendo al actual estado de la ciencia. Ningún paradigma es completamente independiente del marco espacial y temporal en el que surge, y todos han de ser falsables para descartar los errores y sus consecuencias. Se ha intentado no incurrir en anacronismos, y se han tenido en consideración aspectos biológicos, psicológicos, antropológicos y sociológicos. Han estado especialmente presentes los valores enunciados por la bioética de autonomía, que se concretan en el derecho al libre desarrollo de la personalidad; la beneficencia, traducida en el derecho a la atención, cuidado y acompañamiento; la no maleficencia, como marco imperativo de mínimos, de no hacer daño ni por acción ni por omisión, y la justicia tanto en lo referente a la equidad como a la no discriminación. Sus contenidos van dirigidos a profesionales, y su traslación a otros ámbitos requiere la contextualización correspondiente.

Antes de abordar la vulnerabilidad psicopatológica del colectivo LGTBIQ+, se deben compartir las definiciones de determinados conceptos que tienen un contenido preciso y que no deben confundirse.

Las siglas LGTBIQ+ obedecen al siguiente desarrollo:

- L: lesbianas.
- G: gais.
- T: trans.
- B: bisexuales.
- I: intersexuales.
- Q: *queer*.
- +: grupos no representados en los anteriores.

Las letras L, G y B se refieren a la *orientación sexual*: L y G, a la orientación homosexual y B, a la orientación bisexual; la letra T se refiere a la *identidad de género*. La letra I se refiere a las personas con *desarrollo sexual diferente*: se trata de personas que tienen características biológicas, anatómicas o fisiológicas que no corresponden con las nociones social y normativamente establecidas a los cuerpos femeninos (asignados a mujeres) o masculinos (asignados a varones). En relación con las cifras y en términos globales, la Oficina del Alto Comisionado de las Naciones Unidas para los Derechos Humanos estima que el 0,5-1,7 % de la población mundial nace con características intersexuales. Se denomina *endosexual* o *endosex* a la persona cuyas características sexuales congénitas entran en las ideas normativas biomédicas y socioculturales para los cuerpos catalogados como *mujer* y *hombre*.

A continuación, se desarrollan otras definiciones de conceptos fundamentales.

Sexo biológico. Conjunto de informaciones cromosómicas, órganos genitales, capacidades reproductivas y características fisiológicas secundarias que pueden combinarse de diferentes formas, lo que da lugar a una gran diversidad de configuraciones de las características corporales.

Género. Es un constructo social, cultural y psicológico que determina el concepto de mujer, de hombre y de otras categorías no binarias o normativas. Depende de la cultura, el entorno social, el ámbito geográfico y la época.

Identidad de género. Percepción subjetiva que cada persona tiene en cuanto a su propio género (autopercepción), que puede o no coincidir con el asignado al nacer. La persona expresa la identidad de género a través de su comportamiento y aspecto externo, teniendo en cuenta el contexto sociocultural al que pertenece.

Orientación sexual o sexoafectiva. Patrón de atracción sexual, erótica o amorosa hacia un determinado grupo de personas definidas por su género o su sexo. Es independiente de la identidad de género, ya que esta no presupone la orientación sexual, y viceversa.

Transexualidad. Condición o circunstancia vital por la que la propia identificación sexual de una persona (su sexo sentido o psicológico) no corresponde con la asignada al nacer en atención a sus genitales.

Trans. Término que engloba a todas aquellas personas cuya identidad de género no coincide con el sexo que les asignaron al nacer. Ampara múltiples formas de expresión de la identidad de género o categorías, como personas transexuales, transgénero, travestis, variantes de género, *queer* o personas de género diferenciado, personas no binarias, personas de género fluido, así como a quienes definen su género como *otro* o describen su identidad en sus propias palabras.

Cis o cisexual. Toda persona cuya identidad de género coincide con el sexo asignado al nacer.

Intersexualidad. Variedad de situaciones en las cuales una persona nace con una anatomía reproductiva o sexual que no parece encajar en las definiciones típicas de masculino y femenino (no tiene nada que ver con la identidad sexual, sino con la morfología o el fenotipo; las personas intersex pueden ser, a su vez, trans o cisexuales). Las características sexuales diversas en sí mismas no representan un problema de salud.

Queer. Anteriormente, este término se utilizaba de manera despectiva para referirse a las personas LGTBIQ+ en lengua inglesa; posteriormente, ha sido reivindicado por las personas que se identifican más allá de las categorías de género tradicionales y de las normas sociales heteronormativas. Sin embargo, dependiendo del contexto, algunas personas pueden seguir considerándolo ofensivo. También se refiere a la teoría *queer*, un campo académico que cuestiona las normas sociales heteronormativas relativas al género y la sexualidad.

SALUD MENTAL EN COLECTIVOS LGTBIQ+

Crecer con identidades de género y sexualidades diversas que no se ajustan a las normas del binarismo de género o a la heterosexualidad en sociedades que etiquetan esa diversidad como errónea, inmoral, ilegal o punible lleva a reacciones emocionales y psicológicas que pueden terminar en sentimientos de vergüenza, ansiedad, desesperanza y en ideas de suicidio. Por lo tanto, la negación de la identidad LGTBIQ+ de una persona y la ausencia de reconocimiento o afirmación de su identidad, orientación y características sexuales, de atención y de cuidados, junto con las conductas de desprecio, rechazo o marginación, contribuyen a altos niveles de malestar psicológico y problemas de salud mental.

A finales del siglo XIX, sexólogos como Richard von Krafft-Ebing, Magnus Hirschfeld y Henry Havelock Ellis comenzaron un proyecto consistente en categorizar y clasificar la sexualidad. Los términos para las identidades sexuales surgieron de estos escritos. Esta sexología temprana puso cierto énfasis en dividir el sexo entre normal y anormal. Desde la opinión médica, además, se ha equiparado «lo correcto» y «lo normativo» con «lo saludable», opinión que ha sido muy influyente a nivel social. Estos presupuestos políticos llevan vigentes más de 200 años en la cultura hegemónica occidental.

Cuando a las personas se les imponen modos de ser y de actuar según normas de género, sexo y/u orientación sexoafectiva, se están limitando sus capacidades y posibilidades para construir proyectos personales de vida que les generen bienestar y felicidad. Este sistema heteronormativo hegemónico lleva a que solo quienes están fuera de esa heteronormatividad se pregunten por qué son así, y que quienes son heterosexuales en orientación y cisexuales en identidad no realicen ningún cuestionamiento. De hecho, si la heterosexualidad no fuera la norma asumida, la gente no tendría que «salir del armario». Pero, lo que sería mejor, tampoco necesitarían «esconderse en el armario».

De manera esquemática, se pueden resaltar las principales etapas del desarrollo de la identidad con el género:

- En los primeros meses, se puede discriminar a varones y mujeres a partir de la forma de sus rostros y sus tonos de voz.
- Entre los 2 y los 4 años, ya se dispone de mucha información sobre lo que la sociedad considera apropiado para cada sexo.
- Los niños varones y las niñas mayores de 4 años comparan su comportamiento con el de otras personas de su mismo sexo. Pueden observar que su comportamiento, sus gustos o su forma de ser son diferentes de lo que la comunidad espera de su sexo.
- En la adolescencia y la juventud, se pueden confrontar y retar dichas expectativas, normas y valoraciones; sin embargo, estas siguen influyendo en la forma que las personas tienen de comportarse, sentirse y definirse a sí mismas.
- En la adultez y en la adultez mayor, continúa el proceso de construcción de la identidad con el género.

El hecho de que un importante número de menores no visibilicen su identidad de género y/u orientación sexual (se mantengan «dentro del armario») hasta la edad adulta se debe al miedo que tienen a enfrentarse a una sociedad educada en valores relacionados con la condición binaria (niño-niña) y todavía con significativas tasas de LGTBI-fobia. No se debe poner el acento en el individuo, sino en el dispositivo de control que ejerce violencia contra las personas cuya identidad o expresiones de género no normativas cuestionan el sistema.

La estigmatización y la discriminación pueden provenir del vecindario, los pares, los colegas, las amistades, los familiares, la escuela, los clubs deportivos, la prensa, los líderes de opinión y los *influencers*. E incluso de la política. Esto amplifica los sentimientos de baja autoestima, las estrategias de afrontamiento perjudiciales, la desesperanza y la ideación suicida.

En la Ley 3/2016, de 22 de julio, de protección integral contra LGTBI-fobia y la discriminación por razón de orientación e identidad sexual en la Comunidad de Madrid, la LGTBI-fobia se define como «rechazo, miedo, repudio, prejuicio o discriminación hacia mujeres u hombres que se reconocen a sí mismos como LGTBI». Gabriel J. Martín define la LGTBI-fobia como una forma de violencia que puede ejercerse de distintas formas: física, psicológica, simbólica y estructuralmente. La LGTBI-fobia se puede concebir como una actitud, es decir, como una valoración negativa de la diversidad sexual y de género, y de las personas LGTBIQ+ y todo lo que simbólicamente se asocie a ellas.

Hay que insistir en que las personas del colectivo LGTBIQ+ no demandan que se les atienda porque sufran una enfermedad o un trastorno, sino por los obstáculos sociales que encuentran en el libre desarrollo de sus derechos más fundamentales y por el sufrimiento con que tales dificultades llenan sus vidas.

Soriano recoge que Troiden y Cass señalan:

El reconocimiento y aceptación del ser heterosexual es algo que pasa prácticamente desapercibido para las personas, ya que su sexualidad se corresponde con la de la mayoría, con lo socialmente aprobado, con los modelos sociales, con la educación recibida y con lo que el entorno espera. Sin embargo, las personas LGTBI, además de no disponer del apoyo social necesario, tienen que hacer frente a las actitudes negativas hacia su forma de vivir la sexualidad, y sobrellevar las dificultades personales que se presentan porque han sido socializadas en la heterosexualidad y para ella, y en un entorno en el que, en el mejor de los casos, se ha ignorado que hay otras opciones saludables de vivir la sexualidad. De esta manera, el patrón que han internalizado estas personas, y el que seguramente se ajusta a sus expectativas y a las de quienes las rodean, es que deben ser heterosexuales. Si esto logra superarse, una vez que se ha reconocido la propia sexualidad, aparece otra dificultad: el contexto en el que se debe aceptar y desarrollar dicha identidad es heterosexual. Lo más probable es que su grupo de pares y sus modelos sociales sean o se muestren como heterosexuales y que la educación que reciban sea en mayor grado mensajes de tipo heterosexual.

Hay diferentes realidades en las que se pueden situar las personas, muchas de ellas alejadas del modelo binario tradicional y rechazadas e invisibilizadas por la sociedad. Es la exclusión de estos colectivos lo que provoca que las personas LGTBIQ+ sufran altos índices de acoso escolar en la infancia y la adolescencia por su orientación sexual e identidad de género.

Desde los años 70 del pasado siglo, la *psicología afirmativa LGTBIQ+* nace como una disciplina que abarca todo un cuerpo de investigaciones, psicoterapias y trabajos educativos que intentan prevenir y tratar aquellas dificultades psicológicas que puede atravesar la población LGTBIQ+ como consecuencia de los prejuicios, la homofobia y una heteronormatividad institucionalizada en la sociedad.

Al igual que la masculinidad, la heterosexualidad y la blancura, a menudo se ha asumido que ser cis es la forma superior de ser, y que, por tanto, no hace falta escrutar o estudiar este punto de vista. Las personas LGTBIQ+ no tienen disponible la experiencia de afirmación que supone verse bien reflejadas en los espacios que ocupan a diario, cosa que la mayor parte de la gente da por hecho. Es vital comprender que nadie puede imponer a los demás su manera de entender y experimentar el género y la orientación sexual; hay que respetar y considerar igual de válidas las numerosas y variadas formas que estos pueden adoptar. No habría formas mejores o superiores y, por tanto, tampoco peores, negativas o malas.

La extendida idea de que algunas identidades o expresiones de género y orientaciones sexuales son más reales y auténticas que otras (debido a que son «naturales») es, por tanto, muy cuestionable. Ningún género es más real o auténtico que otro. La historia única crea estereotipos, y el problema con los estereotipos no es que sean falsos, es que están incompletos. Hacen que una historia se convierta en la única historia. Es vital que las personas puedan contar las historias que solo se pueden narrar desde su propia perspectiva. Si las personas pueden aceptar la validez de que haya múltiples historias, entonces es posible que no se sientan amenazadas por las historias de género y orientación que difieran de la suya. También pueden reconocer que pueden contar múltiples historias sobre su experiencia de género y orientación.

En el DSM-II, publicado en 1973, se eliminó finalmente la homosexualidad como categoría diagnóstica de la sección de desviaciones sexuales. Unos años más tarde, en 1990, la Organización Mundial de la Salud la excluyó de la Clasificación Estadística Internacional de Enfermedades y Otros Problemas de Salud. En mayo de 2010, la Asociación Mundial para la Salud Transgénero emitió un comunicado instando a la despatologización de la variabilidad de género en todo el mundo. En esta declaración, señaló que «la expresión de las características de género, incluidas las identidades, que no están asociadas de manera estereotipada con el sexo asignado al nacer es un fenómeno humano común y culturalmente diverso que no debe ser juzgado como inherentemente patológico o negativo».

El estigma, el prejuicio y la discriminación crean un entorno social hostil y estresante que causa problemas de salud mental. En 2003, Meyer propuso el *modelo del estrés de minorías* para exponer esta relación. De acuerdo con este modelo, las disparidades en cuestiones de salud experimentadas por la población de la minoría LGTBIQ+ provienen de estresores crónicos y particulares relacionados con estructuras opresoras subyacentes, como la heteronormatividad, el privilegio de las identidades heterosexuales que restringe el acceso a recursos a las personas no heterosexuales (población LGTBIQ+).

Según Meyer, puede existir un *estrés de minorías distal* (el que se experimenta abiertamente en una variedad de contextos, como la discriminación, la victimización o el acoso, que son formas de maltrato y violencia contra las personas) y un *estrés proximal* (la anticipación del estrés distal, el rechazo y la discriminación, que lleva a una hipervigilancia e internalización de actitudes prejuiciosas sobre el propio grupo de minoría). Los procesos del estrés de minorías serían un *continuum* desde los estresores distales, que serían los definidos como condiciones y acontecimientos objetivos, hasta los proximales, que serían los procesos personales subjetivos relacionados con las percepciones individuales.

Los tres procesos relevantes en la población LGTBIQ+ serían, de lo distal a lo proximal, los siguientes:

- Los acontecimientos y las condiciones estresantes objetivas de situaciones de discriminación, estigma y prejuicio.
- Las anticipaciones o expectativas de dichos acontecimientos y la hipervigilancia de ello.
- La internalización de las actitudes negativas sociales, que lleva a las personas a esconder su identidad u orientación, e incluso a internalizar el estigma en forma de LGTBI-fobia interiorizada.

El concepto *estrés social* amplía la teoría del estrés: propone que las circunstancias del entorno social, no solo los acontecimientos personales, son una fuente de estrés que puede tener consecuencias sobre la salud mental y física.

El estrés de minorías se caracteriza por:

- Ser único. Se añade a los estresores generales que experimenta cualquier persona. Por lo tanto, para afrontarlo y adaptarse, las personas estigmatizadas deben realizar un mayor esfuerzo que las no estigmatizadas.
- Ser crónico, porque está relacionado con estructuras sociales y culturales subyacentes relativamente estables y se sustenta socialmente: surge de procesos, estructuras e instituciones supraindividuo, más que propias del individuo, como serían los estresores generales o las características personales biológicas o genéticas.

El estrés que surge de una amplia variedad de acontecimientos vitales adversos se considera un factor de riesgo ampliamente fundamentado en la literatura médica para la salud mental. Así, se ha demostrado que puede favorecer el desarrollo de trastorno por estrés postraumático, trastorno depresivo mayor o ansiedad. Por ejemplo, hay estudios epidemiológicos que demuestran que existe una clara relación dosis-efecto entre las experiencias de maltrato infantil y un riesgo significativamente elevado de desarrollar un trastorno mental durante la propia infancia, en la adolescencia y en la edad adulta; esta asociación se expresa, además, de forma comórbida con otros diagnósticos en el ámbito de las enfermedades metabólicas y cardiovasculares.

La relación entre maltrato infantil y un mayor riesgo de sufrir enfermedad mental es una condición transdiagnóstica que puede afectar a un amplio espectro de diagnósticos psiquiátricos, si no todos. Distintos trastornos de la conducta, los trastornos ansioso-depresivos, la esquizofrenia o el trastorno bipolar, estos dos últimos relacionados con una importante vulnerabilidad genética, se ven claramente modulados en su expresión clínica por la presencia del maltrato en la infancia.

De manera omnipresente y asociada a los antecedentes de maltrato y al trastorno mental, se presenta la conducta suicida. En estos niños y adolescentes expuestos a maltrato, aparecen múltiples emociones negativas (miedo, evitación, estado de hiperalerta o síntomas de reexperimentación) que se extienden a contextos psíquicos diferentes al propio trauma, incluyendo determinadas emociones, como la tristeza, la rabia o la irritabilidad. La regulación de estas emociones se hace imposible para estos niños y dificulta profundamente sus vidas. Algunos expertos ubican esta desregulación emocional en el núcleo de la psicopatología asociada al maltrato y, especialmente, al trauma complejo. Este trauma podría ser considerado como el factor oculto que subyace a tantos pacientes infantojuveniles y adultos con cuadros clínicos caracterizados por su mala respuesta al tratamiento clínico habitual y su mal pronóstico.

También hay evidencia científica que liga la anticipación de la amenaza con la psicopatología. El estigma lleva a las personas LGTBIQ+ a experimentar alienación, falta de integración en la comunidad y dificultades para aceptarse. La anticipación del estigma, el rechazo y la discriminación lleva a un estado de alerta permanente o casi permanente que dificulta el funcionamiento social y académico. Como estrategia de afrontamiento de esa anticipación, la persona esconde su identidad/orientación al resto, pero esto supone un alto coste, pues debe vigilar continuamente su comportamiento en todos los aspectos (forma de vestir, hablar y andar; incluso se ocultan las amistades y las relaciones interpersonales y sociales relacionadas con la identidad/orientación, o las aficiones y los intereses), siempre tiene miedo de ser descubierta y no cesa la preocupación.

La anticipación también puede llevar a estas personas a ocultar sus sentimientos, emociones o creencias sobre sí mismas. Se sabe que suprimir estas emociones o esconder secretos está relacionado con consecuencias negativas sobre la salud; en cambio, compartir, expresar y revelar acontecimientos traumáticos o características personales se asocia a mejoras al reducir la ansiedad y promover la aceptación. El esconderse también impide que estas personas sean reconocidas por sus iguales y, por lo tanto, que reciban su apoyo. Cuando se esconden, intentan «pasar por lo que no son». Esto podría explicar, en parte, el deseo de las personas trans por modificar su cuerpo y así pasar por ser una persona cis. Imperceptiblemente, este comportamiento refuerza la creencia de ser diferente e inferior.

Por otro lado, la *victimización* interfiere con la percepción de que en el mundo impera el orden y el sentido. En un intento de restaurar el orden en su percepción del mundo, las víctimas se preguntan: «¿Por qué yo» o «¿Por qué a mí?», y, frecuentemente, se responden con autorrecriminaciones y autodevaluaciones. Además, estas experiencias de victimización se llevan por delante el sentido de seguridad e invulnerabilidad de la víctima. Las consecuencias sobre la salud pueden ser los trastornos del sueño y las pesadillas, cefaleas, diarrea, labilidad emocional, inquietud, consumo de sustancias de abuso y deterioro de las relaciones interpersonales. Los delitos con el componente de odio LGTBIQ+ tienen incluso un mayor impacto en la salud de este colectivo que el mismo delito sin ese componente, y pueden acarrear secuelas a corto y largo plazo, incluyendo el trastorno por estrés postraumático.

En la infancia y adolescencia, se consideran estresores distales de minorías el rechazo de la familia, la victimización por pares, la discriminación en el acceso a baños públicos/vestuarios o a la documentación que refleje su identidad sentida o la no afirmación en redes sociales. Y estresores proximales serían las influencias negativas del estigma social, cultural y comunitario sobre sus expectativas de futuro y las creencias sobre sí mismos; incluso las expectativas de rechazo, victimización y discriminación, como el acoso escolar e incluso las agresiones y la LGTBI-fobia interiorizada. De hecho, la *disforia de género* no se puede desligar del estrés de minorías porque surge de experiencias no afirmativas que cuestionan la identidad de género sentida, precisamente por no parecerse físicamente a las expectativas sociales para esa identidad sentida.

En el desarrollo sano de la identidad hay varios aspectos: no solo la identidad de género y orientación sexual, sino otros también característicos o no de minorías, como la raza/etnia o el género, que tienen que ser integrados. Recientemente, ha surgido el concepto de *interseccionalidad*, que mantiene que las conceptualizaciones clásicas de opresión en la sociedad (como el colorismo, el adultismo, el sexismo, el capacitismo, la homofobia, la transfobia, la xenofobia y todos los prejuicios basados en la intolerancia) no actúan de manera independiente, sino que estas formas de exclusión están interrelacionadas, de manera que se crea un sistema de opresión que refleja la intersección de múltiples formas de discriminación.

Teniendo en cuenta que la aceptación social de identidades de género no normativas con sus corporalidades diversas ha aumentado en la última década, diferentes estudios apuntan a una prevalencia alta de angustia, autolesiones y tendencias suicidas en personas con características intersexuales. Algunas de las causas identificadas incluyen sentimientos de vergüenza, secretismo y tabú que responden a un patrón estructural que marca muy claramente cómo tienen que ser los cuerpos para considerarse válidos y que todo aquello que se salga de este patrón se tiene que «rectificar» para normalizarlo. Dentro del ámbito educativo, hay que incorporar la riqueza de la diversidad sexual humana, y fomentar una educación sexual que tenga en cuenta la diversidad anatómica, la riqueza de las prácticas y los cuerpos plurales y un deseo más flexible y no estereotipado.

Simultáneamente, confrontar la discriminación en todos los entornos sociales y vitales de las personas es esencial para crear un mundo inclusivo que reconozca y acoja la diversidad humana. Cultivar un sentido de pertenencia, de aceptación y contra la discriminación y la vergüenza, junto con la promoción del orgullo y la inclusividad, favorecerá una perspectiva más saludable y optimista de la vida y la existencia para cada ser humano.

Las personas menores que pertenecen al colectivo LGTBIQ+ sufren, sobre todo, discriminación por la orientación sexual, la identidad o la expresión de género, y esta discriminación aparece como trato diferenciado, excluyente o restrictivo basado en la orientación sexual, la identidad o la expresión de género de las personas, ya sea real o percibida, que tenga como objetivo, o por resultado, anular o menoscabar el reconocimiento, goce o ejercicio de derechos y libertades fundamentales de las personas en cualquier esfera de su vida (política, económica, social, cultural, educativa, etcétera).

El acoso escolar transfóbico/homofóbico es un comportamiento violento (maltrato físico y psicológico) por el que una persona menor se expone y/o queda expuesta repentinamente a la exclusión, el aislamiento, las amenazas, los insultos y las agresiones por parte de sus iguales, una o varias personas que están en su entorno más próximo, en una relación desigual de poder, donde los agresores se sirven de la transfobia/homofobia para justificar estos hechos.

Como consecuencia de esta situación de acoso, estas personas sufren las siguientes consecuencias:

- Aislamiento social. Sienten que son rechazadas por toda la sociedad en general y por la comunidad educativa en particular.

- Fobia escolar. No quieren ir a clase, llegan tarde al aula, salen de esta las últimas y/o continuamente cambian de ruta para ir al colegio. Temen encontrarse con sus agresores e intentan evitarlos a toda costa.
- Mal rendimiento escolar y desarrollo de falta de interés en las tareas escolares.
- Sentimientos contradictorios por no ser capaces de solucionar por sí mismas la situación que viven, pero tampoco piden ayuda.
- Están calladas, tristes, ausentes, agresivas, preocupadas, distantes, etc. En casa, a menudo, son tildadas de quejicas, chivatas o mentirosas ante las personas adultas.
- Sienten una profunda inseguridad, una baja autoestima y un concepto muy negativo sobre ellas mismas.

Una educación en la que siguen persistiendo los estereotipos de género y orientación sexual genera en las personas menores la necesidad de autoafirmarse en su identidad de género y orientación, y esto incrementa la vulnerabilidad individual de quienes no se identifican con ninguno de estos dos grupos (niños varones y niñas).

Son los propios grupos los que excluyen al diferente, quien acaba siendo víctima del rechazo, el aislamiento y, en ocasiones, el acoso. Además, estos grupos acaban identificándose con los valores asociados a la identidad de su género masculino y femenino, que, inevitablemente, son puestos en relación por la sociedad, la cual da una consideración mucho mayor a los valores relacionados con lo masculino.

EPIDEMIOLOGÍA DE LOS PROBLEMAS DE SALUD MENTAL EN EL COLECTIVO LGTBIQ+

Se ha observado sistemáticamente que las personas pertenecientes a minorías sexuales (es decir, cuya identidad, atracción o comportamiento sexual no es exclusivamente heterosexual) y de género (es decir, individuos cuyo sexo asignado al nacer no coincide con su identidad o expresión de género actual) presentan más problemas de salud física y mental, incluida la depresión y el suicidio, que sus homólogos cisgénero y heterosexuales. Se sugiere que estas tasas desproporcionadamente más altas de depresión entre las minorías sexuales y de género son el resultado de una mayor exposición al estigma y al estrés asociado a las minorías. Las rígidas normas de género afectan negativamente a las personas con identidades de género diversas, que a menudo son víctimas de violencia, estigmatización y discriminación.

Las personas LGTBIQ+ experimentan a menudo una mayor carga de estrés, relacionada con la discriminación, la exclusión social y la victimización. Tienen un mayor riesgo de cáncer, enfermedades mentales y otras enfermedades, y es más probable que fumen, beban alcohol, consuman drogas y tengan otras conductas de riesgo.

Los dos ámbitos de la salud conductual que afectan de manera desproporcionada a los jóvenes LGTBIQ+ son la salud sexual (es decir, el virus de la inmunodeficiencia humana [VIH] y las infecciones de transmisión sexual) y el consumo de sustancias. Existe menos conocimiento sobre la salud sexual de las mujeres jóvenes de minorías sexuales, pero las pruebas sugieren que estas jóvenes tienen tasas más bajas de uso de métodos para la prevención del embarazo y tasas más altas de embarazos no deseados en comparación con las mujeres heterosexuales.

Debido a que los jóvenes LGTBIQ+ experimentan numerosos factores estresantes crónicos y de base social, derivados de tener una orientación sexual o identidad de género minoritaria, pueden desarrollar déficits en la regulación saludable de las emociones, lo que promueve un afecto negativo. Estos jóvenes pueden recurrir a conductas de afrontamiento inadaptadas para gestionar el estrés, lo que incluye el consumo de alcohol y drogas.

Las investigaciones actuales indican que los jóvenes LGTBIQ+ tienen más probabilidades de experimentar acoso y reportar pensamientos y comportamientos suicidas que aquellos que no pertenecen a este grupo. Se cree que el acoso es un precursor del suicidio entre esta población. Las lesbianas, los gais y los bisexuales jóvenes presentan un mayor riesgo de intentos de suicidio que los jóvenes heterosexuales, y una mayor prevalencia de diagnósticos de depresión y ansiedad. Estudios anteriores han constatado que las minorías sexuales tienen entre 1,4 y 4 veces más probabilidades de presentar antecedentes de trastornos mentales a lo largo de su vida en comparación con los heterosexuales.

Las investigaciones han demostrado que las personas LGTBIQ+ tienen un riesgo un 120 % mayor de sufrir algún tipo de sinhogarismo que los heterosexuales. En Estados Unidos, hasta el 40 % de los 4,2 millones de jóvenes sin hogar se identifican como LGTBIQ+, aunque solo representan al 9,5 % de la población estadounidense. Los jóvenes LGTBIQ+ experimentan de forma desproporcionada el sinhogarismo en comparación con sus compañeros heterosexuales y cisgénero. También son más propensos a sufrir agresiones, traumas, depresión y suicidio, en comparación con las poblaciones no LGTBIQ+, además de no tener hogar. Estas estadísticas son aún peores para las poblaciones LGTBIQ+ negras e indígenas de color, que sufren desigualdades raciales y discriminación (BIPOC es el acrónimo que se utiliza en inglés para las personas negras, indígenas y personas de color [por *black, indigenous* y *people of color*]).

Los conflictos familiares son la principal causa de que los jóvenes LGTBIQ+ se queden sin hogar, lo que se debe desproporcionadamente a que los miembros de la familia no acepten la orientación sexual o la identidad de género del joven. Sin embargo, el rechazo familiar no es la única causa. La salida del sistema de acogida, la pobreza y la escasez de refugios y programas de vivienda dejan a muchas personas LGTBIQ+ sin ningún lugar al que ir.

Dentro de esta comunidad, también hay índices significativamente más altos de violencia doméstica. Las mujeres bisexuales tienen una mayor prevalencia de violaciones, violencia física y acoso que las heterosexuales. Los varones homosexuales y las lesbianas también declararon niveles más altos de violencia en la pareja y violencia sexual en comparación con las relaciones heterosexuales. La huida de casa de los jóvenes LGTBIQ+ para escapar de la violencia sexual también es una vía importante para quedarse sin hogar. Una vez fuera de sus hogares, estas personas corren un riesgo aún mayor de sufrir violencia, trata, problemas de salud mental y abusos emocionales o físicos.

En España, un estudio realizado en 2019 sobre las personas LGTBIQ+ sin hogar en la Comunidad de Madrid encontró un nuevo perfil emergente entre las personas que se encuentran en situación de calle y que hace referencia a su identidad de género y orientación sexual no binaria: la discriminación en este colectivo afecta principalmente a la población transexual, mayoritariamente transmujer y joven, y las personas LGTBIQ+ sin hogar sufren un 50 % más de delitos de odio que las que no lo son (fundamentalmente insultos y amenazas) y un 13 %, más de agresiones sexuales.

La exposición a experiencias traumáticas es común entre las mujeres de minorías sexuales. Se han reportado cifras de prevalencia de agresiones sexuales a lo largo de la vida de entre el 16 y el 85 % en mujeres de minorías sexuales. Los tipos más comunes de victimización sexual en los estudios fueron el abuso sexual infantil y la agresión sexual adulta. Las mujeres de minorías sexuales informan de tasas más altas de abuso sexual y físico en la infancia y en la edad adulta que las heterosexuales.

Los varones que pertenecen a minorías sexuales suelen estar sobrerrepresentados en las muestras de búsqueda de tratamiento de alteraciones de la imagen corporal y trastornos alimentarios, ya que hasta el 42 % de las muestras clínicas masculinas se identifican como homosexuales o bisexuales. Sin embargo, la sobrerrepresentación de los varones homosexuales no se limita a las muestras clínicas; los estudios basados en la comunidad respaldan una mayor prevalencia de trastornos alimentarios entre esta población. En un estudio, la prevalencia a lo largo de la vida de cualquier diagnóstico de trastorno alimentario entre varones gais y bisexuales fue del 8,8 % (15,6 % subclínico), en comparación con una prevalencia del 1,5 % en varones heterosexuales (4,6 % subclínico). En muestras femeninas, la prevalencia estimada para las mujeres heterosexuales fue del 4,8 % (8,0 % subclínica) y la de las mujeres de minorías sexuales fue del 7,2 % (9,7 % subclínica). Estos datos apuntan a que los varones de minorías sexuales pueden representar el grupo de mayor riesgo de trastornos alimentarios y alteraciones en la imagen corporal.

Un resultado paradójico de la crisis del VIH/sida de los años 80-90 fue la mayor atención prestada por la investigación a la salud de las comunidades de minorías sexuales y de género. Estas investigaciones demostraron no solo que los varones y las mujeres transexuales pertenecientes a minorías sexuales corren un riesgo desproporcionado de contraer el VIH en comparación con las personas heterosexuales, sino también que el mayor riesgo de contraer el VIH coexiste con otras desigualdades sanitarias que agravan sinérgicamente este riesgo. El estudio de Stall *et al.* demostró que los problemas de salud mental representan una preocupación importante en las vidas de muchas, si no de la mayoría, de las minorías sexuales y de género, que coexisten con el riesgo de VIH y que también comprometen por sí solos la salud de estas minorías. El primer conjunto de estudios de tratamiento se centró en el afrontamiento del estrés y la reducción del riesgo de VIH entre varones homosexuales y bisexuales. Hasta la fecha, casi todos los ensayos controlados aleatorizados realizados con minorías sexuales y de género se han limitado al contexto de la prevención y la atención del VIH entre los varones de minorías sexuales. Aunque estos estudios proporcionan una valiosa orientación basada en la evidencia para los médicos con respecto a las necesidades de salud sexual de las poblaciones LGTBIQ+, por lo general, abordan la salud mental solo como uno de los varios determinantes de la salud conductual relacionada con el VIH (por ejemplo, adherencia al tratamiento o uso de preservativo). A pesar de la falta histórica de datos de ensayos controlados aleatorizados para las personas LGTBIQ+, se han hecho varios intentos notables para incorporar las recomendaciones profesionales para la práctica afirmativa de esta población en la práctica basada en la evidencia.

Muchos estudios de casos de práctica basada en la evidencia afirmativa para las minorías sexuales y de género utilizan la terapia cognitivo-conductual debido al ajuste entre las conceptualizaciones del estrés de minorías en la población LGTBIQ+ y la orientación de afrontamiento del estrés de las intervenciones cognitivo-conductuales. Estos estudios de casos informan sobre cómo se ayuda a las personas LGTBIQ+ a desafiar las actitudes negativas sobre sí mismas, a sopesar los riesgos y beneficios objetivos de la revelación de la orientación sexual, a identificar fuentes de apoyo dentro de la comunidad LGTBIQ+ y a comprender la sintomatología actual en el contexto de la LGTBI-fobia.

La recogida de datos sobre la magnitud de un acontecimiento que se desea conocer (en este caso, los problemas a los que se enfrentan las personas LGTBIQ+) es fundamental a la hora de considerar y planificar las acciones que son necesarias para la prevención o la intervención, y así ajustar los recursos y servicios a las diferentes necesidades de las personas.

En este sentido, la encuesta LGBTI II de la Unión Europea de 2019 de la Agencia Europea de los Derechos Fundamentales ofrece datos interesantes. Esta encuesta se basa en la encuesta LGBT de 2012 de la agencia, e incluye datos de 140.000 encuestados en 30 países; es la mayor encuesta mundial realizada de la comunidad LGTBI. El grupo destinatario de la encuesta fueron las personas que se autoidentifican como gais, lesbianas, bisexuales, transexuales o intersexuales. Por primera vez, incluyó a las personas intersexuales y a los jóvenes de 15-17 años.

La encuesta se realizó *online* entre el 27 de mayo y el 22 de julio de 2019. El cuestionario abarcó una amplia gama de preguntas sobre experiencias de discriminación, acoso o violencia; conocimiento de los derechos; franqueza sobre ser LGTBI; experiencias positivas y negativas en el trabajo y en la educación; condiciones socioeconómicas y de vida, salud y bienestar, y cuestiones relacionadas con la vivienda.

Los varones gais constituyen la mayoría de la muestra total (42 %), seguidos de las mujeres bisexuales (19 %), las lesbianas (16 %), las personas trans (14 %) y los varones bisexuales (7 %). El 1 % de la muestra se clasificó como intersexual. Sin embargo, se desconocen las proporciones reales en la población. La encuesta puede seguir infrarrepresentando a ciertos grupos, pero no es posible decir con certeza a cuáles y en qué medida.

La Agencia Europea de los Derechos Fundamentales utiliza la palabra *intersexual* como término genérico para designar una serie de variaciones en las características corporales que no se ajustan a las definiciones médicas estrictas de hombre o mujer. Estas características pueden ser cromosómicas, hormonales y/o anatómicas, y pueden estar presentes en distin-

tos grados. Muchas variantes de las características sexuales se detectan inmediatamente al nacer o incluso antes. A veces, estas variantes serán evidentes en etapas posteriores de la vida, a menudo durante la pubertad. Las directrices de 2013 del Consejo de la Unión Europea para la protección de los derechos humanos de las personas LGTBIQ+ señalaron que la intersexualidad abarca «las variaciones corporales con respecto a los estándares culturalmente establecidos de masculinidad y feminidad».

La muestra de los 28 Estados que entonces eran miembros de la Unión Europea (UE-28) es predominantemente joven, con una edad media de casi 29 años. Cuatro de cada cinco encuestados (el 82 %) tenían menos de 40 años. Más de un tercio tenían 18-24 años. Los participantes de 15-17 años constituyen una séptima parte de la muestra. Solo el 4 % de los encuestados tenían 55 años o más.

Respecto a la educación, casi la mitad de la muestra de la UE-28 (45 %) había completado estudios universitarios (equivalente a licenciatura o superior); el 12 %, educación postsecundaria; el 28 %, educación secundaria superior; y el 11 %, educación secundaria inferior. Solo el 4 % había completado únicamente la educación primaria o no tenía estudios formales. En comparación, el 29 % de la población general de la UE-28 había completado la educación terciaria, el 46 %, la educación secundaria superior y postsecundaria, y el 26 % había completado menos de la educación primaria o secundaria inferior.

Aproximadamente, un tercio de los encuestados de la UE-28 (el 37 %) indicó que sus hogares tenían dificultades para llegar a fin de mes. Este fue el caso más frecuente de los encuestados intersexuales (52 %) y trans (46 %). Cuatro de cada 10 participantes en la UE-28 (el 41 %) tenían un trabajo remunerado cuando completaron la encuesta, y el 40 % estaban estudiando. Alrededor del 5 % estaban desempleados. Casi la mitad de los encuestados (el 47 %) de todos los grupos de la UE-28 vive en una gran ciudad; el 11 %, en las afueras de una gran ciudad; el 30 %, en un pueblo o ciudad pequeña; y el 13 %, en una zona rural. En comparación, el 42 % de la población vive en una ciudad; el 31 %, en un pueblo o en las afueras, y el 27 %, en una zona rural.

En la encuesta se preguntó a los participantes si se consideraban parte de una minoría en términos de etnia (incluidos los de origen inmigrante), religión, discapacidad u otros. La mayoría de los encuestados (77 %) no se consideraban miembro de ninguna de las minorías enumeradas, aunque el 8 % indicó que pertenecía a «otro grupo minoritario». Aquellos miembros de minorías relacionadas con su origen étnico (o migratorio), religión o discapacidad constituyen el 5-7 % de la muestra total. La proporción de encuestados trans e intersexuales que se identifican como pertenecientes a una minoría con respecto a la discapacidad es mayor que la de los demás grupos.

Los resultados clave se pueden resumir de la siguiente forma:

• Dificultades para vivir abiertamente como lesbiana, gay, bisexual, trans o intersexual:
  - La mitad de los encuestados LGTBI (53 %) nunca o casi nunca declaran abiertamente que lo son.

- La mayoría de los participantes (61 %) evitan siempre o a menudo dar la mano a sus parejas del mismo sexo.
- Uno de cada tres encuestados (33 %) evita siempre o a menudo determinados lugares por miedo a ser agredido, amenazado o acosado por ser LGTBI.
- El 37 % de los de 15-17 años casi nunca dicen abiertamente que son LGTBI.
- Discriminación en el trabajo y en otros ámbitos, como la atención sanitaria, experimentada por una proporción significativa:
  - Uno de cada cuatro encuestados (26 %) oculta en el trabajo ser LGTBI.
  - Los que son más abiertos sobre su condición LGTBI en el trabajo tienen menos probabilidades de sentirse discriminados en ese ámbito.
  - Dos de cada 10 (21 %) se sintieron discriminados en el trabajo en el año anterior a la encuesta.
  - Uno de cada 10 (10 %) se sintió discriminado al buscar trabajo en el año anterior a la encuesta.
  - Más de un tercio (37 %) se sintió discriminado en ámbitos de la vida distintos del trabajo, como la vivienda, la atención sanitaria o los servicios sociales, la escuela o la universidad, una cafetería, un restaurante, un bar o una discoteca, una tienda o al mostrar un documento de identidad. Las tasas más elevadas corresponden a los encuestados trans (55 %) e intersexuales (59 %).
  - La mayoría de los encuestados LGTBI de 15-17 años han sufrido discriminación en algún ámbito de la vida (53 %). La cifra es menor entre los encuestados LGTBI mayores de 18 años (41 %).
  - Entre los distintos ámbitos de la vida sobre los que se preguntó, la mayor proporción de los encuestados (22 %) se sintieron discriminados en una cafetería, un restaurante, un bar o una discoteca de forma explícita.
  - Uno de cada cinco participantes (19 %) se sintió discriminado en entornos educativos; el 16 % se sintió discriminado por el personal sanitario o de los servicios sociales.
  - Solo el 11 % de los incidentes de discriminación más recientes se denunciaron al organismo de igualdad del país o a alguna otra organización. Esto ocurre a pesar de que la mayoría (61 %) sabe que su país cuenta con un organismo de igualdad.
- Violencia y acoso por motivos de odio:
  - Uno de cada 10 encuestados LGBTI (11 %) en la UE-28 fue agredido física o sexualmente por ser LGTBI en los 5 años anteriores a la encuesta. Los encuestados trans (17 %) e intersexuales (22 %) sufrieron agresiones en mayor medida.
  - Solo uno de cada cinco incidentes de violencia física o sexual (21 %) fue denunciado a alguna organización, incluida la policía (14 %).
  - En el año anterior a la encuesta, dos de cada cinco encuestados LGTBI (38 %) sufrieron acoso por serlo. Los porcentajes son aún más elevados entre los encuestados de 15-17 años (47 %). Entre todos los encuestados LGTBI, los trans (48 %) y los intersexuales (42 %) indican los mayores índices de acoso.

- Solo uno de cada 10 incidentes de este tipo de acoso (10 %) fueron denunciados en algún lugar. Solo el 4 % fueron denunciados a la policía.
- Por término medio, de los encuestados de toda la UE-28 que no denunciaron a la policía el incidente más reciente de violencia física o sexual, el 25 % no lo hizo por miedo a reacciones homófobas y/o transfóbicas por parte de la policía. Uno de cada tres encuestados trans (32 %) no denunció los incidentes por miedo a reacciones transfóbicas por parte de la policía.
- Discriminación de las personas intersexuales:
  - En los 12 meses anteriores a la encuesta, casi dos tercios de los encuestados intersexuales (62 %) se sintieron discriminados al menos en un ámbito de la vida por ser intersexual.
  - El 62 % de los encuestados intersexuales no dieron su consentimiento (ni se les pidió), o no lo dieron sus padres, antes de someterse a una intervención quirúrgica para modificar sus características sexuales.
  - Los encuestados intersexuales afirman que la discriminación, el acoso y/o la violencia por sus características sexuales son los principales problemas a los que se enfrentan en el país en el que viven.
  - Uno de cada cinco encuestados intersexuales (19 %) se enfrentó a obstáculos a la hora de registrar su estado civil o su género en un documento público. Entre ellos, la denegación del servicio o la ridiculización por parte del personal (41 %).

La comparación de los resultados de las encuestas de 2012 y 2019 muestra escasos avances, si es que ha habido alguno, durante los últimos 7 años en la forma en que las personas LGTBI de la Unión Europea experimentan sus derechos humanos y fundamentales en la vida cotidiana. Los resultados medios globales de la Unión Europea ocultan importantes diferencias entre los Estados miembros.

Por otra parte, uno de cada tres encuestados LGTBI (36 %) afirma que los prejuicios y la intolerancia han aumentado «un poco» o «mucho». Esto solo se corresponde en parte con las conclusiones del reciente Eurobarómetro especial 493, que indica que la aceptación social de las personas LGTBI entre la población general ha aumentado en la mayoría de los Estados miembros de la Unión Europea.

Existen importantes diferencias entre los países encuestados. Por ejemplo, en Irlanda, Malta y Finlandia, más del 70 % de los encuestados perciben una disminución de la intolerancia. En Polonia y Francia, la mayoría afirma que la intolerancia ha aumentado en general (68 y 54 %, respectivamente).

Más de cuatro de cada 10 encuestados (43 %) creen que la violencia contra las personas LGTBI ha aumentado «un poco» o «mucho» en su país. Entre quienes afirman que la situación en su país ha mejorado en los últimos 5 años, la mayoría cree que un factor importante es «la visibilidad de las personas LGTBI y su participación en la vida cotidiana». Los encuestados también seleccionaron «cambios positivos en la legislación y la política» y «el apoyo de personalidades públicas y líderes de la sociedad civil».

La mayoría de los encuestados que afirman que la situación se ha deteriorado considera que los principales factores son el «discurso público negativo de políticos y/o partidos políticos», «la falta de apoyo de la sociedad civil», «la falta de aplicación de las leyes y políticas vigentes», «la falta de apoyo por parte de figuras públicas y líderes comunitarios» y «la falta de visibilidad de las personas LGTBI».

El 18 de diciembre de 2019, el Parlamento Europeo aprobó una resolución sobre la discriminación pública y la incitación al odio contra las personas LGTBI, incluidas las zonas libres de LGTBI. El Parlamento expresó su «profunda preocupación por el creciente número de ataques contra la comunidad LGTBI que se puede observar en la Unión Europea procedentes de Estados, funcionarios estatales, Gobiernos nacionales, regionales y locales, y de políticos». Además, la resolución afirma: «[El Parlamento Europeo] condena enérgicamente toda discriminación contra las personas LGTBI y sus derechos fundamentales por parte de las autoridades públicas, la incitación al odio por parte de autoridades públicas y cargos electos, en el contexto de las elecciones, así como las recientes declaraciones de zonas en Polonia libres de la denominada *ideología LGTB*». Y pide a la Comisión que condene enérgicamente estas discriminaciones públicas.

En cuanto a las experiencias en los colegios, los encuestados más jóvenes que fueron a la escuela recientemente experimentaron con más frecuencia apoyo y protección durante su estancia en esta institución que aquellos que fueron mucho tiempo atrás. Por ejemplo, casi la mitad de los encuestados de 15-17 años (48 %) afirma que, en la escuela, alguien les ha apoyado siempre o a menudo, y que les han defendido o protegido a ellos y a sus derechos. Esta proporción desciende a un tercio (33 %) en el caso de los encuestados de 18-24 años, y se reduce al 13 % entre los de 25-39 años y al 7 % entre los de 40 y más años.

La mayoría de quienes tienen más de 25 años afirman que nunca han experimentado un apoyo tan positivo o que no se aplica a ellos. La proporción de encuestados que indican que esto no se aplica aumenta con la edad: el 15 % entre los de 15-17 años, el 25 % entre los de 18-24 años, el 39 % entre los de 25-39 años, el 43 % entre los de 40-54 años y el 49 % de los mayores de 55 años. Esto podría indicar que, progresivamente, menos encuestados ocultan ser LGTBI en la escuela.

Esta tendencia positiva se refleja en parte en las respuestas a la pregunta sobre la manera en que las escuelas abordan las cuestiones LGTBI a través de las generaciones. El 82-86 % de los encuestados mayores de 40 años afirman que las cuestiones LGTBI no se abordan en la escuela. Esta cifra disminuye al 47 % entre los participantes de 15-17 años, lo que indica que las cuestiones LGTBI se abordan cada vez más en las escuelas y de forma más positiva que antes. Los encuestados de 15-17 años afirman que las cuestiones LGTBI se abordaron durante su educación de forma positiva en el 13 % de los casos, en el 19 %, de forma neutra y equilibrada, y en el 10 %, tanto de forma positiva como negativa. Solo el 10 % de los encuestados LGTBI de 15-17 años afirman que estas cuestiones se abordan negativamente en la escuela.

INTERVENCIONES PROTECTORAS O MINIMIZADORAS DE ESTRÉS DE MINORÍA

Ante el malestar psicológico persistente con la orientación sexual y la disforia con la identidad de género, se han seguido dos líneas principalmente:

- Intentos de cambiar la orientación sexual y la identidad de género hacia la normatividad para terminar con el malestar. Son las llamadas *terapias de conversión* o *reparativas*.
- La psicoterapia afirmativa LGTBIQ+, que básicamente pretende reforzar los procesos de aceptación de la identidad con el sexo, la orientación y el género, sin intentar que la persona cambie, elimine o modifique su identidad ni expresión.

Lo que se puede decir de las terapias de conversión o reparativas, siguiendo la postura de la American Psychiatric Association, es que se consideran procedimientos profesionales no éticos, no presentan evidencia científica de la eficacia en sus resultados, son realizadas por instituciones con fuerte componente ideológico/religioso y, en muchos casos, producen mayor daño psicológico del que intentan eliminar. En la actualidad, la corriente que se está estableciendo es la prohibición por ley de este tipo de prácticas, ya que, como se ha explicado, suponen procedimientos no éticos, mala praxis y un fraude a los clientes al prometer resultados que no pueden conseguir.

Lucas Platero señala que se trata de crear las condiciones para la mejora de la calidad de vida de las personas del colectivo, lo que implica trabajar desde dos dimensiones:

- Los entornos sociales acogedores de la diversidad, protectores, libres de LGTBI-fobia.
- Las competencias personales que favorecen la resistencia a las dificultades y el desarrollo pleno de las propias personas.

De esta forma, se mejora la calidad de vida de las personas LGTBIQ+ mediante las siguientes acciones:

- Fomentar la solidaridad grupal y la cohesión social, que son factores protectores:
  - Se debe permitir que las personas estigmatizadas puedan encontrar entornos/contextos en los que no lo sean y que les pueda proporcionar apoyo ante las evaluaciones negativas.
  - Los miembros de grupos estigmatizados que tienen un fuerte sentimiento de cohesión e inclusión en una comunidad de iguales se autoevaluarán en comparación con esos iguales en vez de hacerlo con el grupo dominante socioculturalmente, y se fortalecerá su autoestima.
  - La validación de la identidad es crucial, favorece la mejora de la autoaceptación y hace que la LGTBI-fobia disminuya.
- Generar espacios que minimicen los gestos de identificación normativos desde fuera y que maximicen la exploración, la experimentación de las identificaciones/orientaciones, las dudas.

- Garantizar el apoyo familiar, sobre todo durante la infancia y la adolescencia. También este es un factor protector fundamental. Es primordial que las familias acepten las sexualidades e identidades de género minoritarias.
- Adaptar la legislación para que permita dar visibilidad al colectivo y favorezca la aceptación y tolerancia de la diversidad.

Intervenciones en el entorno educativo

Las intervenciones en el entorno educativo para proteger o minimizar el estrés de las minorías, que serían extrapolables a todos los entornos en los que se mueve habitualmente cualquier persona (entorno laboral, clubs deportivos, etcétera), son las siguientes:

- Dar visibilidad al colectivo LGTBIQ+ en el sistema educativo. La realidad de esta población sigue siendo invisible en la mayoría de los centros escolares.
- Acabar con el acoso y sus aspectos facilitadores que siguen presentes en los centros escolares:
  - Debe ser una prioridad de toda la comunidad educativa dado que la víctima sufre en silencio y soledad esta situación, no habla del problema que sufre por vergüenza y, generalmente, no sabe a quién acudir.
  - Para ello, es necesario no solo poner en marcha protocolos de atención a los menores acosados, sino trabajar intensamente en la prevención y detección del acoso en sus momentos iniciales, con el objetivo de que no se perpetúe.
  - Se debe educar en el respeto y se ha de incorporar la diversidad afectivo-sexual y de identidad de género en el sistema educativo.
- Penalizar la transfobia en las aulas para evitar una interiorización negativa del autoconcepto que deriva en la negación de la asunción de ser trans.
- Intentar que un menor trans que sea agredido a causa de su identidad de género no se avergüence de ello para que no le provoque soledad y aislamiento.
- Eliminar el estigma que supone para los alumnos manifestar su identidad sexual.
- Incorporar la diversidad como un tema transversal en todos los documentos oficiales de los centros educativos, como el proyecto educativo del centro, el plan de convivencia, el plan de acción tutorial, la programación general anual, etcétera.
- Garantizar que el respeto y la tolerancia a la diversidad sean una prioridad en todos los centros escolares. Por tanto, el acoso escolar LGTBI-fóbico debe estar incorporado en los citados documentos tanto de manera transversal como con medidas concretas de acción positiva.
- Incorporar de forma expresa la diversidad afectiva, sexual y de identidad de género, el acoso y la violencia, y la lucha contra el sexismo y la LGTBI-fobia en la educación de menores a través de acciones transversales y específicas:
  - Hay que asegurarse de que todos los materiales que se usan en la educación sean respetuosos con la diversidad afectivo-sexual y de identidad de género, y que ofrezcan una imagen correcta de las personas trans.
  - Se han de realizar sesiones informativas y debates sobre el acoso escolar en todas las aulas de los centros:
    - A través de estas sesiones, se explicará al alumnado qué es el acoso escolar transfóbico y sus consecuencias para los menores trans que lo sufren, y se visibilizará a las personas trans que han llegado a ser referentes en la sociedad.
    - El hecho de llevar a cabo estas sesiones en las aulas permitirá adaptarlas a las edades de los menores.

Intervenciones en la atención sanitaria a personas intersex

En relación con las realidades de las personas intersex que presentan un desarrollo sexual diferente, el modelo de atención sanitaria tiene que responder a estos objetivos:

- Garantizar la integridad física y mental, la autonomía y la autodeterminación sobre el propio cuerpo.
- No ocultar ni silenciar las situaciones de intersexualidades a adolescentes o a personas adultas.
- Garantizar que los itinerarios terapéuticos estén exentos de lenguaje patologizador y que usen un lenguaje respetuoso en términos de diversidad corporal.
- Asegurar que el acceso a la información sobre tratamientos y salud sexual y reproductiva sea lo más completo posible y de calidad.
- Evitar las exhibiciones repetidas e innecesarias de genitales ante grupos de profesionales y residentes.
- Prohibir las cirugías de genitales de personas recién nacidas o aplazarlas hasta que la persona pueda participar en la decisión, siempre que no haya un riesgo importante para la salud (con evidencia científica suficiente) y que obedezcan a razones estéticas.
- Preservar la integridad corporal siempre que no corra peligro la vida de las personas recién nacidas, e informar a las progenitoras que cualquier cuerpo es válido y que la ley actual garantiza este derecho.
- Utilizar un lenguaje más respetuoso en las orientaciones diagnósticas: utilizar *condiciones* mejor que *síndromes* para referirse a condiciones de insensibilidad de andrógenos de Klinefelter, hipospadias, 5-alfa-reductasa, etcétera.

Intervenciones en el entorno familiar de personas intersex

Las familias que han pasado por una experiencia con situaciones de intersexualidades recomiendan lo siguiente a otras madres, padres o tutores legales:

- Si la salud del niño no está en riesgo, no se tienen que tomar decisiones con prisa sobre cirugías o tratamientos que puedan tener consecuencias irreversibles y negativas para su salud física y mental.
- Cuando la persona no es capaz de proporcionar su consentimiento plenamente informado, no debería ser sometida a cirugías «cosméticas», irreversibles, médicamente innecesarias y no consensuadas en la infancia.

- Cuando el personal médico proponga alguna cirugía o tratamiento, hay que preguntar:
  - ¿Es realmente necesario?
  - ¿Cuáles son los riesgos?
  - ¿Hay otras opciones?
  - ¿Qué pasa si no se hace nada?
- Buscar una segunda o tercera opinión y, basándose en las respuestas obtenidas, llegar a una conclusión. Si esta es que el tratamiento hormonal o la cirugía no son médicamente necesarios e incluso pueden implicar riesgos para la salud del niño, entonces no hay motivo para intervenir.
- Hablar con honestidad con el niño, sin ocultar información y mostrando apertura respecto a su variación intersexual. Hay que enseñarle a querer su cuerpo como es. Atendiendo a su edad y entendimiento, hay que enseñarle que todos los cuerpos varían entre sí.
- Buscar grupos de apoyo entre otras madres o padres que hayan vivido situaciones similares.
- Permitir que el niño crezca en un ambiente familiar libre de prejuicios y abierto a la diversidad. Hace falta recordar que los niños intersex, igual que el resto de los niños, pueden sentirse o no identificados con el género asignado en el momento de nacer y que al crecer pueden tener cualquier orientación sexual. Hay que hacerle saber que se le quiere y que está creciendo en un hogar que abraza la diversidad.

Véanse las intervenciones dirigidas a fomentar los factores protectores y a eliminar o minimizar los factores de riesgo del estrés de minorías (**Tabla 22.3-1**). Podrá recurrirse a intervenciones sobre la familia que refuercen la aceptación, inclusión, comunicación y apoyo, sobre la escuela y otros contextos sociales y de pares, y sobre la persona individual para promover el orgullo y aceptación de su identidad y orientación, la afirmación, y para fomentar y proponer recursos de afrontamiento del estrés.

CONSIDERACIONES FINALES

- En lugar de explorar e intentar explicar la diferencia, vendría bien preguntarse qué se puede aprender de los márgenes, de la gente que está a la vanguardia de la comprensión y la experiencia de géneros, sexualidades, identidades, cuerpos, relaciones, etcétera.
- ¿Qué pasaría si se descubriese que las personas intersex, o cualquiera en los márgenes, viven muchísimo más tiempo que el resto? ¿Dejaría la gente de forzar el binarismo de sexo/género?

Tabla 22.3-1. Factores protectores y de riesgo

	Factores de riesgo	Factores protectores
Familiares	• Rechazo • Negación de la identidad sentida u orientación • Crítica • Negar recursos (asistencia psicológica, etcétera) • Maltrato	• Comprensión • Apoyo • Apertura • Comunicación • Aceptación • Sentido de pertenencia y conexión • Cuidado
Escuela y otros contextos sociales y pares	• Acoso • Maltrato • Violencia	• Inclusión • Sentido de pertenencia • Apoyo • Contacto con otras personas LGTBIQ+ en su escuela y grupos de pares • Afirmación (uso de nombre sentido y pronombres, etcétera) • Noticias positivas sobre gente trans que se pueden convertir en referentes positivos (deportistas, actores, políticos, etcétera)
Intrapersonales	• LGTBI-fobia interiorizada • Disforia de género	• Orgullo y aceptación de su identidad y orientación

- Quizá todas las personas podrían aspirar a tener inteligencia de género: tener como objetivo un mundo en el que la gente no esté limitada por estrechas percepciones y expectativas de género, un mundo con una visible y valorada diversidad de expresiones de género, orientaciones sexoafectivas y características sexuales.
- Los sistemas y las comunidades pueden funcionar de manera que impongan cisnormatividad o que inviten a la diversidad de género; formas que permitan ser una persona trans de forma abierta o que limiten qué expresiones de género son posibles. El apoyo de la familia y la comunidad ejerce de crucial amortiguador y protector de los problemas de salud mental de la población LGTBIQ+.

PUNTOS CLAVE

- Crecer con identidades de género y sexualidades diversas en sociedades que etiquetan esa diversidad como errónea, inmoral, ilegal o punible lleva a reacciones emocionales y psicológicas que pueden terminar en sentimientos de ver-güenza, ansiedad, desesperanza y en ideas de suicidio.
- Las personas del colectivo LGTBIQ+ no demandan que se les atienda porque sufran una enfermedad o un trastorno, sino por los obstáculos sociales que encuentran en el libre desarrollo de sus derechos más fundamentales y por el

- sufrimiento con que tales dificultades llenan sus vidas.
- Lo que se puede decir de las terapias de conversión o reparativas, siguiendo la postura de la American Psychia-tric Association, es que se consideran procedimientos profesionales no éticos, no presentan evidencia científica de la eficacia en sus resultados, son realizadas por insti-tuciones con fuerte componente ideológico/religioso y, en muchos casos, producen mayor daño psicológico del que intentan eliminar.

BIBLIOGRAFÍA

Abreu RL, Tyler Lefevor G, Barrita AM, González KA, Watson RJ. Intersectio-nal microaggressions, depressive symptoms, and the role of LGBTQ-speci-fic parental support in a sample of Latinx sexual and gender minority youth. J Adolesc. 2023;95(3):584-95.

Alto Comisionado de las Naciones Unidas para los Derechos Huma-nos (ACNUDH). Personas intersexuales. Ginebra: ACNUDH; 2019.

American Psychiatric Association. Diagnostic and Statistical Manual of Mental Disorders (DSM-II). 6º cambio de impresión. Washington D. C.: Ameri-can Psychiatric Association; 1973.

American Psychological Association. Guidelines for psychological practice with sexual minority persons. Washington D. C.: American Psychiatric Asso-ciation; 2021.

Antoni MH, Cruess DG, Cruess S, Lutgendorf S, Kumar M, Ironson G et al. Cognitive-behavioral stress management intervention effects on anxiety, 24-hr urinary norepinephrine output, and T-cytotoxic/suppressor cells over time among symptomatic HIV-infected gay men. J Consult Clin Psychol. 2000;68(1):31-45.

Argyriadis A, Fradelos EC, Argyriadi A, Ziegler E, Kaba E. Advancing access to quality LGBTQIA+ health care: gender discrimination, socio-cultural, and mental health issues: a mixed-method study. Int J Environ Res Public Health. 2023;20(6):4767.

Ayuntamiento de Madrid. Guía para educadores y familias contra el acoso escolar transfóbico. Protocolos de prevención, detección y actuación ante discriminación y delitos de odio del colectivo de menores transexuales. Madrid: Ayuntamiento de Madrid; 2019.

Baams L, Wilson BDM, Russell ST. LGBTQ youth in unstable housing and foster care. Pediatrics. 2019;143(3):e20174211.

Balsam KF, Martell CR, Jones KP, Safren SA. Affirmative cognitive behavior therapy with sexual and gender minority people. En: Iwamasa GI, Hays PA, editores. Culturally responsive cognitive behavior therapy: practice and supervision. 2ª ed. 2019. p. 287-314.

Barker M, Scheele J. Gender: a graphic guide. Londres: Icon Books; 2019.

Bränström R. Minority stress factors as mediators of sexual orientation dispa-rities in mental health treatment: a longitudinal population-based study. J Epidemiol Community Health. 2017;71(5):446-52.

Carlat DJ, Camargo CA, Herzog DB. Eating disorders in males: a report on 135 patients. Am J Psychiatry. 1997;154(8):1127-32.

Cass C. The implications of homosexual identity formation for the Kinsey model and scale of sexual preference. En: McWhirter DP, Sanders SA, Reinisch JM, editores. Homosexuality/heterosexuality: concepts of sexual orientation. Nueva York: Oxford University Press; 1990. p. 239-66.

Cochran SD, Sullivan JG, Mays VM. Prevalence of mental disorders, psycho-logical distress, and mental health services use among lesbian, gay, and bisexual adults in the United States. J Consult Clin Psychol. 2003;71(1):53-61.

Connolly MD, Zervos MJ, Barone CJ, Johnson CC, Joseph CLM. The mental health of transgender youth: advances in understanding. J Adolesc Health Off Publ Soc Adolesc Med. 2016;59(5):489-95.

Conron K. LGBT youth population in the United States. Los Ángeles: Williams Institute UCLA; 2020.

Consejería de Asuntos Sociales de la Comunidad de Madrid. Guía de atención a menores con diversidad de género. Programa LGTB de la Comunidad de Madrid. Madrid: Consejería de Asuntos Sociales; 2015.

D'Augelli AR. Lesbians' and gay men's experiences of discrimination and harassment in a university community. Am J Community Psychol. 1989;17(3):317-21.

Eurobarometer. Public opinion in the European Union. Bruselas: Comisión Europea; 2019.

European Parliament resolution of 18 December 2019 on public discrimina-tion and hate speech against LGBTI people, including LGBTI free zones (2019/2933(RSP)). 18/12/2019.

European Union Agency for Fundamental Rights. The fundamental rights situa-tion of intersex people. Viena: FRA; 2015.

Eurostat. Population by educational attainment level, sex and age (%). Luxem-burgo: Eurostat; 2018.

Fañanás Saura L. Maltrato infantil y trastorno mental. Rev Psiquiatr Infanto-Juv. 2021;38(4):1-4.

Feldman MB, Meyer IH. Eating disorders in diverse lesbian, gay, and bisexual populations. Int J Eat Disord. 2007;40(3):218-26.

Frost DM, Meyer IH. Minority stress theory: application, critique, and conti-nued relevance. Curr Opin Psychol. 2023;51:101579.

Gabaldón S. La transexualidad medicalizada: una mirada ética. Bioètica Debat Trib Abierta Inst Borja Bioètica. 2016;22(79):3-8.

GAMIAN Europe, IGLYO, IASP. Joint Policy Statement on LGBTQIA+ Men-tal Health & Suicidality. Illexes: GAMIAN Europe, IGLYO, IASP; 2023.

Garnets L, Herek GM, Levy B. Violence and victimization of lesbians and gay men: mental health consequences. J Interpers Violence. 1990;5(3):366-83.

Gobierno de las Islas Baleares. Protocolo de atención integral a personas inter-sexuales (con un desarrollo sexual diferente). Palma de Mallorca: Gobierno de las Islas Baleares; 2023.

Hatzenbuehler ML, Pachankis JE. Stigma and minority stress as social deter-minants of health among lesbian, gay, bisexual, and transgender youth: research evidence and clinical implications. Pediatr Clin North Am. 2016;63(6):985-97.

Hatzenbuehler ML. How does sexual minority stigma «get under the skin»? A psychological mediation framework. Psychol Bull. 2009;135(5):707-30.

Hendricks ML, Testa RJ. A conceptual framework for clinical work with trans-gender and gender nonconforming clients: an adaptation of the minority stress model. Prof Psychol Res Pract. 2012;43(5):460-7.

Hughes T, McCabe SE, Wilsnack SC, West BT, Boyd CJ. Victimization and substance use disorders in a national sample of heterosexual and sexual minority women and men. Addict Abingdon Engl. 2010;105(12):2130-40.

Kann L, Olsen EO, McManus T, Harris WA, Shanklin SL, Flint KH et al. Sexual identity, sex of sexual contacts, and health-related behaviors among students in grades 9-12 – United States and selected sites, 2015. MMWR Surveill Summ. 2016;65(9):1-202.

King M, McKeown E, Warner J, Ramsay A, Johnson K, Cort C et al. Mental health and quality of life of gay men and lesbians in England and Wales: controlled, cross-sectional study. Br J Psychiatry J Ment Sci. 2003;183:552-8.

King M, Semlyen J, Tai SS, Killaspy H, Osborn D, Popelyuk D et al. A syste-matic review of mental disorder, suicide, and deliberate self-harm in lesbian, gay and bisexual people. BMC Psychiatry. 2008;8:70.

Ley 3/2016, de 22 de julio, de protección integral contra la LGTBIfobia y la discriminación por razón de orientación e identidad sexual en la Comu-nidad de Madrid. Boletín Oficial de la Comunidad de Madrid, nº 190 (10/8/2016).

Lutgendorf SK, Antoni MH, Ironson G, Starr K, Costello N, Zuckerman M et al. Changes in cognitive coping skills and social support during cogni-tive behavioral stress management intervention and distress outcomes in symptomatic human immunodeficiency virus (HIV)-seropositive gay men. Psychosom Med. 1998;60(2):204-14.

Martín GJ. Quiérete mucho, maricón. Manual de éxito psicoemocional para hombres homosexuales. Barcelona: Roca Editorial; 2016.

Mazure CM, Husky MM, Pietrzak RH. Stress as a risk factor for mental disorders in a gendered environment. JAMA Psychiatry. 2023;80(11):1087-8.

McKenna JL, Anglemyer ET, McGregor K. Gender-affirming mental health care for transgender and gender diverse youth on pediatric inpatient psychiatry units. J Am Acad Child Adolesc Psychiatry. 2023;S0890-8567(23)00330-1.

McKirnan DJ, Peterson PL. Stress, expectancies, and vulnerability to substance abuse: a test of a model among homosexual men. J Abnorm Psychol. 1988;97(4):461-6.

Meyer IH. Minority stress and mental health in gay men. J Health Soc Behav. 1995;36(1):38-56.

Meyer IH. Prejudice, social stress, and mental health in lesbian, gay, and bisexual populations: conceptual issues and research evidence. Psychol Bull. 2003;129(5):674-97.

Morton M, Samuels G, Dworsky A, Patel S. Missed opportunities: LGBTQ youth homelessness in America. Chicago: Chapin Hall at the University of Chicago; 2018.

Morton MH, Dworsky A, Matjasko JL, Curry SR, Schlueter D, Chávez R et al. Prevalence and correlates of youth homelessness in the United States. J Adolesc Health Off Publ Soc Adolesc Med. 2018;62(1):14-21.

Mustanski B, Birkett M, Greene GJ, Hatzenbuehler ML, Newcomb ME. Envisioning an America without sexual orientation inequities in adolescent health. Am J Public Health. 2014;104(2):218-25.

Paetzold I, Gugel J, Schick A, Kirtley OJ, Achterhof R, Hagemann N et al. The role of threat anticipation in the development of psychopathology in adolescence: findings from the SIGMA Study. Eur Child Adolesc Psychiatry. 2023;32(11):2119-27.

Parsons JT, Lelutiu-Weinberger C, Botsko M, Golub SA. A randomized controlled trial utilizing motivational interviewing to reduce HIV risk and drug use in young gay and bisexual men. J Consult Clin Psychol. 2014;82(1):9-18.

Platero L. Trans*exualidades. Acompañamiento, factores de salud y recursos educativos. – Barcelona: Edicions Bellaterra; 2014.

Plöderl M, Tremblay P. Mental health of sexual minorities. A systematic review. Int Rev Psychiatry Abingdon Engl. 2015;27(5):367-85.

Riggs DW, Treharne GJ. Decompensation: a novel approach to accounting for stress arising from the effects of ideology and social norms. J Homosex. 2017;64(5):592-605.

Roberts AL, Austin SB, Corliss HL, Vandermorris AK, Koenen KC. Pervasive trauma exposure among US sexual orientation minority adults and risk of posttraumatic stress disorder. Am J Public Health. 2010;100(12):2433-41.

Rothman EF, Exner D, Baughman AL. The prevalence of sexual assault against people who identify as gay, lesbian, or bisexual in the United States: a systematic review. Trauma Violence Abuse. 2011;12(2):55-66.

Saewyc EM, Poon CS, Homma Y, Skay CL. Stigma management? The links between enacted stigma and teen pregnancy trends among gay, lesbian, and bisexual students in British Columbia. Can J Hum Sex. 2008;17(3):123-39.

Safren SA, O'Cleirigh C, Tan JY, Raminani SR, Reilly LC, Otto MW et al. A randomized controlled trial of cognitive behavioral therapy for adherence and depression (CBT-AD) in HIV-infected individuals. Health Psychol Off J Div Health Psychol Am Psychol Assoc. 2009;28(1):1-10.

Sánchez MM, Abaúnza NP. Adolescencias trans. Acompañar la exploración del género en tiempos de incertidumbre: Informe de mayo de 2022. Barcelona: Ayuntamiento de Barcelona; 2022.

Sequeira J. El bullying homofóbico y transfóbico en los centros educativos. Taller de sensibilización para su prevención. Guía de facilitación. París: UNESCO; 2015.

Soriano Rubio S. Cómo se vive la homosexualidad y el lesbianismo. España: Amaru Ediciones; 1999.

Stall R, Mills TC, Williamson J, Hart T, Greenwood G, Paul J et al. Association of co-occurring psychosocial health problems and increased vulnerability to HIV/AIDS among urban men who have sex with men. Am J Public Health. 2003;93(6):939-42.

Troiden RR. The formation of homosexual identities. J Homosex. 1989;17(1-2):43-73.

Walters M, Chen J, Breiding M. National Intimate Partner and Sexual Violence Survey (NISVS): 2010 findings on victimization by sexual orientation. Atlanta: National Center for Injury Prevention and Control, Centers for Disease Control and Prevention; 2013.

Wichstrøm L, Hegna K. Sexual orientation and suicide attempt: a longitudinal study of the general Norwegian adolescent population. J Abnorm Psychol. 2003;112(1):144-51.

Wittlin NM, Kuper LE, Olson KR. Mental health of transgender and gender diverse youth. Annu Rev Clin Psychol. 2023;19:207-32.

World Professional Association for Transgender Health. Statement urging the de-psychopathologisation of gender variance worldwide. East Dundee: World Professional Association for Transgender Health; 2010.

22.4   Psiquiatría en el medio penitenciario

E. Elizagarate Zabala y S. Paz Ruiz

 OBJETIVOS

- Conocer las características particulares que definen a la población penitenciaria en general, y a aquella con necesidades altas de cuidados de su salud mental en particular.
- Conocer el marco jurídico elemental que determina la provisión y organización de la atención sanitaria y social de las personas judicializadas con necesidades altas de cuidados de su salud mental en el medio penitenciario en España.
- Distinguir los recursos disponibles, con sus alcances y limitaciones, para la atención sanitaria y social de las personas judicializadas con necesidades altas de cuidados de su salud mental en el medio penitenciario en España.

POBLACIÓN PENITENCIARIA: ASPECTOS GENÉRICOS

La población penitenciaria o reclusa es el colectivo de individuos que, por la comisión de un delito, se encuentran internos en un establecimiento penitenciario, prisión o cárcel.

Dos supuestos son los más habituales de una persona que está en prisión:

- Cuando la persona interna es declarada imputable y se halla cumpliendo una pena privativa de libertad tras una condena firme.
- Cuando la persona interna se halla privada de libertad preventivamente para garantizar su participación en el proceso judicial.

La persona penada, que es declarada imputable (es decir, responsable de la comisión del delito) y que tiene una condena firme en el sistema penitenciario, ha de adaptarse funcionalmente al grado penitenciario que se le imponga. El grado asignado determina un programa de medidas de control y seguridad que caracterizaran el régimen de vida y de intervención que la persona interna seguirá mientras permanezca en prisión; indirectamente, también determina el plan terapéutico que pueda seguir la persona condenada.

En España existen tres grados y la libertad condicional:

- Primer grado. Se cumple en régimen cerrado con unas condiciones muy limitadas y rígidas de internamiento.
- Segundo grado. Es el ordinario y el más habitual dentro de prisión.
- Tercer grado. Es un régimen abierto o semiabierto de semilibertad en el que los internos pueden salir del centro para llevar a cabo actividades laborales, formativas, familiares, de tratamiento o de otro tipo, que faciliten su integración social.

- Libertad condicional o cuarto grado penitenciario. Solo se puede conceder cuando la persona penada se encuentra en el tercer grado de clasificación penitenciaria. Consiste en la suspensión de la ejecución de la condena que le queda por cumplir.

 El grado penitenciario determina las condiciones de vida de la persona penada dentro del centro penitenciario y su plan terapéutico.

La propuesta de clasificación de la persona interna corre a cargo de la *junta de tratamiento* de la prisión. Es el órgano encargado de estudiar a cada individuo en prisión y de clasificarlo en alguno de los grados penitenciarios existentes. Para el médico responsable de la atención sanitaria de la persona interna, es fundamental conocer, además de su historial médico, su situación penal. Ambos condicionarán su plan terapéutico y de rehabilitación.

 Tanto el historial médico como la situación penal de la persona interna condicionan su plan terapéutico y de rehabilitación.

POBLACIÓN PENITENCIARIA CON UN TRASTORNO MENTAL GRAVE

Existe un tercer supuesto para una persona que se encuentra en prisión: corresponde a la *población penitenciaria con un trastorno mental grave* (TMG), cuyo tratamiento es diferente del de la población penitenciaria ordinaria.

El término TMG tiene un *objetivo operativo*, puesto que surge para permitir que los profesionales sanitarios que atienden la salud mental identifiquen a las personas más vulnerables dentro de la población con patología psiquiátrica, y planifiquen intervenciones de salud mental adecuadas a sus necesidades.

Las definiciones más aceptadas están alineadas con la propuesta formulada por el National Institute of Mental Health en 1987, que incluye criterios clínicos, de temporalidad y de discapacidad:

- Diagnóstico clínico:
  - Sigue los sistemas de clasificaciones internacionales, DSM-5-TR o CIE-11.
  - Se suelen incluir determinados diagnósticos, como esquizofrenia y grupo de trastornos psicóticos no orgánicos, trastorno bipolar y grupo de los trastornos afectivos mayores (episodios de manía y episodios depresivos) y, en ocasiones, trastornos de personalidad y de patología dual.
- Duración del trastorno (o cronicidad): evolución mínima de 2 años, o bien un deterioro progresivo y marcado de la funcionalidad.
- Presencia de discapacidad: afectación de moderada a grave del funcionamiento global.

El TMG es un concepto operativo definido por el diagnóstico de trastorno mental grave, la duración (≥ 2 años) y la presencia de discapacidad funcional y/o cognitiva.

En el procedimiento judicial, la persona con un TMG es aquella que, por padecer una anomalía o alteración psíquica de cierta gravedad, no puede comprender en el momento de cometer el delito la ilicitud del hecho o actuar conforme a esa comprensión. En ese caso, la persona con un TMG es declarada *inimputable*, o exenta de responsabilidad criminal, y se le puede aplicar una medida de seguridad de internamiento para tratamiento médico en uno de los dos hospitales psiquiátricos penitenciarios de la Administración penitenciaria española (localizados en Alicante y en Sevilla).

Si la perturbación psíquica no es plena y las capacidades mentales no están completamente anuladas, se establece que la persona es semiimputable, y se podrá aplicar una eximente incompleta. En este supuesto, se puede imponer, además de la pena privativa de libertad, una medida de internamiento en uno de los dos hospitales psiquiátricos acotada en el tiempo, mientras se controlan los síntomas de la patología psiquiátrica. En cuanto a la población internada en los hospitales psiquiátricos penitenciarios de Alicante y Sevilla (de referencia para los centros penitenciarios de las comunidades autónomas sin competencias transferidas en sanidad penitenciaria), se estima que el 70 % de las personas allí ingresadas son inimputables; y el 30 % restante, semiimputables.

El ordenamiento jurídico-penal español recomienda el internamiento en un establecimiento adecuado al tipo de anomalía o alteración que se aprecie en los casos en los que concurra la protección prevista en el Código Penal (artículo 20) y, adicionalmente, el tratamiento que debe hacerse de las personas internas en un centro psiquiátrico (hospital o unidad de psiquiatría) (**Tabla 22.4-1**).

A pesar de que el Código Penal contempla principalmente el internamiento de las personas con TMG en centros psiquiátricos especializados cuando se impone una medida de seguridad, pueden darse varias situaciones por las que las personas con TMG se encuentren internas en centros penitenciarios ordinarios:

- El TMG pasa inadvertido en todo el procedimiento penal.
- El TMG se advierte, pero se entiende que la persona es imputable o semiimputable.
- El TMG se genera en prisión.

Aunque no es el sitio de internamiento recomendado, puede haber personas con TMG internas en centros penitenciarios ordinarios por diversas razones.

Para la atención de los pacientes con un TMG que permanecen en los centros penitenciarios de las comunidades autónomas sin sus competencias en sanidad penitenciaria transferidas, existen el Programa Marco de Atención Integral a Enfermos Mentales en Centros Penitenciarios (PAIEM) y el Programa Puente de Mediación Social en Enfermedad Mental para los Centros de Inserción Social. Estos programas fueron creados por Instituciones Penitenciarias en 2009 y 2014, respectivamente, para responder a diversas necesidades de las personas penadas con problemas de salud mental. No obstante, su funcionamiento y las actividades impartidas, así como el número de personas que pueden beneficiarse de ellos, varían según la disponibilidad de recursos que tenga cada centro penitenciario y los centros de inserción social.

El PAIEM (dentro del centro penitenciario) y el Programa Puente de Mediación Social en Enfermedad Mental para los Centros de Inserción Social (en la comunidad autónoma) están diseñados para brindar asistencia sociosanitaria a la población penitenciaria con TMG o un problema grave de salud mental. La escasez de recursos específicos limita su alcance.

POBLACIÓN PENITENCIARIA CON UN TRASTORNO MENTAL GRAVE QUE HA DE CUMPLIR MEDIDAS ALTERNATIVAS A LA PRISIÓN

Hay un cuarto supuesto que corresponde a las personas que cumplen penas y medidas alternativas a la prisión. Se trata de sanciones penales que mantienen a la persona responsable del delito en su medio comunitario. Es decir, la persona está en libertad y cumple su pena en libertad, pero sometida al cumplimiento de determinadas obligaciones, según los casos, como realizar trabajos en beneficio de la comunidad. El propósito fundamental de las penas y medidas alternativas es que la persona no entre en prisión. Los individuos que cumplen penas o medidas alternativas a la prisión cometen habitualmente delitos leves que no comportan peligros reales para la sociedad y que, por lo tanto, no implican la necesidad de entrar en prisión. Se ha estimado que el 5-7 % de estas personas tienen un TMG que, en muchas ocasiones, pasa inadvertido en el proceso judicial.

Tabla 22.4-1. Principios del ordenamiento jurídico-penal español para el internamiento de una persona con un problema serio de su salud mental en el medio penitenciario	
Ley Orgánica 1/1979, General Penitenciaria	**Establecimientos penitenciarios especiales** • Aquellos en los que prevalece el carácter asistencial; se distinguen tres tipos: centros hospitalarios, centros psiquiátricos y centros de rehabilitación social
Ley Orgánica 10/1995, del Código Penal	**Principio de proporcionalidad** • Las medidas de seguridad no pueden resultar ni más gravosas ni de mayor duración que la pena abstractamente aplicable al hecho cometido, ni exceder el límite de lo necesario para prevenir la peligrosidad del autor
Reglamento Penitenciario (Real Decreto 190/1996)	**Diferencia entre establecimientos (hospitales) penitenciarios y unidades psiquiátricas penitenciarias** • Centros especiales destinados al cumplimiento de las medidas de seguridad privativas de libertad aplicadas por los tribunales correspondientes • El primer grupo de establecimientos psiquiátricos penitenciarios se corresponde con los hospitales psiquiátricos penitenciarios en Alicante y Sevilla, respectivamente) y el segundo grupo corresponde a la única unidad psiquiátrica penitenciaria existente en España, en el centro penitenciario de Zaballa (Alava) en el País Vasco **Criterios de localización y distribución territorial** • Favorecer el esparcimiento y el ocio por parte de los pacientes internados • Disponer del espacio suficiente para el adecuado desarrollo de las actividades terapéuticas y rehabilitadoras • Favorecer la rehabilitación de los enfermos a través del arraigo en su entorno familiar mediante los correspondientes acuerdos y convenios con las Administraciones sanitarias competentes por parte de la Administración penitenciaria **Criterios regimentales** • Momento del ingreso en prisión: atención por facultativo de guardia. Diagnóstico presuntivo, destino y tratamiento más adecuado hasta valoración por médico psiquiatra • Informe inicial al juzgado de vigilancia penitenciaria correspondiente • Informe del seguimiento, evolución observada del tratamiento, juicio pronóstico, mantenimiento, cese, sustitución del internamiento, programa de rehabilitación, medidas especiales de ayuda, previsión de seguimiento y necesidad de soporte a la salida de prisión • Plazo corto de revisión, cada 6 meses, por el equipo multidisciplinar, que deberá emitir un informe sobre el estado y la evolución de cada uno de los internos al Ministerio Fiscal correspondiente • Limitación de las restricciones de la libertad personal del individuo a aquellas necesarias en función de su estado de salud o del éxito del tratamiento • Excepcionalidad del empleo de medios coercitivos • Inhabilitación de las disposiciones del régimen disciplinario en estos establecimientos o unidades • Creación, en soporte escrito, de una programación general de actividades rehabilitadoras, así como de programas individuales de rehabilitación que regulen las relaciones con el exterior • Finalización de la medida, además de sucumplimiento íntegro; si es posible, decretar el cese en cuanto desaparezca la peligrosidad criminal del sujeto, sustituir una medida de seguridad por otra que se estime más adecuada o dejar en suspenso la ejecución de la medida en atención al resultado obtenido con su aplicación

 Con frecuencia, el diagnóstico de TMG pasa inadvertido en el proceso judicial.

La gestión y el seguimiento de las penas y medidas alternativas a la prisión son competencia de la Administración penitenciaria a través de los servicios que se encargan de que dichas medidas se cumplan en los centros sociales adecuados, públicos o concertados, de las Administraciones públicas competentes, en función de las necesidades, la ayuda y la atención que las personas penadas precisen y legalmente les corresponda.

En el año 2014, desde el Servicio de Gestión de Penas y Medidas Alternativas de Cantabria, surgió el Programa Puente Extendido como «extensión» del Programa Puente, con un equipo multidisciplinar que trabaja en coordinación con entidades del tercer sector (por ejemplo, organizaciones no gubernamentales y otras iniciativas sin ánimo de lucro) para cubrir las necesidades en la comunidad de las personas con una patología psiquiátrica.

El Programa Puente Extendido está destinado a personas con un TMG que han de cumplir una pena o medida alternativa a su entrada en prisión, pero que se exponen a una probabilidad alta de incumplimiento y reincidencia porque no tienen capacidad, por su patología psiquiátrica, para cumplir la medida alternativa que se les impone. Este programa les permite atender a sus necesidades sociales y sanitarias en función de sus capacidades, y les garantiza además el acceso a una valoración médica y psiquiátrica especializada. Se ha replicado en otras comunidades autónomas, de tal modo que en el año 2022 existían alrededor de 15 iniciativas vigentes, con distinto grado de implementación.

Véanse las principales características del PAIEM y los Programas Puente y Puente Extendido (Tabla 22.4-2).

La participación en todos ellos es voluntaria, por lo que debe existir cierta conciencia de enfermedad y/o de necesidad de ayuda en la persona participante. En general, la escasa dotación de recursos ha significado que estos programas tengan un alcance muy limitado en su respuesta efectiva a las necesidades reales de las personas penadas con una patología psiquiátrica.

Tabla 22.4-2. Características del PAIEM, el Programa Puente y el Programa Puente Extendido de atención sanitaria y social a las personas judicializadas con un problema grave de su salud mental

Programa	Objetivos de intervención	Herramienta para la consecución de objetivos	Agentes implicados	Operatividad	Entorno de actuación
PAIEM (voluntario)	• Detectar, diagnosticar y tratar a todos los internos que sufran algún tipo de trastorno mental • Mejorar la calidad de vida de los enfermos mentales, aumentando su autonomía personal y su adaptación al entorno • Optimizar la reincorporación social y la derivación adecuada a un recurso sociosanitario comunitario	• Programa individualizado de rehabilitación • Plan de reincorporación social (para el traslado progresivo a la comunidad)	• Equipo multidisciplinar de salud mental: personal sanitario, psicólogo, educador, trabajador social, profesionales de asociaciones u ONG, jurista, maestro, monitor deportivo y ocupacional y funcionario de vigilancia del módulo, quien es el responsable de intervenir desde el momento de la detección del enfermo hasta su salida del centro penitenciario	• A la persona interna se le asigna: – Interno auxiliar de apoyo en salud mental, que le ayudará en todas aquellas tareas que determine el equipo multidisciplinar y que le ayuden en el proceso de integración – Tutor, persona de referencia y piedra angular del PAIEM, encargada de establecer una relación directa, cercana y estable para incrementar su autoestima y seguridad, y de realizar el seguimiento más cercano de la patología psiquiátrica	• Centro penitenciario ordinario
Programa Puente de Mediación Social en Enfermedad Mental para los Centros de Inserción Social (voluntario)	• Complementar al PAIEM en la comunidad	• Plan individualizado de rehabilitación para las personas con TMG, basado en cuatro modelos de intervención: – Modelo de vulnerabilidad de Zubin y Spring – Modelo comunitario – Modelo de recuperación – Modelo de competencia	• Comparado con el PAIEM, hay más empleo de las ONG y del personal extrapenitenciario para lograr con mayor efectividad la reincorporación social del interno (personal sanitario, psicólogo, jurista, educador, coordinador del CIS, trabajador social, profesionales del tercer sector; además, director de programas, maestro, monitor deportivo u ocupacional, funcionarios de vigilancia de cada unidad y cualquier otro tipo de profesional, dependiendo del centro)		• Comunidad (CIS)
Programa Puente Extendido (voluntario)	• Prevenir entrada en prisión de una persona con un TMG que debe cumplir una pena o medida alternativa a la prisión • Recurso psicosociosanitario diseñado para mejorar la situación personal y la salud de la persona con un TMG judicializada con una pena no privativa de libertad	• Entrevista sanitaria y psicosocial de cribado, protocolizada, estandarizada, en la que se valoran el trastorno de salud mental, el juicio crítico, la comprensión de realidad de la persona, conductas adictivas, antecedentes médicos y penales, el tipo de pena o medida alternativa impuesta, entre otros aspectos sociales y sanitarios	• Equipo sociosanitario multidisciplinar en estrecha colaboración con ONG y otras entidades del tercer sector	• Individualización y personalización de contenidos y duración a partir de la valoración inicial mediante entrevista sanitaria y psicosocial	• Comunidad (servicio de gestión de penas y medidas alternativas y CIS)

CIS: centro de inserción social; ONG: organizaciones no gubernamentales; PAIEM: Programa Marco de Atención Integral a Enfermos Mentales en Centros Penitenciarios; TMG: trastorno mental grave.

- Una persona con problemas de salud mental que ha cometido un delito puede encontrarse, según le corresponda, en cualquiera de los siguientes supuestos:
  - Prisión preventiva, esperando la consecución del procedimiento judicial.
  - Imputable (comprende la gravedad mayor del delito y sus consecuencias), penada y condenada a cumplir una pena privativa de libertad en un centro penitenciario ordinario. En este caso, se encontrará en primero, segundo o tercer grado penitenciario, o en libertad condicional (o cuarto grado), en función de la gravedad del delito cometido, el riesgo de reiteración o la peligrosidad del sujeto, entre otras circunstancias. Estos grados determinarán las condiciones de vida del sujeto en el entorno penitenciario.
  - Imputable (TMG, comprende la gravedad menor del delito y sus consecuencias), penada y condenada a cumplir una pena no privativa de libertad o medidas alternativas a la prisión.
  - Inimputable (TMG), condenada a cumplir una medida de seguridad privativa de libertad en un centro (hospital) psiquiátrico para recibir tratamiento médico y rehabilitador.
  - Semiimputable (TMG, con funciones conservadas que permiten comprender la gravedad del delito y el sentido de la pena), condenada a cumplir una pena y una medida de seguridad privativa de libertad.
- El médico responsable de la atención sanitaria de las personas internas debe conocer el historial médico y situación penal, que condicionarán su plan terapéutico.
- El PAIEM, el Programa Puente y el Programa Puente Extendido surgen para responder a las necesidades sanitarias y sociales específicas de las personas internas con un TMG u otro problema grave de salud mental, pero su alcance es muy limitado.

ORGANIZACIÓN DE LA ATENCIÓN SANITARIA Y SOCIAL DE LAS PERSONAS INTERNAS EN LAS PRISIONES ESPAÑOLAS: LEGISLACIÓN VIGENTE, SU IMPLEMENTACIÓN Y SUS CONSECUENCIAS

El marco legal vigente que garantiza la atención sanitaria de las personas internas en centros penitenciarios se basa en tres pilares normativos:

- Ley 14/1986, de 25 de abril, General de Sanidad. Normativa básica que garantiza los derechos a la preservación y cuidado de la salud de las personas internas en igualdad de condiciones respecto a población española no interna.
- Real Decreto 190/1996, de 9 de febrero, por el que se aprueba el Reglamento Penitenciario. En virtud de este reglamento, todas las personas internas sin excepción tendrán garantizada una atención médico-sanitaria equivalente a la dispensada al conjunto de la población, incluyendo la prestación farmacéutica y otras prestaciones complementarias básicas que se deriven de esta atención.
- Ley 16/2003, de 28 de mayo, de Cohesión y Calidad del Sistema Nacional de Salud. Insta a la transferencia de las competencias sanitarias dependientes de Instituciones Penitenciarias a las comunidades autónomas para su plena integración en los correspondientes servicios autonómicos de salud.

Adicionalmente, la Agencia Española de Protección de Datos, en su informe sobre el tratamiento de datos en servicios de salud penitenciaria del 2006, establece que los servicios sanitarios penitenciarios deben considerarse como establecimientos de la red sanitaria pública y que no es necesario el consentimiento de la persona interna para la consulta y tratamientos de los datos de la historia clínica centralizada.

Sin embargo, a pesar de que la integración de los servicios sanitarios penitenciarios en los sistemas de salud de las comunidades autónomas debería haberse cumplido en el plazo de 18 meses desde la entrada en vigor de la Ley de Cohesión y Calidad en el año 2003, solo Cataluña (año 1983), País Vasco (año 2011) y Navarra (año 2021) tienen transferidas las competencias de sanidad penitenciaria en el año 2023. Así, la asistencia sanitaria de las personas internas en los centros penitenciarios ordinarios de la mayoría de las comunidades autónomas, Ceuta y Melilla, sin competencias en materia de sanidad transferidas, está a cargo de la Secretaría General de Instituciones Penitenciarias, dependiente del Ministerio del Interior de España, que es una autoridad regimental, centralizada, de carácter no sanitario. Para facilitar y normalizar la organización y el funcionamiento adecuados de la sanidad penitenciaria, su gestión y provisión debería depender de las autoridades sanitarias encargadas de la asistencia de la salud del resto de la población general.

En consecuencia, en los centros penitenciarios ordinarios, existe un sistema sanitario penitenciario, paralelo y separado del sistema autonómico y nacional de salud, con estructura, organización, personal y medios diferentes, cuyos profesionales médicos informan sobre sus pacientes a otras instancias no médicas de la prisión, incluyendo a las juntas de tratamiento, así como a otras instancias judiciales y administrativas, y compaginan su actividad médica con la realización de peritajes judiciales. De este modo, conviven dos sistemas, uno regimental y otro sanitario, hasta que las competencias de sanidad penitenciaria sean transferidas a los correspondientes sistemas de salud autonómicos.

Las comunidades autónomas deben asumir las competencias en sanidad penitenciaria para que la asistencia sanitaria en los centros penitenciarios pueda integrarse en el sistema autonómico de salud y, de este modo, garantizar la continuidad asistencial dentro y fuera del entorno penitenciario, y el ejercicio de la medicina y el cuidado de la salud de las personas internas en un marco de referencia sanitario. Solo tres comunidades autónomas tienen asumidas sus competencias en 2023.

ATENCIÓN PSIQUIÁTRICA DE LAS PERSONAS INTERNAS CON PROBLEMAS DE SALUD MENTAL

En los centros penitenciarios de las comunidades autónomas sin sus competencias en sanidad penitenciaria transferidas, la atención psiquiátrica de las personas con problemas de salud mental es realizada por el médico de atención primaria que opera en el centro y que realiza interconsultas con el médico psiquiatra. Por tanto, el modelo de psiquiatra interconsultor es el más extendido en el territorio español. Las visitas especializadas ocurren con frecuencia variada según el centro penitenciario que se considere; en aquellos centros con visitas más frecuentes, el médico psiquiatra suele estar presente semanalmente. Los médicos psiquiatras suelen pertenecer a otros centros de salud con contratos por servicios en los recintos penitenciarios. Véanse los principales recursos asistenciales estructurales disponibles en el territorio español para atender a las necesidades de las personas internas con un problema de salud mental (**Fig. 22.4-1**).

En los recursos estructurales específicos disponibles, existe disparidad entre las regiones, con una ventaja notoria para Cataluña y el País Vasco, con sus competencias transferidas, que cuentan con recursos especializados específicos. En el resto de las comunidades autónomas, sin sus competencias en sanidad penitenciarias transferidas, el modelo asistencial se basa principalmente en las camas disponibles en la enfermería del centro penitenciario y en las zonas custodiadas de los hospitales generales de referencia, además del médico psiquiatra interconsultor con dedicación parcial.

En los centros penitenciarios ordinarios en las comunidades autónomas sin competencias en sanidad penitenciaria, prevalece el modelo de atención tradicional basado en el médico psiquiatra interconsultor (con dedicación parcial y variable según los centros), las camas disponibles en la enfermería del centro y las zonas custodiadas de los hospitales de referencia.

País Vasco y Cataluña ofrecen modelos de atención a la salud mental de las personas internas que integran la asistencia sanitaria psiquiátrica y no psiquiátrica en los sistemas sanitarios autonómicos. Con sus competencias en sanidad penitenciaria transferidas, en el País Vasco existe un modelo de atención a las personas internas con problemas de salud mental basado en una unidad psiquiátrica que opera en el Centro Penitenciario de Álava, sito en Zaballa, Nanclares de la Oca, mientras que Cataluña ofrece un modelo integrado de atención sociosanitaria con recursos especializados en los centros penitenciarios y en la comunidad que brindan asistencia sanitaria y rehabilitadora. Véanse las principales características de cada uno de estos modelos (**Tabla 22.4-3**).

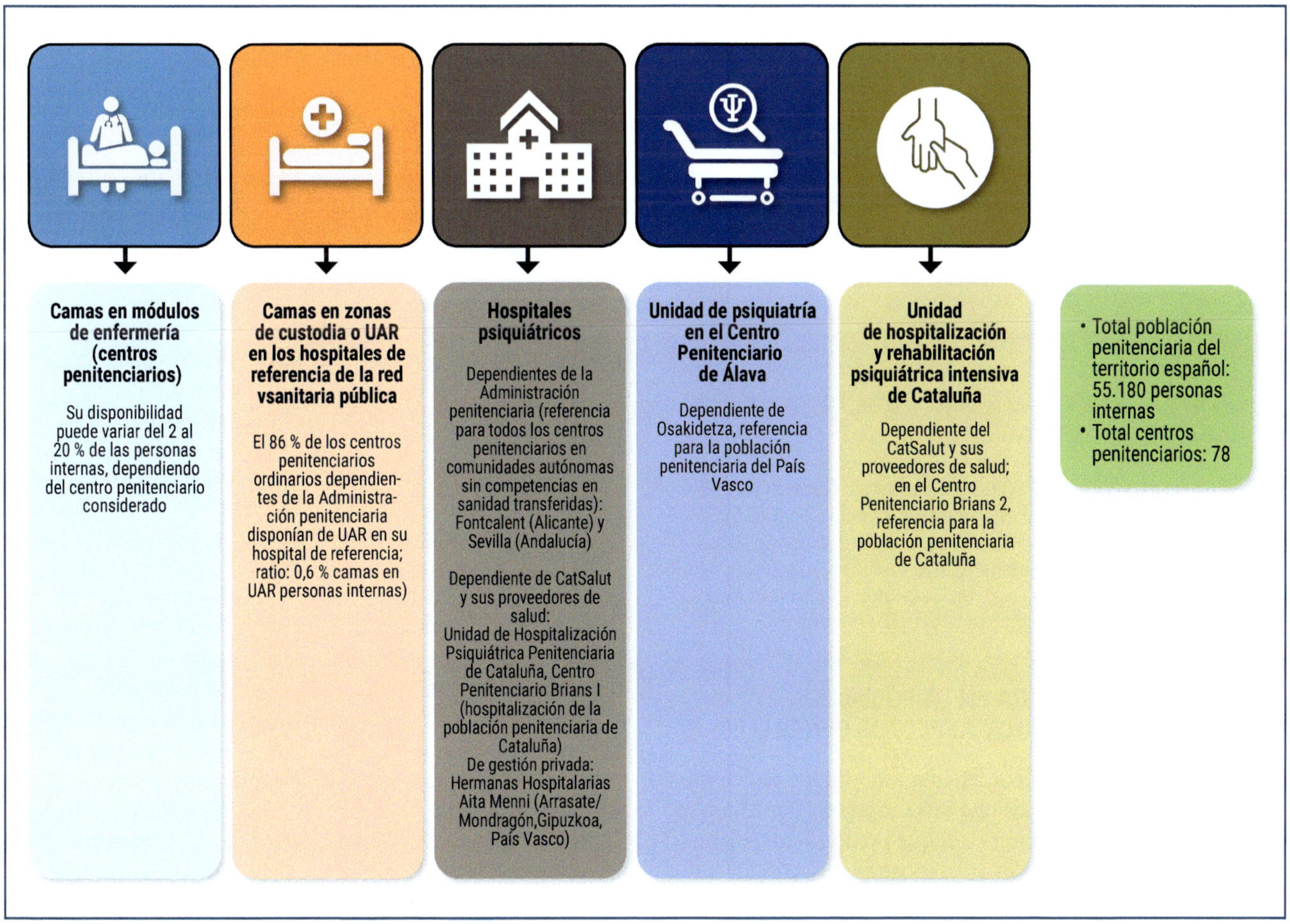

Camas en módulos de enfermería (centros penitenciarios)	Camas en zonas de custodia o UAR en los hospitales de referencia de la red vsanitaria pública	Hospitales psiquiátricos	Unidad de psiquiatría en el Centro Penitenciario de Álava	Unidad de hospitalización y rehabilitación psiquiátrica intensiva de Cataluña	
Su disponibilidad puede variar del 2 al 20 % de las personas internas, dependiendo del centro penitenciario considerado	El 86 % de los centros penitenciarios ordinarios dependientes de la Administración penitenciaria disponían de UAR en su hospital de referencia; ratio: 0,6 % camas en UAR personas internas)	Dependientes de la Administración penitenciaria (referencia para todos los centros penitenciarios en comunidades autónomas sin competencias en sanidad transferidas): Fontcalent (Alicante) y Sevilla (Andalucía) Dependiente de CatSalut y sus proveedores de salud: Unidad de Hospitalización Psiquiátrica Penitenciaria de Cataluña, Centro Penitenciario Brians I (hospitalización de la población penitenciaria de Cataluña) De gestión privada: Hermanas Hospitalarias Aita Menni (Arrasate/Mondragón,Gipuzkoa, País Vasco)	Dependiente de Osakidetza, referencia para la población penitenciaria del País Vasco	Dependiente del CatSalut y sus proveedores de salud; en el Centro Penitenciario Brians 2, referencia para la población penitenciaria de Cataluña	• Total población penitenciaria del territorio español: 55.180 personas internas • Total centros penitenciarios: 78

Figura 22.4-1. Principales recursos asistenciales estructurales disponibles en el territorio español (año 2020) para atender las necesidades en salud de las personas internas con un problema de salud mental.
UAR: unidades de acceso restringido.

Tabla 22.4-3. Principales características de los modelos de atención psiquiátrica vigentes en el entorno penitenciario español

	Sin competencias transferidas en sanidad penitenciaria	Con competencias transferidas en sanidad penitenciaria	
	Centros penitenciarios ordinarios de 14 comunidades autónomas + Ceuta y Melilla	Centro Penitenciario de Álava (referencia para el País Vasco)	Centros penitenciarios de Barcelona (referencia para Cataluña)
Modelo asistencial	Médico psiquiatra interconsultor, dedicación parcial, variable según el centro	Unidad de psiquiatría en centro penitenciario con un equipo multidisciplinar formado por médicos psiquiatras y enfermeros especializados en salud mental y auxiliares	• Unidad de hospitalización psiquiátrica penitenciaria: – Servicio de urgencias psiquiátricas (24 h/365 días) – Unidad de ingreso de pacientes agudos, de máxima seguridad – Unidad de pacientes subagudos – Unidad de atención preventiva y precoz del TMG – Unidad de rehabilitación intensiva de mujeres • Unidad de hospitalización y rehabilitación intensiva: – Unidad de observación – Unidad de rehabilitación intensiva – Unidad de tránsito a la comunidad
Otros recursos	• En el centro penitenciario: – Enfermería (agudizaciones) – Hospital general de referencia (agudizaciones) – PAIEM (TMG) • Hospitales psiquiátricos: – Alicante (Fontcalent) – Sevilla • En el medio comunitario: – Programa Puente – ONG y otras entidades del tercer sector	• En el centro penitenciario: – Médico psiquiatra interconsultor (en centros penitenciarios distintos del Centro Penitenciario de Álava) – Enfermería (agudizaciones) – Hospital general de referencia (agudizaciones) – PAIEM (TMG) • Hospitales psiquiátricos: – Alicante (Fontcalent) – Sevilla – Hermanas Hospitalarias Aita Menni, Unidad de Psiquiatría Legal • En el medio comunitario: – Programa Puente – ONG y otras entidades del tercer sector	• En el medio comunitario: – Programa de soporte y colaboración entre salud mental y atención primaria penitenciaria – Plan de servicios individualizado – ONG y otras entidades del tercer sector

ONG: organizaciones no gubernamentales; PAIEM: Programa Marco de Atención Integral a Enfermos Mentales en Centros Penitenciarios; TMG: trastorno mental grave.

País Vasco y Cataluña, con sus competencias en sanidad transferidas, ofrecen modelos de atención psiquiátrica especializada: en el País Vasco, una unidad psiquiátrica opera en el Centro Penitenciario de Álava (sito en Zaballa, Nanclares de la Oca); en Cataluña, un modelo integrado de atención sociosanitaria (Barcelona).

PATOLOGÍA PSIQUIÁTRICA EN LA POBLACIÓN PENITENCIARIA ESPAÑOLA: ASPECTOS GENERALES

La población penitenciaria de España se compone preferentemente de varones jóvenes de una extracción social media-baja y con un nivel de instrucción en el que predominan personas con estudios primarios o primarios incompletos, con un componente minoritario, aunque importante, de inmigrantes de diversas etnias. En los últimos años, la población penitenciaria ha tendido a envejecer y a diversificarse para incluir perfiles de distinta condición social y cultural.

En general, se trata de grupos sociales que tienen un riesgo más alto de enfermar y de que estas enfermedades sean más graves, además de una educación sanitaria más pobre y un acceso más difícil a los servicios sanitarios generales que la población no reclusa. En consecuencia, presentan graves carencias de salud, con prevalencia alta de determinadas enfermedades, como toxicomanías, infecciones víricas y bacterianas y patología psiquiátrica en el momento de su ingreso en prisión.

Diversos estudios epidemiológicos señalan que los trastornos mentales comunes son 2 veces más frecuentes entre la población penitenciaria que en la población general. Los datos muestran que ocho de cada 10 personas internas tienen algún trastorno mental a lo largo de su vida. Los trastornos más prevalentes están relacionados con el abuso de sustancias, los trastornos del estado de ánimo, los trastornos de tipo psicótico y los trastornos de personalidad (**Tabla 22.4-4**).

Por otro lado, los TMG son 4 veces más habituales en el medio penitenciario que en la población general. General-

Tabla 22.4-4. Estudios descriptivos de prevalencia de trastornos mentales en la población penitenciaria española

Referencia	Diseño	Localización	Principales hallazgos
Dirección General de Instituciones Penitenciarias, 2007	Estudio epidemiológico, descriptivo, transversal basado en el historial clínico	64 centros penitenciarios del territorio español	• 3,4 % trastorno psicótico • 12,8 % trastorno afectivo • 9,4 % trastorno de la personalidad • 12,1 % patología dual • 49,6 % tienen uno o varios diagnósticos psiquiátricos, incluyendo el abuso o dependencia de drogas

Vicens E, Tort V, Dueñas RM, Muro Á, Pérez-Arnau F, Arroyo JM et al., 2011	Estudio PRECA: epidemiológico, descriptivo, transversal, multicéntrico	5 prisiones en Cataluña, Aragón y Madrid	• Prevalencia de trastornos mentales a lo largo de la vida del individuo, 84,4 %:
			  – 41 % trastornos del estado de ánimo (22,3 % depresión mayor)
			  – 10,7 % desórdenes psicóticos
			  – 1,8 % trastorno bipolar
			• Prevalencia de trastornos mentales en el último mes, 41,2 %:
			  – 14,9 % trastornos del estado de ánimo (7,8 % depresión mayor)
			  – 4,2 % desórdenes psicóticos
			  – 1,0 % trastorno bipolar

López Álvarez M, Saavedra Macías FJ, López Pardo A, Laviana Cuetos M, 2016	Estudio descriptivo, transversal, multicéntrico	2 centros penitenciarios en Andalucía (Albolote en Granada y Morón de la Frontera en Sevilla)	• Prevalencia de trastornos mentales a lo largo de la vida del individuo, 82,6 %:
			  – 31,4 % trastornos del estado de ánimo
			  – 11,9 % desórdenes psicóticos
			• Prevalencia de trastornos mentales en el último mes, 25,8 %:
			  – 9,3 % trastornos del estado de ánimo
			  – 3,8 % desórdenes psicóticos

Zabala-Baños M, Segura A, Maestre-Miquel C, Martínez-Lorca M, Rodríguez-Martín B, Romero M et al., 2016	Estudio epidemiológico, descriptivo, transversal, multicéntrico	3 centros penitenciarios (dos en Castilla-La Mancha y 1 en Madrid)	• Prevalencia de trastornos mentales a lo largo de la vida del individuo, 90,2 %:
			  – 72,3 % trastornos mentales por abuso o dependencia de sustancias
			  – 38,5 % trastornos del estado de ánimo (28,2 % depresión mayor)
			  – 34,2 % trastornos psicóticos
			  – 11,3 % trastorno bipolar
			• Prevalencia de trastornos mentales en el último mes: 52,2 %:
			  – 20,7 % trastornos psicóticos
			  – 18,5 % trastornos mentales por abuso o dependencia de sustancias
			  – 13,0 % trastornos del estado de ánimo (8,7 % depresión mayor)
			  – 3,2 % trastorno bipolar

Galán Casado D, Ramos-Ábalos E, Pinazo Á, Añaños Bedriñada F, 2021	Estudio descriptivo, transversal, multicéntrico, basado en un cuestionario	31 centros penitenciarios de 13 comunidades autónomas	• 73,2 % de las mujeres refieren haber tenido alguna sintomatología percibida de salud mental
			• Sintomatología más frecuente percibida:
			  – 44,8 % estados depresivos
			  – 42,9 % ansiedad
			  – 42,3 % trastornos cognoscitivos (falta de concentración y olvidos)
			  – 19,4 % compatible con patología dual
			  – 13,2 % situaciones relacionadas con intentos de suicidio
			  – 11 % situaciones relacionadas con procesos autolíticos
			  – 12,6 % compatible con esquizofrenia
			  – 12,6 % obsesión/compulsión
			  – 10 % alucinaciones auditivas y persecutorias

Arnau-Peiró F, García-Guerrero J, Benito A, Vera-Remartínez EJ, Baquero A, Haro G, 2020	Estudio epidemiológico multicéntrico, descriptivo y prospectivo	3 centros penitenciarios de la Comunidad Valenciana (Castellón-I, Castellón-II y Valencia-II)	• 81,4 % trastorno dual • 68,2 % trastorno de personalidad del grupo B • 14 % trastorno afectivo y/o por ansiedad • 13 % esquizofrenia

mente, se trata de personas que, en un 70 %, no han tenido un seguimiento en los servicios de salud mental en la comunidad antes de su entrada en prisión o que han discontinuado el tratamiento farmacológico. Muchos son reincidentes (> 40 %) y/o han sido arrestados previamente (> 50 %) y carecen de un diagnóstico conocido.

En el año 2020, de acuerdo con estimaciones de la Secretaría General de Instituciones Penitenciarias, el 4,2 % de las personas internas en los centros penitenciarios españoles presentaban un TMG. Para hacer esta estimación, se consideró el número de personas que participaban en el PAIEM, dirigido específicamente a este colectivo. Ese año, se registraron 1.844 internos en el programa PAIEM: el 31 % tenían patología dual; el 30 %, trastornos psicóticos; el 20 %, trastorno de la personalidad, y el 13 %, trastornos afectivos. El 39 % de las personas con TMG requerían un nivel elevado de asistencia por menor grado de autonomía.

Si se consideran las personas internas que consultan a psiquiatría en el ámbito penitenciario, el 46 % presentan un TMG. Los diagnósticos más frecuentes en estas consultas especializadas son los trastornos de personalidad (22-59,2 %) y los trastornos esquizofrénicos (11,7-25,8 %). Los motivos de derivación a la consulta psiquiátrica desde el servicio de atención primaria de los centros penitenciarios fueron los siguientes: el 17,2 % por ánimo depresivo; el 11,7 % por la sospecha de síntomas psicóticos; el 7,8 % para seguimiento de internos estables de su patología psiquiátrica de base (pacientes con trastorno de personalidad, 31,6 %; con trastorno psicótico, 44 %; con un trastorno depresivo, 13 %), y el 1,6 % se derivó para seguimiento de internos incluidos en el programa de prevención de suicidio.

El 7,5 % de las personas internas en centros penitenciarios ordinarios son mujeres (estimaciones correspondientes al año 2019). Se trata de un grupo especialmente vulnerable, para el que los recursos tanto asistenciales como rehabilitadores son más limitados y escasos que los existentes para los varones. Un estudio realizado en 310 mujeres de 13 centros penitenciarios diferentes reveló que el 73,2 % (227/310) de las entrevistadas había tenido algún síntoma relacionado con su salud mental; de estas, el 35,7 % (81/227) recibía algún tratamiento, mientras que menos de la mitad (37/81; 45,7 %) tenía un diagnóstico establecido de alteración de su salud mental.

La mayor proporción de la población reclusa femenina corresponde al tramo de edad comprendido entre los 41 y los 60 años (más del 40 % en 2019), que se corresponde con el momento de la vida en el que suele estar más acentuado el desempeño de los papeles de cuidado vinculados a la maternidad y a la relación con las personas mayores de la familia, por lo que a menudo la privación de libertad influye negativamente en los hijos y otros miembros de la familia. Mientras están en prisión, las mujeres internas tienen 5 veces más probabilidades de experimentar problemas de salud mental que las mujeres de la población general en libertad. El exceso de morbilidad psiquiátrica en el sexo femenino se debe fundamentalmente a la presencia significativamente más elevada de cuadros depresivos, ansiosos y fóbicos, mientras que entre los varones son más frecuentes los trastornos de personalidad y los derivados del consumo de alcohol y otras sustancias. Entre las mujeres en prisión, la tasa de prevalencia

de enfermedades psicóticas se estima en el 3,9 %; de depresión mayor, en el 14,1 %; de trastorno por estrés postraumático, en el 21,1 %, y de abuso de drogas, en el 30-60 %.

Por otro lado, de acuerdo con la Encuesta sobre Salud y Consumo de Drogas en Internados en Instituciones Penitenciarias del año 2016, el 71 % de los internos había consumido alguna droga ilegal (cannabis, opioides, cocaína, éxtasis, anfetaminas, alucinógenos) en su vida. Este porcentaje de consumidores disminuyó en prisión (el 21 % había consumido en los últimos 30 días en prisión). El cannabis es la droga ilegal más consumida tanto en libertad como en prisión.

Como es esperable, es frecuente que en el medio penitenciario coexistan el consumo de sustancias y la patología psiquiátrica. El diagnóstico de patología dual (es decir, de una adicción y otro trastorno mental al mismo tiempo o de forma secuencial a lo largo de la vida del individuo) oscila entre el 25 y el 65 %, en función de los estudios, con mayor prevalencia entre las personas del sexo femenino. Es importante destacar que el consumo de sustancias dificulta la detección y la evolución de una patología mental grave, lo que retrasa el establecimiento del diagnóstico de patología dual. Así, todas las personas reclusas que presentan un trastorno por consumo de sustancias deberían ser evaluadas según los protocolos para abordar el proceso adictivo, la personalidad y otros trastornos psiquiátricos potencialmente concurrentes.

Los trastornos de personalidad, que se caracterizan por un estilo disfuncional de relacionarse, comportarse, pensar y afrontar dificultades, suponen una fuente de conflictos relacionales permanente que suele empeorar durante la estancia en una institución cerrada, como es un centro penitenciario.

Se ha observado que los trastornos de personalidad pueden representar el primer diagnóstico en hasta un 30 % de las personas internas, con un predominio de los trastornos de personalidad del *cluster* B, con las siguientes frecuencias:

- Trastorno antisocial y límite: 11,6 %.
- Trastorno paranoide: 3,3 %.
- Trastorno narcisista y esquizoide: 1,6 %.

Se ha hallado una relación significativa entre los indicadores de desajuste del clima social en una prisión (con conductas interpersonales agresivas o demanda compulsiva de psicofármacos en las consultas médicas) y el diagnóstico de trastorno de personalidad (agravado con frecuencia por la ausencia de precisión en el diagnóstico).

Finalmente, las personas con problemas de salud mental suelen presentar alta comorbilidad: en parte, por la propia enfermedad psiquiátrica y los efectos secundarios de su tratamiento farmacológico, y en parte, por la tendencia al consumo alto de tabaco, el sedentarismo y la obesidad que impone la vida en el medio penitenciario. En consecuencia, es frecuente la presencia de *patología cardiometabólica* asociada al trastorno mental. Asimismo, es común la presencia de *patología infecciosa* acompañante.

La adherencia y persistencia en el tratamiento farmacológico, en general, suele ser baja entre la población penitenciaria con trastornos de salud mental. La baja adherencia al tratamiento se ha asociado a una probabilidad más alta de reincidir en la comisión de delito. Solo cuando se sigue más del 80 %

del tratamiento farmacológico recomendado, y la persona persiste en el tiempo en el tratamiento, se observa una disminución del riesgo de cometer delitos tanto violentos como no violentos. Así, el riesgo de comportamiento violento y de comisión de delito disminuye en un 45 % entre las personas que siguen el tratamiento antipsicótico frente a las que no lo hacen. Entre las personas con un trastorno bipolar que seguían el tratamiento con un estabilizador del humor, el riesgo de cometer delitos violentos disminuye en un 24 %.

- En la población penitenciaria, frecuentemente, coexisten en la misma persona interna patología psiquiátrica, toxicomanías, patología infecciosa y cardiometabólica; el paciente penitenciario es, por tanto, un paciente complejo.
- Los trastornos mentales comunes son 2 veces más frecuentes entre la población penitenciaria que en la población general.
- Se estima que ocho de cada 10 personas internas tienen algún trastorno mental a lo largo de su vida.
- Frecuentemente, las personas internas con problemas graves de salud mental son reincidentes en la comisión de delito y/o han sido arrestadas previamente y/o carecen de diagnóstico psiquiátrico conocido.
- Los TMG son 4 veces más habituales en el medio penitenciario que en la población general.
- Se calcula que un 4,2 % de las personas internas en los centros penitenciarios españoles presentan un TMG.
- Se estima que un 46 % de las personas internas que consultan a psiquiatría en el ámbito penitenciario presentan un TMG.
- Las mujeres internas son un grupo especialmente vulnerable y tienen 5 veces más probabilidades de experimentar problemas de salud mental que aquellas de la población general en libertad.
- Entre el 25 y el 65 % de las personas internas llegan a tener patología dual (patología psiquiátrica más abuso de sustancias).
- Los trastornos de la personalidad pueden ser el primer diagnóstico psiquiátrico en hasta un 30 % de las personas internas, y debe sospecharse en aquellas especialmente conflictivas y con dificultades más serias de adaptación.
- La adherencia y la persistencia en el tratamiento farmacológico son clave para disminuir la probabilidad de reincidencia en la comisión de delitos entre las personas judicializadas con un trastorno de salud mental.

PATOLOGÍA PSIQUIÁTRICA EN LA POBLACIÓN PENITENCIARIA ESPAÑOLA: CONSIDERACIONES ESPECÍFICAS

Las personas internas con trastornos de salud mental están frecuentemente involucradas en infracciones e incidentes violentos en prisión. Respecto a otras personas internas, tienen más probabilidades de ser acusadas de violar las reglas de la prisión y el doble de posibilidades de resultar heridas en una pelea. El riesgo es mayor cuando hay antecedentes de violencia. El trastorno psiquiátrico está también asociado con la victimización física y sexual en el centro penitenciario. La victimización sexual es 3 veces mayor entre las mujeres internas (23 %) que entre los varones internos (8 %), mientras que tanto los varones como las mujeres en prisión con cualquier trastorno mental son victimizados físicamente con más frecuencia que las personas internas sin un trastorno mental.

Trastornos psicóticos

Se ha estimado que una de cada siete personas internas tiene o un trastorno psicótico o depresión mayor. No obstante, las tasas de prevalencia de trastornos psicóticos se han mantenido estables, en torno al 4 % entre 2002 y 2012 entre varones y mujeres.

Los pacientes con diagnóstico de esquizofrenia u otras psicosis son encarcelados con el doble de probabilidad que aquellos con otros diagnósticos. Asimismo, las personas con patología psiquiátrica que tienen ingresos previos en prisión en el año anterior tienen también 10 veces más probabilidades de ser encarceladas de nuevo. Las personas con trastorno por abuso de sustancias asociada al trastorno psiquiátrico, que además tienen una edad comprendida entre los 18 y los 30 años, que pueden no tener un domicilio ni recursos económicos, y con escaso contacto con los servicios de salud, tienen igualmente una probabilidad más alta de ser encarcelados, probabilidad que se incrementa en la medida en la que confluyen los factores mencionados. Por lo tanto, el perfil de la persona con un trastorno psiquiátrico más frecuentemente encarcelada que el resto sería el de un varón joven, psicótico, con comorbilidad adictiva, sin recursos económicos, con pobre seguimiento médico, poca adherencia al tratamiento y reincidente.

Una de cada siete personas internas tiene, o bien un trastorno psicótico, o bien depresión mayor.

Sin embargo, en el entorno penitenciario, el diagnóstico de un trastorno psicótico se hace más tardíamente que en la comunidad y es difícil debido a la alta comorbilidad que presentan las personas internas desde antes de ingresar en prisión, sobre todo por el abuso de sustancias. Así, es complejo el diagnóstico de trastorno psicótico en personas internas que cumplen los criterios diagnósticos de esquizofrenia, pero que necesitan un abordaje psiquiátrico intensivo y específico para reducir la probabilidad de reincidir en la comisión de delito una vez cumplan su condena y salgan en libertad, por la complejidad del cuadro, agravado y/o distorsionado por el consumo abusivo de sustancias. Además, es frecuente el hallazgo de personas con síntomas psicóticos persistentes, crónicos, de baja intensidad, sin síntomas negativos, una característica que es diferencial y menos frecuente en la esquizofrenia que presentan las personas que permanecen en el medio comunitario. Se ha reportado que hasta un 30,1 % de las personas internas pueden ser diagnosticadas de trastornos del espectro esquizofrénico sin más precisión.

Por otro lado, en el medio penitenciario, es habitual la estabilización de trastornos psicóticos inestables en personas con un manejo caótico de su esquizofrenia, que se caracterizan por múltiples abandonos del tratamiento, reingresos hospitalarios y conductas violentas mientras están en la comunidad. Las tasas de reincidencia pueden llegar al 50 % durante los 2 años posteriores a la salida en libertad; el sexo masculino es un factor predictivo positivo (el 17,1 frente al 5,3 % en el sexo femenino), mientras que el estado de ánimo depresivo es un factor de riesgo negativo de reincidencia.

Existe una población significativa de personas internas con trastornos psicóticos de difícil diagnóstico. Algunas presentan síntomas psicóticos persistentes, crónicos, de baja intensidad, sin síntomas negativos, pero padecen esquizofrenia; otras cumplen los criterios diagnósticos de esquizofrenia, pero la complejidad del cuadro clínico necesita un abordaje psiquiátrico intensivo y específico para reducir la probabilidad de reincidir en la comisión de delito una vez cumplan su condena y salgan en libertad.

El tratamiento médico durante la estancia en prisión, además de brindar una oportunidad para optimizar el tratamiento antipsicótico, aporta beneficios adicionales a la persona interna dado que disminuye el riesgo de suicidio y autolesiones, mejora el uso de otros fármacos y disminuye el riesgo de muerte relacionada con el abuso de sustancias. No obstante, la respuesta al tratamiento farmacológico de la persona con esquizofrenia no es la misma en prisión que la que se observa en la comunidad.

Aunque la investigación que se realiza en el entorno penitenciario relativa a la efectividad de los tratamientos farmacológicos es menor comparada con la que se lleva a cabo en el medio comunitario y hospitalario, los trabajos muestran que la clozapina, la olanzapina, la risperidona y los fármacos antipsicóticos inyectables de larga duración son muy eficaces en la reducción de conductas violentas y de comisión de delitos asociados o no al abuso de sustancias, especialmente frente al haloperidol y la quetiapina. En este sentido, existe evidencia que indica que la clozapina es superior al haloperidol y a la olanzapina en la reducción de la agresividad y las agresiones en personas internas con diagnóstico de esquizofrenia y trastorno de conducta. Además, la clozapina podría reducir la reincidencia delictiva tras la puesta en libertad de la persona con un trastorno psicótico y disminuiría las conductas autolesivas en las personas internas, así como la impulsividad y la agresividad en aquellas con trastorno de la personalidad antisocial. A pesar de que la clozapina es eficaz en el 50-60 % de los pacientes con esquizofenia resistente a otros antipsicóticos resistentes, no debemos olvidar que puede provocar importantes efectos secundarios, como la granulocitosis que pueden condicionar la adherencia terapéutica.

El uso de fármacos antipsicóticos inyectables de larga duración se asocia a la disminución de la reincidencia entre las personas judicializadas con esquizofrenia que salen en libertad. En el entorno penitenciario español, el uso de fármacos antipsicóticos inyectables de larga duración se sitúa en torno al 15,5 %.

La clozapina, la olanzapina, la risperidona y los fármacos antipsicóticos inyectables de larga duración son muy eficaces en la reducción de conductas violentas y de comisión de delitos entre personas judicializadas con trastornos de salud mental.

Jóvenes con déficit de atención e hiperactividad

El riesgo de presentar el trastorno por déficit de atención con o sin hiperactividad se ha estimado en hasta 10 veces superior entre las personas internas en prisión en comparación con la población general. Hay un riesgo más alto de cometer actividades delictivas y violentas en las personas que sufren este trastorno, por lo que está muy asociado con un aumento de conductas de riesgo, actos delictivos, citaciones judiciales y condenas de prisión. Entre las opciones terapéuticas más eficaces para tratarlo se encuentran los fármacos psicoactivos estimulantes de los circuitos de recompensa. Su utilización requiere un tratamiento directamente observado.

Personas internas de edad avanzada

Las personas internas de avanzada edad presentan con frecuencia abuso de sustancias (especialmente alcohol), cuadros afectivos (depresión) y deterioro cognitivo. Asimismo, son comunes los trastornos de personalidad, de ansiedad y postraumáticos, y los trastornos psicóticos y las comorbilidades físicas, con tasas 5 veces superiores a las de las personas penadas más jóvenes y a las de la población general geriátrica. Sin embargo, se ha descrito que únicamente el 18 % de las personas internas mayores con morbilidad psiquiátrica recibe una medicación psicotrópica adecuada. Además, los programas de rehabilitación y la externalización de las personas internas de edad avanzada suelen estar pobremente planificados. En las mujeres, existe una prevalencia más alta de cualquier diagnóstico, con predominio de los cuadros afectivos.

- El trastorno por déficit de atención con o sin hiperactividad está muy asociado con un aumento de conductas de riesgo, actos delictivos, citaciones judiciales y condenas de prisión.
- Entre las personas internas de avanzada edad son comunes el abuso de sustancias (especialmente el alcohol), los cuadros afectivos (depresión), el deterioro cognitivo, los trastornos de personalidad, de ansiedad y postraumáticos, los trastornos psicóticos y las comorbilidades físicas.

MANEJO DE FÁRMACOS PSICOTRÓPICOS EN EL MEDIO PENITENCIARIO: TRATAMIENTO DIRECTAMENTE OBSERVADO

En el medio penitenciario, la alta prevalencia de personas con un trastorno mental lleva consigo una elevada prescripción de fármacos psicotrópicos. Sin embargo, a menudo, estos fármacos se prescriben en este entorno fuera de indicación, lo que se ve favorecido por la relación de insistencia, persistencia y complacencia que se establece entre los profesionales sanitarios y las personas internas habituadas al consumo excesivo. Además, es frecuente la prescripción de más de un fármaco de la misma familia (polifarmacia) y de dosis superiores a las terapéuticas y con una duración del tratamiento más prolongada que las recomendadas por las guías de práctica clínica. Así, la Encuesta sobre Salud y Consumo de Drogas en Internados en Instituciones Penitenciarias indica que, en el año 2016, el 27,9 % de la población penitenciaria estaba en tratamiento con medicación psiquiátrica. Otros estudios nacionales han denotado que hasta un 67 % de la población penitenciaria tiene prescrito algún fármaco psicotrópico. La polifarmacia es la norma.

La prescripción elevada de fármacos psicotrópicos sin indicación médica supone un riesgo para la salud de la población penitenciaria. Los fármacos psicotrópicos (como las benzodiacepinas, los gabapentinoides y los analgésicos opiáceos) y algunos antipsicóticos (como la quetiapina) son prescritos habitualmente sin indicación médica en el medio penitenciario, lo que aumenta el riesgo de un uso inadecuado, desviado o dependiente.

Adicionalmente, el uso de estos fármacos junto con otras sustancias psicoactivas, también frecuentes en este entorno, aumenta de manera importante el riesgo de episodios de sobredosis o de reacciones adversas a sustancias psicoactivas que pueden conducir al fallecimiento de la persona. Además, se promueve el intercambio o mercadeo de estos fármacos entre las personas internas del centro, lo que hace aún más complicada la prevención de estos episodios. Asimismo, el uso inadecuado de fármacos psicotrópicos aumenta el riesgo de interacciones farmacológicas graves con otros fármacos no psicotrópicos indicados para tratar diferentes condiciones médicas. Ante esta situación, es indispensable promover el uso racional y seguro de los fármacos psicotrópicos en el entorno penitenciario.

El tratamiento directamente observado nace en el entorno sanitario ligado al tratamiento de las enfermedades infecciosas, como la tuberculosis o la infección por el virus de inmunodeficiencia humana, adquiridas en personas en las que se sospechaba una baja adherencia al tratamiento, como forma de garantizar la salud pública. Sin embargo, la sobreutilización de fármacos psicotrópicos, con el consiguiente perjuicio para la salud de las personas internas, provoca que el tratamiento directamente observado se establezca en diversos centros penitenciarios para controlar también el uso de familias concretas de determinados fármacos, como los psicotrópicos y los opioides. Se trataría de una forma de evitar conductas de venta de medicación a otros internos o la acumulación de pastillas por un mismo individuo. Pero lo cierto es que el tratamiento directamente observado no es practicable en todos los centros penitenciarios por razones organizativas y de disponibilidad limitada de recursos. Por eso, es fundamental reducir la polifarmacia y la prescripción de fármacos fuera de indicación en el medio penitenciario y generar conciencia, así como educar y reestablecer pautas de buena práctica y prescripción médica.

- Desafortunadamente, en los centros penitenciarios es común la prescripción elevada de fármacos psicotrópicos fuera de indicación, así como la prescripción de más de un fármaco de la misma familia (polifarmacia) y de dosis superiores a las terapéuticas y con una duración del tratamiento más prolongada que la recomendada por las guías de práctica clínica.
- Las benzodiacepinas, los gabapentinoides, los analgésicos opiáceos y los antipsicóticos son los más comúnmente sobreutilizados.
- La prescripción fuera de indicación de estos fármacos aumenta considerablemente el riesgo de episodios de sobredosis o de reacciones adversas a sustancias psicoactivas, que pueden conducir al fallecimiento de la persona.
- Con la prescripción fuera de indicación, se promueve el intercambio o mercadeo de estos fármacos entre las personas internas del centro y aumenta el riesgo de interacciones farmacológicas graves.
- En el medio penitenciario, es fundamental reducir la polifarmacia y la prescripción de fármacos fuera de indicación, así como fomentar la desprescripción, la simplificación de los tratamientos farmacológicos y las buenas prácticas.

PERSPECTIVA SOBRE LA ATENCIÓN PSIQUIÁTRICA DE LAS PERSONAS JUDICIALIZADAS CON UN PROBLEMA DE SALUD MENTAL EN EL ENTORNO PENITENCIARIO

La adecuada asistencia psiquiátrica de las personas internas con un problema de salud mental facilita la prevención de enfermedades asociadas y de toxicomanías, permite cumplir con la necesaria supervisión de los tratamientos, que fuera del ámbito penitenciario puede ser muy difícil, aumenta las posibilidades de rehabilitación y reinserción social, y disminuye la probabilidad de reincidencia en la comisión de delitos. Para los profesionales sanitarios y sociales, el trabajo en el medio penitenciario puede resultar recompensante desde el punto de vista humano, intelectual y científico debido a la singularidad, complejidad y alto nivel de las necesidades de la persona judicializada con un trastorno de salud mental.

- Es fundamental establecer mecanismos perdurables de comunicación y coordinación entre las autoridades sanitarias y judiciales para atender ágil, efectiva y eficientemente las complejas necesidades sociales y sanitarias de las personas judicializadas con un problema grave de salud mental.
- Los delitos cometidos por personas con problemas graves de salud mental se relacionan comúnmente con el abandono de la medicación.
- El correcto diagnóstico, un adecuado abordaje y una continuidad apropiada de la asistencia son elementos clave en el manejo de la persona judicializada con patología dual para evitar la reincidencia y los reingresos reiterados en prisión.

PUNTOS CLAVE

- Población penitenciaria. Aspectos genéricos:
  - La población penitenciaria o reclusa es el colectivo de individuos que, por la comisión de un delito, se encuentran internos en un establecimiento penitenciario, prisión o cárcel.
  - El médico responsable de la atención sanitaria de las personas internas debe conocer su historial médico y situación penal, que condicionarán su plan terapéutico.
- Organización de la asistencia sanitaria y psiquiátrica en el medio penitenciario:
  - Las comunidades autónomas deben asumir las competencias en sanidad penitenciaria para que la asistencia sanitaria en los centros penitenciarios pueda integrarse en el sistema autonómico de salud.
  - Solo tres comunidades autónomas tienen asumidas sus competencias en sanidad penitenciaria en 2023: Cataluña (año 1983), País Vasco (año 2011) y Navarra (año 2021).
  - En los centros penitenciarios ordinarios de las comunidades autónomas sin competencias en sanidad penitenciaria, prevalece el modelo de atención psiquiátrica, basado en el médico psiquiatra interconsultor, con dedicación parcial y variable según los centros.
  - País Vasco y Cataluña, con sus competencias en sanidad transferidas, ofrecen modelos de atención psiquiátrica especializada: en el País Vasco, una unidad psiquiátrica opera en el Centro Penitenciario de Álava (sito en Zaballa, Nanclares de la Oca); en Cataluña, un modelo integrado de atención sociosanitaria (Barcelona).
- Población penitenciaria con necesidades altas de cuidados de su salud mental:
  - En la población penitenciaria, frecuentemente coexisten en la misma persona interna una patología psiquiátrica, toxicomanías, una patología infecciosa y otra cardiometabólica.
  - Los trastornos mentales comunes son 2 veces más frecuentes entre la población penitenciaria que en la población general.
  - Se estima que ocho de cada 10 personas internas tienen algún trastorno mental a lo largo de su vida.
  - Frecuentemente, las personas internas con problemas graves de salud mental son reincidentes en la comisión de delito y/o han sido arrestadas previamente y/o carecen de diagnóstico psiquiátrico conocido. El abandono de la medicación en el medio comunitario es la causa más frecuente de reincidencia.
  - El TMG es un concepto operativo definido por el diagnóstico de trastorno mental grave, la duración (≥ 2 años) y la presencia de discapacidad funcional y/o cognitiva. Sirve para detectar y atender la vulnerabilidad de las personas con un TMG.
  - Aunque no es el sitio de internamiento recomendado, las personas con TMG se pueden encontrar internas en centros penitenciarios ordinarios por diversas razones.

- Su diagnóstico es clave para la atención sociosanitaria adecuada.
- Los TMG son 4 veces más habituales en el medio penitenciario que en la población general.
- Se calcula que un 4,2 % de las personas internas en los centros penitenciarios españoles presentan un TMG.
- Se estima que un 46 % de las personas internas que consultan a psiquiatría en el ámbito penitenciario presentan un TMG.
- Entre el 25 y el 65 % de las personas internas llegan a tener patología dual (patología psiquiátrica más abuso de sustancias).
- Los trastornos de la personalidad pueden ser el primer diagnóstico psiquiátrico en hasta un 30 % de las personas internas, y debe sospecharse en aquellas especialmente conflictivas y con dificultades más serias de adaptación.
- Las mujeres internas son un grupo especialmente vulnerable y tienen 5 veces más probabilidades de experimentar problemas de salud mental que las mujeres de la población general en libertad.
- El PAIEM, el Programa Puente y el Programa Puente Extendido surgen para responder a las necesidades sanitarias y sociales específicas de las personas judicializadas con un TMG u otro problema grave de salud mental.
- Desafortunadamente, en los centros penitenciarios, es común la prescripción elevada de fármacos psicotrópicos fuera de indicación, así como la prescripción de más de un fármaco de la misma familia (polifarmacia) y de dosis superiores a las terapéuticas y con una duración del tratamiento más prolongada que las recomendadas por las guías de práctica clínica.
- Las benzodiacepinas, los gabapentinoides, los analgésicos opiáceos y los antipsicóticos son los más comúnmente sobreutilizados.
- La prescripción fuera de indicación de estos fármacos aumenta considerablemente el riesgo de episodios de sobredosis o de reacciones adversas a sustancias psicoactivas, que pueden conducir al fallecimiento de la persona.
- En el medio penitenciario, es fundamental reducir la polifarmacia y la prescripción de fármacos fuera de indicación, y fomentar la desprescripción, la simplificación de los tratamientos farmacológicos y las buenas prácticas.
- Es esencial establecer mecanismos perdurables de comunicación y coordinación entre las autoridades sanitarias y las judiciales para atender adecuadamente las complejas necesidades sociales y sanitarias de las personas judicializadas con un problema grave de salud mental.
- Para evitar la reincidencia y los reingresos reiterados en prisión, el correcto diagnóstico y el abordaje y la continuidad de la asistencia son claves en el manejo de la persona judicializada con patología dual.

BIBLIOGRAFÍA

Abad A, Arroyo JM, Cotado A, García J, Gómez P, Hernández JJ et al. Programa Puente de Mediación Social. Madrid: Secretaría General de Instituciones Penitenciarias; 2014.

Aebi MF, Tiago MM. SPACE I – 2020. Council of Europe Annual Penal Statistics: Prison Populations. Estrasburgo: Consejo de Europa; 2021.

Agencia Española de Protección de Datos. Tratamiento de datos en servicios de salud penitenciaria. Informe 018/2006. Madrid: Agencia Española de Protección de Datos; 2006.

Albalate JJ. El trabajo en beneficio de la comunidad como alternativa a la prisión. Entre la aceptación y el rechazo. Rev Int Sociol. 2009;67(2):373-90.

Algora-Donoso I, Varela-González O. Psicofármacos y gasto en la prisión de Madrid III (Valdemoro). Farm Hosp. 2008;32(6):331-8.

Alphs L, Benson C, Cheshire-Kinney K, Lindenmayer JP, Mao L, Rodríguez SC et al. Real-world outcomes of paliperidone palmitate compared to daily oral antipsychotic therapy in schizophrenia: a randomized, open-label, review board-blinded 15-month study. J Clin Psychiatry. 2015;76(5):554-61.

Añaños-Bedriñana FT, Burgos-Jiménez R, Rodríguez-Sanjuán A, Turbi-Pinazo AM, Soriano C, Llopis-Llacer JJ. Salud mental en prisión. Las paradojas socioeducativas. EduPsykhé. 2017;16:98-116.

Área de Cárceles de la Asociación Pro Derechos Humanos de Andalucía. Informe sobre la situación de las mujeres presas. Sevilla: Asociación Pro Derechos Humanos de Andalucía; 2019.

Arnau-Peiró F, García-Guerrero J, Benito A, Vera-Remartínez EJ, Baquero A, Haro G. Sociodemographic, clinical, and therapeutic aspects of penitentiary psychiatric consultation: toward integration into the general mental health services. J Forensic Sci. 2020;65(1):160-5.

Arnau-Peiró F, García-Guerrero J, Herrero-Matías A, Castellano-Cervera JC, Vera-Remartínez EJ, Jorge-Vidal V et al. Descripción de la consulta psiquiátrica en centros penitenciarios de la Comunidad Valenciana. Rev Esp Sanid Penit. 2012;14(2):20-31.

Arroyo JM, Ortega E. Los trastornos de personalidad en reclusos como factor de distorsión del clima social de la prisión. Rev Esp Sanid Penit. 2009;11(1):11-5.

Arroyo JM, Ortega E. Un programa de mejora de la calidad asistencial de los problemas de salud mental en prisión: evaluación de resultados después de 6 años (2000-2005). Rev Esp Sanid Penit. 2007;9(1):11-20.

Arroyo-Cobo JM. Estrategias asistenciales de los problemas de salud mental en el medio penitenciario, el caso español en el contexto europeo. Rev Esp Sanid Penit. 2011;13:100-11.

Baggio S, Heller P, Perroud N, Buadze A, Schleifer R, Wolff H et al. Attention deficit hyperactivity disorder as a neglected psychiatric disease in prison: call for identification and treatment. Forensic Sci Int Mind Law. 2022; 3:2-5.

Baranyi G, Fazel S, Langerfeldt SD, Mundt AP. The prevalence of comorbid serious mental illnesses and substance use disorders in prison populations: a systematic review and meta-analysis. Lancet Public Heal. 2022;7(6): e557-68.

Bicknell M, Farmer D, Watson C. Safer prescribing in prisons. Guidance for clinicians. Londres: Royal College of General Practitioners; 2019.

Bright AM, Higgins A, Grealish A. Women's experiences of prison-based mental healthcare: a systematic review of qualitative literature. Int J Prison Health. 2022;19(2):181-98.

Brown D, Larkin F, Sengupta S, Romero-Ureclay JL, Ross CC, Gupta N et al. Clozapine: an effective treatment for seriously violent and psychopathic men with antisocial personality disorder in a UK high-security hospital. CNS Spectr. 2014;19(5):391-402.

Brown GP, Stewart LA, Rabinowitz T, Boudreau H, Wright AJ. Approved and off-label use of prescribed psychotropic medications among federal Canadian inmates. Can J Psychiatry. 2018;63(10):683-691.

Bueno-Antequera J. Influencia de la actividad física, sedentarismo y condición física cardiorrespiratoria sobre el riesgo cardiometabólico y efectos del ejercicio físico combinado en personas diagnosticadas con trastorno mental grave. Kronos. 2018;17(2):17.

Calvo Estopiñán P, Soler González C, Día Sahún JC, Ventura Faci T. Prevalencia de trastornos psiquiátricos en pacientes ingresados por el Servicio de Psiquiatría en el Módulo Penitenciario del H. U. M. S. Rev Esp Sanid Penit. 2008;10(3):69-72.

Cañas MA, Cañas J, Torre MA. Estudio de utilización de psicofármacos en el Centro Penitenciario de León. Análisis comparativo. Rev Esp Sanid Penit. 2001;3(3):106-110.

Caravaca-Sánchez F, Falcón Romero M, Luna A. Prevalencia y predictores del consumo de sustancias psicoactivas entre varones en prisión. Gac Sanit. 2015;29(5):358-63.

Cerezo Domínguez AI, Díaz Sánchez D. El enfermo mental en el medio penitenciario español. Int e-Journal Crim Sci. 2016;2:1-24.

Conejo Cerón S, Moreno Peral P, Morales Asencio JM, Alot Montes A, García-Herrera JM, González López MJ et al. Opiniones de los profesionales del ámbito sanitario acerca de la definición de trastorno mental grave. Un estudio cualitativo. An Sist Sanit Navar. 2014;37(2):223-33.

Consejo General del Poder Judicial. Estadística de penas y medidas alternativas a la prisión. Datos penales, civiles y laborales. Madrid: CGPJ; 2022.

Cuenca-Gómez P. El tratamiento de las personas con problemas de salud mental en la normativa penal y penitenciaria. Reflexiones y propuestas. Rev Asoc Esp Neuropsiq. 2022;42(141):141-58.

Decreto 140/2011, de 28 de junio, por el que se aprueba el Acuerdo de 22 de junio de 2011 de la Comisión Mixta de Transferencias sobre traspaso de funciones y servicios de la Administración del Estado a la Comunidad Autónoma del País Vasco en materia de sanidad penitenciaria. Boletín Oficial del País Vasco, nº 124 (30/6/2011).

Dirección General de Coordinación Territorial y Medio Abierto, Coordinación de Sanidad, Secretaría General de Instituciones Penitenciarias, Ministerio del Interior. Hospitales psiquiátricos dependientes de la Administración penitenciaria. Propuesta de Acción. Madrid: Ministerio del Interior; 2011.

Dirección General de Instituciones Penitenciarias. Estrategia global de actuación en salud mental. Madrid: Ministerio del Interior; 2007.

Espinosa López R, Valiente Ots C. ¿Qué es el trastorno mental grave y duradero? EduPsykhé. 2017;16(1):4-14.

Fazel S, Hayes AJ, Bartellas K, Clerici M, Trestman R. Mental health of prisoners: prevalence, adverse outcomes, and interventions. Lancet Psychiatry. 2016;3(9):871-81.

Fazel S, Hope T, O'Donnell I, Jacoby R. Unmet treatment needs of older prisoners: a primary care survey. Age Ageing. 2004;33(4):396-8.

Fazel S, Ramesh T, Hawton K. Suicide in prisons: an international study of prevalence and contributory factors. Lancet Psychiatry. 2017;4(12):946-952.

Fazel S, Seewald K. Severe mental illness in 33,588 prisoners worldwide: systematic review and meta-regression analysis. Br J Psychiatry. 2012;200(5): 364-73.

Fazel S, Zetterqvist J, Larsson H, Långström N, Lichtenstein P. Antipsychotics, mood stabilisers, and risk of violent crime. Lancet. 2014;384(9949): 1206-14.

Fructuoso A. Manejo del trastorno por déficit de atención con o sin hiperactividad y empleo de fármacos psicoestimulantes en el medio penitenciario. Evaluación de riesgo y beneficios. Rev Esp Sanid Penit. 2019;21:120-1.

Fuentes M, Fernández E. La esquizofrenia en el medio penitenciario. Rev Asoc Esp Neuropsiq. 2016;36(130):471-5.

Galán Casado D, Ramos-Ábalos E, Pinazo Á, Añaños Bedriñada F. Salud mental y consumo de drogas en prisiones españolas. Una perspectiva socioeducativa y de género. Psychol Soc Educ. 2021;13(1):85-98.

García-Guerrero J. Transferencia de competencias en materia de sanidad penitenciaria a las comunidades autónomas: la visión de los profesionales. Rev Esp Sanid Penit. 2006;8(3):103-5.

García Ortiz AM. Los trastornos mentales en el medio penitenciario: situación actual y propuestas de mejora. Rev Estud Penit. 2021;263:9-69.

González Tejedor D. Estrategias de optimización terapéutica. Rev Esp Sanid Penit. 2021;23(supl 1):27-32.

Griffiths EV, Willis J, Spark MJ. A systematic review of psychotropic drug prescribing for prisoners. Aust N Z J Psychiatry. 2012;46(5):407-21.

Grupo de Trabajo de la Guía de Práctica Clínica de Intervenciones Psicosociales en el Trastorno Mental Grave. Guía de Práctica Clínica de Intervenciones Psicosociales en el Trastorno Mental Grave. Plan de Calidad para el Sistema Nacional de Salud del Ministerio de Sanidad y Política Social. Madrid: Ministerio de Sanidad y Política Social; 2009.

Guzmán-Parra J, Flordelís-Lasierra E, Fabrega-Ruz J, Cuesta-Vargas A, Romero M, Mayoral-Cleries F. Tendencias en las hospitalizaciones psiquiátricas de personas mayores de 65 años. Rev Esp Geriatr Gerontol. 2020;55(4): 201-205.

Hassan L, Senior J, Webb RT, Frisher M, Tully MP, While D et al. Prevalence and appropriateness of psychotropic medication prescribing in a nationally representative cross-sectional survey of male and female prisoners in England. BMC Psychiatry. 2016;16(1):346.

Hava García E. Enfermedad mental y prisión: análisis de la situación penal y penitenciaria de las personas con trastorno mental grave (TMG). Estudios Penales y Criminológicos. 2021;41(0):59-135.

Hernández Monsalve M, Espinosa Iborra J. La atención a pacientes con trastornos mentales en las prisiones. Rev Asoc Esp Neuropsiq. 2000;21(75): 93-101.

Hervás G, Ruano C, Sanz-Alfayate G, Algora I, Celdran M, Mur M. Análisis del manejo de antipsicóticos inyectables de larga duración en varios centros penitenciarios. Rev Esp Sanid Penit. 2019;21(2):94-101.

Íñigo C, Markez I, coordinadores. Guía. Atención primaria de la salud mental en prisión. Madrid: OMEditorial; 2011.

Kindelán Jaquotot JM, Valero JDA, Ruiz CM, Zamacola PSDLH, Ortega FP, Cuesta FL. Tratamiento de la infección por VIH en pacientes con problemática psicosocial. Enferm Infecc Microbiol Clin. 2002;20(supl 2): 19-28.

Kingston P, Le Mesurier N, Yorston G, Wardle S, Heath L. Psychiatric morbidity in older prisoners: unrecognized and undertreated. Int Psychogeriatrics. 2011;23(8):1354-60.

Krakowski M, Tural U, Czobor P. The importance of conduct disorder in the treatment of violence in schizophrenia: efficacy of clozapine compared with olanzapine and haloperidol. Am J Psychiatry. 2021;178(3): 266-274.

Ley 14/1986, de 25 de abril, General de Sanidad. Boletín Oficial del Estado, nº 102 (29/4/1986).

Ley 16/2003, de 28 de mayo, de cohesión y calidad del Sistema Nacional de Salud. Boletín Oficial del Estado, nº 128 (29/5/2003).

Ley Orgánica 1/1979, de 26 de septiembre, General Penitenciaria. Boletín Oficial del Estado, nº 239 (5/10/1979).

Ley Orgánica 1/2015, de 30 de marzo, por la que se modifica la Ley Orgánica 10/1995, de 23 de noviembre, del Código Penal. Boletín Oficial del Estado, nº 77 (31/3/2015).

Ley Orgánica 10/1995, de 23 de noviembre, del Código Penal. Boletín Oficial del Estado, nº 281 (24/11/1995).

López Álvarez M, Saavedra Macías FJ, López Pardo A, Laviana Cuetos M. Prevalencia de problemas de salud mental en varones que cumplen condena en centros penitenciarios de Andalucía (España). Rev Esp Sanid Penit. 2016;9:76-85.

López M, Laviana M, Saavedra FJ, López A. Problemas de salud mental en población penitenciaria. Un enfoque de salud pública. Rev Asoc Esp Neuropsiq. 2021;41(140):87-111.

Markez I, Íñigo C, coordinadores. Guía. Atención y tratamientos en prisión por el uso de drogas. Madrid: OMEditorial; 2012.

Marín-Basallote N, Navarro-Repiso C. Estudio de la prevalencia de trastorno mental grave (TMG) en los centros penitenciarios de Puerto I, II y III del Puerto de Santa María (Cádiz): nuevas estrategias en la asistencia psiquiátrica en las prisiones. Rev Esp Sanid Penit. 2012;14(3):80-5.

Martínez-Martínez C, Richart-Martínez M, Ramos-Pichardo JD. Operational definition of serious mental illness: heterogeneity in a review of the research on quality-of-life interventions. J Am Psychiatr Nurses Assoc. 2020;26(3):229-244.

Mateo Soler M, Álvarez Crespo R. Programa Puente Extendido 2.0. Región de Murcia, Gobierno de Cantabria, Ministerio del Interior; 2020.

Mateo Soler M, Gómez de Tojeiro Roce J, Álvarez Crespo R, Fernández Modamio M, Bengoechea Ibaceta J, Fernández Iglesias P et al. Programa Puente Extendido. Salud mental en penas y medidas alternativas. Doc Penit. 2017;18:1-27.

Mela M, Depiang G. Clozapine's effect on recidivism among offenders with mental disorders. J Am Acad Psychiatry Law. 2016;44(1):82-90.

Montero I, Aparicio D, Gómez-Beneyto M, Moreno-Küstner B, Reneses B, Usall J et al. Género y salud mental en un mundo cambiante. Gac Sanit. 2004;18(4):175-81.

National Institute of Mental Health (United States). Toward a model plan for a comprehensive, community-based mental health system: administrative document. Washington, D. C.: NIMH; 1987.

Pallarés-Neila J, Utrera-Canalejo I. Salud mental y prisión, difícil encaje. Rev Asoc Esp Neuropsiq. 2022;42(141):207-13.

Peraire M, Pérez-Sánchez EJ, Pérez-Pazos J, Gomar-Malia JM, Tort-Herrando V. Relevance of psychogeriatrics in the prison setting: a systematic review. Rev Esp Sanid Penit. 2022;24(3):101-109.

Pérez Martínez E. Vigilar, castigar y tratamiento directamente observado (TDO). Norte Salud Ment. 2021;17(64):112-4.

Real Decreto 190/1996, de 9 de febrero, por el que se aprueba el Reglamento Penitenciario. Boletín Oficial de Estado, nº 40 (15/2/1996).

Real Decreto 268/2022, de 12 de abril, por el que se modifica el Real Decreto 190/1996, de 9 de febrero, por el que se aprueba el Reglamento Penitenciario. Boletín Oficial de Estado, nº 88 (13/4/2022).

Real Decreto 3482/1983, de 28 de diciembre, sobre traspasos de servicios del Estado a la Generalidad de Cataluña en materia de Administración Penitenciaria. Boletín Oficial del Estado, nº 43 (20/2/1984).

Real Decreto 494/2021, de 6 de julio, de traspaso de funciones y servicios de la Administración del Estado a la Comunidad Foral de Navarra en materia de sanidad penitenciaria. Boletín Oficial del Estado, nº 167 (14/7/2021).

Real Decreto 840/2011, de 17 de junio, por el que se establecen las circunstancias de ejecución de las penas de trabajo en beneficio de la comunidad y de localización permanente en centro penitenciario, de determinadas medidas de seguridad, así como de la suspensión de la ejecución de las penas privativas de libertad y sustitución de penas. Boletín Oficial del Estado, nº 145 (18/6/2011).

Red Jurídica Cooperativa. ¿Cuáles son los grados de clasificación penitenciaria? Blog de Red Jurídica. 2019.

Rezansoff SN, Moniruzzaman A, Fazel S, McCandless L, Somers JM. Adherence to antipsychotic medication and criminal recidivism in a Canadian provincial offender population. Schizophr Bull. 2017;43(5):1002-1010.

Roldán Barbero H. ¿A dónde van los enfermos mentales que cometen delitos? Rev Electrónica Estud Penal y la Segur. 2019;(5):HR-1.

Ruiz Morales M. La evolución de la población reclusa española en los últimos treinta años: una explicación integral. Anu Derecho Penal y Ciencias Penal. 2018;71:403-90.

Sariaslan A, Leucht S, Zetterqvist J, Lichtenstein P, Fazel S. Associations between individual antipsychotics and the risk of arrests and convictions of violent and other crime: a nationwide within-individual study of 74 925 persons. Psychol Med. 2021;52(16):1-9.

Secretaría General de Instituciones Penitenciarias. Programa de Atención Integral al Enfermo Mental en Centros Penitenciarios. Equipos y Actividades 2018. Madrid: Secretaría General de Instituciones Penitenciarias; 2018.

Secretaría General de Instituciones Penitenciarias. Informe General de Instituciones Penitenciarias 2020. Madrid: Secretaría General de Instituciones Penitenciarias; 2020.

Secretaría General de Instituciones Penitenciarias. Dirección General de Coordinación Territorial y Medio Abierto. Protocolo de Aplicación del Programa Marco de Atención Integral a Enfermos Mentales en Centros Penitenciarios (PAIEM). Madrid: Secretaría General de Instituciones Penitenciarias; 2009.

Sendino R, Álvarez A, Brime B, Arroyo JM, Acín E, Sanz J et al. Encuesta sobre salud y consumo de drogas en internados en instituciones penitenciarias. Madrid: Ministerio de Sanidad, Servicios Sociales e Igualdad; 2016.

Soyka M, Graz C, Bottlender R, Dirschedl P, Schoech H. Clinical correlates of later violence and criminal offences in schizophrenia. Schizophr Res. 2007;94(1-3):89-98.

Tully J. Management of ADHD in prisoners-evidence gaps and reasons for caution. Front Psychiatry. 2022;13:771525.

Van Buitenen N, Van den Berg CJW, Meijers J, Harte JM. The prevalence of mental disorders and patterns of comorbidity within a large sample of mentally ill prisoners: a network analysis. Eur Psychiatry. 2020;63(1):e63.

Verdura Vizcaíno EJ, Ballesteros Sanz D, Sanz-Fuentenebro J. Monitorización de niveles plasma de antipsicóticos atípicos. Rev Asoc Esp Neuropsiq. 2012;32(115):499-519.

Vicens E, Tort V, Dueñas RM, Muro Á, Pérez-Arnau F, Arroyo JM et al. The prevalence of mental disorders in Spanish prisons. Crim Behav Ment Health. 2011;21(5):321-32.

Wolff N, Blitz CL, Shi J. Rates of sexual victimization in prison for inmates with and without mental disorders. Psychiatr Serv. 2007;58(8):1087-94.

Zabala-Baños M, Segura A, Maestre-Miquel C, Martínez-Lorca M, Rodríguez-Martín B, Romero M et al. Prevalencia de trastorno mental y factores de riesgo asociados en tres prisiones de España. Rev Esp Sanid Penit. 2016; 18:13-24.

Zarzar TR, Catlett TL, O'Connell MG, Harrelson BH, Wilson VP, Rashad GN et al. Clozapine reduces self-injurious behavior in a state prison population. J Am Acad Psychiatry Law. 2019;47(1):61-7.

22.5 *Psiquiatría en situaciones de guerra*

M. E. Presa García

OBJETIVOS

- Conocer la repercusión de la guerra en la salud mental de la población civil y de los combatientes.
- Identificar cuál es la población más vulnerable en los conflictos bélicos y reconocer la sintomatología en los primeros estadios en los combatientes.
- Prevenir o, en su caso, tratar los trastornos mentales que aparezcan en la población civil y en los combatientes por causa de la guerra.

INTRODUCCIÓN

La guerra es una lucha entre naciones que tiene repercusiones en muchos niveles. El impacto sobre la salud mental de la población civil es una de sus consecuencias más significativas. Los estudios de la población general muestran un claro aumento en la incidencia y prevalencia de los trastornos mentales. Las mujeres se ven más afectadas que los hombres. Otros grupos vulnerables son los niños, los ancianos y los discapacitados.

La población militar debería ser bien seleccionada y preparada por el equipo de salud mental (psiquiatras y psicólogos militares) para enfrentarse de la manera más adecuada a los momentos más traumáticos durante el conflicto. Los seres humanos no están únicamente en conflicto con sus iguales: también entran en conflicto con ellos mismos.

SALUD MENTAL DURANTE EL CONFLICTO BÉLICO

La higiene mental es un objetivo para el cual los psicólogos y psiquiatras deben unirse y trabajar asociados. Como ya expone Mira y López en su libro *Psiquiatría y guerra*, la guerra no se limita a privar al individuo de su confort y diversiones habituales, sino que rompe con el pasado y requiere la rápida creación de nuevos hábitos. Al mismo tiempo, coloca al sujeto cara a cara con lo desconocido y le impide hacer planes para el futuro. Nadie sabe, al levantarse por la mañana, qué le sucederá antes del anochecer: cualquiera puede verse privado de su libertad o de sus propiedades, transferido a otra ciudad, herido, muerto o hasta imposibilitado de dormir en la misma cama que la noche anterior. A pesar de la *incertidumbre*, hay que continuar con el trabajo como si el peligro no existiese y aun más: hay que aparecer entusiasta acerca del futuro, sonriente, y se han de ocultar las dudas y temores. La gente está, de esa manera, sumergida en un presente peligroso, difícil,

incierto, complicado y, lo que es peor, privada de libertad e iniciativa personal. No es, pues, extraño que el creciente gasto de energía mental coloque al ciudadano medio en un estado de nerviosidad y lo impulse a actuar con dureza, con lo que pierde su espontánea afabilidad.

> Es muy importante informar al combatiente y al ciudadano acerca del curso de la guerra. Los ciudadanos deben estar convencidos no solo de *hacer* la guerra, sino de *soportarla*.

De esta manera, la gente deseará enfrentarse al espíritu de guerra más que escapar de él. Cuando se soporta una guerra durante muchos años con fin incierto, la gente pierde interés por ella, se vuelve apática y se deprime. Incluso las víctimas pueden permanecer indiferentes y no pedir ayuda. Se tendría un ejército moralmente destruido, lo que significaría el final de la lucha. En todos los ciudadanos, a pesar de sus opiniones políticas y religiosas, debe existir la creencia de que no hay más recurso que luchar.

> El mayor obstáculo que se presenta al inicio de la guerra es el *miedo*, que puede bloquear a los individuos y hacer que sucumban ante el enemigo. Por el contrario, el control del miedo puede llevarlos a la victoria.

> La guerra rompe los hábitos de vida y priva de libertad al individuo, que pasa a vivir en una continua incertidumbre y, a pesar de ello, debe gestionar su día a día y evitar que el miedo lo bloquee.

CICLO EMOCIONAL DEL MIEDO DE MIRA Y LÓPEZ

Según Mira y López, el ciclo emocional del miedo consta de seis fases:

1. **Prudencia y retraimiento**:
   - El sujeto se autolimita, intenta pasar desapercibido, racionaliza y justifica su comportamiento excesivamente previsor.
   - Es vulnerable a la crítica y se proyecta de forma hostil contra los valientes.
   - No es consciente de tener miedo. Influencia inhibitoria del miedo.
2. **Concentración y cautela**:
   - Actitud expectante de preocupación y control de cualquier movimiento.
   - Temor al descontrol.
3. **Estadio de alarma**:
   - Actitud de alarma y desconfianza intensa.
   - El paciente está objetivamente asustado.
   - Sensaciones de insuficiencia e impotencia, desamparo e inestabilidad.
4. **Ansiedad y angustia**:
   - Comportamiento desorganizado, ánimo ansioso por la expectativa de inevitables males y angustiado por la disforia y la pena derivadas del malestar funcional.
   - Pierde el control de su conducta y alcanza niveles altos de sufrimiento; en ocasiones, se deja llevar por un impulso de destrucción o autodestrucción.
   - A veces el yo aparece completamente disociado.
5. **Estadio del pánico**:
   - Se observan movimientos de gran violencia que no pueden ser reprimidos.
   - Tempestad de movimientos.
   - Vivencias de pesadillas oniroides seguidas de amnesia poscrítica.
6. **Terror**:
   - Inactivación total del sujeto.
   - Se encuentra como una piedra, «petrificado» o aparentemente muerto.
   - Completa ausencia de la vida psicoemocional.
   - Puede incluso llevar a la muerte, lo que Cannon explica por un proceso de deshidratación.

> - Unos sujetos ya nacen con mayor predisposición que otros al miedo.
> - Cuando se estudia esta emoción en el neonato con la técnica propuesta por Watson, puede obtenerse una idea de su acción inactivante en un determinado caso. Emilio Mira y López refiere que puede no existir una definida relación entre la constitución física y el grado de miedo, pero sí la hay entre el valor de la energía vital, la salud y la fuerza física, de un lado, y la resistencia individual al proceso fóbico inactivante, por otro lado. También existe una clara relación entre la concienciación de un peligro y el desencadenamiento del miedo.
> - El miedo depende más de cómo ve el sujeto su situación que de los caracteres objetivos de esta.

Así, la *imaginación* asusta más que el peligro en sí mismo. De igual forma, un acontecimiento inesperado, incluso cuando es inofensivo, desencadena más miedo que la anticipación de una situación realmente dolorosa o peligrosa.

No hay duda de que el miedo disminuye siempre si el sujeto:

- Se siente ayudado por la presencia de un grupo cercano y visible.
- Espera rescate, ayuda o venganza próxima.
- Se halla, o cree hallarse, protegido contra un golpe directo.
- Conoce la localización del peligro y sabe cómo puede ser dañado por él.
- Es consciente de su propia fuerza.
- Sabe qué ha de hacer inmediatamente y después.
- Confía en la eficacia de sus propias técnicas defensivas.

Por todo ello, Mira y López proponen los siguientes consejos para prevenir el miedo:

- Hacer que el pueblo conozca la verdad acerca de la situación. No es posible publicar cuanto ocurre, pero han de evitarse las mentiras procedentes de fuentes oficiales.
- Dar al pueblo suficiente información acerca de lo que puede ganar con la victoria y perder con la derrota.
- Proporcionar suficiente comida, vestido y reposo a quienes han de hacer frente al peligro.
- Discutir amplia e intensamente todas las objeciones, dudas y comentarios acerca de la situación hasta que todos comprendan la necesidad de proseguir la guerra.
- Hacer que el pueblo quiera más intensamente la causa por la que luchan que la vida ya pasada.
- Hacer que el pueblo comprenda que no hay privilegios ni excepciones en el sufrimiento y en el peligro de la guerra (justicia igual para todos).
- Colocar en posiciones de mando a los que las merecen por su eficiencia.
- Preparar medidas rápidas y efectivas para restablecer la confianza pública cuando flaquee; permitir manifestar entonces, francamente, los sentimientos sin temor a que nadie sea tachado de cobarde o traidor. Para ello hay que poner un técnico experto en psicoterapia a disposición de cada grupo social.

> Dado que el miedo, subjetivamente considerado, no es más que la conciencia del fracaso individual, la psicoterapia consiste en devolver al sujeto la confianza en sí mismo.

El psicoterapeuta ha de reajustar al sujeto y luego darle el esquema de vida más adecuado a sus recursos personales. Solo cuando el individuo sabe qué quiere y por qué lo quiere, cuando conoce los *cómo* y los *cuándo* de sus futuras reacciones, podrá incluso improvisar respuestas ante lo imprevisto. Si el sujeto sabe lo que ha de realizar y tiene fe y entusiasmo en sus ideales, es decir, si lucha para obtener o defender un objetivo amado, entonces la acción inactivante del miedo será reducida al mínimo.

> La respuesta al miedo pasa por diferentes fases, teniendo en cuenta que cada individuo presenta una diferente predisposición a este y que su intensidad depende de cómo lo visualiza. El miedo disminuye si la persona se siente ayudada y tiene conocimiento de lo que ocurre en su entorno.

TRASTORNOS NEUROPSIQUIÁTRICOS DE LOS CONFLICTOS BÉLICOS: GRUPOS VULNERABLES

Los refugiados y los veteranos de la guerra desarrollan con frecuencia afecciones neuropsiquiátricas que incluyen *depresión, trastorno por estrés postraumático (TEPT), ideación suicida y trastornos de ansiedad*, que tienden a dejar una cicatriz duradera y a impactar en sus vidas. No se puede describir lo suficiente lo que supone la tensión de corte, el trauma y el colapso mental del desplazamiento de la noche a la mañana, la separación familiar y el asesinato de amigos y familiares.

El Consejo de Seguridad de las Naciones Unidas subraya que el 90 % de las víctimas de la guerra son civiles, personas inocentes que deberían ser especialmente protegidas durante los conflictos en tiempo de guerra, a diferencia de lo que se cree de los militares, de quienes se piensa que, al estar a la vanguardia de los conflictos armados, corren un mayor riesgo de experimentar síntomas psiquiátricos debido al aumento de la exposición al combate, que conduce a la angustia psicológica.

En un metaanálisis realizado en 2022 por Lim *et al.*, se recoge que existe más depresión y ansiedad durante la guerra que después de esta. Asimismo, se refiere que hay diferencias significativas de ansiedad y depresión en los civiles frente a los combatientes (más ansiedad y depresión en los civiles). Sin embargo, no hay diferencias significativas en cuanto al estrés postraumático.

> **!** Los veteranos y los sobrevivientes requieren apoyo de salud mental durante años después de la guerra, mientras luchan contra las dificultades para dormir, los recuerdos recurrentes, la ansiedad, el dolor y la ira. Todo esto puede conducir a disfunciones en los mecanismos individuales de afrontamiento, que, a menudo, se manifiestan en forma de consumo en exceso de alcohol, trastornos por abuso de sustancias, adicción, violencia o juego. Estos mecanismos funcionan como destructores del estrés y estimulantes de la motivación; además, ayudan a los afectados a socializar con sus compañeros y familiares.

Existe una necesidad innegable de detectar adecuadamente cuáles son aquellos grupos vulnerables que necesitan tratamiento con urgencia. Para los profesionales de la salud médica, es crucial identificar aquellos grupos que son propensos a desarrollar morbilidades neuropsiquiátricas. Se han identificado 14 factores de riesgo (agrupados en cuatro categorías principales) relacionados con el desarrollo de trastornos psiquiátricos en refugiados y veteranos de guerra (depresión, TEPT, ansiedad) (Tabla 22.5-1).

Los grupos vulnerables presentan diferentes patologías, que se desarrollan a continuación.

Niños y menores no acompañados, separados y huérfanos. Corren un mayor riesgo significativo de violencia, tráfico y explotación sexual. Son propensos a experimentar ansiedad por separación. Por lo general, no tienen medios de supervivencia ni documentos de identificación, y han sido testigos de bombardeos y fuego abierto. Necesitan superar desafíos mentales, que van desde adaptarse a un nuevo paisaje, cultura e idioma hasta lidiar con la noticia del fallecimiento de su

Tabla 22.5-1. Factores de riesgo

Demográficos	Años	Ancianos y niños
	Género	Mujeres
	Socioeconómicos	Pobreza
		Migración
		Desempleo
		Bajo apoyo social y familiar
Experiencias en combate	Eventos traumáticos previos	Mayor cantidad
	Experiencia de conflicto	Nula experiencia
Antecedentes previos	Personales	Patologías mentales previas
		Adicción a drogas
	Familiares alejados del conflicto	Exposición excesiva a redes sociales

familia. El creciente reclutamiento de niños en las guerras y su asunción de funciones de combate son otros problemas importantes. Se ha demostrado que estos niños (a menudo en contra de su voluntad) se convierten en vehículos de violencia. El trauma y el estrés pueden transferirse de los padres a los futuros hijos a través de sutiles cambios hereditarios en la expresión del genoma (modulación epigenética). Este trauma también aumenta la probabilidad de desarrollar depresión, TEPT, dolor crónico, migraña, enfermedades cardíacas y problemas diabéticos a medida que los niños crecen. Los terrores nocturnos y los *flashbacks* son otros problemas comunes. Se ha recomendado la terapia cognitivo-conductual para niños y adolescentes sobrevivientes de trauma.

Mujeres. Corren un riesgo de desnutrición, abuso sexual y embarazos no deseados, mala salud reproductiva y asesinatos selectivos durante las guerras. También corren mayor riesgo que otros grupos de población de contraer enfermedades de transmisión sexual, que son un factor de riesgo igualmente importante para el desarrollo de la depresión. Su vulnerabilidad provocada por el embarazo las expone a padecer marginación, abuso, explotación sexual/conductual, desnutrición e incluso abortos espontáneos, lo que exacerba los sentimientos de miedo, ansiedad, impotencia, tendencias suicidas o pensamientos de aborto. Psicológicamente, se exponen al desarrollo de depresión posparto y TEPT posparto. Las mujeres monoparentales, (por pérdida de su pareja en combate) con antecedentes traumáticos tienen una probabilidad desproporcionada de consumir sustancias psicoactivas, como el alcohol y el tabaco. Se debe tratar de forma integral a este grupo de mujeres afectadas, con la colaboración de profesionales de diferentes especialidades (ginecólogos, patólogos, psiquiatras y nutricionistas). Será conveniente la terapia individual y grupal, así como la prevención de patología a largo plazo.

Veteranos. Aún hoy en día, en la actual guerra de Ucrania, sigue existiendo la función de género, según la cual el varón, que es generalmente el combatiente, no expresa sus emociones ni dolores por ser una manifestación de debilidad (más aún si se trata de reconocer problemas relacionados con la salud mental). Esto puede llevar al consumo de alcohol o estupefacientes para calmar la ansiedad, la irritabilidad, la agresividad y el miedo. Por otro lado, se observa sentimiento de culpa en los sobrevivientes y dificultad para adaptarse a la vida cotidiana. Será necesaria la detección precoz de patología de estrés agudo y síntomas que puedan desencadenar un TEPT. Se requiere la creación de programas de salud mental de prevención, diagnóstico, educación y apoyo a los excombatientes y familiares para una adecuada incorporación a la actividad normal.

Ancianos. A menudo no pueden salir de las zonas de conflicto y se quedan solos, sin familia ni cuidadores. Incluso se niegan a desplazarse a lugares fuera del conflicto. Muchos han sufrido otras guerras en el pasado y estrés postraumático. Según Summers *et al.*, «las personas mayores que dependían de cuidadores tenían más posibilidad de sufrir trastornos patológicos graves». Otro problema suele ser la escasez de medicamentos, de los que depende gran parte de la población anciana. Por todo ello, es preciso proveer de medicamentos en cantidad suficiente a este sector para evitar que sus patologías empeoren. También habrá que proporcionarles grupos multidisciplinares de geriatras, médicos, equipos de salud mental y voluntarios.

Pacientes con enfermedad mental y adicciones. Sometidos al continuo estrés de la guerra, abandonan de forma habitual su tratamiento y aumentan el consumo de tóxicos, sobre todo, los que presentan adicción. Se debe intervenir de forma precoz para aliviar el dolor y el sufrimiento de las consecuencias del conflicto. Son de gran ayuda las terapias conductuales, a lo que hay que sumar la intervención para la desintoxicación y el mantenimiento de la abstinencia. Se han utilizado la terapia multisistémica y la terapia familiar estratégica breve.

> **!** Además de equipos de profesionales multidisciplinares que incluyan especialistas en psiquiatría y salud mental, para toda la población vulnerable es de gran ayuda la intervención de organizaciones no gubernamentales humanitarias que proporcionen apoyo material (medicamentos, alimentos), moral y psicológico.

Se debe hacer una mención especial a los familiares y amigos de las víctimas de guerra que se encuentran en la distancia; en muchas ocasiones, incluso fuera del territorio nacional. La exposición constante a las redes sociales para seguir el acontecimiento produce en muchos casos sintomatología de ansiedad, insomnio, irritabilidad, etc., de la misma manera que se ha observado más patología mental en las personas que han estado expuestas de forma muy constante a las redes sociales para seguir las noticias relacionadas con la reciente pandemia de la enfermedad por coronavirus de 2019.

> **💡** Además de la atención precoz a los combatientes, veteranos y refugiados, se debe prestar especial atención a los grupos vulnerables: niños, mujeres, ancianos, enfermos mentales, familiares y amigos que sufren el conflicto en la distancia. Se precisa un plan de prevención y de atención temprana para evitar el estrés postraumático. Además, hay que tratar tanto el estrés agudo como las particularidades de cada grupo vulnerable.

IDENTIFICACIÓN Y DIAGNÓSTICO DE LOS TRASTORNOS MENTALES

La identificación y el diagnóstico de los trastornos mentales son tareas cruciales que presentan enormes desafíos durante la guerra y después de esta. La destrucción de hogares, medios de subsistencia, de cuidado de la familia y los niños, centros de salud, etc., obliga a las víctimas a ignorar temporalmente sus preocupaciones y ansiedades.

> **!** Las víctimas no pueden procesar, canalizar y expresar estos sentimientos debido a los escenarios situacionales en constante evolución, lo que conduce a la supresión de las emociones y al desarrollo potencial de enfermedades neuropsiquiátricas. Es posible que los pacientes no revelen o no puedan recordar la experiencia traumática completa hasta que el tratamiento ya haya comenzado, principalmente debido a la vergüenza y el miedo.

Existen una serie de cuestionarios estructurados (como el Hopkins Symptom Checklist-25, el Cuestionario para Trauma de Harvard y el Psychopathy Checklist) que se utilizan para el diagnóstico de estrés postraumático, la depresión y la ansiedad.

> **!** Durante el conflicto, las víctimas no pueden canalizar ni expresar sus sentimientos ni sus emociones debido a la constante evolución del escenario bélico y a la necesidad inmediata de supervivencia.

TRASTORNOS PSICOTRAUMÁTICOS EN DIFERENTES CONFLICTOS BÉLICOS

Los conflictos bélicos son acontecimientos psicotraumáticos especialmente significativos. En los relatos históricos (Heródoto, Tucídides), se encuentran detalladas descripciones sobre afectados por acontecimientos psicotraumáticos. Así, en las *Historias* de Heródoto, se describe el caso de un ateniense, de nombre Epizelos, que perdió súbitamente la vista, sin haber recibido ni un solo golpe, al contemplar cómo un gigantesco enemigo mataba a un compañero próximo en el transcurso de la batalla de Maratón. Episodios similares (paraplejía sin lesión neurológica, paresias, parálisis, sorderas, cegueras, tics, etc.) han sido frecuentemente descritos en combatientes vinculados a encuentros psicotraumáticos, asociados a intensas emociones de miedo o terror.

Legrand du Saulle afirmó: «La guerra no crea trastornos psiquiátricos específicos, sino que, simplemente, evidencia o agrava enfermedades mentales preexistentes». De forma análoga, otros autores (Bourdin, Maudsley, Griesinger) también llaman la atención sobre la importancia de la predisposición constitucional individual en la determinación de los trastornos psíquicos en la guerra.

Trastornos psicotraumáticos en la Primera Guerra Mundial

A continuación, se desarrollan los trastornos psicotraumáticos previos a la Primera Guerra Mundial y de finales del siglo XIX.

Nostalgia. Es un tipo leve de locura causada por la desilusión y la continua añoranza del hogar. Incluía, no obstante, un amplio abanico de trastornos psíquicos de diferente gravedad, trastornos del humor, cuadros confusionales o delirantes, reacciones suicidas e incluso alteraciones metabólicas y carencias nutricionales. Las primeras descripciones de la nostalgia se atribuyen a Pierre François, barón de Percy (1754-1825), en el transcurso de las campañas napoleónicas, como una alteración que sufrían los soldados que pasaban largos períodos lejos de su tierra y de su hogar. La guerra de Secesión consolida el concepto de nostalgia. Inicialmente, sería considerada como un problema de moral o debilidad de carácter; por ello, su tratamiento se realizaba a partir de medidas firmes y represivas. Posteriormente, se constataría que este tipo de medidas restrictivas, si bien reducía los casos declarados de nostalgia, contribuía al incremento de las bajas y hospitalizaciones por somatizaciones (cefaleas y neuralgias, entre otras), lo que proporcionaba una coartada diagnóstica menos deshonrosa para la separación del servicio.

Síndrome del corazón irritable o corazón de soldado. Fue propuesto por Jacob Mendes Da Costa (1864) como una alteración cardíaca funcional resultado de una hipersensibilidad o hiperreactividad simpática que aparecía como respuesta a la tensión derivada del combate y que se caracterizaba clínicamente por dolor precordial, palpitaciones, vértigo y otros síntomas de ansiedad. También se conoce como *síndrome del esfuerzo* o *astenia neurocirculatoria*.

Neurosis de guerra. El alemán Honigman, que había servido en la Cruz Roja, propuso en el Congreso Alemán de Medicina Interna de 1908 el término *neurosis de guerra (kriegsneurose)* para denominar los trastornos psíquicos observados en combate (histerias y neurastenias, en la terminología de la época). Estos cuadros serían análogos a las neurosis traumáticas descritas anteriormente por Oppenheim en las víctimas de accidentes de ferrocarril.

Por su parte, en 1912, Adam Cygielstrejch, psiquiatra polaco, sistematizó en cuatro grupos principales los trastornos psíquicos observados con más frecuencia durante la guerra:

- Psicosis epilépticas. Cuadros que aparecían en sujetos sin antecedentes de epilepsia y que duraban aproximadamente 3 semanas.
- Psicosis neurasténicas. Se caracterizaban clínicamente por presentar cefaleas, alteraciones del sueño, apatía, sobresaltos, alucinaciones terroríficas de contenido bélico e ideación suicida.
- Amencia depresivo-estuporosa. Al parecer, trastorno muy frecuente, caracterizado por depresión, desorientación e ideas de persecución y autoacusación.
- Confusión mental.

> **!** Los trastornos psicotraumáticos previos a la Primera Guerra Mundial y finales del siglo XIX no siempre tenían un desencadenamiento inmediato y solían ser reversibles. Respecto a su etiopatogenia, se considera el *factor de predisposición* un factor necesario, y, como determinantes, las condiciones extremas de la guerra y sus factores emocionales.

Entre 1916 y 1918, los trastornos psicotraumáticos (*neurosis de guerra*) llegan a diezmar al Ejército alemán. Esto genera una importante polémica doctrinal y, desde el punto de vista más pragmático, la aparición de centros y programas específicos para su tratamiento.

Los psicotraumas observados son etiquetados como *estados ansiosos, neurasténicos, psicasténicos* o *histéricos de guerra*. En un trabajo de Brown que analiza 400 artículos de la bibliografía, los términos que aparecen más frecuentemente son *neurosis de guerra* (97 ocasiones), *psiconeurosis de guerra* (45 veces; este término describe cuadros más graves) y *neurosis traumáticas* (21 veces).

> Los trastornos psicotraumáticos previos a la Primera Guerra Mundial son la nostalgia del soldado, el síndrome del corazón del soldado y la neurosis de guerra. Muchos autores señalan la predisposición individual como necesaria para sufrir trastornos psíquicos en la guerra.

Neurosis de guerra en el área alemana

En 1916, Gaupp distinguió, dentro de las neurosis de guerra, cuadros agudos reversibles y cuadros más duraderos que tendían a encronizarse. Los cuadros crónicos se caracterizaban por síntomas depresivos, ansiedad, hipersensibilidad con reacciones exageradas al ruido, insomnio y pesadillas de temática bélica. Estos cuadros eran considerados como una asociación de síntomas de las neurosis de espanto y de residuos de un estadio neurasténico anterior.

Las neurosis de guerra (histeria de guerra), al igual que ocurriera con las neurosis traumáticas, abren un debate entre las tesis organicistas de Oppenheim y las tesis de Bonhöeffer. Las *tesis organicistas* sostenían que en las neurosis de guerra se encontraba una base lesional cerebral (hipótesis mecánica posconmocional) producida por los bombardeos masivos de la artillería (*granatshockwirsbung*). El efecto mecánico de las explosiones produciría perturbaciones funcionales cerebrales (Oppenheim). Sin embargo, para Bonhöeffer, las neurosis de guerra no eran enfermedades específicas, sino más bien *reacciones tendenciosas* para escapar a los peligros del combate. El problema residía en delimitar la intervención de mecanismos voluntarios o involuntarios en la génesis de estas conductas anómalas.

> **!** El tratamiento de los pacientes con neurosis de guerra incluía su aislamiento, el diagnóstico de exclusión de una lesión orgánica y medidas rígidas y firmes, sin apariencia de duda, para proporcionarles la seguridad de su curación.

Se dedicaba a los pacientes desde el principio a un trabajo útil y se procuraba su rápida reinserción en sus unidades respectivas. El arsenal terapéutico incluía toda la gama de tratamientos de la época: sedantes (cloral y gardenal), tónicos, ejercicio, fisioterapia, masajes y psicoterapia inductiva, persuasiva y disuasoria, como las corrientes farádicas o galvánicas (Kauffmann).

El exceso de celo de ciertos médicos en la aplicación del método psicoeléctrico (terapia electroconvulsiva) llevaría a algunos soldados al suicidio y motivaría diligencias penales al final de la guerra. En 1919, Freud tuvo que intervenir como experto para defender al profesor Wagner-Jauregg, que fue acusado de haber abusado de esta técnica en su clínica de Viena. Freud garantizaría la integridad y humanidad de su colega, y criticó su método más por sus pobres resultados que por sus principios. Al principio de su carrera, Freud también lo había utilizado para el tratamiento de síntomas histéricos en algunas de sus pacientes.

 En las neurosis de guerra, el área alemana distingue entre tesis organicistas y tesis de reacción de huida del combate. Como tratamiento, entre otras, se utilizó la terapia electroconvulsiva, que causó problemas por su uso excesivo.

Neurosis de guerra en el área francesa

Los clínicos franceses distinguen cuadros agudos, como la *hipnosis de las batallas* (Milian, 1915), muy próxima al sonambulismo histérico de Charcot, *la confusión mental de guerra*, y otros cuadros con manifestaciones histéricas y ansiosas. En la bibliografía francesa sobre este período, destacan dos obras clásicas en la psiquiatría militar: *Psychiatrie de guerre. Étude clinique* (1919), de Porot y Hesnard, y *La pratique psychiatrique dans l'Armée* (1935), de Fribourg-Blanc y Gauthier.

Se describen cuadros de aparición retardada después de un período de latencia. Entre estos cuadros tardíos se describen los *obsesionados con el campo de batalla*, sujetos que se sentían reiteradamente atormentados por una escena bélica especialmente dolorosa. La angustia que les provocaban tales recuerdos era fácilmente activada por conversaciones, noticias o lecturas de forma tan intensa que el paciente podía llegar incluso al suicidio.

Respecto a la *etiopatogenia* de los trastornos psíquicos de guerra, se produce un desplazamiento desde posiciones organicistas hasta concepciones psicogenéticas. Las experiencias clínicas no pudieron confirmar que el *shock* traumático fuera un estado de conmoción cerebral ocasionado por el estallido cercano de las bombas (*shock por explosión*). Estas hipótesis se fueron sustituyendo por determinados conceptos, como el de *shock emocional*, que acentuaban los aspectos psicológicos tanto en la etiopatogenia como en la terapéutica y la pericia.

Se considera que la guerra, como todas las causas exógenas, choques emocionales, fatiga, traumatismos, infecciones, etc., no produce alteraciones psíquicas más que sobre personalidades predispuestas para el desequilibrio y que son constitucionalmente frágiles. No obstante, frente a esta postura «oficial», aparecen también opiniones discrepantes que consideran que, a veces, un acontecimiento traumático o una conmoción pueden no solo revelar una transformación de la personalidad (constitución hiperemotiva) en sujetos que previamente no estaban predispuestos a ella, sino incluso crearla.

Los métodos terapéuticos que se emplean son, generalmente, medidas sencillas (reposo, alimentación, cuidados corporales, ocupación, sedación, tónicos). En ocasiones, se recurre a métodos más incisivos, como psicoterapia inductiva, sugestión, corrientes farádicas (método psicoeléctrico de Roussy y Lhermitte). Algunos clínicos recurren a una psicoterapia que pone el acento sobre la causa más que sobre el síntoma («Es preciso decir al soldado que deje de tener miedo y no que deje de temblar»).

La hipnosis se emplea para reducir los síntomas y también para hacer revivir el trauma inicial con la intensidad suficiente para su rememoración completa y su descarga catártica. Incluso la catarsis será propiciada posteriormente con el empleo de anestésicos (cloral, cloroformo, éter).

 En la neurosis de guerra en el área francesa, se describe el cuadro de los *obsesionados con el campo de batalla*. Se sigue dando importancia a la necesidad de una personalidad con predisposición para sufrir una neurosis de guerra, y se va más allá al añadir la consecuencia de una transformación de la personalidad.

La **clasificación de los trastornos psíquicos de guerra** descrita por los franceses Porot y Hesnard en 1919 es la siguiente:

- Síndrome confusional y onírico:
  - Formas depresivas: estupor, forma asténica, forma obnubilada.
  - Formas excitadas: alucinatoria, seudomaníaca, seudocatatónica, delirio agudo.
  - Formas sin trastorno marcado de la reacción general: forma dismnésica, aproséxica, fabulatoria, apatía.
- Síndrome dismnésico: amnesia total, amnesia con onirismo, dismnesia confusional, amnesia electiva.
- Síndrome fóbico-emotivo-ansioso: ansioso simple, con representaciones delirantes, ansioso-delirante alucinatorio, hiperemotivo permanente, ansioso neuropático.
- Estados asténicos hipocondríacos: simples, psíquicos, psicopáticos.
- Crisis delirantes: varios tipos.
- Crisis maniacodepresivas: varios tipos.
- Crisis excitomotrices: varios tipos.
- Delirios crónicos y demencias: varios tipos.
- Psicosis infecciosas: varios tipos.
- Trastornos psíquicos consecutivos a traumatismos craneales y complicaciones: varios tipos.
- Síndromes pitiáticos de guerra: síndromes mímicos frustrados, síndromes mímicos amanerados, seudoconfusiones, seudodelirios, puerilismo mental.

Neurosis de guerra en el área anglosajona

Distingue tres cuadros clínicos neuróticos: ansiedad, estados de desvanecimiento e histeria de conversión. También se observa un interés por el estudio de los factores psicógenos en ciertas afecciones médicas (perspectivas psicosomáticas).

Las terapias inciden sobre la necesidad de un tratamiento precoz en la zona de vanguardia para evitar la fijación de los trastornos. Muchos psiquiatras militares (tanto del área anglofrancesa como del área austroalemana) señalarían que las bajas psiquiátricas, sobre todo los histéricos, tenían más posibilidades de curarse y volver al combate si eran tratados inmediatamente y en las proximidades del frente.

Por el contrario, los que eran evacuados a la retaguardia tenían más posibilidades de reforzar sus síntomas, con mayores dificultades para volver al combate, sobre todo en un entorno de compasión propiciado por las visitas, los familiares y los cuidados hospitalarios. Así, a partir de 1915, en el Ejército británico, se crean unidades avanzadas (*casualty clearing stations*) que procuran la reincorporación de las bajas psíquicas por medios terapéuticos sencillos.

El americano Salmon, enviado como observador en el Ejército británico antes de la entrada de Estados Unidos en la guerra, codificará en 1917 el *tratamiento psiquiátrico avanzado* sobre cinco principios:

- Proximidad (*Proximity*). El paciente debe tratarse en la proximidad del frente de combate.
- Inmediatez (*Immediacy*). El tratamiento debe instaurarse precozmente. La prontitud del tratamiento evita el desarrollo de la neurosis traumática.
- Esperanza de curación (*Expectancy*). El personal terapéutico debe inculcar en el paciente la esperanza de recuperación y la convicción de que va a superar su trastorno, entendido este como una descompensación transitoria.
- Simplicidad (*Simplicity*). Implica que debe recurrirse a medidas terapéuticas sencillas (reposo, restitución del sueño, alimentación, sedantes o tónicos) y medidas psicoterapéuticas basadas en la persuasión («porque la persuasión está en el origen del trastorno»).
- Centralidad (*Centrality*). Las actividades anteriores deben efectuarse dentro de un cuadro organizado coherentemente, escalonado (desde las unidades avanzadas hasta los hospitales de la retaguardia), de manera que se permita tanto regular el flujo de las bajas como imponer una unidad doctrinal a todo el personal distribuido en los diferentes escalones.

 En el área anglosajona, en la neurosis de guerra se señala la necesidad de tratar la baja psiquiátrica lo más próximo al frente que sea posible para recuperar al sujeto para el combate. En caso contrario, el sujeto se perdería su reincorporación. El tratamiento implica unas medidas terapéuticas sencillas y dar al sujeto la esperanza de su rápida curación.

Trastornos psicotraumáticos en la Guerra Civil española

Los psiquiatras españoles asumen la tesis mantenida en la Primera Guerra Mundial: no existen cuadros psiquiátricos específicos de la guerra.

 Se admite que las condiciones de la guerra podían potenciar y desencadenar alteraciones de conducta y reacciones psíquicas anormales.

El tipo de reacción más frecuente es el tipo sensitivo-paranoide, sobre todo en oficiales, en sujetos inseguros, depresivos, muy autoexigentes ante situaciones de fracaso o agresiones.

Destacan los trastornos de personalidad psicópatas asténicos.

Entre los psiquiatras españoles, en esta época destacan:

- Vallejo Nájera, que utiliza el término *psicosis de guerra*: síndromes clínicos que se presentan consecutivamente al deseo de eludir los riesgos y deberes de la guerra.
- Rojas Ballesteros y López Ibor utilizan el término de *neurosis de guerra*, más afín con las tendencias nosológicas internacionales. Este último autor clasifica las neurosis de guerra atendiendo al mayor o menor predominio de los factores externos (exógenos, como agotamiento, infecciones, desnutrición, traumatismos físicos, etc., y de los factores endógenos o constitucionales.

 Los trastornos más frecuentes tras la Guerra Civil española son la psicosis de guerra y la neurosis de guerra. Son cuadros psiquiátricos que aparecen en personalidades patológicas predisponentes.

Trastornos psicotraumáticos en la Segunda Guerra Mundial (1939-1945)

Este período se encuentra dominado por la psiquiatría americana. La nosología se hace más difusa, en forma de fatiga, agotamiento, reacción de combate. El concepto de predisposición gana terreno y determina la base para la selección de combatientes. Los trastornos psicotraumáticos se tratan de acuerdo con los principios de Salmon (proximidad, inmediatez, expectación, simplicidad).

 Una de las enseñanzas mayores de la Segunda Guerra Mundial es reconocer las secuelas psíquicas, que persisten mucho tiempo después del cese de las hostilidades. La American Psychiatric Association, en el DSM-I (1952), define la categoría diagnóstica *grave reacción al estrés* como una reacción intensa e infrecuente que suscita un enorme miedo en una personalidad normal. Esta reacción es, por lo general, reversible y transitoria. Si persistieran los síntomas, se pensaría en otro diagnóstico. Este término persistirá hasta la publicación del DSM-II (1968), en el que se omitirá esta categoría diagnóstica. Después de meses o años de haber combatido, en los antiguos combatientes aparecen secuelas psíquicas tardías: pesadillas, reviviscencias, rumiaciones mentales, agresividad, estado de alerta inmotivado y sensación de haber perdido su personalidad (*transfiguración de la personalidad*). Este conjunto de síntomas fue denominado *síndrome pos-Vietnam*.

En 1976, la Veterans Administration comienza a evaluar las necesidades sanitarias que plantean estos colectivos y, en 1979, se instaura el National Veteran Outreach Program. Este fenómeno, junto con la preocupación por la rehabilitación y la reparación de los afectados, será determinante para la inclusión de la categoría nosológica TEPT en el DSM-III (1980). La descripción que aparece en el DSM-III sería aprobada por numerosos autores al menos como apropiada al conjunto de síntomas encontrados en muchos veteranos que hasta entonces habían sido ignorados. Paralelamente a la aparición del DSM-III discurre un período en el que la influencia de los acontecimientos traumáticos vividos por los veteranos excluye cualquier otro factor que permita explicar estos trastornos.

 La American Psychiatric Association define la categoría diagnóstica *grave reacción al estrés* en el DSM-I. Esta categoría desaparecería en el DSM-II. En el DSM-III, ya aparece el TEPT.

PSIQUIATRÍA EN LOS CONFLICTOS ARMADOS DEL SIGLO XXI. MISIONES INTERNACIONALES. SOLDADOS DE LA PAZ

Tras la terrible y devastadora experiencia de la Segunda Guerra Mundial, en 1945 se crea la Organización de las Naciones Unidas con el objetivo de mantener la paz y la seguridad internacionales en un contexto social, político y económico que se fundamenta en los derechos humanos y en el que se proporciona una nueva concepción ética de la guerra y la esperanza de un mundo más seguro. La Carta de las Naciones Unidas, en su preámbulo, marcó un objetivo: «Crear condiciones bajo las cuales puedan mantenerse la justicia y el respeto a las obligaciones emanadas de los tratados y de otras fuentes del derecho internacional».

El Consejo de Seguridad de Naciones Unidas puede aprobar misiones de mantenimiento de la paz, imponer sanciones o, si lo considera necesario, autorizar el uso de la fuerza cuando exista una amenaza a la paz y la seguridad internacional.

El *derecho a la guerra* establece las circunstancias sobre las cuales se considera legal que un Estado acuda al uso de la fuerza armada contra otro Estado y el tipo de comportamientos que son legalmente permisibles por parte de los Gobiernos una vez que se inicia la contienda, cualquiera que sea la forma como comience. La fuerza armada puede ser legalmente utilizada solo bajo tres condiciones: en defensa propia, cuando se ha puesto al servicio de las Naciones Unidas como parte de una operación de *seguridad colectiva* o *fuerza de paz* y, por último, cuando se coloca al servicio de una organización regional encargada del mantenimiento de la paz.

 La Organización de las Naciones Unidas despliega personal militar para operaciones de paz desde 1948 a raíz del conflicto en Oriente Próximo entre Israel y los países árabes limítrofes.

El soldado de la ONU se enfrenta a una diversidad de factores de estrés que afectan negativamente a su salud y bienestar.

Estos factores de estrés pueden ser clasificados de la siguiente manera:

- **Factores de estrés previos al despliegue**. Entre otros:
  - Falta de familiaridad con el contexto del despliegue.
  - Incertidumbre sobre la asignación (papeles desempeñados y responsabilidades, duración de la asignación).
  - Anticipación a dificultades de comunicación en general, y en particular con sus familiares.
- **Factores de estrés durante el despliegue**. Entre otros:
  - Aislamiento físico y psicológico.
  - Segregación física.
  - Exposición a riesgos.

- **Factores de estrés posteriores al despliegue**:
  - Incluyen sentimientos de culpa, vergüenza, autorreproches por fallos durante la misión y dificultades de adaptación a la nueva situación.
  - Además de los factores de estrés comunes, el personal de mantenimiento de la paz también se enfrenta a estrés acumulativo y estrés traumático (primario y secundario):
    - Estrés acumulativo. Resulta de la exposición prolongada o reiterada a distintos factores de estrés, como una gran carga de trabajo, mala comunicación, falta de comodidades básicas e incapacidad para descansar o relajarse.
    - Estrés traumático primario. Lo causan acontecimientos impactantes y/o emocionalmente abrumadores, como las graves amenazas a la vida o integridad de la persona, lesiones graves o ser testigo de muertes o graves lesiones a seres próximos.
    - Estrés traumático secundario (indirecto). Lo causa la exposición a un gran número de personas traumatizadas y vulnerables con las que el profesional tiene que interactuar.

 Los factores de estrés del soldado en misiones de paz incluyen los previos al despliegue, los que se presentan durante este y los posteriores. Estos últimos pueden ser acumulativos o traumáticos.

PRINCIPALES MANIFESTACIONES CLÍNICAS ANTE UN CONFLICTO TRAUMÁTICO

Dependiendo del individuo, las reacciones psicológicas a un episodio traumático pueden ser leves y transitorias o fuertes e incapacitantes. Las reacciones desajustadas al acontecimiento pueden evolucionar hacia una patología postraumática definida clínicamente.

Respuestas inmediatas al acontecimiento traumático

Para algunos, las reacciones psicológicas después de un acontecimiento traumático son leves y transitorias, mientras que para otros son extremadamente fuertes e incapacitantes. Véanse las reacciones más comunes que se producen en las distintas fases (**Fig. 22.5-1**).

En general, los intervinientes, generalmente entrenados y capacitados, mantienen la calma y desarrollan *conductas adaptadas*, evalúan la situación y protegen y socorren a las personas afectadas. No obstante, pueden darse *reacciones inadaptadas* porque se están viviendo situaciones excepcionales; en estos casos, pueden darse conductas de inhibición y embotamiento psíquico o reacciones emocionales intensas (miedo, ansiedad, terror, tristeza e irritabilidad), que generalmente son transitorias y remiten al poco tiempo (unas pocas horas), cuando retornan la lucidez y la calma. En algunos casos, las respuestas pueden persistir algún tiempo más (como mucho 24-48 horas) y se van atenuando, dejando una amnesia parcial del episodio. También pueden acompañarse de síntomas físicos, como náuseas, mareos, fatiga intensa, dificultades para dormir y temblores musculares. Estas reacciones pueden darse una vez que ha cesado el estímulo o la situación potencialmente traumática, cuando el individuo

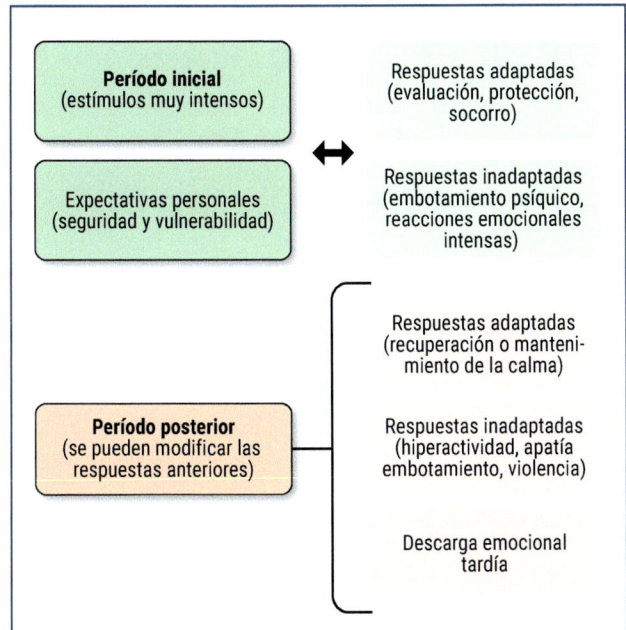

Figura 22.5-1. Respuestas inmediatas a un acontecimiento traumático.

se encuentra en la zona de seguridad, en forma de descargas emocionales tardías con un elevado componente disfórico.

Todas estas reacciones, por preocupantes que sean, son consecuencias normales de un incidente crítico y un alto nivel de estrés; *per se*, no implican patología mental, más bien son reacciones normales ante una situación excepcionalmente anormal vivida tras la exposición a estos graves incidentes; por lo general, tienden a la recuperación espontánea. Se recomienda cautela en el empleo de etiquetas psiquiátricas y designaciones como *baja, víctima* o *paciente*, porque pueden influir significativamente en la conducta posterior del individuo. Generalmente, se alivian con apoyo psicológico o intervenciones psicosociales sencillas. No obstante, en algún caso,

pueden ser el inicio de un proceso postraumático; entonces, la situación se complica, ya que aparecen síntomas postraumáticos agudos, evolución que debe considerarse.

 Las manifestaciones clínicas del trauma pueden ser respuestas inmediatas, reacciones normales no patológicas. En ese caso, se tratan con un simple apoyo psicológico y en su mayoría desaparecen en 24-48 horas, pero algunas pueden evolucionar a un cuadro psicotraumático posterior.

Trastornos psicotraumáticos agudos

Que las reacciones desajustadas al acontecimiento pueden evolucionar hacia una patología postraumática definida clínicamente dependerá de una serie de factores:

- El acontecimiento potencialmente traumático (naturaleza, gravedad, persistencia, ocurrencia, perpetrador, entre otros), que es la condición que inicia el proceso.
- La experiencia traumática del individuo:
  – Cómo ha vivido el sujeto la situación.
  – Su carga afectiva (intensidad y persistencia).
  – Sobre todo, el significado que tiene para la persona, en relación con su estado (vulnerabilidad) y sus antecedentes personales (traumas previos).
- El contexto ambiental, especialmente el apoyo social percibido por la persona.

Sobre el acontecimiento potencialmente traumático, la experiencia traumática del individuo y el contexto ambiental, surgen las reacciones traumáticas, que pueden expresarse como una *reacción aguda de estrés* y seguir evolucionando hacia un *síndrome de estrés postraumático*. Es importante tener conocimiento de esta potencial cadena evolutiva para que se pueda intervenir lo más precozmente posible (**Fig. 22.5-2**).

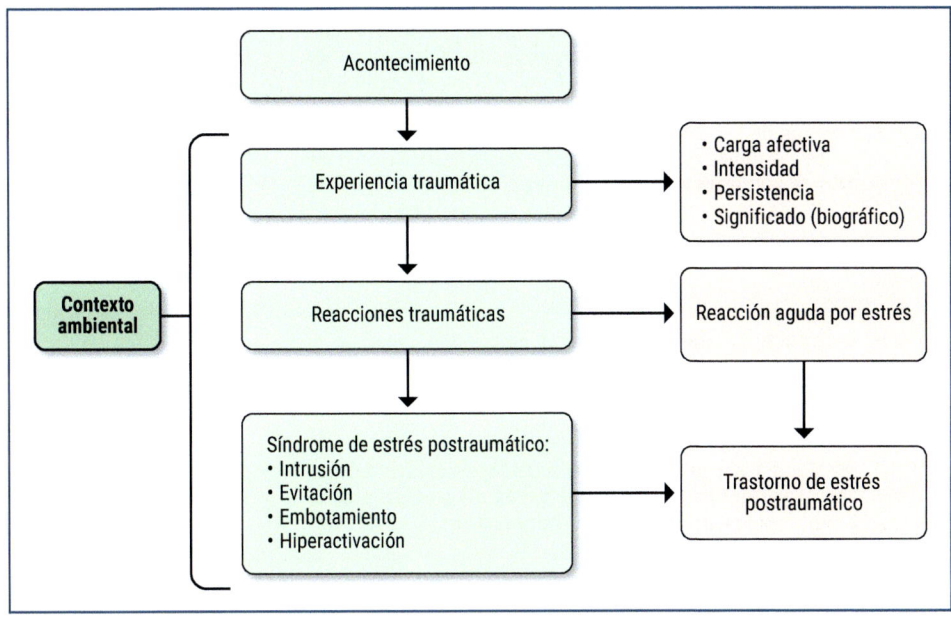

Figura 22.5-2. Desarrollo psicotraumático.

El núcleo central de los cuadros postraumáticos está constituido por el *síndrome de reexperimentación* del acontecimiento traumático en forma de recuerdos intrusivos reiterados, pesadillas y conductas de evitación del incidente (o aspectos de este), un *estado general de embotamiento e hiperactivación* (irritabilidad, insomnio, sobresaltos). Sobre este núcleo, se pueden asociar distintos *trastornos psicotraumáticos* (ansiedad, depresión, somatización, trastornos de conducta, abuso de sustancias) que pueden incluso constituirse en el trastorno predominante.

 Las manifestaciones clínicas del trauma pueden deberse a respuestas desadaptadas y evolucionar a una patología postraumática que dependerá de la naturaleza y la gravedad del acontecimiento traumático, de cómo lo ha vivido el individuo y del apoyo psicosocial que ha percibido.

INTERVENCIONES: EDUCACIÓN Y CAPACITACIÓN

Las intervenciones efectivas para abordar el bienestar del personal de mantenimiento de la paz deben tener en cuenta las diferencias culturales, así como el peso de los diferentes factores en contextos geográficos e institucionales específicos.

Hay que considerar las dificultades que tiene el personal para recibir atención después de haber sufrido un incidente crítico que pueda ser traumático. Por un lado, porque las misiones se realizan en entornos difíciles, complejos y peligrosos, con poco acceso para recibir el apoyo en el momento y lugar adecuados. Por otro, aparecen las dificultades de pertenencia a distintas culturas con diferentes sistemas de valores y formas de comunicarse.

Otro de los problemas que suelen dificultar el acceso a los sistemas de apoyo viene dado por el estigma asociado a la enfermedad mental y el temor a ser ridiculizados, avergonzados o claramente excluidos por ser considerados débiles o cobardes, indignos de la profesión militar. No es raro que se trate de disimular u ocultar el sufrimiento y que se acuda al refugio del consumo abusivo de alcohol o drogas y a otras conductas de riesgo, lo que complica aún más la situación, sin que se pueda recibir la ayuda necesaria.

Las intervenciones se basan principalmente en la educación y la capacitación. Proporcionan al personal militar la información suficiente para reconocer sus propias reacciones, así como las herramientas que sirvan para mejorar su estado y reforzar sus propios recursos y capacidades y así enfrentarlos de la forma más saludable posible. Esto permite que se maneje adecuadamente su estrés potencialmente traumático tanto personalmente como en lo que se refiere a las poblaciones que tienen que proteger. Los equipos de salud mental refuerzan estas conductas. Las técnicas van desde el apoyo psicológico (primeros auxilios psicológicos) y técnicas de desactivación emocional individuales o grupales (*defusing* o *debriefing*) a intervenciones más específicas cuando haya alteraciones psicopatológicas evidentes.

 Las intervenciones tempranas para mantener la salud mental son complicadas por el difícil acceso al lugar del conflicto y porque el combatiente no quiere reconocer su sufrimiento. Consisten en dar las herramientas al individuo para que maneje y controle su estrés.

 PUNTOS CLAVE

- La guerra rompe los hábitos de vida. El individuo se ve privado de libertad y pasa a vivir en una continua incertidumbre. A pesar de ello, debe gestionar su día a día y ha de evitar que el miedo lo bloquee.
- La respuesta al miedo pasa por diferentes fases, teniendo en cuenta que cada individuo presenta una diferente predisposición y que su intensidad depende de cómo lo visualiza el sujeto. El miedo disminuye si la persona se siente ayudada y tiene conocimiento de lo que ocurre en su entorno.
- Además de la asistencia precoz a los combatientes, veteranos y refugiados, se debe prestar especial atención a los grupos vulnerables: niños, mujeres, ancianos, enfermos mentales, familiares y amigos que sufren el conflicto en la distancia. Se precisa un plan de prevención y de atención temprana para tratar el estrés agudo y las particularidades de cada grupo vulnerable; también para evitar el estrés postraumático.
- Durante el conflicto, las víctimas no pueden canalizar ni expresar sus sentimientos ni sus emociones debido a la constante evolución del escenario bélico y a la necesidad inmediata de supervivencia.
- Los trastornos psicotraumáticos previos a la Primera Guerra Mundial son la nostalgia del soldado, el corazón del soldado y la neurosis de guerra. Muchos autores señalan la predisposición individual como necesaria para sufrir trastornos psíquicos en la guerra.

- En la neurosis de guerra, en el área alemana se distinguen las tesis organicistas y las tesis de reacción de huida del combate. Como tratamiento, entre otros, se utilizó la terapia electroconvulsiva, que causó problemas por su uso excesivo.
- En el área francesa, en la neurosis de guerra se describe el cuadro de los obsesionados con el campo de batalla. Se sigue dando importancia a la necesidad de una personalidad con predisposición para sufrir una neurosis de guerra y se va más allá al añadir la consecuencia de una transformación de la personalidad.
- En la neurosis de guerra en el área anglosajona, se señala la necesidad de que el tratamiento de la baja psiquiátrica sea lo más próximo al frente para recuperar al sujeto en el combate. En caso contrario, se perdería para este fin. Este tratamiento implica unas medidas terapéuticas sencillas y dar al individuo la esperanza de su rápida curación.
- Los trastornos más frecuentes tras la Guerra Civil española son la psicosis de guerra y la neurosis de guerra. Son cuadros psiquiátricos que aparecen sobre personalidades patológicas predisponentes.
- En la Segunda Guerra Mundial, la American Psychiatric Association, en el DSM-I (1952), define la categoría diagnóstica grave reacción al estrés, que desaparece en el DSM-II. En el DSM-III, ya aparece el TEPT.

(Continúa)

PUNTOS CLAVE *(Cont.)*

- Los factores de estrés del soldado en misiones de paz incluyen los previos al despliegue, los que se presentan durante este y los posteriores a él. Estos últimos pueden ser acumulativos o traumáticos.
- Las manifestaciones clínicas pueden ser respuestas inmediatas, que son reacciones normales no patológicas que son tratadas con un simple apoyo psicológico. En su mayoría, desaparecen en 24-48 horas, pero algunas pueden evolucionar a un cuadro psicotraumático posterior.

- Las manifestaciones clínicas pueden deberse a respuestas desadaptadas y evolucionar a una patología postraumática que dependerá de la naturaleza y gravedad del acontecimiento traumático, de cómo lo ha vivido el individuo y del apoyo psicosocial que ha percibido.
- Las intervenciones tempranas para mantener la salud mental son complicadas por el difícil acceso al lugar del conflicto y porque el combatiente no quiere reconocer su sufrimiento. Consisten en dar las herramientas al individuo para que maneje y controle su estrés.

BIBLIOGRAFÍA

Baker SL. Neurosis traumática de guerra. En: Freedman A, Kaplan H, Sadock B, editores. Tratado de psiquiatría. 2ª ed. Barcelona: Salvat; 1982.

Briole G, Lebigot F, Lafont B. Le traumatisme psychique: rencontré et devenir; Congrès de Psychiatrie en de Neurologie de Langue Française. París: Masson; 1994.

Crocq L. Un siècle de guerres dans le monde: du shell-shock au PTSD. Synapse mars 200. 2000;164: 58-75.

Da Costa JM. On irritable heart; a clinical study of a form of functional cardiac disorder and its consequences. Am J Med Sci. 1871;61:17-52.

Heródoto. Historias. En: Heródoto-Tucídides. Obras completas. París: Gallimard, La Piliade; 1989.

Iliadou M, Papadakaki M, Sioti E. Addressing mental health issues among migrant and refugee pregnant women: a call for action. Eur J Midwifery. 2019;3:9.

Jain N, Prasad S, Czárth ZC. Psiquiatría de guerra: identificación y manejo de las consecuencias neuropsiquiátricas de los conflictos armados. Revista de Atención Primaria y Salud Comunitaria. 2022;13.

Khorram-Manesh A, Burkle FM, Goniewicz K, Robinson Y. Estimating the number of civilian casualties in modern armed conflicts – a systematic review. Front Public Health. 2021;9:765261.

Lim ICZY, Tam WWS, Chudzicka-Czupała A, McIntyre RS, Teopiz KM, Ho RC et al. Prevalence of depression, anxiety and post-traumatic stress in war –and conflict-afflicted areas: A meta-analysis. Front Psychiatry. 2022;13:978703.

López Ibor JJ. Neurosis de guerra (psicología de guerra). Barcelona: Editorial Científico-Médica; 1942.

Mason PH. Recovering from the war: a guide for all veterans, family members, friends and therapists. Nueva York: Ed. Patience; 1998.

Medina Amor JL. Trastorno por estrés postraumático en víctimas del terrorismo: evaluación clínica, psicofisiológica y pericial [tesis doctoral]. Madrid: Universidad Complutense de Madrid; 2004.

Medina Amor JL. Trauma psíquico. Madrid: Editorial Paraninfo; 2015.

Mira y López E. La psiquiatría en la guerra. Buenos Aires: Editorial Médico-Quirúrgica; 1944.

National Institutes on Drug Abuse. Common Comorbidities with Substance Use Disorders Research Report. Bethesda (MD): National Institutes on Drug Abuse; 2020.

Reed P, Romano M, Re F. Differential physiological changes following internet exposure in higher and lower problematic internet users. PLoS One. 2017;12(5):e0178480.

Riehm KE, Holingue C, Kalb LG. Associations between media exposure and mental distress among U.S. adults at the beginning of the COVID-19 pandemic. Am J Prev. Med. 2020;59(5):630-8.

Robles JI, Medina JL. Intervención psicológica en las catástrofes. Madrid: Editorial Síntesis; 2002.

Robles JI, Medina JL. Manual de salud mental en desastres. Madrid: Editorial Síntesis; 2008.

Rojas Ballesteros L. Algunas notas de psiquiatría militar de la guerra española. Actas Españolas de Neurología y Psiquiatría. Año I. 1940;1:35-49.

Summers A, Leidman E, Pereira Figueira Periquito IM, Bilukha OO. Serious psychological distress and disability among older persons living in conflict affected areas in eastern Ukraine: a cluster-randomized cross-sectional household survey. Confl Health. 2019;13:10.

Vallejo Nájera A. Psicosis de guerra. Madrid: Editorial Morata; 1942.

22.6 Psiquiatría durante el final de la vida

M. J. del Yerro Álvarez

OBJETIVOS

- Reflexionar sobre el final de la vida en personas con enfermedad mental grave y persistente.
- Conocer los conceptos relacionados con el final de la vida.
- Diferenciar entre tratamientos curativos y paliativos.
- Conocer qué son los cuidados paliativos psiquiátricos.
- Conocer la eutanasia y suicidio asistido en personas con trastornos mentales.
- Conocer el procedimiento de planificación anticipada de atención o asistencia sanitaria (PAAS) en personas con trastorno mental.

INTRODUCCIÓN

La atención al final de la vida está adquiriendo un protagonismo cada día mayor en los entornos sanitarios, y la psiquiatría no podía ser ajena a esta tendencia. Sin embargo, los psiquiatras no están familiarizados con la muerte ni con los cuidados que precisan las personas al final de su vida; ni siquiera es un tema que se plantee habitualmente en las consultas, entre otras razones, porque las personas no suelen morir a causa de su trastorno mental. La muerte en psiquiatría suele remitir a una emergencia médica porque ha existido un intento de suicidio o se está ante un paciente con alto riesgo de cometerlo, cuyo abordaje debe ser inmediato.

En el resto de la medicina, los cuidados paliativos forman parte de la atención a los pacientes con el objetivo de mejorar su calidad de vida y la de sus familiares cuando se enfrentan a una enfermedad que amenaza la vida. Se debe a Cecily Saunders la creación del primer *hospice*, en 1967, lo que puso en marcha el movimiento *hospice*, que fue el embrión de los cuidados paliativos. Inicialmente, se pensaron como una alternativa a los tratamientos curativos, cuando la persona enferma estaba próxima al final de su vida y los tratamientos habían fracasado. Con el desarrollo de esta subespecialidad, la medicina paliativa se trata de aplicar desde los inicios de la enfermedad, al mismo tiempo que los tratamientos curativos destinados a prolongar la vida.

La Organización Mundial de la Salud ha adoptado esta comprensión más amplia de la medicina paliativa en su definición: «Un enfoque que mejora la calidad de vida de los pacientes y sus familiares que enfrentan el problema asociado a una enfermedad que amenaza la vida a través de la prevención y el alivio del sufrimiento mediante la identificación temprana y la evaluación y tratamiento impecables del dolor y otros problemas físicos, psicosociales y espirituales. Los cuidados paliativos se aplican en las primeras etapas del curso de la enfermedad junto con otras terapias destinadas a prolongar la vida».

La colaboración entre la psiquiatría y la medicina paliativa ha sido un hecho desde sus inicios, ya que no es inusual que las personas con patologías graves o terminales presenten síntomas psíquicos de malestar (ansiedad, depresión, episodios de *delirium*), que deben ser adecuadamente tratados. Lo que ya es excepcional, al menos en este entorno, es que las personas con trastornos mentales graves y persistentes reciban tratamientos con un enfoque paliativo. Que estos pacientes tienen una esperanza de vida más corta que la población general (entre 10 y 15 años) es un dato bien conocido desde el clásico artículo de Thornicroft de 2011, que puso de relieve lo que llamó *el escándalo de la mortalidad prematura*, a la que contribuyen variables relacionadas con el estilo de vida y los tratamientos farmacológicos, así como el estigma del que son objeto los pacientes psiquiátricos por parte de otros sanitarios.

En este capítulo, se abordan diferentes cuestiones relacionadas con el fin de la vida en el ámbito de la psiquiatría: los cuidados paliativos psiquiátricos, la PAAS y la eutanasia y el suicidio asistido en personas con trastorno mental.

CONCEPTOS RELACIONADOS CON EL FINAL DE LA VIDA

Los psiquiatras, como cualquier otro profesional de la medicina, deben estar familiarizados con los conceptos relacionados con el final de la vida para evitar que confusiones terminológicas se traduzcan en un abordaje inapropiado de las necesidades en esta etapa de las personas que padecen un trastorno mental. Al mismo tiempo, clarificar los términos que se utilizan es imprescindible para un debate sosegado sobre el final de la vida y para la adopción de acuerdos sobre cómo abordar esta etapa (**Tabla 22.6-1**).

Para esta tarea, se ha utilizado como guía el documento de consenso suscrito por múltiples profesionales de la bioética en el año 2008 (Simón Lorda *et al.*), cuyos aspectos fundamentales se sintetizan en las líneas siguientes.

Eutanasia. Conjunto de actuaciones que producen la muerte de los pacientes, es decir, que la causan de forma directa mediante una relación causa-efecto única e inmediata. Se realizan a petición expresa, reiterada en el tiempo e informada, de los pacientes en situación de capacidad, en un contexto de sufrimiento, entendido como *dolor total*, debido a una enfermedad incurable, que el paciente experimenta como inaceptable y que no ha podido ser mitigado por otros medios, por ejemplo, mediante cuidados paliativos.

Suicidio asistido. En el contexto definido para la eutanasia, la actuación del profesional se limita a proporcionar al paciente los medios imprescindibles para que sea él mismo quien se los administre.

Adecuación del esfuerzo terapéutico. Consiste en retirar (en inglés, *withdraw*) o no iniciar (en inglés, *withhold*) medidas terapéuticas porque el profesional sanitario estima que, en la situación concreta del paciente, son inútiles o fútiles, ya que tan solo consiguen prolongarle la vida biológica, pero sin posibilidad de proporcionarle una recuperación funcional con una calidad de vida mínima. La iniciativa de la decisión corresponde al profesional.

Rechazo del tratamiento. Se produce cuando un paciente capaz no acepta un tratamiento entre los que están indicados y que le es recomendado por un médico, después de facilitarle la información suficiente para tomar una decisión. Si el paciente no es capaz, no desaparece su derecho a rechazar tratamientos o procedimientos diagnósticos, pero el ejercicio de este derecho se realizará por representación (documento de instrucciones previas o equivalente, consentimiento por representación).

Sedación paliativa. Es la administración de fármacos a un paciente en situación terminal, en las dosis y combinaciones requeridas para reducir su conciencia todo lo que sea preciso para aliviar adecuadamente uno o más síntomas pertinaces o refractarios al tratamiento, que le causan sufri-

miento, contando para ello con su consentimiento informado y expreso o, si esto no es factible, con el de su familia o representante.

Retirada de atención médica por fallecimiento. Cuando un paciente cumple criterios de muerte encefálica o por parada cardiorrespiratoria, no iniciar o retirar todas las medidas terapéuticas de soporte vital no produce ni permite la muerte del paciente, porque en realidad esta ya ha acontecido.

> **!** Como puede deducirse de las definiciones proporcionadas por el documento de consenso suscrito por múltiples profesionales de la bioética en el año 2008, lo que determina que una actuación médica sea o no acorde con la *lex artis* depende de quién la pide, quién la realiza y para qué se realiza. Una medida que busque el fallecimiento de la persona sin que ella lo haya solicitado, ni personalmente ni por medio de un documento de instrucciones previas o equivalente, llevada a cabo por un médico o por otra persona es un homicidio, no sería una práctica de eutanasia.

CUIDADOS PALIATIVOS PSIQUIÁTRICOS

En España, prácticamente no existen experiencias en la aplicación de este tipo de cuidados; el desconocimiento sobre ellos es bastante generalizado. Sin embargo, una mirada más incisiva demuestra que, en el abordaje de las adicciones, hace muchos años que se adoptó este enfoque. Prueba de ello son los programas de reducción de daños y los de administración controlada de heroína a personas con las que otro tipo de medidas habían fracasado. La administración gratuita de preservativos y evitar las sobredosis y las infecciones asociadas al uso compartido de jeringuillas son medidas orientadas a mejorar la calidad de vida y aliviar el sufrimiento de estas personas.

Un primer obstáculo para el desarrollo de los cuidados paliativos psiquiátricos es que se desconoce a qué subgrupo de pacientes podrían aplicarse. En la literatura médica se habla de *personas con trastorno mental grave y persistente*, pero este es un concepto difuso, poco maduro, cuyos límites no están claros y para el que no existen criterios operativos. No hay una definición de consenso entre los profesionales, pero se asume que esta debería hacer referencia a tres aspectos importantes: el diagnóstico, la duración de la patología y la discapacidad asociada.

Otro obstáculo reside en que se ha investigado poco en el pronóstico de los trastornos mentales, sobre todo si se compara con la investigación en el campo de la oncología. La influencia en el devenir del paciente de factores ajenos a la propia patología, como pueden ser los psicosociales, introduce una mayor incertidumbre.

Un tercer obstáculo está relacionado con la falta de una definición operativa de la *patología intratable* o *incurable* en este ámbito. Cuando se revisan las publicaciones, por ejemplo, sobre depresión resistente, resulta que la definición puede ser muy variable: desde la de aquellos que consideran que el fracaso de dos tratamientos antidepresivos es suficiente para definirla a la de los que exigen cinco líneas de tratamiento ineficaces previas.

Tabla 22.6-1. Conceptos relacionados con el final de la vida

- Eutanasia
- Suicidio médicamente asistido
- Adecuación del esfuerzo terapéutico
- Rechazo del tratamiento
- Sedación paliativa
- Retirada de la atención médica por fallecimiento

Adaptada de: Simón Lorda P, Barrio Cantalejo IM, Alarcos Martínez FJ, Barbero Gutiérrez J, Couceiro A y Hernando Robles P. Ética y muerte digna: propuesta de consenso sobre un uso correcto de las palabras. Rev Calidad Asistencial. 2008; 23(6):271-85.

Finalmente, para algunos profesionales sanitarios, el abandonar un objetivo curativo, adoptando un enfoque paliativista, puede representar un abandono del paciente o transmitirle que es un caso desesperado e incurable, que para él no hay esperanza de mejoría. Nada más lejos de los cuidados paliativos, que se orientan a la mejora de la calidad de vida y de la funcionalidad del paciente, y al alivio de su sufrimiento, aunque la patología de base continúe presente. En algunas personas con psicosis refractarias al tratamiento, tal vez no sea posible que desaparezcan sus ideas delirantes o sus alteraciones sensoperceptivas, pero es posible ayudarles a reducir la angustia asociada a su presencia, a mejorar sus condiciones de vida y su funcionalidad. Otro tanto sería el caso de personas con trastornos crónicos de la conducta alimentaria, con las que se optaría por tratamientos sintomáticos o preventivos de las complicaciones por la baja ingesta de nutrientes y se abandonarían las opciones de alimentación forzosa por vía parenteral o por sonda nasogástrica. Estos son ejemplos de cuidados paliativos en el ámbito de la psiquiatría.

En esta línea, distintos autores, como Yager en 2020 y Ramos-Ponzón en 2022, consideran que la anorexia nerviosa, la esquizofrenia y el trastorno de la personalidad límite son ejemplos de patología que pueden tener un curso crónico, con escasa o nula respuesta a los tratamientos médicos, con un deterioro físico y psicológico progresivo o indicios de un curso inexorable y terminal. Personas con estos trastornos se beneficiarían de una reorientación de los programas de tratamiento a la mejora de sus condiciones de vida, al confort, al apoyo psicológico y al respeto inherente a su dignidad. Para ello, como es obvio, los psiquiatras tienen que ser capaces de afrontar y reconocer, con humildad, las limitaciones en el saber y la praxis de su especialidad, y de introducir, como un elemento insoslayable de esta práctica, los valores, deseos y preferencias de sus pacientes. Una herramienta útil para el conocimiento de estos valores, deseos y preferencias es la planificación anticipada de cuidados, que se abordarán en el apartado siguiente.

> ! La medicina moderna, incluida la psiquiatría, se enfrenta actualmente a una crisis de significado que se manifiesta en una profesión desanimada y desmoralizada. La medicina paliativa y el cuidado de pacientes con enfermedades incurables brindan a los médicos la oportunidad de redescubrir el significado de su trabajo. En particular, con su énfasis en la compasión, la medicina paliativa reconecta al profesional con el ideal socrático y con una *ética de la experiencia*. El redescubrimiento de esta filosofía es necesario si se quiere desarrollar la sabiduría necesaria para contener las enormes capacidades científicas.

PLANIFICACIÓN ANTICIPADA DE CUIDADOS EN SALUD MENTAL

La PAAS es un «proceso que implica prepararse para futuras decisiones médicas en una situación hipotética en la que los sujetos no sean capaces de manifestarse por sí mismos y sea necesario tomar esas decisiones».

Esta planificación debe diferenciarse de las *instrucciones pre-vias*, o documentos equivalentes, reguladas en la Ley 41/2002, de 14 de noviembre, básica reguladora de la autonomía del paciente y de derechos y obligaciones en materia de información y documentación clínica, que desarrolla el marco conceptual y de aplicación de las instrucciones previas en su artículo 11:

1. *Por el documento de instrucciones previas, una persona mayor de edad, capaz y libre, manifiesta anticipadamente su voluntad, con objeto de que esta se cumpla en el momento en que llegue a situaciones en cuyas circunstancias no sea capaz de expresarlos personalmente, sobre los cuidados y el tratamiento de su salud o, una vez llegado el fallecimiento, sobre el destino de su cuerpo o de los órganos del mismo. El otorgante del documento puede designar, además, un representante para que, llegado el caso, sirva como interlocutor suyo con el médico o el equipo sanitario para procurar el cumplimiento de las instrucciones previas.*

2. *Cada servicio de salud regulará el procedimiento adecuado para que, llegado el caso, se garantice el cumplimiento de las instrucciones previas de cada persona, que deberán constar siempre por escrito.*

3. *No serán aplicadas las instrucciones previas contrarias al ordenamiento jurídico, a la lex artis, ni las que no se correspondan con el supuesto de hecho que el interesado haya previsto en el momento de manifestarlas. En la historia clínica del paciente quedará constancia razonada de las anotaciones relacionadas con estas previsiones.*

4. *Las instrucciones previas podrán revocarse libremente en cualquier momento dejando constancia por escrito.*

5. *Con el fin de asegurar la eficacia en todo el territorio nacional de las instrucciones previas manifestadas por los pacientes y formalizadas de acuerdo con lo dispuesto en la legislación de las respectivas Comunidades Autónomas, se creará en el Ministerio de Sanidad y Consumo el Registro Nacional de Instrucciones Previas, que se regirá por las normas que reglamentariamente se determinen, previo acuerdo del Consejo Interterritorial del Sistema Nacional de Salud.*

Estos procedimientos, que ya gozan de amplia trayectoria en otros países occidentales, han tenido escaso calado en España. En este sentido, hay que destacar la actuación de la Escuela Andaluza de Salud Pública, que publicó en 2013, y actualizó en 2018, una guía de apoyo para profesionales y personas usuarias de los servicios de salud mental, y la creación, en 2016, de la Asociación Española de Planificación Compartida de la Atención.

El objetivo de la PAAS no es solo promover la autonomía de las personas con trastornos mentales, sino también favorecer su implicación en el tratamiento de dichos trastornos; que este tratamiento se realice respetando sus valores, deseos y preferencias, y que se produzcan alianzas y acuerdos entre pacientes, familiares y profesionales que permitan que todo esto se logre y que se apliquen en los momentos en los que los pacientes tengan limitada su capacidad para tomar decisiones. La alternancia entre períodos de capacidad y discapacidad no es un fenómeno extraño en los trastornos mentales graves. La existencia o previsión de esos momentos de discapacidad es lo que justifica que se realice una PAAS, y el momento idóneo es cuando el paciente se encuentre estable clínicamente y sea capaz. Además, es necesario que exista una alianza terapéutica lo suficientemente sólida con un profesional para que, por medio de un proceso de diálogo y deliberación, se puedan ir adoptando acuerdos en previsión de futuras descompensaciones. El sujeto debe tener la experiencia de haber padecido un período de incapacidad durante el que otras personas hayan tenido que tomar decisiones de representación. Esta experiencia ayudará a que los planes de cuidados que se realicen sean lo más cercanos a la práctica asistencial y que la persona conozca, de alguna manera, lo que le puede suceder en esos momentos.

El documento de PAAS puede contener, según los diversos autores, los siguientes puntos:

- Identificación de síntomas de reagudización de la patología.
- Identificación de estrategias y personas de referencia a las que solicitar apoyo en esos momentos.
- Medidas sobre el tratamiento: preferencias (pautas farmacológicas, lugar de tratamiento, procedimientos que el sujeto considera aceptables); medidas que la persona no considera aceptables.
- Otras medidas de apoyo: visitas, dieta, nombramiento de representante, información a terceros sobre su estado, etcétera.
- Identificación de situaciones que precisan abordaje en caso de descompensación (menores en el hogar, otras personas a su cargo, cuidado de mascotas).
- Manejo de otras posibles patologías médicas.
- Revocación o no de la PAAS.

> Entre las ventajas que ofrece la planificación anticipada de la atención, se encuentran las siguientes: mejorar la alianza terapéutica y la adherencia al tratamiento, la detección precoz de síntomas de descompensación, la reducción de la incertidumbre ante una posible descompensación, el respeto a la autonomía y dignidad del paciente, la reducción del uso de medidas coercitivas, la mejora en la calidad de los cuidados y la clarificación de la intervención de los familiares o representantes (Tabla 22.6-2).

Para la realización de la PAAS, se recomienda, de acuerdo con Emanuel *et al.*, separar en tres fases su diseño: una fase inicial, una deliberativa y otra final ejecutiva. Este proceso puede finalizar o no con el otorgamiento de un documento de instrucciones previas (Tabla 22.6-3).

Como indica Morera, «la implantación de PAAS en psiquiatría requiere un cambio cultural que no resulta sencillo: se trata de un proceso individualizado y prospectivo que requiere esfuerzo, y a menudo faltan recursos para que pueda darse con calidad. No obstante, la promoción de la autonomía de los pacientes, dentro de estándares de buena praxis, es una obligación legal y ética que no puede soslayarse, y tiene un efecto terapéutico que coadyuva a las estrategias de tratamiento. Que las personas puedan participar, hasta donde

Tabla 22.6-2. Ventajas de la planificación anticipada de la asistencia sanitaria

- Promoción de la autonomía de las personas con trastorno psíquico
- Mejora de la comunicación en el seno de la relación asistencial
- Incremento de la adherencia y limitación del rechazo a los tratamientos
- Minimizar las medidas coercitivas
- Mejorar la calidad del cuidado
- Clarificar la actuación de los representantes/sustitutos

Adaptada de: Morera B. Planificación anticipada de cuidados en psiquiatría. En: Calcedo Barba A, coordinador. Nuevos retos ético-legales en psiquiatría. Módulo 2. Madrid: Sanidad y Ediciones S.L. (Grupo SANED); 2022.

Tabla 22.6-3. Fases en la elaboración de una planificación anticipada de la asistencia sanitaria

1. Fase inicial:
   a. Información sobre la PAAS
   b. Determinación de la idoneidad de la persona
   c. Establecer representantes/sustitutos
2. Fase deliberativa:
   a. Clarificación de valores, deseos y preferencias
   b. Inclusión de las personas que van a participar
3. Fase operativa:
   a. Elaboración de las directrices provisionales
   b. Registro en la historia clínica
   c. En su caso, elaboración del documento de instrucciones previas o equivalente

Adaptada de: Emanuel LL, Von Gunten CF, Ferris FD. Advance care planning. Arch Fam Med. 2000;9(10):1181-7.
PAAS: planificación anticipada de atención o asistencia sanitaria.

sea posible, en sus procesos de recuperación, y que sientan respetados, con los límites necesarios, sus deseos, valores y preferencias, es parte de la excelencia a la que deben aspirar los profesionales».

EUTANASIA Y SUICIDIO ASISTIDO EN PERSONAS CON TRASTORNOS MENTALES

Como sugiere su etimología, la palabra *eutanasia* significa «buena muerte» (procede del griego *eu* «bueno» y *thanatos* «muerte») en el sentido de muerte apacible, sin dolores ni tormentos. La introdujo en el vocabulario científico sir Francis Bacon (1623) con el sentido de aliviar los sufrimientos y procurar una muerte tranquila y serena.

En términos generales, la Organización Mundial de la Salud y la Asociación Médica Mundial definen la eutanasia como «el acto deliberado de poner fin a la vida, a petición propia o de algún familiar». Por su parte, la Real Academia Española lo hace así: «1. Intervención deliberada para poner fin a la vida de un paciente sin perspectiva de cura. 2. *Med.* Muerte sin sufrimiento físico».

En la actualidad, el término *eutanasia* es ambiguo y extraordinariamente equívoco: es necesaria una delimitación y definición de conceptos relacionados con el final de la vida para evitar confusiones. *Eutanasia, distanasia, deseo de adelantar la muerte, obstinación terapéutica, adecuación del esfuerzo diagnóstico y terapéutico*, así como *rechazo del tratamiento*, son ejemplo de estos conceptos. La Sociedad Española de Cuidados Paliativos define la eutanasia como «conducta (acción u omisión) intencionada y dirigida a terminar con la vida de una persona que tiene una enfermedad grave e irreversible, a petición expresa y reiterada de esta, por razones compasivas, en un contexto médico».

El debate sobre la eutanasia y el suicidio asistido está instaurado en la sociedad y en la profesión médica, además de en la política y en el ámbito jurídico. Esto es lógico, se trata de una cuestión de enorme relevancia que afecta a la concepción sobre el valor de la vida y del derecho que la protege en su relación con otros bienes jurídicos protegidos, incluidos los derechos que se le reconocen a cualquier persona por el hecho de serlo. Así, se suscita un intenso debate y enfrentamiento entre diferentes creencias religiosas, ideologías y valores éticos que tienen su traducción en la manera en que han regulado los Estados esta materia. La evolución observada en los países del entorno de España apunta a una cada vez mayor apertura hacia una regulación de la eutanasia y del suicidio asistido.

El derecho a la vida y la santidad de esta no son conceptos absolutos ni conllevan el deber de seguir vivo cuando la enfermedad y, como consecuencia, el deterioro orgánico y funcional causan un sufrimiento insoportable para las personas que no puede ser aliviado de ninguna forma. Cuando la existencia es inconciliable con la concepción de calidad y dignidad, las personas están reclamando el ejercicio de sus facultades de autodeterminación individual y poder decidir libremente poner fin a su vida.

 El derecho a la vida no puede concebirse como una obligación de seguir viviendo en cualquier circunstancia, como si se tratase de un imperativo categórico kantiano.

Hasta el 25 de marzo de 2021, en España, el artículo 143 del Código Penal castigaba con una pena de hasta 10 años de prisión a quien cooperara en el suicidio de otro. Esta pena era notablemente atenuada cuando la conducta era realizada bajo petición previa, seria e inequívoca de quien deseaba morir, siempre que sufriera «una enfermedad grave que conduciría necesariamente a su muerte o que produjera graves padecimientos permanentes y difíciles de soportar».

El camino hacia la despenalización de la eutanasia comenzó 20 años antes, con diferentes iniciativas legislativas que no salieron adelante, y una serie de casos mediáticos que correspondían a diferentes situaciones éticas y jurídicas (suicidio asistido, suicidio, rechazo del tratamiento y eutanasia por compasión). Estos casos fueron especialmente dramáticos, tuvieron amplia cobertura por parte de los medios de comunicación, sensibilizaron a la opinión pública y, como consecuencia, favorecieron la aprobación de la ley que regula la eutanasia.

La Ley Orgánica de Regulación de la Eutanasia (LORE) fue promulgada el 24 de marzo de 2021. En ella, se regula una nueva prestación sanitaria, incluida en la cartera de servicios del Sistema Nacional de Salud: la prestación de ayuda para morir.

Los requisitos para solicitar la prestación de ayuda para morir son los siguientes:

- Ser mayor de edad.
- Ser capaz y consciente. En caso de incapacidad, el paciente deberá haber otorgado un documento de instrucciones previas en el que consten exactamente en qué circunstancias se debería solicitar la eutanasia.
- Tener la nacionalidad española, la residencia legal en España o llevar más de 1 año empadronado en un municipio.
- Haber realizado dos solicitudes por escrito con, al menos, 15 días de intervalo entre una y otra.
- Firmar el consentimiento informado para recibir la prestación de ayuda para morir.
- Estar en un contexto eutanásico (tener un padecimiento grave, crónico e imposibilitante o una enfermedad grave e incurable) (**Tabla 22.6-4**).

La LORE contempla dos modalidades de la prestación de ayuda para morir: autoadministración de la medicación o administración por parte del equipo sanitario. Además, crea la figura del *médico responsable* (facultativo que tiene a su cargo coordinar toda la información y la asistencia sanitaria del paciente, con el carácter de interlocutor principal de este en todo lo referente a su atención e información durante el proceso asistencial, y sin perjuicio de las obligaciones de otros profesionales que participan en las actuaciones asistenciales) y la del *médico consultor* (facultativo con formación en el ámbito de las patologías que padece el paciente y que no pertenece al mismo equipo del médico responsable). Se crea también la *comisión de garantía y evaluación*, integrada por médicos de distintas especialidades, juristas, psicólogos, personal de enfermería y trabajadores sociales, en número determinado por cada *comunidad autónoma*. Sus funciones, entre otras, son

---

Tabla 22.6-4. Contexto eutanásico

- Padecimiento grave, crónico e imposibilitante: situación que hace referencia a limitaciones que inciden directamente sobre la autonomía física y actividades de la vida diaria, de manera que no permite a una persona valerse por sí misma, así como sobre la capacidad de expresión y relación, y que llevan asociado un sufrimiento físico o psíquico constante e intolerable para quien lo padece, existiendo seguridad o gran probabilidad de que tales limitaciones vayan a persistir en el tiempo sin posibilidad de curación o mejoría apreciable. En ocasiones, puede suponer la dependencia absoluta de apoyo tecnológico

- Enfermedad grave e incurable: la que, por su naturaleza, origina sufrimientos físicos o psíquicos constantes e insoportables sin posibilidad de alivio que la persona considere tolerables, con un pronóstico de vida limitado, en un contexto de fragilidad progresiva

Adaptada de: Ley Orgánica 3/2021, de 24 de marzo, de Regulación de la Eutanasia. Boletín Oficial del Estado, nº 72 (25/3/2021).

realizar un control previo a la realización de la prestación y otro posterior a su aplicación.

 Cuando el paciente se encuentre en una situación de incapacidad, la solicitud de la prestación se puede realizar adjuntando un documento de instrucciones previas o equivalente, en el que deben estar especificadas las situaciones en las que la persona considera que el sufrimiento físico o psíquico es insoportable para ella.

La denegación de la solicitud puede ser realizada por el médico responsable, el médico consultor o los vocales de la comisión. El solicitante puede recurrir en el plazo de 15 días, en cuyo caso el pleno de la comisión evaluará el recurso y emitirá un dictamen, contra el que se puede recurrir ante los tribunales de lo contencioso-administrativo. La LORE también prevé la posibilidad de objeción de conciencia por parte de las personas directamente implicadas en la realización de la prestación (médicos, personal de enfermería, farmacéuticos).

La inclusión del sufrimiento mental y el físico como motivo jurídicamente aceptable tiene su justificación en que un objetivo de la LORE es aliviar el sufrimiento. Solo la persona que lo padece, como titular del derecho a la vida, puede definir cuándo su sufrimiento se ha vuelto insoportable y cuándo la vida ha dejado de ser compatible con la dignidad humana. Aunque algunos psiquiatras se muestren reacios a asumir que la eutanasia y el suicidio asistido son algo que tiene que ver con ellos o creen que nunca se van a ver en la situación de tener que intervenir en el proceso de ayudar a morir, la realidad es que, en los países donde se han despenalizado estas prácticas, también se han acabado aplicando a personas con trastornos mentales. Por tanto, los psiquiatras deben conocer los conceptos y la ética de los cuidados al final de la vida y reflexionar sobre sus propios valores y creencias en contextos de serenidad, lo que les permitirá tomar decisiones más prudentes cuando se enfrenten a situaciones clínicas de solicitud de la prestación de ayuda para morir realizadas por personas concretas que refieren un sufrimiento insoportable por el que desean morir.

Si se vuelve la mirada hacia los países que han despenalizado la eutanasia y/o el suicidio asistido, se comprueba que estos se han aplicado a un número pequeño pero creciente de personas con trastornos mentales.

Aunque no se hace referencia en la ley a la aplicación a personas con trastornos mentales, estas no están excluidas como solicitantes por poder presentar trastornos graves, crónicos e imposibilitantes. Por otra parte, los psiquiatras pueden ser requeridos como interconsultores para la valoración de la capacidad, cuando el médico responsable del paciente tenga dudas, y también en las situaciones en que sea necesario descartar que la petición de la prestación de ayuda para morir no forma parte de un trastorno mental, o para la valoración y abordaje del sufrimiento psíquico.

Finalmente, hay que tener en cuenta qué argumentos se utilizan para excluir a las personas con trastornos mentales como potenciales solicitantes de la prestación de ayuda para morir: que son incapaces, que la petición es expresión de su psicopatología y que no es posible saber con certeza si una

patología psiquiátrica es intratable o incurable. Se revisan a continuación cada uno de estos argumentos y se realiza una aproximación al concepto de sufrimiento psíquico.

La capacidad en personas con trastorno mental está siempre afectada

La capacidad es aquella situación psíquica de la persona que le permite comprender la situación a la que se enfrenta, los valores que están en juego y los cursos de acción posibles, con las consecuencias previsibles de cada uno de ellos, para a continuación tomar, expresar y defender una decisión que sea coherente con su propia escala de valores.

El ejercicio de la autonomía de las personas exige que se cumplan al menos tres condiciones:

- Actuar voluntariamente, es decir, libre de coacciones externas y/o internas.
- Tener información suficiente sobre la decisión que se va a tomar (objetivo de la decisión, sus riesgos, beneficios y alternativas posibles).
- Tener capacidad, esto es, poseer una serie de aptitudes psicológicas (cognitivas, volitivas y afectivas) que permitan conocer, valorar y gestionar adecuadamente la información, tomar una decisión y expresarla. Como todos los juicios clínicos, el juicio sobre la capacidad de un paciente siempre será probabilístico y prudencial, no de certeza científica: hay que asumir la posibilidad de equivocarse.

En el ordenamiento jurídico español, se presupone que toda persona es capaz; cuando se dice que alguien no tiene capacidad suficiente, hay que demostrarlo sin lugar a duda. La capacidad, además, se debe evaluar siempre en relación con una decisión concreta («ser capaz para…»), no como una aptitud genérica ni global. Ganzini *et al.* analizaron los errores más frecuentes entre profesionales a la hora de la evaluación de la capacidad (**Tabla 22.6-5**), y apuntaron como el más frecuente la creencia de que, si una persona muestra incapacidad para tomar un determinado tipo de decisión clínica, también será incapaz para todas las demás.

La valoración de la capacidad se debe realizar con una entrevista clínica con o sin ayuda de cuestionarios de evaluación (**Tabla 22.6-6**). Durante este procedimiento, el psiquiatra, de acuerdo con Appelbaum y Grisso, debe evaluar cuatro dimensiones en el paciente: si comprende adecuadamente la información médica relevante, si es capaz de apreciar las consecuencias de la decisión que tiene que tomar, de qué manera razona y si es capaz de expresar una opinión y mantenerla en el tiempo.

Diferentes estudios publicados señalan que las personas con trastornos mentales pueden ser capaces de consentir, y se ha encontrado que la pérdida de la capacidad era más frecuente en pacientes con ideas delirantes, baja capacidad de *insight*, manía o hipomanía y deterioro cognitivo. No se ha encontrado relación entre la capacidad y la presencia de alteraciones sensoperceptivas. Aunque los pacientes con diagnóstico de psicosis presentan alteración de la capacidad con mayor frecuencia, no se puede afirmar que todas las personas con psicosis son incapaces, por lo que la valoración tendrá que ser siempre individualizada y específica para la decisión que se haya de tomar.

Tabla 22.6-5. Diez mitos sobre la capacidad de las personas con trastorno mental

- Si un paciente es incompetente para tomar una decisión, lo es también para todas las demás

- Se puede suponer la falta de capacidad para tomar decisiones cuando el paciente mantiene una opinión contraria a la del médico

- No hay necesidad de evaluar la capacidad, salvo si el paciente mantiene la opinión contraria a la del médico

- La capacidad para tomar decisiones es un fenómeno de todo o nada

- Alteración cognitiva es igual a falta de capacidad para tomar decisiones

- La falta de la capacidad para tomar decisiones es una condición permanente

- Aquellos pacientes a los que no se les ha proporcionado información relevante y consistente sobre sus tratamientos carecen de capacidad para tomar decisiones

- Ningún paciente que padezca ciertos trastornos mentales tiene capacidad para tomar decisiones

- Aquellos pacientes ingresados involuntariamente no poseen capacidad para tomar decisiones

- Únicamente los expertos en salud mental pueden evaluar la capacidad para tomar decisiones

Adaptada de: Ganzini L, Volicer LA, Nelson WA, Fox E, Derse AR. Ten myths about decision-making capacity. J Am Med Dir Assoc. 2004;5(4):263-267. Citado por: Villagrán JM, Lara I, González-Saiz F. El proceso de decisión compartida en el tratamiento del paciente psiquiátrico: estudios empíricos y evaluación de la capacidad. Rev Asoc Esp Neuropsiq. 2014;34(123):491-506.

Tabla 22.6-6. Pruebas para la valoración de la capacidad

- Test de Capacidad de Roth, Meisel y Lidz (1977)

- Criterios de Capacidad de Appelbaum y Roth (1982)

- Escala Móvil de Drane (1985)

- Criterios de Valoración de la Competencia de la Canadian Psychiatric Association (1990)

- Hopkins Competency Assessment Tool (1992)

- Criterios de Capacidad de White (1994)

- MacArthur Competence Assessment Tool for Treatment de Appelbaum y Grisso (1997)

- Aid to Capacity Evaluation (2000)

En la valoración de la capacidad, hay una serie de limitaciones (Tabla 22.6-7).

> ! Enseñar a valorar la capacidad de los pacientes para consentir o rechazar tratamientos debe formar parte de la formación de cualquier profesional de la medicina, sea psiquiatra o no, ya que es una obligación de todos.

La petición de eutanasia es siempre expresión de la psicopatología de la persona con un trastorno mental

Los trastornos mentales se pueden acompañar de síntomas depresivos, incluido el deseo de morir o las ideas de suicidio,

Tabla 22.6-7. Limitaciones en la valoración de la capacidad

- No todos los profesionales están familiarizados con el procedimiento para hacerla

- No hay una metodología universalmente aceptada

- La mayoría de los cuestionarios existentes no contemplan aspectos tan relevantes como los valores, las creencias y el estilo de vida del paciente

- Carecen de punto de corte y el componente cognitivo suele tener un excesivo peso en la valoración

- No existen instrumentos diseñados para su aplicación en personas con discapacidad intelectual

- El resultado final está muy influido por los propios valores y creencias del profesional que realiza la evaluación

- Ninguno de los cuestionarios disponibles hoy en día está diseñado específicamente para valorar la capacidad en el contexto de eutanasia o suicidio asistido

que deben diferenciarse de la solicitud de la prestación de ayuda para morir en un contexto de sufrimiento psíquico que no es posible aliviar. Diferenciar esto no es sencillo y exige una valoración cuidadosa de cada situación concreta.

En las enfermedades médicas no psiquiátricas, la petición de eutanasia o de suicidio asistido se realiza a consecuencia de los síntomas derivados de la enfermedad de base, de la pérdida de funcionalidad o por las repercusiones emocionales. Sin embargo, en las enfermedades psiquiátricas, esto no está tan claro, ya que el deseo de morir puede formar parte de la psicopatología del trastorno.

En este sentido, Schuklenk y Van de Vathorst señalan que, para acceder a la petición de una persona con una depresión resistente al tratamiento, deben cumplirse unos requisitos:

- Las solicitudes deben ser explícitas, voluntarias y reflexivas.
- La persona debe ser consciente de su patología y de su pronóstico.
- El sufrimiento debe referirse como insoportable y no debe haber esperanza de mejora, de acuerdo con el estado de la ciencia médica en el momento en el que se toma la decisión.
- No deben existir alternativas razonables para aliviar el dolor y un médico independiente debe haber valorado al paciente.

En línea con lo anterior, Boada afirma que «los pacientes psiquiátricos pueden llegar a padecer sufrimientos insoportables y su consentimiento no se ve viciado automáticamente por el hecho de padecer un trastorno mental».

En personas con trastornos afectivos, otro aspecto que diversos autores consideran de interés es conocer si se está ante una patología aguda o crónica. En el primer caso, se recomienda ofertar las opciones terapéuticas disponibles antes de tomar cualquier decisión irreversible. En los pacientes en los que la depresión cursa con períodos de remisión y otros de recaída es en los que estaría más indicada una planificación anticipada de la asistencia, en los momentos de eutimia y competencia, para poder seguir sus directrices en las situaciones de descompensación.

Sin embargo, en el caso de una persona que padece una depresión crónica de años de evolución, que ha intentado paliar su sintomatología mediante todo tipo de tratamientos (biológicos y/o psicoterapéuticos) y que manifiesta un sufrimiento psíquico insoportable, «cabría la posibilidad de que esta plantease una petición de suicidio médicamente asistido o eutanasia».

Los argumentos utilizados en contra de esta posibilidad son los siguientes:

- Que estos pacientes no son competentes para la toma de decisiones.
- Que existe la posibilidad de hallar en un futuro nuevos tratamientos más efectivos, y que puede existir un error en el diagnóstico y, por tanto, en el abordaje terapéutico.
- Que el propio paciente (desde su libertad y competencia) tiene la opción de suicidarse, de modo que no condicione ni obligue a los profesionales a cometer un acto que acaso no compartan.
- Que es muy difícil evaluar el sufrimiento psíquico y que se abre la opción de una pendiente resbaladiza si se permite la eutanasia a pacientes con depresión.
- Que la esencia de la depresión es la tristeza y el malestar psicológico que, por otra parte, el paciente no tendría si no estuviese deprimido (ni querría morir).

Los partidarios de permitir la solicitud de eutanasia en personas con depresiones crónicas y resistentes al tratamiento opinan:

- Que la depresión no produce siempre incompetencia para decidir.
- Que se estaría estigmatizando y discriminando a estas personas por el diagnóstico.
- Que puede no ser realista pensar que al paciente le espera un futuro mejor en el que van a existir tratamientos efectivos en su caso.
- Que solamente el paciente es quien puede decidir si tiene una vida con suficiente calidad y que merece la pena ser vivida.
- Que la prestación de ayuda para morir es un procedimiento más seguro y confortable para el paciente que el suicidio y que las consecuencias para sus familiares y amigos van a ser menos traumáticas.

 Un paciente con una sintomatología depresiva que le impulse a solicitar su muerte puede que no sea un paciente capaz, por lo que está indicada una cuidadosa valoración de la capacidad. Ante la duda, la opción más indicada es la indicada por la prudencia, que debe conducir a denegar la prestación, deliberar con el paciente y reevaluar su situación antes de tomar una decisión irreversible.

No es posible conocer con certeza cuándo un trastorno mental es intratable

En psiquiatría, los conceptos *incurable* y *refractario al tratamiento* están mal definidos, y las predicciones sobre el pronóstico de los trastornos mentales pueden ser poco fiables, más si se tiene en cuenta que se desconocen sus causas y que la mayoría de los diagnósticos son descriptivos. A diferencia de lo que ocurre en otros ámbitos de la medicina, la influencia de factores psicosociales y del factor tiempo en este pronóstico es muy superior en las patologías psiquiátricas.

En la mayoría de los trastornos mentales mayores, sin embargo, no existe consenso en la definición operacional de los criterios de resistencia o refractariedad al tratamiento, aunque pueda haber una cierta uniformidad en cuanto a las propuestas de manejo. Las guías clínicas van a ayudar en este segundo aspecto, pero no en el primero, que sigue siendo excesivamente discrecional.

Según la Dutch Psychiatric Association, para que una opción terapéutica sea considerada una opción realmente válida ha de cumplir al menos los siguientes requisitos:

- Debe ofrecer una perspectiva real de mejora.
- Tiene que ser posible la administración de un tratamiento adecuado en un período razonable.
- Ha de haber un balance razonable entre los resultados esperados y las cargas de las consecuencias del tratamiento para el paciente.

Determinar si un trastorno es irremediable depende de qué tratamientos se rechacen y debe reflejar un juicio equilibrado sobre los costes y beneficios potenciales para el paciente. La LORE exige la existencia de «seguridad o gran probabilidad de que tales limitaciones vayan a persistir en el tiempo sin posibilidad de curación o mejoría apreciable». Si el paciente rechaza una alternativa razonable, no puede hablarse de un sufrimiento sin perspectivas de mejora.

! Si un médico considera que existe un rechazo bien justificado de un tratamiento en particular, probablemente ineficaz, por parte de una persona competente, dicho rechazo no debería constituir una barrera para solicitar la prestación de ayuda para morir.

Valoración del sufrimiento psíquico

Aunque no existen argumentos que avalen considerar el sufrimiento físico más intolerable e insoportable que el psíquico o que las enfermedades médicas no psiquiátricas causan mayor sufrimiento que las psiquiátricas, lo cierto es que es una idea preconcebida de muchos facultativos. De ahí que se haya generado una fuerte controversia al incluir el sufrimiento psíquico en la LORE.

En personas con patología médica no psiquiátrica, el deseo de morir suele presentarse como una consecuencia de los síntomas de una enfermedad somática, o de sus implicaciones funcionales y emocionales para el paciente, pero no como un síntoma de la entidad morbosa en sí misma, como puede ocurrir en el ámbito de la psiquiatría. Sin embargo, también es cierto que «los pacientes psiquiátricos pueden llegar a padecer sufrimientos insoportables (…) su consentimiento no se ve viciado automáticamente por el hecho de padecer un trastorno mental», como afirma Boada.

El sufrimiento psíquico tiene un carácter subjetivo, no siempre fácil de transmitir para los pacientes. Al mismo tiempo, los profesionales tienen su propio concepto de lo que es el sufrimiento psíquico, que puede entrar en contradicción con el expuesto por el paciente. Estos dos aspectos hacen difícil su evaluación, más cuando ocurre fuera del contexto de una relación médico-enfermo continuada. Solo la persona que padece, como titular del derecho a la vida, puede definir cuándo su sufrimiento se ha vuelto insoportable y cuándo, para ella, la vida ha dejado de ser compatible con la dignidad humana.

El sufrimiento es el resultado de una compleja interacción de síntomas: de la propia enfermedad y su tratamiento, de la personalidad y biografía de quien la padece, de la dimensión existencial y de la situación social. Sin enfermedad o padecimiento crónico, el sufrimiento no forma parte de los criterios establecidos por la LORE.

La revisión de la literatura científica sobre el concepto de *sufrimiento intolerable* constata la dificultad para consensuar una definición. Marianne Dees define el sufrimiento como una experiencia profundamente personal de amenaza inminente a la integridad de la vida de la persona, real o percibida, que tiene una duración significativa y un lugar central en la mente de la persona.

Esta autora identifica cuatro dimensiones del sufrimiento, que a menudo se solapan, pero que se describen por separado por razones didácticas (**Tabla 22.6-8**):

- Física. Puede reflejar diferentes fenómenos: unos se refieren al malestar que producen los síntomas físicos, cognitivos o psiquiátricos; otros, a los efectos secundarios del tratamiento y el deterioro que condiciona la enfermedad.
- Psicoemocional. Incluye la pérdida del *self* o identidad, sentimientos negativos, el miedo a un futuro sufrimiento, la dependencia, pérdida de autonomía y el agotamiento mental. Social. Destaca la pérdida, o posible pérdida, de algunos papeles sociales desempeñados por la persona, como puedan ser los ocupacionales o los familiares, así como los referidos al estatus social, y/o la emergencia de uno nuevo derivado de la enfermedad.
- Espiritual-existencial. Es la dimensión que se considera de mayor impacto en cuanto a la desesperanza que supone la no mejoría, la ausencia de proyectos, el deterioro y progreso de la enfermedad y la falta de control que todo ello implica. Este tipo de sufrimiento, junto con la desmoralización y pérdida de dignidad, está presente en la mayoría de los pacientes evaluados.

Tabla 22.6-8. Dimensiones del sufrimiento psíquico

- Sufrimiento físico:
  - Síntomas físicos (disnea, dolor, anorexia)
  - Síntomas cognitivos
  - Síntomas psiquiátricos
  - Efectos secundarios del tratamiento
  - Deterioro físico, cognitivo y emocional
- Sufrimiento psicoemocional:
  - Sentimientos negativos
  - Miedo a un futuro sufrimiento
  - Dependencia, no poder tomar decisiones
  - Pérdida de autonomía
  - Estar exhausto, desmoralizado
  - Pérdida del yo
- Sufrimiento social:
  - Pérdida del estatus social (rol, significado)
  - Problemas de comunicación
  - Institucionalización
  - Calidad de cuidados
  - Vivencia de ser una carga para otros
  - Soledad, retraimiento, aislamiento
  - Aspectos biográficos
- Sufrimiento existencial:
  - Pérdida de la esperanza
  - Pérdida de sentido de la vida
  - Pérdida de actividades placenteras o significativas
  - Pérdida de la alegría de vivir
  - Sentimiento de estar cansado de vivir

Adaptada de: Dees MK , Vernooij-Dassen MJ, Dekkers WJ, Vissers KC, Van Weel C. Unbearable suffering: a qualitative study on the perspectives of patients who request assistance in dying. J Med Ethics. 2011;37(12):727-34.

La pérdida de la dignidad es uno de los motivos más frecuentemente alegados para la solicitud de la prestación de ayuda a morir, y también es el motivo que con más frecuencia alegan los profesionales para aceptar estas peticiones. Según Chochinov *et al.*, incluye, al menos, dos fuentes de sufrimiento: las preocupaciones motivadas por el malestar sintomático, tanto físico como psicológico, y el nivel de dependencia, relacionado con la afectación cognitiva y funcional. En estos casos, cuestionarios como el Patient Dignity Inventory, de Chochinov (basado en el Model of Dignity in the Terminally Ill, del mismo autor), el State-of-Suffering V o el Nature and Extent of Suffering Index pueden ser herramientas útiles para ver qué está haciendo sufrir a cada paciente y plantearse posibles intervenciones que alivien su sufrimiento. El Patient Dignity Inventory ha sido validado para población española.

PUNTOS CLAVE

- Los cuidados paliativos se orientan a la mejora de la calidad de vida, de la funcionalidad del paciente y el alivio de su sufrimiento, aunque la patología de base continúe presente.
- Las personas con trastornos mentales deben poder tener acceso a cuidados paliativos psiquiátricos, pero su desarrollo sigue siendo muy escaso en España.
- La planificación anticipada de los cuidados es una herramienta útil en la práctica psiquiátrica que mejora la adherencia al tratamiento y la conciencia de enfermedad y permite un abordaje respetuoso con la autonomía de las personas con trastornos mentales.
- Las peticiones de eutanasia/suicidio asistido en personas con trastorno mental exigen de los profesionales conocimientos y experiencia en la valoración de la capacidad para tomar decisiones, en la evaluación del sufrimiento psíquico, en saber discriminar cuándo una patología es irreversible y refractaria al tratamiento y si la petición es o no expresión de la psicopatología propia del trastorno mental.

BIBLIOGRAFÍA

American Federation of Clinical Oncologic Societies. Access to quality cancer care: Consensus Statement. J Clin Oncol. 1998;16:1628-30.

Appelbaum PS, Grisso T. The MacArthur Treatment Competence Study. I: Mental illness and competence to consent to treatment. Law Hum Behav. 1995;19(2):105-26.

Bellhouse J, Holland AJ, Clare ICH, et al. Legislación de salud mental basada en la capacidad y su impacto en la práctica clínica. Journal of Mental Health Law. 2003, 24-28 de julio.

Boada JC. Dignidad humana, pacientes psiquiátricos y muerte digna: un caso paradigmático. UNA Revista de Derecho. 2019;4:1-22.

Breitbart W, Jaramillo JR, Chochinov HM. Palliative and terminal care. En: Holland JC, editor. Psycho-oncology. Nueva York: Oxford University Press; 1998. p. 437-50.

Cairns R, Maddock C, Buchanan A, David A, Hayward P, Richardson G et al. Prevalencia y predictores de incapacidad mental en pacientes psiquiátricos hospitalizados. BJPsych. 2005;187(4):379-385.

Cámara G. La regulación de la eutanasia y el suicidio asistido en el mundo. Panorama general y comparado. Anuario de Derecho Eclesiástico del Estado. 2021;37:399-464.

Capdevielle D, Raffard S, Bayard S, Garcia F, Baciu O, Bouzigues I et al. Competence to consent and insight in schizophrenia: is there an association? A pilot study. Schizophr Res. 2009;108(1-3):272-9.

Chochinov HM. Psychiatry and terminal illness. Can J Psychiatry. 2000;45:143-50.

Dees MK, Vernooij-Dassen MJ, Dekkers WJ, Vissers KC, Van Weel C. Unbearable suffering: a qualitative study on the perspectives of patients who request assistance in dying. J Med Ethics. 2011;37(12):727-34.

Del Yerro MJ. Papel del psiquiatra en el proceso de a para morir. En: Calcedo Barba A, coordinador. Nuevos retos ético-legales en psiquiatría. Módulo 2. Madrid: Sanidad y Ediciones S.L. (Grupo SANED); 2022.

Emanuel LL, Von Gunten CF, Ferris FD. Advance care planning. Arch Fam Med. 2000;9(10):1181-7.

Escuela Andaluza de Salud Pública, edición y coordinación. Guía de apoyo para profesionales y personas usuarias de los servicios de salud mental. 2ª ed. Granada: Junta de Andalucía; 2020.

Ganzini L, Volicer LA, Nelson WA, Fox E, Derse AR. Ten myths about decision-making capacity. J Am Med Dir Assoc. 2004;5(4):263-267. Citado por: Villagrán JM, Lara I, González-Saiz F. El proceso de decisión compartida en el tratamiento del paciente psiquiátrico: estudios empíricos y evaluación de la capacidad. Rev Asoc Esp Neuropsiq. 2014;34(123):491-506.

Grisso T, Appelbaum PS, Mulvey EP, Fletcher K. The MacArthur Treatment Competence Study. II: Measures of abilities related to competence to consent to treatment. Law Hum Behav. 1995;19(2):127-48.

Grisso T, Appelbaum PS. The MacArthur Treatment Competence Study. III: Abilities of patients to consent to psychiatric and medical treatments. Law Hum Behav. 1995;19(2):149-74.

Hernando Robles P, coordinador. El respeto a la voluntad de la persona con trastorno mental y/o adicción: documento de voluntades anticipadas y planificación de decisiones anticipadas. Barcelona: Comité de Bioética de Cataluña; 2017.

Holland JC, Murillo M. Historia internacional de la psicooncología. En: Die Trill M, editor. Psicooncología. Madrid: Ades Editores; 2003. p. 21-40.

Holland JC, Rowland JH, editores. Handbook of Psychooncology. Nueva York: Oxford University Press; 1990.

Ley Orgánica 3/2021, de 24 de marzo, de Regulación de la Eutanasia. Boletín Oficial del Estado, nº 72 (25/3/2021).

McEvoy JP et al. Why must some schizophrenic patients be involuntarily commited? The role insight. Compr Psychiatry. 1989;30(1):13-17.

Morera B. Planificación anticipada de cuidados en psiquiatría. En: Calcedo Barba A, coordinador. Nuevos retos ético-legales en psiquiatría. Módulo 2. Madrid: Sanidad y Ediciones S.L. (Grupo SANED); 2022.

Organización Mundial de la Salud. Definición de la OMS de «cuidados paliativos». Ginebra: Organización Mundial de la Salud; 2023.

Ramos Ponzón S. Futilidad y psiquiatría paliativa en salud mental. Carta al editor. Rev Colomb Psiquiatr. 2022;51(2):87-88.

Raymont V, Bingley W, Buchanan A, David AS, Hayward P, Wessely S et al. Prevalence of mental incapacity in medical inpatients and associated risk factors: cross-sectional study. Lancet. 2004;364(9443):1421-7.

Rodríguez Vega B, Ortiz A, Palao A. Atención psiquiátrica y psicológica al paciente oncológico en las etapas finales de vida. Psicooncología. 2004; 1(2-3):263-282.

Rubio G. Proyecto Técnico de Gestión para la Jefatura de Sección del Servicio de Psiquiatría del Hospital Universitario 12 de Octubre. Madrid: Hospital Universitario 12 de Octubre; 2013.

Rullán M, Carvajal A, Núñez-Córdoba JM, Martínez M, Carrasco JM, García I et al. Spanish version of the patient dignity inventory: translation and validation in patients with advanced cancer. J Pain Symptom Manage. 2015;50(6):874-81.e1.

Schuklenk U, Van de Vathorst S. Treatment-resistant major depressive disorder and assisted dying. J Med Ethics. 2015;41(8):577-83.

Simón-Lorda P. La capacidad de los pacientes para tomar decisiones: una tarea todavía pendiente. Rev Asoc Esp Neuropsiq. 2008;28(2):327-350.

Simón-Lorda P, Barrio Cantalejo IM, Alarcos Martínez FJ, Barbero Gutiérrez J, Couceiro A, Hernando Robles P. Ética y muerte digna: propuesta de consenso sobre un uso correcto de las palabras. Rev Calidad Asistencial. 2008;23(6):271-85.

Thornicroft G. Physical health disparities and mental illness: the scandal of premature mortality. Br J Psychiatry. 2011;199(6):441-2.

Trachsel M, Irwin SA, Biller-Andorno N, Hoff P, Riese F. Palliative psychiatry for severe persistent mental illness as a new approach to psychiatry? Definition, scope, benefits, and risks. BMC Psychiatry. 2016;16:260.

Villagrán JM, Lara I, González-Saiz F. El proceso de decisión compartida en el tratamiento del paciente psiquiátrico: estudios empíricos y evaluación de la capacidad. Rev Asoc Esp Neuropsiq. 2014;34(123):491-506.

Weisman AD. The psychiatrist and the inexorable. En: Feifel H. New meanings of death. Nueva York: McGraw-Hill; 1977. p. 116-9.

Yager J. Managing patients with severe and enduring anorexia nervosa: when is enough, enough? J Nerv Ment Dis. 2020;208(4):277-282.

Yager J. Why defend harm reduction for severe and enduring eating disorders? Who wouldn't want to reduce harms? Am J Bioeth. 2021;21(7): 57-59.

Zumstein N, Riese F. Defining severe and persistent mental illness-a pragmatic utility concept analysis. Front Psychiatry. 2020;11:648.

Psiquiatría de enlace/hospital general

23

23.1   *Manejo de los pacientes atendidos por la psiquiatría de enlace*

E. J. Aguilar García-Iturrospe y J. P. Carrasco Picazo

OBJETIVOS

- Conocer los orígenes y el desarrollo de la psiquiatría de enlace y la psiquiatría psicosomática a nivel mundial y en España.
- Comprender el papel que desempeña la psiquiatría de enlace a nivel hospitalario y en atención primaria.
- Saber diferenciar los distintos modelos de relación entre la salud mental y la atención primaria.
- Conocer los elementos básicos del manejo de las situaciones clínicas más complejas y transversales de diferentes especialidades médicas.
- Adquirir nociones fundamentales sobre las unidades específicas dentro de la psiquiatría de enlace.
- Conseguir una visión global de lo que ha supuesto la pandemia para las unidades de psiquiatría de enlace.
- Desarrollar conciencia de la alta potencialidad de la psiquiatría de enlace en términos de docencia e investigación.

INTRODUCCIÓN

La psiquiatría de enlace tiene su origen en los planteamientos integradores que, a lo largo de décadas, han buscado superar las limitaciones de un modelo biomédico simplista. Según este, los signos y síntomas serían el resultado de un desequilibrio o trastorno biológico. En este sentido, si se consigue hallar y eliminar la causa, desaparecerán los síntomas e incluso las enfermedades. Con una perspectiva totalmente distinta, otros enfoques más integradores han planteado una visión holística dentro de la medicina.

 Entre los enfoques integradores, se pueden considerar como más relevantes el modelo biopsicosocial de Engel (1977) y, fundamentalmente, la medicina psicosomática. En esencia, esta disciplina estudia las correlaciones entre los fenómenos psicológicos-sociales y las funciones fisiológicas, así como su influencia en el desarrollo, curso y evolución de todas las enfermedades.

Ambos enfoques aparecen en el contexto de las claras limitaciones inherentes al modelo biomédico, ya que no consideran determinados aspectos, como la posibilidad de autocontrol de los síntomas somáticos, los procesos cognitivos que aparecen en la interpretación de los síntomas, la elaboración de significados en virtud de los estados emocionales y el contexto social del enfermo; o las influencias culturales sobre la modulación del estilo cognitivo, las respuestas de afrontamiento y las actitudes de búsqueda de ayuda. Sin embargo, el modelo biopsicosocial también dejaría ver pronto algunas insuficiencias que se han intentado superar a través de modelos conceptuales, como el de conducta de enfermedad.

Desde una perspectiva histórica, la medicina psicosomática tiene sus orígenes en los intentos de superar el dualismo mente-cuerpo que viene ya referenciado desde hace 3.500 años; son especialmente conocidos los trabajos de la medicina clásica griega. Es en 1818 cuando Heinroth introduce el término *psicosomático*. Sin embargo, no es hasta el siglo XX cuando empieza el *movimiento psicosomático* propiamente dicho en Europa (Alemania y Austria como pioneras) y Estados Unidos, con el objetivo de humanizar la medicina a través de una visión holística del ser humano. Se pueden considerar el trabajo de Sigmund Freud (psicoanálisis) y el de Iván Petróvich Pávlov (conductismo) como las primeras grandes aportaciones en los albores de este siglo. El tributo de fisiólogos como Cannon (con sus trabajos sobre el estrés) y Selye (con su síndrome general de adaptación) fue también muy relevante. Se podría destacar a autores como Krehl y Von Weizsäcker en la escuela de Heidelberg, Alexander y Dunbar en la escuela de Chicago y Rof Carballo en España. Como referencia, la American Psychosomatic Society se fundó en 1942. La medicina antropológica (impulsada por Viktor von Weizsäcker), con una concepción holística y cultural del paciente, y la teoría general de sistemas de Von Bertalanffy, con lo que supuso para los modelos sistémicos y ecológicos, junto con el estudio de la comunicación, fueron otras grandes referencias en el nacimiento de la disciplina. Como se ve, el nacimiento de la psicofisiología, junto con los conceptos de psicogénesis, humanismo y el diálogo médico-paciente (con referencias imprescindibles, como el concepto del *médico como placebo*, de Laín Entralgo) pueden considerarse las raíces de la medicina psicosomática (**Fig. 23.1-1**).

A lo largo del siglo XX, se fueron desarrollando una serie de campos específicos que consolidaron esta disciplina, como la psicocardiología, la psicodermatología, la psicooncología o incluso un modelo global e integrador, que es la psiquiatría de consulta y enlace tanto a nivel hospitalario como en atención primaria. Al mismo tiempo, se fueron creando distintas sociedades en este ámbito, sin grandes diferencias entre ellas, pero con ciertas dificultades para trabajar de forma integrada. Se pueden citar como ejemplos destacados el Grupo de Trabajo Europeo de Consulta-Enlace (European Consultation-Liaison Workgroup [ECLW]), que acabó conformando la Asociación Europea de Psiquiatría de Consulta-Enlace y Psicosomática (European Association of Consultation Liaison Psychiatry and Psychosomatics [EACLPP]), fundada en 1998, con una revista de reconocido prestigio: *Journal of Psychosomatic Research*. Otra asociación especialmente destacable fue la Red Europea de Medicina Psicosomática (European Network on Psychosomatic Medicine [ENPM]), a partir de la cual aparecieron diferentes sociedades.

Un hecho histórico que merece mencionarse fue el cambio de nombre en 2017 de la Academia de Medicina Psicosomática (Academy of the Psychosomatic Medicine) en Estados Unidos al de Academia de Psiquiatría de Consulta-Enlace (Academy of Consultation-Liaison Psychiatry). Esto vino acompañado por un cambio similar en el propio Consejo de Especialidades Médicas (American Board of Medical Special-

ties). Esa confusión terminológica no acaba aquí: en algunos países, como el Reino Unido, se tiende a utilizar la expresión *liaison psychiatry* en lugar de la mencionada anteriormente.

PSIQUIATRÍA PSICOSOMÁTICA Y DE ENLACE EN ESPAÑA

La psiquiatría psicosomática y de enlace ha bebido en España de grandes figuras de la medicina que han defendido un enfoque humanista. Cabe destacar en este sentido a Gregorio Marañón, Rof Carballo, Monserrat i Esteve, Laín Entralgo, Manuel Cabaleiro y los todavía activos Antonio Lobo y Josep María Farré.

Entre los antecedentes más destacados cabe citar el modelo corticovisceral, desarrollado fundamentalmente por los discípulos de Montserrat i Esteve y Antonio Colodrón, con gran influencia en los primeros servicios de psicosomática ya en los años 60, basado en la psicología conductista. Hoy en día, todavía se pueden identificar unas unidades de enlace en España con más influencia del psicoanálisis y otras de la psicofisiología, con una perspectiva en ambos casos más integradora. A partir de los años 70, como ocurrió en otros países, se establecieron grupos de trabajo que fueron estructurando esta disciplina en claves de innovación y progreso a través de la aportación que puede hacer la psiquiatría al resto de la medicina.

El papel que ha de desempeñar esa disciplina se sustenta sobre varias ideas clave:

- Cada hospital debe tener una unidad de psiquiatría psicosomática y de enlace (UPPE).
- El humanismo es irrenunciable dentro de la medicina.

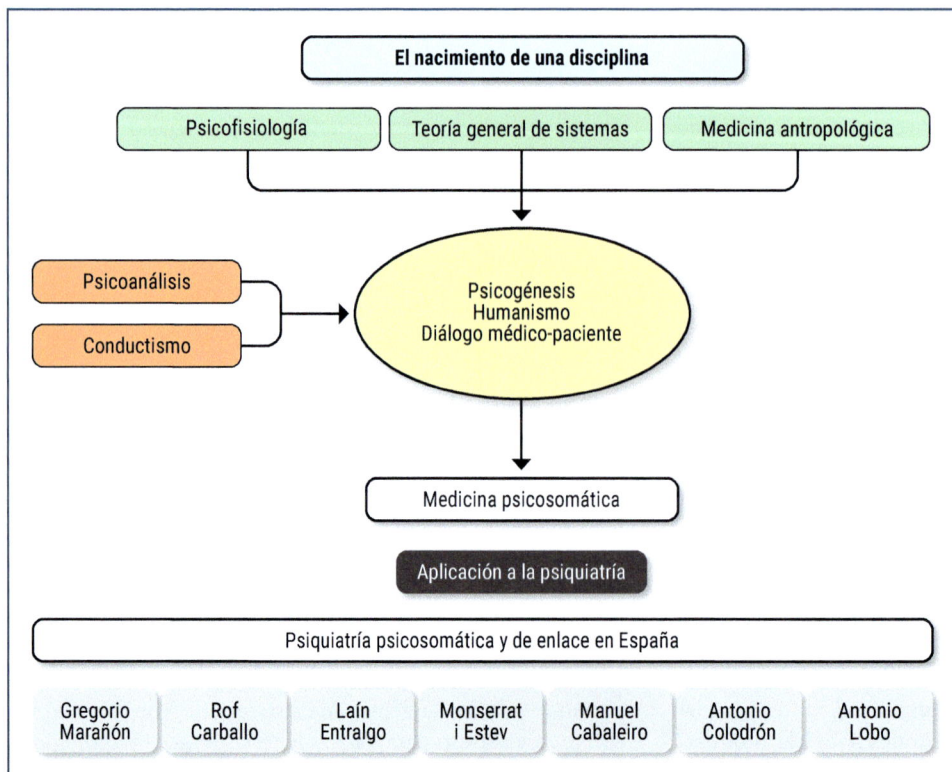

Figura 23.1-1. Orígenes históricos de la psiquiatría psicosomática y de enlace en España.

- Esa disciplina se postula como una ciencia empírica basada en evidencias, provenientes de determinados campos, como la psicofisiología o la epidemiología.
- Existe una alta morbilidad psíquica en pacientes de otras especialidades médicas, que además está frecuentemente infradiagnosticada y sin tratamiento adecuado.
- Las UPPE tienen una importante actividad clínica, incluso en los hospitales sin unidad específica.
- Estas unidades son necesariamente interdisciplinares.
- Es imprescindible que tengan unos recursos humanos mínimos:
  – Las UPPE infradotadas realizan un trabajo inadecuado, como reflejó el estudio europeo ECLW, algo que se ha de considerar si se acepta la realidad de que la mayoría de estas en España están por debajo del personal necesario.
  – Una UPPE debería contar con un psiquiatra especializado, un enfermero especialista, un psicólogo clínico, un trabajador social especializado y algún tipo de cobertura administrativa. La situación es tan heterogénea en España que va desde un psiquiatra a tiempo parcial en algunos hospitales hasta 18 profesionales en otros.
- La psiquiatría psicosomática y de enlace de España participa activamente en organismos internacionales:
  – Asociación Europea de Medicina Psicosomática (European Association of Psychosomatic Medicine [EAPM]).
  – Asociación Europea para la Psiquiatría de Consulta-Enlace y Psicosomática (European Association for Consultation-Liaison Psychiatry and Psychosomatics [EACLPP]).
  – En España, además, se cuenta con la revista *Psicosomática y Psiquiatría*, sucesora de los *Cuadernos de Medicina Psicosomática*, ambas fundadas por Josep Maria Farré.
  – En el *European Journal of Psychiatry*, que fundó el profesor Antonio Seva en 1986, se ha inaugurado recientemente una sección específica de psiquiatría psicosomática y de enlace.

Por último, cabe destacar el nivel de actividad y logros conseguidos por el grupo de trabajo integrado en la Sociedad Española de Psiquiatría Psicosomática y de Enlace, cuyo lema: es «Un hospital, una UPPE». Más aún, desde este grupo de trabajo se considera que esta disciplina tiene bases suficientes para caminar hacia la subespecialización en psiquiatría, aprobada por el American Board of Medical Specialties en 2000 y aceptada oficialmente en distintos países europeos.

 Los enfoques integradores (modelo biopsicosocial, medicina psicosomática y conducta de enfermedad) intentan superar las limitaciones del modelo biomédico a través de una visión holística del paciente.

UNIDAD HOSPITALARIA DE PSIQUIATRÍA PSICOSOMÁTICA Y DE ENLACE

La alta comorbilidad psíquica en los pacientes médico-quirúrgicos supone un grave problema clínico. Se ha demostrado fehacientemente que tiene un impacto muy negativo sobre el pronóstico de los pacientes médico-quirúrgicos hospitalizados en cuanto que supone un aumento de las estancias hospitalarias, así como una mayor incapacidad y utilización de los servicios. Solo a través de una atención integral, con buena coordinación entre las diversas especialidades, se puede avanzar en la solución de esta preocupante realidad. La UPPE será el elemento clave en este proceso.

Actividades que ha de desarrollar la unidad de psiquiatría de enlace

De entrada, es importante entender qué se espera de la UPPE. Las diferentes especialidades médicas hospitalarias van a solicitar fundamentalmente recomendaciones sobre el manejo de la mencionada comorbilidad clínica y, en algunas ocasiones, un traslado a la unidad de hospitalización psiquiátrica. Más específicamente, se le va a pedir:

- Evaluación de aspectos psicosociales del paciente.
- Medicación psicofarmacológica y/o psicoterapia.
- Seguimiento de tratamientos previos que garanticen la continuidad de cuidados.
- Apoyo y orientación a los acompañantes.
- Evaluación de la capacidad para tomar decisiones.

De forma general, se puede considerar que las UPPE van a desarrollar las siguientes actividades:

- Rápida exploración del paciente, con especial énfasis en los aspectos psicosociales.
- Entrevista familiar.
- Comunicación fluida con el personal sanitario.
- Seguimiento durante el ingreso.
- Realización de informes adecuados que resulten entendibles para todos los posibles actores; algunos especialmente importantes son:
  – Informes de capacidad para la toma de decisiones.
  – Informes específicos para los trasplantes.
  – Los que deben aparecer en los informes de alta hospitalaria.
- Intervención interdisciplinar (psiquiatra-psicólogo-enfermero y trabajador social de enlace):
  – El tratamiento integrado incluye un planteamiento psicofarmacológico, psicoterapéutico y social para todos los casos desde el principio.
  – Se han planteado algunas terapias prometedoras, como la *terapia del bienestar*: terapia breve (ocho sesiones), de tipo cognitivo-conductual, con potencialidad en los ingresos prolongados.
  – Los pacientes y sus acompañantes se muestran generalmente muy satisfechos con el ofrecimiento de apoyo psicológico durante el ingreso.
- Plan de tratamiento consensuado con el equipo médico al alta, haciendo constar los elementos esenciales en el informe de alta. Es preciso asegurarse de la disponibilidad de las recetas que cubran los posibles cambios psicofarmacológicos realizados durante el ingreso.
- Remisión documentada a atención primaria o al dispositivo oportuno.

Lo esencial es prestar una atención de calidad, preservar la dignidad de los pacientes, mejorar su calidad de vida y reducir los riesgos asociados a la hospitalización.

Un aspecto importante en el manejo de los pacientes por parte de la UPPE son las grandes dificultades inherentes a ellos. Entre las más destacables, cabe citar la alta morbilidad oculta, la necesidad de destrezas clínicas específicas para realizar intervenciones en las salas médico-quirúrgicas, los problemas de coordinación con otros profesionales sanitarios y los aspectos administrativos, como la presencia de la información pertinente en el informe de alta y en las prescripciones para el seguimiento ambulatorio. Es importante señalar, además, que se atiende a muchos pacientes geriátricos con necesidades específicas.

Destrezas necesarias en las unidades de psiquiatría psicosomática y de enlace

Necesariamente, los especialistas de las UPPE tendrán que atesorar las destrezas oportunas para cubrir esas necesidades especiales:

- Conocimiento de las diferentes comorbilidades médicas, muchas veces no fácilmente identificables.
- Capacidad para realizar el diagnóstico diferencial de las patologías fundamentalmente psiquiátricas frente a las de otras especialidades médicas.
- Habilidades de entrevista para su realización en diferentes escenarios, no siempre idóneos: en salas médico-quirúrgicas, unidades de cuidados intensivos, diálisis, etcétera.
- Conocimientos y experiencia para la valoración de la competencia para tomar decisiones.
- Buen manejo de los psicofármacos, con nociones avanzadas de las potenciales interacciones farmacológicas y las limitaciones en su uso en determinadas situaciones clínicas, sabiendo también cómo y cuándo revisarlas ante cualquier duda que pueda surgir (**Tabla 23.1-1**).
- Formación en psicoterapia intensiva/breve (habitualmente intervenciones de apoyo) en un entorno médico.
- Experiencia en cuidados psicosociales paliativos.
- El uso de escalas específicas resulta oportuno, más allá de los proyectos de investigación, en condiciones clínicas habituales. Se han utilizado varias:
  - Escala de Ansiedad y Depresión Hospitalaria.
  - Cuestionario INTERMED, acrónimo formado a partir de *interdisciplinary medicine* (medicina interdisciplinaria).
  - Índice de Barthel.
  - Escala Sociofamiliar de Gijón.
  - Calidad de Vida en Salud SF-36.
  - Cuestionario Pfeiffer Simplificado.
  - Prueba de Yesavage.
  - Miniexamen Cognoscitivo de Lobo.
  - Escala de Carga del Cuidador, de Zarit.

Por otro lado, la hospitalización es habitualmente una experiencia emocionalmente intensa para las personas que la experimentan. Es importante recordar que existen situaciones positivas que permitirán empoderar a los pacientes ingresados.

Los dos aspectos más destacables en este sentido son:

- La sensación de control que tiene el paciente ingresado: mejora el afrontamiento cuando se potencia.
- La información favorece la toma correcta de decisiones, lo que a su vez mejora la evolución clínica. Una información adecuada y oportuna aumenta asimismo la sensación de control.

Factores de riesgo en los pacientes hospitalizados

Hay una serie de factores de riesgo que cabe considerar para realizar un adecuado manejo de las situaciones difíciles en una UPPE:

- Gravedad clínica. Especialmente significativa en determinadas unidades, como:
  - Cuidados intensivos.
  - Reanimación.
  - Tratamiento de la esclerosis lateral amiotrófica.
  - Cuidados paliativos.
- Estancias donde la atención médica está muy tecnificada.
- Situaciones en las cuales se pueda prestar una asistencia impersonal.
- Ámbitos en los que el paciente tiene mucha dependencia del personal sanitario; por ejemplo, pacientes que han sufrido cirugías complejas.
- Evoluciones clínicas con incertidumbre y/o potenciales complicaciones.
- Personas ingresadas con problemas materiales, de organización familiar para establecer un sistema de cuidados y acompañamientos, con dificultades económicas, o en aquellas situaciones en las que el hecho de ingresar supone un problema grave para otras personas a nivel ambulatorio.
- Falta de información aportada por el personal sanitario responsable del paciente.
- Separación prolongada del paciente respecto de su entorno. Esta situación se da frecuentemente en cirugías complicadas con infecciones intrahospitalarias.

Principios básicos para los agentes de salud

En este contexto, se pueden recomendar una serie de principios básicos para los agentes de salud.

Los profesionales de la UPPE deben intentar favorecer la implementación de los siguientes procedimientos:

- Realizar una buena acogida en el momento del ingreso:
  - Esos primeros momentos se deben entender como fundamentales para que el paciente se sienta lo más cómodo posible.
  - La intención debe ser aportar desde el primer momento una información adecuada al paciente y sus acompañantes que favorezca su sensación de control.
- Personalizar la relación, manteniendo al mismo tiempo la necesaria profesionalidad. Esa combinación puede aportar cercanía a la vez que seguridad para los pacientes y sus acompañantes.

Tabla 23-1.1. Esquema de los psicofármacos que se utilizan en los grupos más frecuentes en situaciones clínicas complejas

	Situación clínica	Fármacos	Dosis
Benzodiacepinas	EPOC	No	–
	Insuficiencia hepática	Loracepam	1-10 mg v. o
	Encefalopatía hepática	No	–
	Cardiopatía isquémica	Alprazolam	0,5-6 mg v. o.
	Dieta absoluta	Diacepam	5-20 mg i. v.
	Apnea del sueño	No	–
	Edad avanzada	Loracepam	0,5-3 mg v. o.
	Infantojuvenil	Cloracepato	5-15 mg v. o.
Antidepresivos	Insuficiencia hepática	Citalopram	10-20 mg v. o.
	Cardiopatía isquémica	Sertralina	50-100 mg v. o.
	Insuficiencia renal	Sertralina	25-100 mg v. o.
	Hiponatremia	¿Vortioxetina?	5-20 mg v. o.
	Insomnio	Mirtazapina	7,5-15 mg v. o.
	Dieta absoluta	Mirtazapina	15-45 mg s. l.
	Tratamiento con linezolid	No	–
	Edad avanzada	Sertralina	25-100 mg v. o.
	Infantojuvenil	Fluoxetina	10-20 mg v. o.
Antipsicóticos	Demencia	Quetiapina	25-600 mg v. o.
	Dieta absoluta		50-400 mg i. v.
	Abstinencia a alcohol	Tiapride	100-600 mg v. o.
	Cuidados paliativos		5-20 mg v. o.
	Polimedicación	Tiapride	3-9 mg v. o.
	Edad avanzada	Olanzapina	25-600 mg v. o.
	Infantojuvenil	Paliperidona Quetiapina Risperidona	0,5-3 mg v. o.
Antiepilépticos	EPOC	Gabapentina	300-2.400 mg v. o.
	Insuficiencia hepática	¿Gabapentina?	300-1.200 mg v. o.
	Insuficiencia renal	Valproato sódico	500-2.000 mg v. o.
	Abuso o dependencia de tóxicos	Gabapentina	300-2.400 mg v. o.
Otros	Síndrome neuroléptico maligno	En uci	–
	Dependencia a opiáceos	Buprenorfina/naloxona	4-24/1-6 mg v. o

EPOC: enfermedad pulmonar obstructiva crónica; i. v.: por vía intravenosa; s. l.: por vía sublingual; uci: unidad de cuidados intensivos; v. o.: por vía oral.

- Fomentar la función organizadora del equipo de enfermería. Es importante que exista una buena comunicación entre todos los especialistas, algo imprescindible cuando se plantean diversos procedimientos diagnósticos y terapéuticos.
- Favorecer un papel activo en el paciente, por ejemplo, sugiriendo posibles preguntas a otros miembros del personal sanitario, según las necesidades de información específicas.
- Establecer una información recíproca, completa y fidedigna entre el paciente (y sus acompañantes) y el personal sanitario.
- Mantener la cohesión del equipo. Se dan situaciones indeseables en este sentido con demasiada frecuencia.

Un ejemplo claro aparece cuando se ven involucrados diferentes profesionales sanitarios que aportan informaciones contradictorias o que favorecen la incertidumbre de los usuarios.

• Adquirir conciencia del carácter ejemplar de las actitudes. Un ingreso supone un escenario donde intervienen muchos actores con papeles heterogéneos. Hay que ser conscientes de los fenómenos de modelado que van a aparecer de manera que se pueda favorecer un mejor tránsito durante el ingreso.

• Humanizar los hospitales es la meta que se ha de conseguir.

Psiquiatría de enlace y continuidad de cuidados

Por último, aunque no menos importante que lo mencionado, cabe destacar el papel fundamental de las UPPE en la continuidad de cuidados. Se pretende optimizar la atención médico-quirúrgica de los pacientes psiquiátricos y atender sus necesidades especiales. Por otro lado, supone frecuentemente una oportunidad para retomar seguimientos abandonados por los pacientes, que pueden ser derivados a las unidades ambulatorias oportunas. Sirvan de ejemplo los pacientes diagnosticados de psicosis que han podido abandonar el tratamiento, pacientes con riesgo suicida o pacientes con adicciones.

La UPPE debe desempeñar un papel importante en los programas ambulatorios específicos que nacen de la necesaria colaboración de varias especialidades, y muchas veces no es el caso por falta de los recursos oportunos. Se podrían citar como ejemplo las unidades del sueño, las de seguimiento post-COVID-19 por parte de las unidades de cuidados intensivos o las de rehabilitación de pacientes con insuficiencia cardíaca.

 La experiencia de la hospitalización genera situaciones complejas que requieren una atención integral, en la que las unidades interdisciplinares de enlace desempeñan un papel muy relevante. Estas unidades están formadas por profesionales que han debido adquirir unas destrezas específicas y que trabajan de forma coordinada.

UNIDADES DE PSIQUIATRÍA PSICOSOMÁTICA Y DE ENLACE EN ATENCIÓN PRIMARIA

Es evidente que la psiquiatría psicosomática y de enlace no se puede limitar al entorno hospitalario, sino que debe tener un desarrollo paralelo en atención primaria y, a la vez, integrado con el hospital. Muchas de las necesidades son comunes (alta comorbilidad psíquica y complejidad de los pacientes atendidos), pero los actores y el entorno son muy distintos y requieren soluciones específicas. En realidad, la tasa de morbilidad psíquica en los usuarios de atención primaria es algo menor que en los pacientes ingresados, en torno al 20-30 %, frente al 30-50 % de los pacientes ingresados. Aun así, parece claro que las cifras son elocuentes en ambos casos.

Si bien la literatura médica es constante en manifestar la necesidad de la integración entre salud mental y atención primaria, la superioridad de unos modelos sobre otros no está tan definida, y las limitaciones que afrontan los médicos de atención primaria son considerables. Destacan entre ellas las resistencias de los propios pacientes, el estigma de las enfermedades mentales, las dificultades para contactar con los servicios de salud mental (fundamentalmente cuando no están ubicados en el mismo centro) o las dificultades diagnósticas respecto a las patologías psiquiátricas.

 El manejo de las diferentes situaciones complejas que se generan en atención primaria se puede realizar mediante diferentes modelos de relación, que incluyen el de capacitación, el de enlace, el de integración y el de interconsulta (Tabla 23.1-2).

Se desarrollan en las siguientes líneas estos modelos de relación.

Modelo de capacitación. Es un modelo educativo. Se colabora en la formación de los profesionales de atención primaria para la adquisición de las destrezas necesarias que les permitan abordar a la mayoría de los pacientes con trastornos mentales. Resulta eficaz y, por lo general, accesible, aunque menos en lo relativo a las habilidades psicoterapéuticas. Tiene además el problema de la implementación en situaciones (frecuentes) de saturación de la atención primaria. Los programas para hacer frente a las conductas suicidas mediante la prevención y tratamiento de la depresión son un ejemplo.

Modelo de enlace. Se trabaja en condiciones de igualdad. El psiquiatra o psicólogo es un facultativo más en el centro de salud. Es bastante accesible y eficaz también, incluso más flexible, pero requiere mucho tiempo y recursos (de la parte de psiquiatría psicosomática y de enlace). Los grupos Balint podrían considerarse un ejemplo.

Tabla 23.1-2. Modelos de relación descritos entre atención primaria y otras especialidades médicas

	Filosofía	Ejemplos	Ventajas	Problemas
Capacitación	Misional	Prevención de la depresión	Accesible Eficaz	La psicoterapia es compleja
Enlace	Igualdad	Grupos Balint	Flexible Accesible Eficaz	Consume tiempo
Integración	Salud mental con atención primaria	Mediadores	Eficaz en casos complejos	Pocas experiencias contrastadas
Interconsulta	Jerarquía	Derivación	Intervención directa de los especialistas	Pobre integración

Modelo de integración. Aquí se busca mejorar la integración entre salud mental y atención primaria mediante la figura de mediadores, habitualmente psicólogos. Es un modelo que se ha propuesto en algunas comunidades, pero no hay muchas experiencias contrastadas. En estos casos, el mediador no asume directamente responsabilidades asistenciales, sino que asesora a los profesionales de atención primaria y colabora en la derivación de los pacientes hacia los centros de salud mental.

Modelo de interconsulta. Es la reproducción del modelo clásico hospitalario en el ámbito de la atención primaria. Se produce una derivación y asunción de los casos por parte de los facultativos de salud mental. Es el modelo de relación habitual entre estas dos especialidades. En sí, no garantiza ni fomenta la integración entre ambas disciplinas.

La telepsiquiatría ha estado presente durante varias décadas y tiene un alto nivel de evidencia empírica, así como aplicación, fundamentalmente en zonas rurales o territorios insulares. La pandemia de la enfermedad por coronavirus de 2019 (COVID-19) ha supuesto una enorme implantación que todavía se mantiene; coexiste ya con la atención presencial una vez se acabó el confinamiento y los cierres de los centros de salud. El futuro dirá el papel que puede desempeñar, si se limita únicamente a la atención telefónica y en qué casos se puede implementar. Es sin duda un método eficiente, pero implica también incertidumbres y supone, en cualquier caso, una novedad que precisa un proceso de adaptación.

> Las unidades de enlace deben desempeñar un papel importante en la relación entre la psiquiatría de los centros de salud mental y los centros de atención primaria. Es preciso conocer los diferentes modelos de relación para garantizar una atención integral de los pacientes con trastornos mentales.

TRASTORNOS MÁS FRECUENTES ATENDIDOS POR LAS UNIDADES DE PSIQUIATRÍA PSICOSOMÁTICA Y DE ENLACE

En un importante trabajo nacido del ECLW, ya se ponía de relieve el importante papel asistencial ejercido por las UPPE a pesar de su limitado desarrollo. Se trata de pacientes complejos que deben ser atendidos con una dotación adecuada. En este trabajo, se identificaban como motivos de consulta las autoagresiones (17 %), el abuso de tóxicos (7,2 %), la presencia de síntomas psiquiátricos (38,6 %) y las quejas físicas sin explicación (18,6 %). En la experiencia clínica de los autores, las atenciones más frecuentes se producen según el siguiente orden: *delirium*, trastorno adaptativo, ansiedad, psicosis, tóxicos, comportamientos suicidas y trastorno afectivo mayor. Las especialidades que más se consultan son, por orden de mayor a menor frecuencia, medicina interna, cirugía general, neumología y la unidad de cuidados intensivos. Es preciso decir que este dato varía mucho entre hospitales. Conviene destacar que el número de interconsultas realizadas por pediatría es relativamente bajo, inferior a los anteriores, pero se ha doblado después de la pandemia, con especial significatividad de las conductas autolesivas.

Por otro lado, determinadas patologías médicas no psiquiátricas presentan mayor prevalencia de trastornos psiquiátricos. Por ejemplo, las personas pendientes de trasplante de pulmón, con una prevalencia en torno al 40 %; o las pacientes con cáncer, que de forma global alcanzan una prevalencia del 30 %. Asimismo, la comorbilidad psiquiátrica puede variar también según dichas patologías. Por ejemplo, los trastornos de ansiedad parecen ser los más prevalentes en los supervivientes del cáncer y sus parejas.

La comorbilidad y la presencia de patologías con gran componente psicosomático aconsejan prudencia y compromiso a la hora de plantear el diagnóstico diferencial y la asunción de responsabilidades por parte de los distintos facultativos. Ante la frase frecuentemente repetida: «Ya he descartado organicidad», se puede contestar: «Dime qué has descartado y cómo». Y a partir de ahí, se trabaja conjuntamente en entender lo que cada uno puede hacer por el paciente.

MANEJO DE SITUACIONES CLÍNICAS ESPECÍFICAS

Los pacientes atendidos en las UPPE difieren de los habituales en los servicios de psiquiatría tanto a nivel hospitalario como ambulatorio.

Problemas complejos y transversales

Existen problemas frecuentes, transversales y complejos, así como situaciones clínicas específicas en determinadas especialidades médicas.

Delirium

Es un trastorno agudo de la atención y la cognición, con frecuentes fluctuaciones en el nivel de conciencia, normalmente asociado a agitación y, menos frecuentemente, de tipo hipoactivo. Puede estar asociado o no a una demencia diagnosticada previamente. Se acompaña a menudo de agitación, una condición clínica asociada con alta mortalidad.

La prevención y tratamiento del *delirium* es multicomponente. Incluye aspectos clave, como el manejo del dolor y/o las noxas desencadenantes (por ejemplo, infección de orina), el manejo no farmacológico (como la movilización temprana o los programas de orientación para pacientes) y el tratamiento farmacológico de la agitación en el caso del *delirium* hiperactivo. Los tratamientos de la agitación tienen un bajo nivel de evidencia, sin literatura científica que avale la superioridad de unos psicofármacos sobre otros, a pesar de lo cual se siguen utilizando antipsicóticos, como el haloperidol o los antipsicóticos de segunda generación (quetiapina, olanzapina, aripiprazol).

Las abstinencias de alcohol o benzodiacepinas son las excepciones a la regla general del uso de antipsicóticos. En estos casos, se deben utilizar benzodiacepinas como primera opción, o también otros psicofármacos con mecanismo de acción a través del receptor ácido gamma-aminobutírico (principal neurotransmisor inhibidor del cerebro). Si se tiene que usar un antipsicótico, se utiliza frecuentemente tiapride en estos casos.

Hay dos situaciones clínicas de especial dificultad en el manejo del *delirium*:

• Tránsito de las unidades de cuidados intensivos y reanimación (con sedación basada en combinaciones de propofol, midazolam, fentanilo o dexmedetomidina) a las salas médico-quirúrgicas. En estos casos, se suelen utilizar combinaciones de benzodiacepinas y, fundamentalmente, antipsicóticos.
• Abstinencia de alcohol y/o benzodiacepinas en el paciente con enfermedad pulmonar obstructiva crónica:
  – La presencia de retención de carbónico va a ser un parámetro para considerar.
  – Las benzodiacepinas van a estar contraindicadas o se hará un uso muy cuidadoso.
  – Como posibles alternativas o complementos, se ofrecen la gabapentina y tiapride, con el posible apoyo de antidepresivos sedantes, como la trazodona.
  – En caso de utilizar benzodiacepinas, se recomienda:
    ▪ Evitar las de vida larga y eliminación hepática (frecuentemente afectada en los pacientes con dependencia del alcohol), como el diacepam.
    ▪ Usar con mucha cautela otras con perfil específico (vida media intermedia y eliminación poco afectada en la insuficiencia hepática), concretamente, el loracepam.

Riesgo suicida

Los pacientes que han realizado las tentativas suicidas más graves son los atendidos por las UPPE, en comparación con los atendidos en el servicio de urgencias o los ingresados en sala. Estos pacientes han tenido complicaciones médicas tan importantes como para justificar su ingreso en unidades de cuidados intensivos, reanimación, cirugía o traumatología.

Las guías generales de intervención en crisis suicidas se aplican aquí, con la particularidad de que es imprescindible asegurarse de que el paciente vaya a estar acompañado una vez que ingrese en una sala del hospital, al menos hasta que se constate la desaparición del riesgo suicida inminente. Lo habitual es que permanezca acompañado durante todo el ingreso, a no ser que lo haga en la sala de hospitalización psiquiátrica. El que se produzca o no ese traslado será una decisión muy relevante y siempre individualizada que hay que tomar cuando se produzca el alta por parte de la especialidad que acogió al sujeto al salir de la unidad de cuidados intensivos (complicaciones no quirúrgicas) o reanimación (tras intervención quirúrgica).

Comunicación de malas noticias

Si bien las malas noticias las debe comunicar el facultativo responsable, es frecuente que se solicite orientación o apoyo en los casos más complicados o en aquellos en los que este tiene poca experiencia o formación en este procedimiento.

El protocolo SPIKES puede servir de orientación en dichos casos:

1. Empezar (*Setting*). Debe hacerse en un contexto apropiado, con suficiente tiempo e intimidad; es aconsejable que la persona que reciba la información esté acompañada por otras de su confianza.
2. Averiguar lo que sabe el paciente (*Perception*). El paciente o familiar puede tener información por distintas vías y de muy diferente tipo: es preciso adaptarse a esos conocimientos previos o prejuicios.
3. Averiguar lo que quiere saber el paciente (*Invitation*). Hay que adaptarse también a lo que la persona es capaz de comprender.
4. Compartir la información (*knowledge*):
   • Se debe evitar dar información que únicamente vaya a provocar daño.
   • Es preciso controlar los elementos contratransferenciales (los propios miedos y resistencias).
   • Se procede a dar la información de forma gradual, con un lenguaje sencillo, honesto y directo.
   • A lo largo de esta fase se repiten los conceptos clave; se va evaluando el estado emocional del individuo y también la comprensión de lo que ya se ha explicado.
   • Los profesionales deben expresar su tristeza.
   • Al final se hace un resumen y se comprueba de nuevo su estado emocional.
5. Responder a los sentimientos del paciente (*Empathy*). Se trata de compartir la verdad, adaptarse a la reacción de los que reciben la información y darles apoyo médico y moral.
6. Plan terapéutico (*Strategy*). Se finaliza la intervención asegurando al paciente la disponibilidad del profesional, compartiendo un plan de cuidados y ofreciéndole una cita razonablemente pronto.

Situaciones de muerte: cuidados paliativos

Es importante comprender que el proceso de morir va a afectar tanto al paciente como a los cuidadores. En ambos casos, ante la irreversibilidad de la situación, se deben atender otros tipos de necesidades, como las físicas (por ejemplo, el dolor), las sociales (afectivas, interesarse por los proyectos que se van a quedar interrumpidos), las emocionales (como la sensación de control) o las espirituales (de tipo religioso o no).

> **!** Es importante estar pendiente de los cambios que se van a producir a nivel relacional; se pasa de una relación diádica (médico-paciente) a triádica (médico-paciente-familiar), y de nuevo a una relación diádica (médico-familiar). Todo ello puede producir situaciones complejas y dilemas éticos que muchas veces se resuelven más por la propia experiencia que por la literatura médica disponible (**Fig. 23.1-2**).

El duelo va a aparecer en los pacientes y en sus acompañantes, y frecuentemente antecede a la propia muerte. Se sabe que muchas veces son estados emocionales que confluyen y evolucionan juntos más que estadios, según el modelo clásico de Kübler-Ross (negación, ira, negociación, depresión, aceptación). Las situaciones en las que se detecte ambivalencia afectiva, dependencia extrema o imposibilidad de despedida entre

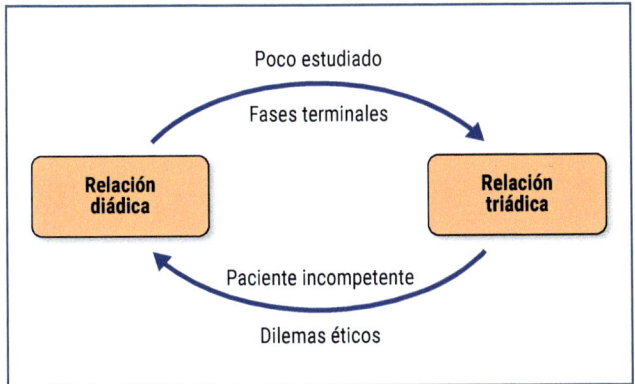

Figura 23.1-2. Modelo explicativo de la relación entre el facultativo, el paciente y sus cuidadores en situaciones terminales.

el paciente y sus acompañantes van a ser especialmente complejas; la intervención de la UPPE en esos primeros momentos puede facilitar la elaboración del duelo posterior. Se realizarán habitualmente intervenciones de asesoramiento y apoyo que faciliten la elaboración de la pérdida inminente mediante ventilación emocional y ayuda para planificar el futuro. En algunos casos se puede iniciar una terapia específica del duelo.

Valoración de la capacidad. El caso de la eutanasia

Estas situaciones se dan con relativa frecuencia y suponen una gran responsabilidad. Las consultas suelen hacer referencia a la negativa de los pacientes para la realización de ciertas pruebas o tratamientos médico-quirúrgicos; las consecuencias, en cualquier valoración que se haga, tienen importantes repercusiones médicas, morales y/o legales. La presencia de *delirium* o de un trastorno mental grave con influencia directa sobre la decisión en cuestión llevará por lo general a considerar al paciente clínicamente incapaz de tomar decisiones.

> ! La eutanasia es un proceso médico de reciente aparición en el que no siempre la UPPE va a estar involucrada, ya que no es probable que se adopte una figura de médico responsable o médico consultor. Sin embargo, sí se darán casos en los que el médico responsable solicitará una evaluación clínica durante el proceso en el sentido de la capacidad del paciente para la toma de esa decisión tan trascendental.

Además de la evaluación psiquiátrica habitual, se pueden utilizar escalas complementarias, como el Cuestionario de Salud General 12-Ítems (GHQ-12) y el Instrumento de Ayuda para la Evaluación de la Capacidad (ACE).

Interacciones y efectos secundarios de tipo farmacológico

El paciente ingresado reúne dos condiciones especiales que hacen especialmente necesario revisar cuidadosamente la posibilidad de que aparezcan interacciones farmacológicas: la gravedad clínica y la frecuente presencia de la polifarmacia,

muchas veces con fármacos de uso fundamentalmente hospitalario, como el linezolid, y el riesgo de síndrome serotoninérgico. El uso de aplicaciones informáticas como iDoctus puede facilitar la tarea de los psiquiatras de la UPPE. Los efectos secundarios pueden ser especialmente graves en pacientes con mayor vulnerabilidad de lo habitual; por ejemplo, la depresión respiratoria producida por benzodiacepinas, la hiponatremia por antidepresivos serotoninérgicos o algunos antiepilépticos, el síndrome serotoninérgico y el síndrome neuroléptico maligno (que en ocasiones coexisten), la intoxicación por litio, etcétera.

Unidades específicas

Dentro de las unidades específicas, se encuentran las de población infantojuvenil y salud mental perinatal, psicooncología, trasplantes, aparato digestivo, neurología, cardiología y cirugía cardiovascular, cuidados intensivos y reanimación. Se estudian en las líneas siguientes.

Población infantojuvenil y unidad de salud mental perinatal

En las consultas provenientes del servicio de pediatría, la literatura científica señala los trastornos relacionados con traumas o estresores como los más frecuentes, seguidos por los trastornos afectivos, los alimenticios y aquellos que se manifiestan con síntomas somáticos. Ya se ha explicado que en los dos últimos años se han doblado las interconsultas desde pediatría, con un porcentaje relativamente aumentado de autolesiones (es una experiencia compartida con otras UPPE).

Es preciso señalar como algo relativamente inesperado, pero de gran importancia, la presencia del *delirium* en las unidades pediátricas de cuidados intensivos. También hay que estar atentos al desarrollo del trastorno por estrés postraumático en los padres de los niños ingresados en estas unidades.

En el caso de que sea necesario un abordaje psicofarmacológico por los trastornos de conducta en la sala de pediatría, el mayor nivel de evidencia recae actualmente en la risperidona, si bien se usa frecuentemente el aripiprazol. Los efectos secundarios de estos psicofármacos exigen precaución en el manejo de los trastornos de conducta.

Psicooncología

En los pacientes con cáncer, aparecen circunstancias especiales, como el *delirium*, el deterioro cognitivo posquimioterapia y las necesidades de psicoterapia específicas. En cuanto al *delirium*, diferentes estudios de casos-controles soportan la teoría inflamatoria del *delirium* en el cáncer (como espejo de otras patologías), pero no se dispone de armas terapéuticas derivadas partiendo de esta hipótesis. Entre los pacientes con cáncer, los trastornos psiquiátricos (por ejemplo, adaptativos, ansiedad, depresivos) y neuropsiquiátricos (como los trastornos cognitivos secundarios al tratamiento y *delirium*) afectan aproximadamente al 30-35 % de los pacientes; el porcentaje es diferente según el tipo de cáncer y el estadiaje, sin contar la sintomatología menor propia de la situación. La aproximación familiar es fundamental. También es importante el tratamiento psicológico de la fatiga postratamiento en los supervivientes.

Trasplantes

Se ha propuesto el cuestionario INTERMED, propuesto por el ECLW y validado al castellano por Lobo y sus colaboradores, en estos casos en particular, y para conseguir en términos generales en pacientes de las UPPE una evaluación holística de los pacientes ingresados, algo imprescindible para resaltar la complejidad no biológica y provocar acciones correctoras que pueden suponer barreras para la mejoría del paciente.

Este instrumento incluye ítems en los dominios biológico, psicológico, social y del sistema sanitario. Es un instrumento validado, puntuado por el observador, con 20 ítems. El concepto que se mide es la complejidad del caso. El cuestionario INTERMED se ha propuesto también para su uso en atención primaria. El hecho de que se puede aplicar aproximadamente en 7 minutos lo hace especialmente eficiente en los distintos entornos.

Digestivo

Existen numerosas patologías digestivas con gran componente psicosomático; entre otras, el espasmo esofágico difuso, las inflamaciones intestinales no específicas, el colon irritable o el sobrecrecimiento bacteriano intestinal. En términos generales, el mundo de la microbiota intestinal supone un campo complejo pero apasionante. Basta recordar los términos de eje intestino-cerebro o la denominación del intestino como un *segundo cerebro*. Por todo ello, no es sorprendente que algunos referentes de esta especialidad consideren que debería haber al menos un psicólogo destinado exclusivamente a este tipo de pacientes, como se da a menudo en los servicios de oncología.

Neurología

Esta especialidad es una fuente frecuente de interconsultas, además del hecho de que algunas disponen de un neuropsicólogo en exclusiva. La UPPE tiene que aportar su propio punto de vista, ser específica en sus recomendaciones y anticipar posibles problemas. La comunicación verbal entre ambos equipos es fundamental.

Cardiología y cirugía cardiovascular

Existe una alta frecuencia de *delirium* y depresión poscirugía cardíaca. La depresión predice la duración del ingreso y la mortalidad en los pacientes con patología cardíaca. Un aspecto especialmente relevante es la atención en los días y semanas posteriores al infarto de miocardio. Las intervenciones psicoterapéuticas, apoyadas si es preciso con benzodiacepinas, son más deseables. Aun así, también se utilizan antidepresivos del tipo de los inhibidores selectivos de la recaptación de la serotonina y la mirtazapina, que han demostrado su seguridad en este contexto.

Unidades de cuidados intensivos y reanimación

Además del *delirium*, otro trastorno muy relevante es el estrés postraumático tras la estancia en estas unidades (con una incidencia aproximada del 10 %). El *delirium* es un fuerte factor predictivo de duración aumentada de la ventilación mecánica,

más estancias en la unidad, aumento del coste, deterioro cognitivo a largo plazo y mortalidad. Se recomienda valorar las medidas ABCDEF antes de iniciar el uso de antipsicóticos (el nombre se forma a partir de las iniciales de *attention to analgesia, both awakening and breathing trials, choosing right sedative, delirium monitoring and management, early exercise, family involvement*).

 Tanto los problemas complejos y transversales que tiene que manejar el equipo de enlace como las unidades específicas que se puedan desarrollar se centran en pacientes con necesidades especiales, muy distintos a los habituales de las salas de psiquiatría. Esta es una de las razones que hacen que se pueda plantear el camino de la subespecialización para esta disciplina.

GESTIÓN DE LA CALIDAD EN LAS UNIDADES DE PSIQUIATRÍA PSICOSOMÁTICA Y DE ENLACE

Un problema frecuente, y muchas veces no resuelto en los hospitales, es dónde se debería atender a los pacientes que presentan a la vez un trastorno mental grave y una condición médica también importante. Otro debate es si la actitud de las UPPE debe ser reactiva (si ha de contestar interconsultas) o proactiva. Este segundo enfoque permite reducir la presencia y el impacto de los factores de riesgo. Por este motivo, diversos autores han recomendado una actitud más proactiva por parte de las unidades de psiquiatría de enlace mediante la instauración de programas específicos para estos pacientes. Por ejemplo, un hospital de 900 camas requeriría de cuatro a seis camas aproximadamente de unidades mixtas médico-psiquiátricas. Estas unidades ya están presentes en países europeos y Estados Unidos, pero todavía no en España.

Una interconsulta necesita frecuentemente seguimiento; varían mucho las ratios de las sucesivas y las primeras. En cuanto a los recursos necesarios y la planificación de las actividades, un fenómeno que hay que prevenir es que frecuentemente se disparan las interconsultas cuando comienza una unidad en un hospital.

 Varios países europeos han diseñado iniciativas para implantar modelos de calidad. Para ello, la actividad que se desarrolla dentro de la UPPE debe definirse como un proceso; hay que especificar todos sus componentes habituales, entre los que al menos debe constatarse su objeto y alcance, sus límites inicial y final, sus recursos, el responsable y los participantes en el proceso, la documentación aplicable, los registros, el diagrama de flujo (**Fig. 23.1-3**) y los indicadores que se van a utilizar. Como ejemplo de los indicadores, se puede citar el tiempo de demora hasta la contestación de la interconsulta y el porcentaje de interconsultas repetidas.

 Los modelos de calidad aplicados a las unidades de enlace implican su conceptualización como un proceso en el que cabe definir cada uno de sus componentes esenciales.

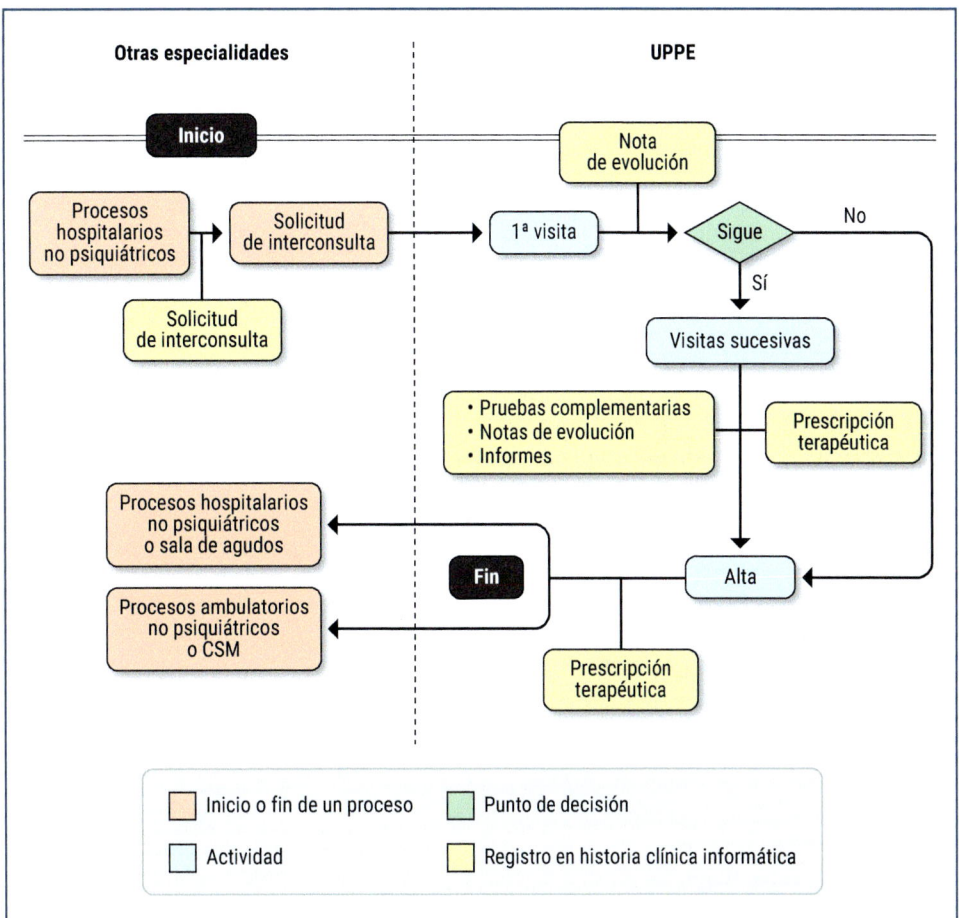

Figura 23.1-3. Diagrama de flujo en el proceso de psiquiatría psicosomática y de enlace.
CSM: centro de salud mental; UPPE: unidad de psiquiatría psicosomática y de enlace.

EFECTOS DE LA ENFERMEDAD POR CORONAVIRUS DE 2019 SOBRE LA ACTIVIDAD DE LAS UNIDADES DE PSIQUIATRÍA PSICOSOMÁTICA Y DE ENLACE

La pandemia ha puesto en valor este tipo de unidades, ya que han soportado un gran peso en la atención a los pacientes ingresados por COVID-19 en los hospitales generales. En muchos sitios se desarrollaron programas de apoyo psicológico también para los profesionales. Además, esta circunstancia supuso un reto al tratarse de situaciones clínicas previamente no conocidas que incluían patologías que se manifestaban de una forma poco habitual, como los cuadros de *delirium* (con agitaciones especialmente intensas) o las psicosis postinfección, junto con interacciones hasta entonces poco frecuentes con los tratamientos que se empezaban a utilizar.

En una encuesta nacional sobre los efectos de la pandemia sobre las UPPE en España dirigida por A. Lobo se pudo constatar el aumento de las consultas, fundamentalmente de los pacientes geriátricos. Los casos más graves se registraron como *delirium*, con algunos cuadros esporádicos de debut de psicosis; también fueron frecuentes los trastornos de ansiedad y depresión. Igualmente, se atendieron repetidamente los casos de atención a la muerte, estrés postraumático e interacciones entre fármacos. Aparecieron retos nuevos, como un mayor uso de los recursos telemáticos. Es preciso señalar, por lo que supuso de esfuerzo, que, cuando la mayoría de los facultativos del servicio de psiquiatría (y

otras especialidades ambulatorias) estaban realizando atención telemática, los equipos de interconsulta y urgencias seguían viendo pacientes diagnosticados de infección por COVID-19.

Se volvieron a detectar las insuficiencias de personal, y se tuvo que intervenir en áreas con experiencia limitada, como las que se enumeran a continuación:

- La atención masiva a la salud mental de los profesionales.
- El trabajo con los equipos de protección individual.
- El acompañamiento de pacientes a nivel paliativo (con imposibilidad o limitaciones para recibir visitas de sus familiares).
- Las nuevas interacciones que aparecían con el uso de fármacos poco conocidos para los psiquiatras.
- La dificultad que supuso la gravedad de los cuadros confusionales.

Un factor estresante que se dio, sobre todo al principio, fue la protección insuficiente frente a la infección. También se describe como insuficiente la coordinación interprofesional. Los datos de dicha encuesta sugerían una potencial repercusión respecto al estrés y síntomas relacionados con el *burnout*.

En el lado positivo, cabe señalar que la mayoría de los que participaron piensan que resolvieron bien la situación no solo por disponer de suficientes habilidades clínicas, sino también por la presencia de determinados valores, como la solidaridad, la dedicación al servicio, el coraje y la adaptabilidad al cambio. Entre las lecciones para el futuro se pueden nombrar el disponer de guías clínicas para los problemas más frecuentes y mejorar el entrenamiento en esas áreas, con especial énfasis en la telepsiquiatría.

La COVID-19 supuso también la visualización del importante papel que puede desempeñar la psicología clínica. En muchos hospitales se crearon equipos de apoyo a los profesionales y se implementaron ciertas técnicas, como el *mindfulness* o las terapias de grupo. Cabe señalar que, después de la pandemia esto se ha visto reflejado en la contratación de un número relativamente alto de psicólogos que, por cierto, se han destinado en muchas ocasiones a cubrir necesidades fuera de las UPPE.

DOCENCIA E INVESTIGACIÓN

Las UPPE tienen un potencial docente muy alto. Se incluyen en los rotatorios de los residentes (previstas para el tercer año). Asimismo, se producen rotaciones habituales de residentes de otras especialidades, como neurología o neurofisiología. Sería además aconsejable que se realizaran rotaciones por parte de los enfermeros internos residentes y de los trabajadores sociales en formación.

Como ejemplo de objetivos de estas rotaciones se puede señalar el desarrollo de las competencias siguientes:

- Anamnesis, exploración física, diagnóstico y evaluación del paciente agudo ingresado en salas médico-quirúrgicas.
- Conocimiento de las técnicas diagnósticas neurológicas y psicológicas básicas.
- Manejo de psicofármacos en pacientes con patologías médicas graves.
- Intervención psicoterapéutica breve.
- Aportación de información adecuada a pacientes y familiares.
- Valoración de la capacidad para tomar decisiones.

No hay que olvidarse de lo que puede suponer una amenaza para muchas UPPE, ya que los hospitales sin UPPE específicas tendrán cada vez más dificultades para acreditar la rotación de residentes mir. Por otro lado, las necesidades formativas en las unidades pediátricas no están bien establecidas, situación cuya solución debería ser una prioridad.

El potencial es también alto en lo referente a la investigación, con la posibilidad de obtener un efecto traslacional inmediato. El Grupo de Trabajo de la Sociedad Española de Psiquiatría Psicosomática y de Enlace, que está integrado dentro del Centro de Investigación Biomédica En Red de Salud Mental, va más allá de los proyectos de investigación y plantea proyectos innovadores con impacto en el cuadro clínico: innovaciones tecnológicas, herramientas de diagnóstico y tratamiento, estudios sobre hábitos saludables o aplicaciones móviles para la monitorización de indicadores de salud.

La investigación en psicosomática ha avanzado considerablemente en los últimos años. Algunos autores consideran que la profundización en la psicosomática será la cuarta revolución después de la liberación de las cadenas, la terapia electroconvulsiva y la psicofarmacología. La dirección bidireccional entre la psique y el soma está cada vez más demostrada. Han concentrado mucho de estos esfuerzos, por un lado, el papel de la microbiota en el llamado *eje intestino-cerebro*, y, por otro, la carga alostática (estrés crónico). Un estilo de vida saludable y la eutimia pueden ayudar a evitar sus graves consecuencias.

Uno de los retos que se ha de afrontar es también la investigación específica con las personas de edad avanzada con el objetivo final de transformar los hospitales para facilitar su adaptación a estos. Por ejemplo, los frecuentes episodios de *delirium*, acompañados en muchas ocasiones por sujeciones mecánicas en las salas médico-quirúrgicas, son un problema que se ha de abordar urgentemente.

 La pandemia por COVID-19 ha tenido un gran impacto en las unidades de enlace, que presentan un gran potencial docente e investigador.

 PUNTOS CLAVE

- La psiquiatría de enlace tiene sus orígenes en planteamientos integradores que pretenden superar las limitaciones del modelo biomédico a través de una visión holística del paciente.
- El enfoque biopsicosocial, la medicina psicosomática y el concepto de conducta de enfermedad representan los modelos integradores más importantes.
- El desarrollo de la psiquiatría psicosomática y de enlace en España ha sido notable pero irregular, de tal manera que el objetivo actual para el grupo de trabajo específico de la Sociedad Española de Psiquiatría es que exista una unidad específica en cada hospital.
- La psiquiatría de enlace desempeña un papel también importante en la atención primaria. Este papel puede desarrollarse a través de distintos modelos de relación: capacitación, enlace, integración e interconsulta.
- Las unidades de enlace atienden a pacientes complejos en situaciones que pueden ser transversales a las diferentes especialidades, como el *delirium*, el riesgo suicida, la

comunicación de malas noticias, los cuidados paliativos, la valoración de la capacidad, las interacciones y los efectos secundarios de tipo farmacológico.
- La implantación de la psiquiatría de enlace en los hospitales ha venido acompañada de la aparición de algunas unidades específicas: las centradas en la población infantojuvenil y la unidad de salud mental perinatal, la de psicooncología, la de trasplantes, la de digestivo, la de neurología, la de cardiología y cirugía cardiovascular y las unidades de cuidados intensivos y reanimación.
- Es importante realizar una gestión de calidad en las UPPE a través de la conceptualización de ellas como un proceso.
- La COVID-19 está teniendo un impacto muy significativo en las UPPE con consecuencias tanto negativas como positivas.
- Las UPPE tienen un alto potencial docente y de investigación.

BIBLIOGRAFÍA

Boland RJ, Rundell J, Epstein S, Gitlin D. Consultation-liaison psychiatry vs psychosomatic medicine: what's in a name? Psychosomatics. 2018;59(3):207-210.

Deter HC, Orth-Gomér K, Wasilewski B, Verissimo R. The European Network on Psychosomatic Medicine (ENPM) - history and future directions. Biopsychosoc Med. 2017;11:3.

Engel GL. The need for a new medical model: a challenge for biomedicine. Science. 1977;196(4286): 129-36.

Fava GA, Cosci F, Sonino N. Current psychosomatic practice. Psychother Psychosom. 2017;86(1):13-30.

Gautam S, Gautam M, Jain A, Yadav K. Overview of practice of Consultation-Liaison Psychiatry. Indian J Psychiatry. 2022;64(supl 2): S201-S210.

Herrmann-Lingen C. Past, present, and future of psychosomatic movements in an ever-changing world: presidential address. Psychosom Med. 2017;79(9):960-70.

Huffman JC, Niazi SK, Rundell JR, Sharpe M, Katon WJ. Essential articles on collaborative care models for the treatment of psychiatric disorders in medical settings: a publication by the academy of psychosomatic medicine research and evidence-based practice committee. Psychosomatics. 2014;55(2):109-22.

Huyse FJ, Herzog T, Lobo A, Malt UF, Opmeer BC, Stein B et al. Consultation-Liaison psychiatric service delivery: results from a European study. Gen Hosp Psychiatry. 2001;23(3):124-32.

Kathol RG, Kunkel EJ, Weiner JS, McCarron RM, Worley LL, Yates WR et al. Psychiatrists for medically complex patients: bringing value at the physical health and mental health/substance-use disorder interface. Psychosomatics 2009;50(2):93-107.

Levenson JL, editor. The American Psychiatric Association Publishing Textbook of Psychosomatic Medicine and Consultation-Liaison Psychiatry. 3ª ed. Washington D. C.: American Psychiatric Association Publishing; 2019.

Lobo A, Farré JM, Gómez-Reino I, Parramón G. Psiquiatría psicosomática y de enlace. La aportación desde la psiquiatría al resto de la medicina. Barcelona: Siglantana; 2021.

Lobo A, Rabanaque I, Blanch J, Campos R, Ezquiaga E, Farré JM et al. The development of psychosomatic and Liaison Psychiatry units in Spain: a national enquiry. J Psychosom Res. 2019;125:109784.

Lobo A, Rabanaque I, Gómez-Reino I, Farré JM, Aguilar EJ, Artal JA et al. The impact of the COVID epidemic in psychosomatic and liaison psychiatry units in Spain: a national enquiry. J Psychosom Res. 2022;155(2022):110752.

Mitchell AJ, Ferguson DW, Gill J, Paul J, Symonds P. Depression and anxiety in long-term cancer survivors compared with spouses and healthy controls: a systematic review and meta-analysis. Lancet Oncol. 2013;14(8): 721-32.

Reade MC, Finfer S. Sedation and delirium in intensive care. N Engl J Med. 2014;370(16):1567.

Singer S, Das-Munshi J, Brähler E. Prevalence of mental health conditions in cancer patients in acute care - a meta-analysis. Ann Oncol. 2010;21(5): 925-30.

Søyseth TS, Lund MB, Bjørtuft Ø, Heldal A, Søyseth V, Dew MA et al. Psychiatric disorders and psychological distress in patients undergoing evaluation for lung transplantation: a national cohort study. Gen Hosp Psychiatry. 2016;42:67-73.

Vieta E, Pérez V, Arango C. Psychiatry in the aftermath of COVID-19. Rev Psiquiatr Salud Ment (edición en inglés). 2020;13(2):105-110.

23.2 Abordaje de los trastornos psicofisiológicos

J. P. Carrasco Picazo y E. J. Aguilar García-Iturrospe

OBJETIVOS

- Conocer el concepto y la epidemiología de los trastornos psicofisiológicos y los trastornos somáticos.
- Identificar los distintos factores que influyen en la etiopatogenia de los trastornos psicofisiológicos.
- Diferenciar los distintos trastornos psicofisiológicos en la clasificación de los manuales diagnósticos actuales.
- Desarrollar una entrevista clínica específica para la complejidad de los trastornos psicofisiológicos.
- Conocer las pruebas complementarias y las pruebas diagnósticas específicas para los trastornos psicofisiológicos.
- Identificar el nivel de evidencia, las potencialidades y las limitaciones de los tratamientos tanto biológicos como psicológicos de los trastornos psicofisiológicos.
- Diferenciar las particularidades de los trastornos psicofisiológicos en la población infantojuvenil.
- Describir las principales enfermedades médicas que se ven influidas por factores psicológicos.
- Evaluar el estigma y la problemática social de los trastornos psicofisiológicos.

DEFINICIÓN

Los trastornos psicofisiológicos se caracterizan por la existencia de síntomas físicos o somáticos (sensaciones corporales, como dolor, mareos, palpitaciones o fatiga) estrechamente relacionados con factores psicológicos (por ejemplo, estado de ánimo deprimido, ansiedad, culpa). Tradicionalmente, incluyen los trastornos psicosomáticos, definidos como aquellos que presentan sintomatología física o somática a la que no se encuentra una causa que la justifique, y enfermedades físicas para las que se encuentra una causa clara, pero que se ven deterioradas por factores psicológicos.

Actualmente, en el DSM-5-TR, este tipo de trastornos se engloban en el apartado «Trastornos de síntomas somáticos y trastornos relacionados» (181), y en la CIE-11, en los apartados «Trastornos facticios», «Trastornos del distrés corporal» y «Factores psicológicos o del comportamiento que afectan a enfermedades o trastornos clasificados en otra parte». Sin embargo, la clasificación de los trastornos somatomorfos ha variado significativamente tanto históricamente como en los últimos años.

Este tipo de trastornos fueron descritos inicialmente por Briquet (1859), quien los consideró una forma de histeria: ante situaciones de sobreestimulación nerviosa, individuos susceptibles presentaban diversidad de quejas físicas, lo que tomó el nombre *síndrome de Briquet*. Posteriormente, este cuadro clínico fue enriqueciéndose gracias a los avances en psicoterapia, psicopatología y neurociencias hasta llegar a los diagnósticos manualizados actuales, en cuyas últimas versiones se ha producido un marcado cambio. La antigua sección de trastornos somatomorfos del DSM-IV se centraba en el criterio de que los síntomas físicos no debían tener una explicación médica. En cambio, el DSM-5-TR se centra en la forma en que un paciente afronta los síntomas físicos desde el punto de vista emocional, cognitivo y conductual (Tabla 23.2-1).

La CIE-11 sigue el mismo camino que la clasificación anterior, y elimina cualquier referencia a la somatización; denomina estos problemas como *trastornos del distrés corporal o facticios*, y centra su descripción en la preocupación y vivencia desproporcionada en torno a síntomas físicos, se conozca o no su origen.

EPIDEMIOLOGÍA

La prevalencia de los trastornos psicofisiológicos varía de manera marcada en función del método que se utiliza para su estimación. Estudios poblacionales estiman que desde un 0,5 hasta un 18 % de la población padece algún trastorno somático o relacionado; es la primera causa de años vividos con discapacidad, según el Global Burden of Disease Study en Europa. Sin embargo, en estudios realizados en centros de salud en atención primaria, urgencias o atención hospitalaria, los pacientes que acuden a buscar ayuda con síntomas somáticos pueden aumentar hasta un 50 % de las visitas atendidas. Los síntomas más comunes son exceso de gases o hinchazón, dolor de pecho, mareos, dolor abdominal, palpitaciones y dolor de espalda.

En este sentido, es importante diferenciar la aparición de síntomas somáticos sin explicación médica, con su persistencia, empeoramiento y posteriormente diagnóstico, de un trastorno psicofisiológico. Hasta el 80 % de la población experimenta uno o más síntomas en un mes determinado. Estos síntomas suelen ser autolimitados, ya que solo uno de cada

Tabla 23.2-1. Diferencias en el diagnóstico de los trastornos por somatización en el DSM-5-TR

DSM-IV	DSM-5-TR
Nombre: trastorno de somatización	Nombre: trastorno de síntomas somáticos
A. Historia de múltiples síntomas físicos, que empieza antes de los 30 años, persiste durante varios años y obliga a la búsqueda de atención médica o provoca un deterioro significativo social, laboral, o de otras áreas importantes de la actividad del individuo	A. Uno o más síntomas somáticos que causan malestar o dan lugar a problemas significativos en la vida diaria
B. Deben cumplirse todos los criterios que se exponen a continuación, y cada síntoma puede aparecer en cualquier momento de la alteración:	A. Pensamientos, sentimientos o comportamientos excesivos relacionados con los síntomas somáticos o asociados a la preocupación por la salud, como se pone de manifiesto por una o más de las características siguientes:
1. Cuatro síntomas dolorosos: antecedentes de dolor relacionados con al menos cuatro zonas del cuerpo o cuatro funciones (p. ej., cabeza, abdomen, dorso, articulaciones, extremidades, tórax, recto; durante la menstruación, el acto sexual o la micción) 2. Dos síntomas gastrointestinales: antecedentes de al menos dos síntomas gastrointestinales distintos al dolor (p. ej., náuseas, distensión abdominal, vómitos [no durante el embarazo], diarrea o intolerancia a diferentes alimentos) 3. Un síntoma sexual: antecedentes de al menos un síntoma sexual o reproductor al margen del dolor (p. ej., indiferencia sexual, disfunción eréctil o eyaculatoria, menstruaciones irregulares, pérdidas menstruales excesivas, vómitos durante el embarazo) 4. Un síntoma seudoneurológico: antecedentes de al menos un síntoma o déficit que sugiera un trastorno neurológico no limitado a dolor (síntomas de conversión del tipo de la alteración de la coordinación psicomotora o del equilibrio, parálisis o debilidad muscular localizada, dificultad para deglutir, sensación de nudo en la garganta, afonía, retención urinaria, alucinaciones, pérdida de la sensibilidad táctil y dolorosa, diplopía, ceguera, sordera, convulsiones; síntomas disociativos, como amnesia o pérdida de conciencia distinta del desmayo)	1. Pensamientos desproporcionados y persistentes sobre la gravedad de los propios síntomas 2. Grado persistentemente elevado de ansiedad acerca de la salud o los síntomas 3. Tiempo y energía excesivos consagrados a estos síntomas o a la preocupación por la salud
C. Cualquiera de las dos características siguientes:	C. Aunque algún síntoma somático puede no estar continuamente presente, el estado sintomático es persistente (por lo general más de 6 meses)
1. Tras un examen adecuado, ninguno de los síntomas del criterio B puede explicarse por la presencia de una enfermedad médica conocida o por los efectos directos de una sustancia (p. ej., drogas o fármacos) 2. Si hay una enfermedad médica, los síntomas físicos o el deterioro social o laboral son excesivos en comparación con lo que cabría esperar por la historia clínica, la exploración física o los hallazgos de laboratorio	• *Especificar* si: - Con predominio de dolor - Persistente - Leve/moderado/grave
D. Los síntomas no se producen intencionadamente y no son simulados (a diferencia de lo que ocurre en el trastorno facticio y en la simulación)	

Adaptada de: American Psychiatric Association. Manual diagnóstico y estadístico de los trastornos mentales. 4ª ed. (DSM-IV). Washington D. C.: American Psychiatric Association; 1994; Reproducción autorizada por Editorial Médica Panamericana S.A. en nombre de la American Psychiatric Association. Guía de Consulta de los Criterios Diagnósticos del DSM-5 TR, 5ª edición. © 2023, American Psychiatric Association. Todos los derechos reservados.

cuatro pacientes busca atención sanitaria para sus síntomas. Además de la gravedad o la duración de un síntoma (o síntomas), las preocupaciones y expectativas específicas, así como los factores psicológicos, son razones importantes por las que los pacientes buscan asistencia sanitaria. El pronóstico para la mayoría de los sujetos es favorable, ya que aproximadamente el 75 % de ellos informan de la resolución o la mejora de sus síntomas somáticos a las pocas semanas de acudir al médico. Incluso en aquellos cuyo síntoma ha estado presente durante 1 año o más, el 50 % informa de una mejora en las 2 semanas siguientes a la búsqueda de atención.

Existen diversos factores que influyen en la epidemiología de los síntomas somáticos sin explicación médica y en los trastornos psicofisiológicos:

- Sexo femenino.
- Edad avanzada.
- Bajo nivel educativo.
- Pertenencia a minorías étnicas.
- Estar diagnosticado de otro trastorno psiquiátrico.
- Discapacidad.
- Antecedentes de múltiples enfermedades físicas.

Esta última asociación es la que presenta mayor evidencia; los cuadros depresivos y de ansiedad generalizada son los que mayor comorbilidad presentan con dichos trastornos. Aproximadamente, entre el 50 y el 75 % de los pacientes con síntomas inexplicables desde el punto de vista médico tienen un trastorno depresivo, y entre el 40 y el 50 % tienen un trastorno de ansiedad, independientemente de que el síntoma sea dolor, fatiga, trastornos del sueño, una dolencia gastrointestinal o cualquier otro síntoma somático inexplicable. Y no solo esto, sino que la mayoría (70-90 %) de los sujetos con depresión o ansiedad que acuden a la atención primaria se quejan de síntomas somáticos y no de síntomas psicológicos voluntarios, como «Estoy deprimido» o «Me he sentido ansioso», por lo que los síntomas somáticos suponen una «apertura» para que el clínico pueda indagar sobre el malestar psicológico y posibles enfermedades psiquiátricas coexistentes. En este sentido, la gravedad de la depresión se asocia positivamente con la frecuencia y la gravedad de los síntomas somáticos, lo que puede suponer una guía sobre cómo manejar dichos cuadros en el ámbito clínico.

ETIOPATOGENIA

Las distintas causas y mecanismos por los que se producen los trastornos psicofisiológicos continúan siendo un área de estudio con múltiples incógnitas. Desde el modelo biopsicosocial, sin embargo, se han establecido distintas teorías que ayudan a comprender de manera más cercana dicho fenómeno, y, a su vez, a plantear oportunidades terapéuticas que permitan la mejoría y/o resolución de los síntomas que estos pacientes presentan (**Fig. 23.2-1**).

Factores neurobiológicos

En la neurobiología, existen ciertos estudios que son de sumo interés a la hora de entender los trastornos somatomorfos. Como sucede en otros trastornos neuropsiquiátricos, los neurotransmisores podrían desempeñar un papel etiopatogénico en el origen y producción de dichos trastornos. En concreto, las vías serotoninérgicas parecen estar relacionadas con estos. La mayoría de los estudios anteriores se centraron en los receptores $5HT_1$, $5HT_{2A}$, $5HT_{2C}$, $5HT_3$, $5HT_4$ y $5HT_7$. La noradrenalina también es un neurotransmisor monoamínico en el cerebro que parece estar relacionado con los síntomas somatomorfos.

Tanto la serotonina como la noradrenalina desempeñan un papel en la vía inhibitoria descendente, formada por proyecciones que descienden desde el tronco cerebral o el mesencé-falo hasta la médula espinal, y que normalmente suprimen las entradas dolorosas. Por tanto, el mal funcionamiento de estos neurotransmisores puede desempeñar un papel importante en los síndromes somáticos, como la fibromialgia y la cefalea crónica. Se detectó una disminución de la unión de la $5HT_{1A}$ y un cambio en la unión de la $5HT_{2A}$ en regiones cerebrales, incluyendo el hipocampo, la amígdala, el núcleo del rafe, el cíngulo y la corteza insular, prefrontal, parietal, temporal y occipital. Estos resultados sugieren que la función neuronal de la serotonina afecta a la actividad de varias regiones cerebrales. La función anormal de la serotonina en varias regiones cerebrales puede contribuir al desarrollo y la modulación de los síntomas somáticos.

A nivel neuroanatómico, también existen estudios en los que se ha encontrado asociación entre los cambios en la morfología cerebral y los síntomas somáticos. Shan *et al.* realizaron un estudio longitudinal de imágenes de resonancia magnética para examinar los cambios cerebrales progresivos en el síndrome de fatiga crónica. Descubrieron que los volúmenes de materia blanca en el fascículo frontooccipital inferior izquierdo se reducían significativamente en los pacientes con síndrome de fatiga crónica. Y no solo esto, sino que en otros estudios se encontraron diferencias en las redes de funcionamiento cerebral. El síndrome de síntomas somáticos podría asociarse con cambios significativos dentro de la red visual y la red neuronal por defecto (conjunto de regiones cerebrales que presenta fuertes oscilaciones de baja frecuencia coherentes durante el estado de reposo; se cree que se activa cuando los individuos se centran en sus procesos internos de estado mental), y también con una disminución de la conectividad funcional entre la red neuronal por defecto y la red visual, lo que puede indicar un desequilibrio dentro de las redes y entre ellas. Es probable que estos desacoples estén relacionados con el deterioro de la integración perceptiva y autoconsciente asociado a la enfermedad.

Sumado a lo anterior, en los últimos años se ha abierto un nuevo paradigma de interacción entre el sistema nervioso y

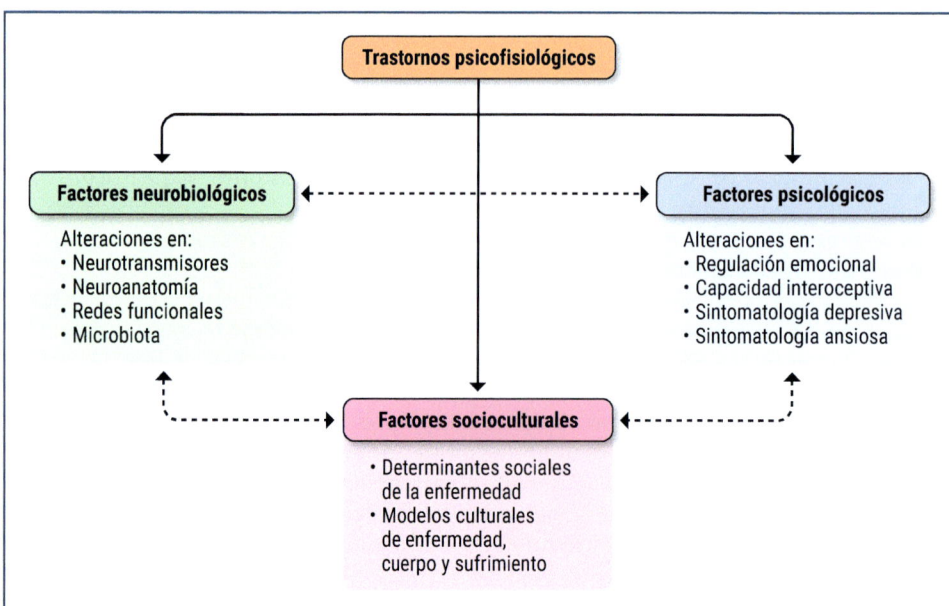

Figura 23.2-1. Resumen de los factores etiopatogénicos para los trastornos somáticos desde el modelo biopsicosocial.

el sistema digestivo: la microbiota. El cerebro y el intestino se comunican bidireccionalmente a través de vías inmunitarias, neurológicas y endocrinas, lo que se denomina *interacción intestino-cerebro*. La investigación sobre la microbiota intestinal y la función cerebral de su huésped también ha progresado mucho, y ha revelado que aquella influye en el estrés y las respuestas emocionales. Además, cada vez hay más pruebas científicas que sugieren que la microbiota intestinal influye en los trastornos psicosomáticos (por ejemplo, el síndrome del intestino irritable) y psiquiátricos (por ejemplo, la depresión y el trastorno por déficit de atención e hiperactividad). Profundizando en el caso del síndrome del intestino irritable, varios estudios han sugerido que *Coprococcus* y *Clostridium XIVa* pueden contribuir a la irritabilidad visceral y al dolor en este cuadro, al afectar a regiones subcorticales del cerebro. A su vez, en otro estudio, la administración de *Bifidobacterium longum* NCC3001 mejoró la depresión y redujo las respuestas a estímulos emocionales negativos en múltiples regiones cerebrales, incluidas la amígdala y las regiones frontolímbicas.

Por todo lo anterior, hipótesis como los desequilibrios de neurotransmisores de serotonina o dopamina, alteraciones en ciertas regiones neuroanatómicas y de las redes de conectividad neuronal, en concreto de la red neuronal por defecto, son teorías prometedoras en la comprensión de la etiología y la patogenia del trastorno por síntomas somáticos y de otros trastornos somáticos relacionados.

Factores psicológicos

Distintos factores psicológicos parecen desempeñar también un papel fundamental en la comprensión de los síntomas somáticos. En las últimas décadas, la capacidad de regulación emocional y la capacidad interoceptiva representan un importante proceso transdiagnóstico en el mundo de la psicopatología. Los déficits en la regulación de las emociones están siendo incorporados en numerosos modelos de trastornos mentales y muchas revisiones y enfoques teóricos importantes se centran en las relaciones entre dicha capacidad y la psicopatología. En el caso de los trastornos somáticos, se han demostrado marcados déficits en la claridad, conciencia, reevaluación y aceptación emocional en comparación con los sujetos sanos. A su vez, se ha demostrado un aumento de la supresión y rumiación emocional en pacientes con dicha sintomatología. Esto sugiere que la capacidad de reconocer, aceptar y gestionar emociones desempeña un papel crucial en la génesis de la sintomatología somática y de su gravedad.

Otros autores, sin embargo, atribuyen más valor a otros factores psicológicos, como la precisión interoceptiva. Dicha capacidad estaría disminuida y sesgada en los síndromes funcionales y los trastornos somáticos, por lo que estos pacientes tendrían una mayor dificultad para identificar sus experiencias corporales, para reconocerlas como normales o patológicas y para responder frente a ellas de una manera adaptativa. De manera similar a lo expuesto en la evidencia para la regulación emocional, las alteraciones en la capacidad para identificar, aceptar y manejar tanto emociones como experiencias corporales ayudan a entender las posibles causas de los trastornos por síntomas somáticos.

Una de las escuelas psicológicas que más atención ha puesto en los síntomas somáticos es el psicoanálisis. Dada la larga historia de esta corriente y sus distintas perspectivas, se han aportado múltiples explicaciones al cuadro clínico somático. Quizá la explicación que más ha persistido hasta la actualidad es la que define la somatización como una *represión* de conflictos psíquicos que se expresan en el cuerpo por la incapacidad de afrontarlos desde otras defensas.

Factores socioculturales

Como en otros problemas de salud mental, los determinantes sociales de la salud influyen de manera directa en la sintomatología somática. Factores como la falta de apoyo social, la desigualdad social o la pobreza económica son factores de riesgo para presentar dicha sintomatología. Además, dichos determinantes interaccionan con los factores psicológicos y biológicos descritos previamente y generan *loops* o bucles de retroalimentación, en los que la aparición de varios factores simultáneos multiplica el riesgo de presentar estos síntomas, así como de que se perpetúen y se generen cuadros clínicos de peor pronóstico.

A su vez, tal y como describen Kirmayer *et al.*, los estereotipos culturales y los modelos explicativos de cada cultura y sociedad influyen y determinan la manera en que las personas entienden sus sensaciones corporales, identificándolas como normales, patológicas asociadas a problemas físicos o patológicas asociadas a problemas psicológicos. En este sentido, existen pruebas de que la cultura influye en la experiencia y la notificación de los síntomas en múltiples niveles, como la psicofisiología, la atención, la atribución e interpretación de estos, los modos de afrontamiento y la búsqueda de ayuda y el tratamiento. Por ejemplo, la pérdida de semen en la orina se asocia con el síndrome de Dhat en la India, lo que se basa en la noción de que el semen concentra la energía vital; el ardor epigástrico se asocia con el *hwa-byung* en Corea (enfermedad del fuego), sobre la base de la noción de un desequilibrio del fuego como constituyente básico del cuerpo; el calor en la cabeza es un síntoma no específico que se da en el África ecuatorial, con base en la noción de la importancia del calor central en la constitución de la persona.

De esta manera, en la antropología médica se establece la teoría sociosomática. En esta, se describe la sintomatología como una experiencia socialmente arraigada en la que los procesos sociales y culturales influyen en la traducción de las sensaciones y los procesos fisiológicos (por ejemplo, de la enfermedad física) en forma de síntomas subjetivos, lo que depende en gran medida de los determinantes sociales que configuran dicha experiencia, de los modelos culturales de enfermedad de la población de referencia y de los esquemas cognitivos de la persona que experimenta los síntomas.

 Aunque no hay una etiología totalmente establecida de la causa y los mecanismos que producen los trastornos somáticos y psicofisiológicos, existen factores biológicos, psicológicos y socioculturales cuya interacción permite explicar en gran medida la existencia de síntomas que, sin una causa física establecida, impactan en gran medida en el funcionamiento personal y social de los pacientes que los padecen.

CLASIFICACIÓN

En la actualidad, los manuales diagnósticos más utilizados son el DSM-5-TR y la CIE-11. En estos, los trastornos psicofisiológicos, en comparación con las ediciones anteriores, han sufrido marcados cambios, como se ha explicado. Y, aunque en la práctica clínica habitual no se sigan en todo momento criterios estrictos y se trabaje con grupos diagnósticos más amplios y con las habilidades clínicas de cada profesional, es importante conocer cómo se clasifican y dividen los trastornos en los manuales diagnósticos actuales (Tabla 23.2-2).

 Los trastornos psicofisiológicos se caracterizan por la existencia de síntomas físicos o somáticos (sensaciones corporales, como dolor, mareos, palpitaciones o fatiga) estrechamente relacionados con factores psicológicos (por ejemplo, estado de ánimo deprimido, ansiedad, culpa). Incluyen los trastornos psicosomáticos (definidos como aquellos que presentan sintomatología física o somática a la que no se encuentra ninguna causa) y las enfermedades físicas para las que se encuentra una causa clara, pero que se ven deterioradas por factores psicológicos.

DIAGNÓSTICO

El diagnóstico de los trastornos psicofisiológicos supone un reto clínico por la complejidad de su sintomatología y la nece-

sidad de descartar sus posibles causas físicas. En este sentido, es fundamental desarrollar con profundidad dos elementos: la entrevista clínica psiquiátrica y las pruebas y exámenes físicos complementarios.

Entrevista clínica

En la entrevista clínica con un paciente en el que se sospecha un trastorno psicofisiológico, se ha de recabar la información clínica habitual (antecedentes, motivo de consulta, sintomatología actual, tratamientos anteriores), pero es especialmente importante la exploración de los antecedentes de enfermedad y de vida, la percepción que tiene el sujeto del problema y las expectativas de la intervención. Dado que en este tipo de problemáticas suelen existir, por un lado, extensos antecedentes de enfermedad, y, por otro, una serie de experiencias pasadas traumáticas tanto personales como familiares, es de especial interés dedicar tiempo a entender cómo ha sido la evolución de la sintomatología en el tiempo, además de realizar una psicobiografía de manera paralela a la historia de la enfermedad. Esto ayudará a entender cuál ha sido la evolución de la persona y la relación temporal entre los episodios estresantes y la sintomatología, y dará claves para orientar el cuadro hacia un trastorno psicofisiológico o hacia la necesidad de continuar con la búsqueda de una causa física de la sintomatología.

A su vez, la vivencia del sujeto sobre la causa de su sintomatología y las expectativas respecto al tratamiento suponen una información fundamental. En muchas ocasiones, los pacientes

Tabla 23.2-2. Resumen de los trastornos psicofisiológicos en el DSM-5-TR y la CIE-11

DSM-5-TR			CIE-11	
Diagnóstico	Criterios principales	Especificar si...	Diagnóstico	Criterios principales
Trastorno de síntomas somáticos 300.82 (F45.1)	A. Síntomas somáticos que causan malestar o dan lugar a problemas significativos en la vida diaria B. Pensamientos, sentimientos o comportamientos excesivos relacionados con los síntomas: 　1. Pensamientos desproporcionados y persistentes 　2. Grado persistentemente elevado de ansiedad 　3. Tiempo y energía excesivos sobre los síntomas o la preocupación por la salud C. Duración: más de 6 meses	• Con predominio de dolor: síntomas somáticos implican, sobre todo, dolor • Episodio agudo: menos de 6 meses • Persistente: 6 meses o más • Leve: solo se cumple 1 de los síntomas del criterio B • Moderado: se cumplen 2 o más de los síntomas del criterio B • Grave: se cumplen 2 o más de los síntomas del criterio B y además existen múltiples quejas somáticas	Trastorno de distrés corporal (6C20)	• Presencia de síntomas corporales que afectan al individuo por una atención excesiva dirigida a los síntomas, que puede manifestarse por el contacto repetido con prestadores de atención médica • La atención excesiva no se alivia con el examen clínico y los estudios apropiados • Los síntomas corporales son persistentes • Los síntomas, la angustia y la preocupación asociadas tienen al menos algún impacto en el funcionamiento del individuo
Trastorno de ansiedad por enfermedad 300.7 (F45.21)	A. Preocupación por padecer o contraer una enfermedad grave B. No existen síntomas somáticos o, si están presentes, son únicamente leves C. Grado elevado de ansiedad acerca de la salud D. El individuo tiene comportamientos excesivos relacionados con la salud o presenta evitación por mala adaptación E. Duración: 6 meses	• Tipo con solicitud de asistencia: utilización frecuente de la asistencia médica, que incluye visitas al clínico o pruebas y procedimientos • Tipo con evitación de asistencia: raramente se utiliza la asistencia médica	Hipocondría (6B23)	• Preocupación o miedo persistentes por la posibilidad de tener una o más enfermedades. Se acompaña de: 　– Conductas repetitivas y excesivas relacionadas con la salud 　– Comportamiento de evitación desadaptativo relacionado con la salud • Los síntomas resultan en una angustia o un deterioro significativos

(Continúa)

Tabla 23.2-2. Resumen de los trastornos psicofisiológicos en el DSM-5-TR y la CIE-11 *(cont.)*

DSM-5-TR			CIE-11	
Diagnóstico	**Criterios principales**	**Especificar si...**	**Diagnóstico**	**Criterios principales**
Trastorno de conversión 300.11 (F44)	A. Uno o más síntomas de alteración de la función motora o sensitiva voluntaria B. Los hallazgos clínicos son incompatibles con las afecciones neurológicas reconocidas C. No existe otra enfermedad que explique mejor los síntomas D. Los síntomas generan un malestar clínicamente significativo	• Tipo de síntoma: – Con debilidad o parálisis – Con movimiento anómalo – Con síntomas de la deglución – Con síntoma del habla – Con ataques o convulsiones – Con pérdida sensitiva – Con síntoma sensitivo especial – Con síntomas mixtos • Episodio agudo: menos de 6 meses • Persistente: 6 meses o más • Con factor de estrés psicológico • Sin factor de estrés psicológico	Trastorno disociativo con síntomas neurológicos (6B60)	• Presentación de síntomas motores, sensoriales o cognitivos que implican una discontinuidad involuntaria en la integración normal de las funciones motoras, sensoriales o cognitivas, y no son compatibles con una enfermedad reconocida del sistema nervioso, otro trastorno mental o de comportamiento u otro problema médico

Factores psicológicos que influyen en otras enfermedades 316 (F54)	A. Presencia de un síntoma o afección médica
	B. Factores psicológicos o conductuales que afectan negativamente a la afección médica de una de las maneras siguientes:
	  1. Estrecha asociación temporal
	  2. Interfieren en el tratamiento
	  3. Otros riesgos bien establecidos
	  4. Influencia en la fisiopatología subyacente
	C. Los factores psicológicos no se explican mejor por otro trastorno mental
		• Leve: aumenta el riesgo médico
		• Moderado: empeora la afección médica subyacente
		• Grave: da lugar a hospitalización o visita al servicio de urgencias
		• Extremo: produce un riesgo importante, con amenaza a la vida
			Factores psicológicos o del comportamiento que afectan a enfermedades clasificadas en otra parte (6E40)	• Son aquellos que pueden afectar negativamente la manifestación, el tratamiento o la evolución de una enfermedad clasificada en otro capítulo
				• Pueden afectar de forma adversa la manifestación, el tratamiento o la evolución de una enfermedad al interferir con el tratamiento, por la falta de adhesión o de búsqueda de atención, al representar un riesgo de salud adicional o al influir en la fisiopatología subyacente, lo que puede precipitar o exacerbar los síntomas o requerir atención médica

Trastorno facticio 300.19 (F68.10)	A. Falsificación de signos o síntomas físicos o psicológicos, asociada a un engaño identificado B. El individuo se presenta frente a los demás como enfermo C. El comportamiento engañoso es evidente, incluso en ausencia de una recompensa externa obvia D. El comportamiento no se explica mejor por otro trastorno mental	• Episodio único • Episodios recurrentes	Trastorno facticio impuesto a uno mismo (6D50)	• Se caracteriza por fingir, falsificar o inducir signos y síntomas médicos, psicológicos o del comportamiento asociados con un engaño descubierto • El individuo busca tratamiento o se presenta como enfermo • El comportamiento engañoso no está motivado únicamente por recompensa o incentivos externos obvios • Esto contrasta con la simulación, en la que los incentivos externos obvios motivan el comportamiento
Trastorno facticio aplicado a otro 300.19 (F68.10)	A. Falsificación de signos o síntomas físicos o psicológicos, o inducción de lesión en otro, asociada a un engaño identificado B. El individuo presenta a otro individuo (víctima) frente a los demás como enfermo C. El comportamiento engañoso es evidente incluso en ausencia de recompensa externa obvia D. El comportamiento no se explica mejor por otro trastorno mental	• Episodio único • Episodios recurrentes	Trastorno facticio impuesto a otro (6D51)	• Se caracteriza por fingir, falsificar o inducir signos y síntomas médicos, psicológicos o del comportamiento, o lesiones en otra persona, más comúnmente un niño dependiente, asociado con un engaño descubierto • La persona busca tratamiento para la otra persona o, de lo contrario, se presenta como enferma • El comportamiento engañoso no está motivado únicamente por recompensas o incentivos externos obvios

(Continúa)

Tabla 23.2-2. Resumen de los trastornos psicofisiológicos en el DSM-5-TR y la CIE-11 *(cont.)*

DSM-5-TR			CIE-11	
Diagnóstico	**Criterios principales**	**Especificar si...**	**Diagnóstico**	**Criterios principales**
Otros trastornos somáticos 300.89 (F45.8)	1. Trastorno de síntomas somáticos breve: la duración de los síntomas es inferior a 6 meses 2. Trastorno de ansiedad por enfermedad breve: la duración de los síntomas es inferior a 6 meses 3. Trastorno de ansiedad por enfermedad sin comportamientos excesivos relacionados con la salud: no se cumple el Criterio D para el trastorno de ansiedad por enfermedad 4. Seudociesis: creencia falsa de estar embarazada que se asocia a signos y síntomas de embarazo		Otros trastornos de distrés corporal especificados (6C2Y)	
Trastorno de síntomas somáticos no especificados 300.82 (F45.9)	• Esta categoría se aplica a presentaciones en las que predominan los síntomas característicos de un trastorno de síntomas somáticos y trastornos relacionados que causan malestar clínicamente significativo, pero que no cumplen todos los criterios de ninguno de los trastornos		Trastornos de distrés corporal sin especificación (6C2Z)	

son capaces de dar explicaciones historiográficas o culturales sobre su malestar más allá de una causa médica, aunque en otras ocasiones no sea así. En ambos casos, para entender su vivencia y poder comunicarse con el paciente de una manera beneficiosa para la relación terapéutica, hay que entender cómo interpreta su sintomatología y su enfermedad. Por último, conocer la expectativa del paciente y poder trabajar con esta puede hacer el proceso terapéutico mucho más eficiente y colaborativo. Dada la frustración que puede suponer en muchas ocasiones la filiación de los síntomas somáticos como tal, es necesario saber desde el comienzo qué espera el paciente de la intervención diagnóstico-terapéutica y ajustar sus expectativas de manera que no supongan una barrera para el comienzo del proceso de tratamiento.

Para todo lo anterior, es posible valerse de distintas técnicas narrativas a la hora de realizar la entrevista clínica. Entre estas, resaltan el reflejo empático (devolver al paciente con sus palabras, si es posible, cómo se está sintiendo en la entrevista), la clarificación (pedir especificaciones sobre detalles de su explicación), el resumen (realizar cada cierto tiempo recapitulaciones de lo que ha contado el sujeto), la pregunta abierta (comenzar de manera general para que el paciente pueda contar su experiencia con sus propias palabras), la pregunta cerrada (al final de la entrevista, para concretar detalles y que la persona sienta que se evalúa con profundidad su problemática), etc. Todo ello ha de ir acompañado de una comunicación no verbal cercana y sincera: mirar a los ojos, utilizar un tono de voz cálido y acorde a la situación y mantenerse cerca del paciente, pero sin llegar a invadir su espacio personal.

Pruebas complementarias

Dada la naturaleza de los síntomas somáticos, es preciso realizar una valoración física completa para descartar posibles causas orgánicas. Esto es fundamental, ya que es muy grave atribuir un síntoma físico a algo somático teniendo una causa tratable.

Dado que la sintomatología somática además es muy variada y puede tener causas físicas múltiples, se han de prac-

ticar distintos tipos de pruebas para asegurarse de que no existen causas orgánicas tratables:

- Examen físico: constantes vitales, exploraciones neurológicas y abdominales, auscultación pulmonar y cardíaca, etcétera.
- Pruebas de imagen: radiografía, tomografía axial computarizada, resonancia magnética nuclear, ecografía, etcétera.
- Pruebas de laboratorio: bioquímica, hemograma, coagulación, etcétera.
- Pruebas fisiológicas: electrocardiograma, electroencefalograma, etcétera.
- Otras pruebas: anatomía patológica, microbiología, etcétera.

La secuencia de pruebas y exámenes dependerá de la sintomatología concreta, de si esta es aguda o recurrente, de la existencia de pruebas previas, de la gravedad de la sintomatología, etc. Una vez que se hayan realizado todas las pruebas pertinentes, se puede profundizar en la entrevista clínica para filiar de manera más certera la sintomatología somática y la posible comorbilidad psiquiátrica, y así realizar el diagnóstico del cuadro somático; este es un diagnóstico de exclusión.

Pruebas diagnósticas

Existen distintas herramientas diagnósticas estandarizadas que pueden ser de ayuda para la evaluación de pacientes con sospecha de sintomatología somática; además, es posible emplearlas para el ámbito de la investigación o la gestión.

En la literatura médica existen más de 40 instrumentos para este fin. A continuación se destacan los más relevantes y utilizados, y también los más recientes, y los que tienen relación con los criterios diagnósticos del síndrome de síntomas somáticos.

Patient Health Questionnaire (PHQ-15). Es una versión autoadministrada del instrumento de diagnóstico Primary Care Evaluation of Mental Disorders para trastornos mentales comunes. Comprende 15 síntomas somáticos del

Patient Health Questionnaire, cada síntoma puntuado 0 («No molesta en absoluto»), 1 («Me molesta un poco») o 2 («Molesta mucho»). Estos 15 síntomas somáticos representan más del 90 % de las molestias físicas notificadas en el ámbito ambulatorio. La puntuación total oscila entre 0 y 30. Pretende funcionar como una medida continua de la gravedad de los síntomas somáticos. Las categorías de gravedad son *mínima* (0-4), *baja* (5-9), *media* (10-14) y *alta* (15-30).

Symptom Checklist 90 (SCL-90 SOM). Versión de 90 ítems del Symptom Checklist. Cuestionario internacional, ampliamente utilizado, de autoinforme de quejas multidimensionales con datos normativos para sujetos de control sanos y pacientes psiquiátricos.

Escala de Síntomas Somáticos de 8 ítems (Somatic Symptom Scale-8). Derivada del PHQ-15, fue desarrollada recientemente como una prueba de la carga de síntomas somáticos autoadministrada por el paciente. Se ha utilizado como medida de referencia en los ensayos de campo del DSM-5-TR como instrumento para facilitar el diagnóstico del trastorno por síntomas somáticos. Véanse las preguntas utilizadas (**Tabla 23.2-3**).

Escala de Síntomas Somáticos – Criterios B (Somatic Symptom Scale-12 [SSD-12]). Se desarrolló como una medida directa de los nuevos criterios B del síndrome de síntomas somáticos. Está específicamente diseñada para evaluar los aspectos cognitivos, afectivos y conductuales. Cada uno de los 12 ítems se valora desde *nunca* a *muy frecuentemente* (**Tabla 23.2-4**).

 El diagnóstico de los trastornos somáticos precisa de un proceso de estudio completo con el que descartar posibles causas físicas desencadenantes y una entrevista clínica detallada e historiográfica que permita entender el desarrollo y los posibles desencadenantes de la sintomatología. Como apoyo y para el ámbito investigador, existen distintas pruebas diagnósticas estandarizadas de gran utilidad.

Tabla 23.2-3. Preguntas realizadas en la Escala de Síntomas Somáticos de 8 ítems (Somatic Symptom Scale-8)

Durante los últimos 7 días, ¿cuánto se ha preocupado por alguno de los siguientes problemas?	Nunca	Casi nunca	A veces	A menudo	Mucho
1. Problemas estomacales o intestinales	☐0	☐1	☐2	☐3	☐4
2. Dolor de espalda	☐0	☐1	☐2	☐3	☐4
3. Dolor en brazos, piernas o articulaciones	☐0	☐1	☐2	☐3	☐4
4. Dolores de cabeza	☐0	☐1	☐2	☐3	☐4
5. Dolor en el pecho o dificultad para respirar	☐0	☐1	☐2	☐3	☐4
6. Mareo	☐0	☐1	☐2	☐3	☐4
7. Sentirse cansado o tener poca energía	☐0	☐1	☐2	☐3	☐4
8. Problemas para dormir	☐0	☐1	☐2	☐3	☐4

Tabla 23.2-4. Preguntas realizadas en la Escala de Síntomas Somáticos – Criterios B (Somatic Symptom Scale-12)

	Nunca	Raramente	Algunas veces	Con frecuencia	Con mucha frecuencia
1. Creo que mis síntomas físicos son signos de una enfermedad grave (I)	☐	☐	☐	☐	☐
2. Estoy muy preocupado por mi salud (II)	☐	☐	☐	☐	☐
3. Mis problemas de salud me obstaculizan en la vida diaria (III)	☐	☐	☐	☐	☐
4. Estoy convencido de que mis síntomas son graves (I)	☐	☐	☐	☐	☐
5. Mis síntomas me asustan (II)	☐	☐	☐	☐	☐
6. Mis dolencias físicas me ocupan la mayor parte del día (III)	☐	☐	☐	☐	☐
7. Otros me dicen que mis problemas físicos no son graves (I)	☐	☐	☐	☐	☐
8. Estoy preocupado por mi salud, me falta la energía (III)	☐	☐	☐	☐	☐
9. Creo que los médicos no toman en serio mis dolencias físicas (I)	☐	☐	☐	☐	☐
10. Me preocupa que mis síntomas físicos continúen en el futuro (II)	☐	☐	☐	☐	☐
11. Debido a mis dolencias físicas, tengo poca concentración en otras cosas (III)	☐	☐	☐	☐	☐

Adaptada de: Toussaint A, Murray AM, Voigt K, Herzog A, Gierk B, Kroenke K *et al.* Development and Validation of the Somatic Symptom Disorder-B Criteria Scale (SSD-12). Psychosom Med. 2016;78(1):5-12.

(I): subcriterio I (aspectos cognitivos); (II): subcriterio II (aspectos afectivos); (III): subcriterio III (aspectos conductuales).

TRATAMIENTO Y MANEJO

En los últimos años, se han realizado esfuerzos considerables para establecer recomendaciones basadas en la evidencia para el tratamiento de pacientes con síntomas somáticos. Sin embargo, el abordaje de los trastornos somáticos plantea numerosos retos. Por un lado, la gran variabilidad histórica en la descripción diagnóstica de este tipo de síntomas ha generado una gran heterogeneidad entre los distintos estudios, la mayoría de ellos enfocados a cuadros sintomáticos concretos (dolor crónico, síntomas digestivos, etc.). En aquellos estudios que abordan de manera más general cuadros diagnósticos, como el síndrome de síntomas somáticos o sus predecesores, los criterios de valoración primarios suelen referirse al funcionamiento, por ejemplo, de medidas de calidad de vida relacionada con la salud, y pocos se fijan en la intensidad de los síntomas. A pesar de lo anterior, existen varias revisiones de gran calidad, algunas de ellas realizadas desde la plataforma Cochrane, que ayudan a vislumbrar la evidencia existente, su calidad y las implicaciones prácticas para el tratamiento de los trastornos somáticos.

Antes de describir dicha evidencia, es de suma importancia remarcar que el proceso diagnóstico de este tipo de trastornos en sí mismo, si se hace bien, tiene potencial terapéutico. Una buena comunicación con el paciente es esencial en todos los estadios de la enfermedad y niveles de atención, incluida la tranquilización, la anticipación de los resultados probables de las pruebas diagnósticas, las explicaciones positivas del carácter funcional del trastorno y la motivación del paciente para que participe activamente en el afrontamiento del malestar corporal. Resulta útil fomentar un estilo de vida saludable y actividades físicas, sociales y de otro tipo, como la higiene del sueño, el ejercicio regular y las aficiones satisfactorias. En los casos leves, estos principios de atención básica inicial pueden ser suficientes, combinados con una actitud de espera vigilante y contactos de seguimiento.

Si estos principios no resultan suficientes, Henningsen realiza una interesante proposición de focos terapéuticos para realizar desde una consulta de atención primaria o una primera valoración en salud mental:

- Introducir factores contextuales como amplificadores y no como causas de los síntomas del paciente. Construir una narrativa eficaz y libre de culpas que esté vinculada a mecanismos tanto físicos como psicosociales y que tenga sentido para el sujeto.
- Fomentar (y supervisar) actitudes y comportamientos más funcionales, como el pensamiento positivo, las técnicas de relajación, el ejercicio graduado, las guías de autoayuda y los grupos. Establecer con el paciente objetivos realistas.
- Proporcionar medidas sintomáticas, como analgésicos o digestivos; permitir medidas de medicina complementaria según los deseos del paciente; explicar que estas medidas son temporalmente útiles, pero menos eficaces que la autogestión.
- En caso de persistir o agravarse la sintomatología, indicar un tratamiento psicológico o farmacológico adecuado para las características personales, culturales y económicas del sujeto.

Tratamientos farmacológicos

Una vez realizado este proceso y haberse establecido un diagnóstico claro, si persiste la sintomatología, existen distintas intervenciones posibles con las que abordar los trastornos somáticos. En cuanto a los tratamientos farmacológicos, a continuación se desarrollan los grupos que se han utilizado en la práctica clínica.

Antidepresivos. Son la clase de fármacos más utilizada y con mayor evidencia para el trastorno de síntomas somáticos. Se dividen clásicamente en tres grupos: los inhibidores de la monoaminoxidasa, los tricíclicos y los de segunda generación, muy utilizados actualmente por la menor cantidad y probabilidad de sufrir efectos secundarios. Estos actúan sobre la recaptación de serotonina, noradrenalina y dopamina, o de dos de ellas. No existen pruebas suficientes para concluir cuál de ellos tiene una mayor evidencia sobre los síntomas somáticos. Sin embargo, dada su menor tasa de efectos secundarios, en la práctica clínica los más utilizados son los de segunda generación, especialmente los inhibidores selectivos de la recaptación de serotonina y los inhibidores selectivos de la recaptación de serotonina y noradrenalina. Existen diversas razones por las cuales los antidepresivos son eficaces en el tratamiento de los síntomas somáticos. En dichos cuadros, se ha observado una actividad anormal en las áreas cerebrales relacionadas con la serotonina y la noradrenalina. Además, la serotonina y la noradrenalina producen efectos analgésicos a través de vías descendentes inhibitorias del dolor. A su vez, los antidepresivos pueden alterar los mecanismos fisiopatológicos implicados en los síntomas somatomorfos, y podrían tener efectos directos sobre diferentes sistemas orgánicos. Por ejemplo, los antidepresivos tricíclicos pueden ralentizar el tránsito gastrointestinal debido a sus efectos anticolinérgicos. Por último, un mecanismo de acción podría ser que los antidepresivos reducen las afecciones psiquiátricas comórbidas, como los trastornos depresivos, los trastornos de ansiedad y el estrés postraumático.

Antipsicóticos. También son llamados *neurolépticos*. Inicialmente se utilizaron solo para la psicosis y la esquizofrenia. Son un grupo de fármacos cuyo mecanismo de acción consiste en el bloqueo de los receptores dopaminérgicos (antipsicóticos de primera generación) y dopaminérgicos y serotoninérgicos $5HT_{2A}$ en la corteza frontal (de segunda generación). Actualmente, existen agonistas parciales de los receptores dopaminérgicos, considerados de tercera generación. El uso de los antipsicóticos en los trastornos somatomorfos se basa en sus efectos analgésicos; estos efectos podrían estar mediados por mecanismos opioides, antagonismo de la serotonina o actividad en los adrenorreceptores α_2.

Antiepilépticos. En el dolor neuropático, hay pruebas de que dos fármacos antiepilépticos, la gabapentina y la pregabalina, se unen a los canales de calcio y modulan su afluencia. Además, influyen en la neurotransmisión gabaérgica. Aparte de los efectos antiepilépticos, este modo de acción también puede producir efectos analgésicos, ansiolíticos y sedantes.

Sin embargo, estos tratamientos han de utilizarse con suma precaución. La última revisión de Cochrane concluye que las pruebas de la eficacia de los antidepresivos en los trastornos somáticos en comparación con el placebo son de baja calidad, y destaca graves deficiencias en los estudios, como el alto riesgo de sesgo, la fuerte heterogeneidad de los datos y el pequeño tamaño de las muestras. Sumado a esto, los efectos significativos del tratamiento antidepresivo deben equilibrarse con las tasas relativamente altas de efectos adversos. Además, se establece la ausencia de evidencia suficiente en la utilización de otro tipo de fármacos, como los antipsicóticos o los anticonvulsivantes en monoterapia.

Tratamientos biológicos

Existen novedosos estudios sobre terapias biológicas en el abordaje de los trastornos somáticos; aunque prometedores, también presentan las limitaciones descritas anteriormente para los tratamientos farmacológicos. A pesar de esto, son de especial interés en trastornos somáticos resistentes a tratamiento, o en aquellos en los que el tratamiento psicoterapéutico o farmacológico no es aceptable.

A continuación, se desarrollan la terapia electroconvulsiva y la estimulación magnética transcraneal.

Terapia electroconvulsiva. Utiliza una corriente eléctrica para tratar la depresión y otras enfermedades mentales. Provoca una actividad convulsiva en el cerebro. El solapamiento en la etiopatogenia, combinado con las pruebas epidemiológicas que demuestran un alto grado de comorbilidad entre los trastornos somáticos y los depresivos, ha llevado a los clínicos a considerar el uso de la terapia electroconvulsiva en la patología somática y, particularmente, en sus presentaciones más graves y refractarias. De hecho, hay informes de casos sobre el uso de esta terapia con buenos resultados en el trastorno de conversión, en el de somatización y en otros trastornos somáticos relacionados. Aunque estos informes de casos sugieren resultados positivos gracias a la terapia electroconvulsiva, es importante destacar varias limitaciones, incluidas el bajo número de casos y la heterogeneidad de los pacientes.

Estimulación magnética transcraneal. Es un procedimiento no invasivo que utiliza campos magnéticos para estimular las células nerviosas en el cerebro con el fin de mejorar distintos síntomas psiquiátricos. Se trata de una estrategia terapéutica novedosa, capaz de modular redes cerebrales relevantes: por eso, este procedimiento es un candidato potencial prometedor para el tratamiento de los síntomas somáticos. En los casos descritos, los resultados han sido especialmente positivos para los síntomas motores; destacan las mismas limitaciones en cuanto a la calidad de los estudios realizados hasta el momento.

Tratamientos psicológicos

La psicoterapia es una modalidad de tratamiento establecida en pacientes con trastornos somáticos, pero se enfrenta a retos específicos en las fases iniciales, cuando a los pacientes a menudo les resulta difícil aceptar que una «cura hablada» podría ayudarlos con sus síntomas y preocupaciones, principalmente corporales. La dificultad para entender los síntomas somáticos, la dualidad cuerpo-mente y los largos procesos diagnósticos son barreras especialmente importantes al iniciar un proceso psicoterapéutico en los trastornos psicosomáticos.

En cuanto a las distintas escuelas psicoterapéuticas, la que más evidencia presenta es la terapia cognitivo-conductual, con un tamaño del efecto entre pequeño e intermedio en el tratamiento de los trastornos somáticos. Además de esta, las terapias de tercera generación (*mindfulness*), las conductuales, las psicodinámicas breves y las integradoras también han demostrado una eficacia similar contra el placebo, aunque existen menos estudios que en la terapia cognitivo-conductual. Véanse las diferencias entre las distintas escuelas psicoterapéuticas (Tabla 23.2-5).

En el tratamiento de los trastornos psicosomáticos, no existe una escuela claramente superior a las demás. Los efectos de las distintas terapias se han visto como duraderos dentro y después de 1 año de seguimiento. Sin embargo, en comparación con la atención mejorada o estructurada (esta se refiere a la atención ofrecida en su mayoría por sus médicos

Tabla 23.2-5. Resumen de las principales escuelas psicoterapéuticas con evidencia para el tratamiento de los trastornos somáticos	
Escuela	**Definición**
Cognitivo-conductual	• Propone que los síntomas somáticos están causados por un ciclo multifactorial que se autoperpetúa, basado en la interacción de diferentes dominios, incluidos los somáticos (físicos), las cogniciones (pensamientos), el comportamiento, las emociones y el entorno • Proporciona un marco para incorporar los factores personales predisponentes, precipitantes y perpetuantes en función de sus síntomas
Conductual	• Pretende cambiar de forma constructiva el comportamiento de una persona frente a sus síntomas utilizando el condicionamiento operante, también conocido como *condicionamiento instrumental* • En el condicionamiento operante, una respuesta en un contexto determinado va seguida de un estímulo o consecuencia reforzante, lo que aumenta la probabilidad de que se produzca la misma respuesta en el futuro
Tercera generación	• Añade ciertos aspectos a los postulados de la terapia cognitivo-conductual, como el desarrollo de una nueva actitud ante los síntomas basada en la autorregulación de la atención y la aceptación
Psicodinámica breve	• Se describe como una forma de psicología profunda que se centra en revelar el contenido inconsciente de la psique de una persona para aliviar la tensión psicológica o física • El objetivo de la terapia es estimular una búsqueda activa de las causas y los factores que perpetúan los síntomas, y tratarlos mediante una educación correctiva orientada al *insight*
Integradora	• Integra componentes de varias escuelas teóricas, como la terapia cognitivo-analítica (cuyo objetivo es trabajar con la persona para identificar secuencias procedimentales, cadenas de acontecimientos, pensamientos y emociones, que explican cómo se establece y mantiene un problema objetivo [por ejemplo, un síntoma físico]) y otras terapias psicodinámicas

de cabecera, reforzada, con educación de los participantes, momentos de asesoramiento estructurado, una entrevista psiquiátrica o una formación de reatribución del médico), las terapias psicológicas no fueron en general más eficaces para la mayoría de los resultados, y la calidad general de los estudios se calificó de baja a moderada.

Por último, en la revisión de Cochrane se vuelve también a destacar la dificultad que tiene este tipo de pacientes para aceptar tratamientos psicológicos como un sesgo de selección en los distintos estudios publicados y como barrera general en el mundo clínico para abordar este tipo de patologías.

Para reducir esta barrera, Henningsen y Martin proponen las siguientes actuaciones:

- Aclarar la motivación del paciente para la consulta psicoterapéutica. Si procede, confirmar al sujeto que reconoce su opinión inicial de que los síntomas tienen una base orgánica aún no detectada y que «solo» puede aceptar la consulta para complacer a los demás.
- Escuchar atentamente las quejas corporales y las experiencias de relación vinculadas con ellas (con médicos y otros profesionales de la salud, con familiares, colegas, etc.). Informar sobre los aspectos emocionales de estas experiencias (enfado, decepción, miedo, etcétera).
- En los pacientes más crónicos, ayudar a organizar la historia de sus quejas (y experiencias) en una narración coherente.
- Animar a los pacientes a ampliar su visión de la posible influencia de los factores psicosociales, así como del contexto biológico, por ejemplo, mediante el uso limitado en el tiempo de un diario síntoma-contexto (no recomendado para pacientes con ansiedad sanitaria muy elevada). No intentar reatribuir los síntomas a una causa predominantemente psicosocial.
- Negociar objetivos de tratamiento realistas (es decir, modestos). Abogar por una *mejor adaptación* y un *afrontamiento*; evitar la *curación* como objetivo del tratamiento.
- Resistir la tentación de concentrarse en las cuestiones psicosociales demasiado pronto y con demasiada independencia de las dolencias principales. Si es necesario, *somatizar*, es decir, preguntar sobre los síntomas corporales actuales.
- Colaborar con otras personas implicadas en el cuidado del paciente no solo para obtener información relevante, especialmente sobre la necesidad de otras intervenciones somáticas diagnósticas y terapéuticas, sino también para transmitir al paciente el mensaje de que es posible una cooperación constructiva en su cuidado.

Como se ha descrito en este apartado, el abordaje de los trastornos somáticos supone un reto con múltiples dificultades. A pesar de que existen distintos tratamientos (tanto farmacológicos como psicológicos) con cierta evidencia, esta es de baja calidad en general, muestra tamaños del efecto de pequeños a intermedios y, en el caso de las terapias biológicas, hay efectos secundarios que se han de considerar a la hora de indicarlas. Sumado a lo anterior, manejar la dicotomía cuerpo-mente con la que se estructura tanto el conocimiento como la práctica asistencial es un proceso de gran complejidad para el paciente y para el profesional; supone una dificultad añadida al paciente al reatribuir su sintomatología a cuestiones más allá de lo físico o lo médico.

Para superar estas barreras y dificultades, es necesario que los pacientes y los profesionales médicos cambien el marco epistemológico de las explicaciones biomédicas clásicas a una visión más amplia de los factores biológicos y psicosociales agravantes y atenuantes. Es importante destacar que este replanteamiento de la curación a la atención y el afrontamiento también es necesario para los especialistas en salud mental y los psicoterapeutas, al igual que el cambio de las explicaciones psicológicas clásicas a una visión más amplia de los moduladores biopsicosociales. Y lo que es más importante, saber cómo tratar a estos pacientes aparentemente difíciles aumentará no solo la probabilidad de obtener buenos resultados terapéuticos para los sujetos, sino también la satisfacción de todos los profesionales sanitarios que trabajan con ellos, ya sea en atención primaria, en atención somática especializada o en salud mental.

Existen tratamientos farmacológicos y psicológicos para los trastornos psicofisiológicos. Los antidepresivos son los fármacos con mayor evidencia. Están especialmente indicados en aquellos casos en los que exista comorbilidad psiquiátrica y síntomas de elevada gravedad o persistencia. Entre las distintas psicoterapias, la escuela cognitivo-conductual es la que presenta mayor número de evidencias sobre su utilidad, aunque otras escuelas están demostrando su eficacia en los últimos años.

FACTORES PSICOLÓGICOS QUE INFLUYEN EN ENFERMEDADES MÉDICAS

Dentro de los trastornos psicofisiológicos, también se incluyen las situaciones en las que factores psicológicos influyen en la generación y el desarrollo de enfermedades médicas con causa física demostrable.

Sistema cardiovascular y respiratorio

Los trastornos psíquicos están ligados a disfunciones cardíacas. Estas se presentan habitualmente con un cortejo de manifestaciones psiquiátricas. Determinados patrones de conducta, como el tabaquismo, el abuso de alcohol o la sobrealimentación, tienen también un efecto directo sobre la fisiopatología de la enfermedad cardiovascular. Las respuestas emocionales están mediadas por los sistemas simpático, medulosuprarrenal y neuroendocrino; su disfunción es lo que puede explicar la influencia de los factores psicológicos en la patología cardiovascular. Por todo ello, patologías como el infarto de miocardio y las lesiones coronarias, la hipertensión arterial, el fenómeno de Raynaud y las arritmias, entre otros, se ven influidos en su génesis y en la aparición de crisis por el estrés psicológico.

Existe una estrecha y relevante vinculación entre el sistema respiratorio y los factores psicosociales; esta es una rica parcela clínica. La función respiratoria está regulada por mecanismos neurovegetativos y voluntarios. Así, el volumen minuto aumenta en estado de excitación, cólera y angustia, aunque no se acompañe de ejercicio físico, generalmente por aumento de la frecuencia respiratoria. Los estados de relajación se acompañan de una ligera disminución del volumen minuto, con un descenso de la frecuencia respiratoria y aumento de la amplitud. En este sentido, es especialmente destacable el papel del estrés en el desencadenamiento de las crisis de asma, la reagudización de la enfermedad pulmonar obstructiva crónica y el síndrome de hiperventilación.

Sistema endocrino y neurológico

El sistema endocrino y el sistema nervioso forman un complejo funcional integrado de cuyo funcionamiento dependerá el óptimo rendimiento físico, psíquico y comportamental del individuo. Los factores psicológicos inciden a través de vías corticales en el eje hipotálamo-hipófisis-suprarrenal, con la consiguiente respuesta endocrino-metabólica que modifica la conducta, el estado cognitivo, el ánimo y, en general, la adaptación a los estímulos. Ante una patología endocrina conocida, los factores psicológicos van a tener una repercusión en su curso, exacerbación, cuadro clínico e incluso en la respuesta al tratamiento. Así pues, existe evidencia del papel del estrés en enfermedades como la diabetes *mellitus*, el hipertiroidismo, el hipotiroidismo, la enfermedad de Addison, el síndrome de Cushing, el feocromocitoma y las alteraciones del calcio.

A su vez, el estrés, los estilos de afrontamiento y los factores psicológicos desempeñan un papel como factores de riesgo en la enfermedad neurológica. El estrés puede generar cambios en la excitabilidad neuronal, en la anatomía cerebral y en los sistemas endocrinos que interactúan con el sistema nervioso. A causa de esto, algunas enfermedades (como los accidentes cerebrovasculares, la epilepsia, la enfermedad de Alzheimer y la enfermedad de Parkinson) se ven mediadas por factores psicológicos. Cabe mencionar especialmente el caso de las cefaleas, ya que es uno de los síntomas más frecuentes entre los cuadros somáticos, y también en la presentación de ciertos cuadros psiquiátricos, como la ansiedad o la depresión.

Sistema gastrointestinal

La conexión del sistema nervioso y todo el aparato gastrointestinal es extraordinaria, y se distribuye a lo largo de toda su extensión. El sistema nervioso autónomo, simpático y parasimpático, regula su funcionamiento y es la base de la respuesta digestiva del estrés. Las emociones tienen así un correlato digestivo con síntomas claramente psicógenos, como anorexia, vómitos, disfagia, dispepsias, diarreas o estreñimiento. En la dirección opuesta, el aparato digestivo envía sus aferencias al sistema nervioso, concretamente a través del *locus coeruleus*, con la consiguiente respuesta noradrenérgica. La úlcera gástrica y las enfermedades inflamatorias intestinales son ejemplos de enfermedades en las que el estrés, por el correlato fisiopatológico que las genera, supone un factor de riesgo de marcada importancia.

Sin embargo, donde más se observa el papel de los factores psicológicos es en el síndrome del intestino irritable. Se trata de un trastorno intestinal que se caracteriza por dolor o molestias abdominales, irregularidades en las deposiciones y distensión abdominal. A pesar de la clásica consideración de enfermedad funcional, las hipótesis sobre su etiología son variadas: alergia alimentaria, desajuste hormonal, trastorno del sistema nervioso parasimpático. Independientemente de su etiología, la implicación de los factores psicológicos en este trastorno ha sido ampliamente documentada; con frecuencia, se encuentran trastornos de ansiedad y afectivos en su base.

Enfermedades de la piel

Múltiples trabajos científicos han abordado la relación entre el estrés psicosocial y las enfermedades cutáneas. El tema central de estos campos de investigación es el análisis científico interdisciplinario de las enfermedades de la piel en el contexto del concepto biopsicosocial y los conocimientos psiconeuroinmunológicos. En este sentido, se ha estudiado la relación estrés → piel: trastornos cutáneos causados por enfermedades mentales; piel → estrés: el estrés/trastorno psicosocial (como la depresión reactiva, el trastorno de adaptación, el trastorno de ansiedad) es el resultado de una enfermedad cutánea; y estrés ↔ piel: auténtica interrelación entre el estrés psicosocial y los aspectos somáticos al inicio y/o a lo largo de las enfermedades crónicas de la piel (como la dermatitis atópica, la psoriasis, la urticaria, el acné o los efluvios). Comprender esta interrelación es de vital importancia no solo para garantizar una buena calidad de vida de los pacientes afectados, sino también para lograr un éxito terapéutico consistente.

Otras patologías

En la patología renal también se encuentran influencias de factores psicológicos. Su papel puede ser la simple participación renal en la respuesta fisiológica al estrés (vasoconstricción y disminución del flujo sanguíneo renal), las alteraciones de la micción (tanto retención como polaquiuria), los síntomas psiquiátricos en enfermedades renales (encefalopatía urémica) o las manifestaciones renales y urinarias en enfermos psiquiátricos bajo tratamientos farmacológicos.

Las evidencias que sugieren que las experiencias estresantes o el estrés psicológico pueden alterar varios parámetros inmunitarios se han acumulado en las últimas décadas. En líneas generales, el estrés origina una supresión del sistema inmunitario innato y adaptativo. Sin embargo, decir que el estrés reduce la respuesta inmunitaria es una declaración demasiado simplificada porque las interacciones entre el sistema nervioso central y el sistema inmunitario son indudablemente complejas. En cualquier caso, existe evidencia de la predisposición al estrés tanto en diversos cuadros de inmunodeficiencia como en un gran número de enfermedades infecciosas.

 El estrés y los factores psicológicos influyen de manera significativa en un gran número de cuadros médicos tanto favoreciendo su génesis e interviniendo en su etiopatogenia como ensombreciendo su desarrollo y su pronóstico.

POBLACIÓN INFANTOJUVENIL

La marcada prevalencia del cuadro clínico somático en centros de salud, hospitales y en la población general está igualmente presente en la población infantojuvenil. Existen menos estudios que en la población adulta sobre la prevalencia e incidencia de estos trastornos. Y, aunque los datos parecen no ser tan altos como en la población anciana, los niños y adolescentes presentan ciertas características que los hacen más vulnerables a presentar sintomatología somática. Destacan, por un lado, la menor capacidad de comunicación verbal, lo que dificulta la interacción con padres y profesionales a la hora de expresar su malestar; por otro, la menor capacidad de mentalización y reconocimiento de sus estados físicos, mentales y emocionales.

Por estas razones, en la población infantojuvenil, es de especial interés la comorbilidad entre la patología psiquiátrica y los síntomas somáticos. Así, los estudios de niños con síntomas físicos no médicos (por ejemplo, dolor abdominal) indican que la mayoría cumple los criterios para un diagnóstico psiquiátrico, sobre todo ansiedad o depresión. En un estudio comparativo, el 96 % de los niños con ansiedad declararon tener al menos un síntoma somático, con una media de seis por niño; los síntomas somáticos se asociaron a una mayor gravedad y deterioro de la ansiedad. Por último, grandes investigaciones epidemiológicas, como el proyecto Great Smoky Mountains, realizado en menores únicamente de sexo femenino, demostraron que el 60 % de las niñas con trastornos de ansiedad informaron tener una o más quejas somáticas, en comparación con el 12 % de las niñas sin trastorno de ansiedad, y aquellas con trastornos de ansiedad tenían una prevalencia casi 100 veces mayor de dolores de estómago y de cabeza.

En la etiopatogenia de los síntomas somáticos en la población infantojuvenil, cabe mencionar ciertos factores que tienen mayor importancia que en la población adulta por la proximidad temporal a estos elementos, aunque son a su vez predictivos de que se pueda generar también dicha sintomatología en la edad adulta.

Se desarrollan estos factores a continuación.

Estilo de apego. Existe evidencia de que los niños y adolescentes con sintomatología somática tienen un mayor porcentaje de apego inseguro que la población general. Dicha diferencia parece lógica, ya que los niños con apego inseguro presentan mayores tasas de sintomatología ansiosa. Aunque no existen estudios al respecto, se podría hipotetizar que también presentan mayor dificultad en la capacidad interoceptiva que los niños con apego seguro.

Experiencias traumáticas y de abuso. Cada vez existe más bibliografía que asocia haber sufrido experiencias de abuso físico, sexual y otro tipo de experiencias traumáticas de gran intensidad con desarrollar psicopatología tanto en la edad infantil como en la adulta. En torno a los síntomas somáticos, se hipotetiza que dichas experiencias traumáticas, a la vez que generan sintomatología afectiva y ansiosa (la cual se relaciona y se puede expresar con síntomas somáticos), dificultan una relación sana con el cuerpo y un correcto desarrollo de la capacidad de regulación emocional y de interocepción física, lo que aumenta la probabilidad de sufrir un trastorno de síntomas somáticos.

Factores familiares. Además del estilo de apego, otros factores familiares aumentan la probabilidad de presentar sintomatología somática. Entre ellos, la acomodación parental (factor que describe las formas en que los padres adaptan su comportamiento para ayudar al niño a evitar o aliviar los estados de angustia y afecto negativo), los esquemas cognitivos y de identificación con la enfermedad y la capacidad de evaluación de las sensaciones físicas tanto del padre hacia sí mismo como hacia su hijo se han demostrado como asociados con la presentación de cuadro clínico somático.

En relación con el tratamiento, existen significativamente menos estudios sobre la efectividad de las distintas opciones terapéuticas en la población infantojuvenil. No se han encontrado estudios clínicos aleatorizados con tratamientos farmacológicos. Sí que existen otro tipo de estudios naturalísticos en los que se describen los antidepresivos como opción más utilizada y con mejores resultados en la población adolescente, sin que exista evidencia consistente sobre la idoneidad de su utilización.

En cuanto al tratamiento psicoterapéutico, existen estudios sobre la evidencia de la terapia cognitivo-conductual y la conductual en el tratamiento de trastornos somáticos en población infantojuvenil; son prácticamente las únicas terapias estudiadas en esta población hasta el momento. Dentro de la terapia cognitivo-conductual, se describen adaptaciones interesantes desde la terapia sistémica y familiar: además de la intervención individual con el paciente, se realizan intervenciones enfocadas a abordar la problemática paterna y de la dinámica familiar que pueda influir en el paciente.

 Los trastornos psicofisiológicos en la población infantojuvenil tienen particularidades tanto en la comorbilidad psiquiátrica y la etiopatogenia como en su tratamiento y pronóstico. Esto hace que esta población sea un grupo etario de especial atención en este tipo de patologías.

ESTIGMA Y PROBLEMÁTICA SOCIAL

El estigma en salud mental se define como el proceso de rechazo y discriminación que sufren las personas con una enfermedad mental por realizar ciertas conductas caracterizadas como antinormativas o peligrosas (hablar solo, gritar, mostrarse excesivamente triste o contento, etc.) o por el hecho de poseer un diagnóstico de enfermedad mental. La bibliografía apunta a que el estigma y la discriminación se relacionan con presentar una peor salud física, un mayor número de hospitalizaciones, un mayor riesgo suicida y una mayor mortalidad. que otros grupos sociales Mientras que el estigma social incluye estereotipos y actos discriminatorios hacia los grupos estigmatizados, el estigma internalizado es la aceptación de dichos estereotipos negativos y, en consecuencia, la presencia de sentimientos de devaluación y el desarrollo de conductas inadaptadas.

El estigma de los trastornos somáticos tiene ciertas diferencias en comparación con el de otros trastornos. Por un lado, no se asocian estereotipos de peligrosidad ni se generan sentimientos de miedo. Sin embargo, aquellas personas que no reconocen los síntomas somáticos como un trastorno muestran niveles elevados de rabia, discriminación y rechazo social. A su vez, los pacientes con trastornos somáticos muestran altos niveles de estigma internalizado, y asocian sentimientos de devaluación y conductas evitativas en situaciones en las que se sienten en riesgo de ser estigmatizados.

Esta situación es especialmente problemática en el ámbito sanitario: en diversos estudios, los profesionales sanitarios también muestran estereotipos y actitudes de rechazo frente a pacientes con síntomas somáticos. A pesar de que los profesionales de salud mental muestran en teoría mayor comprensión y entendimiento de las personas con enfermedad mental, también presentan el mismo deseo de distancia social que el público general. En el caso de los trastornos somáticos, donde más difícil es esta situación es en los servicios de urgencias y en los centros de atención primaria. La dificultad para abordar el diagnóstico de dicha sintomatología somática como tal y de poder tratarla de manera satisfactoria genera sentimientos de rabia y frustración que se asocian a una mayor estigmatización y a una peor asistencia médica.

Para reducir el estigma, existen numerosas intervenciones tanto a nivel individual como poblacional. En el caso de los trastornos somáticos, es de especial interés nombrar la potencialidad de cara a la población general, el asumir dicha sintomatología como un diagnóstico como tal (ya que las personas que lo hacen no muestran prácticamente actitu-

des estigmatizantes). A su vez, en cuanto a los profesionales sanitarios, es necesario superar la dicotomía cuerpo-mente y entender los factores biopsicosociales que configuran estos cuadros, sin caer en la excesiva medicalización ni tampoco en el «nihilismo terapéutico» de atribuir toda la sintomatología a cuestiones caracteriales o personales. Todo lo anterior es posible a través de intervenciones tanto educativas como de contacto con pacientes con este diagnóstico; en estas, a través de un mayor conocimiento y de generar encuentros en los que se normalicen ciertas actitudes, se pueden eliminar tanto los estereotipos falsos como las actitudes de discriminación asociadas.

PUNTOS CLAVE

- Los trastornos psicofisiológicos se caracterizan por la existencia de síntomas físicos o somáticos (sensaciones corporales, como dolor o palpitaciones) estrechamente relacionados con factores psicológicos (por ejemplo, ansiedad o culpa). Incluyen tanto los trastornos somáticos como enfermedades con causa física demostrada pero agravados por factores psicológicos.
- La prevalencia de dichos trastornos puede alcanzar hasta un 18-20 % en la población general, y hasta un 30-50 % en las consultas de atención primaria o en los servicios de urgencias.
- Aunque no existe una causa absolutamente establecida de los trastornos psicofisiológicos, existe evidencia de la influencia de factores biológicos (alteraciones en las vías de serotonina/dopamina y en la neuroanatomía), psicológicos (capacidad de regulación emocional y de interocepción) y socioculturales (determinantes sociales y modelos culturales de enfermedad).
- Existen tratamientos farmacológicos con evidencia, especialmente los antidepresivos de segunda generación. Sin embargo, la calidad de la evidencia es baja y el tamaño del efecto, moderado. Además, es necesario tener en cuenta los posibles efectos secundarios en la balanza riesgo-beneficio. Estarían especialmente indicados en la presenta-

ción comórbida con cuadros de ansiedad y depresión, y en casos graves y/o resistentes a otros tratamientos.
- También existen distintos tratamientos psicológicos con evidencia (psicodinámico breve, conductual, integrativo). Las terapias cognitivo-conductuales son las que presentan más pruebas de su efectividad. Aunque tienen mejor calidad de evidencia que los tratamientos biológicos, suponen un reto en el inicio del tratamiento psicoterapéutico: resulta difícil que estos pacientes asuman el componente somático de su patología; por tanto, los sujetos tienen una menor motivación en iniciar la psicoterapia.
- La población infantojuvenil tiene particularidades distintas en este tipo de patologías: presentan mayor importancia los factores etiopatogénicos, como el estilo de apego, los episodios traumáticos y los sistemas familiares. Además, existe menos evidencia de los tratamientos eficaces; entre ellos, destacan la terapia cognitivo-conductual y las terapias conductuales.
- Los trastornos somáticos sufren estigma y discriminación social por parte del público general y del personal sanitario. Esto ensombrece su pronóstico y genera estigma internalizado, con el sufrimiento y la devaluación correspondientes. Para superarlos, existen intervenciones con evidencia y posibilidades de educación y contacto.

BIBLIOGRAFÍA

Abbass A, Lumley MA, Town J, Holmes H, Luyten P, Cooper A et al. Short-term psychodynamic psychotherapy for functional somatic disorders: a systematic review and meta-analysis of within-treatment effects. J Psychosom Res. 2021;145:110473.

Alalawi NM, Al Salmani AA, Aljabri MK, Azmi IS, Aljardani MM, Al Mandhari SS et al. Epidemiology and prevalence of somatic symptom disorder at the primary care level in Muscat, Oman: a cross-sectional study. Int J Psychiatry Med. 2023;58(3):284-294.

American Psychiatric Association. Guía de Consulta de los Criterios Diagnósticos del DSM-5 TR. 5ª ed. Madrid: Editorial Médica Panamericana; 2023.

Barsky AJ. Assessing the New DSM-5 Diagnosis of Somatic Symptom Disorder. Psychosom Med. 2016;78(1):2-4.

Bizzi F, Cavanna D, Castellano R, Pace CS. Children's mental representations with respect to caregivers and post-traumatic symptomatology in somatic symptom disorders and disruptive behavior disorders. Front Psychol. 2015;6:1125.

Cipriani A, Furukawa TA, Salanti G, Chaimani A, Atkinson LZ, Ogawa Y et al. Comparative efficacy and acceptability of 21 antidepressant drugs for the acute treatment of adults with major depressive disorder: a systematic review and network meta-analysis. Lancet. 2018;391(10128):1357-66.

Cleare AJ, Messa C, Rabiner EA, Grasby PM. Brain 5-HT1A receptor binding in chronic fatigue syndrome measured using positron emission tomography and [11C]WAY-100635. Biol Psychiatry. 2005;57(3):239-46.

Creed F, Barsky A. A systematic review of the epidemiology of somatisation disorder and hypochondriasis. J Psychosom Res. 2004;56(4):391-408.

Creed F, Henningsen P, Fink P, editores. Medically unexplained symptoms, somatisation and bodily distress: developing better clinical services. Cambridge: Cambridge University Press; 2011.

Egger HL, Costello EJ, Erkanli A, Angold A. Somatic complaints and psychopathology in children and adolescents: stomach aches, musculoskeletal pains, and headaches. J Am Acad Child Adolesc Psychiatry. 1999;38(7):852-60.

Enck P, Aziz Q, Barbara G, Farmer AD, Fukudo S, Mayer EA et al. Irritable bowel syndrome. Nat Rev Dis Primers. 2016;2:16014.

Gerber PD, Barrett JE, Barrett JA, Oxman TE, Manheimer E, Smith R et al. The relationship of presenting physical complaints to depressive symptoms in primary care patients. J Gen Intern Med. 1992;7(2):170-3.

Gierk B, Kohlmann S, Kroenke K, Spangenberg L, Zenger M, Brähler E et al. The somatic symptom scale-8 (SSS-8): a brief measure of somatic symptom burden. JAMA Intern Med. 2014;174(3):399-407.

Ginsburg GS, Riddle MA, Davies M. Somatic symptoms in children and adolescents with anxiety disorders. J Am Acad Child Adolesc Psychiatry. 2006;45(10):1179-87.

Gu Y, Huang LYM. Gabapentin potentiates N-methyl-D-aspartate receptor mediated currents in rat GABAergic dorsal horn neurons. Neurosci Lett. 2002;324(3):177-80.

Heimann P, Herpertz-Dahlmann B, Buning J, Wagner N, Stollbrink-Peschgens C, Dempfle A et al. Somatic symptom and related disorders in children and adolescents: evaluation of a naturalistic inpatient multidisciplinary treatment. Child Adolesc Psychiatry Ment Health. 2018;12:34.

Henningsen P. Management of somatic symptom disorder. Dialogues Clin Neurosci. 2018;20(1):23-31.

Hijne K, Van Eck van der Sluijs JF, Van Broeckhuysen-Kloth SAM, Lucassen PLBJ, Reinders M, Tak LM et al. Individual treatment goals and factors influencing goal attainment in patients with somatic symptom disorder from the perspective of clinicians: a concept mapping study. J Psychosom Res. 2022;154:110712.

Iacovides A, Siamouli M. Comorbid mental and somatic disorders: an epidemiological perspective. Curr Opin Psychiatry. 2008;21(4):417-21.

Jackson JL, Passamonti M. The outcomes among patients presenting in primary care with a physical symptom at 5 years. J Gen Intern Med. 2005;20(11):1032-7.

Johansen ML, Risor MB. What is the problem with medically unexplained symptoms for GPs? A meta-synthesis of qualitative studies. Patient Educ Couns. 2017;100(4):647-54.

Jungmann SM, Witthöft M. Medically unexplained symptoms in children and adolescents: illness-related self-concept and parental symptom evaluations. Journal of Behavior Therapy and Experimental Psychiatry. 2020;68:101565.

Kirmayer LJ, Sartorius N. Cultural models and somatic syndromes. Psychosom Med. 2007;69(9):832-40.

Kleinstäuber M, Witthöft M, Steffanowski A, Van Marwijk H, Hiller W, Lambert MJ. Pharmacological interventions for somatoform disorders in adults. Cochrane Database Syst Rev. 2014;(11):CD010628.

Kroenke K. Somatoform disorders and recent diagnostic controversies. Psychiatr Clin North Am. 2007;30(4):593-619.

Kroenke K, Spitzer RL, Williams JBW. The PHQ-15: validity of a new measure for evaluating the severity of somatic symptoms. Psychosom Med. 2002;64(2):258-66.

Küey L. The impact of stigma on somatic treatment and care for people with comorbid mental and somatic disorders. Curr Opin Psychiatry. 2008;21(4):403-11.

Leong K, Tham JC, Scamvougeras A, Vila-Rodriguez F. Electroconvulsive therapy treatment in patients with somatic symptom and related disorders. Neuropsychiatr Dis Treat. 2015;11:2565-72.

Liu Y, Zhao J, Fan X, Guo W. Dysfunction in serotonergic and noradrenergic systems and somatic symptoms in psychiatric disorders. Front Psychiatry. 2019;10:286.

Liu Z, Dong L, Tang W, Gao T. Within –and across– network alterations in the default network and in visual network patients with somatic symptom disorder. Psychiatry Res Neuroimaging. 2022;327:111563.

Löwe B, Levenson J, Depping M, Hüsing P, Kohlmann S, Lehmann M et al. Somatic symptom disorder: a scoping review on the empirical evidence of a new diagnosis. Psychol Med. 2022;52(4):632-648.

Organización Mundial de la Salud. Clasificación Internacional de Enfermedades. 11ª ed. (CIE-11). Ginebra: Organización Mundial de la Salud; 2023. Disponible en: https://icd.who.int/ browse11/l-m/es

Oriuwa C, Mollica A, Feinstein A, Giacobbe P, Lipsman N, Perez DL et al. Neuromodulation for the treatment of functional neurological disorder and somatic symptom disorder: a systematic review. J Neurol Neurosurg Psychiatry. 2022;93(3):280-90.

Paras ML, Murad MH, Chen LP, Goranson EN, Sattler AL, Colbenson KM et al. Sexual abuse and lifetime diagnosis of somatic disorders: a systematic review and meta-analysis. JAMA. 2009;302(5):550-61.

Poulter JA, Savic S. Genetics of somatic auto-inflammatory disorders. Semin Hematol. 2021;58(4):212-7.

Reigada LC, Fisher PH, Cutler C, Masia Warner C. An Innovative treatment approach for children with anxiety disorders and medically unexplained somatic complaints. Cogn Behav Pract. 2008;15(2):140-7.

Roca Bennasar M, Boatas Enjuanes F, Agüero Ramón-Llin C. Trastornos psiquiátricos en patología médica. Medicine. 1999;7:5067-5076.

Schmahl OC, Jeuring HW, Aprahamian I, Naarding P, Marijnissen RM, Hendriks GJ et al. Impact of childhood trauma on multidimensional frailty in older patients with a unipolar depressive–, anxiety– or somatic symptom disorder. Arch Gerontol Geriatr. 2021;96:104452.

Schnabel K, Petzke TM, Witthöft M. The emotion regulation process in somatic symptom disorders and related conditions – A systematic narrative review. Clin Psychol Rev. 2022;97:102196.

Shan ZY, Finegan K, Bhuta S, Ireland T, Staines DR, Marshall-Gradisnik SM, Barnden LR. Decreased Connectivity and Increased Blood Oxygenation Level Dependent Complexity in the Default Mode Network in Individuals with Chronic Fatigue Syndrome. Brain Connect. 2018 Feb;8(1):33-39. Epub 2018 Jan 3. PMID: 29152994.

Van der Feltz-Cornelis CM, Elfeddali I, Werneke U, Malt UF, Van den Bergh O, Schaefert R et al. A European research agenda for somatic symptom disorders, bodily distress disorders, and functional disorders: results of an estimate-talk-estimate Delphi expert study. Front Psychiatry. 2018;9:151.

Van Dessel N, Den Boeft M, Van der Wouden JC, Kleinstäuber M, Leone SS, Terluin B et al. Non-pharmacological interventions for somatoform disorders and medically unexplained physical symptoms (MUPS) in adults. Cochrane Database Syst Rev. 2014;(11):CD011142.

Wolters C, Gerlach AL, Pohl A. Interoceptive accuracy and bias in somatic symptom disorder, illness anxiety disorder, and functional syndromes: A systematic review and meta-analysis. PLoS One. 2022;17(8): e0271717.

Zijlema WL, Stolk RP, Löwe B, Rief W, White PD, Rosmalen JG. How to assess common somatic symptoms in large-scale studies: a systematic review of questionnaires. J Psychosom Res. 2013;74(6):459-68.

24

24.1 *Clasificaciones y evaluación en psiquiatría infantil*

M. Gómez García, B. Martínez Núñez y F. J. Quintero Gutiérrez del Álamo

 OBJETIVOS

- Conocer los hitos normales del desarrollo durante la infancia para poder reconocer posteriormente los diferentes procesos psicopatológicos que pueden desarrollarse en la infancia y la adolescencia.
- Conocer los instrumentos que se pueden emplear para llegar a su orientación diagnóstica.

HITOS DEL DESARROLLO

Los hitos del desarrollo son la adquisición de logros evolutivos. Estos no son aprendizajes que requieran una enseñanza, sino conductas y habilidades que el niño adquiere cuando está preparado. Es decir, los hitos del desarrollo dependen de la maduración del cerebro.

> **!** Los hitos del desarrollo se pueden dividir en dos grupos:
>
> - Los hitos del desarrollo motor, entre los que se encuentran, por ejemplo, mantener la cabeza, la sedestación, el gateo, la bipedestación, señalar, etcétera.
> - Los hitos del desarrollo cognitivo, entre los que se encuentran los hitos del lenguaje y el control de esfínteres.
>
> Estos logros se pueden dar dentro de un margen bastante amplio de tiempo. Sin embargo, sí es importante que todos los niños cumplan estos logros madurativos dentro de ese margen para que su desarrollo y crecimiento pueda considerarse dentro de la normalidad. Es decir, los hitos del desarrollo indican posibles alteraciones en la maduración cerebral.

El tiempo en el que debe estar conseguido cada uno de los ítems más importantes en los primeros meses de vida del niño es el siguiente:

- **1 mes**:
  - Levanta la cabeza.
  - Observa con atención y sigue objetos que estén cerca y se muevan.

  - Tiene un llanto diferente para cada una de las necesidades.
  - Reconoce la voz de personas cercanas.
  - Responde a sonidos.
  - Duerme entre 12-20 horas al día y se despierta cada 2-3 horas para comer.
- **2 meses**:
  - Puede sostener su cabeza erguida cuando se acuesta boca abajo.
  - Comienza a sostener objetos pequeños.
  - Empieza a llevarse el pulgar a la boca y lo chupa.
  - Busca el origen de los sonidos.
  - Sonríe.
  - Emite sonidos guturales para llamar la atención.
- **3 meses**:
  - Sostiene la cabeza erguida.
  - Puede levantar un brazo y extenderlo hacia delante para poder mirarse las manos.
  - Reconoce caras, voces y olores cercanos.
  - Ríe.
  - Hace sonidos para responder a quienes le rodean.
  - Lo que más llama su atención son los estímulos visuales en movimiento y los de colores brillantes.
- **6 meses**:
  - Se sienta sin apoyo, pero hace equilibrio con sus manos.
  - Rueda en el suelo en ambos sentidos.
  - Comienza a arrastrarse de barriga por los suelos.
  - Se cambia las cosas de mano.
  - Intenta meterse la comida con sus propias manos.
  - Imita sonidos.
  - Muestra preferencia por personas cercanas que se interesan por él.
  - Por la noche puede dormir unas 10 horas seguidas.

- **12 meses**:
  - Puede dar unos pasos solo sin ninguna sujeción.
  - Camina cogido de una mano.
  - Indica deseos con gestos.
  - Le basta con dormir la siesta por la tarde.
- **18 meses**:
  - Corre.
  - Sube escaleras agarrándose a barandilla o a gatas.
  - Camina hacia atrás.
  - Se sienta solo.
  - Lanza una pelota.
  - Abre cajones y armarios.
  - Asocia dos palabras en frases cortas.
  - Hace torres de cuatro bloques.
  - Usa tenedor.
- **22-24 meses**:
  - Camina sin ayuda.
  - Salta.
  - Baja escaleras sosteniendo la mano de alguien o agarrándose a la barandilla.
  - Dibuja líneas rectas.
  - Hace puzles sencillos.
  - Realiza juego simbólico por imitación.
  - Nombra figuras sencillas.
  - Comienza a comprender conceptos abstractos.
  - Juega con otros niños.
- **3-4 años**:
  - Trepa.
  - Copia círculos.
  - Se viste con supervisión.
  - Construye torres de nueve o 10 bloques.
  - Dibuja cabezas de personas.
  - Unta comida en el pan.
  - Pregunta ¿por qué?
  - Entiende las rutinas diarias.
  - Cuenta historias.
  - Diferencia los plurales.
  - Reconoce y nombra la mayoría de los objetos.
  - Comparte juguetes.
  - Juega con amigos imaginarios.
- **4-5 años**:
  - Salta alternando los pies.
  - Salta obstáculos o la cuerda.
  - Se equilibra en un solo pie.
  - Copia el cuadrado y la cruz.
  - Dibuja personas con cuatro partes.
  - Corta con tijeras.
  - Se abrocha los botones.
  - Va al baño solo.
  - Se lava los dientes.
  - Comete errores de pronunciación, pero el habla es 100 % inteligible.
  - Enuncia oraciones complejas e interrogativas.
  - Sabe una canción o un poema de memoria.
  - Conoce todos los colores.
- **5-6 años**:
  - Se ata los cordones.
  - Copia un triángulo.
  - Dibuja personas con seis partes.

- Ayuda en las labores domésticas.
- Realiza juegos competitivos.
- Obedece reglas.
- Sabe su edad y el día de la semana.
- Conoce la derecha y la izquierda.
- Escribe su propio nombre.
- Pregunta el significado de las palabras.
- Comprende analogías opuestas.

Existen escalas que ayudan a detectar retrasos madurativos en las consultas del niño sano y que pueden servir también para orientar a los progenitores sobre si deben consultar a su médico. Véase el rango en el que deben aparecer los diferentes hitos del desarrollo desde el primer mes de vida hasta los 5 años (**Fig. 24.1-1**).

 En relación con los hitos del desarrollo, se podrían dar las siguientes recomendaciones generales a los cuidadores del niño:

- Respetar el tiempo de respuesta del bebé.
- Acompañarle siempre con afecto positivo y sin forzar la aparición de los hitos.
- Mostrarle el entorno adaptado a cada edad.
- Hablarle y cantarle.
- Masajearle.
- Leerle cuentos.
- Establecer rutinas para comer, dormir y jugar.

CLASIFICACIONES PSIQUIÁTRICAS EN LA POBLACIÓN INFANTOJUVENIL

Sobre la base de las clasificaciones diagnósticas actuales (fundamentalmente, el DSM-5-TR) y con el objetivo de facilitar su conocimiento, los diferentes procesos psicopatológicos reconocidos actualmente en la población infantojuvenil se han clasificado de la siguiente forma:

- Trastornos alimentarios y de la ingestión de alimentos en la niñez y en la adolescencia.
- Trastornos de la excreción.
- Trastornos relacionados con el trauma y factores de estrés en la niñez y en la adolescencia.
- Trastornos del ánimo en la niñez y en la adolescencia.
- Trastornos de la conducta y del control de impulsos.
- Trastornos de ansiedad en la niñez y en la adolescencia.
- Trastorno obsesivo-compulsivo (TOC) en la niñez y en la adolescencia.
- Esquizofrenia de inicio precoz. Síndrome de psicosis atenuado.
- Trastornos relacionados con sustancias y trastornos adictivos en la niñez y en la adolescencia.

Se describen a continuación los diferentes trastornos incluidos en la clasificación, haciendo hincapié en las diferencias relacionadas con su equivalente en la población adulta. Los trastonos del neurodesarrollo se explican en el **Cap. 24.2**. Trastornos psiquiátricos del neurodesarrollo.

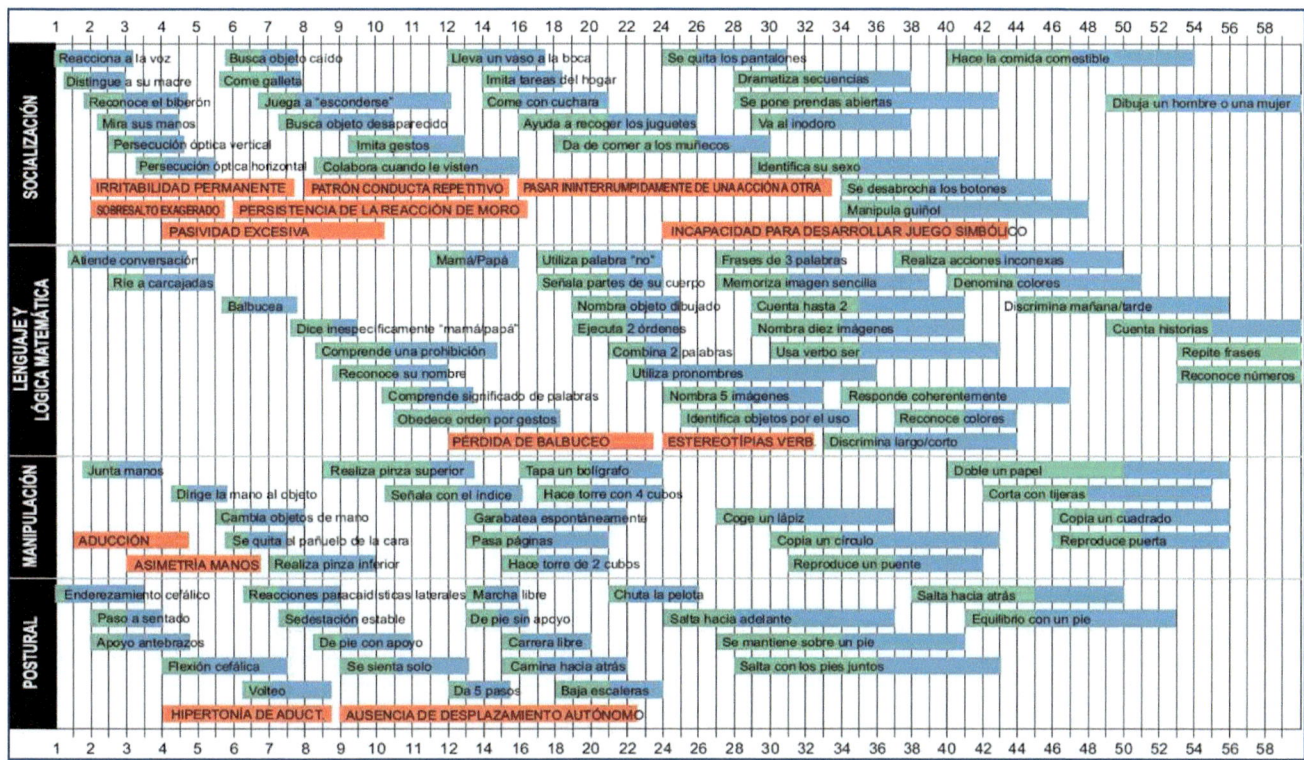

Figura 24.1-1. Tabla de desarrollo de Haizea-Llevant (en relación con los hitos del desarrollo). Contempla cuatro áreas: socialización, lenguaje y lógica-matemática, manipulación y postural, con 97 ítems en total. Existen barras horizontales de color verde y azul que indican el porcentaje de niños que ejecutan una acción. Inicio de la barra (verde): 50 %; barra azul: 75 %; final de la barra (azul): 95 %. Los signos de alerta están representados con líneas de color rojo. Se interpreta trazando una línea vertical que corresponda a la edad en meses del niño, y se valora que realice ítems que queden a la izquierda o que atraviesen la línea.

Trastornos de la conducta alimentaria y de la ingesta de alimentos en el lactante, en el niño y en el adolescente

Estos trastornos se caracterizan por alteraciones persistentes de la alimentación que pueden comportar deficiencias significativas en la salud física y en el comportamiento social. Las clasificaciones diagnósticas actuales, tanto el DSM-5-TR y la CIE-11, incluyen seis categorías de trastornos de la conducta alimentaria aplicables a todos los grupos edad.

> ! En la época de la infancia, los trastornos de la conducta alimentaria que suelen ser más frecuentes son la pica, el trastorno de rumiación, el trastorno de evitación/restricción de la ingesta de alimentos y la anorexia nerviosa; entrando en la adolescencia, comienzan a aparecer con más frecuencia la bulimia nerviosa y el trastorno por atracón.

Pica

La pica se define como la ingesta persistente de sustancias no nutritivas. No suele responder a anomalías biológicas específicas, y muchas veces se identifica cuando aparecen problemas médicos, como obstrucción intestinal, infecciones gástricas o envenenamientos.

Aunque puede darse en niños con un desarrollo normal, se observa con mayor frecuencia en aquellos con *discapacidad intelectual* y con *trastorno del espectro autista* (posiblemente debido a la búsqueda de la estimulación oral en el contexto de su variabilidad sensorial); en adolescentes, se asocia con síntomas depresivos y consumo de drogas. Lo más probable es que la etiología de la pica en los niños sea multifactorial y varíe entre individuos, pero puede asociarse a comportamiento exploratorio, autoestimulación o búsqueda de retroalimentación sensorial, autorregulación o deficiencias nutricionales (fundamentalmente déficit de hierro y zinc).

Existen pocos estudios sobre su incidencia y prevalencia en los niños. Se ha descrito que, en la población de 7-14 años, el comportamiento de pica había ocurrido al menos una vez en el 12,3 % de los niños, y que era recurrente en el 5 %.

Suele ser un trastorno pasajero que típicamente dura varios meses y desaparece, excepto en individuos con discapacidad intelectual o trastorno del espectro autista. El diagnóstico se basa en las características clínicas.

El primer paso para el tratamiento consiste en la búsqueda de las causas subyacentes para poder abordarlas, así como el de las posibles consecuencias derivadas de este, ya que, debido a la ingestión de sustancias u objetos potencialmente tóxicos, nocivos y normalmente indigestos, la pica puede tener graves consecuencias médicas, como intoxicación, perforación abdominal, obstrucciones o formación de bezoares. Si la pica persiste, en ausencia de otras manifestaciones, se recomienda un abordaje conductual para su progresiva remisión. La evidencia sobre el uso de medicación para el tratamiento de la pica en los niños es limitada.

Trastorno de rumiación

La rumiación se define como una regurgitación de comida parcialmente digerida poco después de su ingesta, sin esfuerzo e indolora, que puede ser deglutida o escupida.

> **!** En personas con rumiación, la regurgitación se produce sin un esfuerzo excesivo; a menudo, el proceso de llevar la comida a la boca, volver a masticar y tragar o escupir se experimenta como algo placentero.

Es un trastorno raro, más habitual en los lactantes y, aunque puede aparecer en niños con un desarrollo normal, se ha descrito sobre todo en niños de esta edad cuando no reciben una interacción emocional adecuada con el objetivo de calmarse. Al igual que la pica, es más frecuente en los niños y adolescentes con discapacidad intelectual o trastorno del espectro autista, aunque también puede aparecer como comorbilidad en pacientes con trastorno de ansiedad grave, antecedente de trauma u otro tipo de alteraciones de la conducta alimentaria, como anorexia y bulimia nerviosa. Puede presentarse como un comportamiento habitual que a menudo aumenta en intensidad cuando el niño experimenta estrés o ansiedad.

Los niños con este trastorno pueden presentar bajo peso y desnutrición, aunque no siempre es así. También se puede acompañar de un olor ácido persistente y de caries dentales por erosión del esmalte dental. En casos extremos, puede provocar emaciación y necesidad de alimentación enteral.

De nuevo, lo más probable es que la etiología varíe y sea multifactorial. La incidencia y prevalencia sigue estando poco estudiada. En los niños, se ha descrito conducta de rumiación al menos una vez en el 11,5 %, y una conducta recurrente en el 1,5 %.

> **!** El diagnóstico del trastorno de rumiación es clínico. Antes de emitirlo, es importante descartar alteraciones estructurales o funcionales en el tubo digestivo, fundamentalmente *reflujo gastroesofágico* u otras causas físicas que puedan interferir con la alimentación.

En cuanto a su evolución y tratamiento, presenta un *índice elevado de remisión espontánea*. El tratamiento se basa en *técnicas de educación y conductuales*. Las recomendaciones actuales de tratamiento comprenden enfoques conductuales para incluir el entrenamiento de reversión de hábitos, así como enfoques cognitivo-conductuales para niños mayores capaces de acceder a esta forma de terapia. Una vez más, la evidencia sobre el tratamiento farmacológico es limitada, y esta modalidad no suele recomendarse como intervención de primera línea.

Trastorno de evitación/restricción de la ingesta de alimentos

Se caracteriza por la falta de interés por la comida o su evitación por las características sensitivas de esta o las consecuencias percibidas por el acto de comer. Las presentaciones mejor caracterizadas se reflejan en los ejemplos dados en los criterios diagnósticos del DSM-5-TR: aquellos con escaso interés por la comida y la alimentación, aquellos cuya evitación está relacionada principalmente con cuestiones sensoriales y aquellos en los que la restricción o la evitación están predominantemente relacionadas con el miedo.

> **!** El trastorno de evitación/restricción de la ingesta de alimentos es una categoría diagnóstica de definición relativamente reciente (aparece por primera vez en la publicación del DSM-5), por lo que aún queda mucho por desarrollar. Se calcula que el 15-35 % de los lactantes y niños pequeños presentan algún tipo de dificultad pasajera en la alimentación.

Sin embargo, cuando los trastornos de la ingesta de alimentos aparecen en edades más tardías o se prolongan en el tiempo, pueden afectar al crecimiento y la maduración adecuada del niño.

Este trastorno alimentario se asocia a una ingesta insuficiente en términos de las necesidades energéticas globales del individuo y de sus necesidades nutricionales en cuanto a grupos de alimentos y micronutrientes, y la velocidad de crecimiento puede verse afectada negativamente. No obstante, estos niños pueden tener bajo peso, peso normal o sobrepeso.

Aún no se han establecido tasas sólidas de incidencia y prevalencia en niños con este diagnóstico confirmado, aunque la prevalencia aproximada se sitúa alrededor del 3 %. Los niños con trastorno de evitación/restricción de alimentos suelen tener menor edad y asociar mayor tasa de comorbilidad (trastornos de ansiedad o trastornos del neurodesarrollo) en comparación con otros trastornos alimentarios; además, son varones más frecuentemente. Apenas existen datos consistentes aún sobre adolescentes o adultos.

La mayor parte de las intervenciones terapéuticas tratan de optimizar la interacción entre el cuidador principal y el niño durante las comidas, y de identificar los posibles factores que pueden modificarse para aumentar la ingesta. Los enfoques conductuales son los más citados como útiles, y representan la principal terapia con apoyo empírico para los trastornos de la alimentación en los niños en general. Según los estudios realizados hasta el momento, la posibilidad de empleo de tratamientos farmacológicos podría ser potencialmente útil en niños con este trastorno, a pesar del uso fuera de ficha técnica y siempre como tratamiento adyuvante (por ejemplo, olanzapina, ciproheptadina o D-cicloserina).

Anorexia nerviosa

Los niños y adolescentes con anorexia nerviosa deben cumplir los mismos criterios diagnósticos que los adultos, aunque se han identificado algunas diferencias en la presentación y la evolución de este trastorno en este tipo de pacientes. Las tasas de incidencia y prevalencia de la anorexia de inicio temprano o en la infancia son más difíciles de determinar, y a menudo se presentan junto con los datos de inicio en la adolescencia.

! La edad de comienzo más habitual de la anorexia nerviosa se sitúa en torno a los 14-18 años; hasta en el 5 % de los casos se inicia a principio de la década de los 20 años.

En cuanto a las personas que acceden al tratamiento, los menores de 13 años representan actualmente un grupo mucho más reducido que los pacientes adolescentes; por ejemplo, el 10,5 % de los 258 pacientes hospitalizados de 8-18 años, incluidos en un estudio de registro alemán sobre población menor de edad ingresada por anorexia nerviosa, tenían menos de 12 años. A pesar de que antes se estimaba una prevalencia en las mujeres adolescentes de alrededor del 0,5-1 %, actualmente se describe un aumento de prevalencia global, aún en estudio, de un 0,8-6,3 %, y un 0,1-0,3 % en varones adolescentes.

! El diagnóstico de la anorexia nerviosa en niños y adolescentes se basa en el cuadro clínico. Las intervenciones terapéuticas de primera línea en los niños incluyen la supervisión y el control médico, la intervención psicológica familiar y el asesoramiento dietético suplementario, todo ello con el fin de garantizar que se satisfagan las necesidades de crecimiento y desarrollo.

El tratamiento psicofarmacológico no suele recomendarse como una estrategia inicial, pero puede desempeñar un papel útil como complemento en el caso de trastornos de ansiedad o del estado de ánimo concomitantes.

Bulimia nerviosa y trastorno por atracones

Los casos de bulimia nerviosa y trastorno por atracones con diagnóstico en la infancia son menos frecuentes que otros trastornos de la conducta alimentaria en esa época de la vida. Por ejemplo, en un estudio de vigilancia realizado en el Reino Unido en niños menores de 13 años que recibían atención clínica por un trastorno alimentario, el 37 % cumplía los criterios de anorexia nerviosa, mientras que solo el 1,4 % cumplía los criterios de bulimia nerviosa.

! La bulimia nerviosa suele aparecer en la adolescencia o en la juventud, con un pico de edad ligeramente superior en el caso del trastorno por atracón. No parece que la edad de inicio esté disminuyendo, algo que sí se está observando en el caso de la anorexia nerviosa.

Actualmente, se describe una prevalencia de bulimia nerviosa del 0,8-2,6 % en las mujeres y de 0,1-0,2 % en los varones. La prevalencia del trastorno por atracón en adolescente y adultos jóvenes se sitúa en el 0,6-6,1 % de las mujeres y en el 0,3-0,7 % de los varones.

El diagnóstico es clínico, y las intervenciones terapéuticas incluyen la supervisión y el control médico, la intervención psicológica familiar y el asesoramiento dietético. El tratamiento psicofarmacológico no suele recomendarse como una estrategia inicial, pero puede ser útil según las comorbilidades (de trastornos concomitantes de ansiedad o del estado de ánimo).

! Se ha descrito que la pandemia de la enfermedad por coronavirus de 2019 (COVID-19) y las medidas sociales que se impusieron para combatirla (como el confinamiento en el domicilio) han tenido un impacto negativo en los comportamientos alimentarios de la población general, que se han vuelto cada vez más desordenados y desestructurados en comparación con el período previo a la pandemia. También se ha descrito un aumento de la incidencia y prevalencia y un empeoramiento sintomático en personas con trastornos alimentarios, lo que puede relacionarse con las interrupciones de la rutina habitual, la pérdida de la sensación de control, el mayor aislamiento social, los altos niveles de angustia y un difícil acceso a la atención sanitaria en ese momento.

Además de un agravamiento de los síntomas, también se ha evidenciado un aumento de las hospitalizaciones relacionadas con cuadros clínicos alimentarios; entre 2020 y 2022, en comparación con un período similar del año anterior, se ha descrito un aumento del 48 % en el número de ingresos hospitalarios durante la pandemia, con un aumento medio del 83 % en los pediátricos y del 16 % en los de adultos.

Trastornos de la excreción

Los hitos evolutivos del control de la función de los esfínteres anal y vesical son procesos complejos en los que intervienen funciones sensitivas y motoras, coordinadas a través del lóbulo frontal y reguladas por neuronas de las áreas pontina y cerebral media.

! El control de los esfínteres se ve afectado por numerosos factores, como la capacidad intelectual, la madurez social, los aspectos culturales y las interrelaciones entre el niño y sus padres.

Encopresis

Se trata de un trastorno de carácter no orgánico que, según el DSM-5-TR, se diagnostica cuando se evacuan las heces en lugares inapropiados, de forma regular (al menos una vez al mes), durante 3 meses, en niños que tienen al menos 4 años.

Los índices de incidencia se reducen de forma notable al aumentar la edad: se estima que afecta al 3 % de los niños de 4 años; al 1,6 % de los de 10 años y al 0,75 % de los de 10-12 años con desarrollo normal. Los niños varones tienen unas 6 veces más de probabilidades de presentarla que las niñas.

Hasta un 80 % de estos niños muestran estreñimiento asociado; en estos casos, los sujetos tratan de retener las heces con el objetivo de evitar un estímulo doloroso (por ejemplo, fisuras anales, peristaltismo doloroso previo debido a heces endurecidas, etc.), que comporta miedo a defecar y la repetición de estas conductas. Si este comportamiento se cronifica, el resultado suele ser la impactación y el rebosamiento fecal.

Se ha descrito la posible influencia de factores psicológicos asociados, que se pueden explicar también, en determinadas ocasiones, como conductas regresivas ante factores estresantes graves.

 En un 10-15 % de los casos, la incontinencia fecal está causada por trastornos orgánicos, cuyo despistaje es el primer paso que se ha de dar.

En caso de existir estreñimiento asociado, el plan de tratamiento incluye la administración oral de laxantes y, posteriormente, la realización de una intervención psicoeducativa al niño y a su familia, además de pautas conductuales (sobre todo en niños menores de 9 años).

Enuresis

Es la evacuación repetida de orina, involuntaria o intencionada, en la ropa o la cama del niño. Según el DSM-5-TR, esta conducta debe aparecer como mínimo 2 veces por semana durante al menos un período de 3 meses, o producir un malestar significativo como para originar una alteración en el funcionamiento. Puede clasificarse en *solo nocturna, solo diurna* y *nocturna* y *diurna*.

- Únicamente se diagnostica enuresis si la conducta no se debe a una causa médica. La conducta enurética se considera evolutivamente adecuada en niños pequeños que inician la deambulación, lo que descartaría el diagnóstico de este trastorno.
- La enuresis es más frecuente en el sexo masculino que en el femenino, y la prevalencia disminuye con la edad:
  – Del 5-10 % en los niños de 5 años.
  – Del 1,5-5 % en los niños de 9-10 años.
  – Del 1 % en los adolescentes de 15 años o más edad.

En cuanto a la etiología, se han descrito *factores genéticos* (hasta un 75 % de los niños con enuresis tiene un familiar de primer grado que presentó este mismo trastorno) y *estresantes psicosociales*. La enuresis nocturna no parece relacionarse con una fase específica del sueño: la calidad del sueño suele ser normal.

Este trastorno suele resolverse de forma espontánea con el tiempo, aunque la repercusión funcional que genera suele requerir de intervención terapéutica. Entre las intervenciones, destacan la psicoeducación para el entrenamiento del aseo, la restricción de líquidos antes de dormir y levantarse a orinar, así como el abordaje conductual (condicionamiento clásico con alarma) o farmacológico cuando todo lo anterior ha fracasado (desmopresina a partir de 6-7 años).

Trastornos relacionados con traumas y factores de estrés en los niños

Este apartado incluye los trastornos en los que la exposición a un episodio traumático o estresante aparece de forma explícita como criterio diagnóstico. Incluye el trastorno de apego reac-

tivo, el trastorno de relación social desinhibida y el trastorno por estrés postraumático (TEPT).

Trastorno de apego reactivo y trastorno de relación social desinhibida

En el DSM-IV-TR, estos trastornos se incluían dentro del trastorno reactivo de la vinculación, en los subtipos de retraimiento emocional/inhibición y de indiscriminación social/desinhibición, respectivamente. Se caracterizan por conductas sociales aberrantes en un niño pequeño que reflejan un entorno de malos tratos y negligencia parental que ha interferido en el desarrollo de un apego normal.

 En gran medida, la definición del diagnóstico del trastorno de apego reactivo y del trastorno de relación social desinhibida se basa en los elementos constitutivos de la *teoría del apego*, que describe la calidad de la reacción afectiva generalizada de un niño con sus cuidadores principales, normalmente sus padres.

Esta relación básica es producto de la necesidad que tiene un niño pequeño de protección, cuidado y bienestar, y de la interacción entre los padres y el niño para responder a estas necesidades. Se postula que estos patrones precoces de apego puedan influir en las futuras capacidades complejas del individuo para la regulación de las emociones y la formación de interrelaciones.

En los niños en los que se ha producido una insuficiencia importante de cuidados (negligencia social y emocional, cambios repetidos de cuidadores primarios o educación en contextos no habituales que impiden el establecimiento de un apego seguro), se produce en ambas patologías un fracaso constante para iniciar y responder a la mayoría de las interacciones sociales de un modo adecuado para un desarrollo normal (**Tabla 24.1-1**).

Actualmente, existen pocos datos relativos a la prevalencia y otros datos demográficos. Se calcula que cada uno de estos trastornos afecta a menos del 1 % de la población. En estudios en poblaciones de alto riesgo (bajo nivel socioeconómico, desestructuración familiar, enfermedades mentales, abuso

Tabla 24.1-1. Diferencias entre el trastorno de apego reactivo y el trastorno de relación social desinhibida

	Trastorno de apego reactivo	Trastorno de relación social desinhibida
Tipo de interrelación	• Patrón de respuestas emocionales retraídas hacia los cuidadores adultos • Alteración social y emocional: reacción social y emocional mínima a los demás; tristeza, irritabilidad o miedo inexplicables	• Inicio de relaciones indiferenciadas, indiscriminadas e inapropiadas con adultos, sean o no extraños
Diagnóstico diferencial	• Trastorno del espectro autista	• Trastorno de hiperactividad y déficit de atención

de sustancias, discapacidad intelectual o experiencia en su infancia de apego inseguro en los cuidadores), se ha estimado que aproximadamente un 10 % de los niños en los que se documentó negligencia mostraba trastorno de apego reactivo y hasta el 20 %, trastorno de relación social desinhibida. Estos niños pueden presentar otras comorbilidades, con las que también hay que hacer diagnóstico diferencial, como el trastorno por déficit de atención e hiperactividad (TDAH), TEPT o retraso del lenguaje.

En cuanto a la evolución y el pronóstico, tampoco se dispone de datos suficientes y fiables. El pronóstico de ambos trastornos depende de la duración y de la gravedad de la desatención, así como del grado de disfunción alcanzado.

Según el DSM-5-TR, para emitir estos diagnósticos, el niño debe tener una edad mínima de 9 meses y el cuadro clínico debe ser evidente antes de los 5 años. Se considera persistente si ha estado presente durante más de 12 meses.

Desde el punto de vista terapéutico, lo más importante es la seguridad del niño (valoración física y emocional; descarte de abuso físico, emocional o sexual). En función de la repercusión, se recomienda adoptar diferentes medidas psicosociales destinadas a modificar las condiciones del ambiente.

Trastorno por estrés postraumático en el niño y en el adolescente

Según las clasificaciones diagnósticas actuales, en este tipo de trastorno, la exposición a un episodio traumático o estresante aparece de forma explícita como criterio diagnóstico. Se caracteriza por un conjunto de síntomas, entre los que se incluyen los recuerdos intrusivos del suceso traumático, la evitación persistente de estímulos que evocan el suceso, alteraciones cognitivas y del ánimo persistentes y alteraciones en la activación, principalmente hiperexcitabilidad e irritabilidad en respuesta al suceso traumático.

> **!** En niños de hasta 6 años, los criterios diagnósticos se hallan bajo el epígrafe *subtipo preescolar* en el DSM-5-TR, en el que tanto la evitación persistente de los estímulos que evocan el trauma como las alteraciones negativas de la cognición (por ejemplo, menor expresión de emociones o retraimiento social) son indicativos suficientes de TEPT.

En los niños de más de 6 años, puede presentarse como incapacidad para recordar partes del acontecimiento traumático o como sentimientos negativos y persistentes sobre uno mismo (aversión, ira, culpa o vergüenza). Los adolescentes de más edad pueden expresar un sentimiento de acortamiento de sus expectativas de futuro.

> **!** No es infrecuente que niños y adolescentes con TEPT experimenten sentimientos de culpabilidad, en particular si han sobrevivido a un trauma y otros en su misma situación no lo consiguieron.

Se ha descrito que hasta un 6 % de los jóvenes cumplen los criterios de TEPT en algún momento del desarrollo.

Los factores evolutivos influyen en gran medida en la manifestación de los síntomas. En los niños y adolescentes, la reexperimentación de un suceso traumático se observa a menudo a través del juego, las pesadillas recurrentes sin el recuerdo de los sucesos traumáticos o en conductas que reproducen la situación traumática, junto con agitación, miedo o desorganización.

En el diagnóstico diferencial pueden aparecer una serie de síntomas superpuestos debido a que el TEPT en la infancia se asocia con mayores tasas de aparición de otros trastornos de ansiedad, episodios depresivos, trastornos por consumos de sustancias y dificultades atencionales.

En cuanto a la evolución y pronóstico, en formas más leves, los síntomas pueden persistir durante 1-2 años, tras los cuales tienden a atenuarse; en cuadros más graves, los síntomas pueden persistir durante décadas y producir otras alteraciones psicopatológicas y anomalías estructurales a nivel cerebral.

Las intervenciones terapéuticas se basan en un abordaje psicoterapéutico. Destacan la psicoterapia cognitivo-conductual centrada en el trauma y la psicoterapia estructurada para adolescentes en respuesta a estrés crónico o la terapia de regulación del afecto. En caso de sintomatología grave, también puede estar indicado el uso de psicofármacos, fundamentalmente fármacos antidepresivos si existe cuadro clínico depresivo o ansioso concomitante.

Trastornos de ánimo en la niñez y en la adolescencia

Dentro de este apartado, se explicarán los trastornos depresivos, el trastorno bipolar de inicio temprano y el trastorno de desregulación disruptiva del estado de ánimo.

Trastornos depresivos en la niñez y en la adolescencia

Entre la población general, los trastornos depresivos aumentan con la edad y, a largo plazo, sobre todo en niños y adolescentes, producen efectos adversos en el desarrollo cognitivo, social y psicológico del individuo.

> **!** En la aparición de un trastorno depresivo influyen varios factores, entre ellos un *componente hereditario* (se ha descrito una transmisión hereditaria de aproximadamente un 40-50 %), y, cada vez con más peso, los factores de *estrés ambiental* y los *acontecimientos adversos*.

Se ha asociado el inicio del cuadro clínico depresivo en la niñez con pacientes cuyas familias tienen una alta incidencia de trastornos del estado del ánimo y trastorno por uso de sustancias.

Dentro de los trastornos depresivos, se distinguen el trastorno depresivo mayor y el trastorno depresivo persistente, que se desarrollan en las líneas siguientes.

Trastorno de depresión mayor. Las características básicas de la depresión mayor son similares en niños, adolescentes y adultos. No obstante, la presentación del cuadro clínico variará en función del nivel del desarrollo del niño o del adolescente. Las quejas somáticas, como las cefaleas y gastralgias, el aspecto retraído y triste y la autoestima baja son los síntomas más habituales. Los niños muy pequeños con depresión mayor a menudo se muestran tristes o apáticos, aunque es posible que no puedan articular esos sentimientos verbalmente. En la adolescencia, puede aparecer una importante labilidad emocional, con aumento de sensibilidad al rechazo de iguales, conducta negativista o antisocial o consumo de sustancias. Los adolescentes con formas más graves de depresión a menudo presentan anhedonia generalizada, enlentecimiento psicomotor, alucinaciones auditivas y contenido delirante congruente con el estado de ánimo. Otra sintomatología que se puede presentar incluye autolesiones, ánimo irritable, insomnio, disminución de la capacidad de concentración, ideas pasivas de muerte o ideas suicidas.

La clasificación de trastorno de depresión mayor del DSM-5-TR presenta los mismos criterios diagnósticos en jóvenes y en adultos, pero, para los niños y adolescentes, sustituye el *estado de ánimo deprimido* por el *estado de ánimo irritable*. Los trastornos depresivos mayores suelen ser esporádicos y aparecer de forma aguda, con una duración aproximada de 1 año. Sin embargo, puede aparecer de forma gradual en niños que tienen o han tenido otras dificultades previas, como TDAH, trastorno negativista desafiante, trastornos de ansiedad o síntomas depresivos intermitentes. Según los criterios diagnósticos del DSM-5-TR para el trastorno depresivo mayor, deben darse al menos cinco síntomas durante un período mínimo de 2 semanas, que incluyen estado de ánimo deprimido o irritable o la pérdida de interés o placer. No se englobarían los síntomas producidos por el efecto directo de una sustancia ni de una afección médica. A diferencia del DSM-IV-TR, en el que el diagnóstico de trastorno depresivo mayor no se podía realizar durante los 2 meses siguientes de la muerte de un ser querido (salvo si el cuadro clínico era grave o había alteración funcional), según el DSM-5-TR sí se podría incluir el diagnóstico de trastorno depresivo mayor en cualquier momento tras una pérdida.

Trastorno depresivo persistente (distimia). En niños y adolescentes, consiste en un estado de ánimo deprimido o irritable que se presenta durante la mayor parte del tiempo durante la mayoría de los días a lo largo de al menos 1 año. Para que pueda incluirse bajo este diagnóstico, el sujeto debe cumplir las siguientes características, según el DSM-5-TR: durante el año de duración, estos síntomas no deben estar ausentes más de 2 meses; durante el año de duración, no ha aparecido un episodio depresivo mayor; no hay antecedentes de haber presentado un episodio maníaco o hipomaníaco, y los síntomas no son efecto directo del consumo de sustancias o de una patología médica y no ocurren exclusivamente durante un trastorno psicótico crónico. Se considera de inicio temprano si aparece antes de los 21 años, y tardío si el inicio es posterior a esa edad. Es frecuente que los niños con un trastorno depresivo persistente de más de 1 año de duración evolucionen a un trastorno depresivo mayor. Los datos actuales sobre la prevalencia del trastorno depresivo persistente en la población infantojuvenil no son consistentes.

Antes de la pandemia de COVID-19, las tasas de prevalencia de síntomas depresivos clínicamente significativos en grandes cohortes de jóvenes eran de aproximadamente 0,6-4,6 % en los niños y 1,6-12,9 % en los adolescentes.

Cuando la pandemia de COVID-19 fue declarada emergencia de salud pública internacional, los jóvenes de todo el mundo experimentaron cambios importantes en su vida cotidiana: aislamiento social generalizado, pérdida de hitos, cierre de escuelas, órdenes de cuarentena, aumento del estrés familiar y disminución de las interacciones con los compañeros. Todos estos cambios han propiciado el aumento de cuadros clínicos depresivos y ansiosos en la población infantojuvenil. De hecho, tanto en los estudios transversales como en los longitudinales acumulados hasta la fecha, la prevalencia de las enfermedades mentales juveniles parece haber aumentado durante la pandemia. A pesar de que se ha evidenciado un aumento de la incidencia, los datos recogidos varían considerablemente, y la prevalencia actual oscila entre el 2,2 y el 63,8 %.

La evolución y el pronóstico dependen de la gravedad de la enfermedad, de la rapidez de la intervención y del grado de respuesta de las intervenciones. En general, el 90 % de los niños se recuperan de un primer episodio depresivo mayor moderado o grave en 1-2 años. El pronóstico es peor si la edad de inicio es temprana, los episodios son recurrentes y si se observan trastornos comórbidos. La duración media de un trastorno depresivo mayor en adolescentes es de 8-12 meses, y la probabilidad acumulada de recurrencia es del 20-60 % en los siguientes 2 años, y del 70 % a los 5 años. El mayor riesgo de recaída se da entre los 6 meses y 1 año tras la interrupción del tratamiento. Se ha descrito un índice de recaída de depresión mayor infantil en la edad adulta de hasta un 45 %. También se calcula que el 20-40 % de los niños con un episodio depresivo mayor desarrollarán trastorno bipolar tipo I, fundamentalmente los que tengan antecedentes familiares de trastorno bipolar y presenten, en el episodio depresivo, enlentecimiento psicomotor y alteraciones en la esfera psicótica. El trastorno depresivo persistente tiene una recuperación más complicada que el trastorno depresivo mayor, con una duración aproximada del episodio de 4 años.

Es importante destacar que la *alteración funcional* asociada al trastorno depresivo en la niñez y adolescencia se extiende a prácticamente todas sus áreas psicosociales y que las consecuencias derivadas del trastorno depresivo en estas áreas aumentan su vulnerabilidad a padecer otro episodio. El diagnóstico de los trastornos depresivos es *clínico*, aunque puede beneficiarse del uso de escalas que lo apoyen.

En cuanto al tratamiento de los trastornos depresivos, en las formas leves se recomiendan intervenciones basadas en medidas de psicoeducación y apoyo; en las moderadas y/o graves, la intervención óptima suele requerir psicoterapia (la terapia cognitivo-conductual y la terapia interpersonal han demostrado eficacia) y, en algunos casos, también tratamiento psicofarmacológico. Los dos únicos fármacos aprobados por la Administración de Alimentos y Medicamentos de Estados Unidos para pacientes pediátricos deprimidos son la fluoxetina de 10-20 mg/día en niños de 8-17 años y el escitalopram entre los 12-17 años. La Agencia Española de Medicamentos y Productos Sanitarios solo incluye la fluoxetina para el tratamiento de episodios depresivos en niños y adolescentes. El tiempo recomendado de duración en estos casos es de al menos 1 año, y debe retirarse en un momento en el que el estrés sea relativamente bajo.

> ! Se ha demostrado que, a largo plazo, en adolescentes con trastorno depresivo moderado, son eficaces tanto la fluoxetina como la terapia cognitivo-conductual o el tratamiento combinado de ambas.

En la medida de lo posible, se tratará de realizar un tratamiento ambulatorio, pero en algunos casos puede ser necesaria la hospitalización en una unidad específica (por ejemplo, en el caso de intencionalidad autolítica).

Trastorno bipolar de inicio temprano

En la última década ha habido un aumento significativo de la prevalencia de jóvenes con diagnósticos de trastorno bipolar tipo I. Estudios retrospectivos han descrito que aproximadamente un 60 % de las personas adultas con diagnóstico bipolar confirmado debutaron antes de los 20 años. Sin embargo, como el trastorno bipolar de inicio temprano es de difícil detección, es frecuente su infradiagnóstico y, por tanto, también lo es su infratratamiento. La prevalencia descrita varía según el grupo de edades de estudio y los criterios clínicos de inclusión; en niños de menor edad resulta extremadamente inusual, y entre adolescentes la prevalencia se sitúa en el 0,06-0,1 %. La prevalencia de síntomas subumbrales se ha estimado en el 5,7-10 %.

En la etiología del trastorno bipolar de inicio temprano, al igual que en los adultos, se ha descrito la influencia de factores genéticos, neurobiológicos, psicológicos y ambientales. En estudios de gemelos adultos, se ha calculado que la heredabilidad del trastorno bipolar varía entre un 60 y un 90 %, con variables ambientales compartidas del 30-40 %, y factores ambientales no compartidos del 10-20 %. A pesar de que el trastorno bipolar parece tener un componente hereditario importante, no se conoce el modo de herencia.

> ! El cuadro clínico maniforme se caracteriza por una irritabilidad extrema, grave y persistente, y puede incluir estallidos de agresividad y conducta violenta. Es infrecuente que un niño exhiba pensamientos o estado de ánimo eufórico; más bien suele mostrar una emoción intensa y un estado de ánimo negativo fluctuante pero dominante.

El aumento del nivel de energía (79 %) y la irritabilidad (77 %) son los síntomas maniformes más frecuentes en la infancia. Los adolescentes mayores sí pueden presentar con más frecuencia episodios de manía clásicos similares a los de los adultos.

La evolución y el pronóstico son variables. Los que presentan a una edad temprana desregulación del ánimo grave, sin ciclos del estado de ánimo concretos, tienen más probabilidades de presentar trastornos de ansiedad y depresivos a medida que maduran. Sin embargo, los jóvenes que presentan en la adolescencia un episodio maníaco están más expuestos a seguir cumpliendo con los criterios de trastorno bipolar tipo I en la edad adulta. Al igual que los adultos, los niños presentan una amplia gama de gravedad en los síntomas de los episodios de depresión y de manía. Se ha descrito que, cuando el inicio del trastorno bipolar es más temprano (principios de la niñez), aumenta la probabilidad de estados mixtos y ciclos rápidos, y disminuye la tasa de recuperación en comparación con quienes desarrollan el trastorno al final de la adolescencia o al principio de la edad adulta.

El diagnóstico es clínico y puede apoyarse en escalas específicas y validadas. Se debe realizar un diagnóstico diferencial adecuado con otros trastornos con los que se puede combinar en la infancia, como TDAH, trastorno negativista desafiante y los trastornos de conducta, ansiedad y depresivos. Los criterios diagnósticos del trastorno bipolar de inicio temprano son los mismos que para los adultos, según las clasificaciones diagnósticas actuales. Sin embargo, en esta franja de edad es frecuente la presencia de otros trastornos psiquiátricos comórbidos.

> ! El TDAH es el trastorno comórbido más habitual en el trastorno bipolar de inicio temprano (hasta en el 90 % de los niños y en el 50 % de los adolescentes), y es una de las principales fuentes de confusión diagnóstica, ya que hay síntomas que se solapan, como la distraibilidad, la irritabilidad y la locuacidad.

Otra comorbilidad importante se da con los trastornos de ansiedad; se observa una mayor tendencia al abuso de sustancias y a las tentativas autolíticas.

Los tratamientos del trastorno bipolar de inicio temprano incluyen intervenciones multimodales, que comprenden psicoeducación, intervenciones psicoterapéuticas con la familia y el niño o adolescente, intervenciones en la escuela para optimizar el rendimiento del sujeto y tratamiento psicofarmacológico. En cuanto a este último, los antipsicóticos atípicos y los eutimizantes son los fármacos más eficaces estudiados con mayor profundidad en este tipo de trastorno; los antipsicóticos atípicos proporcionan una respuesta más rápida y un mayor efecto que los eutimizantes en el tratamiento del trastorno bipolar de inicio temprano. El único estabilizador aprobado por la Administración de Alimentos y Medicamentos de Estados Unidos en los mayores de 12 años es el litio para el tratamiento de la manía aguda y para el mantenimiento del trastorno bipolar.

Trastorno de desregulación disruptiva del estado de ánimo

Se trata de un trastorno de nueva inclusión en el DSM-5-TR. Se caracteriza por la presencia de arrebatos de cólera inapropiados para la edad al menos 3 veces por semana, junto con un estado de ánimo de irritabilidad o ira persistentes entre dichos episodios (no episódicos). Es importante subrayar que *la irritabilidad está presente constantemente entre las rabietas*. Estos síntomas deberían durar por lo menos 1 año, y su inicio ha de constatarse antes de que el niño tenga 10 años (se estima que la edad de inicio está entre los 5 y los 11 años), aunque el primer diagnóstico no debería hacerse ni antes de que el paciente tenga 6 años ni después de que tenga 18. La desregulación grave del estado de ánimo tiene una prevalencia a lo largo de la vida del 3 %, y es mayor en los varones (78 %) que en las mujeres (22 %).

> **!** El DSM-5-TR no incluye ningún criterio de hiperactivación para el diagnóstico de trastorno de desregulación disruptiva del estado de ánimo, por lo que, en los jóvenes que presenten este diagnóstico con síntomas de hiperactivación, habría que descartar otras patologías concomitantes, como el TDAH, que es el trastorno comórbido más frecuente con el que aparece (94 %).

> **!** Los niños que padecen trastorno negativista desafiante pueden tener problemas en clase y en las relaciones con sus compañeros, pero, por lo general, no recurren a la agresión física ni producen trasgresiones graves de las normas sociales o de los derechos de los demás (a diferencia de los niños con trastorno de conducta). En el hogar se producen prácticamente siempre las manifestaciones clínicas del trastorno y más tardíamente pueden aparecer también en otros ambientes.

Otras patologías comórbidas con las que aparece con frecuencia son los trastornos de ansiedad (47 %) y el trastorno de depresión mayor (20 %). Se está investigando la relación entre el trastorno de desregulación disruptiva del estado de ánimo con respecto al trastorno bipolar, pero actualmente no hay datos que respalden una continuidad con un trastorno bipolar emergente.

El diagnóstico es clínico. Para confirmarlo, se debe haber descartado la posibilidad de que esta sintomatología se produzca por efecto directo de una sustancia o de otra afección médica o neurológica. Los síntomas tampoco se producirían exclusivamente en el contexto de un trastorno depresivo mayor y no se explicarían mejor por otras patologías mentales, como el TEPT o el trastorno del espectro autista. Para que se cumplan los criterios diagnósticos, tanto los arrebatos como el estado anímico persistente deben darse en dos ámbitos (familia, escuela o amigos), y al menos en uno de ellos ha de ser grave.

Dado que no existen aún directrices para el tratamiento, ni fármacos aprobados específicamente para este trastorno, la terapia farmacológica suele dirigirse a los síntomas centrales, como la irritabilidad crónica grave y los arrebatos.

La evidencia de una estrecha asociación entre la depresión unipolar y los trastornos de ansiedad ha cambiado las tendencias actuales de tratamiento hacia el uso de fármacos antidepresivos; principalmente, los inhibidores selectivos de la recaptación de serotonina (ISRS) para el tratamiento de la irritabilidad crónica y persistente y la ira en los niños y adolescentes. Otros fármacos con buenos resultados sobre la irritabilidad y la agresividad son los antipsicóticos atípicos, principalmente la risperidona y el aripiprazol. Sin embargo, los tratamientos psicoterapéuticos, como la terapia cognitivo-conductual y las intervenciones psicoeducativas y familiares, deben ser considerados una piedra angular en el tratamiento.

Trastornos de conducta y del control de impulsos

Dentro de los trastornos conductuales, los dos que se encuentran más asociados a la población pediátrica son el trastorno negativista desafiante y el trastorno de conducta.

Trastorno negativista desafiante

Se caracteriza por un *patrón duradero* de conducta negativista, desobediente y hostil dirigida hacia las figuras de autoridad. Se acompaña por la incapacidad de aceptar la responsabilidad de los errores, por los que el sujeto culpa a los demás. Los pacientes suelen discutir con adultos y se molestan con los demás, lo que les produce un estado frecuente de enfado y resentimiento.

El trastorno puede iniciarse a los 3 años, aunque frecuentemente se advierte a partir de los 8, casi nunca se inicia en la adolescencia. Se han publicado tasas del 1-10 %; antes de la pubertad, la tasa es mayor entre los varones; a partir de esa edad, se tiende a igualar en ambos sexos. Entre los 18 y los 24 meses pueden existir conductas negativistas que se encuadran dentro de la normalidad; lo patológico comienza cuando esta fase evolutiva persiste.

Existe consenso en que los patrones estables de comportamiento negativista desafiante se originan por la convergencia de numerosos contribuyentes de tipo biológico, temperamental, aprendido y psicológico.

Algunos de los factores que pueden influir en su aparición son:

- Predisposición del niño a expresar un temperamento fuerte.
- Modelos parentales muy extremos de expresión e imposición de sus voluntades, que los hijos reproducen posteriormente ante otras figuras de autoridad.
- Traumas ambientales y enfermedades o incapacidades crónicas, que pueden desencadenar un comportamiento de oposición como defensa ante el desamparo.

Este trastorno casi siempre interfiere en las relaciones interpersonales y el rendimiento escolar. A menudo, estos niños son rechazados por los compañeros, se aíslan y se vuelven solitarios. Otras consecuencias son la baja autoestima, la baja tolerancia a la frustración, el estado de ánimo deprimido o los arrebatos de cólera.

El diagnóstico es clínico. Dado que lo más frecuente es que los síntomas sean más evidentes en las interacciones con los adultos o compañeros que los sujetos ya conozcan, es posible que al explorar al niño con este trastorno se evidencien pocos signos de la patología o ninguno de ellos. A diferencia del trastorno de desregulación disruptiva del estado de ánimo, el trastorno negativista desafiante incluye síntomas de *enfado* y *desafío* para el diagnóstico. Según el DSM-5-TR, se requiere únicamente que aparezcan en un contexto social. Pueden aparecer conductas negativistas desafiantes en el contexto de otros trastornos; se establecerá el diagnóstico de trastorno negativista desafiante en función de la gravedad, la persistencia y duración de la conducta.

El pronóstico depende de la gravedad de los síntomas, de la capacidad del niño para elaborar respuestas más adaptativas hacia la autoridad, del funcionamiento familiar y del desarrollo de alteraciones psicopatológicas comórbidas. Algunos niños pequeños que inicialmente se diagnostican de trastorno negativista desafiante al cabo de varios años pasan a cumplir criterios de trastorno de conducta. Entre las intervenciones terapéuticas, se incluyen la intervención psicoeducativa para la familia y la psicoterapia individual para el niño o adolescente.

Trastorno de conducta

El trastorno de conducta (antes denominado *trastorno disocial*) está formado por un conjunto de conductas persistentes que evolucionan con el paso del tiempo y que suelen caracterizarse por la agresividad y la violación de los derechos de los demás; de hecho, la manifestación principal que distingue el trastorno de conducta del resto de patologías conductuales es la violación de los derechos básicos de los demás.

Los jóvenes con este trastorno, a menudo, presentan conductas que están incluidas en las cuatro categorías siguientes:

- Agresiones físicas o amenazas de causar daño a la gente.
- Destrucción de bienes propios o ajenos.
- Robos o fraudes.
- Violaciones frecuentes de las normas propias de la edad.

El cuadro clínico es de inicio progresivo, y la edad media de inicio de este trastorno es menor en los niños varones que en las niñas; los varones suelen cumplir criterios diagnósticos entre los 10-12 años, y las niñas entre los 14-16 años. Se calcula una prevalencia del 6-16 % en el sexo masculino, y del 2-9 % en el femenino. Se ha descrito que aparece con mayor frecuencia en los hijos de padres con trastorno de personalidad antisocial y dependencia de alcohol.

Los factores de riesgo más importantes que predicen el trastorno de conducta son:

- Niveles altos de impulsividad.
- Abuso físico o sexual o la negligencia.
- Pobre supervisión parental.
- Disciplina parental severa y punitiva.
- Bajo coeficiente intelectual y bajos logros académicos.

En la etiología, también se ha descrito la influencia de factores psicológicos (baja regulación de las emociones, bajo control de impulsos o sensación permanente de insatisfacción), neurobiológicos y comórbidos.

El diagnóstico es clínico. Las alteraciones de la conducta que incluyen la impulsividad y la agresividad pueden formar parte de muchos trastornos psiquiátricos infantiles, desde el TDAH y el trastorno negativista desafiante hasta el trastorno de desregulación del estado de ánimo disruptivo, los trastornos del estado de ánimo, el trastorno bipolar, los trastornos del aprendizaje y los trastornos psicóticos. Por ello, es necesario realizar una anamnesis completa y cronológica de los síntomas para determinar si realmente se trata de un modelo persistente de conducta o de algo más reactivo o transitorio.

El trastorno de conducta y los trastornos depresivos presentan una comorbilidad sustancial, también con el TDAH y los trastornos de aprendizaje. Por otro lado, el trastorno de conducta leve sin alteraciones psicopatológicas asociadas y con un funcionamiento intelectual normal es el que tiene mejor pronóstico. Sin embargo, este suele ser peor en niños con alteraciones de conducta precoces graves y frecuentes,

ya que aumenta su vulnerabilidad a presentar más adelante otros trastornos asociados, como los trastornos del estado de ánimo y el trastorno por uso de sustancias.

El tratamiento está orientado a intervenciones psicosociales (como intervenciones cognitivo-conductuales orientadas al entrenamiento de habilidades para solución de problemas, entrenamiento parental, afrontamiento de la ira, etc.) y farmacológicas. En este último ámbito, se incluye el tratamiento de las comorbilidades; si las alteraciones son graves y causan repercusiones funcionales importantes a pesar de las intervenciones psicoterapéuticas, se ha descrito con eficacia y buena tolerabilidad el empleo de antipsicóticos atípicos.

Los datos de un metaanálisis reciente sugieren que el tratamiento farmacológico de los trastornos de conducta y del control de impulsos aún es un área poco estudiada y requiere la realización de nuevos estudios. Gran parte de la investigación actual sobre los trastornos del control de impulsos se centra en el tratamiento con anticonvulsivos y antidepresivos, fundamentalmente en la población adulta.

Trastornos de ansiedad en la niñez y en la adolescencia

Estos trastornos se encuentran entre los más comunes de la infancia y la juventud, con rangos de prevalencia que oscilan entre un 10 y un 20 %. La ansiedad se clasifica en trastornos atendiendo a la forma en que se experimenta, las situaciones que la desencadenan y la evolución que tiende a seguir.

> **!** Los trastornos de ansiedad más frecuentes en los jóvenes son el trastorno de ansiedad por separación, el trastorno de ansiedad generalizada y el trastorno de ansiedad social (fobia social). Estos tres subtipos se consideran a menudo a la vez en el proceso de evaluación y diagnóstico diferencial, así como en el desarrollo de estrategias de tratamiento, ya que son altamente comórbidos y sus síntomas se solapan.

Un niño con uno de los tres trastornos de ansiedad mencionados tiene el 60 % de probabilidad de presentar al menos uno más de los otros dos. Estos tres trastornos se diferencian entre sí por los tipos de situaciones que provocan una ansiedad excesiva y conductas de evitación.

Al igual que los trastornos depresivos, las tasas de ansiedad generalizada en los jóvenes han aumentado de forma considerable después de la pandemia de COVID-19: se estima que antes eran de alrededor de un 11,6 %, y que actualmente se encuentran en el 1,8-49,5 %.

Trastorno de ansiedad por separación

Es un fenómeno universal del desarrollo humano que surge en niños menores de 1 año y marca la conciencia de separación del niño de su madre (o de su primer cuidador). La ansiedad por separación normativa alcanza su punto máximo a los 9-18 meses y disminuye hacia los 2,5 años. La ansiedad por separación transitoria es también normal en los niños pequeños cuando van a la escuela por primera vez. Se estima que la prevalencia del trastorno de ansiedad pot separación a lo largo de la vida es de aproximadamente el 4 %, sin diferencias por sexos.

Esta sintomatología alcanza la entidad de trastorno cuando aparece un nivel de ansiedad excesiva desde el punto de vista del desarrollo en relación con la principal figura de apego. Otros síntomas acompañantes pueden ser una preocupación persistente por los daños que puedan padecer los padres durante la separación, inquietud, repetidas quejas somáticas en el momento en que el niño prevé la separación y pesadillas con temas relacionadas con ella.

Trastorno de ansiedad generalizada

Se caracteriza por un malestar significativo en actividades de la vida diaria que, a menudo, se centra en miedos a la incompetencia en muchas áreas, entre las que se incluyen los resultados escolares y el comportamiento en contextos sociales. Además, los sujetos pueden presentar dificultad para concentrarse (o se quedan en blanco), irritabilidad, tensión muscular, pesadillas, tendencia a sentirse temerosos en múltiples contextos, preocupaciones excesivas sobre posibles desastres naturales o preocupación constante por su rendimiento en los diferentes ámbitos. La prevalencia en niños de 9-13 años se estima en un 1,7 %, y es superior en el sexo femenino (2,4 %) que en el masculino (1 %).

Trastorno de ansiedad social (fobia social)

Consiste en un desasosiego y malestar en situaciones sociales como consecuencia del miedo a ser examinados o humillados. Los niños y adolescentes con este trastorno pueden expresar su malestar en forma de llanto, rabietas, evitación, etc. Según el DSM-5-TR, para que se cumplan los criterios de este diagnóstico, el niño debe experimentar esta sintomatología de forma repetida en todas las situaciones sociales y en presencia tanto de adultos como sus iguales. Se estima una prevalencia del trastorno de ansiedad social a lo largo de la vida del 15,5 % entre las mujeres y del 11,1 % entre los varones; no hay información consistente sobre su prevalencia en edad pediátrica.

La etiología de estos trastornos de ansiedad es multifactorial, con influencia de componentes biológicos y genéticos, de aspectos psicológicos de cada niño o adolescente, así como del aprendizaje social que hayan realizado (modos de respuesta ante diferentes situaciones, fundamentalmente de los padres).

El diagnóstico es clínico y puede apoyarse en escalas específicas y validadas. La tarea del diagnóstico diferencial es complicada, ya sea entre diferentes trastornos de ansiedad y/o con trastornos depresivos que suelen acompañarse de cuadro clínico ansioso. El trastorno de pánico con agorafobia es infrecuente antes de los 18 años. La evolución y el pronóstico son variables; dependen fundamentalmente de la edad de inicio, la duración de los síntomas, la presencia concomitante de trastornos depresivos y la red de apoyo sociofamiliar.

El tratamiento de los trastornos de ansiedad se considera a menudo conjuntamente debido a la frecuente comorbilidad entre ellos y a la superposición de síntomas. Las diferentes alternativas terapéuticas incluyen intervención psicoterapéu-tica, intervenciones psicoeducativas al paciente y a su familia, y, si es preciso, tratamiento psicofarmacológico.

En primer lugar, y si la sintomatología del paciente lo permite, se recomienda iniciar el tratamiento con intervenciones psicoterapéuticas; la terapia cognitivo-conductual es la que ha mostrado eficacia con mayor evidencia científica (hasta un 59 % de índice de respuesta). En los cuadros clínicos graves y/o con repercusión funcional importante, se recomienda iniciar combinando también tratamiento psicofarmacológico.

> **!** Las benzodiacepinas no han demostrado una eficacia superior a placebo en estudios clínicos controlados en niños y adolescentes con trastornos de ansiedad, por lo que no se consideran psicofármacos de primera elección en estos casos. Si se prevé un uso prolongado, de más de 4 semanas, será recomendable iniciar tratamiento con antidepresivos ISRS.

Trastorno obsesivo-compulsivo en la infancia y en la adolescencia

Este trastorno se caracteriza por pensamientos intrusivos recurrentes asociados a ansiedad o miedo y/o acciones mentales o comportamentales dirigidas a reducir los miedos y tensiones que originan las obsesiones. La presentación clínica global en los jóvenes es similar a la que se da en los adultos, pero los niños y adolescentes tienen más dificultad para considerar que sus pensamientos obsesivos o conductas repetitivas pueden ser irracionales.

En los niños y adolescentes, las obsesiones que se identifican con más frecuencia son el *miedo extremo a contaminarse* (como exponerse a la suciedad, gérmenes o enfermedades), seguido de la preocupación relacionada con *provocar daño* a los miembros de su familia, a otros o a sí mismos debido a la pérdida de control de impulsos agresivos. También se identifican a menudo la necesidad obsesiva de simetría o exactitud y la acumulación o las preocupaciones exageradas de índole religiosa o moral.

> **!** Los rituales compulsivos típicos en los niños y adolescentes incluyen la limpieza, la comprobación, el recuento, la repetición de conductas o el hecho de ordenar cosas.

Otras características asociadas son la evitación, la indecisión, la duda y la lentitud a la hora de completar tareas. Los niños pequeños pueden no ser capaces de articular los objetivos de sus compulsiones con la disminución de ansiedad.

El TOC en niños y adolescentes tiene una prevalencia de alrededor del 0,5 % y una tasa a lo largo de la vida del 2-4 %. La tasa se incrementa de manera exponencial al aumentar la edad: los niños de 5-7 años presentan una tasa del 0,3 %, que aumenta hasta el 0,6 % en los adolescentes. En los niños más pequeños, parece existir cierto predominio del sexo masculino, que disminuye con la edad. Los datos sugieren que hasta el 25 % de los casos se inician cuando los sujetos tienen alrededor de 14 años.

La etiología es multifactorial. Destaca la importancia de los siguientes factores:

- Factores genéticos:
  - Se ha descrito una contribución significativa de los factores genéticos en el desarrollo de los TOC de inicio temprano.
  - La tasa entre los familiares de primer grado de niños y adolescentes que desarrollan este trastorno es 10 veces mayor que la de la población general.
  - Estudios de genética molecular han revelado susceptibilidad en diferentes regiones de ciertos cromosomas.
- Factores inmunológicos:
  - Se ha descrito la hipótesis que propone un proceso inflamatorio en los ganglios basales asociado con una respuesta inmunitaria a la infección sistémica que podría iniciar este trastorno y los tics.
  - Un prototipo de esta hipótesis es la controvertida asociación de los síntomas de este trastorno en un subgrupo de niños y adolescentes tras la infección por estreptococo β-hemolítico del grupo A.
  - Los casos de TOC desencadenados por infecciones se conocen como *PANDAS*, por las siglas *pediatric autoimmune neuropsychiatric disorders associated with streptococcus.*
  - La presentación de TOC en niños y adolescentes debido a exposición aguda al estreptococo β-hemolítico del grupo A representa una minoría de los casos de TOC en este grupo de población; sigue siendo una relación controvertida.
- Factores neuroquímicos. Se ha descrito que múltiples sistemas de neurotransmisores pueden desempeñar un papel en el desarrollo del TOC, como el serotoninérgico y el dopaminérgico.
- Factores de neuroimagen:
  - Tanto la tomografía computarizada como la resonancia magnética nuclear de los niños y adultos con TOC no tratados muestran un menor volumen de los ganglios basales en comparación con controles sanos.
  - Los estudios de imagen antes y después del tratamiento han revelado que tanto el tratamiento farmacológico como la terapia cognitivo-conductual conducen a una reducción del índice metabólico del área orbitofrontal y del núcleo caudado en niños y adultos con TOC.

El diagnóstico del TOC es clínico, y no existen pruebas analíticas o de imagen específicas que resulten de utilidad. En caso de que se sospeche que el inicio del cuadro clínico obsesivo-compulsivo pueda estar asociado a la exposición o infección estreptocócica reciente, se recomienda despistaje y tratamiento antibiótico si procede.

Para el diagnóstico diferencial, deben diferenciarse los rituales evolutivos (presentes de manera apropiada en el juego y la conducta de los niños pequeños) del verdadero TOC que aparece en este grupo de edad. Los preescolares suelen implicarse en juegos rituales y necesitan una rutina predecible para promover un sentimiento de seguridad y confort. Estas rutinas ayudan a aliviar miedos evolutivos normales y permiten completar de manera razonable las actividades diarias. Los rituales suelen volverse menos rígidos a medida que llegan a la edad escolar.

En niños con trastorno del espectro autista también pueden aparecer conductas repetitivas, pero, a diferencia del TOC, no responden a ansiedad, sino que más a menudo se manifiestan conductas estereotipadas que son autoestimulantes o que les resultan confortantes. Los niños y adolescentes con trastorno de tics, como el síndrome de Gilles de la Tourette, pueden mostrar conductas repetitivas y complejas que resultan similares a las observadas en el TOC; de hecho, pueden presentar de manera concurrente un TOC.

El pronóstico en la mayoría de los niños y adolescentes con formas de TOC leve o moderado es esperanzador; en la mayoría de los casos, los tratamientos producen una mejoría o la resolución completa. Sin embargo, en las formas graves, el TOC suele tener una evolución crónica con exacerbaciones y disminuciones de intensidad. Se ha descrito que en aproximadamente un 10 % de los casos el diagnóstico puede considerarse el pródromo de un trastorno psicótico.

En los casos más leves, se recomienda que la intervención terapéutica inicial sea con terapia cognitivo-conductual. El trastorno en los jóvenes suele tratarse con éxito con ISRS o con terapia cognitivo-conductual en monoterapia; se ha demostrado más eficacia con la combinación de ambos tratamientos.

> **!** Actualmente, tres ISRS han recibido la aprobación de la Administración de Alimentos y Medicamentos de Estados Unidos para el tratamiento del TOC: la sertralina (a partir de 6 años) y la fluoxetina (a partir de los 8 años) y la fluvoxamina. También se ha aprobado la clomipramina (a partir de los 10 años). La Agencia Española de Medicamentos y Productos Sanitarios ha aprobado la sertralina para el TOC en la población pediátrica.

Cuando la respuesta al tratamiento con ISRS es parcial, han demostrado eficacia las estrategias sinérgicas para potenciar los efectos serotoninérgicos con antipsicóticos atípicos, como risperidona o aripiprazol. Actualmente, no se dispone de datos en relación con la suspensión o mantenimiento del tratamiento. En los niños y adolescentes con episodios más graves o múltiples exacerbaciones, se recomienda un tratamiento de al menos 1 año.

Esquizofrenia de inicio precoz

La esquizofrenia de *inicio precoz* se define como el inicio de la enfermedad *antes de los 18 años*, lo que incluye la esquizofrenia de inicio en la infancia y la de inicio en la adolescencia. Se relaciona con una evolución clínica grave y un funcionamiento psicosocial deficiente. A pesar de evolucionar con mayor gravedad, las pruebas actuales corroboran la eficacia de intervenciones psicosociales y farmacológicas en el tratamiento, en particular en la de inicio en la adolescencia.

Dentro de la esquizofrenia de inicio precoz, la esquizofrenia de *inicio en la infancia* se define cuando los síntomas psicóticos aparecen *antes de los 13 años*. Se considera que representa un subgrupo de pacientes con esquizofrenia con etología hereditaria más pronunciada y evidencia de anomalías amplias en el desarrollo de las estructuras cerebrales, que incluyen la corteza cerebral, la sustancia blanca, el hipocampo y el cerebelo.

Se piensa que la esquizofrenia de inicio en la infancia es el resultado de una alteración del neurodesarrollo en la que las complejas interacciones entre los genes y el entorno parecen producir un desarrollo temprano anormal del cerebro. Las consecuencias podrían no ser plenamente evidentes hasta la adolescencia o las primeras etapas de la edad adulta, pero los datos respaldan la hipótesis de que las anomalías en la sustancia blanca y los trastornos de la mielinización en la infancia producen una conectividad anormal entre las regiones cerebrales, considerada un factor importante que contribuiría a los síntomas psicóticos y a los déficits cognitivos en la esquizofrenia de inicio en la infancia. Este subgrupo ha mostrado deficiencias más significativas en las medidas de coeficiente intelectual, la memoria y las pruebas de habilidades perceptivo-motoras, en comparación con la de inicio en la adolescencia.

Se ha descrito una frecuencia de esquizofrenia de inicio en la infancia inferior a un caso por cada 40.000 niños. En el caso de inicio en la adolescencia, la prevalencia es hasta 50 veces mayor, con una tasa de 1-2 por cada 1.000. Los varones parecen tener una discreta preponderancia, con una tasa estimada de 1,67 niños por cada niña. Rara vez se diagnostica la esquizofrenia en menores de 5 años. La prevalencia entre los padres con niños con esquizofrenia es, aproximadamente, de un 8 %, casi el doble que en los padres de pacientes que han desarrollado esquizofrenia en la edad adulta.

Todos los síntomas que se encuentran en la esquizofrenia de la edad adulta pueden apreciarse en los niños y adolescentes con este trastorno, aunque el nivel de desarrollo, según la edad, influye en la presentación de los síntomas.

> **!**
> - Frecuentemente, el comienzo de la esquizofrenia en la infancia es gradual y a menudo empieza con un afecto inapropiado o inusual. Los niños con esquizofrenia suelen manifestar alucinaciones auditivas; las voces pueden referir comentarios críticos o instarles a hacerse daño a sí mismos o a otros. Las alucinaciones visuales se han relacionado con un coeficiente intelectual inferior y una menor edad al inicio de la enfermedad.
> - Más de la mitad de los niños con esquizofrenia muestran delirios de varios tipos, que incluyen los de persecución, grandeza o de carácter religioso. Los delirios aumentan su frecuencia, complejidad y estructuración con la edad; el contenido suele ser apropiado para la edad, como la imaginería animal y los monstruos en los más pequeños.

También son frecuentes otros trastornos formales del pensamiento, como los bloqueos o las asociaciones libres. El afecto embotado o inapropiado está presente de manera prácticamente universal. A nivel comunicativo, los enfermos pueden presentar ambigüedad para referirse a sucesos, objetos y personas, más asociaciones libres (cambios de tema sin introducir el nuevo tema al interlocutor), infrau-

tilización de estrategias comunicativas o menos discurso espontáneo.

A diferencia de las personas con esquizofrenia que debutan en la edad adulta, los jóvenes afectados son más propensos a tener antecedentes premórbidos de rechazo social, relaciones deficientes con los compañeros, comportamiento retraído y problemas académicos. Algunos niños con esquizofrenia evaluados en la infancia intermedia mostraron antecedentes precoces de retraso en los objetivos motores y la adquisición del lenguaje similares a algunos síntomas del trastorno del espectro autista.

El diagnóstico es clínico y no existen pruebas específicas para el de esquizofrenia de inicio temprano. A pesar de esto, se recomienda la realización de pruebas analíticas y de imagen para descartar patología orgánica. El diagnóstico diferencial incluye trastornos del espectro autista, trastornos bipolares, trastornos depresivos con síntomas psicóticos, síndromes evolutivos múltiples, psicosis inducidas por sustancias y cuadros psicóticos debidos a trastornos orgánicos. Se ha observado que estos niños y adolescentes suelen presentar otros trastornos concurrentes, como TDAH, trastorno negativista desafiante o cuadro clínico depresivo. Pueden existir alucinaciones visuales o auditivas como procesos autolimitados en niños sin procesos psicóticos, en contexto de ansiedad extrema o factores psicosociales estresantes.

Entre los factores predictivos de la evolución y el pronóstico de la esquizofrenia de inicio precoz, se incluyen los siguientes:

- Nivel de funcionamiento premórbido del niño.
- Edad de inicio de la enfermedad.
- Coeficiente intelectual.
- Respuestas a las intervenciones psicosociales y farmacológicas.
- Grado de remisión tras el primer episodio psicótico.
- Nivel de apoyo familiar.
- Presencia de trastornos comórbidos.
- Factores psicosociales y familiares estresantes.
- Alta tasa de emoción expresada.

Otro factor importante en la evolución es la estabilidad del diagnóstico de esquizofrenia; se describe que hasta en una tercera parte de los niños que lo recibieron se modificó al diagnóstico de trastorno bipolar en la adolescencia.

En comparación con el inicio de la enfermedad en la edad adulta, el inicio en la infancia se caracteriza por una evolución más crónica, con consecuencias cognitivas y sociales graves y un incremento de los síntomas negativos.

Actualmente, no existe un método fiable para identificar a personas con riesgo muy elevado de desarrollar esquizofrenia en una familia determinada; sin embargo, sí se ha evidenciado un incremento en las tasas de estilos comunicativos anómalos en familias que tienen un miembro afectado de esquizofrenia. Los niños de mayor riesgo presentan anomalías en el neurodesarrollo y tasas más altas de las esperadas en signos neurológicos menores, así como deficiencias a la hora de mantener la atención y procesar la información.

El tratamiento de la esquizofrenia de inicio en la infancia debe ser multimodal e incluir intervenciones psicoeducativas para la familia, así como intervenciones farmacológicas, psicoterapéuticas, de habilidades sociales y un contexto evolutivo adecuado. Los antipsicóticos atípicos o de segunda generación son actualmente el tratamiento de elección dentro del ámbito farmacológico. En 2007, la Administración de Alimentos y Medicamentos de Estados Unidos aprobó la risperidona y el aripiprazol para el tratamiento de la esquizofrenia en pacientes de 13-17 años, y en 2009, la olanzapina y la quetiapina. La Agencia Española de Medicamentos y Productos Sanitarios aprueba el uso de aripiprazol en el tratamiento de la esquizofrenia en adolescentes que tengan 15 años o más.

Por otro lado, el *síndrome de psicosis atenuado* es una nueva categoría diagnóstica incluida como una enfermedad que debe seguir estudiándose. Se caracteriza por síntomas psicóticos subumbrales, menos graves que los hallados en los trastornos psicóticos, pero que con frecuencia suelen estar presentes en los estados prodrómicos de la psicosis. A pesar de estas alteraciones, el individuo mantendría la conciencia de lo que le está ocurriendo. Existe información contradictoria en lo que se refiere a la intervención terapéutica psicosocial y farmacológica; se recomienda la intervención en función del nivel de afectación. Se necesitan más estudios para determinar la relación entre el síndrome de psicosis atenuado y el desarrollo de esquizofrenia y de otras enfermedades psicóticas.

Trastornos relacionados con sustancias y trastornos adictivos en la infancia y adolescencia

Actualmente, la alta prevalencia del consumo de sustancias entre los adolescentes, los preocupantes patrones de consumo y el descenso de las edades de inicio, junto con el crecimiento de las adicciones sin sustancia, suponen un gran problema de salud pública y un riesgo de desarrollo de otras comorbilidades.

Trastornos relacionados con sustancias

El DSM-5-TR, a diferencia del DSM-IV-TR, no separa el diagnóstico de abuso del de dependencia de sustancias; lo agrupa en *trastorno por consumo de sustancias*. Se acompaña de criterios de intoxicación, abstinencia o trastorno inducido por sustancias.

El consumo de sustancias se puede entender como un continuo que abarca desde la experimentación (el consumo más leve) hasta la dependencia, pasando por el consumo habitual sin deterioro obvio y el abuso. Existen múltiples factores psicosociales de riesgo y protectores que influyen en la edad de inicio y en la gravedad del consumo de sustancias por adolescentes (Tabla 24.1-2).

Además de los factores psicosociales, también influyen factores genéticos (en estudios de personas con alcoholismo, se ha evidenciado mayor concordancia en gemelos monocigóticos que en dicigóticos). Otro factor importante en el desarrollo de estos trastornos es la comorbilidad; se ha descrito que hasta el 80 % de los adolescentes con consumo perjudicial de alcohol cumplían criterios de otro trastorno psiquiátrico, en especial trastornos del ánimo y trastornos disruptivos de la conducta. En muchos casos, se ha descrito que hasta en el 50 % de los casos, el alcohol puede ser la «puerta de entrada» al abuso de otras sustancias.

Los datos recogidos en la última Encuesta Estatal sobre Uso de Drogas en Enseñanza Secundaria (año 2021), realizada a la población española de 14-18 años, reflejan un ligero descenso del consumo de algunas sustancias.

No obstante, los índices de consumo continúan situándose en cifras elevadas:

- **Alcohol**:
  - Es la sustancia psicoactiva más consumida.
  - Predomina un patrón de consumo intensivo o en forma de atracón (*binge drinking*), caracterizado por:
    - Ingesta de elevadas cantidades en cortos períodos.
    - Sus efectos en el organismo y, en particular, en un cerebro en pleno proceso de maduración pueden ser muy perjudiciales.
  - Este patrón de consumo también se ha asociado a una mayor probabilidad de consumo de otras sustancias, con consumos de riesgo o incluso una posible dependencia en la edad adulta.
  - El 70,5 % de los jóvenes ha consumido alcohol en el último año en España y el 53,6 %, durante el último mes; se confirma en ambos casos un descenso en comparación con la anterior edición de la encuesta.
  - La edad del primer consumo se establece en los 14 años (sigue estable en los últimos 4 años).
- **Tabaco**:
  - Es la segunda sustancia psicoactiva con mayor consumo.
  - El 30,7 % reconoce consumo en el último año; el 23,9 %, en los últimos 30 días, y el 9,0 % reconoce consumo diario.
  - Un inicio temprano del tabaquismo se ha asociado con una alta dependencia de la nicotina a largo plazo y una significativa dificultad para dejar de fumar, además de con múltiples alteraciones fisiopatológicas.
- **Cannabis**:
  - Se trata de la sustancia ilegal más consumida entre los adolescentes.
  - El 28,6 % de los jóvenes admiten haberlo consumido en alguna ocasión.

Tabla 24.1-2. Factores psicosociales de riesgo y protectores influyentes en la edad de inicio y en la gravedad del consumo de sustancias por adolescentes

Factores de riesgo	Factores protectores
• Modelos de consumo de sustancias aportados por los padres • Conflictos familiares frecuentes • Falta de supervisión por parte de los progenitores • Relaciones con los compañeros que favorezcan conductas de consumo • Sucesos vitales estresantes	• Vida familiar estable • Fuerte vínculo entre padres e hijos • Supervisión coherente por parte de los progenitores • Adecuados logros escolares • Grupo de compañeros que favorezca los comportamientos psicosociales saludables en la familia y la adolescencia • Intervenciones que disminuyan los factores de riesgo

– Se ha registrado en la última encuesta una interrupción en la tendencia ascendente que venía registrándose desde 2016.

– Se observa que la edad de inicio de consumo es antes de los 15 años.

- **Hipnosedantes** (tranquilizantes/somníferos) con receta o sin ella:
  – Figuran como la cuarta droga de mayor prevalencia de consumo entre las analizadas.
  – Se observa que el 19,6 % de los estudiantes ha tomado este tipo de sustancias psicoactivas alguna vez en su vida; este dato corrobora la tendencia ascendente iniciada hace 5 años.

- **Éxtasis**:
  – El 3,1 % de los estudiantes declara haberlo consumido alguna vez en la vida.
  – El 1,8 % declara haberlo consumido en el último año.

- **Cocaína** (polvo y/o base);
  – La prevalencia sigue descendiendo progresivamente.
  – El 2,1 % de los adolescentes encuestados reconoce haber consumido en el último año.

- **El resto de las sustancias analizadas** registran prevalencias de consumo inferiores al 2 %.

Todas las sustancias psicoactivas, excepto el tabaco, son más consumidas por los adolescentes varones que por las adolescentes, con una proporción de sexos de 2:1 en la prevalencia de consumo de algunas drogas ilícitas.

El diagnóstico por consumo de sustancias en adolescentes se realiza por medio de una entrevista cuidadosa, con observaciones, pruebas analíticas y antecedentes personales y familiares, proporcionada por fuentes fidedignas. Hay muchas señales inespecíficas que pueden indicar el consumo, y se debe corroborar cuidadosamente la información antes de extraer conclusiones precipitadas. Los cambios en el funcionamiento escolar, las dolencias físicas no específicas, los cambios en las relaciones con los miembros de la familia o el grupo de amigos o los cambios de higiene personal pueden indicar el consumo de sustancias en adolescentes. Sin embargo, también pueden indicar la adaptación a un proceso estresante, el inicio de un cuadro clínico depresivo y pródromos de un cuadro psicótico, por lo que es importante que los canales de comunicación con el adolescente se mantengan abiertos cuando se sospecha un consumo de sustancias.

Las intervenciones terapéuticas están dirigidas a evitar la conducta de consumo y proporcionar educación al paciente y a su familia, así como a abordar los factores cognitivos y emocionales que influyen en él desde un foco motivacional. Las intervenciones pueden incluir terapia cognitivo-conductual, terapia de familia e intervenciones psicofarmacológicas. Puede requerirse tratamiento combinado, sobre todo cuando hay patologías psiquiátricas comórbidas. Se pueden realizar mediante tratamientos ambulatorios, programas de hospitalización parcial, unidades de hospitalización específicas, etcétera.

El impacto de la pandemia de COVID-19 en el consumo de sustancias por parte de los adolescentes no está claro, ya que la información aportada por los estudios más recientes ha arrojado resultados contradictorios.

Adicciones sin sustancia

El campo de las adicciones ha ido adquiriendo una mayor complejidad en los últimos años, fundamentalmente debido al crecimiento de las denominadas *adicciones sin sustancia* o *adicciones conductuales*, que engloban desde el uso compulsivo o uso problemático de internet y las redes sociales hasta la adicción a los videojuegos o al juego. En 2013, la Asociación Americana de Psiquiatría (American Psychiatric Association) dejó de considerarlas como un trastorno del control de impulsos para considerarlas como trastornos adictivos. No obstante, aunque esto supuso un gran avance, el DSM-5-TR hace referencia únicamente al juego patológico y al *internet gaming disorder*, e incluye este último en la sección III, junto a otras categorías que necesitan de mayor evidencia clínica.

En lo relativo al juego, pese a ser esta una actividad restringida a los mayores de 18 años, los datos oficiales indican que un 10,3 % de los menores han apostado *online* en el transcurso del último año y que un 22,7 % lo ha hecho de manera presencial. Por otro lado, el uso de videojuegos se extiende al 96 % de los adolescentes varones y al 69 % de las adolescentes; se estima la prevalencia de un posible trastorno por uso de videojuegos en torno al 6,1 %.

No obstante, si bien la Organización Mundial de la Salud ha decidido incorporar en la nueva edición de la CIE-11 el *trastorno por uso de videojuegos* o *gaming disorder*, sigue existiendo una enorme controversia al respecto.

En cuanto a los problemas relacionados con el uso de internet y las redes sociales, la heterogeneidad de los términos y las consideraciones sobre si existe patología o no hacen difícil comparar e integrar los resultados de las distintas investigaciones. La Encuesta Estatal sobre Uso de Drogas en Enseñanza Secundaria (año 2021) emplea el término *uso compulsivo de internet* y sitúa su prevalencia en torno al 20 % en los adolescentes españoles. Las consecuencias para la salud asociadas al uso de internet (una mayor probabilidad de sufrir alteraciones de la salud mental y una menor calidad de vida) son un campo de estudio a nivel mundial desde hace años.

ESCALAS DE EVALUACIÓN

El diagnóstico siempre se hará en función del cuadro clínico, y para eso se requiere un evaluador entrenado y con formación suficiente en los diferentes trastornos, ya que no existen test o escalas que de forma única permitan realizar dicho diagnóstico. No obstante, se cuenta con diferentes instrumentos que pueden facilitar la detección de síntomas y ayudar al clínico a realizar el diagnóstico diferencial.

Para la valoración de los problemas existentes, se cuenta con las siguientes escalas:

- **Child Behavior Checklist (Escala CBCL, Achenbach, 1999):**
  – Con versiones que abarcan desde los 18 meses hasta los 18 años.
  – Está dividida en ocho escalas que se estructuran de la siguiente manera:
    1. Comportamiento agresivo.
    2. Ansiedad/depresión.

3. Problemas atencionales.
4. Problemas con romper las reglas.
5. Quejas somáticas.
6. Problemas sociales.
7. Problemas de pensamientos.
8. Aislamiento.

• **Sistema de Evaluación de Niños y Adolescentes (Instrumento SENA):**
  – Se utiliza para sujetos de 3-18 años.
  – Las subescalas se dividen de la siguiente manera:
    ▪ Problemas interiorizados: depresión, ansiedad, ansiedad social, quejas somáticas, obsesión-compulsión y sintomatología postraumática.
    ▪ Problemas exteriorizados: hiperactividad e impulsividad, problemas de atención, agresividad, conducta desafiante, problemas de control de la ira, conducta antisocial.
    ▪ Problemas específicos: retraso en el desarrollo, problemas de la conducta alimentaria, problemas de aprendizaje, esquizotipia, consumo de sustancias, etcétera.
  – Permite detectar áreas de vulnerabilidad que predisponen al evaluado a presentar problemas más graves (de regulación emocional, rigidez, aislamiento, búsqueda de sensaciones o dificultades de apego).
  – Evalúa la presencia de varios recursos psicológicos que actúan como factores protectores ante diferentes problemas y que pueden utilizarse para apoyar la intervención (la autoestima, la integración y competencia social, la inteligencia emocional o la conciencia de los problemas).

• **Inventario Infantojuvenil de Temperamento y Carácter:**
  – Para pacientes de 8-13 años.
  – Es una adaptación del Inventario de Temperamento y Carácter, de Cloninger, a partir de 14 años.
  – La escala fue creada para evaluar cuatro dimensiones de temperamento y tres dimensiones de carácter:
    ▪ Evitación del daño.
    ▪ Búsqueda de novedad.
    ▪ Dependencia de recompensa.
    ▪ Persistencia.
    ▪ Autodirección.
    ▪ Cooperación.
    ▪ Autotrascendencia.

Respecto a la evaluación del trastorno del espectro autista de la conducta adaptativa, para determinar el grado de desempeño funcional en habilidades comunicativas, socialización y vida diaria del niño con discapacidad, se cuenta con:

• **Adaptive Behavior Assessment System-II (ABA-II):**
  – Instrumento de evaluación de la conducta adaptativa desde el nacimiento hasta los 6 años.
  – Su objetivo es proporcionar una evaluación completa de las habilidades funcionales diarias de una persona en distintas áreas o contextos con el fin de determinar si es capaz de desenvolverse en su vida cotidiana sin precisar la ayuda de otras personas.
  – La puntuación se presenta con tres índices globales (conceptual, social y práctico), así como con un índice global de conducta adaptativa.

• **Vineland Adaptive Behavior Scale (VABS):**
  – Es una de las herramientas estandarizadas y más utilizadas para evaluar la conducta adaptativa.
  – Está traducida a múltiples idiomas y validada internacionalmente.
  – Se trata de una entrevista semiestructurada que se divide en cuatro dominios:
    1. Comunicación: escrita, receptiva y expresiva.
    2. Habilidades para la vida diaria: personal, doméstica y comunitaria.
    3. Socialización; relación interpersonal, ocio y juego y habilidades de ayuda.
    4. Habilidades motoras; fina y gruesa.
  – También existen unos ítems opcionales de conductas críticas desadaptativas a partir de la edad de 5 años.

A veces, puede ser necesario realizar una valoración de la capacidad intelectual. El instrumento más utilizado es la Escala de Inteligencia de Wechsler para Niños (WISC-5). La prueba constituye una excelente herramienta para aportar una primera evaluación de la competencia intelectual del niño. Con ella se puede tener una panorámica global de su funcionamiento y detectar sus puntos fuertes y débiles (área verbal, área manipulativa o espacial, razonamiento fluido, velocidad de procesamiento, memoria de trabajo y competencia intelectual global). Es una prueba de amplio espectro que aporta pistas para profundizar con otras pruebas más específicas en las áreas deficitarias. El tiempo de aplicación es de aproximadamente 90 minutos. En los niños pequeños o en algunos casos concretos puede ser conveniente llevar a cabo la prueba en dos sesiones espaciadas para evitar el efecto de cansancio, pero nunca se puede aplicar en más de dos sesiones.

De cara a evaluar las diferentes funciones ejecutivas, se pueden utilizar también instrumentos específicos:

• **Test de Palabras y Colores de Stroop:**
  – Prueba de referencia para la detección de problemas neuropsicológicos y daños cerebrales.
  – Permite evaluar el fenómeno de la interferencia, íntimamente ligado a procesos de control inhibitorio.
  – El paciente responde ante tres condiciones de administración, que miden la capacidad de respuesta del sistema de función nominativa y la ejecución verbal rápida.

• **Test de Ejecución Continuada de Conners (Conners' Performance Test [CPT]):**
  – Herramienta eficaz para evaluar la atención selectiva, la atención sostenida y la impulsividad de los niños a partir de los 6 años.
  – Divide el rendimiento del sujeto en la prueba en 18 bloques, lo que posibilita comparar los cambios de rendimiento en segmentos separados.
  – Se trata de una prueba de respuesta continuada e inhibición: el sujeto debe confirmar de manera constante los estímulos *target* e inhibirse cuando aparece el estímulo no *target*.

• **Test de Clasificación de Tarjetas de Wisconsin (Wisconsin Card Sorting Test [WCST]):**
  – Diseñado inicialmente para evaluar el razonamiento abstracto, hoy constituye una medida de la habilidad reque-

rida para desarrollar y mantener las estrategias de solución de problemas que son necesarias para lograr un objetivo.

– Diversas investigaciones han mostrado que resulta especialmente sensible a las lesiones que implican a los lóbulos frontales y, por tanto, a la afectación de las funciones ejecutivas, por lo que se ha convertido en una de las pruebas de referencia para evaluarlas.

Además, podría ser interesante usar test específicos en relación con el diagnóstico de presunción, como, por ejemplo, escalas específicas para trastornos del neurodesarrollo (trastorno del espectro autista y TDAH), inventarios de problemas de ánimo/ansiedad o test diagnósticos de otros problemas, como los trastornos de la conducta alimentaria.

PUNTOS CLAVE

- Los hitos del desarrollo son la adquisición de logros evolutivos. Estos no son aprendizajes que requieran una enseñanza, sino que dependen de la maduración del cerebro. Se clasifican en motores y cognitivos.

- En la época de la infancia, los trastornos más frecuentes de la conducta alimentaria y de la ingesta de alimentos suelen ser la pica, el trastorno de rumiación, el trastorno de evitación/restricción de la ingesta de alimentos y la anorexia nerviosa. A su vez, en la adolescencia, comienzan a aparecer con más frecuencia la bulimia nerviosa y el trastorno por atracón.

- Dentro de los trastornos de la excreción, se encuentran la encopresis y la enuresis. Es importante tener en cuenta que el control de los esfínteres se ve afectado por numerosos factores, como la capacidad intelectual, la madurez social, los aspectos culturales y las interrelaciones entre el niño y sus padres. En ambos casos, el primer paso es el despistaje de un trastorno orgánico.

- Tanto el trastorno de apego reactivo como el de relación social desinhibida se caracterizan por conductas sociales aberrantes en un niño pequeño, que reflejan un entorno de malos tratos y negligencia parental que ha interferido en el desarrollo de un apego normal. Desde el punto de vista terapéutico, lo más importante es la seguridad del niño (valoración física y emocional; descarte de abuso físico, emocional o sexual).

- Los factores evolutivos influyen en gran medida en la manifestación de los síntomas del TEPT; el cuadro clínico varía de forma importante en función del momento evolutivo.

- En la aparición de un trastorno depresivo influyen varios factores, entre ellos, un componente hereditario y, cada vez con más peso, los factores de estrés ambiental y los acontecimientos adversos. Las quejas somáticas son los síntomas más habituales en los niños. En la adolescencia, pueden aparecer una importante labilidad emocional, conducta negativista o antisocial o consumo de sustancias.

- En la última década, ha habido un aumento significativo de la prevalencia de jóvenes con diagnósticos de trastorno bipolar tipo I. El cuadro clínico maniforme se caracteriza por una irritabilidad extrema, grave y persistente, y puede incluir estallidos de agresividad y conducta violenta. Es infrecuente que un niño exhiba pensamientos o estado de ánimo eufórico.

- El trastorno de desregulación disruptiva del estado de ánimo se caracteriza por la presencia de arrebatos de cólera inapropiados para la edad, junto con un estado de ánimo de irritabilidad persistente entre dichos episodios.

- El trastorno negativista desafiante se caracteriza por un patrón duradero de conducta negativista, desobediente y hostil dirigida hacia las figuras de autoridad. Por lo general, los pacientes no recurren a la agresión física ni producen transgresiones graves a las normas sociales o a los derechos de los demás, a diferencia de los niños con trastornos de conducta.

- Los trastornos de ansiedad se encuentran entre los más comunes de la infancia y la juventud. Además, conviene tener en cuenta que los subtipos son altamente comórbidos entre ellos y que sus síntomas pueden solaparse.

- Los rituales compulsivos típicos en niños y adolescentes incluyen la limpieza, la comprobación, el recuento, la repetición de conductas o el hecho de ordenar cosas.

- El comienzo de la esquizofrenia en la infancia es frecuentemente gradual, y a menudo empieza con un afecto inapropiado o inusual. Los niños con esquizofrenia suelen manifestar inicialmente alucinaciones auditivas, mientras que, con la edad, los delirios aumentan su frecuencia, complejidad y estructuración.

- El alcohol es la sustancia psicoactiva más consumida entre los adolescentes. Predomina un patrón de consumo intensivo o en forma de atracón (*binge drinking*).

BIBLIOGRAFÍA

American Psychiatric Association. Guía de Consulta de los Criterios Diagnósticos del DSM-5 TR, 5ª ed. Madrid: Editorial Médica Panamericana; 2023.

Ballard JC. Assessing attention: comparison of response-inhibition and traditional continuous performance tests. J Clin Exp Neuropsychol. 2001;23(3):331-50.

Bruno A, Celebre L, Torre G, Pandolfo G, Mento C, Cedro C et al. Focus on disruptive mood dysregulation disorder: a review of the literature. Psychiatry Res. 2019;279:323-330.

Bryant-Waugh R. Feeding and eating disorders in children. Psychiatr Clin North Am. 2019;42(1):157-167.

Bühren K, Herpertz-Dahlmann B, Dempfle A, Becker K, Egberts KM, Ehrlich S et al. First sociodemographic, pretreatment and clinical data from a German web-based registry for child and adolescent anorexia nervosa. Z Kinder Jugendpsychiatr Psychother. 2017;45(5):393-400.

Chen H, Pan T, Zhu J. It is the examinee's IQ. Psychol Assess. 2016;28(11):1523-1527.

Cichoń L, Janas-Kozik M, Siwiec A, Rybakowski JK. Clinical picture and treatment of bipolar affective disorder in children and adolescents. Psychiatr Pol. 2020;54(1):35-50.

Cloninger CR. The temperament and character inventory-revised. St. Louis: Center for Psychobiology of Personality; 1999.

Dehaene S, Changeux JP. The Wisconsin Card Sorting Test: theoretical analysis and modeling in a neuronal network. Cereb Cortex. 1991;1(1):62-79.

Devoe DJ, Han A, Anderson A, Katzman DK, Patten SB, Soumbasis A et al. The impact of the COVID-19 pandemic on eating disorders: a systematic review. Int J Eat Disord. 2023;56(1):5-25.

García Ron A, Sierra Vázquez J. Signos de alerta en el desarrollo psicomotor, motor, social-comunicativo y lenguaje. Vox Paeditrica. 2010;17(1):34-38.

García-Couceiro N, Gómez Salgado P, Kim-Harris S, Burkhart G, Flórez-Menéndez G, Rial Boubeta A. El modelo SBIRT como estrategia de prevención de las adicciones con y sin sustancia en adolescentes. Rev Esp Salud Pública. 2021;95:19 de mayo e202105065.

Graell M, Morón-Nozaleda MG, Camarneiro R, Villaseñor Á, Yáñez S, Muñoz R et al. Children and adolescents with eating disorders during COVID-19 confinement: difficulties and future challenges. Eur Eat Disord Rev. 2020;28(6):864-870.

Lundahl L, Cannoy C. COVID-19 and substance use in adolescents. Pediatr Clin North Am. 2021;68(5):997-990.

Saunderson JM, Stickley A, Sturidsson K, Koposov R, Sukhodolsky DG, Ruchkin V. Posttraumatic stress and perceived interpersonal provocation in adolescents. J Interpers Violence. 2023;38(3-4):3191-3214.

Observatorio Español de las Drogas y las Adicciones, Delegación del Gobierno para el Plan Nacional sobre Drogas. Encuesta sobre el uso de drogas en enseñanzas secundarias en España (ESTUDES) 1994-2021. Madrid: Delegación del Gobierno para el Plan Nacional sobre Drogas. Ministerio de Sanidad, Servicios Sociales e Igualdad; 2021.

Plaisted H, Waite P, Gordon K, Creswell C. Optimising exposure for children and adolescents with anxiety, OCD and PTSD: a systematic review. Clin Child Fam Psychol Rev. 2021;24(2):348-369.

Puhl RM, Lessard LM, Larson N, Eisenberg ME, Neumark-Stzainer D. Weight stigma as a predictor of distress and maladaptive eating behaviors during COVID-19: longitudinal findings from the EAT study. Ann Behav Med. 2020;54(10):738-746.

Racine N, McArthur BA, Cooke JE, Eirich R, Zhu J, Madigan S. Global prevalence of depressive and anxiety symptoms in children and adolescents during COVID-19: a meta-analysis. JAMA Pediatr. 2021;175(11):1142-1150.

Sadock BJ, Sadock VA, Ruiz P, editores. Kaplan & Sadock's synopsis of psychiatry. 10ª ed. Filadelfia: Wolters Kluwer; 2015.

Silén Y, Keski-Rahkonen A. Worldwide prevalence of DSM-5 eating disorders among young people. Curr Opin Psychiatry. 2022;35(6):362-371.

Tahir T, Wong MM, Maaz M. Pharmacotherapy of impulse control disorders: a systematic review. Psychiatry Res. 2022;311:114499.

Thomasius R, Paschke K, Arnaud N. Substance-use disorders in children and adolescents. Dtsch Arztebl Int. 2022;119(25):440-450.

24.2 *Trastornos psiquiátricos del neurodesarrollo*

N. Espluga Frigola

OBJETIVOS

- Conocer qué son los trastornos del desarrollo neurológico o neurodesarrollo (TND).
- Reconocer cuáles son los distintos TND.
- Identificar las características de cada TND y su abordaje terapéutico.

TRASTORNOS DEL DESARROLLO NEUROLÓGICO: ¿QUÉ SON?

El neurodesarrollo es un proceso complejo mediante el cual el sistema nervioso central, cuyo órgano principal es el cerebro, crece, madura y adquiere sus funciones de forma gradual. Este proceso se inicia en la gestación y finaliza en la edad adulta, aunque es durante los primeros años de vida cuando crece más y tiene más adquisiciones; este es su período más vulnerable. Cabe destacar que el desarrollo neurológico viene determinado por factores genéticos, biológicos y ambientales (**Tabla 24.2-1**).

> ! *TND* es una denominación común que agrupa a un conjunto amplio y heterogéneo de afecciones que se producen durante el período de desarrollo neurológico de forma precoz (durante los primeros años de vida), significativa y persistente, y que generan importantes dificultades en la adquisición y desempeño de determinadas funciones. Esto se traduce en déficits específicos en el desarrollo del funcionamiento cognitivo, psicológico, comunicativo, social, adaptativo y/o motriz.

El término *TND* ha sufrido muchos cambios en cuanto a su definición dimensional, así como en lo que se refiere a las patologías incluidas y la nomenclatura usada. Actualmente, los sistemas de clasificación de enfermedades más aceptados, la CIE-11 y el DSM-5-TR, han ido unificando la terminología y convergiendo las condiciones que deben incluir. Así pues, los TND reconocidos por las clasificaciones son los siguientes: discapacidad intelectual, trastornos de la comunicación, trastornos del espectro autista, trastornos específicos del aprendizaje, trastorno por déficit de atención e hiperactividad (TDAH), trastornos motores y otros TND especificados o no especificados.

Cabe recordar que los criterios diagnósticos actuales para los diferentes TND están definidos exclusivamente por la observación de sus manifestaciones clínicas; no se dispone aún de marcadores biológicos que apoyen o establezcan diferencias entre los diagnósticos.

Características

Cualquier aspecto del neurodesarrollo admite un margen de variabilidad; un retraso moderado en las primeras adquisiciones no siempre significa un problema, pero es necesario hacer un seguimiento de su evolución.

Las cifras de incidencia y prevalencia de los TND son complicadas de obtener por diversos motivos: evolución en la terminología, definiciones y criterios diagnósticos; disparidad en las metodologías usadas para estimar prevalencias, y poblaciones estudiadas, contextos sociales y culturales. Según revisiones sistemáticas, se ha llegado al consenso mundial de que la prevalencia global de los diversos TND es de alrededor de un 10 % de la población infantil.

A nivel etiológico, los TND son inherentemente multicausales y se producen como resultado de una compleja interacción de factores genéticos y ambientales. De esta forma, su estudio requiere integrar diferentes niveles de análisis desde la genética, la epigenética, la neurofisiología, las neuroimágenes y los aspectos psicosociales. Sobre la base de los TND existe alguna disrupción del desarrollo cerebral, que en ocasiones obedece a un factor etiológico claramente identificable, como ocurre con algunos síndromes genéticos (síndrome del cromosoma X frágil, síndrome de Down), en el síndrome alcohol-fetal, en la prematurez extrema, en infecciones congénitas o encefalopatías epilépticas precoces. Sin embargo, con frecuencia se trata de alteraciones más discretas de características genéticas y epigenéticas difícilmente identificables.

El componente genético es elevado en los TND; por ejemplo, para los trastornos del espectro autista, se estima en el 70-90 % y para TDAH, alrededor del 75 %. La arquitectura genética es compleja y heterogénea y comprende una amplia

Tabla 24.2-1. Hitos del desarrollo psicomotor típico de 0 a 6 años

Edad	Desarrollo motor	Lenguaje	Socialización	Cognitivo
0-6 meses	• Sostén cefálico (2-4 meses) • Prensión objeto (5 meses)	• Discriminación de sonidos que más se repiten • Se comunica con llanto y sonrisa • Gorjeos en respuesta a las voces (2-6 meses)	• Sonrisa social (2-3 meses)	• Reconoce la voz materna (1-2 meses) • Sigue estímulos visuales y sonoros
6-12 meses	• Sedestación (6-7 meses) • Gira solo, gateo • Bipedestación • Inicio pinza • Señala con el índice	• Balbuceo imitativo (papá/mamá) sin significado • Intención comunicativa • Primeras palabras (9-14 meses)	• Interés por otros • Imitaciones • Reconoce su nombre	• Inicio de interés por juguete • Aumento de independencia y curiosidad
12-24 meses	• Deambulación independiente (9-17 meses) • Aprende a subir escalones y correr • Perfecciona coordinación y equilibrio	• Nombra objetos o personas con sentido (p. ej., *papá/mamá*) • Amplía vocabulario hasta unas 50 palabras • Frases de 2-3 palabras	• Menor apego; busca iguales • Juego imitativo • Muestra, ofrece	• Mayor interés por juguetes y libros • Torres de 2-3 cubos
2-4 años	• Aprende a montar en bicicleta o patinete • Coordinación y equilibrio	• Uso de verbos • Frases de 3-5 palabras • Uso de 400 palabras aproximadamente • Lenguaje comprensible	• Época del porqué y rabietas • Juego imaginativo o cooperativo • Control de esfínteres	• Mayor interés por el dibujo
4-6 años	• Salta, trepa con habilidad, baila	• Frases de 6-8 palabras • Cuenta hasta 10	• Disfruta de los juegos en grupo	• Perfecciona dibujo • Mayor autonomía (se viste solo)

gama de alteraciones. Ejemplos de estas alteraciones son las siguientes: mutaciones raras de alta penetrancia en uno o varios genes y variaciones en el número de copias (síndrome de Down), variaciones comunes con pequeña magnitud de efecto individual, variaciones raras, alteraciones estructurales y modificaciones genéticas aún no bien conocidas.

La situación más frecuente es una carga compleja de muchas variantes comunes, en su mayoría polimorfismos de un solo nucleótido, y cada una confiere un pequeño aumento del riesgo de presentar el trastorno. Las mutaciones en genes reguladores de cromatina y factores de transcripción ocupan un lugar destacado entre las causas genéticas más comunes de los TND.

A la complejidad genética y funcional antes señalada se agrega la contribución de un amplio rango de factores ambientales que tienen la capacidad de influir y modificar los procesos del neurodesarrollo en etapas tempranas por su vulnerabilidad a noxas externas y los principales agentes nocivos. Estos incluyen factores maternos desde el período prenatal (como el estado nutricional, el equilibrio hormonal, las infecciones, la fertilización asistida, la infección materna/activación inmune fetal, el estrés materno/estrés fetal, la depresión materna, el abuso de sustancias y la exposición a fármacos) hasta variables del entorno próximo (como la familia, el ambiente físico y los tóxicos ambientales) y del entorno psicosocial y cultural.

Su perfil evolutivo suele ser estable en el tiempo y, si bien a lo largo de la vida sus manifestaciones se modifican de acuerdo con los cambios madurativos o se enmascaran por mecanismos compensatorios, persisten uno o más rasgos distintivos

hasta la vida adulta. Por ejemplo, en el caso del TDAH, es conocido que con frecuencia la hiperactividad se reduce o se resuelve alrededor de la pubertad; sin embargo, en al menos dos tercios de los casos, las otras manifestaciones cardinales continúan ocasionando déficit hasta la edad adulta.

Cabe destacar que los TND tienen una elevada *comorbilidad* entre ellos. Por comorbilidad se entiende la presencia simultánea o coexistencia de dos o más trastornos crónicos que se relacionan estadísticamente entre sí (también puede darse en forma secuencial de manera que la presencia de un trastorno aumenta la probabilidad de desarrollar otro en el futuro. Por ejemplo, un trastorno del lenguaje en la edad preescolar aumenta la probabilidad de presentar un trastorno específico del aprendizaje en lectoescritura u otros TND más adelante). Las comorbilidades tienen orígenes diversos: podrían surgir de un riesgo genético compartido entre un TND y una carga genética no relacionada con este (como sería en los trastornos del espectro autista y TDAH), podría tratarse de otra manifestación de una etiología común (como sería en discapacidad intelectual y epilepsia), podría ser simplemente una asociación fortuita o, como se ha planteado recientemente, podría tratarse de una manifestación tardía de un factor causal independiente sobre un TND.

Existe una correlación marcada entre gravedad y comorbilidad: la probabilidad de comorbilidad es mucho mayor en condiciones más graves. Por ejemplo, la presencia de discapacidad intelectual o trastorno del lenguaje (TDL) es tan frecuente e incidente para el tratamiento, evolución y pronóstico de los trastornos del espectro autista que su existencia debe especificarse en el diagnóstico.

Véase un resumen de las características comunes en los TND (**Tabla 24.2-2**).

Criterios diagnósticos

La categoría de los TND incluye diversos trastornos, cuyos criterios diagnósticos específicos y características se van a definir a continuación. Para evaluar los hitos del desarrollo psicomotor, existen diversas escalas de cribado poblacional; por ejemplo, la Bayley Scales of Infant and Toddler Development Third Edition (Bayley-III) o la McCarthy Scales of Children's Abilities (McCarthy Scales).

Abordaje terapéutico

El principal aspecto común para un abordaje terapéutico óptimo en los TND es la detección e intervención precoz, según requiera cada trastorno diferenciado. En la mayoría de los TND, el abordaje terapéutico será interdisciplinar, por lo que requerirá logopedia, terapia ocupacional, pedagogía, psicología y psiquiatría, entre otros.

- TND incluye discapacidad intelectual, trastornos de la comunicación, trastornos del espectro autista, trastornos específicos del aprendizaje, TDAH, trastornos motores y otros TND.
- Los TND tienen un origen multifactorial resultante de la interacción de factores genéticos y ambientales.
- Hay una elevada heterogeneidad y comorbilidad entre ellos.
- Se caracterizan por tener un curso crónico.

DISCAPACIDADES INTELECTUALES

En este apartado, se estudiarán la discapacidad intelectual, el retraso global del desarrollo y la discapacidad intelectual no especificada.

Tabla 24.2-2. Características comunes en los trastornos del neurodesarrollo

- Dificultades significativas en la adquisición y ejecución de funciones del desarrollo que generan déficit en el funcionamiento personal, social, académico u ocupacional, con la consiguiente alta vulnerabilidad psicológica
- Origen multifactorial: interacción recíproca de factores genéticos y ambientales
- Inicio en etapa temprana de la vida, habitualmente antes de la escolaridad
- Distribución por sexo: mayor proporción de afectación en varones que en mujeres
- Elevada comorbilidad entre los diferentes TND (dimensiones sintomáticas)
- Curso crónico, con un impacto que suele durar hasta la edad adulta
- Enorme heterogeneidad inherente a la presentación del trastorno
- Se presentan en un escenario inestable y en dinámico cambio, como es el proceso del desarrollo infantil y adolescente

TND: trastornos del neurodesarrollo.

Discapacidad intelectual

La discapacidad intelectual es la adquisición lenta e incompleta de las habilidades cognitivas durante el período de desarrollo humano. Esto implica que la persona puede tener dificultades para comprender, aprender y recordar cosas nuevas, que se manifiestan durante el desarrollo y que contribuyen al nivel de inteligencia general; por ejemplo, dificultades en habilidades cognitivas, motoras, sociales y de lenguaje. Así pues, la discapacidad intelectual es un trastorno que comienza durante el período de neurodesarrollo y que engloba una serie de limitaciones significativas tanto en el funcionamiento intelectual como en el comportamiento adaptativo.

Debido a los cambios en los manuales de clasificación de enfermedades, la terminología para definir este grupo ha ido variando; antes se usaba el término *retraso mental*, que posteriormente fue sustituido por *discapacidad intelectual* (también *trastorno del desarrollo intelectual*).

Características

La prevalencia media de la discapacidad intelectual, según revisiones actualizadas de la literatura médica, es de un 1 % de la población, lo que es una constante estable; el porcentaje es mayor en los varones.

La etiología de la discapacidad intelectual es heterogénea. Se han identificado muchos factores causales o asociados a esta discapacidad. Estos factores, que influyen en el desarrollo y el funcionamiento del cerebro del niño en el período prenatal, perinatal o posnatal, pueden ser divididos en tres grupos: orgánicos, genéticos y socioculturales, aunque en muchos casos se superponen. En el 40 % de los casos no es posible identificar una causa específica, especialmente en la discapacidad intelectual leve. De las enfermedades más frecuentemente asociadas, las de causa genética más recurrentes son el síndrome de Down y el síndrome del cromosoma X frágil, seguidas por el síndrome de Prader-Willi y el síndrome de Angelman. Las de otra etiología identificada más frecuentes son la fenilcetonuria, el hipotiroidismo congénito, la galactosemia y el síndrome alcohólico fetal.

Su presentación clínica depende de las áreas afectadas:

- **Lenguaje**:
  - Retraso en la adquisición del lenguaje y dificultades para hablar y expresarse.
  - Los sujetos con discapacidad intelectual leve pueden desarrollar un lenguaje un poco inferior al de niños con desarrollo típico.
  - Los pacientes con discapacidad intelectual grave disponen de poco o nulo lenguaje.
- **Percepción**:
  - Los sujetos son lentos en percibir y reaccionar a los estímulos ambientales.
  - Se presentan dificultades para distinguir pequeñas diferencias en el tamaño, forma y el color.
- **Cognición**:
  - La capacidad de analizar, razonar, comprender, calcular y abstraer está afectada en mayor o menor medida según la gravedad.

- Los sujetos con discapacidad intelectual leve pueden aprender habilidades de lectura y matemáticas de primaria.
- Los pacientes con discapacidad intelectual grave son incapaces de leer, calcular o incluso de entender lo que otros dicen.

- **Concentración y memoria**:
  - La capacidad de concentración es baja y limitada.
  - La memoria de los sujetos es pobre: tardan mucho tiempo en recordar o les cuesta recordar, con recuerdos inexactos.

- **Emoción**:
  - Las emociones son inmaduras, con baja capacidad para el autocontrol, a veces con conductas impulsivas y agresivas.
  - Algunos pacientes son tímidos y retraídos.

- **Movimiento**:
  - Los sujetos suelen tener dificultades importantes en la coordinación.
  - En casos graves, son frecuentes las estereotipias.

- **Comorbilidades**:
  - Existe un mayor riesgo de presentar otras patologías.
  - Los cuadros clínicos más prevalentes son:
    - Epilepsia: 22 %.
    - Parálisis cerebral: 20 %.
    - Trastornos de ansiedad: 17 %.
    - Trastorno negativista desafiante: 12 %.
    - Trastorno del espectro del autismo: 10 %.

- **Conductas problemáticas**:
  - Son frecuentes los síntomas conductuales que interfieren en la vida cotidiana de los individuos con discapacidad intelectual y en la de sus cuidadores, como la inquietud, la baja concentración, la impulsividad, las rabietas y los llantos.
  - También puede haber conductas disruptivas, como agresiones, conductas autolesivas, desobediencia o conducta social inadecuada.

- **Dificultades sensoriales**: un 5-10 % de los niños con discapacidad intelectual tienen problemas visuales y auditivos.

Su pronóstico en la vida adulta dependerá principalmente de la gravedad de la discapacidad intelectual, esto es, de la funcionalidad que se consigue. Se ha de remarcar que el 85 % de las discapacidades intelectuales son leves (las graves o profundas suelen estar asociadas a una enfermedad neurológica).

Criterios diagnósticos

El algoritmo diagnóstico completo debe incluir una buena historia clínica mediante la recogida de antecedentes (médicos, familiares, trastornos genéticos, infecciones durante el embarazo, exposición prenatal a toxinas, daño perinatal, prematuridad y trastornos metabólicos, hitos del desarrollo y ambiente familiar, económico y educativo) y la evaluación del coeficiente intelectual.

La evaluación del coeficiente intelectual es obligatoria en todos los casos en que se sospeche una discapacidad intelec-

tual mediante una escala estandarizada culturalmente para esa población. Entre las pruebas psicométricas utilizadas más habitualmente se encuentran la Escala de Inteligencia de Wechsler para Niños (WISC-5) o Adultos (WAIS-IV), la Escala Stanford-Binet (SB-4), la Batería de Evaluación de Kaufman para Niños (K-ABC) o la Escala de Matrices Progresivas de Raven. Para diagnosticar *discapacidad intelectual*, el coeficiente intelectual debe ser inferior a 70. El coeficiente intelectual es un concepto muy estable y fuertemente predictivo del logro personal.

Las pruebas complementarias están indicadas en todos los pacientes con discapacidad intelectual en los que su etiología no es clara, ya que pueden tener implicaciones significativas para el tratamiento, el pronóstico y la prevención.

Véanse los criterios diagnósticos de la discapacidad intelectual según el DSM-5-TR (**Tabla 24.2-3**).

Abordaje terapéutico

Requiere una detección precoz y una intervención temprana. Cuando la discapacidad intelectual tiene una etiología clara y tratable, ese será el abordaje de elección. Pero, en la mayoría de los casos, no es posible encontrar una etiología específica, o bien la causa conocida no tiene tratamiento. Por lo tanto, el objetivo principal del tratamiento va dirigido a minimizar los síntomas y la discapacidad resultante, reduciendo los riesgos, enseñando habilidades necesarias para la vida diaria y prestando apoyo a las familias y los cuidadores. Los objetivos específicos para cada individuo dependen de la etiología, la gravedad de la discapacidad intelectual y la presencia de enfermedades comórbidas. Este abordaje terapéutico debe ser interdisciplinar debido a la variedad de síntomas que se pueden presentar. Las disciplinas que

---

Tabla 24.2-3. Criterios diagnósticos de la discapacidad intelectual según el DSM-5-TR

A Deficiencias de las funciones intelectuales, como el razonamiento, la resolución de problemas, la planificación, el pensamiento abstracto, el juicio, el aprendizaje académico y el aprendizaje a partir de la experiencia, confirmadas mediante la evaluación clínica y pruebas de inteligencia estandarizadas individualizadas

B. Deficiencias del comportamiento adaptativo que producen fracaso del cumplimiento de los estándares de desarrollo y socioculturales para la autonomía personal y la responsabilidad social. Sin apoyo continuo, estas deficiencias limitan el funcionamiento en una o más actividades de la vida cotidiana, como la comunicación, la participación social y la vida independiente en múltiples entornos (hogar, escuela, trabajo, comunidad)

C. Inicio de las deficiencias intelectuales y adaptativas durante el período de desarrollo

- *Especificar* la gravedad actual según habilidades conceptuales, sociales y prácticas:
  - (F70) Leve (puntuación CI: 50-70)
  - F71) Moderada (puntuación CI: 35-50)
  - (F72) Grave (puntuación CI: 20-35)
  - (F73) Profunda (puntuación CI: inferior 20)

CI: coeficiente intelectual.

incluye esta intervención son fisioterapia, terapia ocupacional, logopedia, psicología, neurología y psiquiatría, entre otras.

Hay que hacer hincapié en el abordaje de las conductas problemáticas. En primer lugar, se ha de realizar un análisis funcional del comportamiento y determinar si existen causas tratables. A partir de aquí, se debe diseñar un plan de trabajo, que en primer lugar debe garantizar la seguridad del paciente con discapacidad intelectual y su entorno, y, en segundo lugar, tendrá como objetivo extinguir el comportamiento no deseado. En la mayoría de los casos, esto involucra familia, escuela o educadores mediante pautas psicológicas conductuales, teniendo en cuenta las fortalezas y debilidades del entorno. En último lugar, se debe valorar la necesidad de un abordaje farmacológico para las conductas disruptivas; los tratamientos que suelen utilizarse son psicofármacos. Debido a que las personas con discapacidad intelectual, generalmente, tienen más problemas médicos y son más sensibles a los efectos secundarios de algunos fármacos, así como a la falta de evidencia en los ensayos clínicos aleatorizados del uso de psicofármacos en niños con discapacidad intelectual, es preferible comenzar con un solo fármaco en una dosis muy baja e ir aumentándola gradualmente, de acuerdo con la respuesta y con los efectos secundarios.

Retraso global del desarrollo

Se reserva para individuos menores de 5 años o cuando el nivel de gravedad clínica no permite valorar de forma fiable; esto es, cuando el sujeto no cumple con los hitos de desarrollo esperados y no se puede valorar el funcionamiento intelectual. No implica necesariamente discapacidad intelectual. Esta categoría se debe volver a valorar después de que pase un tiempo.

Discapacidad intelectual no especificada

Se reserva para individuos mayores de 5 años cuando la valoración del grado de discapacidad intelectual es difícil o imposible debido a deterioros sensoriales o físicos asociados (ceguera o sordera prelingual, discapacidad locomotora, problemas graves de comportamiento u otro trastorno mental). Su uso es excepcional. Se debe volver a valorar después de pasado un tiempo.

> **!**
> El límite entre un coeficiente intelectual normal y la discapacidad intelectual no es rígido. El funcionamiento intelectual límite (R41.83) incluye a las personas con un coeficiente intelectual de 71 a 85 (por debajo de la normalidad); el impacto funcional que estas personas tienen debido a su limitada capacidad cognitiva no es suficiente para justificar un diagnóstico de discapacidad intelectual. Los pacientes pueden ser capaces de realizar sus actividades cotidianas y un trabajo simple sin ayuda, pero son más vulnerables a los acontecimientos estresantes y más propensos a desarrollar un trastorno psiquiátrico. Su prevalencia es de alrededor de un 7 % de la población.

> • La discapacidad intelectual es un TND que afecta el desarrollo de las habilidades cognitivas y engloba limitaciones del funcionamiento intelectual y comportamiento adaptativo.
> • Su etiología es heterogénea.
> • Las áreas afectadas son las siguientes: lenguaje, percepción, cognición, concentración y memoria, emoción, movimiento, conducta, déficits sensoriales y problemas de salud.
> • Se realiza un abordaje terapéutico individualizado dirigido a minimizar la repercusión de los síntomas y la discapacidad resultante.

TRASTORNOS DE LA COMUNICACIÓN

Los trastornos de la comunicación engloban diversas afecciones en las que está afectado algún aspecto del lenguaje verbal y del no verbal. La adquisición del lenguaje es uno de los hitos del neurodesarrollo; cuando su evolución queda limitada en alguna de sus vertientes, se está ante un trastorno. Cabe recordar que el lenguaje es fundamental para desarrollar el funcionamiento cognitivo, socioemocional y conductual de los niños.

Características

Las características de los trastornos de comunicación son las siguientes:

- La prevalencia de los trastornos de la comunicación es elevada y se sitúa en torno a un 7 % de la población mundial. Estos trastornos tienen un notable componente hereditario.
- Los trastornos de la comunicación tienen una elevada comorbilidad con otros TND u otros trastornos psiquiátricos (por ejemplo, TDL y TDAH).
- La detección precoz es esencial para instaurar un tratamiento que pueda disminuir la gravedad o impacto del trastorno en el desarrollo y aprendizaje del niño.

Criterios diagnósticos

Aunque los manuales de clasificación de enfermedades han diferido históricamente en términos, modelo y clasificación diagnóstica, las últimas ediciones tienden a confluir en terminología y criterios.

Para realizar un adecuado algoritmo diagnóstico para los trastornos de la comunicación, hay que tener en cuenta dos aspectos:

- En primer lugar, se debe realizar una buena recogida de información mediante una historia clínica completa del sujeto (antecedentes del desarrollo, personales, familiares y educativos; situación actual; informes académicos; observación).
- En segundo lugar, se ha de acompañar la evaluación con herramientas psicométricas neuropsicológicas estandarizadas. Hay que recordar que no se dispone de ninguna prueba médica para su diagnóstico.

Abordaje terapéutico

El tratamiento debe plantearse desde una perspectiva multidisciplinar, estableciendo una coordinación permanente entre los diferentes profesionales implicados en la asistencia y la familia con el propósito de alcanzar objetivos comunes, reducir las dificultades específicas y favorecer el desarrollo integral del paciente.

El abordaje más destacable es la logopedia, que debe ser una intervención multifuncional y ha de iniciarse lo antes posible. El objetivo primordial es ofrecer herramientas para comunicarse competentemente y definir una intervención concreta en aquellos aspectos específicos que están más alterados (según el grado de desarrollo del niño y su estadio evolutivo), siguiendo un proceso de reeducación individualizado y concreto. Se debe acompañar de un entrenamiento de los padres en las herramientas usadas.

Otra intervención elemental se ha de realizar a nivel educativo mediante programas específicos. Se trata de definir un plan educativo individualizado que incluya los objetivos educativos y las adaptaciones escolares pertinentes para cada paciente, según la afectación del trastorno de la comunicación. Se debe acompañar de un plan individualizado con la familia (hay que asegurar la fluidez de la información).

Otros abordajes que deben de valorar son la terapia ocupacional, la psicología (psicoterapia cognitivo-conductual) o el soporte tecnológico aumentativo para la comunicación. No hay indicación específica de ningún tratamiento farmacológico para los trastornos de la comunicación; únicamente pueden estar indicados en posibles comorbilidades (ansiedad, TDAH).

Tipos de trastornos de la comunicación

El TDL, el trastorno fonológico, el trastorno de la fluidez de inicio en la infancia y el trastorno de la comunicación social son distintos tipos de trastornos de la comunicación.

Trastorno del lenguaje

El TDL es un TND en el que se encuentra afectada la expresión y la comprensión. Se pone en evidencia cuando se pide al niño hacer un relato («Cuéntame un cuento, un chiste, una película») debido a la dificultad para encontrar palabras apropiadas y para la construcción de frases; sin embargo, la dificultad para la comprensión es más difícil de detectar y tiene una repercusión superior. Ante la sospecha de TDL, es muy útil que la familia facilite los informes escolares de varios cursos; en ellos, suelen estar referenciadas las dificultades expresivas, la baja comprensión lectora y casi siempre se puede constatar el antecedente de retraso en el inicio del lenguaje. También se denomina *trastorno del desarrollo del lenguaje, trastorno específico del lenguaje, disfasia, trastorno expresivo del lenguaje y trastorno mixto del lenguaje.*

Características

La prevalencia descrita de TDL es de alrededor de un 8 % de la población. Suele pasar desapercibido; a menudo, el aspecto que motiva a la familia para consultar es el bajo rendimiento escolar o las dificultades de aprendizaje detectadas el centro educativo. Así pues, el pronóstico de TDL, excepto en casos graves, no suele ser motivo de preocupación.

Es destacable la elevada comorbilidad con otros TND, especialmente con TDAH y dislexia. También merece especial mención la relación entre TDL y trastornos del espectro autista, pues su diagnóstico diferencial se plantea con relativa frecuencia entre los 2 y los 4 años; en el niño con trastorno del espectro autista, además del retraso en el lenguaje, hay asociadas otras dificultades relacionadas con la interacción social, la conducta y el juego simbólico.

Criterios diagnósticos

Véanse los criterios diagnósticos del TDL según el DSM-5-TR (**Tabla 24.2-4**).

Abordaje terapéutico

La intervención de elección debe centrarse en la logopedia, así como en la incorporación de recursos pedagógicos apropiados para abordar los problemas de aprendizaje.

Trastorno fonológico

El trastorno fonológico es la dificultad persistente para la pronunciación de fonemas que condiciona la inteligibilidad del lenguaje y repercute en la interacción social o en el rendimiento escolar. También se denomina *trastorno del habla.*

Características

En el trastorno fonológico, la afectación interviene en dos aspectos: por un lado, la conciencia fonológica (capacidad

Tabla 24.2-4. Criterios diagnósticos del trastorno del lenguaje según el DSM-5-TR

A Dificultades persistentes en la adquisición y uso del lenguaje en todas sus modalidades (hablado, escrito, lenguaje de signos) debido a déficit de comprensión o producción:

1. Vocabulario reducido (conocimiento y uso de palabras)
2. Estructura gramatical limitada (capacidad para situar las palabras y las terminaciones de palabras juntas para formar frases basándose en reglas gramaticales y morfológicas)
3. Deterioro del discurso (capacidad para usar vocabulario y conectar frases para explicar o describir un tema o una serie de sucesos o tener una conversación)

B Las capacidades de lenguaje están notablemente y desde un punto de vista cuantificable por debajo de lo esperado para la edad, lo que produce limitaciones funcionales en la comunicación eficaz, la participación social, los logros académicos o el desempeño laboral

C El inicio de los síntomas se produce en las primeras fases del período de desarrollo

D Las dificultades no se pueden atribuir a un deterioro auditivo o sensorial, a una disfunción motora o a otra afección médica o neurológica, y no se explican mejor por discapacidad intelectual

para discriminar fonemas); por otro lado, la motricidad del aparato bucofonatorio (lengua, mejillas y labios) y su coordinación con la respiración.

La prevalencia de dificultades en el habla en niños de 4 años se sitúa en el 8-9 %, pero se reduce al 5 % en el primer curso de primaria debido a que la habilidad fonética tiende de modo natural a progresar. Así pues, este trastorno habitualmente se diagnostica cuando el problema fonológico se mantiene de forma evidente más allá de los 4 años.

Este trastorno presenta una elevada comorbilidad con otros del neurodesarrollo (por ejemplo, con la dislexia; en este caso, la intervención logopédica precoz puede tener un efecto preventivo).

Criterios diagnósticos y abordaje terapéutico

Véanse los criterios diagnósticos del trastorno fonológico según el DSM-5-TR (**Tabla 24.2-5**).

El tratamiento de elección es la intervención logopédica.

Trastorno de la fluidez de inicio en la infancia (tartamudeo)

El tartamudeo consiste en la repetición de sílabas o sonidos poco elaborados al inicio o a mitad de la palabra. A veces, lo que se repite es una palabra completa; en otros casos, hay una prolongación de algún sonido vocálico o consonántico. Como la persona es consciente del problema, a menudo se utilizan circunloquios para evitar palabras que resultan difíciles o se realiza una pausa asociada a tensión muscular en la mitad de la palabra. También se denomina *trastorno del desarrollo de la fluencia del habla, tartamudez* y *disfemia*.

Características

Habitualmente, en la infancia, los casos son leves y transitorios, y la mayoría se resuelven espontáneamente. Su evolución es fluctuante, con períodos de mayor o menor presencia que se pueden relacionar con niveles de ansiedad. Para su diagnóstico, se requiere que la sintomatología sea persistente, limite la participación social o se acompañe de ansiedad.

Tabla 24.2-5. Criterios diagnósticos del trastorno fonológico según el DSM-5-TR

A Dificultad persistente en la producción fonológica que interfiere con la inteligibilidad del habla o impide la comunicación verbal de mensajes

B La alteración causa limitaciones en la comunicación eficaz que interfieren con la participación social, los logros académicos o el desempeño laboral

C El inicio de los síntomas se produce en las primeras fases del período de desarrollo

D Las dificultades no se pueden atribuir a afecciones congénitas o adquiridas (parálisis cerebral, paladar hendido, hipoacusia, frenillo sublingual, traumatismo cerebral, afecciones médicas o neurológicas)

Criterios diagnósticos y abordaje terapéutico

Véanse los criterios diagnósticos del trastorno de la fluidez de inicio en la infancia según el DSM-5-TR (**Tabla 24.2-6**).

El tratamiento de elección es la intervención logopédica, que presenta buena respuesta.

Trastorno de la comunicación social (pragmático)

En el uso pragmático de la comunicación, existen unas normas implícitas que incluyen aspectos propios de cada cultura y situación, lo que implica hábitos sociales, reciprocidad y uso de recursos lingüísticos no literales (metáforas, metonimias, bromas, inferencias implícitas, etc.). Así pues, la voluntad de hacerse entender adapta el uso apropiado de los componentes verbales (palabras, construcciones, contenido) y no verbales (énfasis expresivo, mirada, gestualidad, distancia y contacto físico) al contexto y a la relación personal con el interlocutor, además de intuir el grado de comprensión y receptividad que sugieren los gestos o expresiones del otro.

El trastorno de la comunicación social se define por una alteración en el uso de las normas implícitas que facilitan el intercambio inteligible y adecuado de la información, al margen de la inteligencia y de las habilidades formales del lenguaje (semántica, sintaxis y fonética). Este trastorno también se ha denominado *trastorno del desarrollo del lenguaje con alteración predominante del lenguaje pragmático* o *trastorno semántico-pragmático*.

Características

Tiene un marcado solapamiento con el trastorno del espectro autista (TEA); en los sistemas de clasificación antiguos, los problemas pragmáticos del lenguaje se consideraban

---

Tabla 24.2-6. Criterios diagnósticos del trastorno de la fluidez de inicio en la infancia según el DSM-5-TR

A Alteraciones de la fluidez y la organización temporal del habla inadecuadas para la edad y las habilidades de lenguaje del individuo, persistentes, con presencia de uno (o más) de los siguientes factores:

1. Repetición de sonidos y sílabas
2. Prolongación del sonido de consonantes y de vocales
3. Palabras fragmentadas (pausas en la palabra)
4. Bloqueo audible o silencioso (pausas en el habla, llenas o vacías)
5. Circunloquios (sustitución de palabras para evitar palabras problemáticas)
6. Palabras producidas con un exceso de tensión física
7. Repetición de palabras completas monosilábicas (p. ej., «Yo-Yo-Yo-Yo lo veo»)

B La alteración causa ansiedad al hablar o limitaciones en la comunicación eficaz, la participación social y el rendimiento académico o laboral

C El inicio de los síntomas se produce en las primeras fases del período de desarrollo

D La alteración no se puede atribuir a un déficit motor o sensitivo del habla, a un daño neurológico o a otra afección médica, y no se explica mejor por otro trastorno mental

manifestaciones del autismo debido a la problemática que generan en la relación social. Este aspecto se debe tener en cuenta para hacer un buen diagnóstico diferencial entre ambos trastornos.

Criterios diagnósticos y abordaje terapéutico

Véanse los criterios diagnósticos del trastorno de la comunicación social según el DSM-5-TR (**Tabla 24.2-7**).

El tratamiento debe incluir intervención logopédica y psicológica.

Trastorno de la comunicación no especificado

Esta categoría se aplica a presentaciones en las que aparecen síntomas característicos de trastornos de la comunicación que causan malestar clínicamente significativo o deterioro en lo social, laboral u otras áreas importantes del funcionamiento, pero que no cumplen todos los criterios para un trastorno de la comunicación concreto.

> **!** El mutismo selectivo no es un TDL; su causa es un problema de ansiedad que suele acompañarse de otras manifestaciones (por ejemplo, timidez). El tratamiento de elección es el abordaje psicoterapéutico cognitivo-conductual, que suele ser eficaz a corto plazo. Cuando no hay una respuesta adecuada, se puede recurrir a un tratamiento farmacológico propio de la ansiedad, como los fármacos antidepresivos tipo inhibidores selectivos de recaptación de serotonina.

> - Los trastornos de la comunicación engloban diversas afecciones en las que está afectado algún aspecto del lenguaje verbal y del no verbal. Presentan una elevada comorbilidad. Requieren un diagnóstico y una intervención precoces, especialmente logopedia.
> - En el TDL se encuentra afectada la expresión y la comprensión.
> - En el trastorno fonológico hay una dificultad en la pronunciación de fonemas que condiciona la inteligibilidad del lenguaje, con repercusión social y académica.
> - El tartamudeo consiste en la repetición de sílabas o sonidos poco elaborados al inicio o a la mitad de la palabra
> - En el trastorno social de la comunicación existe una alteración en el uso de las normas implícitas de la comunicación que facilitan el intercambio de la información.

TRASTORNO DEL ESPECTRO DEL AUTISMO

El autismo es una variación heterogénea del neurodesarrollo. Se caracteriza por presentar un desarrollo anómalo de las habilidades sociales, comunicativas y cognitivas en los primeros años de vida y persiste durante toda ella.

Actualmente, los síntomas del autismo se agrupan en dos dimensiones principales:

Tabla 24.2-7. Criterios diagnósticos del trastorno de la comunicación social según el DSM-5-TR

A Dificultades persistentes en el uso social de la comunicación verbal y no verbal:

  1. Deficiencias en el uso de la comunicación para propósitos sociales (saludar, compartir información) de manera que sea apropiada al contexto social
  2. Deterioro de la capacidad para cambiar la comunicación para que se adapte al contexto o a las necesidades del que escucha (hablar diferente en un aula o parque, niño o un adulto)
  3. Dificultades para seguir las normas de conversación y narración (respetar turno, clarificar cuando no se es bien comprendido, utilizar signos verbales y no verbales apropiados
  4. Dificultades para comprender lo que no se dice explícitamente (hacer inferencias) y significados no literales o ambiguos del lenguaje (expresiones idiomáticas, humor, metáforas)

B. Las deficiencias causan limitaciones funcionales en la comunicación eficaz, la participación social, las relaciones sociales, los logros académicos o el desempeño laboral

C. Los síntomas comienzan en las primeras fases del período de desarrollo (pueden no manifestarse totalmente hasta que la necesidad de comunicación social supera la limitación)

D. Los síntomas no se pueden atribuir a otra afección médica o neurológica, ni a la baja capacidad en dominios de morfología y gramática, ni a otros trastornos del espectro del autismo, discapacidad intelectual, retraso global del desarrollo u otro trastorno mental

- Déficits persistentes en la capacidad para iniciar y mantener la reciprocidad en la interacción y la comunicación social.
- Una serie de pautas de comportamiento e intereses restringidos, repetitivos y rígidos.

TRASTORNO POR DÉFICIT DE ATENCIÓN E HIPERACTIVIDAD

El TDAH es uno de los trastornos más frecuentes del neurodesarrollo. Se define como una disfunción cognitiva y un patrón de conducta persistente y excesivo para lo esperable según el nivel de desarrollo, que generan síntomas de hiperactividad, impulsividad e inatención. Estos síntomas causan problemas en al menos dos entornos, están presentes desde antes de los 12 años y no se deben a otros problemas médicos o psiquiátricos. En una proporción importante de los sujetos, persisten síntomas con repercusión funcional en la edad adulta, y resulta un trastorno crónico.

Características

Su prevalencia media alrededor del mundo es de 5-7 % en niños y adolescentes y 2,8 % en adultos. Es la segunda causa más común de enfermedad crónica en los niños. Hasta el momento, se desconoce con certeza la etiología de este trastorno, que se considera multifactorial. Se ha demostrado la relación entre factores neurobiológicos, genéticos y ambientales, con mayor peso de los genéticos, sin que se pueda establecer una causa-efecto directa.

Su etiopatogenia ha sido muy estudiada. Hay diversos modelos neurobiológicos, centrados en disfunciones cerebrales, que han descrito un retraso y un fallo en la maduración de la sustancia gris de la corteza cerebral (prefrontal y cingulada) y los ganglios basales, con alteraciones de volumen y espesor cortical; también alteraciones en el desarrollo del sistema nervioso cerebral (sustancia blanca) con hipofunción/hiperfunción de algunas áreas; finalmente, una alteración en la conectividad funcional de redes neuronales. Las disfunciones neuropsicológicas resultantes están producidas por una disregulación de la neurotransmisión debida a una alteración genética de las proteínas receptoras y transportadoras de dopamina y noradrenalina en estas áreas y circuitos cerebrales.

Su presentación clínica varía según la edad, el sexo, el contexto y el temperamento del paciente, así como con la presencia o ausencia de comorbilidades. Los síntomas nucleares (inatención, hiperactividad e impulsividad) se caracterizan por descuidos y olvidos frecuentes, pérdida de objetos, dificultad para atender una conversación o clase, distracción, desorganización, descontrol del tiempo, olvidos en hacer tareas o acudir a citas, inquietud, intranquilidad, levantarse a menudo, movimiento de un lado a otro sin que esta actividad tenga un propósito, preferencia por tareas movidas, no terminar las tareas empezadas o iniciar otras sin haber concluido las primeras, hablar demasiado, no respetar turnos, meterse en conversaciones o actividades de otro, tendencia a actuar sin pensar, entre otros.

Todo esto conlleva:

- Mala organización de las ideas del sujeto.
- Tendencia a satisfacer las necesidades inmediatas y a no pensar las acciones.
- Dificultades para relacionarse con los iguales.
- Problemas en el aprendizaje.
- Torpeza motora.
- Escasa tolerancia a la frustración.
- Tendencia a involucrarse en conductas de riesgo por comportamientos desinhibidos (consumo de drogas, accidentes de tráfico, inicio temprano de la actividad sexual, peleas, violencia).

Como consecuencia, la autoestima del sujeto decae y sus expectativas de éxito escolar y social disminuyen. Cabe destacar que los síntomas dependen del contexto (disminuyen en situaciones organizadas, estructuradas, novedosas e interesantes, y aumentan en situaciones que requieren atención, esfuerzo mental o que carecen de atractivo), y que las niñas con TDAH suelen presentar menos hiperactividad e impulsividad que los niños varones.

Con la edad disminuyen todos los síntomas, sobre todo la hiperactividad y la impulsividad, aunque la inatención perdura más. Debido a las características clínicas y a su tendencia a la cronicidad (hasta el 50 %), el TDAH tiene un impacto importante en la calidad de vida y funcionamiento diario del individuo que la padece. Los pacientes tienen un riesgo mayor de experimentar evoluciones negativas, como pobres resultados académicos (escasa formación académica), inestabilidad emocional, accidentes, conductas de riesgo, conflictos familiares y laborales y un nivel socioeconómico menor. Su pronóstico variará principalmente en función de que se realice un diagnóstico y una intervención precoces, así como de que existan comorbilidades. Esta cronicidad requiere una adecuada transición a la vida adulta.

El TDAH presenta una notable comorbilidad con otros trastornos psiquiátricos y TND. El 70-80 % de los pacientes presenta al menos un trastorno psiquiátrico comórbido que requerirá un tratamiento simultáneo. Estas comorbilidades dificultan el diagnóstico, interfieren en la evolución del trastorno y empeoran su respuesta al tratamiento. En la infancia, los trastornos comórbidos más frecuentes son el trastorno negativista desafiante, el trastorno de conducta, la ansiedad, el trastorno del ánimo, los tics, la discapacidad intelectual y el trastorno aprendizaje; en la edad adulta, son el abuso y/o dependencia de sustancias, el trastorno de personalidad antisocial, los episodios hipomaníacos, la ansiedad generalizada y la depresión mayor.

Criterios diagnósticos

Según las guías de práctica clínica, el algoritmo diagnóstico incluye una adecuada recogida de información mediante entrevista clínica (historia clínica, desarrollo psicomotor, antecedentes preperinatales y posnatales, antecedentes familiares, antecedentes académicos, descarte de patología auditiva o visual) y observaciones directas de los síntomas (exploración psicopatológica). Las valoraciones neuropsicológicas no son esenciales para el diagnóstico, pero pueden dar información útil para el futuro manejo (por ejemplo, cuantificar la intensidad de los síntomas, la capacidad intelectual, la competencia en lectura, la expresión escrita y la competencia en matemáticas). Existen herramientas psicométricas autoaplicadas para progenitores y profesores que pueden aportar información para el diagnóstico y también para evaluar la evolución durante el tratamiento. Algunas de estas herramientas son la Conners' Parent Rating Scale (CPRS-R), Conners' Teacher Rating Scale (CTRS-R), la Escala de Calificación de Padres y Maestros (SNAP) de Swanson, Nolan y Pelham o la Child Behavior Checklist de Achenbach (CBCL).

El diagnóstico es clínico; no hay un marcador biológico para diagnosticar el TDAH.

Véanse los criterios diagnósticos del TDAH según el DSM-5-TR (Tabla 24.2-8).

Abordaje terapéutico

Se dispone de considerable evidencia científica que confirma la eficacia y seguridad del tratamiento farmacológico para los síntomas nucleares del TDAH, y también la de algunos tratamientos no farmacológicos (intervención terapéutica cognitivo-conductual).

El tratamiento de mayor eficacia es multimodal combinado. Incluye tres pilares fundamentales, que se desarrollan a continuación.

Intervenciones terapéuticas cognitivo-conductuales. Por un lado, la *psicoeducación en TDAH para padres* se centra en

Tabla 24.2-8. Criterios diagnósticos del trastorno por déficit de atención e hiperactividad según el DSM-5-TR

A Durante al menos 6 meses, seis síntomas de inatención o seis síntomas de hiperactividad (o más) de los siguientes factores, en un grado que no concuerda con el nivel de desarrollo (> 17 años, mínimo cinco síntomas):

1. Inatención:
   a. Errores por descuido, no atiende detalles
   b. Dificultades para mantener la atención en tareas o actividades recreativas
   c. Parece no escuchar cuando se le habla
   d. No sigue las instrucciones y no termina las tareas, órdenes
   e. Desorganizado en las actividades
   f. Evita o rechaza las tareas que requieren un esfuerzo mental sostenido
   g. Pierde cosas necesarias
   h. Se distrae con facilidad por estímulos externos
   i. Olvida actividades cotidianas

2. Hiperactividad e impulsividad:
   a. Mueve las manos o los pies en el sitio
   b. Se levanta en situaciones en las que debe estar sentado
   c. Corretea o trepa en situaciones en las que no resulta apropiado hacerlo
   d. Incapaz de jugar o de ocuparse de actividades en silencio
   e. Siempre está «ocupado», como si «lo impulsara un motor»
   f. Habla excesivamente
   g. Responde inesperadamente/impulsivamente o antes de finalizar una pregunta
   h. Le es difícil esperar su turno
   i. Interrumpe o se inmiscuye en conversaciones de otros

B. Algunos síntomas estaban presentes antes de los 12 años

C. Varios síntomas están presentes en dos o más contextos (casa, escuela, trabajo, amigos)

D. Alteración del funcionamiento social, académico o laboral

E. Los síntomas no se deben a esquizofrenia, otro trastorno psicótico ni otro trastorno mental

- *Especificar*:
  - (F90.2) Presentación combinada: cumple el criterio A1 y el criterio A2 los últimos 6 meses
  - (F90.0) Presentación predominante con falta de atención: cumple el criterio A1, pero no el criterio A2 los últimos 6 meses
  - (F90.1) Presentación predominante hiperactiva/impulsiva: cumple el criterio A2, pero no el criterio A1 los últimos 6 meses

- *Especificar* gravedad actual:
  - Leve. Pocos síntomas presentes (los necesarios para el diagnóstico), con deterioro mínimo
  - Moderada. Síntomas o deterioros funcionales presentes entre leves y graves
  - Grave. Muchos síntomas presentes (aparte de los necesarios para el diagnóstico) o varios síntomas graves con deterioro notable del funcionamiento

- *Especificar si remisión parcial*: últimos 6 meses no ha cumplido todos los criterios, pero los síntomas siguen deteriorando el funcionamiento social, académico o laboral

explicar en qué consiste el TDAH y sus síntomas nucleares y secundarios. Por otro lado, el *entrenamiento conductual para padres* no tiene efecto sobre los síntomas nucleares del TDAH, pero aumenta significativamente la parentalidad positiva y reduce la problemática conductual entre hijos y padres. Se trata de modificar el estilo educativo y ayudar en la resolución de problemas. Debe incluir una combinación de estrategias, como la identificación de los errores en las prácticas de crianza; la fijación de normas de comportamiento; el aprendizaje de cómo prestar atención a los hijos; los sistemas de recompensa, refuerzo y retirada de privilegios, y el aumento de las interacciones positivas. Se suele trabajar en sesiones grupales. En los pacientes, se puede intervenir en aspectos de habilidades sociales o técnicas de resolución de problemas.

Apoyo académico. Entrenamiento neuropsicológico de las funciones del sistema ejecutivo (organización, planificación, flexibilidad cognitiva, memoria de trabajo, etc.), así como adaptaciones académicas necesarias (metodológicas principalmente).

Tratamiento farmacológico. Es el abordaje de elección y el más efectivo para la reducción de los síntomas nucleares. El tratamiento farmacológico con indicación para el TDAH de primera elección son los fármacos estimulantes (metilfenidato en primer lugar; lisdexanfetamina en segundo lugar), y el de segunda elección, fármacos no estimulantes (guanfacina y atomoxetina). Estos fármacos han demostrado su eficacia en los síntomas nucleares del TDAH y su seguridad; queda por determinar la evidencia a largo plazo sobre la efectividad y tolerabilidad, con estudios preliminares positivos. El 60-75 % de los casos de TDAH responde favorablemente al tratamiento con metilfenidato; además de mejorar las características principales (hiperactividad, inatención e impulsividad), mejora la función social, cognitiva y emocional. Así pues, la primera línea de tratamiento se compone de estimulantes metilfenidato en sus diversas presentaciones (acción inmediata, modificada, prolongada); en el caso de falta de respuesta o mala tolerancia, se pasa a la segunda línea: estimulante lisdexanfetamina, y no estimulantes guanfacina y atomoxetina, por este orden (**Fig. 24.2-1** y **Tabla 24.2-9**). Antes de iniciar el tratamiento farmacológico, se recomienda una buena recogida de antecedentes familiares y personales de patología cardíaca y una evaluación física del paciente (peso, talla, presión arterial, frecuencia cardíaca); no se requieren pruebas complementarias. Durante el seguimiento, se recomiendan controles antropométricos y de las constantes vitales (presión arterial y frecuencia cardíaca) para valorar posibles efectos secundarios. Se recomienda no interrumpir el tratamiento farmacológico de niños y adolescentes para evitar las recaídas y lograr una mayor mejoría de los síntomas.

La presencia de comorbilidad con otro trastorno psiquiátrico a menudo implica complejidad en el manejo de TDAH, aunque hay evidencia de que lo mejor es abordar los dos trastornos a la vez (por ejemplo, TDAH y ansiedad).

Según la franja de edad, las recomendaciones terapéuticas son las siguientes:

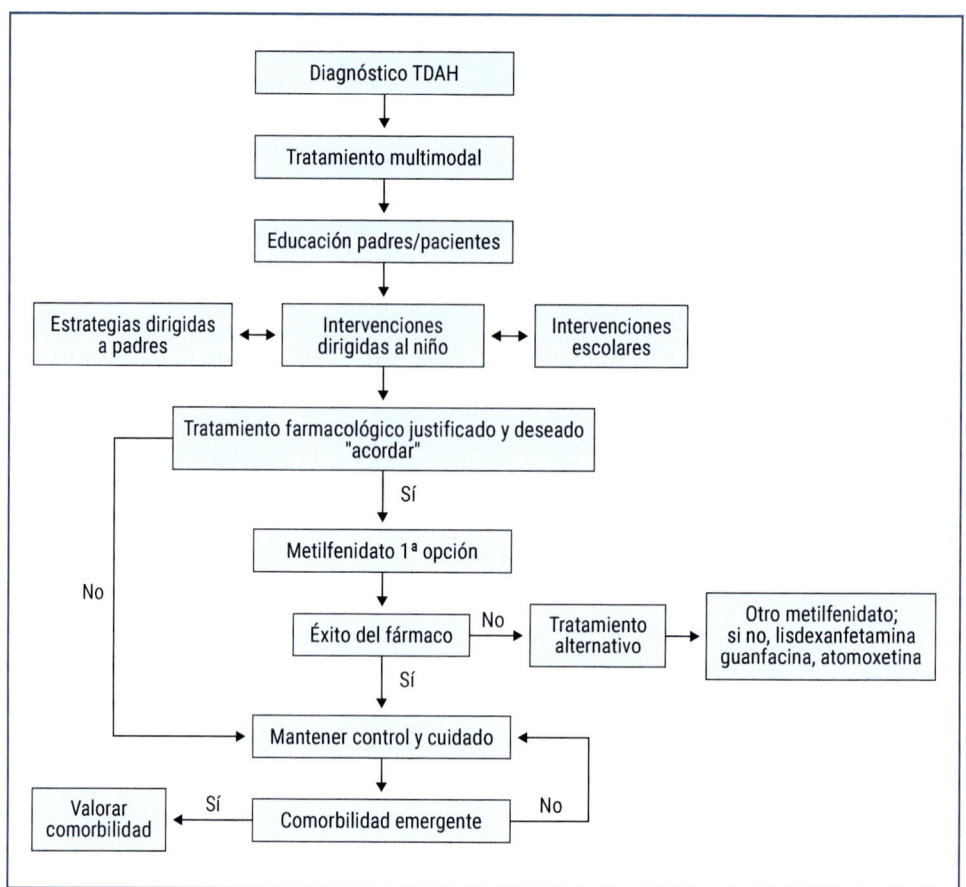

Figura 24.2-1. Algoritmo del tratamiento del trastorno por déficit de atención e hiperactividad.

	Principio activo	Duración	Modo de acción	Ventajas	Inconvenientes	Dosificación efectiva
Estimulantes	Metilfenidato liberación inmediata	Corta, 4 h	Inicio a los 20 minutos	• Ajustes flexibles • Barato	• Dar 2-3 veces al día • Efecto *on-off* • Estigma	0,7-2,1 mg/kg/día
	Metilfenidato liberación modificada (pellets) (50/50 o 30/70)	Intermedia, 8 h	% absorción inmediata y % absorción prolongada	• Ajustes flexibles • Menos insomnio • Apertura	• Dar 2 veces al día o completar con otra presentación	0,7-2,1 mg/kg/día
	Metilfenidato liberación prolongada (oros)	Larga, 10-12 h	22 % inmediato y 78 % oros	• Efecto más estable	• Difícil de tragar • A veces requiere dosis inmediata	0,7-2,1 mg/kg/día
	Lisdexanfetamina	13-14 h	Profármaco	• Homogénea • Duración • Eficacia • Apertura	• Precio más caro	Variable (dosis mínima 30 mg)
No estimulantes	Guanfacina	24 h	Tarda unas 3 semanas	• No rebote, tics, insomnio, abuso	• Precio más caro • Somnolencia	1-4 mg/día en niños 4-7 mg/día en adolescentes
	Atomoxetina	Variable, 24 h aproximadamente	Tarda 3-4 semanas	• No rebote, tics, insomnio, abuso	• Menor efecto	1,8-2,5 mg/kg/día

Tabla 24.2-9. Fármacos indicados para el tratamiento de trastorno por déficit de atención e hiperactividad

Según la franja de edad, las recomendaciones terapéuticas son las siguientes:

- En los menores de 6 años, no se recomienda tratamiento farmacológico; como excepción, en situaciones de gravedad clínica, se valorará iniciar el tratamiento farmacológico con la dosis terapéutica más baja (mayor probabilidad de efectos secundarios).
- De 6 a 18 años, se recomienda el tratamiento farmacológico cuando el psicológico y/o psicopedagogo no ha dado resultados, o en aquellos con afectación grave.
- En los adultos, se recomienda el tratamiento farmacológico como primera línea en casos de moderados a graves; en casos leves, se puede elegir entre tratamiento psicológico o farmacológico. Los fármacos que pueden utilizarse son los mismos que en los niños.

Otro trastorno por déficit de atención e hiperactividad especificado

Esta categoría se aplica a presentaciones en las que predominan los síntomas característicos de TDAH, pero que no cumplen todos los criterios de ese trastorno. Se utiliza cuando el clínico opta por comunicar el motivo específico por el que el sujeto no cumple los criterios de TDAH.

Trastorno por déficit de atención e hiperactividad no especificado

Esta categoría se aplica a presentaciones en las que predominan los síntomas característicos de TDAH, pero que no cumplen todos los criterios de ese trastorno. Se utiliza cuando el clínico opta por no especificar el motivo.

> - El TDAH es un TND que se caracteriza por una disfunción cognitiva y un patrón de conducta persistente y excesivo para el nivel de desarrollo, que genera síntomas de hiperactividad, impulsividad e inatención.
> - Tiene una elevada repercusión funcional (social, académica, laboral, emocional).
> - Presenta una elevada cronicidad y comorbilidad.
> - El tratamiento de elección es combinado: psicoeducativo, entrenamiento conductual para padres, apoyo académico y tratamiento farmacológico.

TRASTORNO ESPECÍFICO DEL APRENDIZAJE

El trastorno específico del aprendizaje es una dificultad inesperada, específica y persistente para la adquisición de un aprendizaje pese a una instrucción convencional, nivel de inteligencia normal y oportunidades socioculturales adecuadas. Interfiere en el aprendizaje de habilidades académicas y/o sociales, por lo que genera fracaso escolar. Puede coexistir con otros trastornos psiquiátricos.

Características

Su prevalencia es del 5-15 % de la población en edad escolar. Su base es neurobiológica y su etiología es multifactorial (factores ambientales, genéticos y neurológicos), con una gran carga hereditaria (por ejemplo, en la dislexia, el 40 % de los hermanos y un 30-50 % de los progenitores también presentaron este trastorno).

Su presentación clínica se caracteriza por una lectura de palabras incorrecta o lenta, con vacilación, por adivinación. El sujeto no comprende las oraciones, relaciones, inferencias o el sentido profundo del texto; comete errores ortográficos, al añadir, omitir o sustituir vocales o consonantes; comete errores gramaticales o de puntuación en la expresión escrita; organiza mal el párrafo; no comprende los números, su magnitud y sus relaciones; se pierde en el cálculo aritmético, y presenta dificultad en el razonamiento matemático para resolver problemas por no comprender conceptos u operaciones matemáticas.

Su curso es crónico, con características cambiantes según el momento evolutivo del niño, y requiere un diagnóstico precoz y un manejo adecuado, sin los cuales el paciente puede presentar una repercusión negativa durante toda la escolaridad hasta un fracaso escolar. Además, los pacientes presentan una elevada presencia de comorbilidades con otros trastornos mentales.

Criterios diagnósticos

El diagnóstico es clínico; se basa en una historia clínica completa (antecedentes de desarrollo, médicos, familiares, educativos, situación clínica), y se puede acompañar de una evaluación neuropsicológica y educacional estandarizada completa para guiar la intervención terapéutica e identificar el perfil cognitivo y la problemática (**Tabla 24.2-10**).

Abordaje terapéutico

En los trastornos de aprendizaje, para un abordaje terapéutico eficaz, es esencial un diagnóstico y una intervención interdisciplinar precoces. La intervención de elección son programas educativos individualizados que pueden extenderse durante cursos basados en la reeducación; deben incluir logopedia (entrenamiento de la conciencia fonológica), educación (soportes específicos y adaptaciones académicas individualizadas), terapia ocupacional (enfoque multisensorial estructurado) o psicología. Se ha de incluir a las familias en estas intervenciones.

Subtipos

El trastorno específico del aprendizaje se divide en tres tipos diferentes, según predomine el tipo de afectación: con dificultad en la lectura, en la expresión escrita o matemática.

Con dificultad en la lectura

A diferencia de los demás hitos del neurodesarrollo, el desarrollo de la habilidad lectora no se debe a un proceso madurativo del sistema nervioso central, sino que requiere de una enseñanza específica. En el trastorno de lectura, no se consigue realizar un aprendizaje estándar de la habilidad lectora en niños con una inteligencia, una motivación y

Tabla 24.2-10. Criterios diagnósticos del trastorno específico del aprendizaje según el DSM-5-TR

A Dificultad en el aprendizaje y en la utilización de las aptitudes académicas, evidenciado por al menos uno de los síntomas que han persistido mínimo 6 meses (a pesar de intervenciones):

1. Lectura de palabras imprecisa o lenta y con esfuerzo
2. Dificultad para comprender el significado de lo que lee
3. Dificultades ortográficas
4. Dificultades con la expresión escrita
5. Dificultades para dominar el sentido numérico, datos numéricos o el cálculo
6. Dificultades con el razonamiento matemático

B. Las aptitudes académicas afectadas se confirman con medidas estandarizadas y una evaluación clínica integral

C. Las dificultades de aprendizaje comienzan en la edad escolar, pero pueden no manifestarse hasta que las demandas académicas superen las capacidades limitadas del individuo

D. Las dificultades de aprendizaje no se explican mejor por discapacidades intelectuales, trastornos visuales o auditivos, otros trastornos mentales o neurológicos, adversidad psicosocial, falta de instrucción académica o directrices educativas inadecuadas

• *Especificar* áreas académicas y subaptitudes alteradas:
 – Con dificultades en la lectura (F81.0). Especificar si con corrección de la lectura de palabras, velocidad o fluidez de la lectura, comprensión de la lectura
 – Con dificultad en la expresión escrita (F81.81). Especificar si con corrección ortográfica, corrección gramatical y de la puntuación, claridad u organización de la expresión escrita
 – Con dificultad matemática (F81.2). Especificar si con sentido de los números, memorización de operaciones aritméticas, cálculo correcto o fluido, razonamiento matemático correcto

• *Especificar* gravedad actual:
 – Leve. Algunas dificultades que puede compensar con una adaptación adecuada
 – Moderada. Dificultades notables que entorpecen ser competente sin adaptaciones específicas
 – Grave. Dificultades graves con pocas probabilidades de aprender sin adaptaciones específicas, intensivas e individualizadas

una escolarización adecuadas, lo que genera un patrón de dificultades del aprendizaje que se caracteriza por problemas con el reconocimiento preciso o fluido de palabras, mal deletreo y poca capacidad ortográfica. Suele detectarse en niños en edad escolar, aunque a veces puede pasar desapercibido durante mucho tiempo. Otro término utilizado es *dislexia*.

Es el trastorno específico del aprendizaje más prevalente y mejor estudiado; su prevalencia se sitúa entre un 5-17 % de la población, sin diferencias entre sexos. Para el desarrollo del aprendizaje de la lectura existen dos modelos integrados: la ruta visual/léxica o vía directa (palabra familiar; reconocimiento de la palabra automatizado a través de su representación ortográfica) y la ruta fonológica o vía indirecta (cuando no se reconoce la palabra; reconocimiento de la palabra mediante conciencia fonológica o sonidos que forman una palabra). En la dislexia, el modelo principal de afectación es la ruta fonológica.

Algunos signos de alarma son la dificultad en aprender los sonidos de las letras y deletrear, la mala pronunciación, la dificultad en dar el ritmo a las palabras, el vocabulario limitado, la lectura con errores (sustitución, rotación, omisión e inversión de letras) y lenta (no automatizada) y la dificultad para memorizar secuencias verbales.

Su curso es crónico, con repercusión y manifestaciones cambiantes según el estadio evolutivo; se puede llegar a tener un hábito lector adecuado, aunque menos automatizado. Presenta una elevada comorbilidad con otros trastornos psiquiátricos y del neurodesarrollo, especialmente con TDAH y discalculia.

Con dificultad en la expresión escrita

El trastorno de aprendizaje con dificultad en la expresión escrita se define por la afectación de la ortografía, la gramática y la organización de la expresión escrita. Se encuentra afectado el desarrollo de las habilidades específicas de escritura (deletreo, gramática, puntuación, etc.) que dependen de las normas ortográficas y gramaticales.

La expresión escrita requiere una mayor instrucción para ser aprendida. Depende de diversos procesos cognitivos interrelacionados, como la integración visual-motora, la habilidad motora fina, la memoria de trabajo, la adecuada codificación fonológica o las habilidades ejecutivas. Un retraso en la adquisición de estas habilidades genera una expresión escrita débil, que afectará los aprendizajes académicos.

Su prevalencia es similar a la de los trastornos de lectura. Presenta una elevada comorbilidad con otros trastornos de aprendizaje y del neurodesarrollo, fundamentalmente con los trastornos de lectura y el TDAH.

Con dificultad matemática

El trastorno de aprendizaje con dificultad matemática se define por un patrón de dificultades en el procesamiento de la información numérica (números simples o razonamiento matemático), el aprendizaje de operaciones aritméticas y el cálculo correcto o fluido. Otro término que se usa es *discalculia*.

La prevalencia de los trastornos de aprendizaje con dificultad matemática es alrededor del 3-6 % de la población mundial. Es mayor la distribución en el sexo femenino. La capacidad de manipular cantidades parece ser una habilidad innata (los niños pequeños sin instrucción son capaces de hacerlo); en este trastorno, esta habilidad está afectada.

Algunos signos de alarma son la dificultad para ordenar elementos por su tamaño, comprender los conceptos *más que* y *menos que*, establecer correspondencias uno a uno, contar hasta 10, copiar números arábigos, y la incapacidad para medir, reagrupar, estimar soluciones y ejecutar operaciones aritméticas básicas. En la primera infancia, puede haber un retraso en las competencias numéricas básicas (identificar números, por ejemplo), aunque a menudo no se detecta. Alrededor de los 5 años se empieza a detectar un retraso en el desarrollo de habilidades matemáticas (correspondencia uno a uno al contar). En la educación primaria y secundaria, hay un impacto mayor en los aprendizajes y los resultados. En los adultos, la dificultad se encuentra en cualquier actividad de la vida diaria (manejo de dinero, horas, direcciones, entre otras). Su pronóstico mejora con una intervención intensiva en edades precoces.

Hay que destacar la elevada presencia de comorbilidades con otros trastornos del desarrollo o psiquiátricos; las más comunes son TDAH, dislexia y ansiedad.

 Los trastornos de aprendizaje pueden suponer:

- Dificultades en la lectura: dislexia (afectación de la lectura de palabras, velocidad, fluidez, comprensión).
- Dificultad en la expresión escrita (afectación ortográfica, gramatical, en la puntuación, en la organización de la expresión escrita).
- Dificultad matemática (afectación del sentido de los números, la memorización de operaciones aritméticas, el cálculo fluido, el razonamiento matemático).
- El abordaje terapéutico de estos trastornos se realiza mediante programas educativos individualizados (reeducación).

TRASTORNOS MOTORES

Los trastornos motores son el trastorno del desarrollo de la coordinación, el trastorno de movimientos estereotipados y el trastorno de tics.

Trastorno del desarrollo de la coordinación

Consiste en un retraso en el desarrollo de la coordinación de los movimientos, sin que este pueda ser explicado por un retraso intelectual general o un trastorno neurológico específico, congénito o adquirido, y sin que cumpla los criterios de trastorno generalizado del desarrollo.

Características

El nivel de desarrollo de la coordinación de movimientos (gruesos y finos), que afecta al rendimiento en las actividades cotidianas, aparece en estos casos significativamente inferior al esperado para la edad cronológica del niño y su inteligencia general. Este retraso se observa desde el inicio del desarrollo motor (gatear, caminar, sentarse, hacer la pinza, etc.), y posteriormente se hace más destacable (torpeza general; dejar caer objetos; chocar con ellos; dificultad en la escritura, para coger un objeto, para utilizar las tijeras o los cubiertos, para montar en bicicleta y para el deporte).

La prevalencia es del 5-6 % de la población general; es mayor en los niños. Se desconoce su etiología; debido a su gran heterogeneidad, probablemente no exista una única causa. Se han identificado algunos factores de riesgo, como la prematuridad y el bajo peso al nacer.

Para una buena evolución del trastorno, es muy importante la detección e intervención temprana debido a que su evolución natural conlleva abandono escolar, malestar emocional y una ejecución académica y de competencia percibida como pobre. Por último, el trastorno del desarrollo de la coordinación presenta una elevada comorbilidad con otros TND,

especialmente con trastornos específicos del aprendizaje y TDAH (hasta el 50 %).

Criterios diagnósticos

El algoritmo diagnóstico requiere una exhaustiva recogida de información clínica, exploración física y soporte de herramientas que abarquen diferentes áreas, como escalas estandarizadas de valoración de las habilidades motrices del niño y entrevistas o cuestionarios dirigidos a padres y profesores para obtener una descripción sobre cómo se desenvuelve el niño en sus actividades diarias y en la escuela (**Tabla 24.2-11**).

Abordaje terapéutico

El abordaje de elección requiere un enfoque multidisciplinar y específico mediante terapia ocupacional principalmente, fisioterapia, logopedia y psicología.

Existen dos enfoques distintos:

- El basado en la teoría de la integración sensorial (tratamiento orientado al proceso, entrenamiento perceptivo-motor).
- El basado en la adquisición de destrezas y que enfatiza los factores contextuales que intervienen (guía al niño en el descubrimiento de estrategias).

La mayor eficacia resulta de una combinación de diferentes modelos, elegidos según el caso. Es muy importante realizar la intervención en el entorno del niño (hogar, colegio, etc.) y hacer partícipes a los padres y los profesores.

Trastorno de movimientos estereotipados

Las estereotipias son movimientos repetitivos, rítmicos y carentes de funcionalidad, que siguen un repertorio individual propio de cada sujeto y que presentan un patrón temporal variable, transitorio o persistente. Su naturaleza y

---

Tabla 24.2-11. Criterios diagnósticos del trastorno del desarrollo de la coordinación según el DSM-5-TR

A   La adquisición y ejecución de habilidades motoras coordinadas está muy por debajo de lo esperado para la edad cronológica del individuo y la oportunidad de aprendizaje y el uso de las aptitudes. Las dificultades se manifiestan como torpeza, lentitud e imprecisión en habilidades motoras

B   Este déficit de actividades motoras interfiere de forma significativa y persistente en las actividades de la vida cotidiana apropiadas para la edad cronológica (como autocuidado) y afecta a la productividad académica, las actividades vocacionales, el ocio y el juego

C   Los síntomas comienzan en las primeras fases del período de desarrollo

D   Las deficiencias de las habilidades motoras no se explican mejor por la discapacidad intelectual, los deterioros visuales o una afección neurológica (parálisis cerebral, distrofia muscular, trastorno degenerativo)

relevancia son muy heterogéneas; pueden formar parte del repertorio motor normal de un individuo a cualquier edad (fases concretas del desarrollo), luego desaparecer o constituir una manifestación habitual de procesos patológicos, como los trastornos del espectro autista o la discapacidad intelectual. Puede distinguirse entre estereotipias primarias, cuando son la manifestación única presente en un individuo, o secundarias, cuando forman parte de un TND o de defectos sensoriales. En su falta de funcionalidad se acepta cierta regulación emocional.

Características

Su inicio es precoz, alrededor del 80 % empiezan antes de los 2 años. Su presentación clínica es exclusivamente en vigilia, hay ausencia de urgencia premonitoria, su duración es de segundos a varios minutos, a menudo son recurrentes, suelen tener precipitantes (situaciones de ensimismamiento, emoción, fatiga, estrés o aburrimiento) y cesan mediante distracción. Algunas estereotipias características son las sacudidas de manos (aleteo), mecer el cuerpo (balanceo), golpearse la cabeza, morderse, golpearse el propio cuerpo, saltitos, gritos.

Criterios diagnósticos y abordaje terapéutico

Véanse los criterios diagnósticos del trastorno de movimientos estereotipados según el DSM-5-TR (**Tabla 24.2-12**).

No se dispone de un abordaje concreto para las estereotipias. La intervención inicial será mediante terapia cognitivo-conductual; en casos de mayor gravedad en los que hay riesgo de autolesión o heterolesión, se pueden usar psicofármacos (principalmente antipsicóticos).

Tabla 24.2-12. Criterios diagnósticos del trastorno de movimientos estereotipados según el DSM-5-TR

A Comportamiento motor repetitivo, impulsivo, aparentemente guiado y sin objetivo

B. El comportamiento motor repetitivo interfiere en las actividades sociales, académicas u otras y puede dar lugar a la autolesión

C. Comienza en las primeras fases del período de desarrollo

D. El comportamiento motor repetitivo no se puede atribuir a los efectos fisiológicos de una sustancia, una afección neurológica u otro trastorno del desarrollo neurológico o mental

- *Especificar* si:
  - Con comportamiento autolesivo (derivaría en lesión si no hay medidas preventivas)
  - Sin comportamiento autolesivo
  - Asociado a una afección médica o genética, a un trastorno del desarrollo neurológico o a un factor ambiental conocido

- *Especificar* gravedad actual:
  - Leve. Los síntomas desaparecen fácilmente mediante estímulo sensorial o distracción
  - Moderada. Las conductas requieren medidas de protección y modificación explícitas
  - Grave. Se necesita vigilancia continua y medidas de protección para prevenir lesiones graves

Trastornos de tics

Los tics son movimientos súbitos, rápidos, repetitivos y no rítmicos resultantes de contracciones musculares abruptas e involuntarias, de inicio habitual en la infancia, que siguen un curso fluctuante transitorio o crónico. Cuando involucran a la musculatura laringofaríngea o diafragmática, se denominan *tics vocales* (fonatorios); cuando involucran al resto de los músculos implicados, *tics motores*.

Los tics se dividen en *simples* (afectan a un músculo aislado o grupo muscular localizado) o *complejos* (agrupación de varios músculos aislados o una secuencia más compleja de movimiento). Los simples duran menos que los complejos (milisegundos frente a segundos) y afectan más a la cara y el cuello (parpadeos; movimientos oculares, nasales, de labios, de la mandíbula o del cuello; sonrisa sardónica o cambios en la mirada, elevación del hombro). Los complejos incluyen combinaciones diversas de tics simples (inclinación del cuello con elevación del hombro, flexiones del tronco y estiramientos o contorsiones de los miembros, etc.) o actos de mayor elaboración que pueden parecer propositivos, como gestos obscenos (copropraxia) o repetición de movimientos observados en otros (ecopraxia). Para los vocales, la categoría simple alude a ruidos o sonidos del tipo carraspeos, toses, inspiraciones nasales, soplidos, aclaramientos de garganta, gritos, aullidos, ladridos, gruñidos o chasquidos. Se reserva el término *complejo* para acciones más elaboradas y cognitiva y lingüísticamente diferenciadas, como la ecolalia (repetición de las últimas palabras o frases escuchadas), palilalia (repetición de verbalizaciones propias) o coprolalia (emisiones socialmente inaceptables, incluyendo obscenidades, insultos u otros contenidos peyorativos).

Características

A diferencia de otros movimientos anormales, los tics se caracterizan por tener un curso clínico fluctuante, la capacidad de autocontrol del sujeto (de forma voluntaria pueden suprimirse por un espacio corto de tiempo o autorreproducirse bajo demanda), la urgencia premonitoria (sensación de picor, pinchazo, quemazón o tensión no placentera que se extingue una vez realizado el tic) y no interrumpir las actividades habituales; además, no suelen presentarse durante el sueño (aunque pueden aparecer en alguna de sus fases).

Su inicio suele ser en la infancia (a los 3-8 años), principalmente con tics motores simples, que suelen disminuir al año de aparecer. No obstante, algunos tics pueden persistir y causar problemas diversos, como incomodidad social, malestar físico o afectación emocional, que pueden interferir en las actividades de la vida diaria y en las escolares. Suelen empeorar a los 10-12 años para luego ir remitiendo a lo largo de la adolescencia y el inicio de la edad adulta.

Los primeros síntomas del tic suelen ser de tipo motor simple y afectan la cara, la cabeza o el cuello; con el tiempo, pueden ampliarse en dirección rostro-caudal. Los primeros tics vocales suelen aparecer pocos años después del inicio de los motores y suelen ser tics vocales simples, como carraspeo u olfateo.

Su curso clínico suele ser variable en intensidad y frecuencia, con períodos libres y otros con exacerbaciones, habitualmente ligadas a ansiedad, estrés, ánimo, cansancio o aburrimiento. Frecuentemente, la evolución y el pronóstico son benignos, y los tics remiten espontáneamente en la edad adulta.

Su prevalencia es elevada y variable, y es el trastorno de movimiento más frecuente en la edad pediátrica; se ha descrito su presencia en un 5-19 % a lo largo de la infancia; el más prevalente es el síndrome de Gilles de la Tourette (1 % de la población).

La etiología es compleja y multifactorial, e incluye factores genéticos, ambientales o mecanismos inmunológicos. La etiopatogenia ha descrito una disfunción de los neurotransmisores (ácido gamma-aminobutírico y dopamina) de circuitos cortico-estriado-talámico-corticales y desarrollo atípico de la conectividad cerebral.

Presenta una comorbilidad elevada con otros trastornos mentales y del neurodesarrollo, que pueden representar un problema mayor que los tics mismos y afectar significativamente la calidad de vida del sujeto, y que requiere un abordaje terapéutico propio. Por ejemplo, en el síndrome de Gilles de la Tourette, el 80-90 % de casos tiene diferentes comorbilidades, como ansiedad, disregulación emocional, TDAH, trastorno obsesivo-compulsivo (la comorbilidad más frecuente en niños es TDAH y trastorno obsesivo-compulsivo).

Criterios diagnósticos

El diagnóstico es exclusivamente clínico. El algoritmo diagnóstico requiere una recogida adecuada de la historia clínica del paciente y una observación clínica neurológica y psiquiátrica. Para evaluar las características y la gravedad, la entrevista se puede acompañar de alguna herramienta psicométrica (como Yale Global Tic Severity Scale [YGTSS]) con el fin de identificar la frecuencia y gravedad de los tics. El diagnóstico no requiere ninguna analítica ni estudio neurológico de imagen. Hay que destacar la necesidad de un adecuado diagnóstico diferencial con otros trastornos de movimiento, como estereotipias, conductas obsesivo-compulsivas, coreas, etcétera (Tabla 24.2-13 y Tabla 24.2-14).

Abordaje terapéutico

Debido a su buen pronóstico, a menudo los sujetos no requieren atención especializada. La psicoeducación es básica para que el paciente y el entorno entiendan el problema, y es el primer abordaje que se ofrece. Antes de iniciar el abordaje, hay que valorar la afectación de la calidad de vida, así como la presencia de comorbilidades y su tratamiento.

El tratamiento de elección para la reducción de tics es la intervención psicológica mediante la terapia conductual. El objetivo de la terapia conductual es entrenar a los pacientes con técnicas conductuales específicas para mejorar el autocontrol y disminuir los factores mantenedores de los tics o que los empeoran. Incluyen la terapia de reversión de hábitos (trabajar la conciencia del tic reconociendo su urgencia premonitoria, desarrollar una conducta competitiva que interfiera o sustituya al tic, contención, técnicas de relajación) y la

Tabla 24.2-13. Criterios diagnósticos del trastorno por tics según el DSM-5-TR

Trastorno de la Tourette (F95.2)

A   En algún momento durante la enfermedad ha habido tics motores múltiples y uno o más tics vocales, aunque no necesariamente de forma simultánea

B. Los tics pueden aumentar y disminuir en frecuencia, pero persisten durante más de 1 año desde la aparición del primer tic

C. Comienza antes de los 18 años

D. El trastorno no se puede atribuir a los efectos fisiológicos de una sustancia o a otra afección médica

Trastorno de tics motores o vocales persistente (crónico) (F95.1)

A. Los tics motores o vocales únicos o múltiples han estado presentes durante la enfermedad, pero no ambos a la vez

B. Los tics pueden aparecer intermitentemente con frecuencia, pero persisten durante más de 1 año desde la aparición del primer tic

C. Comienza antes de los 18 años

D. El trastorno no se puede atribuir a los efectos fisiológicos de una sustancia o a otra afección médica

E. Nunca se han cumplido los criterios de trastorno de la Tourette

Especificar si solo con tics motores o solo con tics vocales

Trastorno de tics transitorios (F95.0)

A. Tics motores y/o vocales únicos o múltiples

B. Los tics han estado presentes durante menos de 1 año desde la aparición del primer tic

C. Comienza antes de los 18 años

D. El trastorno no se puede atribuir a los efectos fisiológicos de una sustancia o a otra afección médica

E. Nunca se han cumplido los criterios de trastorno de la Tourette o de trastorno de tics motores o vocales persistente (crónico)

Otros trastornos de tics

- Otro trastorno de tics especificado (F95.8):
  - Esta categoría se aplica a presentaciones en las que predominan los síntomas característicos de un trastorno de tics, pero que no cumplen todos los criterios
  - Se utiliza cuando el clínico opta por comunicar el motivo específico por el que la presentación no cumple criterios de un trastorno de tics
- Trastorno de tics no especificado (F95.9):
  - Mismas consideraciones que el apartado anterior, pero el clínico opta por no especificar el motivo de incumplimiento de los criterios de un trastorno de tics

terapia de exposición y prevención de respuesta (practicar la supresión de tics por un período prolongado con exposición decreciente a urgencia premonitoria y factores ambientales para aumentar la tolerancia).

En los casos resistentes a la intervención psicológica, o cuando la gravedad del trastorno lo requiera, se aconseja intervención farmacológica. Los tratamientos que han demostrado eficacia para el trastorno por tics son los fármacos antipsicóticos típicos y atípicos, especialmente el aripiprazol, por su perfil de tolerancia (también haloperidol, pimocida, flufena-cina; risperidona, quetiapina, ziprasidona, clozapina). Otros fármacos que han demostrado eficacia, aunque menor, son los agonistas α_2-adrenérgicos (clonidina, guanfacina); pueden ser útiles en TDAH comórbidos. Otras estrategias farmacológicas son las benzodiacepinas (clonacepam), topiramato, tetrabe-nacina o la toxina botulínica para tics más disfuncionales. En último lugar, se puede valorar la estimulación cerebral profunda o la cirugía estereotáxica en áreas cerebrales espe-cíficas para casos muy seleccionados con resultados iniciales inciertos.

Cabe destacar que el tratamiento también implica la aten-ción a las comorbilidades presentes, que pueden constituir el verdadero objetivo terapéutico, lo que relega a los tics a un segundo plano.

- En el trastorno del desarrollo de la coordinación, la adquisición y ejecución de habilidades motoras coor-dinadas está muy por debajo de lo esperado para la edad, la oportunidad de aprendizaje y el uso de las aptitudes.
- Las estereotipias son movimientos repetitivos, rítmi-cos y carentes de funcionalidad que siguen un reper-torio individual y que se presentan bajo un patrón temporal variable, transitorio o persistente.
- Los tics son movimientos súbitos, rápidos, repetitivos y no rítmicos, resultantes de contracciones muscu-lares abruptas e involuntarias.
- El síndrome de Gilles de la Tourette implica la pre-sencia de tics motores múltiples y uno o más tics vocales en algún momento durante más de 1 año y antes de los 18 años.

OTROS TRASTORNOS DEL DESARROLLO NEUROLÓGICO

Dentro de otros TND, hay dos categorías: otro TND espe-cificado y TND no especificado.

Tabla 24.2-14. Características distintivas entre estereotipias y tics

Estereotipias	Tics
• Inicio temprano (< 3 años)	• Inicio tardío (4-7 años)
• Constantes y fijas en el tiempo	• Cambiantes con el tiempo
• Brazos, manos, cuerpo entero	• Ojos, cara, cuello, hombros
• Rítmicas y prolongadas	• Cortos y rápidos
• Sin urgencia premonitoria	• Urgencia premonitoria
• Cese rápido con distracción	• Pueden agravarse con distracción

Otro trastorno del desarrollo neurológico especificado

Esta categoría se aplica a presentaciones en las que predo-minan los síntomas característicos de un TND que causan deterioro en lo social, laboral u otras áreas importantes del funcionamiento, pero que no cumplen todos los cri-terios de ninguno de los TND. Se utiliza cuando el clí-nico opta por comunicar el motivo específico por el que la presentación no cumple los criterios de ningún TND específico (como *TND asociado a exposición intrauterina al alcohol*).

Trastorno del desarrollo neurológico no especificado

Esta categoría se aplica a presentaciones en las que predo-minan los síntomas característicos de un TND que causan deterioro en lo social, laboral u otras áreas importantes del funcionamiento, pero que no cumplen todos los criterios de ninguno de los TND. Se utiliza en situaciones en las que el clínico opta por no especificar el motivo de incumplimiento de los criterios de un TND específico, o cuando no existe suficiente información para hacer un diagnóstico.

PUNTOS CLAVE

- Los TND agrupan un conjunto amplio y heterogéneo de afecciones que se producen durante el período de desa-rrollo neurológico de forma precoz, significativa y persis-tente, y que generan importantes dificultades en la adquisi-ción y desempeño del funcionamiento cognitivo, psicológico, comunicativo, adaptativo y motriz.
- La discapacidad intelectual es la adquisición lenta e incom-pleta de las habilidades cognitivas durante el período de desarrollo y que contribuyen al nivel de inteligencia general (habilidades cognitivas, motoras, sociales y del lenguaje).
- En los trastornos de comunicación, está afectado el desa-rrollo de algún aspecto del lenguaje verbal y del no verbal; incluye el TDL, el trastorno fonológico, el trastorno de la fluidez, de inicio en la infancia, y el trastorno de la comu-nicación social.
- El autismo es una variación heterogénea del neurodesarro-llo; se caracteriza por un desarrollo anómalo de las habili-dades sociales, comunicativas y cognitivas en los primeros años de vida y persiste durante toda ella. Las dos dimen-siones afectadas son la comunicación social y las conduc-tas e intereses.
- El TDAH presenta una disfunción cognitiva y un patrón de conducta persistente y excesivo para lo esperable según el nivel de desarrollo que genera síntomas de hiperactividad, impulsividad e inatención.
- El trastorno de aprendizaje es una dificultad inesperada, específica y persistente para la adquisición de un apren-dizaje, pese a una instrucción convencional, un nivel de inteligencia normal y unas oportunidades socioculturales adecuadas. Incluye dislexia, discalculia y dificultad en la expresión escrita.
- Los trastornos del movimiento incluyen el trastorno del desarrollo de la coordinación, el trastorno de movimientos estereotipados y el trastorno por tics (el más prevalente es el síndrome de Gilles de la Tourette).

BIBLIOGRAFÍA

American Academy of Pediatrics. Subcomité sobre Trastorno por Déficit de Atención/Hiperactividad. Comité Directivo sobre Mejora de la Calidad y Tratamiento. TDAH: Guía de práctica clínica para el diagnóstico, evaluación y tratamiento del trastorno por déficit de atención e hiperactividad en niños y adolescentes. Pediatrics. 2011;128:1007-1022.

American Psychiatric Association. Guía de Consulta de los Criterios Diagnósticos del DSM-5-TR. 5ª ed. Madrid: Editorial Médica Panamericana; 2023.

Andrén P, Jakubovski E, Murphy TL, Woitecki K, Tarnok Z, Zimmerman-Brenner S et al. European clinical guidelines for Tourette syndrome and other tic disorders-version 2.0. Part II: psychological interventions. Eur Child Adolesc Psychiatry. 2022;31(3):403-423.

Artigas-Pallarès J, Pérez IP, Ventura E. Trastornos del lenguaje. Pediatría Integral. 2022;7:12-20.

Atkinson M, Hollis C. NICE guideline: attention deficit hyperactivity disorder. Arch Dis Child Educ Pract Ed. 2010;95:24-27.

Bahamonde C, Serrat E, Vilà M. Intervención en trastorno del desarrollo del lenguaje (TDL). Una revisión sistemática (2000-2020). Rev Investig Logop. 2021;11(extra 1):21-38.

Bussing R, Fernández M, Harwood M, Wei Hou, Garvan CW, Eyberg SM et al. Parent and teacher SNAP-IV ratings of attention deficit hyperactivity disorder symptoms: psychometric properties and normative ratings from a school district sample. Assessment. 2008;15(3):317-28.

Coghill D, Banaschewski T, Cortese S, Asherson P, Brandeis D, Buitelaar J et al. The management of ADHD in children and adolescents: bringing evidence to the clinic: perspective from the European ADHD Guidelines Group (EAGG). Eur Child Adolesc Psychiatry. 2023;32(8):1337-1361.

Conners CK, Sitarenios G, Parker JD, Epstein JN. The revised Conners' Parent Rating Scale (CPRS-R): factor structure, reliability, and criterion validity. J Abnorm Child Psychol. 1998;26(4):257-68.

Conners CK, Sitarenios G, Parker JD, Epstein JN. Revision and restandardization of the Conners Teacher Rating Scale (CTRS-R): factor structure, reliability, and criterion validity. J Abnorm Child Psychol. 1998;26(4):279-91.

Crowe BH, Salt AT. Autism: the management and support of children and young people on the autism spectrum (NICE Clinical Guideline 170). Arch Dis Child Educ Pract Ed. 2015;100(1):20-3.

Eirís-Puñal J. Trastornos motores en los trastornos del neurodesarrollo. Tics y estereotipias. Rev Neurol. 2014;58(supl 1):77-82.

England NHS, Improvement NHS. People with a learning disability, autism or both. Liaison and Diversion Managers and Practitioner Resources. NHS England and NHS Improvement: 2019.

Fuentes J, Hervás A, Howlin P. Guía práctica para el autismo de ESCAP: resumen de las recomendaciones basadas en la evidencia para su diagnóstico y tratamiento. European Child and Adolescent Psychiatry; 2020.

García-López R, Perea-Milla E, Romero-González J, Rivas Ruiz F, Ruiz García C, Oviedo Joekes E et al. Adaptación al español y validez diagnóstica de la Yale Global Tics Severity Scale. Rev Neurol. 2008;46:261-266.

Grupo de Trabajo de la Guía de Práctica Clínica sobre el Trastorno por Déficit de Atención con Hiperactividad (TDAH) en Niños y Adolescentes. Fundación Sant Joan de Déu, coordinador. Guía de Práctica Clínica sobre el Trastorno por Déficit de Atención con Hiperactividad (TDAH) en Niños y Adolescentes. Plan de Calidad para el Sistema Nacional de Salud (SNS) del Ministerio de Sanidad, Política Social e Igualdad. Agència d'Informació, Avaluació i Qualitat (AIAQS) de Catalunya; 2010.

Haas M, Jakubovski E, Fremer C, Dietrich A, Hoekstra PJ, Jäger B et al. Yale Global Tic Severity Scale (YGTSS): Psychometric Quality of the Gold Standard for Tic Assessment Based on the Large-Scale EMTICS Study. Front Psychiatry. 2021;12:626459.

Johnson MH, Charman T, Pickles A, Jones EJH. Annual Research Review: Anterior Modifiers in the Emergence of Neurodevelopmental Disorders (AMEND) – a systems neuroscience approach to common developmental disorders. J Child Psychol Psychiatry. 2021;62(5):610-630.

Ke X, Liu J. Discapacidad intelectual (Irarrázaval M, Martin A, Prieto-Tagle F, Fuertes O, traductores). En: Rey JM, edición. Manual de salud mental infantil y adolescente de la IACAPAP. Ginebra: Asociación Internacional de Psiquiatría del Niño y el Adolescente y Profesiones Afines; 2017. Capítulo C.1.

Kendall T, Taylor E, Perez A, Taylor C; Guideline Development Group. Diagnosis and management of attention-deficit/hyperactivity disorder in children, young people, and adults: summary of NICE guidance. BMJ. 2008;337:a1239.

López I, Försterc J. Trastornos del neurodesarrollo: dónde estamos hoy y hacia dónde nos dirigimos. Rev Med Clín Condes. 2022;33(4):367-378.

Lord C, Rutter M, DiLavore PC, Risi S, Gotham K, Bishop SL. ADOS-2. Escala de Observación para el Diagnóstico del Autismo – 2. Manual (parte I): Módulos 1-4. Madrid: TEA Ediciones; 2015.

Lord C, Rutter M, DiLavore PC, Risi S, Gotham K, Bishop SL. ADOS-2. Escala de Observación para el Diagnóstico del Autismo – 2. Manual (parte II): Módulo T. Madrid: TEA Ediciones; 2015.

Ministerio de Sanidad, Servicios Sociales e Igualdad. Guía de Práctica Clínica sobre las Intervenciones Terapéuticas en el Trastorno por Déficit de Atención con Hiperactividad (TDAH). Madrid: Ministerio de Sanidad, Servicios Sociales e Igualdad. Instituto Aragonés de Ciencias de la Salud; 2017.

Morris-Rosendahl DJ, Crocq MA. Neurodevelopmental disorders-the history and future of a diagnostic concept. Dialogues Clin Neurosci. 2020;22(1):65-72.

Mukherjee SB. Identification, Evaluation, and management of children with autism spectrum disorder: American Academy of Pediatrics 2020 Clinical Guidelines. Indian Pediatr. 2020;57(10):959-962.

Müller-Vahl KR, Szejko N, Verdellen C, Roessner V, Hoekstra PJ, Hartmann A et al. European clinical guidelines for Tourette syndrome and other tic disorders: summary statement. Eur Child Adolesc Psychiatry. 2022;31(3):377-382.

Organización Mundial de la Salud. Clasificación Internacional de Enfermedades. 11ª ed. (CIE-11). Informe del Director General. Ginebra: Organización Mundial de la Salud; 2019.

Pattison E, Ure A, Mittiga SR, Williams K, Freeman NC. The feedback session of an autism assessment: a scoping review of clinical practice guideline recommendations. J Autism Dev Disord. 2022;52(4):1821-1840.

Robins DL, Casagrande K, Barton M, Chen CM, Dumont-Mathieu T, Fein D. Validation of the modified checklist for Autism in toddlers, revised with follow-up (M-CHAT-R/F). Pediatrics. 2014;133(1):37-45.

Roessner V, Eichele H, Stern JS, Skov L, Rizzo R, Debes NM et al. European clinical guidelines for Tourette syndrome and other tic disorders-version 2.0. Part III: pharmacological treatment. Eur Child Adolesc Psychiatry. 2022;31(3):425-441.

Rutter M, Le Couteur A, Lord C. ADI-R. Entrevista para el diagnóstico del autismo-revisada. Madrid: TEA; 2006.

Sans A. ¿Por qué me cuesta tanto aprender? Madrid: Edebé; 2008.

Schalock RL, Luckasson R, Tassé MJ. Twenty questions and answers. Regarding the 12th edition of the AAIDD manual: Intellectual disability: definition, diagnosis, classification, and systems of supports. American Association on Intellectual and Developmental Disabilities; 2021.

Soutullo C, San Sebastián Cabasés J, Miranda Vicario EM, Figueroa Quintana A. Psicofarmacología del TDAH: estimulantes. Guía básica de psicofarmacología del TDAH. Springer SBM Spain SAU; 2012.

Stein DJ, Szatmari P, Gaebel W, Berk M, Vieta E, de Vries A et al. Mental, behavioral and neurodevelopmental disorders in the ICD-11: an international perspective on key changes and controversies. BMC Medicine. 2020;18(1):1-24.

Szejko N, Robinson S, Hartmann A, Ganos C, Debes NM, Skov L et al. European clinical guidelines for Tourette syndrome and other tic disorders-version 2.0. Part I: assessment. Eur Child Adolesc Psychiatry. 2022;31(3):383-402.

Thapar A, Pine DS, Leckman JF, Scott S, Snowling MJ, Taylor E. Rutter's child and adolescent psychiatry. 6ª ed. Wiley-Blackwe ll; 2017.

Torras-Mañá M, Gómez-Morales A, González-Gimeno I, Fornieles-Deu A, Brun-Gasca C. Assessment of cognition and language in the early diagnosis of autism spectrum disorder: usefulness of the Bayley Scales of infant and toddler development, third edition. J Intellect Disabil Res. 2016;60(5):502-11.

Ueda K, Black KJ. A comprehensive review of tic disorders in children. J Clin Med. 2021;10(11):2479.

Volkmar F, Siegel M, Woodbury-Smith M, King B, McCracken J, State M. Practice parameter for the assessment and treatment of children and adolescents with autism spectrum disorder. J Am Acad Child Adolesc Psychiatry. 2014;53(2):237-57.

Wechsler D, Pando AC. WISC: Escala de Inteligencia de Wechsler para Niños. Madrid: Pearson; 2015.

Weiss LG, Saklofske DH, Holdnack, JA, Prifitera A, editores. WISC-V assessment and interpretation: Scientist-practitioner perspectives. Academic Press; 2015.

Wilson HK, Braaten EB, editores. The Massachusetts General Hospital guide to learning disabilities: assessing learning needs of children and adolescents. Springer; 2018.

Wolraich ML, Chan E, Froehlich T, Lynch RL, Bax A, Redwine ST et al. ADHD Diagnosis and treatment guidelines: a historical perspective. Pediatrics. 2019;144(4):e20191682.

Wong ICK, Banaschewski T, Buitelaar J, Cortese S, Döpfner M, Simonoff E et al. Emerging challenges in pharmacotherapy research on attention-deficit hyperactivity disorder-outcome measures beyond symptom control and clinical trials. Lancet Psychiatry. 2019;6(6):528-537.

24.3 *Trastorno del espectro autista y otros trastornos mentales en niños y adolescentes*

J. C. Espín Jaime, C. Pastor Jordá y M. Taracena Cuerda

OBJETIVOS

- Conocer las claves para llevar a cabo el diagnóstico de los trastornos del espectro autista, así como los factores que influyen en su aparición.
- Conocer los abordajes psicoterapéuticos y farmacológicos que se utilizan en pacientes con diagnóstico de trastorno de espectro autista, así como los recursos asistenciales implicados en la recuperación de estos pacientes.
- Ser capaz de describir los trastornos más representativos de la salud mental infantojuvenil, bien porque se inician con mayor frecuencia en la infancia o la adolescencia (como los trastornos de la ingesta de alimentos y el trastorno negativista desafiante y el de conducta), bien porque presentan particularidades en su manifestación clínica o abordaje en los períodos iniciales de la vida.
- Conocer las características principales, y específicas en la infancia y adolescencia, de los trastornos depresivos, los trastornos de ansiedad, el trastorno obsesivo-compulsivo (TOC), los trastornos relacionados con traumas y factores de estrés, los trastornos de síntomas somáticos y trastornos relacionados, los trastornos alimentarios y de la ingestión de alimentos y los trastornos destructivos del control de los impulsos y de la conducta.
- Comprender los aspectos clave para la evaluación, diagnóstico y tratamiento de cada uno de los trastornos mentales referidos en la infancia y la adolescencia.

TRASTORNO DEL ESPECTRO AUTISTA

El concepto de *autismo* ha sufrido grandes cambios. Ya no se reconoce como un trastorno de la infancia, con graves discapacidades y sin ningún tratamiento efectivo, sino como una variación heterogénea del neurodesarrollo que se prolonga a lo largo de toda la vida, que es frecuente en personas con habilidades cognitivas dentro del promedio y cuyo pronóstico y evolución mejoran cuando los tratamientos se desarrollan de forma precoz e intensiva.

Incluido en el grupo de trastornos del neurodesarrollo, el trastorno del espectro del autismo (TEA) se refiere a un grupo heterogéneo de trastornos de inicio en la infancia que se caracteriza por la presencia de dificultades en el área de la comunicación e interacción sociales, y un patrón de intereses y comportamientos restringidos y repetitivos, y/o dificultades en el procesamiento sensorial. Su origen es biológico con implicación de factores genéticos, ambientales y epigenéticos. Es un diagnóstico muy prevalente en la actualidad, con una gran demanda de atención sanitaria.

El tratamiento ha de iniciarse de forma temprana, sin esperar a que haya un diagnóstico confirmado de TEA, y debe estar dirigido hacia todas las áreas del desarrollo con dificultades del niño. No hay tratamientos efectivos para los síntomas nucleares del autismo, pero sí existen intervenciones tempranas que se asocian a una mejor evolución y calidad de vida de los pacientes y familiares. Estos pacientes requieren una continuidad de cuidados y un enfoque longitudinal.

Epidemiología

Los estudios de prevalencia varían en función de la metodología, los recursos disponibles, la formación de los profesionales y la población estudiada. La prevalencia estimada de TEA es de 1 de cada 40 a 1 de cada 500. Según la OMS, la prevalencia media internacional es de 1/160 niños. En Estados Unidos, los últimos datos de prevalencia se sitúan en 1/54 niños. La mayor identificación de los casos, el concepto más amplio de autismo y el cambio del diagnóstico de discapacidad intelectual a autismo como diagnóstico principal son algunos factores que pueden explicar el aumento exponencial de la prevalencia que se ha producido en las últimas décadas. No está claro, sin embargo, si se ha producido un incremento real de la incidencia.

El trastorno del espectro autista es de 3 a 4 veces más frecuente en niños que en niñas, aunque diferentes estudios consideran que el TEA puede ser infradiagnosticado en niñas. La prevalencia estimada de TEA en hermanos de niños diagnosticados de TEA no asociados a una enfermedad o síndrome es de aproximadamente un 10 % (4-14 %). Aproximadamente un tercio de los pacientes presenta discapacidad intelectual (DI), un 50 % asocia TDAH y aproximadamente un 30 % sufre epilepsia. El riesgo de epilepsia es mayor en pacientes con DI más grave. El TEA es más frecuente en pacientes con retraso global en el desarrollo o con DI. Se asocian con el TEA, con o sin DI, trastornos como la esclerosis tuberosa, anormalidades cromosómicas como síndrome de X frágil, parálisis cerebral, encefalopatías epilépticas de inicio precoz y neurofibromatosis. También se describen con mayor frecuencia deleciones, duplicaciones y otras alteraciones genéticas. La exposición prenatal al valproato es un factor de riesgo asociado al TEA.

Etiopatogenia

El TEA es un trastorno complejo y muy heterogéneo en su etiología, aún no conocida de forma completa. La heredabilidad es de un 50-95 %. Se han identificado variaciones genéticas comunes, raras y de novo. La interacción entre los diferentes mecanismos genéticos, epigenéticos y ambientales explican la gran heterogeneidad clínica. De forma general, el perfil más relevante es el de la variación genética común, con implicación de múltiples genes con efectos aditivos, modulada por factores epigenéticos y ambientales. En un 10-15 %, sobre todo en los casos asociados a DI moderada-grave, es relevante el mecanismo de variaciones genéticas raras en genes esenciales para el neurodesarrollo.

Entre los factores ambientales referidos que se asocian a un mayor riesgo de TEA, se incluyen la prematuridad y el bajo peso al nacer, la edad materna y paterna avanzada, intervalos muy cortos entre embarazos, factores inmunes durante el embarazo, la exposición materna durante el embarazo a tóxicos, pesticidas o contaminantes ambientales (incluyendo contaminación ambiental), medicamentos, enfermedades de la madre, la carencia de ácido fólico durante el embarazo y, en general, todas aquellas alteraciones perinatales que pueden alterar la salud perinatal y neonatal. El efecto de estos factores parece depender del momento de su influencia (timing) y la duración de la exposición. Por otra parte, la deprivación de cuidados en los primeros años de la vida del niño se asocia a cuadros clínicos similares al autismo. La evidencia disponible descarta la asociación entre inmunizaciones y TEA.

Características clínicas

Las alteraciones en la comunicación e interacción social recíproca, por un lado, y un patrón de intereses restringidos o inusuales, comportamientos repetitivos o rigidez/inflexibilidad, y alteraciones en el procesamiento sensorial, por otro, son las manifestaciones nucleares del TEA. Como patologías asociadas son frecuentes las alteraciones en el sueño y en la alimentación y comorbilidades médicas que deben ser identificadas y tratadas. Es también muy frecuente la comorbilidad psiquiátrica, como trastornos de conducta, trastornos emocionales y de ansiedad, TDAH e incluso trastornos psicóticos (episodios agudos asociados al estrés, síntomas psicóticos en trastornos afectivos graves o cuadros esquizofreniformes). En un 10 % de los casos, el autismo se asocia a la catatonia, con heterogeneidad clínica. La asociación del TEA con dificultades en el desarrollo de la propia identidad de género es frecuente y no bien conocida. Se han propuesto factores biológicos, psicológicos y sociales para explicar esta relación, todavía no bien definida.

La gran heterogeneidad clínica del TEA se explica por las siguientes circunstancias:

- Por la diferente intensidad y gravedad de los síntomas nucleares.

- Por factores relacionados con la edad. El inicio y curso de los síntomas es muy variable. Las manifestaciones varían a lo largo de los períodos del desarrollo (preescolar, escolar, adolescencia, edad adulta).
- Por factores relacionados con el sexo. En chicas, el diagnóstico asociado con DI se da con más frecuencia. El sexo femenino podría estar asociado a un autismo más social e incluso desinhibido, con intereses más sociales, como la moda, cantantes, etc., con una mayor capacidad de «camuflaje» o «enmascaramiento», y con la presencia de un menor número de conductas repetitivas, lo que sugiere que las presentaciones menos graves en niñas pueden no ser diagnosticadas.
- Por factores relacionados con la etiología genética. Variaciones genéticas raras estarían asociadas al autismo grave, con discapacidad intelectual, género femenino, epilepsia y otras alteraciones médicas. Variaciones genéticas comunes que incluirían muchos genes con efectos aditivos podrían estar más asociadas a TEA de alto funcionamiento, sin discapacidad intelectual ni grandes comorbilidades médicas, pero podrían tener un incremento de comorbilidades psiquiátricas.
- Por factores relacionados con la comorbilidad. El TDAH y los problemas de conducta se diagnostican con más frecuencia en niños; la depresión y ansiedad, en chicas adolescentes, y los trastornos psicóticos, cuando el TEA se asocia a la DI.

Evaluación y diagnóstico

La evaluación ha de ser integral y los objetivos deben ser los siguientes:

- Determinar si los síntomas clínicos cumplen los criterios diagnósticos para el TEA.
- Valorar el nivel de desarrollo del lenguaje y nivel cognitivo.
- Confirmar si se asocia DI, deficiencia del lenguaje, enfermedad médica o neurológica, un factor ambiental conocido, u otro trastorno del neurodesarrollo, mental o del comportamiento.
- Establecer el nivel de funcionamiento global, con sus fortalezas y debilidades, y el nivel adaptativo.

Los componentes de la evaluación son:

- Historia clínica, con información obtenida de los padres, cuidadores, profesores o profesionales implicados en el caso, centrada en la presencia temprana y actual de síntomas TEA y trastornos asociados; historia familiar de TEA o trastornos asociados e historia psicosocial.
- Observación de la conducta.
- Examen físico.
- Herramientas de evaluación específicas de TEA, como apoyo/soporte a la valoración clínica. No se deben usar de manera aislada.
- Pruebas complementarias para la evaluación del lenguaje, el nivel de desarrollo intelectual, evaluación por terapia ocupacional, y otras pruebas específicas en función de la clínica.

El diagnóstico de TEA es siempre clínico y la evaluación debe ser multidisciplinar.

Los criterios diagnósticos de la DSM-5-TR aparecen en la **tabla 24.3-1**, los criterios diagnósticos de la CIE-11, en la **tabla 24.3-2**. En la **tabla 24.3-3** se indican los principales cambios respecto a clasificaciones previas y una breve comparativa entre DSM-5-TR y CIE-11.

Puede ser necesaria la realización de otras pruebas complementarias para identificar trastornos comórbidos a partir de los datos clínicos disponibles (test genéticos, analítica, pruebas metabólicas, neuroimagen, EEG, etcétera).

Diagnóstico diferencial

Sin olvidar la posible comorbilidad deben valorarse , entre otros, los siguientes diagnósticos: retraso global del desarrollo/ discapacidad intelectual, sobredotación intelectual, trastorno de la comunicación social (pragmático), trastorno específico del desarrollo del lenguaje, deficiencia auditiva, síndrome de Landau-Kleffner, síndrome de Rett, síndrome alcohólico fetal, trastorno del apego reactivo y trastorno de la relación social desinhibida, TDAH, trastorno de ansiedad, trastorno emocional/conducta grave, trastorno obsesivo-compulsivo, trastorno de movimientos estereotipados, trastorno de tic/trastorno de Tourette y estado de alto riesgo de psicosis.

Identificación y detección tempranas

La detección y el diagnóstico temprano están basados en la monitorización de los hitos del desarrollo, la identificación de signos de alarma, el uso de instrumentos específicos de cribado y la derivación precoz al especialista. El pediatra de atención

---

Tabla 24.3-1. Criterios diagnósticos del DSM-5-TR para el trastorno del espectro del autismo

A. Déficits persistentes y clínicamente significativos en la comunicación e interacción social en diferentes contextos, ya sea actualmente o en el pasado

- Deficiencias de reciprocidad socioemocional, que oscilan, por ejemplo, desde un acercamiento social anormal y fracaso de la conversación normal en ambos sentidos, una menor disposición a compartir intereses, emociones o afectos, hasta el fallo en el inicio o la respuesta a interacciones sociales
- Graves dificultades en la comunicación no verbal que se hacen presentes en la interacción social, que van, por ejemplo, desde una pobre integración de la comunicación verbal y no verbal, anomalías del contacto visual y del lenguaje corporal y deficiencias de la comprensión y el uso de gestos, hasta una falta total de expresión facial y de comunicación no verbal
- Interferencia para desarrollar, mantener y comprender las relaciones sociales de acuerdo con el nivel de desarrollo, como dificultades para ajustar el comportamiento a fin de encajar en contextos sociales diversos y compartir juegos imaginativos o hacer amigos, y ausencia de interés por sus compañeros

B. Presencia de patrones de comportamiento, intereses y actividades restringidos y repetitivos en al menos 2 de los siguientes puntos actualmente o por los antecedentes:

- Movimientos, uso de objetos o habla estereotipados o repetitivos (como estereotipias motoras sencillas, alinear juguetes o voltear objetos, ecolalia, frases idiosincrásicas)
- Insistencia en la invariabilidad, excesiva inflexibilidad de rutinas o patrones ritualizados de comportamiento verbal o no verbal (por ejemplo, gran malestar frente a pequeños cambios, dificultades con las transiciones, patrones rígidos del pensamiento, rituales de saludo, necesidad de tomar el mismo camino o de comer el mismo alimento cada día)
- Intereses muy restringidos y fijos que son anormales en cuanto a su intensidad o foco de interés (por ejemplo, fuerte apego o preocupación por objetos inusuales, intereses excesivamente circunscritos o perseverantes)
- Respuesta incrementada o disminuida a los estímulos sensoriales o interés inhabitual por aspectos sensoriales del entorno (como aparente indiferencia al dolor/temperatura, respuesta adversa a sonidos o texturas específicas, olfateo o palpación excesiva de objetos, fascinación visual por las luces o el movimiento)

Especificar la gravedad actual: la valoración se basa en deterioros de la comunicación/interacción social y en patrones de comportamientos restringidos y repetitivos (gravedad actual en cada uno de los dominios). No se limita a la gravedad de los síntomas, sino al nivel de funcionalidad:
- Nivel de gravedad 1: necesita ayuda
- Nivel de gravedad 2: necesita ayuda notable
- Nivel de gravedad 3: necesita ayuda muy notable

C. Los síntomas han de estar presentes en las primeras fases del desarrollo, pero pueden no manifestarse totalmente hasta que las demandas sociales superan las capacidades limitadas, o pueden estar enmascaradas por estrategias aprendidas en fases posteriores de la vida

D. Los síntomas causan un deterioro clínicamente significativo (social, laboral, actividades de la rutina diaria)

E. Los síntomas no se explican mejor por la discapacidad intelectual o por el retraso global del desarrollo

Especificar si:
- Con o sin discapacidad intelectual
- Con o sin deterioro del lenguaje
- Asociado a una afección médica o genética o a un factor ambiental conocidos
- Asociado a otro trastorno del desarrollo neurológico, mental o del comportamiento
- Con catatonía

Tabla 24.3-2. Criterios diagnósticos de la CIE-11 para el trastorno del espectro del autismo

Descripción

El trastorno del espectro del autismo se caracteriza por la presencia de déficits persistentes en la capacidad para iniciar y mantener la interacción social recíproca y la comunicación social, y por un rango de patrones de comportamientos, intereses o actividades restrictivos, repetitivos e inflexibles que son claramente atípicos o excesivos teniendo en cuenta la edad y el contexto sociocultural. El inicio del trastorno ocurre durante el período del desarrollo, típicamente en la infancia temprana, pero los síntomas pueden no manifestarse totalmente hasta que las demandas sociales superan las capacidades limitadas de la persona. Los déficits causan deterioro a nivel personal, familiar, social, educativo, ocupacional o en cualquier área de funcionamiento y son observables de forma generalizada en todos los contextos del individuo, aunque pueden variar de acuerdo con el contexto social y educativo. El rango de funcionamiento intelectual y habilidades del lenguaje es completo

Especificadores

- Con o sin trastorno del desarrollo intelectual
- Grado del deterioro funcional del lenguaje (leve o sin deterioro/ deterioro funcional/completo, casi completo o ausencia funcional)
- Pérdida de habilidades adquiridas previamente

Adaptada de: Organización Mundial de la Salud. Clasificación Internacional de Enfermedades. 11ª ed. (CIE-11).

Tabla 24.3-3. Principales cambios en los trastornos generalizados del desarrollo (en el DSM-5-TR y diferencias entre DSM-5-TR y CIE-11

DSM-5-TR

- Desaparición del término trastorno generalizado del desarrollo (TGD) por el de trastorno del espectro del autismo (TEA)
- Desaparición de los subtipos de TGD para persistir una sola categoría diagnóstica
- Desaparición de la categoría TGD no especificado
- Eliminación del síndrome de Rett
- Eliminación del trastorno desintegrativo infantil
- Definición de dos dominios centrales del trastorno en lugar de tres
- Los casos de alteración en el área de la comunicación y la relación social, pero sin alteraciones en el comportamiento se incluyen en la categoría de trastorno de la comunicación social

CIE-11

- Al igual que el DSM-5-TR, la CIE-11 incluye el autismo en la categoría de trastornos del neurodesarrollo
- Como en el DSM-5-TR, la CIE-11 agrupa los síntomas del autismo en dos áreas principales
- Se propone la subdivisión en función del trastorno del desarrollo intelectual y la deficiencia del lenguaje funcional
- A diferencia del DSM-5-TR, la CIE-11 no incluye híper o hiporreactividad a los estímulos sensoriales, ni intereses inusuales en los aspectos sensoriales del entorno. Sin embargo, la sección sobre el desarrollo del lenguaje incluye una categoría caracterizada principalmente por la deficiencia del lenguaje pragmático, que refleja el trastorno de comunicación social del DSM-5-TR

primaria tiene un papel esencial en la identificación temprana y la sospecha clínica, la derivación al especialista para una evaluación integral, la realización de un diagnóstico inicial para facilitar el comienzo de las intervenciones, y el abordaje o derivación a especialistas para empezar intervenciones no

específicas del TEA mientras se espera el diagnóstico definitivo. Estas intervenciones dirigidas a las dificultades en la comunicación y en el lenguaje, el retraso global del desarrollo, los déficits en la socialización, las dificultades en las actividades cotidianas, los problemas de conducta y los relacionados con el temperamento del niño pueden servir de gran apoyo y soporte a las familias.

La mayoría de los niños se pueden diagnosticar entre los 18 y los 36 meses. El perfil clínico más referido en los estudios es una disminución del nivel de atención y comunicación social junto con comportamientos repetitivos y uso atípico o anómalo de objetos entre los 12 y los 24 meses. Un patrón reducido o alterado de contacto ocular, combinado con una disminución de gestos comunicativos, así como de dar u ofrecer objetos, o el patrón de un buen contacto ocular junto con una disminución de conductas comunicativas y conductas repetitivas serían los perfiles en niños menores de 3 años más predictivos de evolución a TEA.

La pérdida de cualquier tipo de habilidad, fundamentalmente las sociocomunicativas, pero no solo, es uno de los signos más precoces de un desarrollo TEA (pérdida de habilidades en los dos primeros años de vida).

Los casos con habilidades cognitivas normales pueden pasar desapercibidos, con lo que es posible que su diagnóstico se retrase hasta que las demandas sociales pongan de manifiesto las dificultades del niño.

Numerosos estudios han evidenciado patrones anómalos de uso de la mirada, medidos por técnicas de *eye-tracking*, desde períodos muy precoces del desarrollo.

Curso y pronóstico

Factores que se han asociado con una evolución menos favorable son la falta de atención conjunta a los 4 años de edad, carencia de lenguaje funcional a los 5 años, cociente intelectual inferior a 70, crisis comiciales u otros trastornos comórbidos, médicos o del neurodesarrollo, y los casos con síntomas TEA graves.

Tratamiento

El trastorno del espectro del autismo es crónico y requiere un enfoque de tratamiento integral y de continuidad en los cuidados. El manejo debe ser individualizado de acuerdo con la edad de la persona y sus necesidades específicas. La atención temprana debe iniciarse en el momento en el que se detectan los primeros signos de alarma, sin esperar al diagnóstico definitivo. La intervención tiene que dirigirse a todas las áreas del desarrollo afectadas, debe implicarse a los padres y ha de trabajarse sobre la motivación social como elemento prioritario. Aunque no existe una cura para el TEA, el diagnóstico temprano y el tratamiento intensivo precoz pueden mejorar la evolución y el resultado final. Los objetivos generales del tratamiento son optimizar el nivel de funcionamiento del individuo, lograr el mayor nivel de autonomía e independencia posible y mejorar al máximo la calidad de vida. De forma específica, se trata de mejorar el nivel de funcionamiento y las habilidades del juego, así como las habilidades de comunicación y las adaptativas, disminuir las conductas negativas o no funcionales y promover el funcionamiento académico y la cognición.

El tratamiento se centra en las intervenciones educativas y conductuales dirigidas a los síntomas nucleares del trastorno. El plan de intervención debe ser individualizado, estructurado, sistemático e intensivo, y con la implicación de los padres. Se recomiendan, entre otros, programas conductuales, modelo Denver, sistema TEACCH (siglas en inglés de Tratamiento y educación de niños con autismo y con problemas de la comunicación), sistemas alternativos/aumentativos de comunicación o programas de mejora de las habilidades sociales.

Las intervenciones farmacológicas pueden ayudar en los trastornos asociados. Hay que realizar una evaluación cuidadosa y monitorizar la respuesta clínica y los efectos secundarios, más frecuentes en estos pacientes. El tratamiento farmacológico dependerá de los síntomas diana.

Respecto de las terapias complementarias y alternativas, se debe valorar siempre el potencial de beneficio y los riesgos asociados. No existe evidencia científica para el uso de suplementos vitamínicos u omega 3.

El plan de tratamiento ha de monitorizarse para evaluar la respuesta a la terapia y las medidas deben adaptarse en cada momento a las necesidades del niño y su familia. Hay que proporcionar educación y soporte a la familia, e identificar y tratar las posibles comorbilidades asociadas, médicas o psiquiátricas, a lo largo de la vida del paciente. Es esencial una adecuada transición a la atención en los servicios de salud mental de adultos.

OTROS TRASTORNOS DEPRESIVOS

El episodio depresivo mayor se trata de un trastorno posiblemente recurrente que se caracteriza por tristeza persistente, pérdida de la capacidad de disfrutar de actividades cotidianas, irritabilidad y otros síntomas asociados, como pensamientos negativos, falta de energía, dificultades de concentración y alteraciones en el apetito y el sueño. Las manifestaciones, en el caso de los menores de edad, pueden variar de acuerdo con la edad, el sexo y el nivel sociocultural del paciente. La mayoría de los estudios coinciden en que un 1-2 % de los niños en edad prepuberal y el 5 % de los adolescentes padecen depresión clínicamente significativa en algún momento de la vida.

Cabe destacar algunos factores de riesgo que hacen más vulnerable al niño y al adolescente para padecer una depresión:

- Biológicos:
  - Antecedentes familiares de trastornos afectivos.
  - Consumo de sustancias o alcohol parental.
  - Enfermedad médica crónica.
  - Antecedentes de depresión.
- Psicológicos:
  - Trastorno psiquiátrico comórbido.
  - Estilo de temperamento altamente emocional.
  - Estilo cognitivo negativo, baja autoestima.
  - Trauma.
  - Duelo y pérdidas.

- Familiares:
  - Abuso, negligencia.
  - Estilos de crianza negativos: rechazo, ausencia de cuidado.
  - Trastorno mental parental.
  - Problemática relacional intrafamiliar.
- Sociales:
  - Acoso escolar.
  - Niños institucionalizados, adoptados, refugiados, sin hogar, en búsqueda de asilo, etcétera.

Trastorno depresivo mayor

Véanse los subtipos de depresión relevantes para la práctica clínica (**Tabla 24.3-4**).

Etiopatogenia

La etiología de la depresión es compleja, multifactorial y objeto de mucha discusión académica. La investigación ha descubierto una multitud de factores asociados con el inicio, mantenimiento o recurrencia de la depresión. Esto puede ser confuso o conducir a falsas expectativas (por ejemplo, trabajar con el factor de riesgo en sí mismo puede ser suficiente para mejorar la depresión).

Los factores de riesgo que tienen implicaciones en la prevención, detección o tratamiento se han enumerado previamente. En resumen, la depresión en la juventud es el resultado de complejas interacciones entre vulnerabilidades biológicas e influencias ambientales. Las vulnerabilidades biológicas pueden ser consecuencia de la dotación genética de los niños y de factores prenatales. Las influencias ambientales incluyen las relaciones familiares de los sujetos, el estilo cognitivo, la presencia de episodios estresantes en la vida y las características del barrio y la escuela. La depresión parental es el factor de riesgo que se replica de forma más consistentemente en la descendencia. Los episodios estresantes en la vida pueden incrementar el riesgo de depresión; la falta de cuidados parentales y el rechazo también pueden ser relevantes. Asimismo, parece importante el sueño, además de otros factores endocrinos y neurobiológicos.

Cuadro clínico

Véanse las diferencias en la presentación de la depresión de acuerdo con la edad (**Tabla 24.3-5**).

El cuadro clínico dependerá de la gravedad de la depresión, de la edad de inicio, de la velocidad con la que se instaure un tratamiento y del grado de respuesta a este. Cuanto más temprana aparezca en la vida, más riesgo de recurrencias depresivas habrá. En un 90 %, los jóvenes se recuperan de un episodio depresivo de moderado a grave en 1-2 años.

Normalmente, la duración media de un episodio depresivo mayor sin tratar en niños y adolescentes es de 8-12 meses. El mayor riesgo de recaída se produce entre los 6 meses y el año tras el cese del tratamiento. Además, los niños que viven en familias con elevado nivel de conflicto familiar tienen más riesgo de recaídas.

Tabla 24.3-4. Subtipos de depresión relevantes para la práctica clínica

Depresión unipolar	• Depresión sin antecedentes de episodio maníaco, hipomaníaco o mixto
Depresión bipolar	• Cuando hay antecedentes de al menos un episodio maníaco, hipomaníaco o mixto, no inducido por fármacos
Depresión psicótica	• Además de los síntomas de depresión mayor, el joven presenta alucinaciones o delirios en ausencia de otro trastorno psicótico
Depresión melancólica, depresión mayor con características melancólicas	• Los episodios se caracterizan por cambios neurovegetativos importantes, como la pérdida de peso, enlentecimiento psicomotor, alteración marcada del sueño, variación del ánimo durante el día, despertar temprano por la mañana y ausencia de reactividad • La depresión melancólica es prácticamente equivalente a la depresión endógena
Trastorno depresivo persistente o distimia	• Ha mantenido síntomas al menos 1 año (en adultos son 2 años) y no ha estado libre de síntomas más de 2 meses seguidos • Los síntomas son muy semejantes a los de la depresión, pero, como particularidades, tiene inicio temprano (antes de los 21 años) o tardía (después de los 21 años) • Los síntomas del trastorno depresivo persistente en ocasiones son considerados más leves, de forma que no cumplirían criterios de un episodio depresivo mayor
Depresión doble	• Los episodios depresivos ocurren en un paciente ya afectado por una distimia
Depresión catatónica	• Cuando el trastorno del ánimo se presenta con síntomas de estupor
Trastorno disfórico premenstrual	• Cambios premenstruales del estado de ánimo (disforia, tensión, irritabilidad, hostilidad y ánimo lábil) que imitan una depresión • Todavía se debate su validez
Trastorno del ánimo estacional	• El inicio y la remisión de la depresión mayor sigue un patrón (de al menos 2 años) que se relaciona con períodos específicos del año, a menudo con inicio en el otoño y remisión en primavera
Trastorno adaptativo con ánimo depresivo	• Síntomas depresivos clínicamente significativos o impacto negativo que ocurren dentro de los 3 primeros meses después de un estresor identificable, y que no cumplen criterios para depresión mayor o duelo • Se espera que los síntomas desaparezcan dentro de los 6 meses siguientes al cese del estresor
Depresión menor, depresión subclínica	• Los síntomas depresivos no alcanzan a cumplir los criterios de depresión (p.ej., un síntoma central, y de uno a tres síntomas asociados, y una discapacidad muy leve)

Adaptada de: Rey JM, Bella-Awusah TT, Liu J. Dépression de l'enfant et de l'adolescent. En: Rey JM, edición. IACAPAP e-Textbook of Child and Adolescent Mental Health. Ginebra: International Association for Child and Adolescent Psychiatry and Allied; 2012. Capítulo E.1.

Tabla 24.3-5. Diferencias en la presentación de depresión de acuerdo con la edad

Niños prepuberales	Adolescentes	Adultos
• Irritabilidad (rabietas, oposicionismo) • Afecto reactivo • Ansiedad comórbida • Problemas de conducta y síntomas de déficit de atención e hiperactividad	• Irritabilidad (enfados frecuentes, hostiles, frustración muy fácil, susceptibles) • Afecto reactivo • Hipersomnia • Apetito aumentado y ganancia ponderal • Quejas somáticas • Sensibilidad extrema al rechazo (muy susceptibles a la crítica, real o percibida), que puede llevar a dificultades relacionales	• Anhedonia • No reactividad emocional • Agitación o inhibición psicomotriz • Variación diurna del humor (empeoramiento en las mañanas) • Insomnio con despertar precoz

Estos síntomas se pueden ver a cualquier edad, pero son más comunes en el grupo de edad especificado.
Adaptada de: Rey JM, Bella-Awusah TT, Liu J. Dépression de l'enfant et de l'adolescent. En: Rey JM, edición. IACAPAP e-Textbook of Child and Adolescent Mental Health. Ginebra: International Association for Child and Adolescent Psychiatry and Allied; 2012. Capítulo E.1.

El hecho de que existan episodios depresivos en la infancia y adolescencia se ha relacionado con un mayor número de comorbilidades posteriores que en el resto de la población, además de con posibles episodios depresivos en el futuro, como ansiedad, trastornos por uso de sustancias, trastorno bipolar y enfermedades médicas. Asimismo, también se ha relacionado con un mayor porcentaje de fracaso escolar, desempleo y paternidad o maternidad tempranos que entre otros niños y adolescentes.

 Las manifestaciones clínicas de la depresión varían de acuerdo con la edad del niño y del adolescente.

Tratamiento

El tratamiento de la depresión en niños y adolescentes consistirá en psicoeducación, psicoterapia, tratamiento farmacológico o la combinación de los anteriores, y dependerá en especial de la gravedad de los síntomas y la afectación funcional (**Tabla 24.3-6**).

El tratamiento combinado de psicoterapia y fármacos es superior a las monoterapias por separado.

Si se requiere tratamiento farmacológico, será necesario evaluar el posible riesgo de sobreingesta medicamentosa con ese fármaco y las preferencias del paciente y la familia. Será preciso comenzar con dosis bajas, más bajas que con adultos; especialmente, en la población más sensible, como los pacientes con trastornos del neurodesarrollo.

Tabla 24.3-6. Tratamiento de la depresión en niños y adolescentes

Depresión leve	• Esperar/vigilancia/ psicoeducación • También se puede plantear terapia psicológica o terapia de apoyo y evaluar la respuesta en el siguiente mes y medio
Depresión moderada-grave	• Terapia psicológica • Valorar monoterapia con psicoterapia (p. ej., terapia cognitivo-conductual, terapia interpersonal, terapia familiar, etc.) o valorar monoterapia con antidepresivos (fluoxetina como antidepresivo con más evidencia)
Depresión resistente/ recurrente/síntomas psicóticos	• Si no hay respuesta a psicoterapia, iniciar fluoxetina (4-6 sesiones y no respuesta), cambiar de terapia, subida de dosis de fluoxetina y, si no funciona, cambio de antidepresivo a otro ISRS (sertralina o escitalopram) • Si no mejora, se podrá potenciar con antipsicóticos de segunda generación • Otras estrategias: terapia electroconvulsiva, litio

Adaptada de: Birmaher B, Brent D, Bernet W, Bukstein O, Walter H, Benson RS *et al.* Practice parameter for the assessment and treatment of children and adolescents with depressive disorders. J Am Acad Child Adolesc Psychiatry. 2007;46(11):1503-26. ISRS: inhibidor selectivo de la recaptación de serotonina.

Trastorno de desregulación disruptiva del estado de ánimo

La irritabilidad y los accesos de cólera son frecuentes en los niños y adolescentes, pero su cronicidad e intensidad más allá de lo esperado en la etapa del desarrollo puede ser un problema para los pacientes, sus padres y todos aquellos que trabajan con niños. Es común observar desregulación emocional y conductual en niños y adolescentes derivados a los servicios de salud mental. Estos síntomas pueden estar presentes en una variedad de trastornos. Para abordar este problema, se incorporó la nueva categoría del trastorno de desregulación disruptiva del estado de ánimo (TDDEA) en el DSM-5-TR.

 La categoría diagnóstica TDDEA se introdujo para remediar la controversia y el posible mal uso del diagnóstico de trastorno bipolar en niños, especialmente en Estados Unidos, y para establecer el concepto de desregulación grave del ánimo.

Etiopatogenia

Un 75 % de los pacientes con un TDDEA tenían antecedentes familiares de problemas de salud mental, incluyendo trastornos de depresión mayor, trastornos por déficit de atención e hiperactividad (TDAH) y trastornos de ansiedad (56, 25 y 17 %, respectivamente). Además, se ha observado que los padres de niños con TDDEA son más hostiles y críticos en su interacción con sus hijos, pero esto puede ser un reflejo de la interacción bidireccional padre-hijo.

El maltrato infantil y el abuso físico son factores de riesgo conocidos para los tipos de sesgo de procesamiento afectivo observados en la desregulación grave del ánimo y en el TDDEA.

Cuadro clínico

Véanse los criterios diagnósticos del DSM-5-TR para el trastorno de desregulación disruptiva del estado de ánimo (**Tabla 24.3-7**).

Curso y pronóstico

Hay estudios que han encontrado una superposición entre el TDDEA y el trastorno de neurodesarrollo (55 %) y señalan que el TDDEA predice un impacto negativo que va más allá del debido únicamente al trastorno de neurodesarrollo.

El seguimiento a largo plazo de los niños incluidos en el perfil de desregulación obtenido del Child Behavior Checklist sugiere que los adultos jóvenes que tenían un perfil de desregulación en la infancia tienen un mayor riesgo de abuso de sustancias, trastornos del ánimo y la conducta, ideación suicida e intentos de suicidio, pero no de un trastorno bipolar. Además, mostraron un impacto negativo en su funcionamiento general.

Tratamiento

Aunque aún hay pocos resultados, se han evidenciado resultados positivos de la terapia conductual y de la cognitivo-conductual (TCC). Se investigaron los efectos de una intervención de entrenamiento para padres y TCC en niños de 4-6 años que presentaban un perfil de desregulación emocional. Los resultados señalaron que los niños que presentaban

Tabla 24.3-7. Criterios diagnósticos del DSM-5-TR para el trastorno de desregulación disruptiva del estado de ánimo

- Accesos de cólera graves y recurrentes en respuesta a estresores comunes, que son:
  - En promedio, 3 o más veces a la semana
  - Los accesos de cólera no concuerdan con el nivel de desarrollo
  - El estado de ánimo entre los accesos de cólera es persistentemente irritable o irascible la mayor parte del día y casi todos los días
- Los síntomas se inician antes de los 10 años
- Los síntomas han estado presentes durante 12 o más meses
- Los síntomas no han estado ausentes durante 3 o más meses consecutivos
- El niño debe tener 6-18 años
- Los síntomas deben estar presentes en al menos dos de tres contextos (en casa, en la escuela, con los compañeros o pares) y son graves en al menos uno de ellos
- Los síntomas no son causados por otra afección médica, no se pueden atribuir a un episodio maníaco/hipomaníaco durante más de 1 día, y las conductas no ocurren exclusivamente durante un episodio de depresión mayor

Adaptada de: American Psychiatric Association. Diagnostic and statistical manual of mental disorders. 5ª ed. (DSM-5-TR). Washington D. C.: American Psychiatric Association; 2023.

desregulación emocional eran más sensibles a los cambios en la parentalidad generados por el entrenamiento.

Dada la alta comorbilidad entre el TDDEA y el TDAH, se ha estudiado la utilización de estimulantes como un posible tratamiento, y en otros estudios se ha usado risperidona para reducir la irritabilidad. No hay evidencia de la mejoría o utilidad de los antidepresivos o el litio.

 No hay evidencia de la utilidad de los antidepresivos en el TDDEA.

TRASTORNOS BIPOLARES

El trastorno bipolar de inicio en la infancia es poco frecuente, aunque su incidencia aumenta en la adolescencia. Es relativamente frecuente encontrar adultos con diagnóstico de trastorno bipolar, pero en los que, al ser historiados, se evidencia que ya existían síntomas afectivos en su adolescencia. Entre el 10 y el 20 % de las personas presentó su inicio antes de los 10 años; hasta el 60 %, antes de los 20 años.

Etiopatogenia

El factor que predice mejor el trastorno bipolar en los niños y adolescentes es la presencia de antecedentes familiares del trastorno. Los estudios realizados en gemelos y familias han demostrado que esta es una enfermedad altamente hereditaria, con una concordancia entre gemelos idénticos de alrededor del 70 %.

La investigación y la experiencia clínica también sugieren que traumas o episodios estresantes pueden desencadenar un episodio de trastorno bipolar; sin embargo, muchos episodios ocurren sin una causa obvia. En resumen, la etiología es multifactorial, con una interacción complicada entre vulnerabilidades biológicas e influencias ambientales.

Cuadro clínico

La manifestación es episódica. De manera similar a los adultos con un trastorno bipolar, los criterios diagnósticos del DSM-5-TR para un episodio maníaco, hipomaníaco o con características mixtas en niños y adolescentes requieren un período bien definido de estado de ánimo anormal y persistentemente alterado, ya sea elevado o deprimido.

En la manía, se observa un estado de ánimo elevado y un sentimiento de grandeza, y también es muy frecuente la irritabilidad, que es un síntoma muy frecuente en niños y adolescentes con un trastorno bipolar.

Sin embargo, la depresión es frecuentemente infradiagnosticada. Además, la depresión bipolar se asocia con un mayor impacto negativo en el funcionamiento psicosocial y suicidio que la depresión unipolar. Por lo tanto, la identificación y el tratamiento tempranos de la depresión bipolar son de vital importancia.

En la presentación clínica en la preadolescencia y la edad preescolar, se ve una importante labilidad del estado de ánimo (por ejemplo, fluctuaciones rápidas del estado de ánimo en un breve período que parecen ser generadas inter-

namente). En comparación con el trastorno bipolar de inicio en la adolescencia, el de inicio de la infancia se manifiesta con más presentaciones subsindrómicas y rápidos cambios de ánimo. Además, los niños con este trastorno tienen una mayor carga familiar de trastornos del estado de ánimo, y un patrón diferente de trastornos comórbidos que quienes padecen el trastorno bipolar de inicio en la adolescencia. La irritabilidad es otra forma de presentación en la infancia. Dada la etapa del desarrollo emocional y cognitivo de los niños en edad preescolar (3-7 años), se ha cuestionado la validez de los síntomas maníacos a esta edad, como la grandiosidad y la euforia.

Curso y pronóstico

El inicio temprano del trastorno bipolar se asocia con una evolución más grave de la enfermedad y peores resultados; se ha observado que los niños con un trastorno bipolar prepuberal presentan aproximadamente 2 veces menos probabilidades de recuperación que aquellos con un trastorno bipolar pospuberal. Un 80 % de ellos experimentará recurrencias después de la recuperación a pesar de seguir un tratamiento.

 El trastorno bipolar de inicio en la infancia se presenta con más frecuencia de forma subsindrómica y con rápidos cambios de ánimo. Es muy frecuente la irritabilidad.

Tratamiento

El tratamiento de continuación es necesario para consolidar la respuesta obtenida durante la fase aguda y evitar nuevos episodios o recurrencias. La elección del tratamiento es el farmacológico, el psicosocial o el combinado (farmacológico y psicosocial).

Episodios maníacos agudos y con características mixtas

Los estudios disponibles sugieren que la monoterapia con litio, valproato o carbamacepina tiene resultados similares en el tratamiento de los episodios no psicóticos de manía y de manía con características mixtas. La Administración de Alimentos y Medicamentos de Estados Unidos ha aprobado varios antipsicóticos de segunda generación para el tratamiento agudo de episodios maníacos y mixtos en niños y adolescentes: la risperidona para niños de 10 a 17 años, la olanzapina para niños de 13 a 17 años, el aripiprazol para niños de 10 a 17 años, y la quetiapina para niños de 10 a 17 años.

Episodios depresivos

Pocos de los estudios abiertos sobre el tratamiento de la manía evaluaron mejoría de la depresión, y las tasas de respuesta para síntomas depresivos fueron del 35-60 % para los antipsicóticos de segunda generación (aripiprazol, olanzapina, risperidona y ziprasidona) y un 43 % para la carbamacepina.

TRASTORNOS DE ANSIEDAD

Los trastornos de ansiedad son los trastornos psiquiátricos más frecuentes en los niños y adolescentes, con una prevalencia en torno al 10 % (5-15 %).

La característica principal es la presencia de preocupación y miedo excesivos en intensidad y/o duración, o desproporcionados para el estímulo que los provocan. La comorbilidad es común, en particular con otros trastornos de ansiedad en niños y adolescentes y con depresión en adolescentes. Los trastornos de ansiedad de inicio en la infancia a menudo persisten en la adolescencia y en la edad adulta temprana, con resultados adversos a nivel académico y en cuanto a la salud y el funcionamiento social en la edad adulta.

> ! Si no se tratan, los trastornos de ansiedad en niños y adolescentes se asocian con un deterioro evidente y significativo tanto a corto como a largo plazo, y colocan a los niños en un riesgo alto de presentar posteriormente trastornos depresivos, abuso de sustancias, conductas disruptivas, conducta suicida, bajo nivel de desarrollo académico y una peor situación económica en la edad adulta.

Desde el punto de vista del desarrollo, el trastorno de ansiedad por separación, el mutismo selectivo y las fobias específicas son los trastornos de ansiedad más tempranos. El trastorno de ansiedad generalizada (TAG) puede tener un inicio dentro del rango de edad de 8-10 años, mientras que el inicio en la adolescencia parece más probable para el trastorno de ansiedad social y el trastorno de pánico. Es raro que la agorafobia y el trastorno de pánico debuten antes de los 16 años.

Véanse los miedos propios que aparecen a lo largo de las diferentes etapas del desarrollo (**Tabla 24.3-8**) y las edades de aparición de los diferentes trastornos de ansiedad en niños y adolescentes (**Tabla 24.3-9**).

Epidemiología

Los trastornos de ansiedad son los trastornos mentales pediátricos más comunes y se asocian con un deterioro significativo. La prevalencia en niños y adolescentes varía entre el 5 y el 15 %, según la metodología utilizada. En edad escolar

Tabla 24.3-8. Miedos propios del desarrollo

- 0-18 meses: a la oscuridad, los extraños, la soledad, el ruido y la falta de apoyo
- 8 meses-3 años: a la separación, el abandono, los movimientos súbitos, las alturas y los extraños
- 3-5 años: a los animales, las criaturas imaginarias, los monstruos, el daño físico, las tormentas, la oscuridad
- 6-11 años: a los monstruos, los fantasmas, las tormentas, el fracaso escolar, el ridículo, la enfermedad, la desfiguración, la pérdida de fortuna, la muerte y no tener amigos
- 12-17 años: a ser diferente física, social e intelectualmente; a quedar mal; al miedo; a los asuntos sexuales; a las condiciones políticas/económicas y a las catástrofes/guerras

Tabla 24.3-9. Edades de aparición de los trastornos de ansiedad en niños y adolescentes

- Fobias a animales: infancia temprana (6-7 años)
- Trastorno de ansiedad por separación: infancia media (7-9 años)
- Trastorno de ansiedad generalizada: infancia tardía (8-10 años)
- Trastorno de ansiedad social: adolescencia temprana (11-13 años)
- Trastorno obsesivo-compulsivo: adolescencia media (13-15 años)
- Trastorno de pánico: adulto precoz (22-24 años)

(6-12 años), el más frecuente es el trastorno de ansiedad por separación; y en adolescentes (13-17 años), el trastorno de ansiedad social. La prevalencia de vida de la mayoría de los trastornos de ansiedad aumenta con la edad y alcanza el 15-25 % en los adultos.

Los trastornos de ansiedad son más frecuentes en las niñas que en los niños, sobre todo a partir de la pubertad. En relación con el sexo, los varones acuden más a la consulta por ansiedad por separación y presentan mayor prevalencia de ansiedad generalizada en la infancia; las niñas presentan mayor prevalencia en la población general, mayor prevalencia de ansiedad generalizada en la adolescencia y mayor prevalencia de ansiedad por separación, fobia específica y social.

> Los trastornos de ansiedad tienen momentos diferentes de aparición a lo largo del desarrollo. El trastorno de ansiedad por separación es el más frecuente a nivel escolar; el trastorno de ansiedad social lo es en los adolescentes.

Etiopatogenia

Se han de tener en cuenta los siguientes factores:

- **Factores genéticos:**
  - Los trastornos de ansiedad se agrupan en familias, y la persona puede heredar una vulnerabilidad para los trastornos de ansiedad más que para un trastorno de ansiedad específico.
  - La heredabilidad de los trastornos de ansiedad es moderada, en torno al 30-40 %, y la variación restante se atribuye principalmente a factores ambientales no compartidos.
- **Factores del niño:**
  - Inhibición conductual. Perfil temperamental de un niño caracterizado por:
    - Reactividad motora y emocional negativa inicial a la novedad durante la infancia.
    - Tendencia en la niñez posterior a mostrar un comportamiento temeroso o retraído cuando se enfrenta a acontecimientos, objetos o personas desconocidos:
      - Retraimiento frente a lo nuevo.
      - Demora para conseguir confianza con extraños o pares.
      - Ausencia de sonrisa.

○ Intensa proximidad con una de sus figuras de apego.
○ Falta de conversación.
○ Limitado contacto visual o evasión de la mirada.
○ Falta de exploración de nuevas situaciones.
– Factores de riesgo cognitivos:
▪ Sesgo de amenaza, intolerancia a la incertidumbre y comportamientos aprendidos.
▪ En comparación con sus compañeros, los niños ansiosos:
○ Interpretan los acontecimientos de forma más negativa.
○ Tienden a culparse a sí mismos más fácilmente.
○ Se centran en los aspectos negativos de los acontecimientos en lugar de en los positivos.
• **Factores familiares:**
– Estilos educativos de sobreimplicación y sobreprotección que no fomentan la autonomía del niño.
– Apego inseguro.
– Psicopatología.
– Discordancia parental grave, separación o divorcio conflictivos.
• **Factores ambientales:**
– Cualquier acontecimiento vital estresante o traumático.
– Adversidad social.
• **Factores escolares:**
– Acoso escolar.
– Dificultades para alcanzar el nivel esperado (académico, deportivo).
• **Uso de sustancias:** alcohol, cafeína, cannabis, cocaína, anfetamina, dietilamida del ácido lisérgico, éxtasis.
• **Tóxicos ambientales:** polución ambiental, mercurio; inflamación y estrés oxidativo cerebral.
• **Enfermedades médicas:** hipertiroidismo, miocardiopatía, arritmias, enfermedades neurológicas o respiratorias.
• **Fármacos:** inhibidores selectivos de la recaptación de serotonina, antipsicóticos (acatisia).

De todos los factores fisiológicos asociados con los trastornos de ansiedad infantil, la evidencia más sólida es el papel de la desregulación respiratoria. Las experiencias recurrentes que producen disnea conllevan riesgo de trastornos de ansiedad pediátricos.

Respecto a la neurobiología de los trastornos de ansiedad, se han de tener en cuenta los siguientes aspectos:

• Neurobiología del riesgo: actividad prefrontal incrementada.
• Neuroanatomía. Se han descrito hallazgos que implican anormalidades en múltiples redes, incluyendo la red de prominencia, que incluye la amígdala y la ínsula, así como el cingulado dorsal anterior, la red de atención frontoparietal/ventral y la red neuronal por defecto (corteza prefrontal medial precúneos/cúneos y cingulado posterior).
• Neuroimagen funcional. Hiperactividad de la amígdala e incremento de la actividad en regiones corticales, incluyendo la corteza cingulada anterior y la corteza prefrontal ventrolateral.

• Las técnicas de imagen confirman el papel de los circuitos corticolímbicos en los trastornos de ansiedad, con especial relevancia de la corteza orbifrontal, la corteza anterior del cíngulo y la amígdala en la etiopatogenia.

La corteza prefrontal integra la información del exterior y la amígdala interpreta el estímulo como inocuo o peligroso. Cuando la amígdala percibe un peligro, al detectar un estímulo potencialmente peligroso, se produce una reacción en cascada y se implican diferentes núcleos cerebrales (hipotálamo, núcleo parabraquial, *locus coeruleus*, corteza frontoorbitaria y corteza cingulada anterior), lo que da lugar a las diferentes manifestaciones de la ansiedad.

 Los trastornos de ansiedad tienen una etiología multifactorial. El perfil temperamental de inhibición conductual es un factor de riesgo para el desarrollo de cualquier trastorno de ansiedad, aunque la asociación es más fuerte con el trastorno de ansiedad social.

Cuadro clínico

Todos los trastornos de ansiedad comparten las mismas características:

• Un componente afectivo o de síntomas emocionales (expectación de amenaza, miedo, temor, preocupación, rumiación, expectación ansiosa).
• Un componente de síntomas cognitivos (autoevaluaciones y pensamientos negativos).
• Un patrón de conducta de evitación y otros síntomas conductuales.
• Síntomas físicos asociados, resultado del elevado *arousal* (náuseas, vómitos, dolores de cabeza, dolores de estómago, tensión muscular, dificultades para dormir).

Lo que diferencia cada trastorno es el objeto, situación o preocupación que genera la evitación.

En los niños, resulta difícil obtener una historia clínica con los síntomas cognitivos, emocionales y físicos. A menudo, solo se presentan los síntomas físicos. Pero, con una adecuada exploración, se pueden poner en evidencia los miedos y las preocupaciones. A nivel conductual, pueden manifestarse como exceso de actividad, inatención, alteración del sueño, dificultades en la separación, conductas regresivas, rechazo escolar, retraimiento social, agresividad, rituales y somatización.

El trastorno de ansiedad por separación es la causa más frecuente de rechazo escolar en los niños, mientras que el TAG y el trastorno de ansiedad social lo son en los niños más mayores.

La comorbilidad es la norma con:

• Otro trastorno de ansiedad en el 50 % de los casos; con depresión (10-30 %), sobre todo con una evolución más prolongada.
• TDAH (20-40 %).
• Trastorno por uso de sustancias.

- Trastorno del sueño: pesadillas, despertares durante la noche y resistencia a irse a la cama por miedo a la oscuridad o a la separación.

Los trastornos de ansiedad en los niños incrementan el riesgo de ansiedad y depresión en la adolescencia y en la edad adulta, el riesgo de ansiedad, depresión, trastorno por uso de sustancias y suicidio.

Trastorno de ansiedad por separación

La característica fundamental del trastorno de ansiedad por separación es el malestar, el miedo excesivo e irracional a la separación de las figuras con las que el niño está vinculado, las figuras de apego o del hogar. Es la causa más frecuente de rechazo escolar en los niños. Suelen existir manifestaciones previas de ansiedad social (2-5 años), un factor ambiental estresante precipitante del cuadro y un cuadro clínico con múltiples síntomas físicos inexplicados y dificultades del manejo de la separación. El miedo, la ansiedad o la evitación es persistente, y dura al menos 4 semanas en los niños y adolescentes y 6 meses o más en los adultos.

Descripción clínica y características asociadas

La característica principal del trastorno de ansiedad por separación es la preocupación o el miedo por el hecho de que algo malo le pueda ocurrir al niño o a las personas con las que tiene una vinculación especial (generalmente, los padres) cuando se separan (separación real, imaginada o amenazada). Como resultado de ello, el niño evita o intenta evitar la separación de estas figuras significativas.

Se asocian:

- Sueños o pesadillas sobre la separación.
- Rechazo de situaciones que implican separación de las figuras significativas: dormir fuera de casa, ir al colegio, visitar a los amigos o familiares, estar solo en casa, etcétera.
- Preocupaciones por las posibles consecuencias de la separación sobre el niño (secuestro, daño) o sobre la figura de especial vinculación (robo, daño, muerte).
- Síntomas físicos cuando se anticipa la separación: vómitos, diarrea, dolores estómago.

Los síntomas conductuales incluyen llanto, aferrarse a las figuras de apego, quejas al separarse y buscar o llamar a los padres después de su partida. Los síntomas físicos son parecidos a los del ataque de pánico o trastorno de somatización: dolores de cabeza, dolor abdominal, desmayos, vértigos, mareos, pesadillas, dificultades para dormir, náuseas, vómitos, calambres, dolores musculares, palpitaciones, dolor torácico, etcétera.

La presentación clínica varía según la edad del paciente. Los niños pequeños describen tener pesadillas sobre temas relacionados con la separación, más frecuentemente que los niños más mayores. También, comparados con los adolescentes, los niños muestran más frecuentemente malestar intenso al separarse. Frecuentemente, exhiben comportamientos negativistas, como rabietas al separarse de los padres. Los adolescentes con trastorno de ansiedad por separación tienen quejas físicas más a menudo en los días de colegio.

 La característica clínica principal del trastorno de ansiedad por separación es el miedo a la separación de las figuras de apego.

Prevalencia y curso

Aunque las tasas de prevalencia del trastorno de ansiedad por separación son relativamente bajas en la población general (aproximadamente el 4 %), las tasas pueden llegar al 10 % en poblaciones clínicas. El trastorno de ansiedad por separación es más frecuente en las mujeres que en los varones y, a menudo, es comórbido con TAG, depresión y quejas somáticas, TDAH y trastornos del aprendizaje. Los síntomas del trastorno de ansiedad por separación tienden a reaparecer bajo condiciones estresantes. Este trastorno puede ser un precursor de un mayor riesgo de depresión y trastornos de ansiedad posteriores, y de la aparición de ataques de pánico y agorafobia en las mujeres adultas.

Mutismo selectivo

El DSM-5-TR describe el mutismo selectivo como el fracaso constante en hablar en situaciones sociales específicas en las que existe expectativa por hablar; por ejemplo, al responder preguntas en la escuela, interactuar con compañeros de clase, etc., a pesar de hacerlo en otras situaciones.

Descripción clínica y características asociadas

La alteración interfiere en los logros educativos o laborales, o en la comunicación social. La duración de la alteración es como mínimo de 1 mes, y no se limita al primer mes de escuela. Este comportamiento no se explica por un trastorno de la comunicación y no se produce exclusivamente durante el curso de un trastorno del espectro autista, la esquizofrenia u otro trastorno psicótico. El niño parece bastante capaz de hablar cuando se encuentra en un territorio más familiar, en casa o con amigos cercanos.

Lo más probable es que el inicio se asocie con la incorporación del niño a la educación formal, alrededor de los 5 años, pero es posible que no surja hasta más tarde si recibe educación en el hogar. Algunos autores consideran este trastorno como un precursor temprano del trastorno de ansiedad social y otros lo consideran una forma específica de trastorno o deterioro del lenguaje, porque el 30-38 % de los niños con el trastorno también experimentan trastornos del habla y del lenguaje. Los niños que son propensos a la afectividad negativa o la inhibición conductual pueden tener un mayor riesgo de padecer el trastorno que los que no lo son así como indicadores de ansiedad social, aislamiento social o antecedentes de timidez en los padres.

Prevalencia y curso

Se ha estimado que las tasas de prevalencia oscilan entre el 0,03 y el 1 %, con tasas más altas asociadas con las poblaciones clínicas. Se cree que la mayoría de los niños superan el trastorno, aunque los síntomas pueden manifestarse como un trastorno de ansiedad social a medida que el niño crece.

Fobias específicas

La característica principal de las fobias específicas es la presencia de miedo/preocupación/temor y evitación de situaciones, actividades, animales u objetos específicos por la creencia de que esa situación u objeto causará algún tipo de daño.

Descripción clínica y características asociadas

Los adultos y los niños mayores reconocen que este temor no es razonable, aunque es posible que los niños muy pequeños no lo hagan. Frente al objeto o situación fóbica, el individuo presenta intenso malestar, y escapa del estímulo que lo provoca o lo evita. La exposición al objeto temido puede provocar respuestas fisiológicas significativas, como mareos, dificultad para respirar, aumento del ritmo cardíaco e incluso desmayos. Los niños pequeños pueden responder a las fobias llorando, teniendo rabietas, paralizándose o aferrándose.

! No se realiza un diagnóstico de fobia específica a menos que la fobia interfiera con el funcionamiento en un grado significativo y esté presente durante al menos 6 meses. El grado de deterioro y la duración del miedo/ansiedad deben sopesarse en relación con la etapa de desarrollo del niño.

Los tipos más comunes de fobias incluyen aquellas que involucran animales (por ejemplo, arañas, insectos, perros, pájaros), el entorno natural (miedo a las alturas, truenos, tormentas, sonidos fuertes, oscuridad, etc.), payasos, máscaras o personas con aspectos inusuales y sangre-inyección-lesión (agujas) o causas situacionales (por ejemplo, claustrofobia, miedo a volar).

Prevalencia y curso

Aproximadamente el 15 % de los niños remitidos por ansiedad tienen fobias específicas y, según se informa, las niñas tienen más miedos en general que los niños.

La mayoría de las fobias se desarrollan en la niñez y la adolescencia, con una edad media de aparición entre los 7 y los 11 años. Aunque no siempre es posible aislar cómo se desarrolla una fobia específica, aquellos con fobias específicas de situación parecen adquirirlas a edades más tardías que quienes desarrollan fobias relacionadas con preocupaciones ambientales naturales o del tipo sangre-inyección-herida.

Tener una fobia específica aumenta la probabilidad de tener otra. A menudo, las fobias específicas son comórbidas con otros trastornos de ansiedad y trastornos del estado de ánimo.

Trastorno de ansiedad social

La característica principal del trastorno de ansiedad social es la presencia de miedo/ansiedad y evitación de las interacciones o actividades sociales debido a la creencia de la posibilidad de una evaluación negativa del sujeto por parte de los otros.

Descripción clínica y características asociadas

Se evitan una serie de situaciones o actividades sociales, como hablar o realizar una actividad delante de otros, conocer personas nuevas, hablar con figuras de autoridad (como los profesores), ser el centro de atención en cualquier situación (participar en actividades en público [comer, beber] o actuar [dar un discurso oral o realizar una presentación]). Destacan las preocupaciones en relación con la posible evaluación negativa (que los otros piensen que el sujeto es tonto, estúpido, ignorante o torpe), el escaso número de amigos (el sujeto tiene dificultad para establecer nuevas amistades) y los altos niveles de atención del paciente sobre sí mismo. Un diagnóstico de trastorno de ansiedad social en los niños requiere que la ansiedad ocurra en presencia de sus compañeros, no solo en la de los adultos, y debe ser evidente durante al menos 6 meses e interferir significativamente con el funcionamiento.

Los niños y adolescentes pueden responder a la ansiedad social con reacciones de evitación (problemas de asistencia a la escuela), comportamientos de escape o huida (ir a la biblioteca en lugar de al comedor), autoevaluaciones negativas y aumento de la excitación fisiológica (malestar y quejas somáticas). Sus habilidades sociales son a menudo pobres. En los niños más pequeños, los síntomas pueden incluir rabietas, llanto, paralización o negativa a participar en situaciones sociales con personas desconocidas.

Los niños que demuestran inhibición conductual pueden experimentar más rechazo social con el tiempo debido a su tendencia a evitar situaciones sociales y los factores estresantes asociados con la participación social. Como resultado, corren un mayor riesgo que otros menores de desarrollar mecanismos de afrontamiento por evitación, lo que puede ser un precursor del trastorno de ansiedad social en la adolescencia.

 La característica principal del trastorno de ansiedad social es la presencia de miedo/ansiedad y evitación de situaciones sociales por una posible evaluación negativa. El perfil de inhibición conductual puede ser un precursor de este trastorno.

Prevalencia y curso

Se calcula que la prevalencia a lo largo de la vida del trastorno de ansiedad social oscila entre el 3 y el 13 %. En comparación con los niños con fobias simples o específicas, aquellos con trastornos de ansiedad social tienden a ser mayores, y tienen niveles más altos de gravedad y muchas más probabilidades de deprimirse más adelante.

En la gran mayoría de los individuos con ansiedad social (el 75 %), el inicio tiene lugar entre los 8 y los 15 años. Las tasas de prevalencia de la adolescencia son similares a las de los adultos, aproximadamente un 7 %. El trastorno de ansiedad social se ha asociado con un mayor riesgo de abandono escolar y una menor calidad de vida; sin embargo, solo la mitad de los niños con el trastorno buscan algún tratamiento para este.

Las personas que solo sufren de ansiedad social basada en el rendimiento suelen verse perjudicadas en su ocupación, ya que estos problemas a menudo afectan a su vida profesional (por ejemplo, músicos, atletas y bailarines). A menudo, las personas con problemas basados en el desempeño no experimentan ansiedad social en situaciones que no están relacionadas con el desempeño.

Trastorno de ansiedad generalizada

La característica principal de este trastorno es la presencia de preocupaciones en relación con un número elevado de situaciones, con diversas áreas de funcionamiento y actividad, siempre en el sentido negativo de que algo malo ocurrirá.

Descripción clínica y características asociadas

Se refiere una preocupación repetitiva e incontrolable acerca de diferentes áreas de la vida del niño, como la economía familiar, las amistades, el rendimiento escolar, los resultados deportivos, la salud propia y de la familia o por asuntos cotidianos, en principio menores. Hay una tendencia a buscar el reaseguramiento constante de los adultos en relación con estas preocupaciones o miedos. Se tiende también a evitar situaciones nuevas, malas noticias, situaciones desconocidas, errores o equivocaciones. Aparecen síntomas físicos, trastornos del sueño e irritabilidad asociados a la preocupación. Los niños que padecen este trastorno son vistos como responsables, obedientes y perfeccionistas, adultomorfos, con sentido autocrítico. El trastorno es más común en las chicas adolescentes. Los síntomas destacados incluyen excesiva preocupación, inquietud, irritabilidad, fatiga, problemas de concentración, trastornos del sueño y tensión muscular. En los niños, son frecuentes síntomas somáticos, como dolor de cabeza, dolor abdominal, síndrome del intestino irritable y rechazo escolar.

Prevalencia y curso

Entre el 2 y el 5 % de la población será diagnosticada con TAG en el transcurso de su vida. El inicio del TAG puede ser relativamente temprano, entre los 8 y los 10 años; aproximadamente un tercio de l desarrolla otros trastornos de ansiedad o depresión. En algún estudio se encontró que el 70 % de los niños pequeños tenían TAG y trastorno de ansiedad por separación comórbidos, mientras que los adolescentes con TAG a menudo tenían depresión (47 %) o fobia específica (41 %).

 La característica principal del TAG en el niño/adolescente es la presencia de preocupaciones en relación con un número elevado de situaciones en las diversas áreas de funcionamiento y actividad del niño/adolescente.

Evaluación

Para obtener el diagnóstico de un trastorno de ansiedad, es necesario realizar una historia clínica y una observación de la conducta. Puede complementar el diagnóstico el uso de algunos cuestionarios. Se ha de realizar una entrevista clínica con el paciente y sus familiares, teniendo en cuenta que la información más fiable en los trastornos interiorizados es la aportada por los propios pacientes. La información debe proceder de varias fuentes para conocer el funcionamiento del paciente en los diferentes contextos de su vida. Finalmente, debe valorarse la necesidad de llevar a cabo una exploración física y pruebas complementarias.

 Para un adecuado diagnóstico, es necesario que el clínico emplee un lenguaje adecuado al nivel de desarrollo del niño y que conozca las expresiones utilizadas por los padres y los propios niños/adolescentes que sugieren ansiedad.

Las expresiones utilizadas por los padres y los propios niños/adolescentes que sugieren ansiedad pueden ser:

- **Trastorno de ansiedad por separación**:
  - «Quiere que estemos a su lado hasta que se duerme».
  - «No quiere ir a campamentos, aunque solo sean de 1 noche».
  - «Se niega a dormir en casa de sus mejores amigos».
  - «No quiere que salgamos por la noche; tiene miedo a que nos ocurra algo si no está con nosotros».
  - «Le cuesta ir al colegio los lunes y después de unas vacaciones».
  - «Me da miedo irme a dormir; me da miedo que no vayan a recogerme al colegio».
  - «Me da miedo que les pase algo a mis padres».
- **Fobias específicas**:
  - «Tiene pánico/horror a…».
  - «Se descontrola si ve…».
  - «No puede o se resiste a ir a…».
  - «Si veo un…, me pongo muy nervioso y salgo corriendo».
- **Trastorno de ansiedad social**:
  - «Es muy tímido».
  - «Tiene mucha vergüenza y sentido del ridículo».
  - «Tiene miedo a que se burlen de él si lo hace mal».
  - «En la clase, los profesores dicen que no participa o lo pasa mal cuando tiene que hablar en público».
  - «Me da miedo hablar en público».
  - «Me da vergüenza hablar a desconocidos».
- **TAG**:
  - «Se preocupa y sufre por todo».
  - «Parece una persona mayor por lo que se preocupa».
  - «Es muy sensible, miedoso, asustadizo, aprensivo».
  - «Siempre está preocupado por si se enfadan con él los profesores o sus amigos».
  - «Con frecuencia está tenso y se agobia fácilmente».
  - «Pregunta muchas veces si le queremos o si estamos contentos con él».
  - «Es muy responsable y cuida mucho de los hermanos».
  - «Me preocupo por todo, siempre pienso en lo peor, no puedo dejar de estar preocupado».

! Es esencial valorar el contexto en el que aparece la ansiedad: ¿de qué tiene miedo el niño?, ¿qué situaciones evita?, ¿aparece en respuesta a un factor estresante?

Diagnóstico diferencial

Para el diagnóstico diferencial, se han de tener en cuenta:

- Miedos, preocupaciones o timidez normales, adecuados al desarrollo.
- Diagnóstico diferencial somático: la historia clínica, la exploración física y las pruebas complementarias orientan hacia este diagnóstico.
- Diagnóstico diferencial entre los propios trastornos de ansiedad:
  - Se han de recordar las características principales de cada uno de los trastornos más frecuentes.
  - Se tiene que diferenciar si la ansiedad es situacional o continua; el contexto en el que aparecen la sintomatología y la conducta de evitación ayuda a orientar el diagnóstico específico.
  - No hay que olvidar que es frecuente la comorbilidad.
- Otros trastornos psiquiátricos:
  - TOC, con ansiedad en relación con las obsesiones.
  - Trastornos secundarios a acontecimientos vitales estresantes o traumáticos (trastornos adaptativos, reacción ante estrés agudo, trastorno por estrés postraumático), con ansiedad asociada al suceso traumático y otros síntomas característicos, como la reexperimentación, los síntomas disociativos, el embotamiento afectivo o la hiperreactividad e hipervigilancia.
  - Trastorno depresivo mayor: puede existir ansiedad, pero se evidencia ánimo triste, apatía o fundamentalmente anhedonia, baja autoestima, minusvalía, remordimientos o sentimientos de culpa.
  - Anorexia nerviosa: existe una insatisfacción corporal, un deseo de perder peso y miedo a engordar, que no aparecen en las fobias a la deglución por miedo a atragantarse o a vomitar, o en los casos de pérdida de apetito en un contexto de ansiedad.
  - Psicosis: se asocian síntomas psicóticos.

Tratamiento

El tratamiento de elección para los trastornos de ansiedad es la TCC: programas basados en el desarrollo de habilidades, que incluyen psicoeducación, técnicas de relajación o de manejo de síntomas somáticos (entrenamiento en respiración, *mindfulness*), la exposición y prevención de recaídas, entrenamiento en el manejo conductual dirigido a los padres, reestructuración cognitiva, entrenamiento en solución de problemas y el desarrollo de habilidades sociales y asertividad. Ejemplos de programas de TCC que han demostrado su eficacia son el Coping Cat o el Gato Valiente (formato individual o grupal), Cool Kids (formato grupal), Friends (programa preventivo grupal) y el programa Super Skills for Life (formato individual o grupal). La inclusión de los padres en el tratamiento es fundamental en el caso de los niños más pequeños, pero muestra poco

beneficio en el tratamiento de los adolescentes. Se han desarrollado nuevos tratamientos, como las intervenciones de baja intensidad (TCC dirigida a padres de preadolescentes o TCC *online* para adolescentes).

Véase un resumen del tratamiento escalonado de los trastornos de ansiedad en niños y adolescentes (**Tabla 24.3-10**).

💡 El tratamiento de elección para los trastornos de ansiedad es la TCC. Es fundamental la inclusión de los padres en el tratamiento de los niños pequeños.

TRASTORNO OBSESIVO-COMPULSIVO

El TOC es un trastorno neuropsiquiátrico cuya característica esencial es la presencia de obsesiones y/o compulsiones de carácter recurrente lo suficientemente graves como para provocar pérdidas de tiempo o un acusado deterioro de la actividad general o un malestar clínicamente significativo. Es un trastorno que provoca una gran interferencia en la vida personal, familiar, escolar y social del sujeto que lo padece. En el DSM-5-TR, el epígrafe «Trastorno obsesivo-compulsivo y trastornos relacionados» incluye un grupo de trastornos que podrían constituir un continuo clínico (con pensamientos intrusivos, ansiedad y conductas repetitivas) que compartiría mecanismos genéticos y fisiopatológicos con el TOC.

Epidemiología

La prevalencia a lo largo de la vida del TOC es del 1-3 %, lo que lo convierte en uno de los trastornos neuropsiquiátricos más frecuentes. La prevalencia en niños y adolescentes es del 2-3 %. La sintomatología del TOC comienza antes de la pubertad entre un tercio y la mitad de los sujetos. La edad de inicio es antes de los 18 años en el 50-80 % de los casos.

! Se han encontrado dos picos de incidencia del TOC, con una distribución distinta según el sexo. El primer pico aparece durante la infancia, con un inicio de los síntomas entre los 7 y los 12 años (TOC de inicio temprano) y una preponderancia masculina. El secundo pico aparece en el adulto joven, a la edad media de 21 años (TOC de inicio tardío) y con un ligero predominio femenino.

Tabla 24.3-10. Tratamiento de los trastornos de ansiedad en niños y adolescentes

- La TCC es el tratamiento de primera elección

- Puede haber dificultades de acceso a tratamientos eficaces, por lo que resultan necesarios modelos de cuidados escalonados:
  - Escalón/nivel 1. Ofrecer intervenciones de baja intensidad (TCC dirigida a padres de preadolescentes o TCC *online* para adolescentes)
  - Escalón/nivel 2. TCC de alta intensidad
  - Escalón/nivel 3. Sesiones de TCC de refuerzo
  - Escalón/nivel 4. Considerar tratamiento farmacológico
  - Recientes innovaciones. Programas TCC de baja intensidad (vía padres u *online*)

TCC: terapia cognitivo-conductual.

Etiopatogenia

Se han de tener en cuenta los siguientes factores:

- Factores genéticos:
  - Hay mayor frecuencia de diagnóstico de TOC en familiares de primer grado de pacientes con TOC que en familiares de controles o en población general.
  - La heredabilidad del TOC de inicio temprano es del 45-65 %.
  - La herencia es poligénica.
  - Se han estudiado los genes relacionados con la serotonina, la dopamina y el glutamato.
- Afectación de los sistemas de neurotransmisión, fundamentalmente el serotoninérgico.
- Afectación anatómica y funcional del circuito cerebral córtico-estriado-talámico-cortical. La hiperactivación de la corteza orbitofrontal es responsable de las obsesiones y la hiperactivación del núcleo caudado, de las compulsiones.
- Factores no genéticos:
  - Ambientales: anomalías prenatales, perinatales y posnatales, adversidades psicosociales tempranas o estrés psicosocial.
  - Factores inmunológicos: infecciones por estreptococo betahemolítico del grupo A, otros agentes.
  - Factores familiares: en los niños pequeños, es fácil que la familia se involucre en sus rituales, y que se alcancen altos niveles de acomodación a la enfermedad del niño, lo que refuerza los síntomas.

Cuadro clínico

Como peculiaridad en los niños y adolescentes, cuanto más joven es el paciente, mayor será la probabilidad de que se observen compulsiones sin obsesiones. Los niños carecen a menudo de la capacidad para reconocer los síntomas como egodistónicos o irracionales, y no se resisten a la urgencia de llevar a cabo la conducta compulsiva (o ritual). Por eso, el DSM-5-TR no requiere la introspección (*insight*) para establecer su diagnóstico en el niño. Los niños pueden también presentar compulsiones parecidas a los tics, que pueden ser confundidas con tics complejos, sobre todo cuando las compulsiones son rituales táctiles. En este caso, las compulsiones pueden estar precedidas o acompañadas no solo de obsesiones, sino también por diferentes tipos de fenómenos sensoriales.

El término *fenómenos sensoriales* se utiliza para definir sensaciones, percepciones, sentimientos o necesidades incómodas o perturbadoras que preceden o acompañan conductas repetitivas, como compulsiones o tics. Los pacientes con TOC pueden sentirse empujados a repetir las compulsiones hasta experimentar una sensación de alivio para estas sensaciones desagradables (sensación de «ya está bien», «justo así»).

Las principales dimensiones sintomáticas son obsesiones/compulsiones de contaminación/limpieza, obsesiones de duda/compulsiones de comprobación, obsesiones y compulsiones de orden y simetría. Las dimensiones propuestas por algunos autores son las siguientes: contaminación/limpieza, repetir/«justo así», duda/comprobación y acumular, simetría/

orden y pensamientos inaceptables o tabúes sexuales, morales/religiosos o agresivos.

En la infancia, existe un subtipo de TOC con tics y otro no relacionado con tics, y, además, un subtipo conocido como *PANDAS*, por las siglas de *pediatric autoimmune neuropsychiatric disorders associated with streptococcus*: se trata de un trastorno neuropsiquiátrico en niños, de etiología autoinmunitaria, asociado a infecciones por estreptococo betahemolítico del grupo A. Es un trastorno de inicio en la edad pediátrica, con un curso episódico (inicio agudo y exacerbaciones o recurrencias). Se trata de pacientes con síntomas de TOC de inicio agudo, asociado a tics, que aparecen varios días o semanas después de una infección estreptocócica. En los últimos años, se ha señalado la asociación de las recurrencias con otros desencadenantes diferentes al estreptococo betahemolítico del grupo A, como otros microorganismos y otros factores o agentes no infecciosos; este trastorno se denomina *síndrome neuropsiquiátrico en niños de inicio agudo* y se conoce como *PANS*, por las siglas de *pediatric acute-onset neuropsychiatric syndrome* (síndrome neuropsiquiátrico en niños de inicio agudo). Los niños con PANDAS/PANS presentan más frecuentemente dificultades neuropsiquiátricas inespecíficas, como enuresis, hiperactividad, impulsividad, deterioro en la escritura y disminución del rendimiento académico en el período inicial de los síntomas, así como tics más graves o intensos, sobre todo tics vocales. No se ha demostrado hasta el momento un mecanismo autoinmunitario claro.

Entre el 60 y el 80 % de los niños y adolescentes con TOC sufren al menos otro trastorno mental comórbido. Los más comunes son los trastornos de tics, TDAH, otro trastorno de ansiedad, los trastornos afectivos y los trastornos de la conducta alimentaria. La asociación entre el TOC y los trastornos de tics es la más marcada. La magnitud de esta asociación ha llevado a algunos autores a describir un subgrupo de TOC ligado a los tics.

Véanse las características del TOC en niños y adolescentes (**Tabla 24.3-11**).

 El TOC de inicio en la infancia tiene unas características y peculiaridades diferentes al TOC de inicio en la edad adulta. Se han de tener en cuenta los siguientes subtipos: TOC relacionado con tics, TOC familiar no relacionado con tics y trastorno neuropsiquiátrico (PANDAS/PANS).

Curso y pronóstico

En la infancia, el único factor que predice una peor evolución es la gravedad del TOC a esta edad, valorada por la duración de los síntomas obsesivo-compulsivos. El grupo de inicio muy precoz, antes de los 10 años, se caracteriza por una mayor duración de la enfermedad, altas tasas de tics comórbidos, compulsiones más frecuentes de orden y simetría y mayores dificultades psicosociales referidas por los padres.

Son factores de peor pronóstico una edad de inicio temprana, la persistencia del trastorno, la comorbilidad y la escasa respuesta inicial al tratamiento. Otros autores incluyen también como factores de mal pronóstico un trastorno del desarrollo intelectual comórbido, la dimensión de síntomas inaceptables de tipo sexual/religioso/moral/agresivo,

Tabla 24.3-11. Características del trastorno obsesivo-compulsivo en niños y adolescentes

Subtipos de TOC de inicio en la infancia (estudios con puntos de corte diferentes: antes de 18, 17 o 15 años, o de inicio antes de los 10 años [inicio muy temprano]):

- TOC relacionado con tics:
  - Predomina en los varones
  - Los pacientes tienen más familiares de primer grado con TOC o síntomas subclínicos
  - Menos conciencia de la irracionalidad de los síntomas
  - Menos obsesiones
  - Más compulsiones
  - Más compulsiones tipo tics
  - Más fenómenos sensoriales
  - Se diagnostica en niños con trastorno de tics crónicos
  - Síntomas obsesivo-compulsivos de simetría, pensamientos prohibidos y acumulación
  - Más gravedad, más duración, más resistencia al tratamiento
  - Mayor comorbilidad con TDAH, trastorno negativista desafiante y TEA
- TOC de inicio en la infancia, familiar, no relacionado con tics:
  - Obsesiones relacionadas con la seguridad de los familiares y compulsiones de limpieza y contaminación
  - Comorbilidad con trastornos afectivos y de ansiedad tanto en el paciente como en familiares de primer grado
- PANDAS/PANS:
  - Síntomas de TOC de inicio agudo, asociado a tics, tras una infección por estreptococo u otro agente infeccioso o no infeccioso (recurrencias)
  - Curso episódico
  - Asociación con alteraciones neurológicas
  - Se asocian dificultades neuropsiquiátricas inespecíficas

PANDAS: trastorno neuropsiquiátrico en niños, de etiología autoinmunitaria, asociado a infecciones por estreptococo betahemolítico del grupo A; PANS: síndrome neuropsiquiátrico en niños de inicio agudo; TDAH: por déficit de atención e hiperactividad; TEA: trastorno del espectro autista; TOC: trastorno obsesivo-compulsivo.

la compulsión de acumular, la nula o escasa conciencia de enfermedad y los factores ambientales familiares adversos.

Evaluación

Cuando se sospecha la existencia de un TOC, es necesario realizar una evaluación clínica completa con la finalidad de valorar las compulsiones, las obsesiones y los fenómenos sensoriales. Es imprescindible saber diferenciar los síntomas obsesivo-compulsivos de las conductas ritualistas normales en la infancia, que son propias de las etapas específicas del desarrollo, como los rituales para acostarse o comer.

Una vez realizada la historia clínica y establecido el diagnóstico, existen diferentes instrumentos que ayudan a describir los síntomas, cuantificarlos y valorar su evolución. La referencia considerada *gold standard* es la Escala Obsesivo-Compulsiva de Yale-Brown para Niños y Adolescentes (Children's Yale-Brown Obsessive-Compulsive Scale).

Diagnóstico diferencial

El diagnóstico diferencial incluye considerar los rituales normales de la infancia y otros trastornos (pueden ser comórbidos), como el trastorno de tics y el síndrome de Gilles de la Tourette, los trastornos del espectro autista, la corea de Sydenham, los trastornos de ansiedad, los trastornos de la conducta alimentaria, la esquizofrenia, la depresión mayor, la hipocondría y el TOC de la personalidad.

Tratamiento

El tratamiento depende de que el TOC sea leve/moderado o grave:

- TOC leve/moderado; sin comorbilidad, disponibilidad de la terapia y aceptación del tratamiento: TCC.
- TOC grave: TCC e inhibidores selectivos de la recaptación de serotonina. Posibilidad de un segundo inhibidor selectivo de la recaptación de serotonina y clomipramina, o finalmente potenciación con un antipsicótico de segunda generación o atípico.

El abordaje psicológico incluye psicoeducación, exposición y prevención de respuesta (es la técnica básica de la TCC para el tratamiento del TOC), estrategias cognitivas y manejo de la ansiedad.

El tratamiento farmacológico de elección son los inhibidores selectivos de la recaptación de serotonina (hay que esperar 10-12 semanas antes de pasar a otro) y la clomipramina; en casos resistentes, se emplea la estrategia de potenciación con un antipsicótico de segunda generación o atípico.

TRASTORNOS RELACIONADOS CON TRAUMAS Y FACTORES DE ESTRÉS

A pesar de que, en las últimas décadas, se han hecho importantes avances en el conocimiento y el tratamiento de las patologías y situaciones asociadas a episodios traumáticos, estas reacciones al trauma se han descrito desde la Antigüedad.

La Red Nacional de Estrés Traumático Infantil de Estados Unidos ha definido el estrés traumático como aquellas reacciones que muestran los jóvenes después de haber sido expuestos a uno o más episodios traumáticos.

Definición y tipos de episodios traumáticos

Un episodio traumático ha de reunir las siguientes características para ser considerado como tal:

- Aparecer de forma repentina e inesperada.
- Asociar la sensación de amenaza para la vida o de pérdida de la integridad física.
- Ser una experiencia fuera del rango normal de las experiencias de la vida.

Existen dos tipos de trauma psicológico:

- Tipo I. Asociado a un episodio traumático único limitado en el tiempo.
- Tipo II. Causado por la duración prolongada del episodio o una exposición repetida en el tiempo.

Una diferencia entre el DSM-IV y el DSM-5 es que, en este último, se plantea que un individuo no tiene por qué ser afectado directamente o ser testigo del episodio, sino que un episodio traumático puede ser el hecho de conocer que un acontecimiento o episodio traumático le ha ocurrido a algún allegado. También incluye el hecho de ser expuesto de forma repetida a detalles de esos episodios.

Los episodios traumáticos más comunes incluyen el abuso físico (que incluye la negligencia), el abuso sexual, la pérdida súbita de un ser querido, desastres o accidentes, conflictos civiles y enfermedades graves.

> **!** Cada vez hay más estudios que indican que los episodios traumáticos, durante la maduración cerebral y el neurodesarrollo, en la infancia y la adolescencia, pueden predisponer o incrementar el riesgo de padecer trastornos psiquiátricos graves en la adolescencia tardía y la edad adulta (trastornos de personalidad, trastornos por uso de sustancias, trastornos psicóticos, trastornos de la conducta alimentaria, trastornos somatomorfos, etc.). Cuanto más grave y más crónico sea el maltrato o abuso peor será el pronóstico para el adulto.

La exposición a episodios traumáticos en los niños y adolescentes puede desencadenar un amplio rango de reacciones, desde leves que causen una mínima disrupción a otras reacciones que pueden afectar a la vida del paciente y a su futuro. La mayoría experimentará un estrés adaptativo, que será recortado en el tiempo, pero en otros pacientes no remitirá espontáneamente y podrá cronificarse.

Reacciones al trauma

Según el marco temporal, las reacciones al trauma serán:

- Peritraumáticas. Duran de minutos a horas.
- Reacción de estrés agudo. De 2 días después del episodio a 1 mes después.
- Trastorno por estrés postraumático (TEPT): persiste más allá de 1 mes tras el episodio.

A continuación, se estudiarán las diferentes reacciones de los niños y adolescentes al trauma y a episodios estresantes en general, con la perspectiva del desarrollo. También cabe señalar que habrá diferencias según el estado evolutivo del niño. Por ejemplo, la reacción de un niño preescolar se presentará de forma diferente a la de un niño escolar con una regresión conductual o de actividades que ya había desarrollado; de hecho, los criterios del DSM-5-TR hacen mención de estas diferencias.

Trastornos adaptativos

Se presentan en respuesta a uno o más estresores identificables que cambien el estado emocional y conductual de una persona. Son respuestas más allá de las esperadas para el episodio concreto, y pueden causar problemas de adaptación en el menor, ya sea en la escuela, con la familia o con amigos. Generalmente, los síntomas de un trastorno de adaptación comienzan poco después del episodio estresante y no continúan más allá de 6 meses después de que el estrés se haya detenido.

Etiopatogenia

El trastorno surge por un estresor, y dependerá del temperamento del paciente, su vulnerabilidad y sus estrategias de afrontamiento según sus experiencias pasadas.

Cuadro clínico

Variará según el desarrollo del menor y de la capacidad que este y su familia tengan para manejar situaciones de estrés. Los síntomas van más allá en intensidad de lo esperado según el estresor, y deberán causar un deterioro significativo en la persona. En los menores, se pueden evidenciar problemas en el funcionamiento diario, como mal rendimiento académico, desesperanza, ánimo bajo, llanto e irritabilidad.

El trastorno de adaptación produce numerosas manifestaciones; las más frecuentes incluyen:

- Estado de ánimo deprimido.
- Ansiedad.
- Mala conducta.

Y se pueden dar manifestaciones mixtas, de humor y ansiedad, o con alteraciones de conducta. También hay mayor riesgo de intento de suicidio y de suicidio consumado, especialmente en la adolescencia.

Curso y pronóstico

El pronóstico es favorable. La mayoría regresa a su nivel de funcionamiento previo en los siguientes 3 meses después de iniciar síntomas.

Tratamiento

Puede incluir psicoterapia, intervención en crisis y farmacoterapia. La psicoterapia es el tratamiento de elección.

El TEPT y el trastorno por estrés agudo forman parte del diagnóstico diferencial, pero tienen diferentes marcos temporales y descriptores más específicos de los factores estresantes y la respuesta del paciente. Los pacientes que tienen una discapacidad o angustia significativa después de un episodio traumático, pero que no cumplen con los criterios para el TEPT o trastorno por estrés agudo, pueden tener un trastorno de adaptación.

Trastornos de apego

A continuación, se describen el trastorno de apego reactivo y el trastorno de relación social desinhibida.

Trastorno de apego reactivo

Se ve en pacientes que se han criado con tipos de apego inapropiados. Se caracteriza por la falta de búsqueda de cuidados o apoyo por parte del menor de su figura de apego (padres, tutores, etc.). También la respuesta de estos niños será inadecuada cuando se les trate de consolar o proteger.

Etiopatogenia

Su origen está directamente relacionado con la negligencia social en los primeros años de vida, cuando no se cubren las necesidades del menor, o con cambios frecuentes de figuras de apego (como ocurre con niños con múltiples cambios de casas de acogida). El trastorno deberá evidenciarse antes de los 9 meses y presentar síntomas antes de los 5 años.

Cuadro clínico

Se evidencia por el comportamiento inhibido del niño, de forma que rara vez buscará consuelo o se dejará consolar. El sujeto presenta afecto restringido en general, poca reacción social o emocional y reacciones de tristeza, irritabilidad o miedo ante situaciones no claramente amenazadoras. Debido a su cuadro clínico, en ocasiones, el paciente puede confundirse con niños que presentan diagnóstico de trastorno del espectro autista; los antecedentes vitales marcados por una importante negligencia, serían la principal diferencia. También puede confundirse con otros trastornos del desarrollo, por la poca estimulación o con los trastornos depresivos.

Curso y pronóstico

El pronóstico dependerá de las relaciones que el paciente pueda establecer después de la negligencia de las figuras de apego, pero se ha evidenciado que estas relaciones en la crianza temprana pueden afectar al funcionamiento óptimo de las relaciones posteriores del menor.

Tratamiento

Las metas del tratamiento es que estos menores consigan un hogar estable y se puedan establecer relaciones normalizadas con cuidadores.

Trastorno de relación social desinhibida

Se trata de menores con un comportamiento excesivamente familiar y cercano y que no siguen normas sociales. Se debe originar después de que el niño haya pasado la edad de hacer apegos selectivos. También tiende a verse en niños con antecedentes de negligencia grave y falta de figuras seguras de apego.

Etiopatogenia

El trastorno aparece en niños con negligencia grave antes de los 2 años. Según el desarrollo del paciente, la presentación será diferente. Al igual que el trastorno de apego reactivo, aparece, por ejemplo, cuando no hay figuras de apego seguras, o hay múltiples cambios de cuidador.

Cuadro clínico

En la niñez se evidencia más claramente la sintomatología al relacionarse con adultos. Pueden ser niños intrusivos, inadecuados, que se acercan a personas desconocidas para acompañarlas, etc. En la adolescencia, se evidencia más el cuadro clínico al interactuar con iguales con relaciones más superficiales y frecuentes conflictos. Habrá que realizar un diagnóstico diferencial con el TDAH y también con el trastorno del espectro autista.

Curso y pronóstico

Puede afectar al desarrollo del lenguaje y otras habilidades cognitivas. El pronóstico dependerá de que se pueda cambiar la situación social del paciente, y de que cambie el ambiente y el individuo pueda tener relaciones reparadoras.

Tratamiento

Hay que proveer una figura de apego que pueda estar emocionalmente disponible para el menor. Se puede plantear psicoterapia ante otros trastornos comórbidos.

El trastorno de apego reactivo y el trastorno de relación social desinhibido se asocian a situaciones de negligencia grave en los cuidados en los primeros años de vida.

Trastorno por estrés agudo

Según el DSM-5-TR, la duración de los síntomas puede oscilar desde 3 días a 4 semanas después de la exposición al trauma, con malestar clínicamente significativo o deterioro funcional.

Etiopatogenia

Exposición a un acontecimiento traumático y estrategias de afrontamiento deficitarias. Es más frecuente en el sexo femenino.

Cuadro clínico

Los síntomas son los siguientes:

- Síntomas de intrusión:
  - Recuerdos, sueños angustiosos y recurrentes en relación con el trauma.
  - Reacción emocional o física intensa en situaciones que recuerdan el episodio traumático.
- Síntomas disociativos:
  - Desrealización.
  - Embotamiento emocional.
  - Incapacidad para recordar un aspecto del trauma (amnesia disociativa).
- Síntomas de evitación. Evitación de situaciones, internas o externas, que recuerden el episodio traumático.
- Síntomas de excitación o de hiperactivación:
  - Irritabilidad o comportamiento agresivo.
  - Respuestas exageradas de sobresalto.
  - Alteración del sueño.
  - Hipervigilancia.
  - Problemas de concentración.

Puede ser indicativo de un posible TEPT posterior, pero no siempre es así.

Curso y pronóstico

Muchos se resuelven por sí mismos, aunque se ha descrito que el 50 % de los trastornos por estrés postraumático cumplieron criterios de trastorno por estrés agudo en el primer mes de evolución.

Tratamiento

Puede darse tratamiento de acompañamiento para evitar complicaciones posteriores.

Trastorno por estrés postraumático

El TEPT requiere que el menor haya vivido un episodio adverso traumático o que haya sido testigo de este. Como resultado de esta exposición, el paciente comenzará con una variedad de síntomas en diferentes áreas. Los síntomas duran más de 1 mes, implican malestar significativo o deterioro en el nivel de funcionamiento habitual y no se deben a los efectos de una sustancia o una enfermedad médica.

> **!** El DSM-5-TR incluye un subtipo de TEPT en niños de edad preescolar, de menos de 6 años.

Etiopatogenia

Hay numerosos factores pretraumáticos, peritraumáticos y postraumáticos que pueden hacer que se acabe desarrollando el cuadro clínico de TEPT.

Los factores de riesgo predisponentes, no relacionados con el episodio traumático, son:

- Antecedentes precoces de negligencia o abuso, incluyendo abuso sexual.
- Antecedentes familiares de trastorno psiquiátrico.
- Bajo nivel socioeconómico.
- Bajo nivel educativo.
- Ser mujer.
- Exposición previa a trauma.
- Falta de apoyo/soporte por adultos.

Los factores de riesgo relacionados con las características del episodio traumático son:

- Episodio amenazante para la vida.
- Proximidad al episodio.
- Posibilidad de escapar o de protección.
- Duración de la exposición al trauma.
- Traumas repetidos.
- Presenciar muertes o partes de cuerpo.
- Naturaleza inesperada del episodio.

Cuadro clínico

El diagnóstico de TEPT en adolescentes requiere:

- Uno de los síntomas de intrusión, incluyendo:
  - Sueños angustiantes recurrentes.
  - Recuerdos angustiosos recurrentes del trauma.
  - Reacciones disociativas (por ejemplo, escenas retrospectivas).
  - Intensa reactividad fisiológica o psicológica a los recordatorios del trauma.
- Evitación persistente de estímulos internos o externos asociados al trauma.
- Dos síntomas de alteraciones negativas en las cogniciones y el estado de ánimo asociados con el trauma, incluyendo:
  - Culpa persistente y distorsionada propia o de otros.
  - Estado emocional negativo persistente (por ejemplo, miedo, horror, rabia, vergüenza o culpa).
  - Disminución del interés o en la participación en actividades significativas.
  - Desapego o distanciamiento de los demás.
  - Incapacidad persistente para experimentar emociones positivas (por ejemplo, embotamiento emocional).
- Dos síntomas de alteraciones en la excitación y la reactividad, incluyendo:
  - Irritabilidad o comportamiento agresivo, imprudente o autodestructivo.
  - Hipervigilancia, respuesta de sobresalto exagerada.
  - Problemas con la concentración o alteración del sueño.

Además, el DSM-5-TR incluye un subtipo de TEPT en niños de edad preescolar, de 6 años o menos:

- Los síntomas de reexperimentación no tienen por qué ser molestos, pueden ser neutrales o causar excitación por el recuerdo.
- Con respecto a los síntomas de evitación y las alteraciones negativas en la cognición y en el estado de ánimo, los criterios para niños de edad preescolar solo requieren que se cumpla un síntoma de estos dos grupos, ya que es difícil identificar en esta población ciertos síntomas.
- En cuanto a la hiperactivación, se pueden ver rabietas extremas en estos menores.

Curso y pronóstico

Los pacientes que presenten un TEPT tienen en global mal pronóstico sin tratamiento. Aun con tratamiento, pueden involucrarse en nuevos episodios traumáticos que cronifiquen y compliquen la sintomatología, lo que es un problema grave para el menor y su entorno.

> El subtipo de TEPT en niños preescolares tiene características específicas y diferenciadas, ya que es difícil identificar ciertos síntomas en este grupo de edad.

Tratamiento

La psicoterapia sería el tratamiento de elección; si bien hay múltiples abordajes, el más estudiado es la TCC, pero hay otras, como la terapia de claves traumáticas, la terapia de juego y la *eye movement desensitization and reprocessing*, el *mindfulness*, etcétera.

TRASTORNOS DE SÍNTOMAS SOMÁTICOS Y TRASTORNOS RELACIONADOS

El fenómeno de la somatización es frecuente en los niños y adolescentes, pero los síntomas suelen ser transitorios y no suelen provocar un deterioro en el funcionamiento habitual del niño/adolescente. Es más adecuado tener un enfoque dimensional de los síntomas somáticos funcionales (SSF) y los trastornos de SSF. A lo largo de este espectro, se va incrementando, de forma paralela al número y la gravedad de los síntomas, el nivel de malestar, el deterioro funcional, la utilización de recursos sanitarios y la asociación con psicopatología.

Una excesiva preocupación parental, no realista, sobre los SSF de los niños, ligada a la convicción de enfermedad y de búsqueda repetida de ayuda médica puede conducir a evaluaciones y tratamientos innecesarios y potencialmente dañinos para la salud física y mental de los niños. Es la somatización parental, que puede ubicarse dentro del espectro de trastorno facticio o síndrome de Münchhausen por poderes.

El deterioro relacionado con los síntomas es una característica clave en los trastornos somatomorfos y en los cuadros de quejas polisintomáticas; se observa en muestras comunitarias en niños tan jóvenes como de 5-7 años y en adolescentes. Incluye períodos prolongados de aislamiento social (relaciones sociales y absentismo escolar), durante meses o años, potencialmente limitantes de las oportunidades para el desarrollo de habilidades para las relaciones sociales y para el progreso académico.

> ⚠ El *trastorno de síntomas somáticos y otros trastornos relacionados* es una nueva categoría para el DSM-5-TR. Respecto a clasificaciones previas, el énfasis ha pasado de concentrarse en la presentación de síntomas sin ninguna causa física o explicación médica a los pensamientos, sentimientos y comportamientos anormales que los acompañan.

Epidemiología

El 10 % de los niños que acuden a las consultas de atención primaria o a las clínicas pediátricas padecen síntomas sin explicación médica. Considerando a todos los niños con alguna queja física, y en los cuales los médicos identifican factores psicológicos asociados, se observan en el 25-50 % de los casos. Los síntomas somáticos más comunes son el dolor abdominal, las cefaleas y los dolores musculares articulares. Los síntomas somáticos recurrentes y molestos ocurren en el 2-5 % de los niños y adolescentes.

La mayoría de las molestias y los trastornos indiferenciados comienzan en la niñez o en la adolescencia temprana. El trastorno de conversión tiende a aparecer más tarde, con una edad media de inicio de 16 años. Los síntomas abdominales aumentan en frecuencia desde los 3 a los 9 años; posteriormente, disminuyen de manera sostenida hasta la adolescencia. Los dolores de cabeza son menos comunes en los preescolares que en los niños mayores o en adolescentes. En las mujeres el trastorno por dolor tiene una edad de inicio entre los 11 y los 19 años, mientras que en los varones la edad de comienzo es antes de los 13. Los síntomas somáticos y los trastornos de síntomas somáticos generalmente ocurren con mayor frecuencia en las mujeres que en los varones, especialmente, durante la adolescencia. En los niños de edad preescolar o escolar, las quejas suelen ser monosintomáticas. Durante la adolescencia, el número de quejas aumenta.

Etiopatogenia

Los factores predisponentes (vulnerabilidad) son:

- **Influencias genéticas**:
  - Agrupación familiar.
  - Susceptibilidad biológica: sensibilidad, excitabilidad y reactividad incrementada.
  - Alteración de los sistemas de regulación del estrés del niño.
- **Factores adversos precoces**:
  - Somatización parental.
  - Excesiva atención parental a los síntomas somáticos de los niños.
  - Carga de enfermedades médicas en la familia.
  - Trastornos psiquiátricos parentales, sobre todo de la madre y en el primer año de vida.
  - Experiencias precoces no óptimas.
  - Factores asociados a apego inseguro.
  - Acontecimientos vitales estresantes y estresores psicosociales de larga evolución.
- **Características psicológicas de los niños**:
  - Conformismo.
  - Deseo de agradar a los adultos y obtener su aprobación.
  - Sensibilidad al malestar.
  - Inseguridad.
  - Anticipación de los problemas y daños para sí mismos y su familia.
  - Tendencia a evitar situaciones nuevas.
- **Características familiares**:
  - Sobreimplicación emocional parental.
  - Convicción de enfermedad médica a pesar de las explicaciones de los profesionales.
  - Rechazo de factores psicosociales.
- **Factores ambientales**:
  - Familias desestructuradas.
  - Estresores psicosociales previos o presentes.
  - A nivel escolar:
    - Presión por el desempeño académico.
    - Acoso escolar.
    - El abuso sexual no parece tener relevancia en los niños y adolescentes.
  - Sistema de salud (tratamiento):
    - Exceso de investigaciones médicas.
    - Elevado número de profesionales implicados, sin coordinación, con diferentes explicaciones.

Los factores precipitantes son:

- **Estresores agudos**. Tras una enfermedad física (gastroenteritis, mononucleosis infecciosa, lesión física, desmayo, etcétera).

- **Estresores psicosociales:**
  - Acoso escolar, cambio de colegio o de clase.
  - Separación, pérdida familiar, conflicto o violencia familiar.

Los factores de mantenimiento son:

- **Factores yatrogénicos (sistema de salud):**
  - Diagnóstico erróneo.
  - Exceso de pruebas complementarias.
  - Ausencia de coordinación entre los profesionales.
  - Diferentes explicaciones médicas.
- **Factores del niño:**
  - Características psicológicas.
  - Convicción de enfermedad física y rechazo de los factores psicosociales.
  - Aislamiento.
  - Estrategias de afrontamiento no adaptativas.
  - Depresión/ansiedad.
- **Factores familiares:**
  - Sobreimplicación emocional parental.
  - Convicción de enfermedad y/o atribución somática.
  - Tensión o conflicto familiar.
  - Psicopatología parental.
- **Otros factores:** estresores psicosociales de larga evolución.

 Es más adecuado un enfoque dimensional de los SSF y de los trastornos de SSF.

Trastorno de síntomas somáticos

El dolor abdominal suele ser descrito como intenso, episódico o continuo, difuso o de localización periumbilical. Está presente durante el día y ausente durante los fines de semana o las vacaciones escolares. Se acompaña de alteración del ritmo intestinal, vómitos, dolor de cabeza y palidez, lo que refuerza la creencia de la existencia de una enfermedad física.

El dolor de cabeza se describe generalmente como de características tensionales (holocraneal, en banda), pero a veces puede concurrir dolor de características migrañosas (unilateral, intenso, con aura, náuseas y antecedentes familiares).

El síndrome de fatiga crónica se inicia generalmente de forma aguda, tras un cuadro médico intercurrente, como una gripe u otra infección, pero el comienzo puede ser también gradual y fluctuante. Aparece una progresiva fatiga física y mental ante esfuerzos físicos o mentales en principio menores de una duración de al menos 6 meses (se considera más apropiado 3 meses para los niños). La fatiga no mejora con el descanso y de manera progresiva se va produciendo un abandono de las actividades habituales. Se asocian dolores de cabeza, problemas de sueño, algias diversas, mareos, dificultades de concentración, debilidad física, irritabilidad/malhumor, preocupación del sujeto acerca de su salud física y mental. Con frecuencia, se recogen antecedentes de diversas valoraciones médicas y diagnósticos. Frecuentemente, se asocian ansiedad y depresión. Como consecuencia, se refieren períodos de ausencia escolar e incluso de descanso en cama.

La fibromialgia juvenil es un cuadro de dolor crónico de etiología desconocida, de dolor musculoesquelético, dificultades en el sueño, depresión y fatiga. No hay signos de artritis y las pruebas de laboratorio son normales.

 Desde el punto de vista del desarrollo, en el trastorno de síntomas somáticos, los niños pequeños se presentan generalmente con un síntoma (cuadros monosintomáticos) y, con el aumento de la edad, informan múltiples síntomas (cuadros polisintomáticos). Las quejas somáticas más comúnmente reportadas en niños prepuberales son dolores de cabeza y dolor abdominal. El dolor abdominal parece preceder a las quejas de dolores de cabeza.

Trastorno conversivo

Los trastornos conversivos más frecuentes son la pérdida completa o parcial de la motilidad o sensibilidad corporal y las seudocrisis. Generalmente, aparecen tras un episodio traumático y se prolongan durante pocas semanas o meses. No es común la *belle indifférence* en los niños. La mayoría presenta debilidad en las piernas o una forma extraña de andar. En ocasiones, llegan a estar totalmente incapacitados. Otras presentaciones incluyen pérdida de la visión o audición, dificultad para tragar (un nudo en la garganta), alteraciones de la sensibilidad, conciencia, fuga o mutismo. En niños menores de 10 años, es más probable que los síntomas de conversión se expresen como convulsiones o problemas de la marcha.

Los síntomas neurológicos funcionales suelen provocar una gran repercusión a nivel escolar y en el trabajo de los padres. Sin embargo, el pronóstico a corto plazo (3-6 meses) es muy bueno. Tienden a ser breves y a tener un mejor pronóstico que en los adultos. No suelen referirse estresores graves y en algunos estudios se encuentran antecedentes psiquiátricos con menos frecuencia que comorbilidad neurológica. La presentación clínica suele ser mixta. Lo típico es un cuadro clínico que afecta a niñas en el rango de 10-14 años. La presentación suele ser polisintomática, con dolor y fatiga asociada a la pérdida de la función motora o sensitiva. Con frecuencia, se trata de niños con rasgos de perfeccionismo, con un alto nivel de exigencia y de rendimiento académico, deportivo, cultural y de vida social.

Las crisis convulsivas no epilépticas se asocian a los siguientes factores de riesgo:

- Estrés familiar y social: dificultades escolares, problemas de aprendizaje, acoso escolar.
- Comorbilidad médica y psiquiátrica.
- Circunstancias adversas a lo largo de la vida: violencia familiar, abusos sexuales, pero menos frecuentes que en el adulto.

Son características clínicas sugerentes la alta frecuencia de crisis, la presentación variable, la ausencia de anormalidades en el electroencefalograma y la ausencia de respuesta a fármacos antiepilépticos. Pueden coexistir antecedentes neurológicos y antecedentes familiares de epilepsia. Son frecuentes las comorbilidades con epilepsia, ansiedad, depresión, y TEPT.

Datos sugerentes de debilidad muscular funcional son la ausencia de signos de sospecha de mielopatía o infección, hallazgos incongruentes en la exploración y factores psicosociales presentes.

Comorbilidad

Los SSF en la infancia y adolescencia se asocian de manera consistente con síntomas y trastornos de ansiedad y depresión tanto de forma transversal como longitudinal; la relación es bidireccional. La probabilidad de ansiedad o depresión concurrente se incrementa con el número de SSF.

Entre un tercio y la mitad de los pacientes tienen un trastorno psiquiátrico comórbido. En el síndrome de fatiga crónica, hasta tres cuartas partes pueden presentar trastornos comórbidos. En la población preescolar, los síntomas suelen estar relacionados con problemas de atención, trastornos de adaptación y trastornos de la ingesta o de la eliminación. Las comorbilidades más frecuentes en la edad escolar son los trastornos de ansiedad y los trastornos depresivos. En los niños en edad escolar, sobre todo en los varones, son frecuentes el TDAH y el trastorno negativista desafiante. En los casos en los que hay comorbilidad, el manejo y tratamiento es más complejo.

Curso y pronóstico

A corto plazo, la mayoría de los pacientes se recuperan, aunque algunos siguen presentando síntomas de menor gravedad y/o desarrollan trastornos psiquiátricos. Por ejemplo, los adolescentes con alto nivel de somatización muestran un riesgo superior de depresión mayor y ataques de pánico en un seguimiento de 4 años. En los estudios a largo plazo, los síntomas somáticos en jóvenes predicen síntomas somáticos en la vida adulta, así como comorbilidades psiquiátricas, como depresión y ansiedad.

Se asocian a un peor pronóstico los factores de mantenimiento descritos en el apartado de etiopatogenia, como, por ejemplo, la realización de numerosas pruebas diagnósticas, la falta de coordinación entre los profesionales sanitarios implicados, la falta de conciencia y aceptación del diagnóstico por parte del paciente y los padres, el rechazo de la presencia de factores psicosociales y la presencia de dinámica familiar disfuncional o de estresores ambientales de larga evolución.

Evaluación

Debe realizarse una valoración con un enfoque biopsicosocial o integral. Por tanto, han de revisarse los posibles factores predisponentes, precipitantes y de mantenimiento o protección. Es esencial conocer la visión del paciente y su familia sobre el problema y su opinión sobre la valoración hecha por salud mental. Deben conocerse los antecedentes psiquiátricos y familiares. Ha de valorarse la presencia de algún trastorno mental, como la ansiedad o la depresión. Es muy importante establecer, desde el principio, una relación de confianza, con una adecuada atención en el problema físico, para cambiar de forma paulatina a un enfoque más integral. Hay que coordinarse con los profesionales sanitarios y educativos implicados.

Se han de recordar los datos de sospecha del carácter funcional de los síntomas:

- Relación temporal entre un estresor y los síntomas físicos.
- Gravedad del deterioro derivado de los síntomas, desproporcionado en relación con los hallazgos evidenciados.
- Trastorno psiquiátrico concurrente.
- Características del niño y de la familia descritas como factores de riesgo.
- Grado y naturaleza de las preocupaciones parentales acerca de los síntomas del niño.

Debe reconocerse el sufrimiento del paciente y las preocupaciones familiares. Se han de evitar test y procedimientos innecesarios, así como el diagnóstico por exclusión. Se tienen que explorar las características, la cronología y el contexto de los síntomas, y hay que señalar la impresión diagnóstica de forma clara, franca, honesta y directa. Este manejo inicial puede ser la base para construir una relación de confianza.

Diagnóstico diferencial

Se hará diagnóstico diferencial con:

- Enfermedad médica.
- Trastorno psiquiátrico, fundamentalmente los trastornos de ansiedad y los trastornos depresivos. Es frecuente la comorbilidad.
- Trastorno facticio:
  - Existe una falsificación de signos o síntomas físicos o psicológicos, o inducción de lesión o enfermedad, asociada a un engaño identificado.
  - El individuo se presenta como enfermo o lesionado en ausencia de una ganancia o recompensa externa obvia.
  - Puede ser aplicado a uno mismo o aplicado a otro.
- Simulación. Existe una falsificación de signos o síntomas físicos o psicológicos con el objetivo de obtener una ganancia externa obvia.

Tratamiento

Modelo de atención y manejo escalonado de los SSF:

- **Nivel 1.** SSF leves y transitorios. Manejo por atención primaria.
- **Nivel 2.** SSF moderados, no complicados, sin comorbilidad. Manejo por atención primaria.
- **Nivel 3.** SSF moderados/trastornos de SSF con comorbilidad. Manejo por atención primaria en colaboración con salud mental.
- **Nivel 4.** SSF graves y persistentes/trastornos de SSF graves. Manejo por salud mental.

El tratamiento en los casos más graves y complejos debe ser multidisciplinar, incluyendo la TCC a nivel individual, la intervención familiar y un programa de rehabilitación funcional, además del seguimiento médico de forma coordinada, así como de un seguimiento con la escuela.

El enfoque debe ser integral, considerando factores biológicos, psicológicos, familiares y ambientales, y es esencial involucrar a la familia mediante la psicoeducación. Hay que hacer un esfuerzo para que el niño/adolescente y su familia se sientan comprendidos; debe explicarse el diagnóstico al paciente (diagnóstico positivo), en lugar de señalar todo aquello que el paciente no tiene porque se ha descartado (por exclusión), y debe tratarse la comorbilidad psiquiátrica.

 El enfoque de la evaluación y el tratamiento de los trastornos de SSF debe ser integral, y se ha de involucrar a la familia. Es esencial la psicoeducación.

TRASTORNOS ALIMENTARIOS Y DE LA INGESTIÓN DE ALIMENTOS

Según el DSM-5-TR, los trastornos alimentarios y de la ingesta de alimentos se caracterizan por una alteración persistente en la alimentación o en el comportamiento relacionado con la alimentación que lleva a una alteración en el consumo o en la absorción de los alimentos y que causa un deterioro significativo de la salud física o del funcionamiento psicosocial.

Perspectiva del desarrollo

Los trastornos que se abordarán en este capítulo (pica, trastorno de rumiación y trastorno de evitación/restricción de la ingesta de alimentos) suelen aparecer con mayor frecuencia en estadios tempranos de la infancia, aunque podrían iniciarse en cualquier etapa de la infancia-adolescencia o incluso de la edad adulta. Una excepción sería la pica, que no se debería diagnosticar antes de los 2 años, ya que hasta entonces se considera normal el llevarse todo tipo de objetos y sustancias no nutritivas y no alimentarias a la boca como parte de la etapa exploratoria del desarrollo de los niños.

Pica

La pica es un trastorno de la conducta alimentaria que se caracteriza por la ingesta persistente de sustancias no nutritivas.

Descripción clínica y características asociadas

El nombre de este trastorno proviene de *pica pica*, que es el nombre en latín de la urraca común, conocida por comer o coleccionar objetos diversos. Las sustancias que pueden ingerirse son muy diversas: pelos, almidón, tierra, hielo, papel, jabón, pintura, chicles, metales, etcétera (**Tabla 24.3-12**).

Con respecto al DSM-IV-TR, se añade el repunte de que las sustancias que se ingieren son no alimentarias.

Prevalencia y curso clínico

La pica se puede diagnosticar en cualquier parte del mundo. La mayor prevalencia abarca a niños de 2-6 años; es más frecuente en la población negra y ligeramente mayor en los niños varones que en las niñas. Aunque la prevalencia reportada en los distintos estudios poblacionales es muy variable, se ha objetivado que el 20-30 % de los niños entre 1 y 6 años ha tenido pica en el algún momento, prevalencia que disminuye con la edad; es mucho más frecuente en el continente africano, donde asciende al 77 %. La pica es también más común en

niños de familias de bajo nivel socioeconómico, inmigrantes y refugiados, así como en niños con madres o hermanos con pica. Si bien se puede producir en niños con desarrollo normal en otros aspectos, su aparición en la adultez es más probable en contexto de una discapacidad intelectual y otras enfermedades mentales; también es un trastorno común en el embarazo. Entre los individuos con discapacidad intelectual, la prevalencia parece aumentar con la gravedad de la afección.

La pica suele ser un trastorno con buena evolución si la duración es corta; tiene tendencia a corregirse espontáneamente y sin secuelas en los niños. Sin embargo, en pacientes con discapacidad intelectual puede durar años, lo que puede provocar obstrucciones abdominales, bezoares y hasta toxicidad por metales pesados.

Etiología

Hay diversas teorías en relación con la etiología de la pica:

- **Factores sociales y ambientales**:
  - Varios estudios han mostrado que es más frecuente en niños de zonas con menores recursos económicos, en las que la falta de estructura y de supervisión familiar son más comunes.
  - Parece que la ansiedad o el estrés emocional en el niño pueden provocar la búsqueda de gratificación oral.
  - También parece ser un método para buscar la atención de los padres.
  - La disponibilidad de las sustancias en el entorno también se ha relacionado con la pica.
- **Factores biológicos**:
  - Algunas lesiones cerebrales podrían aumentar el riesgo de pica; por ejemplo, algunas lesiones en el núcleo de la alimentación en el hipotálamo.
  - Existe una asociación entre la pica y el déficit de hierro y de zinc, sin que se sepa cuál es la causa y cuál es la consecuencia.

Tabla 24.3-12. Criterios para poder realizar el diagnóstico de pica son los siguientes, según el DSM-5-TR (el código CIE-10-MC para niños es F98.3)

A. Ingestión persistente de sustancias no nutritivas y no alimentarias durante un período mínimo de 1 mes

B. La ingestión de sustancias no nutritivas y no alimentarias es inapropiada al grado de desarrollo del individuo (se recomienda una edad superior a los 2 años para poder realizar el diagnóstico)

C. El comportamiento alimentario no forma parte de una práctica culturalmente aceptada o socialmente normativa (en algunas culturas, comer tierra o sustancias parecidas es una creencia con valor espiritual, medicinal y otro valor social, o es una práctica culturalmente aceptada, lo que no justifica el diagnóstico de pica)

D. Si el comportamiento alimentario se produce en el contexto de otro trastorno mental o afección médica (incluyendo el embarazo), es suficientemente grave para justificar la atención clínica adicional

Especificar si: en remisión, después de haberse cumplido todos los criterios de pica con anterioridad, los criterios no se han cumplido durante un período continuado

– Los pacientes con anemia drepanocítica parecen tener más riesgo de pica.
- **Factores psicológicos**:
  – Los niños con discapacidad intelectual permanecen más tiempo en un estadio precoz del desarrollo, lo que, combinado con un desarrollo motor más avanzado, podría llevar al desarrollo de pica.
  – Se da una mayor incidencia de pica en pacientes con otras enfermedades mentales, como trastorno del espectro autista, TDAH, discapacidad intelectual, esquizofrenia, TOC y depresión.
- **Factores farmacológicos**. Algunas mediaciones se han relacionado con la pica, como la risperidona, la olanzapina y el tramadol.

Evaluación

En la evaluación, es imprescindible realizar una historia clínica detallada que incluya hitos del desarrollo y el ambiente sociofamiliar del paciente, detallando el tipo de sustancia que el niño ingiere, la cantidad, el tiempo de exposición, los lugares donde suele ocurrir, de dónde obtiene la sustancia que ingiere, otras sustancias que pueda ingerir, así como la búsqueda de síntomas de toxicidad.

> **!** Es importante que el profesional médico busque activamente síntomas característicos de pica cuando el paciente presenta una anemia ferropénica de la que no se encuentra causa, sobre todo en pacientes de grupos de riesgo, como refugiados, inmigrantes, discapacitados intelectuales y autistas, lo que mejorará las tasas de diagnóstico precoz y reducirá el número de complicaciones.

También es importante realizar una correcta exploración física; es frecuente que resulte normal, si bien algunos niños con pica pueden estar desnutridos, presentar distensión o dolor abdominal o retraso madurativo. Los sujetos también pueden presentar palidez cutánea y otros indicadores físicos de anemia ferropénica. Los niños con intoxicación por plomo pueden presentar letargia, dolor abdominal, estreñimiento, línea de plomo en la unión del diente con la encía, retraso madurativo, deterioro cognitivo, encefalopatía y neuropatía periférica. Los pacientes con bezoar pueden presentar obstrucción abdominal, que se manifiesta como dolor abdominal, distensión abdominal, vómitos y estreñimiento.

Las pruebas complementarias de elección variarán según la sustancia que el paciente ingiera. Es importante solicitar un hemograma y frotis periférico, así como un recuento diferencial de leucocitos para valorar la existencia de anemia ferropénica, parásitos o intoxicación por plomo. Si se sospecha infección parasitaria, se valorará la recogida de heces (hay que valorar la serología si se sospecha parasitosis por *Toxocara*). Para la intoxicación por plomo, se pueden solicitar los niveles de plomo o radiografías de huesos largos (se observarán bandas con aumento de densidad en las metáfisis). Las pruebas de imagen abdominales se considerarán cuando el paciente presente vómitos recurrentes, dolor abdominal, distensión abdominal y/o estreñimiento.

Tratamiento

Las estrategias iniciales de tratamiento serían disminuir la exposición del paciente a la sustancia deseada, lo que se puede hacer reduciendo el acceso a dicha sustancia o sustituyéndola por una de textura similar. Cuando se objetiva déficit de hierro o zinc, se deben pautar suplementos de estos minerales. En pacientes con discapacidad intelectual, la terapia conductual y aversiva puede ser efectiva. El refuerzo diferencial también es una estrategia frecuente en pacientes con pica: se redirige el comportamiento indeseado a otras actividades. No hay medicaciones específicas para el tratamiento de la pica. Algunos estudios de casos aislados sugieren el tratamiento con antipsicóticos, si bien habría que valorar el riesgo-beneficio.

Trastorno de rumiación

El trastorno de rumiación, también conocido como *mericismo*, es un trastorno de la conducta alimentaria que se caracteriza por la regurgitación voluntaria de los alimentos ingeridos por parte del paciente. El alimento regurgitado se devuelve a la boca sin náuseas, arcadas involuntarias ni desagrado.

Descripción clínica y características asociadas

Es un trastorno que se puede diagnosticar en cualquier estadio de la vida. Los niños pequeños que regurgitan alimentos adoptan una postura característica, de esfuerzo y de arqueo de la espalda, manteniendo la cabeza hacia atrás, mientras realizan movimientos de succión con la lengua, y suelen estar hambrientos entre los episodios de regurgitación. Los adolescentes y los adultos con este trastorno pueden intentar disimular la regurgitación tapándose la boca con la mano o tosiendo, y llegan en muchas ocasiones a negarse a comer acompañados por el rechazo que esta conducta genera en el resto de las personas. Debido a ello, los adolescentes y los adultos pueden restringir deliberadamente la ingesta de alimentos por el rechazo social que supone la regurgitación (**Tabla 24.3-13**).

Tabla 24.3-13. Criterios diagnósticos del trastorno de rumiación en el DSM-5-TR (el código CIE-10-MC para niños es F98.21)

A. Regurgitación repetida de alimentos durante un período mínimo de 1 mes. Los alimentos regurgitados se pueden volver a masticar, a tragar o se escupen

B. La regurgitación repetida no se puede atribuir a una afección gastrointestinal asociada ni a otra afección médica

C. El trastorno de la conducta alimentaria no se produce exclusivamente en el curso de la anorexia nerviosa, la bulimia nerviosa, el trastorno de atracones o el trastorno de evitación/restricción de la ingesta de alimentos

D. Si los síntomas se producen en el contexto de otro trastorno mental y otro trastorno del neurodesarrollo, son lo suficientemente graves para justificar la atención clínica adicional

Especificar si: después de haberse cumplido con anterioridad todos los criterios para el trastorno de rumiación, estos no se han cumplido durante un período continuado

Prevalencia y curso clínico

El trastorno de rumiación puede iniciarse en cualquier etapa de la vida: en la lactancia, la infancia, la adolescencia o la edad adulta. La prevalencia real se desconoce debido al retraso en el diagnóstico y el infradiagnóstico del trastorno, así como a los distintos criterios diagnósticos utilizados en los estudios. Sin embargo, la mayoría de los estudios sobre prevalencia varían del 0 al 9,7 % de la población general infantil y adolescente, y es más prevalente en los niños menores de 4 años; la prevalencia disminuye al 0-5,1 % en los mayores de 5 años.

La edad de inicio en los bebés suele ser entre los 3 y los 12 meses, y es frecuente que remita de manera espontánea, si bien, debido a la desnutrición que puede sufrir el paciente, también puede acarrear numerosas complicaciones a nivel físico, y llegar a ser potencialmente mortal, sobre todo en el período de lactancia. El curso de la enfermedad puede ser episódico o continuo cuando se trata. En pacientes con trastornos del neurodesarrollo o discapacidad intelectual en cualquier etapa de la vida, la regurgitación y rumiación de los alimentos parece tener una función autotranquilizadora o de autoestimulación similar a las estereotipias.

Etiología

Se cree que el trastorno de rumiación es un hábito adquirido inintencionadamente, posiblemente una adaptación aprendida del reflejo del eructo. La fisiopatología no se llega a comprender bien del todo, y existen numerosos mecanismos superpuestos.

Se han objetivado distintos factores de riesgo que se relacionan con el trastorno de rumiación:

- Factores sociofamiliares: falta de estimulación, negligencia, situaciones vitales estresantes, conflictivas relaciones entre padres e hijos, etcétera.
- Factores neurológicos y psicológicos: la comorbilidad con otros trastornos mentales, como TOC, ansiedad, depresión, trastornos adaptativos, trauma o trastornos del neurodesarrollo y discapacidad intelectual.
- También se asocian a este trastorno otras afecciones, como la fibromialgia, las enfermedades gastrointestinales funcionales o el reflujo gastroesofágico.

Evaluación

Obtener una historia clínica detallada es muy importante a la hora de realizar el diagnóstico de trastorno de rumiación. Como ya se ha explicado, es muy frecuente el retraso en el diagnóstico; normalmente, entre 21 y 77 meses. Muchos de estos pacientes sufren de manera concomitante dispepsia, vómitos y dolor abdominal; por eso es importante realizar un buen diagnóstico diferencial, sobre todo con los vómitos. Este trastorno suele iniciarse casi inmediatamente después de las ingestas (normalmente en los primeros 10 minutos) y se puede prolongar hasta 1 o 2 horas después.

La regurgitación se diferencia de los vómitos en que no hay náuseas ni esfuerzo físico, el contenido regurgitado se puede mantener dentro de la cavidad oral y suelen ser alimentos no digeridos, reconocibles y frecuentemente con un sabor que resulta placentero. Algunos pacientes pueden predecir la regurgitación al padecer un dolor abdominal previo conocido como *impulso premonitorio*.

Dado que, como se ha visto, el trastorno se puede asociar a otros trastornos mentales o a situaciones psicosociales desfavorables, en la historia clínica habría que dirigir la anamnesis a buscar dichas cuestiones. Es importante también realizar una adecuada exploración física, dado que los pacientes pueden padecer una desnutrición grave, si bien es cierto que la desnutrición, las erosiones dentales, la pérdida llamativa de peso y las alteraciones electrolíticas no son tan frecuentes en el trastorno de rumiación si no se asocian con otros trastornos de la conducta alimentaria; es importante descartarlos. Aun así, estos hallazgos son más frecuentes en pacientes con trastorno de rumiación que en sus pares sanos.

Según los criterios diagnósticos del DSM-5-TR, habría que descartar posibles afecciones gastrointestinales a las que la regurgitación se pudiera asociar. Teniendo en cuenta, además, el retraso en el diagnóstico y la dificultad para comprender el diagnóstico de trastorno funcional por parte de los pacientes, las pruebas complementarias son útiles para que lo entiendan mejor.

Las pruebas recomendadas para pacientes en los que se sospecha trastorno de rumiación son:

- Endoscopia/enterografía por tomografía computarizada para descartar obstrucciones mecánicas.
- Manometría esofágica de alta resolución con prueba de impedancia:
  - Puede confirmar el trastorno de rumiación en niños y adultos, ya que la presión intragástrica posprandial suele ser superior a 25 mmHg en los niños.
  - Este estudio puede servir para realizar el diagnóstico diferencial entre el trastorno de rumiación primario (se produce la contracción abdominal que sigue a una onda retrógrada) y el secundario (se produce contracción abdominal tras el reflujo).
- Electromiografía de los músculos torácico-abdominales: el registro muestra una actividad característica en los episodios de rumiación.
- El estudio del vaciado gástrico y los estudios de pH no son necesarios para el diagnóstico, pero se recomiendan si la sintomatología es atípica o superpuesta a otros posibles trastornos, como la enfermedad por reflujo gastroesofágico y la gastroparesia.

Tratamiento

La primera línea de tratamiento es la terapia de respiración diafragmática, que debe iniciarse al acabar la comida o ante signos de inicio de la regurgitación. Los efectos de esta terapia se pueden registrar para dar un *biofeedback* al paciente mediante electromiografía o manometría esofágica de alta resolución. Como concomitantes, se pueden emplear terapias conductuales y TCC. Existe poca evidencia acerca del tratamiento farmacológico de la rumiación; se reserva únicamente para casos en los que las terapias conductuales no funcionen. En algunos estudios, se indica que el uso de baclofeno 10 mg

3 veces al día reduce las contracciones abdominales y mejora los síntomas referidos por el paciente. Pese a que no hay estudios, una revisión de expertos considera que se podría probar el tratamiento con buspirona en casos refractarios, ya que favorece la relajación del fundus gástrico.

Trastorno de evitación/restricción de la ingesta de alimentos

El trastorno de evitación/restricción de la ingesta de alimentos es una nueva categoría diagnóstica del DSM-5-TR que se caracteriza principalmente por la evitación o restricción de la toma de alimentos, y que se manifiesta por un fracaso clínicamente significativo para obtener las necesidades nutritivas o por el hecho de que el aporte energético es insuficiente mediante la ingesta oral de alimentos.

Descripción clínica y características asociadas

Existen tres tipos de presentaciones que pueden aparecer de manera aislada o en combinación. Los pacientes con sensibilidad sensorial pueden evitar alimentos específicos, como algunas carnes, vegetales o frutas, en relación con la aversión a ciertos sabores, texturas u olores. Otros pueden restringir la cantidad de la comida debido a una falta de interés en esta o al escaso apetito. El último grupo puede dejar de comer algunos o alimentos o todo tipo de alimentos debido a alguna experiencia traumática al comer, como asfixia, vómitos o cualquier otro malestar gastrointestinal (**Tabla 24.3-14**).

Prevalencia y curso clínico

Debido a que este diagnóstico aparece por primera vez en el DSM-5-TR en 2013, no ha habido por el momento ningún estudio epidemiológico de gran tamaño, por lo que su incidencia y prevalencia es desconocida; es muy variable entre estudios: del 1,5-64 % en poblaciones diagnosticadas de trastornos de la conducta alimentaria y del < 1-15,5 % en la población general. En los estudios existentes, parece ligeramente más prevalente en niños varones que en niñas, y parece que el curso de la enfermedad es más largo que en los pacientes con otros trastornos alimentarios.

> ! El trastorno de evitación/restricción de la ingesta de alimentos suele iniciarse en la lactancia o primera infancia con mayor frecuencia, y puede durar hasta la adultez, si bien la evitación relacionada con las consecuencias aversivas puede presentarse con mayor frecuencia a cualquier edad. Como se ha explicado, estos trastornos pueden persistir hasta la edad adulta; es especialmente estable y duradera la restricción de alimentos debida a aspectos sensoriales, si bien, cuando persiste hasta la edad adulta, puede asociarse a un funcionamiento relativamente normal.

Debido a la posible malnutrición, el trastorno de evitación/restricción de la ingesta de alimentos se puede asociar a un retraso del crecimiento, riesgo de amenorrea, alteraciones cardíacas (bradicardia, prolongación del intervalo QT corregido

---

Tabla 24.3-14. Características diagnósticas para el trastorno de evitación/restricción de la ingesta de alimentos, según el DSM-5-TR

A. Trastorno de la conducta alimentaria y de la ingesta de alimentos (por ejemplo, falta de interés aparente por comer o alimentarse; evitación a causa de las características organolépticas de los alimentos; preocupación acerca de las consecuencias repulsivas de la acción de comer) que se pone de manifiesto por el fracaso persistente para cumplir las adecuadas necesidades nutritivas y/o energéticas asociadas a uno o más de los hechos siguientes:

  1. Pérdida de peso significativa (o fracaso para alcanzar el aumento de peso esperado o crecimiento escaso en los niños)
  2. Deficiencia nutritiva significativa
  3. Dependencia de la alimentación enteral o de suplementos nutritivos por vía oral
  4. Interferencia importante en el funcionamiento psicosocial

B. El trastorno no se explica mejor por falta de alimentos disponibles o por una práctica asociada culturalmente aceptada

C. El trastorno de la conducta alimentaria no se produce exclusivamente en el curso de la anorexia nerviosa o de la bulimia nerviosa, y no hay pruebas de un trastorno en la forma en que uno mismo experimenta el propio peso o constitución

D. El trastorno de la conducta alimentaria no se puede atribuir a una afección médica concurrente o no se explica mejor por otro trastorno mental. Cuando el trastorno de la conducta alimentaria se produce en el contexto de otra afección o trastorno, la gravedad del trastorno de la conducta alimentaria excede a la que suele asociarse a la afección o trastorno y justifica la atención clínica adicional

Especificar si: después de haberse cumplido con anterioridad todos los criterios para el trastorno de rumiación, estos no se han cumplido durante un período continuado

---

y otras anomalías electrocardiográficas), alteraciones electrolíticas y una afectación al potencial de aprendizaje y desarrollo. Por otro lado, puede afectar al desarrollo y funcionamiento psicosocial del paciente.

Etiología

Existen diversos factores de riesgo y pronósticos asociados al trastorno de evitación/restricción de la ingesta de alimentos:

- **Factores psicológicos**. Puede asociarse en un 25 % de los casos a otros trastornos psiquiátricos, como:
  - Trastorno del espectro autista (suelen tener comportamientos alimenticios rígidos y aumento de la sensibilidad sensorial).
  - TDAH.
  - TOC.
  - Trastornos de ansiedad.
  - Discapacidad intelectual.
- **Factores ambientales**:
  - La psicopatología parental, los malos tratos o la desatención de los niños, así como la ansiedad familiar pueden ser un factor de riesgo y pronóstico para este trastorno.
  - En ocasiones, la interacción entre padres e hijos puede afectar al trastorno dado que los hijos a veces se mues-

tran irritables y difíciles de calmar en las comidas, lo que puede hacer que los padres lo interpreten como una agresión; esto favorece el mal ambiente familiar.

- **Factores genéticos y fisiológicos**. El trastorno se ha relacionado con:
  - Antecedentes de afecciones gastrointestinales.
  - Reflujo gastroesofágico.
  - Vómitos.
  - Trastornos congénitos, estructurales, neurológicos/neuromusculares específicos, etcétera.

Evaluación

Es importante hacer una historia clínica completa a la par que el clínico se vincula con el paciente para poder establecer un correcto diagnóstico y decidir el mejor tratamiento. La evidencia clínica demuestra que estos sujetos, antes de que se les haga una correcta evaluación acerca de su trastorno alimenticio, han pasado por numerosos pediatras, por lo que el diagnóstico se retrasa con frecuencia.

En la historia clínica habría que recoger datos sobre el desarrollo evolutivo del paciente, así como información acerca de sus hábitos alimenticios y nutricionales en las distintas etapas de la vida, sin olvidar su situación psicosocial. Es importante investigar cuándo comenzaron las alteraciones en la alimentación y clarificar la gravedad, la variedad y el tipo de alteraciones, y las posibles características sensoriales. Además, hay que tener en cuenta la evolución del apetito del sujeto y ver qué factores psicológicos del neurodesarrollo intrínsecos del paciente o vivencias traumáticas pueden estar influyendo en el desarrollo o la perpetuación del trastorno. Debido a que la relación entre los padres y el paciente a la hora de la alimentación es importante, también habría que explorarla. Se puede realizar un registro de las ingestas en el último día para hacerse una idea de la posible desnutrición del sujeto y recoger también si el paciente precisa suplementos nutricionales o vitamínicos. En las niñas es importante recoger los antecedentes ginecológicos, dado que la pérdida de peso puede provocar una amenorrea primaria o secundaria. Por último, es importante preguntar por los antecedentes somáticos y psiquiátricos familiares.

Para el cribado, basado en los criterios diagnósticos del DSM-5-TR, se encuentra disponible el Eating Disturbances in Youth Questionnaire (EDY-Q), y, para el diagnóstico, están por validar la Pica, ARFID and Rumination Disorder Interview (PARDI) y el Eating Disorder Examination – ARFID module (EDE-ARFID).

Además de la anamnesis, se debe realizar una exploración física completa, incluyendo la escala de Tanner (escala de madurez sexual), la talla, el peso y el índice de masa corporal y situar los datos en las tablas de percentiles de talla y peso para niños para saber el objetivo de peso y la talla diana del paciente. También hay que buscar hallazgos que indiquen deficiencias nutricionales.

Como pruebas complementarias, es importante realizar una analítica de sangre que incluya hemograma, iones, urea, nitrógeno ureico y creatinina, función hepática, proteína C reactiva y tirotropina. Si la historia clínica sugiere datos de déficits nutricionales, habría que ampliar la analítica (perfil férrico, calcio, vitamina B_{12}, vitamina D, ácido fólico, etc.).

Es importante también realizar un electrocardiograma y un análisis de orina. En las niñas, se debería realizar una prueba de embarazo si presentan amenorrea.

Tratamiento

No existen tratamientos validados empíricamente para este trastorno, si bien parece que una atención integral, individualizada y multidisciplinaria sería la más conveniente para el paciente y sus familias. Hay que reestablecer el peso del sujeto y revertir la desnutrición, así como restaurar la menstruación en las niñas con amenorrea, tan rápido como sea posible. Algunos pacientes necesitan suplementos nutricionales orales, alimentación por sonda nasogástrica o gastrostomía que les faciliten mantener una adecuada nutrición.

Para los pacientes que no presentan complicaciones graves que precisen ingreso hospitalario, el profesional deberá valorar si la psicoterapia ambulatoria es suficiente o si precisará dispositivos ambulatorios intensivos. Respecto al tipo de terapia, se están poniendo en práctica abordajes cognitivo-conductuales y de terapia familiar adaptados al trastorno de evitación/restricción de la ingesta de alimentos, todavía sin suficiente evidencia.

Respecto al tratamiento farmacológico, tampoco hay evidencia. Parece que algunos pacientes con falta de interés por la ingesta podrían beneficiarse del uso fuera de guía de ciproheptadina para aumentar el apetito. En cuanto a los psicofármacos, se podrían usar dosis bajas de olanzapina o mirtazapina para disminuir la ansiedad y aumentar el apetito de estos pacientes.

 El trastorno de pica, el trastorno de rumiación y el trastorno de evitación/restricción de la ingesta de alimentos suelen aparecer con mayor frecuencia en estadios tempranos de la infancia, aunque podrían iniciarse en cualquier etapa de la infancia-adolescencia o incluso en la edad adulta. Una atención integral, individualizada y multidisciplinaria es la más adecuada.

TRASTORNOS DISRUPTIVOS, DEL CONTROL DE LOS IMPULSOS Y DE LA CONDUCTA

El trastorno negativista desafiante y el trastorno de conducta se localizan, en el DSM-5-TR, en el apartado de trastornos disruptivos, del control de los impulsos y de la conducta, junto al trastorno explosivo intermitente, el trastorno de la personalidad antisocial, la piromanía, la cleptomanía y los otros trastornos disruptivos, del control de los impulsos y de la conducta especificados y no especificados. Todos ellos se caracterizan por presentar problemas en el autocontrol del comportamiento y las emociones, que se traducen en conductas que violan los derechos de los demás o generan conflictos importantes frente a las normas de la sociedad o las figuras de autoridad. A continuación, se abordarán el trastorno negativista desafiante y el trastorno de conducta por ser los propios de la infancia y la adolescencia. Estos trastornos son frecuentes y se asocian a un impacto negativo en el niño y sus familias, con peores resultados adaptativos a lo largo de la vida de estos pacientes y un elevado coste para la sociedad.

A veces puede ser difícil distinguir ambos trastornos debido a los sistemas de clasificación actuales, ya que en el DSM-5-TR el diagnóstico de trastorno de la conducta puede incluir todos los criterios del trastorno negativista desafiante, que además se considera un precursor del trastorno de conducta. En la CIE-11, el trastorno negativista desafiante se considera solo como una forma suave de trastorno de conducta, y se estima que ambos trastornos parten de una misma categoría. Sin embargo, pese a la existencia de elevada comorbilidad entre ambos, la mayor parte de los niños con diagnóstico de trastorno negativista desafiante no desarrollarán un trastorno de conducta.

Trastorno negativista desafiante

Pese a que el trastorno negativista desafiante se caracteriza por un patrón persistente de enfado, irritabilidad y actitud desafiante o vengativa, no presenta conductas agresivas o antisociales más graves, como las pertenecientes al trastorno de conducta.

Descripción clínica y características asociadas

El trastorno negativista desafiante suele diagnosticarse sobre todo en niños pequeños para evitar tachar de *patológicas* las desavenencias normativas entre padres y adolescentes como parte del proceso de individuación de estos últimos (**Tabla 24.3-15**).

Prevalencia y curso clínico

La prevalencia es variable en los distintos países y culturas; oscila entre un 2 y un 10 %. Este trastorno es claramente más frecuente en niños que en niñas. Tiende a mantenerse estable entre los y los 10 años, y posteriormente decae su prevalencia.

Se ha observado que, cuando el trastorno aparece en la infancia y persiste en la adolescencia, tiene un peor pronóstico para la vida adulta del paciente que cuando aparece en la adolescencia por primera vez.

> **!** Es muy frecuente que el trastorno negativista desafiante se presente como comorbilidad de otros trastornos, sobre todo del TDAH, los trastornos de ansiedad, la depresión y los trastornos por uso de sustancias. Es bastante frecuente que los pacientes con TDAH acaben desarrollando un trastorno negativista desafiante, y se ha visto que este puede predecir la depresión y la ansiedad al inicio de la adultez (esto último no ocurre con los trastornos de conducta).

Etiología

Como la etiología de muchos de otros trastornos psiquiátricos, es multifactorial y acumulativa.

Los posibles factores de riesgo serían los siguientes:

- Factores biológicos:
  - La agrupación familiar del trastorno sugiere un componente genético, si bien la heredabilidad es variable.

Tabla 24.3-15. Criterios diagnósticos para el trastorno negativista desafiante, según el DSM-5-TR

A. Un patrón de enfado/irritabilidad, discusiones/actitud desafiante o vengativa que dura por lo menos 6 meses, que se manifiesta por lo menos con cuatro síntomas de cualquiera de las categorías siguientes y que se exhibe durante la interacción por lo menos con un individuo que no sea un hermano

Enfado/irritabilidad
1. A menudo pierde la calma
2. A menudo está susceptible o se molesta con facilidad
3. A menudo está enfadado y resentido

Discusiones/actitud desafiante
4. Discute a menudo con la autoridad o con los adultos en el caso de los niños y los adolescentes
5. A menudo desafía activamente o rechaza satisfacer la petición por parte de figuras de autoridad o normas
6. A menudo molesta a los demás deliberadamente
7. A menudo culpa a los demás por sus errores o su mal comportamiento

Vengativo
8. Ha sido rencoroso o vengativo por lo menos 2 veces en los últimos 6 meses

Nota: se debe considerar la persistencia y la frecuencia de estos comportamientos para distinguir los que se consideren dentro de los límites normales de los sintomáticos. En los niños de menos de 5 años el comportamiento debe aparecer casi todos los días durante un período de 6 meses por lo menos, a menos que se observe otra cosa (criterio A8). En los niños de 5 años o más, el comportamiento debe aparecer por lo menos una vez por semana durante al menos 6 meses, a menos que se observe otra cosa (criterio A8). Si bien estos criterios de frecuencia se consideran el grado mínimo orientativo para definir los síntomas, también se deben tener en cuenta otros factores, por ejemplo, si la frecuencia y la intensidad de los comportamientos rebasan los límites de lo normal para el grado de desarrollo del individuo, su sexo y su cultura

B. Este trastorno del comportamiento va asociado a un malestar en el individuo o en otras personas de su entorno social inmediato, o tiene un impacto negativo en las áreas social, educativa, profesional u otras importantes

C. Los comportamientos no aparecen exclusivamente en el transcurso de un trastorno psicótico, un trastorno por consumo de sustancias, un trastorno depresivo o uno bipolar. Además, no se cumplen los criterios de un trastorno de desregulación disruptiva del estado de ánimo

Especificar la gravedad actual:
Leve: los síntomas se limitan a un entorno
Moderado: algunos síntomas aparecen en dos entornos por lo menos
Grave: algunos síntomas aparecen en tres o más entornos

– El uso de nicotina por los padres, el déficit nutricional prenatal y el retraso en el desarrollo también pueden influir.
- Factores psicológicos:
  – El apego inseguro y los padres que no responden a las demandas de su hijo, la existencia de psicopatología parental, el abuso, los castigos muy duros y la disciplina inconsistente son factores frecuentes.
  – Parece que algunos aspectos del temperamento de la primera infancia, como la irritabilidad, la impulsividad o la intensidad de reacción a estímulos negativos, pueden contribuir también a su desarrollo.
- Factores sociales:
  – Bajo nivel socioeconómico.
  – Falta de estructura.
  – Rechazo por parte de los pares.
  – Violencia en la comunidad.

Evaluación

Para evaluar de manera correcta a un paciente del que se sospecha un trastorno negativista desafiante, hay que intentar reunir información de la mayor cantidad de fuentes disponibles, así como de todos los ambientes en los que el sujeto se ve envuelto, preguntando al propio paciente, a los padres y a los profesores. Como se ha mencionado, este es un trastorno que se presenta en comorbilidad frecuentemente, sobre todo con el TDAH, por lo que hay que valorar otros posibles trastornos comórbidos y tratarlos. El ambiente del paciente y los modelos educativos a los que está sometido influyen en el desarrollo de este trastorno, por lo que hay que preguntar sobre el ambiente familiar y el escolar, y valorar la relación del niño con sus pares (acoso escolar, rechazo por parte de sus pares, etc.) y su desempeño en el colegio.

Existen diversos cuestionarios que pueden apoyar el diagnóstico:

- Inventario Eyberg del Comportamiento en Niños (Eyberg Child Behavior Inventory [ECBI]).
- Inventario de Conducta Infantil.
- Sistema de Evaluación de la Conducta de Niños y Adolescentes (Behavior Assessment System for Children and Adolescents [BASC-2]).
- Escala de Conducta Infantil de Conners.
- Cuestionario de Capacidades y Dificultades (The Strengths and Difficulties Questionnaire [SDQ]).

Tratamiento

Como se ha mencionado, es importante identificar las posibles comorbilidades y tratarlas de manera independiente. Para continuar, habría que evaluar cuáles de los factores de riesgo que acompañan al paciente son tratables y modificables (por ejemplo, el acoso escolar o las dificultades en el aprendizaje), y así abordarlos e intentar solucionarlos. La primera línea de tratamiento es la psicoterapéutica.

Las metas en el manejo del trastorno negativista desafiante y las posibles estrategias terapéuticas que habría que implementar serían las que se desarrollan en las siguientes líneas.

Para los padres. Hay que mejorar las habilidades parentales positivas y potenciar las habilidades de resolución de problemas, de conflictos y comunicación. Existen diversas terapias basadas en el aprendizaje social para realizar un entrenamiento parental en el manejo de conductas. Este entrenamiento enseña a los padres a identificar las conductas prosociales y las problemáticas para, posteriormente, implementar técnicas de castigo y refuerzo que favorezcan los comportamientos deseados y disminuyan los no deseados. Dos ejemplos de estas terapias son Los años increíbles y Triple P – Terapia de parentalidad positiva. Si estas terapias fallan, hay otras teorías basadas en la seguridad del apego y en la relación padrehijo, teniendo en cuenta el contexto social más amplio (relación entre padres, hermanos, familia extensa y comunidad).

Para el niño. Hay que favorecer el desarrollo de una comunicación efectiva y de habilidades de resolución de problemas y manejo de la ira. Las TCC pueden ser muy útiles, como la basada en el manejo de la ira y la Stop Now and Plan.

Para la familia. La terapia familiar tiene el objetivo de lidiar con el estrés en las relaciones y en el ambiente familiar. Se podría abordar con el Coping Power Program, que se centra en la disciplina apropiada y las relaciones interfamiliares.

En el colegio. Hay que animar a los profesionales a proporcionar clases de habilidades sociales para mejorar las relaciones entre pares. Habría que intentar abordar cuatro dominios, usando también el enfoque del aprendizaje social: promover la aceptación y el cumplimiento de las reglas de la clase, desarrollar habilidades de resolución de conflictos, prevenir el comportamiento problemático y evitar que el comportamiento oposicionista escale.

La terapia farmacológica no ha demostrado efectividad en niños con trastorno negativista desafiante; aunque, si presentan TDAH de manera comórbida, tratar el TDAH con psicoestimulantes o guanfacina disminuye las conductas disruptivas, la evidencia no es tan fuerte con atomoxetina, y es muy escasa en el tratamiento con clonidina. De manera puntual, sí se podrían utilizar sedantes o antipsicóticos (risperidona) para un síntoma concreto durante un breve período, explicando bien a los padres y al menor la elección del fármaco y los efectos secundarios. No se ha objetivado mejoría en la conducta en pacientes tratados con estabilizadores del ánimo.

- Para hacer una evaluación adecuada de un posible trastorno negativista desafiante, es necesario recoger información de diferentes fuentes, y hay que tener en cuenta la comorbilidad frecuente con TDAH.
- En el tratamiento del trastorno negativista desafiante, son fundamentales las intervenciones centradas en los padres para mejorar sus habilidades parentales positivas y potenciar las habilidades de resolución de problemas, de conflictos y comunicación. Las medidas centradas en el niño deben ayudarlo en el desarrollo de habilidades en la resolución de problemas y en el manejo de la rabia y la ira.

Trastorno de conducta

El trastorno de conducta, como se ha explicado, podría describirse como un trastorno negativista desafiante, pero de mayor gravedad, caracterizado por un patrón repetitivo y persistente de comportamiento en el que no se respetan los derechos básicos de los demás ni las normas sociales para la edad, y se provocan agresiones a personas y animales, destrucción de las propiedades, engaños o robos o incumplimiento grave de las normas.

Descripción clínica y características asociadas

Con frecuencia, los sujetos interpretan situaciones ambiguas como mucho más hostiles que el resto de los individuos, y responden de una manera agresiva que a ellos les parece proporcional. Frecuentemente, estas personas presentan ciertos rasgos característicos de personalidad, como baja tolerancia a la frustración, irritabilidad, arrebatos, suspicacia, insensibilidad al castigo, búsqueda de emociones e imprudencia. Tampoco es infrecuente el consumo de tóxicos, sobre todo en las niñas con este trastorno. Las tasas de suicidio son mayores de las que se considerarían en este trastorno (**Tabla 24.3-16**).

Prevalencia y curso clínico

Se estima que en torno a un 2-8 % de los niños y adolescentes presentan este diagnóstico. Es 4-10 veces más frecuente entre los varones que entre las mujeres, si bien en los últimos años han aumentado las mujeres diagnosticadas con trastorno de conducta.

Si este trastorno se inicia en la infancia, aproximadamente en la mitad de los casos persiste a lo largo de la vida y con una aparición de delincuencia, con delitos más graves en las etapas precoces de la vida. Este subgrupo de pacientes, en comparación con aquellos en los que el diagnóstico se limita a la adolescencia, suele tener el coeficiente intelectual más bajo, problemas de atención e impulsividad y puntuaciones peores en pruebas neuropsicológicas, y es más posible que sus miembros provengan de entornos familiares comprometidos. Este grupo, además, tiene una peor salud física global en la adultez. Por otro lado, los de inicio más tardío suelen delinquir debido a las influencias sociales, como al relacionarse con otros delincuentes o al buscar estatus social mediante estos comportamientos. Se ha visto que estos sujetos también presentan repercusiones en la vida adulta como el consumo de alcohol y drogas; y que, con frecuencia, continúan delinquiendo, aunque estos delitos, al ser menos graves, les generan menores repercusiones; parece que en torno al 85 % cesa a los 20 años. Hay otro subgrupo en el que los síntomas se presentan únicamente en la infancia. Parece ser que, si estos son leves, no predicen un mal pronóstico en la vida del individuo. Sin embargo, si estos problemas de conducta son graves, aunque remitan posteriormente, aumenta el riesgo de que el paciente se convierta en un adulto deprimido, ansioso, socialmente aislado y con trabajo mal pagado.

 El subtipo de trastorno de conducta de inicio en la infancia y de curso persistente suele asociarse a un coeficiente intelectual más bajo, características de impulsividad, problemas atencionales y peores resultados en las evaluaciones neuropsicológicas.

Etiología

Diversos factores de riesgo influyen en el desarrollo de este trastorno:

- **Factores del individuo**:
  - Genéticos. Se han estudiado diversos polimorfismos genéticos y parece que el promotor de la monoaminoxidasa A puede estar implicado.
  - Comorbilidades. El TDAH es en muchos casos comórbido en este trastorno, y llega a ser superior al 40 % en algunos grupos.
  - Factores perinatales. Parece que el tabaquismo de la madre durante el embarazo y otras complicaciones obstétricas (como el bajo peso, las complicaciones perinatales y las anomalías físicas menores) podrían influir en el desarrollo de un trastorno de conducta.
  - Coeficiente intelectual. Estos niños y adolescentes muestran puntuaciones más bajas en pruebas estandarizadas de habilidad verbal, en funciones ejecutivas y en pruebas de coeficiente intelectual, con puntuaciones bajas en las escalas verbal y completa.
  - Procesamiento de la información y cognición social. Estos individuos tienden a interpretar acciones neutras de los otros como hostiles y presentan fallos de cognición social.
- **Factores familiares**:
  - Genéticos:
    - Hay varios estudios que demuestran asociación familiar en cuanto a carga genética. Asimismo, se observa que el ambiente donde el niño se desarrolla condiciona que esta carga genética se exprese en mayor o menor medida.
    - Cuando el niño vive en un ambiente hostil por padres con este diagnóstico, tiene más riesgo de ser diagnosticado de un trastorno de conducta.
  - Pobreza. Parece que no es un factor que influya directamente en el trastorno, sino a través de los conflictos maritales y los progenitores deprimidos u hostiles.
  - Apego padres-hijos. Parece que el apego inseguro o el desorganizado podría influir en el desarrollo del trastorno, pero no hay suficientes estudios todavía.
  - Disciplina y parentalidad. Los padres de estos pacientes son más inconsistentes en la disciplina, con normas más confusas y castigos que responden más a su estado de ánimo que a la gravedad de la conducta del niño; con frecuencia es una parentalidad hostil, crítica, punitiva y coercitiva.
  - Agresividad. La exposición tanto a un conflicto familiar como a violencia de género, así como el maltrato a los menores, favorece el desarrollo de conductas antisociales.
- **Factores sociocomunitarios**:
  - Vecindad. Parece que la eficacia colectiva y el control social influyen en los problemas de conducta de los niños pequeños.
  - Pares. Los niños con estos trastornos suelen relacionarse más con niños que también presentan conductas antisociales, y suelen ser rechazados por los que no las presentan.

Tabla 24.3-16. Criterios diagnósticos para el trastorno de conducta, según el DSM-5-TR

A. Un patrón repetitivo y persistente de comportamiento en el que no se respetan los derechos básicos de otros, ni las normas o reglas sociales propias de la edad, lo que se manifiesta por la presencia en los 12 últimos meses de por lo menos tres de los 15 criterios siguientes en cualquiera de las categorías siguientes, existiendo por lo menos uno en los últimos 6 meses:

Agresión a personas y animales
1. A menudo acosa, amenaza o intimida a otros
2. A menudo inicia peleas
3. Ha usado un arma que puede provocar serios daños a terceros
4. Ha ejercido la crueldad física contra personas
5. Ha ejercido la crueldad física contra animales
6. Ha robado enfrentándose a una víctima
7. Ha violado sexualmente a alguien

Destrucción de la propiedad
8. Ha prendido fuego deliberadamente con la intención de provocar daños graves
9. Ha destruido deliberadamente la propiedad de alguien (pero no por medio del fuego)

Engaño o robo
10. Ha invadido la casa, edificio o automóvil de alguien
11. A menudo miente para obtener objetos o favores, o para evitar obligaciones
12. Ha robado objetos de cierto valor sin enfrentarse a la víctima

Incumplimiento grave de las normas
13. A menudo sale por la noche a pesar de la prohibición de sus padres, empezando antes de los 13 años
14. Ha pasado 1 noche fuera de casa sin permiso mientras vivía con sus padres o en un hogar de acogida, por lo menos 2 veces o 1 vez si estuvo ausente durante un tiempo prolongado
15. A menudo falta en la escuela, empezando antes de los 13 años

B. El trastorno del comportamiento provoca un malestar clínicamente significativo en las áreas del funcionamiento social, académico o laboral

C. Si la edad del individuo es de 18 años o más, no se cumplen los criterios de trastorno de la personalidad antisocial

Especificar si:
Tipo de inicio infantil: los individuos muestran por lo menos un síntoma característico antes de los 10 años
Tipo de inicio adolescente: los individuos no muestran ningún síntoma característico del trastorno de conducta antes de cumplir los 10 años
Tipo de inicio no especificado: se cumplen los criterios del trastorno de conducta, pero no existe suficiente información disponible para determinar si la aparición del primer síntoma fue anterior a los 10 años

Especificar si:
Con emociones prosociales limitadas: el individuo ha de haber presentado por lo menos dos de las siguientes características de forma persistente durante 12 meses por lo menos, en diversas relaciones y situaciones. Estas características reflejan el patrón típico de relaciones interpersonales y emocionales del individuo durante ese período, no solamente episodios ocasionales en algunas situaciones. Por lo tanto, para evaluar los criterios de un especificador concreto, se necesitan varias fuentes de información
  Falta de remordimientos o culpabilidad: no se siente mal ni culpable cuando hace algo malo (no cuentan los remordimientos que expresa solamente cuando le sorprenden o ante un castigo). El individuo muestra una falta general de preocupación sobre las consecuencias negativas de sus acciones
  Insensible, carente de empatía: no tiene en cuenta ni le preocupan los sentimientos de los demás. Este individuo se describe como frío e indiferente. La persona parece más preocupada por los efectos de sus actos sobre sí mismo que sobre los demás, incluso cuando provocan daños apreciables a terceros
  Despreocupado por su rendimiento: no muestra preocupación respecto a un rendimiento deficitario o problemático en la escuela, en el trabajo o en otras actividades importantes. El individuo no realiza el esfuerzo necesario para alcanzar un buen rendimiento, incluso cuando las expectativas son claras, y suele culpar a los demás de su rendimiento deficitario
  Afecto superficial o deficiente: no expresa sentimientos ni muestra emociones con los demás, salvo de una forma que parece poco sentida, poco sincera o superficial o cuando recurre a expresiones emocionales para obtener beneficios

Especificar la gravedad actual:
Leve: existen pocos o ningún problema de conducta aparte de los necesarios para establecer el diagnóstico, y los problemas de conducta provocan un daño relativamente menor a los demás
Moderada: el número de problemas de conducta y el efecto sobre los demás son de gravedad intermedia entre los que se especifican en «leve» y en «grave»
Grave: existen muchos problemas de conducta además de los necesarios para establecer el diagnóstico, o dichos problemas provocan un daño considerable a los demás

Evaluación

A la hora la evaluación inicial, es importante realizar una historia clínica completa y recoger información de los diversos ámbitos del niño, preguntando tanto al paciente como a sus familiares y profesores. Para apoyar el diagnóstico se podría realizar el Stren-gths and Difficulties Questionnaire a familiares o cuidadores y profesores. Para continuar, habría que descartar otras comorbilidades que podrían estar empeorando el cuadro cínico, como la depresión, el trastorno por estrés postraumático, los trastornos del neurodesarrollo (sobre todo TDAH y autismo), el abuso de sustancias y las dificultades del aprendizaje. También hay que preguntar por antecedentes personales y familiares tanto de trastornos psiquiátricos como somáticos. Habría que interesarse por el funcionamiento en los diversos ámbitos del niño: familiar, escolar, comunitario y con iguales, así como por la parentalidad en la familia y las relaciones familiares.

Tratamiento

La guía del National Institute for Health and Care Excellence del Reino Unido, conocida como guía NICE, recomienda lo siguiente:

- En niños de 3-11 años con alto riesgo de desarrollar un trastorno negativista desafiante o trastorno de la conducta, que han sido diagnosticados ya o con problemas legales derivados de conductas antisociales, se recomiendan terapias grupales de padres o educadores. También habría que ofrecer apoyo individual a nivel personal, social y emocional, así como elaborar planes de emergencia, apoyar su rol de cuidador y aconsejarles en cuestiones prácticas, como el cuidado de los menores, las finanzas, etcétera.
- En niños entre los 9 y 14 años con alto riesgo de desarrollar un trastorno negativista desafiante o trastorno de la conducta, que han sido diagnosticados ya o con problemas legales derivados de conductas antisociales, se recomiendan terapias grupales basadas en programas de resolución de problemas basados en el aprendizaje social.

- En niños entre los 11 y los 17 años con diagnóstico de trastorno de conducta se recomiendan las intervenciones multimodales, como la terapia multisistémica. Fuera de las recomendaciones de la NICE, se puede encontrar la terapia familiar funcional, con amplios resultados positivos documentados.

En cuanto a las intervenciones farmacológicas, no existen tratamientos específicos para el trastorno de conducta. Se recomienda tratar con psicoestimulantes a los pacientes con TDAH comórbido, lo que podría mejorar los patrones de conductas disociales. Parece que los antipsicóticos, como la risperidona, podrían ayudar con algunos síntomas concretos, y se podría recomendar su uso en circunstancias especiales para ayudar a las familias a sobrellevar estas alteraciones de conducta, pero habría que valorar el riesgo-beneficio de estos fármacos. Al prescribirlos, habría que hacerlo durante un período corto en dosis bajas; es importante implementar una intervención psicológica.

 No existe tratamiento farmacológico específico para los trastornos de conducta. De acuerdo con la guía NICE, el tratamiento más adecuado variará en función de la edad del paciente (terapias grupales para padres, terapias grupales o intervenciones multimodales).

 PUNTOS CLAVE

- El TEA es un trastorno crónico, y sus manifestaciones e impacto dependerán de la edad del individuo, así como de su nivel de desarrollo intelectual, las habilidades del lenguaje, las comorbilidades médicas y psiquiátricas, y el contexto ambiental. De ahí su gran heterogeneidad.
- Es un diagnóstico muy prevalente en la actualidad, con una gran demanda de atención sanitaria.
- Estos pacientes requieren una continuidad de cuidados y un enfoque longitudinal, con intervenciones psicosociales durante toda su vida.
- No se dispone de tratamientos efectivos para los síntomas nucleares del autismo, pero sí existen intervenciones tempranas que pueden mejorar el pronóstico y la calidad de vida de los pacientes y sus familias.
- La presentación clínica de la depresión en los niños y los adolescentes puede variar de acuerdo con la edad, y tiene características diferentes a la del adulto.
- La categoría diagnóstica del trastorno de desregulación disruptiva del estado de ánimo se introdujo para remediar la controversia y el posible mal uso del diagnóstico de trastorno bipolar en los niños, especialmente en Estados Unidos, y para establecer el concepto de desregulación grave del ánimo. Es una categoría diagnóstica controvertida.

- Los trastornos de ansiedad son los trastornos mentales más frecuentes en los niños y adolescentes. Todos comparten las mismas características. Lo que diferencia cada trastorno es el objeto, la situación o la preocupación que genera la evitación.
- Si no se tratan, los trastornos de ansiedad en los niños y adolescentes se asocian con un deterioro evidente y significativo tanto a corto como a largo plazo, y los coloca en un riesgo alto de presentar posteriormente otros trastornos mentales.
- El TOC de inicio en la infancia tiene unas características y peculiaridades diferentes al TOC de inicio en la edad adulta. Existen varios subtipos, como el TOC relacionado con tics, el TOC familiar no relacionado con tics y el trastorno neuropsiquiátrico (PANDAS/PANS).
- Los episodios traumáticos durante la maduración cerebral y el neurodesarrollo en la infancia y adolescencia pueden predisponer o incrementar el riesgo de padecer trastornos psiquiátricos graves en la adolescencia tardía y la edad adulta.
- El trastorno de apego reactivo y el trastorno de relación social desinhibido se asocian a situaciones de negligencia grave en los cuidados en los primeros años de vida.
- El TEPT en los niños preescolares tiene características específicas y diferenciadas, lo que justifica un subtipo específico en el DSM-5-TR.

(Continúa)

PUNTOS CLAVE *(Cont.)*

- La visión más adecuada de los trastornos de SSF es la dimensional. El enfoque de la evaluación y tratamiento de estos trastornos debe ser integral: hay que involucrar a la familia y es esencial la psicoeducación.
- El trastorno de pica, el de rumiación y el de evitación/restricción de la ingesta de alimentos suelen aparecer con mayor frecuencia en estadios tempranos de la infancia, aunque podrían iniciarse en cualquier etapa de la infan-

cia-adolescencia o incluso en la edad adulta. Una atención integral, individualizada y multidisciplinaria es la más adecuada.
- El trastorno negativista desafiante y el trastorno de conducta son frecuentes y se asocian a un impacto negativo en el niño y sus familias, con peores resultados adaptativos a lo largo de la vida de estos pacientes y un elevado coste para la sociedad.

BIBLIOGRAFÍA

American Psychiatric Association. Guía de consulta de los criterios diagnósticos del DSM-5-TR. 5ª ed. Madrid: Editorial Médica Panamericana; 2023.

Althoff RR, Verhulst FC, Rettew DC, Hudziak JJ, Van der Ende J. Adult outcomes of childhood dysregulation: a 14-year follow-up study. J Am Acad Child Adolesc Psychiatry. 2010;49(11):1105-16.

Alvarenga PG, Mastrorosa RS, Rosario MC. Trastorno obsesivo-compulsivo en el niño y el adolescente (Villegas R, Placencia P, Alda JA, Cox P, traductores). En: Rey JM, edición. Manual de salud mental infantil y adolescente de la IACAPAP. Ginebra: Asociación Internacional de Psiquiatría del Niño y el Adolescente y Profesiones Afines; 2017. Capítulo F.3.

American Psychiatric Association. Guía de Consulta de los Criterios Diagnósticos del DSM-5 TR. 5ª ed. Madrid: Editorial Médica Panamericana; 2023.

American Psychiatric Association. Manual diagnóstico y estadístico de los trastornos mentales. 5ª ed. Arlington: Asociación Americana de Psiquiatría; 2014.

Bertocci MA, Bebko G, Olino T, Fournier J, Hinze AK, Bonar L et al. Behavioral and emotional dysregulation trajectories marked by prefrontal-amygdala function in symptomatic youth. Psychol Med. 2014;44(12):2603-15.

Birmaher B, Axelson D, Goldstein B, Strober M, Gill MK, Hunt J et al. Four-year longitudinal course of children and adolescents with bipolar spectrum disorders: the Course and Outcome of Bipolar Youth (COBY) study. Am J Psychiatry. 2009;166(7):795-804.

Birmaher B, Brent D, Bernet W, Bukstein O, Walter H, Benson RS et al. Practice parameter for the assessment and treatment of children and adolescents with depressive disorders. J Am Acad Child Adolesc Psychiatry. 2007;46(11):1503-26.

Bourne L, Bryant-Waugh R, Cook J, Mandy W. Avoidant/restrictive food intake disorder: a systematic scoping review of the current literature. Psychiatry Res. 2020;288:112961.

Brigham KS, Manzo LD, Eddy KT, Thomas JJ. Evaluation and Treatment of Avoidant/Restrictive Food Intake Disorder (ARFID) in Adolescents. Curr Pediatr Rep. 2018;6(2):107-113.

Brotman MA, Schmajuk M, Rich BA, Dickstein DP, Guyer AE, Costello EJ et al. Prevalence, clinical correlates, and longitudinal course of severe mood dysregulation in children. Biol Psychiatry. 2006;60(9):991-7.

Bui E, Ohye B, Palitz S, Olliac B, Goutaudier N, Raynaud JP et al. Reacciones agudas y crónicas ante trauma en niños y adolescentes (García Parreño B, Hermosín Carpio N, Alonso Bada S, traductoras). En: Rey JM, edición. Manual de salud mental infantil y adolescente de la IACAPAP. Ginebra: Asociación Internacional de Psiquiatría del Niño y el Adolescente y Profesiones Afines; 2017. Capítulo F.4.

Burnett-Zeigler I, Walton MA, Ilgen M, Barry KL, Chermack ST, Zucker RA et al. Prevalence and correlates of mental health problems and treatment among adolescents seen in primary care. J Adolesc Health. 2012;50(6):559-64.

Cheung AH, Kozloff N, Sacks D. Pediatric depression: an evidence-based update on treatment interventions. Curr Psychiatry Rep. 2013;15(8):381.

Creswell C, Waite P, Hudson J. Practitioner Review: Anxiety disorders in children and young people – assessment and treatment. J Child Psychol Psychiatry. 2020;61(6):628-643.

Creswell C, Waite P, Cooper PJ. Assessment and management of anxiety disorders in children and adolescents. Arch Dis Child. 2014;99(7):674-8.

Creswell C, Waite P. Recent developments in the treatment of anxiety disorders in children and adolescents. Evid Based Ment Health. 2016;19(3):65-8.

Diler RS. Pediatric bipolar disorder: a global perspective. Nueva York: Nova Publishers; 2007.

Diler RS, Birmaher B. Trastorno bipolar en niños y adolescentes (Prieto-Tagle F, Mora E, traductoras). En: Rey JM, edición. Manual de salud mental infantil y adolescente de la IACAPAP. Ginebra: Asociación Internacional de Psiquiatría del Niño y el Adolescente y Profesiones Afines; 2012. Capítulo E.2.

Dougherty LR, Smith VC, Bufferd SJ, Carlson GA, Stringaris A, Leibenluft E et al. DSM-5 disruptive mood dysregulation disorder: correlates and predictors in young children. Psychol Med. 2014;44(11):2339-50.

Fields VL, Soke GN, Reynolds A, Tian LH, Wiggins L, Maenner M et al. Pica, autism, and other disabilities. Pediatrics. 2021;147(2):e20200462.

Fiertag O, Taylor S, Tareen A, Garralda E. Trastornos somatomorfos (Hernández González C, Mena Morales A, Alvarado Dafont A, traductoras). En: Rey JM, edición. Manual de salud mental infantil y adolescente de la IACAPAP. Ginebra: Asociación Internacional de Psiquiatría del Niño y el Adolescente y Profesiones Afines; 2014. Capítulo I.1.

Figueroa A, Soutullo C, Ono Y, Saito K. Ansiedad por separación (Candelas-Muñoz A, Hernández-González C, Mena A, traductoras). En: Rey JM, edición. Manual de salud mental infantil y adolescente de la IACAPAP. Ginebra: Asociación Internacional de Psiquiatría del Niño y el Adolescente y Profesiones Afines; 2016. Capítulo F.2.

Fuentes J, Hervás A, Howlin P. Guía práctica para el autismo de ESCAP: resumen de las recomendaciones basadas en la evidencia para su diagnóstico y tratamiento. European Child and Adolescent Psychiatry; 2020.

García LL, Pardillo DM, Rubio B. Manual de psiquiatría de la infancia y la adolescencia. Madrid: Elsevier; 2021.

Hervás A. Un autismo, varios autismos. Variabilidad fenotípica en los trastornos del espectro autista. Rev Neurol. 2016; 62 (Supl 1): S9-S14.

Hirota T, King BH. Autism Spectrum Disorder A Review. JAMA, 2023; 329 (2):157-168.

James AC, James G, Cowdrey FA, Soler A, Choke A. Cognitive behavioural therapy for anxiety disorders in children and adolescents. Cochrane Database Syst Rev. 2015;(2):CD004690.

Katzman DK, Norris ML, Zucker N. Avoidant restrictive food intake disorder. Psychiatr Clin North Am. 2019;42(1):45-57.

Kaur M, Floyd A, Balta AM. Oppositional defiant disorder: evidence-based review of behavioral treatment programs. Ann Clin Psychiatry. 2022;34(1):44-58.

Kowatch RA, Youngstrom EA, Danielyan A, Findling RL. Review and meta-analysis of the phenomenology and clinical characteristics of mania in children and adolescents. Bipolar Disord. 2005;7(6):483-96.

Krieger FV, Leibenluft E, Stringaris A, Polanczyk GV. Irritability in children and adolescents: past concepts, current debates, and future opportunities. Braz J Psychiatry. 2013;35(supl 1):32-9.

Krishnan V, Nestler EJ. Linking molecules to mood: new insight into the biology of depression. Am J Psychiatry. 2010;167(11):1305-20.

Leung AKC, Hon KL. Pica: a common condition that is commonly missed – an update review. Curr Pediatr Rev. 2019;15(3):164-169.

Martínez M, Rathod S, Friesen HJ, Rosen JM, Friesen CA, Schurman JV. Rumination syndrome in children and adolescents: a mini review. Front Pediatr. 2021;9:709326.

McGough JJ. Chronic non-episodic irritability in childhood: current and future challenges. Am J Psychiatry. 2014;171(6):607-10.

Murray HB, Juarascio AS, Di Lorenzo C, Drossman DA, Thomas JJ. Diagnosis and treatment of rumination syndrome: a critical review. Am J Gastroenterol. 2019;114(4):562-578.

Oerbeck B, Manassis K, Overgaard KR, Kristensen H. Mutismo selectivo (Prieto-Tagle F, Mezzatesta M, traductoras). En: Rey JM, edición. Manual de salud mental infantil y adolescente de la IACAPAP. Ginebra: Asociación Internacional de Psiquiatría del Niño y el Adolescente y Profesiones Afines; 2018. Capítulo F.5.

Organización Mundial de la Salud. Clasificación Internacional de Enfermedades. 11ª ed. (CIE-11). Informe del director general. Ginebra: Organización Mundial de la Salud; 2019.

Parellada Redondo M, López Moreno L. Trastornos del espectro autista. En: Lázaro L, Moreno D, Rubio B. Manual de Psiquiatría de la Infancia y la Adolescencia. Barcelona, Elsevier España; 2021. Pp.: 181-195.

Pringsheim T, Hirsch L, Gardner D, Gorman DA. The pharmacological management of oppositional behaviour, conduct problems, and aggression in children and adolescents with attention-deficit hyperactivity disorder, oppositional defiant disorder, and conduct disorder: a systematic review and meta-analysis. Part 1: psychostimulants, alpha-2 agonists, and atomoxetine. Can J Psychiatry. 2015;60(2):42-51.

Pringsheim T, Hirsch L, Gardner D, Gorman DA. The pharmacological management of oppositional behaviour, conduct problems, and aggression in children and adolescents with attention-deficit hyperactivity disorder, oppositional defiant disorder, and conduct disorder: a systematic review and meta-analysis. Part 2: antipsychotics and traditional mood stabilizers. Can J Psychiatry. 2015;60(2):52-61.

Quy K, Stringaris A. Trastorno negativista desafiante (Prieto-Tagle F, Gilibert Sánchez N, traductoras). En: Rey JM, edición. Manual de salud mental infantil y adolescente de la IACAPAP. Ginebra: Asociación Internacional de Psiquiatría del Niño y el Adolescente y Profesiones Afines; 2017. Capítulo D.2.

Rapee RM. Trastornos de ansiedad en niños y adolescentes: naturaleza, desarrollo, tratamiento y prevención (Irarrázaval M, Estefan MT, traductores). En: Rey JM, edición. Manual de salud mental infantil y adolescente de la IACAPAP. Ginebra: Asociación Internacional de Psiquiatría del Niño y el Adolescente y Profesiones Afines; 2016. Capítulo F.1.

Ratheesh A, Davey C, Hetrick S, Álvarez-Jiménez M, Voutier C, Bechdolf A et al. A systematic review and meta-analysis of prospective transition from major depression to bipolar disorder. Acta Psychiatr Scand. 2017;135(4):273-284.

Rey JM, Bella-Awusah TT, Liu J. Dépression de l'enfant et de l'adolescent. En: Rey JM, edición. IACAPAP e-Textbook of Child and Adolescent Mental Health. Ginebra: International Association for Child and Adolescent Psychiatry and Allied; 2012. Capítulo E.1.

Scott S. Trastorno de la conducta (Prieto Tagle F, Hacohen Domené S, traductoras). En: Rey JM, edición. Manual de salud mental infantil y adolescente de la IACAPAP. Ginebra: Asociación Internacional de Psiquiatría del Niño y el Adolescente y Profesiones Afines; 2017. Capítulo D.3.

Scott S, O'Connor TG. An experimental test of differential susceptibility to parenting among emotionally-dysregulated children in a randomized controlled trial for oppositional behavior. J Child Psychol Psychiatry. 2012;53(11):1184-93.

Strawn JR, Lu L, Peris TS, Levine A, Walkup JT. Research Review: Pediatric anxiety disorders – what have we learnt in the last 10 years? J Child Psychol Psychiatry. 2021;62(2):114-139.

Stringaris A, Goodman R. Mood lability and psychopathology in youth. Psychol Med. 2009;39(8):1237-45.

Thapar A, Collishaw S, Pine DS, Thapar AK. Depression in adolescence. Lancet. 2012;379(9820):1056-67.

Thomas JJ, Lawson EA, Micali N, Misra M, Deckersbach T, Eddy KT. Avoidant/restrictive food intake disorder: a three-dimensional model of neurobiology with implications for etiology and treatment. Curr Psychiatry Rep. 2017;19(8):54.

Walter HJ, Bukstein OG, Abright AR, Keable H, Ramtekkar U, Ripperger-Suhler J et al. Clinical Practice Guideline for the Assessment and Treatment of Children and Adolescents With Anxiety Disorders. J Am Acad Child Adolesc Psychiatry. 2020;59(10):1107-1124.

Wozniak J, Spencer T, Biederman J, Kwon A, Monuteaux M, Rettew J et al. The clinical characteristics of unipolar vs. bipolar major depression in ADHD youth. J Affect Disord. 2004;82(supl 1):S59-69.

Zepf FD, Biskup CS, Holtmann M, Runions K. Trastorno de desregulación disruptiva del estado de ánimo (Prieto-Tagle F, Fuertes, traductoras). En: Rey JM, edición. Manual de salud mental infantil y adolescente de la IACAPAP. Ginebra: Asociación Internacional de Psiquiatría del Niño y el Adolescente y Profesiones Afines; 2017. Capítulo E.3.

Psiquiatría geriátrica

25

A. Catalán Martínez

OBJETIVOS

- Reconocer los trastornos mentales en los mayores.
- Conocer las características diferenciales de los distintos trastornos mentales en la edad avanzada.
- Tener siempre en mente las interacciones entre la salud física y la mental en los mayores.
- Poder aplicar un diagnóstico diferencial de los distintos trastornos.
- Evitar el nihilismo terapéutico e individualizar el tratamiento farmacológico.

INTRODUCCIÓN

La población mundial está envejeciendo de manera progresiva. El envejecimiento comporta diferentes variables (a nivel biológico/médico, social y espiritual) que deberán conocerse y tenerse en cuenta. La proporción de personas mayores en España en 2022 era de un 20,8 %, según datos del Instituto Nacional de Estadística. Según el Centro de Investigación Biomédica En Red de Salud Mental, los trastornos mentales afectan a un 19,5 % de la población española. En consecuencia, la proporción de personas mayores afectas de trastornos mentales, ya sea de debut en la juventud o en la senectud, es cada vez más elevada. Además, no existe actualmente una subespecialidad en psiquiatría geriátrica en España. Por estos motivos, raramente podrá haber algún psiquiatra/psicoterapeuta que no se vea con el reto de tratar a personas de edad avanzada en cualquiera que sea su ámbito de trabajo.

En la historia de la psiquiatría, desde el siglo XIII, empiezan a surgir corrientes que se interesan en las patologías mentales de la senilidad, aunque sobre todo en su aspecto deficitario: las pérdidas y, principalmente, los cuadros de demencia. A finales del siglo XIX aparece ya el interés en los trastornos mentales observados en la edad avanzada, y se empieza a hablar de las psicosis en el envejecimiento. La psicosis en la edad avanzada llegó a ser definida por Kraepelin como «el asunto más oscuro de la psiquiatría».

El foco de la psiquiatría geriátrica son las personas de edad avanzada con patologías de elevada complejidad o en estado de fragilidad. Este aspecto es necesario matizarlo, porque existe la tendencia a confundir *psiquiatría geriátrica* con *atención a personas mayores afectas de demencia*. Aunque se estipuló la edad de 65 años para marcar el final de la época laboral a finales del siglo XIX, y se usó para identificar lo que representaba una persona mayor, lo relevante será la edad

biológica de las personas, mucho más que la cronológica. En el ámbito de la psiquiatría geriátrica, no tendrá lugar una persona activa y funcional de 67 años con un trastorno adaptativo leve, sin más complejidad, pero puede tenerlo una persona de 58 años afecta de demencia frontal, por poner un ejemplo.

En este capítulo, no se abordarán los trastornos neurocognitivos ni los síndromes confusionales por ser objeto de otra sección, pero deberán estar siempre en la mente del clínico en el momento de realizar un diagnóstico diferencial, y podrán ser comórbidos a cualquiera de los trastornos analizados en las siguientes páginas.

Para identificar lo que representa una persona mayor, lo relevante es que:

- El foco ha de estar en la elevada complejidad y fragilidad.
- Hay que fijarse en la edad biológica y no en la cronológica.
- Siempre hay que tener en mente los trastornos neurocognitivos.

El envejecimiento comporta cambios a nivel físico (**Tabla 25-1**).

Los problemas de salud mental son tan frecuentes en los mayores como en los adultos jóvenes. Están asociados a un considerable sufrimiento individual, un elevado riesgo de suicidio, un mayor uso de los servicios de salud y sociales y a peores resultados en salud física.

Sin embargo, los mayores son menos propensos a expresar espontáneamente quejas emocionales, y sus trastornos mentales tienen menos probabilidad de ser detectados y tratados.

Tabla 25-1. Cambios fisiológicos producidos por el envejecimiento

	Cambios	Implicaciones	Conducta que se ha de seguir
Renal	• Disminución del parénquima cortical • Cambios vasculares • Disminución de la función renal (origen fisiológico más daño)	• Disminución de la depuración de los fármacos	• Ajustar dosis en fármacos que se eliminen por vía renal
Cardiovascular y respiratorio	• Aumento de la rigidez arterial, disminución de la función vasodilatadora, rigidez valvular, disminución de la distensibilidad cardíaca • Pérdida de elasticidad pulmonar	• Aumento PAS • Peor respuesta al ejercicio físico • Riesgo aumentado de arritmias	• Necesidad de mayor control ECG y limitación en uso de fármacos que aumenten el intervalo QT
Cerebral	• Disminución de la masa encefálica • Disminución neuronal en corteza prefrontal • Disminución de dopamina, acetilcolina y serotonina	• Pérdida de la función ejecutiva • Enlentecimiento en procesar información • Dificultad para cambiar el foco atencional • Disminución de la memoria de trabajo y episódica (no semántica)	• Mayores déficits cognitivos que pueden llevar a errores en la toma de fármacos: hay que simplificar pautas
Musculoesquelético	• Disminución del músculo esquelético • Disminución de la densidad ósea • Aumento de la rigidez de los tendones	• Pérdida de fuerza • Riesgo de caídas y fracturas	• Vigilar fármacos que puedan disminuir la capacidad de reacción, lo que agrava estos riesgos
Digestivo	• Disminución de la velocidad del tránsito intestinal • Disminución de la función hepática	• Estreñimiento • Enlentecimiento del metabolismo	• Acumulación de fármacos • Riesgo de oclusión intestinal
Otros	• Presbicia • Presbiacusia • Disminución del gusto • Disminución de la saliva • Enlentecimiento del sistema inmunitario • Aumento de la grasa visceral e infiltración grasa de tejidos	• Pérdida funcional • Menor respuesta a infecciones y vacunas • Riesgo de diabetes • Aumento de la resistencia a insulina • Mayores factores inflamatorios	• Atención a síndrome metabólico

ECG: electrocardiograma; PAS: presión arterial sistólica.

Específicamente, los mayores tienden a quejarse menos de las pérdidas (de relaciones o habilidades) al ser esto considerado socialmente como normal en esa etapa de la vida. En cuanto a la presentación de las enfermedades mentales, es mucho más frecuente que se expresen con síntomas físicos a que lo hagan con síntomas mentales, lo que lleva con más probabilidad a la realización de múltiples exploraciones complementarias o consultas con distintos especialistas antes de la consulta con un psiquiatra.

El estigma respecto a las enfermedades mentales es mucho más elevado en esta población, por lo que será importante que la persona que les derive haya trabajado mucho el vínculo y la confianza para que acepten la consulta. Derivar directamente a psiquiatría puede hacer que los pacientes crean que se duda de su dolor o sufrimiento: así, puede que los sujetos no acudan, y que el problema se agrave y se cronifique. Las interconsultas en los ambulatorios de primaria pueden servir para empezar a trabajar antes de la derivación y que esta resulte exitosa. Numerosos mitos y creencias, como la que atribuye la tristeza al simple hecho de ser mayor, también dificultarán un adecuado diagnóstico y un tratamiento apropiado.

! El envejecimiento lleva a la acumulación de enfermedades que aumentan la fragilidad y precisan un trabajo interdisciplinar y una buena coordinación entre especialistas médicos, trabajadores sociales y enfermería. Además, también es necesaria una labor formativa que luche contra el nihilismo terapéutico. No es normal estar triste, tampoco tener dolor, perder el apetito o dejar de realizar actividades placenteras.

A nivel social, también existen cambios relevantes que llevarán a dificultades: mayor soledad, cambio de papeles desempeñados en la familia y en la sociedad derivados de la jubilación, discapacidad, dependencia, pérdida de poder adquisitivo, pérdida de amistades o pareja, duelos, etc. No hay que menospreciar los cambios existentes también a nivel sexual, una esfera sobre la que se tiende a no preguntar suficientemente, pero que puede ser central en algunos trastornos.

En resumen, se podría decir que con la edad disminuye la capacidad de adaptación a los cambios justo cuando esos cambios son más frecuentes en todos los niveles. Estas alteraciones tienen implicación también a nivel farmacocinético y farmacodinámico (desaceleración del metabolismo y excreción de los medicamentos). Una mayor proporción de grasa y una menor de agua llevan al aumento del volumen de distribución de los fármacos lipofílicos y su vida media (con riesgo de acumulación), así como a la disminución de la función renal. Esto será muy importante para la prescripción, siguiendo el lema *start low, go slow*.

Con la edad, se dan ciertos cambios:

- Disminuye la capacidad de adaptación.
- Cambia el metabolismo.
- Hay que tratar siguiendo el lema *start low, go slow*.

Si a lo comentado de la edad avanzada se añade la enfermedad mental, se hablará de un mayor riesgo de institucionalización, con las dificultades adaptativas correspondientes a un cambio de domicilio, rutinas, normas y dieta. Y no se debe olvidar a la familia y los cuidadores, que también serán protagonistas en esta etapa vital.

Por esas razones, deberá plantearse que la psiquiatría geriátrica representa un reto para el clínico. Por eso, se intentarán establecer, de la manera más sencilla posible, las estrategias de abordaje de los trastornos mentales en el paciente frágil/complejo.

GENERALIDADES

Independientemente de la edad, la entrevista clínica es la mayor herramienta diagnóstica de la psiquiatría. En la persona mayor exigirá algunas adaptaciones que la faciliten, pero nunca puede obviarse ni sustituirse por una entrevista con un familiar.

Entrevista clínica

Habitualmente, debe realizarse en un entorno tranquilo y con el tiempo suficiente. Se tiende a permitir la entrada de familiares de manera más frecuente que en el caso de las personas más jóvenes, pero es importante que el paciente dé su consentimiento, y se permita que al menos una parte sea individual. Por ejemplo, una persona afecta de una enfermedad crónica puede querer expresar ideas de muerte, pero a la vez temer causar sufrimiento a sus allegados.

Los déficits sensoriales pueden requerir una mayor proximidad y la entrevista puede verse dificultada por el hecho de que haya una mesa en medio: si la persona lo autoriza, no hay que dudar en situarse más cerca. Los déficits cognitivos pueden llevar a que el paciente no recuerde datos relevantes sobre los antecedentes: en ese punto, ayudarán los familiares o incluso las historias clínicas compartidas. Que una persona tenga déficits mnésicos o incluso una demencia avanzada no justifica que no se le pregunte por su estado de ánimo o su opinión sobre realizar un seguimiento. Durante la entrevista, también se debe observar el lenguaje no verbal, que puede ser muy informativo. Una persona que se friega las manos intensamente o que se toca los botones del camisón proporciona orientaciones muy distintas, ansiedad o conductas estereotipadas. El hecho de tener una demencia no excluye la existencia de una depresión, como el hecho de padecer

una esquizofrenia no impide desarrollar la enfermedad de Alzheimer.

La estructura de la entrevista no difiere de la habitual, pero sí que deberá preguntarse más sobre factores psicosociales, y la parte de psicobiografía será previsiblemente más larga. Un tema muy relevante será la anamnesis farmacológica: se deben conocer alergias, intolerancias y, sobre todo, antecedentes de respuesta a medicamentos. Es muy probable que los sujetos nombren fármacos ya inexistentes, pero eso puede orientar al profesional a la hora de prescribir un tratamiento.

A menudo, los pacientes institucionalizados acudirán a la consulta acompañados por personal cuidador o familiares que pueden ayudar como informadores, pero otras veces será necesario hacer una llamada telefónica o escribir un correo a los centros para obtener dicha información. En el caso de los acompañantes profesionales o voluntarios que no conozcan al enfermo, puede pedirse que esperen fuera para preservar su privacidad. A menudo, las recetas electrónicas no se corresponden con la medicación habitual, las alteraciones del sueño tienen que ver más con un ritmo distinto al del centro que con un insomnio primario, o las anorexias pueden tener relación con una dieta que no se corresponde con la previa, principalmente si el ingreso en residencia es reciente (por ejemplo, las ensaladas de pasta en nonagenarios que siempre han comido la pasta caliente).

Respecto a la entrevista, se han de tener en cuenta los siguientes puntos especialmente:

- Los déficits sensoriales o cognitivos dificultan la entrevista, pero no la impiden.
- Se entrevista a la persona afecta y a la familia, pero no solo a la familia.
- Es muy importante la entrevista farmacológica.

Exploración psicopatológica, exploración física y escalas clínicas

La exploración psicopatológica deberá incluir cognición. Nunca se han de obviar las preguntas sobre las ideas de muerte o suicidio, más frecuentes en la edad avanzada. La recomendación de la autora es hacerla sin la familia presente si es posible. El lenguaje deberá adaptarse no solo nivel cognitivo, sino también al cultural. Asimismo, será importante conocer las particularidades culturales del individuo, porque se pueden confundir creencias con psicosis.

La exploración física será más relevante que en los pacientes jóvenes sin patologías concomitantes, e incluirá una exploración neurológica en la que se buscarán síntomas extrapiramidales, alteraciones de la marcha o musculoesqueléticas. Es posible ver más claramente las dificultades visuales o de coordinación, que pueden orientar sobre las conductas que se han de seguir a nivel terapéutico (si la persona no tiene fuerza en las manos, hay que intentar no prescribir fármacos que vayan en un frasco de rosca).

Las escalas clínicas no son necesarias para el diagnóstico, fuera de los casos de deterioro cognitivo, cuando pueden ayudar a filiar, pero hay que estar muy atentos a que estén validadas en la población anciana por el riesgo de sobrediagnóstico o infradiagnóstico en relación con problemas físicos, variaciones circadianas, déficits visuales, etcétera.

Exploraciones complementarias

Han de tenerse en cuenta las siguientes exploraciones complementarias:

- Laboratorio. Para un primer despistaje de patologías concomitantes o demencias tratables, siempre que sea posible, y si no se dispone de una analítica reciente, debe solicitarse:
  - Analítica de sangre con hemograma; bioquímica básica; ionograma; calcio; perfil renal, lipídico y hepático; vitamina B_{12} y ácido fólico intraeritrocitario; serología luética; tirotropina.
  - Sedimento de orina.
- Neuroimagen. Es recomendable tener una prueba de imagen cerebral según las posibilidades en cada centro y el grado de sospecha clínica, sobre todo en trastornos de debut o deterioro cognitivo: tomografía axial computarizada, resonancia magnética nuclear, tomografía por emisión de positrones, tomografía por emisión de fotón único, etcétera.
- Exploración neuropsicológica:
  - Para una buena exploración, con resultados fiables, se debería esperar a una estabilidad clínica.
  - No se recomienda realizarla en el momento agudo.
  - Se puede programar a nivel ambulatorio.

Diagnóstico y tratamiento

En el diagnóstico, hay que tener en cuenta que la comorbilidad es más la regla que la excepción. Respecto al tratamiento, lo primero que se ha de evitar es el nihilismo terapéutico. Los fármacos deben introducirse lentamente y las dosis han de aumentarse de forma gradual (también de manera lenta), pero tienen que pautarse, y debe llegarse a dosis terapéuticas si son bien tolerados.

A nivel farmacológico, ya se han explicado las dificultades derivadas de los cambios metabólicos, farmacocinéticos y farmacodinámicos. También será muy relevante conocer los fármacos que pueden producir un cuadro clínico ansioso, depresivo, maníaco o psicótico. Se prestará atención a los de reciente introducción o retirada y a los cambios de dosis o formulaciones, incluso a los cambios de marcas de genéricos, porque puede haber variedad en los aditivos (lactosa, etc.) o la forma (confusiones con las jeringas o soluciones, por ejemplo). Con la edad, se tiende a acumular fármacos prescritos y no retirados, y pueden tomarse fármacos duplicados con distintas marcas e idénticos principios activos, o es posible ir sumando medicamentos sin receta o productos de herboristería/homeopatía y similares, que pueden interaccionar o ser desaconsejados en determinadas circunstancias. Desprescribir también cura, y es posible ver fármacos causantes del cuadro clínico observado: los corticoides en la manía, por poner un ejemplo. Ha de tenerse en cuenta cuáles son los principales fármacos de riesgo en la persona mayor (**Tabla 25-2**).

Tabla 25-2. Principales fármacos de riesgo en la persona mayor		
Fármaco	**Efectos secundarios**	**Indicaciones**
Betabloqueantes	Sedación, depresión, *delirium*	Ansiedad, acatisia, temblor, abstinencia de benzodiacepinas
Clonidina	Sedación, confusión, psicosis, hipomanía	Trastorno por déficit de atención e hiperactividad
Salbutamol	Ansiedad, inquietud	
Codeína	Sedación	
Dextrometorfano	Alteración de la percepción	
Antihistamínicos	Sedación	Insomnio
Corticoides	Manía, hipomanía, depresión, psicosis	
Isoniacida, rifampicina	Confusión	
Antipalúdicos	Manía, psicosis	
Macrólidos	Manía	
Antiparkinsonianos	Psicosis	Corrección de síntomas extrapiramidales por antipsicóticos

 En general, habría que evitar:

- Bloqueantes α-adrenérgicos, medicaciones con efectos secundarios anticolinérgicos (aumento del riesgo de demencia y *delirium*).
- Medicaciones muy sedantes por riesgo de caídas y confusión.
- Medicaciones con vida media larga y con inhibición enzimática hepática potente, como eritromicina, alopurinol u omeprazol, que pueden llevar a acumulación.

Las investigaciones centradas en la etiología y la búsqueda de nuevos fármacos o de nuevas intervenciones terapéuticas excluyen habitualmente a los mayores, y se extrapolan de los estudios en jóvenes o en demencia. Los fármacos antipsicóticos pueden usarse con seguridad en la edad avanzada, pero se explicarán las especificidades en los siguientes apartados. No hay contraindicación en el uso del litio o la clozapina en edad avanzada. No existe contraindicación de acceso a terapias como la electroconvulsiva, la estimulación cerebral transcraneal o profunda o la terapia con esketamina.

Derivaciones

El tema más complejo en relación con la psiquiatría geriátrica estará relacionado con los recursos:

- Ausencia de homogeneidad en el territorio nacional o dentro de las diferentes comunidades autónomas.

- Falta de acceso de la persona mayor a recursos comunitarios, como centros de día o incluso hospitales de día de salud mental.
- Falta de acceso a unidades de agudos o ingresos en unidades de psicogeriatría destinadas a demencias de pacientes sin déficits cognitivos.
- Falta de formación de especialistas en psiquiatría geriátrica.
- Falta de coordinación entre especialidades: sobre todo, hay que trabajar con neurología y geriatría.

TRASTORNOS PSICÓTICOS

La esquizofrenia es una enfermedad sobre la que aún se debate a nivel diagnóstico. En la edad avanzada, es uno de los temas históricamente más complejos, y aún no está resuelto más que parcialmente. Además, en las siguientes líneas, también se estudiarán el trastorno esquizoafectivo y el trastorno delirante en las personas mayores.

Esquizofrenia

Se diferencian tres tipos de pacientes con esquizofrenia:

- Personas que sufren esquizofrenia desde la juventud y llegan a mayores.
- Personas que comienzan con síntomas esquizofrénicos en la edad media de la vida.
- Personas con inicio de los síntomas al llegar a la senectud.

Estos tipos presentarán características clínicas, cognitivas y de comorbilidad distintas. Las diferencias también determinarán aspectos de tratamiento, necesidad de recursos e intervenciones.

> **!**
> - El consenso de expertos de 1998, publicado en 2000 por Howard y el International Late-Onset Schizophrenia Group, definió la *esquizofrenia de inicio tardío* como la de aparición después de los 40 y hasta los 60 años, y denominó *psicosis similar a la esquizofrenia de inicio muy tardío (very late onset schizophrenia-like psychosis)* a la psicosis de aparición a partir de los 60.
> - Desde ese momento, los estudios publicados han usado esta nomenclatura y han buscado establecer diferencias y semejanzas con la esquizofrenia de inicio precoz y la de inicio tardío, sin llegar a establecer con claridad si se trata o no de la misma enfermedad.
> - La esquizofrenia de inicio muy tardío es la tercera enfermedad responsable de aparición de síntomas psicóticos en los ancianos visitados en los servicios de psicogeriatría, después de la demencia y la depresión.

El DSM-5-TR no plantea diferencias sintomatológicas en función de la edad de inicio del trastorno ni permite una codificación distinta en los ancianos. Ante una persona de edad avanzada afecta de esquizofrenia, los clínicos sí que pueden establecer disparidades respecto a los pacientes más jóvenes. La bibliografía también describe estas diferencias, aunque solo un 1 % de los artículos referentes a la esquizofrenia se centra en la población anciana (**Tabla 25-3**).

Esquizofrenia de inicio en la juventud

El envejecimiento de la población en países desarrollados, junto con una mayor atención a su salud física y mental, hace que muchas más personas con esquizofrenia lleguen a una edad avanzada. Sería necesario diferenciar entre dos poblaciones: la de los pacientes institucionalizados y la de los que continúan viviendo en la comunidad. Entre los primeros, hay muchos sujetos de la era prefarmacológica ingresados en hospitales psiquiátricos, en unidades llamadas de *psicogeriatría* o *de larga estancia*. Esta población se está reduciendo por la menor existencia de estos centros, pero muchos se encontrarán en residencias geriátricas sin la atención psiquiátrica idónea. Estas personas mantienen las ideas delirantes, pero presentan un mayor deterioro cognitivo y más sintomatología negativa, y tienen dosis más altas de fármacos antipsicóticos. No se ha podido demostrar un aumento de comportamientos violentos.

Entre los que continúan viviendo en la comunidad, un 50 % tiende a la recuperación o a la remisión de los síntomas, con persistencia de síntomas positivos muy leves o con los que han aprendido a convivir. Se evidencian mayores síntomas negativos y cognitivos que en los que comienzan más tarde, aunque, hasta el momento, no se ha descrito una clara evolución a demencia. Las fluctuaciones sintomatológicas son menores, muy frecuentemente coexiste cuadro clínico afectivo, y, en general, tienen una buena evolución clínica. La evolución social no es tan favorable; los sujetos presentan graves dificultades de integración e ingresos más tempranos y durante más tiempo en las residencias geriátricas.

Esquizofrenia de inicio tardío

Constituye un 20-29 % de los casos de esquizofrenia. Los factores de riesgo descritos son compartidos con la esquizofrenia de inicio precoz:

- Rasgos paranoides o esquizoides de personalidad.
- Sexo femenino (los varones comienzan más precozmente).
- Dificultades de adaptación social (mayor aislamiento).
- Antecedentes de migración.

No existen diferencias en antecedentes familiares, déficits sensoriales o problemas en la infancia. Clásicamente, las mujeres están más frecuentemente casadas que en los casos de inicio precoz, probablemente por el simple hecho de comenzar más tarde, aunque esto es probable que esté cambiando junto con la sociedad.

Los estudios y la experiencia clínica muestran que existe una menor gravedad psicopatológica y de síntomas positivos. Las alucinaciones son más a menudo multisensoriales y menores que en los casos de inicio precoz. Respecto a las ideas delirantes, en general son más sistematizadas, con una mayor convicción, y menos extrañas, y es más frecuente el llamado *delirio de tabiques* (asociado frecuentemente con el inicio tardío, aunque también descrito en casos de inicio precoz y muy tardío). No hay consenso sobre la existencia de menos síntomas negativos, pero sí que se describe un menor aplanamiento afectivo y menos trastornos formales del pensamiento.

Tabla 25-3. Esquizofrenia según la edad de inicio			
	Inicio precoz	**Tardío**	**Muy tardío**
Cuadro clínico	• Más síntomas negativos	• Delirios más sistematizados (tabiques) • Alucinaciones multisensoriales	• Predominio de síntomas positivos y desorganización
Cognición	• Deterioro cognitivo	• Menor aplanamiento afectivo y deterioro	• ¿Pródromo de demencia?
Evolución	• Peor pronóstico		• Baja tasa de remisión
Pruebas complementarias		• Alteraciones de neuroimagen inespecíficas	• Alteraciones de neuroimagen y neuropsicología
Tratamiento	• Dosis elevadas de antipsicóticos	• Menores dosis de antipsicóticos	• Infratratados

El funcionamiento es mejor y las dosis de antipsicóticos son menores. Respecto a la esfera cognitiva, se aprecia una mejor velocidad de procesamiento, abstracción y memoria, ajustando por edad, género, gravedad de los síntomas negativos y duración de la enfermedad.

> **!** El delirio de paramentos o tabiques está asociado con la esquizofrenia de inicio tardío, aunque puede darse en las de inicio precoz y muy tardío. La persona percibe las paredes como permeables, por lo que siente que recibe gases, luces o comunicaciones a través de suelos y techos, y que esta información se transmite fácilmente. A menudo, los pacientes aluden a máquinas que harían esa función de transmisoras.

Hasta un 73,3 % presenta alteraciones no específicas en la tomografía cerebral. El eterno debate de si se trata de la misma enfermedad que en los casos de inicio precoz no está resuelto.

Sobre este debate se han planteado hipótesis diversas:

• Hay alelos más frecuentemente alterados que en los casos de esquizofrenia de inicio precoz que podrían ser protectores.
• Podría haber una protección estrogénica.
• Tienen mejores resultados en pruebas de teoría de la mente, lo que también podría ser un factor protector.

Hoy en día no hay todavía criterios específicos en el DSM-5-TR, por lo que la diferenciación es útil de cara al manejo y al pronóstico, pero no para la codificación. No existe prácticamente ningún estudio específico a nivel farmacológico en esta población.

Esquizofrenia de inicio muy tardío

Ante un inicio de síntomas psicóticos más allá de los 60 años, la primera hipótesis diagnóstica debe ser la de la existencia de otras patologías distintas de la esquizofrenia. Se ha comentado que las principales causas son la demencia y la depresión, pero lo primero en lo que hay que centrarse es en descartar un síndrome confusional.

La *psicosis parecida a la esquizofrenia de inicio muy tardío* se presenta con una mayor preponderancia del cuadro clínico positivo, principalmente delirante, y de desorganización. Habitualmente son cuadros muy floridos en los que no se aprecia cuadro clínico cognitivo. Siempre se ha defendido que existe menos cuadro clínico negativo porque la evolución más breve produce menos deterioro y empobrecimiento, pero no se ha confirmado con ningún estudio específico. Se plantea que exista más riesgo de demencia, aunque no ha podido establecerse que se trate de un pródromo.

En general, no existen trastornos formales del pensamiento, las alucinaciones son de varias modalidades sensoriales simultáneas y las ideas delirantes son, predominantemente, paranoides. Como en los casos de inicio tardío, también hay más mujeres; en este caso sí que hay una relación con mayores déficits sensoriales, hay menos antecedentes familiares y se aprecian más alteraciones en neuroimagen y neuropsicología.

Hay que destacar que es frecuente que estos pacientes estén infratratados o no tratados, precisamente por la analogía con el tratamiento de las demencias con síntomas psicóticos, y esto podría ser determinante de un peor pronóstico, ya que los estudios describen una menor remisión que en los casos de inicio antes de los 60 años. Si las personas afectas no llegan al psiquiatra porque se atribuye el cuadro clínico a un cuadro cognitivo o a una enfermedad médica, probablemente se trate con dosis bajas, no se aspire a una resolución de los síntomas y se considere como previsible el deterioro. Por otro lado, se sabe que existen menos receptores de dopamina D_2 en la edad avanzada, lo que hace a esta población especialmente sensible a los efectos secundarios extrapiramidales. Además, estos síntomas continúan durante más tiempo después de discontinuar la medicación, con los riesgos antes explicados.

Respecto al tratamiento, el abordaje de las esquizofrenias en la edad avanzada debería realizarse en más de un nivel:

• **Farmacológico**. No solo de los síntomas psicóticos, sino también de los afectivos, más comúnmente comórbidos.
• **Médico**:
  – Hay que hacer un mejor control de las enfermedades físicas, de la polifarmacia y, sobre todo, de los factores de riesgo cardiovasculares.
  – En los pacientes institucionalizados, esa parte se encuentra cubierta, pero no así en los que viven en el domicilio.
  – Existen, a menudo, dificultades para la interpretación de los síntomas, con tendencia a atribuir a la patología mental quejas de la esfera física, y a la inversa.
  – Sería necesaria una mejor coordinación entre profesionales.

- **Social**:
  - Se han de trabajar habilidades sociales y estrategias de afrontamiento.
  - Hay que gestionar los recursos escasos de los que se dispone.
- **Cognitivo**:
  - Con estimulación cognitiva (a pesar de los escasos estudios que demuestran su efectividad).
  - Y con estimulación física.

> ! Es necesario un tratamiento farmacológico con dosis y tiempo adecuados.

La experiencia muestra que, muchas veces, las esquizofrenias de inicio en la juventud que continúan activas en la edad avanzada lo hacen con menor virulencia; los síntomas se aceptan mejor (se convive mejor con ellos) y muchas veces las voces tienen un contenido más positivo o la angustia con la que se viven es menor. En esos casos, una lucha hasta la eliminación completa de los síntomas positivos puede ser contraproducente y es posible que se produzcan efectos secundarios que representen un malestar mayor que el de las alucinaciones, se agrave la salud física del paciente (con lo que se aumente la morbimortalidad), se aumente la discapacidad o la pérdida funcional y, sobre todo, se rompa la alianza terapéutica y la adherencia, con lo que se agrave el pronóstico vital. Los síntomas de la esfera afectiva, tan comunes en estos procesos, pueden ser útiles para fomentar una adherencia al tratamiento farmacológico dada la pobre conciencia de trastorno.

Trastorno esquizoafectivo

Existen pocas especificidades del trastorno esquizoafectivo en la población mayor. En el caso del trastorno de inicio precoz, la evolución representará principalmente *complejidad*. Hay poco escrito sobre el trastorno esquizoafectivo en la edad avanzada. La mayoría de la literatura médica se centra más en un sumatorio de las diferencias entre el trastorno bipolar y el trastorno psicótico entre jóvenes y mayores sin que exista consenso ni siquiera en la distinción entre los tipos bipolar y depresivo.

Trastorno delirante

Según el DSM-5-TR, el trastorno delirante se caracteriza por la presencia de uno o más delirios durante 1 mes o más en una persona que, a excepción de los delirios y sus ramificaciones conductuales, no parece extraña y no está funcionalmente deteriorada. Las alucinaciones prominentes, otros síntomas psicóticos y las alteraciones de humor marcadas están ausentes. La prevalencia estimada es del 0,18 %; no obstante, puede estar subestimada, porque la mayoría de los sujetos no consulta. A diferencia de los pacientes con esquizofrenia, en el trastorno delirante la mayoría ha funcionado a nivel social o laboral. De hecho, muchas veces se detecta el trastorno delirante al inicio de un deterioro cognitivo, ya que los síntomas del segundo provocan que se puedan ver los del primero o que la persona sea más vulnerable y se la pueda llevar a consulta. La

aparición típica es hacia los 40 años, pero se puede dar entre los 18 y los 90; hasta un 25 % de los casos se inician después de los 65 años. La existencia de trastornos delirantes es menos indicativa de deterioro que de alteraciones sensoperceptivas, pero hay determinados temas que pueden llevar a sospechar de un pródromo de demencia.

Al igual que en la esquizofrenia, es posible diferenciar entre el trastorno delirante de inicio precoz y el de inicio tardío:

- **De inicio precoz**:
  - La edad de debut del trastorno delirante es más tardía que la de la esquizofrenia.
  - Clásicamente, se negaba la existencia de deterioro cognitivo asociado a la enfermedad como factor diferencial de la esquizofrenia. Sin embargo, esto no es tan evidente en la actualidad al tratar con los mismos fármacos antipsicóticos.
- **De inicio tardío**:
  - Hay factores predisponentes previos en la juventud, como trastornos de personalidad *cluster* A, consumo de alcohol u otros tóxicos, enfermedades neurodegenerativas predominantemente motoras o alteraciones neurosensoriales.
  - También son predisponentes el aislamiento social, la deprivación sensorial o la inmigración reciente.
  - Las modificaciones recientes en la vida del sujeto pueden actuar de desencadenantes.
  - La actitud del ambiente, los sentimientos de inseguridad, el bajo nivel de estudios o un nivel socioeconómico precario también serán favorecedores.

> ! En lo que se refiere al diagnóstico, a diferencia de lo que sucede en los jóvenes, se permite la existencia de alteraciones sensoperceptivas, sobre todo si son auditivas e irregulares o transitorias. El trastorno delirante de debut tardío es frecuentemente de tipo paranoico, sistematizado más o menos según el nivel cognitivo, y hace referencia a la situación de la persona mayor y a su esfera actual de intereses y actividades. Cuanto mayor es el sujeto, el contenido es más terrenal y está más fijado al propio universo del individuo o a su cuerpo, contrariamente al más ideico de los jóvenes. En los mayores no se aprecian ideas de influencia ni fenómenos de automatismo mental. No hay fragmentación con la realidad, ni trastornos del curso del pensamiento.

Los temas principales serán los persecutorios e hipocondríacos. Generalmente, el debut es insidioso y el contenido es bastante pobre (restricción a un tema). A diferencia de lo que sucede en los jóvenes (en quienes predominan los mecanismos interpretativos), en los ancianos pueden darse mecanismos interpretativos e imaginativos, y también puede haber una base alucinatoria. Es muy habitual la afectación emocional y del humor, sobre todo con la evolución del cuadro. Hasta un 46 % de los pacientes presentan comorbilidad con trastorno depresivo y aproximadamente un 15 %, con trastorno de ansiedad.

En la patogenia se han implicado alteraciones neurológicas que afectan a los ganglios basales y/o al sistema límbico y que generan un estado de hiperdopaminergia. El estudio de los cuadros de falsas identificaciones también lleva a sospechar una estrecha relación entre factores orgánicos cerebrales y el trastorno delirante. Se han visto causas orgánicas que daban como cuadro clínico trastornos delirantes que cumplían todos los criterios, como el hipertiroidismo, la enfermedad de Huntington, el traumatismo craneoencefálico, el accidente vascular cerebral, el abuso de sustancias (por ejemplo, anfetaminas y cocaína), el uso de fármacos (por ejemplo, corticoesteroides y metildopa), etcétera.

Tomados en conjunto, precoces y tardíos, en el DSM-5-TR se clasifican según temáticas: erotomaníaco, megalómano, de celos, persecutorio, somático o mixto. Más de tres cuartas partes presentan un curso crónico sin remisiones.

La variedad de temáticas es muy extensa y dependerá del ambiente y la cultura. Predominan los temas de persecución y celosía, y en segundo plano, grandiosidad, erotomanía, hipocondría, negación de deceso, delirio de longevidad, paranoia de los sordos, delirio de malos olores corporales o delirios de dismorfofobia. Hay diferentes trastornos delirantes con nombre propio en la historia de la psiquiatría (Tabla 25-4). Estos son más frecuentes en la edad avanzada. Asimismo, existen cuadros afines que no siempre forman parte de un trastorno delirante, aunque ese sea el síntoma principal. Estos cuadros son agrupados bajo las falsas identificaciones y están más en el contexto de las enfermedades neurodegenerativas, pero vale la pena conocerlos y estudiarlos. La sistematización y riqueza de la idea delirante pueden orientar sobre la enfermedad de base.

En la génesis del delirio intervienen múltiples factores:

- Aparición del cuadro clínico en contexto onírico como de síndrome confusional y mantenido posteriormente. El envejecimiento baja el umbral para la confusión.
- Acentuación de rasgos caracteriales más o menos intensos y con tendencia a la recriminación.
- Acentuación de rasgos de dependencia, solitarios, tímidos, reservados, narcisistas. Aparición de mayor desconfianza, aislamiento, desafío, rigidez, pasividad.
- Alteraciones sensoriales (las alucinaciones visuales están más favorecidas por una mala audición que por una mala visión).

Tabla 25-4. Cuadros delirantes con nombre propio		
Delirios de infestación síndrome de Ekbom	Pequeños animales sobre o bajo la piel	Trastorno delirante
Síndrome de Clérambault	Psicosis pasional, una persona está enamorada de él/ella	Trastorno delirante
Síndrome de Otelo o paranoia conyugal	Celotípico	Trastorno delirante también en neurodegenerativas; atención al consumo de alcohol
Síndrome de Capgras	Un familiar ha sido sustituido por un impostor de apariencia idéntica	Trastorno delirante y trastorno neurodegenerativo, diferente sistematización
Síndrome de Cotard o somatización dolorosa	Delirio nihilista, cree estar muerto, sufriendo putrefacción de órganos o que no existe	Trastorno depresivo
Síndrome de compagnon tardif	Un cuidador es visto como un amigo del pasado	Trastorno neurodegenerativo
Síndrome de Frégoli	Falsa identificación de un extraño que es confundido con una persona familiar, a nivel psicológico, no físico	Trastorno delirante y trastorno neurodegenerativo, diferente sistematización
Síndrome de intermetamorfosis	Similitudes físicas y psicológicas entre el familiar y el extraño	Trastorno neurodegenerativo
Síndrome de dobles subjetivos	Transformación física de otros en sí mismo	Trastorno neurodegenerativo
Paraprosopia	Las caras de los otros se vuelven aterradoras	Trastorno delirante
Paramnesia reduplicativa	El hogar o una persona cercana han sido sustituidos por una copia idéntica	Trastorno neurodegenerativo
Síndrome fantasma	Hay una persona no invitada viviendo en el domicilio	Trastorno neurodegenerativo
Signo del espejo	Falsa identificación de uno mismo en el espejo	Trastorno neurodegenerativo
Falsa identificación con la televisión	Lo que ocurre en la televisión se vive como si estuviera ocurriendo en el sitio donde se encuentra el sujeto viéndola	Trastorno neurodegenerativo
Folie à deux	Dos personas: una sufre un trastorno psicótico y la otra se encuentra en situación de inferioridad (dependencia de la primera o discapacidad); sufren la misma idea delirante	Trastorno delirante
Síndrome de Charles Bonnet	Alucinaciones visuales complejas, persistentes o repetidas, coloridas, ricas en detalles, con personajes o animales; favorecidas por baja luz/estímulos, bajo nivel de conciencia	Lesiones vía aferente

- Pérdidas de memoria fuera de la demencia, menos fijación, más ideas de perjuicio, negación de la pérdida.
- Peor ambiente familiar y social, pasado más doloroso.

> ! No existen estudios específicos de tratamiento del trastorno delirante en el anciano. En principio, todos los fármacos antipsicóticos de segunda generación deberían ser la primera elección, y habría que decidir según la interferencia y el perfil del paciente.

El delirio tardío está más asociado a síntomas depresivos, que también responden bien a antidepresivos, sobre todo combinados con neurolépticos. Sí que será imprescindible un abordaje centrado en conseguir una buena vinculación y una alianza terapéutica para plantear la necesidad de tratamiento farmacológico en una segunda fase.

TRASTORNOS AFECTIVOS

La depresión afecta al 10-15 % de las personas de edad avanzada. Respecto al trastorno bipolar, existen pocos estudios sobre los pacientes mayores, pero presenta unas características clínicas distintas, por lo que sería erróneo plantear el mismo manejo que en los jóvenes.

Depresión

Es una de las enfermedades psiquiátricas más frecuentes en la senectud, especialmente entre los pacientes hospitalizados o institucionalizados.

> ! La depresión es el más común y tratable/reversible de los trastornos mentales de los mayores. No forma parte del proceso de envejecimiento. Por el contrario, aumenta la edad biológica y el riesgo de obesidad, fragilidad, diabetes, deterioro cognitivo y mortalidad. Las enfermedades médicas aumentan el riesgo de depresión. No se puede olvidar que existen más acontecimientos vitales de pérdida y puede haber más tristeza reactiva. En los mayores existe una mayor tasa de suicidio.

No existen criterios diagnósticos específicos para la depresión en el anciano, a pesar de ser reclamados desde los consensos de expertos, por lo cual serán los mismos que para la depresión mayor y la distimia en el DSM-5-TR. Por el contrario, la presentación clínica puede ser distinta según la edad.

Los ancianos con depresión tienden a presentar más síntomas somáticos o cognitivos que afectivos. Predomina la irritabilidad o el aislamiento social por encima de las quejas de tristeza. Asimismo, existen formas clínicas características de la edad avanzada.

En los ancianos, es más frecuente la depresión mayor leve que la grave, con cuadros de hipotimia y disminución de la calidad de vida más intermitentes, pero que tienden a la cronicidad y pueden llevar a la depresión mayor. Se ha planteado si existe una mayor resiliencia en los ancianos o se trata de un efecto cohorte. El cuadro clínico puede ser similar al de los jóvenes, pero de menor intensidad y con más síntomas somáticos, y puede implicar síntomas cognitivos, ansiedad e insomnio.

> ! Se ha de prestar especial atención a factores vasculares, la edad de inicio y la neurodegeneración, sin olvidar la importancia que tiene el dolor tanto en la génesis como en el mantenimiento del cuadro clínico depresivo. También hay enfermedades y fármacos con más propensión a dar síntomas depresivos, e incluso depresión caracterizada (Tabla 25-5).

Como factores de riesgo de depresión en edad avanzada, se incluyen la enfermedad vascular cerebral, el sexo femenino, la hipoacusia, la disminución de agudeza visual, el dolor, las enfermedades crónicas/fragilidad, la discapacidad, la personalidad ansioso-dependiente, el trastorno del sueño, la demencia y los antecedentes de depresión.

La pandemia por la enfermedad por coronavirus de 2019 también mostró la importancia de la soledad no deseada. Otros acontecimientos vitales relevantes serán la viudedad, la pobreza, la disfunción sexual y, de manera muy relevante, la jubilación (por implicar una pérdida del papel desempeñado hasta entonces, de las relaciones sociales, de la rutina y del poder adquisitivo, entre otros factores, dependiendo de la profesión). Además, se agravan problemas familiares latentes al volver a compartir más tiempo en el domicilio con otros parientes.

Siguiendo los criterios del DSM-5-TR, se diferenciará el *trastorno depresivo mayor* del *trastorno depresivo persistente* o *distimia*.

Tabla 25-5. Fármacos y enfermedades que pueden causar depresión

Fármacos	
Antihipertensivos (clonidina, propranolol, metildopa, diuréticos tiacídicos)	Analgésicos: mórficos, antiinflamatorios no esteroideos
Alcohol, benzodiacepinas, antipsicóticos de primera generación, barbitúricos	Metotrexato, cisplatino, tamoxifeno, vincristina, interferones
Esteroides, anticonceptivos orales	Cimetidina, ranitidina
Retinoides	Estimulantes
L-dopa, amantadina	Vareniclina
Enfermedades	
Enfermedades cerebrovasculares	Neurodegenerativas (enfermedad de Alzheimer, enfermedad de Parkinson, enfermedad de Huntington)
Esclerosis múltiple, lupus eritematoso sistémico	Daño cerebral
Enfermedad de Cushing, hipotiroidismo, hipercalcemia, anemia perniciosa	Enfermedad cardiovascular isquémica, EPOC
Cáncer de páncreas, de pulmón y cerebral	Neurosífilis, neurocisticercosis, encefalomielitis

Asimismo, se diferencia, como en la esquizofrenia, entre el debut precoz y el tardío, con un punto de corte entre los 50 y los 60 años:

- **Inicio precoz**:
  - Están más presentes los factores de tipo genético y familiar.
  - La cascada corticoidea y su acción sobre determinadas áreas cerebrales en cada episodio depresivo repetido a lo largo de la vida serán uno de los mecanismos subyacentes al deterioro cognitivo.
  - Se observa asociación entre la alteración de la memoria episódica y la pérdida de volumen hipocámpico.
- **Inicio tardío**:
  - Más comorbilidad, más patología vascular, neurodegenerativa o inflamatoria.
  - Más hiperintensidades en la sustancia blanca, con mayor rapidez del daño hipocámpico y alteraciones a nivel frontosubcortical.
  - Se aprecia peor conectividad en estudios de resonancia magnética.
  - Los pacientes conservan mejor apoyo social. Menos ideación suicida, más riesgo de recaídas, más síntomas residuales y peor recuperación funcional.
  - Alteraciones disejecutivas en hasta el 40 % de pacientes mayores deprimidos no demenciados.

Las variantes clínicas descritas en la edad avanzada son las siguientes:

- **Depresión sin tristeza o depresión enmascarada**:
  - Variante con anhedonia, falta de sentimientos o emociones, síntomas médicamente inexplicables o ansiedad mucho más manifiestos que el cambio tímico.
  - Más asociada la desesperanza que la tristeza con el riesgo suicida.
- **Depresión melancólica**:
  - Cuadro clínico de depresión endógena, con despertar precoz, hiporexia y pérdida de peso, inhibición psicomotriz y deterioro cognitivo.
  - Puede presentar síntomas catatónicos.
  - Habitualmente, los sujetos no responden a tratamiento de primera línea.
  - En caso de riesgo vital, la terapia electroconvulsiva puede estar indicada como primera opción.
- **Seudodemencia depresiva**:
  - Actualmente no tiene entidad, pero se sigue utilizando este término cuando los síntomas cognitivos son predominantes en el cuadro clínico.
  - Será llamada *depresión con síntomas cognitivos*.
  - Ante la duda, siempre es mejor tratar.
- **Depresión agitada**:
  - Típica de la edad avanzada, pero muchas veces en el contexto de trastorno bipolar.
  - Se puede considerar un tipo de episodio mixto.
  - Las cogniciones son depresivas, pero no existe inhibición psicomotriz, sino lo contrario, con alto riesgo suicida.
- **Depresión en la demencia**:
  - La depresión puede ser un síntoma precoz, un factor de riesgo o un pródromo de enfermedad demencial.

- Tener depresión dobla el riesgo de padecer demencia tipo alzhéimer, y los pacientes con alzhéimer tienen mayor prevalencia de depresión.
- Las dificultades de concentración y memoria son características frecuentes de la depresión en los mayores, lo que dificulta la diferenciación de la demencia.

 Algunos indicadores que pueden orientar hacia la depresión serán:

- Tener síntomas del estado de ánimo.
- Inicio brusco, empeoramiento matutino.
- Responder a las pruebas cognoscitivas con «No sé».
- Dificultad en las tareas cognoscitivas que requieren esfuerzo (meses del año al revés, por ejemplo).
- Recordar ítems con la ayuda de claves y solicitando ayuda.

Las dificultades del habla y de la búsqueda de palabras sugieren más demencia que depresión. Se recomienda hacer una prueba con antidepresivos durante 6 semanas en caso de duda (Tabla 25-6).

El cuadro clínico se presenta de la siguiente manera:

- Menor expresión de tristeza.
- Menor intensidad en los síntomas y variación circadiana.
- Más quejas somáticas y síntomas cognitivos.
- Síntomas fluctuantes, apatía, alteraciones cognitivas, síntomas motores, ansiedad.
- Síntomas psicóticos de culpa, ruina o hipocondríacos.

Respecto a las escalas, se usan la Escala de Yesavage para Depresión Geriátrica (GDS), el Cuestionario de Salud del Paciente-9 (PHQ-9) o Cornell para Depresión en la Demencia. Las escalas de depresión usadas en los jóvenes pueden ser menos válidas porque hay ítems de funcionalidad o físicos que no estarán relacionados con la enfermedad depresiva, sino con cambios propios de la edad (jubilación, alteración del sueño, etcétera).

Tabla 25-6. Diferencias entre demencia y depresión con síntomas cognitivos

Características	Depresión con síntomas cognitivos	Demencia
Curso	Inicio brusco y rápido	Inicio insidioso y curso lento
Antecedentes familiares	Más frecuentes de depresión	Menos frecuentes
Antecedentes psiquiátricos	Ansioso-depresivos	No
Quejas de memoria	Múltiples	Anosognosia
Variación circadiana	Sí	No
Memoria	Respuestas tipo «No sé»	Peor en memoria reciente
Otros síntomas	Sentimientos de culpa, ruina, etcétera	Síntomas neurológicos acompañantes

La relación entre los distintos tipos de depresión y la población anciana es la siguiente:

- **Depresiones psicóticas:**
  - Se pueden considerar emergencias en la población frágil.
  - A menudo, estos pacientes responden a combinaciones de antidepresivo y antipsicóticos, pero es en la población en la que está más indicada la terapia electroconvulsiva.
  - Será indicación de terapia electroconvulsiva como primera opción en agitación, deshidratación, inanición o supervivientes de intentos de suicidio.
  - Se da un cuadro clínico psicótico en un 4 % de los depresivos mayores y en el 45 % de los mayores ingresados por depresión.
  - Las ideas delirantes pueden ser de culpa, celos, paranoia o somatización.
  - Puede haber ideas nihilistas (síndrome de Cotard) o de desesperanza, pero raramente alucinaciones.
- **Distimia o depresión persistente:**
  - Está en un continuo con la depresión mayor.
  - Destacan las diferencias en la edad avanzada, existe menos comorbilidad con el eje II que en los jóvenes.
  - Hay más frecuencia de varones que en los jóvenes.
  - La distimia se asocia con:
    - Enfermedad médica.
    - Discapacidad.
    - Institucionalización.
    - Cronicidad.
    - Progresión a trastorno depresivo mayor.
    - Poca respuesta a antidepresivos.
- **Depresión vascular:**
  - Se relaciona etiológicamente con la enfermedad cerebrovascular tanto por accidentes vasculares cerebrales corticales como por lesiones crónicas microvasculares.
  - El debut se produce en edad avanzada o por empeoramiento de una depresión de debut más joven con la aparición de enfermedad vascular.
  - Hay factores de riesgo vasculares.
  - Se dan alteraciones neuropsicológicas con disfunción ejecutiva y alteración según la localización de las lesiones.
  - Cuadro clínico:
    - Enlentecimiento.
    - Anhedonia.
    - Falta de *insight*.
    - Discapacidad.
    - Menos síntomas de culpa.
    - Respuesta lenta o escasa a antidepresivos.
    - Hiperintensidades en la sustancia gris subcortical, blanca profunda o periventriculares.
    - Son frecuentes las alteraciones de la marcha, la incontinencia, las alteraciones en las actividades instrumentales de la vida diaria.
- **Síndrome de depresión-disfunción ejecutiva:**
  - Mayor anhedonia, enlentecimiento psicomotriz, pérdida funcional, falta de *insight* y desconfianza, pero menor ideación depresiva.
  - Disminución de la fluencia verbal y la flexibilidad cognitiva.

- Empeoramiento de la planificación y la memoria de trabajo.
- Hiperintensidades en la sustancia blanca (también en personas sin enfermedad).
- Hipoactividad en la corteza prefrontal dorsolateral durante tareas que requieran esfuerzo cognitivo.
- Peor respuesta al tratamiento.
- Mayor riesgo de recaída y recurrencia.

 El objetivo terapéutico del tratamiento de la depresión en las personas mayores debe ser la remisión, pero prestando atención a la polifarmacia y las interacciones.

Los pacientes de inicio tardío y los más frágiles, por mayor comorbilidad, tienen más riesgo de padecer formas resistentes, que constituirán hasta el 30-40 % en esta edad. Los factores que sugieren peor pronóstico son una peor salud física, el tabaquismo, la baja autoestima, las dificultades interpersonales y la existencia de anhedonia o síntomas de la esfera neurovegetativa. Los antidepresivos aliviarán la mayoría de las depresiones asociadas a enfermedades médicas, aunque no está claro que el pronóstico de dichas enfermedades mejore. Los antidepresivos son menos efectivos en la depresión con demencia, excepto si existe sospecha de depresión mayor o antecedentes de episodios; por el contrario, se sospecha que podrían reducir el depósito amiloide y a largo plazo podrían retrasar la conversión desde deterioro cognitivo leve a demencia.

 Los inhibidores de la recaptación de serotonina o la mirtazapina son los agentes de primera línea en el tratamiento de la depresión de las personas mayores.

La sertralina y la mirtazapina son los fármacos más seguros a nivel cardiovascular, y, por lo tanto, los más utilizados. El tiempo de latencia de respuesta será más largo y el período requerido de mantenimiento, también. Los principales efectos secundarios para tener en cuenta serán la hiponatremia, las náuseas, el insomnio y el riesgo incrementado de sangrado gástrico. Los antiinflamatorios no esteroideos deberán ser usados con cautela. La hiponatremia incluye como factores de riesgo los siguientes: ser mayor de 80 años, ser mujer, antecedentes, deterioro de la función renal, bajo peso corporal y, sobre todo, el uso de otros fármacos que la puedan producir, como diuréticos, antiinflamatorios no esteroideos, inhibidores de la acetilcolinesterasa, carbamacepina y antagonistas del calcio.

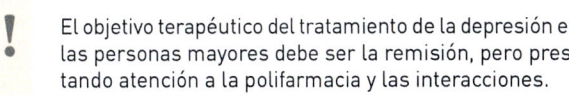 Si el tratamiento de primera línea no funciona, debe pasarse a segunda línea, con fármacos duales.

Se calcula que la medicación mejora los síntomas depresivos en un 50-60 % de los ancianos. Un gran riesgo en las personas deprimidas de edad avanzada es el suponer que las dosis de fármacos deben ser menores. Esto llevará a falta de respuesta, cronicidad y deterioro. Igual que en el caso de los antipsicóticos, es muy importante el *start low, go slow*, pero aún lo es más llegar a las dosis necesarias, no asumir la falta de respuesta de manera precoz y no llegar a utilizar los fármacos que puedan ser útiles. Los antidepresivos tricíclicos no serán de primera línea en ancianos pluripatológicos y frágiles, pero deben utilizarse con precaución si es necesario. La terapia electroconvulsiva no tiene ninguna contraindicación relacionada con la edad ni con el deterioro cognitivo, especialmente si hay la posibilidad de usarla en unilateral.

 Se ha de tener en cuenta que:

- La depresión en el anciano debe tratarse.
- La respuesta puede ser más lenta.
- Las dosis de fármacos deben ser las adecuadas. La subida tiene que ser lenta, pero se ha de llegar a las dosis terapéuticas.

Todas las estrategias de potenciación pueden tener cabida en el tratamiento, especialmente el litio, el aripiprazol o el metilfenidato. Por otra parte, la terapia electroconvulsiva unilateral de pulso ultrabreve tendrá menos efectos secundarios cognitivos, aunque también puede ser ligeramente menos eficaz.

Hay diferentes psicoterapias que pueden ser eficaces en la depresión en la edad avanzada, entre las que destacan la interpersonal, la cognitivo-conductual o la solución de problemas, así como la dialéctico-conductual. Otras, como las contextuales o la terapia familiar, no disponen de suficiente evidencia. En el programa desarrollado en el National Health Service in England para potenciar una psicoterapia más accesible, se plantea una disminución de la progresión a demencia en los casos de trastornos ansioso-depresivos tratados.

Véanse los efectos adversos de los antidepresivos (**Tabla 25-7**).

Tabla 25-7. Principales efectos adversos de los antidepresivos

ADT	Anticolinérgicos, hipertensión arterial, sedación, aumento de peso, riesgo de convulsiones, riesgo de sangrado, alteración del intervalo QT, contraindicado en coronariopatía
ISRS	Citalopram/escitalopram alerta por arritmias y limitación de dosis, riesgo de sangrado, sertralina de elección si hay coronariopatía
Vortioxetina	Menores efectos cognitivos
Duales	HTA; VLF en dosis altas, precaución en coronariopatía, hiponatremia
ISRN	Sedación, orexígena, precaución en cardiopatía
Trazodona	Sedación
Agomelatina	Sedación
Bupropión	Convulsión
Tianeptina	Hiponatremia, riesgo en hepatopatía

ADT: antidepresivo tricíclico; HTA: hipertensión arterial; ISRN: inhibidor selectivo de la recaptación de noradrenalina; ISRS: inhibidor selectivo de la recaptación de serotonina; VLF: venlafaxina.

Trastorno bipolar

En el trastorno bipolar, se describen prevalencias del 0,1-0,4 % al 16,5 % en los mayores de 65 años, mientras que en residencias este porcentaje podría ser un 9,7 %.

 Existen dudas sobre la incidencia de episodios maníacos en la edad avanzada porque a menudo se atribuye el cuadro clínico maníaco a un deterioro cognitivo si no se conocen los antecedentes, o bien se diagnostican trastornos bipolares en pacientes con patología neurodegenerativa.

La muerte es más prematura en los pacientes con trastorno bipolar desde la juventud. Los ingresos de este colectivo son más frecuentes que los de personas mayores porque el cuadro clínico puede ser menos disruptivo, y puede minimizarse la prevalencia.

En el DSM-5-TR se define la *manía* como un episodio de aumento anormal y persistente, expansivo o irritable del estado de ánimo, y actividad y energía anormal y persistentemente incrementadas.

 En las personas mayores, raramente se presentan episodios de euforia. Predomina más el cuadro clínico de irritabilidad. A diferencia de lo que sucede en los jóvenes, existe más riesgo de cuadro clínico psicótico en la depresión que en la manía (**Tabla 25-8**)

Al igual que en el caso de la esquizofrenia, se tienen que diferenciar tres grupos:

- **Debut precoz**:
  - Hasta un 90 % de los trastornos bipolares.
  - Tienen más antecedentes familiares.
  - Con la evolución, sufrirán ciclación rápida hasta un 20 % de los pacientes.
  - No hay mayor presentación de trastorno bipolar tipo 2 con la edad.
  - Existen más episodios mixtos y la gravedad de los episodios depresivos aumenta.

Tabla 25-8. Diferencias en trastorno bipolar según la edad de inicio

	Trastorno bipolar en jóvenes	Trastorno bipolar en edad avanzada
Sexo	Igual	Doble de mujeres
Prevalencia	Mayor	Menor
Antecedentes familiares	Más	Menos
Deterioro cognitivo	Menor	Mayor
Comorbilidad médica	Menor	Mayor
Consumo de sustancias	Mayor	Menor
Mortalidad	Menor	Mayor

– Un 25 % de los trastornos bipolares en la comunidad tienen más de 60 años actualmente.
– Cuando llegan a edad avanzada, hay menor riesgo de suicidio que en la juventud, aunque no se puede descartar que sea porque solo se puede seguir a los supervivientes.

- **Debut tardío:**
  – Hacia los 45 años, hay un aumento de incidencia, de hasta un 5-17 %.
  – Se puede incluir también en este grupo a pacientes que presentan un primer episodio maníaco después de antecedentes de trastorno depresivo recurrente.
  – Mucho riesgo de mediación por factores orgánicos.
  – Características clínicas de los episodios:
    - Desorganización del pensamiento.
    - Trastorno cognitivo.
    - Alteraciones del comportamiento.
    - Delirios paranoides no congruentes.
    - Estados mixtos en forma de disforia.
    - Discurso circunstancial en lugar de fuga de ideas.
    - Hiperactividad y humor expansivo menos frecuentes.
    - Irritabilidad y hostilidad más frecuente que la euforia.
    - El funcionamiento premórbido es mejor que en el debut precoz.
    - La psicopatología es menos llamativa y son necesarios menos ingresos, a pesar de que la resistencia al tratamiento es mayor.
  – La menopausia también agravará el trastorno bipolar y puede ser el origen del primer episodio por la influencia que tiene en los estados anímicos:
    - Las mujeres con trastorno depresivo mayor recurrente y síntomas durante la menopausia tienen más riesgo de paso a trastorno bipolar.
    - Presentaran síntomas más frecuentes, crisis más graves y episodios más breves, con más ansiedad, inicio más brusco y más ira e irritabilidad.

- **Debut muy tardío:**
  – Existen muchas causas para la presentación de un episodio maniforme en edad avanzada.
  – Aunque puede tratarse de un debut de trastorno bipolar, lo más frecuente será que sea un pródromo de demencia/enfermedad neurodegenerativa o manía secundaria a medicaciones o diferentes enfermedades.
  – Incluso en los casos en que existe una causa neurológica clara, existen mayores antecedentes familiares de trastorno bipolar.
  – Los casos de trastorno bipolar de debut en el contexto de un inicio de deterioro cognitivo pero con antecedentes familiares fueron denominados *trastorno bipolar tipo VI* por Alexopoulos.

Cuadro clínico

Existe riesgo de infradiagnóstico de depresiones, manías y episodios mixtos enmascarados por síntomas somáticos, síntomas cognitivos, quejas obsesivas y menores quejas de tristeza. Se ha de tener en cuenta que las depresiones bipolares en los ancianos pueden presentarse como melancolía, síndrome de Cotard o catatonía. La presentación típica de la manía será la menos frecuente: hiperactividad, disminución de la necesidad de sueño, taquipsiquia, delirio megalómano, gastos excesivos, hipersexualidad, delirios místicos, alucinaciones visuales. Las presentaciones atípicas son más frecuentes: síntomas confusionales, trastornos cognitivos, alteraciones conductuales, delirios paranoides no congruentes, discurso circunstancial más que fuga de ideas, irritabilidad y hostilidad más comunes que el humor expansivo o la hiperactividad. Habrá más recurrencias, así como más episodios subsindrómicos.

Se pueden ver muchos más episodios mixtos, que pueden ir desde la manía inhibida a la depresión agitada o la manía estuporosa (**Tabla 25-9**).

> **!** El trastorno bipolar es de las enfermedades mentales en las que existe mayor comorbilidad médica. Se puede llegar a considerar una enfermedad multisistémica por la relación estrecha con el síndrome metabólico, la hipertensión arterial, la enfermedad cardiovascular, la diabetes, las alteraciones endocrinológicas, la artritis y los problemas respiratorios. Existe una relación compleja y bidireccional entre el trastorno bipolar y la isquemia cerebral: la enfermedad cerebrovascular puede causar trastorno bipolar de debut tardío y el trastorno bipolar de debut precoz predispone a padecer enfermedad cerebrovascular. La inflamación periférica crónica también está asociada al trastorno bipolar.

En el trastorno bipolar del anciano se aprecia una afectación del rendimiento cognitivo en el 40-50 % de los sujetos en eutimia. Principalmente, habrá afectación en la memoria, la atención, la velocidad de procesamiento y la fluencia y funciones ejecutivas. La evolución hacia el deterioro será más frecuente en los casos de debut tardío.

La comorbilidad psiquiátrica es la norma (llega hasta el 97 % de los casos); lo más frecuente, con trastorno por uso de sustancias (hasta un 60 % de los afectos por trastorno bipolar), ansiedad, trastorno de control de impulsos, trastorno de conducta alimentaria o trastorno de personalidad.

La mortalidad está muy aumentada: multiplica por 1,5 los casos de muerte natural y hasta por 7 los de muerte no natural (especialmente suicidio). Disminuyen entre 8 y 20 años la esperanza de vida.

Tabla 25-9. Cuadros mixtos en trastorno bipolar

	Humor	Pensamiento	Actividad
Manía depresiva/ansiosa	D	M	M
Depresión agitada	D	D	M
Manía con pobreza de discurso	M	D	M
Manía estuporosa	M	D	D
Depresión con fuga de ideas	D	M	D
Manía inhibida	M	M	D

D: depresión; M: manía.

Tratamiento

El tratamiento del trastorno bipolar en el anciano, sobre todo en el caso del debut tardío, cuenta con pocos ensayos clínicos.

> ❗ Para el trastorno bipolar en el anciano, el litio es seguro, pero debe tenerse en cuenta el riesgo de incrementos de niveles impredecibles con determinados fármacos, como los inhibidores de acetilcolinesterasa, los bloqueadores α₂, las tiacidas o los antiinflamatorios no esteroideos.

Si fuera posible basarse solo en ensayos clínicos en edad avanzada, debería plantearse solo el tratamiento con litio o ácido valproico: que se sabe que pueden ser mal tolerados con la edad avanzada y la comorbilidad, pero siguen siendo el *gold standard*. En caso de no ser bien tolerados, y considerando la necesidad de trabajar fuera de guía en la mayoría de los trastornos mentales en la edad avanzada, se podría sugerir el uso de los nuevos fármacos, teniendo en cuenta los estudios realizados en mediana edad, siempre con más cautela. No hay disponibles suficientes estudios en paliperidona, asenapina, cariprazina, aripiprazol y brexpiprazol. Los estudios realizados con lurasidona sí que cuentan con personas de edad avanzada y muestran buena tolerancia y respuesta en fases depresivas y de mantenimiento en trastorno bipolar, aunque aún no hay estudios específicos en debut tardío. Otro factor muy importante para tener en cuenta es la grave repercusión a nivel social. Entre otras causas, un episodio maníaco en edad avanzada con gastos excesivos puede implicar una imposibilidad de recuperación económica.

TRASTORNOS DE ANSIEDAD

La ansiedad es un estado emocional de alerta que no tiene por qué ser un trastorno psiquiátrico. Lo es cuando provoca malestar, inquietud, preocupación excesiva, nerviosismo y tensión interna. También puede ir acompañada de síntomas somáticos: astenia, distermia, insomnio, alteración del apetito, palpitaciones, opresión torácica, dolor abdominal, diarreas, estreñimiento, alteración del apetito, náuseas, tensión muscular, algias, sudoración, alopecia, lesiones cutáneas, sensación de ahogo, inestabilidad cefálica, cefalea. Con la edad, muchos de estos síntomas son frecuentes también por otras patologías y puede ser mucho más complejo el diagnóstico diferencial.

> ❗ La ansiedad puede ser una característica de presentación no solo de la demencia y la depresión, sino también de enfermedades físicas, como el infarto de miocardio, las arritmias, los trastornos tiroideos o los déficits de vitaminas. En todo caso, es preferente descartar primero las causas más graves y las más tratables.

Los ancianos ansiosos refieren más a menudo estar limitados por su salud física que los no ansiosos. También refieren mayor soledad y están menos satisfechos con su vida. Incluso los que sufren ansiedad subsindrómica pasan más días en cama. La mayoría de las veces serán atendidos solo en atención primaria; muchos no estarán satisfechos con su

tratamiento y recibirán benzodiacepinas (con los riesgos que eso conlleva). Prácticamente no existen estudios aleatorizados de tratamiento farmacológico en esta población. Los trastornos de ansiedad tienen una prevalencia del 10-20 % en edad avanzada. Los más prevalentes son el *trastorno de ansiedad generalizada* (el 70 % de los trastornos ansiosos de la persona mayor) y las *fobias*; las crisis de angustia son menos frecuentes. En el estudio epidemiológico Zaradem, realizado en España en edad avanzada, se detectó una prevalencia del 0,7 % del trastorno obsesivo-compulsivo, del 1,8 % de la hipocondría, del 0,1 % de las fobias y del 2,4 % de la ansiedad global.

Los tipos son los siguientes:

- **Ansiedad** por separación, en la infancia o por conductas regresivas en demencia.
- **Fobia específica:**
  - Evolución crónica desde la juventud.
  - Prevalencia alrededor del 4 %.
  - Primeros episodios en relación con miedo a caerse, perderse, ser atropellado, ser atracado y ser engañado; llevan a conductas de evitación y vivencia de angustia.
  - Las fobias clásicas suelen atenuarse.
  - En los ancianos, hay más fobias relacionadas con aspectos situacionales, como a las alturas y a volar o conducir; y menos con animales, sangre o inyecciones.
- **Fobia social:**
  - Poco prevalente.
  - Puede reaparecer en presencia de deterioro cognitivo, déficits sensoriales o enfermedades neurológicas (accidente vascular cerebral, enfermedad de Parkinson, temblor, etcétera).
  - No hay estudios específicos en personas mayores.
- **Trastorno de pánico:**
  - Pueden haber pasado desapercibidos o infravalorados.
  - Si hay crisis, hay que realizar pruebas diagnósticas para trastornos cardiológicos, respiratorios y endocrinos.
- **Trastorno de ansiedad generalizada:**
  - Acostumbra a debutar al inicio de la adultez o la mediana edad y persiste hasta la edad avanzada, con una ligera disminución en los más mayores.
  - El curso es crónico y generalizado.
  - Se caracteriza por:
    - Temores excesivos.
    - Expectativas aprensivas de acontecimientos adversos.
    - Ansiedad anticipatoria.
    - Tensión emocional e hipervigilancia, que se presenta la mayoría de los días durante un período prolongado de tiempo.
  - Alta comorbilidad con otros trastornos mentales y enfermedades físicas.
  - La evaluación será compleja por:
    - Existencia de pluripatología y mucha sintomatología médica.
    - Polifarmacia con muchos fármacos no prescritos.
    - Uso de alcohol o sustancias.
    - Dificultad en el diagnóstico diferencial con depresión.
    - Reticencia a acudir al psiquiatra en las cohortes de personas mayores.

El cuadro clínico será muy frecuentemente incompleto, con predominancia de síntomas somáticos, y se requerirá de una buena anamnesis para corroborar el diagnóstico. Se presenta tensión motora, hiperactividad autonómica y aumento del tono interno. El elemento fundamental es la anticipación ansiosa negativa frente a múltiples circunstancias que el sujeto (llamado *sufridor crónico*) es incapaz de controlar. El trastorno de ansiedad crónico puede llevar a signos de envejecimiento prematuro y a alteraciones en la mímica, la postura o el movimiento.

El *síndrome de inundación ansiosa* está caracterizado por la presencia de síntomas graves de ansiedad acompañados de síntomas depresivos y posible deterioro cognitivo moderado; existen dificultades de personalidad previas. Los sujetos entran en regresión y dependencia, tienen alta pasividad, no realizan las más mínimas tareas y pasan el tiempo en la cama. No toleran permanecer solos. Se puede llegar a la incontinencia y la dieta blanda.

Las quejas de ansiedad en el anciano, sobre todo si coexisten con enfermedad somática o insomnio, generan una cascada de demandas. No hay que infravalorarlas. Hay que prestar atención a los pacientes demandantes, reiterativos o psicosomáticos. No hacerlo lleva a un mal enfoque terapéutico, retraso en el diagnóstico, riesgo de cronicidad, consumo excesivo de ansiolíticos y desgaste familiar. Precisamente, los familiares pueden acabar manifestando una conducta hostil hacia el paciente si se les dice que el sujeto «no tiene nada». Estos pacientes sufren mayores pensamientos hipocondríacos. Añadido a esto, las depresiones con ansiedad comórbida y peor salud física alcanzan menos frecuentemente la remisión completa, y los sujetos presentan también una peor salud física.

Los factores de vulnerabilidad son los siguientes: ser mujer, tener un bajo nivel educativo, ser soltero o separado, los antecedentes familiares de trastornos de ansiedad, el locus de control externo, sufrir o haber sufrido guerras y soledad, los acontecimientos vitales, tener una enfermedad crónica y padecer una limitación funcional.

El tratamiento de elección sería el psicológico, igual que en los jóvenes, pero la accesibilidad está más limitada, con la creencia de que no se puede mejorar a cierta edad, lo que lleva de nuevo al nihilismo terapéutico. Puede darse ansiedad inducida por sustancias o medicamentos, por efecto paradójico, introducción o retirada: hay que estar vigilante al realizar la limpieza de fármacos en casos de polifarmacia.

Finalmente, los tratamientos psicológicos deberían ser el pilar del tratamiento en los trastornos de ansiedad. Han demostrado eficacia y pueden ser más complejos por déficits sensoriales, movilidad, memoria o mala salud física. La eficacia disminuye en el trastorno de ansiedad de larga evolución con personalidad ansiosa comórbida. Un metaanálisis realizado por Nordhus y Pallesen en 2003 con 495 pacientes de 15 estudios mostró la eficacia de la psicoterapia en adultos ancianos (aunque la media de edad era inferior a 70 años).

A menudo es necesario añadir medicación, sobre todo en los estadios iniciales. Como primera línea, se usarán los antidepresivos inhibidores selectivos de la recaptación de serotonina. Se deben evitar las benzodiacepinas en pacientes de edad avanzada, pero, en caso de utilizarlas, al contrario que en los jóvenes, será recomendable usar las de vida media corta para evitar acumulación. La pregabalina puede ser una buena alternativa y tiene la ventaja de excretarse a nivel renal.

TRASTORNO OBSESIVO-COMPULSIVO

Hay poca variación relacionada con la edad. La presentación en edad avanzada es muy rara. En los pacientes ancianos, existen más temores de contaminación, dudas patológicas y rituales de comprobación que en los jóvenes, con menor necesidad de simetría, tocar y ordenar. Un debut de trastorno obsesivo-compulsivo en la edad media de la vida puede hacer pensar en una degeneración frontotemporal variante orbitofrontal.

En 1975 se realizó una primera descripción del trastorno de acumulación (síndrome de Diógenes). Supone un agravamiento de personalidades excéntricas y distantes/solitarias, que conduce al aislamiento, grave autonegligencia, acumulación extrema y unas condiciones de vida precarias. Puede deberse a demencia, daño en lóbulo frontal, depresión, trastorno obsesivo-compulsivo y esquizofrenia crónica. El trastorno por acumulación clásico tiene relación con la recogida de basura de la calle, ya que el sujeto cree que puede encontrarle utilidad, o la acumulación de compras en forma de coleccionismo masivo o de objetos con una supuesta utilidad en un futuro (botes vacíos, periódicos, etc.). Un trastorno por acumulación diferente es el que se da en la demencia por el hecho de no deshacerse de los residuos, que se van acumulando por falta de limpieza y por negligencia, no por acopio.

TRASTORNOS RELACIONADOS CON EXPERIENCIAS TRAUMÁTICAS Y FACTORES DE ESTRÉS

La vejez es una etapa con numerosos acontecimientos estresantes y duelos, pero se puede disponer de recursos personales y sociales suficientes para afrontarlos positivamente y mantener un adecuado nivel de bienestar. Dependerá del balance entre la vulnerabilidad, la naturaleza del acontecimiento y los recursos personales y sociales. Habrá una alta influencia de la fragilidad física o mental, así como de la resiliencia.

El cuadro clínico de los *trastornos adaptativos* es poco específico e impreciso, y puede haber conductas regresivas y/o afectación psicosocial. Se tendrán dificultades para delimitar el episodio depresivo, distimia y trastorno adaptativo porque los estresantes pueden actuar como precipitantes, concomitantes o coincidentes. Lo mismo sucede con los trastornos de personalidad y el solapamiento con síntomas somáticos. En la edad avanzada, la anorexia, la anergia o el malestar estarán en un segundo plano, y habrá que valorar más los síntomas cognitivos y emocionales que los físicos. La valoración debe adaptarse a la etapa vital. Pueden intensificarse trastornos previos o aparecer por primera vez.

Por otra parte, el *duelo* no es solo la respuesta a la muerte de un ser querido: también responde a pérdidas significativas, como la pérdida de trabajo, libertad, reputación, entorno social o papeles desempeñados en distintos ámbitos, entre otras. Es un proceso dinámico que requerirá una respuesta adaptativa, sabiendo que existen mayores dificultades en una etapa de la vida en que las pérdidas se suceden habitualmente. Se etiqueta como *duelo complicado* si los síntomas persisten durante más tiempo del esperado en función del marco cultural, social o religioso del individuo, y se acompaña de un importante deterioro funcional y en la salud. Esto ocurre en un 7-10 % de los duelos, pero en los ancianos se puede llegar hasta el 25 %. Hay comorbilidad con depresión, ansiedad, trastornos del sueño, conductas adictivas e ideas suicidas. Si existe anhedonia, sentimiento de culpa o ideas suicidas, está indicado el tratamiento antidepresivo..

Otro caso es la *depresión crónica del cuidador*: una gran parte de los cuidadores de personas con dependencia o demencia son personas mayores. Esta tarea constituye un estresor mantenido que se une al inicio de un duelo por la pérdida progresiva de un ser querido. A menudo, la dureza del cuidado hará que, en el momento de la muerte de la persona cuidada, este sienta un alivio que puede vivirse con sentimiento de culpa y llevar a cuadros de duelo complicado. Se deben validar las emociones sufridas durante el cuidado. Será de utilidad la realización de grupos psicoeducativos o de apoyo a cuidadores.

Para finalizar, los estudios que reportan las diferencias con las personas más jóvenes en el *trastorno por estrés postraumático* son insuficientes.

TRASTORNOS DISOCIATIVOS

Los trastornos relacionados con síntomas somáticos son menos frecuentes en los mayores, quienes tienen de base más síntomas somáticos, por lo que el diagnóstico es más difícil, con mayor riesgo de falsos positivos y falsos negativos. Se definen por síntomas físicos que producen malestar y no pueden ser totalmente explicados por una condición médica concreta. Desde el DSM-5, ya no se llaman *trastornos somatomorfos* ni *somatización* o *hipocondría*, y reciben el nombre de *trastorno de síntomas somáticos y trastornos relacionados*. Este cambio produce teóricamente una disminución del estigma asociado a la hipocondría clásica. En cuanto a los criterios diagnósticos, es importante que ya no se requiere la ausencia de una causa orgánica específica, que en el pasado era muy difícil de excluir en personas mayores frágiles.

Esta categoría incluye:

- Trastorno de síntomas somáticos.
- Trastorno de ansiedad por enfermar.
- Trastorno de conversión.
- Factores psicológicos que afectan a otras condiciones médicas.
- Trastorno facticio.
- Otro trastorno de síntomas somáticos y trastorno relacionado especificado.
- Trastorno de síntomas somáticos y trastorno relacionado no especificado.

> ! En las personas mayores, los trastornos relacionados con síntomas somáticos más frecuentes son el trastorno por síntomas somáticos en el denominado *dolor psicógeno*, el trastorno de ansiedad por enfermedad (hipocondría) y el trastorno conversión.

Este tipo de trastornos no está bien estudiado en las personas mayores, y habrá que basarse en los estudios realizados en adultos. Se supone una etiología multifactorial con predisposición por experiencias tempranas. Las personas que los sufren suelen tener tres características: una sensibilidad alta a sensaciones somáticas y dolor, tendencia a cognición catastrófica y una limitación funcional excesiva en relación con los síntomas que presentan. En gente mayor, se suman el estigma asociado a síntomas psiquiátricos (autoestigma), la búsqueda de atención y el incremento de contacto social, la falta de estimulación externa con aumento de la atención a procesos corporales propios, las dificultades de procesamiento de la información y el intento disfuncional de sobrellevar pérdidas.

La atención a estos pacientes se realizará en primer lugar en atención primaria, y se puede empezar a trabajar desde la interconsulta con medicina de familia. Puede tratarse de casos de debut previo, pero que no se detecten hasta una edad avanzada porque no hayan consultado antes. Lo más importante será realizar las pruebas necesarias y razonables. El trastorno por síntomas somáticos siempre debe estar al final de la lista de los diagnósticos diferenciales, tras las enfermedades físicas, los trastornos del humor y los déficits cognitivos.

El más frecuente es el dolor, y existe el riesgo de tratar con fármacos que produzcan nuevos síntomas por efectos adversos. Debe valorarse el dolor, sobre todo a partir de las conductas no verbales del paciente, de las respuestas autonómicas o de ciertos factores, como el mayor aislamiento. Las quejas son genuinas, los síntomas son experimentados como reales y no se trata de fenómenos delirantes: se evitará decir al sujeto que están solo en su cabeza, porque entonces buscará otras opiniones, pruebas, etc. Es básica la alianza terapéutica, la escucha empática y el reconocimiento del malestar sin banalizar las quejas. El tratamiento estará dirigido al alivio de los síntomas, la rehabilitación de las funciones perdidas y a no forzar el *insight*. Se trabajará en equipo si el sujeto rechaza el seguimiento psiquiátrico.

TRASTORNOS DE LA CONDUCTA ALIMENTARIA

No está descrito el debut del trastorno alimentario en la edad avanzada ni existen pautas de manejo en esta población. Sí que es frecuente la alteración de la alimentación, con descenso de las ingestas con la disminución de los requerimientos de energía en demencia avanzada o en el final de vida. También puede aparecer anorexia por limitaciones físicas o en el contexto de otros trastornos mentales, como la depresión y el síndrome de Cotard, cuando el paciente no puede comer porque cree estar muerto o no disponer de órganos internos. Los criterios serán distintos que en el trastorno de conducta alimentaria por ser un fenómeno secundario.

TRASTORNOS DEL SUEÑO

Los trastornos del sueño constituyen una queja frecuente con prevalencia del 12-50 %.

> **!** La estructura del sueño cambia con la edad avanzada. Se produce un avance de fase con inicio del sueño y despertar más tempranos, mayor latencia del sueño, disminución del tiempo total, sueño más frágil, menor proporción de sueño profundo, mayor fragmentación, menos ciclos y más cortos de sueño REM (fase de movimiento ocular rápidorápido)-no REM. Además, se pasa más tiempo despierto durante la noche.

Deben tenerse en cuenta estas diferencias antes de diagnosticar un insomnio. Las alteraciones del sueño pueden ser indicativas de otros trastornos, como enfermedades neurodegenerativas o trastornos afectivos.

Los trastornos del sueño pueden presentar dificultades en el cuidado en residencias/hospitales y aumentar la sobrecarga del cuidador en la atención en domicilio. Los horarios de los centros no tienen por qué coincidir con los del sueño del paciente (acostarse a las 20:00 o despertarse a las 9:00), y eso ha de tenerse en cuenta antes de plantear que se tenga un trastorno que deba ser tratado farmacológicamente.

La primera fase de tratamiento será siempre no farmacológica, aunque sea de más difícil aplicación. En el entorno hospitalario esto será más complejo porque las condiciones no facilitan el descanso nocturno. Hay que eliminar la cafeína y el alcohol, disponer de una habitación oscura y tranquila, evitar el consumo de líquidos desde el final de la tarde, someterse a terapia lumínica, y mantener horarios y rutinas de sueño.

Respecto al tratamiento farmacológico, el uso de la melatonina ofrece resultados superiores al placebo, pero la respuesta clínica es variable. Lo más indicado será tratar con un fármaco adecuado a la patología responsable del insomnio en caso de que exista (depresión, manía, demencia, ansiedad, etc.). La eficacia de los antidepresivos sedantes y las benzodiacepinas puede ser similar en los estudios, pero, en todo caso, si se usan hipnóticos, debe hacerse de manera restringida en el tiempo a un máximo de 2-3 semanas de manera continuada para luego dejarlos en un uso ocasional. Serán de elección fármacos como la trazodona, la mirtazapina, el clometiazol o las benzodiacepinas, en función de las características del paciente.

TRASTORNOS SEXUALES

El concepto de envejecimiento saludable y la buena calidad de vida deben incluir una sexualidad funcional y satisfactoria. Una buena historia clínica psiquiátrica debe incluir preguntas sobre la salud sexual, pero los médicos a menudo obvian este aspecto, aún más en las personas de edad avanzada. Es un tema complejo y puede dejarse para una segunda entrevista, cuando se haya conseguido más confianza e intimidad. Se estima que solo un 38 % de los varones y un 22 % de las mujeres hablan con su médico sobre sexualidad en alguna ocasión desde los 50 años. Se ha de tener en cuenta la orientación sexual de los consultantes, y no asumir la heterosexualidad por la edad y factores culturales.

Con la edad, se reduce la respuesta sexual por aburrimiento con la pareja, fatiga, enfermedad mental o física, o incluso miedo a la disfunción sexual. Son más relevantes los factores psicosociales que los hormonales. Hasta un 27 % de los casos de disfunción sexual masculina se pueden atribuir a cuadros ansiosos. En las mujeres, disminuirá la libido y la respuesta sexual por disminución de estrógenos y testosterona. Los cambios atróficos en la vagina también llevarán a problemas mecánicos y un menor confort.

El principal problema sexual en la edad avanzada es que no se consulta por las disfunciones sexuales. Entre quienes sí lo hacen, las principales causas en los varones son la disfunción eréctil y la falta de pareja, mientras que en las mujeres son la muerte de la pareja y la enfermedad de esta (incluyendo la impotencia o la pérdida de interés); hasta un 78 % de los casos se debe a causas ajenas al deseo del sujeto.

La pérdida de deseo puede ser provocada por depresión, estrés, cansancio, cualquier enfermedad que provoque dolor con la actividad sexual e hiperprolactinemia (como la causada por antipsicóticos); en los varones, la disminución de testosterona; en las mujeres, la dispareunia. El gasto energético equivalente a un coito es subir una escalera de dos pisos. Muchas veces no se retoma la actividad sexual después de un ingreso porque no se especifica que no existe riesgo.

En los centros residenciales se deberían garantizar los derechos sexuales, para lo que será necesario conocer los antecedentes personales, así como los valores y creencias al respecto. El tratamiento de las disfunciones sexuales será siempre individualizado, y se combinarán los fármacos y la psicoterapia.

TRASTORNOS DEL CONTROL DE IMPULSOS Y DE LA CONDUCTA

La impulsividad y los trastornos del control no aparecen *de novo* en la edad avanzada si no es en relación con otro trastorno mental, un trastorno neurodegenerativo o como efecto secundario de fármacos.

Lo esencial será buscar la causa subyacente, entre las que destacan, por ejemplo, el juego patológico en la enfermedad de Parkinson en tratamiento con dopaminérgicos y la desinhibición sexual en la demencia frontotemporal.

TRASTORNOS RELACIONADOS CON SUSTANCIAS/PATOLOGÍA DUAL

El trastorno por uso de sustancias, particularmente por alcohol e hipnosedantes, es un fenómeno creciente entre los adultos mayores. Sigue siendo un trastorno mal identificado, infravalorado e infradiagnosticado, incluso por los especialistas, especialmente en los ancianos. La mayoría de las drogas ilegales surgen después de la juventud de los actuales ancianos y esto puede llevar a obviar que se pregunte por el tema en una anamnesis rutinaria. En los próximos años, se espera que sea un fenómeno creciente, y será necesario actualizarse.

Se debe diferenciar entre los trastornos por abuso/dependencia de una sustancia (intoxicación/abstinencia) y los trastornos mentales provocados por una sustancia, como las psicosis tóxicas o los cuadros confusionales.

Alcohol

El tema del consumo de alcohol es de difícil manejo por las limitaciones socioculturales y la negación/normalización del consumo. Según la Encuesta Nacional de Salud, entre los mayores de 65 años, hay un 56 % de abstemios, un 30 % de bebedores ligeros, un 8 % de bebedores moderados y casi un 3 % de bebedores altos y excesivos. En ocasiones, se pueden atribuir los síntomas a otros trastornos más asociados culturalmente con la edad, por lo que es necesario preguntar. Si se tienen dudas, es recomendable recurrir a exploraciones complementarias.

Se pueden utilizar marcadores biológicos de consumo de alcohol, como serían el aumento de gamma-glutamil-transferasa o de volumen corpuscular medio, por ejemplo. Específicamente en los ancianos, la disminución del índice de masa corporal y de agua, así como el mayor porcentaje de grasa, se traducen en la disminución del volumen de distribución y el aumento de las concentraciones plasmáticas de alcohol, lo que aumenta el riesgo de intoxicación por niveles más elevados de alcohol en sangre. También disminuyen las enzimas responsables de la metabolización, lo que aumenta los efectos tóxicos del enol. Cuando aumenta la probabilidad de intoxicación, también lo hace la de los traumatismos y las caídas, que tienen mayores consecuencias en el contexto de fragilidad propio de las personas mayores.

Existen diversas entrevistas diagnósticas que se pueden utilizar en la población anciana, aunque su uso no sea frecuente en el cuadro clínico, como el cuestionario CAGE (acrónimo formado a partir de las letras iniciales de Cut down, Annoyed, Guilty y Early-morning drink) y la versión geriátrica del Michigan Alcoholism Screening Test), de 24 preguntas, que cuenta con una versión abreviada de 10 preguntas.

Respecto al tratamiento, será también más complejo: se plantean limitaciones por edad o patología física en centros de desintoxicación o comunidades terapéuticas, por poner un ejemplo. El objetivo es más flexible, y se centra primeramente en buscar una disminución del consumo y en la reducción de daños.

> **!** En referencia a los fármacos interdictores, como el disulfiram, hay que asegurarse de que no haya alteraciones cognitivas que impidan que los pacientes no recuerden las interacciones.

Respecto a los fármacos *anti-craving*, no hay inconvenientes de uso de antidepresivos inhibidores selectivos de la recaptación de serotonina. La naltrexona es un antagonista opioide y habrá que tener en cuenta las altas interacciones y el elevado uso de opioides en la población anciana. También será importante diagnosticar la abstinencia, sobre todo en caso de un ingreso hospitalario o en residencia si no se tiene en cuenta el consumo previo. Se prestará especial atención a los cuadros de nerviosismo, irritabilidad, temblor, aumento de presión arterial o temperatura. La desintoxicación con benzodiacepinas o clometiazol no está contraindicada por la edad, aunque deban ajustarse las dosis o los tiempos.

> **!** No hay que menospreciar el aumento del riesgo de suicidio en la depresión en edad avanzada combinada con el consumo de alcohol.

Hipnosedantes

En el caso de los hipnosedantes, el problema es más grave porque la fuente de obtención acostumbra a ser la prescripción médica. Por otro lado, es más difícil valorar la repercusión porque se trata de población que no trabaja, que puede vivir sola o apartada de la familia, y que puede no presentar problemas legales en relación con la adicción. El abuso de benzodiacepinas puede conllevar un deterioro neuropsicológico asociado, confusión por abstinencia, más efecto con igual dosis que en los jóvenes con la misma concentración plasmática por mayor sensibilidad de receptores y, evidentemente, mayor riesgo de caídas y fracturas.

El tratamiento de desintoxicación debe ser más largo y lento: puede llegar incluso a meses. Como tratamientos breves en los que se requieran benzodiacepinas en ancianos, son mejores las de vida media corta o intermedia, porque las de vida media prolongada pueden dar fenómenos de acumulación e indeseables.

Opiáceos

El trastorno por consumo de opiáceos es un problema creciente, aunque todavía en sus inicios.

Existen dos tipologías:

- Personas que desarrollaron una adicción a opiáceos en la juventud en un contexto lúdico. Los programas de mantenimiento con metadona atienden actualmente a una población que llega a los 60 años, aunque, en su mayoría, con una peor salud física de la esperable por la edad.
- Personas que han desarrollado una adicción después de una prescripción médica de opiáceos para el tratamiento del dolor no oncológico.

Por los estudios en otros países, se recomienda el tratamiento con buprenorfina en primer lugar; la metadona, la naltrexona o la morfina de liberación lenta serán una segunda opción. En todos los casos, será necesario añadir un buen tratamiento del dolor no oncológico y medidas no farmacológicas.

TRASTORNOS DE PERSONALIDAD

Los trastornos de personalidad se caracterizan por la presencia de estructuras estables de comportamiento disfuncional que repercuten en numerosas facetas de la vida del sujeto, empeoran su funcionamiento y afectan especialmente a la forma de relacionarse con los demás. En el DSM-5-TR sigue habiendo 10 trastornos específicos en tres agrupaciones mayores, pero no existe ninguna forma especial por edad. Se reconocen en la adolescencia o antes, continúan durante la mayor parte de la vida y se hacen menos evidentes en la madurez y en la vejez. Tienden a pasar desapercibidos porque las conductas no son las mismas que en los jóvenes (tóxicos, agresividad, etcétera).

! La presencia de un trastorno de la personalidad empeora el pronóstico de cualquier enfermedad psiquiátrica y aumenta las probabilidades de generar una incapacidad mantenida.
Los trastornos de la personalidad no debutan en la edad avanzada, pero, muy a menudo, sufren descompensaciones con la viudez, la desaparición de la contención familiar o la entrada en centros residenciales en los que se debe convivir. Se puede sospechar su existencia ante síntomas variados, polimorfos, con quejas físicas vagas, síntomas cognitivos menores y conflictos familiares e interpersonales.

Un cambio de personalidad con la edad avanzada es uno de los criterios del deterioro comportamental leve que puede ser un debut de una enfermedad neurodegenerativa, tipo demencia frontal y las variantes frontales de la enfermedad de Alzheimer, que presentan cambios en el carácter. También se pueden observar síntomas compatibles con un trastorno de la personalidad de debut brusco en casos de depresiones ansiosas, por lo que el diagnóstico siempre debe ser longitudinal, y sería óptimo contar con familiares a los que entrevistar sobre los rasgos previos. Sobre todo, se preguntará por las relaciones sociales, familiares, laborales e interpersonales, así como por aspectos biográficos.

En la comunidad, se estima una prevalencia del 10,6-14,5 % de trastornos de la personalidad en los mayores, frente a una prevalencia del 57,8 % en mayores que viven en residencias. Al estudiar la prevalencia y los tipos de trastornos, se considera de edad avanzada a las personas de 50 años, lo que dificulta la comprensión de los datos.

El tipo más frecuente es el obsesivo, seguido por el paranoide. Son menos frecuentes el dependiente y el histriónico, aunque este dato hay que tomarlo con reservas. Uno de los problemas más importantes es la asociación entre el trastorno depresivo mayor y el trastorno de la personalidad, sobre todo los de los tipos A y C. La prevalencia estimada de esta comorbilidad, que se asociará con peor respuesta al tratamiento y mayor cronicidad, es del 24-61 %.

Algunos criterios tienen poca validez en los mayores, por lo que se tiende a sobrediagnosticar los del *cluster* C y esquizoides o más no especificados.

En referencia a los trastornos de personalidad en los ancianos, existen tres grandes puntos de vista:

- La personalidad no cambia, pero puede manifestarse de forma diferente a lo largo de la vida.
- Las diferencias entre los jóvenes y los ancianos pueden tener más relación con el efecto generacional o de cohorte que con el proceso de envejecimiento.
- La personalidad cambia a lo largo de la vida como resultado de procesos de maduración.

En los mayores de 60 años, habría tendencia a disminución en neuroticismo, extraversión y apertura a nuevas experiencias, y aumento en amabilidad, responsabilidad y evitación del riesgo. Hay un aumento de la variabilidad individual sin que se registren cambios en la estructura básica de la personalidad.

Los trastornos de la personalidad límite y antisocial tienden a remitir. Se cree que disminuyen los aspectos externalizadores de los trastornos del *cluster* B. Los trastornos del *cluster* A son más estables con el envejecimiento.

El envejecimiento no comporta características estereotipadas, como rigidez, irritabilidad o escasa tolerancia. Y tampoco se debe atribuir a la senectud que el anciano desarrolle una mayor dependencia o hipocondría, ni que sea más testarudo o presente comportamientos regresivos o infantilizados. La manera de funcionar previa es más predictiva de estos comportamientos que la edad. Es posible encontrar que no se informe de ciertos rasgos por considerarse normales o aceptables. Por el contrario, rasgos que se pueden encontrar disfuncionales pueden estar relacionados con temas generacionales. Siempre se ha de realizar el diagnóstico diferencial con cuadros ansiosos o depresivos o con conductas regresivas que coincidan con estresores, como el ingreso en residencia. Por otra parte, existen pocas escalas de personalidad adaptadas a la edad avanzada. Entre estas, destaca la Gerontological Personality Disorders Scale, a pesar de no estar validada en español.

El tratamiento se extrapola de lo estudiado en los pacientes más jóvenes porque prácticamente no hay estudios sobre la población anciana en este aspecto. Sí que existe un estudio especialmente interesante de Lynch con buenos resultados sobre la aplicación de la terapia dialéctico-conductual en ancianos con trastorno depresivo mayor y trastorno de personalidad comórbido. No es cierto que no se pueda cambiar con la edad: se puede mejorar a nivel cognitivo y en lo que se refiere a la autorregulación.

Hay que tratar las manifestaciones con abordaje psicofarmacológico y/o psicoterapéutico, por ejemplo, la depresión, la ansiedad, la impulsividad o la irritabilidad. En relación con el tratamiento psicoterapéutico, en general, y en concreto en los trastornos de personalidad, las personas de edad avanzada tienen mayores limitaciones para acceder a un tratamiento, independientemente de las orientaciones. Tampoco tienen acceso a recursos de salud mental utilizados habitualmente por jóvenes: hospitales de día, centros de rehabilitación comunitaria, etcétera.

Existe suficiente evidencia científica acumulada sobre la eficacia y la utilidad de la psicoterapia en la edad geriátrica. La mayor parte de las técnicas disponibles para jóvenes han demostrado eficacia en adultos mayores: terapia cognitivo-conductual, psicoterapias psicodinámicas, terapia interpersonal, terapias de tercera generación y terapias integradores. Las terapias de reminiscencia y de revisión de vida son más específicas para la edad avanzada. En todos los casos, la terapia deberá adaptarse al estado cognitivo, las comorbilidades y el papel de la familia.

SUICIDIO

La mayoría de las escalas clásicas consideran la edad avanzada como un factor de riesgo para el suicidio. El riesgo aumentó con la pandemia de la COVID-19, cuando los mayores estuvieron más aislados del entorno y de la sociedad, y se incrementaron los casos de soledad no deseada.

La presuposición de que las ideas de muerte han de estar naturalmente presentes es un mito. El suicidio es más frecuente en la población geriátrica que en el resto de la población, pero tiene menos publicidad. Es más raro el gesto manipulativo, y existe menos frecuencia de uso de medios farmacológicos.

 Los factores de riesgo de suicidio son:

- Edad avanzada.
- Sexo masculino.
- Enfermedades psiquiátricas.
- Salud física deteriorada.
- Acontecimientos vitales negativos: soledad, viudedad, problemática familiar, institucionalización en residencias.
- Pérdida de independencia, nivel educativo bajo, vivir en países industrializados.

En un 70 % de los casos, hay de base una depresión o estados reactivos, enfermedades cerebrales y frecuentes signos de demencia.

En los equivalentes suicidas, no siempre los gestos serán tan explícitos; es posible encontrar cuadros con igual riesgo de muerte que un intento de suicidio, como en el síndrome de deslizamiento, el rechazo del tratamiento, las automutilaciones, etcétera.

Los primeros datos que aporta la Ley Orgánica 3/2021, de 24 de marzo, de Regulación de la Eutanasia, muestran mayores tasas de aplicación en los mayores de 60 años, y hasta ahora las causas por las que se han solicitado están sobre todo relacionadas con enfermedades neurodegenerativas o cáncer.

Por otra parte, existe un riesgo elevado de maltrato físico, psicológico y de abuso físico o económico en personas mayores que presentan inicio de deterioro cognitivo de tipo multifactorial. El maltrato puede efectuarse por actos de comisión (físicos, sexuales, abuso verbal o emocional, explotación financiera) u omisión (negligencia, por ejemplo, por no proporcionar alimentos o ignorar peticiones de ayuda). Los factores de riesgo para ser víctimas de abuso son el aislamiento social, la ausencia de un cuidador disponible y la elevada dependencia.

THE OLDEST OLD: LOS MÁS MAYORES

La psiquiatría geriátrica se ha integrado en el modelo más biomédico y ha tendido a trabajar más con los pacientes mayores jóvenes que con los más mayores, que han quedado más a cargo de la geriatría. Se puede ver en los estudios en depresión o enfermedad de Alzheimer, en los que el foco está puesto en el tratamiento farmacológico, pero no en los clásicos síndromes geriátricos, que pueden llevar a la incapacidad funcional, la fragilidad y el fracaso.

Las investigaciones excluyen a los mayores porque son menos accesibles (cuesta más que vayan a las visitas si no están institucionalizados y las poblaciones no son comparables). Hay mucha comorbilidad, y el cuadro clínico psiquiátrico y el médico están tan entremezclados que difícilmente se pueden compartimentar: es la llamada *fragilidad*. Los pacientes más mayores no salen en los estudios, pero son foco de atención de la psiquiatría geriátrica.

Entre otras especificidades de esta población, es importante destacar que los sujetos son poco colaboradores con las estrategias preventivas, ya que consideran haber vivido suficiente. Buscan más una buena calidad de vida que estrategias de cribado, y eso no significa que no se preocupen por su salud. La mayoría de las funciones empeoran con la edad, pero no todas, y existe mucha variación interindividual. La mayoría de los mayores de 85 años se mantienen autónomos. La mayoría de los centenarios viven de manera independiente alrededor del mundo. Hasta el 52 % tiene solo un poco de asistencia en domicilio. Funcionan peor en memoria no verbal, función ejecutiva y fluencia verbal, pero no presentan diferencias en el lenguaje o la lectura, por ejemplo. La personalidad se mantiene con la edad avanzada, y la percepción de continuidad es clara, pero puede verse alterada por acontecimientos estresantes, como una mala salud física. La pérdida de la salud altera mucho la percepción de control sobre uno mismo, como también la muerte del cónyuge, por ejemplo.

La participación social desciende de manera muy marcada entre los 60 y los 80 años, incluso en la asistencia a ritos religiosos. La edad cronológica es un mal indicador del envejecimiento biológico, psicológico, social y funcional. La comorbilidad es la norma; por poner un ejemplo: la depresión asociada a una enfermedad médica lleva a peor funcionamiento físico, mental y social.

Los principales síndromes geriátricos son la incontinencia, las caídas, el estreñimiento, la infección, la inmovilidad, la confusión aguda, la pérdida de memoria, el insomnio, la desconfianza y agitación, la hipocondría, la ansiedad y la depresión. Estos se deberán tener en mente siempre que se trate con personas frágiles.

PUNTOS CLAVE

- Existen los trastornos mentales en los mayores, pero pueden tener características clínicas distintas a las de pacientes más jóvenes.
- Hay que realizar un buen diagnóstico diferencial que incluya enfermedades neurodegenerativas y físicas, y también los clásicos trastornos mentales. Se han de conocer bien los antecedentes.
- No solo es clave el diagnóstico, sino también el tratamiento.
- Es importante usar fármacos adecuados e iniciar con prudencia su administración y subir lentamente el tratamiento, pero hay que llegar a las dosis terapéuticas necesarias.
- No tratar lleva a la cronicidad, la regresión y el deterioro.
- A pesar de existir menos recursos dedicados a esta población, los ancianos constituyen una proporción elevada de los enfermos mentales.

BIBLIOGRAFÍA

Ahn KH, Lyoo IK, Lee HK, Song IC, Oh JS, Hwang J et al. White matter hyperintensities in subjects with bipolar disorder. Psychiatry Clin Neurosci. 2004;58(5):516-21.

Alexopoulos GS, Raue PJ, Banerjee S, Marino P, Renn BN, Solomonov N et al. Comparing the streamlined psychotherapy Engage with problem-solving therapy in late-life major depression. A randomized clinical trial. Mol Psychiatry. 2021;26(9):5180-9.

Alexopoulos GS. Mechanisms and treatment of late-life depression. Transl Psychiatry. 2019;9(1):188.

Arbus C, Clement JP, Bougerol T, Fremont P, Lancrenon S, Camus V. Health management of older persons with chronically medicated psychotic disorders: the results of a survey in France. Int Psychogeriatr. 2012;24(3):496-502.

Bahorik AL, Satre DD, Kline-Simon AH, Weisner CM, Campbell CI. Serious mental illness and medical comorbidities: findings from an integrated health care system. J Psychosom Res. 2017;100:35-45.

Belbeze J, Gallarda T. Very-late-onset psychotic symptoms: psychosis or dementia? A phenomenological approach. A systematic review. Geriatr Psychol Neuropsychiatr Vieil. 2020;18(1):77-87.

Blazer DG. Psychiatry and the oldest old. Am J Psychiatry. 2000;157:1915-1924.

Bressington D, Mui J, Tse ML, Gray R, Cheung EF, Chien WT. Cardiometabolic health, prescribed antipsychotics and health-related quality of life in people with schizophrenia-spectrum disorders: a cross-sectional study. BMC Psychiatry. 2016;16(1):411.

Brichant-Petitjean C, Legauffre C, Ramoz N, Ades J, Gorwood P, Dubertret C. Memory deficits in late-onset schizophrenia. Schizophr Res. 2013;151(1-3):85-90.

Calabrese V, Giordano J, Crupi R, Di Paola R, Ruggieri M, Bianchini R et al. Hormesis, cellular stress response and neuroinflammation in schizophrenia: early onset versus late onset state. J Neurosci Res. 2017;95(5):1182-1193.

Chen L, Chen X, Liu W, Wang Q, Jiang T, Wang J et al. White matter microstructural abnormalities in patients with late-onset schizophrenia identified by a voxel-based diffusion tensor imaging. Psychiatry Res. 2013;212(3):201-7.

Cohen CI, Meesters PD, Zhao J. New perspectives on schizophrenia in later life: implications for treatment, policy, and research. Lancet Psychiatry. 2015;2(4):340-50.

Cohen CI. Very late-onset schizophrenia-like psychosis: positive findings but questions remain unanswered. The Lancet Psychiatry. 2018;5(7):528-9.

Colijn MA, Nitta BH, Grossberg GT. Psychosis in later life: a review and update. Harv Rev Psychiatry. 2015;23(5):354-67.

Cropley VL, Klauser P, Lenroot RK, Bruggemann J, Sundram S, Bousman C et al. Accelerated gray and white matter deterioration with age in schizophrenia. Am J Psychiatry. 2017;174(3):286-95.

Depp CA, Moore DJ, Sitzer D, Palmer BW, Eyler LT, Roesch S et al. Neurocognitive impairment in middle-aged and older adults with bipolar disorder: comparison to schizophrenia and normal comparison subjects. J Affect Disord. 2007;101(1-3):201-9.

Girard C, Simard M, Noiseux R, Laplante L, Dugas M, Rousseau F et al. Late-onset-psychosis: cognition. Int Psychogeriatr. 2011;23(8):1301-16.

Hanssen M, Van der Werf M, Verkaaik M, Arts B, Myin-Germeys I, Van Os J et al. Comparative study of clinical and neuropsychological characteristics between early-, late and very-late-onset schizophrenia-spectrum disorders. Am J Geriatr Psychiatry. 2015;23(8):852-62.

Hives F, Karyadi KA, Nitch S, Kinney D. Locked in and growing old: the psychiatric, forensic, and cognitive correlates of 30 years of psychiatric hospitalization. Am J Geriatr Psychiatry. 2018;26(2):188-197.

Howard R, Cort E, Bradley R, Harper E, Kelly L, Bentham P et al. Antipsychotic treatment of very late-onset schizophrenia-like psychosis (ATLAS): a randomised, controlled, double-blind trial. Lancet Psychiatry. 2018;5(7):553-563.

Howard R, Rabins PV, Seeman MV, Jeste DV. Late-onset schizophrenia and very-late-onset schizophrenia-like psychosis: an international consensus. The International Late-Onset Schizophrenia Group. Am J Psychiatry. 2000;157(2):172-8.

Kilbourne AM. Bipolar disorder in late life: future directions in efficacy and effectiveness research. Curr Psychiatry Rep. 2005;7(1):10-7.

Kim Wium-Andersen M, Dynnes Ørsted D, Grønne Nordestgaard B. Elevated C-reactive protein associated with late-and very-late-onset schizophrenia in the general population: a prospective study. Schizophr Bull. 2014;40(5):1117-27.

Lagodka A, Robert P. La schizophrénie tardive est-elle secondaire à des processus neurodégénératifs? Une revue de la littérature. Encephale. 2009;35(4):386-3.

Lepkifker E, Iancu I, Horesh N, Strous RD, Kotler M. Lithium therapy for unipolar and bipolar depression among the middle-aged and older adult patient subpopulation. Depress Anxiety. 2007;24(8):571-6.

Lynch TR, Cheavens JS, Cukrowicz KC, Thorp SR, Bronner L, Beyer J. Treatment of older adults with co-morbid personality disorder and depression: a dialectical behavior therapy approach. Int J Geriatr Psychiatry. 2007;22(2):131-43.

Maglione JE, Thomas SE, Jeste DV. Late-onset schizophrenia: do recent studies support categorizing LOS as a subtype of schizophrenia? Curr Opin Psychiatry. 2014;27(3):173-8.

Mason O, Stott J, Sweeting R. Dimensions of positive symptoms in late versus early onset psychosis. Int Psychogeriatrics. 2013;25(2):320-7.

Montaño D, Román J. Trastornos psiquiátricos inducidos por medicamentos. Revista Científica Ciencia Médica. 2011;14(1):21-24.

Mulsant BH, Blumberger DM, Ismail Z, Rabheru K, Rapoport MJ. A systematic approach to pharmacotherapy for geriatric major depression. Clin Geriatr Med. 2014;30(3):517-34.

Mur M, Portella MJ, Martínez-Arán A, Pifarré J, Vieta E. Persistent neuropsychological deficit in euthymic bipolar patients: executive function as a core deficit. J Clin Psychiatry. 2007;68(7):1078-86.

Napal O, Ojeda N, Sánchez P, Elizagárate E, Peña J, Ezcurra J et al. The course of the schizophrenia and its impact on cognition: a review of literature. Actas Esp Psiquiatr. 2012;40(4):198-220.

Penders KAP, Peeters IGP, Metsemakers JFM, Van Alphen SPJ. Personality disorders in older adults: a review of epidemiology, assessment, and treatment. Curr Psychiatry Rep. 2020;22(3):14.

Reichenberg A, Harvey PD, Bowie CR, Mojtabai R, Rabinowitz J, Heaton RK et al. Neuropsychological function and dysfunction in schizophrenia and psychotic affective disorders. Schizophr Bull. 2009;35(5):1022-9.

Reinhardt MM, Cohen CI. Late-life psychosis: diagnosis and treatment. Curr Psychiatry Rep. 2015;17(2):1.

Rieb LM, Samaan Z, Furlan AD, Rabheru K, Feldman S, Hung L et al. Canadian guidelines on opioid use disorder among older adults. Can Geriatr J. 2020;23(1):123-34.

Robinson LJ, Thompson JM, Gallagher P, Goswami U, Young AH, Ferrier IN et al. A meta-analysis of cognitive deficits in euthymic patients with bipolar disorder. J Affect Disord. 2006;93(1-3):105-15.

Roy-Millán P. Respuestas organizativas para la atención en crisis en psicogeriatría. Psicogeriatría. 2001;3(2):73-82.

Salech F, Jara R, Michea L. Cambios fisiológicos asociados al envejecimiento. Rev Med Clin Condes. 2012;23(1):19-29.

Selva G, Salazar J, Balanzá-Martínez V, Martínez-Arán A, Rubio C, Daban C et al. Bipolar I patients with and without a history of psychotic symptoms: do they differ in their cognitive functioning? J Psychiatr Res. 2007;41(3-4):265-72.

Simon GE, Bauer MS, Ludman EJ, Operskalski BH, Unützer J. Mood symptoms, functional impairment, and disability in people with bipolar disorder: specific effects of mania and depression. J Clin Psychiatry. 2007;68(8):1237-45.

Smeets-Janssen MM, Meesters PD, Comijs HC, Eikelenboom P, Smit JH, De Haan L et al. Theory of mind differences in older patients with early-onset and late-onset paranoid schizophrenia. Int J Geriatr Psychiatry. 2013;28(11):1141-6.

Stott J, Saunders R, Desai R, Bell G, Fearn C, Buckman JEJ et al. Associations between psychological intervention for anxiety disorders and risk of dementia: a prospective cohort study using national health-care records data in England. Lancet Healthy Longev. 2023;4(1):e12-e22.

Subramaniam H, Dennis MS, Byrne EJ. The role of vascular risk factors in late onset bipolar disorder. Int J Geriatr Psychiatry. 2007;22(8):733-7.

Talaslahti T, Alanen HM, Hakko H, Isohanni M, Häkkinen U, Leinonen E. Patients with very-late-onset schizophrenia-like psychosis have higher mortality rates than elderly patients with earlier onset schizophrenia. Int J Geriatr Psychiatry. 2015;30(5):453-9.

Vahia IV, Palmer BW, Depp C, Fellows I, Golshan S, Kraemer HC et al. Is late-onset schizophrenia a subtype of schizophrenia? Acta Psychiatr Scand. 2010;122(5):414-26.

Van Assche L, Morrens M, Luyten P, Van de Ven L, Vandenbulcke M. The neuropsychology and neurobiology of late-onset schizophrenia and very-late-onset schizophrenia-like psychosis: a critical review. Neurosci Biobehav Rev. 2017;83:604-621.

Van der Veen DC, Gulpers B, Van Zelst W, Köhler S, Comijs HC, Schoevers RA et al. Anxiety in late-life depression: determinants of the course of anxiety and complete remission. Am J Geriatr Psychiatry. 2021;29(4):336-47.

Vasudev A, Chaudhari S, Sethi R, Fu R, Sandieson RM, Forester BP. A review of the pharmacological and clinical profile of newer atypical antipsychotics as treatments for bipolar disorder: considerations for use in older patients. Drugs Aging. 2018;35(10):887-895.

Velakoulis D, Walterfang M, Mocellin R, Pantelis C, Dean B, McLean C. Abnormal hippocampal distribution of TDP-43 in patients with-late onset psychosis. Aust N Z J Psychiatry. 2009;43(8):739-45.

Young RC, Mulsant BH, Sajatovic M, Gildengers AG, Gyulai L, Al Jurdi RK et al. GERI-bd: a randomized double-blind controlled trial of lithium and divalproex in the treatment of mania in older patients with bipolar disorder. Am J Psychiatry. 2017;174(11):1086-93.

Young RC, Murphy CF, Heo M, Schulberg HC, Alexopoulos GS. Cognitive impairment in bipolar disorder in old age: literature review and findings in manic patients. J Affect Disord. 2006;92(1):125-31.

Zanetti MV, Cordeiro Q, Busatto GF. Late onset bipolar disorder associated with white matter hyperintensities: a pathophysiological hypothesis. Prog Neuropsychopharmacol Biol Psychiatry. 2007;31(2):551-6.

Medicina psiquiátrica en Urgencias

26

I. Parra Uribe

OBJETIVOS

- Conocer las estrategias y recomendaciones para realizar una adecuada entrevista al paciente con patología psiquiátrica en urgencias.
- Conocer las principales causas psiquiátricas que pueden generar una urgencia psiquiátrica.
- Conocer el manejo y atención del paciente en estado de agitación psicomotriz.
- Conocer las estrategias farmacológicas principales en las urgencias de psiquiatría.

INTRODUCCIÓN

Las urgencias psiquiátricas son situaciones relativamente frecuentes que constituyen el 5 % de las urgencias generales. Pero, además de frecuentes, son también un tipo de urgencia que genera desconcierto y elevadas dosis de ansiedad en el personal médico que debe atenderlas.

Se denomina *urgencia psiquiátrica* aquella situación originada por un estado psicopatológico de causa diversa que coloca al enfermo en una situación comprometida en cuanto a su propia vida (suicidio), en cuanto a la vida de los demás (agresiones) o en cuanto a su pronóstico funcional de adaptación a su medio familiar, social o laboral y que genera un sufrimiento psíquico.

La demanda de asistencia puede ser generada no solo por el propio paciente, sino también por familiares, por las fuerzas del orden público por distintos profesionales sanitarios.

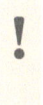 Para la evaluación de las urgencias psiquiátricas, los instrumentos fundamentales son la exploración física, la entrevista psiquiátrica, el examen del estado mental y las pruebas complementarias.

Lo prioritario cuando se está ante una urgencia psiquiátrica será determinar si existe riesgo vital para el paciente o para terceras personas; tarea difícil, sobre todo cuando el enfermo está muy agitado o con trastornos en el curso y en el contenido del pensamiento (ideas delirantes, incoherencia y disgregación) que dificulten el contacto y la exploración psicopatológica.

Otro aspecto importante que siempre se ha de tener en cuenta en este tipo de actuaciones es descartar la existencia de un trastorno somático que pueda expresarse a través de síntomas psíquicos. No es raro ver, por ejemplo, que una alteración iónica o un problema vascular, metabólico, infeccioso o tumoral se expresan clínicamente con síntomas psiquiátricos muy llamativos. Todo ello puede generar confusión y, como consecuencia, un incorrecto abordaje terapéutico.

El valor de las pruebas complementarias en la evaluación de los trastornos psiquiátricos es, en general, muy escaso. Salvo en los hallazgos de enfermedades orgánicas que dan lugar a síntomas psíquicos, no hay ninguna prueba que ayude a realizar el diagnóstico de un trastorno psiquiátrico, ni siquiera en el caso de enfermedades graves, como la psicosis. Por lo tanto, el médico debe basar su orientación fundamentalmente en la anamnesis y la valoración del estado mental del paciente.

Véanse los pasos que se siguen en la valoración de un paciente en urgencias de psiquiatría (**Fig. 26-1**).

ENTREVISTA PSIQUIÁTRICA EN URGENCIAS

En el área de urgencias, la anamnesis y la entrevista deberán ser, necesariamente, más concretas, concisas y directivas que en la consulta. Habitualmente, el ambiente y las circunstancias propias del paciente no favorecen una comunicación pausada ni una transferencia de información fluida y ordenada.

A través de la entrevista, debe reunirse la información precisa y suficiente para dar respuesta a una situación urgente y decidir qué medida de respuesta es la más adecuada. La actitud del entrevistador ha de ser de escucha, empatía y colaboración con el paciente, al mismo tiempo que se guía la entrevista para focalizar la atención sobre los aspectos más directamente implicados en la asistencia a urgencias.

La intervención de urgencias no tiene como objetivo principal llegar a un diagnóstico psiquiátrico; es preferible hacer una *valoración sindrómica* que permita la toma de decisiones terapéuticas. Otro aspecto importante que se ha de tener en cuenta en las intervenciones en urgencias es el potencial riesgo de agresividad o agitación psicomotriz.

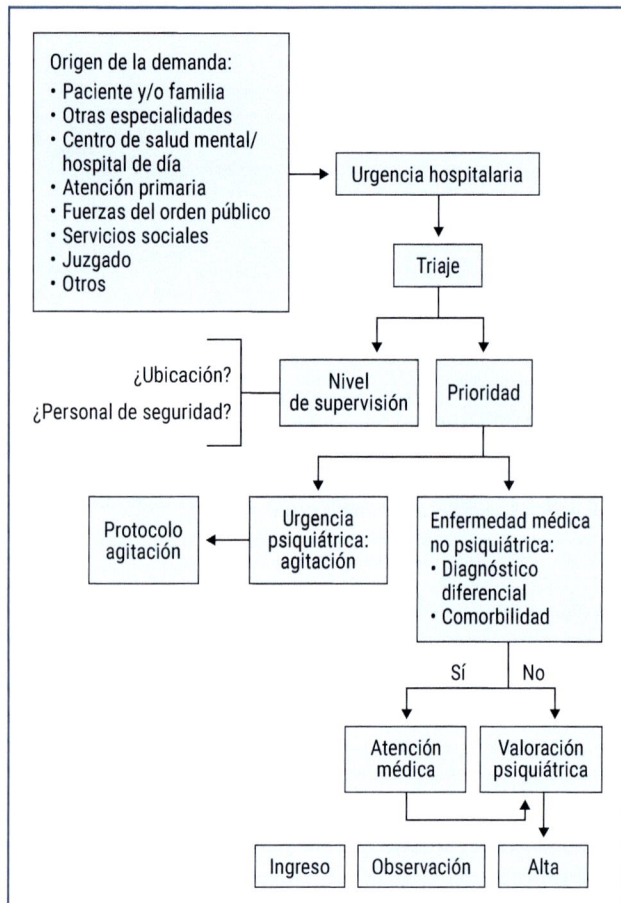

Figura 26-1. Algoritmo de atención al paciente en urgencias de psiquiatría.

En este sentido, en el caso de que antes de una entrevista pueda preverse una conducta violenta o agitada, es recomendable adoptar algunas medidas específicas, como las que se detallan a continuación:

- Identificarse ante el paciente, adoptando una actitud segura, aunque manteniendo una distancia prudente.
- Remarcar que la labor del profesional consiste en ayudar y que la violencia no es consentida en este ámbito.
- Tratar de conocer todo lo posible del paciente antes de entrevistarlo.
- Estar alerta ante los riesgos de violencia inmediata y buscar ayuda rápidamente si es necesario.
- Cuidar la seguridad de los alrededores físicos (puertas, accesos, objetos, etcétera).
- Contar con la presencia de otros durante la evaluación si es necesario.
- Tratar de establecer una alianza con el paciente, nunca enfrentarse ni amenazar.

También es importante decidir la ubicación del sujeto para garantizar su seguridad. Algunos pacientes consultarán por propia iniciativa y de manera voluntaria, pero será frecuente ver enfermos que han sido trasladados en contra de su voluntad. En ocasiones, pueden llegar en estado de agitación psicomotriz o tras haber presentado una tentativa autolítica

que ha sido rescatada o abortada. En estos casos, habrá que garantizar un entorno sin acceso a métodos lesivos/letales y sin riesgo de fuga.

- La atención de las urgencias psiquiátricas se basa sobre todo en la entrevista, la observación, la anamnesis y la exploración psicopatológica.
- Siempre habrá que descartar posibles causas orgánicas que se puedan manifestar con sintomatología psiquiátrica y, en estos casos, valorar la realización de exploraciones complementarias.
- El control de las posibles situaciones de riesgo es esencial, sobre todo en aquellos pacientes en estado de agitación o con ideación autolítica.

CAUSAS DE URGENCIAS PSIQUIÁTRICAS

Los pacientes pueden acudir a urgencias psiquiátricas por trastornos de ansiedad, trastornos afectivos, riesgo suicida, trastornos psicóticos, trastornos de personalidad, consumo de sustancias o trastornos del espectro autista.

Urgencias derivadas de los trastornos de ansiedad

La ansiedad es una de las manifestaciones psiquiátricas más frecuentes. Se entiende como la activación autonómica a nivel psicológico y fisiológico. Puede presentarse en gran parte de la patología psiquiátrica y puede imitar diferentes patologías orgánicas.

Es importante diferenciar entre la ansiedad normal y la patológica. La *ansiedad normal* es una respuesta anticipatoria ante situaciones futuras que resultan amenazantes, mientras que la *patológica* es persistente, generalizada, desproporcionada, dolorosa y no se tiene capacidad de respuesta; es propia de los trastornos de ansiedad.

Los síntomas se presentan de la siguiente manera:

- Síntomas físicos: palpitaciones, disnea suspirosa, temblores, sudoración, ahogo, náuseas, dificultad para tragar, parestesias o vértigo.
- Síntomas psíquicos: normalmente, sensación de despersonalización o desrealización y miedo a morir, a perder el control o volverse loco.

La actitud de un médico en urgencias ante un paciente con ansiedad se resume en cuatro actuaciones fundamentales:

- Descartar la presencia de patología orgánica que justifique el cuadro de ansiedad, así como la ingesta de fármacos o tóxicos.
- Descartar la asociación de la ansiedad con otro cuadro psiquiátrico (ansiedad sintomática). Por ejemplo, la asociación con un episodio de depresión, manía, hipocondría, etcétera.
- Identificar el tipo de trastorno de ansiedad.
- Tratar el episodio agudo, así como pautar un tratamiento de mantenimiento, si es necesario, hasta que sea valorado por el especialista de zona.

En cuanto al *tratamiento*, las benzodiacepinas son los ansiolíticos de elección. Son fármacos útiles para abordar la ansiedad, tienen una acción rápida y mantenida, mínima toxicidad y contraindicaciones nimias, pocos efectos secundarios y escasas interacciones. En general, en urgencias, se utilizan benzodiacepinas de vida media corta por su rápido efecto y fácil administración, pero no se recomiendan como tratamiento de base o mantenimiento por su mayor riesgo de dependencia. Como tratamiento a largo plazo, se pueden administrar benzodiacepinas de vida media larga, pero hay que tener en cuenta el potencial adictivo, por lo que pueden utilizarse también antidepresivos.

Urgencias derivadas de los trastornos afectivos

Los trastornos afectivos, en sus diferentes manifestaciones, suponen un número no desdeñable de consultas a urgencias (entre el 5 y el 25 %). Se trata de patologías que hacen variar el estado de ánimo de forma mórbida tanto por exceso (manía) como por defecto (depresión). Por lo que pueden definirse los siguientes: depresión mayor unipolar, trastorno adaptativo, distimia, fase depresiva de un trastorno bipolar, episodio maníaco/hipomaníaco.

En el caso de la depresión, el principal motivo de consulta en urgencias suele ser un empeoramiento o mala respuesta al tratamiento prescrito previamente. Pueden aparecer determinadas conductas, como encamamiento prolongado, inhibición significativa, abandono de la alimentación y cuidados personales o ideas de suicidio. Suelen ser los propios pacientes los que solicitan la consulta, pero en la mayoría de los casos graves o con alteración de conducta (depresión agitada, conductas suicidas), los familiares son los que promoverán la consulta.

En los enfermos con manía, la alteración del comportamiento es el motivo más frecuente de consulta en urgencias, en la mayoría de los casos propiciado por los familiares, personas cercanas o, en casos más extremos, incluso por las fuerzas del orden público.

En urgencias, la evaluación del episodio actual será la clave de la anamnesis. Se obtendrán datos sobre su inicio, la presencia o ausencia de factores desencadenantes o estresores vitales, el tratamiento actual y el grado de adherencia a este, ideas de suicidio o autolesión e impacto sobre el funcionamiento habitual del paciente. Se debe valorar con detenimiento si existe consumo de tóxicos, la presencia de enfermedades físicas o el uso de tratamientos concomitantes que puedan ser responsables del origen del episodio actual (depresión secundaria).

Será necesaria la exploración psicopatológica y del estado mental de manera completa. La solicitud de exploraciones complementarias dependerá de la sospecha etiológica, pero en un contexto de urgencias la disponibilidad de las pruebas será limitada. Puede que haya que realizar pruebas de imagen cuando exista alteración del nivel de conciencia, signos neurológicos, una aparición aguda con atipicidad epidemiológica, la presencia de traumatismos u otros signos o síntomas que sugieran la presencia de una enfermedad médica.

Como en casi todas las patologías, la decisión última que se toma en el ámbito de urgencias se traduce en la necesidad de tratamiento mediante ingreso hospitalario, o bien de forma ambulatoria.

Esta decisión debe adoptarse sobre la base de los siguientes puntos:

- Origen (orgánico o no). Si existe una causa orgánica, será esta causa la que determine la decisión.
- Gravedad clínica y riesgos presumibles (riesgo de suicidio o de alteraciones de conducta).
- Apoyo social y/o familiar. La falta de soporte y contención familiar puede ser un criterio de ingreso en algunos casos.

Las urgencias no suelen ser un buen contexto para iniciar un tratamiento a largo plazo principalmente porque, por lo general, el médico prescriptor no será quien realice el seguimiento. Normalmente, en urgencias se tratarán los síntomas agudos, aquellos más fácilmente reconducibles a corto plazo (insomnio, ansiedad, etc.), y se realizará un abordaje de los factores desencadenantes o crisis psicosociales que han motivado la consulta. En el caso de que el paciente ya tuviera un tratamiento prescrito, si ha sido prescrito recientemente, se instará al sujeto a que espere el tiempo necesario; en caso de un tratamiento de tiempo de evolución, se valorará la posibilidad de optimizar las dosis o de potenciarlo con otros agentes. Será importante que el cumplimiento del tratamiento sea adecuado, para lo que puede ser necesario contar con la supervisión de la familia.

Urgencias por riesgo suicida

Uno de los motivos más frecuentes de consulta en urgencias es la conducta suicida entendida en un sentido amplio, desde la ideación autolítica hasta la conducta suicida en sus diferentes grados de gravedad.

La presencia de dicha ideación o conducta suicida genera dudas e inseguridad en el médico que atiende el caso, pero es importante señalar que, con una adecuada valoración y una intervención y orientación oportunas, se puede lograr un replanteamiento por parte del paciente y evitar la escalada que lleve a una conducta potencialmente letal.

La mayoría de los suicidios son previsibles, por lo que la valoración del riesgo de autólisis es una tarea de gran importancia, y más en la atención urgente. La capacidad del médico para empatizar con el paciente y una buena exploración psicopatológica que aporte información sobre sus ideas y sentimientos son la base para formular un adecuado juicio clínico que permita orientar la actitud terapéutica más adecuada.

Según la bibliografía y los informes de la Organización Mundial de la Salud, entre un 40 y un 60 % de las personas que cometen suicidio habían acudido a un médico en el mes anterior. En este sentido, es de elevada importancia para los profesionales sanitarios el poder llevar a cabo una buena evaluación clínica del riesgo de suicidio que permita detectar el perfil de mayor riesgo para así plantear posteriormente un adecuado manejo y una apropiada orientación terapéutica. Para ello, será necesario conocer los factores de riesgo y protectores de suicidio (**Tabla 26-1**), y realizar una buena anamnesis y una correcta exploración psicopatológica.

Será importante no ignorar ni minimizar el riesgo de suicidio, lograr una entrevista empática, ser paciente y escuchar atentamente, crear un clima de confianza y respeto y no juzgar

Tabla 26-1. Factores de riesgo y protectores de suicidio	
Factores de riesgo	**Factores protectores**
• Sexo masculino	• Religiosidad
• Antecedentes familiares de suicidio	• Apoyo social y conexión familiar
• Falta de un entorno de apoyo	• Tener hijos, embarazo
• Sucesos vitales negativos	• Actitudes y valores positivos
• Enfermedad médica (dolor, limitación funcional)	• Habilidades para la resolución de problemas
• Acceso a métodos letales	• Confianza en uno mismo
• Trastorno mental (sobre todo depresión)	• Tratamiento óptimo en pacientes con enfermedad mental

ni dar lecciones. Hay que tener en cuenta que la persona que presenta ideas de suicidio está en una situación de importante dolor emocional y que su deseo es acabar con ese malestar más que terminar con su vida. La intervención del profesional será de gran relevancia para ayudarle a encontrar alternativas o, en su defecto, tomar las decisiones adecuadas que protejan a la persona.

En urgencias es habitual la valoración del riesgo suicida en individuos que ya han realizado un intento de suicidio, pero han sobrevivido (*intento frustrado*).

En estos casos de intento frustrado, será necesario evaluar los siguientes factores:

- **Grado de letalidad.** Se debe estimar la gravedad del método empleado.
- **La rescatabilidad** o posibilidad de que la persona sea auxiliada. A veces ocurre que la misma persona se autorrescata o envía mensajes que favorecen el rescate. Estos casos se consideran de menor gravedad.
- **Premeditación.** Se debe explorar cómo de planificado y estructurado ha sido el acto.
- **Crítica del episodio.** Hace referencia a la capacidad de la persona para sentir arrepentimiento y buscar alternativas más adaptativas.
- **Finalidad o intencionalidad del acto suicida.** Se tiene que determinar si el acto estuvo dirigido a paliar un dolor físico o psíquico, movilizar el entorno, obtener un beneficio social o si el sujeto tenía un deseo claro de acabar con su vida.
- **Evaluación del entorno.** Se ha de indagar sobre el entorno social y familiar para determinar los apoyos de los que dispone el paciente.

Una vez evaluado el riesgo suicida durante la entrevista en urgencias, es primordial tener claros los pasos que se han de seguir, de acuerdo con la exploración psicopatológica realizada, la presencia de factores de riesgo y protectores, las características del intento, la presencia de soporte social y familiar y la impresión que transmite el paciente (aceptación del plan terapéutico, crítica adecuada, actitud colaboradora y receptiva a la ayuda, etcétera).

Cuando se considere que el *riesgo de suicidio* es *bajo*, podrá plantearse el alta y el seguimiento ambulatorio. Será necesario explorar las posibilidades de apoyo en el domicilio, revisar el tratamiento, aclarar las dudas relacionadas, recordar las normas de reconsulta a urgencias y anotar en la historia clínica toda la información recogida y los factores que hacen que el riesgo se considere bajo y, por lo tanto, pueda contenerse y atenderse de manera ambulatoria.

En los casos de *riesgo intermedio*, será imprescindible valorar las opciones de contención y supervisión por parte del entorno, así como el compromiso del paciente para realizar el tratamiento recomendado y volver a solicitar ayuda en caso necesario. Puede ser de gran utilidad, en estos casos, diseñar un plan de seguridad con el paciente (identificar y prever el regreso de nuevos pensamientos suicidas y diseñar estrategias y recursos que puedan ser útiles en esa situación). La decisión de ingreso dependerá de estos factores y puede modificarse en función de la evolución.

En los casos de *riesgo alto* (por ejemplo, un paciente que presenta ideación autolítica con planificación estructurada, acceso a métodos letales y falta de apoyo), se considerará el ingreso en la unidad de hospitalización de psiquiatría, que incluso podría realizarse de manera involuntaria si se considera necesario (paciente de alto riesgo que no acepta el ingreso).

Urgencias derivadas de los trastornos psicóticos

Prácticamente cualquiera de las alteraciones psicopatológicas que se conocen pueden ser motivo de consulta en urgencias: desde la sintomatología clínica principal del cuadro, especialmente alteraciones del pensamiento (delirios) o de la sensopercepción (alucinaciones), hasta alteraciones afectivas, agitación o inhibición psicomotriz, autoagresividad y/o heteroagresividad o efectos secundarios que involucran al sistema nervioso y que se atribuyen a la medicación. Es frecuente que el paciente se presente en el servicio de urgencias acompañado de algún familiar que ha sido testigo de las conductas disruptivas o incluso por autoridades de seguridad; cuando el enfermo se presenta con un familiar y existe la oportunidad, es conveniente incluir en el interrogatorio antecedentes familiares de trastornos mentales.

A su llegada a urgencias, debe hacerse una valoración de su gravedad explícita o potencial, por lo que será necesario saber el motivo de consulta y las condiciones de su llegada (ambulancia, contención, etc.), los antecedentes y si hay signos de intoxicación o abstinencia. En función de esta primera valoración, se decidirá dónde ubicar al paciente y el tipo de supervisión que requiere. Será imprescindible garantizar las condiciones de seguridad necesarias.

Las recomendaciones básicas para realizar la entrevista son las siguientes:

- Evitar el exceso de estímulos, ofrecer un lugar tranquilo para la entrevista.
- Preservar la seguridad del paciente y del entrevistador.
- Asegurarse de que se dispone de ayuda rápida en caso de que la situación lo requiera.
- Evitar dar la espalda al sujeto o mirarlo fijamente a los ojos.
- Explicar cada procedimiento al enfermo con claridad.

- Poner límites claros y observar la reacción emocional del paciente.
- Iniciar la entrevista realizando preguntas abiertas.
- Evitar una exploración directa e intrusa del delirio.
- No intentar corregir las creencias erróneas del paciente por muy ilógicas que parezcan.
- Hacer peticiones y comentarios comprensibles, simples y directos con un tono de voz claro, pero de volumen moderado y pausado.

Urgencias derivadas de los trastornos de personalidad

La atención de los trastornos de personalidad en urgencias es frecuente y supone un elevado coste temporal, personal y de recursos. El trastorno de la personalidad límite es el que compone el mayor número de consultas urgentes (alrededor del 9-13 %). Es frecuente la consulta en estado de crisis tras situaciones ambientales estresantes que actúan como detonantes. A veces los pacientes acuden de manera repetida. En otras ocasiones, puede que se acuda a consulta tras el consumo de tóxicos o por cuestiones legales. En general, se trata de intervenciones que suponen un reto para los profesionales sanitarios y que requerirán experiencia y formación.

La guía del National Institute for Health and Care Excellence (conocida como *guía NICE*) propone las siguientes recomendaciones para la atención de una persona con trastorno de la personalidad en situación de crisis:

- Cuando sea posible, consultar el plan terapéutico establecido por el psiquiatra de referencia para darle continuidad y ser coherente con el plan de trabajo ya consensuado con el paciente por parte del profesional que lo conoce y ha establecido un vínculo terapéutico.
- Intentar comprender la crisis desde el punto de vista del paciente.
- Mantener la calma y no juzgar ni dar respuesta a las posibles provocaciones por parte del paciente.
- Explorar la causa del malestar.
- Emplear preguntas abiertas con una actitud empática, validar los sentimientos del enfermo, tratar de identificar el inicio y el curso del problema.
- Tratar de estimular al paciente para que reflexione sobre posibles soluciones.
- Evitar minimizar las razones expuestas por el sujeto para la crisis.
- Abstenerse de buscar soluciones antes de haber clarificado el problema.
- Explorar otras opciones antes de plantearse el ingreso hospitalario.
- Explicar que se atenderá la causa urgente que motiva la consulta, lo que es diferente de la atención que se recibe en las consultas programadas.
- Ofrecer un adecuado seguimiento dentro de un plazo acordado con el paciente.
- Intentar controlar la transferencia y contratransferencia, que podrían dificultar la correcta evaluación y conducir a la comisión de errores.

El tratamiento de los trastornos de personalidad es básica-mente el psicoterapéutico, aunque también es frecuente utilizar fármacos para reducir algunos síntomas que son comunes a otros trastornos (agresividad, impulsividad, desregulación afectiva, insomnio, etcétera).

En urgencias es frecuente que los pacientes consulten por conductas suicidas, parasuicidas, autolesiones o violencia hacia terceros. Será habitual que requieran un tiempo de observación y tratamiento farmacológico puntual para controlar el momento de crisis, pero el ingreso hospitalario debe evitarse si existe la posibilidad de contención en domicilio con seguimiento ambulatorio o a través de recursos de hospitalización parcial. Los ingresos hospitalarios deben reservarse para crisis graves, difíciles de reconducir en urgencias, falta de contención por parte del entorno o riesgo de conductas suicidas o violencia hacia terceros. El reservar el ingreso solo para situaciones que realmente no pueden atenderse a través de otros recursos se debe a su posible mal uso, el refuerzo del comportamiento desadaptativo que puede suponer y la pasividad del sujeto durante el ingreso, lo que obstaculiza la intervención psicoterapéutica para mejorar las estrategias de afrontamiento de estresores. En caso de decidir un ingreso, se recomienda pactar con el paciente su duración y sus objetivos, y explicarle sus beneficios y perjuicios. Si se trata de un ingreso con carácter involuntario, hay que intentar transformarlo en voluntario en cuanto sea posible clínicamente para implicar de esta manera al sujeto en su recuperación.

- La atención de las personas con trastorno de la personalidad en crisis en urgencias es frecuente (sobre todo con trastorno de la personalidad límite) y supone un reto para los profesionales encargados de su atención.
- La experiencia y la formación ayudarán a realizar una correcta intervención, pero será necesario mantener una actitud empática, no juzgar, mantener la calma, controlar la transferencia y contratransferencia, y ayudar a que el paciente reflexione, para lo que se le dará el tiempo necesario.
- En la medida de lo posible, hay que evitar los ingresos hospitalarios por el riesgo que suponen en su pronóstico, y se han de buscar alternativas ambulatorias de contención. Se reservarán los ingresos para situaciones de crisis graves o falta de contención ambiental.
- El tratamiento es básicamente psicoterapéutico y los fármacos se utilizan de manera sintomática.

Urgencias relacionadas con el consumo de sustancias

Aunque existe una variabilidad importante de las estadísticas publicadas, se considera que por lo menos un 20 % de las urgencias psiquiátricas son producidas tras un problema de consumo de sustancias. Las que generan más consultas en urgencias son el alcohol y la cocaína.

En algunas ocasiones, existe un cuadro clínico solapado; por eso es necesario un control de la sintomatología aguda derivada de la sustancia consumida para poder realizar posteriormente una evaluación psicopatológica. Esto es lo que sucede, por ejemplo, cuando aparece ideación autolítica en situación de intoxicación alcohólica. En estos casos, será necesario esperar a la resolución de la intoxicación para poder realizar una evaluación del riesgo autolítico.

En urgencias será siempre importante explorar el posible consumo de sustancias (tipo de tóxico consumido, patrón de consumo y cantidad) y descartar una posible intoxicación aguda. En caso de dudas, habrá que solicitar una analítica sanguínea y de tóxicos en orina.

Es importante que el clínico asuma siempre una actitud tolerante y que sus creencias o juicios morales no tengan una influencia en su actuación profesional. Será necesario, además, una formación continuada y específica en las nuevas sustancias de abuso y los fenómenos socioculturales que acompañan a su consumo.

Urgencias asociadas al consumo de alcohol

El consumo de alcohol es la causa que más consultas genera debido al abuso de sustancias psicoactivas. Se pueden encontrar situaciones en las que la persona es llevada a urgencias por alteraciones de conducta en el contexto de la intoxicación; también pueden darse consultas por un estado de abstinencia, cuya forma más grave y extrema sería el *delirium tremens*. El consumo de alcohol puede darse de manera aislada o comórbido con otro cuadro psicopatológico de base. Es decir, un caso de depresión puede acudir tras haber consumido alcohol y haber presentado una tentativa autolítica. En estos casos, como se ha destacado anteriormente, será necesario esperar a que se resuelva la intoxicación para realizar una correcta anamnesis y una adecuada exploración psicopatológica.

Concentraciones sanguíneas de etanol de 50-100 mg/dL suelen producir mínimas alteraciones. Las alcoholemias de 100-200 mg/dL se asocian a sensación de euforia y optimismo, excitación, locuacidad y aumento de la sociabilidad, pero, a su vez, a una disminución del rendimiento cognitivo y un alargamiento de los tiempos de reacción. Finalmente, las concentraciones de 200-300 mg/dL conllevan importantes alteraciones de la coordinación, con ataxia, disartria y obnubilación. El coma etílico suele aparecer con alcoholemias superiores a 300-500 mg/dL. La muerte puede sobrevenir por parada respiratoria o broncoaspiración y, en ocasiones, como consecuencia de caídas.

El tratamiento de la *intoxicación etílica* es sintomático y consiste en dar soporte vital y hacer un buen control hidroelectrolítico. Se recomienda la administración de tiamina 100-200 mg por vía intramuscular y, posteriormente, sueros glucosados al 5 % para evitar la hipoglucemia, con el objetivo de prevenir el déficit de vitamina B_1 que pueda conducir al paciente a una encefalopatía de Wernicke. En caso de agitación, se puede administrar haloperidol 5-10 mg por vía intramuscular. En una intoxicación grave, las benzodiacepinas no deberían usarse por el riesgo de depresión respiratoria que conllevan.

El *síndrome de abstinencia alcohólica* se caracteriza por un estado de hiperactividad autonómica que se produce como consecuencia de la disminución o la supresión brusca del consumo de alcohol. Tras una exposición prolongada, hay una hiperactivación crónica del sistema nervioso central compensatoria a los efectos depresores del alcohol, por lo que aparecerán síntomas relacionados con una hiperexcitabilidad (taquicardia, sudoración, fiebre, insomnio, náuseas y vómitos, agitación, irritabilidad, alteraciones de memoria, alucinaciones, convulsiones, etcétera).

Las pautas para la profilaxis y el manejo del síndrome de abstinencia alcohólica se basan en el uso de benzodiacepinas, principalmente por vía intravenosa. Se recomiendan como tratamiento de elección en monoterapia. Son preferibles de vida media larga para evitar fluctuaciones plasmáticas y asegurar un mejor control sintomático. En los pacientes ancianos o con compromiso hepático, son de elección las de vida media corta o intermedia. Se pueden asociar concomitantemente neurolépticos, pero hay que evitar su uso en monoterapia por el riesgo convulsivo.

El *delirium tremens* es un cuadro confusional agudo producido por la privación alcohólica. Es la fase más grave del síndrome de abstinencia alcohólica. La tríada sintomática típica incluye la disminución del nivel de conciencia o confusión (*delirium*), alucinaciones visuales y temblor. Además, pueden aparecer delirios (especialmente el delirio ocupacional), agitación, insomnio y síntomas de hiperactividad autonómica, por ejemplo, sudoración, deshidratación, falta de apetito, elevación de la frecuencia cardíaca y respiratoria e hipertensión. Los síntomas suelen aparecer 24-72 horas después de la última ingesta etílica y pueden durar unos 3-5 días. Se trata de una urgencia médica que puede llegar a tener una tasa de mortalidad del 5 % con tratamiento y hasta del 20 % si no se llega a tratar.

Urgencias asociadas al consumo de cocaína

El paciente intoxicado suele acudir con ánimo eufórico y puede presentar síntomas maniformes, ansiedad, irritabilidad o incluso agitación psicomotriz. También se puede alterar el juicio de realidad al presentar alucinaciones auditivas o táctiles (típicas las de hormigueo) o un delirio paranoide de persecución. Además, son frecuentes los síntomas de activación adrenérgica con aumento de presión arterial, temperatura corporal, frecuencia cardíaca y midriasis reactiva.

No existe tratamiento farmacológico específico para el trastorno por consumo de cocaína. En síntomas asociados a intoxicación, suele ser suficiente el empleo de benzodiacepinas por vía oral, por ejemplo, loracepam 1-2 mg o diacepam 5-10 mg, repitiendo a la hora si es preciso. Si es insuficiente, se pueden añadir fármacos antipsicóticos, pero con precaución, ya que pueden disminuir el umbral convulsivo.

Personas con trastornos del espectro autista en urgencias

Las personas con trastornos del espectro autista pueden presentar cualquier problema de salud, al igual que el resto de la población, pero, debido a las condiciones inherentes a su trastorno, su abordaje y tratamiento resultan complicados en ocasiones (especialmente en los servicios de urgencias), y es necesario que la organización y los profesionales que la componen realicen un esfuerzo para adaptar algunos de los procedimientos diagnósticos y de consulta a sus necesidades individuales (pruebas médicas, materiales visuales de apoyo, tiempos de espera, etcétera).

Las personas con autismo pueden consultar por cualquier problema de salud relacionado o no con su condición. Es frecuente que acudan a los servicios de urgencias psiquiátricas ante situaciones de crisis, en estado de inquietud o incluso agitación psicomotriz, o tras haber presentado conductas autolesivas o heterolesivas. En los casos que presentan discapacidad intelectual comórbida, es posible que las dificultades comunicativas conduzcan a problemas de conducta ante situaciones de dolor o malestar físico. En este sentido, siempre será esencial tanto descartar causas orgánicas que puedan justificar la conducta como no atribuir esta a la condición en sí.

Las características de los trastornos del espectro autista que se han de tener en cuenta en el entorno de urgencias son los siguientes:

- Frecuentes alteraciones sensoriales.
- Frecuente polimedicación y efectos paradójicos de los tratamientos farmacológicos.
- Presencia de discapacidad intelectual en un alto porcentaje de casos.
- Presencia de otros trastornos asociados (epilepsia, síndrome del cromosoma X frágil, esclerosis tuberosa, síndrome de Prader-Willi, etcétera).
- Comorbilidad alta con distintos trastornos psiquiátricos (ansiedad, déficit de atención e hiperactividad, trastorno obsesivo-compulsivo, síndrome de Gilles de la Tourette, etcétera).

Las dificultades de las personas con trastorno del espectro autista para su atención en el entorno sanitario son las siguientes:

- Dificultades para identificar estados físicos o emocionales y expresar al personal sanitario su malestar, la intensidad de los síntomas o el tiempo transcurrido desde su aparición.
- Enmascaramiento de síntomas debido a la diferente forma de manifestar el dolor o malestar, por ejemplo, mediante cambios conductuales paradójicos.
- Hipersensibilidad a determinados estímulos sensoriales presentes en el entorno sanitario (por ejemplo, al contacto físico, olores, ruidos, iluminación, productos, instrumentos, etcétera).
- Dificultades para entender y seguir las instrucciones del personal sanitario por sus limitaciones para comprender el lenguaje verbal y no verbal.
- Frecuentes episodios de ansiedad o conductas desafiantes ante los cambios de contexto, entornos, personas de referencia, situaciones o modificación de horarios debido a la incomprensión de las claves contextuales por las que se producen estos cambios y las limitaciones de los sujetos para adaptarse a situaciones nuevas.
- Poca o nula tolerancia a las situaciones de espera y manejo de conceptos abstractos, como el tiempo.
- Frecuente ansiedad e incluso fobias a someterse a determinadas pruebas y exploraciones médicas a causa de anteriores episodios desagradables.

En general, los servicios de urgencias requieren cambios para facilitar la accesibilidad de las personas con trastornos del espectro autista, pero es de especial importancia que los servicios de urgencias psiquiátricas dispongan de un entorno apropiado y se tengan en cuenta ciertas medidas necesarias para garantizar su adecuada atención.

Las estrategias y recomendaciones útiles son las siguientes:

- Evitar las esperas.
- Conocer las habilidades comunicativas y sistemas utilizados para adaptarse a los pacientes.
- Implicar a la familia, que será la mejor conocedora de la persona con autismo.
- Evitar en la medida de lo posible la rotación de los profesionales.
- Ubicar a la persona con autismo en un entorno tranquilo, teniendo en cuenta las dificultades sensoriales que pueda presentar.
- Favorecer la comprensión del entorno a través de la estructuración y predictibilidad.
- Utilizar un lenguaje sencillo y utilizar soportes visuales en los casos en los que sea de utilidad.
- Anticipar las intervenciones que se van a realizar y dar tiempo para su adaptación.

PACIENTE AGITADO EN URGENCIAS

La agitación psicomotora es una urgencia psiquiátrica frecuente, y también la más llamativa y la que requiere una intervención más decidida. Es un estado de hiperactividad física y mental descontrolada e improductiva, asociada a tensión interna. Puede acompañarse de alteraciones afectivas, del pensamiento y, en ocasiones, del estado de conciencia, típicamente fluctuantes.

Puede estar originada por factores muy dispares que van desde la reacción ante una situación de estrés en un sujeto con escasas estrategias de afrontamiento hasta un brote psicótico, pasando por una alteración metabólica o una intoxicación por sustancias diversas. Se puede decir, por lo tanto, que sus causas pueden dividirse en *orgánicas* (o por condición médica) y *psiquiátricas* (**Tabla 26-2**).

El error más grave que puede cometerse ante un paciente agitado es presumir un origen psiquiátrico, olvidando descartar un proceso orgánico, de potencial riesgo vital, como la hipoglucemia, la hemorragia subaracnoidea, la intoxicación aguda grave, la meningoencefalitis, el hematoma epidural o subdural, etcétera (**Tabla 26-3**).

Ante una situación de agitación psicomotriz, hay que tratar de prevenir la escalada de síntomas, actuando con rapidez e intentando minimizar los riesgos. La contención del paciente agitado debe hacerse de manera escalonada, siguiendo una serie de pasos y recomendaciones. Deberá intentarse la contención verbal si el paciente se encuentra en un estado de agitación que lo permita, es decir, si no existe un riesgo inminente hacía él mismo o el entorno. En algunas ocasiones, podrá ofrecerse medicación oral; en otras, habrá que indicar de entrada la contención física y farmacológica utilizando la vía intramuscular (**Fig. 26-2**).

Respecto a la *contención verbal*, en primer lugar, es importante recabar toda la información posible de los acompañantes o de quien haya llevado al paciente a urgencias. Una vez se

Tabla 26-2. Diagnóstico diferencial del síndrome de agitación psicomotriz

	Agitación orgánica	Agitación psiquiátrica
Nivel de conciencia	• Fluctuante • Alteración de conciencia (obnubilación, sobre todo nocturna)	• No suele fluctuar
Comportamiento	• Inquieto, actitud exigente, vociferante, demanda ayuda, se arranca vía/sonda	• Puede existir hostilidad o agresividad verbal hacia acompañantes o el interlocutor
Habla	• Discurso incoherente	• Tono elevado, verborreico, disgregado en esquizofrenia, fuga de ideas en episodio maníaco
Humor	• Fluctuante, lábil	• Disforia, euforia
Contenido del pensamiento y sensopercepción	• Delirios de contenido paranoide, de perjuicio, delirio ocupacional • Alucinaciones visuales	• Ideación delirante paranoide o de perjuicio en trastornos psicóticos • Delirios megalomaníacos en manía • Alucinaciones auditivas en trastornos psicóticos
Estado cognitivo	• Desorientación temporoespacial, amnesia completa del episodio	• Orientación temporoespacial generalmente no afectada • No amnesia
Otros datos	• Taquicardia, taquipnea, fiebre, diaforesis, focalidad neurológica	• Antecedentes psiquiátricos, aunque la presencia de ellos no descarta otra causa de agitación

Tabla 26-3. Principales causas orgánicas de agitación psicomotriz

Trastornos endocrino-metabólicos	Causas neurológicas
• Hipoglucemia/hiperglucemia • Hipoxia, hipercapnia • Acidosis • Trastornos electrolíticos: sodio, potasio, magnesio, calcio • Encefalopatía hepática • Encefalopatía urémica • Hipotiroidismo e hipertiroidismo • Hipoparatiroidismo e hiperparatiroidismo • Insuficiencia suprarrenal aguda	• Encefalopatía hipertensiva • Accidente cerebrovascular • Tumores • Meningitis y encefalitis • Traumatismo craneoencefálico • Crisis comiciales • Demencia

Fármacos y tóxicos	Otras
• Psicofármacos (hipnóticos, ansiolíticos, anticolinérgicos) • Simpaticomiméticos • Corticoides • Sustancias de abuso (alcohol, cocaína, opiáceos, alucinógenos, anfetaminas, etcétera) • Síndromes de abstinencia	• Infecciones • Enfermedades tumorales • Enfermedades autoinmunitarias • Déficits vitamínicos • Reacciones anafilácticas

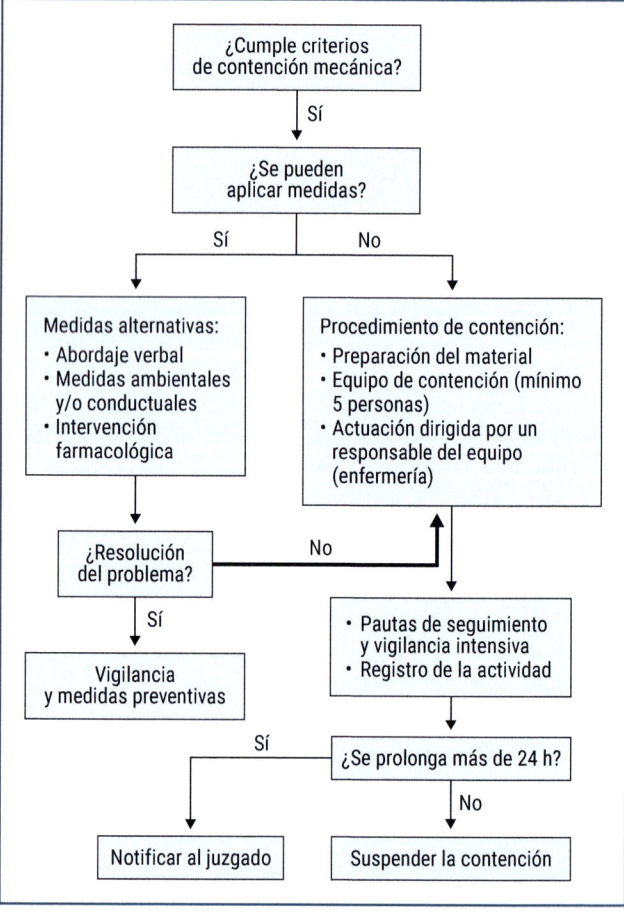

Figura 26-2. Diagnóstico diferencial del síndrome de agitación psicomotriz.

esté con el sujeto, hay que hablar en un tono de voz suave, pero transmitiendo seguridad y firmeza. Se ha de trasladar al paciente que se le quiere ayudar y que su problema despierta el interés del profesional que lo atiende.

Antes de la contención mecánica, es recomendable intentar la *contención farmacológica*. En ocasiones, el paciente puede aceptar medicación oral y eso puede ayudar al control del estado de agitación. Evidentemente, en agitaciones graves, esto no será posible y habrá que optar directamente por la vía intramuscular y utilizar la contención física.

Las pautas orales son las siguientes:

• Haloperidol: 5-10 mg (1 mg = 10 gotas). Hay que empezar con la mitad de la dosis en los ancianos.

- Olanzapina (Zyprexa, bucodispersable): 2,5-15 mg/día.
- Risperidona (Risperdal): 2-6 mg/día.
- Levomepromacina (Sinogan): 25-100 mg (si se busca mayor sedación).
- Quetiapina (Seroquel): 50-100 mg/día (menores efectos extrapiramidales, indicado en pacientes con enfermedad de Parkinson).

En el caso de *agitaciones de origen orgánico*, mientras se resuelve la causa de la agitación, puede ser necesario recurrir a la sedación farmacológica. En este caso, será de elección el uso de haloperidol por ser un fármaco más seguro (presenta escasos efectos cardiovasculares, anticolinérgicos o respiratorios) que otros antipsicóticos más sedativos (levomepromacina o clorpromacina) o que las benzodiacepinas. Entre los efectos adversos del haloperidol está la posibilidad de que aparezcan síntomas extrapiramidales, aunque se desaconseja el uso preventivo de biperideno por el posible agravamiento del cuadro confusional. Además, el haloperidol disminuye el umbral convulsivo, por lo que se debe evitar en el *delirium tremens*, la abstinencia a benzodiacepinas y las agitaciones de origen comicial.

Las *benzodiacepinas* se recomiendan en caso de *delirium tremens*, abstinencia a benzodiacepinas u opiáceos, en cuadros comiciales o intoxicaciones por estimulantes. El loracepam no presenta metabolismo hepático, por lo que puede ser elección en pacientes hepatópatas.

Si la vía oral no es posible, las pautas parenterales son las siguientes:

- Haloperidol:
  - 2,5-10 mg por vía intramuscular o intravenosa.
  - Hay que empezar con la mitad de la dosis en los ancianos.
  - Riesgo de sintomatología extrapiramidal, pero poco sedativo y seguro a nivel cardíaco, poco anticolinérgico y poca depresión del sistema nervioso central.
- Olanzapina (Zyprexa):
  - 5-10 mg por vía intramuscular, repetible a las 2-4 horas con un máximo de 30 mg/día.
  - Perfil sedativo, pero menos riesgo de sintomatología extrapiramidal.
- Aripiprazol (Abilify):
  - 5,25-15 mg por vía intramuscular, repetible a las 2 horas y máximo 30 mg/día.
  - Perfil de buena tolerancia, poco sedativo y poca sintomatología extrapiramidal.
- Levomepromacina (Sinogan) y clorpromacina (Largactil):
  - Tienen un perfil sedativo importante, lo que puede ser útil para algunos pacientes.
  - Poco riesgo de sintomatología extrapiramidal, pero se recomienda controlar la presión arterial por riesgo de hipotensión.

- Zuclopentixol acufase (Clopixol Acufase). Inicio de acción más lento, pero prolongado (24-48 horas).
- Benzodiacepinas (clonacepam, diacepam). Hay que tener en cuenta que tienen una absorción más errática que por vía oral.

Por su parte, la contención mecánica estará indicada en las siguientes situaciones:

- Previsión de posibles lesiones en el propio paciente.
- Previsión de posibles lesiones en otras personas (otros pacientes, personal, etcétera).
- Para evitar interrupciones del programa terapéutico (pérdida de vías, sondas, sistemas de soporte, etcétera).
- Para evitar el daño físico al entorno.
- Cuando hay un deterioro grave de la conducta.
- A voluntad del propio paciente, con justificación clínica y/o terapéutica.

La decisión de contener mecánicamente a un paciente es tomada por un médico, pero, en situaciones de urgencias, el personal de enfermería está autorizado para adoptar esta medida, comunicándola inmediatamente después al médico responsable. En la contención mecánica, interviene tanto personal sanitario como no sanitario: personal médico y de enfermería, auxiliares de enfermería, celadores y personal de seguridad.

Al realizar una contención mecánica, será importante mantener una actitud tranquila y serena (pero firme, segura y respetuosa), evitar los objetos que puedan producir daños o romperse (gafas, cadenas, etc.), realizar la contención en una habitación específica para este efecto (con cámara y con un mínimo de mobiliario), eliminar los objetos potencialmente peligrosos al alcance del paciente y retirarle la ropa para proporcionarle más comodidad y seguridad.

La posición ideal para realizar la contención mecánica es en *decúbito supino*, con el cabezal elevado 30-45° para evitar posibles broncoaspiraciones. En caso de bajo nivel de conciencia, se colocará en decúbito lateral izquierdo.

El personal mínimo para el desarrollo seguro de la contención es de cinco personas, entre las cuales al menos se encontrará un miembro del personal de enfermería, que será el responsable de dirigir y organizar la técnica.

Posteriormente, será imprescindible un registro adecuado por parte del médico y el enfermero responsable (tipo de contención, motivo, hora de inicio y final de la contención, etc.), así como hacer un seguimiento estrecho durante todo el tiempo que el paciente esté en contención (observación cada 15 minutos y visitas cada 2 horas para valorar el nivel de conciencia, estado de las sujeciones, comodidad del paciente, control de líquidos, control de las constantes, etcétera).

PUNTOS CLAVE

- La valoración psiquiátrica en urgencias se basa, sobre todo, en la entrevista y la exploración psicopatológica. No hay disponibles exploraciones complementarias de gran valor, y estas deberán utilizarse en casos de sospecha de causa orgánica.

- Es esencial valorar posibles situaciones de riesgo, buscando la ubicación adecuada y con la supervisión necesaria, sobre todo en los pacientes con riesgo autolítico o de agitación.

- En urgencias, el objetivo será realizar orientaciones diagnósticas de tipo sindrómico que permitan la toma de decisiones terapéuticas.

- Los entornos de urgencias pueden resultar muy hostiles para las personas con trastorno del espectro autista. Ciertas adaptaciones o consideraciones pueden contribuir a que se eviten problemas de comportamiento (evitar las espe-

ras, utilizar un lenguaje sencillo, ubicar en espacios con menos estímulos sensoriales, etcétera).

- La evaluación del riesgo de suicidio suele ser un objetivo frecuente en los servicios de urgencias. Antes de tomar una decisión, deberán valorarse los factores de riesgo y protectores, así como las condiciones del entorno y las posibilidades de contención ambiental. Cuando el riesgo sea alto, se decidirá el ingreso incluso en contra de la voluntad del paciente si fuera necesario.

- Una de las situaciones que supone un mayor reto para los profesionales de urgencias es el paciente agitado. Habrá que considerar que las agitaciones también pueden tener un origen orgánico. Las estrategias de desescalada verbal deben ser la primera opción, pero, ante una situación de riesgo, ha de procederse a la contención mecánica y farmacológica.

BIBLIOGRAFÍA

Bertolín-Guillén JM, director. Evaluación e intervención en las urgencias psiquiátricas. Madrid: Elsevier Doyma; 2009.

Boland R, Verduin M, Ruiz P, editor consultor. Kaplan y Sadock. Sinopsis de psiquiatría. Filadelfia: Lippincott Williams & Wilkins; 2022.

Chinchilla A, coordinador. Manual de urgencias psiquiátricas. Barcelona: Elsevier Masson; 2009.

Hyman SE, Tesar GE. Manual de urgencias psiquiátricas. Barcelona: Masson; 1996.

Prados Ojeda JL, Gordillo Urbano RM. Manual de urgencias en psiquiatría. Madrid: Sociedad Española de Urgencias Psiquiátricas; 2018.

Velasco Velado C, Álvarez López MA, coordinadoras. Guía de atención a las personas con trastorno del espectro autista en urgencias. Burgos: Federación Autismo de Castilla y León; 2014.

Aspectos ético-legales y culturales en psiquiatría

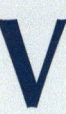

Psiquiatría comunitaria

27

A. Muñoz San José y M. F. Bravo Ortiz

OBJETIVOS

- Conocer qué es la psiquiatría comunitaria y su desarrollo en el ámbito de la salud pública.
- Conocer el desarrollo de la psiquiatría comunitaria en España y el modelo actual de atención territorializado y basado en el desarrollo de la atención primaria.
- Comprender los principios básicos de la atención comunitaria, el trabajo coordinado, en red y multiprofesional.
- Aplicar los principios de la psiquiatría comunitaria en la planificación de servicios y programas, y en la intervención con las personas con problemas de salud mental.

SALUD PÚBLICA Y PREVENCIÓN

La Organización Mundial de la Salud (OMS) define la *salud mental* como un estado de bienestar en el cual la persona es consciente de sus propias capacidades, puede afrontar las tensiones normales de la vida, puede trabajar de forma productiva y fructífera y es capaz de hacer una contribución a su comunidad. No se corresponde solo con la ausencia de problemas de salud mental, sino que está muy relacionada con la promoción del bienestar, la prevención de los problemas de salud mental y el tratamiento integral y la recuperación de las personas.

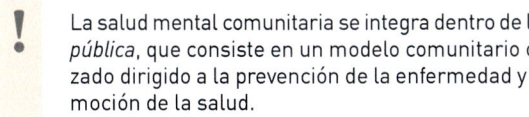

La salud mental comunitaria se integra dentro de la *salud pública*, que consiste en un modelo comunitario organizado dirigido a la prevención de la enfermedad y la promoción de la salud.

El núcleo científico de la salud pública es la epidemiología, que proporciona la base del modelo para la psiquiatría comunitaria actual. La salud mental y la salud física dependen no solo de factores biológicos y genéticos, sino también del acceso a los recursos psicológicos y sociales y de la integración en redes sociales de apoyo. El tratamiento de los problemas, trastornos o enfermedades mentales se ha adaptado para guiar a los profesionales de la salud mental en la prestación de unos servicios que van más allá de la intervención tradicional de diagnóstico y tratamiento, y que permiten, además, promocionar la salud y la recuperación de las personas con adicciones o enfermedades mentales.

Los diferentes niveles de actuación en salud pública pueden categorizarse de acuerdo con el nivel de prevención o actuación sobre las enfermedades:

- La prevención primaria implica abordar las causas iniciales de la enfermedad en los individuos sanos con el objeto de prevenir las alteraciones antes de que ocurran.
- La prevención secundaria consiste en la identificación y el tratamiento tempranos de los individuos con trastornos agudos o subclínicos, o que se encuentran en una situación de riesgo elevado de presentarlos, a fin de reducir la morbilidad secundaria a estos trastornos.
- La prevención terciaria intenta reducir los efectos de un trastorno crónico o establecido en una persona mediante la rehabilitación y el tratamiento de la enfermedad crónica.

Las intervenciones preventivas han mostrado eficacia en personas con factores de riesgo o problemas preclínicos. Por ejemplo, en el caso de mujeres que han sufrido una violación, es menos probable que estas desarrollen un trastorno de estrés postraumático si reciben terapia cognitivo-conductual que si la recuperación se deja al azar; en el caso de las personas en las que los profesionales de atención primaria identifican síntomas de depresión subumbral, es más probable que estas permanezcan libres del síndrome completo de depresión si su tratamiento médico estándar se potencia con educación acerca de la depresión y se enseñan habilidades para hacer frente a los factores estresantes y a los síntomas del trastorno.

No obstante, la prevención en salud no está exenta de riesgos. De hecho, la prevención cuaternaria, que surge como concepto a finales del siglo XX, motivada por las preocupaciones que tenían los médicos de familia por las consecuencias negativas de la mala praxis, tiene como objetivo identificar y disminuir los efectos de las intervenciones innecesarias, generadas por el contacto de las personas con los sistemas de salud, y trata de controlar la yatrogenia de la propia medicina. En salud mental, la prevención cuaternaria incluye proteger a los pacientes de intervenciones farmacológicas o psicoterapéuticas excesivas, inadecuadas o innecesarias. Esto es especialmente importante en los trastornos crónicos altamente discapacitantes (o, como se denominarán más adelante, *trastornos mentales graves* [TMG]), porque los ingresos innecesarios y la sobreprotección del sistema psiquiátrico pueden producir una estigmatización que determine y dificulte la vida del paciente. Asimismo, es primordial evitar el sobrediagnóstico y sobretratamiento en personas que consultan por un malestar adaptativo relacionado con la vida cotidiana que no constituye trastorno mental ni precisa tratamiento.

Las actividades o intervenciones de salud pública pueden clasificarse, también, de acuerdo con la población diana hacia la que están dirigidas.

Siguiendo este sistema de clasificación, el Instituto de Medicina de Estados Unidos las categoriza de la siguiente forma:

- **Intervenciones universales**:
  - Van dirigidas a la población general.
  - Se incluyen aquí los programas de vacunación o las campañas de difusión en los medios de comunicación para proporcionar información sobre enfermedades, signos tempranos de alerta y recursos para la promoción de la salud y el tratamiento precoz.
- **Intervenciones selectivas**:
  - Se centran en los individuos con un riesgo superior al de la población general (por ejemplo, personas con síntomas prodrómicos o aquellas que consultan en servicios de salud mental y proceden de familias con antecedentes de trastornos psiquiátricos) para reducir la morbilidad, lo que se consigue potenciando su resiliencia y previniendo el inicio de la enfermedad. En este sentido, por ejemplo, las intervenciones llevadas a cabo en la infancia, en algunos estados de Estados Unidos (que implican a niños, padres y profesores) han conseguido influir en cuanto al abuso de sustancias y el consumo de alcohol, la violencia, el acoso escolar y la depresión. Se trata de una aproximación universal o selectiva (dependiendo de la población diana sobre la que se realice) para la prevención temprana de problemas legales, académicos, de adicción y de comportamiento que tengan consecuencias en toda la vida del individuo.
- **Intervenciones indicadas**:
  - Se orientan a personas que experimentan una deficiencia como consecuencia de una enfermedad.
  - Se aplican lo antes posible durante el curso de la enfermedad con el objeto de reducir la carga que supone para el paciente, la familia, la comunidad y el sistema sanitario.
  - Con frecuencia, los servicios de salud mental llevan a cabo intervenciones indicadas.

SALUD MENTAL COMUNITARIA

La salud mental comunitaria se integra dentro de la salud pública y surge en los años 60 del siglo XX en Estados Unidos, en los tiempos del *New Frontier* de la administración Kennedy y de las políticas intervencionistas y reformistas por parte del Estado para sostener a los estratos sociales más pobres que

fueron iniciadas por Roosevelt tras la Gran Depresión norteamericana de principios de ese siglo. Durante el mandato de Kennedy, se promovieron cambios en la sanidad y en la atención social, y se asumieron los principios desinstitucionalizadores iniciados en Europa tras la Segunda Guerra Mundial en la atención psiquiátrica. Es el momento de los movimientos sociales para combatir las desigualdades sociales y los Gobiernos se legitiman a través de la mejora de las prestaciones públicas.

Las reformas psiquiátricas llevadas a cabo en la segunda mitad del siglo XX persiguen la protección social y de la salud como un nuevo proyecto de sociedad que supone el estado del bienestar, que procura asegurar de forma universal servicios esenciales. Esta cobertura universal sanitaria se extiende por Europa y Canadá, donde se organizan sistemas nacionales de salud con una nueva manera de ver la atención sanitaria. El nuevo enfoque incorpora actividades preventivas y de promoción de la salud y una nueva epidemiología, aplicada a las enfermedades no infecciosas, y es promovido por:

- La OMS, creada en 1948.
- La nueva salud pública. En 1974 Marc Lalonde, ministro canadiense de Salud, creó un modelo de salud pública, *la nueva salud pública*, explicativo de los determinantes de la salud, aún vigente, en que se reconoce el estilo de vida de manera particular, así como el ambiente, incluyendo el social en un sentido más amplio, junto con la biología humana y la organización de los servicios de salud.
- El desarrollo de la atención primaria (Conferencia Internacional de Alma Ata, 1978).

Todos los procesos de reforma psiquiátrica, independientemente del éxito logrado, tienen en común los siguientes objetivos:

- La transformación o el cierre de los hospitales psiquiátricos y la creación de recursos en la comunidad.
- La integración de la atención psiquiátrica en la sanidad general.
- La modificación de la legislación de los países con el fin de mejorar los derechos de los pacientes.
- Promover cambios en la representación social estigmatizante que tenía la población sobre la enfermedad mental.

> ! La *salud mental* o *psiquiatría comunitaria* supone un modelo de salud pública que trasciende la asistencia clínica, centrada en el paciente, para proyectarse en la comunidad tratando de producir cambios positivos en sus instituciones (colegios, empresas, asociaciones ciudadanas) y en la comunidad misma a fin de modificar los factores que predisponen a la enfermedad y posibilitar mayor bienestar o, al menos, la información necesaria para una vida más saludable. Se pretende la prevención y promoción de la salud integrada con la prevención secundaria y la rehabilitación.

En la asistencia sanitaria actual, supone un reto conectar los modelos de salud pública y de tratamiento, rehabilitación o recuperación de las enfermedades crónicas con el tratamiento de los procesos agudos.

La atención sanitaria en salud mental debe tener en cuenta los siguientes componentes:

- Mejorar la asistencia gracias a nuevas investigaciones y utilizar modelos asistenciales clínicos en la investigación aplicada.
- La implicación significativa de los pacientes y sus familias en un paradigma de toma de decisiones compartida.
- La integración con sistemas de atención primaria y especializada.
- El desarrollo del sistema clínico como un sistema de apoyo al paciente.

El objetivo de la psiquiatría comunitaria es ofrecer el apoyo necesario a los pacientes para que puedan lograr el mayor grado de autonomía en el entorno menos restrictivo posible. Las competencias necesarias para hacer efectivas estas intervenciones se extienden más allá del ámbito de la psiquiatría, por lo que requieren que los psiquiatras colaboren de forma eficaz con otros especialistas de la salud y la rehabilitación psicosocial.

La atención comunitaria a las personas con problemas de sufrimiento mental exige dispositivos sanitarios y sociales, la conexión con recursos educativos, judiciales, comunitarios, organizaciones no gubernamentales, etc., y cualquier recurso formal o informal que pueda servir de apoyo. Esta atención comunitaria surge como modelo de los procesos de desinstitucionalización y se caracteriza por su organización territorial en red. Frente a la asistencia basada en el hospital y en sus consultas ambulatorias, la atención comunitaria tiene que articular distintos recursos para hacer frente a las distintas patologías psiquiátricas y a los diferentes momentos que atraviesan las personas aquejadas de problemas, trastornos o enfermedades mentales.

PROGRAMAS DE CONTINUIDAD DE CUIDADOS Y REHABILITACIÓN PSICOSOCIAL

Continuidad de cuidados es el término que, desde los años 80, se utiliza en este medio para referirse a los programas de atención comunitaria a las personas con problemas de salud mental graves y persistentes. La rehabilitación psicosocial se define como una práctica interdisciplinaria dirigida a la promoción y mantenimiento de la autonomía de las personas que sufren algún problema de salud mental potencialmente discapacitante, así como a su integración comunitaria.

Concepto de continuidad de cuidados

En salud mental, el concepto surge vinculado a los procesos de desinstitucionalización y a las dificultades de atención a los pacientes que salían de los hospitales psiquiátricos y se encontraban fuera, con un conjunto de profesionales y recursos sin coordinación y sin ninguna utilidad de forma independiente.

Una de las definiciones de TMG que alcanza un mayor grado de consenso es la que formuló el Instituto Nacional de Salud Mental de Estados Unidos en 1987, que expuso que se trata de un «grupo de personas heterogéneas, que sufren trastornos psiquiátricos graves que cursan con alteraciones mentales de duración prolongada, que conllevan un grado variable de discapacidad y de disfunción social, y que han de ser atendidas mediante diversos recursos sociosanitarios de la red de atención psiquiátrica y social».

La definición contempla tres dimensiones, que se desarrollan en las líneas siguientes:

- **Diagnóstico clínico.** Todas las categorías diagnósticas incluidas en el concepto de TMG tienen la consideración de trastornos psicóticos en sentido amplio. No obstante, según esta definición de 1987, muchos trastornos graves de la personalidad y otros diagnósticos también se incluirían en este grupo.
- **Duración del trastorno (cronicidad).** Aunque se ha utilizado como criterio para establecer el TMG, una evolución de trastorno de 2 o más años, o la presencia de deterioro marcado y progresivo en los último 6 meses. Sin embargo, esta dimensión es la que más debilidades presenta, ya que determinadas intervenciones psicosociales se aplican a pacientes que se encuentran en estadios iniciales y que no se trataría, en sentido estricto de un TMG.
- **Nivel de discapacidad social, familiar y laboral de la persona afectada.** La discapacidad puede ser definida mediante la afectación de moderada a grave del funcionamiento laboral, social y familiar, y medida a través de la Escala de Evaluación de la Actividad Global (EEAG), utilizando como punto de corte la puntuación correspondiente a afectación leve (≤ 70) en los casos menos restrictivos, o el de moderado (< 50), que indica importante gravedad de los síntomas, con afectación grave en el funcionamiento y competencia social. Este último punto de corte es el que tradicionalmente ha servido para la identificación de afectación moderada-grave, definitoria de discapacidad. Para la evaluación de la discapacidad, se ha empleado clásicamente la Escala de Evaluación de la Actividad Global. Actualmente, la OMS recomienda el uso del Cuestionario para la Evaluación de la Discapacidad WHODAS 2.0 (por las siglas de World Health Organization Disability Assessment Schedule), que es un instrumento de evaluación genérico (para discapacidad derivada tanto de problemas de salud física como de problemas de salud mental) desarrollado por esta organización para brindar un método estandarizado de medición de la salud y la discapacidad entre las culturas.

> ! La Estrategia de Salud Mental del Sistema Nacional de Salud Período 2022-2026 define la continuidad de cuidados como la capacidad de la red asistencial para proporcionar atención, cuidados y apoyo a lo largo de la vida de la persona (continuidad longitudinal) y de forma coherente, entre los servicios que la componen (continuidad transversal).

El Sistema Nacional de Salud propone un enfoque de atención comunitaria a la salud mental en el que la coordinación de los servicios especializados en salud mental y la coordinación estrecha con la red comunitaria (por ejemplo, con los servicios sociales) garanticen la continuidad asistencial y de cuidados. Esta debe venir prestada desde los equipos de salud mental de los diferentes dispositivos y desde la consideración de la implicación directa de las personas en su proceso. Incluye todo lo que afecta a la atención de las personas con problemas de salud mental de curso crónico en un momento determinado y a lo largo de su evolución: profesionales, recursos, técnicas, organizaciones, asociaciones, entorno y la comunidad en su conjunto. La continuidad de cuidados en salud mental se desarrolla en el marco de la implantación del modelo comunitario, y es la forma operativa para garantizar la utilización de los recursos adecuados por cada una de las personas que están en tratamiento. Incluye un amplio menú de programas sociosanitarios en red y coordinados, que van desde la urgencia hospitalaria a la vivienda supervisada o el trabajo protegido con el fin de evitar el deterioro cognitivo y social, potenciar la autonomía de las personas y disminuir los niveles de dependencia de la familia y de la comunidad.

Programas de continuidad de cuidados

Los programas de continuidad de cuidados aparecen nombrados en la literatura médica anglosajona como programas de *case management*. En la práctica, suponen la asignación de un responsable específico que establezca un plan terapéutico individualizado, lo supervise y se asegure de que dicho plan se ejecute.

Estos programas constituyen una forma de organizar el acceso a la atención que precisan las personas con problemas de salud mental. No son tratamientos en sí mismos, sino el vehículo a través del cual estos se van a facilitar, así como la rehabilitación, los cuidados y los apoyos necesarios.

El modelo de atención *case management* se inició en Estados Unidos a finales de los años 60 del pasado siglo (Stein y Test fueron los creadores del primer programa, iniciado en Madison, Wisconsin). Los dos modelos más conocidos son el tratamiento asertivo comunitario (*assertive community treatment*) y el *case management* intensivo (*intensive case management*), aunque hoy el concepto de continuidad de cuidados integra modelos y prácticas muy diferentes.

> **!** En estos modelos, es clave la figura del *coordinador de cuidados*, *tutor* o *gestor* del caso, que es el profesional que coordina a los distintos profesionales y recursos encargados de la atención de cada paciente en concreto y, por tanto, el garante de la continuidad de cuidados. Además de ser provisor directo de cuidados, vela por la calidad de vida y derechos del paciente, con el que mantiene una estrecha relación y cuyas necesidades conoce. La *alianza terapéutica* entre el coordinador de cuidados y la persona con problemas de salud mental y el *vínculo* entre ellos y su entorno son el factor principal para un buen pronóstico.

El modelo de *case management* intensivo, además de enfatizar la relación terapéutica con los pacientes, implica que los coordinadores de cuidados o tutores intervengan directamente y proporcionen algunos cuidados.

Este tipo de intervención, además, se fundamenta en las siguientes características:

- Una ratio paciente-profesional baja.
- Una actitud asertiva en la fase de enganche y mantenimiento de los pacientes en el programa con el fin de evitar abandonos.
- Énfasis en la intervención en la comunidad frente a una consulta o despacho.
- Focalización en el apoyo práctico para la solución de problemas de la vida diaria.

El modelo de tratamiento asertivo comunitario está basado en equipos multidisciplinares de salud mental que asumen el tratamiento de un número asignado de pacientes adultos con enfermedades mentales graves y persistentes, y que están disponibles las 24 horas al día, los 7 días de la semana. Los equipos están compuestos por psiquiatras, personal de enfermería, psicólogos, trabajadores sociales, educadores sociales y otros profesionales de salud mental. El equipo ayuda al paciente a encontrar un alojamiento, gestionar su dinero, organizar las rutinas de su hogar, entablar contactos sociales y encontrar trabajo y adaptarse a su entorno laboral. Simultáneamente, se administra el tratamiento farmacológico necesario y se proporciona ayuda al sujeto para facilitar su adaptación individual a la vida en la comunidad. El núcleo del programa está constituido por el proceso clínico básico desarrollado y mantenido a partir de un plan de tratamiento individualizado, que es constantemente readaptado a las necesidades cambiantes de cada paciente.

> **!** Los estudios de eficacia y efectividad han puesto de manifiesto que los programas de *case management* resultan eficaces a la hora de reducir la duración de la hospitalización, mejorar la estabilidad residencial, ayudar a mantener a los pacientes en tratamiento y mejorar su satisfacción y su calidad de vida.

Las revisiones muestran que los programas más intensivos (*case management* intensivo y tratamiento asertivo comunitario) tienen mejores resultados, aunque los estudios de efectividad encuentran menores efectos diferenciales entre los programas intensivos y los estándar. Los modelos intensivos y de búsqueda activa (hay una aproximación activa de los profesionales y servicios a las personas, no se espera que sean estas las que hagan la demanda o busquen activamente el tratamiento o cualquier tipo de intervención) son los que mejor se adaptan a las necesidades de personas con problemas graves y crónicos de salud mental, como los que no tienen hogar o los que presentan patología dual.

Principios de los programas de continuidad de cuidados

Todos los modelos de apoyo comunitario tienen como objetivo asegurar la continuidad de cuidados, reducir la hospitalización y mejorar tanto el funcionamiento social como la calidad de vida de los pacientes. Para lograrlo, son básicas cinco funciones: la evaluación, la planificación personalizada (un plan individualizado de actuación), la coordinación con el resto de los profesionales y recursos, el acompañamiento asistencial y el trabajo con el medio donde se desenvuelve la vida del paciente.

Es fundamental la existencia de un sistema de salud que contemple la universalidad y la equidad de la atención para toda la población y un modelo asistencial que busque la eficiencia y la efectividad con criterios de salud pública.

> **!** La guía publicada por la OMS en 2021 sobre servicios comunitarios de salud mental tiene como objetivo ayudar a los países a desarrollar y reformar los servicios comunitarios y sus respuestas desde una perspectiva de derechos humanos, mediante la promoción de derechos clave, como la igualdad, la no discriminación, la capacidad jurídica, el consentimiento informado y la inclusión comunitaria.

Medios y recursos en continuidad de cuidados

A continuación, se estudian los medios y recursos necesarios en la continuidad de cuidados.

Diagnóstico comunitario. Es importante realizar, antes del diseño de los programas de salud mental, un diagnóstico comunitario que permita conocer las características de la población que se ha de atender, considerando, en primer lugar, los grupos más vulnerables (niños, ancianos, personas con consumo de drogas, situación de calle o con determinados diagnósticos psiquiátricos [primeros episodios de psicosis, trastorno bipolar, trastornos de personalidad o trastornos de conducta alimentaria, por ejemplo]). En segundo lugar, los problemas de salud mental más prevalentes a la hora de programar las actividades de los equipos de continuidad de cuidados, para lo que se tendrán en cuenta criterios de discriminación positiva con el fin de evitar que la asistencia se dirija a las personas que menos lo necesitan y se abandone a aquellas con mayor gravedad clínica y social.

Personal. El equipo es variable en número, formación y organización, según el modelo y la dotación de recursos puestos a disposición del programa; va desde personas sin formación clínica que se dedican a una actividad burocrática hasta grupos multidisciplinares de profesionales con formación en todas las áreas de la salud mental que se encargan de la atención completa de cada paciente (de la rehabilitación a la psicofarmacología, pasando por la psicoterapia o los cuidados básicos de enfermería). Es necesario un equipo multiprofesional que incluya enfermeros, auxiliares de enfermería, trabajadores sociales, terapeutas ocupacionales, educadores sociales, psicólogos y psiquiatras. Aunque no hay una ratio definida de profesionales por paciente, en la bibliografía, estas oscilan entre un profesional por cada 10-50 pacientes, según el modelo asistencial. Este tipo de modelo fue el primero que se articuló en los programas de continuidad de cuidados para el seguimiento de los pacientes por parte de un gestor de casos no-clínico con la idea de asegurar que los pacientes pudieran acceder a los recursos y tratamientos adecuados, así como fomentar la continuidad y eficiencia de estos cuidados cuando los pacientes fueran dados de alta del hospital. Pronto se mostró insuficiente para pacientes con necesidades complejas que requerían formación clínica para la identificación de sus necesidades, la planificación de la intervención y el seguimiento de las intervenciones realizadas. Esto abrió paso a los modelos *clinical case management* (v. Apartado *Programas de continuidad de cuidados*), que contemplan un profesional para 10 pacientes en los programas asertivos comunitarios. Como se ha planteado, en estos programas cobra gran importancia la figura del gestor de casos o coordinador de continuidad de cuidados.

Recursos. Una de las características esenciales del modelo comunitario es la responsabilidad asistencial territorializada como estrategia para conseguir la equidad y el trabajo comunitario. Por este motivo, la organización de la atención en salud mental se realiza a través de una red de dispositivos de salud mental en un área de influencia, que trabajan coordinadamente, garantizan la continuidad de cuidados y organizan su actividad con base en unos programas sobre grupos específicos.

Esta red de servicios psiquiátricos comunitarios precisa:

- Una apropiada infraestructura y unos recursos adecuados.
- Intervenciones efectivas.
- Atención a la morbilidad oculta y a la sobrecarga de familias y cuidadores.
- Coordinación entre dispositivos.
- Cooperación interdisciplinar.
- Equidad y proporcionalidad.
- Accesibilidad, adaptabilidad y responsabilidad.
- Continuidad de cuidados.

A continuación, se describen los diferentes recursos de salud mental que suelen estar presentes en las diferentes áreas o zonas sanitarias de influencia.

Centro de salud mental. Es el eje de la atención comunitaria, la puerta de entrada al sistema de salud mental, y debe ser el responsable del proceso terapéutico del paciente. Son dispositivos de atención especializada, integrados en la red pública de atención a la salud mental en el área o zona sanitaria, cuya misión genérica es atender a nivel ambulatorio los problemas de salud mental producidos en la zona de captación, sin limitaciones diagnósticas o de gravedad y favoreciendo la accesibilidad; organizando actividades programadas para grupos específicos; garantizando una atención integral e individualizada para cada caso, que sea lo más eficiente con los recursos disponibles y vinculándose, a través de la coordinación y el apoyo, con los servicios sanitarios y sociocomunitarios. Forma parte también de su misión fundamental desarrollar actividades docentes e investigadoras. Algunos incluyen también la atención al alcoholismo y otros trastornos adictivos.

Unidad de hospitalización breve. Se sitúa en el hospital general de referencia. Son dispositivos de provisión de cuidados de 24 horas para la atención de situaciones de crisis. Entre sus objetivos estaría el conseguir la recuperación del paciente en el plazo más breve posible para su reinserción en la comunidad. Existen unidades para adultos y también para niños y para adolescentes. Se deben garantizar la coordinación y el inmediato seguimiento por los centros de salud mental, por el hospital de día, o, en su defecto, su derivación a otros dispositivos de estancias más prolongadas con un programa terapéutico y rehabilitador intensivo u otras estructuras intermedias.

Hospital de día. Surge como alternativa a la hospitalización de casos agudos y subagudos. Puede ser una estructura que ofrezca soporte, supervisión y monitorización en la transición de casos desde el hospital al domicilio, o también recursos para pacientes con un funcionamiento crónicamente desadaptativo (trastornos de personalidad graves, o con trastornos psicóticos o afectivos con dificultades sociales y funcionalidad disminuida) que proporcionen un medio terapéutico en el que se puedan conjugar diversos tratamientos para su recuperación.

Hospital de día de niños y adolescentes. Es el recurso más adecuado para niños y adolescentes que presentan problemas graves de salud mental y no pueden seguir una escolarización normalizada. Se deben realizar diferentes tratamientos, fundamentalmente psicoterapéuticos, con los pacientes y sus familias, y se deben incluir también actividades educativas y psicopedagógicas que permitan a los niños y adolescentes atendidos permanecer escolarizados. En general, se recomienda que los hospitales de día para niños y adolescentes tengan una estructura y funcionamiento adaptado a tres grupos de edad: *a)* menos de 7 años; *b)* entre 7 y 13 años, y *c)* más de 13 años.

Unidades de rehabilitación hospitalaria y comunidades terapéuticas. Se dirigen a dar respuesta a las necesidades de los pacientes que precisan de tratamiento en entornos estructurados residenciales con abordajes prolongados de tipo rehabilitador y sanitario. También se denominan *unidades de media y larga estancia*.

Atención urgente. Servicio de atención de urgencias psiquiátricas durante las 24 horas en los hospitales generales, en estrecha coordinación con los servicios ambulatorios de atención especializada con derivación preferente de los casos que lo precisen e información del movimiento habido en él. Sin descartar la posible existencia de diversas modalidades de atención a las crisis, como servicios telefónicos, ambulatorios, en hospital de día, etc., es indispensable la ubicación de un servicio de atención a urgencias en el hospital general como medio que facilite de inmediato las exploraciones complementarias necesarias.

Hospital general. Hospital general de referencia en el que, además de la unidad de hospitalización psiquiátrica, están la *interconsulta psiquiátrica* y otras especialidades médicas.

Centros de rehabilitación psicosocial. Son centros con actividad durante el día (centros de día, centros de rehabilitación psicosocial, unidades de rehabilitación ambulatorias), dirigidos a personas con problemas graves y crónicos de salud mental que, como consecuencia de su enfermedad, presentan diverso grado de discapacidad. Promueven y facilitan la recuperación.

Apoyo y rehabilitación laboral y para el empleo. Constituyen un conjunto de centros y actividades (talleres ocupacionales, talleres protegidos, centros especialistas o empresas sociales) cuyo objetivo es la rehabilitación laboral. Es conveniente que el proceso de rehabilitación laboral se plantee de modo progresivo, capacitando a las personas para que se vayan incorporando gradualmente, y hasta su nivel de máximo rendimiento, a los distintos medios laborales (de mayor a menor protección).

Alternativas residenciales. Son alojamientos en la comunidad que tienen el objetivo de minimizar la carga familiar y favorecer la autonomía de las personas con TMG, o bien son la alternativa a la inexistencia de un alojamiento. Podemos encontrar diferentes tipos y denominaciones (pisos, hogares, casas a medio camino, comunidades protegidas, unidades residenciales, minirresidencias, pisos protegidos, pensiones tuteladas, etc.), que ofrecen diferentes grados de supervisión y apoyo. Están integrados en el entorno en el que las personas viven, garantizan la continuidad de cuidados, el acceso a actividades normalizadas y dispositivos de rehabilitación, y su objetivo es mejorar la calidad de vida de los usuarios.

Recursos normalizados de rehabilitación y apoyo comunitario. Se trata de los servicios sociales que facilitan el acceso a diferentes centros ocupacionales (culturales, deportivos, etc.), proporcionan ayudas a domicilio, facilitan ayudas económicas o disponen de plazas para mayores de 65 años en residencias asistidas y no asistidas. Son la vía principal de acceso a muchas de las actividades y recursos del tejido social de una zona. También se debe contar con las actividades de las asociaciones de personas con problemas de salud mental y sus familiares, y con las de los distintos grupos de voluntariado.

Recursos comunitarios. Educativos, culturales, formativo-laborales y de ocio.

En la **figura 27-1** puede encontrarse una propuesta de red de dispositivos de salud mental de una zona o área sanitaria, en la que se recoge el flujo de la demanda, la integración de las redes de atención y los recursos sociocomunitarios. En muchas comunidades, parte de los dispositivos pertenecen a redes diferentes y dependen de entidades distintas (por ejemplo, del ayuntamiento o del Gobierno de la comunidad autónoma). Con independencia de este hecho, es indispensable que exista una coordinación estrecha entre todos ellos.

Plan de intervención y tratamiento

La continuidad de cuidados debe seguir un plan de intervención individualizado para cada persona que se atiende. En él se marcarán los objetivos de intervención, las tareas que se desarrollarán, los profesionales implicados y los recursos necesarios para su cumplimiento, así como los tiempos de intervención. Este plan de intervención debe quedar reflejado de forma que pueda ser revisado y evaluado periódicamente.

Las actividades que se realizan en un programa de continuidad de cuidados pueden dividirse en tres tipos:

- **Actividades centradas en la persona con problemas de salud mental**:
  - Evaluación y diseño del plan de intervención.
  - Acompañamiento, asesoramiento y apoyo.
  - Control de adherencia al tratamiento.
  - Psicoeducación.
  - Psicoterapia.

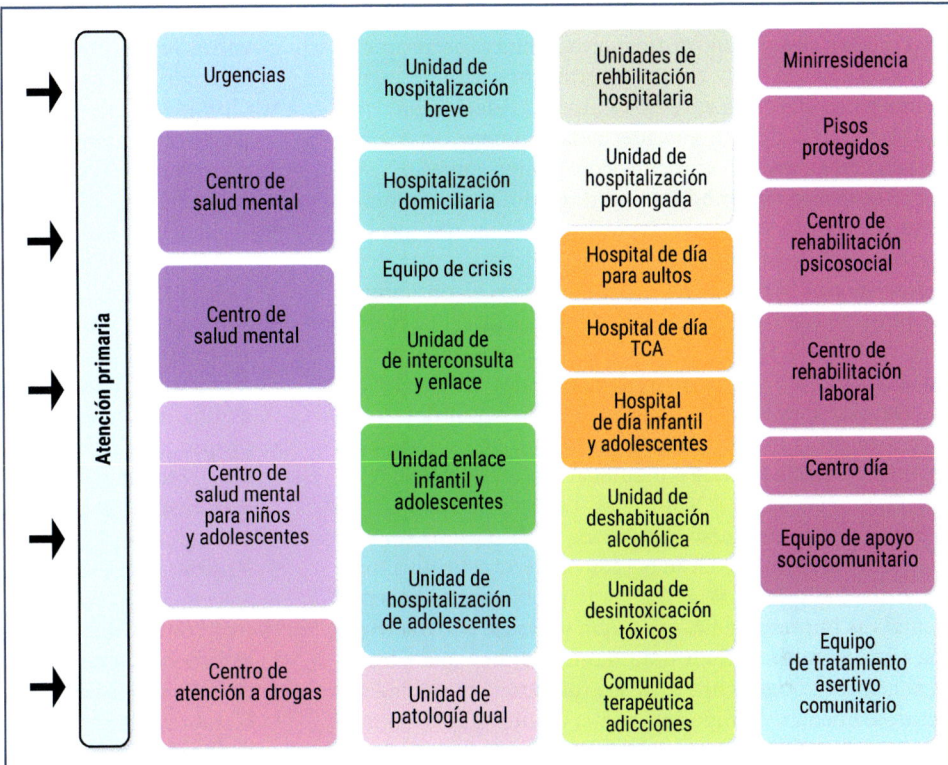

Figura 27-1. Red de dispositivos de salud mental de una zona o área sanitaria. TCA: trastornos de la conducta alimentaria.

– Rehabilitación psicosocial.
– Grupos de apoyo.
– Visitas a domicilio.

• **Actividades centradas en el entorno**:
  – Asesoramiento, apoyo y psicoeducación a la familia.
  – Asesoramiento y apoyo a otras personas relacionadas con el paciente.
  – Mantenimiento y desarrollo de soportes comunitarios individualizados.
  – Asesoría y defensa del paciente.
  – Promoción del asociacionismo.
  – Contacto con el sistema judicial y seguimiento tutelas y curatelas.
• **Actividades centradas simultáneamente en la persona y su entorno**:
  – Intervención en crisis.
  – Evaluación y control de resultados.
• **Actividades de coordinación y seguimiento con dispositivos sanitarios y sociales**.

Modelo basado en la recuperación

La atención a las personas con trastornos mentales crónicos requiere la integración de distintos niveles de atención y diferentes tipos de intervención que forman un conjunto inseparable y que se integran en los siguientes objetivos: autonomía, calidad de vida, bienestar personal y participación social en torno al concepto de recuperación personal.

Las intervenciones psicosociales se basan en un concepto de recuperación que va más allá de la remisión sintomática, como se contemplaría desde un modelo biomédico. Se entiende la recuperación como un concepto multidimensional en el que deben considerarse al menos dos áreas: la remisión sintomática y la funcionalidad a nivel social. Atendiendo a estos dos indicadores, un metaanálisis puso de manifiesto que tan solo un 13,5 % de los pacientes con esquizofrenia cumplen los criterios de recuperación, frente a un 50 % que presentan remisión clínica; la recuperación es más exigente que el mero alivio de los síntomas.

Los nuevos fármacos antipsicóticos generalmente son eficaces para el manejo de los síntomas positivos. Sin embargo, tienen un impacto terapéutico mínimo sobre síntomas negativos y los cognitivos, y sobre la funcionalidad de los pacientes. Las intervenciones psicosociales y rehabilitadoras son la principal herramienta terapéutica para estos síntomas y para la mejora de la funcionalidad. Se empezaron a aplicar de una forma más o menos generalizada en pacientes con trastornos mentales crónicos dentro del marco de la rehabilitación psicosocial que llegaba a España en la década de los años 80.

La *recuperación* es un proceso único e individual unido al *desarrollo personal* de cada individuo. Este proceso está ligado a una modificación sustancial de actitudes, valores, sentimientos, objetivos y roles de la persona con problemas de salud mental en la construcción de un proyecto de vida que no esté centrado en el diagnóstico y los síntomas del problema de salud, en el que la propia persona desempeña un papel protagonista. Ello está ligado al descubrimiento o redescubrimiento de un sentido de identidad personal separado de la enfermedad o discapacidad. Una persona puede recuperar su vida (*recuperación social*) sin que necesariamente se haya recuperado de su problema de salud (*recuperación clínica*).

La recuperación persigue una vida significativa y satisfactoria, e implica el desarrollo de un nuevo significado y propósito en la vida más allá de los efectos catastróficos de la enfermedad mental y más allá del alivio de los síntomas. Además, pretende que el paciente alcance una adecuada competencia social y personal en áreas que este define como importantes.

En el marco del modelo comunitario de atención en salud mental, la recuperación de las personas con problemas de salud mental y de sus familias se debe afrontar desde una *perspectiva de derechos*: la participación es un derecho fundamental de la persona con problemas de salud mental y de su familia, que han de intervenir en el proceso en igualdad de condiciones con los profesionales. De este modo, se garantiza que las decisiones tomadas para el desarrollo de la intervención sean consensuadas y tengan un impacto claro en todos los niveles: planificación, desarrollo y evaluación.

Este enfoque de atención centrada en la persona implica dotar de protagonismo en su proceso de recuperación al propio individuo que ha experimentado problemas en su salud mental. Es imprescindible evitar que solo se le perciba como una persona que sufre: en todo momento, hay que situarlo en el centro y poner énfasis en sus fortalezas, capacidades y recursos. Además, es importante tener en cuenta la *perspectiva de género*, las diferentes necesidades de las mujeres y de los varones en todo el proceso de planificación y prestación de servicios de salud mental, asumiendo que los factores psicosociales sitúan a las mujeres y a las niñas en desventaja y perjudican su salud mental; esto conlleva, desde el modelo comunitario, participar activamente en la consecución de la igualdad real entre hombres y mujeres. A pesar de la mayor morbilidad psiquiátrica de las mujeres con respecto a los varones, no se ha conseguido demostrar hasta el momento actual que sean más vulnerables por su constitución biológica y fisiológica: de ahí la importancia de considerar la perspectiva de género en relación con el resto de los determinantes sociales de desigualdad en salud mental. No hay diferencias de género significativas en el caso de TMG, pero los varones acceden más a los servicios de salud mental que las mujeres.

Los TMG provocan cambios importantes que rompen las expectativas de vida tanto personales como en el entorno, en especial el familiar.

 El concepto de *recuperación* evidencia la necesidad de retomar las expectativas de vida y superar estos cambios a través de los diferentes apoyos que los servicios deben proporcionar. Cualquier intervención (de rehabilitación, psicoterapéutica, etc.) basada en el modelo de recuperación aumenta su eficacia porque se orienta a retomar el significado que la vida tiene para el sujeto.

A continuación, se enumeran los principios esenciales de un modelo de atención basado en la recuperación en el ámbito comunitario:

- Favorecer el desarrollo de las capacidades y potencialidades que tiene la persona.

- Considerar a la persona con problemas de salud mental como parte importante en su proceso de recuperación, situándola en el centro de la atención.
- Comprender que las relaciones entre profesionales y personas atendidas deben estar basadas en el mutuo reconocimiento y en la idea de acompañamiento y cooperación.
- Potenciar el diálogo y la escucha activa como elementos fundamentales sobre los que se debe basar la intervención en salud mental.
- Administrar un tratamiento y un trato individualizado adaptado a las necesidades que presenta la persona en cada momento, dando relevancia sus preferencias en el contexto de una información clara y veraz.
- Proporcionar una atención basada en la salvaguarda de los derechos del individuo, garantizando la equidad e igualdad en el acceso a los recursos y a las atenciones necesarias.
- Realizar una evaluación holística de los problemas que afectan a la persona desde un punto de vista tanto objetivo como subjetivo. Esta evaluación prestará atención a los aspectos sociales, psicológicos y biológicos y a las experiencias vividas de la persona.
- Garantizar la autonomía de la persona evitando todo tipo de intervenciones yatrogénicas.
- La atención deberá estar enfocada a que las personas tengan una vida digna, que incluya la experiencia laboral, formativa, afectiva, sexual y social.
- El tratamiento debe ser realizado, siempre que sea posible, en el entorno habitual de la persona.
- El tratamiento debe consistir en intervenciones de naturaleza psicológica, biológica, social y ocupacional/funcional que respondan a principios éticos y hayan mostrado evidencias de eficacia y seguridad. Cuando no se disponga de estas evidencias, serán tenidas en cuenta las recomendaciones de instituciones científicas o grupos sociales implicados.
- Las opciones y estrategias de la persona deben desempeñar un papel relevante, en el contexto de un diálogo informado, a la hora de organizar el plan de tratamiento.
- Son esenciales, tanto el abordaje conjunto con servicios sociales y los servicios de rehabilitación psicosocial, como la continuidad de la rehabilitación en el entorno natural de la persona.
- La coordinación sociosanitaria mejora la calidad de vida de las personas y la asistencia, así como la optimización de los recursos.

Rehabilitación psicosocial en salud mental

Vinculado al concepto de recuperación, se encuentra el de *rehabilitación psiquiátrica*. Dos autores de referencia en rehabilitación en salud mental, William A. Anthony y Robert Paul Liberman, definen la rehabilitación psiquiátrica como la recuperación del funcionamiento de papeles sociales e instrumentales lo más completamente posible a través de procedimientos de aprendizaje y soportes ambientales.

! Los programas de rehabilitación psiquiátrica en el ámbito internacional aparecen bien entrados los años 70 como consecuencia de los límites de la práctica clínica, la psicofarmacología y la psicoterapia. Trasladan su estrategia de la curación al cuidado, la psicoeducación, el entrenamiento en técnicas específicas para aumentar las capacidades y habilidades, la autonomía y la calidad de vida de los pacientes, al tiempo que se actúa sobre la familia y el entorno.

Como se adelantó en anteriores líneas, la *rehabilitación psicosocial* se define como una práctica interdisciplinaria dirigida a la promoción y mantenimiento de la autonomía de las personas que sufren algún problema de salud mental potencialmente discapacitante, así como a su integración comunitaria. Su objetivo es la recuperación personal.

La Guía de Práctica Clínica de Intervenciones Psicosociales en el Trastorno Mental Grave del Sistema Nacional de Salud español, publicada en 2009 y pendiente de actualizar, define la rehabilitación psicosocial como un conjunto de estrategias de intervención psicosocial y social que complementan las intervenciones farmacológicas y de manejo de los síntomas. Estas estrategias se orientan a la mejora del funcionamiento personal y social y de la calidad de vida, y apoyan la integración comunitaria de las personas afectadas de enfermedades mentales graves y crónicas.

Los *programas de rehabilitación actuales* cuentan con tecnologías y nuevos modelos de intervención que buscan potenciar los recursos personales del paciente y facilitar apoyos socioafectivos tanto a él como a su familia mediante la disminución de los factores de riesgo (control de la vulnerabilidad), el desarrollo de las habilidades instrumentales y las capacidades de afrontamiento personal y social del paciente y la habilitación de soportes sociales.

La intervención en rehabilitación psicosocial se articula a través de un *proceso individualizado* que combina, por un lado, el entrenamiento y desarrollo de las habilidades y competencias que cada persona requiere para funcionar efectivamente en la comunidad, y, por otro, actuaciones sobre el ambiente, que incluyen desde psicoeducación y asesoramiento a las familias hasta el desarrollo de soportes sociales destinados a ofrecer los apoyos necesarios para compensar o fortalecer el nivel de funcionamiento psicosocial de la persona con trastorno mental crónico.

Varios tipos de intervenciones psicosociales combinadas con el tratamiento farmacológico han demostrado mejorar el pronóstico tanto clínico como funcional de los pacientes con problemas de salud mental crónicos, fundamentalmente psicosis. En las últimas décadas, se ha producido un importante desarrollo de nuevos modelos de intervención, especialmente en las fases tempranas de los trastornos mentales, cuya evidencia empírica en algunos casos está aún por clarificar.

A continuación, se proporciona información sobre los modelos de intervención.

Terapia cognitivo-conductual. Es una de las intervenciones más utilizadas y con mayor eficacia demostrada en esquizofrenia y los primeros episodios de psicosis. Hay distintos programas de intervención que incluyen este tipo de terapia en sus guías de actuación. Sus fundamentos establecen que las estructuras y los esquemas cognitivos de los individuos modelan la forma en la que estos se comportan e interaccionan con su entorno. La terapia cognitivo-conductual aplicada a las personas con psicosis sitúa el foco específico de tratamiento sobre los síntomas psicóticos; las estrategias que se aplican tienen el objetivo de reducir las creencias delirantes, la interferencia de las alucinaciones o el distrés asociado.

Intervenciones familiares. Se encuentran entre las intervenciones psicosociales más estudiadas en pacientes con trastornos psicóticos, junto con la terapia cognitivo-conductual. Hoy en día, ambas son las que poseen una mayor eficacia demostrada en potenciar la mejora del curso evolutivo de los trastornos psicóticos. La *psicoeducación familiar* actual busca involucrar a los miembros de la familia como colaboradores y actores dentro del tratamiento que se plantea. El objetivo es proporcionar conocimiento sobre salud mental, apoyo y habilidades para el adecuado manejo de la ansiedad y el estrés, así como mejorar las habilidades de comunicación.

Programas de psicoeducación. Se trata de intervenciones psicoterapéuticas didácticas y sistematizadas diseñadas para dar información al paciente y a sus familiares sobre el problema o trastorno de salud mental y promover su afrontamiento de forma eficiente. Esta intervención incide en el número de recaídas y en el funcionamiento psicosocial de los pacientes, mejora los síntomas, aumenta la adherencia al tratamiento y reduce el número de hospitalizaciones. Pueden estructurarse en formato individual, familiar o multifamiliar; la duración, el encuadre (servicios ambulatorios, unidades de hospitalización, centros de rehabilitación) y la indicación (en relación con el diagnóstico o durante la evolución del trastorno) pueden variar.

Programas de inserción vocacional o laboral. La búsqueda de empleo asistida es la aproximación empírica más validada en esquizofrenia. Tiene como objetivo ayudar a los pacientes a encontrar trabajos competitivos y proporcionarles el apoyo y entrenamiento necesario para mantenerlos o para encontrar otros distintos si es necesario. Entre estos programas, la técnica que goza de mayor evidencia empírica es el *Individual Placement and Support* o Inserción y Apoyo Laboral Individualizado.

Entrenamiento en habilidades sociales. Los elementos fundamentales de estas intervenciones son el entrenamiento conductual, el modelado, la práctica dentro de la propia sesión y en la vida cotidiana, la devolución de información sobre las conductas observadas y el refuerzo positivo. Los metaanálisis de Pfammatter *et al.* (2006) y Kurtz y Mueser (2008) encontraron evidencia de eficacia a corto plazo, aunque los efectos a largo plazo y sobre medidas indirectas, como los síntomas o la tasa de recaídas, continúan generando debate. El entrenamiento en habilidades sociales suele considerarse como un módulo adicional dentro de otras intervenciones, como la psicoeducativa, o dentro de los programas de rehabilitación cognitiva.

Intervenciones psicosociales para el abuso de sustancias. Las intervenciones con eficacia demostrada son la entrevista motivacional, la terapia cognitivo-conductual centrada en la adherencia al tratamiento, el entrenamiento en habilidades sociales y la prevención de recaídas. Sin embargo, los tratamientos integrados son los que han demostrado mayor efectividad hasta el momento, incluyendo de manera integrada los elementos anteriores y los métodos de reducción de daños.

Servicios de apoyo por parte de iguales (*peer support services*). La base de este modelo es el apoyo por parte de personas que han compartido una experiencia similar. Los individuos con una evolución más amplia y en un estado de recuperación avanzada pueden ser de gran apoyo para otros que están comenzando con síntomas o dificultades. Se pretende que el paciente participe en su propio proceso de recuperación, favoreciendo el empoderamiento o ejercicio personal de poder sobre la enfermedad, lo que contribuye a disminuir la sensación de aislamiento y estigma y al desarrollo de *insight* y conciencia sobre los propios problemas. Estos servicios ofrecen resultados prometedores en mejoras en la socialización, en la recuperación percibida y en la esperanza y pueden reducir el número de hospitalizaciones.

Entrenamiento en cognición social. Este entrenamiento forma parte de algunos programas de rehabilitación cognitiva, pero se puede realizar específicamente de forma independiente. La evidencia ha mostrado efectos sobre la discriminación e identificación de emociones, sobre la capacidad para entender los estados mentales e intenciones de los otros (teoría de la mente) y sobre el funcionamiento comunitario.

***Mindfulness* y psicoterapias de tercera generación.** Un metaanálisis del grupo de Jansen, publicado en 2020, señala que las intervenciones basadas en *mindfulness* han mostrado efectos moderados-grandes en sintomatología general y reducción de hospitalizaciones en personas con psicosis tanto al finalizar la intervención como en el seguimiento; efectos pequeños-moderados en funcionamiento social, y pequeños aunque significativos en síntomas negativos. El grupo clínico y de investigación del Hospital Universitario La Paz, de Madrid, ha desarrollado una intervención basada en *mindfulness* para mejorar la cognición social (SocialMind) para personas con psicosis. Se ha investigado su eficacia en cuanto a mejoría de la funcionalidad frente a una intervención psicoeducativa en un ensayo clínico; los resultados están aún pendientes de publicación. Por su parte, la terapia de aceptación y compromiso ha mostrado resultados discretos en psicosis.

Programas de rehabilitación cognitiva para psicosis. La *terapia integrada de la esquizofrenia* fue diseñada inicialmente por el grupo de Hans Brenner en Suiza y desarrollada, posteriormente, por Volker Roder. Se trata de un entrenamiento en grupo, y las técnicas de aprendizaje que utiliza se basan en el uso de contingencias, el refuerzo social y las técnicas de modelado y el moldeamiento. El *entrenamiento frontal-ejecutivo* es un programa de entrenamiento individual enmarcado en el modelo de aprendizaje sin errores y en la técnica del andamiaje: el terapeuta enseña al paciente las estrategias cognitivas necesarias para realizar correctamente las tareas, y posteriormente se procede a la práctica repetida de ejercicios cognitivos para que estas estrategias puedan ser interiorizadas por el paciente. La *rehabilitación cognitiva en psicosis* fue diseñada específicamente para pacientes con psicosis y esquizofrenia; se trata de un programa integral y estructurado que puede usarse en grupo o de forma individual y consta de ocho módulos: módulo de atención, módulo de aprendizaje y memoria, módulo de lenguaje,

módulo de funciones ejecutivas, módulo de cognición social y tres módulos complementarios de habilidades sociales, habilidades de la vida diaria y psicoeducación sobre la psicosis y la esquizofrenia. *Cogpack* es un programa de rehabilitación que presenta sus ejercicios exclusivamente por ordenador y de forma individual. Consta de 64 programas para entrenar una gran variedad de habilidades cognitivas, como el tiempo de reacción, las habilidades visomotoras, la vigilancia, el lenguaje y las habilidades profesionales. La *terapia de mejora cognitiva (cognitive enhance therapy)*, de Hogarty y Flesher, se basa en la hipótesis del neurodesarrollo. Contiene ejercicios destinados a mejorar la atención, la memoria, la capacidad de solución de problemas y los procesos de cognición social. El entrenamiento atencional y de estrategias de memoria se realiza mediante ordenador; también hace trabajar a los pacientes por parejas manejando el *software* de los programas.

> **!** Un metaanálisis de Bighelli *et al.* de 2021 ha encontrado beneficios sólidos en la reducción del riesgo de recaída para las intervenciones familiares, la psicoeducación familiar y la terapia cognitivo-conductual. Los autores concluyen que estos tratamientos deberían ser las primeras intervenciones psicosociales que habrían de tenerse en cuenta en el tratamiento a largo plazo de los pacientes con esquizofrenia.

Papel del equipo terapéutico y del psiquiatra en psiquiatría comunitaria

Es el equipo, y no ninguno de sus componentes individuales, quien asume la responsabilidad de la atención continuada a cada paciente a través de los diferentes niveles de servicios y, a menudo, durante muchos años en el ámbito de la psiquiatría comunitaria.

El éxito se basa en una *comunicación eficaz*. Esta debe centrarse explícitamente en los objetivos declarados por el paciente y su familia, así como en las cuestiones logísticas y técnicas del equipo, con el fin de maximizar la motivación del paciente para participar activa y productivamente en todas las intervenciones en la red, y asegurar que esta red y las prestaciones son colaborativas y se enfocan al paciente.

Los *psiquiatras* desempeñan tres funciones principales en los equipos multidisciplinares de psiquiatría comunitaria:

- **Evaluación y diagnóstico psiquiátrico**:
  - Es preciso realizar una historia clínica y una exploración completas para un diagnóstico lo más preciso posible.
  - El objetivo de la evaluación y el diagnóstico es desarrollar una aproximación individualizada al tratamiento (farmacológico y psicosocial) que resulte más eficaz para cada paciente desde el punto de vista clínico.
  - Las evaluaciones psiquiátricas en los entornos comunitarios deben incluir una revisión cuidadosa de los recursos y las fortalezas del individuo.
- **Tratamiento**:
  - El tratamiento eficaz depende en gran medida de la prestación de asistencia práctica, más allá de la formulación técnica de una pauta farmacológica eficaz.

– Este abordaje incluye ayudar a los pacientes a manejar el estrés y los problemas que podrían afectar a la adherencia.
– Dicha asistencia práctica puede ser directa, como en los encuentros con pacientes, o indirecta, trabajando en estrecha colaboración con el resto de los profesionales de la salud mental implicados en la red de atención al paciente.

• **Coordinación médica del equipo y liderazgo del equipo**:
– Asume la responsabilidad de controlar la seguridad médica y el bienestar de todos los pacientes, así como de instaurar o apoyar el tratamiento y los procedimientos clínicos que contribuyan a la calidad de la atención y a la cohesión del equipo terapéutico.
– El psiquiatra o el profesional de salud mental que asuma el liderazgo del equipo debe actuar como modelo en intervenciones y habilidades clínicas y profesionales, y también a nivel relacional no solo con los pacientes, sino también con el resto de los miembros del equipo terapéutico.

FORMULACIÓN DE CASOS EN PSIQUIATRÍA COMUNITARIA PARA INTERVENCIÓN

La *formulación* es un proceso por el que la información, recogida durante la fase de evaluación, acerca de lo que le sucede a una persona, se organiza en una serie de hipótesis sobre cuya base es posible entender la queja del paciente como un problema o conjunto de problemas cuya solución supondría el logro de una serie de objetivos y la propuesta de una estrategia de tratamiento, previendo su modalidad, intensidad y duración y los problemas que más probablemente se encontrarán durante su desarrollo.

Todas las formulaciones, independientemente de la tradición terapéutica de la que provengan, tienen en común las siguientes características:

• Resumen los problemas más importantes del paciente.
• Indican cómo se pueden relacionar entre sí las dificultades del paciente, echando mano de teorías y principios psicológicos (estos son fundamentales para planificar una intervención psicoterapéutica, que sería una posible parte del plan de tratamiento del paciente) y de factores biológicos, económicos, sociales, culturales, legales, interpersonales, etcétera.
• Sugieren por qué el paciente ha desarrollado tales dificultades en un momento y situación determinados.
• Plantean un plan de intervención. En el caso de la psiquiatría comunitaria, siguiendo un modelo de intervención comunitaria que persigue la recuperación y no solo el alivio de los síntomas.
• Están abiertas a la revisión y la reformulación.

A continuación, se propone una guía en forma de preguntas, elaborada por el grupo de trabajo sobre psicoterapia de Madrid, que permiten organizar la información recogida del paciente y que puede ser útil para el proceso de formulación de un caso para psicoterapia o para planificar una intervención:

1. «¿Cuál es la queja?». Motivo de consulta.
2. «¿Cómo se ha producido la consulta?». Análisis de la demanda.
3. «¿Cuál es el problema (o problemas)?». Listado de problemas. Fenómenos.
4. «¿Cómo, cuándo y con quién se pone(n) de manifiesto?». Precipitantes.
5. «¿Cuál es la secuencia de emociones, ideas, comportamientos y relaciones que implica?». Estados mentales, defensas, modelos de relación.
6. «¿Por qué se perpetúa(n)?». Perpetuantes, refuerzos, ganancias neuróticas y secundarias.
7. «¿Cómo se originó históricamente?». Desarrollo, biografía, perspectiva transgeneracional.
8. «¿Qué facilitó su aparición o facilita su mantenimiento?». Vulnerabilidad, déficits.
9. «¿Qué puede facilitar el cambio?». Recursos, fortalezas, oportunidades.
10. «¿Cuáles son las expectativas respecto a la consulta?». Realismo, límites.
11. «¿Cuáles son los objetivos planteables para la terapia?». Definición operativa.
12. «¿Cuáles son los medios de los que vamos a valernos para conseguir cada uno de ellos?». Factores terapéuticos, estrategias, técnicas.
13. «¿Qué curso de la terapia prevemos?». Pronóstico.
14. «¿Qué dificultades prevemos?» Posibles resistencias o abandonos.
15. «¿Qué contrato proponemos?». Contrato.

> ! Cualquier modelo de formulación de casos para psicoterapia persigue una comprensión en profundidad de la historia de la persona que consulta y de los factores que han originado y/o han contribuido a sus problemas de salud mental con el fin de proponer una estrategia de tratamiento.

La División de Psicología Clínica de la Sociedad Británica de Psicología publicó en 2018 una propuesta alternativa a los sistemas diagnósticos actuales que plantea un modelo para comprender el sufrimiento emocional y la relación entre este sufrimiento y sus contextos más amplios, de tipo social, material y cultural. Esta propuesta promueve la reflexión sobre las experiencias personales vividas y los significados que las definen, y sugiere nuevas conceptualizaciones a partir de esta reflexión. Lo que resulta más interesante de este modelo es la proposición de reflexión sobre los factores que contribuyen a la expresión de problemas de salud mental en un momento determinado en la vida de una persona y sobre aquellos que pueden contribuir a su mejoría o a empeorar o perpetuar el problema o los síntomas. Propone, en definitiva, un modelo de formulación de casos desde el que es posible orientar el problema de salud mental de una persona, y, en función de ello, intervenir.

Para poder formular la historia clínica de una persona en estos términos, es preciso facilitar conversaciones que indaguen sobre el origen y el mantenimiento del sufrimiento emocional.

Para ello, se sugieren las siguientes preguntas:

- «¿Qué te ha pasado?». ¿Cómo ha actuado el *poder* en la vida del sujeto? Se entiende *poder* en un sentido amplio: biológico, corporalizado, coercitivo, legal, económico, material, ideológico, social, cultural e interpersonal.
- «¿Cómo te ha afectado?». ¿Qué tipo de *amenazas* representó el ejercicio negativo del poder para la persona? Hay que centrarse en el sufrimiento emocional y las formas en las que este es mediado por la biología.
- «¿Qué sentido le has dado?». ¿Qué *significado* tienen para el paciente estas situaciones y experiencias?
- «¿Qué has tenido que hacer para sobrevivir?». ¿Qué tipo de *respuestas* a la *amenaza* está usando?

Al trasladar lo anterior a la práctica clínica con una persona, familia o grupo, se deben hacer dos preguntas adicionales:

- «¿Cuáles son tus fortalezas?». ¿Qué acceso tiene a los *recursos de poder*?
- «¿Cuál es tu historia?». Para integrar todo lo anterior.

SALUD MENTAL COMUNITARIA EN ESPAÑA

En España, el proceso de reforma psiquiátrica comenzó de forma tardía, en los años 80, momento en que la situación política fue favorable con la transición a la democracia. El proceso de reforma se articula sobre dos pilares fundamentales: la ordenación de los recursos asistenciales en áreas de salud y el desarrollo de la atención primaria.

Mediante la ordenación de los recursos asistenciales en *áreas de salud* (de en torno a los 200.000 habitantes), se van a integrar todos los servicios de salud, hospitalarios y ambulatorios.

Para explicar el desarrollo de la *atención primaria*, hay que tener en cuenta que, durante la segunda mitad del siglo XX, los Gobiernos y sistemas sanitarios de todo el mundo tenían dificultades para mejorar la salud de la población mundial de forma sustancial, por lo que se hizo más grande la brecha entre los países desarrollados y los que estaban en vías de desarrollo. Para lograr el objetivo de «salud para todos en el año 2000», la OMS propuso en la Conferencia Internacional de Alma Ata de 1978 que la atención primaria fuera el elemento neurálgico en los servicios de salud nacionales. Allí se recomendó a todos los países miembros reorientar sus sistemas de salud de tal forma que la atención primaria se constituyera como base para su organización.

El modelo sanitario español se inspira en los principios de esta conferencia, en la que se definió la atención primaria como «la atención sanitaria esencial, basada en la práctica, en la evidencia científica y en la metodología y la tecnología socialmente aceptables, accesible universalmente a los individuos y las familias en la comunidad a través de su completa participación y a un coste que la comunidad y el país puedan soportar, a fin de mantener cada nivel de su desarrollo, un espíritu de autodependencia y autodeterminación». Es el primer nivel de contacto de los individuos, las familias y las comunidades con el Sistema Nacional de Salud; acerca la atención sanitaria lo máximo posible al lugar donde las personas viven y trabajan, y constituye el primer elemento del proceso de atención sanitaria continuada. Según esta estrategia, la función de los servicios de salud no es ya solo curar enfermedades, sino buscar el mayor grado de bienestar físico, psíquico y social.

El desarrollo legislativo del modelo sanitario español definido en la Constitución se inicia con la Ley General de Sanidad, de 25 de abril de 1986, que es el origen del actual Sistema Nacional de Salud, y que, en su artículo 20, establece el carácter comunitario, público, universal y gratuito de los servicios de salud mental. En dicha ley se insta a potenciar las estructuras intermedias y extrahospitalarias, con mención expresa a la hospitalización psiquiátrica en unidades de los hospitales generales, así como al desarrollo de servicios de rehabilitación y reinserción social, siempre con el consenso entre los profesionales comprometidos con la equidad. Establece la reforma y organización del sistema sanitario, adaptándose al nuevo modelo del Estado de las autonomías. La sanidad, que antes era competencia exclusiva del Estado, ahora está transferida a todas las comunidades autónomas a través de los servicios de salud (año 2002). El principal eje sobre el que descansa la reforma que supone esta ley es la creación del Sistema Nacional de Salud, formado por el conjunto de los servicios de salud de las comunidades autónomas, coordinados a través del Estado. Además, se crea el Consejo Interterritorial del Sistema Nacional de Salud, encargado de la planificación y la coordinación de los distintos sistemas de salud con la Administración del Estado. Desde el Real Decreto 63/1995, de 20 de enero, sobre ordenación de prestaciones sanitarias del Sistema Nacional de Salud, se incluye la psicoterapia y la rehabilitación como prestaciones en la cartera de servicios del Sistema Nacional de Salud.

Esta organización de la atención sanitaria permitió el desarrollo de servicios de salud mental descentralizados por áreas, redes de servicios y programas en un territorio definido, e integrados como atención especializada, en segundo nivel, en el sistema sanitario general. El de la atención primaria fue un aspecto importante y novedoso de la reforma, con la creación de los equipos de atención primaria y la puesta en marcha de centros de salud, el nuevo enfoque de la medicina familiar y comunitaria, el nuevo papel de la enfermería, la introducción de la historia clínica y las actividades de prevención de la enfermedad y promoción de la salud.

En España, los programas de seguimiento y apoyo comunitario se iniciaron con la reforma psiquiátrica en la década de los 80 en el contexto de un sistema público de salud universal y gratuito. Tras una primera fase de desarrollo de diferentes tipos de dispositivos que han ido constituyendo una red cada vez más compleja (centro de salud mental, hospital de día, centro de día, centro de rehabilitación psicosocial y laboral, etc.), en estas últimas tres décadas se ha avanzado mucho en la puesta en marcha de nuevas formas organizativas que han tratado de dar respuesta a los problemas en la atención a las personas con problemas de salud mental complejos y de larga duración que se evidenciaron en los países donde se inició más tempranamente el modelo comunitario (por la insuficiente dotación de recursos y la poca cantidad y diversidad de dispositivos intermedios).

La salud mental comunitaria en España y, en general, en el resto de Europa, comparada con la de otras regiones del mundo, dadas las características organizativas, de financiación y cobertura de su sistema sanitario de carácter público, cuenta con una proporción más favorable de personas con un TMG que reciben una atención y un tratamiento adecuados. A grandes rasgos, los datos actuales parecen indicar que los sistemas con coberturas sanitarias y sociales más amplias permiten una mayor participación de todos los ciudadanos en la sociedad y facilitan que no se excluya a las personas con trastornos psiquiátricos crónicos.

 PUNTOS CLAVE

- La psiquiatría comunitaria supone un modelo de salud pública que va más allá de la asistencia clínica; se centra en el paciente y trata de producir también cambios positivos en la comunidad y en sus instituciones (colegios, empresas, asociaciones ciudadanas) con el fin de modificar los factores que predisponen a la enfermedad y posibilitar un mayor bienestar o, al menos, la información necesaria para una vida más saludable.
- La psiquiatría comunitaria tiene como objetivos la prevención y la promoción de la salud mental integrada con la prevención secundaria y la rehabilitación.

- Los programas de atención comunitaria a personas con problemas graves de salud mental en este medio reciben el nombre de *programas de continuidad de cuidados*.
- Las intervenciones psicosociales y psicoterapéuticas son parte esencial de los programas de continuidad de cuidados.
- La formulación de casos en psiquiatría comunitaria y en salud mental permite una mejor comprensión de las dificultades, necesidades y fortalezas de las personas sobre las que se interviene para una adecuada organización y planificación de sus tratamientos.

BIBLIOGRAFÍA

Alonso M, Bravo MF, Fernández-Liria A. Origen y desarrollo de los programas de seguimiento y cuidados para pacientes mentales graves y crónicos en la comunidad. Rev Asoc Esp Neuropsiq. 2004;(92):25-51.

Anthony WA, Liberman RP. The practice of psychiatric rehabilitation: historical, conceptual, and research base. Schizophr Bull. 1986;12(4):542-559.

Bighelli I, Rodolico A, García-Mieres H, Pitschel-Walz G, Hansen WP, Schneider-Thoma J et al. Psychosocial and psychological interventions for relapse prevention in schizophrenia: a systematic review and network meta-analysis. Lancet Psychiatry. 2021;8(11):969-980.

Castelein S, Bruggeman R, Van Busschbach JT, Van der Gaag M, Stant AD, Knegtering H et al. The effectiveness of peer support groups in psychosis: a randomized controlled trial. Acta Psychiatr Scand. 2008;118(1):64-72.

Comisión Ministerial para la Reforma Psiquiátrica. Documento general y recomendaciones para la reforma psiquiátrica y la atención a la salud mental del Plan para la Reforma de la Asistencia Psiquiátrica y de Salud Mental. Rev Asoc Esp Neuropsiq. 1985;5(13):204-221.

Cook JA, Steigman P, Pickett S, Diehl S, Fox A, Shipley P et al. Randomized controlled trial of peer-led recovery education using Building Recovery of Individual Dreams and Goals through Education and Support (BRIDGES). Schizophr Res. 2012;136(1-3):36-42.

Desviat M, Moreno A, editores. Acciones de salud mental en la comunidad. Madrid: Asociación Española de Neuropsiquiatría; 2012.

Drake RE, O'Neal EL, Wallach MA. A systematic review of psychosocial research on psychosocial interventions for people with co-occurring severe mental and substance use disorders. J Subst Abuse Treat. 2008;34(1):123-138.

Fernández-Liria A, Rodríguez-Vega B. La práctica de la psicoterapia. La construcción de narrativas terapéuticas. Bilbao: Desclee de Brouwer; 2001.

González-Blanch C, Álvarez-Jiménez M. Review: family interventions reduce relapse or hospitalisation in people with schizophrenia. Evid Based Ment Health. 2011;14(4):115.

Grupo de Trabajo de la Guía de Práctica Clínica de Intervenciones Psicosociales en el Trastorno Mental Grave. Guía de Práctica Clínica de Intervenciones Psicosociales en el Trastorno Mental Grave. Plan de Calidad para el Sistema Nacional de Salud del Ministerio de Sanidad y Política Social. Zaragoza: Instituto Aragonés de Ciencias de la Salud-I+CS; 2009.

Hogarty GE, Greenwald DP. Cognitive enhancement therapy: the training manual. Pittsburgh: University of Pittsburgh Medical Center; 2006.

Horan WP, Kern RS, Green MF, Penn DL. Social cognition training for individuals with schizophrenia: emerging evidence. Am J Psychiatr Rehabil. 2008;11(3):205-52.

Huey LY, Ford JD, Cole RF, Morris JA. Public and community psychiatry. En: Sadock BJ, Sadock VA, Ruiz P, editores. Kaplan & Sadock's comprehensive textbook of psychiatry. 9ª ed. Vol. 2. Filadelfia: Lippincott Williams & Wilkins; 2009. p. 4259.

Jääskeläinen E, Juola P, Hirvonen N, McGrath JJ, Saha S, Isohanni M et al. A systematic review and meta-analysis of recovery in schizophrenia. Schizophr Bull. 2013;39(6):1296-306.

Jansen JE, Gleeson J, Bendall S, Rice S, Álvarez-Jiménez M. Acceptance- and mindfulness-based interventions for persons with psychosis: A systematic review and meta-analysis. Schizophr Res. 2020;215:25-37.

Johnstone L, Boyle M, Cromby J, Dillon J, Harper D, Longden P et al. The power threat meaning framework. Towards the identification of patterns in emotional distress, unusual experiences and troubled or troubling behaviour, as an alternative to functional psychiatric diagnosis. Leicester: British Psychological Society; 2018.

Johnstone L, Dallos R, editores. Formulation in psychology and psychotherapy: making sense of people's problems. Londres, Nueva York: Routledge; 2013.

Kurtz MM, Mueser KT. A meta-analysis of controlled research on social skills training for schizophrenia. J Consult Clin Psychol. 2008;76(3):491-504.

Kurtz MM, Richardson CL. Social cognitive training for schizophrenia: a meta-analytic investigation of controlled research. Schizophr Bull. 2012;38(5):1092-1104.

Lalonde M. Social values and public health. Can J Public Health. 1974;65(4):260-8.

Ley 14/1986, de 25 de abril, General de Sanidad. Boletín Oficial del Estado [Internet], nº 102 (29/4/1986) [consulta el 10 de mayo de 2024]. Disponible en: https://www.boe.es/buscar/doc.php?id=BOE-A-1986-10499

Ley 8/2021, de 2 de junio, por la que se reforma la legislación civil y procesal para el apoyo a las personas con discapacidad en el ejercicio de su capacidad jurídica. Boletín Oficial del Estado [Internet], nº 132 (03/06/2021) [consulta el 10 de mayo de 2024]. Disponible en: https://www.boe.es/buscar/act.php?id=BOE-A-2021-9233

Marker KR. COGPACK. The cognitive training package manual. Heidelberg-Ladenburg: Marker Software; 2012.

Marwaha S, Johnson S. Schizophrenia and employment – a review. Soc Psychiatry Psychiatr Epidemiol. 2004;39(5):337-349.

Ministerio de Sanidad y Consumo. Estrategia en Salud Mental del Sistema Nacional de Salud 2022-2026 [Internet]. Madrid: Ministerio de Sanidad y Consumo; 2007 [consulta el 10 de mayo de 2024]. Disponible en: https://consaludmental.org/centro-documentacion/estrategia-salud-mental-2022-2026/.

Morrison AP, Renton JC, Dunn H, Williams S, Bentall RP. Cognitive therapy for psychosis: a formulation-based approach. Nueva York: Brunner-Routledge; 2004

Ojeda N, Peña J, Bengoetxea E, García Guerrero A. REHACOP: a cognitive rehabilitation programme in psychosis. Rev Neurol. 2012;54(6):337-342.

Organización Mundial de la Salud. Guidance on community mental health services: promoting person-centred and rights-based approaches [Internet]. Ginebra: Organización Mundial de la Salud; 2021 [consulta el 9 de mayo de 2024]. Disponible en: https://www.who.int/publications/i/item/9789240025707

Organización Mundial de la Salud. Medición de la salud y la discapacidad. Manual para el Cuestionario de Evaluación de la Discapacidad de la OMS [Internet]. Ginebra: Organización Mundial de la Salud; 2015 [consulta el 10 de mayo de 2024]. Disponible en: https://apps.who.int/iris/bitstream/handle/10665/170500/9874573309_spa.pdf;jsessionid=44E70453E1924121A5701D834F4CD1FE?sequence=1

Organización Mundial de la Salud. Orientaciones y módulos técnicos sobre los servicios comunitarios de salud mental: promover los enfoques centrados en las personas y basados en los derechos: resumen [Internet]. Ginebra: Organización Mundial de la Salud; 2021 [consulta el 10 de mayo de 2024]. https://apps.who.int/iris/handle/10665/341641

Pfammatter M, Junghan UM, Brenner HD. Efficacy of psychological therapy in schizophrenia: conclusions from meta-analyses. Schizophr Bull. 2006;32(supl 1):S64-S80.

Public and community psychiatry. En: Boland RJ, Verduin ML, Ruiz P, editores. Kaplan & Sadock. Sinopsis de psiquiatría. 12ª ed. Filadelfia: Wolters Kluwer; 2022.

Rebolledo S, Pastor A. Programas y recursos de los dispositivos de rehabilitación psiquiátrica. Psiquiatría Pública. 1991;3(4):204-214.

Roder V, Mueller DR, Mueser KT, Brenner HD. Integrated Psychological Therapy (IPT) for schizophrenia: is it effective? Schizophr Bull. 2006; 32(supl 1):S81-93.

Segarra R. Abordaje integral de las fases iniciales de las psicosis: una visión más crítica aún. Madrid: Editorial Médica Panamericana; 2020.

Shawyer F, Farhall J, Thomas N, Hayes SC, Gallop R, Copolov D et al. Acceptance and commitment therapy for psychosis: randomised controlled trial. Br J Psychiatry. 2017;210(2):140-8.

Shrivastava A, Johnston M, Terpstra K, Bureau Y. Pathways to psychosis in cannabis abuse. Clin Schizophr Relat Psychoses. 2015;9(1):30-35.

Sledge WH, Lawless M, Sells D, Wieland M, O'Connell MJ, Davidson L. Effectiveness of peer support in reducing readmissions of persons with multiple psychiatric hospitalizations. Psychiatr Serv. 2011;62(5):541-544.

Turner DT, McGlanaghy E, Cuijpers P, Van der Gaag M, Karyotaki E, MacBeth A. A Meta-Analysis of social skills training and related interventions for psychosis. Schizophr Bull. 2018;44(3):475-491.

Wykes T, Reeder C. Cognitive remediation therapy for schizophrenia: theory and practice. Hove: Routledge; 2005.

Psiquiatría legal y forense

28

P. de Castro Manglano, R. Hidalgo Borrajo y A. Calcedo Barba

 OBJETIVOS

- Conocer los objetivos y las áreas de trabajo de la psiquiatría legal y forense.
- Conocer las leyes que protegen la confidencialidad y el secreto profesional, así como sus excepciones.
- Comprender los aspectos médico-legales relativos a la historia clínica como documento científico, técnico y jurídico.
- Conocer las leyes que dotan al individuo del conocimiento necesario para la toma de decisiones en relación con su salud.
- Conocer las medidas de apoyo a las personas con discapacidad.
- Comprender el concepto de imputabilidad y los casos de exención por inimputabilidad total y parcial.
- Adquirir nociones básicas del sistema de justicia y el papel desempeñado por el psiquiatra como perito-testigo.
- Diferenciar el papel del perito del desempeñado por el testigo.
- Identificar y resolver las claves del peritaje en distintos contextos legales y forenses.

PSIQUIATRÍA LEGAL Y FORENSE

Se define lo *legal* como aquello que es determinado por la ley, prescrito por esta o conforme a esta. Se entiende que *ley*, en sentido concreto, es el precepto aprobado por el poder legislativo y que *forense* es aquello relacionado con los tribunales o la Administración de Justicia.

La medicina legal es la aplicación de los conocimientos médicos a problemas legales con fines legales. En este ámbito, el médico es perito del sistema legal, su participación está regulada por el marco de la ley y su función se limita a dar su opinión y aportar evidencias científicas y médicas, que aporten datos sobre los que el juez pueda dictaminar. La medicina legal incluye muchas disciplinas: derecho médico; tanatología; patología forense, laboral y deportiva; sexología; pediatría; toxicología forense; psiquiatría forense general y especial; psiquiatría penitenciaria; criminalística; genética forense, etcétera.

La psiquiatría legal es la rama de la psiquiatría que se ocupa de los pacientes con patología psiquiátrica y sus problemas en la intersección de los sistemas legal y de salud mental. En sentido amplio, tiene su implicación en el marco de actuación médica regulado por la ley. Tiene un uso institucional e instrumental. Se enmarca en dos ámbitos en continua cooperación y frecuentes tensiones: el sanitario y las ciencias forenses. Se centra en buscar evidencias, razones y pruebas que confirmen o apoyen determinadas hipótesis e implica la conjunción de varias disciplinas: la psiquiatría, la psicología clínica, la medicina legal, la valoración del daño y la psicología forense, entre otras.

La psiquiatría legal conlleva el conocimiento y aplicación práctica de una serie de competencias, que comprenden:

- La evaluación de las alteraciones de comportamientos resultantes en delito y causados o relacionados con patología psiquiátrica, por la que el paciente adolece de conciencia o intencionalidad delictiva o de capacidad de control en un determinado momento.
- La redacción de informes para tribunales y abogados.
- La presentación de pruebas para procesos judiciales, indicaciones de seguimiento y protección de pacientes que sufren trastornos mentales graves crónicos, especialmente aquellos que cursan con problemas de comportamiento, lo que incluye graves psicosis y trastornos de la personalidad.
- El conocimiento en relación con la salud mental, entre otras.

La psiquiatría forense es una subespecialidad de la psiquiatría en la que la pericia científica y clínica es aplicada a cuestiones legales en contextos legales que abarcan asuntos civiles, penales, laborales, penitenciarios o administrativos. Debe ser practicada de acuerdo con directrices y principios éticos enunciados por la práctica profesional de la psiquiatría. Se centra en su interacción en el seno de los tribunales o de la Administración de Justicia, y trata de determinar y presentar evidencias ante estos y de buscar hallazgos de hechos psiquiátricos para propósitos legales.

Las áreas de aplicación de la psiquiatría forense son:

- Penal:
  - Imputabilidad.
  - Medidas de seguridad.
- Civil:
  - Medidas de apoyo.
  - Daño.
  - Sucesiones.

- Laboral:
  - Acoso laboral.
  - Aptitud laboral.
- Contencioso-administrativa:
  - Responsabilidad patrimonial.
  - Aptitud laboral de funcionarios.

La psiquiatría forense se mueve entre el razonamiento deductivo y el inductivo, entre la colaboración y la confrontación de evidencias, entre el bienestar y las necesidades del individuo y sus derechos, entre la realidad empírica y la jurídica. Aborda demandas clínicas y legales, se encuentra al servicio del paciente y de la sociedad, y sus objetivos son terapéuticos y psiquiátricas periciales. Sin embargo, las evaluaciones psiquiátricas son realizadas con propósitos legales y prevalecen los fines del sistema legal o de justicia frente a los objetivos terapéuticos de la medicina.

! La psiquiatría forense se mueve en un marco conceptual que precisa de cuatro fases:

1. Identificación del problema. ¿Cuál es la cuestión psiquiátrico-legal que se ha de considerar?
2. Criterio legal. ¿Cuáles son los conceptos legales que serán usados para resolver la cuestión psiquiátrico-legal?
3. Datos relevantes. ¿Qué información clínica es pertinente para tales conceptos legales?
4. Proceso de razonamiento o inferencia deductiva. ¿Cómo utilizar los datos relevantes disponibles para establecer una opinión psiquiátrico-legal convincente?

En la consulta psiquiátrico-legal, los fines legales dirigen la investigación psiquiátrica, es decir, se realiza un uso instrumental de la psiquiatría para propósitos legales, y su objetivo es el apoyo de la ley. El psiquiatra queda como agente de la ley y promotor de la justicia, pues en este contexto legal prima el deber de justicia y verdad sobre los deberes de beneficencia y no maleficencia de la psiquiatría clínica. Cuando el psiquiatra realiza su trabajo como perito, ha de tener en cuenta que está al servicio de la Administración de Justicia, ayudando a resolver un conflicto. En estos casos, la tarea del psiquiatra puede resultar perjudicial para el paciente. Esto es totalmente diferente a lo que ocurre en la psiquiatría clínica, cuyo objetivo fundamental es la ayuda al paciente que sufre.

El artículo 43 de la Constitución Española (CE), respecto al derecho a la protección de la salud, hace mención de la protección y no a la salud en general: compete a los poderes públicos organizar y tutelar la salud pública a través de medidas preventivas (art. 43.2 CE), y serán los poderes públicos los que fomentarán la educación sanitaria, la educación física y el deporte y facilitarán el ocio (art. 43.3 CE).

La Ley 14/1986, de 25 de abril, General de Sanidad es la primera en equiparar al enfermo mental con los enfermos de otras especialidades (título 1, capítulo 3); reconoce el derecho a la prestación de salud mental, y recalca la importancia de la prevención, promoción, rehabilitación y reinserción en salud mental. Antes de esta ley, las personas con enfermedad mental tenían un acceso muy limitado a la asistencia sanitaria dentro del Sistema Nacional de Salud.

SECRETO PROFESIONAL Y SECRETO MÉDICO: CONFIDENCIALIDAD

La *confidencialidad* es un principio básico de la práctica médica que está protegido por la Constitución, pues la intimidad es un derecho fundamental (art. 18.1 CE). La Carta Magna establece que la ley regulará el secreto profesional (art. 20.1 CE) y aquellos casos en los que no se esté obligado a declarar (art. 24 CE). La Ley General de Sanidad protege el derecho a la confidencialidad en virtud de su artículo 10.3, como así hace la Ley 41/2002, de 14 de noviembre, básica reguladora de la autonomía del paciente y de derechos y obligaciones en materia de información y documentación clínica, que regula el consentimiento informado, protege el derecho a la confidencialidad de los datos sanitarios y a que nadie acceda a ellos sin previa autorización, y desarrolla los usos que deben tener la historia clínica y sus anotaciones subjetivas (arts. 7, 16 y 18 CE).

En psiquiatría, la confidencialidad debe ser aún más cauta o prudente, pues se contacta con la intimidad de la persona. De ahí que toda anotación en la historia clínica tenga la mínima información necesaria. El acceso electrónico a las historias clínicas puede poner en riesgo la confidencialidad, ya que estas se pueden consultar fácil y rápidamente debido al desarrollo tecnológico. Hay que tener en cuenta los riesgos que se corren al extraer información confidencial de la historia clínica del paciente y trasladarla a situaciones que nada pueden tener que ver con la historia clínica actual.

Asimismo, se ha de extremar el cuidado de la confidencialidad en situaciones que podrían favorecer la ruptura de este derecho a la intimidad, como pueden ser:

- Compartir o tener información clínica en lugares en los que profesionales ajenos a la asistencia u otros pacientes y familiares puedan acceder a ella.
- Intercambiar información escrita a través de aplicaciones de mensajería o servicios de correos electrónicos insuficientemente protegidos.
- Compartir de forma sistemática información con padres o familiares de referencia en el caso de adolescentes o pacientes con algún grado de discapacidad.

Además, es fundamental que se mantenga dicha confidencialidad en ámbitos docentes en los que el alumno debe ser informado de sus obligaciones con respecto a esta.

El *secreto profesional* es la obligación permanente de silencio que contrae el sanitario respecto a todo lo sabido sobre una o más personas durante cualquier tipo de actuación en el ejercicio de su profesión; obliga a todo miembro del personal sanitario (médico responsable, equipo sanitario y administrativos) y del personal no sanitario que trabaja en servicios directos con el paciente. Esta obligación persiste incluso tras la muerte del sujeto. La confidencialidad está regulada también por la Ley Orgánica 3/1986, de 14 de abril, de Medidas Especiales en Materia de Salud Pública, en relación con las medidas especiales por razones sanitarias de urgencia para la salud pública (**Tabla 28-1**).

Tabla 28-1. Secreto profesional frente a secreto médico

Secreto profesional	Secreto médico

• Reserva de información que se conoce o a la que se tiene acceso por razón de una relación profesional
• Debido a su origen, se debe el sigilo o actitud de reserva, que se manifiesta en:
  – Obligación de mantener ocultos los datos y hechos conocidos en el ejercicio de la profesión
  – Obligación de no divulgar confidencias que se reciben por los servicios prestados
	• Incluye no solo el secreto profesional inherente a la reserva de información por razón de profesión, sino dos derechos regulados y protegidos por la ley:
	  – Derecho a la intimidad del paciente como derecho fundamental (art. 18 CE)
	  – Confidencialidad de los datos de salud (art. 10 LGS)
	• Estos derechos ceden:
	  – Cuando se precisa aportar información dentro de un proceso legal
	  – Ante la autorización expresa del paciente
	  – Cuando la autoridad judicial acuerda motivadamente la necesidad de incorporar documentación clínica al proceso que se inicia o se encuentra en curso

CE: Constitución Española; LGS: Ley General de Sanidad.

Según el artículo 20.7 del Código Penal, está exento de responsabilidad criminal quien «obre en cumplimiento de un deber o en el ejercicio legítimo de un derecho, oficio o cargo».

Por tanto, existe obligación de romper el secreto médico ante las siguientes situaciones:

• Cuando hay riesgo para la salud pública.
• Cuando hay riesgo para la vida de terceras personas.
• Al declarar como testigo en un juicio.

También existen excepciones a la obligación de guardar el secreto médico:

• Cuando se tiene conocimiento de un delito durante la actuación profesional.
• Ante una enfermedad de declaración obligatoria y riesgo grave para terceros o para la salud pública.
• Al declarar como testigo/perito o imputado en los procesos médico-legales tras una citación judicial.
• Al declarar ante la Comisión Deontológica del Colegio de Médicos.
• En informes a otro médico.
• En la realización de certificados.

La acción de revelar un secreto médico o de acceder a información confidencial de una historia clínica sin una causa eximente (como un estado de necesidad [art. 20.5 CP] o el cumplimiento de un deber [art. 20.7 CP]) constituye, en virtud del artículo 199.2 del Código Penal, un delito grave castigado con penas de prisión de 1 a 4 años, multa de 12 a 24 meses e inhabilitación para la profesión de 2 a 6 años. De ahí que el artículo 262 de la Ley de Enjuiciamiento Criminal (LECrim) obligue a denunciar a aquellos que tengan conocimiento de un delito por razón de su profesión de médico y funcionario.

Según el citado artículo, cualquier profesional sanitario tiene obligación de denunciar las siguientes situaciones:

• Reconocimiento de cadáver con sospecha de muerte por delito.
• Mala praxis de compañeros.
• Comisión de un delito al atender a una víctima de violencia.

Para los que por razón de su cargo, profesión u oficio tuvieren noticia de algún delito (art. 262 LECrim), existe una *obligación jurídica reforzada* de notificarlo a la autoridad judicial, a la Fiscalía o a los cuerpos policiales (por la vía del parte de lesiones), más allá de la obligación genérica de denuncia que corresponde a todo ciudadano (art. 259 LECrim).

CONSENTIMIENTO INFORMADO

El consentimiento informado es el proceso mediante el cual se ofrece al paciente la información completa y comprensible sobre los riesgos, beneficios, alternativas, efectos secundarios posibles y aspectos relevantes en relación con el tratamiento, prueba o estudio que se va a realizar, y mediante el que se obtiene el permiso explícito, consciente y voluntario para participar en dicho procedimiento o estudio de investigación.

Datos de carácter personal

El consentimiento informado puede ser una declaración por escrito en la que conste la voluntad expresa afirmativa; no tiene que estar escrito necesariamente por el propio paciente, pero sí debe quedar *siempre* constancia del consentimiento en la historia clínica. Bastaría con que se diese al principio del tratamiento para todas las actividades que este incluya o que tengan los mismos fines.

Esta información debe ser proporcionada de manera clara y accesible, asegurándose de que el individuo comprenda los detalles antes de tomar una decisión. La persona debe ser competente para tomar decisiones, es decir, debe tener la capacidad de comprender la información proporcionada y tomar una decisión informada.

El consentimiento informado es un requisito legal y se basa en el principio ético fundamental de proteger la autonomía y los derechos de los pacientes y los participantes en investigaciones médicas.

El consentimiento tiene que reflejar una manifestación de voluntad:

• **Libre:**
  – El consentimiento se ha de otorgar sin coacción ni influencias indebidas.
  – Se presume que no se ha otorgado libremente cuando:
    ■ No se permite autorizar por separado las distintas operaciones de tratamiento de datos personales, pese a ser esto adecuado en el caso concreto.
    ■ O cuando el cumplimiento de un contrato, incluida la prestación de un servicio, sea dependiente del consentimiento, aun cuando este no sea necesario para dicho cumplimiento.

- **Específica**:
  - El silencio o la inacción no constituyen consentimiento.
  - El consentimiento debe darse específicamente para todas las actividades de tratamiento realizadas con el mismo fin o los mismos fines, y si tuviese varios, para todos ellos.
- **Informada** para evitar un desequilibrio claro entre el interesado y el responsable del tratamiento; en particular, cuando dicho responsable sea una autoridad pública.
- **Inequívoca**:
  - Se refiere al interesado que acepta el tratamiento de datos de carácter personal.
  - Lo inequívoco puede ser:
    - Marcar una casilla de un sitio web en internet.
    - Escoger parámetros técnicos para la utilización de servicios de la sociedad de la información.
    - Cualquier otra declaración o conducta que indique claramente en este contexto que el interesado acepta la propuesta de tratamiento de sus datos personales.

Ley de autonomía del paciente

El artículo 2 de la Ley 41/2002 dispone que «la dignidad de la persona humana, el respeto a la autonomía de su voluntad y a su intimidad orientarán toda la actividad encaminada a obtener, utilizar, archivar, custodiar y transmitir la información y la documentación clínica». Esta ley regula el consentimiento informado, principio básico que consiste en «la conformidad libre, voluntaria y consciente de un paciente, manifestada en el pleno uso de sus facultades, después de recibir la información adecuada, para que tenga lugar una actuación que afecta a su salud», según su artículo 3.

Por esta ley, si el paciente tiene la capacidad modificada judicialmente, junto a su representante legal, tiene derecho a conocer toda la información disponible y a que se respete su voluntad de no ser informado (esta deberá constar por escrito). La información verbal será también registrada en la historia clínica.

Sobre la recepción de la información, esta ley especifica que:

- En algunos casos, otras personas vinculadas al paciente podrán recibir también la información con su permiso, que podrá ser expresado de forma explícita (por ejemplo, si el sujeto lo verbaliza directamente) o tácita (por ejemplo, si el enfermo permite a estas personas entrar en la consulta durante el proceso).
- El paciente puede mostrar su negativa a recibir información, lo que se registrará en la historia clínica. El respeto a esta decisión tendrá como límites la salud del paciente, de terceros y la colectiva, así como los límites que se puedan derivar del procedimiento en sí.

Se han descrito, además, las situaciones en las que no es necesario recabar el consentimiento informado. A nivel general, se refiere la existencia de riesgos graves e inminentes para la salud individual o colectiva. En el caso de la psiquiatría, cabe señalar que no ha lugar el consentimiento informado del paciente o su representante cuando se procede a un internamiento no voluntario por razón de trastorno psíquico, o en casos de contención mecánica o farmacológica cuando esta sea limitada en el tiempo y por situaciones de urgencia.

Además, desde un punto de vista formal, la Ley 41/2002 plantea que el consentimiento informado debe ser, en la mayoría de los casos, verbal. Tan solo es necesario un consentimiento informado escrito en aquellos procedimientos en los que existen riesgos importantes y previsibles para el paciente o en intervenciones en el contexto de la investigación.

Consentimiento por representación

Según el artículo 9.3 de la Ley 41/2002, el consentimiento informado de los menores de 12 años lo otorgarán las personas vinculadas por parentesco o de hecho. El de las personas sometidas a curatela por representación (antigua tutela) lo dará el representante legal. El de aquellos que tengan suficiente madurez cumplidos los 12 años lo otorgará el representante legal, previa audiencia del menor. Los menores emancipados o con 16 años cumplidos no necesitan representante legal, salvo actuación de grave riesgo (**Tabla 28-2**).

Aunque siempre que sea posible el paciente participará en la toma de decisiones, hay situaciones, como se ha visto, en las que su voluntad va a complementarse porque, o bien es prestada por un tercero (por ejemplo, en el caso de la capacidad judicialmente modificada), o bien el sujeto simplemente ha sido escuchado. Se trata de salvaguardar el cumplimiento de las obligaciones legales en coherencia con la realidad clínica y la posición de garantía del facultativo respecto de la salud e integridad del paciente y su información.

Cuando el consentimiento haya de otorgarlo el representante legal o las personas vinculadas por razones familiares o de hecho (es decir, en cualquiera de los supuestos descritos en los apartados 3-5 del artículo 9 de la Ley 41/2002), se tendrá en cuenta que:

- La prestación del consentimiento por representación será adecuada a las circunstancias y proporcional a las necesidades que se hayan de atender.
- La decisión deberá adoptarse atendiendo siempre al mayor beneficio para la vida o salud del paciente y con respeto a su dignidad personal.

Aquellas decisiones o consentimientos dados por representación que sean contrarios a dichos intereses deberán ponerse en conocimiento de la autoridad judicial, directamente o a través del Ministerio Fiscal, para que adopte la resolución correspondiente, salvo que concurran razones de urgencia.

Tabla 28-2. Consentimiento por representación frente a consentimiento autónomo	
Consentimiento por representación	**Consentimiento autónomo**
• Menor de 12 años • Menores inmaduros • Situaciones de alto riesgo en menores de 16 años	• Menores emancipados o con 16 o más años • Menores maduros (situaciones de bajo riesgo) • Menores de 16 años (situaciones de bajo riesgo)

Menor maduro

La madurez es la capacidad de comprender y evaluar las consecuencias y el alcance de un asunto o intervención a corto y largo plazo. Según el artículo 162 del Código Civil (CC), cualquier médico puede valorar la madurez del menor; si ha cumplido 12 años, debe ser escuchada su opinión (Ley 41/2002). El sistema jurídico español no contiene una definición o categoría general de *menor maduro*, pero sí reconoce validez a ciertas decisiones y actuaciones de la persona menor de edad en razón de su madurez. Además, la madurez sirve para limitar el alcance del ejercicio de la representación (que no interviene en las áreas en las que la persona menor disponga de capacidad para decidir por sí misma) y para orientar su ejercicio cuando dicha representación sea necesaria, informando el criterio del interés superior y fomentando su adquisición en el tránsito a la edad adulta.

Así lo dispone el artículo 162.1 del Código Civil, que emplea el criterio del juicio o madurez para posibilitar el ejercicio de los derechos de la personalidad por parte de los menores, y justifica al tiempo la intervención de los representantes (responsables parentales) en virtud de «sus deberes de cuidado y asistencia». Es decir, se combinan los mencionados principios de libertad y protección.

De ahí que la Ley Orgánica 8/2015, de 22 de julio, de modificación del sistema de protección a la infancia y a la adolescencia establezca la garantía de que el menor con suficiente madurez pueda ser escuchado por sí mismo, o a través de la persona que designe como su representante en cualquier procedimiento administrativo, judicial o de mediación en que esté directamente implicado, en línea con la Convención de Naciones Unidas sobre los Derechos de las Personas con Discapacidad, de 13 de diciembre de 2006. Mediante la modificación del artículo 9, se sustituye el término juicio por madurez tanto en esta ley orgánica como en la Ley 26/2015, de 28 de julio, de modificación del sistema de protección a la infancia y a la adolescencia, por ser un término más ajustado al lenguaje jurídico y forense, que ya se incorporó en su momento en la Ley 54/2007, de 28 de diciembre, de Adopción Internacional. Se modifica también el apartado 2 del artículo 10, que añade la posibilidad de facilitar a los menores el acceso a mecanismos adecuados y adaptados a sus necesidades para plantear sus quejas ante la figura del Defensor del Pueblo o ante instituciones autonómicas homólogas. Además, se refuerza la tutela judicial efectiva de los menores, al introducir la posibilidad de solicitar asistencia legal y el nombramiento de un defensor judicial.

El ámbito biomédico y biojurídico es el que ha prestado mayor atención al menor maduro, a raíz del reconocimiento de la autonomía y los derechos de los pacientes en la legislación autonómica y estatal.

Cuando es preciso decidir en el ámbito sanitario sobre menores con padres que tienen disputas de custodia y medidas paternofiliales, las decisiones sanitarias pueden ser de dos tipos:

- Actos banales/ordinarios: accidentes de pequeña relevancia, enfermedades leves, revisiones pediátricas, vacunas recomendadas por las autoridades sanitarias.

- Actos trascendentes/extraordinarios: tratamientos médicos preventivos, paliativos o curativos agresivos; intervenciones médico-quirúrgicas; tratamiento de tipo psicológico o psiquiátrico.

Véase el modo de proceder en relación con la toma de decisiones (**Fig. 28-1**).

HISTORIA CLÍNICA

Toda la actividad sanitaria gira siempre en torno a la historia clínica. Cualquier actuación que haga un profesional sanitario tiene que quedar documentada. En las últimas dos décadas, con la digitalización, se ha producido un cambio muy marcado en lo relativo a la historia clínica. Ahora se dispone de la historia clínica electrónica en cualquier contexto sanitario, de forma que todo queda claramente registrado por parte de todos los profesionales sanitarios, y además con un sello de tiempo preciso. La digitalización ha provocado una mayor eficacia en la asistencia, pero ha traído también mayores dificultades a la hora de preservar la confidencialidad de los datos sanitarios.

Sea cual fuere el soporte de la información (papel o digital), la regulación legal es la misma. Tanto la protección de la salud (art. 43 CE) como el derecho a la intimidad personal y familiar y a la propia imagen (art. 18 CE) son derechos fundamentales reconocidos por la Constitución Española. Las cuestiones directamente relacionadas con estos derechos fueron reguladas, en el ámbito del Estado, a través de la Ley General de Sanidad, y posteriormente por la Ley 41/2002, que recoge en gran medida los postulados que la doctrina y la jurisprudencia habían ido estableciendo en los últimos años, en aclaración o desarrollo de aspectos no contemplados en la legislación anterior. En esta misma ley, se dispone que los centros sanitarios o los profesionales sanitarios son los responsables de conservar la documentación clínica, independientemente del soporte en el que se almacene, en condiciones que garanticen su mantenimiento y seguridad. Por tanto, a los profesionales y/o directores de los centros médicos les corresponde la obligación de custodia de la historia clínica, que de acuerdo con la citada ley deberá conservarse durante un período mínimo de 5 años (sin perjuicio de la regulación específica de cada comunidad autónoma) desde el alta de cada proceso asistencial.

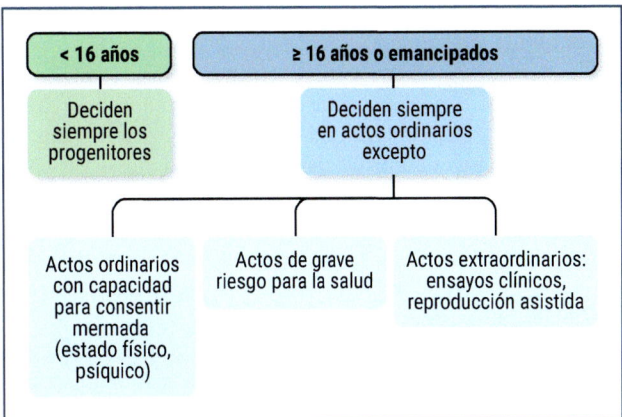

Figura 28-1. Algoritmo de toma de decisiones en el ámbito sanitario en caso de menores.

Ahora bien, los datos contenidos en las historias clínicas pertenecen a los pacientes, ya sean identificativos (nombre, apellidos, fecha de nacimiento, etc.), datos sobre la salud (se entiende que todas las informaciones concernientes a la salud —pasada, presente y futura, física o mental— de un individuo son datos de carácter personal referidos a la salud) o incluso información de carácter económico (facturas por los servicios prestados, pertenencia a alguna sociedad, etcétera). Por tanto, como titulares de los datos de carácter personal contenidos en las historias clínicas, los pacientes pueden solicitar y obtener información de sus datos sometidos a tratamiento y del origen de estos, y también pueden conocer si se han cedido. Esta potestad se conoce como *derecho de acceso*, y está regulada en la Ley 41/2002, en la que se establece que el paciente tiene derecho de acceso a la documentación de la historia clínica y a obtener copia de los datos que figuren en ella, con dos limitaciones: la referida a las anotaciones subjetivas y cuando el ejercicio de este derecho pueda perjudicar el derecho de terceros a la confidencialidad. Es decir, se limita el ejercicio del derecho de acceso para proteger los derechos y las libertades de un tercero.

Historia clínica como documento

La historia clínica es el documento científico, técnico y jurídico más importante que lleva a cabo cualquier médico y/o equipo sanitario. En ella, quedan registrados todos los actos asistenciales, por lo que constituye hoy en día uno de los elementos de mayor calado en la relación médico-paciente.

Sobre la base de esta apreciación, se le puede otorgar una doble dimensión. En primer lugar, en el ámbito asistencial, como *documento médico-clínico*, la historia clínica debe considerarse como un instrumento abierto e integral, sin fragmentación de los componentes tanto biológicos como psíquicos y sociales; por ello, no es algo limitado, sino que se va completando de forma continuada en el tiempo, según vaya siendo necesario, a diferencia de otro tipo de documentos. En segundo lugar, como *documento con valor probatorio* a la hora de una reclamación posterior en una disputa legal, la historia clínica no se limita simplemente a ser una narración o exposición de hechos, sino que se incluyen juicios, documentos, procedimientos, información y el consentimiento del paciente, todos ellos de una forma convenientemente estructurada y ordenada.

En el campo sanitario, su cumplimentación es obligada tanto para los servicios sanitarios de carácter público como para los privados. Además, hay que tener en cuenta que su competencia no es exclusiva del médico, sino que se extiende a los demás profesionales sanitarios que tengan participación en los referidos actos asistenciales (exploratorios, diagnósticos, terapéuticos, etc.). Tiene repercusiones directas en los derechos y en los deberes que afectan al paciente y a los profesionales sanitarios.

En muchas ocasiones, es fuente generadora de conflictos, por lo cual se considera como una prueba material esencial en aquellos procedimientos judiciales que se siguen por responsabilidad profesional médica. El tema ha adquirido tal envergadura que, jurídicamente, y con el fin de proteger al paciente, se establece una presunción de culpabilidad hacia el médico cuando la historia clínica de un enfermo desaparece, aparece incompleta o está corregida o enmendada.

Características de la historia clínica

La historia clínica debe ser cumplimentada por los profesionales responsables de la acción o asistencia clínica, por el médico o el equipo asistencial, y debe constar de manera individualizada y en relación con la asistencia directa al paciente. Este documento tiene como fin principal facilitar la atención sanitaria y garantizar una asistencia adecuada. Será necesario acceder a la historia clínica por los siguientes motivos: judiciales, epidemiológicos, de salud pública, de investigación, de docencia, de información y de estadística sanitaria.

La historia clínica debe ser:

- **Completa**. Se hace obligado que el paciente facilite la información relativa a los datos de identificación, así como la información relacionada con su estado físico y psíquico, «de manera leal y verdadera»; asimismo, ha de colaborar en la obtención de los datos, «especialmente cuando sean necesarios por razones de interés público o con motivo de la asistencia sanitaria», como la propia Ley 41/2002 establece en su artículo 2.5.
- **Clara**. Las historias clínicas deberán ser claramente legibles; se evitará en lo posible la utilización de símbolos y abreviaturas, y estarán normalizadas en cuanto a su estructura lógica.
- **Ordenada**. Según el artículo 17.3 de la Ley 41/2002, «los profesionales sanitarios tienen el deber de cooperar en la creación y el mantenimiento de una documentación clínica ordenada y secuencial del proceso asistencial de los pacientes».

Solicitud de la historia clínica

Una historia clínica o un informe pueden ser solicitados por la Administración de Justicia en las siguientes circunstancias:

- En fase de diligencias previas o durante la instrucción del sumario:
  - Para la instrucción del forense.
  - Para atestiguar las circunstancias de las lesiones.
  - Como indicio de perpetración de un delito o sus circunstancias; por ejemplo, en los casos de imprudencia profesional.
  - Como cuerpo del delito; por ejemplo, en los casos de falsedad.
- Como prueba, en las diligencias preparatorias, o bien durante el desarrollo de un juicio:
  - Para atestiguar las circunstancias de las lesiones.
  - Como indicio de la perpetración de un delito o sus circunstancias.
  - Como cuerpo del delito.

La Ley 41/2002 de 2005 establece que, en los supuestos de investigación por la autoridad judicial en los que se considere imprescindible la unificación de los datos identificativos con los clínico-asistenciales, se estará a lo que dispongan los jueces y tribunales en el proceso correspondiente.

Desde el punto de vista práctico, siempre que se solicite por parte de la autoridad judicial la remisión de la correspondiente historia clínica, para no incurrir en desobediencia, será interesante tener en cuenta algunas circunstancias, como el deber de secreto profesional por parte del médico (art. 18 CE) y el deber de colaboración con los jueces y los tribunales de justicia (art. 118 CE).

Por ello, resulta fundamental conocer el motivo que genera la solicitud de la historia clínica, el cual deberá estar especificado en el oficio remitido desde el juzgado correspondiente.

Es decir, hay que saber si se trata de un procedimiento de tipo penal o civil, ya que la forma de actuación en cada caso será muy diferente.

- **Procesos penales**:
  - La solicitud de remisión de historia clínica a su propietario debe estar motivada por el juez de instrucción, juez de lo penal o por el correspondiente tribunal de la jurisdicción penal.
  - Se deberá especificar si en la solicitud se hace mención de la remisión de algún documento específico de la historia clínica o si, por el contrario, esta se ha de remitir íntegra.
  - Si esta petición resulta dudosa, se aconseja pedir al juzgado esa especificación concreta, así como el tipo de información que se requiere.
  - También resulta interesante que quede indicado si se debe remitir el documento original de la historia clínica o es suficiente enviar fotocopias compulsadas del documento (art. 355 LECrim).
- **Procesos civiles**:
  - En estos casos, la situación parece estar más clara, ya que aquí no están en juego intereses públicos, sino que básicamente se trata de una cuestión privada.
  - No parece que la historia clínica deba enviarse completa, sino que se tratará de analizar algún hecho o documento concreto solicitado previamente por la parte demandante, que deberá aclararse en la petición judicial.

En los casos en los que la historia clínica se requiere como *cuerpo del delito* (por ejemplo, cuando se está investigando la falsificación de una historia clínica) sería inexcusable la remisión del original cuando sea solicitado por el juez (art. 335 LECrim).

Por otra parte, la entrega de información y de la historia clínica por requerimiento judicial debe contar con la obligación de sigilo: las eventuales responsabilidades por negligencia en la defensa de la confidencialidad se trasladan al ámbito de la Administración de Justicia.

Excepciones o limitaciones al derecho de acceso a la historia clínica

En aquellas situaciones que supongan un perjuicio para el paciente, el acceso puede estar limitado. Y del mismo modo, a fin de preservar los derechos del profesional, en determinadas ocasiones, este se puede oponer al acceso a aquellos datos asistenciales que tienen las características de anotaciones personales que se refieren a datos de presunción, intuición, de probabilidad, etc., pero que no llegan a ser datos objetivos, claros o definitivos.

Este derecho del profesional médico puede generar cierta inseguridad o desconfianza en la propia relación médico-paciente, por lo cual algunos autores defienden la necesidad de incluir dentro de los documentos que constituyen la historia clínica el llamado *documento de anotaciones subjetivas*, al cual no debería tener acceso el paciente, sus familiares ni sus representantes legales si los profesionales que han participado en la elaboración de la historia clínica se oponen dado que se consideraría propiedad intelectual del propio médico y de otros profesionales.

CAPACIDAD JURÍDICA Y MEDIDAS DE APOYO

Hasta la nueva Ley 8/2021, de 2 de junio, por la que se reforma la legislación civil y procesal para el apoyo a las personas con discapacidad en el ejercicio de su capacidad jurídica, se distinguía la capacidad de obrar jurídicamente de la capacidad jurídica que todo ser humano tiene desde el nacimiento. Para tener capacidad de obrar o actuar jurídicamente eran necesarias la capacidad de inteligencia o el conocimiento de lo que se hace y sus consecuencias y la capacidad volitiva o de libertad de elección. Cuando una de estas condiciones fallaba, la capacidad jurídica cesaba. Como *capacidad civil de obrar* se entendía la aptitud para realizar actos jurídicos o con eficacia jurídica. Según el artículo 199 del Código Civil, «nadie puede ser declarado incapaz sino por sentencia judicial en virtud de las causas establecidas en la ley». La Ley 8/2021 nació con el propósito de reformar la legislación civil y procesal de cara a adecuarla a los paradigmas dimanantes de la Convención de Naciones Unidas sobre los Derechos de las Personas con Discapacidad, celebrada en Nueva York en el año 2006.

En la nueva ley ya no aparece ni la capacidad jurídica ni la capacidad de obrar, puesto que la capacidad es igual para todos. La *capacidad jurídica* se definía como la aptitud para ser titular de derechos y obligaciones en el marco legal e iba unida a la personalidad. Esta capacidad era inherente a la persona, lo que implicaba que la tenía todo el mundo desde el momento del nacimiento, aunque no todas las personas podían ejercitar esos derechos de la misma manera. Por su parte, la *capacidad de obrar* era la aptitud para realizar actos jurídicos válidos, es decir, determinaba la eficacia de los actos realizados por una persona y estaba vinculada a las condiciones que debían concurrir en ella para poder ejercitar tales derechos por sí misma. Tras la Ley 8/2021, se habla de *capacidad jurídica* y de *ejercicio de la capacidad jurídica*, que son conceptos diferentes y se basan en los puntos 2 y 3 del artículo 12 de la citada convención de las Naciones Unidas.

Modificación de la capacidad civil en relación con las personas con discapacidad

El artículo 12 de la Convención de Naciones Unidas sobre los Derechos de las Personas con Discapacidad promulga que los Estados reconocerán que las personas con discapacidad tienen capacidad jurídica en igualdad de condiciones con los demás en todos los aspectos de la vida. La persona con discapacidad será, por regla general, quien tome sus propias decisiones con el apoyo que sea preciso en función de las circunstancias. Podrá sustituirle su representante *solamente* en los casos en los que sea imposible que la persona manifieste su voluntad; aun así, deberá tener en mente la hipotética decisión que hubiera tomado la persona con discapacidad de estar en condiciones de hacerlo. En este sentido, se proporcionará a estas personas el apoyo que puedan necesitar en el ejercicio de su capacidad jurídica, así como salvaguardias sujetas a exámenes periódicos por parte de una autoridad u órgano judicial competente para protegerlos de los conflictos de interés y de influencias indebidas.

El convenio sitúa a la persona en el centro al respetar su voluntad y preferencias por encima de su interés superior y pone fin a la incapacitación jurídica como se conocía hasta 2021. La nueva normativa no busca incapacitar, sino capacitar. Es decir, busca regular el apoyo concreto que precisa la persona con discapacidad para poder ejercer la capacidad jurídica inherente a su persona.

Los apoyos quedarían clasificados de la siguiente manera:

- **Medidas voluntarias** (arts. 254-262 CC):
  - Son las establecidas por la propia persona con discapacidad, aquellas en las que ella designa quién debe prestarle apoyo y con qué alcance.
  - Es un sistema por el cual la persona, en previsión de la concurrencia de circunstancias que pudieran llegar a dificultarle el ejercicio de su capacidad jurídica, determina las medidas de apoyo y las personas que le asistirán.
  - Son prioritarias y, si existen, no se pondrá en marcha una curatela.
  - Se plantean:
    - **Poderes preventivos**. Se dan en plena capacidad y perduran cuando se pierda la capacidad por enfermedad.
    - **Acuerdos de apoyo**:
      - Se deben establecer ante notario y el individuo ha de tener una capacidad mínima cognitiva o de tomar decisiones.
      - Se confiere al sujeto un poder a una asociación para que preste ayuda para tomar decisiones si existe una crisis aguda de salud mental o un deterioro de algún tipo.
- **Medidas informales**. La guarda de hecho (arts. 263-267 CC):
  - Institución jurídica de apoyo que no requiere de designación judicial.
  - Por lo general, se da dentro del ámbito familiar.
  - El guardador de hecho tiene las mismas competencias que el anteriormente llamado *tutor* o el actual *curador representativo*, pero tiene mayor margen de acción antes de que necesite dar cuenta al juez.
  - Precisará de autorización judicial para las grandes gestiones, no para las pequeñas.
- **Medidas judiciales** (arts. 268-298 CC):
  - Solo se aplicarán si ninguna de las anteriores existe o si no funcionan.
  - Son las siguientes:
    - **Defensor judicial** si se necesita un apoyo de manera puntual; por ejemplo, para una aceptación de una

herencia o un apoyo para ejercer la capacidad (contestación a demanda) en un momento de crisis.
    - **Curatela**:
      - Se aplicará cuando sea necesario un apoyo permanente, que será flexible, personalizado y graduable.
      - En unos casos, será de acompañamiento en el proceso de toma de decisiones y para evitar el engaño de terceros; en otros casos, el curador puede tener plenas facultades de representación. Se pretenden limitar en la medida de lo posible las actuaciones de naturaleza representativa.
      - El curador representativo tiene que hacer un inventario con el que dar cuenta al juez y no puede escapar al control judicial.
      - En la actual legislación, se eliminan totalmente la tutela y la patria potestad prorrogada y rehabilitada (es decir, ha desaparecido la tutela para mayores y queda reservada solo para menores).
      - Las medidas de apoyo adoptadas judicialmente se revisarán en un plazo máximo de 3 años y, excepcionalmente, hasta en 6 años.
- **Medidas alternativas**. Apoyos comunitarios (art. 42 bis b de la Ley 15/2015, de 2 de julio):
  - El juez puede solicitarlos en la mitad de procedimiento.
  - La autoridad judicial tiene que pedir un informe a la entidad pública, que tendrá que analizar las circunstancias y necesidades de la persona.

Anteriormente, el tutor curador, o el fiscal o el psiquiatra, usaban el criterio del mejor interés de la persona como primer y único criterio. Esta nueva ley consagra el respeto de la voluntad sin cualificarla (que sea consciente y libre) ni tener en cuenta el mejor interés; deja entonces un área ciega que ignora el criterio del mejor interés, aunque sea como subsidiario. Queda así en el aire, y pendiente de aclaración, la reserva de consentimiento, que es cuando la voluntad genera un perjuicio grave al sujeto. La ley no ha entrado en detalles sobre cómo resolver esta situación y quedan como preferencia las medidas voluntarias e informales (guarda de hecho) sobre las judiciales.

Modificaciones en la Ley de Enjuiciamiento Civil

Se añade el artículo 7 bis de la Ley de Enjuiciamiento Civil, relativo a la comparecencia en juicio y representación de las personas con discapacidad, en el que se fomenta la participación de las personas con discapacidad en el proceso, realizando los ajustes necesarios para asegurar la comprensión de las comunicaciones.

Evaluación médico-legal de la necesidad de medidas de apoyo

La evaluación médico-legal del apoyo para el ejercicio de la capacidad jurídica se plantea cuando se presupone disminuida y puede darse de forma contemporánea y retrospectiva. La aproximación clínica se centra en el diagnóstico de enfermedad, la descompensación psicopatológica en el tiempo, la capacidad de autogobierno y las observaciones generales de los efectos de la sintomatología sobre el conocimiento, el funcionamiento y la voluntad del individuo en orden a la acción de obrar.

La incapacidad se declara siempre por sentencia judicial, que tendrá en consideración el informe psiquiátrico forense, en el cual se valorará el concreto diagnóstico de trastorno psíquico, su permanencia a pesar de los tratamientos efectuados, el tiempo transcurrido y, finalmente, cuál es la capacidad de autogobierno del individuo.

CAPACIDAD PENAL O IMPUTABILIDAD

Etimológicamente, el término *imputabilidad* proviene de la raíz latina *imputare*, que significa «atribuir, asignar o poner en la cuenta o a cargo de alguien». Imputabilidad es aquella acción u omisión que se genera por la libre elección atribuida a un sujeto, la cual produce consecuencias por las que se debe cumplir y afrontar una determinada sanción. Es una condición jurídica poseída por todo aquel que tenga madurez mínima fisiológica y psíquica, salud mental y conocimiento de los actos que realiza. Incluye dos aspectos: el *principio directivo* del delito, que es la capacidad de entender y ser consciente de lo que se hace, y el *principio electivo* del delito, que es la capacidad de actuar libremente.

Así, según Patitó, todo trastorno o alteración psíquica que perturbe profundamente la inteligencia y/o la voluntad puede ser causa de inimputabilidad, por lo que es inimputable aquel sujeto que no es responsable penalmente de un delito cometido, ya que no comprende las consecuencias que puede ocasionar. No obstante, hay que destacar que el trastorno mental no implica por sí mismo una alteración de la imputabilidad, de ahí que se deba estudiar cada caso y cada patología.

Es el legislador quien fija las condiciones que debe reunir un sujeto para ser considerado inimputable, y es el juez quien establece la imputabilidad o no del autor de un delito. El inimputable, según el artículo 20 del Código Penal, está exento de responsabilidad criminal. Según el artículo 21 de este código, hay dos tipos de inimputabilidad: la *inimputabilidad total* o *eximente* y la *inimputabilidad parcial* o *atenuante* (**Tabla 28-3**).

Tabla 28-3. Eximentes y atenuantes de responsabilidad criminal

Eximentes	Atenuantes
• Trastorno mental grave que afecta a la comprensión y la volición • Trastorno mental transitorio que afecta a la comprensión y la volición • Estado de intoxicación o síndrome de abstinencia bajo los que se comete el delito • Alteración de la percepción que afecta a la conciencia de realidad • Estado de necesidad: evitación de un mal mayor • Actuación en legítima defensa • Miedo irracional • En cumplimiento de un deber o en el ejercicio de un derecho o cargo	• Aquellas situaciones recogidas en el artículo 20 del CP que no llegan al grado de eximentes • Obcecación, arrebato o estado pasional • Adicción grave • Arrepentimiento y solicitud de reparación del daño

CP: Código Penal.

El artículo 96 del Código Penal recoge medidas alternativas a la pena en caso de imputabilidad. Estas medidas las determina el juez en la sentencia y se aplican en caso de delito o faltas.

Las medidas de seguridad se clasifican de la siguiente manera:

- **Medidas privativas de libertad**:
  - Internamiento en centro psiquiátrico.
  - Internamiento en centro de desintoxicación y deshabituación.
  - Internamiento en centro educativo especial en caso de menores.
- **Medidas no privativas de libertad**:
  - Privación del permiso de conducir.
  - Privación del permiso de uso de armas.
  - Prohibición de estancia y residencia en determinados lugares.
  - Expulsión del territorio nacional en caso de extranjeros.
  - Cumplimiento de tratamiento médico ambulatorio.
  - Asistencia a programa formativo.

INTERNAMIENTO INVOLUNTARIO

La única figura en España que puede legitimar un ingreso en contra de la voluntad de una persona es el juez. Mediante el artículo 763 de la Ley de Enjuiciamiento Civil, se intenta conciliar el derecho a la libertad y a su necesaria protección en caso de enfermedad o trastorno psiquiátrico. El criterio para ordenar un internamiento involuntario será un trastorno psíquico de una persona que no se encuentre en condiciones de decidirlo por sí misma.

Cualquier internamiento de un presunto incapaz o debido a una enfermedad mental con clara o dudosa oposición al ingreso, siendo este necesario, requerirá la previa autorización judicial, salvo que razones de urgencia hiciesen necesaria la inmediata adopción de tal medida, de la que se debe dar cuenta al juez dentro del plazo de 24 horas. El juez, tras examinar a la persona y oír el dictamen de un facultativo por él designado, concederá o denegará la autorización y pondrá los hechos en conocimiento del Ministerio Fiscal. El juez recabará información de oficio sobre la necesidad de proseguir el internamiento cuando lo crea pertinente, y, en todo caso, cada 6 meses, y acordará lo procedente sobre la continuación o no del internamiento (**Tabla 28-4**).

Con frecuencia, dicho internamiento precisa de la colaboración de las fuerzas de seguridad del Estado (tanto de las autonómicas como de las municipales), que están obligadas a ayudar con la contención física, si fuera necesaria, y a trasladar al enfermo al hospital de referencia en caso de alteración del orden o cuando exista riesgo vital para el paciente o para terceros.

Tipos de internamiento involuntario por la vía civil

A continuación, se estudian los dos tipos de internamiento involuntario por la vía civil.

Internamiento urgente. Acontece ante una situación de urgente necesidad para proteger la integridad del paciente

Tabla 28-4. Internamiento involuntario de menores de edad y de personas con discapacidad	
Menor de edad	**Personas con discapacidad**
• El internamiento es una medida de protección que no forma parte del contenido normal de la patria potestad en el CC, por lo que el consentimiento expreso de sus titulares no será válido para proceder al internamiento • Según el art. 763.2 LEC, será internado en un establecimiento de salud mental adecuado a su edad	• Solicitar autorización judicial

CC: Código Civil; LEC: Ley de Enjuiciamiento Civil.

o de terceros. Debería ser la excepción. Cuando se requiere una intervención inmediata según el facultativo que indica el tratamiento, corresponde a este su comunicación en el plazo máximo de 24 horas. El juez dispone de 72 horas para examinar al paciente y ratificar o denegar el internamiento. Cuando la resolución judicial autoriza o ratifica el ingreso, esta deberá expresar la obligación de los facultativos de emitir informes periódicos (cada 6 meses).

Internamiento ordinario. En este caso no existe la urgencia médica y se puede esperar la resolución judicial; no se procede al internamiento hasta que no exista un auto que lo autorice.

La *orden de internamiento para la evaluación* se da si el paciente se niega a colaborar y se ha incoado un expediente de internamiento no urgente, es decir, si no acude al juzgado ni al centro de salud mental o a una visita con el médico de atención primaria. En este escenario, existiendo sospecha de enfermedad mental que provoque incapacidad, el juez puede ordenar un internamiento. Así, el juez da orden a los servicios sociales o policiales, lo que conlleva la autorización de entrada en el domicilio del enfermo y su traslado forzoso (art. 18.2 CE). La finalidad es la evaluación por parte del forense del juzgado y de los psiquiatras de su hospitalización. En este caso, el psiquiatra de guardia ha de cumplir la instrucción y proceder al ingreso del paciente para su estudio y valoración médica.

La *derivación desde el juzgado de guardia* se da en situaciones en las que la persona es detenida y puesta a disposición judicial, tras lo que es derivada a urgencias mediante auto judicial. La redacción de estos autos suele ser ambigua (el lenguaje que se emplea suele ser imperativo, pero se sigue aludiendo al artículo 763 de la Ley de Enjuiciamiento Civil, que considera que el criterio médico autoriza o no dicho internamiento).

Implicaciones de la orden judicial de internamiento

A los efectos de la Ley 41/2002, la orden judicial de internamiento involuntario por razón de trastorno psíquico implica que se mantenga la obligación de información asistencial al paciente. Además, se exime de la necesidad de obtener el consentimiento del paciente para su tratamiento. La orden judicial *suple* el consentimiento, si bien, en todo caso, ha de comunicarse al juzgado el tratamiento que se realice.

Singularidades en menores de edad

El artículo 763 de la Ley de Enjuiciamiento Civil será aplicable tanto a los mayores de 16 años (mayoría de edad a efectos de autonomía como paciente) como a los menores o personas con capacidad judicialmente modificada, sin que respecto de los menores baste el consentimiento del tutor, y requerirá autorización o posterior ratificación judicial. El internamiento de menores se realizará siempre en un establecimiento de salud mental adecuado a su edad, previo informe de los servicios de asistencia al menor.

El procedimiento bajo indicación médica precisa de la solicitud de consentimiento de los padres o responsables y del consentimiento del juez o el Ministerio Fiscal, que debe ir acompañado de la documentación médica de que dispongan, donde se ponga de manifiesto la necesidad de la medida.

EL MÉDICO ANTE LOS TRIBUNALES DE JUSTICIA

En la litigiosa sociedad de nuestros días, los médicos son requeridos cada vez con más frecuencia para comparecer como testigos peritos ante los tribunales en juicios y vistas orales. El sistema democrático descansa, entre otros principios, en la creencia de que la verdad, para resolver los conflictos, puede ser descubierta en una justa y abierta pugna de ideas en un tribunal de justicia. En España, la jurisdicción se divide en cuatro bloques: jurisdicción civil, penal, contencioso-administrativa y social (y, además, existe la jurisdicción militar).

En todo juicio, el tribunal, los abogados y los testigos son los tres actores fundamentales; se desarrollan a continuación.

El **tribunal**. Puede ser profesional o del jurado. Los tribunales profesionales (compuestos por jueces o magistrados) pueden ser, a su vez, unipersonales o colegiados. El tribunal del jurado en España está compuesto por ciudadanos legos en derecho. Solo se les exige saber leer y escribir. En todo caso, el juicio está dirigido por un juez profesional.

Los **abogados**. Pueden ser defensores o acusadores; el acusador público es el fiscal. En España, la Fiscalía es el órgano que tiene encomendado promover ante los tribunales la acción de la justicia, especialmente mediante la acusación penal y la defensa de la legalidad y del interés público tutelado por la ley. Por este motivo, en ciertos juicios con acusación particular, el fiscal puede no acusar y promover la absolución del acusado.

Los **testigos**. Puede haber testigos peritos o testigos de los hechos. Los testigos de los hechos, o simplemente testigos, testifican sobre algo que ellos vieron, oyeron o que de otra manera directa conocieron y es pertinente para el caso.

El médico como perito

Los peritos son personas con conocimientos especiales sobre alguna materia. Cuando dichos conocimientos son necesarios en un juicio, pueden ayudar a los jueces y tribunales a entender mejor los hechos y, por consiguiente, a llegar a un veredicto más justo.

A diferencia de los testigos, los peritos pueden auxiliarse en el juicio de documentos, notas, apuntes y otros medios, así como emitir opiniones o hacer interpretaciones. Por ejemplo, los signos y síntomas clínicos son hechos, el diagnóstico es una opinión. Los peritos también pueden percibir compensación económica (honorarios) por su trabajo pericial y asistencia al juicio, lo que no sucede en ningún caso con los testigos, que solo podrían percibir indemnizaciones (dietas o gastos de viaje).

Una prueba pericial consiste en acreditar extremos o demostrar afirmaciones sobre los puntos litigiosos que se relacionan con la especialidad, saber o experiencia del perito y para los que jueces y magistrados necesitan asesoramiento técnico/sanitario con el fin de que se exponga el resultado de ese análisis técnico mediante un informe o dictamen pericial.

Deontológicamente no puede realizarse una labor asistencial y pericial respecto de un mismo paciente; debe tenerse presente el marco jurídico acerca de las incompatibilidades y el específico de su puesto de trabajo (Ley 53/1984, de 26 de diciembre, de incompatibilidades del personal al servicio de las Administraciones Públicas, normas específicas previstas en la Ley 55/2003, de 17 de diciembre, del estatuto marco del personal estatutario de los servicios de salud).

 Para Simonin, las tres taras del perito son «el orgullo que ciega, la ignorancia que no hace dudar de nada y la falta de honradez que envilece y degrada».

El médico como testigo

Un testigo es una persona observadora directa de un hecho (testigo directo) o poseedora de un conocimiento del hecho por terceras personas, por ejemplo, a través de la actuación de un compañero (testigo de referencia). De ahí que, a todo médico, como testigo directo, se le puede solicitar colaborar con la justicia cuando se considere necesario.

Sin embargo, su participación efectiva solo puede iniciarse a partir de la recepción de una citación judicial escrita realizada por el juez *motu proprio* o como consecuencia de una petición específica procedente de las partes implicadas en el proceso judicial, que buscan la aportación de datos directos al procedimiento e interesan a sus objetivos. El documento escrito que el médico recibirá del juzgado para comparecer al juicio se denomina *cédula de citación*. Una vez que el juez o el tribunal autoricen la citación y la declaración posterior del médico en el juicio, este tiene la obligación *inexcusable* de asistir a la llamada judicial, sea cual sea el tipo de procedimiento o la jurisdicción en que se lleve el asunto (civil, penal, social, etc.). La incomparecencia está sancionada por la ley y la contumacia en la inasistencia en un procedimiento de la jurisdicción penal puede llegar a la detención e incluso a la apertura de diligencias penales por obstrucción a la justicia.

Ante una citación el médico tiene:

- **Obligación de comparecer**. El no hacerlo en la fecha, lugar y hora indicados puede conllevar la imposición de una multa e incluso entenderse como desobediencia a la autoridad.

- **Obligación de prestar juramento o promesa**. Antes de declarar, prestará juramento o promesa de decir verdad, y recibirá la advertencia de las penas establecidas para el delito de falso testimonio, según los artículos 458 y siguientes del Código Penal.
- **Obligación de declarar**:
  - Su incumplimiento puede dar lugar a la comisión de un delito de desobediencia.
  - En el caso de testigos con deber de guardar secreto, el artículo 371.1 de la Ley de Enjuiciamiento Civil prevé que:
    - Cuando, por su estado o profesión, el testigo tenga el deber de guardar secreto respecto de hechos por los que se le interrogue, lo manifestará razonadamente y el tribunal, considerando el fundamento de la negativa a declarar, resolverá, mediante providencia, lo que proceda en derecho.
    - Si el testigo quedara liberado de responder, se hará constar así en el acta.
- **Obligación de decir verdad**:
  - Tiene obligación de decir verdad y debe ser claro y conciso en su declaración.
  - Si altera los hechos o los silencia, puede incurrir en un delito de falso testimonio.

Causas de exoneración como testigo

En causas civiles, sociales o familiares, cuando el facultativo recibe citación para testificar en juicio sobre uno de sus pacientes sin que este lo sepa o autorice, puede alegar, mediante escrito dirigido al juzgado comunicado que, de acuerdo con el artículo 371 de la Ley de Enjuiciamiento Civil, al ser médico de dicho paciente, tiene el *deber de secreto profesional y confidencialidad*, señalando que es muy importante para el paciente conservar la relación de confianza, fundamental para la actividad terapéutica.

Si el médico es propuesto como testigo en causas penales, de acuerdo con artículo 410 de Ley de Enjuiciamiento Criminal, no podrá exonerarse mediante el deber de secreto profesional y deberá declarar (se dirige a informar acerca del grado de gobernabilidad del sujeto en relación con los hechos que se imputan).

Figura del testigo-perito

En España, doctrinalmente, siempre se han establecido grandes diferencias entre las figuras del testigo y el perito, pero la introducción del testigo-perito en la Ley de Enjuiciamiento Civil del año 2000 ha venido a aminorar esas diferencias. Tradicionalmente, esta figura presentaba límites controvertidos, pero ahora se ha normalizado.

Tal figura se refiere al supuesto en que un testigo posee conocimientos científicos, artísticos o técnicos que pueden tener un valor probatorio. Si el juez, en la audiencia previa, admite la prueba testifical de determinado sujeto (que además reúne conocimientos técnicos o prácticos), es por ello del todo procedente y pertinente la realización de preguntas al testigo relativas a sus «conocimientos científicos, técnicos, artísticos o prácticos sobre la materia a la que se referan los hechos del interrogatorio», según el artículo 370.4 de la Ley de Enjuiciamiento Civil. Es suficiente proponer la prueba testifical para poder interrogar al testigo-perito sobre sus conocimientos técnicos o prácticos.

El testigo-perito es, por un lado, un testigo presencial, porque guarda una relación directa con los hechos y por ello declarará sobre los que conoció por percepción común. Por otro lado, la peculiaridad especial que lo define reside en que previamente poseía unos conocimientos científicos que le permitirían interpretar de algún modo la realidad de lo que conoció como testigo.

Puede que el profesional sea llamado al proceso judicial en calidad de testigo-perito, o bien que el juez en el mismo momento de realizar una declaración testifical admita su declaración profesional, no ya, por tanto, sobre su papel en el hecho que conoce, sino acerca de las consecuencias que a su criterio médico pudieron derivarse.

Si el médico es llamado al proceso como testigo-perito, tiene la obligación de referir lo que recuerde de los hechos y de las cuestiones de interpretación médica; con su saber específico, debe ayudar a mejorar la comprensión de los hechos, sin perjuicio de que ello no sirva, formalmente, como informe o conclusión técnica. En los casos de cambio de papel de testigo a testigo-perito en el mismo acto de la declaración testifical, el facultativo debe contestar a lo que recuerde sobre los hechos; pero, respecto de las cuestiones que requieran una interpretación de ciencia médica, puede excusarse por ser estas propias de un perito y no de un testigo en la medida en que la citación formal lo es en calidad de testigo.

Diferencias irreconciliables entre la práctica clínica y la pericial

La práctica clínica y la práctica pericial son incompatibles y no deben desarrollarse simultáneamente sobre el mismo paciente-litigante. La diferencia fundamental estriba en que sus objetivos son diferentes: el papel de la relación terapéutica es ayudar al paciente y el de la pericial es ofrecer información al sistema judicial.

La búsqueda de la verdad en cada una de las prácticas difiere fundamentalmente y de manera irreconciliable en la relación terapéutica frente a la pericial. La práctica pericial emplea muchas fuentes de información para validar la queja de la demanda y los hechos o pruebas que apoyan dicha demanda. En la práctica clínica, se emplea más la verdad narrativa del paciente que la verdad histórica, por lo que el clínico no suele buscar información para validar la información aportada por el paciente.

En relación con el juicio de valor sobre los hechos, el buen terapeuta no necesita juzgar para desarrollar una buena relación terapéutica con el paciente. En contraste, un buen forense que trabaja en un mundo operativizado por la posibilidad de ganancias secundarias e incentivos debe ser escéptico y juzgar los motivos por los que esa persona está siendo evaluada.

La validez de los métodos y procedimientos del ámbito clínico es diferente a la de los métodos y procedimientos del sistema judicial. La sociedad admite la psicoterapia y las evaluaciones no protocolizadas para el tratamiento de pacientes, pero el sistema judicial no confía en ellas. La admisibilidad de los expertos demanda pruebas de la validez de los procedimientos empleados.

 PUNTOS CLAVE

- La psiquiatría legal es la rama de la psiquiatría que se ocupa de los pacientes con patología psiquiátrica y sus problemas en la intersección de los sistemas legal y de salud mental.
- La psiquiatría forense es una subespecialidad de la psiquiatría en la que la pericia científica y clínica es aplicada a cuestiones legales en contextos legales que abarcan asuntos civiles, penales, laborales, penitenciarios o administrativos.
- El secreto médico en psiquiatría debe ser mucho más cauto en lo que respecta al conocimiento de acciones penales dentro del marco terapéutico. Existen circunstancias eximentes de dicho secreto cuando el médico es llamado a ser testigo-perito en causas penales y civiles.
- La historia clínica es el documento científico, técnico y jurídico más importante que lleva a cabo cualquier médico y/o equipo sanitario. En esta, deben quedar registrados todos los actos asistenciales.

- Según el artículo 162 del Código Civil, cualquier médico puede valorar la madurez del menor y, si este ha cumplido 12 años, debe ser escuchada su opinión.
- La Ley 8/2021, basada en la Convención de Naciones Unidas sobre los Derechos de las Personas con Discapacidad, pretende potenciar las medidas voluntarias para el ejercicio de la capacidad jurídica. Se eliminan totalmente la tutela y la patria potestad prorrogada y rehabilitada.
- Según el artículo 20 del Código Penal, existen eximentes y atenuantes de responsabilidad criminal, ya que afectan a la comprensión, al entendimiento del deber y a la autodeterminación de la voluntad ante determinados delitos.
- El artículo 763 de la Ley de Enjuiciamiento Civil intenta conciliar el derecho a la libertad y a la necesaria protección en caso de enfermedad o trastorno psiquiátrico.
- La práctica clínica y la práctica pericial constituyen dos papeles incompatibles y no deben desarrollarse simultáneamente sobre el mismo paciente-litigante.

BIBLIOGRAFÍA

Appelbaum PS, Gutheil TG. Clinical handbook of psychiatry & the law. Filadelfia: Lippincott Williams & Wilkins; 2007.

Constitución Española. Boletín Oficial del Estado, nº 311 (29/12/1978).

Couceiro Vidal A, Alonzo Paz V, Álvarez Lata N, Oliva Delgado A, Seoane Rodríguez JA, Zaragoza Gaynoro GA. El menor maduro. Cinco aproximaciones a un perfil poliédrico. Madrid: Centro Reina Sofía sobre Adolescencia y Juventud; 2020.

Glancy GD, Ash P, Bath EP, Buchanan A, Fedoroff P, Frierson RL et al. AAPL Practice Guideline for the Forensic Assessment. J Am Acad Psychiatry Law. 2015;43(supl 2):S3-53.

Jiménez Carnicero MP, Magallón AI, Gordillo A. Juzgados y documentación clínica. An Sis San Navarra. 2006;29(2):mayo-agosto.

Ley 41/2002, de 14 de noviembre, básica reguladora de la autonomía del paciente y de derechos y obligaciones en materia de información y documentación clínica. Boletín Oficial del Estado [Internet], nº 274 (15/11/2002) [consulta el 10 de mayo de 2024]. Disponible en: https://www.boe.es/buscar/act.php?id=BOE-A-2002-22188

Ley 8/2021, de 2 de junio, por la que se reforma la legislación civil y procesal para el apoyo a las personas con discapacidad en el ejercicio de su capacidad jurídica. Boletín Oficial del Estado [Internet], nº 132 (3/6/2021) [consulta el 10 de mayo de 2024]. Disponible en: https://www.boe.es/eli/es/l/2021/06/02/8/con

Ley Orgánica 10/1995, de 23 de noviembre, del Código Penal. Boletín Oficial del Estado [Internet], nº 281 (24/11/1995) [consulta el 10 de mayo de 2024]. Disponible en: https://www.boe.es/eli/es/lo/1995/11/23/10/con

Ley Orgánica 3/1986, de 14 de abril, de Medidas Especiales en Materia de Salud Pública. Boletín Oficial del Estado, n.º 102 (29/04/1986).

Ley Orgánica 8/2015, de 22 de julio, de modificación del sistema de protección a la infancia y a la adolescencia. Boletín Oficial del Estado [Internet], nº 175 (23/7/2015) [consulta el 10 de mayo de 2024]. Disponible en: https://www.boe.es/eli/es/lo/2015/07/22/8

Patitó J. Medicina legal. San Isidro: Centro Norte; 2000.

Pina-Camacho L, Vidal J, Picouto MD, Justo Ortiz E, De Montalvo Jääskeläinen F, Moreno C et al. Atención a menores con progenitores en conflicto en materia de información y consentimiento relativos a la salud de los hijos. Protocolo asistencial en el contexto de la legislación vigente. An Pediatría [Internet]. 2021 [consulta el 10 de mayo de 2024];94(5):338.e1-338.e7. Disponible en: https://doi.org/10.1016/j.anpedi.2020.09.007

Real Decreto de 14 de septiembre de 1882, por el que se aprueba la Ley de Enjuiciamiento Criminal. Boletín Oficial del Estado, nº 260 (17/9/1882).

Simonin C. Medicina legal judicial. 2ª reimpresión. Barcelona: Editorial Jims; 1973.

Soria Verde MÁ, Escuder Planxart J, Armadans Tremolosa I, Cobo Plana JA. El médico como testigo-perito: de la citación a la testificación en el juicio. Med Clin (Barc) [Internet]. 2011 [consulta el 10 de mayo de 2024];137(10):464-7. Disponible en: https://doi.org/10.1016/j.medcli.2010.04.012

Strasburger LH, Gutheil TG, Brodsky A. On wearing two hats: role conflict in serving as both psychotherapist and expert witness. Am J Psychiatry. 1997;154(4):448-56.

Torres Costas ME. La capacidad jurídica a la luz del artículo 12 de la Convención de Naciones Unidas sobre los Derechos de las Personas con Discapacidad. Madrid: Agencia Estatal Boletín Oficial del Estado; 2020.

Aspectos éticos de la psiquiatría

29

L. M. Rojo Bofill y C. Iranzo Tatay

OBJETIVOS

- Definir el concepto de ética médica y diferenciarlo de lo moral y lo legal.
- Conocer las bases del modelo principialista de Beauchamp y Childress y sus consecuencias en la deliberación moral.
- Reflexionar sobre las singularidades de la ética médica aplicada a la psiquiatría.
- Ahondar en el concepto de autonomía y sus implicaciones en salud mental.
- Describir las principales herramientas para fomentar el respeto de la autonomía en salud mental.
- Revisar los conflictos éticos propios de las actuaciones clínicas que restringen la libertad y autonomía del paciente.

INTRODUCCIÓN

La práctica de la medicina se ha transformado de forma vertiginosa en el último siglo y los métodos diagnósticos y terapéuticos han experimentado una evolución incuestionable. También la relación médico-paciente y el papel del sanitario en la sociedad se han modificado, lo que se ha acompañado de una mayor atención dirigida a los aspectos éticos que conciernen al ejercicio de la medicina.

Conocer las bases teóricas que rigen el ejercicio de la profesión en lo que respecta a la ética permite al psiquiatra actuar con una mayor adecuación moral y justificar sus acciones de una manera más precisa. Por ello, a continuación se resumirán los aspectos más importantes de la ética médica cuando se aplica a la práctica de la psiquiatría.

Para empezar, se considera oportuno comenzar definiendo el concepto de *ética*, diferenciándolo del concepto de *moral*, con el que frecuentemente existe confusión:

- La ética es el estudio de aquello que define una acción como buena o mala. Proporciona principios y normas generales y teóricas. Cuando esto se ciñe a aspectos de la práctica médica, se denomina *ética médica*.
- La moral es la descripción de las normas que rigen la conducta de los individuos en un contexto sociocultural concreto. Hace referencia a aspectos menos teóricos y más cercanos y adaptados a un ámbito específico.

Es habitual, no obstante, el uso indistinto de ambos términos. Estos deben diferenciarse siempre, sin embargo, de aquello que se considera *legal*. La legalidad de una acción hace referencia a la conformidad con respecto a un conjunto de normas propias de una entidad política (por ejemplo, un país). Estas normas son tipificadas, dictadas y modificables por una institución establecida (que ostente la potestad legislativa) y su incumplimiento conlleva una sanción predeterminada. En cambio, el incumplimiento de las normas morales puede no tener ninguna implicación punitiva. Con frecuencia, las normas legales son consecuencia de las reglas morales que rigen una sociedad (por ejemplo, no matar es una normal moral y está regulada legalmente). Sin embargo, algunas conductas legales pueden ser consideradas inmorales; de la misma forma, no todas las leyes se derivan de normas morales.

CÓDIGOS ÉTICOS

El estudio y la relevancia de los principios éticos que marcan la práctica médica han cristalizado en el desarrollo de los códigos éticos. Estos textos han sido, generalmente, elaborados por asociaciones u organizaciones profesionales que buscan establecer las premisas éticas principales según las que deben actuar los profesionales a los que hacen referencia.

Los códigos éticos se han elaborado en línea con la profesionalización de una determinada práctica. Desde el punto de vista de la medicina general, se considera que el primer código ético fue desarrollado por discípulos de Hipócrates en torno al año 400 a. C. Este planteaba una serie de normas que debían regir la práctica de la medicina, que incluían la confidencialidad o que se evitara dañar al paciente. Durante más de 2000 años, fueron pocos los códigos éticos que aparecieron, ligados principalmente a corrientes religiosas. No fue hasta finales del siglo XVIII cuando comenzó una nueva generación de códigos éticos, que aparecieron de la mano de las asociaciones científicas emergentes. Como resultado de esta evolución, en 1948, la Asociación Médica Mundial (World Medical Association) elaboró la Declaración de Ginebra, que ha sido objeto de progresivas revisiones y modificaciones.

 Desde el punto de vista de la psiquiatría, el primer código ético específico fue el desarrollado por la Asociación Americana de Psiquiatría (American Psychiatric Association) en 1973. Sin embargo, desde una perspectiva internacional, el texto más relevante es la Declaración de Hawái de la Asociación Mundial de Psiquiatría (World Psychiatric Association), del año 1977. Este texto ha sido modificado en posteriores reuniones y fue sustituido por el Código de Ética de Psiquiatría del año 2020.

PRINCIPIOS DE LA ÉTICA MÉDICA

Son diversas las aproximaciones que se han realizado a la ética médica. La más conocida, sin duda alguna, es la principialista; más concretamente, la desarrollada por James F. Childress y Tom L. Beauchamp. Según estos autores, las normas que rigen la ética médica se pueden organizar en cuatro principios fundamentales: no maleficencia, beneficencia, justicia y respeto de la autonomía (**Tabla 29-1**).

Desde la perspectiva de Childress y Beauchamp, en el ejercicio de la medicina, las decisiones deben ser tomadas bajo el amparo de estos principios. No obstante, existen circunstancias en las que dos o más de ellos pueden entrar en conflicto. Se puede tomar, como ejemplo, una situación en la que un paciente necesita un tratamiento antidepresivo por presentar una depresión mayor (beneficencia), pero se niega a tomarlo (autonomía). En estos casos, es necesario estudiar detalladamente la situación y llevar a cabo la llamada *deliberación moral*.

La deliberación moral es el proceso mediante el cual los distintos principios que entran en conflicto en una situación clínica se analizan y ponderan para que se pueda tomar una decisión. Existen varias perspectivas sobre el peso que debe tener cada uno de los principios bioéticos en este proceso deliberativo. Según el modelo defendido por Beauchamp y Childress, los cuatro principios serían *deberes prima facie*. Esto significa que, cuando se consideran independientemente del contexto u otros principios éticos, todos ellos

son correctos y deben ser respetados; no obstante, cuando los principios se estudian considerándolos en situaciones concretas, debe ponderarse su importancia con respecto a los otros principios (se habla de *deberes reales*). Es decir, para estos autores, al evaluar la relevancia de cada principio ético en un conflicto dado, todos ellos tienen *a priori* la misma importancia, y es el estudio individualizado de cada situación lo que va a dar más o menos peso a uno de los principios.

Por ejemplo, si el principio de beneficencia y el de no maleficencia entran en conflicto, en la deliberación moral ambos tendrían inicialmente la misma relevancia, aunque, posteriormente, estos principios se ponderarían en función de las circunstancias. En el caso de una persona que requiere puntualmente dosis moderadas de tratamiento psicofarmacológico para el abordaje de una descompensación de su esquizofrenia en la que existe un riesgo autoagresivo grave (beneficencia), el riesgo de presentar efectos secundarios de los fármacos (no maleficencia) podría considerarse menos relevante que el posible beneficio del tratamiento. Sin embargo, si en este mismo paciente la descompensación es leve y sin riesgo autoagresivo, la posibilidad de presentar menos efectos secundarios con dosis menores de fármaco (no maleficencia) puede prevalecer sobre una mejoría más rápida con dosis mayores (beneficencia).

Otros autores, como el español Diego Gracia, han conferido un peso inicial diferente a los distintos principios. Este autor defiende que, *a priori*, los principios de justicia y no maleficencia son los básicos que deberían cumplirse de forma preferente, pues afectan a aspectos relacionados con el buen funcionamiento de la sociedad (*ética pública* o *ética de máximos*). Frente a ellos, los principios de autonomía y de beneficencia, que conciernen al individuo (*ética privada* o *ética de mínimos*), tendrían un menor peso inicial. Este autor defiende también, sin embargo, que este mayor peso otorgado *a priori* puede ser matizado mediante un análisis de las consecuencias de las posibles decisiones; este análisis permite dar a los principios un peso *a posteriori* en cada situación.

 Los principios de la ética médica de Beauchamp y Childress son los de no maleficencia, beneficencia, justicia y respeto de la autonomía. Al entrar en conflicto, se lleva a cabo la deliberación moral.

ÉTICA Y PSIQUIATRÍA: SINGULARIDADES

Como disciplina médica, la psiquiatría se ha embebido de los principios éticos que rigen la práctica médica general. No obstante, en el caso del abordaje de los trastornos mentales, los conflictos éticos aparecen de forma singular.

Algunas características específicas del tratamiento de los trastornos de salud mental son:

- La pérdida de la capacidad de toma de decisiones aparece ligada con frecuencia a los trastornos psiquiátricos. Además, esta se merma con diferente intensidad y afectando a más o menos ámbitos del psiquismo del paciente, en función del trastorno, el individuo y el momento de la enfermedad.

Tabla 29-1. Principios de la ética médica de Beauchamp y Childress	
No maleficencia	No realizar ningún daño al paciente. Se correspondería con la máxima *primum non nocere*
Beneficencia	Proporcionar bienestar al paciente, ya sea previniendo o eliminando el daño o provocando algo bueno en el paciente
Justicia	Distribuir los beneficios, y también los riesgos, de forma equitativa e imparcial
Respeto de la autonomía	Permitir que la persona actúe conforme a sus decisiones tomadas libremente

- A diferencia de otras disciplinas médicas, esta afectación no se acompaña de un deterioro en el nivel de conciencia o de atención. Esto lleva, en ocasiones, a la toma de decisiones terapéuticas en contra de la voluntad explicitada por el paciente.
- La etiología biopsicosocial de las enfermedades psiquiátricas y las dificultades para establecer relaciones biológicas sólidas conllevan que se adopten actuaciones clínicas que a veces no tienen un sustento científico claro. En este sentido, las dificultades para llevar a cabo estudios clínicos rigurosos en algunos grupos poblacionales hacen necesario, como en otras especialidades, el empleo de tratamientos para indicaciones no autorizadas.
- La existencia de múltiples alternativas terapéuticas igualmente válidas obliga al profesional a tener en cuenta en mayor medida la opinión del paciente.
- La labor del profesional de la salud mental ha sido cuestionada con frecuencia por algunos sectores de la sociedad, lo que repercute en la actitud de algunos pacientes hacia el diagnóstico y el tratamiento psiquiátrico y, por tanto, en su toma de decisiones.

PRINCIPIO DE RESPETO DE LA AUTONOMÍA EN LA ÉTICA PSIQUIÁTRICA

Beauchamp y Childress definieron la autonomía como «la regulación personal de uno mismo, libre, sin interferencias externas que le puedan controlar y sin limitaciones personales, como, por ejemplo, una comprensión inadecuada, que impidan tomar una determinada decisión».

Generalidades

Para que una acción sea autónoma:

- Debe darse de forma libre, voluntaria e intencionada.
- No puede estar (o ha de estar poco) condicionada por factores externos (por ejemplo, coacciones).
- No puede estar (o ha de estar poco) condicionada por limitaciones internas (por ejemplo, un deterioro cognitivo).
- Ha de tomarse con conocimiento suficiente.

En la ética médica, el respeto a la autonomía del paciente parte de la base de que se cumplen los requisitos arriba descritos. Es decir, no ha lugar plantearse un conflicto entre un principio ético y el del respeto de la autonomía si la decisión expresada por el paciente no es una decisión autónoma. La autonomía del paciente, además, debe respetarse en términos negativos, sin interferir en las decisiones autónomas del paciente, y también positivos, fomentando que se den las circunstancias para que dichas decisiones sean autónomas.

Del concepto de autonomía se deriva el término *competencia*, que se refiere a la capacidad de un individuo para la toma de decisiones sobre aspectos que le conciernen. Se habla de *competencia* cuando se adapta una perspectiva clínica. Este término corresponde a conceptos que se han empleado clásicamente desde una perspectiva legal, como el de capacidad de obrar.

 Según Paul S. Appelbaum y Thomas Grisso, la competencia incluye:

- Comprender la información relevante para la decisión, lo que implica no solo la capacidad de recibir y almacenar la información, sino también la de entender su significado.
- Entender adecuadamente la naturaleza de la situación actual y las consecuencias de las distintas alternativas tanto desde una perspectiva general como en lo referente al individuo y sus valores.
- Razonar, es decir, manipular la información racionalmente, comparando de forma lógica los riesgos y los beneficios de cada una de las opciones. Esto incluye también llegar a conclusiones que sean coherentes con las premisas de las que se parta.
- Comunicar adecuadamente y de forma sostenida las decisiones, ofreciendo respuestas coherentes con la decisión tomada.

Son múltiples las razones por las que un paciente puede no ser competente para tomar una decisión. Respecto a las causas médicas, estas pueden incluir trastornos psiquiátricos y también trastornos orgánicos que afecten de forma brusca (como un síndrome confusional agudo) o progresiva (por ejemplo, una demencia) a la capacidad de decidir. Como especialistas que, con frecuencia, tratan a pacientes en situaciones en las que la competencia puede estar mermada, es habitual que se solicite intervenir para la evaluación de la capacidad de un individuo. No obstante, corresponde al médico responsable del paciente, con la asistencia o no de otros profesionales, determinar si este ostenta o no la capacidad de tomar una decisión médica concreta en un momento determinado.

 Pese a que otros profesionales pueden asistir al médico responsable del paciente, es este último quien debe evaluar la capacidad del sujeto para emitir una decisión concreta.

Algunos aspectos importantes en la evaluación de la capacidad son:

- Ningún diagnóstico implica por sí mismo la existencia de una incapacidad.
- La evaluación de la incapacidad es específica para una decisión concreta.
- Es exigible un mayor grado de competencia cuanto mayores riesgos implique la decisión.
- La competencia no es estática, sino fluctuante, en función de factores externos e internos.
- La evaluación de la competencia se centra en el proceso mediante el que se toma la decisión, no en la decisión en sí. Es decir, la naturaleza de una decisión, sean cuales sean sus consecuencias, no es suficiente para considerar al paciente incapaz.
- Existen pruebas complementarias que pueden auxiliar al profesional (una de las más relevantes es la MacArthur Competence Assessment Tool for Treatment o MacCAT-T), pero, en la mayoría de los casos, no son suficientes en la evaluación de la capacidad y es especialmente relevante la evaluación clínica.

En el caso de la evaluación de la capacidad de decidir en personas con trastornos psiquiátricos, deben reseñarse algunas características relevantes:

- La capacidad fluctúa y se afecta de forma diferente en función del trastorno psiquiátrico, del estadio en el que se encuentre y también de cada paciente en concreto.
- La capacidad se afecta en ocasiones de forma parcheada o circunscrita y puede involucrar a algunas decisiones, pero no a otras.
- La capacidad prácticamente nunca se compromete de forma completa. Incluso en situaciones en las que la afectación es intensa, puede que quepa la toma de decisiones que impliquen un riesgo proporcionado.
- La ausencia de conciencia de enfermedad es un factor importante en la evaluación de la capacidad en las decisiones relacionadas con un trastorno psiquiátrico, pero no convierte al paciente en completamente incapaz de tomar todas las decisiones vinculadas a él.
- Que el paciente no pueda adoptar una decisión no implica que sea incapaz de escoger entre varias alternativas compatibles. Por ejemplo, que un paciente no sea competente para decidir sobre si toma o no un tratamiento antipsicótico no quiere decir que no pueda elegir entre los fármacos disponibles tras recibir la información adecuada.

> ! La afectación de la capacidad en salud mental es fluctuante, dependiente del trastorno y del individuo, habitualmente parcheada y, normalmente, incompleta.

La falta de competencia para tomar una decisión dada no confiere al terapeuta el poder de tomar decisiones unilaterales. Es una obligación ética involucrar al paciente todo lo posible en el proceso de toma de decisión, escuchar su opinión y tomarla en consideración. Asimismo, se deberá contar con una persona, referente y buena conocedora del paciente, que actúe como representante, para que participe en la toma de decisiones. Hay que destacar que este representante no deberá decidir desde su prisma y escala de valores, sino que deberá adoptar la postura que estima que tomaría el paciente.

Una evaluación exhaustiva de la competencia del paciente en un proceso de toma de decisiones es de gran importancia desde un punto de vista ético. En la práctica de la psiquiatría, para salvaguardar sobre todo el principio de beneficencia, se hace necesario tomar ocasionalmente decisiones distintas a las expresadas por el paciente. En estos casos, es imprescindible realizar un análisis profundo e imparcial para discernir hasta qué punto la autonomía del paciente está limitada.

> ! Si el proceso de toma de decisiones se encuentra intensamente condicionado por limitaciones internas (por ejemplo, un trastorno mental), la decisión que se adopte no se considera una decisión autónoma.

Actuaciones enfocadas a fomentar el respeto de la autonomía del paciente

Son innumerables las actuaciones del psiquiatra que facilitan que el paciente pueda decidir de forma autónoma. A con-

tinuación, se desarrollarán tres de ellas, que se consideran fundamentales: el consentimiento informado, la planificación anticipada de decisiones en salud mental y el respeto de la confidencialidad (Fig. 29-1).

Aspectos éticos del consentimiento informado

Como se ha planteado en el capítulo 28 Psiquiatría legal y forense, el consentimiento informado ha sido desarrollado extensamente en la Ley 41/2002 y definido como «la conformidad libre, voluntaria y consciente de un paciente, manifestada en el pleno uso de sus facultades después de recibir la información adecuada, para que tenga lugar una actuación que afecta a su salud». Es, por tanto, el resultado del esfuerzo de los profesionales sanitarios por transmitir una información veraz, suficiente, imparcial y adaptada a la capacidad de comprensión del paciente para que este pueda tomar una determinada decisión clínica. Se trata, así, de una herramienta imprescindible para que se pueda dar un verdadero respeto a la autonomía del paciente.

> El consentimiento informado no es un documento, sino un proceso que se enmarca en la relación médico-paciente. En este, es el profesional encargado de realizar un procedimiento el que transmite información al paciente para proponerle una actuación clínica, le plantea los beneficios y riesgos esperables, así como las alternativas, y, finalmente, comprueba que la información ha sido comprendida de forma adecuada por el sujeto, que es en principio el destinatario de la información.

Dado que se ha desarrollado de forma suficientemente extensa en páginas anteriores, no se realizará una exposición detallada sobre las condiciones y excepciones que marca la Ley 41/2002 para el consentimiento informado y sus implicaciones en psiquiatría. Por su relevancia ética, sí es esencial recalcar que el consentimiento informado debe ser, generalmente, un consentimiento verbal. Únicamente cuando se apliquen procedimientos en el contexto de un proyecto de investigación o cuando sean previsibles riesgos importantes para el paciente, sería necesario un consentimiento informado escrito. En el caso de la psiquiatría, esto suele ceñirse a tratamientos biológicos, como la terapia electroconvulsiva, la estimulación magnética transcraneal o la psicocirugía, así como algunos tratamientos farmacológicos, como los empleados fuera de indicación. También es conve-

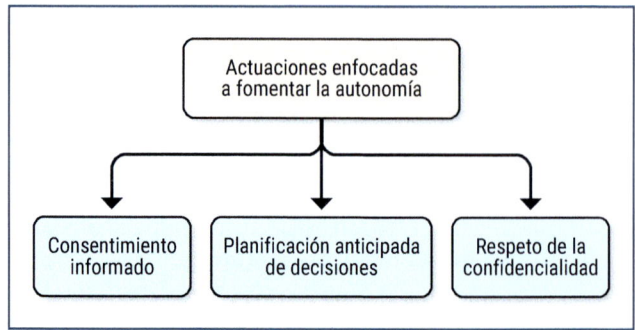

Figura 29-1. Principales actuaciones del psiquiatra enfocadas a fomentar la autonomía.

niente reseñar que, pese a que el consentimiento informado por escrito pretende proteger con mayores garantías la autonomía del paciente, un mal uso de este implica una significativa agresión a este principio ético. Esto es, el consentimiento informado no debe, en ningún caso, limitarse a la lectura y firma de un documento. En cambio, debe acompañarse de una cuidadosa evaluación de la competencia del paciente para otorgar dicho consentimiento, del pertinente intercambio de información que permita comprobar que el paciente ha comprendido lo que se le ha dicho de forma suficiente y debe continuarse del tiempo suficiente para que el paciente pueda revocar dicho consentimiento si así lo considera.

> **!** En psiquiatría, se emplea esencialmente el consentimiento informado escrito en:
>
> - El empleo de tratamientos biológicos, como la terapia electroconvulsiva, la estimulación magnética transcraneal o la psicocirugía.
> - La aplicación de algunas medidas que puedan implicar riesgos importantes, como la contención mecánica solicitada de forma voluntaria.
> - La prescripción de tratamiento farmacológico fuera de indicación.
> - La inclusión de la persona en un estudio de investigación.

Para terminar, cabe señalar que, pese a que se entiende que el consentimiento informado se otorga de forma explícita (ya sea de forma verbal o escrita), en algunos casos este es otorgado de forma tácita o implícita (por ejemplo, un paciente entra en la consulta y ofrece su brazo para realizar la venopunción por la que ha estado esperando en la sala de espera). También, desde una perspectiva ética, puede asumirse de forma presunta; es decir, basándose en el conocimiento que se tenga del paciente y de sus circunstancias (por ejemplo, prolongar un tratamiento farmacológico con el que se sabe que ha estado de acuerdo y resulta eficaz). Por supuesto, el empleo de uno u otro procedimiento para asumir el consentimiento informado debe depender de las circunstancias que rodean la relación médico-paciente y de las consecuencias potenciales del acto médico.

Planificación anticipada de decisiones en salud mental

En el ámbito social y en la medicina en general, se emplea cada vez más el procedimiento de voluntades anticipadas o instrucciones previas como vehículo para facilitar el respeto de la autonomía del paciente. En este documento, las personas que se encuentran en pleno uso de sus facultades describen qué cuidados quieren recibir en el caso de no poder expresar su voluntad en un momento dado o tras su fallecimiento, así como quién debería representarlos. Sin embargo, este documento no prevé medidas relacionadas con la pérdida de la autonomía propia de un trastorno mental y con las características específicas de este grupo de enfermedades, por lo que se ha desarrollado el documento de planificación anticipada de decisiones en salud mental.

Algunas de las características de los trastornos mentales que hacen especialmente ventajosa la planificación anticipada de decisiones son las siguientes:

- La existencia de deterioros transitorios de la capacidad junto a largos períodos en los que esta se encuentra indemne o menos afectada.
- La inclusión de la persona con un trastorno mental en la toma de decisiones relativas a su tratamiento ha demostrado ser beneficiosa en variables clínicas y sociales.
- La relación sanitario-paciente y el abordaje multidisciplinar en salud mental favorece el clima adecuado para la planificación anticipada de decisiones.
- La existencia de episodios repetidos de descompensación otorga al paciente conocimientos sobre sus preferencias basados en la experiencia.
- Son múltiples los factores sobre los que una persona puede manifestar sus preferencias, que pueden condicionar una mejor experiencia subjetiva de los procedimientos terapéuticos.

El documento de voluntades anticipadas (o de planificación anticipada de decisiones) en salud mental debe ser realizado por la persona interesada con el asesoramiento pertinente de los profesionales que conforman el equipo multidisciplinar encargado de su asistencia. Debe ser, además, revisado por el profesional responsable y registrado en la historia clínica.

En él, como se ha planteado desde la Escuela Andaluza de Salud Pública, se podrán incluir preferencias con respecto a:

- Quién o quiénes deben ejercer de representantes.
- A quién se debe avisar o, por el contrario, quién se prefiere que no sea avisado.
- Cuáles son los signos o síntomas de alerta previos a una descompensación clínica.
- Qué actuaciones facilitan y cuáles empeoran el bienestar del paciente.
- Medidas terapéuticas.
- Algunos aspectos vinculados a medidas coercitivas o de contención (por ejemplo, qué acciones pueden tomarse para disminuir el malestar del paciente si se deben aplicar medidas de contención mecánica).
- Qué profesionales se prefiere que sean los de referencia en un momento de descompensación.
- Preferencias relacionadas con la alimentación y otros hábitos.
- Preferencias relacionadas con aspectos culturales, religiosos o espirituales.
- En general, cualquier preferencia que el paciente estime que debe ser conocida por el personal sociosanitario en caso de incapacidad transitoria.

En el momento actual, existe un debate sobre la pertinencia de que este documento sea legalmente vinculante. Sí es, sin embargo, éticamente vinculante. Con todo, las preferencias manifestadas deben estar siempre supeditadas a la realidad de la práctica clínica y, en caso de que no puedan ser respetadas, deberían documentarse y justificarse en la historia clínica del paciente. Por otra parte, no podrán ser contrarias al ordenamiento jurídico ni a la *lex artis*. Por eso, el profesional que se encargue de su revisión y su registro deberá discutir con el paciente los aspectos que no sean factibles y consensuar con él medidas realistas.

Respeto de la confidencialidad

El respeto de la autonomía del paciente implica, también, que debe ser este el que libremente escoja las personas con las que quiere compartir su información clínica. En toda la medicina, y de forma muy relevante en psiquiatría, la relación médico-paciente y el correcto proceso diagnóstico-terapéutico dependen de que el usuario se encuentre tranquilo con que la información que se intercambia no va a ser compartida. Tal y como se ha planteado en el **capítulo 28** Psiquiatría Legal y Forense, el mantenimiento de la confidencialidad es un deber legal y por ello, está regulado por normas legales. En aquellos casos en los que, según la normativa legal, el deber de mantener la confidencialidad se encuentra limitado (por ejemplo, cuando exista riesgo para la integridad del paciente o de terceros), es exigible que el profesional transmita únicamente la información precisa para poder cumplir los imperativos éticos o legales que le han llevado a compartir la información. De la misma forma, es obligación ética del profesional explicar, antes de que el paciente empiece a compartir información sensible, en qué circunstancias esta información puede ser transmitida a otros.

> ! • El deber de mantener la confidencialidad está limitado por circunstancias legales y éticas, que ponen como condición que se transmita únicamente la información imprescindible.
> • Es un deber ético informar de estos límites al paciente al inicio de la relación terapéutica, antes de que se den situaciones que hagan necesario romper el secreto profesional.

Actuaciones en contra de la voluntad del paciente

A continuación, se desarrollarán algunas actuaciones de los sanitarios que le llevan a actuar en contra de la voluntad del paciente, como son el paternalismo, las medidas de restricción de libertad y autonomía y las medidas de contención.

Paternalismo

Entre los cambios fundamentales del ejercicio de la medicina en las últimas décadas se encuentra la adopción de un modelo diferente en la relación médico-paciente. En el clásico modelo paternalista, el profesional sanitario no solo se erige como experto en su disciplina médica, sino que también asume que conoce lo que es mejor para el paciente. Esto le lleva a tomar decisiones clínicas que atañen a la salud del individuo independientemente de la voluntad o la información que tenga el propio paciente. Desde un punto de vista ético, este modelo atenta de forma directa contra su autonomía. El cambio de paradigma ha llevado a la defensa de un modelo opuesto, prácticamente contractual, en el que el profesional ofrece sus conocimientos y sus habilidades al individuo, que los empleará para su bien.

Se ha alertado, sin embargo, sobre los peligros de adoptar uno u otro modelo de forma radical y dicotómica. La asun-

ción de que el individuo es pleno conocedor de la decisión que más se adaptaría a sus valores y a su plan vital puede no ser siempre correcta, especialmente en aquellos trastornos en los que se afecta de forma directa el proceso de toma de decisiones. Por ello, se puede afirmar que el debate sobre la adopción o no de cierto grado de paternalismo no se encuentra todavía cerrado. En este sentido, y en la línea de algunos conceptos desarrollados en este capítulo, algunos autores han defendido que, en ciertos casos, y dependiendo de circunstancias vinculadas al paciente, al contexto y a la decisión que se deba tomar, se adopte un paternalismo relativo o selectivo.

Medidas de restricción de libertad y autonomía

Actualmente, son varias las medidas restrictivas que se plantean, en caso de ser necesarias, para la asistencia de una persona que está padeciendo síntomas de un trastorno mental. Destacan, entre otros, el internamiento no voluntario por razón de trastorno psíquico o el tratamiento farmacológico no voluntario. No obstante, no se pueden pasar por alto otras medidas que se dan en algunos contextos, como la restricción del acceso al teléfono móvil o a un ordenador.

No se debe olvidar que la libertad es uno de los derechos fundamentales de todo individuo. Así lo proclaman la Declaración Universal de Derechos Humanos y la legislación que ha inspirado. Existe, además, un claro interés en proteger este y otros derechos fundamentales en colectivos especialmente vulnerables. Esto lleva a recordar que, al margen del debate social, e independientemente de las necesidades médicas y las connotaciones éticas, los procedimientos mediante los cuales se lleven a cabo estas medidas requieren un imprescindible sustento legal, como se aplica fuera del ámbito médico. Por eso, además, se entiende que las medidas de restricción de libertades no pueden ser tomadas de forma unilateral por un facultativo y deben ser ratificadas, en todo caso, por una resolución judicial.

Desde un punto de vista estrictamente ético, la aplicación de las medidas de restricción de libertad constituye un conflicto, *a priori*, entre el respeto de la autonomía del paciente y, especialmente, la beneficencia (entendida no solo en su vertiente directa, que lleva a realizar actuaciones terapéuticas, sino también en la preventiva, que evita que existan consecuencias negativas de las actuaciones del paciente). El resto de los principios pueden entrar también en juego en mayor o menor medida. La principal cuestión que hay que dirimir es hasta qué punto existe una afectación suficiente de la autonomía del paciente que sea secundaria a una enfermedad psiquiátrica y que justifique actuar en contra de su voluntad de una manera concreta. Asimismo, se debe considerar cómo de útil y beneficiosa se espera que sea la intervención propuesta. Es decir:

• Es necesario realizar un estudio exhaustivo del caso y es fundamental contar con el suficiente apoyo de la literatura médica que avale la medida propuesta. Es, por tanto, un deber ético de todo facultativo emplear toda su pericia al realizar el estudio diagnóstico y elaborar un plan terapéutico. Esto pasa, también, por contar con conocimientos actualizados a través de fuentes fiables e imparciales.

- Debe considerarse el abanico de alternativas más amplio posible, teniendo en cuenta en la toma de decisiones el grado de restricción de la libertad de cada una de ellas como un factor fundamental.

Una vez que se dispone de esta información, es posible proceder a la deliberación que permita tomar la decisión más adecuada desde un punto de vista ético.

Si se opta por una medida que restrinja la libertad del individuo:

- Siempre se escuchará y se tendrá en cuenta la opinión del paciente.
- La medida se acortará en el tiempo todo lo posible.
- Se planteará constantemente la existencia de cambios en la situación que hagan necesaria la revisión de las medidas. Esto puede implicar:
  - La aparición de alternativas por cambios sociales (por ejemplo, un mayor apoyo de terceros).
  - La aceptación por parte del paciente de medidas intermedias potencialmente útiles (por ejemplo, aceptar trasladarse temporalmente a casa de un tercero que pueda supervisar algunos aspectos).
  - La aparición de cambios en la capacidad de decidir (esta puede ser la más importante):
    - Una vez iniciada una medida restrictiva sobre el paciente, este puede recuperar la competencia perdida.
    - En ese caso, aunque sus decisiones no sean las recomendadas por los profesionales sanitarios, debe replantearse la medida.
    - Esto significa, también, que un internamiento no voluntario puede pasar a ser voluntario si la capacidad se recupera. En esos casos, tiene cabida desde un punto de vista ético, un alta voluntaria.

Entre las medidas de restricción de libertad y autonomía, además del internamiento no voluntario, ya citado, es necesario mencionar el tratamiento farmacológico involuntario. Otro grupo de actuaciones que restringen las libertades y la autonomía del individuo son las que se engloban en las medidas de contención tanto farmacológica como mecánica. Por su relevancia, este tema se desarrollará aparte a continuación.

Medidas de contención

La aplicación de medidas de contención (física, ambiental o farmacológica) se da, en la inmensa mayoría de las ocasiones, en situaciones de urgencias. Esto requiere una toma de decisiones rápida. Por eso, y por las implicaciones de estas medidas, es necesaria una adecuada protocolización del procedimiento, basada en la evidencia científica, que facilite la toma de decisiones y garantice una buena praxis. Además, especialmente las medidas de contención física, y también las de contención farmacológica, son vividas por el paciente de forma extremadamente desagradable por lo general, y su recuerdo constituye con frecuencia un obstáculo en la relación terapéutica.

Más allá de las indicaciones de estas medidas, desde un punto de vista ético tienen gran importancia sus contraindicaciones. Se enumeran a continuación las contraindicaciones que hacen referencia a la contención mecánica, adoptando las propuestas de Fernández Rodríguez y Zabala Blanco:

- La ausencia de indicación médica.
- Su empleo como castigo.
- Su empleo por comodidad.
- La existencia de alternativas disponibles menos coercitivas y suficientes en esa situación concreta.
- Si existe una conducta violenta voluntaria con una intencionalidad delictiva. En este caso, la contención no es competencia del sanitario, sino de las fuerzas del orden público.

En los casos en los que las contenciones se realizan de forma urgente, y partiendo de la base de que solo se deben llevar a cabo si son indispensables, las guías terapéuticas consideran que es éticamente admisible proceder a ellas sin el consentimiento informado del paciente. Sin embargo, existen circunstancias que deben tenerse en cuenta:

- En el caso de que un paciente con capacidad de decidir solicite voluntariamente que se le realice una contención mecánica, esta puede llevarse a cabo si el facultativo lo considera indicado. En esta situación, y por tratarse de la contención mecánica de una intervención con riesgos considerables y con inconvenientes evidentes, el consentimiento informado debe plasmarse por escrito.
- En el caso de las medidas de contención en personas ingresadas, especialmente en personas en las que se prevea que puedan ser necesarias nuevas contenciones, se debería abordar el tema con el paciente en los términos que la situación clínica permita. En este sentido, la conversación no debe centrarse únicamente en si se realizarán o no las contenciones, pues esa decisión siempre debe estar sujeta a la *lex artis*. Puede referirse, sin embargo, a qué técnicas o a qué procedimientos se puede recurrir previamente y en qué circunstancias para reducir el riesgo de tener que proceder a ellas. También, por ejemplo, a circunstancias que puedan llevarse a cabo durante la contención para reducir el malestar de la persona (por ejemplo, la posibilidad de compañía o de música, entre otros casos).
- De la misma forma, estas circunstancias pueden tratarse cuando, con posterioridad a una intervención urgente o a un ingreso, la persona se reúne con sus profesionales de referencia. Como se ha explicado anteriormente, esta conversación puede derivar en la redacción de un documento de planificación anticipada de decisiones de salud mental y es una buena oportunidad para reparar las fisuras que puedan haberse dado en la relación terapéutica.

Para terminar, se ha de reseñar que, siendo evidente que en el caso de algunos trastornos psiquiátricos se dan situaciones de riesgo que hacen necesarias medidas restrictivas, el interés mostrado por la comunidad científica está ayudando a los clínicos a que se puedan dar con menos frecuencia o se puedan alcanzar niveles menores de coerción. Por ejemplo, esto ha llevado al desarrollo de protocolos exhaustivos que permitan abordar antes las situaciones de riesgo y reducir las escaladas conductuales que llevan a una contención mecánica. Igualmente, ha permitido el desarrollo de medidas intermedias que puedan reducir la necesidad de restringir las libertades, como es el caso de las *comfort rooms*. De esto se deriva que,

también en las medidas coercitivas que tantos dilemas provocan en la práctica psiquiátrica, sea una obligación ética de todo psiquiatra encontrarse correctamente actualizado y de los profesionales de salud mental en general, continuar desarrollando estudios científicos que permitan avanzar en la reducción del número e intensidad de las restricciones aplicadas.

PUNTOS CLAVE

- El tratamiento de los trastornos mentales implica la aparición de conflictos éticos con características específicas. En muchas ocasiones, hay que dirimir el peso del principio de respeto de la autonomía del paciente frente al resto de principios (especialmente el de beneficencia).
- La evaluación de la capacidad es fundamental en salud mental. Cuando se afecta, suele ser de forma fluc-

tuante, dependiente del trastorno y del individuo, habitualmente parcheada y normalmente incompleta.
- Es de gran importancia conocer y adoptar medidas que potencien la autonomía del paciente en salud mental. Además, en el caso en el que se deban tomar medidas restrictivas sobre el individuo, estas deberán ser únicamente las imprescindibles, adaptadas a la pérdida de capacidad y a las necesidades terapéuticas y revisadas continuamente.

BIBLIOGRAFÍA

Álvaro LC. Competencia: conceptos generales y aplicación en la demencia. Neurología. 2012;27(5):290-300.

Amador X. I am not sick. I don't need help! Nueva York: Vida Press; 2000.

American Psychiatric Association. The principles of medical ethics with annotations especially applicable to psychiatry. Arlington: American Psychiatric Association; 2013.

Appelbaum PS, Grisso T. Assessing patients' capacities to consent to treatment. N Engl J Med. 1988;319(25):1635-8.

Asamblea General de la Organización de las Naciones Unidas. Convención Internacional sobre los Derechos de las Personas con Discapacidad. Nueva York: ONU; 2006.

Asamblea General de la Organización de las Naciones Unidas. Declaración Universal de los Derechos Humanos. París: ONU; 1948.

Beauchamp TL, Childress JF. Principles of biomedical ethics. 8ª ed. Nueva York: Oxford University Press; 2019.

Beauchamp TL. Los fundamentos filosóficos de la ética en psiquiatría. En: Bloch S, Chodoff P, Green SA, editores. La ética en psiquiatría. Madrid: Editorial Triacastela; 2001.

Bloch S, Pargiter R. Códigos de ética en psiquiatría. En: Bloch S, Chodoff P, Green SA, editores. La ética en psiquiatría. Madrid: Editorial Triacastela; 2001.

Brody H. The physician's role in determining futility. J Am Geriatr Soc. 1994;42(8):875-8.

Chodoff P. Involuntary hospitalization of the mentally ill as a moral issue. Am J Psychiatry. 1984;141(3):384-9.

Chodoff P. Paternalism versus autonomy in medicine and psychiatry. Psychiatr Ann. 1983;13(4).

Cohen S, Cohen N, Gabbay E. Paternalism and certitude. Bioethics. 2020;34(5):478-82.

Comisión Nacional para la Protección de los Sujetos Humanos de Investigación Biomédica y del Comportamiento. El informe Belmont. Principios y guías éticos para la protección de los sujetos humanos de investigación. Belmont: Comisión Nacional para la Protección de los Sujetos Humanos de Investigación Biomédica y del Comportamiento; 1978.

Cummings KS, Grandfield SA, Coldwell CM. Caring with comfort rooms. Reducing seclusion and restraint use in psychiatric facilities. J Psychosoc Nurs Ment Health Serv. 2010;48(6):26-30.

Draper RJ, Dawson D. Competence to consent to treatment: a guide for the psychiatrist. Can J Psychiatry. 1990;35(4):285-9.

Drolet BC, White CL. Selective paternalism. Virtual Mentor. 2012;14(7):582-8.

Escuela Andaluza de Salud Pública, edición y coordinación. Guía de apoyo para profesionales y personas usuarias de los servicios de salud mental. 2ª ed. Granada: Junta de Andalucía; 2020.

Fernández Rodríguez Á, Zabala Blanco J. Restricción física: revisión y reflexión ética. Gerokomos. 2014;25(2):63-67.

Gracia Guillén DM. Planteamiento general de la bioética. En: Couceiro Vidal A, editor. Bioética para clínicos. 1ª ed. Madrid: Editorial Triacastela; 1999. p. 19-36.

Grisso T, Appelbaum PS. Assessing competence to consent to treatment. A guide for physicians and other health professionals. Nueva York: Oxford University Press; 1998.

Hernández VL. El uso de medicamentos fuera de ficha técnica: la responsabilidad profesional del médico y la importancia de las comisiones farmacoterapéuticas. Rev CESCO Derecho Consum. 2016;18:71-88.

Ley 1/2000, de 7 de enero, de Enjuiciamiento Civil. Boletín Oficial del Estado, nº 7 (8/1/2000).

Ley 41/2002, de 14 de noviembre, básica reguladora de la autonomía del paciente y de derechos y obligaciones en materia de información y documentación clínica. Boletín Oficial del Estado, nº 274 (15/11/2002).

McKinstry B. Do patients wish to be involved in decision making in the consultation? A cross sectional survey with video vignettes. BMJ. 2000;321(7265):867-71.

Reglamento (UE) nº 536/2014 del Parlamento Europeo y del Consejo, de 16 de abril de 2014, sobre los ensayos clínicos de medicamentos de uso humano, y por el que se deroga la Directiva 2001/20/CE. Diario Oficial de la Unión Europea, nº 158 (27/5/2014).

Simón-Lorda P. La capacidad de los pacientes para tomar decisiones: una tarea todavía pendiente. Rev Asoc Esp Neuropsiq. 2008;28(2):327-350.

Sociedad Española de Geriatría y Gerontología. Comité Interdisciplinar de Sujeciones. Documento de Consenso sobre Sujeciones Mecánicas y Farmacológicas. Madrid: Sociedad Española de Geriatría y Gerontología; 2014.

Standing Ethics Committee and Review, World Psychiatric Association. Code of Ethics for Psychiatry. Ginebra: World Psychiatric Association; 2020.

Vieta E, Garriga M, Cardete L, Bernardo M, Lombraña M, Blanch J et al. Protocol for the management of psychiatric patients with psychomotor agitation. BMC Psychiatry. 2017;17(1):328.

World Medical Association. Declaración de Ginebra. Chicago: World Medical Association; 2017.

Psiquiatría cultural

30

F. Collazos Sánchez

OBJETIVOS

- Tomar conciencia de la compleja relación entre la inmigración y la salud mental.
- Familiarizarse con el concepto de *competencia cultural.*
- Conocer los fundamentos teóricos básicos de la psiquiatría cultural.
- Analizar la influencia que la cultura tiene en el proceso diagnóstico y terapéutico en psiquiatría.
- Adquirir unos conocimientos básicos sobre la *etnopsicofarmacología.*

INTRODUCCIÓN

La imparable tendencia al alza de los movimientos migratorios en las últimas décadas ha supuesto un notable incremento de la diversidad cultural de las sociedades contemporáneas. Esta característica ha dejado de ser exclusiva de países que, como Estados Unidos o Canadá, ya desde su origen como Estados modernos estuvieron marcados por la heterogeneidad cultural de su ciudadanía; o de aquellos otros que, como legado de una larga historia colonial prolongada en algunos casos hasta bien entrado el siglo XX, siguieron ejerciendo un potente efecto de atracción hacia la metrópoli desde sus antiguas colonias (Reino Unido, Francia, Bélgica, etc.). En las últimas décadas, algunas naciones caracterizadas por la emigración de sus ciudadanos a países hispanoamericanos y europeos en su historia reciente, y que no habían sido tradicionalmente países de acogida, pasaron a recibir un importante flujo de personas procedentes de orígenes geográficos muy diversos, especialmente desde finales de los años 90 del pasado siglo. Uno de esos casos es España, país que ha recibido predominantemente ciudadanos hispanoamericanos, con evidentes concordancias culturales con los españoles, entre las que destaca la lengua compartida, y al que también han llegado muchas personas de entornos culturales muy diferentes.

Esta evolución hacia la progresiva multiculturalidad de las sociedades contemporáneas supone un importante reto social de integración, que se hace notar en todos los ámbitos públicos, el sanitario entre ellos. Se trata de un desafío compartido por muchos países en los que cada uno de ellos ha tratado a su manera de dar respuesta a las necesidades que plantea una sociedad de estas características. Hasta ahora, las políticas al respecto no han sido adecuadamente establecidas y, hoy en día, debe reconocerse que tanto los profesionales como los dispositivos que integran las redes de salud mental no están suficientemente capacitados para responder eficaz-

mente a este reto. Esta limitada *competencia cultural* podría estar generando, por tanto, importantes desigualdades en la asistencia sanitaria a un numeroso grupo de personas por el simple hecho de que no pertenecen al grupo cultural mayoritario.

La atención en salud mental no es ajena al desafío que plantea la interculturalidad. En este sentido, se ha ido prestando un creciente interés tanto por el estudio de la salud mental de las personas migradas como, en un nivel más pragmático, hacia la capacidad del modelo asistencial actual y de los profesionales que en él trabajan para dar respuesta a las necesidades que genera este nuevo escenario intercultural. Esta revisión del modelo tradicional y hegemónico alienta, incluso desde la psiquiatría cultural, la revisión crítica de los fundamentos teóricos de la psiquiatría y su capacidad para abarcar la diversidad que plantea esta población tan heterogénea.

RELACIÓN ENTRE INMIGRACIÓN Y SALUD MENTAL

El estudio de esta posible relación entre dos conceptos tan amplios como la *inmigración* y la *salud mental* ha dado lugar a múltiples hallazgos, y ha generado en su conjunto una literatura médica muy extensa y a menudo contradictoria, que ha sugerido que esa correlación podría estar artefactada como resultado de fallos metodológicos o incluso de otros factores moderadores. Se ha llegado a sugerir la *paradoja del inmigrante sano.* De estas contradicciones, se puede concluir que la migración *per se* no siempre se relaciona con la aparición de trastornos mentales, sino que ha de ser considerada un factor multicausal que agrupa infinidad de variables y que, en función de su intensidad y de la vulnerabilidad de cada persona que migra, puede facilitar la aparición de aquellos.

Un marco teórico que facilita la comprensión de esta relación entre migración y salud mental lo ofrece la teoría del estrés transaccional de Lazarus y Folkman. Para estos autores, el estrés debe considerarse como una situación en la que las demandas externas o internas superan los recursos adaptativos del individuo. En este sentido, es claro que la inmigración supone afrontar nuevos estresores sin contar con algunos de los recursos que la persona tenía en su lugar de origen. De ahí que la inmigración pueda devenir en estrés en la medida en que el individuo sea incapaz de responder adecuadamente tanto a los estresores concretos como a los estresores crónicos de su vida cotidiana.

 La inmigración *per se*, independientemente de la intensidad de la experiencia, no es por definición un factor de estrés, ni tan solo un factor de riesgo, ya que ha de contrastarse con las capacidades del individuo. De ahí que, para analizar la relación entre inmigración y salud mental, sea necesario analizar detalladamente las características del proceso migratorio y la capacidad de adaptación de cada persona.

Estrés aculturativo

Resulta especialmente relevante analizar los estresores propios de los inmigrantes. A los estresores generales que pueden tener como cualquier persona, se les suman aquellos derivados del encuentro entre culturas: el *estrés aculturativo*.

 La literatura médica recoge los siguientes tipos de estrés aculturativo: la discriminación percibida, el estrés derivado del contacto intercultural (procedente de la adaptación de la persona a una nueva cultura), el duelo cultural y el estrés generado por la identidad bicultural.

La *discriminación percibida* hace referencia a las vivencias subjetivas de racismo o de discriminación étnica, ya sean cometidas de forma manifiestamente hostil o más sutilmente, a veces incluso de forma inconsciente. Por su parte, el *estrés derivado del contacto intercultural* abarca múltiples aspectos de las tensiones culturales que el inmigrante experimenta ante el cambio que supone vivir en una nueva cultura. El abanico de posibles estresores es enorme, desde aspectos banales a diferencias más complejas, como las relacionadas con el idioma, las normas sociales de interacción o los valores culturales, como podría ser pasar de una cultura colectivista a otra más individualista. El *duelo cultural* se refiere a las pérdidas inherentes al hecho migratorio, algo que cobra más relieve si cabe frente al estrés por contacto intercultural. Entre estas pérdidas, se incluye con frecuencia el idioma, el estatus social, la vivienda, el entorno natural, las relaciones con amigos y familiares o la experiencia de «estar en casa», todas ellas fuentes potenciales de estrés. El «tira y afloja» cultural que se experimenta al vivir entre dos culturas es lo que define la *identidad bicultural*. No es raro que la persona emigrada o que sea miembro de una *minoría étnica* pueda estar sujeta, por un lado, a las expectativas de la cultura de origen para mantener las normas y prácticas culturales, y, por otro, a las de la cultura mayoritaria por integrarse. Esto resulta especialmente difícil para los adolescentes y los jóvenes, quienes, de hecho, pueden llegar a tener que vivir dos vidas separadas

mutuamente incompatibles, lo que tiene como resultado un marcado estrés.

Este modelo del estrés aculturativo, que se inspira a su vez en el citado paradigma transaccional del estrés propuesto por Lazarus, hace hincapié en la interacción que se establece entre los estresores que envuelven a la persona migrante y la mayor o menor eficacia de los mecanismos de afrontamiento desarrollados por el individuo. Según el resultado de dicha interacción, la persona podrá ver o no afectada su salud mental, sin que se pueda aseverar que la aculturación y el estrés aculturativo que de esta se deriva hayan de cursar ineluctablemente con la aparición de una psicopatología clínicamente significativa. El abanico de oportunidades es tan amplio que incluso la persona puede salir reforzada a veces.

Importancia del contexto psicosocial en la salud mental de los inmigrantes

Es bien conocida la importancia que el contexto de la persona tiene en su propia salud; desde determinantes sociales generales a otros más propios de las personas inmigradas o las personas culturalmente diferentes.

Con el objetivo de facilitar al clínico este ejercicio diagnóstico holístico que aspira a captar la globalidad de la persona, teniendo en cuenta su contexto psicosocial y el importante papel que en su vivencia tiene la cultura, la Asociación Americana de Psiquiatría (American Psychiatric Association) ha realizado algunas propuestas en las últimas ediciones del DSM, como la primera *Guía para la formulación cultural*, que aparece en el DSM-IV, o la más reciente incorporación de la *Entrevista para la formulación cultural*.

La Guía para la formulación cultural, que se presentó en el apéndice J del DSM-IV, recogía los siguientes puntos:

- Identidad cultural del individuo.
- Explicaciones culturales de la enfermedad individual.
- Factores culturales relacionados con el entorno psicosocial y niveles de actividad.
- Elementos culturales de la relación entre el individuo y el clínico.
- Evaluación cultural global para el diagnóstico y la asistencia.

Tratando de operacionalizar y hacer más práctica la formulación cultural propuesta en el DSM-IV, el Dr. Lewis-Fernández coordinó un grupo de trabajo que culminó con la incorporación en el DSM-5 de la entrevista para la formulación cultural.

COMPETENCIA CULTURAL EN SALUD MENTAL

La diversidad cultural plantea importantes retos de convivencia y de integración en las sociedades contemporáneas. Por lo que al sistema y los profesionales de la salud mental se refiere, supone un importante desafío para el que no parece que se haya encontrado la solución más adecuada, a tenor de los peores resultados que se obtienen al tratar a población inmigrada en la red de salud mental y de adicciones.

Debe considerarse prioritario implantar las medidas pertinentes que aseguren una asistencia equitativa a la población inmigrada en la red de salud mental y de adicciones. De este objetivo se desprende el concepto de *competencia cultural*, que, en el terreno de la salud mental, se podría entender como la capacidad de atender de forma competente a cualquier usuario, independientemente de su pertenencia cultural o étnica.

Aunque la competencia cultural es una propuesta conceptual cargada de sentido, no son pocos sus críticos, quienes recuerdan que la cultura no puede tomarse como algo estático, ni puede aspirar a la condición de absoluta, sino que se debe aceptar que es un concepto dinámico que está en constante expansión y que nunca alcanza un grado máximo y universal, sino que siempre puede abarcar más dominios.

De hecho, se ha propuesto que sería más acertado hablar de *humildad cultural* para resaltar las inevitables limitaciones y sesgos que tiene cualquier profesional al tratar con pacientes culturalmente diferentes y la necesidad de ser consciente de ello desde una mirada introspectiva y autocrítica.

Se acepta comúnmente que la competencia cultural tiene dos dimensiones bien diferenciadas (Tabla 30-1):

- La dimensión individual, que tiene:
  - Una parte más cognitiva: adquisición de conocimientos.
  - Una parte más técnica, centrada en las habilidades para aplicar esos conocimientos y unas actitudes respecto a lo que la alteridad cultural ocasiona a nivel emocional en el profesional.
- La dimensión institucional.

PSIQUIATRÍA CULTURAL

Desde que Emil Kraepelin advirtió de la necesidad de comparar los trastornos mentales según el contexto cultural en el que acontecían, fruto de las diferencias que encontró en los países que visitó en su propósito de ver hasta qué punto la manifestación clínica era la misma, han sido varios los cambios epistemológicos vividos en la psiquiatría al respecto. El estudio de la influencia de la cultura sobre la salud mental ha permitido enfoques muy diferentes.

La visión más tradicional de la psiquiatría cultural, ya algo trasnochada (salvo por su innegable interés antropológico), ponía el enfoque en los aspectos más exóticos de los llamados *culture bound syndromes* o *síndromes dependientes de la cultura*. Esa mirada *folk* se fijaba en aquellos cuadros que parecían exclusivos de ciertas regiones geográficas y los incorporaba a las clasificaciones diagnósticas, donde pasaban a ocupar un apéndice de lo que parecía un anaquel de un museo de historia natural en el que se colocan los hallazgos más curiosos.

Cuadros como el *latah*, el *koro*, el ataque de nervios o el *amok* pasaban a incorporarse al DSM-IV sin que se les concediera, obviamente, el rango que recibían los trastornos mentales «de primera categoría», esos que no resultaban ser tan extraños para los psiquiatras occidentales, así fueran excepcionales en otras latitudes, como podría ser el caso de los trastornos de la conducta alimentaria o ciertos trastornos de la personalidad. Este dilema entre lo universal y lo relativo ha estado presente en la psiquiatría desde entonces y, de alguna manera, se puede decir que persiste en la actualidad.

Sorprendentemente, en el DSM-IV, la exótica colección de *culture bound syndromes* o *síndromes dependientes de la cultura* recogía hasta 25 cuadros clínicos; sin embargo, y sin especificar las razones de ello, en el DSM-5 se redujo a ocho (Tabla 30-2).

Ninguna otra especialidad médica acoge en su seno posiciones tan encontradas como las que se presentan en la psiquiatría. Por una parte, están los *universalistas*, que defienden la universalidad de los criterios diagnósticos y no consideran necesaria la adaptación cultural de las clasificaciones diagnósticas; por otra, se encuentran los *relativistas*, que en su extremo llegan a proclamar que «es la sociedad la que hace al loco» y, por tanto, hace imposible entender en su verdadera dimensión la salud mental del paciente si no es con una mirada «desde dentro».

Para los más relativistas, no tener en cuenta las diferencias culturales en el diagnóstico psiquiátrico entraña el riesgo de incurrir en la *falacia categorial*, que es el posible sesgo derivado de considerar como normal aquello que resulta normativo en un entorno determinado, generalmente, el de quien ostenta el poder de decidir, lo cual puede llevar a incurrir en el error de sobrevalorar un constructo (ya sea una categoría diagnóstica, una técnica terapéutica o un cuestionario) sin probar su validez en diferentes culturas. Ese juego de fuerzas está muy presente en el discurso de la psiquiatría cultural como se entiende hoy en día.

Superada la etapa de los *culture bound syndromes*, se pasó a una fase en la que se puso el énfasis en el estudio de la salud mental de los miembros de grupos concretos, como podrían ser los de las minorías étnicas, los inmigrantes, los refugiados o los solicitantes de asilo. La perspectiva más actual de la psiquiatría cultural apuesta, sin embargo, por superar este enfoque y aceptar que la salud mental es la conjunción de muchas variables, donde las neurociencias ocupan un lugar esencial, pero no por ello se puede prescindir del contexto social, cultural y espiritual que envuelve a la persona.

Adaptación cultural en la práctica clínica en salud mental

En psiquiatría, la ausencia de marcadores biológicos patognomónicos para el diagnóstico de ningún trastorno mental y en parte también la multifactorialidad de los trastornos objeto de estudio hacen que siga quedando demasiado margen para la subjetividad, pese a los loables intentos por transformar esta disciplina en una psiquiatría de precisión. Esta escasez de mar-

Tabla 30-1. Niveles de competencia cultural

	Institución	Técnica	Profesional
Estrategia	• Competencia cultural de la organización	• Competencia cultural clínica	• Adaptación cultural de las intervenciones
Ejemplos	• Políticas institucionales de equidad, antirracismo, conciencia de la diversidad cultural • Garantizar que la administración y el equipo profesional sean representativos de la composición etnocultural de las comunidades a las que sirven • Implicar a las comunidades en la elaboración de las políticas, la planificación y la regulación de los servicios	• Correspondencia étnica entre el clínico y el paciente • Formación de los profesionales en conocimientos, habilidades y actitudes culturales específicas y genéricas • Remisión a otros profesionales y ayudantes de la comunidad • Uso de agentes culturales o mediadores	• Ajustar el estilo de interacción y comunicación al paciente • Adaptación de la intervención al paciente • Adaptación cultural de las intervenciones • Adopción de nuevas intervenciones • Derivación a otros recursos de ayuda o curación
Beneficios	• Puede organizar sistemas y servicios que respondan a las necesidades de grupos específicos • Puede abordar cuestiones de poder y discriminación, empoderando a la comunidad y dando lugar a una mayor equidad, seguridad y confianza en la institución • Puede mejorar el acceso y la aceptabilidad mediante la relación de la comunidad con la institución y el diseño de programas específicos	• Puede facilitar la confianza inicial • La coincidencia lingüística facilita la comunicación • Los conocimientos culturales compartidos facilitan la comprensión mutua • Puede proporcionar un modelo de conducta de personas exitosas o resistentes de origen similar	• Puede adaptar la intervención para tener en cuenta problemas y procesos psicológicos o sociales específicos • Puede mejorar la aceptabilidad de la intervención • Puede movilizar los recursos culturales personales y comunitarios para la resiliencia y la recuperación • Puede identificar objetivos y resultados específicos de la cultura que requieren enfoques terapéuticos alternativos

Adaptada de: Kirmayer LJ. Rethinking cultural competence. Transcult Psychiatry. 2012;49(2):149-64.

Tabla 30-2. Cuadros clínicos del DSM-5-TR para los síndromes dependientes de la cultura

Nombre	Zona geográfica	Síntomas	Causa
• Ataque de nervios	• Hispanoamérica	• Ansiedad, depresión	• Situaciones de elevada ansiedad, como la muerte de un ser querido
• *Dhat*	• Subcontinente indio	• Síntomas cognitivos y somáticos; cansancio, debilidad, pérdida de peso, dificultades con la erección	• Pérdida de semen
• *Khyal cap*	• Camboya	• Ataque de pánico	• Puede presentarse sin un acontecimiento precipitante; no obstante, es más frecuente que aparezca en respuesta a preocupaciones, permanecer de pie largo tiempo o estar en lugares muy concurridos
• *Kufungisisa*	• Zimbabue	• Patrón cognitivo obsesivo y mostrar problemas somáticos	• Distrés como elemento causal de episodios de ansiedad y depresión
• *Maladi moun*	• Haití	• Síntomas del espectro de la psicosis, como la ideación referencial o de delirio persecutorio, y cambios abruptos en el patrón de comportamiento que llevan a la desorganización	• Se dan en respuesta a la envidia o el odio que profesan las personas afectadas a otras de su entorno cercano
• Nervios	• En Hispanoamérica, especialmente en el Caribe	• Ansiedad, síntomas depresivos y disociativos, relacionados con el espectro de la esquizofrenia, conectados con traumas y con síntomas somáticos	• Expresión de distrés emocional
• *Shenjing shuairo*	• China	• Debilidad del sistema nervioso (neurastenia), sensación de debilidad, cefaleas e insomnio y síntomas emocionales, como irritabilidad y tensión	• No se identifica el estresor

(Continúa)

Tabla 30-2. Cuadros clínicos del DSM-5-TR para los síndromes dependientes de la cultura *(cont.)*

Nombre	Zona geográfica	Síntomas	Causa
• Susto	• En Hispanoamérica, especialmente en el Caribe	• Se incluyen cambios en el patrón de sueño y la ingesta de alimentos, sentimientos de tristeza y minusvalía, desinterés por el entorno, hipersensibilidad interpersonal y síntomas gastrointestinales y somáticos dolorosos	• Puede aparecer con frecuencia sin razón aparente, pero igualmente es posible observarlo en respuesta a acontecimientos potencialmente traumáticos o fenómenos sobrenaturales, como «brujería»
• *Taijin kyofusho*	• Japón y Corea	• Muy relacionado con el trastorno de ansiedad social que se presenta en el DSM-5-TR • Algunas modalidades podrían indicar un trastorno dismórfico corporal, un trastorno obsesivo-compulsivo o un trastorno delirante	• Se tiene la firme percepción de que el olor corporal puede molestar a otras personas

Adaptada de: Campo-Arias A, Herazo E, Reyes-Rojas M. Psiquiatría cultural: más allá del DSM-5. Rev Colomb Psiquiat. 2021;50(2):138-145.

cadores biológicos lleva a que el diagnóstico en psiquiatría siga siendo sindrómico, y que la colección de esos síntomas haya de pasar por una doble subjetividad: la de quien los vivencia y los expresa y la de quien los ha de interpretar, algo que ya fue en su día objeto de reflexión por la escuela fenomenológica de Husserl y Jaspers, y que dio pie a la propuesta hermenéutica con el desarrollo que de esto iniciara Heidegger y culminara Gadamer, cuyo centro era la comprensión e interpretación del fenómeno.

El psiquiatra debe empatizar con la subjetividad del paciente a través de una escucha atenta en la que, gradualmente, integra los deseos y necesidades de este y que desencadena, mediante actos o palabras, en representaciones producto de una *narrativa* sobre la que, finalmente, se basa el diagnóstico.

El desconocimiento del idioma (como primera fuente de fallos en la comunicación) o el de ciertos aspectos culturales, que pueden ser normales en unos entornos y anormales en otros, puede dar lugar a lamentables fallos diagnósticos. Quizá es en el terreno de las psicosis donde más claro se puede ver este riesgo. Creencias extendidas en algunas zonas del planeta, por desconocidas, podrían ser consideradas delirantes. Así, por ejemplo, creer que una persona se torna inmune a los disparos por el hecho de llevar un amuleto (*gri-gri*) en el brazo o que unos «diablos» (*djin*) han podido entrar en una mujer en su noche de bodas, y que ella se comporta de una manera desorganizada por eso, son creencias muy comunes en Senegal y Marruecos, respectivamente.

! Para la psicología y la psiquiatría cultural, el sustrato neurobiológico que puede dar lugar a las emociones, las ideas y las conductas es universal. Cualquier ser humano sano podrá experimentar las mismas emociones, asociarlas con cierto tipo de idea y obrar en consecuencia. Sin embargo, lo que podrá cambiar en función de la cultura serán las causas por las que una persona tiende a sentir una emoción o, más aún, el tipo de cognición con la que la acompañará y las consiguientes reacciones.

Las diferencias culturales son muchas y variadas; como tales, las descripciones culturales tienen un valor cuestionable debido a las múltiples maneras en que la cultura se experimenta y se expresa. El conocimiento cultural específico, aunque útil, puede llevar fácilmente a interpretaciones estereotipadas que se apliquen automáticamente en el contexto de una agenda cargada de pacientes. Además, este conocimiento cultural no deja de ser una abstracción de la interacción terapéutica real, y su aplicación efectiva entraña un complicado proceso. Por otra parte, los valores culturales ofrecen un planteamiento general que puede ayudar a determinar algunas maneras en que la cultura puede influir sobre la fenomenología y la explicación del malestar psicológico de pacientes culturalmente diferentes.

Una de las singularidades de la psiquiatría se refleja en la cuestionable especificidad de sus criterios diagnósticos, lo cual supone una debilidad de los manuales diagnósticos, que los expone a rigurosas críticas y que alimenta, incluso, uno de los argumentos más críticos que reciben desde la antropología médica y ya mencionado: el de la *falacia categorial*. Al tratar con personas de origen extranjero, se debe tener siempre presente que las expresiones sintomáticas pueden variar y adoptar localismos que quizá resulten novedosos. Estas posibles expresiones del malestar, más conocidas en la psiquiatría cultural como *idioms of distress*, no son sino los medios social y culturalmente congruentes de experimentar y expresar angustia en los mundos locales.

El malestar debe situarse, por tanto, en un contexto vital global que, como tal, es inseparable de la situación vital actual del individuo. Dicho de otra manera, el malestar no debe entenderse en un modelo estrictamente biomédico, sino que hay que tratar de integrarlo en la historia de sufrimiento global del paciente. Recoger esta historia implica abrirse a narrativas en las que pueden aparecer metáforas que delatan implícitamente el modelo explicativo dominante, como en las del clínico.

> **!** El concepto *modelos explicativos (explanatory models)* fue acuñado por Kleinman para referirse a las creencias sobre las enfermedades tanto sobre su etiología como sobre el significado que se les da. Los investigadores, con el empleo de enfoques tanto cuantitativos como cualitativos, han encontrado considerables diferencias respecto a la manera en que las personas conceptualizan las bases del malestar mental.

La conceptualización de los síntomas y la explicación de estos han de ubicarse, por tanto, en el contexto cultural correspondiente. Por ejemplo, el término *depresión* entraña en sí mismo una metáfora espacial. Ser infeliz, o estar triste, se equipara con estar bajo, deprimido. Aunque la depresión no suele considerarse una entidad problemática desde el punto de vista taxonómico, esta metáfora del humor alto-bajo puede generar dificultades por no ser compartida en determinados contextos culturales en los que, por ejemplo, pueden ser más habituales las somatizaciones o el uso de expresiones como *pensar mucho* para referirse a la vivencia depresiva.

Cabe señalar que el mismo concepto de *malestar mental* o *trastorno mental* implica en sí mismo un cierto modelo explicativo, aquel que distingue entre cuerpo y alma. Se han identificado, al menos, cuatro modelos explicativos básicos: el biológico, el psicosocial, el social y el sobrenatural. La investigación indica consistentemente que la mayoría de las personas de origen europeo, a diferencia de quienes no lo son, se decantan por el modelo explicativo biológico y psicosocial; en cambio, las de origen no europeo son más partidarias de los modelos social y sobrenatural. En la sociedad globalizada actual, pocas personas permanecen tan aisladas como para haber estado expuestas exclusivamente a un solo modelo explicativo, y puede incluso decirse que los únicos que respaldan un modelo explicativo único son precisamente los psiquiatras biologicistas puros.

Las explicaciones sociales y sobrenaturales de enfermedades como la esquizofrenia o la depresión se basan en concepciones diferentes de la naturaleza del ser humano. El modelo social, presente en muchas sociedades no occidentales, tiende a explicar tanto los trastornos afectivos como los psicóticos como consecuencia de un desequilibrio mantenido en el tiempo. Tal perspectiva sociocéntrica destaca la importancia del grupo, en marcado contraste con la sociedad occidental, mucho más individualista. De hecho, podría decirse que la tendencia psiquiátrica a explicar el malestar psicológico de manera biológica o psicológica es un reflejo de los valores culturales de un sistema que da prioridad al individuo.

El psiquiatra formado en el modelo occidental debe evitar el error de considerar que este tipo de perspectiva sobrenatural es propio de personas primitivas y poco inteligentes, que carecen de la formación o la capacidad suficientes para poder interpretar el mundo como en realidad es.

La alternativa que los teóricos de la psiquiatría cultural ofrecen para intentar salvar la dificultad que entraña realizar un correcto diagnóstico es tratar de captar el contexto social y el significado que cada experiencia humana tiene. El contexto puede concebirse como la matriz de múltiples capas en la que tienen lugar las transacciones interpersonales. El significado refleja tanto la naturaleza íntima y exclusivamente personal de tales episodios como sus consecuencias sociales más amplias. Esta voluntad expresa de la psiquiatría cultural se enmarca en su concepción más actualizada, aquella que entiende el conocimiento y la práctica psiquiátrica como el resultado de una conjunción de factores, entre los que se podrían citar los sociales, los culturales, los económicos, los políticos y los históricos. De ahí que la metodología que se proponga como la más adecuada para captar esa globalidad de la persona sea de tipo mixto, la que combina métodos cualitativos con cuantitativos.

La valoración psicométrica de un individuo puede incurrir en importantes sesgos si no se tiene en cuenta la pertenencia cultural de la persona. Para ello no basta con la mera traducción de los instrumentos de evaluación, sino que es preciso someterlos a una adecuada adaptación cultural.

Entre las posibles fuentes de sesgos de las pruebas psicométricas, se destacan tres principales: en el *constructo*, en el *método* o en los *ítems* del instrumento empleado.

Adaptación cultural del tratamiento en salud mental

Muchas personas proceden de países donde la disponibilidad de psicofármacos es muy escasa y su uso queda restringido para los casos aislados en los que otros procedimientos tradicionales hayan podido fracasar. La experiencia vital de acudir a la consulta de un psiquiatra puede ser mucho más inhabitual que la de consultar a un chamán, curandero, brujo o *marabout*. De hecho, la mayoría de las personas del planeta acceden a un número limitado de comprimidos cuando han de tratarse una dolencia y, generalmente, han de pagar una cantidad desproporcionadamente cara por ellos. Por tanto, el imaginario que rodea la toma de psicofármacos estará muy condicionado por el contexto cultural de cada persona.

El estigma que acompaña a la enfermedad mental es universal. Así, no son raras las resistencias por acudir al psiquiatra en casi todas las culturas. Entre otros aspectos, lo que varía drásticamente entre un país y otro será la disponibilidad de psiquiatras por habitante, la ratio de camas hospitalarias psiquiátricas o la simple presencia de programas y políticas de salud mental. Estas diferencias se relacionarán con las expectativas que las personas tienen cuando se dirigen a la consulta de un psiquiatra. Así, por ejemplo, no será extraño que aparezcan temores a la hora de tomar una medicación que se presume eficaz, pero a la que se le atribuyen igualmente numerosos efectos secundarios. De la misma manera, surgirán dudas acerca del necesario cumplimiento de la pauta farmacológica una vez que los síntomas hayan desaparecido. Estos son algunos de los aspectos que un psiquiatra debe tener en cuenta cuando trata con personas inmigradas y culturalmente diversas.

Desde la perspectiva contextual que propone la psiquiatría cultural, se entiende que solo con un diagnóstico que capte la globalidad de la experiencia de la persona se podrá ofrecer el tratamiento más apropiado: el que resulte en una mejora clínica, un funcionamiento personal más eficiente y una calidad de vida más confortable para el paciente y su familia.

Hablar del tratamiento de los trastornos mentales en la población culturalmente diversa, tratando de recoger los matices que esto supone, permite múltiples aproximaciones.

Dos de los aspectos fundamentales podrían ser el tratamiento psicofarmacológico y el tratamiento psicoterapéutico.

Adaptación cultural del tratamiento psicofarmacológico

Entre las líneas de estudio que enmarca la psiquiatría cultural, está bien definida la de la *etnopsicofarmacología*. Esta rama de la farmacología se centra en el estudio de las variaciones en la respuesta a los psicofármacos en diferentes poblaciones y en la contribución de los factores raciales, sociales y culturales a dichas variaciones.

Por una parte, deben tenerse en cuenta aspectos exclusivamente culturales: los propios del psiquiatra (como son los posibles sesgos a la hora de diagnosticar o asignar un tratamiento en concreto a un grupo cultural determinado) y los propios de los referentes culturales del paciente (como la influencia del efecto placebo, la confianza en el tratamiento, la adherencia a este o la posible interferencia con elementos de la dieta o con posibles productos empleados por sanadores tradicionales a los que, de forma paralela, pueda estar acudiendo). Por otra parte, se encuentran los aspectos genéticos citados. Entre los posibles sistemas implicados tanto en la farmacocinética como en la farmacodinámica de los psicofármacos, es el sistema citocromo P450 el que ha recibido mayor atención de la *etnopsicofarmacología*. Su interés reside en la identificación de polimorfismos genéticos en algunas de las isoenzimas que lo componen, como la citocromo 2D6 o la citocromo 2C19. Según estos polimorfismos, los individuos se pueden clasificar en metabolizadores lentos o en metabolizadores rápidos (también llamados *normales*). En el caso de la isoenzima citocromo 2D6, hay un tipo de metabolizadores ultrarrápidos, como consecuencia de la presencia en su genotipo de un número de copias mayor del habitual, cuya prevalencia varía en función de la distribución geográfica y la pertenencia a un grupo étnico u otro. La tasa media de metabolizadores ultrarrápidos en Europa ronda el 1 %, con un progresivo aumento al desplazarse hacia el sur; llega al 7-10 % en España y alcanza el 19 % en Arabia Saudita o el 30 % en Etiopía.

Los pacientes con un patrón de metabolización lento requerirán dosis menores y tendrán mayor posibilidad de presentar interacciones farmacológicas, mientras que los metabolizadores rápidos requerirán, probablemente, dosis más altas que las habituales para alcanzar el efecto terapéutico. En poblaciones africanas y asiáticas, entre el 33 y el 50 % de los metabolizadores normales presentan formas polimórficas del CYP2D6 que muestran una actividad tan baja como los metabolizadores lentos caucásicos.

Aunque la mayoría de los estudios en este ámbito se han interesado especialmente por las diferencias farmacocinéticas y farmacodinámicas derivadas a su vez de la presencia de posibles polimorfismos genéticos, no se debe minimizar el impacto que los factores culturales, tanto del paciente que recibe el tratamiento como del psiquiatra que lo prescribe, pueden tener en el resultado de este.

Anteriormente, ya se ha destacado que el discurso de la psiquiatría cultural suele hacer referencia a la importancia que tienen la forma de explicar lo que le sucede a la persona que padece un trastorno mental y las creencias sobre las enfermedades, tanto sobre su etiología como del significado que se les da. Estos modelos explicativos vuelven a demostrar su influencia en la adherencia a un tratamiento, sea psicofarmacológico o psicoterapéutico, ya que esta tendrá que ver, indudablemente, con la aceptación por parte del paciente de la propuesta que le hace su terapeuta/prescriptor. Si esta es exclusivamente biologicista, podría entrar en confrontación con la narrativa de aquellos que, por ejemplo, atribuyeran sus síntomas a razones de índole social, sobrenatural, etcétera.

Por otro lado, los recientes movimientos hacia una medicina centrada en el paciente, basada en su narrativa y sus valores, resultan coherentes con una mayor atención a las cuestiones culturales en la atención de la salud. Desde este paradigma de la medicina centrada en la persona, se propone que el tratamiento psicofarmacológico tenga determinadas características, en comparación con lo que sería el tratamiento tradicional (**Tabla 30-3**).

Tabla 30-3. Comparación de la psicofarmacoterapia tradicional y la centrada en la persona

Psicofarmacoterapia tradicional	Psicofarmacoterapia centrada en la persona
• Estandarizada, basada en el conocimiento y la investigación, impersonal y despreciativa de la individualidad	• Pluralista, basada en la sabiduría, la investigación y la práctica personal y respectiva de la individualidad
• Epidemiológica y más científica (ciencia moderna)	• Individualista y más humanista (ciencia posmoderna)
• Basada en el pensamiento lineal y mecanicista y en la lógica deductiva	• Basada en el pensamiento lateral, la imaginación y la lógica inductiva
• Reducción de la autodeterminación de los pacientes	• Se promueve la autodeterminación de los pacientes
• Se cuenta con el cumplimiento de los pacientes o se les pide que cumplan	• La colaboración es mucho más que el cumplimiento • La participación activa y el dominio personal de los pacientes son esenciales
• Solo los psiquiatras tienen acceso a la información (p. ej., planes de tratamiento farmacológico, evaluaciones, registros, etcétera)	• Los pacientes y sus familias también tienen acceso a la información • Los médicos y los pacientes conocen juntos lo mejor: decisiones compartidas
• Los médicos son los que mejor saben	• Los pacientes son los mejores expertos en su vida

(Continúa)

Tabla 30-3. Comparación de la psicofarmacoterapia tradicional y la centrada en la persona *(cont.)*	
Psicofarmacoterapia tradicional	**Psicofarmacoterapia centrada en la persona**
• Se centra en la patología (enfermedad o dolencia), la debilidad y los inconvenientes	• Enfoque en la autorrealización, la salud y la calidad de vida, los puntos fuertes y las ventajas
• Los síntomas, las disfunciones, las discapacidades y los déficits impulsan el tratamiento	• Los objetivos terapéuticos impulsan el tratamiento
• Los pacientes son más bien objetos de tratamiento	• Los pacientes son más sujetos, participantes activos y protagonistas del tratamiento
• Se valora la remisión/recuperación clínica (sintomática y funcional)	• Se valora la recuperación clínica y personal
• El tratamiento farmacológico se define por la pauta de tratamiento	• El tratamiento farmacológico se basa en el pensamiento creativo y sistemático
• Hay que evitar el riesgo (*primum non nocere*) • Protección del paciente y de la comunidad	• Asunción responsable de riesgos y crecimiento personal • Hay que evitar el riesgo siempre que sea posible
• Práctica basada en la evidencia	• Además de la práctica basada en la evidencia, práctica basada en los valores y en la narrativa

Adaptada de: Mezzich JE, Botbol M, Christodoulou GN, Robert CC, Salloum IM, editores. Person centered psychiatry. Springer; 2016.

Adaptación cultural del tratamiento psicoterapéutico

Actualmente, existe una línea de estudio abierta en torno a la psicoterapia intercultural que reflexiona, especialmente, sobre la utilidad de un enfoque individualista de la psicoterapia, propio de las psicoterapias con más predicamento en Occidente, frente a un enfoque más sociocéntrico, ecocéntrico o cosmocéntrico, que entiende a la persona como parte de la sociedad, el entorno o el cosmos mismo, propio de culturas no occidentalizadas. Kirmayer subraya que el concepto dinámico de la cultura genera hibridaciones que llevan hoy en día a una criollización de la psicoterapia.

Otra línea de estudio en este ámbito se ha centrado en las características de la relación terapéutica como base de la psicoterapia, que resulta influida por los valores culturales y los conceptos de sistemas que, a su vez, pueden catalogarse como tradicionales o modernos, con las consecuentes diferencias. Las dinámicas relacionales entre terapeuta y paciente quedan marcadas por la comunicación intercultural; siguiendo el discurso psicoanalítico, en ellas se generan transferencias y contratransferencias derivadas de la inevitable existencia de prejuicios, presentes por ambas partes.

PUNTOS CLAVE

• La relación entre inmigración y salud mental es muy compleja. La inmigración *per se*, independientemente de la intensidad de la experiencia, no es por definición un factor de estrés, ni tan solo un factor de riesgo, ya que ha de contrastarse con las capacidades del individuo.
• La persona que emigra tiende a verse sometida no solo a los estresores generales que puede sufrir cualquier persona, sino también al estrés aculturativo.
• La competencia cultural se puede entender como la capa-

cidad para ofrecer una asistencia en salud mental de la misma calidad a todos los usuarios, independientemente de su pertenencia étnica o cultural.
• Es necesaria una adaptación cultural de los diagnósticos y de los tratamientos.
• En la respuesta y el cumplimiento a los tratamientos psicofarmacológicos, entran en juego factores genéticos que impactan en la farmacocinética y la farmacodinámica, y aspectos culturales del paciente y del propio prescriptor.

BIBLIOGRAFÍA

Achotegui J. Estrés límite y salud mental: el síndrome del inmigrante con estrés crónico y múltiple (síndrome de Ulises). Migraciones. 2006;19:59-60.

Alarcón RD, Bell CC, Kirmayer LJ, Lin KM, Ustun B, Wisner KL. Beyond the funhouse mirrors: research agenda on culture and psychiatric diagnosis. En: Kupfer KJ, First MB, Regier DA, editores. A research agenda for DSM-5. Washington D. C.: American Psychiatric Association; 2002. p. 219-281.

Alarcón RD. Culture, cultural factors and psychiatric diagnosis: review and projections. World Psychiatry. 2009;8(3):131-9.

Alegría M, Álvarez K, DiMarzio K. Immigration and mental health. Curr Epidemiol Rep. 2017;4(2):145-155.

Alegría M, Atkins M, Farmer E, Slaton E, Stelk W. One size does not fit all: taking diversity, culture and context seriously. Adm Policy Ment Health. 2010;37(1-2):48-60.

American Psychiatric Association. Cultural Formulation Interview [Internet]. 2013 [consulta el 11 de mayo de 2024]. Disponible en: https://www.psychiatry.org/File%20Library/Psychiatrists/Practice/DSM/APA_DSM5_Cultural-Formulation-Interview.pdf

Benet-Martínez V, Haritatos J. Bicultural identity integration (BII): components and psychosocial antecedents. J Pers. 2005;73(4):1015-49.

Bhugra D, Bhui K. Ethnic and cultural factors in psychopharmacology. Advances in psychiatric treatment. 1990;5(2):89-95.

Bhugra D, Gupta S, editores. Migration and mental health. Cambridge: Cambridge University Press; 2010.

Bhugra D. Migration and mental health. Acta Psychiatr Scand. 2004;109(4): 243-58.

Bhui K, Bhugra D. Explanatory models for mental distress: implications for clinical practice and research. Br J Psychiatry. 2002;181:6-7.

Bhui K, Mohamud S, Warfa N, Craig TJ, Stansfeld SA. Cultural adaptation of mental health measures: improving the quality of clinical practice and research. Br J Psychiatry. 2003;183:184-6.

Bhui K, Stansfeld S, McKenzie K, Karlsen S, Nazroo J, Weich S. Racial/ethnic discrimination and common mental disorders among workers: findings from the EMPIRIC Study of Ethnic Minority Groups in the United Kingdom. Am J Public Health. 2005;95(3):496-501.

Chaudhry I, Neelam K, Duddu V, Husain N. Ethnicity and psychopharmacology. J Psychopharmacol. 2008;22(6):673-80.

Collazos F, Qureshi A, Zelaya M, Gonzalez M, Casas M. Drogas e inmigración. P 235-239. En: Bobes J, Casas M, Gutiérrez M. Manual de Trastornos adictivos (2ª ed.) Barcelona, Enfoque Editorial SC, 2011.

Collazos F, Qureshi A, Antonín M, Tomás-Sábado J. Estrés aculturativo y salud mental en población inmigrante. Papeles del Psicólogo. 2008;29(3): 3017-3215.

Cork C, Kaiser BN, White RG. The integration of idioms of distress into mental health assessments and interventions: a systematic review. Glob Ment Health (Camb). 2019;6:e7.

Folkman S, Moskowitz JT. Positive affect and the other side of coping. Am Psychol. 2000;55(6):647-54.

Gainsbury SM. Cultural competence in the treatment of addictions: theory, practice and evidence. Clin Psychol Psychother. 2017;24(4):987-1001.

Geertz C. The interpretation of cultures. Nueva York: Basic Books; 1973.

Geisinger KF. Cross-cultural normative assessment: translation and adaptation issues influencing the normative interpretation of assessment instruments. Psychological Assessment. 1994;6(4):304-312.

Goldberg D. Psychopathology and classification in psychiatry. Soc Psychiatry Psychiatr Epidemiol. 2015;50(1):1-5.

Holtz TH, Holmes SM, Stonington S, Eisenberg L. Health is still social: contemporary examples in the age of the genome. PLoS Med. 2006;3(10):e419.

How PC, Kho C, Rodríguez R, Shim RS. Immigration as a social determinant of mental health: implications for training and education in psychiatry. Acad Psychiatry. 2021;45(1):93-99.

Kirmayer LJ, Jarvis E. Cultural psychiatry: from museums of exotica to the global agora. Current Opinion in Psychiatry. 1998;11(2):183-189.

Kirmayer LJ, Minas H. The future of cultural psychiatry: an international perspective. Can J Psychiatry. 2000;45(5):438-46.

Kirmayer LJ, Rousseau C, Corin E, Groleau D. Training researchers in cultural psychiatry: the McGill-CIHR Strategic Training Program. Acad Psychiatry. 2008;32(4):320-6.

Kirmayer LJ. Culture and psychotherapy in a creolizing world. Transcult Psychiatry. 2006;43(2):163-8.

Kirmayer LJ. Rethinking cultural competence. Transcult Psychiatry. 2012;49(2):149-64.

Kleinman A. Anthropology and psychiatry. The role of culture in cross-cultural research on illness. Br J Psychiatry. 1987;151:447-54.

Lazarus RS. From psychological stress to the emotions: a history of changing outlooks. Annu Rev Psychol. 1993;44:1-21.

Lewis-Fernández R, Aggarwal NK, Bäärnhielm S, Rohlof H, Kirmayer LJ, Weiss MG et al. Culture and psychiatric evaluation: operationalizing cultural formulation for DSM-5. Psychiatry. 2014;77(2):130-54.

Lin KM, Smith MW, Ortiz V. Culture and psychopharmacology. Psychiatr Clin North Am. 2001;24(3):523-38.

López-Ibor JJ Jr. Cultural adaptations of current psychiatric classifications: are they the solution? Psychopathology. 2003;36(3):114-9.

Luft S, Schlimme JE. The phenomenology of intersubjectivity in Jaspers and Husserl: on the capacities and limits of empathy and communication in psychiatric praxis. Psychopathology. 2013;46(5):345-354.

Mezzich JE, Botbol M, Christodoulou GN, Robert CC, Salloum IM, editores. Person centered psychiatry. Cham: Springer; 2016.

Mezzich JE, Kirmayer LJ, Kleinman A, Fabrega H Jr, Parron DL, Good BJ et al. The place of culture in DSM-IV. J Nerv Ment Dis. 1999;187(8): 457-64.

Nichter M. Idioms of distress: alternatives in the expression of psychosocial distress: a case study from South India. Cult Med Psychiatry. 1981;5(4): 379-408.

Qureshi A, Collazos F, Sobradiel N, Eiroa-Orosa FJ, Febrel M, Revollo-Escudero HW et al. Epidemiology of psychiatric morbidity among migrants compared to native born population in Spain: a controlled study. Gen Hosp Psychiatry. 2012;35(1):93-99.

Qureshi A, Collazos F. The intercultural and interracial therapeutic relationship: challenges and recommendations. Int Rev Psychiatry. 2011;23(1):10-9.

Ram D, Siddappa AL, Raman R, Hattur BG. Explanatory models and medication adherence in patients with depression in South India. J Clin Diagn Res. 2017;11(1):VC01-VC04.

Ruiz P, editor. Ethnicity and Psychopharmacology. Washington D. C.: American Psychiatric Press; 2000.

Tervalon M, Murray-García J. Cultural humility versus cultural competence: a critical distinction in defining physician training outcomes in multicultural education. J Health Care Poor Underserved. 1998;9(2):117-25.

Van de Vijver F, Tanzer NK. Bias and equivalence in cross-cultural assessment: an overview. Revue Europeenne de Psychologie Appliquee. 2004;54(2): 119-135.

Van Os J, Gilvarry C, Bale R, Van Horn E, Tattan T, White I et al. Diagnostic value of the DSM and ICD categories of psychosis: an evidence-based approach. UK700 Group. Soc Psychiatry Psychiatr Epidemiol. 2000;35(7):305-11.

Williams CL, Berry JW. Primary prevention of acculturative stress among refugees. Application of psychological theory and practice. Am Psychol. 1991;46(6):632-41.

Psiquiatría en América Latina

31

R. D. Alarcón Guzmán

 OBJETIVOS

- Examinar diversos aspectos (históricos, sociales, institucionales, académicos y heurísticos) del devenir de la psiquiatría latinoamericana, sus roles y su contribución a la marcha de la disciplina en el escenario mundial.
- Reconocer las culturas y civilizaciones en la historia del continente latinoamericano, su enfoque de la salud y la enfermedad mental y los principales hitos de su desenvolvimiento ontológico en los últimos dos siglos.
- Analizar los aspectos doctrinarios en la enseñanza de la psiquiatría en América Latina, así como la labor de figuras destacadas y sus contribuciones más notables en el campo de la investigación.
- Manejar la información más relevante en torno a las realidades y necesidades actuales de la psiquiatría latinoamericana, particularmente en los campos epidemiológico y sociocultural, así como en torno a las políticas existentes y los recursos humanos y financieros en salud mental.
- Discutir propuestas, pronunciamientos y orientaciones en relación con la identidad de la psiquiatría latinoamericana y sus componentes fundamentales en el proceso de afrontamiento del futuro y de las realidades de la globalización.

INTRODUCCIÓN

América Latina alberga 23 países de variada geografía (desiertos, junglas, océanos, montañas); poblaciones originarias, migrantes y mixtas; condiciones socioeconómicas y políticas desiguales e impredecibles, y una historia impregnada de leyendas, choque culturales, heroísmo, sangre e incertidumbre. Se erige como continente joven, escenario de interrogantes y esperanzas y, al igual que en el resto del mundo, épocas agitadas como las que se viven hoy, parecen invitar a la confrontación fratricida o a la polémica estéril. Aun en el campo de la medicina, cuya faz científica podría protegerla de faccionalismos, los debates devienen ocasionalmente en acres controversias. Y a la psiquiatría latinoamericana le afectan la constante duda sobre su identidad; los persistentes cuestionamientos de su estatus como ciencia o —todavía— como arte, folclore sofisticado o prédica humanista; los alcances de su nombre vis a vis con el inmenso, creciente y conflictivo conocimiento en torno a mente y cerebro, síntomas y conductas, psicodinamia y neurobiología, salud y enfermedad mental, etcétera.

Esta revisión cubrirá el devenir de la psiquiatría latinoamericana a lo largo de varios siglos de su historia. Las contribuciones de diversas culturas, próceres ejemplares e instituciones señeras, y sus logros y desafíos pasados, presentes y futuros constituyen realidades y paradojas concretas, eventos clínicos y hallazgos heurísticos de solidez y trascendencia. Temas como psiquiatría cultural e identidad constituirán el eje de un colofón deseablemente objetivo.

ESCENARIO GEODEMOGRÁFICO

Latinoamérica incluye a más de una veintena de países y territorios originalmente conquistados y colonizados primariamente por España y Portugal, fuentes de lenguas romances. Cubre también los conceptos más restringidos de Iberoamérica (parte de los reinos basados en la península ibérica) e Hispanoamérica (porción de América colonizada únicamente por España). Ha superado también en uso y fortunas a otros términos, como América Morena, América Mestiza, Indoamérica o Amerindia. Geográficamente, América Latina se extiende del río Grande en el norte (borde de Estados Unidos con México) a la Tierra del Fuego en el sur, flanqueada por los océanos Pacífico (oeste) y Atlántico (este) y la llamada *hoya caribeña* en el cono norte de Sudamérica.

En su inmenso territorio (de casi 20 millones de km²), asiento de culturas nativas que alcanzaron enorme desarrollo antes de ser subyugadas, la heterogeneidad socioeconómica y etnopoblacional es característica en todos y cada uno de los países del subcontinente, a despecho de profundas semejanzas sociodemográficas, culturales e idiomáticas. Convencionalmente, se suele «regionalizar» el territorio, y se habla entonces de México y/o América Central, Sudamérica (a su vez dividida en los conos norte y sur, o en las zonas andina, caribeña o platense), o América española y portuguesa, esta última representada por el país más grande del continente: Brasil. El proceso de mestizaje, laborioso y lento, se prolonga aún hasta la actualidad bajo influjos diversos en una búsqueda a veces angustiada, a veces indolente, en ocasiones promisoria y firme, en otras vacilante y mediatizada. Si a ello se unen persistentes desigualdades económicas, educacionales y laborales, amén de la debilidad de modelos políticos y estrategias gubernamentales y el casi indetenible proceso de globalización (materializado por migraciones internas y externas de todo orden e instrumentado por el variado abanico tecnológico), la identidad de América Latina puede ser a la vez ambigua y dilemática.

PERSPECTIVA HISTÓRICA

Antes del período colonial, había más de 200 grupos nativos en lo que es hoy América Latina. Históricamente, los grupos aborígenes más importantes fueron los mayas, arraigados en lo que son ahora el México meridional y Guatemala; los aztecas en México, y los incas en lo que hoy son Ecuador, Perú, Colombia, Bolivia y zonas del norte de Chile y Argentina.

> ! Las culturas prehispánicas explicaban la enfermedad mental como el resultado de la posesión de espíritus malignos, la malevolente influencia de brujas y hechiceros, la mala voluntad de dioses y deidades, la negligencia en los actos de veneración y culto religioso, los pecados individuales o colectivos, las ofensas contra representaciones sagradas, la pérdida del alma o la intrusión corporal de objetos extraños. Tenían, asimismo, sistemas originales de clasificación, diagnóstico y manejo de estos trastornos. Su arsenal terapéutico estaba basado en enfoques mágicos o *chamanísticos*, rituales litúrgicos, confesión de pecados, productos botánicos, magia negra, adivinaciones, interpretación de sueños, sacrificios animales o humanos, trepanaciones craneanas, oraciones, sangrías, masajes, balmoterapias y ayunos. Usaron también una extensa parafernalia de recursos prácticos de tratamiento, entre ellos, pociones, tabaco, coca y alcohol; aceites, lociones y ungüentos; hierbas medicinales; bebidas fermentadas, como pulque, maíz y maguey; peyote como agente narcótico; ayahuasca como alucinógeno; flores, candiles y objetos religiosos, y danzas colectivas o de pequeños grupos. En conjunto, estos afrontes y el sociocentrismo como base antropológica fueron las bases añejas de los llamados *síndromes ligados a la cultura* y de la psiquiatría cultural como disciplina clínica en el subcontinente.

La colonización europea incluyó la importación de esclavos africanos, particularmente a los actuales territorios de Brasil, Cuba, República Dominicana, Panamá y Perú. La influencia africana fue y es significativa; está presente aún en forma de tratamientos ritualísticos, como el espiritismo y prácticas sincréticas.

Los más de tres siglos de dominio europeo en Latinoamérica resultaron en el diseño, desarrollo y operaciones de hospitales mentales auspiciados por grupos religiosos. La poderosa y multiforme influencia de la Iglesia católica impuso una «psiquiatría moral» basada en la exclusión y el estigma, y una suerte de sistematización práctica mediante guías, consejos y «recetas». Paradójicamente, ese mismo intenso celo religioso dispuso de muchos enfermos mentales mediante juicios sumarios y ejecuciones rápidas, resultado de postulados y prácticas de los tribunales de la Santa Inquisición en las colonias. El Hospicio San Hipólito, un establecimiento médico fundado por fray Bernardino Álvarez en Ciudad de México, en el año 1566, fue el primero en recibir pacientes psiquiátricos en las Américas. Un siglo después, en 1687, el carpintero José Sayago y su esposa fundaron en la misma ciudad el Hospital Real del Divino Salvador para enfermas mentales, establecimiento del que, en el siglo XVIII, llegó a decirse que no había hospital mejor en el mundo. En 1689, otro grupo de sacerdotes fundó también en México el Hospital de la Santísima Trinidad, que perduró hasta 1905. Con el nombre de Real Congregación de Nuestra Señora de los Dolores y Socorro de Mujeres Dementes, se creó en 1747, en México, la primera sociedad de ayuda al enfermo mental.

Casi un siglo más tarde, en 1841, por decreto del emperador de Brasil, Pedro II, abrió sus puertas en Río de Janeiro el Palacio Lunático, la primera institución diseñada exclusivamente para pacientes mentales en América Latina. Siguieron luego *asilos, manicomios, loquerías* o *casas de orates* en Puerto Rico (1844), Santiago de Chile, Río de Janeiro y São Paulo (1852), Lima (1859), Buenos Aires (1863), Bogotá (1870), Montevideo (1880) y Quito (1887).

En Lima, la Universidad de San Marcos, la más antigua de América, incluyó tópicos médicos y psicológicos en sus planes de estudio hacia fines del siglo XVIII, siguiendo el modelo español. Décadas más tarde, Hipólito Unanue y Cayetano Heredia, científicos y humanistas peruanos, fueron los fundadores de la educación médica en el subcontinente. A ellos se añadieron José María Vargas (en Venezuela), Cosme Argerich y Juan Manuel Fernández de Agüero (en Argentina), Valentín Gómez Farías (en México), José Correa Picanco y José Francisco Xavier Sigaud (en Brasil), Teodoro Miguel Vilardebo (en Uruguay), Guillermo Blest (en Chile) y muchos otros.

Al inicio de la época republicana, la influencia exterior más notable fue, sin duda, la francesa, ubicada en el pináculo de la medicina occidental. Un precursor de la psiquiatría latinoamericana fue Victorino Brandin, quien, entre 1820 y 1840, ejerció medicina en Chile, Argentina, Perú, Ecuador y México. Con la publicación de los *Anales Medicinales* del Perú (1827), Ecuador (1837) y México (1840), la divulgación de conocimientos de la época en medicina y ciencias naturales, así como de nociones de patología mental, ganó decisivo terreno. La primera tesis psiquiátrica elaborada en América Latina (*Disertación sobre la manía aguda*) fue escrita por Diego Alcorta en Buenos Aires (1827). Al inaugurarse la Facultad de Medicina de Bogotá (1826), José Félix Merizalde enseñó nociones de psiquiatría en la Cátedra de Medicina Legal y la Cátedra de Higiene. Un pionero de la psiquiatría ecuatoriana, Agustín Cueva Vallejo (1820-1873), fundó la Escuela de Medicina de Cuenca.

En 1851, Manuel Ancizar publicó en Bogotá las *Lecciones de psicología*. Francisco Carassa, director de la Beneficencia de Lima, difundió en 1859 copias del *Tratado* de Pinel para uso de médicos que trabajaban en las *loquerías*. El médico francés Laurent Sazie y su sucesor, el argentino Ramón Elguero, comenzaron a impartir nociones de psicopatología y escribieron la primera obra psiquiátrica chilena (*Memorias de la Casa de Orates*) en 1863. En Montevideo, los pacientes mentales fueron asignados a una sección del Hospital Maciel hasta 1860, año en el que fueron trasladados a una casa de campo que, más adelante, en 1880, se convertiría en el Manicomio Nacional del Uruguay.

En la República Argentina, la asistencia de enfermos mentales estuvo inicialmente encargada a la Sociedad de Beneficencia de Buenos Aires, que administraba el Patio de Dementes del Hospital General de Mujeres; en 1854, las pacientes fueron trasladadas a La Convalecencia, origen del futuro Hospital Nacional de Alienadas. La Casa de Dementes, inicio del Hospicio de las Mercedes, se abrió en 1863 en Buenos Aires. Lucio Meléndez, su segundo director, modernizó y ensanchó el edificio con pabellones especiales para enfermos agudos, crónicos y convalecientes. Meléndez fue también el primer profesor de clínica psiquiátrica en la Argentina. Su obra fue continuada, desde 1892, por su discípulo Domingo Cabred, quien abrió el Pabellón Lucio Meléndez para alojar a delincuentes y criminales alienados y fomentó la construcción de hospitales, colonias, asilos y centros de profilaxis y tratamiento. En 1899, se fundó el Instituto de Neuropatología bajo la dirección del investigador alemán Christofred Jakob, contratado por Cabred y mentor insigne de una pléyade de discípulos.

El Asilo Nacional de Enajenados de Caracas fue inaugurado en 1876 por Enrique Pérez Blanco y reformado en 1892, y más tarde en 1926 por Francisco Torrealba, el primer psiquiatra venezolano. En Guayaquil (Ecuador), el Manicomio José Vélez fue fundado por Emilio Gerardo Roca en 1881, y transformado en 1909 como el actual Hospicio Lorenzo Ponce. La primera clínica para alcohólicos (llamada La Temperancia) inició sus actividades en Cuenca en 1886. En Sucre (Bolivia), se fundó en 1884 el Manicomio Nacional Emilio Pacheco, dirigido por Nicolás Ortiz, quien impartió enseñanza de la especialidad hasta 1898. Otras instituciones de asistencia a enfermos mentales en países de América Latina incluyen las de Santo Domingo (1886), Costa Rica (1889), Paraguay (1889), Guatemala (1890), San Salvador (1896), Perú (1916), Panamá (1933), Nicaragua (1946) y Honduras (1956).

> Desde el punto de vista profesional y académico, la trayectoria de la psiquiatría latinoamericana ha reflejado rutas trazadas en otras latitudes. Institucionalmente, sin embargo, su visibilidad se demoró en alcanzar niveles reconocibles. Un grupo de distinguidos psiquiatras latinoamericanos asistió en 1950 al Primer Congreso Mundial de Psiquiatría en París, donde se esbozaron las primeras ideas de una agrupación continental. Reflejando enfoques propios, 7 años más tarde se fundó casi simultáneamente en La Habana y Ciudad de México el Grupo Latinoamericano de Estudios Transculturales, que, luego, en 1960, dio paso a la Asociación Psiquiátrica de América Latina y su primer congreso en Caracas. Desde entonces, han tenido lugar congresos, publicaciones e iniciativas, como la refundación del Grupo Latinoamericano de Estudios Transculturales, el Grupo Latinoamericano de Diagnósticos Psiquiátricos y la participación cada vez más activa en actos de la Asociación Mundial de Psiquiatría y otras entidades internacionales.

Períodos ideográficos

Las ideas psiquiátricas en el continente fueron inicialmente descritas como una *crónica ilustrada*, con un enfoque esencialmente narrativo; sobrevino luego una secuencia *funcional* de paradigmas o *estadios de transferencia* interpretativa, trans-

formacional y productiva, que, finalmente, dio paso a variadas perspectivas doctrinarias e ideológicas. Alarcón bosqueja cuatro períodos que eventualmente conducen al delineamiento de una identidad aún en busca de mejores definiciones y, por lo mismo, todavía debatible.

Los períodos ideográficos que describe Alarcón se desarrollan en las líneas siguientes.

> - *Subordinación poscolonial.* Se extiende desde la segunda mitad del siglo XIX hasta comienzos del XX. Se caracteriza por la inicialmente superficial ruptura política con el poder de ultramar, las vicisitudes de una búsqueda tentativa de modelos válidos y la persistencia de un cierto «despotismo ilustrado», retórico y profundamente elitista bajo un barniz de benevolencia social. El positivismo novecentista predominaba en un mundo todavía eurocéntrico; en la América hispana, este fermento servía de ropaje a una mixtura de concepciones religiosas, morales y vagamente sociales de la patología mental. Sus pioneros emergieron en las zonas de México, América Central y el área andina.
> - *Importación selectiva de ideas.* Cubre las primeras tres o cuatro décadas del siglo XX y refleja la transición de una aceptación casi incondicional de conceptos procedentes de Europa y/o del mundo anglosajón a una recepción entusiasta de mensajes tan diversos como el psicoanálisis (tendencia «rebelde» muy bien recibida en Estados Unidos), la cura cardiazólica y la incipiente nosología de autores franceses e italianos. A fines de la década de los años 20, empiezan a alzarse ya en América Latina voces que abogan por un mayor «nacionalismo cultural», alejado de la seudoidentidad de «utopía europea bajo el disfraz de universalismo».
> - *Decantación y crítica.* En los años 1930-1960, las «verdades» importadas son sometidas a creciente cuestionamiento en diversos frentes. Europa vio arrebatado su liderazgo por los Estados Unidos, y el mundo presenció las primeras evidencias de polarización ideológica. El psicoanálisis alcanzó niveles de insospechada popularidad en Norteamérica y, empaquetado por una hegemonía publicidad, avanzó hacia el sur con una recepción entusiasta, particularmente en Argentina. El resto del continente propugnó la crítica perspectiva fenomenológica que, contando con la ya vigorosa psiquiatría social, resistió también el embate de un biologismo mitologizante. Estas dos corrientes fueron rigurosas en la búsqueda de verdades universales, al tiempo que reflejaron angustias en el cotejo cotidiano de realidades sociales diferentes a las del llamado *mundo desarrollado*. La búsqueda de un camino y de una identidad propia comenzó entonces.
> - *Período de síntesis.* La década de los 60 inició un entrecruzamiento de paradigmas. A la declinación del psicoanálisis en América del Norte, sucedieron una cierta revitalización de este en Europa, la versión norteamericana de la psiquiatría social y comunitaria y el comienzo del sólido avance de la investigación biológica en su sesgo farmacológico. La psiquiatría en América Latina pasó a una cierta politización de sus ideas, con secuelas de etiquetado fácil y militante polarización doctrinaria. El psicoanálisis enfrentó corrientes revisionistas; floreció la investigación epidemiológica y, con ella, la acentuación de una perspectiva psicosocial de los fenómenos clínicos.

Enseñanza de la psiquiatría

Las primeras cátedras de psiquiatría en las facultades de medicina de América Latina se fundaron a partir de la década de 1880. Se ha mencionado ya a Lucio Meléndez y su labor pionera en Argentina. En la Universidad de Río de Janeiro, la Cátedra de Clínica Psiquiátrica y Enfermedades Nerviosas inició su tarea en 1887 con Nino de Andrade, médico del Hospicio Pedro II, como primer titular; en Santiago de Chile, en 1891 con Augusto Onego Luco; en México, en 1894 con José Peón Contreras; en Sucre (Bolivia), en 1898 con Nicolás Ortiz; en La Habana, en 1907 con José Antonio Valdés Anciano; en Montevideo, en 1912 con Bernardo Etchepare y en Quito, en 1913 con Carlos Alberto Arteta. En Colombia, se fundaron la cátedra de Medellín (en 1914, liderada por Juan Landorio) y la de Bogotá (en 1916, por Miguel Jiménez López). Los primeros cursos de posgrado (especialización psiquiátrica) en Latinoamérica fueron dictados en 1942 por Osvaldo Loudet en la Facultad de Ciencias Médicas de Buenos Aires.

El iniciador de la enseñanza psiquiátrica en el Perú fue Hermilio Valdizán (1885-1929), nombrado profesor de la Universidad de San Marcos en 1916. Discípulo de Santi de Sanctis, el maestro italiano, Valdizán fue un excelente clínico, docente y autor prolífico de volúmenes sobre historia de la medicina peruana, psiquiatría folclórica, higiene mental y psiquiatría forense. Fue sucedido por su discípulo Honorio Delgado (1892-1969), reconocido por muchos como la gran figura de la psiquiatría latinoamericana del siglo XX.

! Actualmente, existen más de 300 escuelas de medicina con departamentos de psiquiatría y programas de pregrado y posgrado en América Latina, casi la mitad de ellas en Brasil. El primer seminario sobre la enseñanza de la psiquiatría en las facultades de medicina del continente, organizado por la Organización Panamericana de la Salud, tuvo lugar en Lima en 1967. Otro sobre la formación del psiquiatra se realizó en Bogotá en 1972. Los continuos esfuerzos de modernización de la enseñanza han producido resultados heterogéneos debido al desigual apoyo financiero y técnico.

Figuras y contribuciones notables

En América Latina, la historia de la salud mental debe distinguirse de la de la psiquiatría como tal. Puede decirse que aquella tiene su origen en el establecimiento de una división específica dentro de la Organización Panamericana de la Salud, en Washington D. C. La Organización Panamericana de la Salud, liderada al tiempo de su fundación por el notable salubrista chileno Abraham Horwitz, convocó el Primer Seminario Latinoamericano de Salud Mental en Ciudad de México en noviembre de 1962, luego de un encuentro preliminar en Cuernavaca (1960). El segundo seminario tuvo lugar en Buenos Aires en 1963, seguido por la Conferencia sobre Salud Mental en las Américas en 1968 (San Antonio, Texas) y reuniones de ministros de Salud durante la década de los 70. En ellos ocuparon lugar prominente los temas de provisión, estructura y calidad de servicios; comprobaciones epidemiológicas y clínicas; fuerza de trabajo, enseñanza e investigación; aspectos financieros y operativos, y colaboración internacional. En 1990, la Declaración de Caracas reiteró que la atención psiquiátrica convencional no era compatible con una necesaria asistencia comunitaria descentralizada, participativa, integral y preventiva. Sus iniciativas recibieron decidido respaldo de las entidades directrices de salud en América Latina, particularmente en relación con el desarrollo de programas nacionales de salud mental; la reorientación de servicios institucionales a comunitarios; las campañas de control de trastornos afectivos, epilepsia y psicosis; la promoción de la salud mental y el desarrollo psicosocial de los niños; el incremento de centros de adiestramiento, y la mejora de la legislación y la protección de derechos humanos.

En noviembre de 2005, se celebró en Brasilia otra Conferencia Regional de Reforma de los Servicios de Salud Mental, y, 3 años después, el 48º Consejo Directivo de la Organización Panamericana de la Salud aprobó en Washington D. C. el Plan Estratégico 2008-2012, centrado en la prevención y la reducción de la carga de enfermedad, discapacidad y muerte prematura relacionada con enfermedades crónicas no transmisibles, trastornos mentales, violencia y heridas y lesiones físicas. Al lado de la Agenda de Salud para las Américas 2008-2017, dos iniciativas a nivel global pueden haber impactado favorablemente en el devenir reciente de la salud mental en América Latina: la iniciativa de la revista médica inglesa *The Lancet* en favor de acciones de cooperación internacional y los programas de salud pública y salud mental incluidos en el Mental Health Gap, plan de la Organización Mundial de la Salud orientado a la superación de brechas de atención y a mejores respuestas para crecientes retos clínicos y sociales.

! La psiquiatría y la salud mental latinoamericanas muestran una galería de prohombres ilustres y logros descollantes a lo largo de su historia. En períodos germinales, aun antes de la fundación de la Asociación Psiquiátrica de América Latina, debe mencionarse a José Ingenieros y Gregorio Berman (Argentina), Óscar Fontecilla (Chile), Hermilio Valdizán (Perú), Ramón de la Fuente y Dionisio Nieto (México), José Leme Lopes (Brasil), José Ángel Bustamante (Cuba), Salvador Mata de Gregorio (Venezuela) y a muchos más. A partir de la segunda mitad del siglo XX, emergió el brillo teórico-doctrinario y clínico de figuras como Honorio Delgado (Perú) y Álvaro Rubim de Pinho (Brasil) en fenomenología, humanismo, nosología, educación psiquiátrica y filosofía médica; Ignacio Matte-Blanco (Chile), Carlos Alberto Seguín (Perú) y José Ángel Bustamante (Cuba) en psicodinamia y psicoanálisis; Juan Marconi (Chile), Carlos León (Colombia), Raúl González Enríquez (México), Humberto Rotondo (Perú), Jair Mari (Brasil) y Julio Endara (Ecuador) en investigación epidemiológica; Fernando Pagés-Larraya (Argentina), Gabriel Hollweg (Bolivia), Federico Sal y Rosas y C. A. Seguín (Perú) en psiquiatría folclórica y medicina psicosomática; Jorge Saurí (Argentina) y Humberto Rosselli (Colombia) en estudios históricos; Fernando Lolas (Chile) y Alberto Perales (Perú) en temas de ética, y Mauricio Goldenberg (Argentina), Daniel Murguía (Uruguay), Héctor Pérez-Rincón (México), René González Uzcátegui (Venezuela) y Javier Mariátegui (Perú) en investigación clínica, labor editorial y gestión y políticas administrativas.

La investigación psiquiátrica latinoamericana ha alcanzado reconocimiento internacional en el campo de la fenomenología clínica. Existe acuerdo en el extraordinario valor de las contribuciones del psiquiatra peruano Honorio Delgado y de varios de sus discípulos, miembros de la llamada *escuela psiquiátrica peruana*. A Delgado se debe la introducción del psicoanálisis en América Latina, y probablemente en el mundo hispanohablante. Este autor fue reconocido por el mismo Freud como el primer psicoanalista de habla española. Más adelante, Delgado se apartó del psicoanálisis criticando su falta de base científica, aun cuando no dejó de respetar el valor innovador e histórico de la obra del maestro vienés.

> ! Honorio Delgado fue un ávido seguidor de todo descubrimiento nuevo en la psiquiatría de su tiempo, de todo tipo de conocimiento que entrañara solidez y/o esperanza para el manejo de la enfermedad mental. Así, introdujo en el continente tratamientos somáticos, como el *shock* cardiazólico, el nucleinato de sodio, la insulinoterapia y la terapia electroconvulsiva para cuadros psicóticos, y postuló siempre el ensayo científico, el manejo racional y razonable y el seguimiento sistemático y genuinamente humanístico del paciente. Fue también pionero del tratamiento psicofarmacológico en América al introducir el uso de la clorpromacina en 1954, solo 2 años después de su uso inicial en Francia. Escribió un libro, *Curso de Psiquiatría*, que alcanzó seis ediciones en menos de 30 años, con enorme difusión en el mundo hispanohablante. Fue además autor de tratados de psicología y filosofía, y miembro de varias academias (incluida la Real Academia Española) y sociedades científicas internacionales. Además, formó discípulos en muchos países del continente.

La escuela psiquiátrica peruana enriqueció y expandió el valor clínico y heurístico de la fenomenología alemana, inspirada por Jaspers y la escuela de Heidelberg; las contribuciones latinoamericanas al diagnóstico, las nomenclaturas y las clasificaciones existentes (incluyendo un glosario, una guía latinoamericana y varias contribuciones nacionales) han sido temas de productiva vigencia.

> ! La psiquiatría social y la psiquiatría cultural, extendidas a las áreas comunitaria y folclórica, han sido igualmente interés fundamental de muchos psiquiatras latinoamericanos y caribeños. C. A. Seguín (1907-1995) fue, sin duda, un pionero ilustre con su descripción del *Síndrome Psicosomático de Desadaptación* en migrantes andinos del Perú avecindados en zonas marginales de Lima; este síndrome se considera como la etiqueta nosológica inicial del trastorno de estrés postraumático. Seguín fue el fundador, en 1941, del primer servicio de psiquiatría en un hospital general en América Latina, el Hospital Obrero de Lima. Graduado en Argentina, asumió la psiquiatría como especialidad después de algunos años, retornó a su patria e inició una notable carrera en los campos clínico, editorial y heurístico. Orientado al campo psicodinámico, dedicó especial atención a la medicina psicosomática, la psicoterapia y el estudio y la docencia de la psiquiatría folclórica y social. Inspirado por el trabajo de Raúl González Henríquez (1906-1952), que había fundado en México el primer instituto de psiquiatría social en América Latina (1943), Seguín hizo lo propio en Lima en 1967, y condujo experimentos e investigaciones pioneras sobre drogas alucinógenas con equipos clínicos multidisciplinarios.

En décadas recientes, grupos de trabajo e investigación en varios países han avanzado el conocimiento y la práctica de áreas como la psicoterapia y la psicofarmacología clínica; aquella ha encontrado un campo fértil en el terreno cultural, con psicoterapias culturales de aplicación ventajosa cuando se comparan con rígidas técnicas importadas; esta, por su parte, ha favorecido el surgimiento de la etnopsicofarmacología, recientemente reforzada por los hallazgos de una incipiente ciencia genética y farmacogenómica en centros pioneros de Colombia, Chile y México.

Las contribuciones latinoamericanas a la psiquiatría mundial incluyen claras descripciones de rasgos socioculturales del paciente latinoamericano, factores de riesgo propios de la región (por ejemplo, determinantes sociales, migraciones externas e internas, violencia, inestabilidad sociopolítica, etc.) y valores tradicionales de protección (por ejemplo, familismo, marianismo, espiritualidad/religiosidad, sentido comunitario, etc.). Se reitera que las áreas fundamentales de investigación y desarrollo incluyen la epidemiología (con énfasis etnosociocultural), la psicopatología clínica y los temas especiales, como los síndromes culturales y la psiquiatría sociocultural; esta última, campo de notables logros, incluye modalidades de búsqueda de ayuda, perspectivas en torno a causalidad, psiquiatría folclórica (curanderismo, por ejemplo), uso terapéutico de hierbas y plantas alucinógenas y otros estudios en poblaciones nativas. Véanse los hallazgos más notables de la investigación psicosociocultural en varios países (**Tabla 31-1**). Finalmente, y merced a avances conceptuales y pragmáticos y al creciente reconocimiento de la importancia de la salud mental a nivel global, el modelo comunitario ha ganado terreno a lo largo del continente.

REALIDADES Y NECESIDADES ACTUALES

En este apartado, se tratarán los hallazgos epidemiológicos, las consecuencias que los desastres naturales y la violencia sociopolítica generan en la salud mental, en los costes sociales y económicos de enfermedades y problemas de salud mental, y en las políticas de salud mental y recursos humanos.

Hallazgos epidemiológicos

Mari *et al.* describen hasta tres fases en este proceso. La primera incluye el estudio del *Síndrome Psicosomático de Desadaptación* y la descripción de varios *síndromes culturales*, particularmente en México y América Central, el Caribe y la región andina. La segunda se basó en la elaboración de instrumentos de tamizaje clínico estandarizados y debidamente validados. La tercera fase está representada por una revisión de todos los estudios epidemiológicos recogidos por la base de datos Literatura Latinoamericana y del Caribe en Ciencias de la Salud entre 1999 y 2008, que cubre seis países (Brasil, Chile, México, Perú, Colombia y Uruguay) y analiza estudios transversales (centrados en determinados temas, como violencia doméstica, depresión o consumo de alcohol, tabaco y drogas), casos y controles y pruebas aleatorias. Las tasas encontradas tienen rangos bastante amplios; por ejemplo, la prevalencia general de enfermedades mentales oscila es de 18-36 %; la de depresión, de 9-27 %; la de alcoholis-

Tabla 31-1. Psiquiatría cultural en América Latina: contribuciones relevantes

Argentina

- Estudios en aimaras y quechuas del norte argentino
- Migración y psicopatología
- Uso de ayahuasca (Pagés-Larraya)

Bolivia

- Violencia, determinantes socioculturales de tratamiento y prevención (Argandoña)
- Estudios transculturales sobre psicosis, consumo de drogas, etc. (Alvarado, Villagómez, Justiniano)
- Síndromes culturalmente condicionados, chamanismo, clasificaciones, factores climáticos en salud mental (Hollweg)

Brasil

- Psicosis religiosas (R. N. Rodrigues)
- Depresión en esclavos africanos (Leme-Lopes)
- Despersonalización cultural (Barreto)
- Sectas afrobrasileñas (Akstein)
- Psiquiatría folclórica (Rubim de Pinho)

Colombia

- Magia, brujería y violencia (Uribe)
- Historia de la psiquiatría (Rosselli)
- Síndromes culturales en Latinoamérica (León)

Cuba

- Esclavos negros y brujos (Ortiz)
- Plantas medicinales (Calzadilla Fierro)

Chile

- Estudios en poblaciones mapuches (Munizaga)
- Factores espirituales en psiquiatría clínica (Florenzano)
- Componentes éticos en la psiquiatría latinoamericana (Lolas)

Perú

- Personalidad y cultura (Gutiérrez-Noriega)
- Síndromes culturales, prácticas folclóricas (Sal y Rosas)
- Estudios psicológicos del arte popular (Alva)
- Psiquiatría folclórica, medicina psicosomática y cultura (Seguín)
- Síndromes ligados a la cultura, estudios sobre alucinógenos (Chiappe)
- Psiquiatría social, epidemiología urbana (Rotondo, Mariátegui)

Puerto Rico

- Prácticas espiritistas (Harwood)
- Síndromes culturales (ataque de nervios) (Lewis-Fernández)

Uruguay

- Síndromes culturales (Bespali de Consens)

Venezuela

- Cultos ancestrales
- Prácticas de convivencia/coexistencia (Rojas)

mo, de 7-57 %, y la del uso de drogas, de 9-19 %. Hay, sin embargo, escasos estudios longitudinales.

En términos de Años de Vida ajustados en función de la Discapacidad (AVAD), los trastornos neuropsiquiátricos alcanzan un 8 % en el continente. En 2002, las discapacidades por enfermedades neuropsiquiátricas ascendieron a un 22,2 %, y los años de vida ajustados en función de discapacidad, a un alarmante 40,4 %, con trastornos depresivos cubriendo un 13,2 % del total. Debido fundamentalmente a la ingesta de plomo en niños de 0-4 años, las cifras de discapacidad intelectual llegaron al 23 %, mientras que la enfermedad de Alzheimer y otras demencias alcanzaron un 5,5 % de personas entre 60 y 69 años, y el 31,2 % en los mayores de 80 años.

Es importante mencionar también los hallazgos de encuestas efectuadas desde 1996 por el Consorcio Internacional de Epidemiología Psiquiátrica en 27 países de todas las regiones del mundo, cuatro de ellos en América Latina (Brasil, Colombia, México y Perú). La *demora en el tratamiento* es un fenómeno aplicable prácticamente a todos los países latinoamericanos. En Colombia, el 23,7 % de los trastornos mentales detectados fueron clasificados como graves y, sin embargo, solo el 27,8 % del total recibió tratamiento. En México, la intensidad de los casos varía en función de la gravedad diagnóstica (abuso de sustancias, trastornos impulsivos y depresiones con conducta suicida) y el sexo (depresión y adicciones son más graves en los varones; la ansiedad, en las mujeres; hay cifras similares en cuanto a trastornos impulsivos). Los médicos generales y profesionales no psiquiatras de salud mental fueron preferentemente consultados (el 6,5 y el 6,4 %, respectivamente), mientras que los psiquiatras solo lo fueron en un 4,4 % de los casos.

Vicente *et al.* puntualizan las contribuciones chilenas: al lado de una alta prevalencia de trastornos depresivos y ansiosos, se comprobaron deficiencias en la oportunidad y la intensidad de las intervenciones terapéuticas, a pesar de un número mayor de camas psiquiátricas, una mejor preparación de sus profesionales, un mayor énfasis multidisciplinario y mejores disposiciones de planificación y administración de servicios de salud, en comparación con otros países de la región.

En el Perú, estudios epidemiológicos recientes, llevados a cabo por el Instituto Nacional de Salud Mental, señalan una prevalencia de patología mental de hasta el 37 % en la población general, con cifras de depresión del 18,2, el 16,2 y el 21,4 % en Lima metropolitana, la sierra y la selva, respectivamente. Los intentos de suicidio y otras formas de conducta suicida han aumentado en años recientes. La violencia contra las mujeres y las niñas muestra, asimismo, creciente prevalencia, y las mujeres habitantes de las zonas andinas ocupan el segundo lugar más alto a nivel mundial (después de Etiopía). Como resultado de la violencia política derivada de actividades terroristas por espacio de dos décadas, se ha comprobado también un incremento de ciertos cuadros, como el trastorno de estrés postraumático y la depresión, además de mayores tasas de abuso de alcohol y de violencia callejera y doméstica.

El *abuso del alcohol y las drogas* es un problema innegable. El consumo anual per cápita llega a 21,4 L de alcohol puro en Honduras, 10,5 L en Argentina y 5,2 L en Nicaragua (la cifra más baja). Guarismos de diversas investigaciones indican que el alcohol es el principal factor de riesgo. En cuanto al uso de drogas ilícitas, Brasil es considerado el mayor mercado para opiáceos en América del Sur, en tanto que la heroína es la sustancia inyectable más frecuentemente usada por pacientes mexicanos. En Chile y México, más de dos tercios de las poblaciones carcelarias tienen antecedentes de abuso de múltiples drogas. El consumo promedio de cocaína en la población general de muchos países es de alrededor del 2,5 %; y el de cannabis, del 4,8 %. Estas cifras indudablemente serán más altas en futuros estudios por la disponibilidad de otras drogas (fentanilo, cannabinoides, ketamina, ayahuasca, etc.) y el mayor acceso a estas por parte de determinadas subpoblaciones, como los alumnos universitarios o los escolares a punto de graduarse.

Existe evidencia de mayor riesgo de suicidio en poblaciones jóvenes (10-25 años): 9,8 por cada 100.000 habitantes (10,8 en varones y 2,8 en mujeres); las tasas varían de 0,7 por cada 100.000 habitantes en Bolivia a 14 por cada 100.000 en Uruguay. Chile, Cuba, El Salvador y Nicaragua ocupan la parte media-alta de la tabla a nivel mundial, en tanto que Paraguay, República Dominicana, Bolivia, Puerto Rico y Perú muestran las tasas más bajas. En 2014, la Organización Panamericana de la Salud reportó 65.000 suicidios por año (más de siete cada hora) en las Américas. Ahorcamiento, envenenamiento, quemaduras y el uso de armas de fuego parecen ser los métodos más frecuentes, en tanto que la sobredosis es una modalidad relativamente infrecuente. Finalmente, las conductas llamadas *presuicidas* (por ejemplo, la ideación suicida, los planes o gestos previos de autoagresión [daños o lesiones]) son un indicador importante que está entre el 4 y el 40 % de poblaciones (fundamentalmente jóvenes) en varios países latinoamericanos. En general, ciertos factores socioculturales, como la discriminación, la pobreza, las minorías étnicas, los regímenes autoritarios, etc., desempeñan también un papel decisivo en esta constelación conductual.

Vásquez Barrios analiza datos sobre la *discapacidad intelectual* o *cognitiva* (por ejemplo, retraso mental, trastornos de aprendizaje y/o conductas maladaptativas) en Latinoamérica. A comienzos del presente siglo, este tipo de discapacidades alcanzó una prevalencia entre el 1,1 % en Paraguay y el 14,5 % en Brasil. Las cifras se tornan cuestionables cuando se ve, por ejemplo, que Haití y Chile muestran una prevalencia similar (2 %), a pesar de notorias diferencias en programas de servicios, planificación e investigación, y en parámetros como nutrición, prevención y promoción de la salud.

Se estima que las poblaciones indígenas de América Latina y el Caribe ascienden a 45-50 millones, utilizan 400 idiomas diferentes y residen fundamentalmente en México, Centroamérica y las subregiones andina y amazónica de Sudamérica; por ejemplo, Guatemala, Ecuador, Perú y Bolivia. Las condiciones socioeconómicas, educacionales y laborales de estas poblaciones son sumamente precarias y sus consecuencias en la salud, enteramente predecibles. La altísima ocurrencia de migraciones internas (generalmente de áreas rurales a urbanas) genera un consiguiente fraccionamiento de la estructura familiar en países azotados por guerras civiles, terrorismo y violencia de todo tipo. La prevalencia del trastorno de estrés postraumático ha llegado al 8-12 % en estudios en Guatemala (poblaciones de ascendencia maya) y Perú (quechua). La ansiedad y los síntomas depresivos son también sumamente frecuentes. En los mapuches de Chile, las fobias y la drogodependencia parecen ser menos frecuentes, pero la prevalencia de psicosis es alta. Consumo de alcohol, violencia doméstica y suicidio exhiben alta morbilidad, complicada por factores culturales significativos (tradiciones y ritos religiosos).

Kohn y Rodríguez encontraron que la capacidad de reconocer síntomas mentales, en particular los más serios, es tan alta como la predisposición estigmatizadora prevalente en las poblaciones no indígenas, aun cuando esto último muestra una relación directa con el nivel de aculturación. Llama la atención que la rica tradición antropológica de América Latina no haya producido más investigaciones, aunque es también probable que la literatura médica del continente no acoja con interés contribuciones de tipo cultural.

> **!** Por lo menos 53 millones de niños, adolescentes y jóvenes de ambos sexos requieren atención de salud mental en América Latina. Diez estudios en seis países, llevados a cabo entre 1982 y 1999, arrojaron una prevalencia de vida del 15-20 %, con predominio de cuadros de ansiedad y de conducta en los niños, y de depresión, ansiedad y conducta desafiante en adolescentes. Como factores sociales determinantes de estos riesgos, se cuentan la pobreza de las mayorías, fragmentaciones familiares, los niños sin techo que viven o trabajan en las calles, los embarazos adolescentes, matrimonios tempranos y la victimización por violencia doméstica, verbal, sexual o física. La mortalidad por homicidio en jóvenes de 10-24 años es mayor que en la población adulta: nueve de 16 países latinoamericanos mostraron un aumento de estas tasas durante la década de 1980 a 1990.

En cuanto a los adultos mayores, el síndrome confusional agudo y el síndrome depresivo ocupan los niveles más altos (25 y 5-20 %, respectivamente), y la distimia y la esquizofrenia, los más reducidos (2 y 1 %). El síndrome confusional agudo es una causa frecuente de admisión a servicios de medicina general o especializada (geriatría), con tasas particularmente altas y un índice elevado de mortalidad en los estadios posoperatorios. Los trastornos delusivos (indicadores de probables cuadros psicóticos no esquizofrénicos) ascienden al 1 %, y las tasas de cuadros afectivos se vinculan estrechamente con las de ideas y conductas suicidas (30 y 42,9 %, respectivamente). Los trastornos del sueño (reducción de la calidad y el número de horas) varían entre un 10 y un 44 %. La comorbilidad múltiple es altamente predecible: 56-72 % para fibromialgia y trastornos del sueño; 50-60 % para problemas del sueño con trastornos digestivos, hipertrofia prostática, insuficiencia cardíaca o artritis reumatoide, y 57,5 % para trastornos depresivos-ansiosos con enfermedades oftalmológicas progresivas.

La demencia ocupa, naturalmente, un lugar preponderante en este grupo poblacional. La enfermedad de Alzheimer constituye más de la mitad del total de los casos. Se predice que el número de adultos mayores afectados en América Latina y el Caribe ascenderá a más de nueve millones entre 2020 y 2040. Se han reportado diferencias en cuanto a patrones de nutrición, dieta, actividad física y perfiles de riesgo cardiovascular. Determinados factores, como las exigencias del cuidado de pacientes geriátricos vis a vis, la disponibilidad de personal y servicios, y el estrés familiar y los costes, complican una situación ya de por sí deficitaria.

Desastres y violencia política

El impacto de estos fenómenos en la salud mental del continente es insoslayable. Latinoamérica figura entre las regiones con más altas cifras de víctimas de terremotos, inundaciones, huracanes, aluviones, erupciones volcánicas, marejadas e incendios forestales, sin contar accidentes laborales o de tránsito. Las consecuencias psicopatológicas son previsiblemente significativas e incluyen, además de trastornos clínicos definidos, el llamado *malestar psicológico inespecífico* junto a desajustes familiares y disminución de apoyo y de arraigo social, con multitud de implicaciones negativas en cuanto a la provisión de servicios.

> ! La dramática violación de la dignidad y los derechos humanos representada por la violencia política ha tenido en América Latina un escenario penosamente propicio a lo largo de su historia. Lamentablemente, no existen muchos estudios sobre el impacto emocional, psicológico o conductual de estos acontecimientos en los grupos afectados, y su metodología o representatividad puede ser cuestionada, como es el caso de una muestra guatemalteca que arrojó un 68 % de trastorno de estrés postraumático, depresión, ira y confusión, síntomas somáticos, ideación suicida y exacerbación de cuadros psicosocioculturales.

Costes sociales y económicos

Se estima un 25 % de *drenaje económico* (pérdidas de ingreso fiscal) debido a factores, como la cronicidad y la pérdida de productividad por parte de pacientes y de familiares cuidadores, estos últimos, víctimas de altos niveles de estrés. Tal impacto se da también en profesionales de la salud mental, dramática realidad acentuada en todo el continente a raíz de la pandemia de la COVID-19.

Casi el 70 % de los pacientes con diagnóstico psiquiátrico no reciben tratamiento oportuno, y más del 75 % de los gastos que demanda su manejo se dedica fundamentalmente a hospitalizaciones de mediana o larga duración. Solo dos países latinoamericanos (Uruguay y Costa Rica) y tres de la cuenca del Caribe (Bahamas, Barbados y Granada) dedican más del 5 % de su presupuesto de salud a la cobertura de salud mental, de acuerdo con un informe de la Organización Mundial de la Salud.

> ! Un fenómeno que tipifica el coste social de la quiebra de la salud mental es el estigma. Basado en factores culturales propios de las poblaciones en diversas regiones del continente, su impacto contradice hallazgos previos, como el mejor pronóstico a largo plazo de la esquizofrenia, proclamado por el estudio piloto internacional de este trastorno. Determinadas características, como el familismo, basado en la orientación sociocéntrica del grupo doméstico, amén de la fuerte religiosidad del colectivo latinoamericano, han sido consideradas durante mucho tiempo como factores de protección que o aliviaban la carga de la enfermedad o prevenían el agravamiento clínico y mejoraban el pronóstico. Sobre la base del llamado *síndrome de exclusión social*, descrito por Rotondo, aquel nivel de dedicación y cuidado puede ser cuestionado. La estigmatización del enfermo mental (y en muchos casos de su familia) parece haberse extendido en América Latina, y es un fenómeno considerado por muchos como un subproducto de una globalización individualista y excluyente.

Políticas de salud mental

A pesar de su presencia en normas gubernamentales y administrativas nacionales o regionales, las más de las veces el carácter legalista o burocrático de estas políticas no se materializa en acciones concretas. Una enorme variedad de documentos y declaraciones enfatizan la coordinación de servicios y programas, la interacción de diversos sectores y los niveles de atención. Planes nacionales o leyes de salud mental con plataformas, modelos y fuentes de financiación han visto la luz en muchos países solamente para desvanecerse en fárragos de promesas incumplidas, cambios de prioridades o urgencias y necesidades imperativas en otros terrenos.

> ! En el momento actual, el 75 % de los países de la región tienen políticas específicas de salud mental, el 85 % poseen planes y programas de acción y el 70 % cuentan con planteamientos legislativos que responden a principios sólidos y paradigmáticos, como descentralización, colaboración y coordinación intersectorial, el afronte multidisciplinar, la salud mental comunitaria y la participación de organizaciones no profesionales, de familiares de pacientes o de grupos voluntarios. Su materialización es, sin embargo, debatible. Toda política de salud se traduce en provisión de servicios: en América Latina y el Caribe hay un promedio de cinco camas psiquiátricas por cada 10.000 habitantes, de las cuales 0,4 por 10.000 o el 17,2 % se encuentran en hospitales generales, y 4,6 por 10.000 o el 82,8 %, en hospitales psiquiátricos. Comparativamente, en Canadá y Estados Unidos, respectivamente, solo el 47,2 y el 40,3 % de las camas psiquiátricas se encuentran en hospitales especializados.

Casi el 50 % de los hospitales y más del 60 % de las camas pertenecen al sector público o estatal. La Seguridad Social opera en 18 países, pero abarca una proporción aceptable del total de camas psiquiátricas solo en Costa Rica, México, Chile, Colombia y Panamá. En Brasil, la Seguridad Social no cuenta con muchos hospitales, pero sufraga una alta proporción del coste de hospitalizaciones. Estas cifras son mejores en países caribeños (Granada, San Vicente, Cuba y Puerto Rico). En décadas recientes, se percibe cierta mejoría respecto a la atención ambulatoria y comunitaria, una mayor coordinación con atención primaria, un trabajo multidisciplinario eficiente y disponibilidad de medicaciones psiquiátricas: el 86,7 % de los países cuentan con políticas específicas en este renglón, aun cuando todavía un 25-35 % carece de reservas adecuadas en hospitales y clínicas.

Recursos humanos

Según el Atlas de Salud Mental de la Organización Mundial de la Salud, en América Latina y el Caribe existía hacia el año 2010 una fuerza de trabajo definitivamente insuficiente y heterogénea. El número promedio de psiquiatras, por ejemplo, era de 4,3 por cada 100.000 habitantes, con extremos que iban de 24 y 22,9 en Venezuela y Uruguay, respectivamente, a 0,2 y 0,5 por cada 100.000 habitantes en Guyana y El Salvador, respectivamente. Argentina poseía 106 psicólogos por cada 100.000

habitantes, en tanto que Belice no tenía ninguno y tanto Surinam como Trinidad y Tobago solamente 0,2 y 0,3, respectivamente, con un promedio de 10,3 por cada 100.000 habitantes, cifra claramente engañosa. Las cifras promedio para personal de asistencia social y enfermería psiquiátrica muestran similares ambigüedades: 5,1 por cada 100.000 habitantes para asistencia social (con extremos de 62 en Uruguay y 0,1 en El Salvador, Guyana y Panamá) y 7,7 para enfermería (con extremos de 97,0 en Barbados y 0,1 en México, Nicaragua y Paraguay). Los índices de subempleo en varias profesiones relacionadas con la salud mental son aún elevados.

> ! La heterogeneidad parece ser una vez más la característica dominante en cuanto a modalidades y programas de adiestramiento, competencia profesional y distribución geográfica. Se estima que un 2 % de los más de 200.000 estudiantes de medicina en América Latina escogen psiquiatría como especialidad; en el momento actual, se contaría con 25.000-30.000 psiquiatras, aun cuando hay muchos que consideran esta cifra exageradamente optimista y cuestionan la calidad del adiestramiento. Los currículums de las escuelas médicas, a despecho de avances significativos en algunos países, no dan aún a la psiquiatría y las disciplinas conexas una preeminencia relevante.

La mayoría de los programas de entrenamiento son dependencias de ministerios de Salud con escaso *input* académico. En algunos países, se está tratando de superar una formación excesivamente teórica en favor de enfoques prácticos, trabajo multidisciplinario y énfasis sociocomunitario. La carencia de docentes está documentada por un magro 8-10 % de psiquiatras. Los temas de debate incluyen estrategias para el aumento de las vocaciones psiquiátricas y las profesiones relacionadas con la salud mental, la relevancia de las psicoterapias, tecnologías modernas (como teleducación o educación continua) y los afrontes didácticos para la psiquiatría cultural y social.

> ! El insuficiente número de psiquiatras es aún más evidente en campos como la psiquiatría de niños y adolescentes, psicogeriatría, adicciones o la psiquiatría forense. La localización geográfica de los profesionales es drásticamente desigual: más del 80 % trabajan en áreas urbano-metropolitanas, con presencia mínima en las zonas rurales o pobres, de modo que, aun en las ciudades, la atención está fundamentalmente en manos de médicos de atención primaria, psicólogos o miembros de profesiones auxiliares (enfermería, asistencia social, terapia ocupacional, etc.); en las zonas rurales, tal escasez acentúa el papel desempeñado por voluntarios, curanderos y otros agentes de medicina tradicional o psiquiatría folclórica.

La situación en la enfermería psiquiátrica es aún más compleja: existen contados programas de adiestramiento en Latinoamérica; con poco más de 400 escuelas (incluidas las que otorgan únicamente el título de Bachiller), se estima que el personal de enfermería a tiempo completo no llega a 6.000 en los servicios psiquiátricos. El número de asistentes sociales y terapeutas ocupacionales es mucho más bajo. Existen contados centros que cuentan con terapeutas recreacionales, consejeros, capellanes u otros miembros de un ideal equipo multidisciplinario.

INVESTIGACIÓN EN PSIQUIATRÍA Y SALUD MENTAL

Las inversiones per cápita más altas en ciencia y tecnología en países latinoamericanos se dan en Brasil (70 dólares americanos) y México (30 dólares americanos), magras en comparación con 1.000 dólares en los Estados Unidos. Por otro lado, el progreso en cuanto al número de publicaciones ha sido mínimo en décadas recientes. Mari *et al.* encontraron que solo un 2,2 % de 8.037 publicaciones en 15 revistas internacionales de psicofarmacología procedían de América Latina. Brasil, Argentina, México y Chile ocupan consistentemente los primeros lugares en este rubro. Además de estos, otros cuatro países (Costa Rica, Colombia, Perú y Jamaica) cuentan con institutos de salud mental que, se supone, priorizan la investigación, aunque no es siempre el caso. Junto a ellos, universidades, ministerios de Salud y sus divisiones de estadística constituyen la base infraestructural de investigación psiquiátrica en el continente.

> ! • El campo más productivo de la investigación psiquiátrica latinoamericana ha sido el de la epidemiología. Varios estudios de revisión destacan las contribuciones originales, de revisión y metodológicas de investigadores de México, Puerto Rico, Chile, Brasil y Perú. El apoyo de agencias o fundaciones nacionales y extranjeras y de organizaciones internacionales, como la Organización Mundial de la Salud, no debe ser desestimado.
> • En los últimos años ha tenido lugar un decisivo incremento en la creación de bancos de datos y en el uso de la tecnología de información. Sin embargo, el fomento de vocaciones y el entrenamiento de investigadores siguen siendo problemáticos: muy pocos países han creado incentivos para que profesionales que emigran a otros países en busca de perfeccionamiento puedan retornar a posiciones académicas o de investigación relativamente bien solventadas: el llamado *drenaje de cerebros* ha continuado. El papel desempeñado por la industria farmacéutica en Latinoamérica no ha estado libre de las controversias que se dan en países del mundo desarrollado.

Otros terrenos abarcan la fenomenología y su rama de investigación clínica. Existe acuerdo en que las contribuciones del psiquiatra peruano Honorio Delgado no solo enriquecieron, sino que también expandieron el valor clínico y heurístico de la fenomenología alemana de mediados del siglo XX y el de las contribuciones latinoamericanas a los esfuerzos de modernización de las nomenclaturas y clasificaciones existentes. Ello condujo a la forja de un discipulado ecléctico, a la precisión terminológica y a la elaboración de brillantes y duraderos textos de enseñanza. El área del diagnóstico psiquiátrico tiene también una trayectoria distinguida en el continente, que incluye un glosario y varias contribuciones nacionales.

! La psiquiatría social y cultural, incluidas las áreas comunitaria y folclórica, han marcado claramente el interés de muchos profesionales latinoamericanos y caribeños. La descripción de varios *síndromes culturales* (particularmente, en México y América Central, el Caribe y la región andina) han enriquecido el acervo clínico y diagnóstico de la psiquiatría universal.

En décadas recientes, grupos de trabajo e investigación en varios países han avanzado el conocimiento y la práctica de áreas como la psicoterapia y la psicofarmacología clínica. La primera ha encontrado también un campo fértil en el terreno cultural y ha dado lugar a *psicoterapias culturales* de aplicación ventajosa, en comparación con las rígidas normas de técnicas importadas. La psicofarmacología, por su parte, ha enfrentado el reto de respuestas clínicas distintas a las de catálogo: surgió así la etnopsicofarmacología, muy recientemente mejor fundamentada por los hallazgos de una incipiente ciencia genética y farmacogenómica en América Latina, con centros pioneros en Colombia, Chile y México.

! Existe en América Latina un puñado de revistas psiquiátricas y de salud mental que mantienen viva la posibilidad de difusión de investigaciones originales. La más antigua de ellas, la *Revista de Neuropsiquiatría*, de Lima (Perú), fue fundada en 1938 por Honorio Delgado y el eminente neurólogo Julio O. Trelles, y tuvo como editor durante más de 30 años a Javier Mariátegui (1928-2008), dilecto discípulo de Delgado. También son relevantes *Salud Mental* (México), *Acta Psiquiátrica y Psicológica de América Latina* y *Vértex* (Argentina), la *Revista Chilena de Psiquiatría, Neurología y Neurocirugía*, la *Revista Colombiana* y la *Revista Brasileira*. Un cambio recientemente adoptado por dos de estas publicaciones (*Salud Mental* y *Revista Brasileira*) es la publicación de artículos en inglés únicamente (de hecho, el nombre actual de la revista brasileña es *Brazilian Journal of Psychiatry*). Esta nueva política refleja —no sin predecibles polémicas— el propósito de aumentar su circulación y el consiguiente factor de impacto asignado por las gigantescas bases de datos bibliográficos, e incrementar la visibilidad de la psiquiatría latinoamericana en el concierto mundial.

IDENTIDAD DE LA PSIQUIATRÍA LATINOAMERICANA

El ritmo y la calidad de la actividad psiquiátrica en América Latina son herencia de sólidos legados históricos y de factores adversos a un curso armónico y a una productividad sostenida. Estos últimos ponen en riesgo el logro y la reafirmación de una identidad plena al promover, a veces insensiblemente, que profesionales y organizaciones establezcan relaciones de dependencia con burocracias ministeriales, agencias nacionales e internacionales de apoyo, la industria farmacéutica o reparticiones del poder político; de otro lado, los torna «pragmáticos» en la búsqueda de temas de estudio, investigación o desarrollo clínico, esto es, los obliga a cambiar o abandonar ideas, temas o proyectos de su iniciativa para dedicarse a la imitación o al seguimiento más o menos disimulado de agendas ajenas y, por lo mismo, sutilmente mezquinas y alienantes.

En consonancia con la tónica moderna que incluye al humanismo como actitud ontológica, la psiquiatría latinoamericana ocupa una posición espectable no solo como eventual puente epistemológico entre el enfoque pragmático de la psiquiatría anglosajona y el humanismo clásico de la europea, sino para reconciliar ese humanismo con las esencias del conocimiento neurobiológico contemporáneo y procesar un diálogo de iguales. La psiquiatría latinoamericana ha marchado históricamente contra la *insularidad hermenéutica* de las humanidades tradicionales, con un quehacer en el que convergen avances decididamente multidisciplinarios.

! • La psiquiatría latinoamericana ha sido caracterizada como *mestiza*, *social* y *crítica*. Es una disciplina *mestiza* porque, como receptáculo de diferentes tendencias y contribuciones de otras partes del mundo, pareciera estar elaborando su propia síntesis dentro de un continuo proceso sincrético. Este mestizaje confiere una tonalidad peculiar a sus conceptualizaciones clínicas, prácticas diagnósticas y aproximaciones terapéuticas, sin bloquear su participación en un sutil pero persistente proceso de globalización.
• En segundo lugar, su alcance *social* responde a realidades demográficas y económicas y a factores tradicionales, como el sociocentrismo o comunitarismo, prácticas basadas en familismo, el respeto jerárquicamente inspirado (autoridad parental y etaria) y la persistencia de hábitos de vida rural. El enfoque holístico de poblaciones y comunidades sometidas a la urbanización rampante, los disloques grupales, los eventuales desarraigos y la fluidez creciente refuerza también este rasgo.
• El tercer componente de la psiquiatría latinoamericana es su enfoque *crítico*. Recibir contribuciones de otras partes del mundo no es necesariamente un proceso pasivo de aceptación, absorción y dependencia. Gracias a la labor de excelentes educadores, pensadores y *scholars*, muchos de los conceptos procedentes de Europa y Estados Unidos han sido y son procesados y críticamente analizados antes de ser o aceptados o, más frecuentemente, combinados en una versión propia y singular. Honorio Delgado inició el tránsito por esta ruta en campos tan disímiles como el psicoanálisis y la psiquiatría biológica. Se trata de una contribución nutrida por lo que Lolas llama *prudencia moral*, una filosofía humanística profundamente arraigada, un legado de antecesores dignos y una tríada cultural de amor, dignidad y respeto.

DISCUSIÓN

El que América Latina sea, geográfica e históricamente, un receptáculo fértil para contribuciones de ultramar y que su realidad económica, social y política la constituyan en un escenario abigarrado, multicolor y hasta caótico han contribuido a que el mestizaje epistemológico, la inmersión social y la actitud crítica, descritos como pilares de la identidad de su psiquiatría, requirieran cierta reconsideración. Desde comienzos de este siglo, se puede haber puesto de manifiesto un singular estado de fluidez, efervescencia y multideterminismo, es decir, cambios inducidos desde fuera y desde dentro como ingredientes casi permanentes del decurso ontológico de esta disciplina. Por tanto, el afronte de un futuro constantemente presente deberá hacerse sobre la base de tres ingredientes fundamentales: *integración, creatividad* y *realismo*, es decir, el rechazo de toda alienación, imitación o fantasía.

> • *Integración* significa que la psiquiatría latinoamericana debe operar como un ente sólido, previniendo fragmentaciones en la propuesta de sus objetivos, unido en acciones clínicas, docentes y heurísticas, coherente en el planteamiento de políticas de salud mental adaptadas a realidades regionales, nacionales y locales, convencido del valor de colaboración y apoyo mutuo. Esta es la única manera de manejar la globalización, territorio de arenas movedizas si quienes dictan su itinerario tienen agendas de sello hegemónico.
> • *Creatividad*, es decir, el potencial y la capacidad de ser original, no es una novedad en este continente, precisamente porque muchas veces la necesidad de hacer algo y, sobre todo, la firme decisión de lograrlo fomentan la búsqueda de soluciones inéditas con numerosos ejemplos a lo largo de la historia: reconstrucción de establecimientos hospitalarios otrora decrépitos, programas de atención comunitaria y con acopios culturales, fomento de auténticas vocaciones psiquiátricas, la posición de esta disciplina como puente conceptual entre la biología, la cultura y el humanismo, etc. En suma, se trata de la creatividad en el cultivo de un campo rico en esfuerzos individuales, generoso en aspiraciones colectivas, pletórico en la trayectoria de próceres ilustres.
> • A fin de que la integración no se diluya en una homogenización mediocrizante y de que la creatividad no se desvíe hacia latitudes alucinantes, la psiquiatría latinoamericana debe cultivar y mantener un *realismo* que confiera balance entre posibilidades y utopías, entre opciones concretas y abusos retóricos. Ciertamente, en el campo de la investigación, no es una meta inalcanzable la creación de institutos nacionales con un uso racional de la tecnología importada, una metodología adaptada a las necesidades y esperanzas de la sociedad, un sostén financiero pluralista y justo, y la diseminación y aplicación apropiadas de sus hallazgos.

Nuevas generaciones de psiquiatras y profesionales de la salud mental en el escenario latinoamericano permiten formular predicciones esperanzadoras. Puede afirmarse que la epidemiología seguirá ocupando sitial prominente en el campo empírico. La psiquiatría cultural seguirá enriqueciéndose con contribuciones de muchos países. La psiquiatría biológica reconocerá, a su turno, el trabajo de muchos dentro y fuera de los institutos nacionales de salud mental. La investigación deberá expandirse a áreas de epidemiología especial, exploraciones sistémicas, evaluación interpretativa (*translational research*), calidad de vida, trauma y desastres, derechos humanos, reinserción comunitaria, etcétera.

La promoción de la salud y la salud mental es un principio decisivo en el futuro cercano y mediato de la salud pública. En este terreno, el modelo ecológico enfatiza los determinantes sociales de la enfermedad. La base epidemiológica ejerce una función rectora en la elección de áreas de promoción, al tiempo que principios de justicia social, equidad, concesión de poder legítimo y participación igualitaria proporcionan una esencial vertebración ética. Estos planes deberán evitar barreras como imprecisión conceptual, evidencia insuficiente, minimización manipuladora o escaso apoyo técnico o financiero.

La creación de unidades de planificación es necesaria en vista del relativo fracaso de políticas generales de investigación y de la centralización estatal en su coordinación y financiamiento. La investigación aplicada y multinacional merece ser prioritaria por obvias razones logísticas, con la adquisición y adaptación de tecnologías apropiadas y el desarrollo original de otras. La investigación de lo propio es una forma de liberación. El componente latinoamericano del *Global Forum* y el endose de los postulados del proyecto de *The Lancet* son ejemplos apropiados. Y se reitera: la psiquiatría latinoamericana puede y debe consolidar en sus programas de enseñanza la esencia humanística que le conceden su historia y su entorno y la dignidad académica que supieron conferirle maestros de inmenso talento.

> Un estudio colombiano en torno al futuro de la psiquiatría, previsto por expertos, arrojó resultados reveladores: rechazo racional a la identidad de la neurociencia aplicada, repercusiones negativas en el ámbito sociocultural y la necesidad de trabajo en equipo, énfasis comunitario-preventivo y necesidad de combatir una estigmatización extendida a los propios profesionales de la salud mental. Fueron interesantes, sin embargo, notorias divergencias en cuanto a las políticas regulatorias, la carencia de códigos deontológicos y la necesidad de un trabajo gremial más consistente. En el campo clínico-terapéutico, se consideró la psicoterapia como *fundamental en el ejercicio de la psiquiatría*, con un enfoque integrativo y la necesidad de *generación de evidencias* de consistencia teórica y efectividad práctica. Por otra parte, conceptos farmacogenéticos y genético-moleculares fueron cuestionados por su carácter experimental y la incertidumbre con enfoques éticos disponibles. Un grado similar de expectativa y escepticismo se dio respecto a otras técnicas, como neuroimagenología, los circuitos cerebrales y la psicocirugía. De su lado, la telepsiquiatría tuvo más aceptación a futuro, pero los encuestados insistieron en la necesidad de regulaciones precisas y objetivas.

El fenómeno de globalización ha abierto interrogantes respecto a una identidad propia, dada la intensa interacción mediática. Se dijo por ello que la historia puede ser materia de reformulaciones o reinvenciones, pero su potencial creativo y sus logros a lo largo de centurias generan aún opciones de realizaciones superiores.

PUNTOS CLAVE

- La salud mental en América Latina es una empresa colectiva de dimensiones desafiantes. Como tal, requiere de un liderazgo visionario empujado por un idealismo de avanzada, pero, al mismo tiempo, de un realismo creativo que genere una planificación ordenada, una integración pluralista, la preservación de altos niveles de excelencia clínica y una esencia socioética que respete la ciencia y la cultura y que practique abordajes preventivo-promocionales de avanzada. Con una psiquiatría de identidad plena que le permita ambular por los meandros de una globalización indetenible, la salud mental del continente tendrá un inventario claro de su pasado, un manejo firme del presente y una fe inalienable en su futuro.
- La historia de la psiquiatría latinoamericana ha sufrido embates de mediocridad, confusión y desaliento, pero también ha adquirido, parafraseando al maestro Pedro Laín Entralgo, «una identidad fundada en la búsqueda vehemente de originalidad (...), una identidad que diseñe rutas auténticas de indestructible esperanza (...), que es también acto de recreación, profesión de libertad y vislumbre de vínculos trascendentes».
- La psiquiatría latinoamericana, de historia relativamente joven, exhibe logros positivos en diversas áreas, así como interrogantes respecto a su identidad y ubicación en el concierto de la psiquiatría universal.
- Se reconocen cuatro períodos en la evolución ideográfica de la psiquiatría latinoamericana: subordinación poscolonial, importación selectiva de ideas, decantación y crítica y período de síntesis.
- La psiquiatría como especialidad clínica y la salud mental como campo de acciones colectivas han contado con figuras notables en América Latina dedicadas al cultivo de campos teórico-doctrinarios, docentes, humanísticos, folclóricos, de medicina psicosomática e investigaciones epidemiológicas.
- La fenomenología alemana influyó poderosamente desde la segunda mitad del siglo XX en el enfoque teórico, docente y clínico de un amplio sector de la psiquiatría latinoamericana, con logros clínicos, docentes, heurísticos y editoriales de gran envergadura.
- El enfoque sociocultural ha ejercido una notable influencia en los avances clínico-epidemiológicos de la psiquiatría latinoamericana: trabajo con curadores tradicionales, descripción de síndromes culturales, uso terapéutico de hierbas y plantas alucinógenas y psiquiatría comunitaria.
- Estudios de prevalencia de trastornos mentales han incidido en el conocimiento abundante, extendido además de entidades clínicas mayores, a áreas de abuso de alcohol y drogas, suicidio, discapacidad cognitiva y psicopatología de poblaciones especiales, e impacto de desastres, violencia y otros fenómenos sociales.
- La existencia de políticas y leyes de salud mental en América Latina no se materializa en acciones concretas, apoyo financiero adecuado, un número apropiado de recursos humanos, etcétera.
- Se ha señalado que la identidad de la psiquiatría latinoamericana se caracteriza por ser mestiza, social y crítica, pero factores como la globalización y las migraciones (entre muchos otros) constituyen desafíos a la consolidación de tales atributos, que resultan en fluidez, efervescencia y multideterminismo en su quehacer contemporáneo.

BIBLIOGRAFÍA

Aguilar-Gaxiola S, Alegría M, Andrade L, Bijil R, Caraveo-Anduaga JJ, Dewit DJ et al. The International Consortium in Psychiatric Epidemiology. En: Dragomirecká E, Palcová A, Pepezova H, editores. Social psychiatry in changing times. Praga: Psychiatrické Centrum; 2000. p. 86-96.

Alarcón RD. Hacia una identidad de la psiquiatría latinoamericana. Bol Of San Pan. 1976;81:109-21.

Alarcón RD. Honorio Delgado y el DSM-IV: coincidencias y discrepancias. Rev Neuropsiquiatr. 1995;57:219-236.

Alarcón RD. Honorio Delgado: A Latin American psychiatrist, citizen of the World. Chicago: Hektoen International; 2021. p. 1-2.

Alarcón RD. Los mosaicos de la esperanza. Reflexiones en torno a la psiquiatría latinoamericana. Caracas: APAL; 2003.

Alarcón RD. ¿Psiquiatría folklórica, etnopsiquiatría o psiquiatría cultural? Examen crítico de la perspectiva de Carlos A. Seguín. Rev Latinoamer Psiquiatr. 2005;5:8-15.

Alarcón RD, Frank JB, Williams M. Cultural dynamics in psychotherapy and cultural psychotherapies. En: Alarcón RD, Frank JB, editores. The psychotherapy of hope. The legacy of persuasion and healing. Baltimore: Johns Hopkins University Press; 2012. p. 281-309.

Alarcón RD, Lolas F, Mari JJ, Lázaro J, Baca-Baldomero E. Latin American and Spanish-speaking perspectives on the challenges of global psychiatry. Braz J Psychiatry. 2020;42(1):77-86.

Alarcón RD, Craig TJ, Fitz M, Baldessarini RJ. A critical moment in psychiatry: the need for meaningful psychotherapy training in psychiatry. Psychiatric Times. 2020; ; 28 de febrero.

Alarcón RD. Figuras y escuelas en la psiquiatría latinoamericana. En: Alarcón RD. Los mosaicos de la esperanza. Reflexiones en torno a la psiquiatría latinoamericana. Caracas: APAL; 2003. p. 49-68.

Alarcón RD. Identidad de la psiquiatría latinoamericana. Voces y exploraciones en torno a una ciencia solidaria. México D. F.: Siglo XXI Ediciones; 1990.

Alarcón RD. Identidad de la psiquiatría latinoamericana: una revisión crítica. En: Alarcón RD. Los mosaicos de la esperanza. Reflexiones en torno a la psiquiatría latinoamericana. Caracas: APAL; 2003. p. 147-157.

Alarcón RD. Vigencia del pensamiento de Honorio Delgado en la psiquiatría contemporánea. Rev Neuropsiquiatr. 1982;45:127-151.

Armijo A, editor. La psiquiatría en Chile. Apuntes para una historia. Santiago de Chile: Andros Impresores S.A.; 2010.

Baca E, Lázaro J, Hernández-Clemente JC. Historical perspectives of the role of Spain and Portugal in today's status of psychiatry and mental health in Latin America. Int Rev Psychiatry. 2010;22(4):311-6.

Benjet C. La salud mental de la niñez y la adolescencia en América Latina y el Caribe. En: Rodríguez JJ, Kohn R, Aguilar-Gaxiola S, editores. Epidemiología de los trastornos mentales en América Latina y el Caribe. Washington D. C.: Organización Panamericana de la Salud; 2009. p. 234-242.

Bhugra D, Tasman A, Pathare S, Priebe S, Smith S, Torous J et al. The WPA-Lancet Psychiatry Commission on the Future of Psychiatry. Lancet Psychiatry. 2017;4(10):775-818.

Castillo-Martell H, Cutipé-Cárdenas Y. Implementación, resultados iniciales y sostenibilidad de la reforma de servicios de salud mental en el Perú, 2013-2018. Rev Peru Med Exp Salud Pública. 2019;36(2):326-333.

Esteban RFC, Mamani-Benito OJ, Quinteros-Zúñiga D, Farfán-Solís R. Concern about COVID-19 infection and workload as predictors of psychological distress during the health emergency in Peruvian healthcare personnel. Rev Colomb Psiquiatr (edición en inglés). 2021, 2 de julio.

Feijó Mello M, Kohn R, Mari JJ, Andrade LH, Almeida-Filho N, Blay SL et al. La epidemiología de las enfermedades mentales en Brasil. En: Rodríguez JJ, Kohn R, Aguilar-Gaxiola S, editores. Epidemiología de los trastornos mentales en América Latina y el Caribe. Washington D. C.: Organización Panamericana de la Salud; 2009. p. 101-117.

Fiestas F, Gallo C, Poletti G, Bustamante I, Alarcón RD, Mari J de J et al. What challenges does mental and neurological health research face in Latin American countries? Braz J Psychiatry. 2008;30(4):328-36.

Fisher M, Baum F. The social determinants of mental health: implications for research and health promotion. Aust N Z J Psychiatry. 2010;44(12):1057-63.

González R, Levav I. Reestructuración de la atención psiquiátrica: bases conceptuales y guías para su implementación. Memorias de la Conferencia Regional para la Reestructuración de la Atención Psiquiátrica. Caracas, Venezuela, 11-14 de noviembre, 1990. Washington D. C.: Instituto Mario Negri; 1990.

Instituto Nacional de Salud Mental Honorio Delgado-Hideyo Noguchi. Estudios epidemiológicos de salud mental (iniciales y actualizados). Lima: INSM HD-HN; 2013.

Kohn R, Levav I, Caldas de Almeida JM, Andrade VB, Caraveo-Anduaga JJ, Saxena S et al. Los trastornos mentales en América Latina y el Caribe: asunto prioritario para la salud pública. Rev Panam Salud Pública. 2005;8(4/5):229-240.

Kohn R, Levav I. La utilización de los servicios de salud mental y la brecha de tratamiento en América Latina y el Caribe. En: Rodríguez JJ, Kohn R, Aguilar-Gaxiola S, editores. Epidemiología de los trastornos mentales en América Latina y el Caribe. Washington D. C.: Organización Panamericana de la Salud; 2009. p. 300-315.

Kohn R, Rodríguez J. La salud mental de las poblaciones indígenas. En: Rodríguez JJ, Kohn R, Aguilar-Gaxiola S, editores. Epidemiología de los trastornos mentales en América Latina y el Caribe. Washington D. C.: Organización Panamericana de la Salud; 2009. p. 223-233.

Laín Entralgo P. La espera y la esperanza. Madrid: Alianza Editorial; 1984.

Laissue Hormaza P, Fonseca-Mendoza DJ, Contreras-Bravo NC, Calderón-Ospina CA. Análisis de variantes genéticas potencialmente relacionadas con la variabilidad interindividual en la respuesta a medicamentos de amplio uso clínico. Proyecto de Investigación. Escuela de Medicina y Ciencias de la Salud, Universidad del Rosario, Colombia; marzo de 2018-marzo de 2021.

Libre JJ, Prince M. Epidemiology of dementia in Latin America: findings from the 10/66 Dementia Research Group's Programme. Proceedings of the XI Congress of the International Federation of Psychiatric Epidemiology, Gothenburg, Suecia, May 2007. p. 3-5.

Lolas F. Language, psychiatry and globalization: the case for Spanish-speaking. Asia Pac Psychiatry. 2010;2:4-6.

Lund C, Brooke-Sumner C, Baingana F, Baron EC, Breuer E, Chandra P et al. Social determinants of mental disorders and the sustainable development goals: a systematic review of reviews. The Lancet Psychiatry. 2018;5(4):357-36.

Malamud C, Núñez R. El COVID-19 en América Latina: desafíos políticos, retos para los sistemas sanitarios e incertidumbre económica. Madrid: Fundación Real Instituto Elcano; 2020.

Mari JJ, Szabo CP, Wu C, Lam LCW, Wang L, Midin M et al. Promoting editorial capacity in psychiatric journals in low and middle income countries (LAMIC). Afr J Psychiatry. 2011;14:60-62.

Mari JJ, García de Oliveira B, Silva de Lima M, Levav I. Breve historia de la epidemiología psiquiátrica en América Latina y el Caribe. En: Rodríguez JJ, Kohn R, Aguilar-Gaxiola S, editores. Epidemiología de los trastornos mentales en América Latina y el Caribe. Washington D. C.: Organización Panamericana de la Salud; 2009. p. 3-18.

Mariátegui J, editor. La psiquiatría en América Latina. Buenos Aires: Editorial Losada; 1989.

Medina-Mora ME, Borges G, Benjet C, Lara MC, Rojas E, Fleiz C et al. Estudio de los trastornos mentales en México. Resultados de la Encuesta Mundial de Salud Mental. En: Rodríguez JJ, Kohn R, Aguilar-Gaxiola S, editores. Epidemiología de los trastornos mentales en América Latina y el Caribe. Washington D. C.: Organización Panamericana de la Salud; 2009. p. 79-89.

Meyer LA. Esbozo para una historia de la psiquiatría argentina. Psicopatología. 1981;1:381-93.

Norris FH, Kohn R. La repercusión de los desastres y la violencia política sobre la salud mental en América Latina. En: Rodríguez JJ, Kohn R, Aguilar-Gaxiola S, editores. Epidemiología de los trastornos mentales en América Latina y el Caribe. Washington D. C.: Organización Panamericana de la Salud; 2009. p. 256-285.

Organización Mundial de la Salud. Informe sobre la salud en el mundo. Salud mental, nuevos conocimientos, nuevas esperanzas. Ginebra: Organización Mundial de la Salud; 2001.

Organización Mundial de la Salud. Mental Health Atlas. Ginebra: Organización Mundial de la Salud; 2010.

Organización Mundial de la Salud. mhGAP intervention guide for mental, neurological and substance use disorders in non-specialized health settings: Mental Health Gap Action Programme (mhGAP). Ginebra: Organización Mundial de la Salud; 2018.

Organización Mundial de la Salud. The International Pilot Study of Schizophrenia (IPSS). Ginebra: Organización Mundial de la Salud; 1973.

Organización Panamericana de la Salud. Agenda de Salud para las Américas, 2008-2017. Presentada por Ministros de Salud de las Américas en la Ciudad de Panamá. Organización Panamericana de la Salud; 2007.

Organización Panamericana de la Salud. Alcohol y salud de los pueblos indígenas. Washington D. C.: Organización Panamericana de la Salud; 2005.

Organización Panamericana de la Salud. Mental health in the Americas: partnering for progress. Final report. Washington D. C.: Organización Panamericana de la Salud; 2001.

Organización Panamericana de la Salud/Organización Mundial de la Salud. Health in the Americas Report. Washington D. C.: Organización Panamericana de la Salud/Organización Mundial de la Salud; 2012.

Pacurucu-Castillo SF, Ordóñez-Mancheno JM, Hernández-Cruz A, Alarcón RD. World opioid and substance use epidemic: a Latin American perspective. Psychiatr Res Clin Pract. 2019;1(1):32-38.

Pérez J, Baldessarini RJ, Undurraga J, Sánchez-Moreno J. Origins of psychiatric hospitalization in medieval Spain. Psychiatr Q. 2012;83(4):419-30.

Rodríguez JJ. Los servicios de salud mental en América Latina y el Caribe: la evolución hacia un modelo comunitario. Rev Psiquiatr Uruguay. 2011;75(2):86-96.

Rodríguez JJ, Kohn R, Aguilar-Gaxiola S, editores. Epidemiología de los trastornos mentales en América Latina y el Caribe. Washington D. C.: Organización Panamericana de la Salud; 2009.

Rodríguez JJ. Salud mental comunitaria en América Latina y el Caribe. En: Alarcón RD, Chaskel R, Berlanga C, editores. Psiquiatría. 4ª ed. Vol. II. Lima: Fondo Editorial Cayetano Heredia; 2019. p. 1564-1570.

Rojas Malpica C, De la Portilla N, Villaseñor-Bayardo SJ. Historiografía de la psiquiatría latinoamericana. Inv Salud. 2002;4:173-182.

Rojas Malpica C, Portilla-Geada N, Téllez Pacheco P. Anthology of Venezuelan psychiatry. Int Rev Psychiatry. 2016;28(2):207-30.

Rosselli H. Historia de la psiquiatría en Colombia. Bogotá: Horizontes; 1968.

Rotondo H. Un estudio experimental de la comunicación en un servicio psiquiátrico. Bol Dpto Higiene Mental. 1954;2:2-3.

Rubim de Pinho A. Aspectos históricos de psiquiatría folclórica no Brasil. Universitas. 1982;29:15-30.

Saavedra JE, Galea JT. Access of mental health services by the adult population in Metropolitan Lima, Perú: characteristics, perceptions and need for care. Comm Ment Health J. 2021;57:228-237.

Saurí J. Historia de las ideas psiquiátricas. Buenos Aires: Ediciones Carlos Lohlé; 1969.

Seguín CA. Psiquiatría folklórica. Acta Psiquiát Psicól Am Lat. 1974;20:301-339.

Seguín CA. Síndrome psicosomático de desadaptación. Rev Lat Am Psiquiatría. 1951;1:16-26.

Silva H. Ethnopsychopharmacology and pharmacogenomics. En: Alarcón RD, editor. Cultural psychiatry. Basel: Karger; 2013. p. 88-96.

Smith M. Etnopsicofarmacología psiquiátrica en América Latina. En: Alarcón RD, Mazzotti G, Nicolini H, editores. Psiquiatría. 2ª ed. México D. F.: El Manual Moderno; 2005. p. 994-1002.

The Lancet Global Mental Health Series. London: The Lancet; 2007.

Valdivia-Ponce O. Historia de la psiquiatría peruana. Lima: P. L. Villanueva Eds.; 1964.

Vanegas-Medina CR, De la Espriella-Guerrero RA. La institución psiquiátrica en Colombia en el año 2025. Investigación con método Delphi. Rev Gerenc Polit Salud. 2015;14(29):114-135.

Vásquez Barrios AJ. Discapacidad intelectual: situación en la región de las Américas. En: Rodríguez JJ, Kohn R, Aguilar-Gaxiola S, editores. Epidemiología de los trastornos mentales en América Latina y el Caribe. Washington D. C.: Organización Panamericana de la Salud; 2009. p. 208-220.

Vega-Dienstmaier JM. Publicaciones científicas peruanas sobre salud mental. Rev Neuropsiquiatr. 2019;82(3):163-165.

Vicente B, Kohn R, Rioseco P, Saldivia S, Torres S. Psychiatric disorders among the Mapuche in Chile. Int J Soc Psychiatry. 2005;51:119-127.

Vicente B, Kohn R, Saldivia S, Rioseco P. Las contribuciones de Chile a la investigación en epidemiología psiquiátrica. En: Rodríguez JJ, Kohn R, Aguilar-Gaxiola S, editores. Epidemiología de los trastornos mentales en América Latina y el Caribe. Washington D. C.: Organización Panamericana de la Salud; 2009. p. 118-131.

Villaseñor SJ. Apuntes para una etnopsiquiatría mexicana. Guadalajara: Imprenta Universitaria; 2008.

Villaseñor-Bayardo SJ, Alonso-Fernández F, Garrabé J, editores. La psiquiatría en el siglo XXI: realidad y compromiso. Guadalajara: Universidad de Guadalajara, Centro Universitario de Ciencias de la Salud; 2006.

Weiss MG. Cultural epidemiology: an introduction and overview. Anthrop Med. 2001;8:5-30.

Zúñiga-Carrasco DR, Riera-Recalde AY. Historia de la salud mental en Ecuador y el rol de la Universidad Central del Ecuador, viejos paradigmas en una sociedad digitalizada. Rev Fac Cienc Med. 2018;43(1):39-45.

Tratamientos en psiquiatría

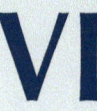

Introducción a las psicoterapias

32

M. T. Bobes Bascarán, M. I. Gutiérrez López y C. Rodríguez Pereira

 OBJETIVOS

- Identificar las características básicas de la psicoterapia como tratamiento.
- Comprender la necesidad de formación específica para aplicar tratamientos psicoterapéuticos.
- Diferenciar los principales modelos teóricos en psicoterapia.
- Identificar las principales herramientas técnicas de cada modelo teórico.
- Comprender la importancia de la alianza terapéutica y otros factores comunes.
- Conocer las diferentes modalidades de intervención y aplicaciones de las intervenciones psicoterapéuticas.

INTRODUCCIÓN

Resulta difícil encontrar una definición unificada de psicoterapia. La diversidad de enfoques psicoterapéuticos existentes hace que haya una amplia gama de definiciones acordes con el modelo adoptado. Por otro lado, las psicoterapias son tratamientos complejos para cuya aplicación es necesaria una formación específica.

Definición

A pesar de la gran heterogeneidad de enfoques, se pueden encontrar definiciones integradoras que permiten acercarse a la esencia de la psicoterapia. Una de ellas es la realizada por Coderch en 1987:

La psicoterapia es un tratamiento de naturaleza psicológica que se desarrolla entre un profesional especialista y una persona que precisa ayuda a causa de sus perturbaciones emocionales; se lleva a cabo de acuerdo con una metodología sistematizada y basada en determinados fundamentos teóricos, y tiene como finalidad eliminar o disminuir el sufrimiento y los trastornos del comportamiento derivados de tales alteraciones, a través de la relación interpersonal entre el terapeuta y el paciente.

Aquello que es esencial y común a toda psicoterapia es el hecho de que el factor curativo (o supuestamente curativo) es la relación psicológica entre el psicoterapeuta y el paciente. Pero, para que una relación interpersonal defina un proceso psicoterapéutico, es imprescindible que tal relación esté sujeta a unos postulados teóricos y a las pautas técnicas derivadas de estos.

En consonancia con esto último, Bruce Wampold y Zac Imel, en su libro *El gran debate de la psicoterapia*, ofrecen la siguiente definición transteórica, general pero precisa, de la psicoterapia:

La psicoterapia es un tratamiento principalmente interpersonal, basado en principios psicológicos, que comporta la existencia de un terapeuta entrenado y un paciente que pide ayuda en referencia a un trastorno mental, problema o motivo de demanda. Está dirigido por el terapeuta para que aporte un remedio al trastorno, problema o motivo de demanda del cliente y está adaptado o individualizado a cada cliente en particular y a su trastorno, problema o motivo de demanda.

El elemento relativo al terapeuta experto resulta esencial para comprender la psicoterapia y diferenciarla de otras prácticas que pueden resultar de ayuda para las personas, como el consejo o el apoyo psicológico. Para que la psicoterapia tenga lugar, se necesita de un paciente (o varios) que presente un problema que necesite solucionar y de un terapeuta con formación especializada que maneje las herramientas necesarias para la resolución de ese problema; todo esto se realiza en un contexto y con un encuadre determinados.

Teniendo en cuenta las definiciones anteriores, se podría decir que la psicoterapia es aquella relación interpersonal de ayuda que se lleva a cabo de acuerdo con reglas técnicas fundadas en una doctrina acerca del origen y evolución de los fenómenos psicológicos, de las formas de interrelación entre la psique de los individuos y el mundo externo que los rodea, y de las insuficiencias, desviaciones y procesos patológicos que pueden presentar los pacientes a los que se intenta ayudar. Según sean estos postulados, hipótesis de trabajo, pautas técnicas, etc., así podrán distinguirse las distintas variedades de psicoterapia.

Los factores comunes que comparten todas las psicoterapias y otras prácticas curativas forman el siguiente cuarteto:

- Una relación de confianza con un agente sanador socialmente reconocido (chamán, sacerdote, clínico, especialista).

- Un lugar de curación donde se busca la ayuda y se recibe la intervención (la psicoterapia se realiza en centros de salud, hospitales, clínicas, consultas).
- Una mitología referida a la racionalidad con la que se explican y entienden tanto el problema como la intervención que se ofrece.
- Un ritual con las actividades y procedimientos empleados que implican tanto al sanador como a la persona que busca ayuda.

 La psicoterapia es un proceso activo, organizado y planificado, dirigido a unos objetivos concretos previamente consensuados con el paciente, limitado en el tiempo y en el cual el terapeuta toma un papel proactivo.

Otro elemento que ha sido destacado en la práctica de la psicoterapia es el uso del lenguaje como herramienta principal de cambio.

La psicoterapia se sustenta en las bases del funcionamiento psicológico para comprender y tratar los problemas, por lo que, dado que existen diversos modelos en torno a esta cuestión, cada psicoterapeuta adoptará un proceso concreto y determinadas técnicas para la resolución del problema.

Asimismo, a pesar de que es imprescindible una adecuada y exhaustiva evaluación del problema antes del inicio de cualquier proceso de psicoterapia, esta evaluación no siempre está dirigida a la obtención de un diagnóstico acorde con las categorías CIE o DSM. Para algunos modelos de psicoterapia, las categorías diagnósticas de estas clasificaciones no aportan una información esencial para el proceso terapéutico, en parte debido a la amplia heterogeneidad que existe dentro de una misma categoría. La búsqueda de dicha información irá dirigida hacia otras variables más individualizadas que permitan descubrir cuestiones que den respuesta a los problemas de cada persona en particular, como pueden ser —dependiendo del modelo— los conflictos inconscientes, las dinámicas relacionales, los pensamientos y conductas disfuncionales u otros elementos esenciales para la comprensión y el abordaje del problema.

Requisitos necesarios para ser psicoterapeuta

En el momento actual, no existe en España un marco legal que regule explícita y específicamente los requisitos para una práctica profesional de la psicoterapia ni una reglamentación adecuada para la formación. La Federación Española de Asociaciones de Psicoterapeutas es una institución no gubernamental sin ánimo de lucro que agrupa a la mayor parte de asociaciones científico-profesionales de psicoterapeutas y que define los requisitos y la experiencia necesarios para que una persona pueda desarrollar esta práctica profesional altamente cualificada, que es una de las herramientas de trabajo de psicólogos clínicos y psiquiatras. Estas titulaciones universitarias son el primer requisito para acceder a la formación de psicoterapeuta.

No todas las intervenciones que pueden ser terapéuticas constituyen una psicoterapia. La Federación Española de Asociaciones de Psicoterapeutas recoge esta diferencia y establece

actualmente dos tipos de acreditaciones diferenciadas: la acreditación de psicoterapeuta y la acreditación en intervenciones terapéuticas. El procedimiento y las condiciones para la obtención de estas acreditaciones viene determinado por el artículo 21 de los estatutos de esta federación; ahí se establecen los criterios mínimos para la obtención de estos certificados.

En las siguientes líneas, se desarrollan los requisitos que se han de cumplir para obtener la acreditación de psicoterapeuta y el certificado de intervenciones terapéuticas.

Acceso a la acreditación de psicoterapeuta. En primer lugar, se requiere la titulación universitaria correspondiente a psicología o medicina. Los médicos especialistas en psiquiatría y los psicólogos especialistas en psicología clínica pueden convalidar la formación y las actividades realizadas durante el proceso de especialización, siempre que estén documentadas y sean consideradas válidas por la asociación que los acredite como psicoterapeutas. En el caso de otros titulados médicos o en la titulación de psicología general sanitaria, pueden computar parcialmente aquellas actividades relacionadas directamente con la psicoterapia, siempre y cuando se hayan realizado como posgrado o nivel 3 del Marco Español de Cualificaciones para la Educación Superior, y sean consideradas válidas por la asociación que los acredite como psicoterapeutas. Se deberá demostrar una experiencia y formación profesional en salud mental durante 4 años. También es necesario un mínimo de 3 años de formación teórico-práctica en psicoterapia, con un mínimo de 600 horas o 45 créditos del Sistema Europeo de Transferencia y Acumulación de Créditos. Esta formación ha de incluir un mínimo de 50 horas dedicadas a los conocimientos fundamentales de los distintos modelos de psicoterapia y de 2 años de práctica supervisada que incluya al menos el tratamiento de dos casos y la realización mínima de 300 sesiones de tratamiento con 100 sesiones de supervisión, así como un mínimo de 200 horas de prácticas adicionales en salud mental; todo ello ha de realizarse en un período de posgrado o equivalente al nivel 3 del Marco Español de Cualificaciones para la Educación Superior. Por último, se requiere la realización de un trabajo o terapia personal de un mínimo de 75 horas de formación. Para conseguir la acreditación como psicoterapeuta, será necesario conseguir una evaluación positiva en todas las actividades expuestas.

Acceso al certificado de intervenciones terapéuticas. Se requiere una titulación universitaria vinculada a las ciencias sociales. Se debe acreditar un mínimo de 2 años, en período de posgrado, de formación teórico-práctica en intervenciones terapéuticas, con un mínimo de 400 horas lectivas o 27 créditos del Sistema Europeo de Transferencia y Acumulación de Créditos. Asimismo, hace falta un mínimo de 25 horas de formación en terapia o trabajo personal. Para lograr la acreditación, será necesario conseguir una evaluación positiva en todas las actividades expuestas.

Ambas acreditaciones exigen su renovación cada 5 años, y se ha de justificar que se continúa realizando la formación continuada en cada período. Las personas acreditadas como psicoterapeutas deberán justificar 250 horas de formación continuada, mientras que quienes hayan obtenido el certificado de intervenciones terapéuticas necesitarán 100 horas de formación continuada.

HABILIDADES BÁSICAS EN PSICOTERAPIA

Los conocimientos técnicos suponen un pilar fundamental a partir de los cuales sustentar el resto del proceso. Además de estos conocimientos, el terapeuta necesita contar con una serie de habilidades y competencias para llevar a cabo una psicoterapia exitosa. A pesar de que el proceso terapéutico es distinto en función del modelo terapéutico adoptado y de que, por tanto, las características para llevarlo a cabo también difieren, existen algunos elementos comunes. En general, se considera que lograr una buena relación terapéutica al inicio del proceso suele ser un elemento esencial si se quiere conseguir éxito en la intervención.

La relación que se establece entre el terapeuta y el paciente es un aspecto fundamental dentro de la psicoterapia. En general, se refiere al vínculo positivo que se crea entre ambos, en el que la confianza mutua y la aceptación suponen elementos esenciales. Es un tipo de relación necesariamente diferente a la establecida con otras figuras de apoyo que pueden resultar de utilidad, como la charla con un amigo. El psicoterapeuta se interesa por el sujeto, pero no forma parte de su grupo de relaciones interpersonales. Su relación es necesariamente asimétrica y profesional, y el encuadre de esta supone un elemento esencial que permite asignar los papeles apropiados.

El establecimiento de una adecuada alianza terapéutica ha sido ampliamente descrito como un indicador de éxito terapéutico, lo que mediatiza notablemente la colaboración del paciente. En este punto, resulta esencial destacar la necesidad del establecimiento de unos objetivos consensuados con esta persona, así como la manera en que se van a alcanzar. Si no existe una concordancia en estos puntos, la alianza se irá debilitando. Para ello, se hace necesario conocer las demandas del paciente, tanto explícitas como implícitas, para poder darles respuesta.

Otro de los aspectos destacados para la creación de una adecuada alianza terapéutica es el papel del terapeuta. Las descripciones clásicas de Carl Rogers se refieren a tres condiciones necesarias que han ido ratificándose a lo largo de la literatura médica posterior, aunque con algunos matices:

- **Empatía**. Capacidad para entender los pensamientos, sentimientos y conflictos del paciente teniendo en cuenta su contexto, identificándose con ellos.
- **Aceptación incondicional**. Aceptación del paciente y sus experiencias como propias y legítimas. Hay que respetar y no hay que juzgar.
- **Congruencia**. Capacidad del terapeuta para ser honesto respecto a los propios sentimientos que emergen en la terapia. La autorrevelación es usada como una forma terapéutica; no hay que esconder sentimientos obvios.

 Lograr un buen vínculo o relación terapéutica supone un elemento esencial para el éxito del proceso psicoterapéutico.

Además de contar con estas características básicas, el terapeuta también debe disponer de elementos, que se describen a continuación.

Indicación. Tras la completa evaluación del paciente, la primera cuestión que se ha de discernir en este punto es la pertinencia de iniciar o no un proceso psicoterapéutico. Para ello, se debe tener en cuenta, por un lado, la existencia de una intervención psicológica con garantías de eficacia para ese problema concreto, y, por otro, el grado de implicación de esta persona en el proceso o la capacidad para modificarla. Es decir, para que la psicoterapia tenga éxito es necesario un problema que se pueda solucionar con algún tipo de intervención psicológica y una persona que se implique en este proceso (o con la que se prevea que se puede trabajar la motivación al cambio).

Encuadre. Se refiere al conjunto de reglas establecidas por el terapeuta para el desarrollo de la psicoterapia. Se incluyen aquí determinados aspectos, como el calendario de sesiones y su duración, el lugar en el que se realizan, los honorarios, la disponibilidad del terapeuta, la confidencialidad o cualquier otro aspecto que pueda influir en el desarrollo de la psicoterapia.

El encuadre debe ser preciso para evitar la confusión de los papeles que se han de desempeñar. La psicoterapia supone una situación que a veces puede resultar confusa para algunos pacientes dado su carácter cercano e íntimo. El terapeuta debe estar atento a esta circunstancia y aclarar su papel personal y emocional en su relación con el paciente.

Escucha. La capacidad de escucha supone una de las competencias básicas esenciales para el buen desarrollo de la psicoterapia. Sin esta capacidad no habrá una psicoterapia efectiva. Se trata de una escucha activa, en la que el terapeuta atiende e identifica correctamente la información que le transmite el paciente, a la vez que se facilita la expresión emocional. La información no solo es explícita, sino que se debe prestar especial atención a toda la comunicación implícita. El manejo de la comunicación no verbal supone un elemento esencial para una escucha efectiva y para el buen desarrollo de la psicoterapia. Además, escuchar de forma activa implica también transmitir de forma adecuada a través de la comunicación no verbal y verbal que se está escuchando. Algunas respuestas verbales que expresan y al mismo tiempo facilitan la escucha activa y la comprensión del sujeto son las siguientes: *a)* clarificación (actividad destinada a esclarecer conceptos vagos o imprecisos con el objetivo de asegurar la correcta comprensión de lo que el paciente quiere transmitir); *b)* paráfrasis (reformulación de una idea del paciente para hacerla más clara, a la vez que se muestra interés en el discurso); *c)* reflejo (actividad por la cual se infieren los sentimientos y emociones que está sintiendo el paciente en la situación que está narrando), y *d)* síntesis (recapitulación de lo hablado antes de pasar a otro tema o cerrar de sesión). Un buen psicoterapeuta debe saber manejar estas respuestas.

Finalmente, hay que destacar que las habilidades terapéuticas se adquieren con entrenamiento y mejoran sustancialmente con una supervisión adecuada.

 Para que la psicoterapia tenga éxito, el psicoterapeuta debe contar con ciertas habilidades básicas que ha de utilizar en el proceso psicoterapéutico. Estas destrezas se adquieren con entrenamiento y mejoran con una adecuada supervisión.

MODALIDADES DE INTERVENCIÓN EN PSICOTERAPIA

Dentro de la psicoterapia, se encuentran distintas modalidades de trabajo, independientemente del marco teórico seguido por el terapeuta.

Individual

Se trata de una forma de intervención incluida en todas las escuelas de psicoterapia. Su desarrollo dependerá del modelo teórico seguido por el terapeuta, siempre encuadrado dentro de un proyecto terapéutico con objetivos definidos y acotados, acordados con el paciente.

Puede realizarse de manera exclusiva o complementarse con otras modalidades (grupal, familiar, pareja) que podrían llevarse a cabo por el mismo psicoterapeuta, pero que generalmente asume un profesional diferente; en este caso, es muy importante la coordinación entre ambos. El trabajo complementario puede resultar de especial interés con algunas personas, sobre todo con aquellas con problemas complejos. Por otro lado, no sería recomendable si los terapeutas siguen enfoques teóricos muy diferentes, ya que podrían confundir al paciente.

Grupal

Se trata de una forma de psicoterapia en la que, además de la interacción terapeuta-paciente y las técnicas de intervención que el terapeuta pueda poner en marcha, los miembros del grupo funcionan como agentes de cambio por sí mismos. Es precisamente este elemento lo que otorga a esta forma de psicoterapia su poderoso potencial terapéutico.

Los componentes del grupo suponen una fuente de apoyo para los otros miembros y para el propio terapeuta. Asimismo, suponen una excepcional oportunidad para observar en otras personas las propias respuestas psicológicas u otras similares, lo que potencia el intercambio de experiencias. El aprendizaje interpersonal se convierte en un factor terapéutico.

Según Yalom, los factores terapéuticos que se encuentran en la terapia de grupo son los siguientes:

- Infusión de esperanza.
- Universalidad.
- Información participada.
- Altruismo.
- Recapitulación correctiva del grupo familiar primario.
- Desarrollo de técnicas de socialización.
- Conducta imitativa.
- Catarsis.
- Factores existenciales.
- Cohesión de grupo.
- Aprendizaje interpersonal.

Al igual que otras modalidades de psicoterapia, la grupal debe estar enmarcada en un proyecto terapéutico, con unos objetivos definidos y una selección de técnicas para poner en marcha.

Algunos de los aspectos que se han de tener en cuenta antes de la realización de un grupo terapéutico son los que se estudian a continuación.

Encuadre

Uno de los elementos fundamentales es el **tamaño del grupo**. El ideal depende fundamentalmente de los factores que el psicoterapeuta desea fomentar en el trabajo y los objetivos del grupo. Sin embargo, por lo general se entiende que el tamaño ideal está entre 7 y 10 personas, ya que se trata de un número que permite un intercambio interpersonal efectivo entre todos los componentes.

Un número bajo de participantes impide la riqueza necesaria de interacciones interpersonales para que se produzcan cambios, y hace que disminuya la interacción entre los miembros, quienes tenderán a interaccionar por turnos con el psicoterapeuta más que mutuamente. Se considera que 5 participantes es el número mínimo aceptable, pero hay que tener en cuenta la posibilidad de abandono de alguno de los miembros en el transcurso del tratamiento. Por otro lado, un grupo con un elevado número de integrantes produce una gran oportunidad de interacción, pero algunos miembros quedarán sistemáticamente excluidos (especialmente los más inhibidos) y será complicado comprender todas las interacciones de todos.

Respecto al **escenario**, es importante elegir un espacio adecuado para llevar a cabo el trabajo del grupo, tanto en lo que se refiere al tamaño de la estancia como respecto a la disposición de asientos cómodos e intimidad, para que la terapia pueda llevarse a cabo sin interrupciones. Se recomienda que el grupo se disponga de manera circular, ya que esto facilita la interacción entre sus miembros.

La **duración de las sesiones** depende del tipo de participantes, ya que algunas personas con determinadas características de bajo rendimiento (como problemas de atención y/o fatiga) necesitarán períodos más breves para poder aprovechar la sesión. Generalmente se estima que una duración óptima se sitúa entre 60 y 120 minutos. Al inicio de la sesión, el grupo necesita un tiempo de aclimatación, por lo que una duración escasa puede no dejar tiempo para trabajar elementos importantes. Por otro lado, a partir de las 2 horas, tanto el grupo como el terapeuta pueden empezar a sufrir fatiga y dejar de ser productivos.

La **frecuencia** de las sesiones es muy heterogénea y depende estrechamente de las características clínicas del grupo y de sus objetivos. Existen grupos que se reúnen todos los días (sobre todo con pacientes institucionalizados); otros, varias veces por semana; otros, una vez a la semana o al mes; etcétera.

Clases de grupos

Existen grupos cerrados y abiertos. Los cerrados son aquellos que se inician y terminan con los mismos miembros: no aceptan nuevos integrantes. Otorgan estabilidad y cohesión, pero son muy sensibles a la pérdida de miembros. Los grupos abiertos, por el contrario, incorporan nuevos individuos (puede ser en cualquier momento o tras la marcha de algún integrante), lo que dificulta la cohesión grupal, pero permite la entrada de nuevos estímulos. Generalmente, los grupos abiertos funcionan de forma indefinida, de manera que unos miembros salen y otros entran.

Composición

El grupo se puede componer de personas que compartan una misma problemática (grupo homogéneo) o de personas con problemáticas diversas (grupo heterogéneo). Una u otra composición dependerá nuevamente de sus objetivos. Los grupos homogéneos presentan la ventaja de facilitar la cohesión y una mejora más rápida de sus integrantes, mientras que los heterogéneos permiten que sus integrantes desempeñen una mayor variabilidad de papeles.

Indicaciones y contraindicaciones de la terapia de grupo

Antes de iniciar una terapia grupal, es esencial realizar una correcta selección de los miembros. Un paciente que perturba el grupo supone una amenaza tanto para su cohesión y funcionamiento como en sus interacciones. Puede provocar que los integrantes se desmoralicen e inhiban su participación. Por otro lado, para el paciente perturbador, puede suponer una experiencia negativa que aumente su problemática y su sensación de aislamiento, así como que se reduzca su motivación de seguir el tratamiento.

Por ello, se debe realizar una evaluación previa para valorar la capacidad de funcionamiento interpersonal de los candidatos. Entre las variables que se han de tener en cuenta, se encuentran las siguientes: la motivación para participar en un grupo, el compromiso de participación, el haber tenido relaciones interpersonales satisfactorias previas o la capacidad de empatía. Además de la cuidadosa selección de estas personas, es importante también trabajar la orientación a la terapia grupal: antes de decidir su entrada en un grupo de psicoterapia, hay que explicar al paciente cuáles son los objetivos, qué se espera de él en la terapia y cuáles son las normas.

Como criterios de exclusión, se sitúan la hostilidad hacia la intervención grupal, la reticencia a asumir las normas de funcionamiento grupal, el escaso interés de algunas personas por los demás (o que estas sean muy autorreferenciales), los comportamientos muy desviados o las personas que usan el grupo para encontrar contactos sociales.

Por último, el grupo supone un uso eficiente de recursos, ya que permite el tratamiento de un número alto de pacientes en un corto período. Trabajar con grupos es especialmente interesante cuando se necesita economizar recursos, así como para tratar problemáticas que tengan una base en las relaciones interpersonales.

Familiar y de pareja

En primer lugar, trabajar con la familia en el proceso de tratamiento no implica necesariamente que se esté realizando una terapia familiar. En no pocas ocasiones, durante una intervención individual, se realizan entrevistas con miembros de la familia con distintos objetivos. La terapia familiar tiene un encuadre propio, en el que es fundamental clarificar con sus miembros que el objetivo de la intervención se sitúa en la familia en su conjunto y no solo en un individuo, ya que en este último caso el modo de intervención más adecuado es el individual.

Existen distintos modelos de terapia familiar; dependen del modelo teórico del terapeuta: sistémico, cognitivo-conductual, psicoanalítico, etc. El objetivo de la terapia familiar es la modificación de las interacciones familiares desajustadas para conseguir un funcionamiento más funcional. El proceso terapéutico y la manera de proceder dependerán del enfoque teórico adoptado por el terapeuta.

PRINCIPALES MODELOS TEÓRICOS EN PSICOTERAPIA

Cada psicoterapeuta trabaja con un modelo de psicoterapia. Un modelo psicoterapéutico supone una teoría sobre las personas, los problemas y la forma más adecuada de intervención. Así, ofrece una guía para poder comprender qué le pasa a la persona que demanda ayuda, por qué está ocurriendo y qué se debe hacer para solucionar su problema. El contar con un marco teórico de referencia resulta esencial para una psicoterapia válida debido a la necesidad de planificación en torno a objetivos. En el momento actual, existe una amplia gama de enfoques psicoterapéuticos. A continuación, se estudiarán de manera general los más representativos para obtener así una visión comparativa.

Psicoanálisis

Laplanche define el psicoanálisis del siguiente modo:

> (…) la disciplina fundada por Freud y en la que se pueden distinguir tres niveles o aspectos: un método de investigación sobre la mente humana, un método psicoterapéutico (en este sentido, se puede usar psicoanálisis como sinónimo de cura psicoanalítica) y, por último, un conjunto de teorías psicológicas y psicopatológicas en las que se sistematizan los datos aportados por el método psicoanalítico de investigación y de tratamiento.

El psicoanálisis se basa en la idea de que una gran parte de la actividad mental del ser humano es inconsciente y, por lo tanto, inaccesible al conocimiento de la propia persona. En cualquiera de sus vertientes, el psicoanálisis consiste principalmente en esclarecer el significado inconsciente de las palabras, los actos, las producciones imaginarias (sueños, fantasías, delirios) de un individuo. El método analítico se basa principalmente en las asociaciones libres del sujeto y la interpretación del analista (interpretación de la resistencia, la transferencia y el deseo).

A través de los años, han ido surgiendo diferentes escuelas psicoanalíticas, aunque manteniendo la esencia del psicoanálisis de Freud. Para la teoría psicoanalítica, toda la vida psíquica humana estaría determinada por las *relaciones objetales*. Con este término, el psicoanálisis se refiere a una estructura intrapsíquica que se forma a partir de las relaciones que el bebé mantiene con las personas que le cuidan desde el nacimiento y que atienden sus necesidades vitales. Estas estructuras intrapsíquicas, basadas en la representación mental del *self* y el objeto, se exteriorizan en las situaciones interpersonales. Cualquier fenómeno mental se fundamentaría en ellas y, a la vez, es la expresión de ellas, de forma que el *mundo interno* de las relaciones objetales modula la relación de la persona con los demás en el *mundo externo*.

En consecuencia, para Freud, el efecto terapéutico del método psicoanalítico depende de que, a través de él, se revivan las primeras relaciones objetales (transferencia), y en esta reproducción sean superados los conflictos que en su tiempo originaron las formas distorsionadas del desarrollo de la personalidad.

Es conocida la división que realiza Freud entre *yo, ello y superyó*. El *yo* sería la instancia o parte organizadora de la personalidad. El *yo* experimenta, controla y dirige las pulsiones y, al mismo tiempo, coordina todas las actividades sensoriales y motrices, e integra las relaciones con el mundo exterior. El *ello* estaría formado por las pulsiones libidinales y agresivas inconscientes. Por último, el *superyó* sería la estructura que censura dichas pulsiones. Algunos autores, entre ellos Coderch, utilizan el término *self* para hablar de la parte de la personalidad que incluye el *yo* y el conjunto de las pulsiones o *ello*, en contraposición al *superyó* u objeto interno no incorporado en el *yo*. Diferentes autores psicoanalíticos mantienen teorías distintas sobre la forma como las pulsiones quedan implicadas en las relaciones objetales y su papel más o menos decisivo.

En el desarrollo sano, las estructuras intrapsíquicas derivadas de la relación dinámica entre la representación del *self* y la representación del objeto son flexibles, sensibles a la experiencia y adaptables a las distintas circunstancias que se presentan a lo largo de la vida. Pero, en los casos en los que este desarrollo se ve afectado, estas estructuras se organizan de forma rígida, y distorsionan continuamente con pautas inalterables todas las experiencias y situaciones con las que la persona se enfrenta.

Para la teoría psicoanalítica, la relación con los demás está distorsionada por las pulsiones y las ansiedades del sujeto, las cuales convierten las imágenes reales en *imagos inconscientes* que pueden llegar a hallarse muy alejadas de la realidad. Todo trastorno psíquico se pone de manifiesto en el trato de la persona con quienes la rodean. Alteración que, en gran parte, se pone en evidencia por la falta de correspondencia entre sus respuestas y la realidad de la situación existente entre ella y los otros.

Cuando el *yo* ha establecido unas relaciones de objeto razonablemente fundadas sobre la realidad, es posible obtener una satisfacción pulsional sin entrar en excesivo conflicto con los objetos internos ni chocar innecesariamente con el mundo circundante.

Conceptos principales en el psicoanálisis y las psicoterapias psicoanalíticas

La libre asociación es el método representativo de los principios psicológicos sobre los que se fundamenta el psicoanálisis y la psicoterapia psicoanalítica. En el tratamiento psicoanalítico, se espera del paciente que comunique todo cuanto venga a su mente, por más que le parezca sin sentido, irrelevante, molesto para él o inconveniente para el terapeuta, y esta es la consigna que se le da. Para hacerlo, el paciente debe reducir todo lo posible la crítica y la selección consciente de su expresión verbal: intentará observar cuantos pensamientos, sensaciones, imágenes, deseos y sentimientos se presenten y se los comunicará al psicoterapeuta de la forma más espontánea posible.

Para el psicoanálisis, la **transferencia** es el proceso por el que los deseos inconscientes se desplazan desde los objetos del pasado a los objetos actuales dentro de un determinado tipo de relación establecida con ellos y de un modo especial en la relación analítica. Se trata de una repetición de prototipos infantiles vivida con un marcado sentimiento de actualidad. La transferencia se promueve en la cura psicoanalítica y se interpreta.

La **contratransferencia** sería el conjunto de las reacciones inconscientes del analista frente a la persona del analizado y, especialmente, frente a la transferencia de este. Este concepto ha tenido más importancia a medida que se ha ido desarrollando la psicoterapia psicoanalítica.

Desde el punto de vista técnico, habría tres orientaciones en torno a la contratransferencia:

- Reducir todo lo posible las manifestaciones contratransferenciales mediante el análisis personal, de tal forma que la situación analítica quede finalmente estructurada como una superficie proyectiva solo por la transferencia del paciente.
- Utilizar, aunque controlándolas, las manifestaciones de contratransferencia en el trabajo analítico.
- Guiarse, para la interpretación misma, por las propias reacciones contratransferenciales, que desde este punto de vista se asimilan con frecuencia a las emociones experimentadas. Tal actitud postula que la resonancia de inconsciente a inconsciente constituye la única comunicación auténticamente psicoanalítica.

Durante la cura psicoanalítica, se denomina *resistencia* a todo aquello que en los actos y palabras del analizado se opone al acceso de este a su inconsciente. Por extensión, Freud habló de resistencia al psicoanálisis para designar una actitud de oposición a sus descubrimientos por cuanto estos revelaban los deseos inconscientes.

Los **mecanismos de defensa** son diferentes tipos de operaciones del yo, en los cuales se especifica la defensa contra contenidos inconscientes que pueden generar angustia. La angustia es también una señal de alarma y puede ser objetivo de los mecanismos de defensa. Los mecanismos preponderantes varían según el tipo de trastorno que se considere, la etapa evolutiva o el grado de capacidad de elaboración. Existen mecanismos de defensa más primitivos, que generan dificultades de adaptación, y mecanismos más evolucionados, que permiten la adaptación adecuada de la personalidad. Los tipos de defensa más utilizados por una persona son también un elemento que se ha de tener en cuenta en el diagnóstico psicoanalítico.

Principales técnicas

A continuación, se describirán seis instrumentos técnicos de base psicoanalítica. La utilización de algunas de estas técnicas es una diferencia entre las diferentes modalidades. Siguiendo a Coderch, aparecen ordenadas de forma progresiva, de menor a mayor nivel de conocimiento y concienciación, por parte del paciente, de la propia situación, de su conflictiva intrapsíquica y de los procesos inconscientes que se hallan en la base de sus trastornos, de forma que las primeras serían más utilizadas en las psicoterapias de apoyo y las psicoterapias psicoanalíticas, y la última es la técnica por excelencia de la cura psicoanalítica en la que, por ejemplo, no se utiliza la sugestión ni el consejo.

Siguiendo estas indicaciones, en las siguientes líneas se desarrollan seis instrumentos técnicos de base psicoanalítica.

Sugestión. Procedimiento técnico que trata de producir o hacer desaparecer en el paciente determinadas ideas, impulsos y formas de comportamiento, independientemente de su juicio lógico y racional. Para ello, el terapeuta se apoya únicamente en el prestigio y la autoridad que posee sobre el sujeto.

Abreacción. Consiste en facilitar en el paciente la descarga emocional de sus afectos a través de la verbalización de aquellos hechos y circunstancias con los que estén relacionados, ya sea de forma consciente o inconsciente.

Consejo. Se mezcla con la sugestión. El terapeuta ofrece indicaciones acerca de nuevas pautas de conducta, alternativas, maneras de resolver situaciones difíciles, caminos para seguir, etcétera.

Confrontación. El terapeuta intenta dirigir la atención del paciente hacia situaciones, conflictos y alternativas que, aun cuando no son inconscientes, el sujeto puede no tener en cuenta en un momento dado o pasar por alto con excesiva rapidez. La confrontación ha de utilizarse para mostrar al individuo la existencia de contradicciones, más o menos flagrantes o encubiertas, en el interior de su comunicación verbal, o entre esta y su comportamiento, o entre distintas formas de comportamiento. Lo específico de la confrontación consiste en que aquellos pensamientos, sentimientos, ideas, actitudes, etc., de los que esta se ocupa son de naturaleza consciente o preconsciente. A diferencia de lo que ocurre en la interpretación, en la confrontación el terapeuta no revela al paciente nada que este desconozca por completo, pero lo estimula para que reflexione, desde distintas perspectivas, acerca de fragmentos de sus pensamientos (o de su comportamiento) que no estaban siendo atendidos o que se habían considerado únicamente bajo un aspecto parcial y limitado.

Clarificación. Se trata de resumir de la forma más exacta y comprensible posible aquello que el terapeuta considera esencial del material ofrecido en la sesión por el paciente en lo que se refiere a los aspectos descriptivos y a los sentimientos que le acompañan; además, se eliminan los elementos circunstanciales que tienden a enmascarar el verdadero sentido de esta. Al mismo tiempo, se disminuyen los aspectos ansiógenos, lo que hace más tolerable el mensaje. Una característica que diferencia la clarificación de la interpretación es el hecho de que nunca se refiere a procesos o elementos inconscientes, sino a otros conscientes y preconscientes (aunque no suficientemente conocidos por el paciente) que el sujeto es capaz de experimentar como propios si se dirige su atención sobre ellos. El objetivo es dar forma a lo indiferenciado y conectar elementos desconectados.

Interpretación. Es el instrumento específico y diferencial de la psicoterapia psicoanalítica y de la cura psicoanalítica, aunque se utilicen también la clarificación y la confrontación. La interpretación se refiere únicamente a los procesos psíquicos inconscientes; su objetivo es ponerlos al descubierto ante el paciente, quien hasta ese momento solo conocía los derivados o manifestaciones conscientes de estos procesos a través de los síntomas perturbadores. El conocimiento de los propios procesos psíquicos obtenido a través de la interpretación es denominado *insight*, término que literalmente significa «ver hacia adentro».

Modalidades de tratamiento

Las modalidades del tratamiento del psicoanálisis son las siguientes:

- Cura psicoanalítica: psicoanálisis clásico/ortodoxo.
- Psicoterapias psicoanalíticas.
- Psicoterapias de apoyo.
- Psicoterapias psicoanalíticas breves.
- Psicoterapia focal breve.
- Psicoterapia a corto plazo.
- Psicoterapia dinámica a corto plazo.
- Psicoterapia a corto plazo generadora de ansiedad.
- Psicoanálisis relacional.
- Psicoterapia basada en la mentalización.

Cura psicoanalítica: psicoanálisis clásico/ortodoxo

El psicoanálisis ortodoxo o cura analítica es un tratamiento cuyo objetivo no es la eliminación de un trastorno o síntoma, sino la reorganización estructural de la personalidad a través de la resolución de los conflictos inconscientes. La reducción o desaparición de los síntomas sería un efecto indirecto del propio análisis. Para conseguir la resolución de los conflictos inconscientes, se analiza tanto la transferencia positiva como la negativa y también las resistencias. Se supone que durante el análisis debe surgir una neurosis de transferencia hacia el analista y resolverse; para ello, se toman una serie de medidas.

En primer lugar, se trata de un tratamiento a muy largo plazo y de alta intensidad. Generalmente, dura 3-5 años, y consta de cuatro o cinco sesiones semanales de 50 minutos cada una. Es frecuente el uso del diván; el analista está fuera del campo visual del analizado para favorecer la asociación libre y la regresión, y que así surjan los sentimientos transferenciales que se han de analizar. Este análisis se centra en los acontecimientos ocurridos dentro de la propia sesión.

Además, se utilizan la asociación libre, las intervenciones del analista (confrontación, clarificación y elaboración) y, especialmente, la interpretación del inconsciente. El analista asume un papel de neutralidad absoluta, anonimato y abstinencia: estas son las reglas clásicas del análisis.

La abstinencia supone que el sujeto debe encontrar en la cura el mínimo posible de satisfacciones sustitutivas de sus síntomas. Para el analista, supone la norma de no cumplir con las demandas del paciente ni desempeñar los papeles que este tienda a imponer. El anonimato supone la norma para el analista de no mostrarse ni autoevaluarse ante el paciente, de forma que sea un reflejo de lo que este trae a la sesión sin contaminarlo por su personalidad. Por último, el analista debe ser neutral en cuanto a los valores religiosos, morales y sociales.

Dadas estas condiciones tan exigentes, las personas que se someten a este tratamiento deben tener una elevada motivación y una gran predisposición psicológica, así como posibilidades económicas y de tiempo para sostener el compromiso con una intervención de esta intensidad, por lo que no es una modalidad accesible para la mayor parte de los pacientes.

La aplicación del psicoanálisis estricto sigue siendo considerada imprescindible por muchos para la formación de los psicoanalistas y los psicoterapeutas, así como para el progreso del psicoanálisis y el estudio del psiquismo humano y su funcionamiento. Pero la técnica psicoanalítica, desde los tiempos de Freud, se ha desarrollado y enriquecido, y ha dado paso a las psicoterapias psicoanalíticas y al psicoanálisis relacional, que permiten el tratamiento de gran número de pacientes que no pueden beneficiarse de la cura psicoanalítica o no la necesitan.

Psicoterapias psicoanalíticas

Con el nombre *psicoterapia analítica* se designa una forma de psicoterapia basada en los principios teóricos y técnicos del psicoanálisis, aunque sin realizar las condiciones de una cura psicoanalítica rigurosa. Hoy en día es la aplicación terapéutica preponderante del psicoanálisis.

Por lo tanto, como el propio psicoanálisis, parte del mismo supuesto de la existencia de determinados conflictos inconscientes para el paciente; el fin que con ella se pretende lograr es solucionar parcial o totalmente dichos conflictos a través de la relación interpersonal paciente-terapeuta. Se utilizan como instrumento técnico las intervenciones verbales del terapeuta que fortalecen el yo del paciente para permitirle manejar adecuadamente aquellos impulsos y emociones frente a los que, hasta el momento, ha fracasado en su función de síntesis e integración.

Lo que caracteriza a la psicoterapia psicoanalítica es la utilización de los principios básicos del psicoanálisis para establecer una relación terapéutica con alguien que padece alteraciones emocionales que le impiden su funcionamiento normal o lo dificultan. El objetivo es una reorganización parcial de la personalidad y las defensas que resuelva los derivados preconscientes o conscientes. Con el paso del tiempo, se han ido estructurando los procedimientos técnicos, las indicaciones, los límites y las áreas propias de este tipo de tratamiento.

Las psicoterapias psicoanalíticas suelen ser más breves que la cura analítica, pero están pensadas a largo plazo (incluso años). La frecuencia es elevada, de un mínimo de una sesión a la semana, cuya duración es de 30-60 minutos. Aunque ocasionalmente puede utilizarse el diván, el paciente y el terapeuta suelen estar cara a cara. Se utiliza el análisis de las dinámicas y las defensas. El mayor énfasis está en los acontecimientos interpersonales actuales y en la transferencia hacia otros fuera de las sesiones. Se analiza solo la transferencia negativa, pero la positiva no se explora, a no ser que impida la continuación del tratamiento.

A pesar de descansar sobre los fundamentos teóricos y metodológicos provenientes del psicoanálisis, su aplicación práctica en la psicoterapia no está sujeta a unas normas rígidas y universales. Al contrario, existen múltiples niveles de profundización en la psicoterapia psicoanalítica y diversas maneras de concebir esta aplicación del psicoanálisis. Esta flexibilidad la convierte en un tratamiento psicológico apropiado para muchos pacientes que voluntariamente quieren mejorar su estado psíquico y su funcionamiento mental, ya sea para eliminar síntomas, ya sea para mejorar su adaptación y funcionamiento. Además de la motivación, es necesario un grado suficiente de inteligencia, fuerza del yo, tolerancia a la ansiedad y capacidad de elaboración.

Psicoterapias de apoyo

Son aquellas psicoterapias que, a través de uno u otro procedimiento, se dirigen a reforzar las defensas contra el conflicto. La diferencia con la psicoterapia psicoanalítica es que en estas las defensas son analizadas para que las fuerzas psíquicas en conflicto puedan estar a disposición del yo, mientras que, en las psicoterapias de apoyo, las defensas no se analizan, sino que se refuerzan. El objetivo es apoyar el *yo* del paciente para que pueda manejar mejor los conflictos inconscientes, aunque estos no sean resueltos.

Se trata de psicoterapias indicadas para aquellos pacientes cuya estructura mental o cuyas motivaciones no posibilitan establecer ni una cura ni una psicoterapia psicoanalíticas, aunque tengan una necesidad de ayuda psicológica.

Psicoterapias psicoanalíticas breves

La psicoterapia psicoanalítica, también llamada psicodinámica breve, es una forma de tratamiento limitada en el tiempo que se basa en el psicoanálisis y la teoría psicodinámica. Se utiliza para el tratamiento de personas con depresión, ansiedad o trastorno por estrés postraumático, entre otras enfermedades. Existen diversos métodos, y cada uno tiene su propia técnica y sus criterios específicos para la selección de los pacientes, aunque tienen más similitudes que diferencias. Todos estos abordajes tienen unos criterios muy estrictos de selección de pacientes y utilizan un foco de tratamiento concreto.

Psicoterapia focal breve

Fue desarrollada originalmente en la década de 1950 por el equipo de Balint en la Clínica Tavistock de Londres. Es un tratamiento que debe desarrollarse entre 20 y 40 sesiones. Para ello, tanto el terapeuta como el paciente deben estar profundamente implicados y soportar la tensión generada. El terapeuta fija un foco de trabajo y se pone una fecha de finalización del tratamiento desde el inicio. El sujeto debe elaborar el duelo y la ira por la finalización del tratamiento. Se identifica muy pronto la transferencia negativa y se interpreta vinculándola con las relaciones de la persona con sus padres.

Para beneficiarse de este tratamiento breve, es imprescindible que el paciente sea capaz de considerar sus problemas en términos emocionales, de afrontar el material ansiógeno y de soportar el estrés del tratamiento. Las contraindicaciones son los intentos graves de suicidio, la dependencia de sustancias, el abuso crónico de alcohol, los síntomas fóbicos incapacitantes crónicos y una sobreactuación muy destructiva o autodestructiva.

Psicoterapia a corto plazo

El grupo de James Mann, en la Boston University, desarrolló a principios de la década de 1970 un modelo terapéutico de exactamente 12 entrevistas, centrándose en lo que se denominó *conflicto central del paciente*. En este abordaje, la transferencia positiva tiene que ser la principal desde el inicio. También se trabaja la dependencia a través de la finalización de la psicoterapia. Los terapeutas apoyan y animan activamente a los pacientes, e incluyen la información y la educación como elementos terapéuticos. En este caso, también hay ciertos criterios de exclusión, como personas con trastorno depresivo mayor que interfiere con el tratamiento, estados psicóticos agudos y pacientes desesperados que necesitan las relaciones objetales, pero que no las toleran.

Psicoterapia dinámica a corto plazo

Esta psicoterapia incluye casi todas las variedades de psicoterapia breve y de intervención en crisis. Clasifica a los pacientes en aquellos cuyos conflictos son fundamentalmente edípicos, aquellos no edípicos y aquellos con conflictos que presentan más de un foco, y adapta la intervención según esta clasificación. También crea una técnica propia para pacientes con problemas neuróticos graves y de larga evolución, específicamente para aquellos con trastornos obsesivo-compulsivos incapacitantes y con fobias.

Los elementos principales del abordaje psicoterapéutico, especificado por Davanloo (McGill University), consisten en la flexibilidad (los terapeutas deben adaptar la técnica a las necesidades del paciente), el control, las tendencias regresivas del paciente, la intervención activa para evitar que la persona desarrolle una dependencia excesiva hacia el terapeuta y la introspección intelectual, así como las experiencias emocionales durante la transferencia, que se vuelven correctoras como resultado de la interpretación.

En la selección, es importante evaluar las funciones del yo porque debe establecerse un foco para el trabajo terapéutico y una formulación psicodinámica de los problemas psicológicos del individuo, que debe ser capaz de interactuar emocionalmente con los evaluadores. Además, el sujeto ha de tener antecedentes de relación con al menos una persona significativa en la vida; capacidad para experimentar y tolerar ansiedad, culpabilidad y depresión; motivación para cambiar y responder a la interpretación, y capacidad de conectar a los evaluadores con personas del presente y del pasado.

Psicoterapia a corto plazo generadora de ansiedad

Sifneos, Universidad de Harvard, desarrolló este modelo en la década de 1950. Los criterios de selección son también muy claros y estrictos. El paciente debe tener una queja principal bien definida, para lo que ha de seleccionar entre uno o varios problemas y tener una relación significativa o de compromiso durante la primera infancia, la capacidad de interactuar de manera flexible y de expresar los sentimientos de manera adecuada, una sofisticación psicológica por encima de la media (que implica no solo una inteligencia superior a esta, sino también la capacidad de responder a las interpretaciones) y una formulación psicodinámica específica (generalmente, un conjunto de conflictos psicológicos que subyacen a la incapacidad de un paciente y que se centran en un foco edípico).

Existe un contrato entre el terapeuta y el paciente para trabajar sobre ese foco especificado, así como la formulación de las expectativas mínimas con respecto al resultado y una motivación buena o excelente para el cambio, no solo para el alivio de los síntomas.

El tratamiento se divide en cuatro fases principales (cada una dispone de técnicas definidas propias): encuentro entre el terapeuta y el paciente, psicoterapia temprana, culminación del tratamiento y, finalmente, evidencia del cambio y finalización de la psicoterapia.

Psicoanálisis relacional

Se trata del conjunto de desarrollos teóricos y clínicos que vienen contribuyendo a la evolución de la psicoterapia psicoanalítica hacia una forma de psicoterapia que explica la dinámica intrapsíquica en su ámbito natural de origen y evolución: la intersubjetividad. La subjetividad, clave en el psicoanálisis, se despliega y se construye en la relación con el otro.

El término *psicoanálisis relacional* integra una variedad de teorías psicoanalíticas que han evolucionado desde las ideas originales de Freud. El psicoanálisis relacional se ha desarrollado principalmente en Estados Unidos durante más de 40 años y se ha ido expandiendo mundialmente. Es un abordaje ecléctico que ha ido incluyendo las aportaciones del psicoanálisis interpersonal (H. S. Sullivan), la escuela inglesa de las relaciones objetales (W. R. D. Fairbairn), de la *self-psychology* (H. Kohut) y sus continuadores y de teóricos considerados independientes (Winnicott y Balint). Están también incluidas las perspectivas psicosociales psicoanalíticas latinoamericanas (E. Pichon Riviere y M. Baranger), así como las recientes aportaciones de psicoanalistas contemporáneos: el Grupo de Boston para el Estudio del Cambio Psíquico (Stern, Lyons-Ruth, Tronick), los intersubjetivistas (Stolorow, Atwood, Orange) y la *self-psychology* contemporánea (Lachmann, Lichtenberg, Morrison).

Las relaciones de objeto en la teoría psicoanalítica, obra de Greenberg y Mitchell, articula esta perspectiva al plantear la problemática de la integración de dos puntos de vista psicoanalíticos: la teoría pulsional clásica (que considera a la persona en su individualidad) y las posiciones que consideran a la persona determinada por el contexto social. Desde la perspectiva relacional, el centro de interés no está en la mente aislada, sino en la relación «entre las mentes».

Psicoterapia basada en la mentalización

La terapia basada en la mentalización es una terapia de corte psicodinámico, sustentada sobre todo en la teoría del apego. Sus autores principales son Anthony Bateman y Peter Fonagy, aunque han surgido otros autores importantes en su desarrollo, como Jon Allen. Fue desarrollada originalmente en la década de los 90 del siglo pasado, y utilizada, en un principio, para tratar a pacientes con trastorno de la personalidad límite en un entorno de hospitalización parcial (hospitales de día). Con el tiempo, la terapia basada en la mentalización se ha convertido en un enfoque más amplio para la comprensión y el tratamiento de los trastornos de personalidad en una mayor variedad de situaciones clínicas.

El término *mentalización* se refiere al proceso psicológico por el que las personas son capaces de relacionar tanto los propios comportamientos como los de los demás con estados mentales subjetivos e intencionales. Es decir, el comportamiento depende de deseos, pensamientos o sentimientos. Es un concepto similar, equivalente o incluso sustitutivo del de *función reflexiva*.

Para este modelo de psicoterapia, la capacidad de mentalización es el concepto clave para entender los trastornos de personalidad y su tratamiento. El trabajo terapéutico desde este modelo se centra en intentar optimizar y favorecer la capacidad de mentalización en un contexto de apego seguro. La estructuración general de la terapia basada en la mentalización está formada por el proceso de evaluación, seguido de la terapia basada en la mentalización introductoria; después, se da paso a la terapia basada en la mentalización individual y, por último, a la terapia basada en la mentalización grupal. Durante todo este proceso, el foco del tratamiento es la mente del paciente con el objetivo de que este aprenda más sobre la forma en la que piensa y siente a los demás y a sí mismo. El paciente sabrá más sobre cómo responde a los otros y sobre la relación que hay entre determinadas conductas y los errores en la comprensión de los demás y de sí mismo. Las conductas se entienden como intentos de regularse.

Modelos sistémicos

La terapia familiar sistémica comienza a desarrollarse en Estados Unidos en los años 50 del pasado siglo. Parte de dos pioneros de la terapia familiar: el psicoanálisis y las nuevas tendencias en desarrollo (antropología, sociología y comunicación, fundamentalmente), que abordan los problemas en un sentido amplio, holístico.

Características generales

La propia denominación *terapia familiar sistémica* indica uno de los conceptos clave dentro de este modelo: el sistema. Un sistema se compone de un conjunto de personas, interrelacionadas entre sí, que forman una unidad dinámica; la más importante es la familia. Para entender el funcionamiento de un sistema, se deben tener en cuenta sus límites (líneas de demarcación), su organización y sus elementos, propiedades e interacciones.

El sistema familiar, entendido como un sistema abierto al exterior, cuenta con una serie de propiedades:

- **Totalidad**:
  - La conducta del sistema no puede entenderse como la suma de las conductas de sus miembros, sino que las relaciones entre ellos constituyen un elemento esencial que lo hace cualitativamente distinto.
  - Para conocer un sistema, no solo hay que conocer a sus miembros, sino las relaciones que existen entre ellos.
- **Causalidad circular**:
  - Las relaciones familiares son recíprocas, con tendencia a la repetición, a la secuencia de conductas.
  - Por ejemplo, si un individuo A responde a la conducta de un individuo B, esta misma respuesta constituye un estímulo para que B responda a la conducta de A.

- **Equifinalidad**. Un sistema puede alcanzar el mismo final partiendo de condiciones iniciales distintas.
- **Equicausalidad**:
  - Unas mismas condiciones iniciales pueden dar lugar a estados finales distintos.
  - Esta condición, unida a la anterior, hace que se desaconseje la búsqueda de una causa pasada originaria del síntoma y que se recomiende centrarse en el momento presente, así como en los factores que contribuyen al mantenimiento del problema.
- **Limitación**. Cuando el sistema adopta una determinada secuencia de interacción, suele mantenerla en el tiempo, lo que restringe la emoción de otras respuestas distintas.
- **Regla de relación**:
  - Definir la relación entre los miembros de un sistema supone un elemento prioritario, ya que la forma en que los individuos se comunican entre sí constituye el factor más trascendental.
  - Estas reglas pueden ser conocidas por todos, aunque generalmente suelen no ser explícitas.
- **Organización jerárquica**. En todo sistema existen miembros que poseen más poder y responsabilidad para determinar qué se va a hacer, así como quién va a proveer de ayuda, protección, consuelo, etcétera.
- **Teleología**. El sistema familiar se va adaptando a los distintos estadios de desarrollo con el fin de asegurar su continuidad y crecimiento.

Como se puede observar, para el modelo sistémico, la comunicación, como moduladora de las relaciones entre personas, supone un elemento esencial tanto para comprender la normalidad y la psicopatología como para estructurar las formas de intervención.

Paul Watzlawick, uno de los autores más emblemáticos de este enfoque, describió unos axiomas que se cumplen indefectiblemente y que, por tanto, siempre están presentes en todo acto comunicativo en el que hay interacción. Los axiomas descritos por Paul Watzlawick se desarrollan en las siguientes líneas.

Es imposible no comunicar. Todo comportamiento es una forma de comunicación. Gran parte de esta ocurre a un nivel inconsciente. Tan pronto como dos personas se perciben, comienzan a comunicarse. Cualquier comportamiento perceptible, incluida la ausencia de acción, tiene el potencial de ser interpretado por otros individuos como si tuviera algún significado. En otras palabras, las personas se comunican incluso cuando no quieren hacerlo (por ejemplo, el silencio de un paciente en el contexto terapéutico también transmite un significado). Toda comunicación tiene un nivel de contenido y un nivel de relación, de modo que estos clasifican a aquella, y se trata por tanto de una metacomunicación, una comunicación secundaria sobre cómo se debe interpretar una parte de la información. Por ejemplo, comunicarse con un amigo es diferente a comunicarse con un extraño. Al hacer comentarios a un amigo se pueden usar palabras que podrían considerarse ofensivas y, aun así, el amigo podría aceptar dichos comentarios con bastante alegría. Sin embargo, si alguien usara esas mismas palabras para hacer comentarios a una persona a la que apenas se conoce, ese individuo podría ser considerado descortés y podría dejar una impresión negativa en el otro sujeto. Del mismo modo, ser casualmente descortés con un amigo cuando alguien más está presente podría causar una impresión negativa en el tercero (que es ajeno a la relación de amistad que une a las otras dos personas).

La puntuación de la secuencia de hechos. La naturaleza de una relación depende de la forma de puntuar las secuencias comunicacionales. Todas las partes involucradas estructuran el flujo de comunicación de manera diferente; por lo tanto, interpretan su propio comportamiento durante la comunicación como una mera reacción al comportamiento del otro. Por ejemplo, en un intercambio o interacción, alguien tendrá la iniciativa, el dominio, la dependencia, etc. Una persona con determinado comportamiento será considerada un líder, otra persona será considerada sumisa y la interacción de ambas se encuadrará por el marco relacional. Según Watzlawick, cuán buena o mala es una relación depende de cómo las partes involucradas descifren las intenciones, acciones o la forma de comunicarse de los demás. En este contexto, la puntuación se refiere al proceso de organizar grupos de mensajes en significados. Por ejemplo, el sujeto A tiene una conversación con B, que es un compañero de trabajo. La conversación molesta a A, pero este no le dice a B cómo se siente. La siguiente vez que A ve a ese colega, actúa de manera extraña o diferente. Su compañero podría entonces darse cuenta de que A está molesto por algo. En este caso, A ha puntuado sus sentimientos de enfado con su comportamiento. Sin embargo, B piensa que A está enfadado porque le ha pasado algo con otra persona y no le pregunta a A al respecto, por lo que, probablemente, A se sentirá incluso más molesto. En este ejemplo, las interacciones crean un bucle cíclico de causa y efecto porque no hay un verdadero diálogo que permita que ambos sujetos se den cuenta de lo que sucede.

En toda comunicación, existe un *nivel digital* o transmisión del contenido (qué se dice) y un *nivel analógico* o modo en que se transmite dicho contenido (cómo se dice). En ocasiones, se emiten dos mensajes contrapuestos a la vez y esto puede causar malentendidos y conflictos. Cuando existe información verbal e información no verbal contradictorias, se suele dar prioridad a la no verbal. Por ejemplo, sería el caso en el que un emisor preguntara a otra persona qué tal se encuentra, y esta respondiera: «Bien», pero su rostro, su cuerpo y el tono indicaran malestar.

Los intercambios comunicacionales pueden ser o *simétricos* o *complementarios*. Una relación simétrica es aquella en la que, desde una perspectiva de poder, todos se comportan como iguales. Si una relación simétrica se sale de control, ambas partes pueden terminar atacándose en una lucha de poder. Este puede ser el caso de hermanos o compañeros de trabajo en la misma jerarquía. Una relación complementaria, por otro lado, se da entre dos personas con poder desigual, como un padre y su hijo, un jefe y su empleado o un terapeuta y su paciente. Si una relación complementaria se sale de control, la disparidad aumenta con el tiempo. Los poderosos pueden volverse más tiránicos, mientras que los sumisos estarán aún más limitados en sus oportunidades de participar.

En general, el terapeuta familiar sistémico se entiende como una persona que, en momentos de crisis, ayuda a la familia a resolver los problemas que los aquejan. No utiliza

etiquetas diagnósticas, ya que se entiende que el problema no está situado en una persona en particular, sino en las relaciones disfuncionales del sistema tanto dentro de este como en su relación con el exterior. Desde la perspectiva sistémica, la psicopatología individual es vista de un modo más holístico; integra factores físicos, psicológicos individuales y ambientales y pone el acento en los aspectos relacionales.

La intervención sistémica comienza con el primer contacto con la familia. Este se realiza a través de una ficha telefónica, confeccionada por personal cualificado, en la que se recoge la información más relevante. Este acto permite la elaboración de las primeras hipótesis, así como el establecimiento de unos mínimos en la relación terapeuta-paciente. Tras este contacto, se acuerda una primera entrevista, en la que se recoge información suficiente que permita conocer las áreas funcionales y disfuncionales de la familia. Algunos de los elementos que se han de evaluar incluyen la realización del genograma, el funcionamiento de la familia en áreas relevantes de la vida (trabajo, estudios, salud, proyectos de futuro, etc.), la estructura de la familia (límites intrasistema y con el exosistema, tendencias aglutinadas/desligadas, grado de independencia de los miembros, funcionamiento de los subsistemas conyugal, parental, fraterno, etc.), las interacciones familiares explícitas e implícitas (transacciones, alianzas, coaliciones, tríadas transgeneracionales, etc.), la comunicación de la familia, la función del síntoma dentro del sistema, la motivación de la familia, etcétera. En esta primera entrevista, ya se establecen las reglas relativas a la relación terapéutica, el contexto y la forma en que va a transcurrir la terapia. El encuadre es un aspecto esencial de la intervención.

El proceso terapéutico se entiende como algo flexible tanto en la actitud del terapeuta como en las técnicas utilizadas. Dentro de las intervenciones empleadas en la terapia familiar sistémica se encuentran las cognitivas, las conductuales y las metafóricas.

Las intervenciones cognitivas tienen como objetivo cambiar la forma en que se ve el síntoma. Estarían indicadas en aquellas situaciones en las que se hace necesario recomponer la imagen o la visión que el sistema tiene sobre el problema o sobre alguno de los miembros. Dentro de estas, se encuentran la connotación positiva (atribuir a un síntoma un significado positivo dentro del sistema) y las redefiniciones (presentar el síntoma desde otro marco relacional).

Por su parte, las intervenciones conductuales tienen como objetivo sustituir conductas sintomáticas por otras no sintomáticas, lo que genera nuevos patrones de interacción. Se utilizan en aquellos casos en los que se necesita incorporar conductas nuevas o cuando hay una colaboración literal de la persona. Dentro de estas, se encuentran la prescripción de tareas directas (que haga o deje de hacer algo), las prescripciones ritualizadas (indicación de realizar de manera rígida ciertas conductas por parte de determinadas personas o en ciertos momentos) y las intervenciones paradójicas (se indica la realización de aquello que constituye un problema de manera controlada de forma que, dadas las características, se espera que el sujeto desobedezca, controlando la desaparición del problema), estas últimas muy complejas, por lo que es preciso manejarlas correctamente.

Las intervenciones metafóricas se dirigen a que la familia descubra su patrón de relaciones, así como la solución a sus problemas. Son especialmente interesantes para aquellas personas que tienden a la racionalización para no hacer cambios, así como cuando otras técnicas han fracasado. En este tipo de intervenciones, el terapeuta narra una historia mediante la cual el paciente tiene que deducir una consecuencia relacionada con su síntoma.

Por último, se encuentra el uso del equipo. Las intervenciones en terapia familiar sistémica suelen priorizar el uso de un equipo terapéutico, situado detrás de un espejo unidireccional, que ayuda tanto en la evaluación como en la toma de decisiones.

 Desde la perspectiva sistémica, se entiende que el problema no está situado en una persona en particular, sino en las relaciones disfuncionales del sistema tanto dentro de este como en su relación con el exterior. Así, la psicopatología individual es vista de un modo más holístico, integra factores físicos, psicológicos, individuales y ambientales y pone el acento en los aspectos relacionales.

Escuelas en terapia familiar sistémica

Las escuelas en terapia familiar sistémica son:

- Escuela interaccional de Palo Alto.
- Escuela estructural.
- Escuela estratégica.
- Escuela de Milán.
- Terapia centrada en soluciones.
- Constructivismo.

Escuela interaccional de Palo Alto, Mental Research Institute

Se trata de un enfoque de terapia breve, de no más de 10 sesiones semanales. No se centra en conocer el origen de los problemas; en su lugar, la intervención se basa en saber cuáles son las interacciones actuales de los miembros del sistema y los intentos de solución (desafortunados) que han llevado a cabo. La idea fundamental de base es que los problemas aparecen cuando una dificultad se intenta resolver de manera equivocada y, tras este fracaso, se sigue intentando sortearla de la misma manera, aplicando una dosis más elevada de esta solución ineficaz. Así, la solución es el problema.

La intervención, por tanto, irá encaminada a romper las secuencias sintomáticas para conseguir un cambio terapéutico. Se distinguen dos tipos de cambio: cambios tipo 1 y cambios tipo 2. Los de tipo 1 son aquellos en los que no hay una modificación del sistema, sino del individuo, siguiendo la misma lógica de soluciones intentadas que ha generado el problema, con lo que este se mantiene El cambio 2, por el contrario, supone un cambio de todo el sistema, lo que crea nuevos intentos de solución y reduce los síntomas. El objetivo terapéutico será lograr un cambio tipo 2, lo que se lleva a cabo mediante distintas técnicas, como redefiniciones, tareas directas, tareas paradójicas, intervenciones metafóricas u ordalías.

Asimismo, el equipo del Mental Research Institute ha diseñado cinco tipos de intervenciones específicas para distintos tipos de soluciones intentadas:

- Forzar algo que solo puede ocurrir espontáneamente.
- Dominar un acontecimiento temido aplazándolo.
- Llegar a un acuerdo mediante coacción.
- Conseguir comisión a través de la libre aceptación.
- Confirmar las sospechas del acusador mediante la autodefensa.

Por último, otras intervenciones generales llevadas a cabo por este equipo para conseguir el cambio tipo 2 son:

- La petición de cambio lento.
- Peligros de una mejoría.
- Un cambio de dirección.

Escuela estructural

El fundamento teórico del modelo estructural se basa en el concepto de *estructura*, que alude a los procesos de interacción familiar y a las demandas de sus miembros que derivan de dichos procesos.

El concepto de estructura incluye tres dimensiones:

- **Límites**. Tienen que ver con las reglas que definen quién participa y cómo lo hace. Para el correcto funcionamiento de un sistema, deben de ser claros y permeables.
- **Alineación**. Se trata de la unión u oposición de un miembro del sistema con respecto a otro. Aquí se encuentra la coalición (unión de dos personas en contra de otra) y la alianza (unión de dos personas excluyendo a otra).
- **Poder**. Influencia de cada miembro del sistema.

Para Minuchin, creador de la escuela estructural, la familia es el primer agente socializador del niño. Una familia funcional sería aquella que proporciona a sus miembros un sistema de identidad al *self* y la pertenencia a un grupo estable y acogedor, a la vez que permite un sentimiento de individuación y autonomía frente al resto de los componentes del sistema familiar y frente a los sistemas extrafamiliares.

Las relaciones familiares se consideran patológicas cuando existen desviaciones en los límites o en las relaciones familiares, de manera que la estructura que presenta la familia no se adecua a sus necesidades en este momento vital: los límites entre subsistemas son demasiado rígidos o porosos, se establecen relaciones rígidas de alianzas y coaliciones, etcétera.

Para los terapeutas estructurales, resulta esencial conocer el momento del ciclo vital que está atravesando la familia y su capacidad de resolución de las tareas asociadas a ese momento, las interacciones entre los miembros del sistema, las alianzas y coaliciones, las jerarquías de poder, la flexibilidad del sistema respecto a los cambios, las fuentes de apoyo dentro y fuera del sistema, así como la función que el síntoma tiene en la familia respecto a sus pautas de relaciones.

El objetivo terapéutico es lograr una organización familiar funcional (lo cual incluye los límites entre subsistemas y jerarquías) que sustituya las estrategias rígidas de la familia por otras nuevas y diversas. Dentro de las técnicas de intervención utilizadas por este modelo, se encuentran el desafío, las técnicas reestructurantes o las técnicas de cambio de visión.

Escuela estratégica

Este modelo parte de la idea de que el síntoma no tiene por qué significar algo irracional basado en percepciones erróneas del pasado, sino que puede considerarse como una conducta adaptativa a una situación social determinada. De esta manera, se entiende que los grupos sociales de las personas con problemas presentan una jerarquía incongruente que hace que los niveles de comunicación sean conflictivos, lo que provoca los síntomas. En estructuras sociales anómalas, la respuesta del individuo también es anómala.

El concepto nuclear sería el de la jerarquía incongruente, que explicaría la problemática familiar. Dentro de la familia, la jerarquía sería confusa, con luchas de poder entre sus miembros. La organización se vuelve patológica cuando se establecen coaliciones permanentes entre personas de distintos niveles.

El objetivo terapéutico irá dirigido a conseguir un cambio tipo 2 en el sistema de jerarquías mediante una intervención directa y estratégica que debe incluir la red social en la que el individuo está inmerso.

Escuela de Milán

La escuela de Milán ha tenido una gran repercusión dentro de las intervenciones sistémicas, sobre todo en su trabajo con familias con una estructuración muy rígida, como en anorexia y alteraciones psicóticas. Su concepto central es el de *juego familiar*, que comprende las relaciones de los miembros del sistema, así como las creencias que estos tienen acerca de sí mismos, de los demás y de la familia en su conjunto. El juego es un conjunto de creencias, valores, reglas y rutinas que marcan las conductas e interacciones de la familia.

El objetivo de la intervención se situaría en conocer cuál es el juego familiar y modificar aquellos aspectos desadaptativos, alterando el mapa de relaciones y la secuencia de conductas para conseguir cambiar las reglas que regulan el funcionamiento del sistema. El juego deja de ser funcional cuando sitúa a los miembros en el desempeño de papeles y funciones que no les corresponden según su momento del ciclo vital.

Las técnicas de intervención incluyen intervenciones cognitivas (connotación positiva y redefinición), conductuales (prescripciones directas y paradójicas) y prescripciones ritualizadas (tarea de días pares e impares y prescripción invariable).

Por último, el grupo de Milán ha descrito dos tipos principales de juegos psicóticos:

- **Embrollo**. El hijo es usado de manera instrumental por parte de la figura parental en una coalición oculta, negada y transgeneracional.
- **Instigación**. Se trata de un juego triádico en el que un miembro instiga a otro en una provocación disimulada y encubierta.

Terapia centrada en soluciones

Esta forma de intervención supone una línea diferente (o complementaria) a la terapia tradicional. Este modelo se centra activamente en los recursos de los pacientes y en conocer las excepciones, es decir, aquellas situaciones en las que la conducta sintomática no aparece o es controlada por el sujeto. De esta manera, el objetivo terapéutico estaría dirigido a la ampliación de las excepciones, es decir, el incremento del funcionamiento adecuado y satisfactorio de la persona.

Dentro de este modelo se entiende como fundamental la colaboración de la persona; se considera que tanto esta como su familia están motivados a colaborar en el cambio, por lo que afirman necesario entender al sujeto como *cliente* y no como *paciente*. La intervención desde esta perspectiva se dirige a generar soluciones, cambios perceptivos y conductuales de manera conjunta entre «clientes» y terapeutas.

Desarrollos actuales. Terapias posmodernas: constructivismo

El constructivismo es una escuela que tiene como axioma fundamental que las personas no son capaces de reconocer, describir o copiar la realidad, sino que construyen un modelo que se acerca a ella. En la terapia familiar, esto se aplicaría a las realidades del mundo que construyen las diversas familias. Las interacciones que se establecen dentro del sistema familiar responderían a estas construcciones que hacen de la realidad. Siguiendo esta premisa, el objetivo de la terapia sería la modificación o reconstrucción de estas realidades en el caso de que estas construcciones fueran disfuncionales.

Terapia de conducta

A partir de la experiencia investigadora respecto al comportamiento humano y animal, la terapia de conducta surge como una alternativa radical ante la insatisfacción experimentada por algunas corrientes contrarias a los modelos imperantes en la época, sobre todo respecto al psicoanálisis. La modificación de la conducta se desarrolló sobre la base de las teorías de Iván Pávlov (y sus estudios sobre el condicionamiento clásico) y las leyes derivadas del condicionamiento instrumental de Thorndike y el aprendizaje observacional de Bandura.

Desde este modelo, se parte de la idea de que el porcentaje mayor de la conducta es aprendida; por tanto, los modelos derivados de las teorías del aprendizaje son aplicables a la práctica clínica. De esta forma, los conflictos subyacentes no son objeto de investigación, sino que se centran en la conducta observable. La historia pasada es relevante en la medida en que informa de su influencia en la conducta actual.

A pesar de que dentro de la terapia de conducta existen distintos enfoques dependientes de la teoría del aprendizaje de base, existen unos puntos comunes:

- La conducta, tanto la «normal» como la «anormal», se rige por las mismas leyes generales, y se mantiene y modifica por los mismos principios.

- La consulta se centra en la conducta de la persona, no en los conflictos intrapsíquicos subyacentes. La conducta supone el objeto de intervención, y se eliminan los comportamientos desadaptados o se sustituyen por otros funcionales.
- El paciente desempeña un papel activo en la intervención.
- Se tienen en cuenta las características individuales de la persona (biológicas y psicológicas), así como el ambiente en el que se desarrolla.
- La evaluación y el tratamiento son interdependientes.
- Los objetivos del tratamiento, así como la forma de intervención, deben describirse de forma clara, concisa y estructurada.
- La práctica clínica se basa en la psicología experimental, y el desarrollo de técnicas terapéuticas se realiza sobre modelos concretos. Se hace hincapié en la evaluación empírica de los tratamientos para establecer su eficacia, efectividad y eficiencia.
- Los tratamientos y programas de intervención deben ser completos y han de estar protocolizados.

Evaluación conductual

La evaluación conductual tiene como objetivo identificar la conducta objetivo, así como aquellos condicionantes en los que sucede (secuencias, parámetros y contingencias). La evaluación pretratamiento tiene lugar en cinco áreas: exploración de conductas problema y sus circunstancias, determinar la línea base de las conductas, explorar los enlaces funcionales para formar un modelo explicativo y funcional, establecer los objetivos que se han de alcanzar y diseñar un plan de tratamiento.

La formulación clínica del caso facilita la organización de la información obtenida en el proceso de evaluación. Se identifican y se detallan las conductas problema, y se analizan las secuencias en que aparecen tanto de manera cualitativa (contexto, antecedentes, organismo, respuesta, consecuente) como cuantitativa (parámetros, frecuencia, duración e intensidad y análisis de contingencias). Asimismo, se tienen en cuenta determinantes biológicos, factores predisponentes y precipitantes, el inicio del problema y su evolución, etcétera.

Uno de los elementos más representativos de la evaluación conductual es la autoobservación, la cual se lleva a cabo mediante el empleo de técnicas de registro de conductas problema. Esto debe hacerse de manera concreta y específica, teniendo en cuenta tanto las características funcionales de la conducta (sus efectos en el ambiente) como su topografía (características físicas).

Una vez definido el análisis funcional del problema a través de la formulación clínica del caso, se procederá a establecer los objetivos terapéuticos y el diseño del plan de tratamiento sobre la base de aquellas intervenciones que han demostrado evidencia suficiente de su eficacia.

Durante todo el proceso de tratamiento, se mantiene la evaluación de resultados con el objetivo de conocer áreas de éxito y modificar aquellas que no estén logrando los resultados esperados.

 Antes de iniciar el proceso terapéutico en la modificación de conducta es esencial una adecuada formulación del caso para establecer los objetivos terapéuticos y el proceso para conseguirlos.

Principales técnicas de modificación de conducta

A continuación, se describirán brevemente las principales técnicas de modificación de conducta para ofrecer una pequeña aproximación a estas. La puesta en marcha de todas estas técnicas debe ir precedida por un adecuado análisis o formulación del caso, y debe realizarse siguiendo los procedimientos establecidos. Se describirán las técnicas generales, es decir, aquellas que pueden ponerse en práctica con una amplia gama de problemas y situaciones. Su aprendizaje requiere un amplio entrenamiento, que no es el objetivo de este capítulo: lo que se pretende es dar una visión general.

Técnicas basadas en el condicionamiento operante

Estas técnicas están dirigidas, generalmente, al desarrollo y establecimiento de una conducta, a su fortalecimiento o a su eliminación.

Los *procedimientos operantes básicos* son:

- **Reforzamiento positivo.** Incrementar la probabilidad de ocurrencia de una conducta porque es seguida de un hecho positivo.
- **Reforzamiento negativo.** Incrementar la frecuencia de una respuesta por el cese de un estímulo negativo.
- **Castigo positivo.** Disminuir la frecuencia de una conducta porque le sigue un estímulo negativo.
- **Castigo negativo.** Retirar un refuerzo tras una conducta, lo que disminuye su frecuencia.
- **Extinción.** Reducir o eliminar una conducta al eliminar el reforzador que estaba presente.

Las *técnicas operantes para el desarrollo de conducta*s son:

- **Moldeado:**
  - Procedimiento destinado al aprendizaje de habilidades que se encuentran ausentes o de forma muy elemental.
  - Consiste en ir reforzando las aproximaciones sucesivas dirigidas a una conducta objetivo e ir extinguiendo conductas no deseadas.
- **Encadenamiento.** Forma de aprendizaje de conductas complejas a partir de otras más sencillas que ya figuran en el repertorio del individuo.
- **Desvanecimiento.** Consiste en introducir una ayuda para que el sujeto emita una conducta para ir retirando esa ayuda progresivamente.

Si lo que se persigue es la *reducción de conductas*, se encuentran las siguientes técnicas:

- **Reforzamiento diferencial de tasas bajas.** Consiste en reforzar a una persona si realiza una tasa de conductas menor a la establecida en la línea base.

- **Reforzamiento diferencial de otras conductas**. Se refuerzan otras conductas diferentes a aquella que se ha de eliminar.
- **Reforzamiento diferencial de conductas incompatibles**. Se refuerzan aquellas conductas incompatibles con aquella que se ha de eliminar, es decir, las que no pueden aparecer al mismo tiempo.
- **Tiempo fuera de reforzamiento**. Consiste en sacar a la persona de las condiciones ambientales que ofrecen el reforzamiento.
- **Saciación y práctica negativa**. Se trata de presentar un reforzador de manera reiterada hasta que pierda su valor reforzante.
- **Sobrecorrección**. Realización de una conducta que remedie (en exceso) las consecuencias negativas de una conducta inadecuada.

Las técnicas de organización de contingencias son más complejas que las ya descritas. Abarcan más conductas y personas, y utilizan múltiples contingencias. Requieren para su uso de un control complejo del ambiente.

Las *técnicas de organización de contingencias* son las siguientes:

- **Economía de fichas**:
  - Programa complejo que persigue eliminar conductas desadaptadas e instaurar o incrementar otras adaptadas.
  - Para ello, se diseña un plan en el que se incorpora un reforzador generalizado (ficha), intercambiable por otros reforzadores personales del paciente.
  - Se puede incluir el coste de respuesta para eliminar o reducir conductas indeseables.
  - El diseño debe realizarse con sumo cuidado, definiendo claramente los términos del intercambio y asegurándose de que estos sean adecuados para lograr los objetivos propuestos.
- **Contratos conductuales**. Consisten en un documento escrito en el que se establecen aquellas conductas que se han de realizar, así como las consecuencias tanto del cumplimiento como del incumplimiento del acuerdo.

Técnicas basadas en el control de la activación

Para el control de la activación, existen diversas técnicas que implican el entrenamiento en relajación. Estas se consideran como un procedimiento adecuado en la intervención de varios trastornos, en especial los relacionados con el espectro de la ansiedad. Se caracterizan por lograr cambios a nivel fisiológico y cognitivo.

Las técnicas de relajación requieren un entrenamiento por parte del paciente, así como desarrollar un «abandono activo» (centrarse en las sensaciones corporales y abandonar el control de los pensamientos). Es por esto por lo que pueden no resultar de utilidad para aquellas personas que no dispongan de tiempo para invertir en el aprendizaje de la técnica.

Algunas de las técnicas más utilizadas son las siguientes:

- **Control de la respiración**:
  - Supone la técnica más sencilla.
  - Permite una adecuada oxigenación del organismo a través del entrenamiento en bajas tasas de respiración, volúmenes elevados de aire y respiraciones predominantemente abdominales, lo que favorece el control parasimpático.
  - Es una excelente opción para el manejo de los ataques de pánico con hiperventilación.
- **Relajación muscular progresiva**:
  - El paciente identifica las señales de tensión muscular y aprende a reducirla, con lo que se relaja.
  - La base teórica parte de una interrelación recíproca entre el cerebro y el sistema muscular, de manera que al reducir las entradas sensoriales musculares el cerebro conseguiría reducir su activación.
  - Resulta especialmente útil con alteraciones que cursan con síntomas somáticos, como puede ser la cefalea tensional.

Desensibilización sistemática

Es una de las técnicas más utilizadas dentro de la terapia de conducta. Está dirigida a reducir las respuestas de ansiedad y eliminar la evitación que la acompaña en muchas ocasiones.

El procedimiento comienza con el entrenamiento de una respuesta incompatible con la ansiedad (como la relajación), con el objetivo de manejar los estados de ansiedad. Asimismo, se elabora con el paciente una lista jerarquizada de aquellas situaciones provocadoras de ansiedad. Una vez concluidos estos dos pasos, se inicia el contracondicionamiento, es decir, se asocian las situaciones jerarquizadas que provocan ansiedad con la respuesta incompatible. Una vez conseguido el contracondicionamiento de una situación, se generaliza a las distintas variaciones de esta.

La desensibilización sistemática está especialmente indicada para casos de fobias o ansiedad condicionada a estímulos específicos. También se utiliza con pacientes con cáncer que presentan respuestas condicionadas, como vómitos.

Habitualmente, la técnica se realiza inicialmente en imaginación, aunque existen distintas variaciones: se puede hacer en vivo, por medio de movimientos oculares o incluso mediante la realidad virtual, entre otras posibilidades.

Técnicas de exposición

Las técnicas de exposición tienen una fuerte base en las teorías del aprendizaje, sobre todo en su vertiente fisiológica. Uno de sus componentes clave es la habituación. La base del procedimiento consiste en impedir en el paciente la respuesta de evitación que acompaña a determinados trastornos. Así, se somete al sujeto a los estímulos ansiosos el suficiente tiempo como para que pierdan la capacidad de generar ansiedad, es decir, se produce una habituación a ellos. El componente de duración de la exposición resulta un elemento esencial, ya que, si no es suficiente, se producirá una sensibilización, experiencia contraria a la habituación. El procedimiento implica una evaluación detallada del caso y una estructuración y programación de las situaciones e instrucciones que se han de seguir.

A pesar de que la aplicación más extendida de la exposición se ha dirigido a los trastornos fóbicos, puede utilizarse con otro tipo de problemáticas en las que la evitación suponga un componente de malestar.

Otras técnicas

Algunas de las otras técnicas que se engloban dentro de la terapia de conducta son:

- Entrenamiento de habilidades sociales, cuyo objetivo es dotar a la persona de las habilidades suficientes para su manejo social en la cultura en la que se va a desenvolver.
- Técnicas de autocontrol, cuyo objetivo es que la persona adquiera la capacidad suficiente para dominar su propia conducta.
- Técnicas de *biofeedback*, mediante las que se pretende modificar y controlar voluntariamente determinadas respuestas fisiológicas objetivo.

Además de estas técnicas de uso específico, que pueden aplicarse en sí mismas o en combinación con otras actuaciones o como complemento de estas, la terapia de conducta ha desarrollado intervenciones específicas según el problema de actuación. Así, se pueden encontrar herramientas específicas para la intervención de determinadas alteraciones, como la enuresis (entrenamiento en cama seca, entre otros instrumentos), alteraciones sexuales (focalización sensorial, técnica de parada y arranque, recondicionamiento del orgasmo, por ejemplo), etcétera.

Las técnicas de modificación de conducta han gozado de una gran aceptación en diversos ambientes no especializados en ellas. Son aplicadas de forma más o menos aceptable. En gran medida, esto ha podido deberse a la aparente simplicidad de su procedimiento, que hace que parezcan sencillas de aplicar y que los profesionales noveles o menos versados en ellas no sean capaces de detectar su complejidad. Se recomienda a los lectores un conocimiento más profundo, ya que su correcta aplicación requiere tener en cuenta las características del caso y de la técnica, una adecuada formulación del caso y una correcta estructuración y organización.

Terapia cognitiva

La terapia cognitiva es otro de los modelos psicoterapéuticos más fuertemente asentados. El concepto de base del que parte es la importancia dada a las cogniciones, elemento implicado tanto en el desarrollo de los desórdenes mentales como en su intervención.

Características generales

El término *cognición* se utiliza en un sentido amplio y se refiere a pensamientos, creencias, expectativas, ideas, constructos personales, etcétera.

Otro de los rasgos elementales de la terapia cognitiva, compartido con el enfoque conductual, es la importancia dada al método científico y a la comprobación empírica de la eficacia de su método. Por último, se encuentra el alto nivel de estructuración y sistematización de la intervención. El proceso terapéutico se desarrolla mediante una serie de pasos encaminados a lograr unos objetivos claros y previamente definidos.

A pesar de tener un tronco común en la importancia dada a las cogniciones, bajo la denominación *terapia cognitiva* se incluye un conjunto heterogéneo de técnicas e intervenciones. Entre las más representativas, se encuentran la terapia racional emotiva de Ellis y la terapia cognitiva de Beck.

Principales intervenciones: modelos de reestructuración cognitiva

A pesar de las diferencias que pueden encontrarse dentro de las intervenciones englobadas bajo el paraguas *técnicas de reestructuración cognitiva*, todas comparten un eje central, que tiene que ver con la detección, el análisis y la modificación de aquellos procesos cognitivos desadaptados que están originando y manteniendo los trastornos mentales, y su sustitución por patrones racionales y adaptativos. Así, esta intervención es un proceso activo que tendrá lugar de manera estructurada, orientada al problema y limitada en el tiempo, y en el cual el terapeuta desempeñará un papel directivo.

Las terapias de reestructuración cognitiva se inician por parte de teóricos formados en psicoanálisis que rechazan este modelo al considerar que no resulta eficaz en el tratamiento de las alteraciones emocionales. Estos teóricos lo sustituyen por otros encaminados a cambiar la manera en que los pacientes se ven a sí mismos y al mundo, con énfasis en el procesamiento racional.

Terapia racional emotiva conductual de Ellis

La idea de partida de Ellis tiene que ver con la forma en que las personas ven e interpretan el mundo, que es irracional. Es este sistema de creencias sobre uno mismo y sobre el mundo lo que está en la génesis y el mantenimiento de los desórdenes psicológicos. Las creencias irracionales se caracterizan por ser absolutistas y dogmáticas, además de falsas (suponen una distorsión de la realidad), disfuncionales (producen patología) y automáticas (la persona no es consciente de ellas).

El concepto central de este modelo es su conocido esquema A-B-C, según el cual no son los acontecimientos en sí mismos los que causan las reacciones emocionales y/o conductuales, sino la interpretación (pensamiento) que la persona hace de ellos: un determinado acontecimiento (A) causa un pensamiento (B), y es este último el que genera la conducta o emoción (C). Así las cosas, la terapia irá dirigida a corregir aquellas interpretaciones irracionales y disfuncionales, y a sustituirlas por otras más adaptativas.

Los múltiples tipos de creencias irracionales se podrían agrupar en tres clases: exigencias sobre uno mismo, exigencias sobre los otros y exigencias sobre lo que se debería tener en la vida. Además, de estas creencias irracionales se derivan tres formas comunes de pensamiento que contribuyen al desorden mental: catastrofismo, baja tolerancia a la frustración y depreciación.

El proceso terapéutico estará destinado a alterar el sistema de creencias del individuo y generar una nueva filosofía de vida.

Las fases del proceso y sus técnicas básicas son las siguientes:

- Evaluación del problema y explicación del esquema A-B-C: entrevistas de evaluación.

- Detección de ideas irracionales y toma de conciencia por parte del individuo del papel desempeñado por estas en su estado psicológico: diálogo socrático, listado de creencias irracionales, autorregistros.
- Debate de las creencias irracionales y cambio por creencias racionales: debate hipotético-deductivo, reducción al absurdo, autorregistros.
- Consecución de una nueva filosofía de vida: tareas programadas para casa, autorregistros.

Además de las técnicas básicas, se usan:

- Métodos cognitivos: discusión y debate de creencias.
- Métodos emotivos: dramatización, proyección en el tiempo, imaginación racional emotiva, etcétera.
- Métodos conductuales: autocontrol, control de estímulos, entrenamiento en habilidades, desensibilización, etcétera.

Finalmente, se fomenta la adquisición de valores encaminados a conseguir la felicidad personal: autointerés, interés social, autodirección, flexibilidad, tolerancia a la frustración, aceptación de la incertidumbre, compromiso creativo, pensamiento científico, autoaceptación, asunción de riesgos, no utopismo y autorresponsabilidad.

En principio, cualquier alteración emocional podría ser tratada mediante esta intervención. Sin embargo, parece que las personas con un alto nivel intelectual que valoren los procedimientos del método científico se pueden beneficiar más de esta terapia, y que sería poco indicada para los sujetos con rasgos narcisistas y/o con baja tolerancia a la frustración.

Terapia cognitiva de Beck

Al igual que Ellis, parte de la idea de que la causa de los desórdenes psicológicos se sitúa en la interpretación distorsionada de la realidad. Como diferencia, Beck realiza un análisis más detallado de los estilos y errores cognitivos, hace un mayor énfasis en el contraste empírico (frente al debate dialéctico de Ellis) y elabora una terapia más estructurada.

Para Beck, la psicopatología es el resultado de un procesamiento inadecuado de la información, lo que hace que se llegue a conclusiones inadecuadas, que a su vez provoca alteraciones emocionales. Este procesamiento está mediado por los esquemas cognitivos, es decir, estructuras de representaciones mentales que son producto, en gran medida, de las experiencias previas, aunque también de factores biológicos de base. Estos esquemas permanecen inactivos hasta que algún acontecimiento precipita su activación. Una vez activados, actúan como un filtro de interpretación de la realidad, lo que explica las distorsiones o errores que comenten las personas con alteraciones mentales a la hora de interpretarla.

El objetivo de la intervención estará dirigido a desarrollar una forma de interpretación más objetiva de la realidad, que modifique los esquemas cognitivos y las distorsiones subyacentes. Para ello, se lleva a cabo una intervención estructurada, acotada en el tiempo, centrada en los problemas presentes y en la que el paciente desempeña un papel activo.

Las técnicas utilizadas son de tipo cognitivo y conductual. Las cognitivas están dirigidas a que el paciente identifique los pensamientos automáticos que están influyendo en su estado y los modifique. Algunas de estas técnicas son la reatribución, el registro de pensamientos automáticos, la técnica de las tres columnas, la de las cuatro preguntas, las pruebas de realidad o los registros de expectativas. Las técnicas conductuales, por su parte, intervienen sobre los estados de pasividad, incrementan el número de actividades que realiza el paciente y consiguen un mayor número de refuerzos a la vez que permiten evaluar los pensamientos y distorsiones cognitivas. Las más empleadas son la asignación de tareas graduadas, la programación de actividades placenteras, la programación de actividades de dominio y placer y el ensayo cognitivo.

A pesar de que este modelo de terapia se inició para el tratamiento de la depresión, se ha ido extendiendo a otros trastornos. En el momento actual, se considera como un modelo general de intervención. Además de en la depresión, los ámbitos en los que se ha extendido con mayor amplitud son la terapia de pareja, el suicidio, los trastornos de personalidad, la ansiedad y la esquizofrenia.

> Los modelos de reestructuración cognitiva se basan en la detección, el análisis y la modificación de aquellos procesos cognitivos desadaptados que están originando y manteniendo los trastornos mentales, y en su sustitución por patrones racionales y adaptativos.

Terapia cognitivo-conductual

Para su intervención, la terapia cognitivo-conductual incluye la práctica de técnicas del enfoque cognitivo y conductual. Se trata de terapias altamente estructuradas, acotadas en el tiempo y que se dirigen a la consecución de objetivos específicos. El objetivo de base es dotar al paciente de las estrategias necesarias para que pueda afrontar su problema.

En el momento actual, se cuenta con varios programas desarrollados para la aplicación de técnicas cognitivo-conductuales tanto para trastornos específicos (depresión, fobias, ansiedad generalizada, trastorno de pánico, esquizofrenia, trastorno bipolar, etc.) como para problemas específicos (inoculación de estrés, solución de problemas, etc.). Véanse las principales características de las terapias de primera y segunda generación, así como las principales técnicas derivadas de cada ola de tratamientos (Tabla 32-1).

Terapias de tercera generación

Las terapias de tercera generación o de tercera ola surgen en la década de los 90 sobre la base de las terapias de conducta y cognitivo-comportamentales. En 2004, Hayes acuñó el término *third-wave treatments* para referirse a esta nueva vuelta de tuerca de las terapias psicológicas. Esta ola contextual se basa en el análisis funcional de la conducta y el conductismo radical, que otorga un interés primordial a la conducta verbal, que había sido relegada en las dos primeras generaciones.

La base filosófica de estas terapias se asienta sobre el contextualismo funcional, que toma una visión del individuo y sus circunstancias propia de Ortega y Gasset. En este sentido, la atención se dirige a buscar la función que cumplen los

Tabla 32-1. Principales características de las terapias de primera y segunda generación		
Generación	**Fundamentos**	**Técnicas derivadas**
Primera (inicios en la década de 1950)	• Psicología experimental, principios de la psicología del aprendizaje: – Condicionamiento clásico/respondiente/pauloviano – Operante/skinneriano/instrumental	• Desensibilización sistemática • Relajación muscular progresiva • Entrenamiento asertivo • Exposición prolongada con prevención de respuesta • Práctica masiva • Terapias aversivas • Técnicas para el establecimiento, incremento y disminución de conductas • Técnicas de organización de contingencias: economía de fichas y contrato conductual
Segunda (inicio en los años 1970)	• Psicología cognitiva: procesamiento de la información y la metáfora cibernética • Aprendizaje social (Bandura): capacidad autorregulatoria del individuo en relación con su ambiente	• Entrenamiento en inoculación del estrés • Entrenamiento en manejo de situaciones • Resolución de problemas • Entrenamiento en autoinstrucciones

comportamientos y el significado experiencial que adquieren. Esta perspectiva implica una forma de ver los problemas psicológicos desde un enfoque amplio que englobe a la persona y su contexto. Las alteraciones psicológicas no se explican por algo interno del individuo, sino que son producto de la interacción de este con su entorno. La intervención no se centra en los síntomas y la psicopatología, sino en la aceptación y la reorientación vital con base en valores. Por tanto, se busca la aceptación o el abandono de la búsqueda permanente del bienestar (denominado *evitación experiencial*) y, en consecuencia, la aceptación del malestar como experiencia vital normal.

Otro de los principales ingredientes es la activación, de tal forma que se promueve y potencia la movilización o cambio conductual dirigido a la consecución de objetivos valiosos en la vida de la persona. De la misma manera, los resultados no se miden por los síntomas eliminados, sino por los logros alcanzados a partir de la clarificación de los valores y metas individuales.

Entre las terapias que se recogen bajo el paraguas *tercera generación*, destacan las siguientes: la terapia de aceptación y compromiso (*acceptance and commitment therapy* [ACT]), la desensibilización y el reprocesamiento de la información por movimientos oculares (*eye movement desensitization and reprocessing* [EMDR]), la terapia dialéctico-conductual (*dialectical behavioral therapy*), la terapia cognitiva con base en la atención plena (*mindfulness based cognitive therapy*), la terapia integral conductual de pareja (*integrative behavioral couple therapy*), la activación conductual (*behavioral activation*) y la psicoterapia analítico-funcional (*functional analytic psychotherapy*).

A continuación, se estudiarán las principales terapias de esta generación.

Terapia de aceptación y compromiso

La ACT, desarrollada por Hayes, Strosahl y Wilson en 1999, a pesar encuadrarse dentro de las terapias de tercera generación y de haber adquirido renombre de forma reciente, se inicia ya en la década de los 80 del siglo pasado. Es una forma de psicoterapia experiencial conductual y cognitiva basada en la teoría del marco relacional del lenguaje y la cognición humana. Plantea una perspectiva desde la cual se pone el énfa-

sis en el papel de la evitación experiencial, la fusión cognitiva, la ausencia o el debilitamiento de los valores y la rigidez e ineficacia conductual resultantes. Los terapeutas que utilizan la ACT realizan un análisis funcional de las necesidades de sus pacientes y emplean las técnicas enfocadas hacia esas cuestiones que demandan atención clínica.

Desde esta perspectiva, se entiende que, en muchas ocasiones, el intento por controlar los pensamientos y sentimientos no lleva a la resolución del problema, sino que, contrariamente, lo constituye. Esta es la base que configura uno de los conceptos centrales de la ACT: el trastorno de evitación experiencial. Este supone un intento por parte del paciente de huir de aquellos sentimientos culturalmente catalogados como *negativos* o *anormales*. Lejos de entender el sufrimiento psicológico como una parte inevitable de la esencia humana, algunas personas intentan evitar y controlar aquellos eventos privados (pensamientos, sentimientos, sensaciones, recuerdos, etc.) que le resultan negativos, lo que lleva a que se incrementen.

El objetivo de la ACT será conseguir en el paciente la suficiente flexibilidad y perspectiva psicológica respecto a sus procesos mentales, así como ampliar su repertorio conductual mediante un tratamiento centrado en valores. En lugar de centrarse en los síntomas, la ACT apuesta por orientar a los pacientes a que pongan su interés en las direcciones valiosas para su vida.

Esta es una terapia profundamente interpersonal. En ella se utilizan tres tipos de herramientas (metáforas, ejercicios experienciales y paradojas) y no se acude a protocolos cerrados, sino que la terapia se va ajustando en función de las características del paciente y el análisis funcional de su situación. Los componentes básicos de trabajo giran en torno a los valores (clarificar valores y cambiar en la dirección elegida), la desactivación/distanciamiento (reducir las barreras del lenguaje y fomentar el yo-contexto en los procesos mentales), la exposición (experimentar los acontecimientos temidos) y el fortalecimiento.

La ACT resulta especialmente interesante para aquellos pacientes que presentan un patrón de evitación experiencial cronificado, es decir, que llevan años intentando controlar o luchar contra sus eventos privados sin éxito.

Desensibilización y reprocesamiento por movimientos oculares

La terapia EMDR es un tratamiento de psicoterapia que se diseñó originalmente para aliviar la angustia asociada con los recuerdos traumáticos. Este modelo de procesamiento adaptativo de la información fue desarrollado por Francine Shapiro en 2001 y postula que esta terapia facilita el acceso a recuerdos traumáticos y otras experiencias adversas de la vida y su procesamiento para llevarlos a una resolución adaptativa.

Después de un tratamiento exitoso con EMDR, se alivia la angustia afectiva, se reformulan las creencias negativas y se reduce la excitación fisiológica. Durante esta terapia, el paciente atiende material emocionalmente perturbador en breves dosis secuenciales, mientras se enfoca simultáneamente en un estímulo externo. Los movimientos oculares laterales dirigidos por el terapeuta son los estímulos externos que se emplean con más frecuencia, pero a menudo se usan una variedad de otros estímulos, incluidos los golpecitos con las manos y la estimulación auditiva.

Shapiro plantea la hipótesis de que la terapia EMDR facilita el acceso a la red de memoria traumática, de modo que se mejoraría el procesamiento de la información, con nuevas asociaciones forjadas entre la memoria traumática y recuerdos o información más adaptativos. Se cree que estas nuevas asociaciones dan como resultado un procesamiento completo de la información, un nuevo aprendizaje, la eliminación de la angustia emocional y el desarrollo de conocimientos cognitivos.

La terapia EMDR utiliza un protocolo de tres vertientes:

1. Se procesan los acontecimientos pasados que sentaron las bases para la disfunción y se forjan nuevos vínculos asociativos con información adaptativa.
2. Se abordan las circunstancias actuales que provocan angustia y se desensibilizan los desencadenantes internos y externos.
3. Se incorporan plantillas imaginativas de acontecimientos futuros para ayudar al paciente a adquirir las habilidades necesarias para el funcionamiento adaptativo.

Esta terapia es un tratamiento de ocho fases. Los movimientos oculares (u otra estimulación bilateral) se utilizan durante una parte de la sesión. Después de que el clínico haya determinado qué memoria apuntar primero, le pide al sujeto que mantenga en mente diferentes aspectos de ese hecho o pensamiento, y que use sus ojos para seguir la mano del terapeuta a medida que se mueve hacia adelante y hacia atrás a través del campo de visión del paciente. Mientras esto sucede, por razones que un investigador de Harvard cree que están conectadas con los mecanismos biológicos involucrados en el sueño de movimiento ocular rápido, surgen asociaciones internas y las personas comienzan a procesar la memoria y los sentimientos perturbadores. En una terapia EMDR exitosa, el significado de los episodios dolorosos se transforma a nivel emocional. Por ejemplo, una víctima de violación pasa de sentir horror y disgusto consigo misma a tener esta firme creencia: «Sobreviví y soy fuerte».

A diferencia de la terapia de conversación, las percepciones que los pacientes obtienen en la terapia EMDR resultan no tanto de la interpretación del médico como de sus propios procesos intelectuales y emocionales acelerados. El efecto neto es que estas personas concluyen la terapia EMDR sintiéndose empoderadas por las mismas experiencias que alguna vez las degradaron. Sus heridas no solo se han cerrado: se han transformado. Como resultado natural del proceso terapéutico EMDR, los pensamientos, sentimientos y comportamientos de los pacientes son indicadores sólidos de salud emocional y resolución, todo sin hablar en detalle o sin hacer la tarea que se usa en otras terapias.

Terapia dialéctico-conductual

La terapia dialéctico-conductual es considerada una terapia de tercera generación con filosofía integradora que combina elementos cognitivo-conductuales con una filosofía zen y el uso del *mindfulness*. Se trata de un tratamiento creado por la Dra. Marsha Linehan y su grupo de investigación para el tratamiento específico de pacientes con trastorno de la personalidad límite, especialmente dirigido a la impulsividad y desregulación emocional, que suelen producir comportamientos autolesivos y suicidas. Desde un modelo biosocial, conceptualiza el trastorno de la personalidad límite como consecuencia de una predisposición biológica y un ambiente invalidante. Actualmente, su utilización se extiende a otras dificultades psicológicas relacionadas con la desregulación emocional, y también se amplía a otras poblaciones, como los adolescentes.

La terapia dialéctico-conductual actúa concretamente sobre cuatro grupos de sintomatología: la confusión de identidad, la impulsividad, el caos interpersonal y la inestabilidad emocional. El tratamiento tiene una duración aproximada de 2 años y está dirigido a la consecución de una vida funcional. Se utilizan diversas técnicas, que incluyen exposición, moldeamiento, modelado, *role playing*, instrucciones y autoinstrucciones, refuerzos y *feedback*, y se trabaja fundamentalmente validando la experiencia emocional del paciente con una perspectiva no enjuiciadora.

Con respecto a otras terapias cognitivo-conductuales, el factor diferencial es la perspectiva dialéctica, que puede resumirse en los siguientes puntos:

- La realidad está formada por diferentes elementos interrelacionados que funcionan como un todo. Por lo tanto, las conductas de un sujeto no pueden entenderse de forma individual.
- La realidad es un conjunto de fuerzas que se oponen entre sí. El terapeuta ayuda a los pacientes a que logren salir de la polarización del pensamiento y a que encuentren síntesis viables.
- La naturaleza fundamental de la realidad es el cambio o proceso. El individuo y el ambiente llevan a cabo una transacción continua. La terapia se concentra en ayudar al paciente para que esté cómodo con el cambio.

Es un tratamiento altamente estructurado y organizado que incluye tareas para casa. La clave es la psicoterapia individual, desde la que se articula el resto de los componentes, para lo que es imprescindible una alianza terapéutica sólida. Este abordaje individual se combina con un entrenamiento en habilidades en grupo, habitualmente llevado a cabo por dos terapeutas (diferentes al terapeuta individual). El entrenamiento en grupo se compone de cuatro módulos (habilidades básicas de conciencia, de efectividad interpersonal, de regulación emocional y de tolerancia al malestar), y cada uno de ellos se desarrolla en aproximadamente ocho sesiones de 2,5 horas.

Los objetivos del tratamiento, por orden, son los siguientes:

1. Reducir las conductas que atentan contra la vida del paciente: intentos de suicidio, pensamientos suicidas y autoagresiones.
2. Reducir las conductas que interfieren gravemente en el tratamiento: no acudir a terapia, llegar tarde, acudir intoxicado, alejarse de las personas que proporcionan ayuda, no realizar las tareas terapéuticas o recurrir a la hospitalización como única forma de manejar una crisis.
3. Reducir las conductas que interfieren de forma grave en la calidad de vida: uso de sustancias, trastornos de alimentación, absentismo laboral o escolar, descuido de enfermedades, no utilización de la red social de apoyo.
4. Incrementar las estrategias de afrontamiento destinadas a la regulación emocional: puesta en marcha de habilidades de conciencia, de relación interpersonal, de manejo emocional y de tolerancia al malestar.

Hay patrones de conducta que interfieren gravemente con el progreso de la terapia, por lo que deben abordarse, aunque se consideran objetivos secundarios. Los más frecuentes son la vulnerabilidad emocional y la autoinvalidación.

Es necesario como mínimo 1 año de tratamiento intensivo para abarcar estos objetivos. Después, el tratamiento se dirige a construir una vida propia, resolver problemas sociofamiliares y superar el sentimiento de vacío.

La combinación de psicoterapia individual y entrenamiento grupal se complementa con la consulta telefónica y la supervisión. La posibilidad de consulta telefónica tiene por objetivo atender las situaciones de crisis. La supervisión es un cuidado a los psicoterapeutas.

El estilo del terapeuta dialéctico-conductual debe ser dialéctico, validante (el terapeuta se esforzará en transmitir a los pacientes que sus respuestas tienen sentido en su contexto). El psicoterapeuta ha de centrarse en la resolución de problemas, tiene que ser empático y disminuye su directividad a lo largo del tratamiento.

Terapia cognitiva con base en el mindfulness

El *mindfulness*, también denominado *atención plena* o *conciencia plena*, es una técnica de intervención basada en la filosofía y las prácticas budistas. Fue desarrollada por Segal, Teasdale y Williams a principios de los años 2000. Consiste en centrar la atención en el momento presente, el aquí y el ahora, de manera activa y reflexiva, y sin juzgar. A pesar de que se pueden encontrar referencias a ideas budistas en algunas de las escuelas tradicionales de psicoterapia, su introducción de manera explícita es relativamente novedosa. Asimismo, su influencia en los últimos años ha crecido exponencialmente, sobre todo en su aplicación con los trastornos de ansiedad y

depresión, y en el interés por su investigación desde el campo de las neurociencias.

Algunos autores lo consideran como algo más allá de una herramienta terapéutica: una filosofía de vida que conlleva adoptar un determinado estilo de vida. Dentro del *mindfulness*, se encuentran dos conceptos fundamentales: el *modo de hacer* y el *modo de ser*. El modo de hacer estaría gobernado por un yo exigente, por lo que debería ser. El problema surge con la disonancia entre lo que uno es y lo que debería ser, que conlleva una insatisfacción constante y una búsqueda de soluciones sin fin. Según esta filosofía, esta constante búsqueda hace que se pierda lo valioso que ocurre fuera. Es la pérdida de felicidad lo que constituye el eje central de la problemática; esto evita que los problemas se consideren en términos de patología. El modo de ser, por el contrario, supondría la alternativa al problema, según el cual la persona vive el presente sin la tiranía del éxito o los objetivos. No se trata de dejar de plantearse el futuro, sino de disfrutar del recorrido.

De esta forma, el objetivo del *mindfulness* es modificar el estilo de vida para lograr un equilibrio entre el modo de hacer y el modo de ser. Las habilidades básicas para lograr este equilibrio son lograr el control y la dirección de la atención, cambiar la relación con los eventos internos (pensamientos, sentimientos, etc.) y aprender a pararse y conectar con el entorno.

Las estrategias fundamentales de intervención son:

- Centrarse en el momento presente: el aquí y el ahora.
- Tener una mente abierta a la experiencia y a los hechos, lo que implica:
  - Aceptación radical de la experiencia. No juzgarla ni valorarla, sino vivirla como es.
  - Elección de experiencias. El cambio siempre es posible en la medida en que se pueden elegir las experiencias.
  - Renuncia al control: dejar que la vida fluya.
  - Ser amable y compasivo con uno mismo. Confiar en el potencial personal.

El procedimiento más extendido en la práctica del *mindfulness* incorpora aspectos de meditación combinados con algún tipo de método de relajación o focalización sensorial. En general, el *mindfulness* se utiliza como una herramienta más del conjunto terapéutico, aunque también existen estrategias terapéuticas en las que el *mindfulness* cumple un papel central.

Terapia integral conductual de pareja

En 1998, Jacobson y Christensen plantearon que la clave para obtener un mejor resultado en las terapias de pareja es, por una parte, promover un cambio en cada miembro y, por otra, entender que dicho cambio no siempre es lo más adecuado en algunas díadas y que, por tanto, se debe buscar la aceptación emocional de la pareja. Así, la vuelta de tuerca busca asumir que, para algunos problemas, la aceptación es la actitud para solucionar la vida común de muchas parejas; entraña desembrollar los bucles infinitos y estériles en los que se embarca en ocasiones la terapia marital. Por tanto, el término *integral* se acuña para enfatizar que debe existir de forma simultánea un proceso de cambio y de aceptación para lograr un equilibrio de pareja.

Es importante señalar que no se trata de asumir una conducta problema individual (ansiedad, consumir demasiado alcohol), sino la función que cumple cada comportamiento. Otro aspecto específico tiene que ver con que el énfasis en la terapia tradicional de pareja se pone en que el emisor de la conducta problema *cambie* su comportamiento, mientras que, en la terapia integral conductual de pareja, el foco se desplaza al receptor de esa conducta y su respuesta emocional ante ella, es decir, a cómo valora y se toma dicho comportamiento la otra persona. Entre las principales estrategias, se encuentran la unión empática (*empathic joining*), que trata de contextualizar el comportamiento problemático del miembro de la pareja, y la separación unificada (*unified detachment*), que trata de ayudar a la díada a distanciarse de sus conflictos y promover un análisis conjunto de resolución de los problemas: la pareja frente a un reto común.

Activación conductual

La activación conductual es una terapia psicológica de tercera generación propuesta en 2001 por Jacobson, Martell y Dimidjian para el tratamiento de la depresión. La activación conductual surgió de un análisis de componentes de la terapia cognitivo-conductual. Los hallazgos mostraron que la activación conductual por sí sola es al menos tan efectiva como el conjunto de la terapia. Desde esta terapia, se realiza un análisis funcional del comportamiento y una serie de actividades planificadas que sean acordes a las necesidades y valores del paciente. El componente conductual había existido como un tratamiento independiente en los primeros trabajos de Peter Lewinsohn; por lo tanto, un grupo de conductistas decidió que podría ser más eficiente buscar un tratamiento conductual más puro para el trastorno.

La teoría sostiene que un refuerzo ambiental insuficiente o un castigo ambiental excesivo pueden contribuir a la depresión. El objetivo de la intervención es aumentar el refuerzo ambiental y reducir el castigo. Se enmarca en el enfoque propio de la tercera generación de aceptación-cambio, aunque fundamentalmente se orienta a realizar cambios, de tal forma que la principal consigna es no esperar a encontrarse mejor o a tener ganas para actuar (o cambiar), sino realizar cambios para comenzar a sentirse mejor (las ganas no vienen, sino que se generan). En este sentido, se da un papel primordial y especialmente activo a las personas en la resolución y afrontamiento del malestar emocional.

Psicoterapia analítico-funcional

Fue desarrollada a finales de los 90 del siglo pasado por Robert Kohlenberg y Mavis Tsai, y tiene su fundamentación en el conductismo radical y el análisis funcional de la conducta. Se trata de una psicoterapia que toma la propia relación terapéutica como el contexto principal de actuación, por lo que se centra en la interacción que se da en la sesión entre el terapeuta y el paciente. Según este acercamiento, el comportamiento relacional que surge en la terapia es funcionalmente equivalente al que se produce en la vida real del sujeto. El análisis funcional del lenguaje es especialmente relevante, puesto que se entiende que es el puente entre ambas (la vida real y sesión terapéutica).

Entre las características distintivas que son propias de la psicoterapia analítico-funcional se encuentran el énfasis en el contexto terapéutico, las contingencias que acontecen en la sesión (aquello que el paciente hace y dice durante la propia sesión o las conductas clínicamente relevantes), la equivalencia funcional entre contextos (vida real y sesión terapéutica), el moldeamiento y el reforzamiento natural. En definitiva, los esfuerzos del terapeuta se dirigen a realizar intervenciones y crear contextos que favorezcan y promuevan el cambio, y a que finalmente estos se generalicen al ambiente natural del paciente. Se trata de un modelo integrador.

Terapias humanistas

Los psicólogos humanistas, guiados por Abraham Maslow y Carl Rogers, cambian el objeto de estudio de la patología a la salud, y subrayan el potencial de crecimiento de los individuos sanos. Carl Rogers defendía que los individuos son fundamentalmente buenos y con tendencia hacia la autorrealización. También afirmaba que el ambiente potenciador del crecimiento requería tres condiciones: la autenticidad, la aceptación y la empatía.

De este modelo teórico surgen psicoterapias cuyo objetivo es estimular la realización personal y ayudar a las personas a crecer en el autoconocimiento y la autoaceptación. Los psicoterapeutas humanistas tienden a centrarse en el presente y el futuro (en lugar de en el pasado), explorar los sentimientos actuales y el consciente, asumir la responsabilidad inmediata por los propios sentimientos y acciones, y propiciar el crecimiento y la realización personal en lugar de resolver trastornos.

Las dos terapias humanistas principales son la terapia centrada en la persona y la terapia Gestalt.

Terapia centrada en la persona

Es la terapia humanista más importante. Fue desarrollada por Carl Rogers entre 1961 y 1981. La psicopatología es vista desde este enfoque como un estado de incongruencia que surge cuando una persona no es aceptada por personas que le son significativas y las críticas que recibe no son congruentes con la imagen que tiene sobre sí misma. En ese momento, se produce una encrucijada: el sujeto debe decidir entre mantener sus creencias y valores, a pesar de ser rechazados por los demás, o modificarlos para encajar en el entorno. En esta situación, algunas personas sufren un bloqueo de su desarrollo, ya que su autoconcepto se vuelve completamente dependiente de la opinión de terceros y dejan de confiar en su propia capacitación, lo que produce un desajuste psicológico. En esta terapia no se establecen objetivos terapéuticos, sino que se persigue que cada persona encuentre su dirección ante la vida mediante un proceso no directivo.

La estrategia básica del terapeuta centrado en la persona es conocida como *no directiva*, es decir, el psicoterapeuta escucha sin juzgar ni interpretar y se abstiene de dirigir al paciente hacia percepciones ciertas de sí mismo. La idea básica de Rogers es que las personas cuentan con una serie de potencialidades que les permiten el cambio: para que este tenga lugar, es necesario crear un ambiente de seguridad y validación.

El psicoterapeuta debe mostrar sinceridad, aceptación y empatía, características que más tarde son consideradas la base de la buena relación terapéutica. Mostrándose así, logra que sus pacientes sean capaces de sentirse aceptados incondicionalmente y que ganen autocomprensión y autoaceptación. La propia relación terapéutica es la técnica estrella para promover el progreso de las personas.

Este mismo autor desarrolló la técnica de escucha activa, entendida como reformular e intentar descubrir lo que expresa una persona tanto verbal como no verbalmente, y reconocer los sentimientos expresados. La escucha activa es considerada también dentro de los elementos comunes a todas las psicoterapias.

Terapia Gestalt

La terapia Gestalt fue desarrollada por Fritz Perls a finales de los 60 del pasado siglo y es también muy influyente. Para Perls, el desajuste psicológico es entendido por la incapacidad que padecen algunas personas para adaptarse al entorno en el que viven, «el aquí y el ahora», de manera que están tan bloqueados por episodios del pasado que estos les impiden vivir el momento actual.

Esta terapia combina:

- El énfasis psicoanalítico de hacer conscientes los sentimientos.
- Las filosofías orientales sobre la aceptación y la vida en el presente.
- El énfasis humanístico de ponerse en contacto con uno mismo.

Los objetivos son:

- El crecimiento personal a través del autoconocimiento.
- Ayudar a las personas a conocer y expresar mejor sus sentimientos y a ser responsables de estos y de sus acciones.

El proceso terapéutico se lleva a cabo desde una posición activa (aunque no directiva) y por parte de un terapeuta necesariamente auténtico (se muestra a sí mismo como agente de cambio) en una relación de igualdad entre paciente y terapeuta. Utilizan diversas estrategias para que las personas puedan expresar sus sentimientos reales y su propia responsabilidad sobre ellos, como la modificación del lenguaje o las técnicas psicodramáticas.

Modelo integrador

Alrededor de los años 70 aparece una corriente en psicoterapia que postula la integración de los distintos modelos psicoterapéuticos: el eclecticismo. Este movimiento se basa en la premisa de que no existe un único enfoque válido para cada problema y, más allá, que una forma de psicoterapia puede no ser adecuada para todos los pacientes. Así, cuestiones relacionadas con el paciente, como el tipo de demanda, las características de personalidad o afrontamiento, la disposición al tratamiento u otras pasan a un primer plano. De esta manera, el modelo de psicoterapia se adecua a las características o necesidades del paciente.

Desde una parte del eclecticismo, lo que se persigue es encontrar aquellas técnicas que son adecuadas para cada problema en cada paciente. Así, no hay un único modelo teórico de base del terapeuta que dirija la terapia, sino que se va modificando en función de las necesidades detectadas, lo que permite la apertura y la flexibilidad. Es necesario señalar en este punto que en ningún caso se trata de extraer herramientas sin más: la psicoterapia necesita siempre un marco que encuadre el tratamiento, unos objetivos bien definidos y una estrategia coherente para conseguirlos.

A pesar de que algunos autores se oponen a esta práctica por la incompatibilidad teórica que supone integrar escuelas con bases conceptuales muy dispares, en la actualidad, el eclecticismo es un modelo ampliamente aceptado y goza de un notable crecimiento. Hoy en día es una de las prácticas más utilizadas. Una de las ventajas que se encuentran en este modelo es que permite enriquecer la práctica clínica al poder integrar los mejores resultados de cada modelo.

FACTORES COMUNES

La evidencia científica muestra que ninguno de los principales enfoques de tratamiento que se han expuesto (por ejemplo, la terapia cognitivo-conductual, la psicodinámica o la sistémica) ha demostrado ser superior a otros enfoques en el tratamiento de los trastornos mentales. Tras años de estudio y múltiples investigaciones intentando evaluar la eficacia diferencial de los distintos enfoques de psicoterapia, no parece que ninguno de ellos haya emergido como superior a los demás. La explicación de estos resultados, según la investigación, es que los modelos son principalmente efectivos no tanto por sus cualidades únicas como por los factores terapéuticos que todos comparten. Estos *factores comunes* son componentes de la psicoterapia que, cuando están presentes, maximizan los resultados positivos de la intervención.

Los factores comunes tienen una larga historia en el campo de la salud mental. El origen del interés que despiertan se encuentra en un artículo seminal de Saul Rosenzweig en 1936, se popularizaron con J. Frank en las diversas ediciones de su libro *Persuasion and healing* y se han convertido en un tópico de larga historia en la investigación en salud mental. A lo largo de las décadas posteriores, ha sido un concepto controvertido que ha oscilado entre períodos de aceptación y rechazo por las diferentes escuelas psicoterapéuticas.

Recientemente, se ha propuesto un modelo de factor común particular denominado *modelo contextual*. Aunque existen otros modelos de factores comunes basados en diferentes proposiciones teóricas, la elección del modelo no parece afectar a las predicciones sobre la importancia y el impacto de estos factores. El modelo contextual postula que hay tres caminos a través de los cuales la psicoterapia produce beneficios. Es decir, la psicoterapia no tiene una influencia unitaria sobre los pacientes, sino que funciona a través de varios mecanismos. Estos procesos que subyacen a las tres vías implican características evolucionadas y adaptativas de los seres humanos como la última especie social y, por tanto, la psicoterapia se concibe como un caso especial de una práctica de sanación social.

De esta manera, el modelo contextual proporciona una explicación alternativa de los beneficios de la psicoterapia que enfatiza ingredientes específicos que supuestamente son beneficiosos para trastornos particulares por la solución de un déficit identificable.

Véase una de las principales clasificaciones y agrupaciones de factores (Tabla 32-2). Consta de cuatro factores principales que explican el cambio en psicoterapia y fue elaborada por Lamber en 1992.

Así, fundamentalmente, los factores comunes se relacionan con la alianza terapéutica, la conducta y el esfuerzo del paciente y la competencia del psicoterapeuta (personalidad, nivel de experiencia, habilidades y compromiso). Por tanto, la competencia o habilidad del psicoterapeuta parece ser más significativa que el modelo de psicoterapia, ya que, cuanto más eficaz es el psicoterapeuta, más facilita el desarrollo de la alianza terapéutica, y la calidad de esta alianza predice con exactitud el resultado de la psicoterapia.

La alianza terapéutica o alianza de trabajo es considerada como la variable integradora por excelencia. Según la conceptualización transteórica de Bordin, se consigue a través de los objetivos de la psicoterapia, las tareas que se llevan a cabo, el establecimiento de un vínculo de confianza y respeto mutuo, el compromiso con las actividades psicoterapéuticas y la comprensión de estas. La alianza terapéutica es un componente clave del éxito en psicoterapia. Algunos autores le atribuyen hasta el 22 % de la varianza del resultado en el tratamiento. La empatía es un factor integral no solo para formar la alianza, sino también para aumentar la capacidad del paciente de sentirse valorado y comprendido.

Otros autores añaden que el nivel de motivación de la persona, las características de su personalidad y la sintomatología también inciden en el resultado de la psicoterapia. En todo caso, se ha subrayado que ciertos factores comunes (como la empatía, la calidez y la relación terapéutica) se correlacionan mejor con el resultado que las intervenciones de tratamiento especializado.

Sobre la base de un estudio, Grenvage y Norcross realizan una selección de los factores más comunes en algunas investigaciones y establecen cinco grupos generales:

- Características del paciente (expectativa de cura, confianza en el terapeuta, compromiso, motivación, esperanza e idealización, etcétera).
- Características del psicoterapeuta (calidez, aceptación, empatía, prestigio profesional, poder de sugestión, persuasión, compromiso, experiencia, etcétera).
- Procesos de cambio (práctica de nuevas conductas, aprendizaje emocional e interpersonal, sugestión, dominio de experiencias, efecto placebo, manejo de contingencias, modelado del terapeuta, provisión de información, etcétera).
- Estructura de la terapia (uso de técnicas/rituales, explicación de la teoría y los papeles desempeñados por los participantes, etcétera).
- Relación terapéutica (establecimiento de alianza y colaboración, contacto, apego, grado en que están de acuerdo el terapeuta y el paciente, contrato y *rapport*).

Características del paciente

La investigación ha asumido durante mucho tiempo que los modelos, las técnicas y los terapeutas son los principales agentes de cambio en la psicoterapia. La creencia de que los terapeutas y los modelos de tratamiento son los agentes activos ha guiado el enfoque de la mayor parte de la investigación en psicoterapia. Sin embargo, la investigación muestra que los pacientes son en realidad los que más contribuyen a que los resultados sean exitosos. Esto obliga a los terapeutas a reconsiderar la centralidad de su papel y los modelos y técnicas de tratamiento que utilizan. La pregunta es: ¿cómo se puede utilizar mejor el conocimiento de que los pacientes son los principales impulsores del cambio en sus vidas?

Los factores de cambio del sujeto incluyen su nivel de motivación, las percepciones de la terapia, el compromiso con el marco de la terapia y la integración de conceptos en la vida cotidiana. Los terapeutas deben mostrar a los pacientes que no solo entienden su experiencia, su visión del problema y las posibles soluciones, sino que también potenciarán esas perspectivas. Los terapeutas deben reconocer y movilizar deliberadamente las fortalezas, los recursos, la agencia personal y las habilidades de autocuración de las personas.

Los terapeutas deben promover la participación activa del paciente en el tratamiento y su recuperación, frente a un papel suyo más pasivo típico del modelo médico. El sujeto debe ser visto como un aprendiz activo y un solucionador de problemas; por lo tanto, el enfoque de tratamiento adoptado por el terapeuta debe ser receptivo y, sobre todo, individualizado, para que el individuo pueda mejorar su participación, motivación y fortalezas. Precisamente, el nivel de motivación de la persona tratada es crucial. Si este es bajo, el psicotera-

Factores	Descripción	Peso relativo (varianza)
Factores extraterapéuticos	Características y recursos del paciente y su contexto relacional, es decir, lo que ocurre fuera de la terapia, las circunstancias de la vida del paciente y su entorno	40 %
Factores comunes	Variables compartidas por todas las psicoterapias: empatía, calor, aceptación, afirmación mutua, etcétera	30 %
Esperanza y expectativa	Efecto placebo, creencia del paciente en el poder de curación de los procedimientos o rituales de la psicoterapia	15 %
Modelos y técnicas	Procedimientos específicos de cada terapia e interrelación entre el paciente y la aplicación de las técnicas por el psicoterapeuta, no por las técnicas en sí mismas	15 %

Tabla 32-2. Peso relativo de cada factor que explica el proceso de cambio en psicoterapia

peuta debe poner en marcha estrategias para aumentar su motivación en el proceso de psicoterapia.

Características del psicoterapeuta

No todos los psicoterapeutas obtienen los mismos resultados, a pesar de que partan de los mismos principios teóricos y de que apliquen las mismas técnicas. La evidencia muestra que la forma en la que llevan a cabo la terapia es más indicativa del éxito que otros aspectos, como la mayor experiencia en un modelo concreto. Cuestiones relativas a la persona del terapeuta y las cualidades que este aporta a la terapia que va desarrollando han recibido relativamente poca atención en la investigación en psicoterapia, en comparación con el estudio de modelos de tratamiento específicos.

Aun así, los estudios realizados en torno a esta cuestión muestran una fuerte evidencia de que ciertas cualidades del terapeuta se correlacionan con mejores resultados:

- **Flexibilidad en el enfoque**:
  - La evidencia sugiere que la adherencia a un enfoque de tratamiento único no mejora los resultados.
  - Los terapeutas que están dispuestos a cambiar su enfoque y sus técnicas de tratamiento para adaptarse a las características y los problemas del paciente (y son capaces de hacerlo) obtienen mejores resultados.
  - El grado en que un terapeuta puede comprender a los sujetos, relacionarse con ellos y persuadirlos se ha correlacionado con la eficacia.
  - Las habilidades interpersonales facilitadoras incluyen:
    - La capacidad de percibir, comprender y enviar una amplia gama de mensajes interpersonales.
    - La capacidad de persuadir a aquellos que tienen problemas personales para que apliquen las soluciones propuestas y abandonen los patrones de mala adaptación.
- **Ciertos comportamientos del terapeuta mejoran los resultados**:
  - Proyectar calidez.
  - Infundir confianza y esperanza.
  - Transmitir empatía.
  - Permanecer presente y centrado en el paciente.
  - Ser genuino.
  - Transmitir competencia.
  - Utilizar la propia experiencia interna.
- **Capacidad para conectarse con una amplia gama de sujetos**:
  - Los terapeutas más efectivos son capaces de formar una alianza de tratamiento con una amplia gama de personas que presentan variadas características clínicas, culturales y personales.
  - La investigación ha demostrado repetidamente que la edad, el sexo, la etnia/cultura, la profesión/formación, la orientación teórica y la experiencia son características que no están relacionadas con la eficacia del terapeuta.

Los comportamientos claramente ineficaces del terapeuta, ya que perjudican la relación con el paciente y, por tanto, el proceso terapéutico, son los siguientes, según los han recopilado Norcross, Wampold y Lambert:

- Practicar la confrontación.
- Criticar al paciente.
- Hacer que la persona se sienta atacada.
- Culpar al sujeto.
- Proyectar arrogancia cultural e insensibilidad.
- Comportarse principalmente con emociones negativas (por ejemplo, ira o frustración).
- Asumir las percepciones de los individuos en lugar de indagar sobre ellas.
- Adolecer de rigidez.
- Crear una mala alianza terapéutica.
- Anteponer la perspectiva del terapeuta sobre la del paciente.

La persona del terapeuta es un factor curativo significativo en psicoterapia. Los terapeutas deben enfocarse intencionalmente en las cualidades personales que ellos aportan a la terapia, y tienen que atender a la manera en la que están construyendo relaciones terapéuticas con los pacientes. Estos elementos deben considerarse una parte esencial del tratamiento y no simplemente un precursor suyo. Como se ha explicado, los psicoterapeutas también deben variar el uso de enfoques de tratamiento respaldados por evidencias para que coincidan con las necesidades únicas de cada paciente, en lugar de apegarse rígidamente a un solo enfoque.

Procesos de cambio

Varios estudios realizados tanto en los 90 del siglo pasado como de forma más reciente muestran que los pacientes que responden de forma rápida a la psicoterapia (dentro de las primeras cuatro sesiones) obtienen generalmente mejores resultados que aquellos que lo hacen más lentamente (los que tardan más sesiones en manifestar mejoría). Entre los primeros, los cambios son significativos y duraderos (el 50-65 % del cambio total se mantiene al finalizar y al realizar el seguimiento).

Se necesita más investigación para establecer conclusiones firmes que expliquen este fenómeno. Las posibles explicaciones incluyen factores del paciente (por ejemplo, la disposición al cambio) y otros factores comunes (por ejemplo, la movilización de la esperanza o la relación terapéutica). Una posible hipótesis de Lambert y Kleinstäuber es que aquellas personas que responden antes al tratamiento están trabajando de manera más efectiva con el terapeuta y logrando más tareas. Cuando los pacientes responden al tratamiento antes de que se hayan implementado intervenciones teóricas o basadas en la investigación, esto sugiere que el rápido progreso temprano puede deberse a factores comunes, como la esperanza, los factores del propio sujeto (motivación, apoyo social), la catarsis, la alianza terapéutica y/o los factores del terapeuta. Estos hallazgos apuntan a que los psicoterapeutas deben ser conscientes de los factores comunes desde el inicio del tratamiento. Cuando los pacientes no responden bien al comienzo del tratamiento, existe un alto riesgo de abandono, por lo que las barreras para el progreso del tratamiento deben explorarse de inmediato.

Los factores comunes podrían no ser suficientes en sí mismos para producir la solución deseada, como defienden algunos autores que destacan las técnicas de intervención como esenciales, pero la evidencia sugiere que los resultados siempre mejoran cuando el psicoterapeuta es capaz de establecer una situación de colaboración basada en la confianza y una expectativa de bienestar en el paciente. Algunos autores también señalan que el impacto beneficioso de estos factores comunes difiere de forma significativa de un trastorno a otro. Aunque está ampliamente aceptada su contribución al progreso de la psicoterapia, se debate cuál es el grado en el que inciden y en qué medida influyen las técnicas más específicas.

Parece que la relación entre los factores comunes y los específicos es sinérgica, de forma que ambos tipos se retroalimentan: no se pueden manifestar de un modo independiente, ya que son inseparables en el proceso psicoterapéutico.

Se puede concluir que los factores comunes son parte esencial de la psicoterapia, con independencia del paradigma teórico, porque, para que una psicoterapia sea eficaz, son necesarios ciertos requisitos:

- Establecer una buena alianza terapéutica.
- Disponer de un marco teórico que sustente la técnica.
- Que el psicoterapeuta tenga una disposición de escucha y aceptación positiva incondicional.
- Que la expectativa del paciente se sume a la del psicoterapeuta.

Por ello, sería conveniente que en la formación de los psicoterapeutas se incluyeran los factores comunes como herramienta fundamental que permitirá después adaptar el tratamiento a la singularidad de cada persona. Sobre este primer aprendizaje se asientan las formaciones en orientaciones de psicoterapia más específicas: se aúnan ambas y se desarrolla así una práctica basada realmente en la evidencia.

PARTICULARIDADES DE LA INTERVENCIÓN PSICOTERAPÉUTICA EN CONTEXTOS Y POBLACIONES ESPECIALES: INFANTO-JUVENIL

La psicoterapia es el tratamiento de elección para muchas de las problemáticas psicológicas infantojuveniles. Los modelos explicados anteriormente se aplican también a la población infantojuvenil, pero el tratamiento con menores tiene ciertas particularidades respecto al de adultos.

En primer lugar, lo más habitual es que el demandante de la intervención sea un tercero, un adulto responsable del menor. Esto afecta de forma importante al encuadre, ya que la motivación para seguir el tratamiento suele ser mayor en los demandantes que en el propio menor. Otra diferencia relacionada con la primera es que las preocupaciones del niño o adolescente no suelen coincidir con el motivo de consulta del adulto que solicita la intervención. A la hora de evaluar el caso, se ha de contar con información procedente de distintas fuentes: como mínimo, hay que recoger datos del entorno familiar y del centro escolar del paciente.

Por otra parte, la diferencia fundamental es que tanto el niño como el adolescente se encuentran en una situación de desarrollo evolutivo, lo cual condiciona la evaluación y el diagnóstico. Especialmente con niños pequeños, la entrevista debe adaptarse al nivel de desarrollo y momento evolutivo del paciente, por lo que se ha de contar con instrumentos adaptados a estas edades y valorar evaluaciones dinámicas que permitan profundizar en la subjetividad del menor. Esto es aplicable no solo a la etapa de evaluación, sino también a las propias técnicas psicoterapéuticas, entre las que suele incluirse el juego, dependiendo de la orientación como técnica propiamente terapéutica o como mediación para la intervención.

Los tratamientos psicológicos pueden adoptar diferentes formatos, en función del caso y de los objetivos, que no son excluyentes entre sí. De hecho, en el caso de niños y adolescentes, es más habitual la combinación de distintos abordajes a lo largo del tratamiento, para lo que siempre se ha de tener en cuenta la cuestión del trabajo con los cuidadores principales del niño. Así las cosas, el abordaje puede ser individual, grupal o familiar, y puede consistir en terapia con los padres/familiares sin el menor o en grupos de padres/multifamiliares.

EVIDENCIA DE LA PSICOTERAPIA

A lo largo del tiempo, se ha ido acumulando mucha investigación acerca de la eficacia de los diferentes modelos de psicoterapia en diferentes trastornos, así como sobre su combinación con los tratamientos farmacológicos. A modo de resumen, se enumeran a continuación las conclusiones de la Resolución sobre el Reconocimiento de la Eficacia de la Psicoterapia, publicada en 2012 por la American Psychological Association (Asociación Americana de Psicología), que se basan en ensayos clínicos y en gran cantidad de investigación en contextos reales y diversas poblaciones.

Este informe se refiere a la psicoterapia de forma general. Se incluyen cinco grandes categorías: terapia conductual, terapia cognitiva, terapia humanista, psicoanálisis y terapias psicodinámicas y terapia integrativa u holística. Entre los beneficios asociados a estas intervenciones psicológicas se enfatiza no solo la capacidad para reducir los síntomas y la probabilidad de recaída, sino también la de mejorar la calidad de vida y promover el funcionamiento adaptativo en el trabajo, en la escuela y en la red social, así como la de facilitar el establecimiento de hábitos de vida saludables.

Este informe destaca lo siguiente:

- Los resultados generales o promedio de la psicoterapia son elevados y significativos en la mayor parte de los diagnósticos. Varían más en función de la gravedad del cuadro que del diagnóstico concreto. Es decir, la psicoterapia funciona en la mayoría de los trastornos. Los resultados dependen de ciertas variables, como la intensidad de la sintomatología, la cronicidad y la complejidad.
- Estos efectos logrados con la aplicación de la psicoterapia tienden a mantenerse en el tiempo. Destaca el hecho de que continúan produciendo mejoras una vez finalizada la terapia debido a la adquisición de habilidades por parte del paciente.
- En la mayoría de los trastornos psicológicos, la psicoterapia demuestra eficacia tanto en los niños como en los adultos y los adultos mayores, en comparación con la ausencia de tratamiento.
- Como se explicó en apartados previos, no suelen aparecer diferencias significativas entre las diferentes modalidades de psicoterapia. Estas diferencias suelen estar moderadas por factores contextuales y relacionales.

- La psicoterapia aplicada en los contextos clínicos es generalmente tan eficaz como la evaluada en los contextos experimentales (ensayos clínicos).
- La psicoterapia es un tratamiento eficaz en los trastornos de ansiedad y depresión para recuperar un nivel de funcionamiento adecuado en un período relativamente breve. Por este motivo, varias guías clínicas la sitúan como tratamiento de primera elección en este tipo de trastornos.
- En todos los grupos de edad y para una variedad de trastornos mentales, los efectos de la psicoterapia superan a los de muchos fármacos o son comparables a estos, con la ventaja añadida de que la psicoterapia no presenta efectos secundarios y supone un menor coste económico.
- La psicoterapia es eficaz también para el manejo de los problemas que afectan a los niños y los adolescentes.
- La aplicación de psicoterapia reduce el gasto sanitario.
- El informe recopila evidencia científica de que la psicoterapia es rentable, reduce la discapacidad, la morbilidad y la mortalidad; mejora la adaptación y acorta los días de hospitalización psiquiátrica.
- Muchos pacientes prefieren la psicoterapia al tratamiento farmacológico debido a los efectos adversos de la medicación.

La investigación continúa con el objetivo de comparar diversas modalidades para diferentes trastornos, y para validar nuevos modelos de psicoterapia o investigar acerca de los factores comunes y los mecanismos de cambio por los que los tratamientos psicoterapéuticos resultan eficaces.

 PUNTOS CLAVE

- La psicoterapia es un tratamiento de carácter psicológico eficaz en el abordaje de los trastornos mentales y del comportamiento.
- La adecuada aplicación de un tratamiento psicoterapéutico requiere una formación específica.
- Existen diferentes modelos teóricos de psicoterapia que se diferencian en la teoría sobre el origen de las dificultades de los pacientes y la forma de solucionarlas, lo que genera técnicas específicas.
- La evidencia demuestra que, más allá de las técnicas específicas, existen una serie de factores comunes que explican gran parte de los buenos resultados de la psicoterapia. Entre estos factores, destaca la creación de una adecuada alianza terapéutica.
- La psicoterapia puede aplicarse en modalidad individual, grupal, familiar o de pareja. En ocasiones, estas modalidades pueden combinarse.
- La psicoterapia ha demostrado ampliamente su eficacia y la persistencia de los cambios que consigue.
- La psicoterapia es un tratamiento de elección en muchos trastornos, especialmente en los ansiosos y depresivos, y es eficaz también en la población infantojuvenil.

BIBLIOGRAFÍA

Beck A, Rush J, Shaw BF, Emery G. Terapia cognitiva de la depresión. 20ª ed. Bilbao: Desclée de Brouwer; 2012.

Caballo VE, director. Manual para el tratamiento cognitivo-conductual de los trastornos psicológicos. Vol. 1. 2ª ed. Madrid: Siglo XXI; 2002.

Caballo VE, director. Manual para el tratamiento cognitivo-conductual de los trastornos psicológicos. Vol. 2. Madrid: Siglo XXI; 1998.

Coderch J. Teoría y técnica de la psicoterapia psicoanalítica. Barcelona: Herder; 1987.

Fonseca-Pedrero E, coordinador. Manual de tratamientos psicológicos. Infancia y adolescencia. Madrid: Ediciones Pirámide; 2021.

Fonseca-Pedrero E, Pérez-Álvarez M, Al-Halabí S, Inchausti F, López-Navarro ER, Muñiz J et al. Tratamientos psicológicos empíricamente apoyados para la infancia y adolescencia: estado de la cuestión. Psicothema. 2021;33(3):386-398.

Fonseca-Pedrero E, Pérez-Álvarez M, Al-Halabí S, Inchausti F, Muñiz J, López-Navarro ER et al. Tratamientos psicológicos empíricamente apoyados para adultos: una revisión selectiva. Psicothema. 2021;33(2):188-197.

Kabat-Zinn J. Mindfulness-based interventions in context: Past, present, and future. Clin Psychol Sci Pract. 2003;10:144-156.

Labrador FJ, coordinador. Técnicas de modificación de conducta. Madrid: Pirámide; 2008.

Lambert MJ, Ogles BM. The efficacy and effectiveness of psychotherapy. En: Bergin AE, Garfield SL, Lambert MJ, editores. Handbook of psychotherapy and behavior change. Chicago: John Wiley; 2004. p. 139-193.

Laplanche J, Pontalis J. Diccionario de psicoanálisis. Barcelona: Paidós; 1996.

Linehan MM. Cognitive-behavioral treatment of borderline personality disorder. 1ª ed. Nueva York: The Guilford Press; 1993.

Minuchin S. Familias y terapia familiar. Barcelona: Gedisa; 2009.

Ochoa I. Enfoques en terapia familiar sistémica. Barcelona: Herder; 2004.

Palazzoli MS, Cirillo S, Selvini M, Sorrentino AM. Muchachas anoréxicas y bulímicas. 4ª ed. Barcelona: Paidós; 2002.

Pérez Álvarez M. Las terapias de tercera generación como terapias contextuales. Madrid: Editorial Síntesis; 2014.

Rosenzweig S. Some implicit common factors in diverse methods of psychotherapy: at last the Dodo said, «Everybody has won and all must have prizes». Am J Orthopsychiatry. 1936;6:412-5.

Shapiro F. Eye movement desensitization and reprocessing (EMDR): basic principles, protocols and procedures. 2ª ed. Nueva York: The Guilford Press; 2001.

Simon V. Aprender a practicar mindfulness. 6ª ed. Madrid: Sello Editorial; 2012.

Vinogradov S, Yalom ID. Guía breve de psicoterapia de grupo. Barcelona: Paidós; 1996.

Wampold BE. How important are the common factors in psychotherapy? An update. World Psychiatry. 2015;14(3):270-277.

Wampold BE, Baldwin SA, Holtforth MG, Imel ZE. What characterizes effective therapists? En: Castonguay LG, Hill CE, editores. How and why are some therapists better than others?: understanding therapist effects. Washington D. C.: American Psychological Association; 2017. p. 37-53.

Wampold BE, Imel ZE. The great psychotherapy debate: the evidence for what makes psychotherapy work. 2ª ed. Nueva York: Routledge/Taylor & Francis Group; 2015.

Watzlawick P, Weakland JH y Fisch R. Cambio: formación y solución de los problemas humanos. 11ª ed. Barcelona: Herder; 2003.

Wilson KG, Luciano MC. Terapia de aceptación y compromiso (ACT). Madrid: Pirámide; 2002.

Psicofarmacología de los antidepresivos

33

C. Álamo González

OBJETIVOS

- Actualizar los conocimientos farmacológicos disponibles sobre los agentes antidepresivos para conseguir un mejor abordaje terapéutico de los trastornos del humor.
- Conocer las diferentes familias de fármacos antidepresivos y los agentes más representativos comercializados en este medio.
- Entender el mecanismo de acción de los fármacos antidepresivos y las diferencias entre los distintos grupos que van a configurar un perfil individualizado de eficacia, seguridad y tolerabilidad.
- Saber cuáles son las indicaciones terapéuticas más importantes de los fármacos antidepresivos.
- Conocer los efectos adversos más habituales durante el tratamiento antidepresivo.
- Analizar las posibles interacciones medicamentosas más relevantes que tienen los antidepresivos entre sí y con otros medicamentos.
- Conocer las alternativas para conseguir que el uso de antidepresivos tenga la mejor relación de beneficios frente a riesgos.

INTRODUCCIÓN

Los antidepresivos son un amplio grupo de medicamentos empleados en el tratamiento de la depresión. Además, su uso abarca otra serie de trastornos mentales, como los de ansiedad, el trastorno obsesivo-compulsivo, el trastorno por estrés postraumático, así como cuadros somáticos, entre los que destaca el tratamiento del dolor crónico.

Antes de la década de los 50 del siglo XX, se pensaba que los síndromes depresivos no estaban mediados por causas biológicas y no debían ser tratados con agentes farmacológicos. Los agentes utilizados para tratar estos cuadros se basaban en una serie de «remedios» ineficaces.

En la década de 1950, fueron introducidos en la práctica clínica por serendipia (casualidad) los dos primeros antidepresivos. La iproniacida, un derivado de la hidracida que se estaba estudiando como antituberculoso, mejoraba el estado de ánimo, independientemente de su actividad antituberculosa, lo que sugirió el primer antidepresivo inhibidor de la monoaminooxidasa (IMAO). Explorando las propiedades antipsicóticas de un derivado de la clorpromacina, se observó que carecía de actividad antipsicótica, pero mejoraba la sintomatología afectiva en algunos pacientes: así nació el primer antidepresivo tricíclico (ATC). El estudio de los mecanismos implicados en los efectos de estos antidepresivos ha sido la base de la *hipótesis monoaminérgica*, que ha liderado la fisiopatología y el tratamiento de la depresión.

En la década de 1970, aparecieron nuevos antidepresivos heterocíclicos, denominados *antidepresivos atípicos* o *de segunda generación*, que dieron paso, a finales de la

década de 1980, a los inhibidores selectivos de la recaptación de serotonina (ISRS), cuyo representante más popular fue la fluoxetina. Posteriormente, surgieron los inhibidores de la recaptación de noradrenalina y serotonina (como la venlafaxina), los inhibidores de receptores α_2-adrenérgicos presinápticos (cuyo prototipo es la mirtazapina) y los inhibidores selectivos de la recaptación de noradrenalina (como la reboxetina). Todos ellos exploran mecanismos monoaminérgicos y aumentan la tasa de monoaminas en la hendidura sináptica.

Además, existen algunos antidepresivos que actúan sobre dianas no aminérgicas, aunque no de forma totalmente selectiva. En la primera década del siglo XXI, se comercializó la agomelatina, un agonista melatoninérgico que además bloquea los receptores serotoninérgicos $5HT_{2A}$. Más recientemente, se ha comercializado la vortioxetina, un antidepresivo denominado *multimodal* por afectar varios sistemas de neurotransmisión. Por último, se ha comercializado en España la tianeptina, que es el único antidepresivo considerado en ficha técnica como *glutamatérgico*.

En el año 2019 fue aprobado un enantiómero de la ketamina, la esketamina intranasal, que antagoniza los receptores glutamatérgicos del ácido N-metil-D-aspártico (NMDA) y es considerado como el primer antidepresivo para el tratamiento de la depresión resistente con rápido inicio de acción.

CLASIFICACIÓN DE LOS ANTIDEPRESIVOS

La clasificación más usada de los antidepresivos se basa en conceptos de las décadas de 1960 y 1970 y no permite un reconocimiento rápido de la farmacodinamia, tolerabilidad y seguridad de estos fármacos. En muchos casos, el primer efecto psicofarmacológico identificado se convirtió en el término preferido. La clasificación elaborada por la Organización Mundial de la Salud en 1976 es un ejemplo de lo expuesto (**Tabla 33-1**). La terminología usada está desactualizada y es inexacta, lo que puede contribuir al estigma que suponen los trastornos mentales. Además, al paciente le resulta confuso que un antidepresivo (por ejemplo, un ISRS) pueda ser ansiolítico, mientras que otros (como el bupropión) puedan provocar ansiedad. Actualmente, la segunda edición de la *nomenclatura basada en la neurociencia* (NbN2) ha desarrollado un enfoque basado en el mecanismo de acción con el objetivo de reducir la confusión de la clasificación de la Organización Mundial de la Salud (v. **Tabla 33-1**). No obstante, no deja de tener objeciones. Así, algunos de los mecanismos de acción mencionados son incompletos (por ejemplo, se denomina *moduladores noradrenérgicos* a la desipramina y la nortriptilina, aunque también actúan como moduladores serotoninérgicos). Además, ciertos antidepresivos *multimodales* no están incluidos en esta clase. En realidad, no parece existir la clasificación perfecta, por lo que se ofrece tanto la clasificación de la Organización Mundial de la Salud como la NbN2 (v. **Tabla 33-1**).

DEPRESIÓN. FISIOPATOLOGÍA Y MECANISMOS DE ACCIÓN DE LOS ANTIDEPRESIVOS

La depresión es una enfermedad mental grave que afecta a más de 300 millones de personas en todo el mundo, causa un gran sufrimiento en el paciente al alterar su actividad laboral, escolar y familiar, y que puede llevarle al suicidio. Los datos del Instituto Nacional de Estadística publicados tras la pandemia de la COVID-19 informan de que se suicidan 11 personas diariamente en España. Según la Organización Mundial de la Salud, la depresión es la primera causa mundial de discapacidad.

En la fisiopatología de la depresión, participan múltiples mecanismos fisiopatológicos, y su patogenia no se conoce en su totalidad. Sin duda, la hipótesis monoaminérgica de la depresión ha sido la más documentada. Según esta, la depresión sería la consecuencia de una disfunción de las monoaminas, la serotonina, la noradrenalina y la dopamina en el sistema nervioso central (SNC). La hipótesis se apoya en el hecho de que la gran mayoría de antidepresivos aumentan las tasas de estas monoaminas a través de diferentes mecanismos. En realidad, esta hipótesis es demasiado simple para explicar una patología tan compleja y heterogénea como es la depresión.

En la actualidad, se sabe que en la fisiopatología de esta enfermedad participan factores genéticos, que son responsables de la vulnerabilidad. Sobre estos factores actúan elementos adversos, como un entorno hostil, cultural y social, así como el estrés y otros factores que condicionan una serie de cambios funcionales y estructurales que afectan a la neuroplasticidad y la neuroadaptación cerebral.

> **!** El axioma *monoaminas bajas es igual a depresión* es una simplificación no aceptable. Si fuera así, el aumento de monoaminas por los antidepresivos, que se produce a los minutos de su administración, debería mejorar la sintomatología de la depresión. Sin embargo, el efecto antidepresivo no se manifiesta hasta pasadas 2 semanas de tratamiento, siendo optimistas y al cabo de 1-2 meses, siendo realistas. Por ello, se postula que el aumento de monoaminas en la hendidura sináptica actuaría como un «interruptor» que pondría en marcha una serie de acontecimientos presinápticos y postsinápticos retardados, los denominados *mecanismos de transducción*, que serían los responsables del efecto antidepresivo.

En la actualidad, se sabe que, más allá de las monoaminas, existen componentes neurológicos, neuropeptídicos, endocrinológicos, metabólicos, opioidérgicos e inflamatorios, y probablemente algunos aún no conocidos, implicados en la fisiopatología de la depresión. El conocimiento de estos factores tiene gran interés, ya que podrían constituir dianas terapéuticas antidepresivas. Teniendo en cuenta lo expuesto, se presentan los mecanismos iniciales puestos en marcha por los diferentes grupos de antidepresivos.

Mecanismos incrementadores de las tasas de monoaminas en la sinapsis

Como se ha explicado, el incremento sináptico de monoaminas está presente en el inicio de la acción de la mayoría de los antidepresivos. Para ello, estos pueden emplear los distintos mecanismos que se desarrollan en las siguientes líneas.

IMAO. Inhiben el catabolismo de la noradrenalina, la serotonina y la dopamina, por lo que se produce una potenciación de la neurotransmisión aminérgica. Asimismo, los IMAO impiden la desaminación de la tiramina, un simpaticomimético indirecto, presente en múltiples alimentos (quesos curados, carnes ahumadas, conservas, salsas de soja y otras, guisantes, habas, frutas secas, bebidas alcohólicas, etc.), que puede ocasionar crisis hipertensivas graves, conocidas como *reacción al queso*. Por estos motivos, los IMAO irreversibles (clase A-Ia de la NbN2) (v. **Tabla 33-1**) no se aceptan como tratamiento de primera línea para la depresión. De hecho, en España no existe comercializado ningún IMAO irreversible. Un grupo conocido como *RIMA*, por las siglas de *reversible inhibitor monoaminoxidase*, está representado por la moclobemida (clase A-Ic de la NbN2) (v. **Tabla 33-1**); debido a su corta vida media, cuando sus niveles son bajos, puede metabolizar la tiramina de los alimentos y no ocasiona crisis hipertensivas. Sin embargo, su eficacia antidepresiva no se ha visto refrendada en la práctica clínica diaria, por lo que su uso es muy escaso en la actualidad.

ATC. En la clasificación NbN2, se encuadran dentro de la clase multimodales, categoría A-IVc, *noradrenérgicos y serotoninérgicos (con antagonismo muscarínico significativo)* (v. **Tabla 33-1**). El prototipo de este grupo es la imipramina. Estos agentes son inhibidores de la recaptación de noradrenalina y serotonina; además, son antagonistas colinérgicos, histaminérgicos y adrenérgicos, con diferencias interindividuales.

Tabla 33-1. Clasificaciones de los antidepresivos

Clasificación según la nomenclatura de la Organización Mundial de la Salud		Nomenclatura basada en la neurociencia

Inhibidores no selectivos de la recaptación de serotonina y noradrenalina Tricíclicos	Imipramina, amitriptilina, clomipramina, dosulepina, doxepina, lofepramina, trimipramina, amoxapina, protiptilina	• Clase A. Moduladores monoaminérgicos
		• Clase A-I. IMAO:
		  – A-Ia. Irreversible no selectivos: tranilcipromina, fenelcina, isocarboxacida
		  – A-Ib. Irreversible selectivo: IMAO-B: selegilina
		  – A-Ic. Reversible selectivo: IMAO-A: moclobemida

ISRN	Desipramina, nortriptilina, maprotilina	• Clase A-II. Inhibidores de la recaptación: – A-IIa. Relativamente selectivos
ISRS	Zimelidina, fluvoxamina, fluoxetina, paroxetina, sertralina, citalopram, escitalopram	– A-IIa1. Serotoninérgicos. ISRS: fluoxetina, sertralina, paroxetina, citalopram, escitalopram, fluvoxamina
IMAO no selectivos	Fenelcina, isocarboxacida, tranilcipromina	– A-IIb. Serotoninérgicos y noradrenérgicos. IRSN: venlafaxina, desvenlafaxina, duloxetina, milnaciprán, levomilnaciprán
IMAO-A	Moclobemida	– A-IIc. Noradrenérgicos y dopaminérgicos. IRDN: bupropión
ISRN	Reboxetina	
IRSN	Venlafaxina, duloxetina, desvenlafaxina	• Clase A-III. Antagonistas de los receptores α_2 noradrenérgicos y serotoninérgicos específicos (NaSSA): mirtazapina

IRDN	Nomifensina, bupropión	• Clase A-IV. Multimodales:
		  – A-IVa. Serotoninérgicos: vortioxetina, vilazodona, trazodona
		  – A-IVb. Noradrenérgicos: mianserina, maprotilina

NaSSA	Mirtazapina	– A-IVc. Noradrenérgicos y serotoninérgicos (con antagonismo muscarínico significativo): imipramina, clorimipramina, amitriptilina, DMI, nortriptilina
SARI	Trazodona, nefazodona	
Antagonista R-MT; R-$5HT_{2c}$	Agomelatina	• Clase B. Moduladores no monoaminérgicos; agonistas de receptores melatoninérgicos (MT_1 y MT_2): agomelatina
Agonista parcial $5HT_{1A}$	Gepirona	• Clase C. Fármacos en investigación y desarrollo

IMAO: inhibidores de la monoaminoxidasa; IMAO-A: inhibidores de la monoaminoxidasa tipo A; IMAO-B: inhibidores de la monoaminoxidasa tipo B; IRDN: inhibidores de la recaptación de dopamina y noradrenalina; IRSN: inhibidores de la recaptación de serotonina y noradrenalina; ISRN: inhibidores selectivos de la recaptación de noradrenalina; ISRS: inhibidores selectivos de la recaptación de serotonina; MT: melatoninérgico; NaSSA: antidepresivo noradrenérgico y serotoninérgico específico; R-: receptor; SARI: antagonista e inhibidores de la recaptación de serotonina.

ISRS, inhibidor de la recaptación de dopamina y noradrenalina. Se encuentran en la clasificación NbN2 dentro de la clase A-IIa1. El más popular es la fluoxetina, pero existen además otras moléculas con esta propiedad (v. **Tabla 33-1**). Todos los ISRS comparten la acción específica de producir el bloqueo de la recaptación de serotonina, lo que aumenta la transmisión sináptica serotoninérgica. Con la administración continuada de ISRS, aumentan los niveles de adenosina 3′,5′-monofosfato cíclico y se ponen en marcha mecanismos de transducción que incrementan la expresión de neurotrofina, como el factor neurotrófico derivado del cerebro (BDNF), lo que conlleva un aumento de la neurogénesis.

> **!** La selectividad para todos los ISRS no es absoluta. Así, la sertralina es el antidepresivo con mayor capacidad de inhibir el transportador de dopamina; es casi tan potente como el metilfenidato y muy superior al bupropión. Asimismo, la paroxetina es el ISRS más potente, pero se comporta como un inhibidor de la recaptación de noradrenalina y como un potente agente anticolinérgico.

IRSN, inhibidor de recaptación de serotonina y noradrenalina. También se denominan *duales*. Se encuadran dentro de la clasificación NbN2 en la categoría A-IIb. A este grupo pertenecen la venlafaxina y la duloxetina. La venlafaxina inhibe la recaptación de serotonina y se metaboliza en la desvenlafaxina, que inhibe la recaptación de noradrenalina. La duloxetina posee una actividad más equilibrada sobre ambos transportadores. Estos fármacos presentan una baja afinidad por otros receptores monoaminérgicos.

IRDN, inhibidor de la recaptación de dopamina y noradrenalina. Pertenecen al grupo A-IIc de la clasificación NbN2. Su único representante es el bupropión.

A-III, antagonista de receptor α_2 noradrenérgico y serotoninérgico específico. Tienen como representante a la mirtazapina, que actúa bloqueando los receptores adrenérgicos α_2 presinápticos tanto autorreceptores (situados en las neuronas noradrenérgicas facilitan la liberación de noradrenalina) como heterorreceptores (en neuronas serotoninérgicas; aumentan la liberación de serotonina). Además, antagonizan el receptor $5HT_{2A}$, por lo que aumentan la noradrenalina y la dopamina en la corteza cerebral. En definitiva, sin inhibir los transportadores de noradrenalina y serotonina, aumenta la tasa de monoaminas de modo similar a los duales.

A-IVa, multimodal serononinérgico. Entre ellos, se encuentran la vortioxetina, la vilazodona y la trazodona. La trazodona antagoniza los receptores postsinápticos de $5HT_{2A}$ y $5HT_{2C}$, e inhibe débilmente la recaptación de serotonina, a la vez que bloquea los receptores R-α_1 y los histaminérgicos

R-H_1 postsinápticos. La trazodona es muy utilizada como hipnótico por sus propiedades antihistamínicas. Por su parte, la *vilazodona* es un modulador serotoninérgico que inhibe la recaptación de serotonina y es un agonista parcial de R-$5HT_{1A}$ postsinápticos. No está comercializada en Europa. Por último, la *vortioxetina* es el prototipo de antidepresivo multimodal, ya que actúa como inhibidor del transportador de serotonina, y es agonista de los receptores serotoninérgicos R-$5HT_{1A}$, agonista parcial de los R-$5HT_{1B}$ y antagonista de los receptores R-$5HT_{1D}$, R-$5HT_3$ y R-$5HT_7$. A través de estos mecanismos, la vortioxetina potencia las acciones de la serotonina y facilita la liberación de cuatro neurotransmisores procognitivos (dopamina, noradrenalina, acetilcolina e histamina).

A-IVb, multimodal noradrenérgico. Son la mianserina y la maprotilina (v. **Tabla 33-1**). Estos antidepresivos se encuentran entre los atípicos o de segunda generación. La mianserina bloquea los R-$5HT_2$, los R-H_1, los autorreceptores y los heterorreceptores α_2 presinápticos, por lo que aumenta la neurotransmisión de noradrenalina y serotonina. La maprotilina es un antidepresivo tetracíclico que inhibe la recaptación de noradrenalina de forma selectiva. Tiene propiedades como antagonista adrenérgico α.

ISRN, inhibidor selectivo de la recaptación de noradrenalina. El único representante comercializado en Europa es la reboxetina, que no presenta afinidad por otros receptores del SNC.

Mecanismos no monoaminérgicos de inicio antidepresivo

Para algunos antidepresivos, el mecanismo inicial de su acción no se corresponde con el incremento de monoaminas en la hendidura sináptica, sino que utilizan otros mecanismos, como los melatoninérgicos o los glutamatérgicos.

Los mecanismos no monoaminérgicos de inicio antidepresivo se desarrollan a continuación.

Moduladores no monoaminérgicos; agonistas de receptores melatoninérgicos (MT_1 y MT_2). Encuadrado como clase B de la clasificación NbN2, el único representante es la agomelatina. Este fármaco es un agonista de receptores melatoninérgicos MT_1 y MT_2, pero además es un antagonista de los R-$5HT_{2C}$, por lo que aumenta la tasa de noradrenalina y dopamina en la corteza prefrontal. Además, la agomelatina carece de afinidad por otros receptores, responsables en parte de los efectos adversos de otros antidepresivos.

Tianeptina. Es un antidepresivo glutamatérgico que además presenta una débil acción agonista sobre los receptores opioides mu, lo que podría explicar la liberación de dopamina en el sistema límbico y su participación en la modulación de mecanismos glutamatérgicos.

Esketamina. Es un antagonista de los R-NMDA que inhibe las interneuronas inhibitorias gabaérgicas, por lo que se produce una descarga de glutamato por las neuronas piramidales sobre el hipocampo que estimularía a los receptores AMPA (ácido α-amino-3-hidroxi-5-metil-4-isoxazolpropiónico) (R-AMPA), ya que los R-NMDA estarían bloqueados por esketamina. El estímulo de R-AMPA aumentaría la liberación de BDNF y la activación de otras vías de transducción que facilitarían la sinaptogénesis.

 El efecto antidepresivo puede alcanzarse a través de diferentes «interruptores» monoaminérgicos y no monoaminérgicos que «encenderían», con un cierto retraso, diversos mecanismos de transducción responsables o mediadores del efecto antidepresivo.

Mecanismos de adaptación receptorial

En la década de los años 80 del siglo XX, surge la teoría de la adaptación receptorial, que se basa en la coincidencia temporal entre el inicio de la acción antidepresiva y la adaptación de diversos receptores en diferentes regiones del cerebro. En efecto, la estimulación continuada de receptores por el exceso de monoaminas va a provocar la desensibilización de algunos de ellos, lo que modificaría la neurotransmisión sináptica.

Adaptación de receptores monoaminérgicos

La mayoría de antidepresivos tienen la capacidad de provocar una regulación a la baja (*down regulation*) de varios receptores de monoaminas. Se ha observado que los autorreceptores presinápticos R-DA y los R-α_2, así como los R-β postsinápticos disminuyen en densidad y sensibilidad. Estos cambios adaptativos coinciden en el tiempo con la aparición de la mejoría clínica observada con los antidepresivos. Sin embargo, la hiporregulación de R-β no es producida por todos los ISRS, y los bloqueantes de los receptores citados carecen de efecto antidepresivo, lo que cuestiona que este mecanismo sea el único responsable del efecto terapéutico de los antidepresivos.

De modo similar, se observó que el inicio de la acción antidepresiva de los ISRS coincidía temporalmente con la desensibilización de los autorreceptores presinápticos $5HT_{1A}$, hecho que se acompaña de un aumento de la síntesis y la liberación de serotonina, fundamentalmente en el hipocampo. Este efecto se observa también con los IMAO, pero no con los ATC.

En conclusión, la regulación a la baja de los receptores monoaminérgicos por diversos antidepresivos no significa que sea la responsable única de su efecto terapéutico: puede tratarse de un marcador de un mecanismo de adaptación más complejo en el ámbito de la transducción.

Adaptación de receptores glutamatérgicos ácido N-metil-D-aspártico

Diversos agentes antidepresivos presentan la capacidad de producir cambios adaptativos del receptor NMDA. En efecto, los ATC (como la imipramina y la desipramina), algunos IMAO (como la clorgilina o la tranilcipromina), los ISRS (como la fluoxetina, la sertralina y el citalopram), así como agentes de segunda generación (como la mianserina), administrados de forma prolongada, se fijan sobre el locus de glicina del receptor NMDA produciendo su desensibilización. Estos datos, junto con la eficacia clínica del antagonista de estos receptores, la ketamina y la presencia de alteraciones de los R-NMDA en pacientes suicidados, apoyan la participación de los mecanismos glutamatérgicos en un posible mecanismo de acción común de los antidepresivos. La interrelación entre el antagonismo de los R-NMDA y el incremento de la neurotrofina neuroprotectora BDNF es un argumento a favor de esta hipótesis.

Mecanismos posreceptoriales de transducción intracelular

La estimulación de receptores por las monoaminas pone en marcha una cascada de episodios intracelulares que, de forma simplificada, podrían resumirse en los siguientes puntos:

- Los antidepresivos aumentan la tasa de monoaminas, noradrenalina y serotonina (primeros mensajeros) en la hendidura sináptica, lo que estimularía sus respectivos receptores postsinápticos acoplados a proteínas G, con la excepción de los R-5HT$_3$ que son los únicos receptores serotoninérgicos ionotrópicos.
- La estimulación de los receptores metabotrópicos de noradrenalina y serotonina va a dar lugar a la formación de segundos mensajeros (adenosina 3′,5′-monofosfato cíclico, diacilglicerol, etc.), que activarían las proteincinasas (piruvato-cinasa: proteína-cinasa A, proteína-cinasa C, quinasa dependiente de calmodulina activada por calcio [PKCaM]), consideradas terceros mensajeros.
- Las piruvato-cinasas activarían por fosforilación los factores de transcripción, *cuartos mensajeros*, responsables de la síntesis de proteínas, como la enzima tirosina-hidroxilasa, paso limitante en la síntesis de catecolaminas, la proencefalina, las neurotrofinas BDNF y el factor de crecimiento vascular endotelial (VEFG), relacionados con el efecto antidepresivo.

Se postula que en la depresión pueden existir alteraciones de las vías de transducción que, al menos en teoría, serían reparadas por los antidepresivos a través de los mecanismos comentados.

Las vías de transducción puestas en marcha por las distintas monoaminas no son idénticas, ya que estas actúan sobre diferentes receptores. Así, la serotonina en el hipocampo se une a los R-5HT$_{1A}$, acoplados a la proteína G inhibidora, que influiría en la vía de la proteína-cinasa activada por mitógeno dependiente del calcio, mientras que la noradrenalina se une a los R-β, acoplados a la proteína G estimuladora, por lo que activará la adenilato-ciclasa y aumentará la producción de adenosina 3′,5′-monofosfato cíclico, que activará la proteína-cinasa A. Las dos vías expuestas van a tener un eslabón común intranuclear, que es la fosforilación de la proteína de unión al elemento de respuesta a monofosfato de adenosina cíclico (conocida como CREB), que va a facilitar la transcripción genética, lo que a su vez facilita la generación de una serie de proteínas, entre las que destaca el BDNF (**Fig. 33-1**).

El CREB parece tener una gran importancia en la fisiopatología y tratamiento de la depresión: se encuentra disminuido en los cerebros de los suicidas; en los pacientes que responden al tratamiento, aumenta con la administración prolongada de ISRS, ATC e IMAO, así como con la terapia electroconvulsiva aguda.

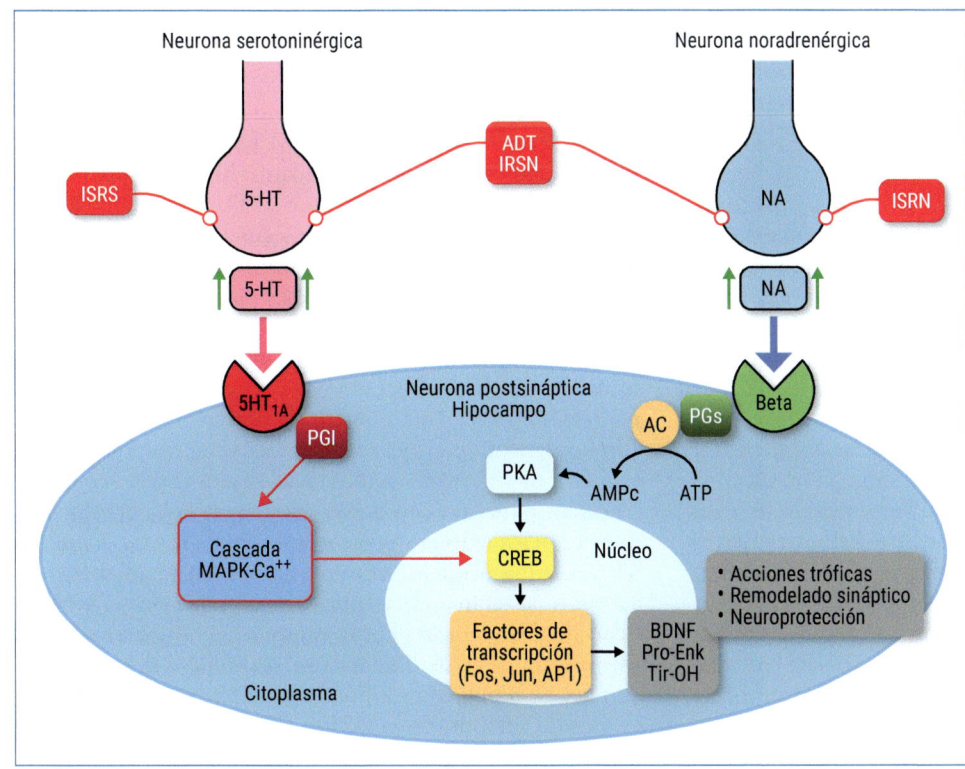

Figura 33-1. Acción de los antidepresivos sobre monoaminas y vías de transducción diferenciadas con punto de encuentro en el CREB.
Adaptada de: Álamo C, López-Muñoz F. Fármacos antidepresivos. En: Terapéutica farmacológica de los trastornos del sistema nervioso. Programa de Actualización en Farmacología y Farmacoterapia. Madrid: Consejo General de Colegios Oficiales de Farmacéuticos; 2012. p. 345-382.
5-HT: serotonina; AC: adenilato-ciclasa; AMPc: monofosfato de adenosina cíclico; ATC: antidepresivos tricíclicos; ATP: trifosfato de adenosina; BDNF: factor neurotrófico derivado del cerebro; CREB: proteína de unión al elemento de respuesta a AMPc; IRSN: inhibidores de la recaptación de serotonina y noradrenalina; ISRN: Inhibidores selectivos de la recaptación de noradrenalina; ISRS: inhibidores selectivos de la recaptación de serotonina; MAPK-Ca⁺⁺: proteína-cinasa activada por mitógeno, dependiente del calcio; NA: noradrenalina; PGi: proteína G inhibidora; PGs: proteína G estimuladora; PKA: proteína-cinasa; Pro-Enk: proencefalina; Tir-OH: tirosina-hidroxilasa.

Con diferentes interruptores (noradrenalina o serotonina), pulsados por los antidepresivos, pueden encenderse elementos comunes, como el CREB y la neurotrofina BDNF, que van a favorecer la neurogénesis y la neuroplasticidad en zonas relacionadas con la depresión.

Mecanismos restauradores de la neurogénesis y la neuroplasticidad

La neuroplasticidad de los circuitos neuronales es fundamental en la adaptación de una serie de fenómenos complejos, como el aprendizaje, la memoria, la afectividad y las emociones, todos ellos afectados en la depresión. La neuroplasticidad tiene una base neurobiológica muy compleja en la que participan diversos mecanismos celulares y moleculares, como la genética, la epigenética, los cambios en las vías de transducción (ya explicados), el remodelado y la arquitectura de axones y dendritas, la modificación del número de sinapsis y las variaciones en la liberación de neurotransmisores. En algunas áreas del SNC, la neuroplasticidad se acompaña de la neurogénesis, con la generación de neuronas nuevas a partir de células inmaduras.

 Existen datos que prueban la alteración de la neuroplasticidad en la depresión y los mecanismos por los que los antidepresivos pueden corregir dichas alteraciones. En líneas generales, se puede considerar que existe una balanza entre los factores neurotróficos protectores, entre los que se encuentran la familia de las neurotrofinas, el factor de crecimiento nervioso (*nerve growth factor*) y el BDNF, junto con otros factores (el factor de crecimiento similar a la insulina [*insulin-like growth factor*], el factor de crecimiento de fibroblastos [*fibroblast growth factor*], el factor de crecimiento endotelial [*endothelial growth factor*]) y la presencia de factores agresivos, muchos de ellos en íntima relación con el estrés, como son el cortisol, los aminoácidos excitatorios y la inflamación, entre otros.

En caso de desequilibrio, los antidepresivos potenciarían los factores protectores a través del CREB y las neurotrofinas, y restaurarían los daños ocasionados por los factores agresivos.

Incremento de factores neurotróficos por los antidepresivos

En los pacientes de al menos algunos tipos de depresión, existe un déficit de BDNF en la sangre, el suero y las plaquetas, así como en el hipocampo *post mortem*. Por otra parte, diversos hechos avalan la participación del BDNF en el efecto antidepresivo. Así, el BDNF administrado en distintos núcleos hipocampales es eficaz en modelos experimentales de depresión.

La administración crónica de antidepresivos, así como la terapia electroconvulsiva, aumenta la expresión del BDNF y de sus receptores específicos TrkB (receptor de cinasa B de tropomiosina [*tropomyosin receptor kinase B*]) en el hipocampo, la corteza cerebral y en zonas ricas en neuronas colinérgicas, dopaminérgicas y serotoninérgicas, donde su papel es fundamental en la supervivencia, diferenciación, crecimiento y plasticidad sináptica. Este efecto es sincrónico con el efecto terapéutico.

En los humanos, el tratamiento prolongado durante varias semanas con antidepresivos monoaminérgicos (ATC, ISRS, IRSN) provoca una regulación al alza de la vía BDNF-TrkB en la corteza prefrontal y el hipocampo, que se acompaña de una respuesta antidepresiva y un aumento de la resiliencia al estrés. Estos efectos se observan también con la agomelatina, un antidepresivo melatoninérgico, así como con la tianeptina, un antidepresivo glutamatérgico.

 La administración de ketamina aumenta rápidamente, en menos de 1 hora, los niveles de BDNF, lo que se asocia con un aumento de la neurogénesis y con los efectos antidepresivos rápidos de este agente.

Por lo expuesto, parece existir una correlación temporal entre el aumento de BDNF y el efecto antidepresivo, que no es exclusivo de los antidepresivos de mecanismos monoaminérgicos, ya que se observa con agomelatina, tianeptina y de forma rápida con ketamina. Recientemente, se ha descrito que los antidepresivos se unen al receptor TrkB y aumentan la señalización de BDNF. Este es un dato interesante que podría explicar que los antidepresivos puedan favorecer directamente la neuroplasticidad neuronal por su afinidad sobre TrkB, sin necesidad de la intervención de otros tipos de receptores.

! La constatación en varios metaanálisis de que los niveles en sangre de BDNF eran significativamente menores en pacientes con depresión y que aumentaron después del tratamiento antidepresivo abre la posibilidad de que el BDNF en sangre pudiera ser un buen marcador biológico periférico de la respuesta antidepresiva.

Corrección de la hiperfunción del eje hipotálamo-hipófisis-suprarrenal

La hiperactividad del eje hipotálamo-hipófisis-suprarrenal, una característica fundamental de las situaciones que cursan con estrés, puede tener un papel causal en el desencadenamiento y curso de la depresión por alterar la neurogénesis hipocampal. El mecanismo inicial y clave por el que se produce la hiperfunción de este eje es la desensibilización del receptor corticoesteroide, lo que impide que se inhiba la secreción del factor liberador de corticotropina (*corticotropin releasing factor*), que aumenta la liberación de la hormona adrenocorticótropa y del cortisol, todos ellos responsables de una serie de síntomas y signos relacionados con la depresión.

En los pacientes con depresión mayor, se ha demostrado que el tratamiento crónico con antidepresivos de diferentes perfiles farmacológicos, serotoninérgicos y/o noradrenérgicos, así como la terapia electroconvulsiva, normaliza la sensibilidad de los receptores corticosteroides, lo que restablece el mecanismo de retroalimentación, disminuye la hiperactividad del eje hipotálamo-hipófisis-suprarrenal y normaliza los niveles de cortisol. Estos hechos se relacionan con el efecto antidepresivo.

Corrección de la hiperfunción de los aminoácidos excitatorios

El glutamato es el neurotransmisor excitatorio principal en el cerebro, donde tiene una distribución amplia y ubicua; conecta zonas corticales con regiones subcorticales, como el *locus coeruleus* y núcleos del rafe, muy relacionadas con la afectividad. El glutamato modula vías monoaminérgicas, por lo que participa en una amplia gama de funciones relacionadas con el estado de ánimo, la cognición y la memoria. Cuando la función glutamatérgica está equilibrada, se facilitan el neurotrofismo y la plasticidad neuronal, pero, cuando hay exceso de glutamato, como sucede en algunos tipos de depresión, hiperestimula los R-NMDA y es claramente neurotóxico. Algunos agentes moduladores del glutamato muestran eficacia experimental y clínica antidepresiva, y, lo que es más interesante, diversos antidepresivos (ATC, IMAO, ISRS), administrados de forma prolongada, antagonizan el locus de glicina del receptor NMDA, por lo que lo desensibilizan, lo que contrarresta la hiperfunción glutamatérgica propuesta en la depresión.

La esketamina es el enantiómero S de la ketamina y tiene una alta afinidad por los R-NMDA, sobre los que actúa como un antagonista no competitivo. Este fármaco, administrado en dosis subanestésicas, bloquea selectivamente los R-NMDA de las interneuronas inhibitorias gabaérgicas y frena la liberación del ácido gamma-aminobutírico, por lo que se disparan las neuronas glutamatérgicas piramidales, que descargan tormentosamente en el hipocampo. Este exceso de glutamato estimularía fundamentalmente los R-AMPA, ya que los R-NMDA estarían bloqueados por la propia esketamina. El estímulo de los R-AMPA aumenta la liberación de BDNF de forma rápida y activa la vía de transducción de la proteína conocida como mTOR (objetivo de rapamicina en mamíferos), que aumenta de forma rápida la síntesis de R-AMPA y su traslado a la superficie de la célula, lo que amplifica su efecto. Además, la estimulación de estas vías incrementa la síntesis de proteínas sinápticas, como BDNF, la sinapsina I, la GluA1-2, la proteína 95 de la densidad postsináptica (conocida como PSD95) y la proteína Arc del citoesqueleto, que promueven la sinaptogénesis, lo que mejora la actividad sináptica. Estos efectos se producen muy rápidamente, entre 1 y 2 horas, y se relacionan temporalmente con su efecto antidepresivo. La esketamina es, de momento, el único antidepresivo comercializado con un inicio rápido de acción antidepresiva.

 La disminución del funcionalismo de los R-NMDA y el incremento de la función de los R-AMPA suelen acompañarse de un efecto antidepresivo, como se observa con la esketamina y también se ha podido comprobar con la tianeptina.

Otros mecanismos relacionados con el efecto antidepresivo

Los datos que permiten implicar otros sistemas funcionales en el mecanismo de acción antidepresivo suelen ser menos robustos que los explicados hasta el momento, pero están siendo explorados con intensidad como posibles dianas para la búsqueda de nuevos antidepresivos.

Sistema opioide

El sistema opioide ha sido implicado en la depresión y en el mecanismo de acción de los antidepresivos. Se sabe que algunos opiáceos podrían tener cierto poder antidepresivo experimental y que la TEC y algunos antidepresivos incrementan los niveles de opioides endógenos. Además, históricamente, los opioides han sido empleados en el manejo de los trastornos depresivos, incluso mucho antes de que se introdujeran los ATC y los IMAO; sin embargo, su potencial adictivo desaconseja su empleo como antidepresivo.

Algunos ATC, y también la mianserina y la mirtazapina, tienen afinidad por los receptores opioides kappa, y los antagonistas de los opioides inhiben su efecto antidepresivo. Entre los antidepresivos relacionados con mecanismos opioides destaca la tianeptina, antidepresivo glutamatérgico que además es agonista del receptor opioide mu, si bien su potencia es unas 500 veces inferior a la de la morfina. Puesto que con tianeptina no se presenta tolerancia ni síndrome de abstinencia, se postula que podría actuar como un agonista sesgado del receptor mu, lo que pondría en marcha vías de transducción diferentes a la de los opioides clásicos, pese a actuar sobre el mismo receptor.

Por otra parte, se ha propuesto que la ketamina utiliza mecanismos opioides en su efecto antidepresivo. La conclusión de varios estudios señala que las propiedades antidepresivas de la ketamina no se deben a sus acciones sobre receptores opioides, aunque parece existir una interacción entre el R-NMDA y el sistema opioide, como se ha podido comprobar con la tianeptina y la ketamina.

 La relación del sistema opioide endógeno con la fisiopatología de la depresión no parece cuestionable. En la actualidad, existe una amplia investigación encaminada a conseguir algún opioide con propiedades antidepresivas que no sea adictivo.

Neuroinflamación e inmunidad

Parece que la neuroinflamación y la inmunidad tienen un vínculo bidireccional con los trastornos depresivos. Los pacientes con depresión presentan a menudo una respuesta inmunitaria y factores proinflamatorios, como el factor de necrosis tumoral α, la proteína C reactiva, la interleucina-6 y el antagonista del receptor de interleucina-1 elevados, mientras que los pacientes con trastornos somáticos que cursan con inflamación tienen un mayor riesgo de desarrollar depresión. Se ha comprobado que tanto los ISRS como los antidepresivos duales (IRSN) pueden reducir la expresión de citocinas proinflamatorias, particularmente la interleucina-6 y el factor de necrosis tumoral α, a la vez que aumentan los niveles de la interleucina antiinflamatoria 10. En definitiva, algunos antidepresivos pueden reducir la «tormenta de citocinas» relacionada con la inflamación aguda.

Existen otros mecanismos que se han implicado en la fisiopatología de la depresión en el efecto de los antidepresivos, pero, al carecer de un apoyo científico suficiente, no se estudian en este capítulo.

En líneas generales, se podría señalar que diversas situaciones adversas, fundamentalmente el estrés continuado, van a participar en la fisiopatología de la depresión disminuyendo la neuroprotección aportada por el BDNF y otras neurotrofinas, a la vez que elevan la neurotoxicidad mediada por un exceso de cortisol, glutamato y otros factores inflamatorios. Muchos de los antidepresivos van a contrarrestar los efectos del estrés sobre los elementos estudiados, lo que puede contribuir a su eficacia clínica.

PERFIL RECEPTORIAL DE LOS ANTIDEPRESIVOS Y RELACIÓN CON SU TOLERABILIDAD

Las características farmacodinámicas de los antidepresivos están mediadas fundamentalmente por su afinidad por los transportadores de monoaminas y por el antagonismo de neurorreceptores que no solo condicionan el efecto terapéutico de estos, sino que también determinan el perfil diferencial de efectos adversos y de seguridad observado con cada uno de los antidepresivos (Tabla 33-2).

Perfil receptorial de los principales grupos de antidepresivos

A continuación, se estudiará el perfil receptorial de los más relevantes grupos de antidepresivos.

Antidepresivos tricíclicos

Se caracterizan por un amplio espectro de antagonismo receptorial, por lo que se considera que tienen muy poca «limpieza

Tabla 33-2. Afinidad de los antidepresivos por los transportadores de monoaminas y neurorreceptores

		IRNA	IR5HT	IRD	α1	α2	Ach	H1	5HT2
Antidepresivos tricíclicos	Imipramina	+++	+++++		++		++	++++	+
	Clomipramina	+++	+++++		+++		+++	+++	++
	Amitriptilina	+++	+++++		++++		+++	+++++	+++
	Nortriptilina	+++	+		+		+	++++	+
	Trimipramina	++	+		++		+++	+++++	+++
	Doxepina	+++	+++		+++		++	+++++	
	Dosulepina	+++	++						++
Antidepresivos de segunda generación	Mianserina				+	++	+	+	+
	Maprotilina	+++				++	++		++
	Trazodona	+	++		+++	++		+++	++
ISRS	Fluvoxamina	+	+++++						
	Fluoxetina	++	+++++						++
	Paroxetina	+++	++++++	+			++		
	Sertralina		++++++	++++	++				
	Citalopram		++++		+			+	
	Escitalopram		++++++						
ISRN	Reboxetina	+++++							
IRDN	Bupropión	+		++					
IRSN	Venlafaxina	+	++++						
	Desvenlafaxina	++++	+++++						
	Duloxetina	+++++	++++++						
NaSSA	Mirtazapina					+++++		++++++	+++
Melatoninérgico	Agomelatina								++
Multimodal	Vortioxetina		++++		Agonista R-5HT1A; agonista parcial R-5HT1B; antagonista R-5HT1D; R-5HT3 y R-5HT7				

Ach: acetilcolina; H: histaminérgico; IRDN: inhibidores de la recaptación de dopamina y noradrenalina; IRNA: inhibidores de la recaptación de noradrenalina; IRSN: inhibidores de la recaptación de serotonina y noradrenalina; ISRS: inhibidores selectivos de la recaptación de serotonina; NaSSA: antidepresivo noradrenérgico y serotoninérgico específico; R-: receptor.

bioquímica», y se relaciona con su mala tolerabilidad general y baja seguridad en sobredosis. Los ATC bloquean los receptores α-adrenérgicos, tanto los R-α$_1$ (sobre todo, amitriptilina, clomipramina y doxepina), lo que puede provocar hipotensión ortostática y taquicardia refleja, como los R-α$_2$ (especialmente la amitriptilina). Asimismo, los ATC son antagonistas muy potentes de los receptores histaminérgicos R-H$_1$; destacan la amitriptilina, la clomipramina y la imipramina. El bloqueo de receptores muscarínicos es una característica de la mayoría de los ATC; provoca efectos anticolinérgicos periféricos (estreñimiento, sequedad de boca, retención urinaria, trastornos de la acomodación visual o crisis de glaucoma) y centrales (trastornos de la memoria, confusión y delirio), especialmente en el anciano. La afinidad de los ATC sobre el R-5HT$_2$ es destacable, en especial con la amoxapina, la amitriptilina, la clomipramina, la doxepina y la trimipramina, y se relaciona con un posible efecto terapéutico y la propensión al aumento de peso. La fijación de los ATC a otros receptores es más débil, aunque también son capaces de bloquear receptores β-adrenérgicos, dopaminérgicos (especialmente la amoxapina y la maprotilina) y R-5HT$_1$.

La sedación es un efecto adverso de muchos ATC; guarda relación con el bloqueo de receptores α$_1$ y H$_1$ centrales. Otro efecto adverso observado con los ATC en tratamientos prolongados es el aumento de peso, que se relaciona parcialmente con el bloqueo de R-H$_1$ y R-5HT$_2$, y que se manifiesta por una excesiva apetencia por hidrocarbonados.

Antidepresivos inhibidores selectivos de la recaptación de serotonina

Bloquean el transportador de serotonina, lo que se relaciona con la puesta en marcha de su efecto antidepresivo. Además, en comparación con los ATC, presentan una afinidad prácticamente despreciable por los receptores de neurotransmisores, aunque existen excepciones. La paroxetina ejerce un antagonismo de receptores *muscarínicos* ligeramente inferior a la de algunos ATC, y puede provocar estreñimiento, sequedad de boca, etc. El citalopram muestra una elevada afinidad por receptores *histaminérgicos*, incluso superior a la de algunos ATC, y provoca somnolencia y fatiga. Sin embargo, su enantiómero S, el escitalopram, carece de afinidad por estos receptores y es el más selectivo de los ISRS.

Con los ISRS, existen tres categorías bien diferenciadas de efectos adversos: centrales, gastrointestinales y sexuales. Por *hiperactivación serotoninérgica del SNC*, los ISRS pueden producir, al inicio del tratamiento, nerviosismo, ansiedad e insomnio (a los que se produce tolerancia), así como temblor, sedación y, más raramente, acatisia. Los efectos adversos gastrointestinales, como las náuseas y los vómitos, se deben a una sobreestimulación serotoninérgica de los R-5HT$_3$ del aparato gastrointestinal, por el aumento de la tasa sináptica de serotonina. Las *disfunciones sexuales* más frecuentes con los ISRS son la anorgasmia y la disminución de la libido. Estos efectos adversos pueden estar mediados por el estímulo de R-5HT$_{2A}$. El síndrome de secreción inadecuada de hormona antidiurética es menos frecuente, pero puede producir *hiponatremia* de dilución, y está mediado por R-5HT$_{2A}$ y R-5HT$_{2C}$. Es más frecuente en los ancianos. El *síndrome serotoninérgico*

puede presentarse, sobre todo, cuando los ISRS se administran con otros antidepresivos, como ATC o IMAO, así como con triptófano o litio, y se caracteriza por un estado de confusión, delirio, sudoración, rigidez muscular e hipertermia; incluso puede ser letal.

 En general, los ISRS suelen ser bien tolerados. La mayor parte de los efectos adversos suelen ser de naturaleza leve y transitoria, y tienden a disminuir o desaparecer con su uso continuado debido a la desensibilización que producen de los R-5HT.

Mirtazapina

La mirtazapina bloquea los R-α presinápticos en neuronas noradrenérgicas y serotoninérgicas, por lo que aumenta la tasa de noradrenalina y serotonina en la hendidura sináptica, hecho que se relaciona con su eficacia antidepresiva. Además, bloquea los R-5HT$_2$ y los R-5HT$_3$ postsinápticos, lo que puede explicar la baja frecuencia de los efectos adversos típicos de los ISRS, como ansiedad, cefalea, insomnio, náuseas o disfunción sexual.

Este fármaco muestra una elevada afinidad, incluso superior a la exhibida por los ATC, por los receptores histaminérgicos R-H$_1$, lo que explica su efecto sedante y el incremento del apetito y el peso.

Venlafaxina, desvenlafaxina, duloxetina, reboxetina, tianeptina y agomelatina

Al igual que la mayoría de ISRS, presentan muy poca afinidad receptorial, por lo que carecen de los efectos indeseables consecuentes al bloqueo de receptores.

Vortioxetina

Es un antidepresivo denominado *multimodal*, que, además de inhibir la recaptación de serotonina, exhibe una alta afinidad por múltiples receptores serotoninérgicos. Así, este fármaco es un agonista de los R-5HT$_{1A}$ y agonista parcial de los R-5HT$_{1B}$ presinápticos, por lo que potencia la liberación de serotonina en el hipocampo de forma más rápida que los ISRS.

 Como consecuencia del antagonismo de los R-5HT3, la vortioxetina inhibe neuronas inhibidoras gabaérgicas, por lo que aumenta la liberación de glutamato y, secundariamente, la de cuatro neurotransmisores procognitivos, como son la serotonina, la noradrenalina, la histamina y la acetilcolina.

En la práctica clínica, se ha podido demostrar que la vortioxetina incrementa los niveles de BDNF, probablemente por estimular indirectamente los R-AMPA, como sucede con la ketamina. Este fármaco se asocia con una mayor incidencia de náuseas (probablemente, por liberar histamina), pero presenta un bajo riesgo de disfunción sexual y de aumento de peso.

Véase la potencia de inhibición de la recaptación de monoaminas (noradrenalina, serotonina y dopamina) y la capacidad de bloqueo de receptores por distintos antidepresivos (v. **Tabla 33-2**).

Efectos adversos de los antidepresivos relacionados con su perfil de afinidades por transportadores y receptores de neurotransmisores

De acuerdo con un modelo ortogonal de estructuras latentes que estudia de forma conjunta las afinidades de los antidepresivos por los transportadores y los receptores de monoaminas, se puede relacionar el perfil global de cada antidepresivo con sus efectos adversos, observados en los ensayos clínicos.

De acuerdo con este modelo, las reacciones adversas relacionables son las que se desarrollan en las siguientes líneas.

Reacciones adversas gastrointestinales. Fundamentalmente, las náuseas, los vómitos y las diarreas se relacionan con la afinidad del antidepresivo por el transportador de serotonina. No obstante, los antidepresivos que antagonizan los R-H_1, R-$5HT_{2A}$ y R-D_2, se asocian con un efecto protector y una menor probabilidad de sufrir estos efectos adversos gastrointestinales.

Efectos adversos cardiovasculares. En especial, la hipotensión ortostática, que es muy frecuente, se asocia con el antagonismo de los R-α_1, aunque también participa el antagonismo de los R-$5HT_{2A}$, R-$5HT_{2C}$, R-D_2 y R-H_1. Los ATC, a dosis terapéuticas, pueden provocar una ligera taquicardia sinusal, en la que intervienen, además del efecto antimuscarínico, el bloqueo de R-α_1 y el bloqueo de la recaptación de noradrenalina. Los ATC pueden prolongar los intervalos PR, QRS y QT del electrocardiograma.

Efectos adversos sobre el SNC. Como la producción de *mareos* por los antidepresivos, se correlacionan predominantemente con el antagonismo de los R-α_1, R-$5HT_{2A}$, R-$5HT_{2C}$ y de los receptores muscarínicos. En los mareos, interviene la hipotensión ortostática y las alteraciones vestibulares que producen algunos antidepresivos. Las cefaleas se asociaron a la inhibición de la recaptación de serotonina y dopamina. Sin embargo, el antagonismo de otros receptores, sobre todo el de los R-H_1, tiene efecto protector. La *sedación* y la *somnolencia* diurna se han correlacionado con el antagonismo de receptores serotoninérgicos, adrenérgicos, muscarínicos, dopaminérgicos e histaminérgicos. Por el contrario, la inhibición de la recaptación de serotonina y, en menor grado, de dopamina disminuyó la sedación y la somnolencia.

Sudoración excesiva inducida por algunos antidepresivos. Puede ser un problema estético que lleva a la falta de adherencia al tratamiento. Se asocia principalmente con la inhibición de la recaptación de noradrenalina y de serotonina. Por el contrario, el bloqueo de varios R-5HT y de los R-H_1 disminuye la sudoración.

Incremento de peso. Es un efecto adverso que afecta a la estética personal y la adherencia al tratamiento, y que aumenta el riesgo cardiovascular. Los antagonistas de los R-$5HT_{2C}$, R-M_3 y R-H_1, son los principalmente implicados; participan, además, los R-$5HT_{2A}$ y R-$5HT_6$. Por contra, la inhibición de la recaptación de serotonina se relaciona con una disminución de peso.

Otros acontecimientos adversos y precauciones con los antidepresivos

Con los antidepresivos, además de los efectos adversos ya explicados, existen otras circunstancias desfavorables que es necesario conocer.

Sobredosificación accidental o con ánimos autolíticos

Es un problema grave, incluso letal. Resulta paradójico que una enfermedad como la depresión, que se asocia a un elevado riesgo de suicidio, disponga de herramientas farmacológicas que se puedan utilizar con fines autolíticos. Los ATC, pese a su uso más limitado en la actualidad, tienen una curva de hospitalización y muerte por sobredosis superior a otros antidepresivos por presentar un índice terapéutico más estrecho. En sobredosis, los ATC pueden provocar *convulsiones* por inhibir la recaptación de noradrenalina y serotonina; como consecuencia del antagonismo de R-α_1, pueden causar *hipotensión*; por bloqueo muscarínico, *toxicidad anticolinérgica*, como taquicardia, fiebre, sequedad de boca y alteración del estado mental, y el bloqueo de los R-H_1 puede causar *sedación excesiva*.

> ! Los ATC presentan *toxicidad directa sobre el miocardio*, por bloquear canales rápidos de sodio, que puede provocar bloqueo cardíaco y canales de potasio, lo que prolonga el intervalo QT, y produce arritmias muy graves, como las *torsades de pointes*.

Estas alteraciones pueden resultar letales. Estudios epidemiológicos realizados en EE.UU. indican que la amoxapina, la maprotilina y la desipramina tuvieron el mayor índice de mortalidad en relación con los ISRS, los IRSN y la mirtazapina, que tenían índices de riesgo mucho más bajos que los ATC. Por otra parte, un estudio de farmacovigilancia del Reino Unido mostró que la tasa de letalidad fue significativamente menor con los ISRS, seguidos por la venlafaxina y la mirtazapina, y confirmó una tasa de letalidad superior con los ATC.

Ideación suicida y riesgo de suicidio

Es la complicación más grave de la depresión no tratada, en especial si cursa con ansiedad. Un problema muy discutido es el relativo a si el tratamiento depresivo aumenta o disminuye el riesgo de suicidio. Un reciente metaanálisis indica que el riesgo de conducta suicida es mayor entre niños y adolescentes que reciben antidepresivos (en especial ISRS, que son los más utilizados) en comparación con los controles que no los toman. Se detectó que en los adolescentes se incrementaron los intentos de suicidio, pero no los suicidios consumados. El mecanismo no es del todo conocido, pero se relaciona con el efecto ansiogénico de los ISRS observado al inicio del tratamiento.

> ! En general, no sin discusión, se acepta que el riesgo de suicidio en el tratamiento con antidepresivos es dependiente de la edad: es mayor en la niñez y adolescencia hasta los 24 años; el efecto es neutro en adultos entre los 25 y los 65 años, y protector frente al riesgo de suicidio en los mayores de 65 años.

No obstante, es destacable que, pese a incrementarse el riesgo en los niños y adolescentes hasta los 24 años, su frecuencia es pequeña, por lo que no debe descartarse el empleo de antidepresivos en dicho rango de edades. Vigilar muy de cerca a cualquier paciente en las primeras semanas de tratamiento con antidepresivos es, más que una recomendación, una *obligación*, especialmente si se trata de niños y adolescentes tratados, más que de depresión, de trastornos de ansiedad comórbidos, muy frecuentes en estas edades.

> ❗ El desarrollo clínico de la esketamina intranasal en dosis subanestésicas ha sido aprobado para el tratamiento de depresión resistente y en pacientes con antecedentes de conducta o con riesgo inminente de suicidio. En estos casos, se produce una mejoría rápida y significativa, lo que abre nuevas expectativas de tratamiento de este cuadro, tantas veces letal.

Síndrome de discontinuación o de retirada de los antidepresivos

Se presenta en aproximadamente un 20 % de los pacientes que deja de tomar bruscamente un antidepresivo. La sintomatología se caracteriza por presentar durante unos días cefaleas, mareos, sofocación, inquietud, náuseas, sensación de acorchamiento de las extremidades (hormigueos), diarreas, etc. Utilizando la base de datos de informes de seguridad VigiBase, de la Organización Mundial de la Salud, que aporta datos en un entorno del mundo real, se observa que el uso de antidepresivos de vida media corta aumenta el riesgo de síndrome de discontinuación en comparación con los antidepresivos de vida media larga.

> ❗ • Entre los antidepresivos relacionados con mayor frecuencia con el síndrome de discontinuación se encuentran la paroxetina y los IRSN, la venlafaxina, la desvenlafaxina y la duloxetina, mientras que la lofepramina, la agomelatina y la vortioxetina, así como la esketamina, presentan el menor riesgo.
> • El síndrome de discontinuación no puede considerarse como un síndrome de abstinencia. Una idea errónea es que los antidepresivos tienen un efecto euforizante. Los antidepresivos no mejoran el estado de ánimo de las personas no deprimidas. Simplemente, alivian la depresión y, con suerte, devuelven a la persona a la normalidad, es decir, inducen un estado de ánimo eutímico. Puesto que los antidepresivos no producen sentimientos eufóricos placenteros en personas no deprimidas, estos agentes no pueden considerarse como adictivos.

Riesgo de hemorragia gastrointestinal

El riesgo de hemorragia gastrointestinal observado con los ISRS y con venlafaxina se ha asociado a la potencia inhibidora de la recaptación de serotonina, ya que no se ha observado con los antidepresivos que no la inhiben. El riesgo de sangrado aumentó cuando se asoció a agentes antitrombóticos, aspirina o antiinflamatorios no esteroideos.

Hepatotoxicidad

La hepatotoxicidad inducida por los antidepresivos es un tema de interés. Entre el 0,5 y el 3 % de los pacientes tratados con antidepresivos pueden presentar una elevación leve asintomática de los niveles séricos de aminotransferasa. Los datos disponibles muestran que todos los antidepresivos pueden estar asociados al riesgo de hepatotoxicidad; es más frecuente con los IMAO (en especial, la fenelcina), con los ATC (como la amitriptilina, la clomipramina y la imipramina), con los ISRS (sertralina) y con los IRSN venlafaxina y duloxetina, mientras que los ISRS citalopram, escitalopram, paroxetina y fluvoxamina se caracterizan por un menor riesgo. El bupropión y la agomelatina parecen presentar un mayor riesgo de hepatotoxicidad.

Riesgo de convulsiones

En los pacientes predispuestos, el riesgo de convulsiones existe con todos los antidepresivos. Estudios de farmacovigilancia indican un mayor riesgo con la trazodona, seguida de la lofepramina y la venlafaxina. Si se excluye la trazodona, los ATC presentan un riesgo muy similar al de los ISRS; con paroxetina y citalopram, es mayor de la media, y menor con escitalopram y sertralina. Sin embargo, en los pacientes psiquiátricos hospitalizados, los ATC presentaron el doble de riesgo de convulsiones en comparación con otros antidepresivos.

Reacciones distónicas y acatisia

Los ISRS producen reacciones distónicas y acatisia, que son poco frecuentes. Las primeras cursan con espasmos musculares intensos, generalmente de la cara y el cuello. La acatisia es una incapacidad de mantenerse sentado, con movimientos constantes de los miembros. Estas reacciones distónicas y la acatisia son efectos secundarios más frecuentes con los antipsicóticos antagonistas de los receptores de la dopamina. Se cree que los ISRS producen estos efectos porque el aumento de la serotonina frena la liberación de dopamina. Estos efectos adversos obligan al cambio del ISRS por otro antidepresivo.

Disfunción sexual

La disfunción sexual en la depresión es un fenómeno complejo, ya que está asociada tanto con el estado mental del paciente como con el uso de los antidepresivos. En los estudios clínicos aleatorizados, la disfunción se presenta hasta en el 80 % de los pacientes deprimidos tratados con antidepresivos. De hecho, todos los antidepresivos con capacidad de inhibir la recaptación de serotonina y/o noradrenalina pueden causar disfunción sexual.

> ❗ Los antidepresivos con alta selectividad serotoninérgica (como citalopram, fluoxetina, paroxetina, sertralina, así como la venlafaxina) presentan las tasas más altas de disfunción sexual.

La imipramina provoca más disfunción sexual que el placebo, pero menos que los ISRS. El bupropión (que no inhibe la recaptación de serotonina) y la vortioxetina (que bloquea los R-5HT) tienen un menor riesgo de disfunción sexual que otros antidepresivos.

Uso de antidepresivos durante el embarazo

El uso de antidepresivos durante el embarazo es un desafío tanto para el prescriptor como para las embarazadas con problemas de salud mental. Hay que considerar el equilibrio entre los riesgos para la madre y el feto/bebé de la enfermedad no tratada y los riesgos para ambos del tratamiento antidepresivo. La discusión está servida. Un problema adicional es la dificultad para realizar estudios con controles adecuados en la práctica clínica. Por otra parte, no existen estudios en animales de experimentación que sean trasladables al humano. Por ello, se recurre a los datos clínicos recogidos en 53 metaanálisis, que han sido revisados recientemente. En ocho metaanálisis, se mostró que existen riesgos de malformaciones congénitas mayores con paroxetina y fluoxetina. En otros ocho se detectaron defectos cardíacos asociados a la paroxetina, la fluoxetina y la sertralina. En tres metaanálisis se detectó hipertensión pulmonar persistente en el recién nacido. Sin embargo, el riesgo de hemorragia posparto, la muerte del feto, el deterioro del desarrollo motor y la discapacidad intelectual solo fueron detectados, con muy baja evidencia, en uno de los 53 metaanálisis revisados. No hubo pruebas concluyentes (es decir, existen datos contradictorios) de un mayor riesgo de aborto espontáneo, bajo peso al nacimiento, dificultad respiratoria, convulsiones o problemas de alimentación.

En relación con la posibilidad de que la exposición materna a antidepresivos se relacione con un riesgo de autismo o trastorno por déficit de atención en la descendencia, los estudios no son concluyentes. En un reciente metaanálisis, se encontró una asociación entre la exposición a ISRS e IRSN durante el embarazo y el riesgo de autismo y trastorno por déficit de atención. Sin embargo, el riesgo estaba también incrementado en niños de madres que habían sido expuestas a estos antidepresivos antes del embarazo, lo que sugiere que el problema no está en los antidepresivos, sino en el estado mental previo de la embarazada.

En relación con la madre, no existió evidencia de un aumento en los riesgos de hipertensión gestacional o preeclampsia.

 En general, el riesgo de anomalías congénitas y otros problemas para los bebés de madres que toman antidepresivos durante el embarazo es muy bajo. Sin embargo, algunos antidepresivos (especialmente, la paroxetina, la fluoxetina y, en menor medida, la sertralina) se asociaron con un mayor riesgo de complicaciones en el recién nacido.

No obstante, la mayoría de las guías clínicas recomiendan como primera elección la psicoterapia y dejan a los antidepresivos como agentes de segunda línea.

USO CLÍNICO DE LOS ANTIDEPRESIVOS

Al igual que sucede con otros grupos neuropsicofarmacológicos, los antidepresivos no solo se emplean en el tratamiento de la depresión, sino que sus prescripciones en los trastornos de ansiedad pueden incluso superar a las antidepresivas. Además, estos fármacos pueden usarse en otros trastornos mentales (como el trastorno obsesivo-compulsivo y el trastorno por estrés postraumático) y en cuadros no psiquiátricos (entre los que destaca el dolor).

Trastornos depresivos

El tratamiento del trastorno depresivo mayor es la indicación más importante de los antidepresivos. Pueden beneficiarse también otros síndromes depresivos de menor intensidad, como el trastorno distímico. Si bien no es motivo de este capítulo, se debe contemplar el tratamiento psicoterápico con el psicofarmacológico.

Los objetivos del tratamiento son paliar los síntomas agudos de la depresión, recuperar al paciente del episodio depresivo y evitar las recidivas de futuros episodios depresivos. Para lograr estos objetivos, el tratamiento de la depresión se organiza en tres fases distintas: tratamiento agudo, de continuación y de mantenimiento.

> **!** El tratamiento antidepresivo de la fase aguda es importante y requerido por la presencia de la sintomatología. Sin embargo, es importante recordar que el tratamiento de mantenimiento antidepresivo debe continuarse, aunque hayan desaparecido los síntomas, durante al menos 6-9 meses después de la recuperación si se trata de un primer episodio. La interrupción del tratamiento antes de este período aumenta la probabilidad de una recurrencia. Los pacientes que han tenido tres episodios depresivos tienen un alto riesgo de recaídas (el 90 %).

Es muy importante informar al paciente de que los efectos indeseables del fármaco pueden ser precoces, mientras que la mejoría clínica suele aparecer a las 2-6 semanas.

El abordaje farmacológico de la fase aguda requiere la selección del tratamiento inicial, que puede ser psicoterapia, farmacoterapia o ambas. Si se elige la farmacoterapia, el antidepresivo que se ha de emplear debe seleccionarse de acuerdo con la experiencia previa del paciente, si la ha tenido, en lo referente a respuesta, tolerabilidad y efectos adversos. Deben contemplarse la comorbilidad somática, el uso de otros medicamentos para su tratamiento, la posibilidad de interacciones farmacológicas y los efectos adversos a corto y largo plazo del antidepresivo seleccionado. Asimismo, la toxicidad en sobredosis en pacientes con riesgo de suicidio debe tenerse en consideración.

En relación con el inicio de la acción antidepresiva, la Federación Mundial de Sociedades de Psiquiatría Biológica señala que ningún antidepresivo ha demostrado tener un inicio de acción más rápido que otros. Sin embargo, en esta afirmación, no se incluía la esketamina, por estar indicada recientemente en depresión resistente, que tiene un inicio rápido de acción. Por otra parte, existen indicios de que la vortioxetina, que también potencia mecanismos glutamatérgicos, puede tener un inicio de acción más rápido que otros antidepresivos.

En relación con la eficacia, los datos clínicos indican que ningún antidepresivo tiene una clara superioridad sobre los otros, por lo que se deben tener en cuenta las preferencias del paciente en la elección del este fármaco.

No obstante, algunos ATC (como la amitriptilina y la clomipramina), así como el antidepresivo dual venlafaxina, parecen ser ligeramente más eficaces que los ISRS en pacientes con depresión grave que requieren hospitalización, mientras que los ISRS y otros antidepresivos parecen de mayor utilidad a nivel ambulatorio, probablemente debido a su mejor tolerabilidad.

Como se ha explicado, los antidepresivos difieren considerablemente en su perfil de efectos secundarios y de interacciones farmacológicas, así como en su seguridad en sobredosis. Debido a ello, los ATC y los conocidos en las clasificaciones más clásicas como *de segunda generación* (como la maprotilina, la mianserina o la trazodona) no se consideran agentes de primera línea. Los ISRS, los IRSN, la mirtazapina y la vortioxetina deben ser considerados de primera línea por su mejor tolerabilidad, lo que facilita la cumplimentación, y por tener un impacto significativo en la «vida real».

En el más amplio y reciente metaanálisis en red realizado por Cipriani *et al.*, con 522 estudios clínicos (21 antidepresivos y 116.477 pacientes), se encontró que todos los antidepresivos revisados fueron más eficaces que el placebo, con pocas diferencias entre ellos.

> **!** En estudios comparativos directos, la agomelatina, la amitriptilina, el escitalopram, la mirtazapina, la paroxetina, la venlafaxina y la vortioxetina fueron más efectivos que otros antidepresivos, mientras que la fluoxetina, la fluvoxamina, la reboxetina y la trazodona fueron menos eficaces. Además, los fármacos con mayor aceptabilidad por los pacientes, debido a su tolerabilidad, fueron la agomelatina, el citalopram, el escitalopram, la fluoxetina, la sertralina y la vortioxetina, mientras que la amitriptilina, la clomipramina, la duloxetina, la fluvoxamina, la reboxetina, la trazodona y la venlafaxina tuvieron las tasas de abandono más altas.

En relación con el *tratamiento de mantenimiento*, se recogen los datos de otro metaanálisis en red (34 estudios con 20 antidepresivos diferentes) en pacientes estabilizados con un antidepresivo, en seguimiento controlado frente a placebo durante 6 meses. La mayoría de los antidepresivos superaron al placebo con una menor tasa de recaídas; la desvenlafaxina, la paroxetina, la venlafaxina y la vortioxetina fueron los que mostraron un mejor balance entre eficacia, aceptabilidad y tolerabilidad, pese a la mayor incidencia de náuseas y vómitos con la desvenlafaxina y la vortioxetina, en la terapia de mantenimiento de la depresión mayor.

El tratamiento de la depresión desde la recuperación del episodio depresivo, que cuando se alcanza suele ser a los 3 meses, debe durar unos 6-9 meses más. En los pacientes con dos o más episodios previos, el tratamiento de mantenimiento debe prolongarse y puede durar desde varios años a ser de por vida.

Falta de respuesta al tratamiento

En caso de falta de respuesta al tratamiento, existen diversas estrategias. Hay que tener en cuenta que, con el primer antidepresivo administrado, la remisión, considerada como una ausencia de síntomas durante más de 2 meses, solo se alcanza en el 30 % de los pacientes. Ante la falta de respuesta al primer antidepresivo, se deben tomar medidas adicionales. Entre estas, se encuentra en primer lugar la *optimización*, consistente en el aumento de la dosis inicial del antidepresivo original. Con los ATC, se pueden medir los niveles plasmáticos para ajustar la dosis. Los ATC son los únicos antidepresivos en que es recomendable determinar niveles para optimizar la respuesta. Sin embargo, con los ISRS, el aumento de la dosis, si se está suministrando la dosis estándar establecida, es poco recomendable, porque habitualmente no mejora la respuesta y causa más efectos adversos.

Una segunda estrategia es el *cambio (switching)* del antidepresivo inicial por otro de clase o mecanismo de acción diferente, como, por ejemplo, cambiar un ISRS por un ATC o un IRSN. El cambio parece más justificado cuando la respuesta al primer antidepresivo es nula o hay efectos adversos inaceptables. Otra estrategia es la *combinación* de dos antidepresivos de diferentes clases farmacológicas, como un ISRS con un ISRN o un ISRS con mirtazapina. Esta estrategia parece recomendable cuando la respuesta al primer antidepresivo es solo parcial. La *potenciación* consiste en la adición al antidepresivo inicial de otros agentes farmacológicos que no pertenecen a grupos de antidepresivos convencionales (por ejemplo, litio, hormona tiroidea) o antipsicóticos atípicos (por ejemplo, aripiprazol o brexipiprazol); estos antipsicóticos son la estrategia más utilizada en la actualidad. No se deben olvidar otras estrategias psicoterapéuticas y otras terapias biológicas, como las curas de sueño, la luminoterapia o la terapia electroconvulsiva.

No existe una definición universalmente aceptada de depresión resistente al tratamiento, pero en la mayor parte de los casos se acepta que es una falta de respuesta a dos antidepresivos administrados secuencialmente con la dosis y el tiempo adecuados. Este tipo de depresión resistente se ha tratado habitualmente con potenciación con agentes como el litio, antipsicóticos atípicos u hormonas tiroideas. En los últimos años, las tendencias han cambiado hacia el empleo de agentes con mecanismos fundamentalmente glutamatérgicos, que tienen un mecanismo de acción relacionado con la neuroplasticidad. En este sentido, como se ha explicado, el empleo de esketamina intranasal en dosis subanestésicas ha demostrado eficacia antidepresiva de inicio rápido, en cuestión de horas en lugar de semanas, en la depresión refractaria al tratamiento.

El tratamiento de la depresión resistente es un campo de investigación importante. Se encuentran en estudio otros agentes que actúan también sobre mecanismos glutamatérgicos, los anticolinérgicos (como la escopolamina), los moduladores del sistema opioide, los antiinflamatorios y la toxina botulínica. El tiempo desvelará su posible utilidad clínica.

Depresión de niños y adolescentes

En la depresión de los niños y los adolescentes, la fluoxetina es actualmente el único tratamiento aprobado de primera línea. Algunos estudios sugieren que la sertralina, el escitalopram y la duloxetina podrían considerarse también de primera elección. Los ATC no están indicados en estas edades por su tolerabilidad y seguridad. Puesto que el riesgo de suicidio es un criterio de exclusión en los estudios controlados en adolescentes, la información al respecto es escasa.

> ! Si se prescribe un antidepresivo a niños o adolescentes, se debe garantizar su seguimiento y una vigilancia estrecha por parte de la familia y los cuidadores debido al mayor riesgo de ideación e intento de suicidio en esta población.

Depresión en las personas de edad avanzada

Si la depresión en las personas de edad avanzada no se trata convenientemente, puede llevar a una cascada de efectos nocivos para la salud, como la desnutrición, la deshidratación, la debilidad por inactividad física, el deterioro funcional y la disminución de la calidad de vida. En última instancia, puede llevar al suicidio y la muerte.

> ! En los ancianos, el tratamiento con antidepresivos tiene una eficacia comparable a la observada en la depresión del adulto, pero las tasas de recurrencia son mayores y el mantenimiento de la remisión es más difícil.

La respuesta al tratamiento es similar entre las diferentes clases de antidepresivos, pero los ATC pueden estar asociados a una mayor tasa de discontinuación debido a que presentan más efectos secundarios. Por lo tanto, la selección del antidepresivo está condicionada por el perfil de efectos adversos, las comorbilidades y las interacciones medicamentosas más que por la eficacia.

> ! Los ISRS se consideran el tratamiento de primera línea para la depresión en los ancianos, aunque se deben evitar la paroxetina por su efecto anticolinérgico, y la fluoxetina por su larga vida media.

Los ATC no deben utilizarse en el anciano, salvo en pacientes con buena respuesta y tolerabilidad demostrada previamente. Están contraindicados en pacientes con patología cardiovascular, glaucoma, retención urinaria o deterioro cognitivo por sus efectos receptoriales. En caso de sobredosis, la toxicidad cardíaca puede ser letal.

En el anciano, algunos antidepresivos, como el citalopram, el escitalopram, la venlafaxina, la desvenlafaxina y la trazodona, alargan el intervalo QT y pueden provocar arritmias. La paroxetina, la fluvoxamina, la trazodona, la reboxetina y el bupropión pueden provocar ortostatismo, con alto riesgo de caídas y fracturas óseas. La reboxetina, la venlafaxina y la duloxetina pueden producir un aumento tensional. Un electrocardiograma debería preceder al uso de antidepresivos en el anciano.

La hiponatremia, debida sobre todo a la secreción inadecuada de la hormona antidiurética, es muy frecuente en el anciano. Los ISRS y la venlafaxina, en especial cuando se asocia a otros fármacos de uso frecuente (como diuréticos, antihipertensivos, antiinflamatorios no esteroideos, inhibidores de la bomba de protones, betabloqueantes), se asocian a la hiponatremia.

El deterioro cognitivo y la depresión tienen un carácter bidireccional. Los antidepresivos con propiedades anticolinérgicas (ATC o paroxetina) están formalmente contraindicados.

> ! El perfil de tolerabilidad de la vortioxetina y la tianeptina, así como sus efectos sobre la cognición, por actuar probablemente a través de mecanismos glutamatérgicos, pueden ser de interés en el anciano.

Trastornos de ansiedad

La ansiedad es el trastorno mental más frecuente. Ha pasado de ser históricamente infradiagnosticada e infratratada a ser objeto de un uso exagerado de ansiolíticos, especialmente las benzodiacepinas. Los trastornos de ansiedad están asociados a una alta morbilidad y riesgo de suicidio.

> ! Los ISRS y los IRSN son fármacos aprobados de primera línea para el tratamiento de fondo del trastorno de ansiedad generalizada, la fobia social y el trastorno de angustia o de pánico. Estos agentes pueden provocar nerviosismo o ansiedad al inicio del tratamiento, que puede minimizarse con una titulación más lenta o con la adición de benzodiacepinas durante las primeras semanas de tratamiento.

Los ATC, como la imipramina, a pesar de tener una eficacia comparable a los ISRS, no son recomendables por sus mayores efectos adversos y su menor seguridad en caso de sobredosis. Otros antidepresivos (como la vortioxetina, la agomelatina y el bupropión) muestran también eficacia, pero con menos apoyo bibliográfico.

Trastorno obsesivo-compulsivo

El trastorno obsesivo-compulsivo es un trastorno mental excluido por el DSM-5-TR de los trastornos de ansiedad. A pesar del gran impacto de este trastorno en la calidad de vida, solo una pequeña proporción de pacientes busca tratamiento psiquiátrico. La terapia cognitivo-conductual se considera tratamiento de primera línea, con mejores resultados que la farmacoterapia, si bien en los estudios de psicoterapia se excluye a los pacientes con comorbilidades y los casos graves de trastorno obsesivo-compulsivo. Además, el acceso a la psicoterapia está muy limitado, lo que hace que los ISRS sean también considerados por la guía de práctica clínica de la American Psychiatric Association como tratamiento de primera línea; a esto se añade que tienen una mejor relación coste-eficiencia.

El empleo de los ISRS en el trastorno obsesivo-compulsivo tiene cierta base fisiopatológica, pese a la complejidad de este trastorno, al existir una disrupción serotoninérgica, basada en un polimorfismo del gen del transportador de la serotonina y una mayor sensibilidad de los R-5HT$_2$, manifestada por una mayor respuesta neuroendocrina a su estimulación. Además, los antidepresivos noradrenérgicos tienen muy poca eficacia en este trastorno.

> **!** En el tratamiento del trastorno obsesivo-compulsivo, los ISRS deben ser utilizados en dosis superiores a las antidepresivas, por lo que el control de efectos adversos debe ser más estricto. Asimismo, el tiempo de latencia para el inicio del efecto antiobsesivo es más prolongado, de 10-12 semanas, que el de inicio antidepresivo. En estas condiciones, la respuesta a los ISRS se da en el 50 % de los pacientes.

No parece existir un ISRS específico que supere a los otros. La clomipramina ha demostrado eficacia, pero, en comparación directa, no supera a los ISRS y, además, tiene peor tolerabilidad, por lo que es considerada de segunda línea y puede usarse como terapia adyuvante. La venlafaxina no tiene una eficacia superior a los ISRS y se considera una alternativa a la clomipramina por su mejor tolerabilidad.

Trastorno por estrés postraumático

Es una entidad diagnóstica independiente de los trastornos de ansiedad (DSM-5-TR). El trastorno por estrés postraumático se produce después de la exposición a un trauma significativo y tiene como consecuencia enormes costes personales y sociales. El tratamiento actual se basa en una amplia variedad de enfoques psicoterapéuticos farmacológicos. Sin embargo, la existencia de barreras individuales y sistémicas para el resultado del tratamiento, la comorbilidad, la desregulación emocional, las tendencias suicidas, la disociación, el uso de sustancias y los sentimientos de culpa y vergüenza relacionados con el trauma hacen que la respuesta al tratamiento sea subóptima.

Farmacológicamente, los ISRS han demostrado una evidencia moderada de mejoría sintomatológica en comparación con el placebo. La tasa de abandonos por episodios adversos fue moderada con los ISRS, aunque mayor que con placebo. El nivel de evidencia es bajo con la mirtazapina y la amitriptilina. Otros grupos farmacológicos no han demostrado evidencia de mejora reseñable en este trastorno. Hubo evidencia de que más personas que recibieron medicamentos ISRS concretos abandonaron el estudio por efectos secundarios en comparación con las que recibieron placebo, aunque las tasas absolutas de abandonos fueron bajas para los grupos de ISRS.

Síndrome disfórico premenstrual

Es una afección psiquiátrica grave que cursa con angustia, deterioro del funcionamiento psicosocial, altas tasas de comorbilidades psiquiátricas y riesgo elevado de suicidio. No debe confundirse con el síndrome premenstrual, que es una entidad menos grave.

> **!** Los ISRS son tratamientos de primera línea del síndrome disfórico premenstrual. Cuando se administran de forma continuada, los resultados no son superiores a la administración intermitente (administración durante la fase lútea), por lo que se recomienda emplearlos intermitentemente, ya que, con una eficacia similar, presentan menos riesgo de síndrome de discontinuación.

Para este síndrome, los ISRS aprobados por la Administración de Alimentos y Medicamentos de Estados Unidos son la fluoxetina, la paroxetina y la sertralina. Los antidepresivos noradrenérgicos no son eficaces en este síndrome, por lo que su empleo no está indicado.

Antidepresivos en el tratamiento del insomnio

Los antidepresivos carecen de indicación oficial como hipnóticos, salvo que existan síntomas depresivos concomitantes.

> **!** La trazodona (antagonista de R-H$_1$, R-5HT$_{2A}$ y R-α_1), cuyo uso se ha disparado en los últimos años, es eficaz en la consolidación, pero no en la inducción del sueño. Su tolerabilidad es cuestionable, y el 25-30 % de los pacientes abandonan el tratamiento por efectos adversos.

Por otra parte, la mirtazapina (antagonista de R-H$_1$, R-5HT$_{2A}$ y 5HT$_{2C}$), que tiene una vida media de 20-40 horas, puede provocar sedación diurna. Su uso debe limitarse a pacientes con depresión e insomnio que puedan beneficiarse del aumento de peso.

Trastornos de la conducta alimentaria

Los trastornos de la conducta alimentaria han sido abordados farmacológicamente con antidepresivos, y también con antipsicóticos. El objetivo es tratar el trastorno alimentario y sus consecuencias (desnutrición y problemas de salud física), así como la más que frecuente comorbilidad psiquiátrica. Las opciones de tratamiento farmacológico antidepresivo actualmente aprobadas se limitan a la fluoxetina para la bulimia nerviosa. Además, los ISRS, la mirtazapina y el bupropión podrían considerarse para el tratamiento de la depresión unipolar comórbida de estos trastornos alimentarios.

Antidepresivos como coadyuvantes analgésicos

El uso de antidepresivos como coadyuvantes del dolor es una práctica habitual. Un reciente examen de 26 revisiones sistemáticas, con datos de ocho clases de antidepresivos utilizados en 25.000 pacientes con 22 tipos de dolor diferentes, señala que, pese a que el 75 % de los antidepresivos prescritos para tratar el dolor son ATC (en especial, la amitriptilina), los mayores niveles de evidencia de eficacia se obtienen con los IRSN (fundamentalmente, la duloxetina, por haber sido el más estudiado) en dolor de espalda crónico y dolor posoperatorio en cirugía ortopédica y en fibromialgia. Con un nivel menor de evidencia, los IRSN, los ISRS y los ATC mostraron eficacia en el dolor oncológico, el dolor comórbido con la depresión y la artrosis de rodilla. Por su parte, los ATC fueron eficaces en colon irritable, dolor neuropático y cefalea tensional.

> **!** En varios tipos de dolores (como la artrosis, la fibromialgia, el dolor de espalda y el dolor torácico no cardíaco), no se demostró eficacia con los ISRS. En definitiva, no todos los antidepresivos son eficaces en el dolor, ni todos los tipos de dolor mejoran con el uso de antidepresivos.

INTERACCIONES FARMACOLÓGICAS DE LOS ANTIDEPRESIVOS

Las interacciones farmacológicas suelen dividirse en farmacocinéticas y farmacodinámicas.

Interacciones farmacocinéticas

La mayor parte de las interacciones farmacocinéticas en las que se ven involucrados los antidepresivos se deben o a la inhibición de las enzimas metabolizadoras hepáticas o al desplazamiento en la fijación de proteínas plasmáticas.

La mayoría de los psicofármacos son agentes metabolizados por el complejo enzimático del citocromo P450 (CYP450). Se encuentran principalmente implicadas las isoenzimas CYP2D6, CYP1A2 y las subfamilias CYP2C y CYP3A. Algunas de estas isoenzimas metabolizan a la mayoría de antidepresivos, es decir, estos son sustratos del CYP450; pero, además, algunos antidepresivos pueden ser inhibidores de aquellas. En este sentido, la paroxetina es el más potente inhibidor del CYP2D6, seguida de la fluoxetina y la sertralina, mientras que la fluvoxamina y el citalopram apenas lo afectan. Sin embargo, la fluvoxamina es el único fármaco de esta familia que inhibe, y además intensamente, el CYP1A2, y el más potente inhibidor del CYP3A3/4. El resto de los antidepresivos de nueva introducción en el mercado apenas posee capacidad inhibitoria de las enzimas CYP450.

> **!** La tianeptina y la desvenlafaxina ni siquiera son sustratos de las isoenzimas del CYP450 (**Tabla 33-3**).

Entre las interacciones más trascendentes de los antidepresivos, destacan el incremento de las concentraciones plasmáticas de ATC (imipramina, desipramina, nortriptilina) y antipsicóticos (haloperidol) provocadas por los ISRS que inhiben los CYP2D6 y CYP1A2, así como el aumento de los niveles plasmáticos de triazolobenzodiacepinas (alprazolam, midazolam) y antihistamínicos (terfenadina, astemizol) por la fluvoxamina (CYP3A4). Esta última asociación está contraindicada, ya que puede producir una prolongación del intervalo QT grave; la asociación de cimetidina con ISRS (CYP3A4, CYP2D6, CYP1A2), que puede aumentar notoriamente la biodisponibilidad de los últimos; el incremento

de las concentraciones plasmáticas de teofilina por la fluvoxamina (CYP1A2), y las interacciones entre la warfarina y los ISRS, que pueden ocasionar incrementos en los tiempos de protrombina, lo que obliga a efectuar una monitorización de niveles del anticoagulante.

En relación con los IMAO irreversibles, la inhibición de las enzimas hepáticas puede determinar la aparición de interacciones por acumulación de medicamento no metabolizado, como ocurre con los derivados morfínicos, los barbitúricos, los antiparkinsonianos anticolinérgicos, el alcohol, los anestésicos generales, los antihistamínicos y los ATC.

Interacciones farmacodinámicas

Las interacciones farmacodinámicas de los antidepresivos afectan fundamentalmente a los ATC debido a su falta de selectividad receptorial. Los ATC, por su acción bloqueante de los receptores muscarínicos, incrementan los efectos atropínicos centrales y periféricos de los antihistamínicos, antiparkinsonianos, fenotiacinas alifáticas, etc., que también tienen propiedades antimuscarínicas. La acción depresora central de los ATC potencia los efectos del alcohol y de otros depresores del SNC. Por el contrario, con los antidepresivos más modernos, las interacciones farmacodinámicas son menos frecuentes. Especial trascendencia tienen las interacciones con otros fármacos serotoninérgicos, sobre todo con los IMAO, el triptófano, el 5-hidroxitriptófano y los opiáceos, que pueden provocar un síndrome serotoninérgico.

El ejemplo más típico de las interacciones farmacodinámicas de tipo aditivo lo constituyen las interacciones de los antidepresivos, en especial los ATC, con el alcohol, que se caracterizan por un incremento del efecto depresor del SNC que se traduce en somnolencia, empeoramiento del funcionalismo psicomotor, depresión respiratoria, coma e incluso la muerte. Las interacciones entre el alcohol y los antidepresivos afectan fundamentalmente a los ATC.

Las interacciones farmacodinámicas más peligrosas son las que involucran a los IMAO, muy poco empleados en este medio. Estos agentes ocasionan un incremento notable de los niveles intraneuronales de noradrenalina y serotonina al inhibir irreversiblemente la monoaminoxidasa. En estas condiciones, la administración de un simpaticomimético de acción indirecta, como la tiramina, o de alimentos que la contengan puede producir una crisis hipertensiva («efecto queso») de consecuencias mortales. Por otro lado, su asociación con otros antidepresivos de corte serotoninérgico puede ocasionar la aparición de un síndrome serotoninérgico central, que cursa con un estado de confusión, agitación, hipertermia, hiperreflexia, modificaciones de la presión arterial, náuseas, vómitos, diarrea, temblor, incoordinación motora e incluso la muerte.

En casos de pacientes tratados con ISRS, no solo está contraindicada su asociación con IMAO, sino que son precisas 1-2 semanas de lavado antes de iniciar un cambio de tratamiento. Con respecto a la fluoxetina, este período de lavado debe ser de 5 semanas con objeto de asegurarse que su metabolito, la norfluoxetina, de vida media muy larga, haya sido completamente eliminado.

Tabla 33-3. Antidepresivos como sustratos o inhibidores de las isoenzimas del CYP450

Grupo	Antidepresivo Isoenzima	CYP2D6	CYP3A4	CYP1A2	CYP2C9	CYP2C19
ATC	Amitriptilina	✱↘	✱	✱	✱	✱
	Clomipramina	✱↘	✱	✱	✱	✱
	Desipramina	✱↘				
	Imipramina	✱↘	✱	✱	✱	✱
	Nortriptilina	✱↘				
	Trimipramina	✱↘				
Antidepresivos 2ª generación	Trazodona	✱↘	✱	✱		
RIMA	Moclobemida	↘		↘	✱↘	
ISRS	Fluvoxamina	✱↘	↘↘	✱↘↘↘	↘↘	↘
	Fluoxetina	✱↘↘↘	✱↘	↘	✱↘	✱↘↘↘
	Paroxetina	✱↘↘↘	✱↘	↘	✱↘	↘
	Sertralina	✱↘↘	✱↘	↘	✱↘	
	Citalopram	✱↘	✱↘			
	Escitalopram	✱↘	✱			
Otros	Venlafaxina					
	Desvenlafaxina					
	Mirtazapina	✱	✱	✱		
	Reboxetina	↘	✱			
	Bupropión	↘↘				
	Duloxetina	✱↘↘		✱		
	Agomelatina			✱		
	Tianeptina					
	Vortioxetina	✱				

CYP2D6 y en menor grado CYP3A4/5 y CYP2C9. ✱: sustrato; ↘: inhibidor débil; ↘↘: inhibidor moderado; ↘↘↘: inhibidor potente; ATC: antidepresivos tricíclicos; ISRS: inhibidores selectivos de la recaptación de serotonina; RIMA: inhibidores reversibles de la monoaminooxidasa (IMAO).

 PUNTOS CLAVE

- La depresión es un problema grave de salud mental que se asocia con cambios en el estado de ánimo y el comportamiento, y puede dar lugar a conductas suicidas, en ocasiones letales. La terapia de los trastornos depresivos se basa principalmente en fármacos que utilizan mecanismos monoaminérgicos con mayor o menor capacidad de antagonizar distintos receptores de neurotransmisores, lo que define su perfil de tolerabilidad y seguridad.
- Inicialmente, los IMAO fueron utilizados para tratar la depresión, pero pronto surgió la inseguridad por las crisis hipertensivas mortales que se presentaban cuando se ingerían alimentos con cantidades importantes de tiramina, un simpaticomimético indirecto que se encuentra en quesos, bebidas fermentadas, etc. Las dietas para limitar el contenido de tiramina eran dificultosas, y la falta de adherencia al tratamiento era la norma.
- Con los ATC, las crisis hipertensivas no eran problema y los pacientes no tenían que hacer dietas sin tiramina. Sin embargo, surgieron muchos efectos secundarios relacio-

nados, sobre todo, con sus propiedades antimuscarínicas, que, sobre todo en caso de sobredosificación, provocaban cardiotoxicidad y neurotoxicidad.
- Con el desarrollo de los ISRS y de los IRSN, con un bloqueo receptorial mucho menor, se solventaron, en gran parte, los problemas de los ATC, pero los altos niveles de serotonina se asociaron a un mayor riesgo de hemorragia, hiponatremia y disfunción sexual. En el caso de los IRSN, los niveles altos de noradrenalina se asocian con hipertensión arterial. Además, algunos antidepresivos presentaban problemas concretos, como el citalopram, que prolonga el intervalo QT corregido. El aumento del riesgo de convulsiones observado con el bupropión de liberación inmediata se corrigió con la formulación de liberación controlada hasta el punto de que el riesgo es menor que el de los ATC. Sin embargo, se ha sugerido que el riesgo más alto de convulsiones se presenta con la trazodona, y no se ha confirmado que el riesgo convulsivo con ATC sea superior al de los ISRS.

BIBLIOGRAFÍA

Álamo C, Gil-Gregorio P, Zaragozá C, García-García P. Abordaje farmacológico de la depresión. En: Gil-Gregorio P, Álamo C, coordinadores. Guía de buena práctica clínica en geriatría. Depresión en las personas mayores. Madrid: Sociedad Española de Geriatría y Gerontología; 2017. p. 70-91.

Álamo C, López-Muñoz F. Combinación de agomelatina con desvenlafaxina en depresión con sintomatología residual. Actas Esp Psiquiatr. 2020;49(1):191.

Aldosary F, Norris S, Tremblay P, James JS, Ritchie JC, Blier P. Differential potency of venlafaxine, paroxetine, and atomoxetine to inhibit serotonin and norepinephrine reuptake in patients with major depressive disorder. Int J Neuropsychopharmacol. 2022;25(4):283-292.

Casarotto PC, Girych M, Fred SM, Kovaleva V, Moliner R, Enkavi G et al. Antidepressant drugs act by directly binding to TRKB neurotrophin receptors. Cell. 2021;184(5):1299-1313.e19.

Cipriani A, Furukawa TA, Salanti G, Chaimani A, Atkinson LZ, Ogawa Y et al. Comparative efficacy and acceptability of 21 antidepressant drugs for the acute treatment of adults with major depressive disorder: a systematic review and network meta-analysis. Lancet. 2018;391(10128):1357-1366.

Desaunay P, Eude LG, Dreyfus M, Alexandre C, Fedrizzi S, Alexandre J et al. Benefits and risks of antidepressant drugs during pregnancy: a systematic review of meta-analyses. Paediatr Drugs. 2023;25(3):247-265.

Elias E, Zhang AY, Manners MT. Novel pharmacological approaches to the treatment of depression. Life (Basel). 2022;12(2):196.

Garakani A, Murrough JW, Freire RC, Thom RP, Larkin K, Buono FD et al. Pharmacotherapy of anxiety disorders: current and emerging treatment options. Front Psychiatry. 2020;11:595584.

Gastaldon C, Schoretsanitis G, Arzenton E, Raschi E, Papola D, Ostuzzi G et al. Withdrawal syndrome following discontinuation of 28 antidepressants: pharmacovigilance analysis of 31,688 reports from the WHO spontaneous reporting database. Drug Saf. 2022;45(12):1539-1549.

Hetrick SE, McKenzie JE, Bailey AP, Sharma V, Moller CI, Badcock PB et al. New generation antidepressants for depression in children and adolescents: a network meta-analysis. Cochrane Database Syst Rev. 2021;5(5):CD013674.

Jelen LA, Stone JM, Young AH, Mehta MA. The opioid system in depression. Neurosci Biobehav Rev. 2022;140:104800.

Kishi T, Ikuta T, Sakuma K, Okuya M, Hatano M, Matsuda Y et al. Antidepressants for the treatment of adults with major depressive disorder in the maintenance phase: a systematic review and network meta-analysis. Mol Psychiatry. 2023;28(1):402-409.

Li K, Zhou G, Xiao Y, Gu J, Chen Q, Xie S et al. Risk of suicidal behaviors and antidepressant exposure among children and adolescents: a meta-analysis of observational studies. Front Psychiatry. 2022;13:880496.

Melaragno AJ. Pharmacotherapy for anxiety disorders: from first-line options to treatment resistance. Focus (Am Psychiatr Publ). 2021;19(2):145-160.

Meshkat S, Alnefeesi Y, Jawad MY, D Di Vincenzo J, B Rodrigues N, Ceban F et al. Brain-derived neurotrophic factor (BDNF) as a biomarker of treatment response in patients with treatment resistant depression (TRD): a systematic review & meta-analysis. Psychiatry Res. 2022;317:114857.

Michl J, Scharinger C, Zauner M, Kasper S, Freissmuth M, Sitte HH et al. A multivariate approach linking reported side effects of clinical antidepressant and antipsychotic trials to in vitro binding affinities. Eur Neuropsychopharmacol. 2014;24(9):1463-74.

Nandam LS, Brazel M, Zhou M, Jhaveri DJ. Cortisol and major depressive disorder-translating findings from humans to animal models and back. Front Psychiatry. 2020;10:974.

Patel S, Keating BA, Dale RC. Anti-inflammatory properties of commonly used psychiatric drugs. Front Neurosci. 2023;16:1039379.

Reilly TJ, Wallman P, Clark I, Knox CL, Craig MC, Taylor D. Intermittent selective serotonin reuptake inhibitors for premenstrual syndromes: a systematic review and meta-analysis of randomised trials. J Psychopharmacol. 2023;37(3):261-267.

Richelson E. Pharmacology of antidepressants. Mayo Clin Proc. 2001;76(5):511-27.

Sagud M, Nikolac Perkovic M, Vuksan-Cusa B, Maravic A, Svob Strac D, Mihaljevic Peles A et al. A prospective, longitudinal study of platelet serotonin and plasma brain-derived neurotrophic factor concentrations in major depression: effects of vortioxetine treatment. Psychopharmacology (Berl). 2016;233(17):3259-67.

Swierkosz-Lenart K, Dos Santos JFA, Elowe J, Clair AH, Bally JF, Riquier F et al. Therapies for obsessive-compulsive disorder: current state of the art and perspectives for approaching treatment-resistant patients. Front Psychiatry. 2023;14:1065812.

Williams T, Phillips NJ, Stein DJ, Ipser JC. Pharmacotherapy for post traumatic stress disorder (PTSD). Cochrane Database Syst Rev. 2022;3(3):CD002795.

Willner P, Scheel-Krüger J, Belzung C. The neurobiology of depression and antidepressant action. Neurosci Biobehav Rev. 2013;37(10 Pt 1):2331-71.

Yoshimura R, Okamoto N, Chibaatar E, Natsuyama T, Ikenouchi A. The serum brain-derived neurotrophic factor increases in serotonin reuptake inhibitor responders patients with first-episode, drug-naïve major depression. Biomedicines. 2023;11(2):584.

Psicofarmacología de los antipsicóticos

34

C. Álamo González

OBJETIVOS

- Conocer las diferentes clasificaciones de los antipsicóticos.
- Diferenciar los mecanismos implicados en las distintas generaciones de antipsicóticos.
- Profundizar en el conocimiento de la relación entre la afinidad receptorial de los diferentes antipsicóticos y su traducción clínica.
- Conocer el uso clínico de los antipsicóticos en los diferentes trastornos mentales.
- Profundizar en los efectos adversos de los antipsicóticos.
- Analizar las posibles interacciones farmacológicas de los antipsicóticos con otros medicamentos.
- Valorar las características de la polifarmacia antipsicótica.
- Conocer las alternativas para conseguir que el uso de antipsicóticos tenga la mejor relación de beneficios frente a riesgos.

INTRODUCCIÓN

El término *antipsicótico* incluye un grupo muy heterogéneo de fármacos que controlan el comportamiento psicótico agitado, alivian los estados psicóticos agudos, reducen los síntomas psicóticos y ejercen un efecto tranquilizador. Estos agentes se han utilizado principalmente para tratar la esquizofrenia, pero también son eficaces en otras patologías mentales, como en los trastornos bipolar, depresivo, ansioso, obsesivo-compulsivo, del neurodesarrollo y en los estados de agitación, entre otros. Además, algunos también pueden ser eficaces contra las náuseas, los vómitos y el prurito, y son además el fundamento de la neuroleptoanalgesia.

Los antipsicóticos surgieron cuando Henri Laborit observó que el RP-4560, administrado a sus pacientes para disminuir el *shock* quirúrgico, les provocaba un estado de relajación y tranquilización (*désintéressement*). Laborit convenció a los psiquiatras del Hospital de Val de Grâce de París (Hamon, Paraire y Velluz) para su empleo en los pacientes mentales. El éxito de este fármaco, asociado a la petidina, fue conocido por Pierre Deniker y Jean Delay, del Hospital de la Pitié-Salpêtrière: ellos demostraron su eficacia en monoterapia en los pacientes psicóticos. El nuevo fármaco, RP-4560, conocido como *la droga de Laborit*, se denominó *clorpromacina* y fue comercializado como Largactil en 1952. La clorpromacina abrió las puertas a la nueva *era de la psicofarmacología*. En 1958, Paul Janssen descubrió el haloperidol, más potente que la clorpromacina, y, en la década de los 60, se sintetizaron antipsicóticos de diferentes familias químicas, entre ellos la clozapina, con diferencias farmacodinámicas y clínicas importantes, que dieron lugar a los antipsicóticos atípicos.

Una característica fundamental de los antipsicóticos es su afinidad (capacidad de unión) por receptores dopaminérgicos D_2/D_3 (R-D_2 y R-D_3). Pese a los múltiples intentos por conseguir antipsicóticos que actuaran a través de mecanismos no dopaminérgicos (por ejemplo, glutamatérgicos), no se han obtenido resultados clínicos. En la actualidad, los profesionales siguen centrados en un arsenal antipsicótico exclusivamente dopaminérgico.

CLASIFICACIÓN DE LOS ANTIPSICÓTICOS

Los antipsicóticos pueden clasificarse por su estructura química, aunque no existe una clara relación estructura-actividad (**Tabla 34-1**). La clasificación más empleada es la que considera los antipsicóticos como *típicos* o *atípicos*, de acuerdo con su potencial de provocar o no síntomas extrapiramidales (SEP) (v. **Tabla 34-1**). El prototipo de antipsicótico atípico es la clozapina, retirada del mercado por problemas hematológicos y reintroducida en la práctica clínica en 1990, tras valorarse su eficacia en la esquizofrenia resistente y en sintomatología negativa, y después de comprobarse que no provoca SEP. La clozapina lideró la introducción de los antipsicóticos atípicos (v. **Tabla 34-1**). Los antipsicóticos también son clasificados por «generaciones» relacionadas, más que con su orden de aparición en el mercado, con su perfil receptorial, que condiciona sus efectos adversos y su eficacia diferencial.

Antipsicóticos típicos, clásicos, convencionales o de primera generación

Los antipsicóticos de primera generación (APS1G) fueron denominados inicialmente *neurolépticos* o *tranquilizantes*

Tabla 34-1. Clasificaciones de los antipsicóticos

Clasificación generacional	Clasificación química	Clasificación NbN Agentes	Clasificación perfil receptorial predominante/acontecimientos adversos[a]
Antipsicóticos clásicos o de primera generación	**Fenotiacinas** Clorpromacina, flufenacina, levomepromacina, perfenacina	**Antagonistas R-D$_2$** Flufenacina, haloperidol, perfenacina, pimocida, clopentixol, flupentixol	**Grupo 1 Muscarínico** Bloqueo de R-M$_3$ y R-M$_5$, clorpromacina, clozapina, flupentixol, loxapina, olanzapina, quetiapina, tioridacina y trifluoperacina
	Butirofenonas Haloperidol, droperidol	**Antagonistas R-D$_2$ y R-5HT$_2$** Clorpromacina, loxapina, tioridacina, trifluoperacina	
	Tioxantenos Clopentixol, flupentixol		
Antipsicóticos atípicos o de segunda generación	**Benzamidas** Sulpirida, amisulprida	**Antagonistas R-D$_2$/R-D$_3$ pre** Sulpirida, amisulprida	**Grupo 2 Adrenérgicos con bajo antagonismo dopaminérgico** Aripiprazol, asenapina, brexpiprazol, caripracina, lurasidona y ziprasidona
	Tricíclicos Dibenzodiacepinas: asenapina, loxapina Tiobenzodiacepina: clozapina Dibenzotiacepinas: olanzapina, quetiapina	**Antagonistas R-D$_2$ y R-5HT$_2$** Lurasidona, olanzapina, ziprasidona	
		Antagonistas R-D$_2$, R-5HT$_2$ y R-α_2 Clozapina, paliperidona, risperidona	**Grupo 3 Serotoninérgico-dopaminérgico** Flufenacina, haloperidol, iloperidona, paliperidona, perfenacina, risperidona, sertindol, tiotixeno y zotepina
	Benzisoxasol Lurasidona **Benzisoxatiazol** Paliperidona, risperidona, ziprasidona	**Antagonistas de los R-5HT$_2$, R-D$_2$ y R-α_2** Asenapina **Antagonistas de los R-D$_2$ y R-5HT$_2$ e IRNA** Quetiapina	
Antipsicóticos atípicos de tercera generación	**Fenilpiperacinas** Aripiprazol, brexpiprazol **Piperacina** Caripracina	**AgP. R-D$_2$ y R-5HT$_{1A}$ y antagonistas de R-5HT$_{2A}$** Aripiprazol, brexpiprazol **AgP. R-D$_3$/R-D$_2$ y R-5-HT$_{1A}$ y antagonistas de R-HT$_{2B}$** Caripracina	**Grupo 4 Dopaminérgico puro** Amisulprida, molindona, pimocida y sulpirida

Adaptada de: McCutcheon RA, Harrison PJ, Howes OD, McGuire PK, Taylor DM, Pillinger T. Data-driven taxonomy for antipsychotic medication: a new classification system. Biol Psychiatry. 2023; 94(7):561-568.

AgP: agonista parcial; IRNA: inhibidores de la recaptación de noradrenalina; NbN: nomenclatura basada en la neurociencia; R-: receptor.

mayores por provocar un enlentecimiento psicomotor y del pensamiento, neutralidad emocional, indiferencia, reducción de la iniciativa, así como síntomas catalépticos, fundamentalmente SEP. Los APS1G tienen como característica más importante su capacidad de fijarse (afinidad) y bloquear los R-D$_2$ (carencia de actividad intrínseca). De este grupo de APS1G (v. **Tabla 34-1**), se encuentran disponibles en España la clorpromacina, el haloperidol, el droperidol, la periciacina, la levomepromacina y el zuclopentixol.

> ! Los APS1G demostraron su eficacia en el control de los síntomas positivos de la esquizofrenia, como los delirios, las alucinaciones, las conductas desordenadas, etc., y favorecieron la desinstitucionalización de pacientes psicóticos hospitalizados. Sin embargo, la respuesta es solo parcial: se limita al 25-60 % de los pacientes y al año se presentan un 35 % de recaídas.

Además, los APS1G son poco eficaces sobre la sintomatología negativa y afectiva, como las alteraciones cognitivas, los síntomas depresivos, la apatía y el desinterés. Estos síntomas pueden incluso empeorar. Los APS1G tienen efectos secundarios, en especial el parkinsonismo, la acatisia y las discinesias tardías, que condicionan la calidad de vida, la rehabilitación y la reintegración social, y llevan a la falta de adherencia.

Antipsicóticos atípicos de segunda generación

En la década de los años 60 del siglo XX, Hippius y Angt observaron que la clozapina presentaba efecto antipsicótico sin provocar SEP. Este fármaco fue acogido con cierto escepticismo, ya que se consideraba que el parkinsonismo inducido por los antipsicóticos era inseparable de su eficacia, por lo que fue denominado *atípico*.

> ! La atipicidad antipsicótica de la clozapina parece deberse a una mayor potencia bloqueadora de R-5HT$_{2A}$ que de los R-D$_2$ (R-5HT$_{2A}$ > R-D$_2$). Este ha sido el mecanismo más fructífero para desarrollar antipsicóticos de segunda generación (APS2G) (v. **Tabla 34-1**), como sertindol, lurasidona, ziprasidona, pimocida, clozapina, olanzapina, quetiapina, asenapina, clotiapina, risperidona y paliperidona, todos ellos comercializados en España, así como la iloperidona y la lumateperona, presentes en otros mercados.

Desde el punto de vista clínico, se considera como criterio principal de atipicidad que el antipsicótico no provoque SEP. Además, un atípico debe ser eficaz en esquizofrenia resistente (la clozapina es eficaz en el 60 % de casos de esquizofrenia resistente a APS1G) y/o presentar mayor eficacia en síntomas positivos, negativos o dominios cognitivos. Además, ha de presentar una mejor tolerabilidad en al menos dos de los siguientes criterios: ausencia de disforia subjetiva, menos efectos sedativos, mejor tolerabilidad cardíaca y/o vegetativa, ausencia de efectos endocrinos, no provocar hiperprolactinemia, no inducir disfunción sexual y no favorecer el incremento ponderal. Además, algunos antipsicóticos atípicos pueden ser más eficaces en mejorar la depresión o estabilizar el estado de ánimo. Las diferencias existentes entre los distintos APS2G se deben a que cumplen estos criterios de forma desigual. Por ello, se puede considerar que *atipicidad* no es sinónimo de *idoneidad*.

Antipsicóticos atípicos de tercera generación

Estos antipsicóticos presentan propiedades farmacodinámicas diferenciales, como el ser agonistas parciales de los $R-D_2/R-D_3$ y de los $R-5HT_{1A}$, por lo que se clasifican dentro de una categoría propia, como antipsicóticos de tercera generación (APS3G). El pionero de este grupo es el aripiprazol, y se incluyen el brexpiprazol y la caripracina. El aripiprazol fue calificado como *el atípico entre los atípicos*, y fue clasificado por la Organización Mundial de la Salud dentro de un nuevo código del sistema de clasificación Anatomical Therapeutic Chemical: el N05AX1 (como *otros antipsicóticos*).

Los APS3G poseen una alta afinidad (capacidad de unión) por los $R-D_2/R-D_3$, pero, en lugar de bloquearlos, se comportan como agonistas parciales. Es decir, tienen propiedades de antagonista cuando existe un estado de hiperdopaminergia, como sucede de acuerdo con la hipótesis clásica de la esquizofrenia en la vía mesolímbica, pero se comportan como agonistas en la vía dopaminérgica mesocortical, que es deficitaria. Por ello, los APS3G pueden ser considerados como *moduladores dopaminérgicos*.

La denominación *antipsicótico* puede prestarse a confusión debido a su uso en otras patologías e incluso considerarse estigmatizante. Se ha propuesto una *nomenclatura basada en la neurociencia* que clasifique los antipsicóticos de acuerdo con su mecanismo de acción y perfil receptorial. Esta clasificación es menos utilizada entre los clínicos, pero acerca los mecanismos implicados en las acciones de cada antipsicótico y su traslación a los efectos terapéuticos y adversos. Además, es menos estigmatizante para los pacientes (v. **Tabla 34-1**).

Un grupo de investigadores, a partir de los datos obtenidos de 3.325 estudios clínicos y guías de práctica clínica (GPC), han planteado la necesidad de un esquema de clasificación de antipsicóticos basada en los perfiles receptoriales predominantes y su traducción clínica.

Los antipsicóticos se catalogaron en cuatro grupos (v. **Tabla 34-1**). El primero, caracterizado como *muscarínico* (M) por el bloqueo de $R-M_3$ y $R-M_5$, se relacionó con episodios adversos anticolinérgicos, metabólicos e hipotensión ortostática. Un segundo grupo, caracterizado como *adrenérgico con bajo antagonismo dopaminérgico*, está formado por antagonistas noradrenérgicos significativos y agonistas parciales de $R-D_2$, sin efecto antagónico serotoninérgico ni muscarínico; presentan menos efectos secundarios y se evitan los efectos adversos endocrino-metabólicos. El tercer grupo, caracterizado como *serotoninérgico-dopaminérgico*, tiene una carga moderada de efectos adversos. El cuarto grupo se caracteriza por un potente *antagonismo dopaminérgico puro*, sin

efectos adrenérgicos; está relacionado con parkinsonismo, acatisia e hiperprolactinemia (v. **Tabla 34-1**).

MECANISMOS DE ACCIÓN DE LOS ANTIPSICÓTICOS RELACIONADOS CON SU AFINIDAD POR RECEPTORES DOPAMINÉRGICOS Y SEROTONINÉRGICOS

La característica más importante de los APS1G es su afinidad y capacidad de antagonismo de los $R-D_2$.

> **!** El sistema dopaminérgico desempeña un papel clave en la patogenia y el tratamiento de la esquizofrenia, en la que existe una hipofunción mesocortical denominada *hipofrontalidad*, que es responsable de la sintomatología negativa, emotiva y cognitiva. Esta hipofunción mesocortical hace que no se frene la vía mesolímbica ni la vía nigroestriada, lo que provoca la sintomatología positiva y cognitiva.

En estas vías dopaminérgicas se han descrito cinco receptores de dopamina, clasificados en dos grupos:

- La familia $R-D_1/R-D_5$, que estimula la vía de transducción del monofosfato de adenosina cíclico (AMPc), a través de la proteína Gαs.
- La familia $R-D_2/R-D_3/R-D_4$, que inhibe la vía del AMPc a través de las proteínas Gαi/o.

Los antipsicóticos afectan a los $R-D_2/R-D_3$ de las cuatro vías dopaminérgicas del sistema nervioso central (SNC).

El antagonismo de los $R-D_2$ se traduce en clínica por una ventana terapéutica, que dependerá del porcentaje de $R-D_2$ ocupado (**Tabla 34-2**) en las diferentes vías dopaminérgicas:

- El bloqueo de más del 60 % de los $R-D_2$ de la *vía mesolímbica y nigroestriatal* se traduce en la mejoría de los *síntomas positivos* y en posible disforia subjetiva.
- El bloqueo de más del 72 % de los $R-D_2$ del *tallo tuberoinfundibular* se traduce en un incremento de la *secreción de prolactina*.
- El bloqueo de más del 77 % de los $R-D_2$ de la *vía mesocortical* agrava la hipofunción de la corteza prefrontal (CPF), *hipofrontalidad*, lo que se traduce en el empeoramiento cognitivo y de la sintomatología negativa.
- El bloqueo de más del 80 % de los $R-D_2$ *nigroestriatales* se asocia a los SEP.

Por lo tanto, con los APS1G, mejora la sintomatología positiva (delirios, alucinaciones, pensamiento desorganizado), lo que permitió la desinstitucionalización de muchos pacientes, pero con efectos adversos importantes (SEP), y sin mejorar el resto de la sintomatología (síntomas negativos, cognitivos, afectivos), que incluso puede empeorar. La calidad de vida, la funcionalidad y la reintegración social no es la más adecuada.

En relación con los APS2G, su posible mecanismo de atipicidad se debería a una capacidad de antagonismo $R-5HT_{2A}$ > $R-D_2$. El antagonismo de los $R-5HT_{2A}$ de las interneuronas

Tabla 34-2. Receptores dopaminérgicos. Traducción clínica

Receptor	Mecanismos implicados	Efectos terapéuticos	Efectos adversos	Agentes implicados
R-D$_1$	Afinidad por R-D$_1$ en CPF	Estimulación R-D$_1$ → procognitivo	Antagonismo R-D$_1$ ecopipam (SCH39166) (experimental) Empeoran síntomas esquizofrenia	Los APS tienen poca afinidad por el R-D$_1$, pero indirectamente pueden aumentar la DA en CPF y presentar efectos procognitivos: • Clozapina y asenapina, por efecto α$_2$ → DA (CPF) • Aripiprazol como agonista parcial R-5HT$_{1A}$ → DA (CPF)
R-D$_2$	Antagonismo R-D$_2$ (> 60 %) vía mesolimboestriatal. Excepción, la clozapina (< 40 %)	Eficacia en síntomas positivos	Disforia subjetiva	Todos los APS1G y los APS2G Los APS3G actúan como agonistas parciales; se comportan como antagonistas por ser una vía hiperfuncionante en la esquizofrenia
	Antagonismo R-D$_2$ tuberoinfundibular (> 72 %)		Hiperprolactinemia: efectos adversos sexuales, osteopenia, osteoporosis	Paliperidona > risperidona > amisulpride > haloperidol > placebo Placebo = olanzapina = asenapina = ziprasidona = brexpiprazol Clozapina < aripiprazol < cariprazina = quetiapina < placebo
	Antagonismo R-D$_2$ vía mesocortical (CPF) (> 77 %)		Empeora síntomas cognitivos y negativos	APS1G > APS2G (dosis altas) > lurasidona (mejoría cognitiva) Los APS3G (aripiprazol y cariprazina), al ser agonistas parciales, pueden incluso mejorar la sintomatología cognitiva y negativa
	Antagonismo R-D$_2$ vía nigroestriada (> 80 %)	Eficacia en vía limboestriatal	SEP	APS1G > APS2G (dosis altas) APS3G → no SEP, excepto acatisia
R-D$_3$	Agonismo parcial	Síntomas positivos Síntomas negativos Síntomas depresivos	Menos SEP, excepto acatisia	APS3G: cariprazina (agonista parcial R-D$_3$ > R-D$_2$): • Antagonismo R-D$_3$ en CPF → libera DA y acetilcolina en CPF → eficacia en síntomas negativos, cognitivos, depresivos • Agonismo presináptico mesolímbico: frena DA → síntomas positivos • Agonismo parcial nigroestriatal → no SEP
R-D$_4$	Antagonismo R-D$_4$	Desconocidos	Desconocidos	Clozapina (receptor clozapínico por alta afinidad)
R-D$_5$	Estimulación R-D$_5$ → BDNF	Desconocidos	Desconocidos	Alta densidad en zonas relacionadas con la cognición

APS: antipsicóticos; APS1G: antipsicóticos de primera generación; APS2G: antipsicóticos de segunda generación; APS3G: antipsicóticos de tercera generación; BDNF: factor neurotrófico derivado del cerebro; CPF: corteza prefrontal; DA: dopamina; R-: receptor; SEP: síntomas extrapiramidales.

gabaérgicas facilitaría el aumento de la liberación de dopamina en estriado (lo que provocaría menos extrapiramidalismos) y en la vía mesocortical (lo que corregiría la hipofrontalidad). Así, mejoraría, o al menos no empeoraría, la sintomatología negativa, afectiva y cognitiva.

Sin embargo, en la esquizofrenia, existe un exceso de R-5HT$_{2A}$ en las neuronas piramidales de la CPF, que excitan las neuronas dopaminérgicas de la vía mesolímbica y la hacen hiperfuncionante. El antagonismo por los APS2G de R-5HT$_{2A}$ de la CPF frena el exceso de liberación de dopamina mesolímbica y disminuye la sintomatología positiva. Se ha postulado que los APS2G, además de antagonizar los R-5HT$_{2A}$, presentarían una disociación (*koff*) rápida de los R-D$_2$, por lo que tienen un tiempo de residencia receptorial corto. Esta característica conlleva una competencia intermitente con la dopamina, y permite a esta actuar sobre los R-D$_2$ nigroestriatales, lo que produce menos extrapiramidalismos.

Asimismo, la competencia intermitente a nivel mesocortical se traduce en menos síntomas negativos y cognitivos, y

sobre el tallo tuberoinfundibular no provocaría hiperprolactinemia. La clozapina y la quetiapina se disocian del R-D$_2$ en unos 15 segundos. Por el contrario, el haloperidol y otros APS1G superan la media hora. El tiempo de disociación de 15 a 30 minutos de la olanzapina y la risperidona explica que, a dosis altas, estos antipsicóticos provoquen SEP.

Otra hipótesis relacionada con la atipicidad de los APS2G es la que indica que el efecto terapéutico tiene que ver con el grupo de neuronas dopaminérgicas A10, localizado en el área tegmental ventral, donde nace la vía mesolímbica. Sin embargo, el grupo de neuronas dopaminérgicas A9, localizado en la zona compacta de la sustancia negra, donde nace la vía nigroestriatal, estaría implicado en los efectos extrapiramidales de los antipsicóticos. Los APS1G bloquearían ambos grupos de neuronas dopaminérgicas, por lo que la eficacia antipsicótica y los extrapiramidalismos son inseparables. Sin embargo, los APS2G afectarían solo a las neuronas A10, lo que explicaría su ausencia de efectos extrapiramidales.

No se descarta la afinidad de los APS2G por otros receptores, por ejemplo, los $R-5HT_{1A}$, $R-5HT_6$, $R-5HT_7$, histaminérgicos (H) y $R-\alpha_2$, en su atipicidad. Las distintas hipótesis de atipicidad son complementarias y no excluyentes.

> ⚠ En relación con los APS3G, su característica más importante es comportarse como agonistas parciales de los $R-D_2$ y $R-D_3$.

El aripiprazol, en dosis terapéuticas, ocupa hasta el 95 % de los $R-D_2$ en el estriado, sin provocar SEP, mientras que, con otros antipsicóticos, una ocupación de $R-D_2$ del 80 % se traduce en SEP, lo que indica que el aripiprazol no se comporta como un antagonista: es un agonista parcial del $R-D_2$, pero con una actividad intrínseca de aproximadamente el 25 % de la de la dopamina. Por ello, en la vía mesolímbica hiperfuncionante en la esquizofrenia, el aripiprazol actuaría como un antagonista, con lo que mostraría su eficacia en la sintomatología positiva. Por el contrario, en las vías deficitarias de dopamina, el agonismo del 25 % de los $R-D_2$ sería suficiente para no provocar SEP y disminuir la hipofrontalidad, lo que mejoraría la sintomatología cognitiva y negativa.

El brexpiprazol es otro APS3G. Está emparentado químicamente con el aripiprazol, que actúa como agonista parcial en los $R-D_2$ y de $R-5HT_{1A}$ y como antagonista de los $R-5HT_{2A}$, $R-5HT_{2B}$, $R-5HT_7$, así como de los $R-\alpha_1$ adrenérgicos. Por su parte, la cariprazina es un agonista parcial con alta afinidad por los $R-D_3$ y con una afinidad algo menor por los $R-D_2$; es el único antipsicótico que presenta una afinidad por $R-D_3$ superior a la de la dopamina. Su afinidad como agonista parcial de $R-5HT_{1A}$ o antagonista de $R-5HT_{2A}$ es inferior a la de los otros APS3G.

PERFIL RECEPTORIAL DE LOS ANTIPSICÓTICOS Y SU RELACIÓN EFICACIA/TOLERABILIDAD

La respuesta global de un antipsicótico (entendida como eficacia, tolerabilidad y seguridad) dependerá de los receptores sobre los que tenga la capacidad de fijarse (afinidad o capacidad de unión) y de las respuestas (actividad intrínseca o capacidad de estimulación) que induzca sobre ellos.

Como se ha visto en la clasificación, en el apartado de nomenclatura basada en la neurociencia (v. **Tabla 34-1**), los antipsicóticos tienen afinidades sobre diferentes receptores, por lo que no sorprende que estos agentes, especialmente los atípicos, tengan un amplio perfil de indicaciones, más allá de la esquizofrenia, aunque muchas de ellas no estén aprobadas oficialmente. Asimismo, en gran medida, el perfil receptorial condiciona su seguridad y tolerabilidad.

Sin duda, como se ha explicado, los receptores dopaminérgicos desempeñan el papel principal en el mecanismo de acción antipsicótica, pero las afinidades por otros tipos de receptores hacen que cada antipsicótico tenga un perfil de beneficios/riesgo diferencial.

Receptores dopaminérgicos

Los $R-D_1$ son los principales responsables de la neurotransmisión dopaminérgica en la CPF. Se encuentran disminuidos en la esquizofrenia, hecho relacionado con los síntomas cognitivos. Algunos antipsicóticos que bloquean los $R-\alpha_2$, o los agonistas parciales de $R-5HT_{1A}$ liberan dopamina y mejoran la cognición por estimular indirectamente los $R-D_1$ de la CPF (v. **Tabla 34-2**).

Los $R-D_2$, como se ha explicado, son elementos claves en la eficacia y los efectos adversos de los antipsicóticos.

> ⚠ Todos los antipsicóticos bloquean total (APS1G y APS2G) o parcialmente (APS3G) las acciones de la dopamina sobre los $R-D_2$. El antagonismo de $R-D_2$ crea una ventana terapéutica que invita a moverse con niveles plasmáticos terapéuticos sin alcanzar los que provocan efectos adversos.

Los $R-D_3$ se localizan en el SNC, principalmente en áreas límbicas y corticales. Están involucrados en la regulación de las funciones cognitivas y los procesos sociales, emocionales y motivacionales. La dopamina endógena tiene una alta afinidad por los $R-D_3$, y la mayoría de antipsicóticos, en condiciones de liberación tónica de dopamina, no bloquean estos receptores. La excepción es la cariprazina. En modelos experimentales de esquizofrenia, se ha observado un incremento de la expresión de $R-D_3$ en CPF. Los antagonistas de los autorreceptores $R-D_3$, como la cariprazina, aumentan la liberación de dopamina y acetilcolina en CPF, lo que mejoraría la sintomatología negativa y el deterioro cognitivo sin causar SEP (v. **Tabla 34-2**).

Los $R-D_4$ fueron llamados *receptores clozapínicos* dada la afinidad de la clozapina con ellos. Sin embargo, en el tratamiento de la esquizofrenia, los antagonistas selectivos de los $R-D_4$ han sido decepcionantes.

Los $R-D_5$, ampliamente representados en el SNC, tienen una afinidad con la dopamina 10 veces mayor que por el $R-D_1$. Su activación aumenta la neurotrofina BDNF (factor neurotrófico derivado del cerebro) y puede modular las funciones cognitivas asociadas con la CPF.

Receptores serotoninérgicos

En la esquizofrenia, existen disfunciones serotoninérgicas, y algunos antipsicóticos presentan afinidad por distintos tipos de receptores de serotonina. El papel de la serotonina es complementario del de la dopamina.

> ⚠ Los $R-5HT_{1A}$ parecen participar en la acción antipsicótica de diferentes psicofármacos, pero, sobre todo, en su acción ansiolítica y antidepresiva.

Algunos APS2G (asenapina, quetiapina, ziprasidona, lurasidona) y los APS3G (aripiprazol, brexpiprazol y cariprazina) son agonistas parciales de los $R-5HT_{1A}$ postsinápticos de la CPF, y su estimulación aumenta la liberación de glutamato, que estimula la liberación de dopamina en la vía mesocortical (CPF) y de acetilcolina en el *septum* lateral, lo que mejora la sintomatología negativa y el déficit cognitivo, y contribuye a su efecto ansiolítico y antidepresivo. Los agonistas parciales de los R-5HT$_{1A}$ inhiben la apoptosis y son neuroprotectores por inhibir la enzima proapoptótica glutatión sintetasa cinasa 3β y aumentar el factor neurotrófico derivado del cerebro (BDNF).

Los R-5HT$_{2A}$ tienen una alta densidad en regiones corticales de la CPF y la ínsula, y se expresan en las células piramidales glutamatérgicas y en las interneuronas gabaérgicas. Estos receptores son excitadores y tienen actividad basal, por lo que sus ligandos pueden comportarse, más que como antagonistas, como agonistas inversos. La relación R-5HT$_2$ > R-D$_2$ es clave en la atipicidad de los APS2G.

> ❗ El antagonismo de los R-5HT$_{2A}$ inhibe las interneuronas gabaérgicas, por lo que aumentan la liberación de dopamina a nivel estriatal, disminuyen los SEP y, en el ámito de la CPF, mejoran la cognición y la sintomatología negativa y depresiva.

Sin embargo, en la esquizofrenia existe un exceso de R-5HT$_{2A}$ en las neuronas piramidales, que activan la vía dopaminérgica mesolímbica. Por ello, los APS2G, al bloquear los R-5HT$_{2A}$, hacen disminuir la liberación de dopamina mesolímbica y, por ende, la sintomatología psicótica.

Los R-5HT$_{2B}$ tienen una distribución muy limitada en el SNC, y su función es menos conocida, pero parecen actuar como un modulador positivo directo de las neuronas serotoninérgicas, contrarrestando las funciones del R-5HT$_{1A}$. Varios APS1G y APS2G bloquean los R-5HT$_{2B}$, por lo que controlan la liberación de dopamina en el núcleo *accumbens* y disminuyen las actividades psicotomiméticas de la anfetamina y de la 3,4-metilendioximetanfetamina (éxtasis). El antagonismo R-5HT$_{2B}$ frente a sustancias de abuso no se acompaña de SEP ni de deterioro cognitivo por no inhibir la liberación de dopamina en el estriado ni en la CPF.

Los R-5HT$_{2C}$ son receptores excitatorios postsinápticos. La clozapina, la olanzapina, la risperidona y la ziprasidona son antagonistas o agonistas inversos de los R-5HT$_{2C}$. El antagonismo de R-5HT$_{2C}$ facilita la liberación de dopamina en la CPF y aumenta la acetilcolina en el hipocampo, por lo que tendrían efectos procognitivos y cierta actividad antidepresiva, como se observa con la quetiapina y la asenapina y con los antidepresivos mirtazapina y agomelatina. El antagonismo de los R-5HT$_{2C}$, junto con el bloqueo de R-H$_1$ y el antagonismo de R-M$_3$, que inhibe la secreción de insulina, participa en el aumento de peso provocado por los antipsicóticos.

Los R-5HT$_6$ son bloqueados por algunos antipsicóticos (asenapina, clozapina, olanzapina y sertindol), lo que disminuye la liberación de ácido gamma-aminobutírico en la corteza prefrontal y facilita la liberación de glutamato y de acetilcolina, lo que a su vez se asocia a una mejoría del aprendizaje y de la memoria experimental. En la práctica clínica, su antagonismo produce aumento de peso.

Los R-5HT$_7$ postsinápticos son antagonizados por varios APS2G (como amisulpride, asenapina, clozapina, risperidona y, sobre todo, lurasidona), lo que aumenta la liberación de serotonina con un posible efecto antidepresivo y procognitivo, como se ha observado en pacientes con esquizofrenia tratados con amisulpride y lurasidona (**Tabla 34-3**).

Receptores noradrenérgicos

En el SNC, la noradrenalina procede fundamentalmente de neuronas ubicadas en el *locus coeruleus* que lanzan sus axones sobre múltiples áreas del SNC.

Los R-α$_1$ tienen una amplia distribución en el SNC, y algunos antipsicóticos (asenapina, clozapina y risperidona) los bloquean, lo que hace que disminuya la liberación de dopamina mesolímbica y se controlen los síntomas positivos. Estos antipsicóticos pueden provocar sedación, mareo, somnolencia, hipotensión ortostática y taquicardia refleja.

Los R-α$_2$ se localizan en la CPF, el área tegmental ventral, el bulbo olfatorio y la amígdala basolateral; pueden ser bloqueados por la clozapina, la norquetiapina (metabolito activo de la quetiapina) y la risperidona, así como por el aripiprazol y el brexpiprazol. Estos antipsicóticos pueden aumentar la liberación de dopamina en la CPF medial, lo que se traduce en una mejoría de la sintomatología negativa y cognitiva, así como en un efecto antidepresivo y preventivo del suicidio, característico de la clozapina. Los antagonistas R-α$_2$ pueden provocar ansiedad, temblor, taquicardia, sudoración y midriasis (**Tabla 34-4**).

Receptores histaminérgicos

En la esquizofrenia, está elevado el nivel de telemetilhistamina, principal metabolito de la histamina. Los antagonistas R-H$_2$ famotidina y ranitidina han demostrado cierto efecto sobre los síntomas negativos; en estudios preclínicos, los antagonistas R-H$_3$ mejoran el deterioro cognitivo y los síntomas negativos de la esquizofrenia.

Los R-H$_1$ son bloqueados por algunos antipsicóticos (como clozapina, olanzapina, quetiapina, asenapina o risperidona), lo que se asocia a un aumento de apetito, sedación y peso; pueden inducir diabetes, efectos en los que participan además el antagonismo de los receptores colinérgicos muscarínicos M$_1$ y M$_3$, así como los R-5HT$_{2C}$ (v. **Tabla 34-4**).

Receptores colinérgicos muscarínicos

Los R-M$_1$ y R-M$_4$ están disminuidos en la corteza y los ganglios basales de los pacientes con esquizofrenia. Los antagonistas de estos receptores empeoran los síntomas negativos y cognitivos, y su activación parece ser beneficiosa en el tratamiento de esta sintomatología. La clozapina es un antagonista de los R-M$_1$, R-M$_3$ y R-M$_5$, lo que puede explicar su bajo riesgo de efectos extrapiramidales, pero el antagonismo de R-M$_3$ se asocia con el aumento de peso, la hiperglucemia y la diabetes por disminución de la secreción de insulina. La norclozapina, metabolito principal de clozapina, es un modulador alostérico positivo del R-M$_1$, por lo que aumenta la neurotransmisión glutamatérgica y, en consecuencia, la liberación de acetilcolina y de dopamina en la CPF y el hipocampo, lo que puede explicar su efecto procognitivo. Sin embargo, este metabolito, por ser un agonista de R-M$_4$, parece ser el responsable de la sialorrea (v. **Tabla 34-4**).

VÍAS DE TRANSDUCCIÓN Y ANTISPICÓTICOS MÁS ALLÁ DE LA ACCIÓN RECEPTORIAL

La afinidad de los antipsicóticos sobre los receptores es prácticamente instantánea. Sin embargo, el tratamiento antipsicó-

Tabla 34-3. Receptores serotoninérgicos. Traducción clínica

Receptor	Mecanismos implicados	Efectos terapéuticos	Efectos adversos	Agentes implicados
R-5HT$_{1A}$ Postsinápticos mesocorticales (CPF)	Agonistas parciales → R-5HT1A → desinhibe N. Piramidal (glutamato) → estimula vía mesocortical → • Libera DA (CPF) • Libera acetilcolina en CPF e hipocampo	• Eficacia en síntomas negativos y cognitivos • Efecto ansiolítico • Efecto antidepresivo		APS2G: asenapina, quetiapina, ziprasidona, lurasidona
R-5HT$_{1A}$ (Pre) mesolímbicos	Agonistas parciales → frena la liberación de DA en la vía mesolímbica	Eficacia en síntomas positivos		APS3G: aripiprazol, brexpiprazol, caripracina
R-5HT$_{1A}$ Nigroestriatal	Agonistas parciales	No extrapiramidalismos	Excepto acatisia	
R-5HT$_{1A}$ Tallo hipofisario	Agonistas parciales	Disminución de prolactina		
R-5HT$_{2A}$	Antagonistas (agonistas inversos): • Vía mesolímbicas → inhibe liberación de DA • Vía mesocortical → aumenta liberación de DA • Vía nigroestriada → aumenta liberación de DA • Vía tuberoinfundibular → liberación de DA	• Eficacia síntomas positivos • Eficacia síntomas negativos, afectivos y cognitivos • Menos extrapiramidalismos • No hiperprolactinemia		APS2G (excepto amisulpride)
R-5HT$_{2B}$	Antagonismo R-5HT2B núcleo *accumbens* → inhibe liberación DA por anfetamina o MDMA	• Posible efecto en adicciones • Efecto antioxidante		(Aripiprazol > caripracina > brexpiprazol) (Asenapina > ziprasidona > clozapina)
R-5HT$_{2C}$	Antagonismo CPF → aumento de DA	Antidepresivo, procognitivo	> Peso	Clozapina > olanzapina > risperidona
5HT$_3$	Antagonismo	Antieméticos		Olanzapina
5HT$_6$	Antagonismo CPF → aumento de acetilcolina	Procognitivo	> Peso	Asenapina, clozapina, olanzapina,
5HT$_7$	Antagonismo → liberación de 5HT	Antidepresivo, procognitivo		Asenapina, lurasidona, ziprasidona

APS2G: antipsicóticos de segunda generación; APS3G: antipsicóticos de tercera generación; CPF: corteza prefrontal; DA: dopamina; MDMA: 3,4-metilendioximetanfetamina (éxtasis); R-: receptor.

Tabla 34-4. Otros receptores. Traducción clínica

Receptor	Mecanismos implicados	Efectos terapéuticos	Efectos adversos	Agentes implicados
R-α$_1$	Antagonistas vía mesolímbicas → inhibe liberación de DA	Potencia la eficacia en síntomas positivos	Sedación, mareo, somnolencia, ortostatismo y taquicardia refleja. Aumento ponderal (adipogénesis)	Asenapina > clozapina > risperidona Brexpiprazol
R-α$_2$	Antagonismo R-α$_2$ • Vía mesocortical → Aumento DA y noradrenalina en CPF	• Eficacia antidepresiva (antisuicida) • Síntomas negativos	Posible ansiedad, temblor, taquicardia, sudoración y midriasis	Asenapina, clozapina Brexpiprazol > aripiprazol
R-H$_1$	Antagonismo R-H$_1$		Sedación, aumento de peso, intolerancia a glucosa	Asenapina, clozapina, olanzapina, quetiapina
R-M	Antagonismo R-M$_1$ y R-M$_4$	Menos EEP	Empeoramiento cognitivo, sedación, sequedad de boca, estreñimiento, dificultad urinaria, taquicardia	Clozapina, olanzapina, quetiapina
	Antagonismo R-M$_3$		Aumento de peso, hiperglicemia, diabetes	
	Estimulación R-M$_1$	Eficacia antipsicótica y cognitiva	Sialorrea	Norclozapina (metabolito de clozapina)> clozapina)

CPF: corteza prefrontal; DA: dopamina; EEP: efectos extrapiramidales; H: histaminérgico; M: muscarínico.

tico necesita un tiempo variable para mejorar algunos de los síntomas del paciente, así como para provocar determinados efectos adversos, lo que hace pensar que la unión del antipsi-cótico con su receptor es solo el primer paso o el «interruptor» de su mecanismo de acción. En la actualidad, se sabe que la unión fármaco-receptor activa una serie de procesos de transducción celular que se inician con la producción de «segundos mensajeros» (por ejemplo, la modificación de los niveles de monofosfato de adenosina cíclico) que, activando una serie de proteínas («terceros mensajeros»; por ejemplo, fosforilación de proteincinasas), modifican la expresión genética de la neurona mediante la producción de factores de transcripción. Esta cascada bioquímica es un fenómeno más lento que la unión al receptor y podría relacionarse mejor con los efectos a largo plazo de los antipsicóticos.

La mayoría de los antipsicóticos bloquean los R-D$_2$ («interruptor»), lo que «enciende» diversas vías de transducción: activación de la proteína DARPP-32, la vía de la glucógeno sintasa cinasa 3 y la vía de la proteína cinasa activada por mitógeno, entre otras. Algunas de estas vías de transducción , que participan en procesos como la apoptosis, el neurodesarrollo, la diferenciación y la plasticidad sináptica, están alteradas en los pacientes con esquizofrenia. Es interesante destacar que dichas vías pueden ser restauradas de forma diferencial por los antipsicóticos. En este sentido, el comportamiento de la clozapina es diferente del que exhiben los APSG1, y en alguna de ellas también se diferencia de los APSG2. Estos datos parecen indicar que la modificación diferencial de las vías de transducción por diferentes antipsicóticos puede explicar los perfiles terapéuticos y adversos a medio-largo plazo, así como el perfil diferencial de eficacia, y también el de toxicidad, exhibido por la clozapina.

USO CLÍNICO DE LOS ANTIPSICÓTICOS

Los antipsicóticos tienen un espectro farmacológico y clínico muy amplio. La literatura clínica sobre la eficacia, la seguridad y la tolerabilidad de estos fármacos es abrumadora. Pese a que las GPC en psiquiatría no están tan estandarizadas como en otras especialidades médicas (por ejemplo, en oncología), son una herramienta importante en la toma de decisiones, por lo que algunas de ellas se han tenido en cuenta en este apartado. Se hará referencia tan solo al uso clínico de los antipsicóticos en los trastornos mentales más importantes.

Uso clínico de antipsicóticos en la psicosis esquizofrénica

La esquizofrenia tiene una sintomatología compleja, que se manifiesta como una combinación de síntomas positivos, negativos, cognitivos y afectivos, con un curso crónico y recurrente. Los antipsicóticos no son igual de eficaces en todos los síntomas, ni en el control de los episodios agudos, ni en la prevención de recaídas ni en la terapia de mantenimiento.

En relación con el tratamiento del primer episodio psicótico, la revisión de las GPC realizada por Correll *et al.* establece una clara recomendación para el empleo de la monoterapia con antipsicóticos en dosis bajas, con las que se obtiene una mejor relación de eficacia y tolerabilidad. Mientras que en estudios a corto plazo (≤ 12 semanas) no parece que existan diferencias entre APS1G y los antipsicóticos atípicos, los atípicos son más beneficiosos en estudios de 1-2 años, donde se retrasan las recaídas y se disminuye la interrupción del tratamiento. Algunas GPC recomiendan el uso de antipsicóticos inyectables de liberación prolongada (AILP) en pacientes con

un primer episodio psicótico debido a la mayor falta de conciencia de enfermedad y a una peor adherencia al tratamiento oral. La duración de la terapia antipsicótica, después de un primer episodio, no debe ser inferior a 1-2 años. La tasa de recaídas, si se interrumpe el tratamiento tras el primer año, es de 2/3 frente a solo 1/3 de los que lo mantienen.

Tras episodios repetitivos de crisis psicóticas, las recaídas deben tratarse con el mismo antipsicótico, siempre que la respuesta, la tolerabilidad y la adherencia previas fueran buenas. En el caso de mala respuesta o intolerancia, se deben administrar dosis más altas o hay que cambiar a otro antipsicótico. Si hay mala adherencia, debe plantearse el empleo de un AILP.

El tratamiento farmacológico de los síntomas negativos es todo un reto debido a la falta de estudios metodológicamente sólidos. Pese a ello, las GPC recomiendan el uso de un APS2G, especialmente amisulprida o clozapina, en general asociadas a un antidepresivo o a lamotrigina, en lugar de un APS1G. Por otra parte, una reciente revisión pone de manifiesto que el aripiprazol, el brexpiprazol y la caripracina superan al placebo en la reducción de la sintomatología negativa. Además, la cariprazina fue superior a la risperidona en la reducción de la sintomatología negativa; el APS3G fue el único que demostró, en estudios metodológicamente consistentes, superioridad sobre un APS2G. Alguna GPC europea recomienda el empleo de cariprazina en pacientes con síntomas negativos predominantes y persistentes.

> **!** En el caso de la esquizofrenia resistente o refractaria al tratamiento, de acuerdo con la mayoría de GPC, el agente de primera elección por unanimidad fue la clozapina. Pese a ello, con clozapina, el 50 % de los pacientes no mejoran significativamente: son considerados *ultrarrefractarios*.

En estos casos, existen pocas opciones basadas en la evidencia, aunque algunas GPC recomiendan risperidona u olanzapina como alternativas. Un amplio metaanálisis en red, con 1.500 pacientes resistentes a la clozapina, concluyó que la combinación con mirtazapina, la terapia electroconvulsiva o la memantina mejoraron la sintomatología global. La terapia electroconvulsiva aumentó los síntomas positivos, y la adición de memantina, duloxetina o mirtazapina suavizó los síntomas negativos.

En relación con la terapia de mantenimiento, la mayoría de las GPC recomiendan mantener a los pacientes con el mismo antipsicótico y con la misma dosis con la que se logró la remisión. Sin embargo, otras GPC recomiendan el mantenimiento con la dosis efectiva más baja del antipsicótico empleado (dosis equivalente a 4-6 mg de risperidona). La duración recomendada de la terapia de mantenimiento oscila entre los 2 años y un tratamiento ininterrumpido.

> **!** La mayoría de las GPC recomendaron los AILP como una opción en el tratamiento de la esquizofrenia principalmente, en casos de incumplimiento, en el mantenimiento y cuando existe una preferencia por parte de los pacientes.

En la actualidad, existen varios antipsicóticos con presentaciones inyectables de larga duración. Las empleadas en este medio son fundamentalmente las de los APS2G: risperidona en microesferas, administración cada 2 semanas; risperidona ISM, administración mensual; palmitato de paliperidona, administración mensual, trimestral y semestral; pamoato de olanzapina, administración cada 2 semanas, y APS3G, aripiprazol en administración mensual. Los AILP de APS1G tienen tendencia a desaparecer. Diversos estudios clínicos ponen de manifiesto que los AILP se asociaron con un menor riesgo de recaída psicótica y hospitalización respecto al tratamiento con antipsicóticos orales, sin que se observara un mayor riesgo de episodios adversos. Incluso un tercio de las GPC recomiendan el uso de AILP en los primeros episodios psicóticos.

> **!** Algunas de las GPC, aunque no de forma unánime, aportaron conclusiones sobre los beneficios del tratamiento antipsicótico en la esquizofrenia. En este sentido, se señala que este tratamiento puede mejorar los síntomas positivos y negativos de la psicosis y conduce a la remisión de los síntomas. Además, los antipsicóticos mejoran la calidad de vida y la funcionalidad; a esto se añade que reducen la discapacidad y las hospitalizaciones, y, a largo plazo, también pueden disminuir la mortalidad. Por otra parte, se destaca que la intervención temprana mejoró los resultados y que el tratamiento de mantenimiento previene las recaídas.

Uso clínico de antipsicóticos en el trastorno bipolar

El término *trastorno bipolar* recoge alteraciones crónicas y recurrentes del estado de ánimo, con períodos de eutimia que se alternan con las fases maníaca (trastorno bipolar I) o hipomaníaca (trastorno bipolar II) y depresivas. La presencia de al menos un episodio maníaco o hipomaníaco es indispensable para el diagnóstico de trastorno bipolar.

Los antipsicóticos desempeñan un papel fundamental en el tratamiento de la fase maníaca. De acuerdo con la GPC canadiense, en la agitación maníaca, la loxapina inhalada, el aripiprazol o la clozapina intramusculares se consideran agentes de primera elección, mientras que la asenapina sublingual, el haloperidol, la ziprasidona intramuscular o la risperidona de desintegración bucal pueden utilizarse como agentes de segunda elección.

> **!** Para el tratamiento de la *manía aguda*, la mayoría de los APS2G en monoterapia se consideran agentes de primera línea; su eficacia es comparable a la del litio o a la de los anticonvulsivantes.

En el metaanálisis en red de Kishi *et al.*, varios antipsicóticos superaron al placebo, pero los agentes que presentaron un mejor equilibrio entre eficacia (objetivos primarios, secundarios y tasas de remisión) y aceptabilidad fueron el aripiprazol, la olanzapina, la quetiapina y la risperidona.

En general, los antipsicóticos que han sido eficaces en la fase aguda deben continuarse durante la *fase de mantenimiento*, siempre que tengan seguridad y tolerabilidad a largo plazo. Así, la olanzapina es un agente de primera elección

en la fase aguda, pero a largo plazo es controvertida por sus problemas metabólicos.

Los ensayos clínicos han demostrado que muchos antipsicóticos atípicos muestran diferencias en la eficacia de la prevención de las recaídas. La mayoría son eficaces en las recaídas maníacas, pero no todos lo son en las depresivas, por lo que deben asociarse a eutimizantes. La asenapina, el aripiprazol oral e inyectable mensual (antipsicóticos inyectables de liberación prolongada [AILP]) —ya sea en monoterapia o asociado a lamotrigina o a valproato—, la quetiapina y la risperidona quincenal AILP han demostrado más eficacia que el placebo en cualquier episodio. El uso de un AILP se recomienda cuando exista una mala adherencia al tratamiento.

Uso clínico de antipsicóticos como adyuvantes en la depresión resistente

La terapia adyuvante con antipsicóticos atípicos se ha convertido en una de las estrategias más utilizadas en la depresión resistente. La GPC canadiense sobre la depresión resistente señala que el tratamiento adyuvante con antipsicóticos atípicos o con litio tiene los niveles más altos de evidencia.

Un amplio metaanálisis en red realizado por Núñez *et al.* indica que el aripiprazol, la quetiapina, el brexpiprazol, la olanzapina (combinada con fluoxetina) y la caripracina fueron más eficaces que el placebo, lo que respalda las recomendaciones de varias GPC a favor del uso de atípicos como primera línea de potenciación antidepresiva.

Uso clínico de antipsicóticos en trastornos de personalidad

Actualmente, no hay ningún medicamento aprobado para el tratamiento de los trastornos de personalidad. La mayoría de GPC indican que el tratamiento psicoterapéutico es la primera línea de intervención. Sin embargo, en la práctica clínica, el uso de antipsicóticos, sobre todo de los atípicos, pese a la falta de evidencia, es habitual.

La escasa literatura médica se circunscribe al trastorno de la personalidad esquizotípica y, sobre todo, al trastorno de la personalidad límite. Para otros trastornos de la personalidad, no existen estudios clínicos psicofarmacológicos.

El trastorno de la personalidad esquizotípica, considerado dentro del espectro esquizofrénico, ha sido tratado con antipsicóticos. Según la revisión sistemática de Kirchner *et al.*, la risperidona y la olanzapina mostraron un cierto grado de evidencia clínica de mejoría en la gravedad general de los síntomas.

Para el trastorno de la personalidad límite, las GPC de la American Psychiatric Association recomiendan el empleo de antipsicóticos atípicos para los síntomas cognitivo-perceptuales, y descarta el uso de APS1G por su carencia de eficacia, mala tolerancia y una alta tasa de abandono. Pese a la escasa eficacia de los antipsicóticos atípicos sobre los síntomas específicos de los trastornos de la personalidad límite, y aunque ninguno mejoró la funcionalidad, estos fármacos son muy empleados. La olanzapina mostró una eficacia parcial en la ira, la hostilidad, la inestabilidad afectiva, la alteración de la identidad, la impulsividad y la inestabilidad social, pero no disminuyó la tasa de abandonos y provocó un aumento significativo de peso. Por otra parte, la quetiapina, que es el psicofármaco más prescrito en los pacientes con trastorno de la personalidad límite, en dosis bajas, mejoró de forma significativa la agresividad y la hostilidad, así como la ansiedad y la depresión, en algunos estudios abiertos de corta duración. El aripiprazol mejoró los síntomas obsesivo-compulsivos, la inseguridad en las relaciones sociales, los síntomas depresivos, ansiosos y fóbicos, así como la agresividad/hostilidad, el pensamiento paranoico y otros síntomas psicóticos presentes en pacientes con este trastorno. Otros antipsicóticos atípicos, como la paliperidona, la risperidona y la asenapina son utilizados en el tratamiento del trastorno de la personalidad límite, sin estudios controlados de apoyo. En definitiva, los antipsicóticos, pese a la falta de evidencia, se usan para controlar los trastornos comórbidos, como la depresión o la ansiedad, así como la impulsividad, la agresividad y los trastornos cognitivo-perceptivos presentes en este trastorno.

Uso clínico de antipsicóticos en demencias

El uso los antipsicóticos en el tratamiento de los síntomas psicoconductuales de las demencias es una discusión abierta. Existe una dicotomía entre lo que señala la literatura médica (claramente restrictiva) y la práctica clínica. Está consensuado que estos síntomas deben tener un tratamiento no farmacológico; sin embargo, en la mayoría de los casos de agitación, agresividad y psicosis, se emplean los antipsicóticos. Según la revisión Cochrane de Mühlbauer *et al.*, con los APS1G se obtienen mínimos beneficios sobre la agitación (evidencia muy baja), se puede mejorar ligeramente la psicosis y es evidente que se aumenta la somnolencia y los SEP respecto al placebo. Los antipsicóticos atípicos (como la risperidona, único aprobado en España para la demencia, la olanzapina, el aripiprazol o la quetiapina), empleados en dosis bajas, reducen ligeramente la agitación y tienen un efecto insignificante sobre la psicosis. La somnolencia es evidente, y el riesgo de SEP, episodios adversos graves y mortalidad es moderado.

En un reciente metaanálisis en red exhaustivo, realizado en pacientes con psicosis relacionada con demencia, la olanzapina demostró mayor eficacia (seguida por el aripiprazol), pero la quetiapina no se diferenció del placebo. Los antipsicóticos estudiados (quetiapina, risperidona, olanzapina, aripiprazol y brexpiprazol) se asociaron con un mayor riesgo de mortalidad, accidentes cerebrovasculares y abandonos por episodios adversos o por falta de eficacia.

> **!** Cuando el paciente presenta agitación y/o agresividad graves, de manera que puede autolesionarse o atacar a los que lo rodean, la mayoría de las GPC llegan al consenso de que es necesario el uso de antipsicóticos, y de que no es recomendable el uso de haloperidol como primera elección. La relación entre el beneficio y los riesgos del tratamiento con estos fármacos debe valorarse individualmente. En el tratamiento con antipsicóticos, las dosis han de ser bajas, la titulación, muy lenta, y la revisión, a las 4-6 semanas. Si no hay repuesta, el antipsicótico tiene que ser reducido lentamente y discontinuado, lo que a menudo no produce un empeoramiento de la sintomatología psicoconductual.

EFECTOS ADVERSOS O INDESEABLES DE LOS ANTIPSICÓTICOS

Los efectos adversos de los antipsicóticos son muy variados. Pueden ser relativamente leves, desagradables o antiestéticos, como la sequedad de boca, el estreñimiento o el aumento de peso, o ser incluso mortales, como la miocarditis o la agranulocitosis. Muchos son dosis-dependientes, como la prolongación del espacio QT, los extrapiramidalismos o el deterioro cognitivo, por lo que disminuir la dosis puede mejorarlos.

Los perfiles de efectos adversos son específicos para cada antipsicótico en particular, independientemente del grupo químico o generacional al que pertenezcan. Algunos episodios adversos son el reflejo del perfil receptorial particular de cada antipsicótico, y pueden adaptarse a la clasificación de McCutcheon *et al.*, (v. **Tabla 34-1**), mientras otros pueden ser la consecuencia de mecanismos alérgicos, idiosincrásicos o idiopáticos.

Síntomas extrapiramidales

Los extrapiramidalismos han marcado el criterio diferencial más importante entre agentes clásicos (APS1G) y antipsicóticos atípicos. La asociación de los antipsicóticos con los SEP se asocia estrechamente con su capacidad de bloquear R-D_2 de la vía nigroestriatal. Los nuevos antipsicóticos han basado su atipicidad en la introducción de mecanismos serotoninérgicos (APS2G) y agonismos parciales sobre R-D_2 y R-D_3 (APS3G). Pese a ello, no se eliminan por completo los SEP. Estos tienen un efecto negativo sobre el tratamiento, ya que son mal aceptados por el paciente, y aumentan su psicopatología, la agresividad y el riesgo suicida. Además, son estigmatizantes, causan angustia y disminuyen la adherencia terapéutica. Los SEP pueden confundirse con los síntomas negativos y conducir a la falsa conclusión de que es necesario un aumento de la dosis, lo que agrava aún más el problema.

La prevalencia de los SEP inducidos por antipsicóticos es muy variable y depende de la metodología de los estudios clínicos. Los SEP se presentan hasta en un 75 % de los pacientes que reciben APS1G y, en menor medida, con los APS2G y APS3G, aunque no desaparecen por completo.

En líneas generales, los SEP producidos por los antipsicóticos pueden darse en las reacciones agudas y en las tardías. Entre las *reacciones agudas*, las más tempranas suelen ser las *distonías*, que se presentan generalmente en los cinco primeros días de tratamiento y se caracterizan por contracciones involuntarias anormales en la cabeza, la cara y el cuello (estas contracciones pueden ser dolorosas y angustiosas). El laringoespasmo es raro, pero potencialmente mortal. La profilaxis se realiza con anticolinérgicos. Las benzodiacepinas pueden ser útiles y el cambio a un antipsicótico de menor potencia puede reducir el riesgo de distonías y parkinsonismo.

La *acatisia* es un sentimiento de inquietud y tensión con movimientos constantes, acompañados de disforia e incluso tendencias suicidas. Es provocada por muchos antipsicóticos de alta potencia; también con los atípicos, aunque es rara con clozapina o quetiapina. La incidencia de la acatisia es muy variable, depende de la dosis del antipsicótico, de la patología tratada (esquizofrenia, trastorno bipolar) y de las escalas de valoración.

> **!** En un metaanálisis realizado con APS2G y APS3G, la tasa de incidencia media de acatisia fue del 7,7 %. Los APS3G superaron los valores medios: brexipiprazol (10,0 %), cariprazina (17,2 %) y lurasidona (12,7 %), aunque la acatisia fue leve o moderada en la mayoría de los casos.

El tratamiento de la acatisia se realiza con betabloqueantes y propranolol, que tienen una eficacia moderada y pueden provocar hipotensión ortostática y bradicardia. Los anticolinérgicos pueden emplearse si la acatisia coincide con el parkinsonismo. Las alternativas (como la ciproheptadina, un antagonista serotoninérgico, y las benzodiacepinas, como el diacepam intravenoso, el clonacepam y el loracepam) han mostrado utilidad, pero su empleo a largo plazo no tiene soporte con ensayos clínicos.

El *parkinsonismo* se presenta de manera insidiosa y se manifiesta por bradicinesia, rigidez y temblor. El riesgo es mayor en las mujeres y los pacientes de edad avanzada. La reducción de la dosis, así como cambiar a un antipsicótico de bajo riesgo es recomendable. Los anticolinérgicos son útiles, pero en el anciano presentan riesgos y se puede usar la amantadina.

Entre las *reacciones tardías*, se pueden presentar acatisia, estereotipias, distonías, parkinsonismo, temblor y mioclonías, pero, sin duda, destaca la *discinesia tardía*, que se desarrolla después de meses o años de tratamiento con antipsicóticos. Se caracteriza por movimientos involuntarios de la cara, muecas, movimientos de los labios y la lengua y exceso de parpadeo; pueden afectarse las extremidades y los músculos del tronco.

> **!** La discinesia tardía es dosis-dependiente, tiempo-dependiente y edad-dependiente. Los síntomas son persistentes y pueden ser irreversibles. En pacientes tratados con antipsicóticos, la prevalencia de esta enfermedad oscila entre un 20 y un 30 %. Su incidencia anual es significativamente mayor con los APS1G (5,4-7,7 %) que con los APS2G y APS3G (0,8-3 %).

La lumateperona y la pimavanserina presentan un riesgo menor de SEP, incluida la discinesia tardía, que otros antipsicóticos.

El mecanismo de la discinesia tardía no es conocido, pero se postula que el bloqueo continuado de los R-D_2 provoca un aumento del número y una hipersensibilidad de los R-D_2 postsinápticos estriatales, lo que se traduce en un descontrol de la musculatura. Además, es posible que los antipsicóticos lesionen las neuronas gabaérgicas del estriado, pero los agonistas gabaérgicos son mínimamente eficaces. Asimismo, el aumento de especies reactivas de oxígeno podría dañar la funcionalidad de los ganglios basales.

Varias GPC recomiendan para el tratamiento de las discinesias tardías reducir la dosis del antipsicótico o cambiar a un atípico con bajo potencial de discinesia tardía (clozapina o quetiapina). De las múltiples opciones barajadas (ácidos grasos, *ginkgo biloba*, vitamina E, vitamina B_6, melatonina, toxina botulínica, benzodiacepinas, anticolinérgicos), con la excepción de valbenacina y deutetrabenacina, dos inhibidores del transportador vesicular (VMAT-2, transportador vesicular de monoaminas 2), ninguna ha alcanzado un nivel suficiente de eficacia clínica y seguridad.

Síndrome neuroléptico maligno

El síndrome neuroléptico maligno, conocido también como *catatonía hipertérmica*, es una reacción idiosincrásica poco frecuente pero grave, con una mortalidad del 5 %. Cursa con fiebre, inestabilidad autonómica, rigidez y estado mental alterado, asociado a leucocitosis y creatinfosfocinasa elevada. Ningún antipsicótico está libre del riesgo de este síndrome, pero el haloperidol, por su amplio uso, es el responsable de la mitad de sus cuadros. Los *neurolépticos depot* clásicos se asocian al 20 % de los casos, y la incidencia de los atípicos es del 0,02-0,04 % y menos grave que la de los APS1G.

La fisiopatología del síndrome neuroléptico maligno es desconocida, pero se postula que el antagonismo de R-D_2 en el hipotálamo y el estriado desencadena la desregulación de múltiples sistemas neuroquímicos y neuroendocrinos, que culminan en un síndrome hipermetabólico.

El manejo clínico del síndrome neuroléptico maligno es una urgencia compleja: es necesaria la retirada inmediata del antipsicótico y la corrección de la hipertermia, la hidratación y las anomalías electrolíticas.

El uso de benzodiacepinas, como relajante muscular, así como el de la bromocriptina (agonista R-D_2) se considera de primera elección. Si es necesario continuar con la terapia antipsicótica, se debe usar un antipsicótico de baja afinidad por los R-D_2 (quetiapina o clozapina), titulado gradualmente, ya que el riesgo de recaída es del 10-40 % de los casos.

Efecto adverso sedante

La acción sedante de los antipsicóticos es un efecto adverso dosis-dependiente, pero susceptible de tolerancia. La sedación es independiente de la acción antipsicótica, y algunos antipsicóticos (risperidona, ziprasidona, aripiprazol) no son sedantes. La sedación es rechazada por el paciente, e intenta corregirla con el consumo de cafeína o abandonando la medicación. Una sedación prolongada se asocia con una mayor frecuencia de tromboembolias. La clozapina presenta un nivel elevado de sedación; esta es más moderada con olanzapina, perfenacina, quetiapina, risperidona y ziprasidona. La asenapina, el aripiprazol, la cariprazina, la lurasidona y la paliperidona producen baja somnolencia.

La sedación y la somnolencia se relacionan con el bloqueo de R-H_1 centrales (como los APS1G; en especial, la clorpromacina) y algunos de los APS2G (como la olanzapina y la quetiapina), así como con el antagonismo α_2 y, en general, con las dosis altas de antipsicóticos. El metilfenidato ha sido utilizado empíricamente, pero en los estudios clínicos no ha demostrado eficacia para corregir la sedación. La mayoría de GPC aconsejan la contención verbal para controlar a los pacientes agitados o con agresividad, pero la falta de medios hace que el uso de antipsicóticos sea habitual.

Efectos adversos cardiovasculares

El efecto adverso cardiovascular más frecuente inducido por la mayoría los antipsicóticos es la hipotensión ortostática o postural, caracterizada por mareos, síncope, caídas y empeoramiento de la insuficiencia coronaria. En la hipotensión ortostática está implicado el bloqueo de los R-α_1 y de los colinérgicos. Los APS2G aumentan hasta dos veces el riesgo de hipotensión ortostática, fundamentalmente, la clozapina, seguida por la quetiapina, el sertindol y la iloperidona. Los ancianos son más sensibles a este efecto, por lo que es preferible emplear un antipsicótico de bajo riesgo. La prevención de la hipotensión ortostática se debe realizar con una titulación gradual del antipsicótico y un consumo adecuado de agua; esto se complementa con sal si no está contraindicada. La cafeína puede ser beneficiosa. En casos más graves, se puede usar fludrocortisona.

Desde la década de los 60 del siglo XX, se sabe que existe una asociación entre los antipsicóticos y la muerte súbita, relacionada fundamentalmente con efectos adversos cardiovasculares.

> **!** Algunos antipsicóticos pueden ocasionar una prolongación del intervalo QT debido al bloqueo del canal de corriente rápida de potasio, que provoca unas anomalías similares a las de la hipopotasemia, que son especialmente relevantes en cardiópatas o en ancianos.

En el metaanálisis de Huhn *et al.* de 2018, un incremento del intervalo QTc superior al placebo se observó, de menos a más, con ocho de los 14 antipsicóticos valorados: quetiapina, olanzapina, risperidona, asenapina, iloperidona, ziprasidona, amisulpride y sertindol. El problema más importante de la prolongación QT es la presentación de una arritmia grave, denominada *torsades de pointes*, que puede ser letal. Por este motivo, fue retirada del mercado la tioridacina.

Debe evitarse la asociación de los antipsicóticos con otros agentes que prolonguen el intervalo QT (como algunos antiarrítmicos, antibióticos, antihistamínicos, antidepresivos y antiepilépticos) o con agentes que inhiban las isoenzimas del citocromo P-450 (como amiodarona, antirretrovirales, antifúngicos, antagonistas del calcio, inhibidores selectivos de la recaptación de serotonina o quinolonas), o al menos se han de tomar precauciones al respecto. Además, en pacientes con factores de riesgo, se recomienda la monitorización clínica.

La *taquicardia sinusal* es frecuente con la mayoría de los antipsicóticos, pero con clozapina la incidencia es elevada (17-33 % de los pacientes). Este efecto es dosis-dependiente. El mecanismo responsable se debe al antagonismo de receptores muscarínicos, que reducen el tono vagal, así como al bloqueo de R-α_1, que provoca una taquicardia refleja. En general, la taquicardia es asintomática y se considera leve, salvo con clozapina. El tratamiento habitual son los betabloqueantes y, alternativamente, los antiarrítmicos.

La *miocarditis* es un riesgo importante que suele presentarse fundamentalmente con clozapina (0,7-1,2 %). Se han descrito casos aislados con haloperidol, quetiapina, flufenacina, clorpromacina, olanzapina y risperidona. Es un cuadro grave que necesita monitorización cardiológica. Puede progresar rápidamente a *miocardiopatía* e insuficiencia cardíaca congestiva, también más frecuente con clozapina (7,5-10 por cada 100.000 pacientes). Existen casos descritos con perfenacina, risperidona y quetiapina.

Por otra parte, el uso de antipsicóticos puede asociarse a *tromboembolias* (uno por cada 2.000-6.000 pacientes). La clozapina es el antipsicótico más implicado.

Efectos adversos hematológicos

La clorpromacina y, en menor medida, la risperidona y la olanzapina se asocian a una leucopenia transitoria dosis-dependiente, que es reversible sin necesidad de suspender el tratamiento. Sin embargo, la *neutropenia* y la *agranulocitosis* se han relacionado fundamentalmente con la clozapina tras presentarse en 1975 algunos casos mortales en Finlandia, que llevaron a la retirada del fármaco. En la década de los 90, con un estricto programa de control hematológico, fue reintroducida la clozapina tras demostrar su especial eficacia en la esquizofrenia resistente.

La prevalencia general de agranulocitosis por clozapina es inferior al 1 %, y la mortalidad es de 0,05-0,013 %. Pasados los primeros 6 meses de tratamiento, la incidencia se iguala a la de la población general.

Estudios amplios de farmacovigilancia indican que el riesgo relativo de inducir neutropenia y agranulocitosis por clozapina es del 0,157 %. El de la quetiapina es 0,023 %; y el de la olanzapina, 0,013 %. Ante estos datos, parece existir un excesivo temor a la agranulocitosis clozapínica, no observado con otros episodios muy graves y más frecuentes, como la atonía intestinal, asociados a este antipsicótico.

Efectos adversos anticolinérgicos

Algunos antipsicóticos (como la clorpromacina, la clozapina, el flupentixol, la loxapina, la olanzapina, la quetiapina, la tioridacina y la trifluoperacina) son antagonistas potentes de los receptores muscarínicos R-M_3 y R-M_5, lo que se traduce por efectos anticolinérgicos periféricos, como sequedad de boca, estreñimiento, retención urinaria, dificultad en la acomodación, midriasis y aumento de la presión intraocular. Con estos antipsicóticos pueden aparecer complicaciones médicas, como caries, taquicardia, insuficiencia coronaria o infarto de miocardio y atonía intestinal. En estos efectos adversos, la clozapina es el antipsicótico más implicado debido a sus propiedades anticolinérgicas, antihistamínicas y antagonistas de los R-5HT$_3$. Cuando el estreñimiento es grave, la tasa de mortalidad se encuentra entre el 20 y el 30 %, muy superior a la de la agranulocitosis.

Además, pueden aparecer *efectos anticolinérgicos centrales*, con disminución del rendimiento cognitivo total, relacionado con la dosis y la carga anticolinérgica del antipsicótico. La disminución de su dosis se asocia a una mejoría cognitiva.

El efecto de la clozapina sobre la cognición es incierto, debido a que la clozapina bloquea los R-M_1, R-M_3 y R-M_5, pero su metabolito activo (la norclozapina) se comporta como un agonista parcial de estos receptores. De hecho, una relación clozapina/norclozapina elevada se asocia con un mayor deterioro cognitivo.

Sialorrea

Algunos antipsicóticos con propiedades anticolinérgicas producen sequedad de boca. Sin embargo, con clozapina, más del 90 % de los pacientes tratados presentan sialorrea. Con mucha menos frecuencia, la sialorrea puede ocurrir con otros antipsicóticos, como la risperidona, el aripiprazol, la olanzapina y la quetiapina. La sialorrea, además de ser incómoda, es estigmatizante y puede provocar una neumonía por aspiración. Se postula que el bloqueo de los receptores adrenérgicos α_2 y el agonismo directo por la norclozapina de los R-M_3 y R-M_4 están implicados en esta afección. El tratamiento inicial se realiza con antimuscarínicos tópicos (atropina o bromuro de ipratropio sublinguales) o sistémicos, no exentos de riesgos anticolinérgicos. En algunos casos se han empleado agonistas adrenérgicos, como la clonidina y la guanfacina, bien tolerados, pero con posibilidad de provocar ortostatismos. Asimismo, existen resultados positivos con la toxina botulínica.

Hiperprolactinemia y sus complicaciones

Los antipsicóticos, por bloquear R-D_2 del SNC, afectan la secreción de diversas hormonas, como la de crecimiento, las gonadotropinas, la hormona tirotropa, la hormona adrenocorticótropa y la prolactina. Algunos antipsicóticos producen un síndrome de secreción inapropiada de hormona antidiurética.

> **!** La *hiperprolactinemia* es el trastorno hormonal más manifiesto de los antipsicóticos. La liberación de prolactina está tónicamente inhibida por la dopamina, por lo que el bloqueo de R-D_2 del tallo tuberoinfundibular provoca un aumento de secreción de aquella. Todos los APS1G y algunos APS2G (como la paliperidona, la risperidona y la amisulprida) son potentes inductores de la secreción de prolactina. Por el contrario, la clozapina, la quetiapina, la ziprasidona y el aripiprazol no la incrementan; en circunstancias de hiperprolactinemia, el aripiprazol puede incluso disminuirla.

El exceso de prolactina en la mujer puede traducirse en galactorrea, ginecomastia, amenorrea e hipogonadismo, con disminución de la libido, sequedad vaginal y disfunciones sexuales. En el varón, puede producirse ginecomastia y galactorrea, dificultad en la erección y alteraciones de la eyaculación.

Algunos estudios epidemiológicos recientes han encontrado en mujeres con esquizofrenia una preocupante asociación entre el uso de antipsicóticos incrementadores de prolactina y un mayor riesgo de cáncer de mama. Pese a que estos estudios no han demostrado causalidad, deben ser discutidos con las pacientes con el fin de valorar la relación entre los beneficios y los riesgos del tratamiento antipsicótico.

Múltiples estudios han identificado una mayor tasa de osteopenia y osteoporosis en pacientes con esquizofrenia

tratados durante tiempo prolongado con dosis altas de antipsicóticos incrementadores de prolactina.

> **!** El incremento mantenido de prolactina se asocia a una reducción de la densidad y del mineral óseo y un mayor riesgo de cualquier tipo de fractura. Este riesgo se ve incrementado por la sedación, el deterioro psicomotor, la bradicinesia y la hipotensión postural inducidas por el antipsicótico.

En general, en los casos de hiperprolactinemia con sintomatología clínica se recomienda reducir la dosis del antipsicótico o cambiar el que se está administrando por otro que no provoque aumento de prolactina. La terapia adyuvante con aripiprazol ha demostrado contrarrestar la hiperprolactinemia provocada por otros antipsicóticos inductores de hiperprolactinemia.

Aumento de peso y síndrome endocrino-metabólico

El incremento de peso debido a los cambios en los hábitos de alimentación, el tabaco, el alcohol y el sedentarismo, así como a los efectos metabólicos secundarios al tratamiento con antipsicóticos, es una causa importante de mortalidad.

> **!** Los pacientes tratados con antipsicóticos son de 2 a 3 veces más propensos a presentar un síndrome endocrino-metabólico, con obesidad, diabetes *mellitus* de tipo 2, dislipemia e hipertensión. Los antipsicóticos de alto riesgo son la clozapina, la olanzapina y la clorpromacina.

Se consideran de riesgo medio la quetiapina, la risperidona y la paliperidona, mientras que la asenapina, el aripiprazol, la lurasidona, la ziprasidona y el haloperidol, así como los más recientemente introducidos (caripracina, brexpiprazol y lumateperona), presentan un bajo riesgo de síndrome endocrino-metabólico.

El mecanismo de las anomalías metabólicas asociadas a los antipsicóticos es multifactorial. El antagonismo de los R-$5HT_{2C}$, R-H_1 y R-D_2 está implicado en el aumento del apetito y la ingesta calórica. El antagonismo R-H_1 y R-α_1 provoca sedación, y el antagonismo de R-M_3 disminuye la secreción de insulina. Las acciones de los antipsicóticos sobre estos receptores situados en los centros hipotalámicos provocan una hiperestimulación simpática, que altera los niveles de múltiples hormonas (cortisol, glucagón, adiponectina, grelina, leptina, orexina, prolactina y oxitocina) y provoca dislipidemia y depósito de grasa en los tejidos adiposos.

El abordaje del síndrome endocrino-metabólico se debe centrar en la prevención, con cambios en el estilo de vida, la dieta, el ejercicio, el control de peso y los parámetros glucídicos y lipídicos. Además, se puede cambiar a un antipsicótico de bajo riesgo, como el aripiprazol, la lurasidona o la ziprasidona, aunque los resultados son modestos. El tratamiento con metformina, sola o asociada a glibenclamida, ha demostrado una eficacia parcial sobre el peso y la resistencia a la insulina. El topiramato puede disminuir el peso en un pequeño grupo de pacientes; la nizatidina, un antagonista de $R-H_2$, ha demostrado una modesta eficacia frente a olanzapina. El orlistat, un inhibidor de la lipasa, puede frenar el incremento de peso, pero no disminuye el peso adquirido.

Adicciones conductuales/trastornos del control de impulsos

Datos de farmacovigilancia de la Administración de Alimentos y Medicamentos de Estados Unidos señalan que los agonistas parciales de los $R-D_2/R-D_3$ (APS3G), especialmente el aripiprazol, el más utilizado, el brexpiprazol y, en menor medida, la caripracina, así como la lurasidona, se asocian a la aparición de trastornos del control de los impulsos (compras compulsivas, ludopatía, hiperfagia, hipersexualidad). Se ha postulado que el mecanismo implicado está relacionado con el agonismo de $R-D_2/R-D_3$. Sin embargo, la implicación de la lurasidona, que no es agonista de la dopamina, ha hecho pensar en la participación de los $R-5HT_{1A}$, que son estimulados tanto por los APS3G como por la lurasidona.

Otros efectos adversos de los antipsicóticos

Se ha descrito que algunos antipsicóticos pueden disminuir el *umbral convulsivo*; fundamentalmente, la clozapina, la olanzapina y la clorpromacina. Un reciente metaanálisis indica que no hay indicios de que los APS2G provoquen convulsiones en adultos o en niños. En los pacientes ancianos o con demencias, estudios observacionales indican que el riesgo es ligeramente mayor, en especial con clozapina. Muchos atípicos (como el aripiprazol, la quetiapina, la risperidona y la ziprasidona) se pueden utilizar en sujetos epilépticos tratados con antiepilépticos, titulando con precaución la dosificación.

INTERACCIONES FARMACOLÓGICAS

Los antipsicóticos son empleados en pacientes que suelen tener una amplia comorbilidad tanto psiquiátrica como somática, por lo que el uso conjunto de varios medicamentos es más la norma que la excepción. El uso de asociaciones de fármacos tiene la finalidad de aumentar la eficacia, aunque en no pocas ocasiones se producen efectos adversos. La actitud del clínico no puede caer en el nihilismo terapéutico ni, por el contrario, en el «todo vale», ya que la interacción puede darse. La mejor manera de evitar las consecuencias adversas de esta interacción es informar al paciente sobre la posibilidad de que se produzca y estar alerta ante los efectos adversos secundarios a la asociación. Se debe tener especial atención con fármacos de margen terapéutico estrecho (cardiotónicos, anticoagulantes, antidiabéticos, etc.), con los inductores o inhibidores potentes enzimáticos y con las interacciones en pacientes con mayores riesgos (ancianos, patologías comórbidas, abuso de sustancias). Cuando se emplee un fármaco inhabitual, es recomendable consultar las posibles interacciones en la ficha técnica del medicamento o a través de un buscador electrónico. Con ello, se pueden emplear fármacos alternativos que no estén implicados en las posibles interacciones.

Las interacciones farmacodinámicas más relevantes con antipsicóticos se producen fundamentalmente a nivel receptorial. Se citarán los ejemplos más relevantes. Por bloquear los $R-D_2$, los antipsicóticos pueden disminuir la eficacia de los antiparkinsonianos dopaminérgicos (L-dopa, bromocriptina, etc.). Además, los antipsicóticos con acción anticolinérgica (por ejemplo, clozapina, clorpromacina), cuando se asocian a otros atropínicos (antiparkinsonianos, antidepresivos tricíclicos, paroxetina, por ejemplo), pueden ver incrementados sus efectos adversos periféricos (estreñimiento, retención urinaria, etc.) y centrales (cuadros confusionales, delirio, etc.). Los antipsicóticos antagonistas $R-H_1$ (por ejemplo, clorpromacina, clozapina, olanzapina, quetiapina), asociados a otros depresores del SNC (antihistamínicos, benzodiacepinas, antidepresivos, opioides y alcohol), ven potenciados sus efectos sedativos. Por otra parte, la clozapina no debe emplearse asociada a otros fármacos que provoquen leucopenia (carbamacepina, cloranfenicol, citotóxicos, etc.). Algunos antipsicóticos (clorpromacina, pimocida, risperidona, sertindol o asenapina), por bloquear los $R-\alpha$, pueden producir ortostatismo, por lo que no deben asociarse a antihipertensivos. Asimismo, cualquier antipsicótico en dosis muy elevadas (en especial, la clorpromacina, el haloperidol, la tioridacina, la pimocida y el sertindol), asociado a antiarrítmicos, aumenta el riesgo de prolongación del intervalo QTc. Este efecto adverso puede deberse también a la inhibición de la metabolización de los antipsicóticos por algunos inhibidores de la recaptación de serotonina, ketoconazol y cloroquina. Además, la asociación de litio, mirtazapina, antidepresivos tricíclicos o ácido valproico aumenta el riesgo de incremento ponderal y cardiometabólico, en asociación con la clorpromacina y, especialmente, con la clozapina y la olanzapina.

Por otra parte, las *interacciones farmacocinéticas* con antipsicóticos pueden producirse en todas las fases del ciclo intraorgánico del medicamento, aunque las más frecuentes son las metabólicas en el ámbito de las isoenzimas del citocromo (CYP) P450: 3A4, 2D6 Y 1A2, ya que los antipsicóticos pueden ser sustratos o inhibidores de estas. Aproximadamente, el 75 % de los medicamentos existentes son metabolizados por las isoenzimas CYP2D6 y CYP3A4. Así, la clorpromacina, cuando se asocia con inhibidores de CYP1A2 (por ejemplo, fluvoxamina) o CYP2D6 (por ejemplo, paroxetina), aumenta sus niveles y pueden aparecer efectos adversos dosis-dependientes. El haloperidol es sustrato del CYP1A2 y del CYP3A4 e inhibidor potente del CYP2D6, por lo que se han descrito interacciones potenciales con casi 1.000 fármacos, aunque la mayoría con poca significación clínica. El aripiprazol es sustrato del CYP2D6 y CYP3A4; cuando se asocia a inhibidores de ambas isoenzimas, se debe reducir la dosis a la mitad, y duplicarla cuando se asocia al inductor carbamacepina. La clozapina es sustrato de CYP1A2, CYP2D6 y CYP3A4; asociada a inhibidores de la recaptación de serotonina (fluoxetina, fluvoxamina, paroxetina, sertralina), aumenta sus niveles y su toxicidad. La lurasidona puede estar contraindicada con inhibidores potentes de CYP3A4 (ketoconazol, claritromicina, ritonavir, voriconazol), ya que eleva sus niveles de forma importante. Por el contrario, los inductores (rifampicina, carbamacepina, fenitoína, hierba de san Juan) disminuyen los niveles de lurasidona. El metabolismo de la caripracina está mediado principalmente por el CYP3A4, y los inhibidores potentes del CYP3A4 pueden aumentar la exposición total a esta. Algunos antipsicóticos, como el amisulpride y la paliperidona, tienen una insignificante biotransformación hepática y, por lo tanto, sus interacciones metabólicas son poco probables.

> Un tema sometido a discusión es el de la *polifarmacia con antipsicóticos*, entendiendo como tal el uso conjunto de dos o más antipsicóticos. Se ha demostrado que la polifarmacia antipsicótica causa más efectos secundarios (SEP, metabólicos y cardíacos) que la monoterapia, y esta es la principal razón por la cual la mayoría de las GPC no la recomiendan.

Pese a ello, la prevalencia de la polifarmacia con antipsicóticos en la práctica clínica se estima en un rango del 12,9-35 %. Los estudios clínicos observacionales, con muchos menos criterios de exclusión y más parecidos a la práctica clínica diaria, señalan que la terapia combinada redujo el riesgo de rehospitalización psiquiátrica en un 7 % y el de hospitalización por cualquier causa, en un 9 %. Además, la combinación de clozapina con aripiprazol aminoró el riesgo de hospitalización psiquiátrica más que cualquier monoterapia. Sin embargo, las diferencias parecen mínimas debido a la superposición de los intervalos de confianza. En líneas generales, cuando la monoterapia con el fármaco de referencia en casos resistentes (clozapina) no ofrece los resultados deseables, se puede plantear una combinación razonada.

> La polifarmacia en la esquizofrenia resistente, antes de intentar resolverla con la clozapina, no está avalada científicamente.

PUNTOS CLAVE

- Los fármacos antipsicóticos constituyen la base del tratamiento de la esquizofrenia no solo en el caso de episodios agudos, sino también en el tratamiento de mantenimiento a largo plazo y muchas veces crónico.
- Los antipsicóticos son agentes de primera elección en otras psicosis, como la manía y las psicosis tóxicas, así como coadyuvantes de los antidepresivos en cuadros resistentes. En otras patologías, su uso puede ser cuestionado, como en las demencias o trastornos de personalidad, pero no por ello son poco utilizados.
- Estos fármacos presentan efectos adversos agudos y crónicos que, como los trastornos del movimiento (SEP), el aumento de peso y la sedación excesiva, dificultan la adherencia al tratamiento, hecho que pretende paliarse con la introducción en la práctica clínica de los AILP.
- El mantenimiento de la terapia antipsicótica es fundamental, ya que, tras la suspensión del tratamiento, las recurrencias están garantizadas en la mayoría de las ocasiones. Por ello, la mejor estrategia es continuar el tratamiento con antipsicóticos, y, si se produce algún efecto adverso, analizarlo e intentar buscar el antipsicótico alternativo más adecuado para cada situación.

BIBLIOGRAFÍA

Álamo C, López-Muñoz F, Guerra JA. Psicofármacos antipsicóticos. En: Chinchilla A. Tratado de terapéutica psiquiátrica. Nature Publishing Group; 2010. p. 87-145.

Álamo C, Zaragozá-Arnáez C. Aripiprazol: un antipsicótico con una farmacodinamia y farmacocinética singular de trascendencia clínica. Madrid: Springer Healthcare Ibérica; 2018.

Álamo C. ¿Qué relevancia tienen las interacciones farmacológicas en el manejo de antipsicóticos? En: Álamo C, Bernardo M, Caballero L, Sánchez P. Necesidades no cubiertas en la farmacoterapia de la esquizofrenia. Majadahonda: Ergon; 2020. p. 105.

Álamo C. ¿Tiene alguna traducción clínica el perfil receptorial de los APS? En: Álamo C, Bernardo M, Caballero L, Sánchez P. Necesidades no cubiertas en la farmacoterapia de la esquizofrenia. Majadahonda: Ergon; 2020. p. 1-14.

Ali T, Sisay M, Tariku M, Mekuria AN, Desalew A. Antipsychotic-induced extrapyramidal side effects: a systematic review and meta-analysis of observational studies. PLoS One. 2021;16(9):e0257129.

Andrade C. Prolactin-raising and prolactin-sparing antipsychotic drugs and the risk of fracture and fragility fracture in patients with schizophrenia, dementia, and other disorders. J Clin Psychiatry. 2023;84(1):23f14790.

Aringhieri S, Carli M, Kolachalam S, Verdesca V, Cini E, Rossi M et al. Molecular targets of atypical antipsychotics: from mechanism of action to clinical differences. Pharmacol Ther. 2018;192:20-41.

Ballon JS, Pajvani UB, Mayer LE, Freyberg Z, Freyberg R, Contreras I et al. Pathophysiology of drug induced weight and metabolic effects: findings from an RCT in healthy volunteers treated with olanzapine, iloperidone, or placebo. J Psychopharmacol. 2018;32(5):533-540.

Belmer A, Quentin E, Diaz SL, Guiard BP, Fernández SP, Doly S et al. Positive regulation of raphe serotonin neurons by serotonin 2B receptors. Neuropsychopharmacology. 2018;43(7):1623-1632.

Belvederi Murri M, Guaglianone A, Bugliani M, Calcagno P, Respino M, Serafini G et al. Second-generation antipsychotics and neuroleptic malignant syndrome: systematic review and case report analysis. Drugs R D. 2015;15(1):45-62.

Bhanu C, Nimmons D, Petersen I, Orlu M, Davis D, Hussain H et al. Drug-induced orthostatic hypotension: a systematic review and meta-analysis of randomised controlled trials. PLoS Med. 2021;18(11):e1003821.

Brasso C, Colli G, Sgro R, Bellino S, Bozzatello P, Montemagni C et al. Efficacy of serotonin and dopamine activity modulators in the treatment of negative symptoms in schizophrenia: a rapid review. Biomedicines. 2023;11(3):921.

Burschinski A, Schneider-Thoma J, Chiocchia V, Schestag K, Wang D, Siafis S et al. Metabolic side effects in persons with schizophrenia during mid- to long-term treatment with antipsychotics: a network meta-analysis of randomized controlled trials. World Psychiatry. 2023;22(1):116-128.

Caballero L. ¿Cuál debe ser la duración del tratamiento de mantenimiento después de un primer episodio de esquizofrenia? En: Álamo C, Bernardo M, Caballero L, Sánchez P. Necesidades no cubiertas en la farmacoterapia de la esquizofrenia. Majadahonda: Ergon; 2020. p. 35-38.

Caraci F, Enna SJ, Zohar J, Racagni G, Zalsman G, Van den Brink W et al. A new nomenclature for classifying psychotropic drugs. Br J Clin Pharmacol. 2017;83(8):1614-1616.

Carli M, Kolachalam S, Longoni B, Pintaudi A, Baldini M, Aringhieri S et al. Atypical antipsychotics and metabolic syndrome: from molecular mechanisms to clinical differences. Pharmaceuticals (Basel). 2021;14(3):238.

Carr GV, Maltese F, Sibley DR, Weinberger DR, Papaleo F. The Dopamine D5 receptor is involved in working memory. Front Pharmacol. 2017;8:666.

Chiodo LA, Bunney BS. Typical and atypical neuroleptics: differential effects of chronic administration on the activity of A9 and A10 midbrain dopaminergic neurons. J Neurosci. 1983;3(8):1607-19.

Correll CU, Martin A, Patel C, Benson C, Goulding R, Kern-Sliwa J et al. Systematic literature review of schizophrenia clinical practice guidelines on acute and maintenance management with antipsychotics. Schizophrenia (Heidelb). 2022;8(1):5.

Del Casale A, Bonanni L, Bargagna P, Novelli F, Fiaschè F, Paolini M et al. Current clinical psychopharmacology in borderline personality disorder. Curr Neuropharmacol. 2021;19(10):1760-1779.

Frankel JS, Schwartz TL. Brexpiprazole and cariprazine: distinguishing two new atypical antipsychotics from the original dopamine stabilizer aripiprazole. Ther Adv Psychopharmacol. 2017;7(1):29-41.

Fusaroli M, Giunchi V, Battini V, Gringeri M. Exploring the underlying mechanisms of drug-induced impulse control disorders: a pharmacovigilance-pharmacodynamic study. Psychiatry Clin Neurosci. 2023;77(3):160-167.

Glocker C, Grohmann R, Burkhardt G, Seifert J, Bleich S, Held T et al. Antipsychotic drug-induced neutropenia: results from the AMSP drug surveillance program between 1993 and 2016. J Neural Transm (Vienna). 2023;130(2):153-163.

Haddad C, Salameh P, Sacre H, Clément JP, Calvet B. Effects of antipsychotic and anticholinergic medications on cognition in chronic patients with schizophrenia. BMC Psychiatry. 2023;23(1):61.

Hardoon S, Hayes J, Viding E, McCrory E, Walters K, Osborn D. Prescribing of antipsychotics among people with recorded personality disorder in primary care: a retrospective nationwide cohort study using The Health Improvement Network primary care database. BMJ Open. 2022;12(3):e053943.

Hoftman GD, Datta D, Lewis DA. Layer 3 excitatory and inhibitory circuitry in the prefrontal cortex: developmental trajectories and alterations in schizophrenia. Biol Psychiatry. 2017;81(10):862-873.

Hope JD, Keks NA, Copolov DL. Association between long-term use of prolactin-elevating antipsychotics in women and the risk of breast cancer: what are the clinical implications? Australas Psychiatry. 2023;31(2):205-208.

Huhn M, Nikolakopoulou A, Schneider-Thoma J, Krause M, Samara M, Peter N et al. Comparative efficacy and tolerability of 32 oral antipsychotics for the acute treatment of adults with multi-episode schizophrenia: a systematic review and network meta-analysis. Lancet. 2019;394(10202):939-951.

Ingenhoven T. Pharmacotherapy for borderline patients: business as usual or by default? J Clin Psychiatry. 2015;76(4):e522-3.

Kaar SJ, Natesan S, McCutcheon R, Howes OD. Antipsychotics: mechanisms underlying clinical response and side-effects and novel treatment approaches based on pathophysiology. Neuropharmacology. 2020;172:107704.

Kannarkat GT, Caroff SN, Morley JF. Risk of drug-induced movement disorders with newer antipsychotic agents. Tremor Other Hyperkinet Mov (N Y). 2022;12:19.

Kennedy SH, Lam RW, McIntyre RS, Tourjman SV, Bhat V, Blier P et al. Canadian Network for Mood and Anxiety Treatments (CANMAT) 2016 Clinical Guidelines for the Management of Adults with Major Depressive Disorder: Section 3. Pharmacological Treatments. Can J Psychiatry. 2016;61(9):540-60.

Kirchner SK, Roeh A, Nolden J, Hasan A. Diagnosis and treatment of schizotypal personality disorder: evidence from a systematic review. NPJ Schizophr. 2018;4(1):20.

Kishi T, Ikuta T, Matsuda Y, Sakuma K, Okuya M, Mishima K et al. Mood stabilizers and/or antipsychotics for bipolar disorder in the maintenance phase: a systematic review and network meta-analysis of randomized controlled trials. Mol Psychiatry. 2021;26(8):4146-4157.

Kishi T, Ikuta T, Matsuda Y, Sakuma K, Okuya M, Nomura I et al. Pharmacological treatment for bipolar mania: a systematic review and network meta-analysis of double-blind randomized controlled trials. Mol Psychiatry. 2022;27(2):1136-1144.

Kiss B, Laszlovszky I, Krámos B, Visegrády A, Bobok A, Lévay G et al. Neuronal dopamine D3 receptors: translational implications for preclinical research and CNS disorders. Biomolecules. 2021;11(1):104.

Kondej M, Stępnicki P, Kaczor AA. Multi-target approach for drug discovery against schizophrenia. Int J Mol Sci. 2018;19(10):3105.

Kusumi I, Boku S, Takahashi Y. Psychopharmacology of atypical antipsychotic drugs: from the receptor binding profile to neuroprotection and neurogenesis. Psychiatry Clin Neurosci. 2015;69(5):243-58.

Ma H, Lu X, Zhou A, Wang F, Zuo X, Zhan M et al. Clinical practice guidelines for the management of behavioral and psychological symptoms of dementia: a systematic review with AGREE II. Front Neurol. 2022;13:799723.

McArdle PA, De Mel V, DeMonte V, Winckel K, Gore-Jones V, Foley S et al. An investigation into the relationship between clozapine treatment and cognitive performance in patients with treatment resistant schizophrenia. Schizophr Res. 2019;206:450-451.

McCutcheon RA, Harrison PJ, Howes OD, McGuire PK, Taylor DM, Pillinger T. Data-driven taxonomy for antipsychotic medication: a new classification system. Biol Psychiatry. 2023;94(7):561-568.

McCutcheon RA, Abi-Dargham A, Howes OD. Schizophrenia, dopamine and the striatum: from biology to symptoms. Trends Neurosci. 2019;42(3):205-220.

Meltzer HY, Gadaleta E. Contrasting typical and atypical antipsychotic drugs. Focus (Am Psychiatr Publ). 2021;19(1):3-13.

Meltzer HY. Serotonergic mechanisms as targets for existing and novel antipsychotics. Handb Exp Pharmacol. 2012;(212):87-124.

Mühlbauer V, Möhler R, Dichter MN, Zuidema SU, Köpke S, Luijendijk HJ. Antipsychotics for agitation and psychosis in people with Alzheimer's disease and vascular dementia. Cochrane Database Syst Rev. 2021;12(12):CD013304.

Myles N, Myles H, Xia S, Large M, Kisely S, Galletly C et al. Meta-analysis examining the epidemiology of clozapine-associated neutropenia. Acta Psychiatr Scand. 2018;138(2):101-109.

Németh G, Laszlovszky I, Czobor P, Szalai E, Szatmári B, Harsányi J et al. Cariprazine versus risperidone monotherapy for treatment of predominant negative symptoms in patients with schizophrenia: a randomised, double-blind, controlled trial. Lancet. 2017;389(10074):1103-1113.

Nikiforuk A. Targeting the serotonin 5-HT7 receptor in the search for treatments for CNS disorders: rationale and progress to date. CNS Drugs. 2015;29(4):265-75.

Núñez NA, Joseph B, Pahwa M, Kumar R, Resendez MG, Prokop LJ et al. Augmentation strategies for treatment resistant major depression: a systematic review and network meta-analysis. J Affect Disord. 2022;302:385-400.

Reichelt L, Efthimiou O, Leucht S, Schneider-Thoma J. Second-generation antipsychotics and seizures – a systematic review and meta-analysis of serious adverse events in randomized controlled trials. Eur Neuropsychopharmacol. 2023;68:33-46.

Rok-Bujko P. Molecular mechanisms of antipsychotics – their influence on intracellular signaling pathways, and epigenetic and post-transcription processes. Adv Psychiatry Neurol. 2022;31(2):74-84.

Seeman P. Clozapine, a fast-off-D2 antipsychotic ACS chem. Neurosci. 2014;5:24-29.

Siafis S, Tzachanis D, Samara M, Papazisis G. Antipsychotic drugs: from receptor-binding profiles to metabolic side effects. Curr Neuropharmacol. 2018;16(8):1210-1223.

Sparacino G, Verdolini N, Vieta E, Pacchiarotti I. Existing and emerging pharmacological approaches to the treatment of mania: a critical overview. Transl Psychiatry. 2022;12(1):169.

Stahl SM. Beyond the dopamine hypothesis of schizophrenia to three neural networks of psychosis: dopamine, serotonin, and glutamate. CNS Spectrums. 2018;23:87-191.

Stoner SC. Management of serious cardiac adverse effects of antipsychotic medications. Ment Health Clin. 2017;7(6):246-54.

Stroup TS, Gray N. Management of common adverse effects of antipsychotic medications. World Psychiatry. 2018;17(3):341-356.

Sweeney M, Whiskey E, Patel R, Tracy D, Shergill DK, Plymen CM. Understanding and managing cardiac side-effects of second-generation antipsychotics in the treatment of schizophrenia. BJPsych Advances. 2020;26(1):26-40.

Takeuchi H, Mori Y, Tsutsumi Y. Pathophysiology, prognosis and treatment of tardive dyskinesia. Ther Adv Psychopharmacol. 2022;12:20451253221117313.

Taylor D, Paton C, Kapur S. The Maudsley Prescribing Guidelines in Psychiatry. 12ª ed. Londres: CRC Pres; 2015.

Tiihonen J, Taipale H, Mehtälä J, Vattulainen P, Correll CU, Tanskanen A. Association of antipsychotic polypharmacy vs monotherapy with psychiatric rehospitalization among adults with schizophrenia. JAMA Psychiatry. 2019;76(5):499-507.

Tsegay EW, Demise DG, Hailu NA, Gufue ZH. Serotonin type 6 and 7 receptors as a novel therapeutic target for the treatment of schizophrenia. Neuropsychiatr Dis Treat. 2020; 16:2499-2509.

Waddington JL, O'Callaghan E. What makes an antipsychotic atypical? CNS Drugs. 1997;7:341-346.

Wasylyshen A, Williams AM. Second-generation antipsychotic use in borderline personality disorder: what are we targeting? Ment Health Clin. 2016;6(2):82-88.

Werner FM, Coveñas R. New developments in the management of schizophrenia and bipolar disorder: potential use of cariprazine. Ther Clin Risk Manag. 2015;11:1657-61.

Yatham LN, Chakrabarty T, Bond DJ, Schaffer A, Beaulieu S, Parikh SV et al. Canadian Network for Mood and Anxiety Treatments (CANMAT) and International Society for Bipolar Disorders (ISBD) recommendations for the management of patients with bipolar disorder with mixed presentations. Bipolar Disord. 2021;23(8):767-788.

Yeh TC, Correll CU, Yang FC, Chen MH, Tseng PT, Hsu CW et al. Pharmacological and nonpharmacological augmentation treatments for clozapine-resistant schizophrenia: a systematic review and network meta-analysis with normalized entropy assessment. Asian J Psychiatr. 2023;79: 103375.

Yohn SE, Conn PJ. Positive allosteric modulation of M1 and M4 muscarinic receptors as potential therapeutic treatments for schizophrenia. Neuropharmacology. 2018;136(Pt C):438-448.

Yunusa I, Rashid N, Demos GN, Mahadik BS, Abler VC, Rajagopalan K. Comparative outcomes of commonly used off-label atypical antipsychotics in the treatment of dementia-related psychosis: a network meta-analysis. Adv Ther. 2022;39(5):1993-2008.

Psicofarmacología de los ansiolíticos

35

C. Álamo González

OBJETIVOS

- Llevar a cabo la actualización psicofarmacológica de los medicamentos usados como ansiolíticos, grupo heterogéneo de fármacos, con el fin de conseguir una mejor utilización en el tratamiento de los diversos cuadros de ansiedad.
- Ser conscientes de que el conocimiento de los diferentes tipos de fármacos empleados como ansiolíticos es fundamental, ya que presentan propiedades farmacológicas que les diferencian en sus indicaciones clínicas, modo de utilización y efectos adversos.
- Conocer los mecanismos de acción de los fármacos empleados en los trastornos de ansiedad y su relación con la fisiopatología de estos trastornos.
- Saber cuál es la relación entre el beneficio y el riesgo de estos agentes utilizados que, en muchas ocasiones, son motivo de abuso o de mal uso; algunos de ellos tienen potencial de provocar dependencias.
- Estudiar las posibles interacciones medicamentosas más relevantes con otros medicamentos, lo que es de interés tanto desde el punto de vista terapéutico como de su tolerabilidad y seguridad.
- Conocer las alternativas para conseguir que el empleo de los diferentes agentes con propiedades ansiolíticas se haga de forma adecuada.

INTRODUCCIÓN

Los ansiolíticos son fármacos muy heterogéneos que se emplean en el tratamiento de los diferentes trastornos de ansiedad.

 En sentido estricto, un ansiolítico debe ser un fármaco que anule o disminuya la sintomatología ansiosa en dosis que no provoquen sedación excesiva.

Existen muchos agentes farmacológicos que pueden abolir la ansiedad, pero se acompañan de un alto nivel de depresión del sistema nervioso central (SNC) (por ejemplo, los barbitúricos o los anestésicos intravenosos), que impide el desarrollo de una vida activa normal por parte del sujeto. La característica fundamental de un ansiolítico debe ser que este efecto esté muy alejado de una depresión inespecífica del SNC.

La ansiedad es el trastorno psiquiátrico más prevalente. El 6,7 % de la población española está oficialmente diagnosticada de trastorno ansioso, por lo que probablemente la incidencia sea aún mayor si se tienen en cuenta las personas sin diagnóstico oficial. Los cuadros de ansiedad afectan a las mujeres el doble que a los varones. Según la Organización Mundial de la Salud, existen 264 millones de personas en el mundo que sufren de ansiedad.

El DSM-5-TR clasifica los trastornos de ansiedad en varios tipos: fobias específicas, trastorno de ansiedad o fobia social,

trastornos de angustia o de pánico, agorafobia, trastorno de ansiedad generalizada (TAG), así como los trastornos de ansiedad inducidos por drogas o medicamentos. En el DSM-5-TR, se incorporaron los trastornos de ansiedad por separación y el mutismo selectivo, que son más frecuentes en la infancia y adolescencia. Sin embargo, han dejado de pertenecer a esta clase diagnóstica, pese a que se reconoce la estrecha relación con los trastornos de ansiedad, el trastorno obsesivo-compulsivo y los trastornos por estrés postraumático y trastornos por estrés agudo. La CIE-11 ha adoptado también criterios muy cercanos a los del DSM-5-TR en su clasificación de los trastornos de ansiedad.

En los trastornos de ansiedad crónicos, los estímulos aparentemente inocuos, incluso inexistentes, son vistos por el individuo como acontecimientos amenazantes que provocan un miedo excesivo, por lo que el cerebro y el organismo responden a estas supuestas amenazas con un estado de alerta máxima, preocupación excesiva e hipervigilancia con el fin de evitarlas. Los trastornos de ansiedad pueden cursar con una sintomatología grave, crónica, incapacitante y recurrente, que causa importantes daños personales, con angustia, deterioro funcional y reducción de la calidad de vida, lo que condiciona un tratamiento a largo plazo.

Desde una perspectiva histórica, antes del DSM-III (1980), los trastornos de ansiedad eran considerados como una única entidad diagnóstica, la *neurosis de ansiedad* o *ansiedad neurótica* de Freud. Sin embargo, desde hace algunas décadas, se sabe que representan una categoría de trastornos psiquiátricos muy diferenciados, por lo que necesitan diferentes opciones de tratamiento. De hecho, diagnosticar con precisión un síndrome de ansiedad específico puede ser crucial para la elección del tratamiento más adecuado.

> ! Clásicamente, se ha usado y se sigue utilizando el alcohol para mitigar los estados de ansiedad. Sin embargo, el alcohol no puede considerarse como medicamento en ningún caso ni en ninguna dosis.

El alcohol ha creado un importante problema social y de salud pública, por lo que esta sustancia no debe disfrazarse como medicamento. Los primeros medicamentos con propiedades ansiolíticas conocidas fueron los bromuros y el paraldehído. Desde principios del siglo XX (1903), se utilizó el primer barbitúrico, el barbital, seguido unos años más tarde por el fenobarbital. Los barbitúricos alivian eficazmente la ansiedad, pero su uso como ansiolítico no está justificado, ya que, además de tener un margen terapéutico muy estrecho, provocan una sedación excesiva, incoordinación motora, depresión respiratoria, deterioro cognitivo y una intensa dependencia que se desarrolla en pocas semanas, con tolerancia y síndrome de abstinencia. Además, en sobredosis o asociados a otros depresores, como el alcohol, son muy poco seguros y causan el coma e incluso la muerte. El uso de barbitúricos como ansiolíticos reinó durante la primera mitad del siglo XX, pero en la actualidad no está justificado y no se incluirá en la presente revisión.

En el año 1950 se introdujo el meprobamato, el primer agente farmacológico denominado *píldora de la felicidad*, que fue empleado en el tratamiento de la ansiedad con un alto éxito comercial. Poco después, se introdujeron una serie de medicamentos similares, como el carisoprodol, la glutetimida, la metacualona y la metiprilona, que fueron utilizados para tratar la ansiedad, el insomnio y los espasmos musculares. Inicialmente fueron muy valorados en el tratamiento de la ansiedad, pero pronto se comprobó que eran altamente adictivos y peligrosos en sobredosis; desparecieron prácticamente del mercado gracias a la introducción de las benzodiacepinas.

> ! A finales de 1950 se introdujo en el mercado la primera benzodiacepina, el clordiacepóxido (Librium), que fue seguido unos años más tarde por el diacepam (Valium). La eficacia y buena tolerabilidad de las benzodiacepinas en tratamientos a corto plazo, junto con el hecho de presentar un margen terapéutico más amplio en sobredosis que los barbitúricos, contribuyó a un uso generalizado e indiscriminado, que, pese a los intentos administrativos y de la mayoría de las organizaciones científicas por su control, sigue en crecimiento.

De hecho, 70 años después de su introducción, el abuso en la prescripción de benzodiacepinas ha mostrado la otra cara de la moneda: baja eficacia en tratamientos prolongados, capacidad de provocar dependencia y producción de otros efectos adversos.

Desde la década de 1960, se sabe que los antidepresivos (tanto los inhibidores de la monoaminoxidasa como los antidepresivos tricíclicos) tienen propiedades ansiolíticas de interés. Sin embargo, su uso fue ensombrecido por el éxito de la introducción de las benzodiacepinas con una acción rápida, mientras que los antidepresivos tienen un inicio lento de acción, de 3 semanas o más.

> ! En 1988 se introdujo una nueva clase de antidepresivos, los inhibidores selectivos de la recaptación de serotonina (ISRS), que, con una eficacia comparable a la de los antidepresivos tricíclicos y los inhibidores de la monoaminoxidasa, pero con un perfil de efectos adversos diferente y mayor seguridad en sobredosis, entraron a formar parte prioritaria en el tratamiento de fondo o en el mantenimiento de los trastornos de ansiedad.

Ya se han estudiado algunas peculiaridades de los antidepresivos como ansiolíticos (v. **Cap. 33**).

La buspirona, un agonista de receptores $5HT_{1A}$, es el primer ansiolítico no benzodiacepínico que no provoca sedación ni dependencia, y tampoco potencia los efectos sedantes del alcohol; es un fármaco seguro en sobredosis. Sin embargo, sus efectos se inician a las 2 semanas de tratamiento y es muy poco eficaz en pacientes tratados previamente con benzodiacepinas; además, algunas revisiones sistemáticas señalan que su eficacia en el TAG es similar a la del placebo. Este fármaco ha sido superado por los ISRS, y en España ha dejado de estar comercializado.

Más interés actual que la buspirona lo tienen los gabapentinoides (gabapentina y pregabalina), que han demostrado eficacia ansiolítica, una buena tolerabilidad y un inicio de acción comparable al de las benzodiacepinas. Estos agentes tienen una alta afinidad por la subunidad $\alpha_2\delta$ de los canales de calcio dependientes de voltaje; frenan la entrada de calcio en la neurona y, en consecuencia, la liberación de neurotransmisores excitatorios, como el glutamato. La suspensión brusca de pregabalina puede provocar un síndrome de discontinuación, menos intenso que el observado con benzodiacepinas. Con su amplio uso se ha detectado su potencial adictivo.

> ! Pese a sus posibilidades terapéuticas, la literatura médica indica que solo el 60-85 % de los pacientes con trastornos de ansiedad responden, es decir, tienen una mejoría sintomatológica de un 50 %, a los tratamientos biológicos y también psicológicos actuales.

Además, solo la mitad de los pacientes que responden al tratamiento consiguen la recuperación sintomatológica de su trastorno de ansiedad. Asimismo, existen altas tasas de recurrencia y/o de síntomas de ansiedad persistentes, en particular en el TAG, especialmente cuando hay comorbilidad con los trastornos depresivos.

Desde el punto de vista terapéutico, existe una fuerte evidencia a favor del uso de la psicoterapia en los trastornos de ansiedad, especialmente del de la terapia cognitivo-conductual, así como del de la terapia de exposición; además, hay algunos datos iniciales prometedores sobre el papel de la estimulación magnética transcraneal. Sin embargo, este capítulo se limitará a revisar el tratamiento psicofarmacológico de los trastornos de ansiedad.

FISIOPATOLOGÍA DE LOS TRASTORNOS DE ANSIEDAD

Los mecanismos implicados en los trastornos de ansiedad se conocen tan solo de forma parcial (**Fig. 35-1**). Por una parte, existe un *riesgo genético de vulnerabilidad*, por el que estos individuos soportan peor el estrés. Además, diversos modelos experimentales y estudios de neuroimagen en humanos indican la amplia participación de sistemas neuroanatómicos, neuroquímicos, neuroendocrinos y neurofisiológicos comprometidos en la patogenia de los estados de ansiedad.

En los trastornos de ansiedad participan de forma importante los neurocircuitos del miedo, síntoma omnipresente en las diferentes clases de este tipo de trastornos. Se sabe que la amígdala humana, ubicada bajo el lóbulo temporal medial, forma parte importante del sistema límbico y que es la responsable del procesamiento y respuesta a los estímulos amenazantes con mecanismos defensivos. Se ha comprobado, mediante neuroimagen funcional en humanos, que *la amígdala está hipersensibilizada* y responde exageradamente ante estímulos banales o inexistentes en los trastornos de ansiedad.

Por otra parte, se ha comprobado que la corteza prefrontal ventromedial y el hipocampo participan en el proceso de aprendizaje, hecho fundamental para descartar y filtrar los estímulos no relacionados con la amenaza. En algunos trastornos de ansiedad, la corteza prefrontal ventromedial está hipoactiva y el hipocampo presenta una disminución de volumen y funcional, por lo que no recuerda las señales banales y permite que estas no sean filtradas por el tálamo y lleguen a la amígdala, que responde exageradamente con miedo, ansiedad y angustia. Además, la corteza cingulada anterior y la corteza insular, que responden a emociones y amenazas, así como a estímulos somáticos internos, pueden ser hipersensibles en personas propensas a la ansiedad.

Por otra parte, la hiperactivación del sistema límbico estimula el eje hipotálamo-hipófisis-suprarrenal, lo que aumenta la secreción de hormonas del estrés, como la hormona liberadora de corticotropina, la corticotropina y el cortisol, que son muy relevantes en los neurocircuitos del miedo y la ansiedad. Además, la activación del sistema nervioso simpático provoca la aceleración del ritmo cardíaco, la presión arterial y la broncodilatación, así como las manifestaciones digestivas de la ansiedad, en forma de espasmos, náuseas, vómitos, diarrea o estreñimiento.

Desde una perspectiva neuroquímica, en los trastornos de ansiedad existe una disfunción del funcionalismo de múltiples neurotransmisores. Sin embargo, algunos parecen tener una mayor trascendencia desde el punto de visto etiopatogénico y como dianas farmacológicas.

> ! El papel del *funcionalismo gabaérgico* en el neurocircuito del miedo parece trascendente. El ácido gamma-aminobutírico (GABA) es el neurotransmisor inhibidor por excelencia, y controla la liberación de múltiples neurotransmisores en el SNC. Así, las interneuronas gabaérgicas localizadas en el hipocampo, la sustancia gris periacueductal y la amígdala inhiben la liberación de otros neurotransmisores implicados en la génesis de la ansiedad. En este sentido, la activación de interneuronas gabaérgicas en el ámbito del *locus coeruleus* inhibe la descarga de noradrenalina, mientras que en los núcleos del rafe inhibe la liberación de serotonina. Además, estas interneuronas inhiben la liberación, inducida por estrés y otros factores ansiogénicos, de la dopamina, el glutamato, la colecistocinina y la hormona liberadora de corticotropina. Todos estos efectos hablan a favor del papel protector del GABA frente a los mecanismos desencadenantes de la ansiedad.

De hecho, se sabe que la disminución del funcionalismo gabaérgico provoca ansiedad, y que los fármacos que aumentan su función, como las benzodiacepinas, los barbitúricos y algunos antiepilépticos, mitigan los síntomas de aquella.

El *funcionalismo serotoninérgico* participa también en la fisiopatología de los trastornos de ansiedad. El papel de los ISRS en su tratamiento es incuestionable. Sin embargo, existe una aparente paradoja con los ISRS, ya que sus efectos agudos se asocian frecuentemente con intranquilidad, insomnio e incluso ansiedad, pero, tras varias semanas de tratamiento,

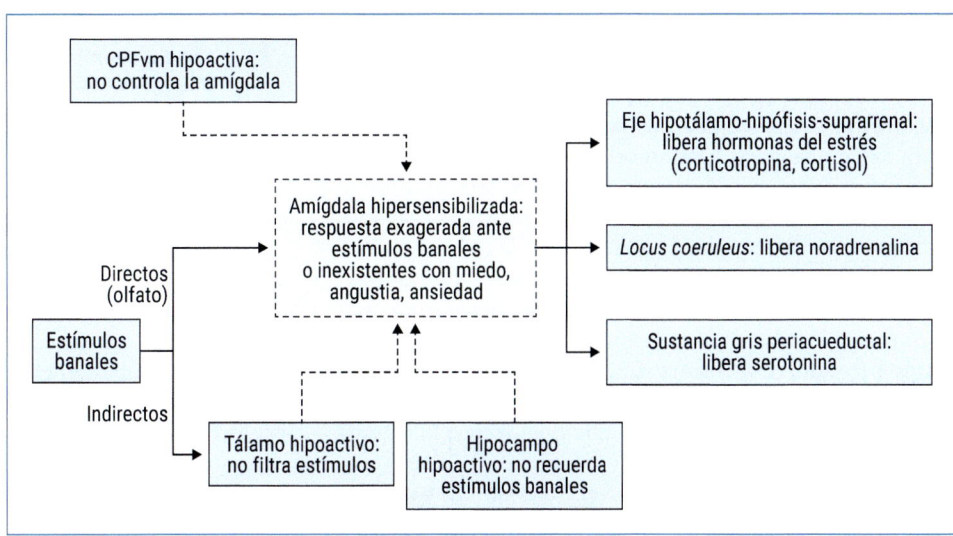

Figura 35-1. Esquema básico de la fisiopatología de los trastornos de ansiedad. CPFvm: corteza prefrontal ventromedial.

disminuyen la sintomatología ansiosa. Los efectos iniciales coinciden con un incremento de la tasa de serotonina sináptica, que estimularía los receptores $5HT_{2A}$, $5HT_{2C}$ y $5HT_7$ y que provocaría ansiedad. Por el contrario, en el tratamiento prolongado, la estimulación de los $R-5HT_{1A}$ los desensibilizaría y modularía la liberación de 5HT, lo que se traduce en ansiólisis. De hecho, en pacientes con trastornos de ansiedad o en sujetos sanos con rasgos de ansiedad, se ha comprobado una disminución de receptores (R) $5HT_{1A}$ mediante tomografía por emisión de positrones.

> ❗ La importancia del sistema serotoninérgico viene avalada por la eficacia ansiolítica de los agentes farmacológicos serotoninérgicos, como los ISRS, la clomipramina, y del agonista de $R-5HT_{1A}$, la buspirona.

El papel del *sistema noradrenérgico* en las respuestas al estrés es básico. Su activación se acompaña de manifestaciones emocionales, cognitivas y vegetativas de miedo, especialmente en los ataques de pánico. Existe una estrecha interacción con el funcionalismo del eje hipotálamo-hipófisis-suprarrenal.

El *glutamato*, principal neurotransmisor excitador en el SNC, participa en la fisiopatología de los trastornos de ansiedad. Se postula que el estrés excesivo y prolongado libera glutamato, lo que provoca daños neuronales en el hipocampo, por lo que no se archivan las amenazas banales, a las que la amígdala responde como si fueran peligrosas. Además, la disfunción cognitiva existente en todos los trastornos de ansiedad podría deberse a la acción continuada del glutamato en exceso a nivel cortical. Este podría ser el motivo por el que, cuando mejora la función cognitiva de estos pacientes, ya sea a través de la intervención psicológica o de la farmacológica, se produce una mejoría terapéutica. La modulación farmacológica del funcionalismo glutamatérgico, no siempre fácil debido a la distribución generalizada en el SNC, es una diana prometedora en el tratamiento de la ansiedad.

ABORDAJE PSICOFARMACOLÓGICO DE LOS TRASTORNOS DE ANSIEDAD

El tratamiento de los trastornos de ansiedad pasa por la realización de un buen diagnóstico previo basado en los criterios del DSM-5-TR o de la CIE-11. Además, se deben tener en cuenta las preferencias del paciente por el tipo de tratamiento, la gravedad del trastorno, el riesgo de suicidio, el abuso de sustancias, las comorbilidades, los antecedentes de los tratamientos a los que se ha sometido el sujeto y la disponibilidad de los tratamientos y su coste. Las opciones pueden ser la psicoterapia (especialmente, la cognitivo-conductual) y/o la farmacoterapia. Se ha de destacar que tanto el enfoque psicoterapéutico como el farmacológico presentan una eficacia similar en el tratamiento agudo y un inicio de acción parecido, de 4-6 semanas. Este retraso en el comienzo de la eficacia del tratamiento puede ser tolerable para muchos pacientes sin recibir medicación adicional. Pese a la eficacia de la psicoterapia, los costes y su disponibilidad hacen que sea menos utilizada. Por otra parte, no existe un consenso claro sobre una mayor eficacia de la combinación de la psi-

coterapia con la farmacoterapia. Este capítulo se limita a la farmacoterapia.

En general, numerosos problemas de salud mental suelen ser atendidos por primera vez en las consultas de atención primaria, en cuyas manos están muchas intervenciones farmacológicas, debido a la alta prevalencia de los trastornos de ansiedad. Este tipo de trastornos representa uno de los 10 problemas crónicos más prevalentes en la población general española (6,74 %). Si a ello se le suma la sobrecarga asistencial en atención primaria y el poco tiempo del que se dispone para dedicarle a cada paciente, se entiende que se produzca un infradiagnóstico y un exceso de farmacoterapia.

Los trastornos de ansiedad deben contemplar un tratamiento de ataque y un tratamiento de mantenimiento, que, en muchas ocasiones, puede ser crónico. Además, debe tenerse previsto un tratamiento de las crisis.

Para el tratamiento de mantenimiento, se emplean fundamentalmente antidepresivos, anticonvulsivantes y algunos antipsicóticos. Para el tratamiento de ataque o de las fases agudas, están indicadas las benzodiacepinas durante las semanas iniciales del tratamiento o puntualmente en las crisis, aunque la cruda realidad indica que son utilizadas durante meses, años e incluso décadas. En ocasiones, los trastornos de ansiedad deben ser tratados por especialistas en el medio hospitalario, como cuando existen tendencias suicidas, cuadros crónicos y trastornos resistentes al tratamiento ambulatorio convencional, así como cuando existe una comorbilidad importante, como depresión mayor, trastornos de personalidad o abuso de sustancias. Sin embargo, incluso empleando todos los recursos farmacológicos disponibles, más del 40 % de los pacientes con trastornos de ansiedad no responden al tratamiento o lo hacen solo de forma parcial.

Antidepresivos como ansiolíticos

Las propiedades farmacológicas y clínicas, la eficacia, la tolerabilidad y la seguridad de los antidepresivos han sido abordadas en el capítulo correspondiente, donde también se reseñó el papel desempeñado por algunos antidepresivos en distintos trastornos de ansiedad, así como en el trastorno obsesivo-compulsivo y en el trastorno por estrés postraumático (v. **Cap. 33**).

> ❗ Los antidepresivos en particular, los ISRS y, según algunas agencias de medicamentos, también los inhibidores de la recaptación de serotonina y noradrenalina (IRSN) son considerados agentes de primera línea para el tratamiento de fondo de los trastornos de ansiedad.

Ante una recaída, se recomienda prescribir un ISRS incluso en pacientes con experiencia previa de respuesta a benzodiacepinas. Además, los antidepresivos son de especial utilidad en pacientes con ansiedad y depresión comórbida, hecho, por otra parte, bastante frecuente. Lo cierto es que los ISRS son agentes de primera línea aprobados oficialmente para el trastorno depresivo mayor, el trastorno de pánico, el trastorno de ansiedad social, el trastorno por estrés postraumático y el trastorno obsesivo-compulsivo. Los antidepresivos tienen un inicio lento de acción y no provocan dependencia.

Un metaanálisis reciente informó que la mayoría de los ISRS y los IRSN son más eficaces que el placebo en el TAG; los tamaños del efecto son mayores con escitalopram, venlafaxina y duloxetina. Estos medicamentos también tienden a ser bien tolerados, con efectos adversos generalmente manejables o de corta duración, como náuseas, dolor de cabeza, boca seca, diarrea o estreñimiento. Sin embargo, la disfunción sexual asociada a los ISRS e IRSN tiende a ser un efecto adverso más duradero y problemático. Existe la posibilidad de que los pacientes tratados con ISRS o con IRSN presenten nerviosismo e inquietud al inicio del tratamiento, lo que viene motivado por el brusco incremento de la tasa de 5HT, que puede mitigarse con una titulación más lenta del antidepresivo o con la asociación de una benzodiacepina, hecho que debe limitarse tan solo a las primeras semanas de tratamiento.

Los antidepresivos tricíclicos, pese a tener una eficacia comparable a la de los ISRS, son peor tolerados y menos seguros (por ejemplo, la clomipramina), por lo que su uso debe limitarse al tratamiento en segunda línea de los trastornos de pánico.

Benzodiacepinas como ansiolíticos

Pese a su alta eficacia en el tratamiento de la ansiedad, las benzodiacepinas no se consideran como tratamiento de primera línea debido a su potencial de abuso y a otros efectos adversos. Su uso debe limitarse al tratamiento a corto plazo de las fases agudas de los trastornos de ansiedad, así como en las crisis y al inicio del tratamiento con ISRS o IRSN, para disminuir la inquietud y el nerviosismo que pueden provocar estos agentes. En estos casos, el uso debe limitarse a 2-4 semanas. Pese a ello, dada la amplitud de su empleo, que el autor de este capítulo considera excesivo o inapropiado en muchos casos (por ejemplo, en el anciano), las benzodiacepinas se desarrollan en profundidad a continuación.

Farmacocinética de las benzodiacepinas

Las diferencias existentes entre las benzodiacepinas se deben más a los aspectos farmacocinéticos que a los farmacodinámicos. Las que se emplean como ansiolíticos o hipnóticos se usan generalmente por vía oral, aunque, en otras indicaciones (por ejemplo, en anestesiología), se pueden administrar por vía intravenosa o intramuscular. Sin embargo, tanto el diacepam como el clordiacepóxido tienen una absorción muy errática cuando se administran por vía intramuscular. De hecho, la absorción rectal del diacepam es mayor que la intramuscular. El alprazolam y el loracepam presentan una buena y rápida absorción sublingual, por lo que pueden ser de utilidad en las crisis de ataques de angustia o de pánico.

La vida media de las benzodiacepinas es muy variable, lo que supone la propiedad farmacocinética diferencial más importante y motivo de su clasificación (Tabla 35-1). La duración de acción de las benzodiacepinas es, por lo general, más corta que su vida media, ya que, una vez absorbidas, se distribuyen rápidamente en el tejido graso por su alta lipofilia. Algunas se consideran de vida media corta, cuando esta es inferior a 12 horas (como es el caso del loracepam y el alprazolam, que son las dos benzodiacepinas más prescritas en España), mientras que otras tienen una vida media larga (unas 12-25 horas; por ejemplo, el pinacepam, el bromacepam, el clobazam) o muy larga (más de 25 a 60 horas; por ejemplo, el diacepam o el cloracepato dipotásico). Algunas benzodiacepinas deben sus efectos de acción prolongada a la producción de metabolitos activos. Por ejemplo, el clordiacepóxido se convierte en una cadena de metabolitos activos

Tabla 35-1. Clasificación de las benzodiacepinas

Principio activo	Semivida plasmática eficaz (horas)	Metabolitos activos a nivel hepático	Velocidad de absorción oral	Dosis equivalentes a diacepam (5 mg)
Acción larga (>12 h)				
Fluracepam[a]	51-100	Sí	Muy rápida	–
Cloracepato dipotásico	40-60	Sí	Rápida	10
Quacepam	25-41	Sí	Muy rápida	–
Diacepam	15-60	Sí	Muy rápida	5
Medacepam	26-53	Sí	Muy rápida	–
Clordiacepóxido	7-28	Sí	Lenta	15
Clobazam	20	Sí	–	–
Bromacepam	8-19	Sí	Muy rápida	3
Pinacepam	15-17	Sí	Muy rápida	–
Acción corta (< 12 h)				
Alprazolam	11-13	No	Muy rápida	0,5
Loracepam	12	No	Lenta	1
Lormetacepam[a]	10	–	Muy rápida	0,5-1
Oxacepam	7-10	No	Lenta	15
Clotiacepam	5-6	No	Muy rápida	5
Triazolam[a]	2-4	No	Muy rápida	–
Midazolam[b]	1-3	Sí	Muy rápida	2,5
Análogos benzodiacepinas				
Zopiclona[a]	5-6	No	Muy rápida	–
Zolpidem[a]	2-5	No	Muy rápida	10

[a] Comercializadas como hipnóticos. [b] Comercializada como sedante preanestésico por vía parenteral.

que prolonga sus efectos. Asimismo, las benzodiacepinas de acción prolongada producen menos síntomas de abstinencia tras su retirada.

Las benzodiacepinas y sus metabolitos tienen una alta capacidad de unión a las proteínas y son muy lipofílicas, por lo que se distribuyen ampliamente por el organismo, aunque se acumulan preferentemente en el SNC y el tejido adiposo. Aunque los efectos aparentes de este fármaco duran pocas horas, la mayoría de las benzodiacepinas continúan ejerciendo efectos más sutiles, que se pueden hacer más patentes con el uso continuado. El diacepam, por ejemplo, se prescribe cada 8-12 horas, a pesar de que su vida media alcanza las 48 horas y de que su metabolito activo tiene una vida media de eliminación de 4 días.

La mayoría de las benzodiacepinas son metabolizadas oxidativamente por las isoenzimas del citocromo P450 (CYP450) (fase I) y posteriormente son conjugadas con ácido glucurónico (fase II) para ser eliminadas por la orina.

Las benzodiacepinas que son biotransformadas pueden someter al hígado a una sobrecarga metabólica, por lo que en pacientes con alteraciones o antecedentes hepáticos, en ancianos, así como en pacientes polimedicados, es preferible el uso de las benzodiacepinas que no son metabolizadas por el CYP450, como el loracepam y el clonacepam.

Mecanismo de acción de las benzodiacepinas

Las benzodiacepinas logran sus efectos terapéuticos a través de la potenciación del funcionalismo gabaérgico. Esto lo realizan a través de la modulación alostérica positiva de los receptores del tipo GABA_A (**Fig. 35-2**). El GABA es el principal neurotransmisor inhibitorio del SNC de los mamíferos. Se encuentra en altas concentraciones en la corteza y el sistema límbico, y es responsable de reducir la excitabilidad neuronal, por lo que inhibe la liberación de muchos otros neurotransmisores, como el glutamato, la noradrenalina y la serotonina.

El *receptor GABA_A* (R-GABA_A) está acoplado a un canal iónico selectivo para el cloro, formado por cinco subunidades polipeptídicas, de las que existen al menos 19 subunidades. La mayoría de los R-GABA_A en el cerebro se componen de dos subunidades α, dos β y una γ o δ. La composición específica de las subunidades que constituyen el receptor influye en su cinética, en su localización subcelular y en su distribución anatómica en el cerebro, así como en las respuestas farmacológicas a los diferentes fármacos que actúan sobre ellas. Las cinco subunidades que componen el R-GABA_A forman un canal que es selectivo para el cloro. La unión del GABA a las subunidades α-β abre el canal, permite la entrada de cloruro y provoca una hiperpolarización de la neurona, hecho que se traduce por un efecto inhibitorio responsable de sus acciones farmacológicas (v. **Fig. 35-2**).

El *receptor benzodiacepínico* (R-BZD) está situado también en el canal del cloro y es diferente del locus de unión del GABA. Las benzodiacepinas se unen a las subunidades α (α_1, α_2, α_3 y α_5) y γ.

La unión de las benzodiacepinas a su receptor específico produce una modulación alostérica positiva del R-GABA_A, por lo que aumenta la frecuencia de apertura del canal, lo que permite una mayor entrada de cloruro a las neuronas y aumenta la hiperpolarización. Esto se traduce en una menor excitabilidad neuronal.

La estimulación del R-BZD aumenta la respuesta del GABA sin alterar la respuesta maximal, lo que puede explicar su tolerabilidad incluso en caso de sobredosis. Sobre el R-BZD se unen también otras moléculas de diferente estructura, como los análogos a las benzodiacepinas (zolpidem, zopi-

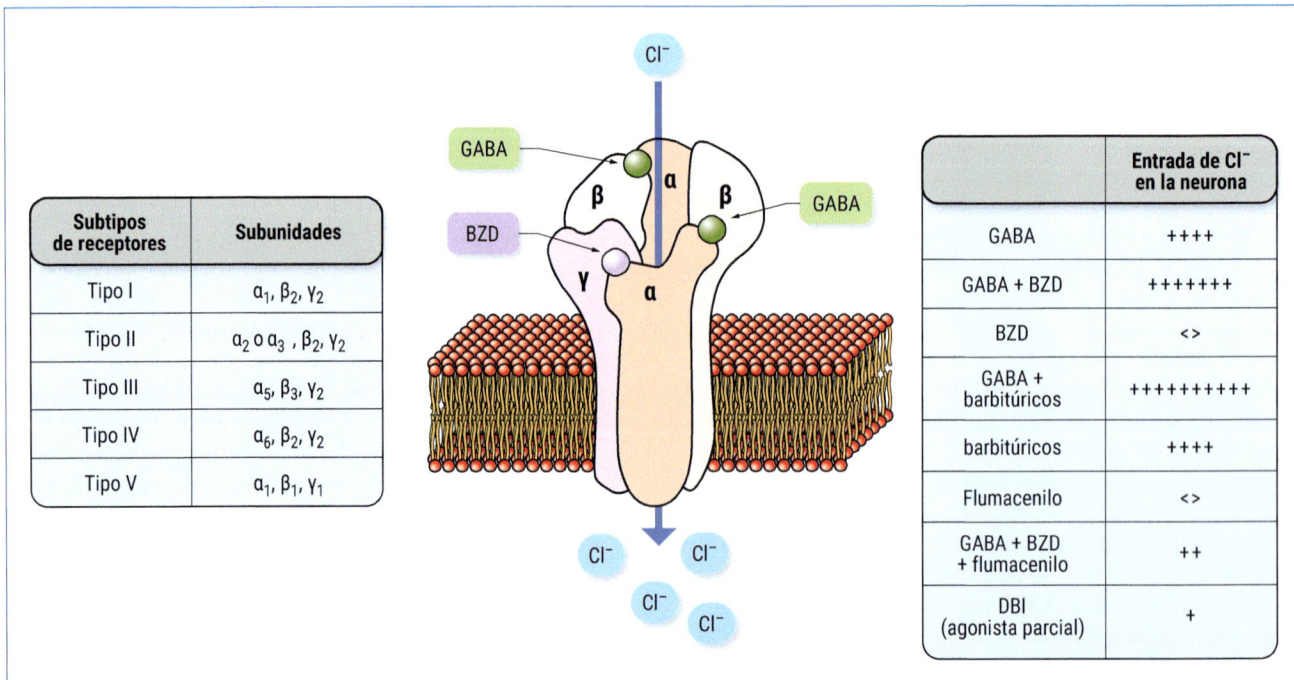

Figura 35-2. Representación esquemática y funcional del complejo receptorial ácido gamma-aminobutírico-benzodiacepinas-canal cloruro. BZD: benzodiacepinas; Cl⁻: cloro; DBI: inhibidor de la unión a diacepam; GABA: ácido gamma-aminobutírico.

clona), que se emplean exclusivamente como hipnóticos. Hay que destacar que las benzodiacepinas necesitan para su acción la presencia de GABA en el medio. Sin embargo, los barbitúricos y el alcohol, que se unen a otras zonas inespecíficas del canal, pueden aumentar la entrada de cloruro en ausencia de GABA, lo que podría explicar la menor toxicidad aguda de las benzodiacepinas.

Puesto que el GABA es el principal neurotransmisor inhibitorio en el cerebro, es responsable de la inhibición de muchos otros neurotransmisores, incluidos el glutamato, la noradrenalina y la serotonina. Las benzodiacepinas potencian la señalización del GABA, por lo que pueden disminuir la liberación de estos neurotransmisores.

> ! La disminución de la liberación de glutamato se relaciona fundamentalmente con el efecto anticonvulsivo, mientras que la inhibición de la transmisión noradrenérgica se asocia al efecto sedante. El efecto ansiolítico parece deberse a que las benzodiacepinas potencian la transmisión gabaérgica, lo que frena la liberación de serotonina, que está incrementada en la ansiedad por un aumento de la liberación desde los núcleos del rafe.

Como se ha explicado, la potenciación del GABA provocada por las benzodiacepinas es el fenómeno más habitual observado tras su administración, y se debe a una mayor entrada de cloruro en las neuronas. Sin embargo, en el cerebro inmaduro y, posiblemente, en el cerebro maduro, bajo ciertas condiciones patológicas, las benzodiacepinas invierten el flujo del canal y provocan una pérdida de cloruro neuronal, lo que se traduce en despolarización, y puede explicar el efecto paradójico de excitación observado en algunos niños y ancianos tratados con estos fármacos.

Existen varios tipos de R-BZD (v. **Fig. 35-2**). Entre los más importantes, se encuentra el receptor tipo I (R-BZD$_1$), que contiene las isoformas α_1, β_2, γ_2, está altamente concentrado en la corteza, el tálamo y el cerebelo, y es responsable de los efectos hipnótico-sedantes, anticonvulsivantes y de la amnesia anterógrada provocada por las benzodiacepinas. El R-BZ1 es el que tiene una mayor presencia en el SNC (aproximadamente el 60 %), por lo que la amnesia es un efecto secundario común de las benzodiacepinas. Los receptores tipo II (R-BZ2) contienen las isoformas α_2 o α_3 y las β_2, γ_2, se encuentran altamente concentrados en la amígdala, el hipocampo y el sistema límbico, y parecen ser los responsables de los efectos ansiolíticos de las benzodiacepinas, mientras que los situados en las neuronas motoras y del asta dorsal de la médula espinal procuran el efecto miorrelajante. La subunidad α_3, que está presente en los R-BZD periféricos, está relacionada con el efecto relajante muscular. La subunidad α_5 también produce relajación muscular, pero, al contrario que las anteriormente explicadas, que tienen localización sináptica, esta es extrasináptica. Sin embargo, los receptores que tienen subunidades α_4 y α_6 no son sensibles a los efectos de las benzodiacepinas. Algunos autores señalan que los receptores α_4 y α_6 tienen un residuo de arginina, mientras que los α_1, α_2, α_3 y α_5 tienen un residuo de histidina que los hace sensibles a las benzodiacepinas. Las subunidades α (α_1, α_2, α_3 y α_5), en combinación con las subunidades β y γ, son dianas de las benzodiacepinas clásicas con utilidad clínica.

Además de las benzodiacepinas, que son agonistas del R-BZD, existen otras sustancias con afinidad por el R-BZD (v. **Fig. 35-2**). Algunas son *agonistas inversos*, como las β-carbolinas, con efecto ansiogénico y proconvulsivante, así como una proteína endógena denominada *inhibidor de la unión a diacepam*, que se encuentra en el SNC de pacientes con trastornos de ansiedad.

> ! El flumacenilo es un antagonista del R-BZD que carece de acción *per se*, pero que bloquea la acción de los agonistas y puede utilizarse para revertir el efecto de las benzodiacepinas, ya sea en anestesia o cuando existe una sobredosificación.

Existen además agonistas parciales y agonistas inversos parciales, que son herramientas experimentales, pero que, hasta el momento, no tienen utilidad clínica.

En relación con la potencia de las benzodiacepinas, se ha de señalar que las primeras introducidas en la práctica clínica (como el clordiacepóxido, el oxacepam y el temacepam) tienen una potencia baja o media, por lo que fueron consideradas para el tratamiento del insomnio y la ansiedad. Posteriormente, se introdujeron benzodiacepinas de alta potencia, como el alprazolam, el loracepam y el clonacepam, que se emplearon en el tratamiento de los trastornos de pánico, como coadyuvantes de los ISRS en el tratamiento del trastorno obsesivo-compulsivo, y asociadas a los antipsicóticos para el tratamiento de la agitación y la manía. Si bien las de alta potencia parecen ser más eficaces y presentan un inicio de acción más rápido, en la mayoría de los cuadros en las que están indicadas tienen un mayor riesgo de efectos adversos.

Acciones farmacológicas de las benzodiacepinas

Se considera que las benzodiacepinas son los tranquilizantes por excelencia. Aunque con matices cuantitativos, todas tienen efecto ansiolítico, así como acción hipnótica, sedante, miorrelajante y anticonvulsivante.

Las benzodiacepinas se encuentran entre la clase de medicamentos psiquiátricos más prescritos a nivel mundial, pese a que su empleo se intenta restringir por las autoridades sanitarias. En este sentido, España ocupa el primer puesto mundial en prescripciones de benzodiacepinas por habitante. Principalmente, esta elevada prescripción se debe a que son medicamentos con indicaciones muy versátiles, fundamentalmente en ansiedad e insomnio, ambos cuadros con una alta prevalencia, pero también son de utilidad en el síndrome de abstinencia al alcohol, los estados de agitación o agresividad, como relajantes musculares, en la espasticidad por problemas neurológicos, en epilepsias, en trastornos del comportamiento y como coadyuvantes en la anestesia quirúrgica. Además, otro motivo que se relaciona con el exceso de uso de las benzodiacepinas es la escasa aplicación de los tratamientos psicoterapéuticos en los trastornos de ansiedad, considerados por muchos consensos como primera línea de tratamiento. Este tipo de psicoterapia prácticamente no está implantada en atención primaria.

Sin embargo, este amplio y prolongado uso de las benzodiacepinas no las exime de importantes efectos adversos tanto a corto como a largo plazo, que en muchos casos no son valorados en su justa medida por el prescriptor.

> ! La gravedad de algunos efectos adversos inducidos por las benzodiacepinas, junto con la capacidad de provocar dependencia y su potencial de interacciones farmacológicas, aconseja ser más cautelosos en relación con el exceso de prescripción, especialmente en los ancianos, en quienes este medicamento se considera de uso inapropiado de acuerdo con los criterios STOPP/START (nombre acuñado a partir de *Screening Tool of Older Person's potentially inappropriate Prescriptions/Screening Tool to Alert doctors to Right*).

Además, se ha de contemplar que algunas acciones de las benzodiacepinas se consideran deseables en algunas indicaciones, pero inconvenientes en otras. A modo de ejemplo, la sedación y la amnesia anterógrada son efectos deseables cuando se usan benzodiacepinas en un entorno quirúrgico, pero son muy poco deseables cuando se utilizan como ansiolíticos en el tratamiento del TAG.

Uso clínico de las benzodiacepinas como ansiolíticos

Las benzodiacepinas se encuentran entre los agentes ansiolíticos más antiguos que siguen siendo utilizados en la práctica clínica. Desde la introducción en 1960 del clordiacepóxido, se dispone de una amplia gama de estos fármacos para el tratamiento de los trastornos de ansiedad, que se diferencian fundamentalmente por sus aspectos farmacocinéticos. Durante las décadas de 1960 y 1970, se produjo un rápido aumento de su uso en el mundo occidental: así, las benzodiacepinas desplazaron a los barbitúricos y al meprobamato y sus derivados. Con el amplio uso, se puso de manifiesto que las benzodiacepinas tenían el potencial de provocar dependencia, con síndrome de abstinencia, que perpetúa su empleo en muchos pacientes. En la actualidad, su uso prolongado no está respaldado en las guías clínicas, ni en los consensos ni en las pautas de tratamiento para los trastornos de ansiedad. Sin embargo, en la práctica clínica habitual del «mundo real», su empleo es muy prevalente y son consideradas por muchos clínicos como ansiolíticos eficaces en la mayoría de los trastornos de ansiedad.

En este sentido, los estudios clínicos controlados de benzodiacepinas frente a placebo en el TAG demuestran su eficacia, aunque las tasas de abandono son más altas que en el grupo placebo.

> ! Varios metaanálisis muestran que las benzodiacepinas superan al placebo y reducen significativamente los síntomas de la ansiedad tanto en los pacientes con TAG como en aquellos con trastorno de pánico. Su eficacia es similar a la de los antidepresivos.

En este sentido, una revisión sistemática y metaanálisis de ensayos controlados, que examinaba la efectividad de las benzodiacepinas en pacientes con trastornos de ansiedad tratados durante más de 13 semanas con benzodiacepinas o antidepresivos, puso de manifiesto que no hubo diferencias significativas en la intensidad de la ansiedad (medida con la Escala de Hamilton para la Ansiedad), ni en las tasas de discontinuación, ni en efectos adversos o número de ataques de pánico entre ambos grupos de pacientes. Además, en este estudio se observó que los pacientes que responden a un tratamiento inicial con benzodiacepinas durante 8 semanas siguen respondiendo con una eficacia y seguridad equivalente a la de los antidepresivos. Sin embargo, esta conclusión se basa en un número limitado de estudios (8 ensayos clínicos) con una duración máxima de 13 semanas, y no garantiza la eficacia y la seguridad a largo plazo de las benzodiacepinas.

> ! Diversas entidades sanitarias, como el National Institute for Health and Care Excellence o la Administración de Alimentos y Medicamentos de Estados Unidos, así como varios consensos de expertos, consideran que las benzodiacepinas no son una opción de tratamiento de primera línea en los trastornos de ansiedad, y aconsejan a los médicos que adviertan a los pacientes sobre los riesgos de estos fármacos, evalúen su potencial de abuso, el uso indebido y su potencial adictivo.

Asimismo, se señala la necesidad de prestar atención especial cuando se prescriben benzodiacepinas junto con opioides u otros depresores del SNC. Los consensos sobre las pautas de tratamiento de los trastornos de ansiedad insisten en que se deben considerar, de forma preferente, las terapias alternativas existentes tanto farmacológicas (sobre todo los antidepresivos) como no farmacológicas (fundamentalmente la psicoterapia).

> ! Las benzodiacepinas deben administrarse con precaución y solo después del fracaso de los tratamientos de primera línea. Su empleo debe limitarse a las primeras semanas de tratamiento, asociadas a otros agentes con propiedades ansiolíticas, fundamentalmente ISRS o IRSN, ya que estos agentes pueden provocar efectos adversos iniciales, nerviosos y digestivos, y tardan algunas semanas en ser efectivos.

Las benzodiacepinas con una semivida larga son preferibles en el tratamiento del TAG para evitar la necesidad de múltiples dosis diarias. Nunca deben administrarse como monoterapia. Además, han de administrarse en un régimen de dosis fija, pero no bajo demanda del paciente para evitar el desarrollo de dependencia. En los pacientes a los que ya se les recetó una benzodiacepina los médicos deben reevaluar regularmente su uso con el objetivo de obtener la dosis efectiva más baja, durante el tiempo más breve posible e ir disminuyendo gradualmente la dosis después de una remisión adecuada.

Por otra parte, algunas guías clínicas europeas indican que, en casos excepcionales (como es la ansiedad en pacientes con una cardiopatía grave o con tendencias suicidas, así como cuando existen contraindicaciones para el uso de antidepresivos), las benzodiacepinas se pueden usar por un período limitado después de haber sopesado cuidadosamente sus riesgos y beneficios.

En la práctica clínica, el alprazolam es una de las más prescritas debido a su rápida absorción, una semivida plasmática en torno a 12 horas y a que no se acumula y carece de metabolitos hepáticos, lo que lo hace útil en los casos ansiedad aguda. La acción de este fármaco es más uniforme en los ancianos.

El oxacepam y el loracepam son muy parecidos, pero su absorción es lenta, lo cual retrasa el inicio del efecto hipnótico y puede tener interés para evitar somnolencias al principio del tratamiento. Por otra parte, se puede usar una benzodiacepina de acción larga si la sedación y la somnolencia son efectos secundarios más aceptables por el paciente que la sintomatología típica de los derivados de acción corta.

Uso clínico de benzodiacepinas en el anciano

Los trastornos de ansiedad son menos frecuentes en los pacientes mayores de 65 años, con la excepción del TAG y las fobias simples, que pueden ser comunes en los ancianos. Sin embargo, es importante tener en cuenta que los síntomas de ansiedad en esta población, incluso cuando no se cumplen todos los criterios del DSM-5-TR para el diagnóstico, pueden provocar una discapacidad y un deterioro significativos, que requieren intervención terapéutica. Cuando aparecen estos cuadros en individuos de edad avanzada, la psicoterapia (terapia cognitivo-conductual) es menos eficaz que en los adultos menores de 65 años, por lo que se ha de recurrir al tratamiento psicofarmacológico.

> **!**
> - Los ancianos tienen una propensión especial a los efectos secundarios de las benzodiacepinas debido a deficiencias en la biotransformación hepática, que provocan su acumulación. De esta manera, puede duplicarse la semivida de ciertas benzodiacepinas, por ejemplo, el fluracepam.
> - Además, los ancianos son más sensibles a la acción farmacológica de las benzodiacepinas, por lo que hay más riesgo de caídas y reacciones paradójicas con estos agentes que en el adulto.
> - En el caso de tener que utilizar benzodiacepinas en ancianos, se deben seleccionar las que no sufren biotransformación hepática por las isoenzimas del CYP450, y hay que realizar un ajuste progresivo de la dosis.

Además, muchos trastornos de ansiedad en el anciano son comórbidos con otras enfermedades mentales (como la depresión) y/o somáticas (como la diabetes), lo que aumenta la posibilidad de interacciones farmacológicas. En general, se considera que la dosis en los ancianos debe ser la mitad que en los adultos jóvenes.

> **!**
> Según los criterios STOPP/START, las benzodiacepinas son los medicamentos más usados en España de forma inapropiada en el anciano. Su prevalencia aumenta con la edad, pese al riesgo de sedación prolongada, confusión, caídas, fracturas óseas, accidentes de tráfico y agravamiento de la insuficiencia respiratoria preexistente.

Como alternativa a las benzodiacepinas en el tratamiento de los trastornos de ansiedad en el anciano pueden usarse antidepresivos: las guías de práctica clínica recomiendan el empleo de ISRS e IRSN, como la duloxetina, la venlafaxina, así como el anticonvulsivo pregabalina y el antipsicótico quetiapina, que han demostrado eficacia en estudio clínicos en los mayores de 65 años. No obstante, en estos pacientes, estos fármacos no son inocuos, ya que existe una mayor sensibilidad a los efectos anticolinérgicos, y es mayor el riesgo de hipotensión ortostática y la inducción de alteraciones del electrocardiograma.

Uso de benzodiacepinas en otros trastornos no ansiosos

Se ha de señalar escuetamente que las indicaciones de las benzodiacepinas van más allá de sus propiedades ansiolíticas en los trastornos de ansiedad: pueden ser utilizadas como coadyuvantes en estados de ansiedad psicóticos (aunque carezcan de efecto antipsicótico *per se*), en el tratamiento a corto plazo del insomnio, en los trastornos psicosomáticos, en el síndrome de abstinencia de otros ansiolíticos o del alcohol, en los espasmos musculares (fundamentalmente, el diacepam y el tetracepam), en la acatisia aguda inducida por neurolépticos, en el síndrome de piernas inquietas (es recomendable el clonacepam), en cuadros epilépticos y en niños con convulsiones de origen desconocido, en los que se emplea el diacepam por vía intravenosa, así como en preanestesia y exploraciones endoscópicas, para las que se ha empleado el midazolam, en la actualidad sustituido en parte por el propofol.

En sentido estricto, sería difícil imaginarse la práctica de la psiquiatría e incluso la de la medicina sin las benzodiacepinas. Cuando su prescripción es la adecuada en indicación, dosis, interacciones con otros medicamentos y tiempo adecuado de administración, son unos medicamentos sumamente útiles y necesarios. Sin embargo, cuando su prescripción es indiscriminada en lo referente a indicaciones, dosificación y tiempo ilimitado de administración, las benzodiacepinas muestran su cara desfavorable y aparece la dependencia, sus efectos adversos y las peligrosas interacciones con otros medicamentos o con el alcohol y otras sustancias de abuso, en algunos casos con consecuencias letales. En estos casos, es muy importante realizar un programa de desprescripción para recuperar al paciente.

Efectos adversos comunes de las benzodiacepinas

Las benzodiacepinas son fármacos seguros cuando se usan en monoterapia en lo referente a riesgo vital, pero no están exentas de efectos adversos. Muchos de ellos están relacionados con la potenciación del funcionalismo gabaérgico.

> **!**
> La sedación excesiva es probablemente el efecto adverso secundario más habitual observado en las benzodiacepinas. Se manifiesta por somnolencia, enlentecimiento mental, letargia y fatiga. Con dosis más altas, estos fármacos pueden producir deterioro psicomotor y alteración de la coordinación motora debido a una disfunción cerebelosa, lo que aumenta el riesgo de accidentes, caídas, lesiones y fracturas. Estos efectos son de mayor gravedad en personas que, además, son consumidoras de alcohol y/o sustancias de abuso depresoras del SNC por un mecanismo farmacodinámico, y también en mayores de 65 años por motivos farmacocinéticos y farmacodinámicos y peor metabolización.

El deterioro psicomotor inducido por el diacepam se genera en las primeras horas, a pesar de su lenta eliminación, ya que se produce tolerancia en el plazo de 5 horas. Su principal metabolito, el desmetildiacepam, altera menos la coordinación psicomotora, al igual que el clordiacepóxido; sin embargo, el loracepam lo hace en mayor medida.

Las benzodiacepinas que se usan como hipnóticos (nitracepam, Fluracepam, flunitracepam) alteran mucho más el deterioro psicomotor y el cognitivo, aunque con el triazolam este deterioro es corto como consecuencia de su rápida eliminación. Las personas analizadas 1 día después de tomar benzodiacepinas mostraron habilidades de conducción reducidas similares a las de las personas con una concentración de alcohol en la sangre de 0,05-0,10 %.

Los trastornos cognitivos parecen ser los principales efectos secundarios de las benzodiacepinas. Se caracterizan por amnesia anterógrada, con disminución en el recuerdo de episodios a corto plazo y un aumento en la pérdida de memoria. Este deterioro de la memoria inducido por las benzodiacepinas parece correlacionarse con el declive cognitivo, y se achaca a que el consumo prolongado induce una regulación a la baja de los R-GABA$_A$ y R-BZD, que se asocia a una alteración de la fase de consolidación y de almacenamiento de la información que impide a la persona recordar lo sucedido durante el tiempo en el que se produjo la concentración máxima de benzodiacepinas. Esta amnesia anterógrada es de utilidad en la anestesia quirúrgica, ya que el paciente no recuerda los hechos desagradables relacionados con la intervención. También ha sido empleado delictivamente para facilitar el abuso sexual y conseguir la posterior amnesia. El consumo simultáneo de alcohol y benzodiacepinas puede intensificar este efecto amnésico y provocar episodios de amnesia lacunar.

En general, existe una fuerte controversia respecto al uso de benzodiacepinas y el riesgo de desarrollar demencia, especialmente la enfermedad de Alzheimer. En esta enfermedad, existen alteraciones funcionales de diversos neurotransmisores. Así, el GABA se encuentra reducido en el cerebro y el líquido cefalorraquídeo de los pacientes que la padecen. Por lo tanto, la modulación alostérica positiva que realizan las benzodiacepinas sobre los efectos del GABA podría mejorar el cuadro clínico de los pacientes con enfermedad de Alzheimer. Sin embargo, las benzodiacepinas pueden afectar negativamente a las funciones cognitivas, principalmente en pacientes de edad avanzada; su impacto sobre la cognición es muy claro.

Pese a ello, el vínculo entre la exposición a las benzodiacepinas y el desarrollo de la demencia está sometido a controversia. Varios estudios han apoyado una asociación entre el uso de benzodiacepinas y un mayor riesgo de demencia. Sin embargo, otros estudios de cohorte y un estudio de casos y controles no encontraron aumento del riesgo de demencias relacionado con la exposición a las benzodiacepinas. Por lo tanto, la sospecha existe, pero los estudios clínicos no son concluyentes. Los consumidores crónicos de dosis elevadas de estos fármacos pueden presentar cierto grado de deterioro cognitivo (con déficits de atención, memoria, tiempo de reacción y coordinación psicomotora), que puede considerarse como una seudodemencia o interpretarse de manera equivocada como un signo de demencia o de envejecimiento prematuro. Sin embargo, este cuadro suele ser reversible tras la retirada de las benzodiacepinas.

Las benzodiacepinas alteran la *arquitectura del sueño*: producen una disminución del tiempo de latencia para su inicio, prolongan la fase II de sueño superficial y reducen las fases de sueño profundo (fases III y IV), hecho relacionado con la producción de un sueño no fisiológico y poco reparador. También pueden reducir el sueño de la fase de movimiento ocular rápido, conocida como fase REM, que se relaciona con la amnesia anterógrada. En algunos pacientes, pueden aparecer alteraciones del comportamiento durante el sueño, como caminar dormido, hacer llamadas telefónicas, comer o tener relaciones sexuales sin estar completamente despierto.

La *desinhibición paradójica* no es un fenómeno muy frecuente; se observa con las benzodiacepinas y se caracteriza por agitación paradójica y desinhibición, que en ocasiones se acompaña de actuaciones autoagresivas y heteroagresivas, ataques de ira, violencia, irritabilidad, impulsividad, hostilidad u otras conductas antisociales, particularmente cuando su consumo va asociado al de alcohol. Estas conductas son más probables en niños, ancianos y personas con trastornos del desarrollo, así como en pacientes con trastorno por estrés postraumático, trastorno de la personalidad límite y trastornos del control de los impulsos tratados con alprazolam. Además, en sujetos con antecedentes de abuso de cocaína, la toma de benzodiacepinas aumentó el riesgo de violencia física contra la pareja.

> **!** Se recomienda evitar la prescripción de benzodiacepinas a las personas con antecedentes de abuso de sustancias (incluido el alcohol), agresión, violencia y trastornos de control de impulsos.

Estos episodios suelen ir seguidos de amnesia lacunar, que abarca las horas de mayor intoxicación producida por el alcohol y las benzodiacepinas.

Las benzodiacepinas pueden producir *depresión respiratoria* por relajación de la musculatura respiratoria, y pueden empeorar la apnea del sueño, en especial si se combinan con otros depresores del SNC. En los pacientes asmáticos o con enfermedad pulmonar obstructiva crónica, estos fármacos presentan el riesgo de inducir una insuficiencia respiratoria aguda.

Las benzodiacepinas pueden provocar alteraciones genitourinarias. Por ejemplo, la disfunción eréctil puede asociarse a dosis altas de estos medicamentos, que producen sedación y disminución de la libido junto con la aparición de disfunciones sexuales por sus efectos sobre la transmisión nerviosa. Asimismo, por sus efectos sedantes, pueden provocar incontinencia urinaria, que se ve incrementada con el consumo de alcohol.

Las benzodiacepinas se han asociado a un aumento del riesgo de caídas y fracturas, así como de accidentes de tráfico, en especial en personas mayores de 65 años. Un metaanálisis reciente indica que las fracturas varían del 1,8 % en Alemania al 8,2 % en España. Este traumático récord se asocia con el altísimo consumo de benzodiacepinas en España: 110 dosis diarias por cada 1.000 habitantes. Los siguientes países son Bélgica y Portugal, con 80 dosis por cada 1.000 habitantes, mientras que de esta sustancia tan solo se consumen 0,4 dosis diarias por cada 1.000 habitantes en Alemania.

Tolerancia, dependencia y síndrome de abstinencia inducido por benzodiacepinas

Las benzodiacepinas pueden producir tolerancia, dependencia y síndrome de abstinencia. El riesgo de dependencia a estos fármacos es mayor en los pacientes con antecedentes de abuso de sustancias, tratamientos prolongados, dosis elevadas y con las benzodiacepinas de vida media corta y de elevada potencia.

> ! La retirada de un tratamiento con benzodiacepinas debe realizarse siempre de forma gradual para evitar efectos de rebote y/o síndrome de abstinencia.

El desarrollo de tolerancia inducido por las benzodiacepinas responde a una reacción fisiológica de neuroadaptación debida al uso crónico de cualquier sustancia susceptible de producir dependencia, como el alcohol, la nicotina, la cocaína, las benzodiacepinas, los opioides, etc. Ante la presencia constante de benzodiacepinas, el organismo responde con la desensibilización de los R-GABA$_A$, lo que provoca que sus efectos disminuyan, por lo que se necesita un mayor estímulo para conseguir los mismos resultados.

> ! La tolerancia a las benzodiacepinas no se produce por igual para todos sus efectos. Así, para el efecto hipnótico y sedante, la tolerancia se desarrolla rápidamente; para el efecto anticonvulsivo, la tolerancia es algo más lenta; para el efecto ansiolítico y relajante muscular, es más tardía, e incluso puede no aparecer en humanos.

Del mismo modo, no parece existir tolerancia a los efectos amnésicos de las benzodiacepinas, lo cual es una desventaja, particularmente en el caso de los pacientes ancianos. Estas diferencias en la producción de tolerancia pueden tener trascendencia clínica.

El uso de benzodiacepinas como hipnóticos requiere un incremento paulatino de la dosis debido a que se produce tolerancia. Sin embargo, no se produce tolerancia al deterioro cognitivo y a la amnesia, por lo que la escalada de dosis hipnóticas provoca cada vez mayores efectos adversos.

> ! • Muchas sustancias de abuso presentan niveles importantes de tolerancia, pero, en la dependencia de las benzodiacepinas, no suele existir una escalada de dosis durante el uso a largo plazo, lo que da a entender que no existe tolerancia o que esta es muy poco importante. Sin embargo, aunque no haya escalada de dosis, los individuos con dependencia de las benzodiacepinas tienen serias dificultades para dejar la toma de estos agentes.
> • Las benzodiacepinas, tanto en prescripción como con el uso inadecuado, se han relacionado con un alto riesgo de abuso y dependencia. En España, según la potente Encuesta sobre Alcohol y otras Drogas en España (conocida como EDADES) de 2022, se han convertido en la tercera sustancia de adicción, después del alcohol y el tabaco. El 9,7 % de la población española había consumido hipnosedantes en los últimos 30 días con receta o sin ella, mientras que el 7,2 % de la población reconoce consumir a diario estos fármacos.

En la dependencia de las benzodiacepinas, la duración del tratamiento parece ser más importante que las dosis administradas. De hecho, estos fármacos, tomados durante un tiempo prolongado (que en algunos pacientes puede ser de solo 4 semanas), producen cambios neuroadaptativos en los sistemas gabaérgicos y glutamatérgicos de neurotransmisión, que están en la base neurobiológica de la adicción.

> ! Las benzodiacepinas actúan sobre el sistema dopaminérgico mesolímbico de forma similar a otras drogas de abuso, y aumentan la liberación de dopamina desde el área tegmental ventral hacia las estructuras mesolímbicas, fundamentalmente el núcleo *accumbens*.

Esta liberación descontrolada de dopamina se produce por la desinhibición de las neuronas dopaminérgicas del área tegmental ventral debido a que se pierde el control inhibitorio ejercido por las interneuronas gabaérgicas de esta área. Este es un mecanismo similar al que ejercen otras sustancias adictivas depresoras, como los opioides, el alcohol o los barbitúricos. El efecto de las benzodiacepinas sobre el circuito mesolímbico (área tegmental ventral/núcleo *accumbens*) está determinado principalmente por su efecto sobre la subunidad α_1 de los R-BZD de las interneuronas inhibitorias, por lo que se puede concluir que la dependencia «física» de las benzodiacepinas está mediada por los receptores que contienen dicha subunidad α_1. Estos hechos estimulan la búsqueda de benzodiacepinas que conserven su efecto ansiolítico por presentar afinidad α_2 sin tener afinidad α_1, por lo que no provocarían dependencia.

Cuando se suspende la administración de benzodiacepinas, se puede producir un fenómeno denominado *efecto rebote*, que consiste en la reaparición con mayor intensidad de los síntomas de ansiedad o insomnio que habían sido frenados por estos fármacos. Con algunas benzodiacepinas de vida media corta, como el alprazolam, la ansiedad de rebote puede reaparecer tan solo unas horas después de la última administración.

El *síndrome de abstinencia* es independiente del efecto rebote, y consiste en la aparición de síntomas nuevos (como una hipersensibilidad sensorial y síntomas musculoesqueléticos y gastrointestinales, entre otros) tras la suspensión de las benzodiacepinas. Estos síntomas de abstinencia se alivian o desaparecen con una nueva administración de estos fármacos, lo que genera la necesidad de nuevas autoadministraciones y lleva a la cronificación del tratamiento. Muchos pacientes intentan dejar las benzodiacepinas con el fin de mejorar su cognición, la somnolencia, la sedación excesiva y su inestabilidad. Sin embargo, cuando suspenden la medicación, aparecen síntomas de abstinencia que impiden su retirada.

> ! En el consumo a largo plazo, los pacientes tienen la sensación de que la medicación todavía les está ayudando, pero, en realidad, el mayor beneficio es solo aliviar los síntomas de abstinencia. Por este motivo, diversos comités de expertos y guías de práctica clínica desaconsejan firmemente la prescripción de benzodiacepinas en tratamiento prolongado y, especialmente, en las personas mayores.

El tratamiento de la dependencia de las benzodiacepinas, por lo general, implica la conversión de la polifarmacia de benzodiacepinas a monoterapia con una benzodiacepina de acción prolongada (por ejemplo, el diacepam), y la disminución gradual y muy lenta de la dosis total, combinada con apoyo psicológico.

Mortalidad general y por sobredosis con el uso de benzodiacepinas

Diversos estudios observacionales han relacionado el consumo de benzodiacepinas con un aumento de la mortalidad por varias causas. Esta asociación se ha observado en la población general adulta, en mujeres posmenopáusicas y en pacientes con esquizofrenia. Sin embargo, otros estudios no encuentran esta asociación cuando valoran diversos factores de confusión, como el insomnio crónico, que se ha asociado con comorbilidades médicas y psiquiátricas que presentan mortalidad prematura. No obstante, en un estudio efectuado con 34.727 pacientes del Reino Unido tratados con benzodiacepinas durante más de 7 años, se detectó el doble de mortalidad prematura que en la población general. Otros estudios señalan que estos fármacos pueden aumentar no solo el riesgo de muerte, sino también el de determinados cánceres, como el de esófago, pulmón, colon, próstata y el linfoma.

En las *sobredosis*, las benzodiacepinas tienen un buen margen de seguridad, muy superior al de los antiguos barbitúricos, aunque en dosis elevadas producen depresión del centro respiratorio, que se traduce por una menor amplitud y frecuencia de los movimientos respiratorios. Las guías clínicas y las opiniones de expertos señalan que el uso de benzodiacepinas a corto plazo tiene un perfil riesgo-beneficio muy favorable. Sin embargo, algunos autores señalan que hay pocos datos para apoyar esta afirmación. De hecho, los pacientes tratados con benzodiacepinas a corto plazo o de forma intermitente desarrollan poca tolerancia a los efectos sedantes, lo que significa que estos efectos serían más pronunciados que con el consumo prolongado; el riesgo de sobredosis es mayor en estos pacientes. En un reciente y amplio estudio realizado con pacientes de Medicare, se comprobó que los pacientes que recibieron benzodiacepinas durante menos días de suministro tenían un mayor riesgo de sobredosis. Los datos estandarizados relacionados con el número de píldoras dispensadas indican que las benzodiacepinas con un mayor índice de toxicidad mortal fueron el cloridiacepóxido, el diacepam, el temacepam y el alprazolam.

> ! Cuando las benzodiacepinas se asocian con alcohol y opioides, con antipsicóticos y antiepilépticos o con drogas ilegales, la sobredosificación puede ser letal debido a una potenciación de la parada respiratoria. Los ancianos, los niños y los pacientes con enfermedades hepáticas tienen un mayor riesgo de sobredosis.

Contraindicaciones de las benzodiacepinas

Hay dos clases de contraindicaciones de estos fármacos: las absolutas y las relativas. Las *absolutas*, como la insuficiencia respiratoria y la enfermedad pulmonar obstructiva crónica graves, provocan un aumento del riesgo de depresión respiratoria. En los cuadros de leves a moderados, se pueden tolerar dosis bajas. Las benzodiacepinas también están contraindicadas en el síndrome de apnea obstructiva del sueño. Otras contraindicaciones absolutas de estos fármacos son la insuficiencia renal grave, ya que pueden acumularse, y la insuficiencia hepática grave por aumentar el riesgo de encefalopatía. En casos moderados, pueden emplearse en dosis muy bajas.

Por su efecto miorrelajante, las benzodiacepinas tienen contraindicaciones *relativas* en la miastenia grave y en caso de retención urinaria, entidades en las que deben utilizarse con precaución.

Las benzodiacepinas presentan una alta capacidad de producir dependencia en personalidades adictivas, por lo que en pacientes con alcoholismo o toxicomanías tienen una contraindicación relativa. Además, en intoxicación etílica aguda, el uso de benzodiacepinas potencia la depresión central. Finalmente, es recomendable evitar el uso de estos medicamentos durante el primer trimestre del embarazo por el mayor riesgo de teratogenicidad, aunque la posibilidad de efectos adversos persiste a lo largo de toda la gestación.

Interacciones farmacológicas de las benzodiacepinas

Las benzodiacepinas pueden dar lugar a dos tipos de interacciones farmacológicas: las de tipo farmacocinético y las farmacodinámicas.

Entre las interacciones farmacocinéticas destacan las que se producen con las isoenzimas del CYP450.

> La mayoría de las benzodiacepinas, con la excepción del loracepam, el oxacepam y el temacepam, así como los análogos Z, fundamentalmente el zolpidem, se metabolizan mediante las isoenzimas CYP3A4.

Los inhibidores de esta isoenzima (por ejemplo, la claritromicina) aumentan el riesgo de toxicidad al aumentar los niveles de benzodiacepinas. Otros inhibidores de esta isoenzima, como los macrólidos, antirretrovirales, antifúngicos azólicos (como el ketoconazol) así como la cimetidina y el omeprazol, también aumentan los niveles de benzodiacepinas. Interés especial tiene la administración de estos fármacos con antidepresivos, ya que es una asociación muy frecuente, y muchos antidepresivos inhiben el CYP3A4 y pueden aumentar las concentraciones séricas de las benzodiacepinas y, con ello, su toxicidad. La fluoxetina, la fluvoxamina y la paroxetina son potentes inhibidores de CYP3A4 y CYP2C19, y se ha demostrado que pueden aumentar las concentraciones séricas de las benzodiacepinas en un 30-100 %. Sin embargo, algunos ISRS (como la sertralina, el citalopram y el escitalopram) tienen un impacto limitado en la farmacocinética de las benzodiacepinas, al igual que la venlafaxina, la mirtazapina, la duloxetina y la reboxetina. La desvenlafaxina y la tianeptina son antidepresivos que no interfieren con las isoenzimas del CYP450. En cuidados intensivos, el midazolam puede ver incrementados sus niveles por la administración concomitante y rutinaria del fentanilo y el propofol, ambos inhibidores del CYP3A4, lo que se traduce en un menor rendimiento cognitivo y un mayor riesgo de delirios.

Los inductores del CYP3A4 o CYP2C19 (como la rifampicina, la carbamacepina, el fenobarbital y la fenitoína, así como el *Hypericum perforatum* [hipérico o hierba de san Juan]) pueden aumentar la expresión de las isoenzimas, lo que reduce las concentraciones séricas de benzodiacepinas. Otras interacciones farmacocinéticas, aunque menos frecuentes con benzodiacepinas, son las que implican alteraciones en la glucuronoconjugación (fase II). El ácido valproico disminuye las reacciones de conjugación y puede incrementar los niveles plasmáticos del loracepam, el oxacepam y el temacepam, sin que para ello intervengan las isoenzimas del CYP450.

Las interacciones farmacodinámicas de las benzodiacepinas se producen fundamentalmente con fármacos que potencian los efectos inhibidores gabaérgicos de estos agentes, así como con fármacos que, a través de otros mecanismos, provoquen depresión del SNC. El uso de alcohol u otros depresores del SNC asociados a las benzodiacepinas aumenta el riesgo de depresión central y puede llegar a producir depresión respiratoria, sedación profunda, coma y muerte.

> **!** La combinación de benzodiacepinas con opioides aumenta el riesgo de una sobredosis potencialmente mortal. El índice de muerte por sobredosis con esta combinación es 10 veces más elevado que entre quienes reciben solamente opioides, incluyendo tanto la metadona como la buprenorfina, fármacos empleados en el tratamiento de la adicción a la heroína.

En conclusión, si fuera necesaria la administración de benzodiacepinas asociadas a antidepresivos, antipsicóticos, anticonvulsivantes, antihistamínicos, opioides y alcohol, habría de realizarse con las máximas precauciones.

Gabapentinoides como ansiolíticos

La gabapentina y la pregabalina constituyen un grupo farmacológico denominado *gabapentinoides* por ser estructuralmente similares al GABA. Estos agentes tienen indicaciones oficiales como anticonvulsivantes y se usan en el tratamiento del dolor neuropático periférico y en la neuralgia postherpética. La pregabalina tiene también indicaciones en la fibromialgia y en los TAG. Además, estos agentes se han convertido en uno de los medicamentos más prescritos fuera de ficha técnica, como en el trastorno bipolar, en otros trastornos de ansiedad o en el insomnio. Sin embargo, no son inocuos: pueden provocar efectos secundarios graves y tienen un potencial adictivo, lo que ha hecho que la pregabalina sea considerada como una droga controlada en el Reino Unido y en Estados Unidos.

> **!** Los efectos primarios de los gabapentinoides se ejercen mediante la inhibición de la subunidad $\alpha_2\delta$ de los canales de calcio dependientes de voltaje.

Esta inhibición reduce la entrada de calcio en la neurona presináptica y, con ello, minimiza la liberación sináptica de glutamato y noradrenalina. En dependencia con la dosis, los gabapentinoides pueden aumentar los niveles de GABA y, por lo tanto, tener efectos gabamiméticos moderados, lo que les da una cierta similitud a los efectos de las benzodiacepinas; esto puede ser la base de sus propiedades ansiolíticas, anticonvulsivas y analgésicas a corto plazo, así como de su capacidad para provocar relajación, tranquilización y, en ocasiones, euforia.

La pregabalina tiene una eficacia bien establecida en el TAG, pero en otros diagnósticos (como en el trastorno de ansiedad social, la ansiedad preoperatoria o el insomnio) su eficacia no ha sido contrastada. Un reciente metaanálisis puso de manifiesto que estos agentes presentan cierto grado de eficacia en el espectro de los trastornos de ansiedad, con superioridad sobre el placebo, aunque el tamaño del efecto fue moderado.

> **!** En los estudios con gabapentina, se observó respuesta ansiolítica en el TAG con dosis superiores a 900 mg/día. Sin embargo, la dosis de 600 mg/día mostró ineficacia. La pregabalina fue eficaz en el TAG con dosis de 200-600 mg/día, pero esta eficacia desapareció con dosis de 150 mg/día.

En este metaanálisis, se puso de manifiesto que los gabapentinoides son en general bien tolerados, aunque pueden causar con frecuencia depresión del SNC, con somnolencia y mareos, que pueden estar asociados con un mayor riesgo de caídas e incidentes de conducción de vehículos, mientras que a largo plazo el tratamiento se acompaña de un aumento de peso en aproximadamente una quinta parte de los pacientes.

La pregabalina tiene mayor potencia que la gabapentina, su biodisponibilidad es mayor (90 % frente al 33-60 % de la gabapentina) y tiene una absorción más rápida (concentración máxima de 1 hora frente a las 3-4 horas de la gabapentina). El potencial adictivo de la pregabalina es mayor, generalmente, en individuos con antecedentes de abuso de otras sustancias, lo que puede deberse a su capacidad para inducir una euforia más rápida debido a estas características farmacocinéticas.

> **!** Desde el punto de vista legal, los gabapentinoides se consideran dentro del mismo grupo de los fármacos con potencial adictivo que las benzodiacepinas. Si bien los casos contrastados de mortalidad provocada por pregabalina son raros, cuando se asocia a los opioides, el riesgo llega a ser importante. Como señalan algunas guías clínicas europeas, la pregabalina no debe utilizarse como primera opción en los trastornos de ansiedad. En los pacientes con antecedentes de abuso de sustancias, su empleo debe limitarse y controlarse.

Antihistamínicos como ansiolíticos

La hidroxicina es el antihistamínico más estudiado en el tratamiento de los TAG, aunque solo tiene un estudio controlado de 4 semanas y otro de 12 semanas de duración. Este fármaco ha sido aprobado por la Administración de Alimentos y Medicamentos y por otras agencias del medicamento para el tratamiento del TAG. La hidroxicina es un antihistamínico H_1, el único H_1 con propiedades como antagonista de los $R-5HT_{2A}$. Se emplea como alternativa a las benzodiacepinas en el TAG, en crisis de angustia y en el insomnio. La hidroxicina y otros antihistamínicos H_1 (como la difenhidramina) pueden ser más seguros en los niños y adolescentes y en las mujeres embarazadas, aunque en los ancianos o los pacientes con trastornos neurocognitivos pueden tener riesgos de delirios y otros efectos adversos anticolinérgicos (boca seca, estreñimiento). Asimismo, son sedativos, por lo que pueden asociarse con accidentes de conducción durante las dos primeras semanas de tratamiento, ya que a los 10 días se desarrolla tolerancia al efecto sedante.

> ! La tolerancia al efecto ansiolítico es el principal inconveniente de la hidroxicina y de otros antihistamínicos H_1, por lo que su uso se limita al tratamiento a corto plazo de los TAG. No existen estudios clínicos controlados a largo plazo más allá de las 12 semanas con hidroxicina.

Antipsicóticos como ansiolíticos

Los antipsicóticos atípicos tienen acción ansiolítica por sus propiedades como antagonistas de R-D_2 y R-5HT. Algunas guías clínicas recomiendan la olanzapina, un antagonista de R-D_2, R-$5HT_2$ y R-H_1, ya que ha demostrado eficacia en monoterapia del trastorno de ansiedad social. El aripiprazol, un agonista parcial de R-D_2 y R-$5HT_{1A}$ y antagonista de R-$5HT_{2A}$, así como la risperidona, antagonista R-D_2 y R-$5HT_2$, se han utilizado como estrategias de potenciación en el TAG, en el ataque de pánico y en el trastorno de ansiedad social.

> ! La mayor evidencia de los antipsicóticos como ansiolíticos se limita al tratamiento agudo y la prevención de recaídas del TAG con quetiapina, que, además de tener una baja afinidad por R-D_2 (por lo que provoca pocos extrapiramidalismos y no induce hiperprolactinemia), bloquea R-$5HT_2$, α_2 y R-H_1.

No obstante, la quetiapina tiene una mayor tasa de abandonos que el placebo debido a la sedación, los mareos y el incremento ponderal. Además, algunos antipsicóticos atípicos pueden ser utilizados como agentes potenciadores de los ISRS en el trastorno obsesivo-compulsivo.

Existe una preocupación razonable sobre los riesgos a corto y largo plazo del uso de antipsicóticos en los trastornos de ansiedad debido a que los estudios en estas indicaciones son muy limitados y los riesgos de discinesia tardía, síntomas extrapiramidales, síndrome neuroléptico maligno, aumento de peso y síndrome metabólico son frecuentes con estos agentes. Sería interesante realizar estudios a gran escala y longitudinales para poder recomendar con más garantías el empleo de antipsicóticos en los distintos trastornos de ansiedad. Por tanto, los efectos secundarios de los antipsicóticos limitan su utilización; estos fármacos deben reservarse para emplearlos tras el fracaso de otros agentes con propiedades ansiolíticas.

Buspirona como ansiolítico

La buspirona es una azapirona con una fuerte afinidad por los $R-5HT_{1A}$, como agonista parcial. Su desarrollo inicial como antipsicótico no tuvo éxito, pero se detectaron características ansiolíticas, lo que hizo que se aprobara en el TAG debido al alivio a corto plazo de los síntomas de ansiedad. A diferencia de las benzodiacepinas y los barbitúricos, no existe un riesgo asociado de dependencia física o abstinencia con su uso, ya que este fármaco carece de efectos sobre los R-$GABA_A$.

> ! La buspirona tiene poca eficacia como ansiolítico agudo, ya que el efecto clínico suele iniciarse tras 2-4 semanas de tratamiento. Este fármaco puede provocar cierto nerviosismo e inquietud al inicio de su administración..

En los pacientes pretratados con benzodiacepinas no suele haber respuesta a la buspirona. En la actualidad, este medicamento, al menos en España, ha sido retirado del mercado.

PUNTOS CLAVE

- Los trastornos de ansiedad son condiciones clínicas muy frecuentes que históricamente han sido infradiagnosticadas y, en consecuencia, tratadas de forma insuficiente.
- Los trastornos de ansiedad pueden estar asociados a enfermedades mentales y somáticas graves, y además aumentan el riesgo de suicidio. Pese a ello, durante varias décadas, la psiquiatría ha carecido de tratamientos farmacológicos específicos para abordarlos, pero se ha beneficiado del uso de medicamentos aprobados principalmente para otras patologías, que, en ocasiones, han dado buenos resultados para tratar los cuadros de ansiedad.
- Según las pruebas (evidencias), los antidepresivos, tanto los ISRS como los IRSN, son opciones sólidas de primera línea de tratamiento en los trastornos de ansiedad.

- Las benzodiacepinas continúan generando controversia. Su amplio uso, especialmente en atención primaria, es cuestionable. Estos agentes muestran eficacia en los trastornos de ansiedad, pero deben limitarse al uso a corto plazo como adyuvantes de la terapia farmacológica inicial.
- En la actualidad, el uso de los antidepresivos tricíclicos, pese a su eficacia en los trastornos de ansiedad, está limitado por su peor tolerabilidad y por presentar más toxicidad que los antidepresivos más nuevos.
- Otros agentes caracterizados por amortiguar la excitabilidad neuronal, en particular la pregabalina, pueden emplearse en monoterapia o como coadyuvantes de los antidepresivos, sin olvidar que su amplio uso ha puesto

(Continúa)

PUNTOS CLAVE *(Cont.)*

de manifiesto que no se trata de medicamentos inocuos y que no están a salvo de provocar dependencia, en especial en sujetos con antecedentes de abuso de sustancias. Asimismo, algunos antipsicóticos atípicos, en especial la quetiapina, han mostrado eficacia ansiolítica, aunque su perfil de efectos adversos extrapiramidales y metabólicos puede limitar su empleo.

• Pese a que existe un arsenal ansiolítico de importancia, ninguno de los medicamentos actualmente disponibles es ideal para todos los tipos de trastornos de ansiedad ni para todos los pacientes. Por lo tanto, estos agentes deben ser prescritos racionalmente, después de la debida consideración de sus ventajas e inconvenientes para optimizar la cumplimentación y la respuesta al tratamiento.

BIBLIOGRAFÍA

Álamo C, García-García P, López-Muñoz F. Farmacoterapia de la ansiedad. En: Cuéllar Rodríguez S, Fernández del Pozo de Salamanca MB, Díez González LM. Terapéutica farmacológica de los trastornos del sistema nervioso. Programa de Actualización en Farmacología y Farmacoterapia. Madrid: Consejo General de Colegios Oficiales de Farmacéuticos; 2012.

Álamo C, López-Muñoz F, Martín B, Cuenca E. Gli antidepressivi nei disturbi di ansia. Psichiatria e Medicina. 2001; Anno VI, Aprile:3.

Al-Kuraishy HM, Al-Gareeb AI, Alsayegh AA, Abusudah WF, Almohmadi NH, Eldahshan OA et al. Insights on benzodiazepines' potential in Alzheimer's disease. Life Sci. 2023;320:121532.

Bandelow B, Werner AM, Kopp I, Rudolf S, Wiltink J, Beutel ME. The German Guidelines for the Treatment of Anxiety Disorders: First Revision. Eur Arch Psychiatry Clin Neurosci. 2022;272(4):571-582.

Cuenca E, Álamo C, López-Muñoz F, Martín B. Eficacia ansiolítica de los fármacos antidepresivos: el papel emergente de los ISRS. Anales de Psiquiatría. 2001;17(5):223.

Engin E. GABA_A receptor subtypes and benzodiazepine use, misuse, and abuse. Front Psychiatry. 2023;13:1060949.

Fagan HA, Baldwin DS. Pharmacological treatment of generalised anxiety disorder: current practice and future directions, expert review of neurotherapeutics. Expert Rev Neurother. 2023;23(6):535-548.

Garakani A, Murrough JW, Freire RC, Thom RP, Larkin K, Buono FD et al. Pharmacotherapy of anxiety disorders: current and emerging treatment options. Front Psychiatry. 2020;11:595584.

Griffin CE 3rd, Kaye AM, Bueno FR, Kaye AD. Benzodiazepine pharmacology and central nervous system-mediated effects. Ochsner J. 2013;13(2):214-23.

Hong JSW, Atkinson LZ, Al-Juffali N, Awad A, Geddes JR, Tunbridge EM et al. Gabapentin and pregabalin in bipolar disorder, anxiety states, and insomnia: systematic review, meta-analysis, and rationale. Mol Psychiatry. 2022;27(3):1339-1349.

Joyce G, Ferido P, Thunell J, Tysinger B, Zissimopoulos J. Benzodiazepine use and the risk of dementia. Alzheimers Dement (N Y). 2022;8(1):e12309.

Maust DT, Bohnert ASB, Strominger J, Goldstick JE. Prescription characteristics associated with drug overdose risk among adults prescribed benzodiazepines: a cohort study. BMC Pharmacol Toxicol. 2023;24(1):34.

Melaragno AJ. Pharmacotherapy for anxiety disorders: from first-line options to treatment resistance. Focus (Am Psychiatr Publ). 2021;19(2):145-160.

Outhoff K. An update on the pharmacological treatment of anxiety and related disorders. South African Family Practice. 2016;58(5):50-56.

Penninx BWJH, Pine DS, Holmes EA, Reif A. Anxiety disorders. Lancet. 2021;397(10277):914-927.

Royal Australian and New Zealand College of Psychiatrists Clinical Practice Guidelines Team for Panic Disorder and Agoraphobia. Australian and New Zealand clinical practice guidelines for the treatment of panic disorder and agoraphobia. Aust N Z J Psychiatry. 2003;37(6):641-56.

Tratamientos basados en las técnicas de neuromodulación cerebral

36

P. Sierra San Miguel y Y. Cañada Pérez

OBJETIVOS

- Conocer las principales terapias de neuromodulación utilizadas en el ámbito psiquiátrico y su diferenciación en terapias invasivas y no invasivas.
- Conocer el mecanismo de acción de la terapia electroconvulsiva (TEC) y sus principales indicaciones.
- Ser capaz de describir el procedimiento de aplicación de la TEC y su uso de forma aguda o en mantenimiento.
- Reconocer los efectos adversos más frecuentes de la TEC y saber manejarlos.
- Conocer el mecanismo de acción de la estimulación magnética transcraneal (EMT) y sus principales indicaciones.
- Describir el procedimiento de aplicación de la EMT, sus modalidades principales y sus efectos secundarios.
- Conocer la estimulación transcraneal por corriente directa, su fundamento y sus principales indicaciones.
- Conocer la existencia de otras terapias de neuromodulación no invasivas.
- Conocer la existencia de las terapias de neuromodulación invasivas o quirúrgicas.

TERAPIAS DE NEUROMODULACIÓN

La neuromodulación se define como la modificación de la actividad de circuitos cerebrales específicos, sin causar lesión del tejido nervioso, mediante la activación, inhibición y modulación última de redes neuronales específicas gracias a la neuroplasticidad cerebral.

La neuromodulación tiene como objetivo el tratamiento de enfermedades neurológicas o psiquiátricas crónicas al estimular determinados núcleos o vías que funcionan anómalamente y están involucrados en la producción de los síntomas.

Las terapias de neuromodulación se clasifican en invasivas, moderadamente invasivas y no invasivas, en función de que requieran o no la intervención quirúrgica o anestesia (**Tabla 36-1**).

TERAPIA ELECTROCONVULSIVA

La terapia electroconvulsiva (TEC) es un tratamiento que se emplea en diversos trastornos mentales y cuyo objetivo es inducir una crisis convulsiva cerebral generalizada en cada sesión de tratamiento mediante la administración de corriente eléctrica a través de electrodos localizados en la región frontotemporal. Es un procedimiento médico eficaz y seguro que se realiza bajo control anestésico y tras conseguir un bloqueo neuromuscular mediante la administración de miorrelajantes. Durante su administración, la actividad cerebral se encuentra monitorizada electroencefalográficamente.

En cuanto a sus orígenes, Von Meduna, psiquiatra húngaro, planteó el antagonismo entre la epilepsia y la esquizofrenia, e introdujo la terapia convulsiva mediante el cardiazol.

Tabla 36-1. Principales técnicas de neuromodulación utilizadas en psiquiatría

Terapias de neuromodulación no invasivas	Terapias de neuromodulación moderadamente invasivas (requieren anestesia)	Terapias de neuromodulación invasivas o quirúrgicas
• Estimulación magnética transcraneal • Estimulación transcraneal por corriente directa • Fotobiomodulación • Estimulación transcraneal por ultrasonidos	• Terapia electroconvulsiva • Terapia magnetoconvulsiva • Terapia focal electroconvulsiva	• Estimulación del nervio vago • Estimulación cerebral profunda

Posteriormente, tras la observación del efecto de las convulsiones, el grupo de investigación liderado por Ugo Cerletti (médico y profesor emérito de neurología y psiquiatría de la Universidad de Roma) desarrolló esta nueva terapia. Fue el 28 de mayo de 1938 cuando Cerletti y su equipo presentaron en la Real Academia de Medicina de Roma una sesión clínica sobre el primer paciente diagnosticado de esquizofrenia, tratado exitosamente mediante esta nueva técnica.

Durante los siguientes años, el desarrollo de la TEC en psiquiatría supuso un punto de inflexión en el tratamiento de las enfermedades mentales. En los años 50, la TEC era un tratamiento ampliamente aceptado. Sin embargo, a pesar de su eficacia, en las décadas de los 60 y 70 su empleo disminuyó debido a diversos factores. Por una parte, problemas a nivel práctico, tanto por su forma de aplicación (al utilizarse sin relajación muscular ni anestesia) como por el uso de máquinas que aplicaban ondas sinusoidales, que generaban más déficits cognitivos que las terapias actuales breves y ultrabreves. Por otro lado, por sus indicaciones cuestionables: llegó a emplearse como cura de la homosexualidad. Todo ello motivó un crecimiento del número de detractores, mala prensa en el cine y la consiguiente leyenda negra en torno a la aplicación de esta técnica. Estos factores y el inicio de la era de la psicofarmacología a mediados del siglo XX, con el auge de los psicofármacos tras la llegada de la clorpromacina, relegaron a la TEC a un segundo plano.

El mecanismo de acción de la TEC sigue siendo desconocido. Se barajan fundamentalmente tres hipótesis: la anticonvulsivante, la que basa el mecanismo en la neuroplasticidad cerebral y la hipótesis neuroendocrina. De todas ellas, la más aceptada es la del fundamento anticonvulsivante, que deriva de la observación de que el tratamiento con TEC genera un aumento en el umbral convulsivo y una reducción en la duración de las convulsiones.

Por otra parte, el ácido gabaérgico es un mediador para el efecto anticonvulsivante: los cambios en la transmisión gabaérgica tras la administración de TEC generarían un aumento en la inhibición tónica tras repetidas convulsiones. Además, dada la asociación entre el sistema glutamatérgico y el gabaérgico, las convulsiones generan una liberación aguda de glutamato, el cual origina una neuroexcitación cerebral, causante probablemente de los efectos secundarios cognitivos.

Por otro lado, la depresión se ha relacionado con un descenso en los niveles del factor neurotrófico derivado del cerebro; por tanto, una posible explicación para la eficacia de la TEC podría ser su capacidad para restaurar los niveles de dicho factor neurotrófico. En cuanto al mecanismo neuroendocrino subyacente, este viene refrendado por el hecho de que la aplicación de la TEC se asocia a una normalización del eje hipotálamo-pituitario-suprarrenal, aunque existen menos evidencias que apoyen esta hipótesis.

Indicaciones de la terapia electroconvulsiva

Diferentes guías clínicas, tanto internacionales como nacionales, recomiendan la TEC como tratamiento de diferentes cuadros psiquiátricos graves, como la depresión, la catatonía, el trastorno bipolar y la psicosis.

En el año 2001, la American Psychiatric Association estableció la TEC como tratamiento de primera línea si se presentaba alguna de las siguientes circunstancias:

- Necesidad de una respuesta rápida y definitiva por la gravedad del trastorno psiquiátrico o por la situación orgánica.
- Riesgos asociados a otros tratamientos que son superiores a los de la TEC.
- Antecedente de pobre respuesta al tratamiento farmacológico o buena respuesta al tratamiento con TEC en uno o más episodios previos.
- Preferencia del paciente.

La resistencia o intolerancia al tratamiento farmacológico eran consideradas indicaciones de segunda línea. A continuación, se detallan las principales indicaciones de la TEC según la evidencia clínica actual.

Depresión y terapia electroconvulsiva

La depresión constituye la principal indicación de la TEC. Diversas revisiones bibliográficas y metaanálisis la avalan como el tratamiento más antiguo y eficaz en su resolución. El porcentaje de respuesta oscila entre el 70 y el 85 % en los cuadros depresivos graves, porcentaje superior al de los fármacos antidepresivos. Su efectividad ha sido comparada mediante ensayos controlados con el tratamiento farmacológico y con la TEC simulada: los resultados son favorables para la TEC.

En general, se considera que la presencia de sintomatología endógena actúa como factor predictivo de buena respuesta. Véanse los factores asociados a una mayor eficacia de esta técnica (**Tabla 36-2**).

Sin embargo, algunos estudios que analizan los factores predictivos clínicos de respuesta a la TEC aportan resultados contradictorios, y solamente la mayor duración del episodio y las depresiones resistentes a varios tratamientos parecen predecir una mala respuesta, lo que es un argumento a favor de no demorar la utilización de la TEC en la depresión siempre que esté indicado. De hecho, se considera que, en el caso de depresiones graves, se debería indicar independientemente del número de estrategias farmacológicas previas. Otras indicaciones preferentes son la intervención temprana en la depresión psicótica, cuya eficacia está bien documentada, y en las intervenciones de urgencia, como el riesgo suicida, al haber demostrado esta técnica su potencial antisuicida. Véanse las situaciones en las que debe plantearse el uso de la TEC en la depresión (**Tabla 36-3**).

En el caso de la depresión bipolar, la TEC también ha demostrado su eficacia con cifras de respuesta muy similares. Así, ensayos clínicos aleatorizados multicéntricos la describen como la opción más eficaz en el tratamiento de la depresión bipolar resistente al tratamiento farmacológico. Otra de las ventajas descritas es una mayor rapidez de respuesta en la depresión bipolar frente a la unipolar, ya que la bipolar requiere menos sesiones de TEC.

Tabla 36-2. Factores que se asocian a una mayor eficacia en la terapia electroconvulsiva

- Rasgos de endogenicidad
- Antecedentes familiares de depresión
- Comienzo brusco
- Inhibición psicomotriz pronunciada
- Duración menor a 1 año
- Pérdida de peso
- Despertar temprano
- Antecedentes de buena respuesta a la terapia electroconvulsiva
- Presencia de ideas delirantes
- Edad avanzada

Tabla 36-3. Situaciones en las que debe considerarse el uso de la terapia electroconvulsiva en la depresión

- Tratamiento agudo de los episodios depresivos graves, con síntomas psicóticos o sin ellos
- Inhibición intensa
- Alto riesgo de suicidio o ansiedad o agitación graves
- Cuando se requiere una respuesta rápida por la gravedad de la depresión
- Resistencia al tratamiento antidepresivo
- Contraindicación o imposibilidad de administración de fármacos antidepresivos
- Antecedentes de buena respuesta
- Depresión grave durante el embarazo
- Preferencia del paciente

! La TEC ha demostrado eficacia en la depresión bipolar, la catatonía y la depresión psicótica. Sin embargo, es menos efectiva en los pacientes con una mayor duración de los síntomas, una depresión de origen orgánico y el diagnóstico de trastorno de la personalidad.

Terapia electroconvulsiva y manía

Las guías clínicas consideran la TEC como un tratamiento de segunda o tercera opción en el manejo de la manía. Sin embargo, estudios retrospectivos y prospectivos avalan unas tasas de respuesta del 60-80 % en esta enfermedad. La literatura médica más reciente incluye ensayos controlados que corroboran las propiedades antimaníacas de la TEC, con una efectividad similar a la que se describe en la depresión endógena y equiparable a la del litio.

Las principales circunstancias que recomiendan su uso son los episodios farmacorresistentes o cuando se requiere una acción rápida por la gravedad de las alteraciones de conducta asociadas. Dentro de los factores predictivos de buena respuesta figuran la agitación psicomotriz y la presencia de síntomas mixtos. De hecho, en el caso de los episodios afectivos mixtos, en los que se requiere rapidez de acción y el uso de antidepresivos está contraindicado, esta terapia resulta especialmente útil, con tasas de respuesta superiores al 75 %.

Terapia electroconvulsiva y esquizofrenia

A pesar de que la esquizofrenia fue la principal indicación de tratamiento con TEC inicialmente, tras la aparición de los antipsicóticos, su uso se redujo progresivamente en esta enfermedad. En la actualidad, las indicaciones se ciñen al tratamiento coadyuvante al tratamiento farmacológico, cuando la respuesta a este es parcial o se requiere una mejoría rápida por predominio de la agitación o el estupor catatónico. Los factores que se han asociado a una mayor efectividad son el inicio agudo del cuadro, una menor duración del episodio y las formas esquizoafectivas en las que predomina el componente afectivo. Por otro lado, la combinación clozapina-TEC

ha sido ampliamente defendida para la esquizofrenia refractaria: numerosos trabajos avalan su eficacia.

Catatonía y terapia electroconvulsiva

La catatonía es un síndrome que puede asociarse a varias enfermedades mentales, como el trastorno bipolar, la esquizofrenia o la depresión. Su causa más común son los trastornos afectivos. También puede ser secundaria a enfermedades médicas, trastornos neurológicos o trastornos por consumo de sustancias. Independientemente de su origen, la catatonía responde exitosamente al tratamiento con TEC, con tasas de respuesta que se sitúan entre el 80 y el 100 %, sobre todo en el caso de la catatonía maligna, que asocia fiebre y disfunción autonómica.

Enfermedades neurológicas y terapia electroconvulsiva

La TEC también se emplea como tratamiento de segunda línea en enfermedades médicas, fundamentalmente en trastornos neurológicos. Ha demostrado su eficacia en los síntomas depresivos secundarios a la enfermedad de Parkinson, con un porcentaje de mejoría que alcanza el 66 % de los pacientes afectados; también se aprecia una mejoría en los síntomas motores, probablemente en relación con la mediación entre la TEC y la respuesta y transmisión con los receptores dopaminérgicos. Algunos de los efectos adversos descritos son el *delirium* transitorio, la amnesia y el deterioro cognitivo.

En el caso de que el tratamiento estándar haya fracasado o se requiera una acción rápida, la TEC es una opción terapéutica en casos de epilepsia, *delirium* o síndrome neuroléptico maligno.

Técnica de administración

La American Psychiatric Association ha establecido una serie de recomendaciones que han contribuido a que la aplicación de la TEC se encuentre muy estandarizada en la actualidad.

El procedimiento más habitual para su administración es el siguiente:

- **Actuaciones previas a la aplicación de la TEC:**
  - Evaluación médica completa: historial médico, examen físico con exploración neurológica, hemograma y bioquímica, radiografía de tórax y electrocardiograma.
  - En algunos casos, tomografía axial computarizada o resonancia magnética nuclear craneal.
  - Evaluación preanestésica.
  - Firma de consentimiento informado conforme a las leyes vigentes.
- **Durante la administración:**
  - El paciente permanecerá en ayunas. Se vigilará la presencia de cuerpos extraños o prótesis en la boca.
  - Se debe mantener una vía intravenosa durante todo el procedimiento; se dispondrá de sistema de oxigenoterapia y equipo de intubación y aspiración.
  - Se administrará una inducción anestésica. Los anestésicos más utilizados son tiopental, metohexital, propofol o ketamina. Tras la anestesia, se administra el relajante

muscular, generalmente succinilcolina, para minimizar la actividad motora convulsiva y prevenir fracturas.
– Una vez que el paciente está inconsciente, tras comprobar las fasciculaciones si las ha habido, y con el protector bucal insertado, se administra el estímulo eléctrico:
  ■ Los electrodos pueden colocarse bilateral o unilateralmente.
  ■ Lo más frecuente es colocarlos bilateralmente, en la región bifrontotemporal, por su mayor eficacia.
  ■ La colocación unilateral se aplica en casos en los que se presente confusión o mayor repercusión mnésica, porque los efectos cognitivos son menores.

En cuanto al procedimiento, en este medio, los principales estimuladores de TEC son los denominados *MECTA Spectrum*, con indicador de carga, o *Thymatron*, con dial continuo. Ambos suministran trenes de pulsos rectangulares de polaridad alterna mediante la transformación de Fourier de una onda sinusoidal. Se busca inducir una crisis generalizada de gran mal de duración superior a 25 segundos. La estimulación eléctrica debe ser suficiente para inducir una convulsión. Dada la corta duración de la anestesia, los pacientes no precisan intubación. Diversos factores modifican el umbral convulsivo en cada paciente (como la edad, los fármacos coadyuvantes o el número de sesiones previas). Mediante un registro del electroencefalograma, se monitorizará la convulsión y su duración.

En el caso de que las convulsiones se prolonguen más de 180 segundos, se interrumpirán mediante el anestésico o benzodiacepinas intravenosas. Tras la administración de la sesión, el paciente permanecerá en la unidad de observación de corta estancia hasta asegurar la recuperación y recibir el alta.

Terapia electroconvulsiva aguda

Aunque existen diferentes protocolos y el tratamiento ha de personalizarse, las tandas agudas consisten habitualmente en la administración de dos o tres tratamientos por semana o en días no consecutivos. Estas pautas se pueden aumentar, pero existe el riesgo de una mayor repercusión cognitiva. El número de sesiones también se debe personalizar en función de la respuesta y la tolerancia. Normalmente, una tanda de TEC consiste en 6-12 sesiones que se realizan entre dos o tres veces por semana. Tras la finalización de la tanda aguda, se debe mantener el tratamiento farmacológico.

Terapia electroconvulsiva de continuación y mantenimiento

La TEC de continuación y mantenimiento es la que se administra inmediatamente después de la resolución del episodio agudo tras un curso índice de TEC. Si se realiza en los seis primeros meses, se denomina *TEC de continuación* y su objetivo es evitar recaídas. Las sesiones administradas después de este primer semestre constituyen la *TEC de mantenimiento* para evitar recidivas.

En el año 2001, la American Psychiatric Association estableció las siguientes indicaciones de tratamiento con TEC de continuación y mantenimiento para los pacientes que habían respondido satisfactoriamente al curso índice de TEC y pre-

sentaron alguna de las siguientes premisas: *a)* el abordaje farmacológico no ha resultado ser suficiente en el tratamiento del episodio agudo o en la prevención de recaídas/recidivas; *b)* el tratamiento farmacológico no es seguro, y *c)* el paciente prefiere el tratamiento con TEC.

Su uso está justificado en el caso de la depresión debido al hecho de que, a pesar de su elevada eficacia en la resolución de un episodio depresivo, la TEC presenta unas tasas de recaída en el primer año post-TEC en torno al 50 % a pesar del tratamiento psicofarmacológico.

Efectos adversos

En general, la TEC es una técnica segura que tiene escasos efectos adversos (y además, estos pueden controlarse). Con relación a la anestesia, las tasas de mortalidad estimadas por la American Psychiatric Association oscilan en torno a 1/10.000 pacientes o 1/80.000 tratamientos. Estas tasas se relacionan fundamentalmente con los accidentes cerebrovasculares que se presentan durante la sesión o inmediatamente después de esta.

Los efectos secundarios más frecuentes son:

- **Cefalea:**
  – Efecto físico más frecuente tras la TEC.
  – Aparece aproximadamente en el 45 % de los pacientes.
  – Suele ser leve y autolimitada.
- **Náuseas:**
  – Pueden deberse a la cefalea o al efecto de los anestésicos.
  – Se pueden utilizar fármacos antieméticos o se puede modificar el agente anestésico (por ejemplo, el propofol).
- **Mialgias:**
  – Dolores musculares debidos a las fasciculaciones musculares.
  – Son poco frecuentes, pero pueden ser intensas y duraderas.
  – Se puede ajustar la dosis de succinilcolina y el tratamiento es sintomático.
- **Efectos secundarios de la activación del sistema parasimpático** (la medicación anticolinérgica previene estas complicaciones):
  – Bradicardia.
  – Hipotensión.
  – Secreciones orales.
- **Repercusiones cognitivas:**
  – Probablemente, son las principales dificultades que plantea esta técnica.
  – Algunos dominios pueden mejorar de forma paralela a la resolución de la enfermedad subyacente (especialmente, la depresión).
  – La TEC no tiene efectos implícitos sobre las funciones ejecutivas, el razonamiento abstracto, el aprendizaje, la memoria semántica o la capacidad para adquirir o conservar habilidades.
  – En la mayoría de los pacientes se presentan fallos mnésicos recientes en torno a hechos que rodean inmediatamente a las sesiones. Los recuerdos previos a la administración de la TEC se ven afectados en primer lugar (amnesia retrógrada), pero suelen retornar en las primeras semanas.

- Hay ciertos factores de riesgo relacionados con el incremento de efectos secundarios cognitivos en relación con la TEC, como la edad avanzada, la existencia de enfermedades neurológicas previas, etc. (Tabla 36-4).
- **Complicaciones cardíacas**:
  - Suelen ser raras, leves y transitorias.
  - Se recomienda la identificación y monitorización activa de los pacientes que presentan factores de riesgo cardiovascular.
- **Complicaciones respiratorias**. Destacan los episodios de desaturación más frecuentes en convulsiones prolongadas y en casos de mayor índice de masa corporal.
- **Lesiones bucodentales**:
  - A pesar del uso de relajantes musculares, pueden aparecer lesiones de partes blandas y dolor temporomandibular.
  - Son más frecuentes con la localización bilateral de los electrodos.
  - Es importante utilizar protectores dentales y retirar las prótesis previamente.
- **Fenómenos ictales**:
  - Son raros, pero pueden pasar desapercibidos.
  - Incluyen convulsiones tardías, prolongadas o estatus epilépticos no convulsivos.
- **Viraje maníaco**:
  - Es importante establecer el diagnóstico diferencial con un cuadro de *delirium*.
  - En caso de confirmarse la manía, se puede mantener el tratamiento con TEC, puesto que esta terapia es capaz de revertir el cuadro clínico maníaco también.

Contraindicaciones

El perfil riesgo-beneficio de la TEC es muy favorable, de modo que existen muy pocas contraindicaciones absolutas para su aplicación.

Tabla 36-4. Principales factores de riesgo relacionados con el incremento de los efectos secundarios cognitivos en relación con la terapia electroconvulsiva

- Posición bilateral de los electrodos
- Elevado número de sesiones y proximidad entre ellas
- Mayor amplitud de pulso y carga elevada
- Mayor duración de la crisis convulsiva
- Peor funcionamiento cognitivo previo
- Coeficiente intelectual previo bajo
- Sexo femenino
- Edad avanzada
- Enfermedades neurológicas previas
- Lesiones en los ganglios basales e hiperintensidades en la resonancia magnética
- Tratamiento farmacológico

Adaptada de: Bernardo Arroyo M, González-Pinto A, Urretavizcaya M, coordinadores. Consenso Español sobre la Terapia Electroconvulsiva. Madrid: Sociedad Española de Psiquiatría Biológica; 2018.

No obstante, existen algunas situaciones de riesgo, como las siguientes:

- El infarto de miocardio reciente y con función cardíaca inestable o de menos de 3 meses de evolución supone una contraindicación absoluta. El motivo es la sobrecarga cardiovascular que se produce durante el tratamiento.
- Otras patologías cardiovasculares deben ser cuidadosamente detectadas y tratadas antes de la TEC (por ejemplo, la hipertensión arterial, la insuficiencia cardíaca congestiva, las anomalías de la conducción, los aneurismas, la tromboflebitis o los embolismos).
- Los procesos expansivos o las lesiones cerebrales ocupantes de espacio pueden aumentar la presión intracraneal y constituyen otro factor de riesgo. Si la administración de TEC es necesaria, se pueden utilizar corticoides para reducir la hipertensión intracraneal.
- Los procesos bronquíticos requieren un adecuado control con broncodilatadores.
- En caso de feocromocitoma o hipertiroidismo, se deben usar betabloqueantes.
- En caso de artrosis o de osteoporosis, se deben evitar los riesgos de fracturas mediante la relajación muscular completa.
- Otras situaciones de riesgo son el glaucoma agudo de ángulo cerrado (que debe estar adecuadamente controlado) y el desprendimiento de retina reciente.
- En aquellas situaciones clínicas con un riesgo anestésico de la American Society of Anesthesiologists superior a 3, se debe analizar cuidadosamente el balance riesgo-beneficio.

Poblaciones especiales

A continuación, se estudiarán los aspectos específicos de la aplicación de la TEC en los ancianos, los adolescentes y las embarazadas.

Población anciana

Diversos estudios confirman que la población geriátrica responde a la TEC de un modo más favorable que quienes se encuentran en otras edades. La TEC mejora los síntomas conductuales de la demencia y los síntomas motores de la enfermedad de Parkinson. Con respecto a los efectos secundarios, se considera un tratamiento seguro, si bien es importante tener en cuenta que el impacto cognitivo de esta terapia puede ser mayor en esta población. Pese a ello, el deterioro previo global de la función cognitiva no se debe considerar una contraindicación para la administración de TEC en pacientes ancianos.

Población infantil y adolescente

Los datos disponibles sobre la evidencia científica de la TEC en los niños y adolescentes avalan su seguridad y eficacia. Pese a ello, se considera una técnica infrautilizada. Las indicaciones a partir de los 13 años son similares a las de los adultos.

Según la American Academy of Child and Adolescent Psychiatry, los criterios para considerar a un niño o a un adolescente como candidato a TEC son los siguientes:

- Diagnóstico de depresión mayor grave o manía con síntomas psicóticos o sin ellos, trastorno esquizoafectivo o esquizofrenia, catatonía y síndrome neuroléptico maligno.
- Presencia de síntomas graves, persistentes o incapacitantes.
- Nula respuesta al tratamiento previo.

También los efectos secundarios son similares. Los que requieren más precaución son las convulsiones prolongadas y tardías. Los parámetros para su aplicación deberán ajustarse a la edad del paciente. En general, se considera una técnica segura en esta franja de edad.

Terapia electroconvulsiva y embarazo

Se considera que la TEC es un tratamiento seguro en todos los trimestres del embarazo, sin que haya efectos teratógenos o a largo plazo tras la exposición intrauterina. Los resultados son robustos en respuesta a la depresión, el trastorno bipolar o los cuadros psicóticos. Por ello, la guía de práctica clínica de la American Psychiatric Association sugiere la TEC como una opción en estos casos. Entre los efectos adversos más frecuentes se encuentran la arritmia fetal transitoria, que se puede reducir con adecuada oxigenación, y las contracciones uterinas, ante las que se ha de considerar el uso de tocolíticos para evitar el parto prematuro.

- La TEC es una técnica de neuromodulación segura que se utiliza como tratamiento de diferentes cuadros psiquiátricos graves, como la depresión, la catatonía, el trastorno bipolar y la psicosis.
- Se puede administrar de forma aguda, o bien en continuación/mantenimiento.
- Es una técnica segura con pocos efectos adversos.
- Su eficacia y seguridad avala su uso en poblaciones especiales, como ancianos, niños y adolescentes, así como durante el embarazo.

ESTIMULACIÓN MAGNÉTICA TRANSCRANEAL

La estimulación magnética transcraneal (EMT) es una técnica muy segura de neuromodulación no invasiva. Se utiliza con finalidad diagnóstica en neurofisiología y con fines terapéuticos en el tratamiento de patologías neurológicas y psiquiátricas.

Consiste en la aplicación de pulsos electromagnéticos con un equipo de EMT formado por un estimulador y una bobina, que se posiciona sobre la superficie de la cabeza. Basa su funcionamiento en el principio de inducción electromagnética de Faraday, por el cual una corriente eléctrica que pasa por una bobina genera un campo electromagnético de 1,5-3 teslas, que, a través de las estructuras craneales, produce una corriente eléctrica de baja intensidad capaz de producir cambios en la neurotransmisión (**Fig. 36-1**).

Sus efectos terapéuticos se basan en cambios objetivables en la excitabilidad del área estimulada visible con electroen-

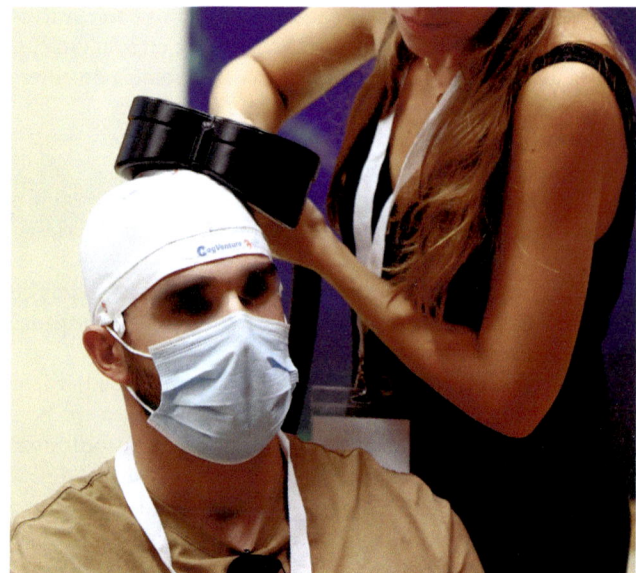

Figura 36-1. Estimulación magnética transcraneal.

cefalograma (inhibición o activación de áreas cerebrales), cambios en el flujo y el metabolismo cerebrales y, en última instancia, modulación de la neurotransmisión de estructuras más profundas.

A nivel molecular, sus efectos son similares a los producidos por la TEC, y se traducen en un mayor recambio de monoaminas relacionadas con sistemas de neurotransmisión serotoninérgicos, glutamatérgicos y dopaminérgicos, incremento del factor neurotrófico derivado del cerebro y normalización del eje hipotálamo-hipófisis-suprarrenal.

En cuanto a la neuroimagen funcional, se aprecia la modificación de las conexiones en las redes cerebrales, lo que se relaciona con un incremento de la sinaptogénesis, y, estructuralmente, aumentos del volumen de materia gris.

Tipos de estimulación magnética transcraneal

En función de la profundidad de alcance (1-6 cm) y la focalidad del campo magnético en la corteza cerebral, existen dos tipos de EMT:

- La EMT superficial, que utiliza bobinas circulares o en forma de 8 o mariposa. Su estimulación es más focal y superficial.
- La EMT profunda, que utiliza bobinas de doble cono o en forma de H. Su estimulación es algo más profunda y menos focal.

Dianas corticales de la estimulación magnética transcraneal

El fundamento principal de la EMT se basa en la estimulación de estructuras corticales superficiales (ventanas terapéuticas) que forman parte de los circuitos cerebrales relacionados con la sintomatología que se ha de tratar, lo que permite la modulación de estos circuitos, y, por tanto, la estimulación indirecta de estructuras más profundas no alcanzables directamente con EMT.

Las principales dianas corticales utilizadas en psiquiatría son:

- **Corteza prefrontal dorsolateral (CPFDL)**:
  - Es la diana cortical más utilizada por su accesibilidad e implicación en el circuito límbico.
  - A nivel funcional, se encarga del funcionamiento ejecutivo; en concreto, de la planificación y la memoria de trabajo.
  - Se utiliza fundamentalmente en la depresión y en el tratamiento de los síntomas negativos en esquizofrenia.
- **Corteza prefrontal dorsomedial**:
  - Es una diana cortical más profunda, alcanzable con EMT profunda.
  - Se utiliza para el tratamiento del trastorno obsesivo-compulsivo.
- **Corteza premotora/motora suplementaria**. Se usa en el tratamiento del trastorno obsesivo-compulsivo.
- **Corteza orbitofrontal**. Se emplea para el tratamiento del trastorno obsesivo-compulsivo y de la depresión.
- **Corteza temporoparietal**. Se utiliza para el tratamiento de las alucinaciones auditivas y el *tinnitus*.

Protocolos de estimulación magnética transcraneal

Según la modificación de los parámetros de estimulación, existen distintos protocolos de EMT, como el tipo, el número y la frecuencia de pulsos y el intervalo entre estos.

Los protocolos están formados por pulsos, que se administran de forma repetitiva, continua o intermitente, y que se organizan en trenes (grupos de pulsos) separados (o no) por intervalos de no estimulación, cuya frecuencia y número marcan la duración total de la sesión.

A pesar de la variabilidad interindividual, en general, los pulsos administrados a alta frecuencia (> 5 Hz) presentan efectos excitatorios/facilitadores sobre la zona estimulada, mientras que los pulsos administrados a baja frecuencia (1 Hz) presentan un efecto inhibitorio (**Fig. 36-2**).

Una modalidad novedosa de EMT es la *estimulación theta burst* (EMTtb), cuyo nombre se debe a la frecuencia de las ondas cerebrales *theta*. Consiste en la administración de tripletes de pulsos a 50 Hz, repetidos a una frecuencia de 5 Hz. Su administración intermitente presenta efectos excitatorios y, en general, su forma continua, efectos inhibitorios. La EMTtb permite una mayor amplificación del estímulo que la EMT repetitiva convencional, lo que se asocia a una mayor duración de sus efectos. Esto presenta ventajas importantes con respecto a su administración, y permite la realización de sesiones más cortas.

En 2018, un estudio en depresión resistente demostró que la administración de protocolos de EMTtb intermitente de 600 pulsos con sesiones de aproximadamente 3 minutos no es inferior a las sesiones de EMT repetitiva convencional a 10 Hz, cuya duración es de 37 minutos aproximadamente (**Fig. 36-3**).

Umbral motor

La intensidad de energía aplicada en cada sujeto se realiza sobre la base del cálculo del umbral motor en reposo. Este se

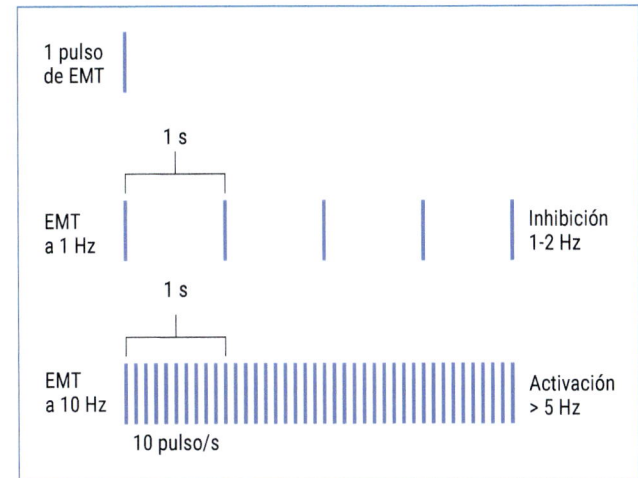

Figura 36-2. Estimulación magnética transcraneal. EMT: estimulación magnética transcraneal.

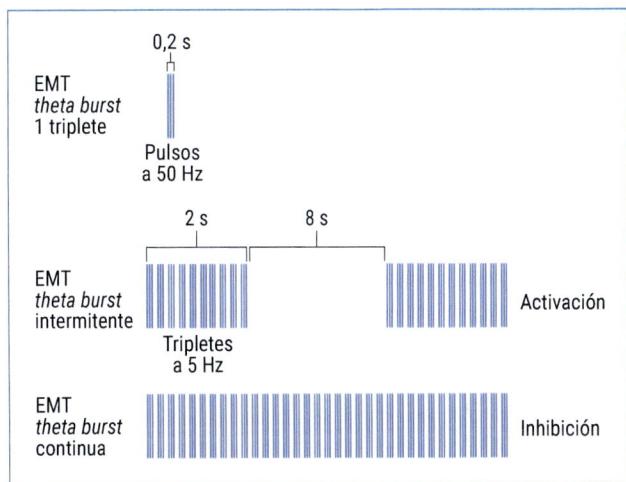

Figura 36-3. Estimulación magnética transcraneal *theta burst*. EMT: estimulación magnética transcraneal.

define como la mínima energía necesaria, aplicada a través de un pulso simple en la corteza motora, para producir el 50 % de las contracciones visibles en el músculo abductor del dedo pulgar. El valor obtenido con un estimulador concreto se utiliza para administrar el protocolo predefinido a una energía relativa (por ejemplo, el 120 % del umbral motor), lo que sirve como una garantía de eficacia (certifica que se alcanza la corteza cerebral) y seguridad.

Indicaciones

Por su versatilidad a la hora de diseñar los protocolos, la EMT se utiliza para el tratamiento de diversos trastornos psiquiátricos y neurológicos. En psiquiatría, la Administración de Alimentos y Medicamentos de Estados Unidos (FDA) aprobó en 2008 el tratamiento con EMT en la depresión resistente. Otras indicaciones aprobadas son el tratamiento del trastorno obsesivo-compulsivo, la deshabituación tabáquica y el tratamiento de la depresión y la ansiedad comórbidas. Sin embargo, la EMT también ha demostrado eficacia en el tratamiento de la depresión bipolar, la esquizofrenia, los trastornos de conducta alimentaria, el trastorno de ansiedad generalizada o los trastornos del neurodesarrollo.

En neurología, la FDA ha aprobado el tratamiento de la migraña. Con respecto a otras patologías, hay estudios que demuestran su eficacia en la rehabilitación de infartos cerebrales, el dolor crónico o la epilepsia refractaria.

Estimulación magnética transcraneal y depresión

La EMT está aprobada por la FDA para el tratamiento de la depresión resistente a antidepresivos. El porcentaje de eficacia de la EMT en muestras clínicas está entre el 50 y el 60 %.

La diana cortical de estimulación más utilizada en depresión es la CPFDL izquierda. Su fundamento se basa en la *teoría de la asimetría frontal* en la depresión, por la cual se hipotetiza que existe una hipoactivación frontal global, con una mayor hipoactivación frontal izquierda junto con una hiperactivación frontal relativa derecha compensatoria. Los protocolos de EMT irán dirigidos, por tanto, a producir la activación de la CPFDL izquierda y la inhibición de la CPFDL derecha.

El tratamiento más común se realiza con la bobina en forma de 8, posicionada sobre F3 según el sistema de posicionamiento 10-20 del electroencefalograma, que puede aplicarse con craneometría a través del método Beam.

El tratamiento agudo de la depresión con EMT requiere generalmente entre 20 y 30 sesiones (una sesión diaria/5 días a la semana), con una duración total aproximada de 4-6 semanas.

> ❗ Los protocolos más comunes aprobados para la depresión son (**Fig. 36-4**):
>
> - Protocolo de 3.000 pulsos de EMT a 10 Hz de 37 minutos de duración en CPFDL izquierda al 120 % del umbral motor de reposo. Existe un protocolo abreviado que acorta el intervalo interpulsos a 11 segundos, con duración de 19 minutos.
> - Protocolo de 600 pulsos de EMTtb intermitente a 5 Hz de 3 minutos de duración en CPFDL izquierda al 120 % del umbral motor de reposo.

Otro protocolo utilizado en la depresión con EMT profunda es el que se emplea a 18 Hz sobre la CPFDL izquierda, con una duración de 20 minutos aproximadamente.

Existen asimismo estudios que demuestran la utilidad del tratamiento con EMT a 1 Hz o EMTtb continua sobre la CPFDL derecha, sola o en combinación con la estimulación sobre la CPFDL izquierda (estimulación secuencial bilateral). Estos protocolos son más útiles en los pacientes que presentan ansiedad comórbida.

> ❗ La EMT es menos eficaz en la depresión con síntomas psicóticos. Para esta patología, se prefiere como primera indicación el tratamiento con TEC.

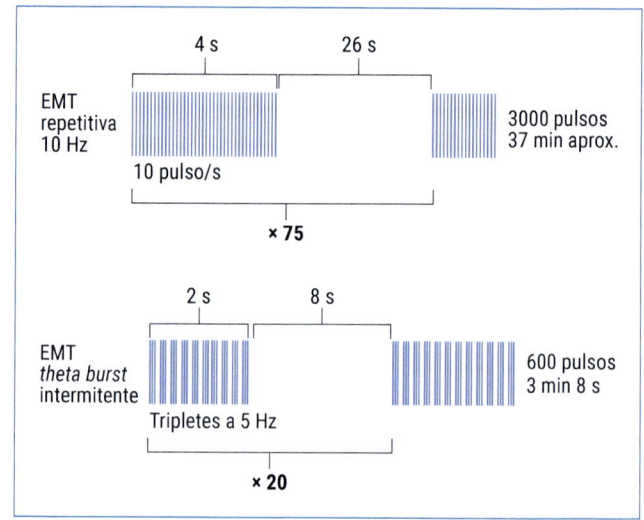

Figura 36-4. Protocolos aprobados en la depresión. EMT: estimulación magnética transcraneal.

En algunos estudios, la duración del efecto de la EMT se mantiene incluso hasta 12 meses después de su administración. Sin embargo, cada vez son más los trabajos que abogan por un tratamiento de mantenimiento, ya que la mayoría de los pacientes respondedores a EMT que presentan una recaída responden a una nueva tanda. La mayor frecuencia de las sesiones y la duración del mantenimiento con EMT no están aún establecidas.

La mejoría clínica suele observarse a partir de la séptima sesión de tratamiento. La mejoría precoz es un factor predictivo de respuesta clínica al tratamiento. Sin embargo, algunos pacientes muestran una mejoría tardía (por ejemplo, a partir de la vigésima sesión) o incluso diferida, después de finalizar tratamiento.

La investigación más novedosa con EMT en la depresión tiene como objetivo lograr respuestas antidepresivas más tempranas a través de la administración de protocolos acelerados. Recientemente, en el año 2022, un protocolo acelerado con neuronavegación diseñado en la Universidad de Stanford (protocolo Saint) ha demostrado entre un 70 y un 90 % de eficacia antidepresiva frente a placebo realizando 10 sesiones diarias de EMTtb de 9 minutos sobre CPFDL izquierda durante 5 días consecutivos. Según el estudio, la mejoría clínica fue objetivable a las 24 horas del inicio del tratamiento. No se registraron efectos significativos con mayor frecuencia que con los protocolos habituales.

La seguridad, la eficacia y los avances tecnológicos de la EMT en la depresión (inicialmente utilizada en Estados Unidos, Canadá y Australia) están contribuyendo a su extensión por Europa y se está estableciendo de forma progresiva como una alternativa terapéutica útil para la depresión resistente.

Estimulación magnética transcraneal y trastorno obsesivo-compulsivo

En el trastorno obsesivo-compulsivo, el tratamiento de elección es la combinación de antidepresivos inhibidores selectivos de la recaptación de serotonina/tricíclicos en dosis altas y la terapia cognitivo-conductual. En la etiopatogenia del trastorno obsesivo-compulsivo se ha identificado una disfunción del circuito corticoestriotalámico. Se hipotetiza la existencia de una hiperexcitabilidad en el área subgenual, lo que conlleva una mayor activación cortical, que a su vez genera obsesividad y respuestas motoras o mentales secundarias con finalidad ansiolítica (compulsiones).

En el tratamiento de EMT con trastorno obsesivo-compulsivo se han utilizado una gran variedad de protocolos. Los más replicados son los protocolos inhibitorios de 20 sesiones a 1 Hz en CPFDL derecha y en la corteza motora suplementaria (se encarga de los aspectos cognitivos y emocionales de la respuesta motora).

Sin embargo, el único tratamiento aprobado por la FDA hasta la fecha, con un 40 % de eficacia, es la EMT profunda bilateral a 20 Hz sobre la corteza prefrontal dorsomedial durante 30 sesiones (6 semanas), que se aplica con la bobina de H o de doble cono. Este protocolo se precede de una terapia de provocación de síntomas breve (15 minutos), que se realiza antes de la estimulación.

Estimulación magnética transcraneal y trastorno bipolar

En el trastorno bipolar, la EMT se considera una terapia segura en combinación con estabilizadores de ánimo. Su eficacia está demostrada en la depresión bipolar resistente al tratamiento. Los protocolos que mayor utilidad han demostrado son los aplicados en la depresión unipolar (1 Hz en CPFDL derecha y 10 Hz en CPFDL izquierda), especialmente los que utilizan alta frecuencia. Sin embargo, el bajo tamaño muestral de pacientes con depresión bipolar incluidos en los estudios y la heterogeneidad de tratamientos (coadyuvancia con/sin antidepresivos) y de protocolos de EMT utilizados condicionan porcentajes de respuesta muy variables al comparar los estudios (20-70 %). Con respecto a la modalidad EMTtb, no se ha determinado aún el protocolo más útil.

Se debe tener en cuenta que la utilización de la EMT no está exenta de riesgo de viraje maníaco, aunque este se ha determinado más bajo que la adición de antidepresivos al tratamiento. En cuanto a las fases de manía, escasos estudios con estimulación de alta frecuencia en CPFDL derecha han demostrado el acortamiento del cuadro clínico en combinación con antipsicóticos. Sin embargo, la necesidad de colaboración y la adherencia del paciente en fase maníaca cuestionan su utilidad clínica. La eficacia de la EMT como estabilizador del ánimo podría indicar que esta es otra de sus potenciales aplicaciones. No obstante, hoy en día no existen recomendaciones de protocolos concretos con esta finalidad.

Estimulación magnética transcraneal y esquizofrenia

La EMT ha sido estudiada en la esquizofrenia en dos dimensiones sistemáticas:

- **En síntomas positivos**:
  - La EMT ha demostrado utilidad en la reducción de la intensidad y la frecuencia de las alucinaciones auditivas con EMT a 1 Hz en la corteza auditiva (temporoparietal izquierda).

- Estudios recientes señalan también la utilidad de protocolos de EMTtb continua. Los resultados de los estudios son heterogéneos, con un grado C de recomendación científica.
- **En síntomas negativos/cognitivos**:
  - La hipoactividad de la corteza prefrontal en relación con la hipodopaminergia cortical hipotetizada en la esquizofrenia respalda la utilización de protocolos de EMT de alta frecuencia y de EMTtb intermitente sobre CPFDL izquierda con un grado B de recomendación.
  - Los factores predictivos de mejoría clínica son los protocolos de duración superior a 3 semanas, una duración de la enfermedad inferior a 8 años y una mayor gravedad de la sintomatología negativa.

Estimulación magnética transcraneal y consumo de sustancias

La EMT puede ser eficaz para reducir el *craving* y el consumo de sustancias dada su capacidad para inducir neuroplasticidad y, por tanto, para revertir el proceso de secuestro del circuito de recompensa inducido por el consumo crónico.

La mayoría de los estudios se dirigen a la CPFDL izquierda mediante estimulación a alta frecuencia para reforzar las funciones ejecutivas y el control cognitivo. Sin embargo, los estudios muestran una importante variabilidad y heterogeneidad clínica.

En la *deshabituación tabáquica*, la EMT profunda de alta frecuencia a 10 Hz sobre la CPFDL y la ínsula con la bobina H4 durante 6 semanas (18 sesiones) demostraron una tasa de abandono tabáquico mayor en comparación con el placebo (28,0 % frente a 11,7 %) en pacientes con al menos tres intentos infructuosos para dejar de fumar. Este estudio permitió la certificación de la FDA para el tratamiento de la deshabituación tabáquica en 2020.

En el *trastorno por consumo de cocaína*, la EMT a 15 Hz sobre la CPFDL izquierda aumentó la supervivencia hasta la recaída de los pacientes a los 3 meses aproximadamente, en comparación con la supervivencia de 1,5 meses del tratamiento con farmacoterapia estándar.

No existen recomendaciones sobre el uso de la EMT en otros trastornos por consumo de sustancias. Respecto a su seguridad, se debe tener en cuenta la disminución del umbral convulsivo en los pacientes abstinentes de fármacos sedativos (benzodiacepinas) y alcohol, lo que podría incrementar la posibilidad de convulsión inducida por EMT.

Estimulación magnética transcraneal y otros trastornos psiquiátricos

Entre los trastornos de ansiedad, está más estudiada su efectividad en el trastorno por estrés postraumático, en el que los resultados con protocolos de alta frecuencia sobre CPFDL derecha son muy prometedores.

Otra potencial aplicación de la EMT sería el control de la obsesividad y la regulación emocional en los trastornos de conducta alimentaria o los trastornos de personalidad. Se está estudiando, asimismo, su utilización en enfermedades del neurodesarrollo.

La EMT podría ser una herramienta terapéutica futura para estas patologías, aunque se requieren más estudios, con mayor muestra y mejor diseño experimental. Las recomendaciones extensivas a todo tipo de patología psiquiátrica pueden desvirtuar la eficacia y la utilidad ya demostradas de la EMT en las patologías más extensamente comentadas en el capítulo.

Estimulación magnética transcraneal en las patologías neurológicas y el dolor

Existe evidencia de recomendación grado A en el tratamiento del dolor neuropático con la estimulación de la corteza motora primaria a alta frecuencia (10-20 Hz) contralateral al dolor. Sin embargo, los efectos de los protocolos tienen duraciones limitadas en el tiempo y requieren mantenimiento. La EMT se utiliza también en la rehabilitación tras sufrir un ictus. Su uso se basa en la plasticidad corticoespinal ipsilesional, así como en el restablecimiento del balance interhemisférico.

Existe un grado de recomendación A para la estimulación contralesional en la corteza motora con protocolos de baja frecuencia y para la estimulación ipsilesional con alta frecuencia. En la afasia, la estimulación de baja frecuencia sobre el hemisferio derecho (no dominante) pretende disminuir la hiperactividad compensatoria con respecto al hemisferio izquierdo, lo que restablece un mejor equilibrio interhemisférico.

Por otra parte, el tratamiento agudo de la migraña con EMT occipital de pulso único tiene un nivel de evidencia I. Sin embargo, el mantenimiento para la profilaxis migrañosa sobre la corteza motora primaria izquierda (M1) tiene un nivel de evidencia más bajo (II-1).

La EMT ha demostrado eficacia también en la enfermedad de Parkinson (en la corteza motora y CPFDL izquierda) y la fibromialgia (en CPDFDL izquierda). Otras patologías, como la epilepsia parcial o las enfermedades neurocognitivas, tienen una evidencia limitada de su uso.

Técnica de administración

La EMT es una técnica segura y fácil de aplicar con entrenamiento. Debe ser administrada por *personal sanitario formado* y ha de prescribirse por el personal facultativo especializado en la patología que se va a tratar. Existen guías actualizadas basadas en la evidencia sobre la administración de la EMT en condiciones de seguridad y sus indicaciones en función de su nivel de recomendación. En ellas, se define cómo optimizar los protocolos y las técnicas para garantizar el adecuado tratamiento de los pacientes y maximizar el éxito de la técnica y su seguridad.

El tratamiento con EMT se realiza con un equipo hospitalario de estimulación. Se trata de una técnica mayormente administrada a los pacientes ambulatorios. Su utilización suele complementar el tratamiento farmacológico; es decir, los pacientes deben mantener este durante la tanda de EMT. Dada su seguridad, no se recomienda sistemáticamente que se practiquen pruebas complementarias antes de su realización.

A diferencia de la TEC, la EMT no requiere anestesia ni ayunas. El paciente está despierto, tumbado sobre un sillón reclinable durante la administración. La bobina se coloca sobre un gorro de tela de uso individual, con la cabeza idealmente fija en un soporte o una almohada para evitar los movimientos. Para prevenir daños en la audición, deben colocarse tapones de uso individual. El personal que administra la EMT debe supervisar el tratamiento para garantizar la correcta colocación de la bobina y el contacto continuo con la superficie del cráneo.

Tras la sesión, el paciente puede marcharse a casa de forma autónoma después de un breve período de observación (10 minutos). La duración del tratamiento requiere un total de 20-30 sesiones (4-6 semanas) según el protocolo, con una frecuencia diaria (de lunes a viernes) y una duración entre 3 y 40 minutos.

En la primera visita se realiza la localización de la ventana/diana terapéutica en el gorro y el cálculo del umbral motor de reposo.

- La localización de la diana terapéutica puede ser por craneometría o basarse en sistemas de neuronavegación. En la actualidad, no existe evidencia suficiente para utilizar la neuronavegación fuera de un contexto de investigación.
- El umbral motor de reposo se calcula habitualmente de forma visual, aunque también puede calcularse a través de EMG de superficie. Se recomienda recalcular el umbral semanalmente o cuando se produzcan cambios en el tratamiento.

Efectos adversos, contraindicaciones y precauciones

La EMT es una terapia segura y bien tolerada, por lo que la mayoría de los efectos secundarios van a ser leves. Esta terapia está contraindicada en pacientes con implantes metálicos intracraneales (*stent*) o craneales no dentales y presencia de marcapasos, estimuladores medulares u otros dispositivos electrónicos que pudieran desconfigurarse con el campo magnético de la EMT.

Efectos adversos

Los efectos secundarios más frecuentes son:

- **Cefalea postsesión** (17-65 %):
  - Es el efecto adverso más frecuente.
  - Suele ser transitorio y ceder con la administración de analgésicos comunes.
- **Molestias por contracción del cuero cabelludo** (30 %):
  - Se relaciona con la intensidad del tratamiento y el tipo de EMT (mayor con EMTtb).
  - Se produce únicamente durante las sesiones.
- **Náuseas, mareo transitorio, síncope, ansiedad, dolor de espalda y cuello** (< 10 %). Son efectos secundarios muy raros, motivados generalmente por la ansiedad y transitorios.
- **Pérdida de audición transitoria o *tinnitus*** (1-3 %). Para prevenirla, deben ofrecerse tapones para los oídos durante las sesiones.

- **Viraje a manía** (0,8-1 %):
  - A pesar de que el riesgo de viraje maníaco es anecdótico en los ensayos clínicos, su baja incidencia registrada puede deberse al escaso número de pacientes con trastorno bipolar incluidos en los estudios, por lo que su riesgo estaría infraestimado.
  - Si se produce, se recomienda suspender la EMT y ajustar el tratamiento.
- **Crisis convulsiva** (0,1-0,6 %):
  - Los protocolos recomendados de EMT tienen un riesgo muy bajo de crisis convulsiva.
  - Los protocolos acelerados, las intensidades elevadas de tratamiento, el consumo de sustancias y la polifarmacia con antidepresivos aumentan el riesgo de que se presente.
  - Si se produce, se recomienda la suspensión del tratamiento con EMT, aunque, según el caso, debe valorarse el beneficio-riesgo de introducir medicación antiepiléptica y continuar con el tratamiento.

Contraindicaciones y precauciones

Cabe destacar que el campo magnético tiene un radio de extensión de unos 20 cm. Esta es una técnica segura para el personal sanitario administrador, así como para el feto en las pacientes embarazadas. Se debe tener precaución y valorar el beneficio-riesgo en las poblaciones especiales: embarazadas o niños menores de 6 años, ya que existe menor evidencia de uso por las limitaciones éticas en los ensayos clínicos.

Se trata de una técnica segura para los mayores de 65 años y no se asocia a problemas cognitivos. De hecho, la estimulación de la CPFDL izquierda se asocia con mejorías cognitivas en funciones ejecutivas independientes de la mejoría clínica.

En el caso de lesiones cerebrales con efecto masa y/o epilepsia, debe valorarse su beneficio-riesgo a la hora de la administración.

- La EMT es una técnica de neuromodulación para pacientes ambulatorios que puede utilizarse de forma coadyuvante en el tratamiento de diferentes cuadros psiquiátricos/neurológicos refractarios.
- Su utilidad en la depresión resistente tiene evidencia metaanalítica y grado A de recomendación.
- Es una técnica muy segura, únicamente contraindicada en pacientes con implantes metálicos craneales o dispositivos electrónicos.
- Dada su versatilidad y posibilidades a la hora de diseñar protocolos, existe un interés científico e investigador en constante renovación, lo que condicionará implicaciones terapéuticas futuras.

ESTIMULACIÓN TRANSCRANEAL POR CORRIENTE DIRECTA

La estimulación transcraneal por corriente directa consiste en el paso de una corriente de muy baja intensidad (1-4 mA) de forma directa a través de dos electrodos.

Concepto, tipos, mecanismo de acción

La corriente penetra en el cerebro a través del ánodo (polo negativo), viaja a través del tejido y sale a través del cátodo (polo positivo). El dispositivo de administración consta de un gorro o diadema que fija dos electrodos con esponjas humedecidas con líquido conductor, conectadas a una fuente de energía o batería.

Se denomina *estimulación transcraneal* por corriente directa *catodal* o *anodal*, según qué electrodo está colocado en la región que se quiere estimular. Su funcionamiento se basa en la despolarización o hiperpolarización de las neuronas en función de la dirección de la corriente, aumentando la excitabilidad bajo el ánodo e inhibiéndola bajo el cátodo. La estimulación local produce efectos en la neuromodulación que se transmitirían a estructuras más profundas y que se mantienen en el tiempo si la estimulación es repetida.

Es una técnica muy barata y segura, y tiene muy pocos efectos adversos. El más frecuente de ellos es el dolor de cabeza leve o la quemazón en la zona de estimulación. Al igual que en la EMT, se realizan en torno a 20 sesiones. Cada una de ellas dura 20-30 minutos. Se están desarrollando dispositivos con protocolos precargados que puedan utilizarse de forma domiciliaria.

Indicaciones

A continuación, se estudiarán las indicaciones para la depresión y otras patologías.

Depresión

La estimulación transcraneal por corriente directa ha demostrado eficacia en la depresión leve-moderada con estimulación anodal sobre la CPFDL izquierda con una intensidad de corriente 1,5-2 mA para un electrodo de 5 × 5 cm, con sesiones de 20-30 minutos y un mínimo de 10 sesiones. El electrodo de referencia se coloca en la corteza derecha supraorbital o en la CPFDL derecha. Sin embargo, su utilidad en la depresión grave o resistente al tratamiento antidepresivo es más cuestionada.

Otras patologías

La estimulación transcraneal por corriente directa se ha utilizado de forma análoga a la EMT en el control del dolor a través de la estimulación anodal sobre la corteza motora contralateral al dolor. Sin embargo, no está claro dónde debe colocarse el electrodo de referencia. Asimismo, se utiliza en la rehabilitación motora tras un ictus.

Otras aplicaciones neuropsiquiátricas son similares a las de la EMT, pero con menor nivel de evidencia: trastornos de conductas adictivas, trastornos de ansiedad, trastornos neurocognitivos y síntomas negativos en la esquizofrenia.

Su seguridad ha permitido la investigación en poblaciones pediátricas para el tratamiento de trastornos del aprendizaje, trastorno por déficit de atención e hiperactividad y otros trastornos del neurodesarrollo, con resultados positivos que requieren replicación.

Implicaciones futuras

La sincronización de la estimulación transcraneal por corriente directa según las oscilaciones alfa cerebrales del sujeto, así como la modelización con resonancia magnética funcional para lograr una estimulación efectiva, avanzan hacia el camino de la personalización del tratamiento con estimulación transcraneal por corriente directa.

- La estimulación transcraneal por corriente directa es una técnica de neuromodulación muy segura que ha mostrado resultados positivos en la depresión leve-moderada, los trastornos por dolor y la rehabilitación de ictus.
- El desarrollo progresivo de dispositivos domiciliarios supone una herramienta terapéutica coadyuvante que estará disponible en un futuro muy próximo.

OTRAS TERAPIAS DE ESTIMULACIÓN NO INVASIVAS

A continuación, se desarrollan otras terapias de estimulación no invasivas.

Terapia magnetoconvulsiva. Consiste en la aplicación de un campo magnético de alta intensidad con el objetivo de producir una convulsión focal. Al igual que la TEC, requiere administrar anestesia antes de su realización. La bobina de estimulación se coloca en el vértex (Cz). La duración del estímulo es de 6-10 segundos a una frecuencia de 100 Hz. El tratamiento consta de 10-12 sesiones. Aunque existen pocos estudios en la actualidad, estos demuestran una eficacia antidepresiva comparable a la TEC. Con respecto a esta, la terapia magnetoconvulsiva presenta ciertas ventajas, como una recuperación más rápida de la convulsión y menos efectos secundarios cognitivos.

Terapia focal eléctrica convulsiva. Con el mismo principio de la TEC unilateral, pretende provocar una convulsión focal en el lóbulo prefrontal derecho. Los ensayos clínicos abiertos han demostrado una eficacia similar a la TEC, sin comprometer la estimulación de los lóbulos temporales, lo cual implicaría menos efectos cognitivos.

Fotobiomodulación. La fotobiomodulación transcraneal utiliza luz infrarroja o infrarroja-cercana de 800-830 nm para irradiar con sistemas láser zonas específicas del cerebro. Su mecanismo de acción se basa en la disminución del estrés oxidativo y la neuroinflamación, lo que modula la excitabilidad cortical. Clínicamente, su administración en pulsos a 10 Hz, con densidad de corriente de 250 mW/cm^2 y energía de 60-120 J/cm^2, es el parámetro más replicado en los estudios con personas con depresión.

Estimulación transcraneal con ultrasonidos. La estimulación focal de baja intensidad con ultrasonidos es una nueva técnica de neuromodulación. Permite estimular de forma no invasiva y precisa áreas profundas del cerebro a través de vibraciones mecánicas acústicas. Las dianas más utilizadas son el giro inferior frontal y el área frontotemporal derecha, cuya estimulación se asocia con mejorías en los síntomas depresivos y de ansiedad. Los estudios clínicos en trastornos del estado de ánimo, aunque prometedores, son aún muy escasos.

TERAPIAS INVASIVAS

Las principales terapias de neuromodulación invasivas o quirúrgicas son la estimulación del nervio vago y la estimulación cerebral profunda.

Estimulación del nervio vago

La estimulación del nervio vago es una terapia de neuromodulación que consiste en la implantación en el nervio vago izquierdo, a nivel cervical, de un electrodo que se conecta a través de un cable, bajo la piel, a un estimulador subcutáneo colocado en el pecho.

El estimulador genera pulsos eléctricos intermitentes cuya frecuencia (1 Hz, 20 Hz, 30 Hz) y amplitud de onda (130, 250, 500 microsegundos) y cuyo tiempo *on* (30 segundos) y *off* (5-180 minutos) pueden ser modificados en consulta por el clínico de forma informática. Se transmite mediante infrarrojos a través de un dispositivo que se coloca manualmente sobre el estimulador.

En los últimos años, han surgido nuevas modalidades de estimulación del nervio vago. Una de ellas es la estimulación no invasiva a través de la rama auricular del nervio. Sin embargo, hacen falta más estudios para corroborar su utilidad y equivalencia con la estimulación cervical.

Su principal indicación es la epilepsia refractaria. Es más utilizada en el ámbito neurológico que en el psiquiátrico. También se emplea en investigaciones para asociar la estimulación con determinados comportamientos, para fomentar el aprendizaje o para potenciar la rehabilitación neurológica. En psiquiatría, la indicación principal es la depresión.

Depresión y estimulación del nervio vago

La estimulación del nervio vago comenzó a utilizarse en personas con epilepsia intratable. El interés del tratamiento en depresión surgió cuando estas personas reportaban importantes mejorías anímicas tras la implantación del electrodo. Los estudios clínicos demostraron eficacia moderada, pero, sobre todo, del mantenimiento de sus efectos antidepresivos a largo plazo en sujetos con depresión refractaria crónica, por lo que la FDA lo aprobó en 2005 en pacientes con depresión unipolar o bipolar resistentes a cuatro estrategias terapéuticas.

El nervio vago es el X par craneal. Se encarga de la regulación parasimpática de los órganos internos. Las fibras aferentes en el vago conectan el núcleo solitario con el *locus coeruleus*, donde se originan las neuronas noradrenérgicas que se proyectan a toda la corteza. Además, otras fibras secundarias conectan con la corteza orbitofrontal y la ínsula en regiones somatotópicas, y terminan en zonas del cerebro límbico. Dichas conexiones contribuyen a la percepción de los órganos internos (por ejemplo, el ritmo cardíaco y los movimientos intestinales), que pueden modificarse en función de los estados emocionales.

El aumento de la liberación de noradrenalina con la estimulación del nervio vago es común en muchos fármacos antidepresivos, y podría explicar su utilidad en depresión.

Efectos secundarios

Los efectos secundarios relacionados con el proceso quirúrgico son los siguientes:

- Infecciones de la herida quirúrgica (< 3 %).
- Dolor en el lugar de implantación: la curación y el dolor suele disminuir en las 2 semanas posteriores a la intervención.
- Parálisis de la cuerda vocal izquierda (< 1:1.000). Suele ser temporal y muy rara.
- Asistolia temporal en el encendido quirúrgico (< 1:1.000). Es una complicación potencialmente grave que se suele solucionar en el quirófano.

Los efectos secundarios relacionados con la estimulación suelen estar relacionados con la intensidad de la estimulación y pueden disminuir con la modificación de los parámetros:

- Disnea.
- Tos.
- Disfonía (30 %). Es el efecto secundario más duradero en los momentos *on*.
- Hipomanía/manía (1-3 %), en pacientes con trastorno bipolar.

Estimulación cerebral profunda

La estimulación cerebral profunda consiste en la implantación estereotáxica neuroquirúrgica de electrodos en regiones específicas del cerebro y la aplicación de estímulos eléctricos a través de un estimulador subcutáneo conectado a los electrodos por un cable que discurre sobre la piel a través del cuello. Los parámetros (frecuencia, amplitud de onda, tipo de onda y voltaje) pueden ser igualmente controlados por el clínico de una forma similar a la de la estimulación del nervio vago. Modificar estos parámetros puede influir en su éxito terapéutico y en los efectos secundarios.

Su aplicación más extendida es el tratamiento del temblor esencial y el producido por la enfermedad de Parkinson con la implantación de electrodos en el núcleo subtalámico o en el globo pálido. También está aprobada por la FDA para epilepsia refractaria y como uso compasivo en distonía y trastorno obsesivo-compulsivo.

Generalmente, la implantación se realiza con una combinación de anestesia general y local, lo que permite al paciente participar en la colocación de la sonda para seleccionar la activación del electrodo que optimice su acción (por ejemplo, un mayor éxito en la disminución del temblor).

La estimulación cerebral profunda constante de alta frecuencia produce la inhibición reversible del sitio estimulado, probablemente, a través de la activación de neuronas gabaérgicas o interneuronas inhibitorias.

Indicaciones en psiquiatría

A continuación, se estudiarán las indicaciones de esta técnica en el trastorno obsesivo-compulsivo y la depresión.

Trastorno obsesivo-compulsivo

En el trastorno obsesivo-compulsivo, a nivel neurobiológico, se hipotetiza que existe una hiperactivación de ciertas áreas del sistema límbico, en concreto de las relacionadas con la corteza cingulada. En el pasado, la neurocirugía ablacional de zonas del sistema límbico (capsulotomía) era una opción común para el tratamiento del trastorno obsesivo-compulsivo resistente con resultados permanentes y heterogéneos en cuanto a eficacia. La estimulación cerebral profunda permite la inhibición reversible de estas mismas zonas, sin destruir el tejido.

Aunque solo presenta indicación compasiva, los estudios realizados en los últimos años señalan mejorías sintomáticas con un gran tamaño de efecto y moderada consistencia en la evidencia. Un metaanálisis de 2022 muestra reducciones en sintomatología obsesivo-compulsiva del 40-60 % medidas con la Escala de Yale Brown. Estas mejorías se mantienen en los estudios de seguimiento a 3-5 años. Con respecto a las dianas, no existen diferencias entre la implantación de los electrodos en cápsula ventral/estriado ventral o en el núcleo *accumbens*. Además, la estimulación cerebral profunda en el trastorno obsesivo-compulsivo también condiciona mejorías en la sintomatología ansiosa y depresiva, así como en la funcionalidad.

En la actualidad, se necesitan más estudios para explorar la mejor diana y maximizar su eficacia a largo plazo. Sin embargo, el beneficio observado en las últimas revisiones podría conllevar su aprobación en un futuro no muy lejano.

Depresión

Su uso en la depresión resistente ha mostrado eficacia moderada con dificultades para la replicación de los resultados de estudios abiertos en ensayos clínicos doble ciego (*on-off*). Su fundamento se basa en disminuir la hiperactivación de la corteza cingulada que se ha encontrado en los pacientes con depresión. En este sentido, se han estudiado varias dianas: área 25 de Brodmann o corteza cingulada subgenual, brazo anterior de la cápsula interna, núcleo *accumbens*, habénula, fascículo prosencefálico medial.

Los porcentajes de respuesta según los estudios doble ciego son muy variables (20-80 %) con respuestas antidepresivas mantenidas en el tiempo también variables. Los estudios con mejores respuestas son los que utilizan un mapeo individual de conectividad prequirúrgico a través de tractografía o resonancia magnética funcional, que puede determinar los parámetros y una óptima diana de colocación.

 Dadas las diferentes dianas, la heterogeneidad y el bajo número de pacientes incluidos en los estudios, de momento su uso es exclusivamente experimental.

Otras indicaciones en psiquiatría

La estimulación cerebral profunda se ha utilizado de forma experimental en estudios abiertos en el tratamiento de otras enfermedades, como los trastornos graves de conducta alimentaria y la esquizofrenia resistente. Su utilidad y eficacia debe ser replicada en ensayos doble ciego.

Seguridad y efectos adversos

Los efectos adversos relacionados con el proceso quirúrgico son:

- Lesiones isquémicas y sangrado (1-3 %). Son potencialmente graves y no solo suelen acontecer durante la cirugía, sino que también pueden aparecer en el postoperatorio unas horas después.
- Infecciones en el sitio de implantación (4-5 %). A pesar de que no suelen ser graves, pueden conllevar la retirada inmediata del dispositivo.
- Dolor en el lugar de implantación. La curación y el dolor disminuye en las 2 semanas posteriores a la intervención.
- Muerte (< 1 %). El riesgo estimado de muerte acumulado entre el proceso quirúrgico y anestésico es bajo (aunque no despreciable), y depende del lugar de colocación de los electrodos y de la experiencia del neurocirujano.

Los efectos relacionados con la estimulación suelen estar relacionados con la intensidad de la misma y pueden disminuir con la modificación de los parámetros:

- Problemas neuropsiquiátricos, como desinhibición, aumento de la impulsividad y riesgo suicida.
- Parestesias o movimientos involuntarios.

Otras técnicas de neuromodulación invasivas

La *neuroestimulación receptiva* conlleva la adición de un microprocesador diseñado para recibir señales de electroencefalografía. Estimula únicamente cuando se detecta actividad anormal. Está aprobado para la epilepsia resistente.

Por su parte, en la *estimulación cerebral cortical*, los electrodos se colocan sobre la superficie cortical. Hoy en día no tiene aplicaciones psiquiátricas.

- Las principales terapias de neuromodulación invasivas o quirúrgicas son la estimulación del nervio vago y la estimulación cerebral profunda.
- La estimulación del nervio vago ha demostrado resultados positivos en la depresión refractaria.
- La estimulación cerebral profunda tiene un mayor nivel de evidencia en el trastorno obsesivo-compulsivo: mejora el cuadro clínico obsesivo, anímico y de ansiedad, así como la calidad de vida.

PUNTOS CLAVE

- La neuromodulación tiene como objetivo el tratamiento de enfermedades psiquiátricas al estimular determinadas vías que funcionan anómalamente y están involucradas en la producción de los síntomas.
- La TEC está especialmente indicada en depresiones refractarias con síntomas psicóticos, cuando existe agitación o heteroagresividad importante o riesgo suicida o vital (catatonía).
- La EMT ha mostrado eficacia replicable y un grado elevado de recomendación en la depresión refractaria y el trastorno obsesivo-compulsivo. Su versatilidad y seguridad hace que se investiguen protocolos para múltiples patologías psiquiátricas.

- La estimulación transcraneal por corriente directa es una terapia muy segura con implicaciones sobre la mejoría cognitiva y eficacia en la depresión leve-moderada y la patología dolorosa.
- Las técnicas de neuromodulación invasiva son los últimos recursos en el tratamiento psiquiátrico. La estimulación cerebral profunda es especialmente útil en el trastorno obsesivo-compulsivo.
- Las nuevas terapias de neuromodulación no invasivas fotobiomodulación y estimulación por ultrasonidos, así como las terapias de modulación invasiva con sincronización de ritmos biológicos son terapias en investigación con posibles aplicaciones de futuro en psiquiatría.

BIBLIOGRAFÍA

American Psychiatric Association Committee on Electroconvulsive Therapy. The practice of electroconvulsive therapy. Recommendations for treatment, training, and privileging: a task force report of the American Psychiatric. 2ª ed. Filadelfia: American Psychiatric Association; 2001.

Anderson EL, Reti IM. ECT in pregnancy: a review of the literature from 1941 to 2007. Psychosom Med. 2009;71(2):235-42.

Bahji A, Hawken ER, Sepehry AA, Cabrera CA, Vázquez G. ECT beyond unipolar major depression: systematic review and metaanalysis of electroconvulsive therapy in bipolar depression. Acta Psychiatr Scand. 2019;139(3):214-26.

Bernardo Arroyo M, González-Pinto A, Urretavizcaya M, coordinadores. Consenso Español sobre la Terapia Electroconvulsiva. Madrid: Sociedad Española de Psiquiatría Biológica; 2018.

Bernardo Arroyo M, Urretavizcaya M. Dignifying electroconvulsive therapy based on evidence. Rev Psiquiatr Salud Ment. 2015;8(2):51-4.

Blumberger DM, Vila-Rodríguez F, Thorpe KE, Feffer K, Noda Y, Giacobbe P et al. Effectiveness of theta burst versus high-frequency repetitive transcranial magnetic stimulation in patients with depression (THREE-D): a randomised non-inferiority trial. Lancet. 2018;391(10131):1683-92.

Carmi L, Tendler A, Bystritsky A, Hollander E, Blumberger DM, Daskalakis J et al. Efficacy and safety of deep transcranial magnetic stimulation for obsessive-compulsive disorder: a prospective multicenter randomized double-blind placebo-controlled trial. Am J Psychiatry. 2019;176(11):931-8.

Chen M, Yang X, Liu C, Li J, Wang X, Yang C et al. Comparative efficacy and cognitive function of magnetic seizure therapy vs. electroconvulsive therapy for major depressive disorder: a systematic review and meta-analysis. Transl Psychiatry. 2021;11(1):437

Cole EJ, Phillips AL, Bentzley BS, Stimpson KH, Nejad R, Barmak F et al. Stanford neuromodulation therapy (SNT): a double-blind randomized controlled trial. Am J Psychiatry. 2022;179(2):132-41.

Cruz S, Gutiérrez-Rojas L, González-Domenech P, Díaz-Atienza F, Martínez-Ortega JM, Jiménez-Fernández S. Deep brain stimulation in obsessive-compulsive disorder: results from meta-analysis. Psychiatry Res. 2022;317(114869):114869.

Dell'Osso B, Di Lorenzo G, editores. Non invasive brain stimulation in psychiatry and clinical neurosciences. 1ª ed. Cham: Springer Nature; 2021.

Denysenko L, Sica N, Penders TM, Philbrick KL, Walker A, Shaffer S et al. Catatonia in the medically ill: etiology, diagnosis, and treatment. The Academy of Consultation Liaison Psychiatry Evidence Based Medicine Subcommittee Monograph. Ann Clin Psychiatry. 2018;30(2):140-55.

Duthie AC, Perrin JS, Bennett DM, Currie J, Reid IC. Anticonvulsant mechanisms of electroconvulsive therapy and relation to therapeutic efficacy. J ECT. 2015;31(3):173-78.

Elias A, Thomas N, Sackeim HA. Electroconvulsive therapy in mania: a review of 80 years of clinical experience. Am J Psychiatry. 2021;178(3):229-39.

Figee M, Riva-Posse P, Choi KS, Bederson L, Mayberg HS, Kopell BH. Deep brain stimulation for depression. Neurotherapeutics. 2022;19(4):1229-45.

Fregni F, El-Hagrassy MM, Pacheco-Barrios K, Carvalho S, Leite J, Simis M et al. Evidence-based guidelines and secondary meta-analysis for the use of transcranial direct current stimulation in neurological and psychiatric disorders. Int J Neuropsychopharmacol. 2021;24(4):256-313.

Guo B, Zhang M, Hao W, Wang Y, Zhang T, Liu C. Neuroinflammation mechanisms of neuromodulation therapies for anxiety and depression. Transl Psychiatry. 2023;13(1):5.

Higgins ES, George MS. Brain stimulation therapies for clinicians. 2ª ed. Arlington: American Psychiatric Association Publishing; 2019.

Huuhka K, Viikki M, Tammentie T, Tuohimaa K, Bjorkqvist M, Alanen HM et al. One-year follow-up after discontinuing maintenance electroconvulsive therapy. J ECT. 2012;28(4):22-58.

Jiang J, Zhang C, Li C, Chen Z, Cao X, Wang H et al. Magnetic seizure therapy for treatment-resistant depression. Cochrane Database Syst Rev. 2021;6(6):CD013528.

Karaszewska D, Cleintuar P, Oudijn M, Lok A, Van Elburg A, Denys D et al. Efficacy and safety of deep brain stimulation for treatment-refractory anorexia nervosa: a systematic review and meta-analysis. Transl Psychiatry. 2022;12(1):333.

Kellner CH, Husain MM, Knapp RG, McCall WV, Petrides G, Rudorfer MV et al. Right unilateral ultrabrief pulse ECT in geriatric depression: phase 1 of the PRIDE study. Am J Psychiatry. 2016;173(11):110-19.

Konstantinou G, Hui J, Ortiz A, Kaster TS, Downar J, Blumberger DM et al. Repetitive transcranial magnetic stimulation (rTMS) in bipolar disorder: a systematic review. Bipolar Disord. 2022;24(1):10-26.

Luccarelli J, Forester BP, Dooley M, Patrick RE, Harper DG, Seiner SJ et al. The effects of baseline impaired global cognitive function on the efficacy and cognitive effects of electroconvulsive therapy in geriatric patients: a retrospective cohort study. Am J Geriatr Psychiatry. 2022;30(7): 790-8.

Lupke K, Warren N, Teodorczuk A, Steele S, Kolur U, Wand A et al. A systematic review of modified electroconvulsive therapy (ECT) to treat delirium. Acta Psychiatr Scand. 2022;147(5):403-419.

Marzouk T, Winkelbeiner S, Azizi H, Malhotra AK, Homan P. Transcranial magnetic stimulation for positive symptoms in schizophrenia: a systematic review. Neuropsychobiology. 2020;79(6):384-96.

Milev RV, Giacobbe P, Kennedy SH, Blumberger DM, Daskalakis ZJ, Downar J et al. Canadian Network for Mood and Anxiety Treatments (CANMAT) 2016. Clinical Guidelines for the Management of Adults with Major Depressive Disorder: Section 4. Neurostimulation Treatments. Can J Psychiatry. 2016;61(9):540-60.

Mutz J, Vipulananthan V, Carter B, Hurlemann R, Fu CHY, Young AH. Comparative efficacy and acceptability of non-surgical brain stimulation for the acute treatment of major depressive episodes in adults: systematic review and network meta-analysis. BMJ. 2019;364:l1079.

Rojo JE, Vallejo J. Terapia electroconvulsiva. Barcelona: Elsevier-Masson; 1994.

Rossi S, Antal A, Bestmann S, Bikson M, Brewer C, Brockmöller J et al. Safety and recommendations for TMS use in healthy subjects and patient populations, with updates on training, ethical and regulatory issues: Expert Guidelines. Clin Neurophysiol. 2021;132(1):269-306.

Rosson S, De Filippis R, Croatto G, Collantoni E, Pallottino S, Guinart D et al. Brain stimulation and other biological non-pharmacological interventions in mental disorders: an umbrella review. Neurosci Biobehav Rev. 2022;139:104743.

Schoeyen HK, Kessler U, Andreassen OA, Auestad BH, Bergsholm P, Malt UF et al. Treatment resistant bipolar depression: a randomized controlled trial of electroconvulsive therapy versus algorithm based pharmacological treatment. Am J Psychiatry. 2015;172(1):41-51.

Shoirah H, Hamoda HM. Electroconvulsive therapy in children and adolescents. Expert Rev Neurother. 2011;11(1):127-37.

Wang G, Zheng W, Li XB, Wang SB, Cai DB, Yang XH et al. ECT augmentation of clozapine for clozapine resistant schizophrenia: a metaanalysis of randomized controlled trials. J Psychiatr Res. 2018;105:23-32.

Terapias alternativas o complementarias en psiquiatría

37

M. J. Prieto Vegas, C. Burillo Traid y M. de Iceta Ibáñez de Gauna

 OBJETIVOS

- Identificar las terapias alternativas que han demostrado su eficacia por sí mismas o que puedan resultar coadyuvantes.
- Aprender a valorar el placebo como instrumento clínico.
- Entender por qué son seudoterapias algunas técnicas que se utilizan y cuáles son los riesgos que entraña su uso.
- Catalogar las seudoterapias en función de su ámbito de aplicación.
- Reconocer las seudoterapias que pueden inducir a riesgo sectario.

INTRODUCCIÓN

La búsqueda de la salud y el deseo de alivio de las enfermedades es una constante a través de las sociedades desde tiempos milenarios. Diferentes prácticas, tecnologías, productos naturales o químicos, manipulaciones corporales, rezos e invocaciones de variado tipo han sido propuestos para lograr las ansiadas curaciones.

La medicina tradicional y la práctica basada en la evidencia, término derivado del acuñado por Guyatt y Sackett, en las que se plantea un patrón de oro capaz de hacer distinguir lo que es científico de lo que no lo es a través de los ensayos de control aleatorizados (ECA), marcan un hito que debe ser contemplado a la hora de analizar la medicina alternativa y complementaria.

En cuanto a España, si bien la sociedad española confía en la sanidad y en los servicios sanitarios, esto convive con un discurso crítico con respecto al exceso de utilización de los fármacos o el mayor protagonismo que otras prácticas o terapias dan al paciente en el proceso terapéutico.

Al plantear el papel de las terapias complementarias en la terapéutica psiquiátrica, se ha de considerar la vulnerabilidad de algunas personas con problemas de salud mental a este tipo de planteamientos mágicos con falaces promesas curativas que la terapia convencional no puede ofrecer. Algunos de los múltiples factores que contribuyen a esta vulnerabilidad son la cronicidad de las patologías, el impacto para los pacientes y sus familias, la gran cantidad de fármacos empleados, los efectos secundarios de los fármacos o la insuficiente respuesta a estos en ocasiones, la alta sugestionabilidad y problemas de autoestima y/o asertividad. Más allá del alivio que refieren los pacientes con alguno de estos procedimientos, existe un riesgo por el alejamiento de las terapias efectivas, con un perjuicio moral y económico.

No todas las terapias alternativas deben ser consideradas del mismo modo. Para discriminar entre estas, se han consultado las fuentes más actualizadas a través de PubMed, Web of Science, Medline y Google Scholar, y se ha combinado esta información con la que proviene de los siguientes organismos:

- **Nacionales**:
  - La Organización Médica Colegial a través de su Observatorio contra las Pseudociencias, Pseudoterapias, Intrusismo y Sectas Sanitarias.
  - Colegio Oficial de la Psicología de España.
  - Ministerio de Sanidad con su página web #coNprueba.
  - Fundación Española para la Ciencia y la Tecnología, del Ministerio de Ciencia e Innovación.
  - Instituto de Salud Carlos III.
- **Internacionales**:
  - Organización Mundial de la Salud.
  - National Institute for Health and Care Excellence.
  - American Psychiatric Association.
  - American Psychological Association.
  - National Center for Complementary and Integrative Health.

De este modo, se han podido analizar los argumentarios para asignar la condición de seudocientíficas a algunas de estas prácticas y así advertir de las desventajas y riesgos que pueden suponer para la salud.

En general, las seudoterapias son presentadas como científicas, pero no se apoyan en evidencias falsables y se apropian de palabras, jergas, conceptos o técnicas que se combinan de forma que se revisten de ciencia sin serlo. Palabras como *neurociencia, autoayuda, medicina integradora* o *terapia* son utilizadas desposeyéndolas de su sentido original para validar energías imposibles de probar o mejorías subjetivas que no se constatan con las mediciones debidas.

Algunas de estas prácticas ya ostentan el título de seudoterapias, otras han presentado ciertas evidencias en trastornos concretos o cuando son administradas por profesionales con la cualificación debida, y un tercer grupo está en proceso de demostrar su eficacia y oportunidad. Se necesitan estudios más rigurosos en cuanto a la aleatorización, el tamaño muestral, el protocolo de actuación, el triple ciego y, por supuesto, el desmantelamiento de las condiciones del tratamiento. Tanto los factores contextuales de las propias terapias como la condición de elección del tratamiento por parte del paciente pueden generar variables no controladas que empañen los datos. Pero ni siquiera los ECA están libres de problemas, entre otras cosas, por comparar los tratamientos existentes con el placebo.

Placebo

El placebo y su efecto son conocidos desde tiempos milenarios, y tanto su conceptualización como la operativización de su eficacia han sido y son en la actualidad objeto de un interesante debate sobre cuya base científica se ha generado un número importante de ponencias y publicaciones.

A estas alturas del siglo XXI, negar la utilidad del placebo y, especialmente, no tenerlo en cuenta en la práctica clínica resulta ingenuo, sobre todo en el terreno de la psiquiatría y la psicología. Existe un concepto común de que el placebo es una sustancia o un procedimiento inerte o inactivo que, al ser administrado a una persona enferma, es capaz de provocar en ella una respuesta positiva en cuanto a la reducción o alivio de la frecuencia, intensidad y duración de los síntomas que presentaba. Pero el placebo es mucho más que eso.

Se trata de un *fenómeno interconductual* que se sitúa entre el organismo que lo recibe y el medio contextual en el que se produce; y no, por tanto, debido ni a la sustancia ni al procedimiento. Así, un organismo que ha tenido respuestas condicionadas ante estímulos (fármacos/procedimientos), y que ha aprendido (por sí mismo o por modelado) procesos de mejora, puede tener expectativas que, si se dan ciertas condiciones contextuales (el sitio clínico donde se realiza la terapia, el color o el tamaño de las píldoras, lo costoso del procedimiento o lo que cuesta ser derivado a este, el ritual terapéutico, la observación de que hace mejorar a otras personas y, por supuesto, la interacción con el clínico, entre muchas otras), pueden contribuir a variar las oportunidades de éxito del tratamiento: esto mismo hace que el placebo no sea inerte, sino potencialmente sanador.

En la actualidad, en experimentos en los que se utiliza un paradigma de placebo etiqueta abierta en el que se dice a los pacientes que se les está administrando un placebo, se ha observado que se puede producir un efecto beneficioso en cuanto al alivio de algunos tipos de síntomas (fundamentalmente, de los vinculados a la fisiopatología del sistema nervioso) bajo ciertas condiciones contextuales. Estas indicaciones de placebo abierto en la práctica clínica se muestran eficaces si son prescriptivas, pero requieren actuar con transparencia y veracidad para evitar el problema ético que supone el engaño: «Le voy a dar un placebo si está de acuerdo. Es conocido que el placebo puede aliviar síntomas como los suyos, aunque todavía no se conocen bien los mecanismos,

pero muchos pacientes resultan mejorados de una manera que merece la pena. La condición es que lo tome en la dosis y en los momentos que le indique, como sucede con cualquier medicamento».

Los placebos brindan la oportunidad de tratar problemas que a veces no tienen soluciones específicas o certeras, como los diferentes tipos de dolor. A este respecto, ha habido estudios que han demostrado que ese efecto placebo puede ser reversible con naloxona, lo que sugeriría una relación con el sistema opioide endógeno.

Sin embargo, cuando se actúa en el campo experimental, los objetivos cambian. Si se trabaja con modelos de ECA, es obligado realizar la investigación al menos con un grupo que recibe el nuevo fármaco, con otro que recibe el fármaco hasta ahora disponible y con un grupo de placebo con objeto de poder eliminar esas mejoras susceptibles de ser relacionadas con los elementos interactivos entre el individuo y el entorno mencionados con anterioridad, y que no son inertes.

El componente principal de todo placebo es de orden psicológico, pero sus efectos se hacen notar en la sintomatología física. Por eso, su utilidad y su participación en la mejora de la salud de los pacientes deben ser aún más estudiadas para darles el papel que les corresponde.

Clasificación de las terapias alternativas

Si se usa un enfoque no convencional *junto con* la medicina convencional, este se considera *complementario*; si se utiliza en lugar de la medicina convencional, se considera *alternativo*.

Al tratar de analizar las terapias alternativas, es preciso considerar que están relacionadas con las propias técnicas (fundamentación, beneficios, riesgos), los centros en los que son realizadas (cumpliendo las normativas vigentes para ser considerados centros sanitarios) y los profesionales que las administran (desde sanitarios acreditados por universidades extranjeras en las que está regulada una práctica concreta, como la osteopatía o la acupuntura, hasta personas sin formación reglada alguna que, haciéndose llamar *terapeutas*, administran estos procedimientos, con los riesgos que algunos de ellos comportan). En algunos casos, los beneficios se atribuyen a unos poderes que, al ser aplicados al consultante, ofrecen una curación de todo tipo de problemas de salud: desde el cáncer al dolor, pasando por el sida o las adicciones.

La descripción de su origen, mecanismo de acción propuesto y grado de evidencia se limita a algunas de las de mayor aplicación en el área de la psiquiatría. Aquellas sin evidencia que respalde su eficacia o que directamente han demostrado riesgos o perjuicios se incluyen como seudoterapias. Véase una subdivisión de estas sobre la base de su nivel de riesgo (Tabla 37-1).

Finalmente, se han agrupado las distintas terapias/técnicas en las siete grandes categorías que propone la Organización Médica Colegial española, siguiendo las recomendaciones del National Center for Complementary and Integrative Health estadounidense:

- Sistemas integrales o completos.
- Prácticas biológicas.
- Prácticas de manipulación corporal o basadas en el cuerpo.

Tabla 37-1. Seudoterapias. Clasificación por riesgos	
Tipo de riesgo[a]	**Seudoterapias**
Riesgo sectario. Daños psíquicos o riesgo de daños físicos graves	Análisis somatoemocional, biodescodificación[b], Bioneuroemoción[b], descodificación biológica[b], flores del alba, hidroterapia de colon[b], nueva medicina germánica, programación neurolingüística[b], psicoterapia neurolingüística, sanación espiritual activa, terapia neural (terapia de Huneke), terapia de renovación de memoria celular, terapia regresiva
Riesgo de lesiones físicas	Espinología, fascioterapia
Los propios (pérdida de oportunidad de acceso a tratamientos eficaces, daño moral y/o económico)	Alquinaturismo, Arolo Tifar, Aura Soma, biocibernética, bioingeniería cuántica, biorresonancia, cirugía energética, cristales/cuencos de cuarzo, cromopuntura, cuencos tibetanos, diafreoterapia, diapasones, digitopuntura, esencias marinas, frutoterapia, gemoterapia/litoterapia, geobiología, geocromoterapia, geoterapia, homeosíntesis, iridología, kinesiología holística, medicina antroposófica[b], medicina de los mapuches, medicina ortomolecular, metaloterapia, orientación corporal Kidoc, numerología[b], oligoterapia, orinoterapia, oxigenación biocatalítica, piedras calientes[b], pirámide vastu, plasma marino, posturología, pranoterapia, sanación psíquica, radioestesia, *rebirthing*, sincronización *core*, técnica fosfénica, terapia bioenergética, terapia biomagnética[c], terapia floral de California, terapia floral de orquídeas, toque terapéutico

[a] Todas las seudoterapias comparten los riesgos propios. En los dos primeros grupos se añaden daños/riesgos adicionales. [b] De mayor popularidad. [c] No se debe confundir con el bioelectromagnetismo, de uso y eficacia probados (por ejemplo, en rehabilitación).

- Técnicas mente-cuerpo.
- Técnicas basadas en energía.
- Técnicas/terapias no convencionales.
- Técnicas en estudio o ajenas a la práctica de la medicina.

Dentro de cada categoría, se clasifican en tres grupos: aquellas que tienen probadas evidencias; aquellas que están en estudio; y otras que son perjudiciales, de riesgo o calificables de seudoterapias (v. **Tabla 37-1**), que prometen soluciones a problemas crónicos y alejan a la persona sometida de las terapias probadas y validadas, o incluso son cercanas a las sectas y privan a la persona de su libertad comportamental.

SISTEMAS INTEGRALES O COMPLETOS

Los sistemas integrales o completos incluyen una serie de prácticas que parten de la errónea base de que la medicina se centra en las enfermedades sin tener en cuenta otros aspectos del individuo, y proponen la necesidad de «integrar el cuerpo, la mente y el espíritu» para la prevención y el tratamiento de

enfermedades. Bajo esta premisa, y con la nomenclatura de moda de «lo integrativo», se incorporan técnicas que son en ocasiones poco contrastadas e incluso perjudiciales. A continuación, se describen algunas de ellas.

Ayurveda

Ayurveda significa «conocimiento de la vida». Esta técnica se originó en India hacia el año 3000 a. C. Se considera uno de los más antiguos y más completos sistemas médicos del mundo.

No utiliza ni medios diagnósticos ni medicación actuales; bajo la premisa de despertar el natural equilibrio del sistema mente-cuerpo para hipotéticamente curarse a sí mismo, este movimiento de origen indio (revelado a la deidad Brahmā) incluye fitoterapia y formas de meditación. Al igual que con la medicina tradicional china, la esperanza de vida de este país aumentó claramente tras la llegada de la medicina occidental, lo que deja en entredicho su efectividad.

Los medicamentos ayurvédicos se dividen en dos tipos principales: solo herbales y *rasa sastra*, que consiste en combinar hierbas con metales (como el mercurio, el plomo, el hierro o el zinc) y minerales (mica) y gemas. Estos productos tienen riesgo de toxicidad: se han comunicado muertes de pacientes debido a ello. Sin embargo, son utilizados por millones de personas, especialmente en la India, y su acceso es libre a través de internet, con el riesgo que ello conlleva.

Homeopatía

La homeopatía es una disciplina o cuerpo doctrinal que se desarrolló por el médico y químico alemán Hahnemann a finales del siglo XVIII. El término *homeopatía* proviene del griego: *homeos* («semejante») y *phatos* («enfermedad o dolencia»), de manera que significaría «semejante a la enfermedad» o «dolencia similar».

La homeopatía y la medicina homeopática utilizan un enfoque alternativo de la medicina occidental basándose en la premisa de que «lo semejante cura lo semejante», en el estímulo de las propias defensas naturales y en la capacidad de curación del cuerpo humano. El tratamiento homeopático comprende la administración individualizada de dosis diluidas extremadamente pequeñas de las mismas sustancias que producen un determinado síntoma para aliviarlo.

Según el Observatorio de Terapias Naturales, en España, la homeopatía es una de las más utilizadas, con un 23 % de frecuencia. Aunque se han formulado varias teorías para explicar sus posibles mecanismos de acción, ninguna ha sido científicamente verificada. En muchos países occidentales (España entre ellos), la autorización, el registro y la dispensación de los medicamentos homeopáticos están regulados por normas que afectan a los medicamentos de uso humano.

En los trastornos psiquiátricos, los datos disponibles sobre la homeopatía no permiten apoyar su uso en la práctica clínica. Los sesgos metodológicos que prevalecen en la mayoría de los estudios publicados hacen que las recomendaciones de uso que dan no estén basadas en la evidencia.

Naturopatía

Es una alternativa de diversos tratamientos seudocientíficos que emplean una serie de prácticas calificadas como *naturales*, *no invasivas* y promotoras de *autocuración*. Los naturópatas caen en la falacia naturalista de considerar que «lo natural tiene que ser bueno» y que un compuesto de la naturaleza será menos perjudicial que el mismo sintetizado artificialmente. La ideología y los métodos de la naturopatía se basan en el vitalismo y las creencias populares en lugar de en la medicina basada en evidencias. El problema fundamental es que los profesionales que se dedican a la naturopatía generalmente están en contra de las prácticas médicas modernas, lo que incluye en ocasiones las pruebas médicas diagnósticas, los medicamentos, las vacunas e incluso la cirugía.

La naturopatía se desarrolló en Alemania a finales del siglo XIX, bajo la dirección de B. Lust, que prescribía la hidroterapia (la alternancia de agua caliente y fría) como una forma de curación natural. Dentro de sus propuestas, las hay más legítimas y que pueden ocasionar algún beneficio o confort a las personas, como la fitoterapia y algunas dietas (que a su vez pueden presentar riesgos de interferencia con el tratamiento pautado por un profesional o de malnutrición por propuestas dietéticas inadecuadas). Otras suponen riesgos graves al plantearse como alternativa: la medicina herbal, la iridología, o más recientemente la biorresonancia, la ozonoterapia y la hidroterapia del colon.

Aunque ya es habitual leer en la prensa noticias de tratamientos homeopáticos/naturistas con un final triste, estos siguen teniendo su predicamento. Un ejemplo muy impactante fue el retraso del tratamiento quirúrgico adecuado para el cáncer de páncreas que sufría el célebre Steve Jobs (cofundador de Apple) en el año 2004. Las evaluaciones científicas a las que se ha sometido la naturopatía no han ofrecido evidencias a favor de su efectividad.

Medicina tradicional china

Utiliza múltiples métodos de tratamiento: la tuina (masaje terapéutico), la acupuntura, la moxibustión (aplicación de calor procedente de la combustión de la planta artemisa), la ventosaterapia, la fitoterapia china (que utiliza además minerales y animales), la dietética china y las prácticas físicas con ejercicios integrados de meditación y relacionados con la respiración y la circulación de la energía (*chi kung* o el *tai chi chuan*). Sus métodos diagnósticos incluyen la observación, la auscultación, la olfacción, la anamnesis, la toma de pulso y la palpación.

La teoría básica es que una fuerza viva, llamada *energía chi*, fluye en todos los seres humanos de manera armónica y equilibrada, un equilibrio y una armonía que significan salud. Cuando esta fuerza viva no fluye bien, el resultado es el desequilibrio y la falta de armonía o la enfermedad.

Actualmente, en China se práctica lo que se conoce como *medicina integrativa*, que utiliza la medicina tradicional china junto a la medicina actual más avanzada, aunque la tradicional se sigue utilizando por una mayoría de la población, generalmente en los procesos más comunes o leves.

PRÁCTICAS BIOLÓGICAS

Las prácticas biológicas incluyen la terapia lumínica, los complementos dietéticos, la fitomedicina, las dietas, la medicina ortomolecular y la ozonoterapia.

Terapia lumínica

La terapia lumínica se basa en el concepto de que los seres humanos se encuentran sujetos a ritmos circadianos (de las palabras latinas *circa* [«alrededor»] y *dies* [«día»]), que afectan a los procesos fisiológicos de forma predecible. Hay ciclos de descanso y de actividad de 24 horas que incluyen cambios en las concentraciones de corticoesteroides, excreción de electrólitos y procesos fisiológicos. Por ejemplo, la presión arterial es mayor durante el día que por la noche.

Al variar la exposición a la luz, los ritmos circadianos pueden alterarse. La concentración de la hormona melatonina, producida por la glándula pineal, alcanza el máximo en el flujo sanguíneo por la noche, y es menor o inexistente durante las horas en las que hay luz. Se cree que la melatonina regula el sueño, y que la melatonina exógena produce somnolencia en las personas sanas. El tratamiento con luz artificial (más de 2500 lux) es un método contrastado que se utiliza para el trastorno de depresión con pauta estacional, que se da durante los meses de invierno, cuando las horas de luz disminuyen.

La terapia lumínica puede considerarse un tratamiento eficaz para el trastorno afectivo estacional, y tiene un efecto positivo en la depresión geriátrica no estacional, así como en la depresión bipolar. Se necesitan estudios con tamaños de muestra más grandes en el futuro para confirmar el efecto curativo de la fototerapia.

Complementos dietéticos

Además de las hierbas, se utilizan diversos complementos dietéticos para fomentar la salud, como productos que contienen vitaminas, minerales o aminoácidos. En muchos casos, el complemento es, de hecho, un extracto, un metabolito o una combinación de ambos, cuyo objetivo es complementar una dieta sana, y no se trata ni de una dieta ni de un alimento por sí mismo.

Los complementos nutricionales son muy conocidos desde hace tiempo en forma de complejos polivitamínicos, pero ahora se encuentran disponibles en una amplia gama de otros componentes que pueden adquirirse en tiendas de comestibles, farmacias, parafarmacias e incluso por internet. Si bien los beneficios médicos de algunos complementos están bien documentados, sobre todo en el caso de las vitaminas, otros varían mucho en términos de seguridad y coherencia. Por regla general, ni las mujeres embarazadas ni las lactantes deberían tomar complementos sin prescripción médica.

En psiquiatría, los complementos nutricionales se utilizan para tratar un amplio abanico de enfermedades, como trastornos cognitivos, del estado de ánimo, psicóticos, del sueño y de la conducta, pero son escasas las pruebas científicas que avalen su eficacia.

En las sociedades industrializadas, las carencias vitamínicas graves son raras, excepto en algunas poblaciones. Las personas mayores, los individuos dependientes del alcohol, los enfermos crónicos o los que han sufrido cirugía gastrointestinal son los grupos de mayor riesgo. Entre las carencias vitamínicas más comunes en los servicios de urgencias se encuentra la depleción de tiamina aguda debida a la dependencia del alcohol. Si bien las formas crónicas de carencia de *tiamina* que produce el beriberi son muy raras en el mundo occidental, la depleción fulminante de las concentraciones de tiamina provoca encefalopatía de Wernicke y síndrome de Korsakoff.

La carencia de folatos suele asociarse con depresión, paranoia, psicosis, agitación y demencia; además, puede deberse a anorexia en los pacientes deprimidos y contribuir a la depresión al interferir con la síntesis de la noradrenalina y la serotonina. El déficit de *ácido fólico* se asocia con el uso de anticonvulsivos, en particular de fenitoína, primidona y fenobarbital, así como de esteroides sexuales, como los anticonceptivos orales y la sustitución de estrógenos. El motivo más común del déficit de ácido fólico es la desnutrición que se asocia con el alcoholismo. La carencia durante el embarazo se asocia con defectos del tubo neural (por ejemplo, espina bífida y anencefalia), prevenibles con su ingesta en los meses previos a la concepción.

Fitomedicina

La fitomedicina confía en las plantas para curar enfermedades y mantener la salud. Se trata, probablemente, del sistema de medicina más antiguo de los que se conocen, y su origen se remonta a China hacia el año 4000 a. C. Existen textos antiguos de medicina china que todavía se utilizan. Para corregir desequilibrios corporales, la medicina china moderna confía en las hierbas, además de en otros métodos, como la acupuntura, el masaje, la dieta y el ejercicio.

El declive de la fitomedicina a finales del siglo XX estuvo relacionado con los avances científicos y tecnológicos que llevaron a la utilización de productos farmacéuticos sintéticos. Sin embargo, según algunas estimaciones, por lo menos el 25 % de los medicamentos actuales derivan de ingredientes activos de las plantas. Los ejemplos son numerosos: la digital a partir de la dedalera; la efedrina a partir de la efedra; la morfina a partir de la amapola de opio; el paclitaxel a partir del árbol del tejo, y la quinina a partir de la corteza de quina.

La fitomedicina es un área muy amplia como para emitir una recomendación general. Se debe estudiar cada sustancia de manera particular. Una hierba que ha llamado la atención de la psiquiatría occidental es la hierba de san Juan o hipérico (*Hyperycum*) para el tratamiento de trastornos depresivos agudos. Esta hierba se ha utilizado como remedio casero durante siglos, y todavía es común en Europa. Determinados estudios en los que se comparaba el hipérico con el placebo, los fármacos tricíclicos y los inhibidores selectivos de la recaptación de serotonina establecen que los extractos de hipérico son más efectivos que el placebo en el tratamiento de las depresiones leves a moderadas, pero varios de ellos carecían de rigor en cuanto al diagnóstico de la depresión, el tamaño de la muestra y la evaluación de la eficacia.

Plantas psicoactivas. Muchos fitofármacos tienen propiedades psicoactivas, que se utilizan o se han utilizado para tratar varios trastornos psiquiátricos. Son sustancias que pueden producir efectos secundarios e interacciones tóxicas con

otros fármacos. Todo facultativo debe intentar obtener los antecedentes del consumo de plantas durante la evaluación psiquiátrica. La adulteración es común, y existen preparaciones que no son el estándar de la mayoría de las plantas. Además, no se conocen los perfiles de seguridad ni los efectos adversos de la mayoría de estas sustancias. Muchas de ellas, si no todas, son secretadas en la leche materna, por lo que están contraindicadas durante los períodos de lactancia y deben evitarse durante el embarazo.

Durante miles de años, muchas culturas han utilizado alucinógenos (como la mescalina, la psilocibina y el cornezuelo de centeno) para obtener una visión interior espiritual y personal. La dietilamida del ácido lisérgico o lisergida (conocida internacionalmente como LSD), sintetizada en la década de los 30, se comercializó entre psiquiatras y otros facultativos a finales de los años 40 para tratar la psicosis y facilitar la psicoterapia. La utilización de lisergida ayudaba a los pacientes a recuperar recuerdos reprimidos y a manejar la ansiedad, además de que les permitía obtener una visión interna mediante el análisis del proceso primario inducido por el alucinógeno. Estos fármacos alucinógenos se prohibieron como sustancias controladas de clase I en 1965.

No obstante, la búsqueda de nuevas dianas terapéuticas en los problemas de salud mental ha vuelto a poner estas sustancias en el terreno de la investigación en psiquiatría. Así, drogas como la psilocibina o la lisergida en los países occidentales, la ayahuasca en culturas latinoamericanas y, más recientemente, entactógenos como la metilendioximetanfetamina (conocida como *éxtasis* o MDMA) están formando parte de propuestas terapéuticas que se pudieran enclavar dentro de la medicina alternativa. Además, se ha podido demostrar en estudios todavía preliminares (con algunos de consistencia interesante) que sus efectos sobre algunas patologías mentales (depresión, ansiedad, trastorno por estrés postraumático, adicciones, entre otras) son superiores a los del placebo e incluso a los de algunas terapias convencionales.

El mecanismo de acción propuesto sería la actividad agonista de los receptores serotoninérgicos similar a la de los antidepresivos convencionales, pero con una menor inhibición de la respuesta límbica. Esta facilitaría una mayor liberación emocional, que aumentaría su potencia terapéutica *si se combina con tratamiento psicológico y apoyo del entorno*. Sin incluir estos aspectos, la eficacia es mucho más limitada e incluso podría empeorar la condición del paciente.

En cuanto al uso terapéutico de estas sustancias, existen dificultades que deben tenerse en cuenta: las limitaciones legales y políticas y los efectos secundarios reales o temidos tanto físicos como psicopatológicos (activación de la sintomatología psicótica o la posibilidad de desarrollo de una adicción) implican un uso en las máximas condiciones de vigilancia y seguridad. Al mismo tiempo, esta forma de administración (cuidados más contexto) puede ser terapéutica de por sí y activadora de los componentes propios del placebo, lo que dificulta la valoración de su eficacia.

Se están desarrollando estudios con muestras más amplias, con la selección aleatoria de los pacientes y diferentes dosificaciones, cuidando el ciego experimental, a largo plazo e intentando descomponer la operativa de los tratamientos, de modo que se puedan aislar las variables que contribuyen a su eficacia. Parece que en unos años se podrá estar en condiciones de afirmar si su eficacia reside en las propiedades farmacológicas o en el resto de las actividades terapéuticas que se realizan cuando se administran estas sustancias.

Es destacable que el estado de Oregón (EE.UU.) aprobara en 2020 tras referéndum la creación de *programas de terapia asistida por psilocibina* bajo licencia estatal que ya está en marcha y que permite a los terapeutas acreditados por el estado y en centros registrados usar la psilocibina para tratar ciertas patologías, como el trastorno por estrés postraumático, la depresión, las adicciones, o en la ansiedad en etapas finales de la vida, a través de un proceso con tres sesiones. Su administración está limitada a este contexto y no se contempla su comercialización. Estos programas están en sus fases iniciales de aplicación y falta perspectiva para determinar su impacto aún, aunque respaldan el uso conjunto (psilocibina más contexto) como terapéutico.

Dietas

Existen muchas dietas alternativas. Se han desarrollado programas con complementos de vitaminas y minerales para abordar enfermedades o procesos corporales concretos. Las dietas bajas en grasas se recomiendan para el tratamiento de trastornos cardiovasculares y la diabetes. La dieta Pritikin, desarrollada por Nathan Pritikin, es extremadamente baja en grasas (menos del 10 % de las calorías diarias), y alta en hidratos de carbono complejos y en fibra. La dieta Ornish, desarrollada por el médico Dean Ornish, es vegetariana: no se debe consumir carne, aves ni pescado, y solo el 10 % de las calorías deben obtenerse de las grasas. La dieta baja en hidratos de carbono y alta en proteínas desarrollada por el doctor Robert Atkins ha resultado ser efectiva para pérdidas de peso a corto plazo, probablemente debidas a su mayor seguimiento, si bien existe una preocupación por el riesgo de cetoacidosis y la falta de estudios a largo plazo sobre la salud. Esta dieta también se utiliza para tratar la epilepsia infantil que no responde al tratamiento.

Los estudios realizados demuestran que la pérdida de peso por sí sola puede reducir las concentraciones de colesterol, disminuir la presión arterial y eliminar la necesidad de fármacos en los casos de diabetes *mellitus* de tipo 2. Todas esas dietas suelen incluir un programa de ejercicios, un componente de eficacia probada en beneficios para la salud.

Las dietas que figuran a continuación como terapia complementaria requerirían de más evidencia para su recomendación: el riesgo está en su uso como terapia alternativa, especialmente en enfermedades graves.

Dieta alcalina

Las dietas alcalinas defienden que los alimentos ingeridos pueden alterar la acidez o alcalinidad del organismo (el pH), lo que influye en la salud.

Según estas dietas, los alimentos se clasifican en acidificantes o alcalinizantes en función de los «residuos» que dejan al metabolizarse:

- Ácidos, que son aquellos cuyos residuos tendrían un pH entre 0 y 7, y en cuyo grupo las dietas alcalinas clasifican alimentos proteicos y lácteos.

- Neutros, cuyos residuos metabólicos serían de un pH cercano a 7, en donde se incluyen las pastas, los cereales o los huevos.
- Básicos o alcalinizantes, que dejan residuos con pH entre 7 y 14, donde se suelen incluir frutas y verduras (incluso algunas de carácter ácido, como limones, limas o tomates).

Estos residuos influirían en el pH, especialmente en el de la sangre, y tendrían un impacto directo en la salud bajo la creencia de que las células sanas crecen y viven en entornos alcalinos. Las dietas alcalinas recomiendan una ingesta de un 80 % de alimentos alcalinizantes frente a un 20 % de nutrientes ácidos, para recuperar la salud en patologías tan diversas como la osteoporosis, el cáncer, la enfermedad cardíaca o la diabetes. No hay evidencias que respalden su recomendación.

Dieta macrobiótica

La macrobiótica es un estilo de vida basado en los postulados del yin y el yang, definido como un sistema cuasi religioso-filosófico por su fundador Ohsawa y que popularizó Kushi posteriormente en la década de los 70 en los Estados Unidos. El yin y el yang son fuerzas opuestas; se cree que describen todos los componentes de la vida y el universo. En la macrobiótica, la visión mundial del equilibrio se materializa en la dieta, incluida la selección, la preparación y el consumo de alimentos.

Por tanto, la dieta macrobiótica consiste en el consumo de una serie de alimentos con una determinada proporcionalidad entre sus nutrientes, componentes y aporte calórico con la finalidad pretendida de mejorar, controlar o curar enfermedades como el cáncer, las complicaciones que ocasiona la diabetes *mellitus* o las inflamaciones intestinales, entre otras muchas.

Se ha descrito que la dieta macrobiótica podría reducir los niveles de grasa y colesterol, así como el peso corporal y otros cambios asociados al consumo de dietas bajas en grasa. Entre esos cambios, también se incluyen la disminución de la presión arterial, menores posibilidades de contraer enfermedades cardíacas y ciertos tipos de cáncer que parecen estar relacionados con el consumo de grasas, como el cáncer de mama.

Desde la perspectiva de su seguridad, la bibliografía consultada destacó que este tipo de dietas puede llegar a plantear serios problemas de salud, como cualquier otra que no sea equilibrada en cuanto a su composición cualitativa y cuantitativa, así como en cuanto a sus pautas de consumo por exceso o por defecto.

La baja calidad de los estudios identificados no permite extraer conclusiones sobre la eficacia y seguridad de la dieta macrobiótica en la mejora o control de enfermedades.

Tratamientos detox

Se trata de una amalgama de medidas/métodos (bajo ningún concepto tratamientos) cuyos practicantes o anunciantes propugnan como «detoxificantes» del organismo, previamente intoxicado por el ambiente, el estrés, la comida en exceso y químicamente manipulada, así como el alcohol, para sentirse mejor por dentro y por fuera.

Se anuncian desde cremas y tratamientos dermoestéticos hasta diferentes tipos de dietas a base de jugos y batidos de frutas y vegetales, enemas de limpieza, diuréticos y a veces incluso curiosos aparatos que sirven para esa desintoxicación del cuerpo y el espíritu. No existen evidencias científicas que predigan que el organismo precise una desintoxicación.

Medicina ortomolecular

La medicina ortomolecular, término acuñado por Pauling en 1968, se basa en el convencimiento de que, si al organismo se le proporcionaran en grandes dosis (megadosis) los micronutrientes necesarios para su correcto funcionamiento, muchas de las llamadas *enfermedades* no se manifestarían, y las que ya lo han hecho podrían remitir parcial o totalmente. Los micronutrientes son las sustancias que los seres vivos necesitan en pequeñas dosis para desarrollar los procesos metabólicos y bioquímicos. Algunos de los más importantes para los humanos son el yodo, el hierro y la vitamina A.

La comunidad científica no admite esta forma de medicina. Actualmente, no existen evidencias que demuestren resultados favorables en ninguna enfermedad. Se considera que la medicina ortomolecular es potencialmente peligrosa, más aún en el tratamiento del cáncer, ya que puede influir negativamente en personas de buena fe o con fragilidad emocional.

Miracle mineral solution

La *miracle mineral solution* (traducido como *suplemento mineral milagroso*, *solución mineral milagrosa* o *solución mineral maestra*) es una disolución al 28 % de clorito de sodio. Es muy similar a la lejía industrial. Su introducción se debe a Humble en 1996. Se le atribuye la capacidad de curar la malaria, la diabetes, el acné, el autismo, el cáncer, la hepatitis y el sida, entre otras enfermedades.

La literatura científica recoge casos de intoxicación por esta sustancia, mientras que su efectividad no ha podido ser reproducida en condiciones controladas. Su uso como medicamento está prohibido en España y su propia difusión está calificada como ilegal.

Ozonoterapia

La ozonoterapia es una forma de tratamiento médico no convencional que pretende la saturación de oxígeno en el organismo a través de la insuflación al cuerpo de una mezcla de oxígeno y ozono por diversas vías (un 5 % de ozono como máximo y un 95 % de oxígeno). Las vías de administración utilizadas son muy variadas: insuflación rectal, inyecciones de ozono intramuscular, inyección intraarticular, aceite ozonizado, cremas, insuflación endonasal (muy peligrosa) o intravaginal e inyección subcutánea.

Los primeros generadores de ozono fueron desarrollados por Siemens en Alemania en 1857. El ozono se empezó a utilizar poco después con fines terapéuticos para purificar la sangre en este y otros países europeos.

El oxígeno extra administrado aumentaría la capacidad del cuerpo para destruir las células causantes de las enfermedades. Se le atribuyen supuestos beneficios, incluyendo el tratamiento de decenas de enfermedades (se han descrito hasta 114 enfermedades tratables), como ciertos tipos de cáncer, el asma, el enfisema, el sida, el pie diabético, la artritis, las enfermedades cardíacas y vasculares, la esclerosis múltiple y la enfermedad de Alzheimer.

No hay ninguna evidencia científica creíble que avale el uso del ozono como un tipo de terapia médica, ni mucho menos como tratamiento del cáncer. Incluso puede ser peligroso.

Hay que llamar la atención en que este tipo de tratamiento es diferente de los usos médicos comunes del oxígeno, que implican aumento de la cantidad de gas oxígeno en el aire inhalado. Es también diferente del oxígeno hiperbárico utilizado en medicina y que implica el uso de gas oxígeno a presión en algunas patologías.

PRÁCTICAS DE MANIPULACIÓN CORPORAL O BASADAS EN EL CUERPO

Implican el movimiento o la manipulación de una o más partes del cuerpo. Si no están realizadas por un sanitario titulado debidamente formado (médico o fisioterapeuta), pueden ocasionar daños graves en los órganos y sistemas del cuerpo humano, por lo que se advierte del peligro que pueden suponer. Se denominan *técnicas de sanación manual*, con el equívoco que esto puede provocar en los usuarios.

El área de investigación sobre estas terapias está poco desarrollada. En general, suele ser necesaria la realización de estudios con la calidad y el número de pacientes suficientes.

Acupuntura

Las técnicas de acupuntura proceden de la medicina china. Algunos autores datan su origen hace 7.000 años. Tienen por objeto estimular o desbloquear diferentes energías que fluyen por el organismo. El procedimiento consiste en la inserción a diferente profundidad de unas agujas muy finas de acero inoxidable o materiales nobles (oro/plata) en los puntos estratégicos del cuerpo de entre los 350 esenciales. Una vez introducidas, pueden ser movidas, giradas o manipuladas; tras unos 15 minutos, son extraídas.

Desde las filosofías orientales tradicionales, el equilibrio entre el yin y el yang (y, por tanto, la salud) puede ser alcanzado mediante estos procedimientos. Desde una perspectiva más occidental, y tratando de dar razón de los posibles efectos fisiológicos que subyacen al alivio referido por los pacientes, se ha propuesto la explicación del aumento de opiáceos endógenos, como endorfinas o encefalinas, que facilitarían el mejor afrontamiento del dolor. Sin embargo, desde los criterios establecidos en la práctica clínica basada en la evidencia, no parece posible afirmar que estas técnicas puedan ser ni replicables (por las diferencias entre prácticas) ni suficientemente seguras ni superiores al placebo, aunque su gran auge parece invitar a los interesados a realizar ECA que prueben tanto su seguridad como su eficacia.

La acupuntura fue reconocida por la Organización Mundial de la Salud en 1979 como efectiva para el tratamiento de algunas enfermedades, y patrimonio cultural inmaterial de la humanidad de la Unesco en 2010; sin embargo, la Organización Médica Colegial la califica de terapia aún en evaluación a la luz de sus escasas evidencias científicas.

Otras técnicas de presión

Otras prácticas similares a la acupuntura, pero que utilizan otras fuentes estimulares de presión, serían la manipulación a través de los dedos (acupresión, *shiatsu*, digitopuntura), con corrientes eléctricas suaves (electroacupuntura) o la auriculopuntura (en el oído externo). No han logrado demostrar efectos curativos.

Osteopatía

A finales del siglo XIX, el Dr. Still, médico y cirujano estadounidense, fundó la American School of Osteopathy con el objetivo de difundir los conocimientos que sobre esta disciplina había acumulado. Este autor otorga a las fascias (tejido viscoelástico conectivo que rodea todas las estructuras corporales, a las que proporciona soporte y protección) un papel fundamental en el equilibrio del funcionamiento del organismo y, por tanto, en la salud.

Así, la evaluación de los sistemas musculoesquelético, neurológico y visceral de una persona y la posterior manipulación manual de las fascias contribuirían al reequilibrio del sistema linfático y otros fluidos del organismo, lo que mejoraría la función fisiológica, propiciaría el equilibrio homeostático y devolvería la armonía.

Sus principios son los siguientes:

- La unidad del cuerpo y su interdependencia.
- La estructura y la función están relacionadas bidireccionalmente.
- La autocuración que el propio organismo puede lograr al volver a estar equilibrado.
- La ley de la arteria, que trata de garantizar la adecuada irrigación de todo el organismo.

En España, la osteopatía no está reconocida como profesión ni como especialidad. Por tanto, no está descrita en la Ley de Ordenación de las Profesiones Sanitarias. Sin embargo, tanto en Europa como en Estados Unidos hay osteópatas que, siendo graduados en medicina o fisioterapia, realizan una formación adicional en osteopatía. Esto contrasta con personas que, valiéndose de la falta de regulación de esta disciplina en España, se hacen llamar *osteópatas* solo por haber realizado un curso de formación básico, por lo que se han de descartar estos servicios dudosamente profesionales y en ningún caso sanitarios.

No obstante, la osteopatía profesionalizada, aunque aún no ha probado su evidencia según la Organización Médica Colegial, presenta algunos resultados prometedores. Se precisan estudios más homogéneos que cumplan criterios ECA, que puedan ser pragmáticos y que aporten luz en la eficacia y efectividad de estas técnicas, en congruencia con un reciente metaanálisis que refiere mejora en algunos tipos de dolor crónico.

Quiropraxia

La falta de regulación en España genera los mismos problemas ya referidos con la osteopatía. Se deben evitar los practicantes de técnicas no realizadas por sanitarios. Los procedimientos de la quiropraxia son variados. Incluyen manipulaciones de la columna vertebral, cambios de temperatura del cuerpo, estimulación eléctrica, cambios en la conducta alimentaria, así como técnicas de relajación y ejercicios específicos para diferentes zonas del organismo. A finales del siglo XIX, el desarrollo de D. D. Palmer postuló que los desalineamientos de la columna vertebral provocaban multitud de enfermedades que podían ser revertidas mediante estas técnicas, y que el cuerpo tiene una capacidad natural para curarse a sí mismo.

Existen importantes controversias que sitúan a la quiropraxia como una profesión sanitaria; la Organización Mundial de la Salud y MedlinePlus (EE.UU.) así lo avalan. Pero existen riesgos documentados de que estas prácticas han provocado lesiones graves en pacientes sometidos a estos procedimientos. Según la Organización Médica Colegial de España, se precisan ECA que contribuyan a documentar de forma práctica las evidencias para el alivio del dolor (tanto agudo como crónico) o de la depresión que algunos estudios le adjudican.

Kinesiología holística

Es una seudoterapia basada en la quiropraxis. Tiene por objeto diagnosticar enfermedades a través de la debilidad o la fortaleza de los músculos de las diferentes partes del organismo. No se ha conseguido probar su eficacia. Por eso, se desaconseja su uso.

Reflexología

Utilizando nuevamente el poder curativo natural del cuerpo y mediante la estimulación, se proporciona un masaje o se ejerce presión en puntos concretos (en las manos, la cara y las orejas, pero fundamentalmente en los pies, donde se encuentran representadas todas las partes del cuerpo) y se refleja la mejora en los órganos o sistemas requeridos. Se propone a los pacientes como forma de alivio del dolor, la ansiedad y depresión, así como en otras enfermedades psicosomáticas, como el colon irritable, o para beneficiar los cuidados paliativos de enfermedades terminales.

Los estudios refieren que su posible mejora reside en el placebo y/o en una mayor relajación del paciente, así como en un mejor autocuidado. Se precisan más investigaciones con muestras aleatorizadas y mayores para poder recomendarla como una terapia complementaria o alternativa con evidencia confiable.

Hidroterapia de colon

Este antiguo procedimiento tuvo importante protagonismo a principios del siglo XX. Llegó a prohibirse por los riesgos que comporta. Las prácticas son consideradas invasivas y van desde la aplicación autoadministrada de enemas o laxantes hasta la irrigación de agua con sustancias añadidas (hierbas, café o sales minerales) o sin ellas por parte de un «higienista del colon», o también con máquinas especiales para realizar esta actividad, que disponen de dos tubos (uno de entrada y otro de salida) impulsados por una bomba y capaces de introducir en el organismo del paciente unos 60 L de agua.

Es una seudoterapia altamente peligrosa que se basa en principios erróneos del funcionamiento el aparato excretor y que en algunos casos ha provocado efectos secundarios graves.

Terapia neural (terapia de Huneke)

Es una seudoterapia muy desaconsejable, ya que puede comportar graves riesgos para la salud. Puede provocar lesiones, algunas irreversibles, al inyectar concentraciones bajas de anestésicos comunes (procaína o lidocaína) con el objeto de bloquear transmisiones nerviosas que puedan ser responsables de patologías dolorosas de diversa índole.

TÉCNICAS MENTE-CUERPO

Las técnicas que se pueden encontrar en este apartado son de variada índole. Hay discrepancias enormes en cuanto a su calidad científica o eficacia probada.

Ejercicio

Los efectos del ejercicio físico sobre la salud general, y particularmente sobre la salud mental, son indiscutiblemente positivos. Debe ser considerado como una de las prácticas alternativas y complementarias que pueden facilitar el bienestar de los pacientes en diversos padecimientos y puede generar rutinas saludables y positivas. El ejercicio físico es de utilidad tanto desde el punto de vista psicológico como psicopatológico (mejora de la ansiedad y depresión), metabólico (contribuye a la reducción de la obesidad, tan prevalente en los enfermos mentales; en particular, en los medicados con antipsicóticos), musculoesquelético, inmunitario, cardiovascular y neurobiológico (al estimular la producción de opiáceos endógenos), y contribuye a generar bienestar y hábito.

Diferentes tipos de actividades de ejercicio físico han sido estudiadas. Las más efectivas son los ejercicios aeróbicos (caminar, montar en bicicleta, nadar) y el fortalecimiento muscular, con algunas recomendaciones clínicas específicas:

> **!**
> - La actividad física puede usarse como tratamiento de la depresión leve a moderada para mejorar los síntomas y la aptitud física (alto nivel evidencia, A).
> - La actividad física puede utilizarse como tratamiento adyuvante de los trastornos del espectro de la esquizofrenia para mejorar los síntomas, la cognición y la calidad de vida (buen nivel de evidencia, B).

Para conseguir resultados en personas con depresión mayor o esquizofrenia (y trastornos del espectro), la actividad física debería alcanzar 150 minutos semanales de ejercicio aeróbico de intensidad moderada-vigorosa distribuido en 2-3 días e idealmente supervisado por profesionales cualificados.

Hay datos que apoyan el uso generalizado de la actividad física para mejorar la salud física en los pacientes con trastorno mental grave (nivel de evidencia C). Y existe consenso entre los expertos para recomendar la detección de los hábitos de actividad física de los pacientes con trastorno mental grave tanto en la atención primaria como en la especializada.

Los ejercicios de resistencia, combinados o no con ejercicios aeróbicos, ofrecen algunos resultados prometedores, al igual que el uso de la actividad física en personas con trastorno bipolar, aunque se requieren más estudios para dar soporte a la recomendación inequívoca sobre su empleo.

Otras modalidades de actividad física también son propuestas desde las terapias alternativas del tipo taichí o *chi-kung* (*qigong*), que, combinando la postura corporal con la respiración, pueden contribuir a relajar el cuerpo, evitar sobrecargas en las articulaciones y cultivar el equilibrio. Estas formas de actividad física carecen de estudios probatorios sobre su eficacia; sin embargo, sus practicantes refieren mejoras importantes en el bienestar tanto físico como emocional. Como elemento coadyuvante, al igual que con otra actividad física ligera, no parecen existir riesgos en cuanto a su recomendación en pacientes con trastornos psiquiátricos. También el yoga se puede enclavar dentro de estas prácticas, pero por sus particularidades se le ha dedicado un epígrafe aparte.

Mindfulness/recolección (atención plena)

Dentro de las diversas definiciones de atención plena, la proporcionada por Kabat-Zinn (1994) es la más comúnmente utilizada: «La cualidad de la conciencia que surge a través de la atención intencional a la experiencia del momento presente, sin juzgar, aceptándolo». Es una de las prácticas más occidentalizadas y puede ser utilizada como una técnica de meditación o de forma más completa, formando parte de la terapia cognitiva basada en *mindfulness* o de la reducción de estrés basada en *mindfulness* con el aval de las guías del National Institute for Health and Care Excellence y de la American Psychiatric Association, entre otras prestigiosas entidades.

En general, se suele hacer referencia a cuatro mecanismos a través de los que la atención plena proporciona su efecto:

- Regulación de la atención.
- Conciencia corporal (propiocepción).
- Regulación emocional.
- Cambio de perspectiva sobre uno mismo.

Si bien las personas que la practican suelen, como ya se ha mencionado, referir bienestar e incluso mejora de algunas dolencias, el reto de la ciencia está en conocer las variables intervinientes en este proceso. La neurociencia cognitiva, con sus procedimientos, trata de medir los estados inducidos por el *mindfulness*/recolección en las ondas cerebrales, a través de potenciales evocados, electroencefalogramas o el funcionamiento del cerebro en su conjunto mediante resonancias magnéticas funcionales, entre otros medios.

Vuelve a ser necesario insistir en la necesidad de profesionalización de quienes administran estos tratamientos, ya que son terapias muy especializadas en las que la meditación es una de las muchas herramientas que se proponen. Tiene una creciente producción científica, con resultados prometedores en el trastorno por estrés postraumático y el trastorno obsesivo-compulsivo particularmente, y en la mejora del insomnio. Es una de las nuevas terapias cognitivo-conductuales de tercera generación.

Yoga

El yoga es una disciplina tradicional de la India con 5.000 años de antigüedad. Goza de muy buen predicamento en las sociedades occidentales actuales, de modo que su práctica está muy extendida, aunque en general más desde la parte física que desde la meditativa. El yoga tiene como objetivo el equilibrio entre la mente y el cuerpo. Para ello, se vale de técnicas de control postural, diferentes tipos de respiración y técnicas de meditación y relajación. De los diferentes tipos, el más practicado es el *hatha yoga*, en el que se realizan unas posiciones corporales (*asanas*) que facilitan la relajación y el equilibrio mental.

Se ha propuesto la práctica del yoga para el tratamiento y alivio de los síntomas de diferentes enfermedades; entre ellas, las relacionadas con la salud mental (ansiedad, depresión, trastorno por estrés postraumático o dolor), el sistema osteomuscular y el cardiovascular, las enfermedades autoinmunitarias y algunos tipos de cáncer.

Existe una gran variabilidad en las intervenciones de yoga tanto por los distintos procedimientos de yoga utilizados como por la duración de las sesiones. A esto se añade la falta de calidad de los estudios realizados: los ECA son escasos o de muy baja calidad tanto por la aleatorización como por el cegamiento de la intervención y por los comparadores utilizados, que son variopintos y mezclan intervenciones eficientes con otras escasamente científicas o de dudosa calidad, en las que el yoga sale beneficiado, pero sin compararlo en muchas ocasiones con ningún tratamiento.

Por estas razones, en la actualidad no es posible afirmar que la práctica del yoga sea fiable como intervención terapéutica, más allá de la mejora en el estado de ánimo y en la calidad de vida general de cualquier individuo. Sin embargo, puede ser recomendable como actividad complementaria de los tratamientos basados en la evidencia.

Meditación

En genérico, la meditación se entiende como una práctica con la que, mediante un entrenamiento cognitivo, es posible mejorar la atención y la regulación emocional, y/o que contribuye a inducir un estado de consciencia particular. Multitud de prácticas con estos objetivos y otros de contenido religioso o energético vienen siendo realizadas milenariamente, sobre todo en las culturas orientales.

Son muchas las técnicas que se engloban bajo el paraguas común de la meditación y que, aunque parecen lo mismo, no lo son. La repetición de mantras con su componente religioso o no, la atención focalizada y las meditaciones sobre el amor o la compasión son algunas de las técnicas más utilizadas por las diferentes formas y escuelas, pero son pocos los estudios con suficiente calidad para demostrar su utilidad desde un punto de vista científico, aunque hay resultados prometedores que apuntan a una reducción de los niveles de ansiedad, depresión, estrés en general y postraumático, así como a la mejora de la salud autopercibida y de la calidad de vida. También en su favor se puede tener en cuenta que no se han observado efectos adversos que pudieran resultar preocupantes. De todas, la meditación basada en mantras es la que parece disponer de mayores evidencias.

Parece posible afirmar que se pueden utilizar técnicas de meditación como complementarias a otras terapias convencionales, siempre que estén administradas por psicoterapeutas sanitarios formados y titulados (psicólogos o psiquiatras). El aseguramiento de la calidad de estas intervenciones y de que sus fines sean terapéuticos debe quedar garantizado. Hay que alejarse de las propuestas seudocientíficas o directamente sectarias.

Hipnosis

Como otras prácticas ya referidas, la hipnosis no está exenta de polémica. Los estudios existentes dejan importantes lagunas metodológicas, sobre todo, cuando se utiliza en monoterapia, por lo que se puede afirmar que, si bien ha presentado algunos resultados favorables en sueño, ansiedad y depresión, no hay datos para recomendar la hipnoterapia como una práctica basada en la evidencia. También ha sido presentada como una técnica coadyuvante de otras actividades terapéuticas, pero los resultados son contradictorios.

La sugestionabilidad que se precisa para realizar la hipnosis podría en algunos casos contribuir a malas prácticas cuando no la llevan a cabo profesionales sanitarios. Aunque no supone un trance ni una pérdida de consciencia, sino un contexto de muy alta sugestión en el que la persona desea ser hipnotizada, y aunque no puede llevarse a cabo si el sujeto no tiene voluntad para dejarse hipnotizar, la literatura médica describe casos de manipulación de personas, sobre todo de aquellas más vulnerables que tienen problemas psicopatológicos.

En España no hay estudios ni habilitaciones oficiales de hipnoterapeuta como profesional sanitario.

Terapia de desensibilización y reprocesamiento por movimientos oculares

Esta técnica de reciente aparición también presenta una importante controversia. Mientras que unos la sitúan como una prometedora psicoterapia de tercera generación para el tratamiento del trastorno por estrés postraumático, otros la califican de seudoterapia por sus escasos datos probatorios. Se centra en la desensibilización y el reprocesamiento por movimientos oculares (reprogramación ocular), que se puede realizar con el movimiento de lado a lado de los ojos del paciente, mientras este sigue las instrucciones del administrador de la técnica y recuerda los hechos traumáticos que le aquejan. Esta técnica permite que el cerebro almacene de forma más adaptativa el recuerdo de estos hechos y facilita la reducción de la ansiedad y la mejora del bienestar.

Al igual que sucede con otras técnicas aún en estudio, la dinámica multicomponente de la terapia de desensibilización y reprocesamiento por movimientos oculares dificulta la obtención de las variables concretas del tratamiento que las hacen eficaces, ya que incluso algunos estudios de la propia Shapiro (la creadora de la técnica) sugieren que no es imprescindible la reprogramación ocular para lograr los resultados esperados, lo que situaría la técnica dentro de las terapias de exposición imaginada, que probadamente han mostrado sus resultados desde la terapia cognitivo-conductual como práctica basada en la evidencia. En el momento actual no es posible apoyar su uso desde un punto de vista científico, aunque se debe estar atento a nuevos ECA.

La nueva medicina germánica, la biodescodificación, la bioneuroemoción, la programación neurolingüística y las constelaciones familiares se consideran en este apartado y tienen un probado riesgo sectario del que se debe advertir a los pacientes.

TÉCNICAS SOBRE LA BASE DE LA ENERGÍA

Poniendo como escudo el bioelectromagnetismo, que es una ciencia emergente que se nutre de fundamentos de la biología y de la medicina con resultados muy prometedores y con documentación científica probatoria (la radioterapia, la electroestimulación o estimulación magnética transcraneal, entre otras), han encontrado una supuesta ancla científica tecnologías que, teniendo de antemano una tradición milenaria de uso en algunos casos, no demuestran los resultados prometidos.

Las seudoterapias de este apartado son de las más utilizadas por los pacientes en general y también por quienes tienen problemas de salud mental. No suelen presentar grandes complicaciones por sus efectos secundarios, pero no han logrado aportar evidencias positivas.

Técnicas de biocampo

Según el National Center for Complementary and Integrative Health de Estados Unidos, estas técnicas tienen el propósito de «influir en los campos energéticos que supuestamente rodean e interpenetran al cuerpo humano» modificando estas energías por medio de diferentes manipulaciones. Sin embargo, la existencia de biocampos no ha logrado ser demostrada con los estándares científicos. Los practicantes de estas técnicas refieren que la tecnología es aún insuficiente y que solamente quienes están formados para poner en práctica las técnicas pueden detectar las bioenergías, lo que resulta tautológico e imposible de falsar.

Reiki

Es una técnica de origen japonés en la que se propone la transmisión de energía vital a través de la imposición de manos; el practicante trata de equilibrar el flujo de energía en el individuo mediante el envío de la energía recibida del universo. Se refieren dos niveles de curación del reiki (energía sanadora): una sobre el propio paciente y otra a distancia, cuando el paciente no puede ser tocado. Se considera un proceso no solo de sanación, sino también de desarrollo personal, o una filosofía de vida. Debe ser administrado por un maestro reiki, para el que no existe una formación regulada.

Los beneficios percibidos en el dolor y la ansiedad se explicarían por la reducción de la actividad simpática del sistema nervioso central y el inicio de la actividad parasimpática, pero no ha podido probarse que se produzca esta manipulación energética postulada por sus seguidores, ni que esta sea curativa.

Aunque es una de las técnicas más extendidas en España, finalmente ha resultado prohibida en el Sistema Nacional de Salud no tanto por los posibles riesgos derivados de sus toques como por la promesa de curar graves enfermedades, lo que provoca que tratamientos útiles y validados queden en segundo plano o sean abandonados por el paciente. Está en estudio en España para su clasificación como seudoterapia, pero aún los resultados no son concluyentes.

Toque terapéutico

Es una práctica que también se relaciona con la energía vital, el aura y las posibilidades de equilibrarse. Se hizo muy popular entre el colectivo de enfermería, pero es una seudoterapia.

Técnicas de biomagnetismo

Estas seudoterapias están relacionadas con la aplicación de campos magnéticos estáticos, y en muchas ocasiones se realizan de forma autoadministrada. Pone su foco en que desde el centro de la Tierra fluyen corrientes eléctricas y magnéticas que afectan a los seres vivos y que, siendo atraídas, pueden contribuir supuestamente a la curación de variados tipos de enfermedades. Nada tiene que ver con el bioelectromagnetismo, aunque puedan parecer la misma cosa por ser estas palabras prácticamente homófonas.

Terapia magnética/magnetoterapia

Una de las seudoterapias más populares y que genera pingües beneficios es la que promueve la colocación de imanes estáticos en diferentes partes del cuerpo en forma de pulseras, muñequeras, rodilleras, plantillas, agua magnetizada o también almohadas, mantas y colchones, cuya acción magnética actuaría de forma beneficiosa. Hay estudios que han probado su ineficacia y no hay estudios que hayan probado estos supuestos efectos terapéuticos.

Gemoterapia/cristaloterapia/litoterapia

Los seudoterapeutas colocan piedras, gemas, cristales o materiales de estas características en diferentes partes del cuerpo con el objetivo de combinar las energías de los objetos utilizados con el organismo del receptor. De esta manera, se trata de generar una armonía y un equilibrio físico, mental y emocional capaz de sanar a la persona receptora. Es una seudoterapia y no se recomienda su práctica.

TÉCNICAS/TERAPIAS NO CONVENCIONALES

Dentro de las terapias no convencionales, se encuentran las mediadas por el arte y la terapia floral.

Mediadas por el arte

Gozan de la ventaja de que no suelen plantearse como alternativa a tratamientos convencionales, sino en un papel complementario, con objetivos más circunscritos y con un riesgo de daño inapreciable, si bien no existe una base científica inequívoca como para su recomendación.

Musicoterapia y terapia de sonidos

La terapia de sonidos es una técnica antigua en la que se utilizan sonidos (por ejemplo, cantos, campanas o tambores) para crear vibraciones en el cuerpo, de las que se cree que tienen poderes curativos. Los practicantes de esta técnica afirman que también puede lograrse una sensación de relajación. La terapia de sonido se utiliza en la medicina ayurvédica para promocionar la salud.

La musicoterapia ha sido definida de manera amplia por la Federación Mundial de Musicoterapia como el uso profesional de la música y sus elementos como una intervención en el entorno médico, educativo y cotidiano con individuos, grupos, familias o comunidades que buscan optimizar su calidad de vida y mejorar su salud y bienestar físico, social, comunicativo, emocional, intelectual y espiritual.

Su mecanismo se basa en que la música podría ocupar la mente del paciente con algo familiar y relajante, lo que facilitaría su evasión. Esto se produce mediante la percepción auditiva de la música, que se lleva a cabo en el centro auditivo del lóbulo temporal del cerebro y envía señales al tálamo, al cerebro medio, a la amígdala y al hipotálamo, liberando β-endorfinas, los analgésicos opiáceos naturales del cuerpo. De esta manera, se generan estímulos biológicos que involucran funciones cerebrales relacionadas con la memoria, el aprendizaje y múltiples estados emocionales y de motivación.

Las intervenciones de musicoterapia para el control de la ansiedad, la depresión o el estrés se fundamentan en la teoría de que el buen empleo de los elementos de la música por un profesional musicoterapeuta puede ayudar a mejorar la relajación, las capacidades cognitivas, la memoria a corto plazo y la calidad de vida, actuando como agente distractor, ayudando a enfocar la atención lejos de los estímulos negativos y proporcionando sensaciones agradables y alentadoras.

La musicoterapia tiene tres usos principales en el ámbito clínico: *a)* reducción de la ansiedad, el estrés y la depresión; *b)* alivio del dolor, y *c)* la rehabilitación en personas con enfermedades neurológicas.

Las revisiones analizadas carecen de elementos metodológicos esenciales y los estudios incluidos en ellas son de baja calidad. La evidencia en la que se sustentan los resultados positivos obtenidos en relación con la eficacia de esta técnica está sujeta a un alto riesgo de sesgo y presenta inconsistencias.

Terapia de danza/biodanza

La terapia de danza se reconoce oficialmente desde 1942, cuando su pionera, Marian Chace, fue contratada por el Hospital de Santa Elizabeth de Washington D. C. Los términos *danza* y *movimiento* se utilizan como sinónimos, pero cada uno describe un punto de vista diferente. El movimiento se refiere al mundo del movimiento físico, mientras que la danza es un acto creativo específico de ese mundo. La American Dance Therapy Association define la terapia de danza como «el uso psicoterapéutico del movimiento que promueve la integración emocional y física del individuo».

Las sesiones tienen cuatro objetivos básicos: el desarrollo de la conciencia corporal, la expresión de los sentimientos, el fomento de la interacción y la comunicación y la integración de las experiencias físicas, emocionales y sociales, con el resultado de un sentimiento de mayor autoconfianza y satisfacción.

Arteterapia

Según la definición de la Asociación Estadounidense de Terapia de Arte en *Acerca de la terapia de arte* (2018), esta terapia, facilitada por un terapeuta de arte profesional, es una modalidad terapéutica utilizada durante sesiones continuas para «mejorar las funciones cognitivas y sensoriomotoras, fomentar la autoestima y la autoconciencia, cultivar la resiliencia emocional, promover el conocimiento, mejorar las habilidades sociales, reducir y resolver conflictos y angustias y promover el cambio social y ecológico».

El uso de la terapia de arte como tratamiento complementario mostró una mejora en la salud mental de los pacientes. También se ha utilizado para ayudar a estos y a sus familias a aumentar la autoconciencia, mejorar la carga de los síntomas y adaptarse a las experiencias estresantes de la vida asociada con una enfermedad terminal.

Flores de Bach (terapia floral)

Son preparados líquidos elaborados mediante maceración o decocción en agua de diferentes plantas y su disolución posterior en alcohol. Se administran por vía oral y tópica. Si bien sus defensores afirman que estos productos no tienen una finalidad sanitaria y que solo están dirigidos a mejorar el «equilibrio energético» y el estado psicológico/emocional de la persona, en la práctica se usan para tratar síntomas psicológicos y también físicos al postular que la mejoría del equilibrio psicoemocional produciría una autocuración de las enfermedades físicas.

Según sus practicantes, existen 38 flores que tienen propiedades curativas sobre el campo emocional, las cuales se pueden combinar en función de qué se desea conseguir y sin superar el número de siete flores en un mismo remedio.

La calidad de los estudios evaluados sobre la eficacia de la terapia floral es muy baja, es decir, existe muy poca confianza en los resultados obtenidos. Los estudios identificados (28) muestran que la ansiedad es el problema de salud más estudiado (12 estudios), con resultados a favor de la terapia floral en solo tres de ellos en población no diagnosticada.

Hay otras muchas prácticas sobre el mismo principio que cambian las flores incluidas. No existe evidencia confiable que apoye la eficacia de la terapia floral en el tratamiento de síntomas físicos o psicológicos.

TECNICAS EN ESTUDIO O AJENAS A LA PRÁCTICA DE LA MEDICINA

Finalmente, se incluyen dos listados sobre estas prácticas que muestran multiplicidad de técnicas y que, aunque amplios, distan de ser exhaustivos. A veces, la división entre una categoría y otra ha resultado artificial, ya que, en la medida en que requieren más estudio, el uso de todas las técnicas del primer listado debería ser en principio muy limitado dentro de la práctica de la medicina.

Los dos listados se reproducen en las líneas siguientes.

Técnicas en estudio. Abrazoterapia, aromaterapia, caballoterapia o hipoterapia, cromoterapia, crudivorismo, drenaje linfático manual, enfermería naturista, Gestalt, hidroterapia, linfodrenaje, masaje estructural profundo, masaje tailandés, panchakarma, respiración consciente integrativa, risoterapia, sanación espiritual, *seitai*, sonoterapia, taichí, técnica Alexander, técnicas de liberación emocional, técnicas de relajación, terapia craneosacral, terapia de polaridad, terapia floral (Bach, Bush), terapia herbal, terapia humoral, vacuoterapia, visualización, *zero balancing*.

Técnicas ajenas al campo de la medicina. Ángeles de Atlantis, armónicos, ataraxia, método Breema, *coaching* transformacional, *feng shui*, grafoterapia, hipnosis eriksoniana, *lama-fera*, masaje babandi, masaje californiano, masaje en la energía de los chacras, masaje metamórfico, masaje tibetano, método Grinberg, sofronización, *sotai*, tantra, técnica metamórfica, técnica *nimmo* de masaje.

PUNTOS CLAVE

- El malestar físico o psíquico y la búsqueda de tratamientos más eficaces o con menos efectos adversos pueden acercar a los pacientes con trastornos mentales a la práctica de las técnicas estudiadas, ya que muchos de ellos presentan problemas crónicos o traumas de difícil resolución.
- Algunas de estas técnicas funcionan por sí mismas y otras pueden ser coadyuvantes de tratamientos convencionales. El ejercicio físico, especialmente, y el *mindfulness* o recolección son dos de las más aceptadas.
- Es importante conocer el papel del placebo para valorar la eficacia de las técnicas o los tratamientos. Incluso su empleo por sí mismo, como en el placebo etiqueta abierta.
- Conocer las seudoterapias y sus riesgos permite informar a los pacientes de salud mental, ya que ellos son en ocasiones más sugestionables y vulnerables.
- El nombre de estas técnicas (-*terapia*, *bio-*, *neuro-*) es muchas veces un elemento de *marketing* y puede generar confusión. Por ello, hay que contrastar la información en fuentes de alta fiabilidad, ya que con frecuencia salen nuevas al mercado.

BIBLIOGRAFÍA

Blease CR, Bernstein MH, Locher C. Open-label placebo clinical trials: is it the rationale, the interaction or the pill? BMJ Evid Based Med. 2020;25(5):159-165.

Bordoni B. The benefits and limitations of evidence-based practice in osteopathy. Cureus. 2019;11(11):e6093.

Chi T, Gold JA. A review of emerging therapeutic potential of psychedelic drugs in the treatment of psychiatric illnesses. J Neurol Sci. 2020;411:116715.

Conprueba.es [Internet]. Madrid: Ministerio de Ciencia, Innovación y Universidades, Ministerio de Sanidad; 2020 [consulta el 16 de mayo de 2024]. Disponible en: https://www.conprueba.es/

Cusack K, Jonas DE, Forneris CA, Wines C, Sonis J, Middleton JC et al. Psychological treatments for adults with posttraumatic stress disorder: a systematic review and meta-analysis. Clin Psychol Rev. 2016;43:128-41.

Davis TN, O'Reilly M, Kang S, Lang R, Rispoli M, Sigafoos J et al. Chelation treatment for autism spectrum disorders: a systematic review. Research in autism spectrum disorders. 2013;7(1):49-55.

Demir Doğan M. The effect of reiki on pain: a meta-analysis. Complement Ther Clin Pract. 2018;31:384-387.

Elkins GR, Barabasz AF, Council JR, Spiegel D. Advancing research and practice: the revised APA Division 30 definition of hypnosis. Int J Clin Exp Hypn. 2015;63(1):1-9.

Enkema MC, McClain L, Bird ER, Halvorson MA, Larimer ME. Associations between mindfulness and mental health outcomes: a systematic review of ecological momentary assessment research. Mindfulness (N Y). 2020;11(11):2455-2469.

Guarch J. Etiología, exploración y diagnóstico en medicina tradicional china. Natura Medicatrix. 1993;(34):17-20.

Haas JW, Ongaro G, Jacobson E, Conboy LA, Nee J, Iturrino J et al. Patients' experiences treated with open-label placebo versus double-blind placebo: a mixed methods qualitative study. BMC Psychol. 2022;10(1):20.

Loh JM, Shafi H. Kikuchi-Fujimoto disease presenting after consumption of Miracle Mineral Solution (sodium chlorite). BMJ Case Rep. 2014;2014:bcr2014205832.

Luoma JB, Chwyl C, Bathje GJ, Davis AK, Lancelotta R. A meta-analysis of placebo-controlled trials of psychedelic-assisted therapy. J Psychoactive Drugs. 2020;52(4):289-299.

Maia LO, Daldegan-Bueno D, Wießner I, Araujo DB, Tófoli LF. Ayahuasca's therapeutic potential: What we know – and what not. Eur Neuropsychopharmacol. 2023;66:45-61.

Micozzi MS. Fundamentals of complementary and alternative and integrative medicine. 6ª ed. Elsevier Health Sciences; 2019.

Muñoz-Ortego J, Solans-Domènech M, Carrión C. Indicaciones médicas de la acupuntura: revisión sistemática. Med Clin (Barc). 2016;147:250-6.

Pérez-Álvarez M. Ciencia y pseudociencia en psicología y psiquiatría. 1ª ed. Madrid: Alianza Editorial; 2021.

Pizzorno J, Frassetto LA, Katzinger J. Diet-induced acidosis: is it real and clinically relevant? Br J Nutr. 2010;103(8):1185-94.

Pjrek E, Friedrich ME, Cambioli L, Dold M, Jäger F, Komorowski A et al. The efficacy of light therapy in the treatment of seasonal affective disorder: a meta-analysis of randomized controlled trials. Psychother Psychosom. 2020;89(1):17-24.

Robinson N, Lorenc A, Liao X. The evidence for Shiatsu: a systematic review of Shiatsu and acupressure. BMC Complement Altern Med. 2011;11:88.

Rotella F, Cassioli E, Falone A, Ricca V, Mannucci E. Homeopathic remedies in psychiatric disorders: a meta-analysis of randomized controlled trials. J Clin Psychopharmacol. 2020;40(3):269-275.

Ruiz P, editor consultor. Kaplan y Sadock. Sinopsis de psiquiatría. 12ª ed. Barcelona: Wolters Kluwer; 2022.

Saper RB, Kales SN, Paquin J, Burns MJ, Eisenberg DM, Davis RB et al. Heavy metal content of ayurvedic herbal medicine products. JAMA. 2004;292(23):2868-73.

Shukla A, Choudhari SG, Gaidhane AM, Quazi Syed Z. Role of art therapy in the promotion of mental health: a critical review. Cureus. 2022;14(8):e28026.

Smith CA, Levett KM, Collins CT, Dahlen HG, Ee CC, Suganuma M. Massage, reflexology and other manual methods for pain management in labour. Cochrane Database Syst Rev. 2018;3(3):CD009290.

Stubbs B, Vancampfort D, Hallgren M, Firth J, Veronese N, Solmi M et al. EPA guidance on physical activity as a treatment for severe mental illness: a meta-review of the evidence and Position Statement from the European Psychiatric Association (EPA), supported by the International Organization of Physical Therapists in Mental Health (IOPTMH). Eur Psychiatry. 2018;54:124-144.

Urits I, Schwartz RH, Orhurhu V, Maganty NV, Reilly BT, Patel PM et al. A comprehensive review of alternative therapies for the management of chronic pain patients: acupuncture, tai chi, osteopathic manipulative medicine, and chiropractic care. Adv Ther. 2021;38(1):76-89.

Zhao X, Ma J, Wu S, Chi I, Bai Z. Light therapy for older patients with non-seasonal depression: a systematic review and meta-analysis. J Affect Disord. 2018;232:291-299.

Índice analítico

Los números de página seguidos de una «t» o «f» hacen referencia a tablas o figuras respectivamente

A

Abuso
– consecuencias psiquiátricas y psicológicas, 556
– duración
– – continuado, 554
– – ocasional, 553
– físico, 552
– – infantil, 554
– prevalencia, 555
– sexual, 553
Acatisia, 864
Ácido(s)
– grasos
– – monoinsaturados, nervónico, 7
– – poliinsaturados, 7
– – – araquidónico, 7
– – – docosahexaenoico, 7
– – – eicosapentaenoico, 7
– valproico, 105
Acontecimiento traumático, respuestas inmediatas, 600
Acupuntura, 911
Adaptive Behavior Assessment System–II, 659
Aducanumab, 458
Afasia
– motora de Broca, 48t
– sensorial de Wernicke, 48t
Afecciones médicas, factores psicológicos, 286
– diagnóstico diferencial, 289
– etiológicos
– – mecanismos de defensa, 288
– – patrones de conducta, 287
– – respuestas
– – – – conductuales, 288
– – – – emocionales, 288
– tratamiento, 290
Afectividad, 47t
Afecto
– aplanado o embotado, 47t
– inapropiado o incongruente, 47t
– restringido, 47t
Agomelatina, 217, 845

Agorafobia, 170, 177
– comorbilidad, 178
– diagnóstico, 177
– – criterios CIE-10 y CIE-11, 179t
– – criterios DSM-5-TR, 178t
– – diferencial, 178
– epidemiología, 177
– evolución, 178
– pronóstico, 178
– tratamiento, 178
Alcohol; *véase Trastornos por uso de alcohol*
Alcohol Use Disorders Identification Test, 394
Alcohol, Smoking and Substance Involvement Screening Test, 395
Alexitimia, 47t
Alogia, 49t
Alucinaciones, 50t
– auditivas, 84
– – seudoalucinaciones, 84
– – verdaderas, 84
– cenestésicas, 84
– gustativas, 84
– hápticas, 84
– olfativas, 84
– somáticas, 84
– táctiles, 84
– viscerales, 84
– visuales, 84
Alucinógenos, 423
Alucinosis, 50t
Alzhéimer; *véase Enfermedad de Alzheimer*
Amnesia; *véase también Trastornos amnésicos*
– anterógrada, 47t, 427
– cualitativa parcial, 472
– de evocación; *véase Amnesia retrógrada*
– de fijación; *véase Amnesia anterógrada*
– disociativa; 256, 474, *véase también Trastornos disociativos*
– – continua, 256
– – generalizada, 256
– – localizada, 256
– – periódica, 472
– – selectiva, 256
– – sistematizada, 256

– irreversible, 472
– lacunar, 47t
– – completa, 472
– postraumática, 473
– progresiva, 472
– retrógrada, 47t, 472
– reversible, 472
– secundaria a accidentes cerebrovasculares, 473
– selectiva, 472
– sistemática, 472
– transitoria; *véase Síndrome de amnesia transitoria*
Amok, 121
Analgésicos opioides consumo, epidemiología, 375
Anamnesis psiquiátrica, 37, 40
Anfetaminas, 419
– consumo
– – consecuencias, 381t
– – efectos, 381t
– intoxicación, 419
Angustia, 169
Anhedonia, 47t
– parcial, 127
– total, 127
Ánimo, estados, 47t
Anorexia nerviosa, 297, 646
– atípica, 320
– complicaciones médicas por desnutrición, 304
– criterios CIE-11, 302, 303t
– criterios DSM-5-TR, 302t
– cuadro clínico, 302
– evolución, 306
– factores de riesgo, 297
– – dietas, 299
– – genéticos, 299
– – influencia familiar, 299
– – influencia social, 298
– – medios de comunicación, 299
– – menarquía temprana, 298
– – obesidad infantil, 298
– – perinatales, 298
– – psicológicos, 297
– pronóstico, 306